IRISMAR
PSICOFARMACOLOGIA CLÍNICA

3ª EDIÇÃO

IRISMAR PSICOFARMACOLOGIA CLÍNICA

3ª EDIÇÃO

Eduardo Pondé de Sena

Mestrado e Doutorado em Medicina pela Universidade Federal da Bahia

Professor-Adjunto de Farmacologia e Terapêutica do Departamento de Biorregulação do Instituto de Ciências da Saúde da Universidade Federal da Bahia

Ângela M. A. Miranda-Scippa

Professora-Adjunta do Departamento de Neurociências e Saúde Mental da UFBA

Coordenadora do CETHA (UFBA)

Chefe do Serviço de Psiquiatria do Complexo Hospitalar Universitário Professor Edgard Santos (Comp-HUPES)

Lucas de Castro Quarantini

Mestre em Neurociências (UFBA)

Doutorado em Psiquiatria e Psicologia Médica pela Universidade Federal de São Paulo

Médico-Assistente do Serviço de Psiquiatria do Hospital Universitário Professor Edgar Santos da Universidade Federal da Bahia

Irismar Reis de Oliveira

Professor Titular do Departamento de Neurociências e Saúde Mental da Faculdade de Medicina da Universidade Federal da Bahia (FAMEB-UFBA)

Chefe do Serviço de Psiquiatria do Hospital Universitário Professor Edgard Santos da Universidade Federal da Bahia (HUPES-UFBA)

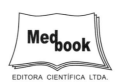

Medbook

EDITORA CIENTÍFICA LTDA.

Irismar – Psicofarmacologia Clínica
Direitos exclusivos para a língua portuguesa
Copyright © 2011 by
MEDBOOK Editora Científica Ltda.

NOTA DA EDITORA: Os autores desta obra verificaram cuidadosamente os nomes genéricos e comerciais dos medicamentos mencionados; também conferiram os dados referentes à posologia, objetivando informações acuradas e de acordo com os padrões atualmente aceitos. Entretanto, em função do dinamismo da área de saúde, os leitores devem prestar atenção às informações fornecidas pelos fabricantes, a fim de se certificarem de que as doses preconizadas ou as contraindicações não sofreram modificações, principalmente em relação a substâncias novas ou prescritas com pouca frequência. Os autores e a editora não podem ser responsabilizados pelo uso impróprio nem pela aplicação incorreta de produto apresentado nesta obra.

Apesar de terem envidado o máximo de esforço para localizar os detentores dos direitos autorais de qualquer material utilizado, os autores e os editores desta obra estão dispostos a acertos posteriores caso, inadvertidamente, a identificação de algum deles tenha sido omitida.

Editoração Eletrônica: REDB – Produções Gráficas e Editorial Ltda.

CIP-BRASIL. CATALOGAÇÃO-NA-FONTE
SINDICATO NACIONAL DOS EDITORES DE LIVROS, RJ

I65
3.ed.

Irismar: psicofarmacologia clínica/organizadores Eduardo Pondé de Sena... [et. al.]. - 3.ed. - Rio de Janeiro: MedBook, 2011.
696p.

Inclui bibliografia
ISBN 978-85-99977-57-6

1. Psicofarmacologia - Manuais, guias, etc. I. Oliveira, Irismar Reis de, 1952-. II. Sena, Eduardo Pondé de, 1966

10-4830.   CDD: 615.78
                        CDU: 615.214

22.09.10 04.10.10   021808

Reservados todos os direitos. É proibida a duplicação ou reprodução deste volume, no todo ou em parte, sob quaisquer formas ou por quaisquer meios (eletrônico, mecânico, gravação, fotocópia, distribuição na Web, ou outros), sem permissão expressa da Editora.

MedBook Editora Científica Ltda.
Rua Mariz e Barros, 711 – Maracanã
20270-004 – Rio de Janeiro – RJ
(21) 2502-4438 e 2569-2524
contato@medbookeditora.com.br
medbook@superig.com.br
www.medbookeditora.com.br

Colaboradores

Acioly Luiz Tavares de Lacerda
Laboratório Interdisciplinar de Neuroimagem e Cognição (LiNC), Universidade Federal de São Paulo (UNIFESP-EPM). Instituto Sinapse de Neurociências Clínicas, Campinas. Centro de Pesquisa Sinapse-Bairral, Itapira.

Albina Rodrigues Torres
Professora, Departamento de Neurologia e Psiquiatria-FMB (UNESP).

Alessandra M. Ribeiro
Doutora pelo Departamento de Psicobiologia, Universidade de São Paulo – Ribeirão Preto. Professora-Adjunta do Departamento de Fisiologia/Laboratório de Estudos de Memória, Universidade Federal do Rio Grande do Norte.

Aline Santos Sampaio
Especialista pelo Instituto de Psiquiatria do Hospital das Clínicas da Faculdade de Medicina da Universidade de São Paulo (IPq-HC-FMUSP).

Amanda Galvão de Almeida
Doutoranda em Psiquiatria e Psicologia Médica pela Universidade Federal de São Paulo (UNIFESP). Colaboradora do Centro de Estudos e Tratamento de Transtornos de Humor e Ansiedade (CETHA), Universidade Federal da Bahia (UFBA).

Amaury Cantilino
Mestre e Doutor em Psiquiatria, Universidade Federal de Pernambuco.

Ana Amélia Benedito-Silva
Escola de Artes, Ciências e Humanidades, Universidade de São Paulo.

Ana Carolina Pasquariello Alfani
Psiquiatra da Infância e Adolescência. Colaboradora da UPIA-UNIFESP.

Ana Gabriela Hounie
Psiquiatra. Doutora em Ciências, Faculdade de Medicina da Universidade de São Paulo (FMUSP). Pesquisadora do PROTOC-IPQ (FMUSP.)

André Carvalho Caribé de Araújo Pinho
Mestrando pelo Programa de Pós-Graduação em Medicina e Saúde (UFBA). Especialista em Psiquiatria pelo Programa de Residência Médica em Psiquiatria do Complexo Hospitalar Universitário Professor Edgard Santos, Universidade Federal da Bahia (Comp-HUPES-UFBA). Colaborador do Centro de Estudos e Tratamento de Transtornos do Humor e Ansiedade (CETHA-UFBA).

Andre Leite Gonçalves
Médico Neurologista, Hospital Israelita Albert Einstein. Professor do Curso de Pós-Graduação em Neurologia/Neurociências (UNIFESP-EPM). Professor de Neurologia, FMABC.

André Luiz Andrade Abrahão
Coordenador do Ambulatório de Psicoses do Hospital Universitário Professor Edgard Santos, Universidade Federal da Bahia (HUPES-UFBA). Doutor em Psiquiatria, Universidade de São Paulo.

Ângela M. A. Miranda-Scippa
Professora-Adjunta do Departamento de Neurociências e Saúde Mental da UFBA. Coordenadora do CETHA (UFBA). Chefe do Serviço de Psiquiatria do Complexo Hospitalar Universitário Professor Edgard Santos (Comp-HUPES).

Angélica M. Claudino
PROATA – Programa de Orientação e Atendimento a Pacientes com Transtornos Alimentares do Departamento de Psiquiatria da Universidade Federal de São Paulo – Escola Paulista de Medicina

Antonio Carlos Lopes
Médico Psiquiatra, Membro do PROTOC, Departamento e Instituto de Psiquiatria (IPq) do HC-FMUSP. Mestre em Psiquiatria pela Universidade Federal de São Paulo (UNIFESP). Doutor em Psiquiatria pelo Departamento de Psiquiatria da FMUSP. Membro do Projeto "Transtornos do Espectro Obsessivo-Compulsivo" (PROTOC) do Hospital das Clínicas da Faculdade de Medicina da Universidade de São Paulo (HC-FMUSP). Membro do Consórcio Brasileiro para Pesquisa em Transtornos do Espectro Obsessivo-Compulsivo.

Antonio Peregrino
Professor-Adjunto de Psiquiatria da Faculdade de Ciências Médicas da Universidade de Pernambuco. Mestre em Neuropsiquiatria e Doutor em Medicina Tropical pela Universidade Federal de Pernambuco.

Antonio Waldo Zuardi
Professor Titular do Departamento de Neurociências e Ciências do Comportamento da Faculdade de Medicina de Ribeirão Preto da Universidade de São Paulo.

Beny Lafer
Professor Doutor do Departamento de Psiquiatria da Faculdade de Medicina da Universidade de São Paulo (USP). Livre-docente, USP. Coordenador do Projeto de Assistência e Pesquisa em Transtorno Bipolar (PROMAN) do Instituto de Psiquiatria do Hospital das Clínicas da Faculdade de Medicina da USP.

Bianca Boura Bellini
Serviço de Estimulação Magnética Transcraniana, Instituto de Psiquiatria HC-FMUSP.

Bruno Geloneze Neto
Endocrinologista e Coordenador do Laboratório de Investigação em Metabolismo e Diabetes (LIMED) – UNICAMP.

Carlos Eduardo Rosa
Residente no Hospital das Clínicas da Faculdade de Medicina de Ribeirão Preto da Universidade de São Paulo.

Carlos Gustavo Mansur
Serviço de Estimulação Magnética Transcraniana, Instituto de Psiquiatria HC-FMUSP.

Christiane Stabe
Nutricionista e pesquisadora do Laboratório de Investigação em Metabolismo e Diabetes (LIMED), UNICAMP.

Clarice Gorenstein
Professora Associada do Departamento de Farmacologia do Instituto de Ciências Biomédicas da Universidade de São Paulo. Pesquisadora do Lim-23, Laboratório de Psicofarmacologia do Hospital das Clínicas da Faculdade de Medicina da Universidade de São Paulo.

Clarissa Severino Gama
Professora permanente do Programa de Pós-Graduação em Psiquiatria da UFRGS. Médica Psiquiatra do Hospital de Clínicas de Porto Alegre.

Clarissa Lima
Residente de Psiquiatria do Hospital Universitário Prof. Edgard Santos, Universidade Federal da Bahia.

Clarissa M. Comim
Doutoranda em Ciências da Saúde (Neurociências) da Universidade do Extremo Sul Catarinense, Brasil.

Cláudia Hara
Psiquiatra. Doutora em Saúde Pública/Epidemiologia pela Faculdade de Medicina da Universidade Federal de Minas Gerais (UFMG). Professora do Curso de Medicina da Faculdade de Saúde e Ecologia Humana (FASEH).

Cristhian Luis Moraes Sandim
Psiquiatra da Infância e Adolescência. Colaborador da UPIA-UNIFESP.

Cristina Belotto da Silva
Psicóloga Clínica. Mestre em Psicologia Experimental: Análise do Comportamento pela PUC-SP. Doutora em Ciências pelo Departamento de Psiquiatria da USP. Membro do Projeto "Transtornos do Espectro Obsessivo-Compulsivo" (PROTOC) do Hospital das Clínicas da Faculdade de Medicina da Universidade de São Paulo (HC-FMUSP). Membro do Consórcio Brasileiro para Pesquisa em Transtornos do Espectro Obsessivo-Compulsivo.

Daniel Ciampi de Andrade
Serviço de Estimulação Magnética Transcraniana, Instituto de Psiquiatria HC-FMUSP.

Dimitri Gusmão Flores
Especialista em Terapia Intensiva (AMIB). Médico intensivista e preceptor do Programa de Residência Médica do Complexo Hospitalar Universitário Professor Edgard Santos, Universidade Federal da Bahia.

Dirceu Zorzetto Filho
Mestre em Ciências Médicas pela UNICAMP-SP. Doutor pela UNIFESP. Professor-Adjunto do Departamento de Medicina Forense e Psiquiatria, Universidade Federal do Paraná. Professor de Psiquiatria do Curso de Medicina (PUC-PR).

Doris Hupfeld Moreno
Mestre e Doutora pelo Departamento de Psiquiatria da Faculdade de Medicina da Universidade de São Paulo (FMUSP). Médica-Assistente do Instituto de Psiquiatria do Hospital das Clínicas da FMUSP.

Douglas Dogol Sucar
Professor de Psicofarmacologia e Coordenador do Núcleo de Pesquisas em Neuropsicofarmacologia e Interações Medicamentosas "Prof. João D'Costa Machado", Departamento de Medicina Clínica, DMC, Hospital Universitário Onofre Lopes, HUOL, Universidade Federal do Rio Grande do Norte – UFRN. Mestrado em Neuropsiquiatria e Ciências do Comportamento pela Universidade Federal de Pernambuco, Brasil. Coordenador do Departamento de Neurociências da Associação Brasileira de Psiquiatria (ABP).

Eduardo Pondé de Sena
Mestrado e Doutorado em Medicina pela Universidade Federal da Bahia. Professor-Adjunto de Farmacologia e Terapêutica do Departamento de Biorregulação do Instituto de Ciências da Saúde da Universidade Federal da Bahia.

Elida P. B. Ojopi
Laboratório de Neurociências "Alzira Denise Hertzog Silva" (LIM-27), Instituto de Psiquiatria, Faculdade de Medicina, Universidade de São Paulo.

Emilio L. Streck
Doutorado em Ciências Biológicas (Bioquímica) pela Universidade Federal do Rio Grande do Sul (URGS). Professor Titular da Universidade do Extremo Sul Catarinense.

Emmanuel Dias Neto
Laboratório de Neurociências "Alzira Denise Hertzog Silva" (LIM-27), Instituto de Psiquiatria, Faculdade de Medicina, Universidade de São Paulo. Centro de Pesquisas do Hospital AC Camargo, Fundação Antônio Prudente.

Erasmo Barbante Casella
Neurologista da Infância e Adolescência do Instituto da Criança (HCFM-USP). Doutor em Neurologia pela FMUSP. Coordenador do Ambulatório de Distúrbios de Aprendizagem do HC-FMUSP.

Esdras Cabus Moreira
Psiquiatra do CETAD (Centro de Estudos e Terapia do Abuso de Drogas), Salvador, Bahia. Mestre em Ciências da Saúde pela Universidade Johns Hopkins.

Euripedes Constantino Miguel
Professor Titular do Departamento de Psiquiatria da Faculdade de Medicina da Universidade de São Paulo. Coordenador do Instituto Nacional de Ciência e Tecnologia de Psiquiatria do Desenvolvimento para Infância e Adolescência.

Everton Botelho Sougey
Professor-Adjunto da Universidade Federal de Pernambuco.

Fabiana Nery Fernandes
Mestre em Medicina (UFBA).

Fábio Corregiari
Médico Psiquiatra formado pela FMUSP em 1999. Doutor em Ciências pelo Departamento de Psiquiatria da FMUSP.

Fábio Gomes de Matos e Souza
Professor-Associado de Psiquiatria, Universidade Federal do Ceará, PhD em Psiquiatria, Universidade de Edimburgo. Coordenador do Geta – Grupo de Estudos em Transtornos Afetivos do Hospital Universitário Walter Cantídeo da Universidade Federal do Ceará.

Fábio Lopes Rocha
Psiquiatra. Mestre em Saúde Pública/Epidemiologia pela Faculdade de Medicina da Universidade Federal de Minas Gerais (UFMG). Doutor em Ciências da Saúde pela Universidade de Brasília (UnB). Coordenador da Clínica Psiquiátrica do Instituto de Previdência dos Servidores do Estado de Minas Gerais (IPSEMG). Coordenador do Curso de Pós-Graduação em Ciências da Saúde do Instituto de Previdência dos Servidores do Estado de Minas Gerais (IPSEMG)

Fabio Pinato Sato
Psiquiatra da Infância e Adolescência. Colaborador da UPIA-UNIFESP.

Fabricia Petronilho
Doutorado em Ciências Biológicas (Bioquímica) pela Universidade Federal do Rio Grande do Sul (UFRGS). Pesquisadora da Universidade do Extremo Sul Catarinense, Laboratório de Fisiopatologia Experimental.

Felipe Corchs
Médico Psiquiatra. Doutor em Ciências (FMUSP). Médico-Assistente do IPQ – FMUSP.

Felipe Dal-Pizzol
Doutorado em Ciências Biológicas (Bioquímica) pela Universidade Federal do Rio Grande do Sul (UFRGS). Professor Titular da Universidade do Extremo Sul Catarinense.

Fernando de Sousa Oliveira
Doutor em Farmacologia pelo Programa de Pós- Graduação em Produtos Naturais e Sintéticos Bioativos do Centro de Ciências da Saúde, Universidade Federal da Paraíba. Professor-Adjunto da Unidade Acadêmica de Saúde da Universidade Federal de Campina Grande.

Fernando Kratz Gazalle
Mestre em Epidemiologia pela Universidade Federal de Pelotas (UFPEL). Doutorando em Psiquiatria pela Universidade Federal do Rio Grande do Sul (UFRGS). Programa de Pós-Graduação em Ciências Médicas, Psiquiatria (UFRGS). Centro de Pesquisas: Laboratório de Psiquiatria Experimental, Hospital de Clínicas de Porto Alegre (HCPA).

Flávio Kapczinski
Chefe do Programa de Transtornos Bipolares do Hospital de Clínicas da Universidade Federal do Rio Grande do Sul (UFRGS). Chefe do Instituto Nacional para Medicina Translacional. Vice-Presidente para pesquisa da Socidade Internacional de Transtorno Bipolar (ISBD). Professor-Adjunto do Departamento de Medicina Legal e Psiquiatria da Universidade Federal do Rio Grande do Sul (UFRGS).

George G. Nomikos
Neuroscience Director. Neuroscience Director at Takeda Global Research & Development Center, Inc.

Gerardo Maria de Araújo Filho
Doutorado em Psiquiatria pela Universidade Federal de São Paulo (UNIFESP-EPM). Laboratório Interdisciplinar de Neurociências Clínicas (LiNC), Departamento de Psiquiatria, Universidade Federal de São Paulo (UNIFESP-EPM).

Giancarlo Lucchetti
Médico Especialista em Clínica Médica. Doutorando em Neurologia/Neurociências (UNIFESP-EPM).

Gisele Minhoto
Doutorado em Ciências, Departamento de Psicobiologia, Universidade Federal de São Paulo (UNIFESP/EPM). Psiquiatra e Neurofisiologista Clínica em Polissonografia. Professora Titular de Medicina da Pontifícia Universidade Católica do Paraná (PUCPR). Coordenadora e Professora da Disciplina de Medicina do Sono da PUCPR. Professora da Disciplina de Psiquiatria da PUCPR.

Gisele Serpa
Residente de Psiquiatria do Hospital Universitário Prof. Edgard Santos, Universidade Federal da Bahia.

Gislaine T. Rezin
Mestrado em Ciências da Saúde pela Universidade do Extremo Sul Catarinense. Doutoranda da Universidade do Extremo Sul Catarinense

Gustavo Araujo
Residente de Psiquiatria do Hospital Universitário Prof. Edgard Santos, Universidade Federal da Bahia.

Helena Maria Calil
Professora Titular do Departamento de Psicobiologia da UNIFESP.

Helio Elkis
Professor-Associado (Livre-Docente), Departamento e Instituto de Psiquiatria da FMUSP. Coordenador do Programa de Esquizofrenia, Instituto de Psiquiatria (Projesq). Membro do International Psychopharmacology Algorithm Project (IPAP).

Henrique Ballalai Ferraz
Doutorado em Neurologia/Neurociências pela Universidade Federal de São Paulo. Médico da Universidade Federal de São Paulo.

Homero Vallada
Professor-Associado do Departamento de Psiquiatria da Faculdade de Medicina da Universidade de São Paulo; Coordenador do PROGENE.

Irismar Reis de Oliveira
Professor Titular do Departamento de Neurociências e Saúde Mental da Faculdade de Medicina da Universidade Federal da Bahia (FAMEB-UFBA). Chefe do Serviço de Psiquiatria do Hospital Universitário Professor Edgard Santos da Universidade Federal da Bahia (HUPES-UFBA).

Ivan Aprahamian
Geriatra, Médico Assistente do Instituto de Psiquiatria do Hospital das Clínicas da Faculdade de Medicina da Universidade de São Paulo.

Ivete Gianfaldoni Gattás
Psiquiatra da Infância e Adolescência. Pós-Graduanda da UNIFESP. Psiquiatra-Assistente da Unidade de Psiquiatria da Infância e Adolescência (UPIA) da Universidade Federal de São Paulo (UNIFESP)

Ivson Tassell
Médico. Colaborador do Projesq.

Jaime Eduardo Cecilio Hallak
Professor Doutor do Departamento de Neurociências e Ciências do Comportamento da Faculdade de Medicina de Ribeirão Preto da Universidade de São Paulo.

Jerson Laks
Coordenador do Centro para Pessoas com Doença de Alzheimer e Outros Transtornos Mentais na Velhice (CDA), Instituto de Psiquiatria da Universidade Federal do Rio de Janeiro. Professor Associado Faculdade de Ciências Médicas da Universidade do Estado do Rio de Janeiro.

João Quevedo
Doutorado em Ciências Biológicas (Bioquímica) pela Universidade Federal do Rio Grande do Sul. Professor Titular da Universidade do Extremo Sul Catarinense.

José Alberto Del-Porto
Professor Titular do Departamento de Psiquiatria, Escola Paulista de Medicina, Universidade Federal de São Paulo (UNIFESP).

José Alexandre de Souza Crippa
Professor Doutor do Departamento de Neurociências e Ciências do Comportamento da Faculdade de Medicina de Ribeirão Preto da Universidade de São Paulo.

José Carlos Appolinário
GOTA – Grupo de Obesidade e Transtornos Alimentares do Instituto de Psiquiatria da Universidade Federal do Rio de Janeiro/Instituto Estadual de Diabetes e Endocrinologia do Rio de Janeiro.

Josué Bacaltchuck
Programa de Orientação e Atendimento a Paciente com Transtornos Alimentares (PROATA), Departamento de Psiquiatria da Universidade Federal de São Paulo, Escola Paulista de Medicina.

Kalil Duailibi
Professsor e Coordenador de Psiquiatria, Universidade Santo Amaro, São Paulo.

Karine Petersen
Mestranda do Programa de Pós-Graduação em Medicina e Saúde – Universidade Federal da Bahia.

Kátia Petribú
Professora-Adjunta de Psiquiatria da Faculdade de Ciências Médicas da Universidade de Pernambuco. Mestre em Neuropsiquiatria (UFPE). Doutora em Medicina e Saúde (UFBA).

Kátia Regina Oddone Del-Porto
Psiquiatra e Mestra em Psiquiatria pela Universidade Federal de São Paulo (UNIFESP).

Larissa Constantino
Doutoranda em Ciências da Saúde pela Universidade do Extremo Sul Catarinense, Laboratório de Fisiopatologia Experimental.

Larissa Helena Lobo Torres
Mestre em Toxicologia pelo Programa de Pós-Graduação em Toxicologia e Análises Toxicológicas da Faculdade de Ciências Farmacêuticas da Universidade de São Paulo.

Leandro Michelon
Mestre pelo Departamento de Psiquiatria da Faculdade de Medicina da Universidade de São Paulo. Pesquisador do Programa de Genética e Farmacogenética do Instituto de Psiquiatria do HC-FMUSP (PROGENE).

Leonardo Lessa
Médico do Instituto de Psiquiatria da Universidade Federal do Rio de Janeiro.

Letícia Maria Furlanetto
Professora-Associada de Psiquiatria da Universidade Federal de Santa Catarina (UFSC). Mestrado e Doutorado em Psiquiatria pela Universidade Federal do Rio de janeiro (UFRJ). Pós-Doutorado em Psiquiatria de Hospital Geral na Rush University, Chicago, EUA.

Liana Clébia Soares Lima de Morais
Doutora em Farmacologia pelo Programa de Pós-Graduação em Produtos Naturais e Sintéticos Bioativos, Centro de Ciências da Saúde, Universidade Federal da Paraíba. Professora-Adjunta do Departamento de Fisiologia e Patologia da Universidade Federal da Paraíba.

Liana R. Netto
Psicóloga Clínica. Pesquisadora do Centro de Estudos dos Transtornos de Humor e Ansiedade (CETHA) da Universidade Federal da Bahia.

Lívia Pires Vasconcelos
Médica Psiquiatra. Mestre em Neuropsiquiatria e Ciências do Comportamento/UFPE.

Lucas de Castro Quarantini
Mestre em Neurociências (UFBA). Doutorado em Psiquiatria e Psicologia Médica pela Universidade Federal de São Paulo. Médico-Assistente do Serviço de Psiquiatria do Hospital Universitário Professor Edgar Santos da Universidade Federal da Bahia.

Lucio Botelho Nogueira
Residente de Psiquiatria do Complexo Hospitalar Universitário Professor Edgard Santos, Universidade Federal da Bahia.

Luiz Biela
Farmacologista. Professor, Doutor Livre-Docente, Membro do Centro de Dor do Hospital das Clínicas da Faculdade de Medicina da Universidade de São Paulo.

Manoel Jacobsen Teixeira
Neurocirurgião. Professor da Disciplina de Neurocirurgia do Departamento de Neurologia da Faculdade de Medicina da Universidade de São Paulo. Coordenador da Liga de Dor do Centro Acadêmico Osvaldo Cruz da Faculdade de Medicina da Universidade de São Paulo e do Centro Acadêmico XXXI de Outubro da Escola de Enfermagem da Universidade de São Paulo.

Marcelo Feijó de Mello
Psiquiatra. Pós-Doutor em Neurociências. Doutor em Psiquiatria. Coordenador do Programa de Atendimento e Pesquisa em Violência (PROVE).

Marcelo Masruha Rodrigues
Neurologista e Neuropediatra. Professor-Doutor do Departamento de Neurologia e Neurocirurgia (UNIFESP – EPM).

Marcia Britto de Macedo-Soares
Médica Psiquiatra. Mestre em Medicina pelo Departamento de Psiquiatria da Faculdade de Medicina, USP.

Márcio Bernik
Médico Psiquiatra (FMUSP). Doutor em Ciências, Departamento de Psiquiatria (FMUSP). Programa de Ansiedade (AMBAN) do IPQ – FMUSP. Orientador do Programa de Pós-Graduação, Departamento de Psiquiatria (FMUSP).

Marco Antonio Marcolin
Serviço de Estimulação Magnética Transcraniana – Instituto de Psiquiatria (HC-FMUSP).

Marco Aurélio Romano-Silva
Médico Psiquiatra. Doutor em Bioquímica. Livre-Docente em Psiquiatria (USP). Professor-Titular, Departamento de Saúde Mental da Faculdade de Medicina (UFMG).

Marcos Tomanik Mercadante
Professor-Adjunto, Departamento de Psiquiatria, UNIFESP. Coordenador da UPIA-UNIFESP.

Maria Conceição do Rosário
Professora-Adjunta, Departamento de Psiquiatria, UNIFESP. Coordenadora da UPIA-UNIFESP.

Maria do Carmo Breda Sartorelli
Serviço de Estimulação Magnética Transcraniana – Instituto de Psiquiatria HC-FMUSP.

Maria Laura Nogueira Pires
Departamento de Psicologia Experimental e do Trabalho, Universidade Estadual Paulista Júlio de Mesquita Filho, UNESP, Campus de Assis.

Mariana B. Calzavara
Doutora em Ciências, Departamento de Farmacologia, Universidade Federal de São Paulo. Pós-Doutoranda do Laboratório Interdisciplinar de Neurociências Clínicas (LiNC), Departamento de Psiquiatria, Universidade Federal de São Paulo.

Mariana Pedrini
Mestranda do Programa de Pós-Graduação em Psiquiatria (UFRGS).

Mario Fernando Prieto Peres
Médico Neurologista, Hospital Israelita Albert Einstein. Professor do Curso de Pós-Graduação em Neurologia/Neurociências (UNIFESP – EPM). Professor de Neurologia, FMABC

Mario Francisco Juruena
Professor Doutor, Departamento de Neurociências e Ciências do Comportamento, FMRP, Universidade de São Paulo. Doutorado em Psiquiatria (PhD), University of London, Inglaterra. Honorary Senior Lecturer no Institute of Psychiatry at the Maudsley – King's College, Inglaterra. Pós-Doutorado Institute of Psychiatry-King's College London. Pós-Doutorado FMRP da Universidade de São Paulo. Mestre em Affective Neuroscience pela Universiteit Maastricht, Holanda. Mestre em Psicobiologia pela UNIFESP-EPM. Pesquisador e Lecturer no Institute of Psychiatry – King's College London.

Marlos Rocha
Neurologista Clínico. Pesquisador do Centro de Estudos dos Transtornos de Humor e Ansiedade (CETHA) da Universidade Federal da Bahia.

Marsal Sanches
Laboratório Interdisciplinar de Neuroimagem e Cognição (LiNC), Universidade Federal de São Paulo (UNIFESP-EPM), Departamento de Psiquiatria, Faculdade de Ciências Médicas da Santa Casa de São Paulo.

Mary Sau Ling Yeh
Psiquiatra, Mestranda em Psiquiatria pela UNIFESP. Membro do Programa de Atendimento e Pesquisa em Violência (PROVE).

Melissa Guarieiro Ramos
Psiquiatra. Mestre em Ciências da Saúde pelo Curso de Pós-Graduação do Instituto de Previdência dos Servidores do Estado de Minas Gerais (IPSEMG). Professora do Curso de Medicina da Faculdade de Saúde e Ecologia Humana (FASEH).

Milena Gross de Andrade
Médica, FMUSP. Médica Preceptora do Programa de Residência Médica em Psiquiatria, Departamento e Instituto de Psiquiatria do HC-FMUSP. Especialista em Psiquiatria, Associação Brasileira de Psiquiatria (ABP).

Mônica Bruno
Monitora de Pesquisa Clínica. Mestre em Saúde Pública pela Faculdade de Saúde Pública (USP). Graduada em Farmácia-Bioquímica pela Faculdade de Ciências Farmacêuticas (UNESP).

Mônica Gonçalves Ribeiro
Doutora em Medicina e Saúde (Neurociências), Universidade Federal da Bahia.

Monica Kayo
Pós-Graduanda do Departamento de Psiquiatria. Médica Colaboradora do Programa de Esquizofrenia do Instituto de Psiquiatria (Projesq) – HCFMUSP.

Mychelle Morais
Mestranda do Programa de Pós-Graduação em Medicina e Saúde – Universidade Federal da Bahia.

Nadja Schröder
Doutorado em Ciências Biológicas (Bioquímica), UFRGS. Pós-Doutorado pela University of California, Irvine, Estados Unidos. Professora-Adjunta da Pontifícia Universidade Católica do Rio Grande do Sul.

Nina Leão Marques Valente
Psiquiatra. Doutoranda em Psiquiatria, UNIFESP. Membro do Programa de Atendimento e Pesquisa em Violência (PROVE).

Orestes V. Forlenza
Mestrado e Doutorado, Departamento de Psiquiatria da Universidade de São Paulo (USP). Livre-Docente, USP. Especialização em Psiquiatria Geriátrica na Universidade de Londres (Section of Old Age Psychiatry). Vice-Diretor do Laboratório de Neurociências "Alzira Denise Herzog da Silva" (LIM 27). Coordenador do Ambulatório de Psiquiatria Geriátrica, LIM27, Departamento e Instituto de Psiquiatria do da FMUSP.

Othon Bastos
Professor-Titular de Psiquiatria, UFPE e UPE.

Patricia Lemos
Residente de Psiquiatria do Hospital Universitário Prof. Edgard Santos, Universidade Federal da Bahia.

Paulo Belmonte-de-Abreu
Professor-Adjunto do Departamento de Psiquiatria e Medicina Legal, Universidade Federal do Rio Grande do Sul (UFRGS).

Paulo Mattos
Professor-Adjunto, UFRJ. Doutor em Psiquiatria. Pós-Doutor em Bioquímica. Coordenador do Grupo de Estudos do Déficit de Atenção (GEDA), IPUB-UFRJ.

Paulo Michelucci Cunha
Laboratório Interdisciplinar de Neuroimagem e Cognição (LiNC), Universidade Federal de São Paulo – UNIFESP-EPM.

Quirino Cordeiro
Doutor, Departamento de Psiquiatria da Faculdade de Medicina da Universidade de São Paulo. Pesquisador, PROGENE.

Colaboradores

Rafael Roesler
Doutorado em Ciências Biológicas (Bioquímica) UFRGS. Pós-Doutorado pela University of California, Irvine, Estados Unidos. Professor-Adjunto, Universidade Federal do Rio Grande do Sul.

Raphael Caio Tamborelli Garcia
Mestre em Toxicologia pelo Programa de Pós-Graduação em Toxicologia e Análises Toxicológicas, Faculdade de Ciências Farmacêuticas, Universidade de São Paulo.

Regina H. Silva
Doutora em Ciências pelo Departamento de Farmacologia, Universidade Federal de São Paulo. Professora-Adjunta do Departamento de Fisiologia/Laboratório de Estudos de Memória, Universidade Federal do Rio Grande do Norte.

Regina Pekelmann Markus
Professora Titular, Departamento de Fisiologia, Instituto de Biociências da Universidade de São Paulo.

Reinaldo Nóbrega de Almeida
Doutor em Ciências, Universidade Federal de São Paulo (UNIFESP). Professor-Associado do Departamento de Fisiologia e Patologia, Universidade Federal da Paraíba.

Renério Fráguas Jr.
Doutorado em Medicina, Universidade de São Paulo. Livre-Docente, Universidade de São Paulo. Pós-Doutorado pela Harvard University. Médico-Assistente da Faculdade de Medicina de São Paulo.

Ricardo Alberto Moreno
Doutor, Departamento de Psiquiatria da Faculdade de Medicina da Universidade de São Paulo (FMUSP). Médico-Assistente do Instituto de Psiquiatria do Hospital das Clínicas da FMUSP. Fundador do Grupo de Estudos de Doenças Afetivas (GRUDA), Instituto de Psiquiatria da Universidade de São Paulo.

Roberta Maria de Oliveira Moraes
Especialista em Psiquiatria, Hospital Universitário Professor Edgard Santos da Universidade Federal da Bahia (HUPES-UFBA). Mestre em Medicina (Neuropsiquiatria), Faculdade de Medicina da Universidade Federal da Bahia.

Rodrigo Affonseca Bressan
Laboratório Interdisciplinar de Neuroimagem e Cognição (LiNC), Universidade Federal de São Paulo (Unifesp-EPM). Doutorado, Institute of Psychiatry King's College London, University of London, Inglaterra. Pós-Doutorado pela Universidade Federal de São Paulo. Editor Associado da Revista Brasileira de Psiquiatria, Brasil. Professor-Adjunto da Universidade Federal de São Paulo. Honorary Lecturer – Institute of Psychiatry King's College London.

Rodrigo Nicolato
Médico Psiquiatra. Doutor em Farmacologia Bioquímica e Molecular. Professor-Adjunto do Departamento de Saúde Mental da Faculdade de Medicina, UFMG.

Rosana Camarini
Professora-Assistente e Doutora, Departamento de Farmacologia do Instituto de Ciências Biomédicas da Universidade de São Paulo.

Roseli Gedanke Shavitt
Médica Psiquiatra. Pós-Doutoranda, Departamento e Instituto de Psiquiatria da Faculdade de Medicina da Universidade de São Paulo. Coordenadora do Programa Transtornos do Espectro Obsessivo-Compulsivo (PROTOC), Instituto de Psiquiatria do Hospital das Clínicas da Faculdade de Medicina da Universidade de São Paulo.

Sergio de Barros Cabral
Serviço de Estimulação Magnética Transcraniana, Instituto de Psiquiatria – HC-FMUSP.

Sheila Assunção-Talbott
Director Global CNS Franchise, Strategic Product Planning Department, Takeda Pharmaceutical International. Doutorado em Psiquiatria (USP).

Tania Marcourakis
Doutora em Ciências, Departamento de Farmacologia do Instituto de Ciências Biomédicas, Universidade de São Paulo. Pesquisadora do Lim-15, Centro de Investigações em Neurologia do Hospital das Clínicas da Faculdade de Medicina, Universidade de São Paulo. Professora-Assistente, Doutora, Departamento de Análises Clínicas e Toxicológicas, Faculdade de Ciências Farmacêuticas, Universidade de São Paulo.

Valentim Gentil
PhD, University of London, Inglaterra. Livre-Docência, Universidade de São Paulo. Professor Titular, Universidade de São Paulo.

Valéria Barreto Novais e Souza
PhD em Farmacologia, Universidade Federal do Ceará. MPhill em Psiquiatria pela Universidade de Edimburgo. Coordenadora do Grupo de Estudos em Transtornos Afetivos da Infância e Adolescência (Geta-I) e do Núcleo de Pesquisa em Déficit de Atenção (NPDA), Hospital Universitário Walter Cantideo da Universidade Federal do Ceará.

Valeska Marinho
Médica do CDA, Instituto de Psiquiatria da Universidade Federal do Rio de Janeiro. Doutora pela Escola Paulista de Medicina (UNIFESP). Gerente Médica da GSK Brasil.

Vanessa C. Abílio
Doutora em Ciências, Departamento de Farmacologia, Universidade Federal de São Paulo. Professora-Adjunta do Departamento de Farmacologia, Universidade Federal de São Paulo. Pesquisadora do Laboratório Interdisciplinar de Neurociências Clínicas (LiNC), Departamento de Psiquiatria, Universidade Federal de São Paulo.

Vivian Yuri Hiroce
Médica. Colaboradora do Projesq.

Wagner F. Gattaz
Doutorado e Livre-Docência, Universitat Heidelberg (Ruprecht-Karls), Alemanha. Professor Titular da Universidade de São Paulo. Presidente do Conselho Diretor, Hospital das Clínicas, FMUSP, Instituto de Psiquiatria.

William Gemio Jacobsen Teixeira
Médico Ortopedista. Assistente do Instituto do Câncer Octavio Frias, Faculdade de Medicina da Universidade de São Paulo.

Ygor Arzeno Ferrão
Médico Psiquiatra. Membro do Projeto Transtornos do Espectro Obsessivo-Compulsivo (PROTOC), Hospital das Clínicas, Faculdade de Medicina da Universidade de São Paulo (HC-FMUSP). Membro do Consórcio Brasileiro para Pesquisa em Transtornos do Espectro Obsessivo-Compulsivo. Mestre em Clínica Médica, Universidade Federal do Rio Grande do Sul. Doutor em Ciências (Psiquiatria), Faculdade de Medicina da Universidade de São Paulo. Professor-Adjunto de Psiquiatria da Universidade Federal de Ciências Médicas de Porto Alegre. Preceptor da Residência em Psiquiatria, Universidade Federal de Ciências da Saúde de Porto Alegre e do Hospital Materno-Infantil Presidente Vargas, Porto Alegre, RS. Professor do Centro Universitário Metodista Instituto Porto Alegre (IPA).

Apresentação

Em sua terceira edição, *Irismar – Psicofarmacologia Clínica* ousa mais uma vez. Dividido em três seções, traz mais capítulos e mais colaboradores em relação à edição anterior.

Na seção I do livro enfocamos *Aspectos Gerais da Psicofarmacologia*. Assim, discutimos farmacocinética, farmacodinâmica (incluindo neurotransmissão central) e interações de agentes terapêuticos com ação no SNC. Eventos importantes no entendimento das enfermidades neuropsiquiátricas, como neurotoxicidade, neuroproteção, neurotrofinas, estresse oxidativo e estresse relacionado ao eixo HPA estão contemplados nesta edição. Aspectos gerais do desenvolvimento dos psicofármacos, desde a investigação experimental em modelos animais, incluindo o estudo dos protocolos clínicos de pesquisa e os aspectos éticos, não poderiam estar ausentes neste novo projeto. Consideramos também importante a inclusão de um capítulo de revisão de estatística e metodologia de pesquisa. Por ser uma especialidade que vem mudando seus contornos, à luz dos progressos das neurociências e da medicina translacional, não deixamos de incluir, no texto atual, os conceitos de biomarcadores e de farmacologia dos canabinoides. Da mesma maneira, a genética e sua relação com os psicofármacos, assim como o estudo do genoma são obrigatórios em um compêndio de psicofarmacologia. A seção não dispensou, tampouco, o estudo da neuroimagem, tema de relevância nas neurociências.

Na seção II do livro estudamos os *Principais Grupos de Psicofármacos*. Abordamos dos agentes terapêuticos mais antigos aos mais modernos e adicionamos um capítulo destinado aos psicofármacos fitoterápicos.

Na seção III ocupamo-nos da *Psicofarmacoterapia*. Estudamos os diversos transtornos neuropsiquiátricos e suas abordagens terapêuticas. Incluímos grande parte dos transtornos mentais (muitas vezes em capítulos desdobrados com enfoques na terapia aguda e de manutenção, ou ainda, nos transtornos resistentes ao tratamento). Atenção, não deixamos de nos dedicar à revisão de aspectos importantes da segurança dos psicofármacos. Assim, capítulos que abordam populações especiais (idosos, crianças, adolescentes, pacientes com comorbidades médicas gerais, gestantes e lactantes) não fugiram de nosso interesse. Além disso, a segurança cardiovascular e os efeitos endocrinometabólicos dos psicofármacos foram debatidos por especialistas. Emergências psiquiátricas, muitas vezes de difícil abordagem, foram contempladas em um capítulo que pode ser útil ao especialista e aos médicos emergencistas e intensivistas. O manejo psicofarmacológico do abuso e dependência de substâncias psicoativas foi revisado nesta nova edição. Temas com interface com a neurologia não foram dispensados, tais como capítulos sobre tratamento de dores crônicas, TDAH, enxaqueca, insônia, demências e doença de Parkinson. Apesar de ser um livro psicofarmacológico em sua essência, não dispensamos, nesta edição, capítulos sobre eletroconvulsoterapia e estimulação magnética transcraniana.

Irismar – Psicofarmacologia Clínica não teria sido possível sem a ajuda de diversos colaboradores nacionais e internacionais que engrandeceram nosso projeto. A eles, nosso tributo de gratidão. Registramos também nosso agradecimento pela confiança em nós depositada por nossos editores da MedBook Editora. Eles apostaram neste projeto e nos transmitiram sua incondicional confiança. Esperamos que esta obra possa ser útil a todos os profissionais da área de saúde. Boa leitura!

Salvador, Bahia, Brasil
Outubro de 2010

Eduardo Pondé de Sena
Ângela M. A. Miranda-Scippa
Lucas de Castro Quarantini
Irismar Reis de Oliveira

Sumário

PREFÁCIO, xxiii
Julio Licinio

SEÇÃO I – ASPECTOS GERAIS DA PSICOFARMACOLOGIA, 1

CAPÍTULO 1 – Introdução à Psicofarmacologia. Farmacocinética e Farmacodinâmica dos Psicofármacos, 3
Clarice Gorenstein
Tania Marcourakis
Regina Pekelmann Markus

CAPÍTULO 2 – Neurotransmissão Central, 12
Nadja Schröder
Rafael Roesler

CAPÍTULO 3 – Psicofarmacologia Experimental, 21
Gislaine T. Rezin
Emilio L. Streck

CAPÍTULO 4 – Modelos Animais em Psicofarmacologia, 29
Vanessa C. Abílio
Mariana B. Calzavara
Alessandra M. Ribeiro
Regina H. Silva

CAPÍTULO 5 – Neurotoxicidade, Neuroproteção e Psicofármacos, 49
Acioly Luiz Tavares de Lacerda
Gerardo Maria de Araújo Filho

CAPÍTULO 6 – Estresse Oxidativo, 54
Felipe Dal-Pizzol
Fabricia Petronilho
Larissa Constantino

CAPÍTULO 7 – Estresse Oxidativo: Envelhecimento e Doença de Alzheimer, 59
Tania Marcourakis
Larissa Helena Lobo Torres
Raphael Caio Tamborelli Garcia
Rosana Camarini

CAPÍTULO 8 – Biomarcadores em Psiquiatria: Conceitos Gerais, 66
Sheila Assunção-Talbott
George G. Nomikos

CAPÍTULO 9 – Canabinoides: Aspectos Clínicos, Farmacológicos e de Neuroimagem, 73
Antonio Waldo Zuardi
Jaime Eduardo Cecilio Hallak
José Alexandre de Souza Crippa

CAPÍTULO 10 – Eixo Hipotálamo-Pituitária-Adrenal – a Função dos Receptores de Glicocorticoides e os Psicofármacos, 81
Mario Francisco Juruena

CAPÍTULO 11 – Ética em Pesquisas em Psicofarmacologia Clínica: Um Roteiro de Leitura, 87
Valentim Gentil

CAPÍTULO 12 – Pesquisa Clínica, 92
Mônica Bruno

CAPÍTULO 13 – Métodos Estatísticos e de Pesquisa Aplicados à Psicofarmacologia, 106
Maria Laura Nogueira Pires
Ana Amélia Benedito-Silva

CAPÍTULO 14 – Interações Medicamentosas dos Psicofármacos, 118
Douglas Dogol Sucar

CAPÍTULO 15 – Genética e Psicofarmacologia, 127
Leandro Michelon
Quirino Cordeiro
Homero Vallada

CAPÍTULO 16 – Perspectivas do Estudo do Genoma Humano para a Psiquiatria e a Psicofarmacologia, 139
Emmanuel Dias Neto
Elida P. B. Ojopi
Wagner F. Gattaz

CAPÍTULO 17 – Farmacogenética, 153
Rodrigo Nicolato
Marco Aurélio Romano-Silva

CAPÍTULO 18 – Psicofármacos e Neurotrofinas, 157
João Quevedo
Clarissa M. Comim

CAPÍTULO 19 – Neuroimagem e Psicofarmacologia, 162
Paulo Michelucci Cunha
Marsal Sanches
Acioly Luiz Tavares de Lacerda
Rodrigo Affonseca Bressan

SEÇÃO II – PRINCIPAIS GRUPOS DE PSICOFÁRMACOS, 171

CAPÍTULO 20 – Antidepressivos Heterocíclicos e Inibidores da Monoaminoxidase, 173
Antonio Peregrino
Kátia Petribú
Lívia Pires Vasconcelos
Othon Bastos

CAPÍTULO 21 – Inibidores Seletivos de Recaptação da Serotonina, 183
Ângela M. A. Miranda-Scippa
Fabiana Nery Fernandes
Helena Maria Calil

CAPÍTULO 22 – Antidepressivos de Ação Dual e Bupropiona, 192
Kalil Duailibi

CAPÍTULO 23 – Antipsicóticos Típicos, 204
André Carvalho Caribé de Araújo Pinho
Roberta Maria de Oliveira Moraes
Ângela M. A. Miranda-Scippa
Irismar Reis de Oliveira

CAPÍTULO 24 – Antipsicóticos Atípicos, 214
Clarissa Severino Gama
Mariana Pedrini
Ângela M. A. Miranda-Scippa
Eduardo Pondé de Sena
Irismar Reis de Oliveira
Paulo Belmonte-de-Abreu

CAPÍTULO 25 – Lítio, 226
Fábio Gomes de Matos e Souza
Valéria Barreto Novais e Souza

CAPÍTULO 26 – Anticonvulsivantes em Neuropsiquiatria, 240
Mario Francisco Juruena
Carlos Eduardo Rosa
Eduardo Pondé de Sena
Irismar Reis de Oliveira

CAPÍTULO 27 – Ansiolíticos Benzodiazepínicos, 261
Lucas de Castro Quarantini
Lucio Botelho Nogueira
Marlos Rocha
Liana R. Netto
Eduardo Pondé de Sena

CAPÍTULO 28 – Fitoterápicos em Psicofarmacologia, 273
Reinaldo Nóbrega de Almeida
Liana Clébia Soares Lima de Morais
Fernando de Sousa Oliveira

SEÇÃO III – PSICOFARMACOTERAPIA, 281

CAPÍTULO 29 – Tratamento da Depressão Maior, 281
Ângela M. A. Miranda-Scippa
Karine Petersen
Mychelle Morais
Clarissa Lima
Gisele Serpa
Gustavo Araujo
Patricia Lemos
Lucas de Castro Quarantini

CAPÍTULO 30 – Tratamento da Depressão Resistente a Tratamentos, 291
Doris Hupfeld Moreno
Ricardo Alberto Moreno

CAPÍTULO 31 – Tratamento de Fases Agudas: Depressão Bipolar, 301
Beny Lafer
Marcia Britto de Macedo-Soares

CAPÍTULO 32 – Tratamento de Fases Agudas: Mania e Episódios Mistos, 311
Marcia Britto de Macedo-Soares
Beny Lafer

CAPÍTULO 33 – Tratamento do Transtorno Bipolar: Fase de Manutenção, 323
Amanda Galvão de Almeida
Fernando Kratz Gazalle
Ângela M. A. Miranda-Scippa
Flávio Kapczinski

CAPÍTULO 34 – Tratamento de Transtornos de Ansiedade: Transtorno de Ansiedade Generalizada, Transtorno de Pânico e Fobia Social, 331
Márcio Bernik
Fábio Corregiari
Felipe Corchs

CAPÍTULO 35 – Tratamento Farmacológico do Transtorno de Estresse Pós-Traumático, 338
Nina Leão Marques Valente
Mary Sau Ling Yeh
Marcelo Feijó de Mello

CAPÍTULO 36 – Tratamento do Transtorno Obsessivo-Compulsivo, 345
Roseli Gedanke Shavitt
Cristina Belotto da Silva
Ana Gabriela Hounie
Albina Rodrigues Torres

CAPÍTULO 37 – Tratamento do Transtorno Obsessivo-Compulsivo Resistente, 354
Ygor Arzeno Ferrão
Cristina Belotto da Silva
Antonio Carlos Lopes
Roseli Gedanke Shavitt
Euripedes Constantino Miguel

CAPÍTULO 38 – Tratamento Farmacológico dos Transtornos Alimentares, 364
José Carlos Appolinário
Angélica M. Claudino
Josué Bacaltchuck

CAPÍTULO 39 – Tratamento Farmacológico da Esquizofrenia, 375
André Carvalho Caribé de Araújo Pinho
André Luiz Andrade Abrahão
Eduardo Pondé de Sena
Irismar Reis de Oliveira

CAPÍTULO 40 – Esquizofrenia Refratária e Super-Refratária, 384
Monica Kayo
Vivian Yuri Hiroce
Ivson Tassell
Helio Elkis

CAPÍTULO 41 – Psicofarmacoterapia na Infância e Adolescência, 392
Ivete Gianfaldoni Gattás
Ana Carolina Pasquariello Alfani
Cristhian Luis Moraes Sandim
Fabio Pinato Sato
Marcos Tomanik Mercadante
Maria Conceição do Rosário

CAPÍTULO 42 – Farmacoterapia do Alcoolismo e dos Transtornos Relacionados ao Uso de Substâncias Psicoativas, 404
Esdras Cabus Moreira

CAPÍTULO 43 – Emergências Psiquiátricas, 414
Aline Santos Sampaio
André Carvalho Caribé de Araújo Pinho
Dimitri Gusmão Flores
Lucas de Castro Quarantini
Eduardo Pondé de Sena

CAPÍTULO 44 – Uso de Psicofármacos em Idosos: Ansiolíticos e Hipnóticos, 439
Melissa Guarieiro Ramos
Cláudia Hara
Fábio Lopes Rocha

CAPÍTULO 45 – Uso de Psicofármacos em Idosos: Antidepressivos e Antipsicóticos, 449
Jerson Laks
Leonardo Lessa
Valeska Marinho

CAPÍTULO 46 – Tratamento Farmacológico do Parkinsonismo e Antiparkinsonianos, 455
Henrique Ballalai Ferraz
Mônica Gonçalves Ribeiro

CAPÍTULO 47 – Tratamento das Demências, 467
Orestes V. Forlenza
Ivan Aprahamian
Wagner F. Gattaz

CAPÍTULO 48 – A Insônia e Seu Tratamento, 477
Gisele Minhoto
Dirceu Zorzetto Filho

CAPÍTULO 49 – Tratamento Farmacológico da Enxaqueca, 486
Mario Fernando Prieto Peres
Andre Leite Gonçalves
Marcelo Masruha Rodrigues
Giancarlo Lucchetti

CAPÍTULO 50 – Tratamento Farmacológico da Dor, 498
Manoel Jacobsen Teixeira
Luiz Biela
William Gemio Jacobsen Teixeira

CAPÍTULO 51 – Psicofarmacologia Durante a Gravidez e a Lactação, 575
Amaury Cantilino
Everton Botelho Sougey

CAPÍTULO 52 – Psicofarmacologia em Pacientes com Doenças Clínicas, 585
Letícia Maria Furlanetto

CAPÍTULO 53 – Tratamento Farmacológico do Transtorno do Déficit de Atenção/Hiperatividade, 596
Paulo Mattos
Erasmo Barbante Casella

CAPÍTULO 54 – Psicofármacos e Risco Endocrinometabólico, 607
    Bruno Geloneze Neto
    Christiane Stabe

CAPÍTULO 55 – Efeitos Cardiovasculares dos Psicotrópicos, 616
    Milena Gross de Andrade
    Renério Fráguas Jr

CAPÍTULO 56 – Eletroconvulsoterapia, 627
    José Alberto Del-Porto
    Kátia Regina Oddone Del-Porto

CAPÍTULO 57 – Estimulação Magnética Transcraniana, 636
    Sergio de Barros Cabral
    Carlos Gustavo Mansur
    Daniel Ciampi de Andrade
    Maria do Carmo Breda Sartorelli
    Bianca Boura Bellini
    Marco Antonio Marcolin

ÍNDICE REMISSIVO, 653

Prefácio

É com imenso prazer que escrevo este prefácio para a 3ª edição do livro *Irismar – Psicofarmacologia Clínica*. Tenho trabalhado ao longo dos anos exatamente nesta área: em 1999, fundei o programa de Farmacologia Clínica da Universidade da Califórnia, Los Angeles (UCLA), e desenvolvi um centro e uma linha de pesquisa em farmacogenética aplicada à depressão e à obesidade. Como editor-fundador tanto da revista *Molecular Psychiatry* como da revista *The Pharmacogenomics Journal* (ambas do *Nature Publishing Group*), tenho contato direto com as pesquisas de ponta realizadas pelos melhores grupos acadêmicos do mundo.

Com essa base, é possível colocar este volume em uma perspectiva internacional. Realmente, o material apresentado aqui está na vanguarda da área em nível mundial. A qualidade de cada capítulo é excepcional. O que é igualmente prioritário e importante é o embasamento conceitual do livro, que foi primorosamente concebido de maneira lógica, inteligente e original.

A estrutura começa com os aspectos gerais da farmacologia, em seguida passa para os principais grupos de psicofármacos e conclui com o tratamento de doenças relevantes para a área da psiquiatria e de situações específicas, como a psicofarmacoterapia em gestantes e lactantes e em pacientes com comorbidade clínica, e o uso de estimulação magnética transcraniana.

Há certos segredos que ninguém compartilha e, se interrogados, todos negamos. Para nós, na psicofarmacologia clínica, nosso grande desejo oculto é que uma grande descoberta seja a bala mágica que transforme o tratamento psiquiátrico de um tiro no escuro em uma visão clara e objetiva da psicopatologia, levando-nos a desenvolver novas estratégias terapêuticas específicas e eficazes.

Nosso campo é cheio de contradições. Enquanto na oncologia não há vergonha em se falar de cura do câncer, é absoluta e politicamente incorreto mencionar a cura do autismo ou do transtorno bipolar. Por quê?

Trabalho atualmente na John Curtin School of Medical Research, na qual um ex-diretor, o Professor Frank Fenner, foi o Coordenador do Comitê de Erradicação da Varíola da Organização Mundial de Saúde (OMS). O Professor Fenner comunicou à Assembléia da OMS a erradicação global da varíola no dia 8 de maio de 1980. A primeira vacina contra essa doença foi feita por Edward Jenner, pai da imunologia. Em 14 de maio de 1796, Jenner retirou pústulas de varíola bovina de uma ordenhadeira chamada Sarah Nelms (que havia contraído a doença ao ordenhar uma vaca chamada Blossom) e inoculou o material pustulento em James Phipps, um menino de 8 anos e filho de seu jardineiro. James Phipps tornou-se absolutamente imune à varíola e até se expunha à doença propositadamente para ganhar dinheiro provando sua imunidade. Do dia da primeira vacina à erradicação total da varíola passaram-se 183 anos, 11 meses, 3 semanas e 1 dia. Tanto tempo decorrido da descoberta à concretização do tratamento em nível mundial! Essa imensa barreira entre a descoberta e a implementação clínica é o principal problema da medicina.

É justamente essa barreira que o livro *Irismar – Psicofarmacologia Clínica* vai romper na psiquiatria. Obra-prima de medicina translacional, este volume serve de guia para o leitor acelerar a tão importante jornada entre a ciência e a prática da psicofarmacologia.

Importantíssima nesta obra é a seção inicial, que inclui os aspectos gerais. O entendimento detalhado de farmacocinética e farmacodinâmica representa a base da farmacologia clínica. Clarice Gorenstein, Tania Marcourakis e Regina Pekelmann Markus cobrem isso de maneira exemplar no primeiro capítulo. Áreas críticas como neurotransmissão central, psicofarmacologia experimental, modelos animais, neurotoxicidade e neuroproteção, estresse oxidativo, biomarcadores, o eixo hipótalamo-pituitária-adrenal, pesquisa clínica, genética, farmacogenética, neuroimagem, ética e estatística são abordadas de maneira extraordinária na introdução a este volume.

As partes e os capítulos seguintes cobrem as classes de drogas, numa abordagem farmacológica mais básica para, em seguida, concluir com a terapêutica das doenças propriamente dita. Para o leitor, isso representa na verdade uma fonte maravilhosa de conhecimento, ou seja: três livros em um só volume. *Seção I – Uma introdução científica ao campo. Seção II – A farmacologia dos psicotrópicos. Seção III – Um texto de terapêutica clínica para a psiquiatria.*

Em suma, o leitor estará na posição privilegiadíssima de ter acesso à ciência mais avançada nesta área do saber e de ter em um só livro três enfoques que se complementam mutuamente. Munidos deste nível de profundidade e conhecimento, os clínicos de hoje poderão abreviar bastante o importante percurso entre a teoria e a prática no tratamento das doenças psiquiátricas, para benefício não só do campo, mas também dos doentes, que serão os maiores beneficiados da abundância de conhecimento contida nestas páginas.

Julio Licinio
Diretor
John Curtin School of Medical Research
Australian National University
Canberra, Austrália

Editor
Molecular Psychiatry
Nature Publishing Group
Londres e Nova York

IRISMAR
PSICOFARMACOLOGIA CLÍNICA

3ª EDIÇÃO

SEÇÃO I

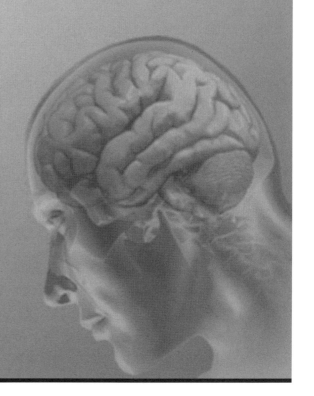

Aspectos Gerais da Psicofarmacologia

Introdução à Psicofarmacologia. Farmacocinética e Farmacodinâmica dos Psicofármacos

Clarice Gorenstein • Tania Marcourakis
Regina Pekelmann Markus

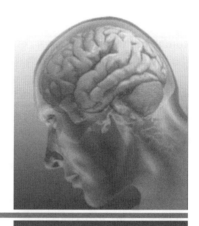

INTRODUÇÃO

Os psicofármacos são medicamentos que atuam no sistema nervoso central (SNC) e, portanto, precisam necessariamente atravessar a barreira hematoencefálica. Os princípios que determinam os processos de absorção, distribuição, biotransformação e eliminação são os mesmos usados para os demais fármacos (Gorenstein & Marcourakis, 2001).

FARMACOCINÉTICA

Absorção

A absorção define a quantidade de fármaco capaz de atingir a corrente sanguínea. A difusão é o mecanismo básico para que o fármaco atravesse membranas biológicas. Moléculas lipossolúveis atravessam as barreiras biológicas por difusão lipídica simples. Moléculas hidrossolúveis pequenas passam através dos poros aquosos. Moléculas grandes difundem-se mais lentamente que as pequenas.

Os fármacos são, em sua maioria, ácidos ou bases fracas e, portanto, para que ocorra a difusão é necessário que a molécula esteja na forma não ionizada. O grau de dissociação, isto é, a proporção de moléculas que se encontram na forma ionizada, depende da propriedade química do fármaco (pKa) e do teor de acidez do meio (pH). Fármacos de caráter ácido são mais bem absorvidos no estômago, onde se encontram na forma não ionizada, enquanto os de caráter básico são absorvidos no intestino.

A via de administração é um fator determinante na velocidade de absorção. As vias clássicas de administração são as enterais – oral, sublingual e retal – e as parenterais, que são as injetáveis – endovenosa, intramuscular e subcutânea –, além das demais vias, pulmonar, dérmica etc. A via endovenosa implica a administração diretamente na corrente sanguínea, promovendo resposta rápida com controle total da quantidade administrada. No entanto, essa via apresenta maior risco de efeitos adversos ou de superdosagem relativa. Efeitos tóxicos autonômicos e cardíacos podem ser observados com fármacos como clorpromazina ou amitriptilina, cuja administração endovenosa deve ser cautelosa.

A via intramuscular é usada para a administração de volumes moderados, de veículos oleosos (p. ex., enantato e decanoato de flufenazina) e irritantes, sendo empregada na sedação de pacientes agitados e na administração de neurolépticos de ação prolongada. O diazepam administrado por essa via apresenta absorção lenta e errática, com picos de concentração plasmática inferiores aos obtidos após administração oral, provavelmente em virtude da cristalização do fármaco no local da injeção.

A via oral apresenta grande facilidade de administração, sendo, sempre que possível, a via de escolha. A absorção processa-se em toda a extensão do trato gastrointestinal, preferencialmente no estômago e no jejuno. Quando o estômago está vazio, a absorção gástrica é maior; por outro lado, um rápido esvaziamento gástrico favorece a absorção intestinal. Assim, quando se deseja a absorção rápida de um medicamento não irritante da mucosa gástrica, ele deve ser administrado em jejum; já para uma absorção mais lenta, o recomendável é ingeri-lo após as refeições.

A formulação farmacêutica é muito relevante para os fármacos administrados por via oral. As fórmulas líquidas são absorvidas mais rapidamente do que as cápsulas, os comprimidos ou as drágeas, que dependem da velocidade de dissolução da forma sólida.

A biodisponibilidade indica a fração do fármaco que tem acesso à circulação sanguínea. Durante o processo de absorção pode haver perda do fármaco, seja pela dificuldade na própria absorção, seja pela metabolização precoce, na parede do intestino, seja ainda pelo metabolismo de primeira passagem que ocorre no fígado antes mesmo de o princípio ativo atingir a circulação sistêmica. Fármacos como clorpromazina, imipramina, doxepina, levodopa e metilfenidato sofrem efeito de primeira passagem.

Distribuição

Após a absorção, o fármaco deve atingir o local de ação e, portanto, no caso dos psicofármacos, atravessar a barreira hematoencefálica. Desse modo, a velocidade de distribuição vai depender da capacidade do fármaco de interagir com proteínas plasmáticas, do grau de perfusão do órgão e da passagem pela barreira hematoencefálica. Muitos fármacos ligam-se de maneira inespecífica à albumina e outros se ligam a proteínas carregadoras, deslocando substâncias endógenas que são transportadas dessa maneira.

Fármacos não polares acumulam-se também no tecido adiposo, não atingindo seu local de ação. O acúmulo em determinado tecido pode prolongar sua permanência no organismo, como ocorre, por exemplo, após administração endovenosa de tiopental, que se acumula no tecido adiposo e sofre redistribuição. Por outro lado, um deslocamento não controlado desses fármacos no tecido adiposo (competição com outro fármaco) pode resultar em concentrações plasmáticas acima das terapêuticas.

Barreira hematoencefálica

A barreira hematoencefálica caracteriza-se pela justaposição das células do endotélio dos capilares cerebrais, bem como pelas células gliais pericapilares. Esse arranjo faz com que, apesar do alto fluxo sanguíneo cerebral comparado com outros tecidos, a entrada de fármacos no SNC seja lenta e controlada.

A passagem de fármacos pela barreira hematoencefálica segue os mesmos princípios que regem a absorção, isto é, o fármaco precisa estar na forma lipossolúvel ou ser transportado ativamente. Vários fármacos são transportados para o SNC por sistemas transportadores dependentes de trifosfato de adenosina (ATP). Esses transportadores têm alta seletividade pelo substrato e determinam a extensão de biodisponibilidade oral do fármaco. A expressão desses transportadores nas células endoteliais dos capilares da barreira hematoencefálica é crucial para limitar a entrada de toxinas no SNC.

A maioria dos psicofármacos é constituída de aminas secundárias ou terciárias que, sendo lipossolúveis, não encontram dificuldade na passagem para o cérebro. Para aumento da concentração cerebral de substâncias com baixa lipossolubilidade, como a dopamina e a serotonina, é necessária a administração de seus precursores, respectivamente, L-dopa e L-triptofano.

Os psicofármacos ligam-se com alta afinidade às proteínas plasmáticas (p. ex., mais de 90% para antidepressivos tricíclicos e benzodiazepínicos), o que modula sua passagem para o SNC. Indivíduos nos quais o conteúdo dessas proteínas está reduzido por desnutrição ou envelhecimento vão apresentar maior quantidade de fármaco livre, o que resultará em maior concentração de medicamento ativo no SNC.

Atualmente, tem sido dada atenção a uma glicoproteína transportadora de moléculas, expressa na membrana celular, denominada glicoproteína P ou MDR (*multi-drug resistant*). Essas proteínas funcionam como uma bomba de efluxo, dependente de ATP, e fazem a transferência de medicamentos para fora da célula. Células intestinais, renais, hepáticas, placenta e endotélio encefálico expressam esse tipo de proteína e, dependendo de sua localização e do agente envolvido, podem representar proteção ou toxicidade. A resistência ao tratamento antiepiléptico em alguns pacientes pode ser explicada pela superexpressão, geneticamente determinada, de bombas de efluxo na barreira hematoencefálica (Fromm, 2004).

Biotransformação

A biotransformação ocorre, principalmente, no fígado, envolvendo enzimas da fração mitocondrial (monoaminoxidase [MAO], responsável pela degradação oxidativa de dopamina, noradrenalina, serotonina), da fração microssômica (sistema do citocromo P450 [CYP450], responsável pela biotransformação dos agentes lipossolúveis) e da fração solúvel (p. ex., desidrogenases, amidases, transferases).

As reações de biotransformação podem ser divididas em reações de fase I e de fase II. As de fase I incluem transformações por oxidação, redução e hidrólise e conferem pequena hidrossolubilidade. A maioria dos fármacos sofre metabolismo oxidativo via enzimas das famílias 1, 2 e 3 do citocromo P450 (em ordem decrescente: CYP3A4/5, CYP2C9, CYP2D6, CYP2C19, CYP1A2, CYP2C8 e CYP2B6).

As reações de fase II consistem na combinação dos fármacos com moléculas, como ácido glicurônico (glicuronidação), ácido acético (acetilação), ácido sulfúrico (sulfatação), radicais metila (metilação) etc., e têm a finalidade de aumentar a hidrossolubilidade, facilitando a excreção.

Diferenças genéticas podem afetar a forma de resposta aos fármacos, já que são responsáveis por variações nas atividades de enzimas e transportadores envolvidos na absorção, distribuição, metabolismo e excreção de fármacos. Os polimorfismos genéticos que ocorrem nas CYP afetam, principalmente, o metabolismo dos fármacos que são substrato para essas enzimas, podendo levar a diferenças no efeito clínico, além de alterar o risco de reações adversas (Ingelman-Sundberg et al., 2007).

A subfamília 3A do citocromo P450 e as isoformas 3A3 e 3A4 (CYP3A3/4) são particularmente importantes em psicofarmacologia em razão de seu envolvimento no metabolismo de várias substâncias, como antidepressivos, benzodiazepínicos e carbamazepina (Ketter et al., 1995). Os polimorfismos também podem interferir no padrão de efeitos colaterais. Com os antipsicóticos, por exemplo, o aumento de peso apresenta alta correlação com o dimorfismo na região promotora do receptor de serotonina 5-HT$_{2C}$. Contribuem para o maior risco de discinesia tardia dos antipsicóticos típicos (haloperidol) não apenas os fatores ambientais (tabagismo), como também o polimorfismo genético do receptor de dopamina (D$_3$) e da isoforma CYP1A2 envolvida em seu metabolismo (Malhotra et al., 2004).

Muitos fármacos alteram a velocidade de biotransformação mediante aumento (indução) ou diminuição da atividade enzimática (inibição). A maioria das CYP está sujeita à indução (exceto a CYP2D6) e à inibição enzimática. O fenobarbital e a carbamazepina são exemplos de indutores enzimáticos (CYP3A4 e CYP2C19, respectivamente). A indução do CYP3A4 ocorre, geralmente, após alguns dias de tratamento e desaparece cerca de 1 semana após a suspensão de seu uso. A consequência mais comum da indução enzimática é a necessidade de aumento da dose para obtenção dos efeitos originais (tolerância). Como essas enzimas são inespecíficas, o uso de um indutor pode causar aceleração da biotransformação de outros fármacos administrados concomitantemente. Como o cigarro é um indutor do CYP1A2, em fumantes pode ser necessário o ajuste de dose dos fármacos que fazem uso desta isoforma do CYP.

A inibição enzimática acarreta acúmulo das substâncias degradadas pela enzima inibida, com exacerbação de seu efeito terapêutico ou tóxico. Muitas vezes, são necessários ajustes de dose na introdução ou retirada do inibidor para evitar efeitos adversos ou níveis subterapêuticos. Um exemplo clássico em psiquiatria é o dos antidepressivos inibidores da MAO (IMAO). Seu uso promove acúmulo de neurotransmissores como a noradrenalina e, administrados conjuntamente com aminas simpatomiméticas (descongestionantes nasais, broncodilatadores), produzem reações adversas sérias. Quando associados a alimentos ricos em tiramina, podem desencadear quadros de hipertensão arterial, perturbações do ritmo cardíaco e hemorragia cerebral potencialmente fatal.

Alguns antidepressivos do mesmo grupo (inibidores seletivos de recaptação de serotonina) podem inibir diferentes isoformas da CYP: a fluoxetina e a paroxetina são potentes inibidores do CYP2D6, enquanto a fluvoxamina afeta, predominantemente, a atividade do CYP1A2 e do CYP2C19.

Excreção

A excreção renal de psicofármacos está fundamentada nos processos gerais de filtração glomerular e reabsorção tubular. A filtração glomerular possibilita a eliminação de moléculas não muito grandes (peso molecular inferior a, aproximadamente, 20.000) e não ligadas às proteínas plasmáticas.

As substâncias lipossolúveis, após serem filtradas, são reabsorvidas por difusão passiva nos túbulos renais. A reabsorção tubular é altamente influenciada pelo pH urinário, visto que apenas as formas não ionizadas são reabsorvidas pelos túbulos renais. Assim, os ácidos fracos são excretados melhor em urina alcalina, e as bases fracas, em urina ácida. Em casos de superdosagem é possível alcalinizar a urina de pacientes intoxicados por barbitúricos ou acidificá-la para facilitar a eliminação de anfetamina.

Todos os psicofármacos passam para o leite materno. Como vários quadros psiquiátricos estão associados ao puerpério, cada grupo de fármacos deve ser considerado com cuidado para evitar riscos para o recém-nascido. Por exemplo, o uso de antidepressivos é relativamente seguro, com exceção da fluoxetina e da nefazodona. Os antipsicóticos atípicos, exceto a clozapina, são preferidos em relação aos antipsicóticos tradicionais em virtude da menor frequência de efeitos extrapiramidais.

FATORES QUE INTERFEREM NO EFEITO DOS FÁRMACOS

Os fatores que interferem no efeito dos psicofármacos são, basicamente, os mesmos que alteram o efeito dos demais fármacos. Os fatores intrínsecos são os dependentes do organismo – variabilidade individual, fatores genéticos e idiossincrasia, idade, peso, composição corpórea, estado nutricional e estado patológico. Já os fatores extrínsecos são os dependentes do fármaco – características físico-químicas, formulação farmacêutica e condições de uso (via de administração, dose, administração aguda ou crônica e interação com outros medicamentos).

A duração dos efeitos depende, principalmente, da meia-vida de eliminação do fármaco (tempo no qual as concentrações plasmáticas são reduzidas em 50%) ou de seus metabólitos ativos, pois esta determinará a ocorrência ou não de acúmulo. Fármacos de meia-vida de eliminação curta são, em geral, completamente eliminados antes da administração seguinte. Intervalos de administração inferiores a, aproximadamente, quatro vezes a meia-vida de eliminação (tempo necessário para a eliminação completa) provocarão acúmulo.

Outro fator particularmente considerável no caso dos psicofármacos é o efeito placebo, ou seja, o efeito não atribuível à ação farmacológica. Esse efeito inespecífico, presente na administração de qualquer medicamento, resulta, entre outros, da interação médico-paciente e da expectativa do paciente em relação ao resultado do tratamento em termos de efeitos benéficos e colaterais. Sabe-se que, para qualquer tratamento, a melhora obtida consiste em uma combinação de seu efeito ativo (específico) com a remissão espontânea e o efeito placebo (inespecífico), sendo difícil quantificar a contribuição de cada fator para a resposta final.

O uso de técnicas de neuroimagem tornou possível demonstrar que a administração de placebo produz efeitos biológicos no cérebro em várias condições clínicas (dor, doença de Parkinson, ansiedade, depressão). Estudos de neuroimagem em pacientes deprimidos demonstraram uma associação entre alterações cerebrais específicas – a ativação dos córtices frontal e cingulado posterior – relacionadas à melhora do humor observada tanto com o tratamento ativo como com o placebo (Mayberg et al., 2002). O achado sugere que, ao menos em parte, a remissão dos sintomas depressivos produzida pelo placebo seja mediada pelas mesmas alterações bioquímicas que os antidepressivos produzem no córtex cerebral.

Os mecanismos propostos para explicar o efeito placebo envolvem a sugestão verbal, a expectativa relacionada ao significado, o condicionamento clássico provocado por experiências prévias com tratamentos ativos e o contexto da administração, entre outros. Entretanto, os determinantes sociais, psicológicos, neurobiológicos e genéticos dos diferentes efeitos placebo ainda não estão identificados (revisão em Benedetti, 2008).

MODO DE AÇÃO

Os psicofármacos atuam sobre receptores específicos ou interferem com a neurotransmissão, modificando a síntese, a liberação ou o término de ação (captação ou metabolização) de neurotransmissores. Considerando que o SNC é uma rede integrada de circuitos que se comunicam diretamente, ou efetuam modulação positiva ou negativa, a resposta final é uma resposta complexa e multimediada. Apesar da complexidade do sistema, a compreensão de seus elementos básicos tem promovido grande avanço no entendimento dos mecanismos de ação dos psicofármacos.

Os principais neurotransmissores envolvidos na ação dos psicofármacos são as catecolaminas – noradrenalina (NA), adrenalina (A), dopamina (DA); a serotonina (5-HT); a histamina (H); os aminoácidos excitatórios – glutamato e aspartato; os aminoácidos inibitórios – ácido gama-aminobutírico (GABA); e o óxido nítrico (NO).

Com relação ao local de ação na terminação nervosa, os psicofármacos podem efetuar ações pré ou pós-sinápticas.

Entre as ações pré-sinápticas estão as sobre a síntese (p. ex., pela L-dopa, precursor da síntese de dopamina) ou diminuição (p. ex., p-clorofenilalanina, que bloqueia a síntese de serotonina); a facilitação da liberação (caso dos psicoestimulantes anfetamina e fencanfamina, que aumentam a liberação de DA e NA), a inibição da metabolização (como os antidepressivos inibidores da MAO) e a inibição da captação (p. ex., tricíclicos, venlafaxina, duloxetina, que inibem a recaptação de NA e 5-HT; os inibidores seletivos de recaptação de 5-HT, como a fluoxetina e a paroxetina; NA, reboxetina; DA, bupropiona). Classicamente, esses fármacos que atuam sobre transportadores de membrana, bloqueando a captação de neurotransmissores, podem ser considerados agonistas de ação indireta, pois aumentam a disponibilidade do neurotransmissor na fenda sináptica e, portanto, a concentração nos receptores.

A ação pós-sináptica ocorre, principalmente, em receptores. Distinguem-se receptores de outros sítios ativos como enzimas por serem moléculas capazes de transduzir um efeito, mas elas próprias não promovem uma ação. Desse modo, os fármacos ligam-se aos receptores, disparando uma cadeia de eventos que culminam com uma resposta celular.

O desenvolvimento da teoria dos receptores iniciou-se com Langley, em 1908, e ela foi primeiramente formulada por Clark, por volta de 1920. Considerava-se, então, que o efeito produzido por fármacos seria diretamente proporcional à quantidade de complexo fármaco-receptor formado. A interação bimolecular era definida mediante a afinidade do fármaco pelo receptor livre: quanto maior a afinidade, menor a concentração necessária para produzir o efeito. O efeito máximo gerado era função apenas da quantidade de receptores ocupados. Essa teoria ficou conhecida como teoria da ocupação. Na década de 1950 ficou evidente que o efeito máximo podia ser obtido sem que 100% dos receptores fossem ocupados, o que tornou possível entender que existe uma reserva de receptores. A partir da teoria da ocupação define-se o conceito de:

1. **Agonista total:** exerce o efeito máximo do sistema de receptor, podendo ou não ocupar 100% dos receptores disponíveis. Apomorfina, LSD e muscimol são exemplos de agonistas nos receptores de dopamina, serotonina e GABA, respectivamente.

2. **Agonista parcial:** produz efeito, mas este é sempre menor do que o efeito máximo exercido pelo agonista total. Para produzir seu efeito máximo precisa ocupar 100% dos receptores.

3. **Antagonista competitivo:** ocupa o receptor, mas não desencadeia resposta. Pode ser dividido em antagonista competitivo reversível ou irreversível. Como exemplo, o efeito antipsicótico dos neurolépticos é decorrente do antagonismo de receptores dopaminérgicos mesolímbi-

cos D_2 (clorpromazina, haloperidol, flufenazina, olanzapina, risperidona) ou D_4 (clozapina) e do bloqueio de receptores 5-HT_{2A} (p. ex., risperidona, olanzapina).

O estudo dos benzodiazepínicos e de análogos do grupo das β-carbolinas evidenciou que ambos os fármacos atuavam em um mesmo sítio ativo localizado no receptor ionotrópico $GABA_A$. Os benzodiazepínicos aumentam a probabilidade de manter o canal aberto, levando a efeitos ansiolíticos, e as β-carbolinas promovem efeito inverso, atuando sobre o mesmo sítio. O antagonista competitivo, flumazenil, bloqueava ambos os efeitos. Surgiram, então, a *teoria dos estados do receptor* e o conceito do agonista inverso. Essa teoria propõe que o receptor pode estar no estado de repouso ou ativo independente da presença do agonista. Haveria sempre uma proporção de receptores no estado ativo e os agonistas, além de serem classificados como total e parcial, poderiam, ainda, ser subdivididos em:

1. **Agonista direto:** tem afinidade maior pelo estado ativo e desloca o equilíbrio para esse estado.
2. **Agonista inverso:** tem maior afinidade pelo estado inativo e inverte a resposta.
3. **Antagonista competitivo:** tem afinidade igual por ambos os estados, mantendo o sistema no *status quo* e, portanto, inibindo o efeito tanto de agonistas diretos como de agonistas inversos.

Mais recentemente, foi mostrado que essa teoria também se aplica aos receptores acoplados à proteína G. No entanto, na maioria das vezes, a quantidade de receptores no estado ativo na ausência do ligante é muito baixa. Experimentalmente, a superexpressão de receptores acoplados à proteína G confirmou que esses receptores podem estar no estado ativo mesmo na ausência do ligante.

Os receptores podem ser classificados como receptores de membrana e receptores intracelulares. Para um fármaco atuar em receptores intracelulares ele deve ter características lipofílicas, pois deve atravessar as membranas celulares (p. ex., hormônios esteroidais, tireoidianos e ácido retinoico). Os fármacos que atuam em receptores de membrana podem ou não ser lipofílicos, pois não é necessário que o fármaco atravesse a membrana celular. Os receptores de membrana estão divididos em duas grandes classes: receptores ionotrópicos e receptores metabotrópicos.

Os receptores ionotrópicos são canais iônicos operados por ligantes (p. ex., colinoceptores nicotínicos, receptores $GABA_A$ e glutamatérgico). Já os receptores metabotrópicos são subdivididos em duas categorias: receptores acoplados à proteína G e receptores-enzimas. Os receptores acoplados à proteína G desencadeiam respostas dependentes da fosforilação de proteínas cinases que fosforilam serina/treonina, desencadeando cadeias de sinalização. Essa é a maior classe de receptores conhecidos, incluindo receptores para neurotransmissores, como noradrenalina (α e β), acetilcolina (muscarínicos), serotonina, dopamina, e também para hormônios (melatonina, colecistocinina), endorfinas, prostaglandinas, bem como receptores para luz e odores. Os receptores-enzimas promovem fosforilação em tirosina, o que transforma o próprio receptor em uma âncora molecular de alta afinidade pelas proteínas acopladoras, organizando topograficamente cadeias de sinalização; como exemplo temos os receptores para fator de necrose tumoral (TNF), interleucinas, insulina e outros.

A sinalização dos receptores ionotrópicos ocorre na faixa de nanossegundos, a dos receptores acoplados à proteína G, na faixa de segundos, e a dos receptores da tirosina cinase, na faixa de minutos a horas. As vias de sinalização dos diferentes receptores apresentam informações cruzadas, o que implica sinalização não só da resposta imediata, como também de respostas mais tardias.

Os *receptores ionotrópicos* são formados por várias subunidades proteicas que atravessam a membrana. O receptor pode estar em três estados: repouso, aberto e inativo. Nos estados de repouso e inativo, o canal não conduz. No entanto, um receptor no estado de repouso pode passar para o estado ativo, enquanto um receptor no estado inativo precisa ser modificado estrutural ou conformacionalmente para voltar para o estado de repouso. Portanto, isso demanda um tempo no qual o número de receptores disponíveis para a atuação do agonista está reduzido. O canal no estado aberto pode deixar passar cátions, como sódio, potássio ou cálcio (receptores nicotínicos, glutamatérgicos, serotonérgicos) ou o ânion cloreto (receptor gabaérgico). O controle da abertura do canal pode ser feito por agonistas que atuam diretamente no sítio receptor, ou por ligantes que atuam em sítios alostéricos na própria proteína que forma o canal, modulando o tempo de abertura. Esses fármacos são chamados de moduladores alostéricos.

Um exemplo clássico de modulador de canal são os barbitúricos, que atuam em um sítio alostérico do canal $GABA_A$, aumentando a probabilidade de o GABA manter o canal no estado aberto. Mais recentemente, foi visto que o anticolinesterásico galantamina aumenta o tempo de abertura do canal nicotínico α7, facilitando a corrente de cálcio. Esse efeito é muito relevante para a ação da galantamina no tratamento da doença de Alzheimer. A determinação das substâncias endógenas que atuam sobre esses sítios alostéricos de ligação abre uma nova perspectiva para o estudo de várias afecções, visto que podem ser determinados novos marcadores para doenças de difícil diagnóstico.

Os *receptores acoplados à proteína G ou metabotrópicos*, quando ativados, ligam-se a essa proteína trimérica (composta das subunidades α e β-γ) e ativam as fosfolipases que, atuando em enzimas, vão desencadear a produção de segundos mensageiros (Figura 1.1). A enzima adenililciclase pode ser ativada (proteína G estimulatória, G_s) ou inibida (proteína G inibitória, G_i) mediante o controle das concentrações intracelulares de AMPc (Figura 1.2). A fosfolipase C, ativada pela proteína G_q/G_0, atua sobre o lipídio de membrana fosfatidilinositolbisfosfato (PIP2), formando os segundos mensageiros inositol trifosfato (IP_3) e diacilglicerol, responsáveis pelo aumento de cálcio intracelular e pela ativação da proteína cinase C, respectivamente. O estímulo dos receptores D1 ativa a adenililciclase e aumenta a concentração de AMPc; ao contrário, a interação com o receptor D_2 promove inibição daquela enzima. Exemplos de receptores que ativam pela via do diacilglicerol incluem o receptor $5\text{-}HT_2$ da serotonina e os receptores muscarínicos. Já o lítio age na cadeia de eventos bloqueando a formação do fosfatidilinositol mediante a inibição da enzima inositol monofosfatase.

Durante muitos anos foi aceito que a molécula do receptor acoplado à proteína G atuava de maneira isolada. Recentemente, foi demonstrado que esses receptores atuam como dímeros (Bulenger et al., 2005). A constatação de que o receptor metabotrópico $GABA_B$ existe obrigatoriamente como heterodímero foi a pedra fundamental dessa nova conceituação. Foi observado que há dois subtipos de receptor $GABA_B$, um que possui sítio para acoplamento com a proteína G e outro que possui o sinal peptídico necessário para a expressão na membrana plasmática. Além disso, considerações teóricas baseadas em estruturas de proteínas cristalizadas mostraram que o receptor acoplado à proteína G responsável pela visão (rodopsina) só se liga às subunidades α ou β-γ da proteína G quando estas estão sob a forma de dímeros, o que implica que dois receptores precisam estar trabalhando em conjunto para que a proteína G seja ativada (Pierce et al., 2002; Figura 1.3). A formação de dímeros também foi confirmada no estudo de receptores metabotrópicos glutamatérgicos. O glutamato é capaz de produzir uma resposta funcional ligando-se a apenas uma molécula; no entanto, a resposta máxima só é observada quando são formados dímeros.

Os estudos de dimerização estão apenas começando e ganham importância não só nos estudos de potência e endereçamento de receptores para a membrana, como também no endereçamento de outras moléculas que devem estar junto aos receptores nos complexos proteicos formados nas regiões sinápticas. A dimerização heteróloga pode inclusive modificar a função constitutiva de um receptor. No caso dos receptores opioides existe uma grande diversidade de subtipos classificados farmacologicamente mediante as relações de potência de agonistas e do efeito de antagonistas seletivos

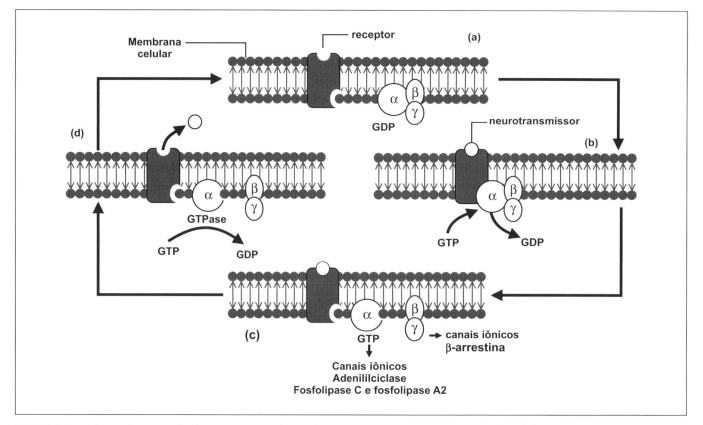

FIGURA 1.1 ■ Ativação de receptor ligado à proteína G. A situação (**a**) apresenta o receptor em repouso e as subunidades da proteína G. Quando o neurotransmissor se liga ao receptor (**b**), ocorre uma modificação conformacional do receptor, que causa a aproximação da proteína G. Ocorre uma troca de GDP por GTP, e a subunidade α se dissocia do dímero β-γ (que não se dissocia). A subunidade α e o dímero β-γ vão então agir em vários sítios, conforme indicado em (**c**). Quando a atividade GTPásica da subunidade α hidrolisa o GTP em GDP, ocorre o término da ação (**d**).

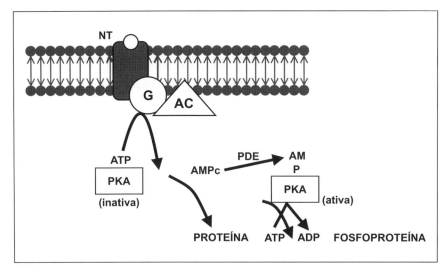

FIGURA 1.2 ■ Ativação de um receptor acoplado a uma proteína Gs. O complexo neurotransmissor-receptor liga-se à proteína G, fazendo com que a subunidade desta ative a adenililciclase, resultando na formação de AMPc. O AMPc é considerado um segundo mensageiro e tem como função ativar a enzima cinase A (PKA). Essa cinase fosforila resíduos de serina e treonina em diversas proteínas.

($\mu1$, $\mu2$, $\delta1$, $\delta2$, $\kappa1$, $\kappa2$, $\kappa3$); no entanto, foram clonados apenas três genes para receptores opioides. A variedade de resposta depende da homo e heterodimerização desses receptores (George et al., 2002).

Esse conhecimento também é relevante para o planejamento de fármacos e para o entendimento dos efeitos colaterais. Por exemplo, dímeros do agonista do receptor 5-HT$_{1B}$, sumatripan, que é usado no tratamento da enxaqueca, apresentam uma afinidade pelo receptor 100 vezes maior que o monômero. A dimerização de receptores de adenosina A$_1$ com receptores de dopamina no estriado tem sido apontada como um dos fatores que poderiam levar à discinesia tardia no tratamento da doença de Parkinson com L-dopa.

Os estudos dos receptores e das vias de transdução têm possibilitado não só evidenciar novos locais para a ação de fármacos, que pode ocorrer no receptor ou nos diversos pontos da cadeia de sinalização, mas também fazer melhores correlatos farmacoclínicos, como o exemplo da galantamina, citado anteriormente.

FENÔMENOS DE NEUROADAPTAÇÃO

A estimulação excessiva ou reduzida de receptores leva a fenômenos de adaptação que, na maioria das vezes, respondem pela redução ou exacerbação da resposta funcional. Na maioria dos receptores, um excesso de estimulação leva à diminuição do número de receptores detectados na membrana por ligantes radiativos. Os colinoceptores nicotínicos centrais são exceção a essa regra, pois apresentam aumento do número de receptores quando há excesso de estimulação em protocolos experimentais e em fumantes. Esse número maior de receptores de membrana, com redução da neutrotransmissão, indica que o excesso de estimulação leva à dessensibilização do receptor. Em outras palavras, apesar de o receptor estar presente e passível de ligar-se com o agonista, não há mais a resposta funcional.

No caso dos receptores acoplados à proteína G, há evidências de que a estimulação com altas concentrações de agonistas leva à fosforilação do receptor, o que reduz a afinidade pelo agonista. No tratamento agudo com antidepressivos que bloqueiam a recaptação de 5-HT, os autorreceptores inibitórios 5-HT$_{1A}$, localizados nos corpos celulares dos neurônios serotonérgicos no núcleo da rafe, estão expostos a uma concentração mais alta de 5-HT. Em consequência, há diminuição no disparo neuronal e liberação de 5-HT. Já no tratamento prolongado ocorre dessensibilização desses receptores, levando a aumento na liberação de serotonina, que se correlaciona temporalmente com a melhora clínica.

Os primeiros estudos desse fenômeno foram feitos com os adrenoceptores β, em que foi verificado que o receptor podia ser fosforilado pela proteína cinase A, que é resultante da formação do segundo mensageiro AMPc, mas que em altos graus de estimulação ativa a proteína cinase ativada por receptor (BARK). Após ser fosforilado pela BARK, ocorre a ligação de uma proteína conhecida como β-arrestina, que sinaliza o receptor para ser internalizado. A internalização do receptor faz com que a porção do receptor que estava dirigida para o meio extracelular fique voltada para o interior do endossomo. A β-arrestina continua acoplada ao receptor endocitado, e essa molécula também tem função de andaime, ancorando as enzimas da via da MAP-cinase, que é uma via importante de sinalização nuclear. Portanto, a internalização do receptor por excesso de agonista tem como função não só proteger a célula do excesso de estimulação externa, como também desencadeia uma nova via de sinalização que será responsável por alterações de síntese proteica.

Considerando que o receptor pode ser fosforilado por cinases ativadas por segundos mensageiros, há a possibilidade

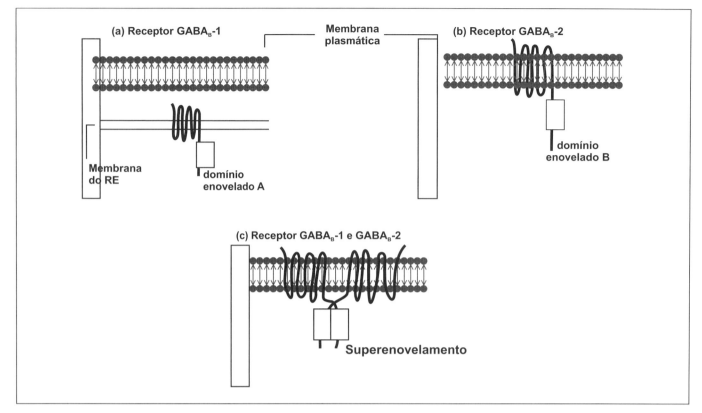

FIGURA 1.3 ■ O receptor GABA$_B$ é um heterodímero que é funcional somente quando os receptores GABA$_{B-1}$ e GABA$_{B-2}$ são coexpressos na mesma célula. O receptor GABA$_{B-1}$ possui o sítio de ligação para GABA e o GABA$_{B-2}$ é responsável pela ativação da proteína G. Quando existem apenas receptores GABA$_{B-1}$, este fica na membrana do retículo endoplasmático (RE) e não é expresso na membrana (a). Já a subunidade GABA$_{B-2}$ é expressa na membrana, mas não liga GABA (b). A expressão do dímero funcional ocorre porque as duas moléculas interagem, ainda no retículo endoplasmático, por meio de uma alfa-hélice, conhecida como porção enovelada, da porção C terminal. Esta interação é conhecida como superenovelamento, ou super-hélice. O receptor expresso como dímero é capaz de ligar GABA e ativar a proteína G (c). (Figura modificada de Pierce e cols., 2002.)

de dessensibilização heteróloga, abrindo um novo horizonte para o estudo da interação de fármacos.

Nos últimos anos iniciou-se o estudo de outros mecanismos que são desencadeados pelo complexo agonista-receptor-arrestina. Dependendo do subtipo de arrestina que se liga ao complexo, este pode, ao ser internalizado, ativar outras vias de transcrição. Entre estas se encontram vias das MAP-cinases que interferem diretamente com a transcrição de pacotes de genes. O padrão de interação com arrestinas depende do tipo celular e do estado fisiopatológico do sistema. Esses achados abrem novas perspectivas para o entendimento das alterações adaptativas desencadeadas por ativação de *G-protein-coupled-receptors* (GPCR) (revisão em Tobin et al., 2008).

Outra linha de pesquisa que vem ganhando importância para a geração de fármacos é o conhecimento do local onde as proteínas cinases ativadas se ancoram. Essa especificidade espacial confere uma seletividade de função. Foi mostrado que a ligação a membranas de superfície, de núcleo, retículo endoplasmático e mitocôndria ocorre por ligação proteína-proteína gerada por sinais altamente seletivos. Recentemente foram gerados peptídeos capazes de bloquear essas ligações e, portanto, bloquear o efeito de proteínas cinases sobre regiões específicas de células (revisão em Costa-Junior et al., 2009).

Em suma, os novos conhecimentos gerados nesta década indicam que haverá, nos próximos anos, aumento do arsenal terapêutico com base em uma alteração dos conhecimentos de funcionamento das vias de transdução de sinal.

REFERÊNCIAS

Benedetti F. Mechanisms of placebo and placebo-related effects across diseases and treatments. Annu Rev Pharmacol Toxicol 2008; 48:33-60.

Bulenger S, Marullo S, Bouvier M. Emerging role of homo- and heterodimerization in G-protein-coupled receptor biosynthesis and maturation. Trends Pharmacol Sci 2005; 26:131-7.

Costa-Junior HM, Suetsugu MJ, Krieger JE, Schechtman D. Specific modulation of protein kinase activity via small peptides. Regul Pept 2009; 153:11-8.

Fromm MF. Importance of P-glycoprotein at blood-tissue barriers. Trends Pharmacol Sci 2004; 25:423-9.

George SR, O'Dowd BF, Lee SP. G-protein-coupled receptor oligomerization and its potential for drug discovery. Nat Rev Drug Discov 2002; 1:808-20.

Gorenstein C & Marcourakis T. Princípios gerais da ação de psicofármacos. In: Cordas TA, Moreno RA (eds.). Condutas em psiquiatria. 4 ed. São Paulo: Lemos Editorial e Gráficos Ltda, 2001:23-46.

Ingelman-Sundberg M, Sim SC, Gomez A, Rodriguez-Antona C. Influence of cytochrome P450 polymorphisms on drug therapies: pharmacogenetic, pharmacoepigenetic, and clinical aspects. Pharmacol Ther 2007; 116:496-526.

Ketter TA, Flockhart DA, Post RM et al. The emerging role of cytochrome P450 3A in psychopharmacology. J Clin Psychopharmacol 1995 ; 15:387-98.

Malhotra AK, Murphy GM Jr, Kennedy JL. Pharmacogenetics of psychotropic drug response. Am J Psychiatry 2004; 161:780-96.

Mayberg HS, Silva JA, Brannan SK et al. The functional neuroanatomy of the placebo effect. Am J Psychiatry 2002; 159:728-37.

Pierce KL, Premont RT, Lefkowitz RJ. Seven-transmembrane receptors. Nat Rev Mol Cell Biol 2002; 3:639-50.

Tobin AB, Butcher AJ, Kong KC. Location, location, location... site-specific GPCR phosphorylation offers a mechanism for cell-type-specific signalling. Trends Pharmacol Sci 2008; 29:413-20.

Neurotransmissão Central

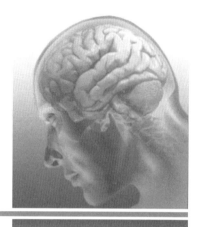

Nadja Schröder • Rafael Roesler

INTRODUÇÃO

A sinapse é uma estrutura celular altamente especializada. Após aproximadamente um século de estudos eletrofisiológicos e farmacológicos, é reconhecida a importância da função sináptica para o funcionamento dos circuitos neurais.

As sinapses podem ser tanto de natureza química como elétrica. Em uma *sinapse elétrica*, as células pré e pós-sinápticas são conectadas por canais iônicos, os quais permitem o fluxo direto de corrente de uma célula para a outra. Esse tipo de sinapse representa uma minoria das sinapses encontradas no sistema nervoso central (SNC) e é importante para sincronização da atividade elétrica de grupos de neurônios.

Em uma *sinapse química*, a excitação da célula pré-sináptica leva à liberação de uma substância química, conhecida como *neurotransmissor*, na fenda sináptica. A célula pós-sináptica contém *receptores* para o neurotransmissor, e a ativação desses receptores produz algum tipo de alteração na célula pós-sináptica. Existem determinados critérios que devem ser cumpridos para que uma substância seja caracterizada como um neurotransmissor. A substância deve ser sintetizada no neurônio pré-sináptico, e a quantidade da substância liberada do terminal pré-sináptico deve ser suficiente para produzir uma resposta pós-sináptica, indicando a presença de um receptor específico para aquela substância. Desse modo, a aplicação exógena do composto ou de seus agonistas farmacológicos deve mimetizar os efeitos da transmissão sináptica. Ademais, é necessário que exista um mecanismo para terminação da ação da substância. Existem dois mecanismos básicos por meio dos quais a ação dos neurotransmissores é terminada: (1) a degradação enzimática que ocorre na fenda sináptica, como no caso da acetilcolina, cuja ação é terminada mediante a degradação enzimática pela enzima acetilcolinesterase; (2) a recaptação que se dá por meio de proteínas transportadoras de alta afinidade, normalmente encontradas na membrana pré-sináptica, que realizam a recaptação do neurotransmissor, sendo esse o mecanismo mais comum de terminação da ação de neurotransmissores no SNC. Esses transportadores são comumente sítios de ação para fármacos ou drogas de abuso (como alguns antidepressivos e a cocaína). Após a recaptação, o neurotransmissor pode ser degradado ou reutilizado para nova síntese de neurotransmissores dentro do neurônio.

Os receptores para neurotransmissores podem ser de natureza ionotrópica ou metabotrópica. Os receptores ionotrópicos contêm um canal iônico em sua estrutura. A ligação do neurotransmissor abre o canal iônico associado, provocando alterações rápidas no potencial elétrico pós-sináptico. Os receptores metabotrópicos, também conhecidos como receptores acoplados à proteína G, provocam a ativação de uma cascata enzimática que resulta na alteração da concentração de um segundo mensageiro. O segundo mensageiro pode continuar a cascata, ativando outra enzima, ou pode afetar diretamente a função de um canal, ou até mesmo a taxa de transcrição gênica. Portanto, os receptores metabotrópicos podem afetar a função celular, e embora eles frequentemente levem mais tempo para produzir um efeito, os resultados duram mais do que aqueles produzidos pelos receptores ionotrópicos.

Os neurotransmissores podem ser classificados, de acordo com sua estrutura química, em duas classes principais: pequenas moléculas transmissoras e neuropeptídeos. As pequenas moléculas transmissoras incluem os aminoácidos neurotransmissores: glutamato, GABA (ácido gama-aminobutírico) e glicina; as catecolaminas: dopamina, noradrenalina e adrenalina; as indolaminas: serotonina e histamina; e a acetilcolina. Os neuropeptídeos representam uma grande família de neurotransmissores que modulam a transmissão sináptica e são armazenados em grandes vesículas densas. Os neuropeptídeos são normalmente coliberados com as pequenas moléculas transmissoras pelo mesmo neurônio pré-sináptico e exercem ação modulatória. Além disso, mais recentemente, purinas e nucleotídeos da purina (ATP) e nucleosídeos (adenosina) foram identificados como neuromoduladores, tanto no SNC como no sistema nervoso periférico, constituindo o sistema purinérgico.

A seguir, discutiremos as principais características, funções e a importância clínica dos principais neurotransmissores.

AMINOÁCIDOS NEUROTRANSMISSORES

Glutamato

No início dos anos 1950, a descrição da elevada concentração de ácido L-glutâmico ou sua forma aniônica, L-glutamato, livres no encéfalo, deu início a considerável especulação sobre seu papel na função do SNC. Hayashi, em 1954, descobriu que o L-glutamato causava convulsões e propôs que ele poderia ser um neurotransmissor central. Em 1959, Curtis e cols. mostraram que o L-glutamato despolarizava e excitava neurônios centrais, ação esperada de um neurotransmissor excitatório; entretanto, vários aspectos da ação do glutamato pareciam argumentar contra uma função neurotransmissora. Essa visão negativa prevaleceu por aproximadamente mais 20 anos. Nas últimas três décadas, muitas pesquisas revelaram uma grande variedade de subtipos de receptores glutamatérgicos, desempenhando as mais variadas funções na transmissão sináptica excitatória. Sendo assim, hoje o aminoácido L-glutamato é reconhecido como o principal neurotransmissor excitatório no SNC. O glutamato é um aminoácido não essencial que não cruza a barreira hematoencefálica, sendo, portanto, sintetizado no SNC a partir da glicose e de uma variedade de outros precursores. A maior fração do glutamato liberada dos terminais nervosos é captada por células gliais, onde é convertido em glutamina. A glutamina é então transportada de volta aos terminais nervosos, onde é utilizada para ressíntese de glutamato e GABA. Esse aminoácido excitatório exerce suas ações mediante a ativação de receptores ionotrópicos do tipo AMPA (ácido α-amino-3-hidróxi-5-metilisoxazol-4-propiônico), NMDA (N-metil-D-aspartato) e cainato, os quais receberam essa nomenclatura em virtude de suas afinidades por agonistas seletivos; e de receptores glutamatérgicos metabotrópicos (mGlu).

Os receptores glutamatérgicos do tipo AMPA encontram-se amplamente distribuídos no SNC e são responsáveis pela transmissão sináptica excitatória rápida. Eles são compostos de uma família que apresenta quatro subunidades (GluR1-4), as quais são produtos de quatro genes independentes, e as quatro subunidades associam-se como tetrâmeros heteroméricos. O fluxo de correntes iônicas através dos receptores AMPA que contêm a subunidade GluR2 normalmente é representado pela entrada de Na^+ da porção extracelular para o compartimento intracelular, e esses receptores apresentam baixíssima permeabilidade ao íon Ca^{2+}. Entretanto, receptores AMPA que não contêm a subunidade GluR2 são de três a cinco vezes mais permeáveis ao Ca^{2+} que aos íons monovalentes.

A família de subunidades que formam os receptores NMDA é composta por sete subunidades, NR1, NR2A-D e NR3A-B, as quais são produtos de genes independentes. Os receptores NMDA são únicos entre todos os receptores para neurotransmissores conhecidos, em razão de sua necessidade de dois agonistas diferentes para sua ativação. Além do sítio de ligação para glutamato, encontrado na subunidade NR2, a ligação da glicina, cujo sítio encontra-se na subunidade NR1, parece ser essencial para a ativação do receptor. Cabe ressaltar que o sítio de ligação para glicina no receptor NMDA é farmacologicamente distinto do clássico receptor de glicina inibitório. Além disso, os receptores NMDA apresentam dependência de voltagem: a ligação do glutamato sozinha não é suficiente para causar a abertura desse canal em virtude de um bloqueio deste pelo íon Mg^{2+}. Se a membrana estiver despolarizada por um período de tempo suficiente, o Mg^{2+} sai do poro do canal, desbloqueando-o e permitindo a entrada de Na^+ e Ca^{2+} na célula. O influxo de Ca^{2+} através desse canal parece ser o mais importante mediador de seus efeitos. A elevação da concentração intracelular de Ca^{2+} leva à ativação de uma variedade de enzimas. Dessa maneira, a entrada de Ca^{2+} mediada pelo receptor NMDA tem sido implicada em muitas formas de plasticidade sináptica, como a potenciação de longa duração (LTP, do inglês *long-term potentiation*) e a depressão de longa duração (LTD, do inglês *long-term depression*). A LTP e a LTD são formas de plasticidade sinápticas que têm sido amplamente associadas a diversos tipos de aprendizado e memória em estudos comportamentais em animais. Desde a década de 1980, experimentos *in vivo* com animais demonstraram o papel essencial desempenhado pelo receptor NMDA para o aprendizado e a memória.

O receptor glutamatérgico do tipo NMDA está relacionado com um fenômeno conhecido como excitotoxicidade, o qual tem sido reconhecido como mecanismo de dano ao SNC em condições como isquemia, epilepsia e traumatismo cranioencefálico. A excitotoxicidade envolve uma superativação de receptores NMDA. A hipótese clássica da excitotoxicidade propõe que o influxo de Ca^{2+} em função da estimulação excessiva dos receptores NMDA por glutamato leva à ativação de enzimas que degradam proteínas, membranas e ácidos nucleicos.

Receptores glutamatérgicos do tipo cainato são compostos por cinco famílias (GluK1-5) de subunidades, as quais foram clonadas e se associam em diferentes combinações tetraméricas, possivelmente tanto homoméricas como heteroméricas, para formar receptores funcionais. Quando comparados a outros receptores glutamatérgicos, percebe-se que houve um retardo no progresso do entendimento das funções desses receptores, principalmente em virtude da falta de ferramentas farmacológicas específicas. Mais recentemente, o desenvolvimento de agonistas e antagonistas seletivos, bem como de animais *knockout* para receptores do tipo cainato, tem possibilitado a caracterização da função desses receptores em uma variedade de funções fisiológicas. Estudos funcionais sugerem que os receptores cainato desempenham uma função modulatória na transmissão sináptica e provavelmente não representam o alvo pós-sináptico mais importante do glutamato liberado, como é o caso dos receptores AMPA e NMDA. Por terem esse papel modulatório, tem sido proposto que os receptores cainato representariam um atraente alvo terapêutico. O potencial de antagonistas de receptores de cainato como anticonvulsivantes e neuroprotetores foi indicado com base em observações de que o ácido caínico induz convulsões e neurotoxicidade. Similarmente, em razão de o ácido caínico ativar nociceptores, os antagonistas de receptores de cainato apresentam um potencial como analgésicos.

Até hoje, foram identificados oito membros da família de receptores glutamatérgicos metabotrópicos acoplados à proteína G (mGluR1-8), os quais foram divididos em três grupos: grupo I (mGluR1 e 5), grupo II (mGluR2 e 3) e grupo III (mGluR4, 6, 7 e 8), com base em sua homologia estrutural, acoplamento a cascatas de segundos mensageiros e propriedades farmacológicas. O grupo I é predominantemente acoplado à fosfolipase C, via G_q/G_{11}, enquanto os grupos II e III são acoplados à inibição da atividade da adenilatociclase via G_i/G_o. Embora os membros da família mGluR possam mediar a transmissão sináptica por meio da ativação de potenciais excitatórios pós-sinápticos lentos, eles geralmente exercem um papel modulatório, regulando a excitabilidade neuronal, a transmissão simpática e a plasticidade neural. A sinalização mediada por mGluR é alcançada tanto pela ativação das cascatas intracelulares de segundos mensageiros, e a subsequente regulação de efetores, como pela ação direta das subunidades βγ da proteína G heterotrimérica, como, por exemplo, da modulação da atividade de canais iônicos.

GABA (ácido gama-aminobutírico) e glicina

A glicina e o GABA são os dois principais neurotransmissores inibitórios. Tanto a glicina como o GABA contêm receptores ionotrópicos que são permeáveis a cloreto.

Assim como o glutamato, o GABA foi identificado no SNC nos anos 1950. Hoje se sabe que pelo menos um terço das sinapses no SNC são gabaérgicas, sendo comumente encontradas em interneurônios de circuitos locais, embora as células de Purkinje do cerebelo representem um exemplo de neurônios de projeção gabaérgica.

A enzima ácido glutâmico descarboxilase (GAD) é encontrada exclusivamente em neurônios gabaérgicos e catalisa a conversão do glutamato em GABA. Um dos cofatores da GAD é o piridoxal-fosfato. Uma vez que o piridoxal-fosfato é sintetizado a partir da vitamina B_6, a deficiência dessa vitamina pode levar à diminuição na síntese do GABA, que leva à subsequente perda da inibição sináptica, podendo provocar convulsões que, em alguns casos, podem ser fatais em crianças. O mecanismo de remoção do GABA é semelhante ao do glutamato: tanto neurônios como células da glia contêm transportadores de alta afinidade que medeiam a recaptação do GABA. A maior parte do GABA recaptado é convertida a succinato, que é subsequentemente metabolizado pelo ciclo de Krebs.

Os potenciais inibitórios pós-sinápticos (PIPS) no cérebro são mediados, principalmente, por receptores gabaérgicos. Várias classes de receptores gabaérgicos foram identificadas. Receptores do tipo $GABA_A$ são receptores ionotrópicos e formam canais seletivos ao Cl^-, que medeiam a inibição sináptica rápida no cérebro. Receptores do tipo $GABA_B$ são receptores metabotrópicos, tendem a ser de ação mais lenta e desempenham um papel modulatório; eles são frequentemente encontrados em terminais pré-sinápticos, onde inibem a liberação de transmissores. Os receptores $GABA_A$ são membros da superfamília do receptor nicotínico da acetilcolina. O complexo receptor-canal $GABA_A$ é composto de uma mistura de cinco subunidades das famílias α, β, γ e ρ. Isso dá origem a receptores com propriedades variadas, dependendo da composição específica de subunidades do receptor. A subunidade α contém um sítio de ligação para benzodiazepínicos. As ações clínicas dos benzodiazepínicos, juntamente com outras duas classes de agentes depressores do SNC, os barbituratos e os esteroides anestésicos, parecem estar relacionadas com sua habilidade de ligação aos receptores $GABA_A$, aumentando as correntes através do receptor. Os canais individuais $GABA_A$ não permanecem continuamente abertos na presença de GABA, ao contrário, se abrem e se fecham, frequentemente. Os benzodiazepínicos aumentam a corrente gabaérgica por aumentarem a frequência das aberturas do canal, sem alteração do tempo de abertura ou da condutância. Os barbituratos prolongam o tempo de abertura do canal sem alterarem a frequência de aberturas ou a condutância. Os esteroides, como a androsterona e a pregnenolona, aumentam o tempo e a frequência das aberturas. Independentemente dos diferentes mecanismos de ação, cada um desses fármacos aumenta a transmissão gabaérgica, a qual é responsável pelas propriedades anticonvulsivantes compartilhadas pelos três. Também foi demonstrado que anestésicos gerais, bem como o álcool, agem por meio da ligação ao receptor GABA$_A$.

A distribuição do aminoácido glicina no SNC é mais localizada que a do GABA. Aproximadamente metade das sinapses inibitórias na medula espinal utiliza a glicina; as demais utilizam o GABA. A glicina é sintetizada a partir da serina pela isoforma mitocondrial da enzima hidroximetiltransferase. Uma vez liberada pela célula pré-sináptica, a glicina é rapidamente removida da fenda sináptica por transportadores de membrana específicos. As alterações clínicas mais comuns relacionadas com a glicina ocorrem apenas quando sua liberação pelos terminais sinápticos é inibida pela toxina tetânica, ou quando há o bloqueio de receptores para glicina pela estricnina, alterando o equilíbrio excitatório-inibitório entre grandes populações de neurônios.

Catecolaminas

A classe das catecolaminas compreende os seguintes neurotransmissores: dopamina (DA), noradrenalina (NA) e adrenalina. A via sintética das catecolaminas envolve a enzima tirosina hidroxilase, encontrada em todos os neurônios catecolaminérgicos. Essa enzima catalisa a adição de um radical hidroxila na molécula do aminoácido tirosina, formando o 3,4-di-hidróxi-l-fenilalanina (l-DOPA). A enzima DOPA descarboxilase é responsável pela remoção do grupo carboxil do DOPA, formando DA. Essa enzima também é capaz de promover a descarboxilação do 5-hidróxi-triptofano, o precursor da serotonina. Sendo assim, ela é amplamente distribuída no organismo, sendo encontrada tanto em neurônios catecolaminérgicos como serotonérgicos. Em neurônios dopaminérgicos, essa enzima completa o passo final da via biossintética. Em neurônios que sintetizam NA ou adrenalina, a enzima dopamina β hidroxilase catalisa o próximo passo da via biossintética, responsável pela adição de um grupo hidroxila no carbono β da cadeia lateral da DA, formando a NA. Por fim, nas células produtoras de adrenalina, o passo final da via é catalisado pela enzima feniletanolamina *N*-metiltransferase. Ela é responsável pela adição de um grupamento metila ao nitrogênio da NA. Em geral, baixas concentrações de catecolaminas encontram-se no citosol, onde elas podem ser metabolizadas por enzimas como a monoaminoxidase (MAO). A conversão da tirosina em L-dopa, e de L-dopa a DA ocorre no citosol; e então, ela é armazenada em vesículas. Em neurônios produtores de NA, o passo final de β-hidroxilação ocorre dentro das vesículas. Na glândula adrenal, a NA é *N*-metilada pela feniletanolamina *N*-metiltransferase no citoplasma. A adrenalina é então transportada de volta aos grânulos cromafínicos para armazenamento. A MAO e a catecol-*O*-metiltransferase (COMT) são enzimas intracelulares responsáveis pela inativação das catecolaminas. A MAO é encontrada tanto em neurônios como na glia, enquanto a COMT é encontrada na glia e no plasma. Uma vez que no SNC essas enzimas são intracelulares, elas desempenham um papel secundário na terminação da ação das catecolaminas, a qual é principalmente atingida pela recaptação desses neurotransmissores por sistemas de transportadores específicos. O transporte das catecolaminas pode ser inibido seletivamente pelos antidepressivos tricíclicos e pela cocaína.

As catecolaminas desempenham funções em uma grande variedade de sistemas no SNC e no sistema nervoso periférico.

Existem dois principais sistemas dopaminérgicos no encéfalo. Um deles, o sistema tuberoinfundibular, que se origina no hipotálamo, inibe a secreção de prolactina (hormônio que promove a lactação) pela glândula hipófise. O segundo origina-se de grupamentos de células que se entendem por todo o mesencéfalo ventral, imediatamente adjacente aos pedúnculos cerebrais, em formato de W. Os grupamentos de células que constituem as porções laterais do W, formando a *substância negra*, projetam-se ao núcleo caudado (o qual é principalmente interconectado com o córtex pré-frontal) e ao putâmen (o qual é principalmente interconectado com os córtices motor e pré-motor), referidos coletivamente como estriado. As células que constituem a porção central do W, diretamente acima da fossa interpeduncular, a área tegumental ventral, projetam-se ao núcleo *accumbens* e a um número de estruturas do sistema límbico interconectadas com o núcleo *accumbens* (o sistema mesolímbico) e ao córtex cerebral (sistema mesocortical). De modo geral, pode-se dizer que a DA age nos circuitos dos gânglios da base, sistema límbico e córtex, afetando o humor, as vias de recompensa, a cognição e o movimento. Na doença de Parkinson, a degeneração da via dopaminérgica nigroestriatal leva à depleção de DA no estriado, a qual está relacionada com os sintomas motores característicos dessa doença.

A maioria das projeções noradrenérgicas ao cérebro origina-se em um núcleo compacto no tegumento pontino lateral, o *locus coeruleus*, localizado no aspecto lateral do quarto ventrículo. Esse núcleo se projeta difusamente para praticamente todas as partes do cérebro, com exceção do estriado dorsal. Axônios originados no *locus coeruleus* também apresentam projeções para a medula espinal e o cerebelo. É, portanto, mais difícil delinear subsistemas dentro desse sistema do que no sistema dopaminérgico. Além disso, a NA é o neurotransmissor da divisão simpática do sistema nervoso autônomo.

Os receptores dopaminérgicos são do tipo metabotrópicos, acoplados a proteínas Gs, e são divididos em duas famílias: a família D_1, que compreende os receptores D_1 e D_5, e a família D_2, que compreende os receptores D_2, D_3 e D_4. A caracterização das duas famílias foi feita, inicialmente, por critérios bioquímicos e farmacológicos. Os receptores

D₁ estão acoplados à estimulação da atividade da adenilatociclase, enquanto os receptores D₂ inibem a atividade dessa enzima. Os fármacos neurolépticos típicos apresentam afinidade por receptores do tipo D₂, tendo levado à hipótese de que os transtornos psicóticos resultam da superestimulação desses receptores. A utilização de neurolépticos por longos períodos pode resultar em aumento da densidade de receptores D₂ estriatais e no aparecimento de efeitos adversos extrapiramidais, os quais incluem síndromes parkinsonianas e discinesias.

A NA e a adrenalina agem em receptores do tipo α e β-adrenérgicos. Distintos subtipos de receptores α e β-adrenérgicos foram caracterizados. A família de receptores α₁-adrenérgicos é, principalmente, excitatória e pós-sináptica. Os receptores α₁-adrenérgicos são acoplados à fosfolipase C e à via de segundos mensageiros do fosfoinositol através das proteínas Gq. No SNC, os receptores α₁-adrenérgicos são encontrados tanto em neurônios como em células gliais e estão envolvidos no controle motor, no aprendizado e na memória, e também no medo. Além disso, também se sabe que os neurônios noradrenérgicos do *locus coeruleus* desempenham funções no controle das flutuações de atenção e atividade dependentes do ritmo circadiano. A família de receptores α₂-adrenérgicos inclui os subtipos α₂ₐ, α₂ᵦ e α₂c, os quais estão localizados tanto nas terminações pré como pós-sinápticas. Os receptores α₂-adrenérgicos estão acoplados à adenilatociclase através das proteínas G_{i/0}, alterando a concentração do segundo mensageiro AMP cíclico. Os receptores α₂ₐ-adrenérgicos estão relacionados com diversos efeitos, incluindo analgesia, hipotermia, sedação e controle da atividade noradrenérgica. Os receptores α₂ᵦ-adrenérgicos medeiam a contração vascular. Embora o papel dos receptores α₂c-adrenérgicos seja menos entendido, parece que eles participam do comportamento motor, humor e processos mnemônicos. Os receptores β-adrenérgicos incluem os subtipos β₁, β₂, e β₃, e estão acoplados à adenilatociclase via proteína Gs. A estimulação dos receptores β₁-adrenérgicos aumenta a frequência e a contratilidade cardíaca. A estimulação dos receptores β₂-adrenérgicos, os quais estão localizados em músculos lisos, causa vasodilatação e relaxamento brônquico. Esses subtipos de receptores também são encontrados no cérebro, mas suas funções são bem menos definidas. Medicações que bloqueiam os receptores β-adrenérgicos são comumente usadas no tratamento de uma variedade de condições, incluindo hipertensão, enxaqueca e ansiedade.

INDOLAMINAS

Serotonina

A serotonina, ou 5-hidroxitriptamina, faz parte da classe das indolaminas e foi purificada, cristalizada e chamada de serotonina em 1948. O nome foi derivado do fato de a substância ser "produzida" no soro (*serum*) e provocar aumento do tônus vascular (tonina). Mais tarde, níveis detectáveis de serotonina foram encontrados em cérebros de cães, ratos e coelhos. A descoberta da serotonina no cérebro recebeu significado muito maior a partir da caracterização das propriedades do ácido lisérgico (LSD). Rapidamente relacionou-se o fragmento triptamina encontrado na estrutura química do LSD com a estrutura da serotonina. Nesse contexto, foi proposto que "os distúrbios mentais causados pelo LSD deveriam ser atribuídos a uma interferência com as ações da serotonina no cérebro". É importante ressaltar que naquela época, final dos anos 1950, ainda era considerada uma questão controversa se doenças mentais como a esquizofrenia apresentavam alguma relação com a química cerebral ou mesmo se apresentavam alguma base biológica. Embora não se soubesse se os efeitos do LSD estavam relacionados com o bloqueio ou com a mimetização dos efeitos da serotonina, esses achados tiveram grande importância no entendimento de que as doenças psiquiátricas ou alterações comportamentais poderiam estar relacionadas com distúrbios químicos cerebrais. Hoje em dia sabemos que a serotonina desempenha um importante papel no funcionamento cerebral normal, participando de diversas funções, que incluem modulação dos estados de humor, fome, sexo, sono, memória, emoção, ansiedade, efeitos endócrinos, entre outras. A serotonina tem sido implicada na fisiopatologia de doenças psiquiátricas, como depressão, ansiedade, transtorno obsessivo-compulsivo e distúrbios alimentares, bem como em dependências químicas. Além disso, a serotonina também tem sido relacionada com a fisiopatologia da enxaqueca.

A serotonina é sintetizada a partir de dois passos enzimáticos. Primeiramente, ocorre a hidroxilação do anel aromático do aminoácido essencial triptofano, catalisada pela enzima triptofano hidroxilase. Existem duas isoformas dessa enzima, a triptofano hidroxilase 1, não neuronal, e a triptofano hidroxilase 2, neuronal. Essa reação constitui o passo limitante da síntese da serotonina. Em seguida, ocorre a descarboxilação da cadeia lateral pela descarboxilase de aminoácido aromático. No encéfalo, a serotonina é produzida nos terminais axonais e é armazenada em vesículas. A terminação da ação da serotonina se dá por recaptação através de transportadores de serotonina localizados na membrana dos neurônios serotonérgicos pré-sinápticos. Os inibidores seletivos da recaptação de serotonina têm sido usados como fármacos de primeira linha no tratamento da depressão. A principal rota de degradação metabólica da serotonina é a deaminação da cadeia lateral pela MAO, principalmente pela isoforma MAO-A, produzindo o ácido 5-hidróxi-indolacético (5-HIAA).

As projeções serotonérgicas originam-se em uma série de núcleos compactos, conhecidos como núcleos da rafe, que estão localizados na linha média do tegumento do tronco cerebral. Os núcleos da rafe dorsal se projetam para todas as estruturas do cérebro, incluindo o tálamo, o hipotálamo, a formação hipocampal e a amígdala, o estriado e o córtex cerebral, além de projetar-se também para o cerebelo. Os núcleos da rafe caudais apresentam projeções descendentes à medula espinal.

A ampla distribuição dos receptores de serotonina no corpo humano promove seu papel multifuncional em vários sistemas fisiológicos. A família de receptores de serotonina é maior do que qualquer outra família de receptores de neurotransmissores acoplados às proteínas Gs: existem 13 genes distintos que codificam essa família de receptores. Além desses, ainda existe um receptor ionotrópico, o receptor 5-HT$_3$. Os receptores serotonérgicos são agrupados em sete famílias principais, designadas 5HT$_{1-7}$, de acordo com sua estrutura, vias de sinalização e farmacologia. Muitas delas apresentam múltiplos subtipos e estão presentes no encéfalo.

As famílias 5-HT$_1$, 5-HT$_2$, 5-HT$_3$ e 5-HT$_4$ foram descobertas inicialmente e têm sido amplamente estudadas. Portanto, suas propriedades funcionais são mais bem compreendidas do que as dos demais receptores serotonérgicos. Os receptores 5-HT$_1$ são localizados em neurônios serotonérgicos pré-sinápticos, bem como em neurônios não serotonérgicos pós-sinápticos em diversas áreas limbocorticais. Os receptores 5-HT$_{2B}$ estão localizados predominantemente no coração e no fundo do estômago, enquanto os receptores 5-HT$_{2C}$ são amplamente expressos no SNC, onde se acredita que desempenhem um papel importante na regulação da excitabilidade neuronal. Em virtude de sua habilidade em modular o funcionamento de neurônios dopaminérgicos, esse receptor tem sido considerado recentemente o alvo para o tratamento de doenças neuropsiquiátricas relacionadas à disfunção dopaminérgica, como esquizofrenia, doença de Parkinson e drogadição. Os receptores 5-HT$_3$ são expressos no sistema gastrointestinal, particularmente no cólon e no intestino. Eles também são amplamente expressos no SNC, desde núcleos no tronco cerebral até áreas corticais superiores. Antagonistas de receptores 5-HT$_3$ são usados para tratar náusea, êmese e diarreia. Os receptores 5-HT$_4$ são predominantemente encontrados no trato gastrointestinal.

Os receptores 5-HT$_5$, 5-HT$_6$ e 5-HT$_7$ foram clonados na última década, e sua fisiologia é menos entendida. Dos dois subtipos de receptores 5-HT$_5$, 5-HT$_{5A}$ e 5-HT$_{5B}$, o receptor 5-HT$_{5A}$ é encontrado exclusivamente no SNC, principalmente no córtex, no hipocampo e no cerebelo. O receptor 5-HT$_{5B}$ não codifica uma proteína funcional em humanos. A função exata dos receptores 5-HT$_5$ é desconhecida; entretanto, sugere-se que os receptores 5-HT$_{5A}$ estejam envolvidos no controle motor e na ansiedade, já que camundongos *knockout* para esse receptor apresentam aumento da atividade locomotora e comportamento exploratório. Evidências sugerem que os receptores 5-HT$_6$ desempenhem um papel na cognição, no aprendizado e no controle do apetite. Eles são expressos em diversas áreas do encéfalo humano, mais proeminentemente no núcleo caudado.

Histamina

A histamina é sintetizada a partir da histidina por ação da histidina descarboxilase. Fora do SNC, a histamina é armazenada, principalmente, em mastócitos e basófilos e participa das respostas de hipersensibilidade. Além disso, no epitélio estomacal, a histamina é liberada das células enterocromafins e age como importante fator de estimulação da secreção ácida no estômago. Em neurônios, a histamina é sintetizada a partir de histidina transportada para dentro dos terminais sinápticos e armazenada em vesículas em neurônios histaminérgicos, cujos corpos celulares encontram-se no núcleo tuberomamilar do hipotálamo posterior, e que emitem projeções para todo o cérebro e a medula espinal. A histamina liberada na fenda sináptica é provavelmente recaptada, principalmente, pelos astrócitos. Os mecanismos detalhados de recaptação e degradação da histamina no cérebro permanecem sendo investigados. A histamina age pela ligação a receptores de histamina pós-sinápticos dos tipos H$_1$, H$_2$ ou H$_3$ e liga-se também na membrana pré-sináptica a receptores H$_3$, que funcionam como mecanismo de *feedback* inibitório. Fora do cérebro, foi identificado mais recentemente o receptor H$_4$, que parece modular a atividade de células relacionadas à resposta imune e inflamatória.

Todos os receptores de histamina são acoplados a proteínas G. A ativação do receptor H$_1$ está associada a aumento dos níveis intracelulares de Ca^{2+} e de diacilglicerol e ativação da via de sinalização mediada pela proteína cinase C (PKC). O receptor H$_2$ leva a aumento dos níveis intracelulares de AMPc e ativação da proteína cinase A (PKA). O receptor H$_3$ inibe a sinalização por AMPc/PKA e leva a redução dos níveis celulares de Ca^{2+}.

A função mais bem caracterizada da histamina na função cerebral é a regulação do estado de alerta e sono. Bloqueadores (agonistas inversos) do receptor H$_1$ que cruzam a barreira sangue-cérebro (*anti-histamínicos* clássicos) apresentam ação sedativa e produzem prejuízos do desempenho cognitivo e motor. Além disso, esses bloqueadores H$_1$ de primeira geração são utilizados como antieméticos, com ação eficaz na prevenção de náuseas e vômitos. Outras funções propostas para a histamina no SNC incluem regulação da liberação dos hormônios hipofisários, percepção dolorosa, controle do apetite e regulação da memória. Ligantes do receptor H$_3$ têm sido investigados como fármacos potenciais para o tratamento de doenças neurológicas e psiquiátricas.

Acetilcolina

A acetilcolina foi o primeiro neurotransmissor descoberto, tendo sido proposta como mediador da função celular pela primeira vez em 1907. Em 1921, Loewi demonstrou a primeira evidência da liberação de acetilcolina pela estimulação nervosa.

A acetilcolina é sintetizada a partir dos precursores, a colina e a acetilcoenzima A, sendo que a reação de síntese ocorre em um só passo, que é catalisada pela enzima colina acetil transferase. Essa enzima é sintetizada no soma neuronal e é encontrada particularmente concentrada nas terminações nervosas onde ocorre a síntese do neurotransmissor. No SNC, pelo menos metade da colina utilizada na síntese de acetilcolina vem da reciclagem da acetilcolina liberada, a qual é hidrolisada à colina pela acetilcolinesterase e então recaptada. Outra fonte de colina é a degradação de fosfatidilcolina. A síntese ocorre no terminal sináptico e, então, a acetilcolina é transportada para dentro das vesículas utilizando um transportador específico.

A enzima acetilcolinesterase, responsável pela degradação da acetilcolina, é produzida por neurônios colinérgicos, bem como por células que apresentam receptores para acetilcolina. Inibidores da acetilcolinesterase foram introduzidos para o tratamento da doença de Alzheimer nos anos 1990.

As projeções colinérgicas são classificadas em seis vias centrais principais, relacionadas aos núcleos de onde as projeções têm origem. Os núcleos colinérgicos do septo e do ramo vertical da banda diagonal projetam-se unicamente para o hipocampo, enquanto os núcleos pedúnculo-pontino e tagumental laterodorsal do tronco cerebral se projetam para o tálamo. Núcleos colinérgicos da parte lateral do ramo horizontal da banda diagonal se projetam para o bulbo olfatório. A via que inerva o córtex origina-se, principalmente, do núcleo *basalis* magnocelular, ou núcleo basal de Meynert.

As ações da acetilcolina são mediadas por receptores colinérgicos nicotínicos e muscarínicos. Os receptores nicotínicos fazem parte da família de receptores ionotrópicos e são encontrados tanto no SNC como no sistema nervoso periférico. Caracterizou-se que os receptores nicotínicos musculares são constituídos de cinco subunidades proteicas (2α, 1β, 1δ, 1ε). Cada subunidade contém quatro domínios transmembrana (M_1-M_4), e o domínio M_2 de cada subunidade contribui para a formação do poro responsável pela permeabilidade a cátions (Ca^{2+}, Na^+, K^+). As duas subunidades α são responsáveis pela ligação do agonista; desse modo, duas moléculas devem se ligar para que se obtenha a abertura do canal. Acredita-se que os receptores nicotínicos neuronais também apresentem uma estrutura pentamérica composta por dois tipos de subunidades.

Existem vários tipos de receptores muscarínicos, os quais foram divididos em duas grandes classes, receptores M_1 e receptores M_2, com base em suas propriedades farmacológicas. Os receptores muscarínicos são metabotrópicos. Cinco genes, chamados m1, m2, m3, m4 e m5, foram clonados e caracterizados como produtores de cinco tipos de proteínas receptoras, chamadas M_1, M_2, M_3, M_4 e M_5. O receptor é uma simples glicoproteína, com sete hélices transmembrana. Cada subtipo de receptor está relacionado a diferentes proteínas Gs, as quais podem modular, diretamente ou via segundo mensageiro, a abertura de canais iônicos. A família M_1 compreende os subtipos M_1, M_3 e M_5, e a família M_2 inclui os subtipos M_2 e M_4. Os receptores da família M_1 estão acoplados à proteína $G_{q/11}$, a qual está ligada à ativação da via do fosfoinositol, que pode fechar canais de K^+, levando à despolarização da célula. Os receptores da família M_2 inibem a adenilatociclase, via proteína Gi, levando à inibição de canais de Ca^{2+} dependentes de voltagem.

A acetilcolina participa em diversas funções no SNC, incluindo processamento sensorial e motor, sono, nocicepção, humor, resposta ao estresse, atenção, memória, motivação e recompensa. Por exemplo, a investigação dos processos mnemônicos demonstrou que a acetilcolina desempenha importante papel nos estágios iniciais do aprendizado (aquisição). Também foi demonstrado que a liberação de acetilcolina em situações de estresse é responsável por respostas emocionais e fisiológicas, especialmente mediante a ativação do sistema hipotalâmico-hipofisário. Estudos com animais de experimentação também indicaram que a liberação de acetilcolina no córtex auditivo pode modificar as respostas corticais, facilitando a transmissão sináptica talamocortical e, consequentemente, a detecção e discriminação de tons. No córtex somatossensorial, a acetilcolina relaciona-se com a organização dos campos receptivos. Nas áreas de associação, a acetilcolina medeia a resposta condicionada de células corticais, contribuindo para a facilitação do processamento de estímulos de significado comportamental.

A degeneração do sistema colinérgico basal não ocorre apenas na doença de Alzheimer, mas também em muitas doenças neurológicas, como doença de Parkinson, Creutzfeldt-Jacob, síndrome de Down e síndrome de Korsakoff, entre outras. Todas essas doenças são caracterizadas por graus variáveis de prejuízo nas funções cognitivas.

Sistema purinérgico

O conceito de neurotransmissão purinérgica foi proposto inicialmente em 1972, após a demonstração de que a adenosina 5'-trifosfato (ATP) era um transmissor não adrenérgico e não colinérgico (NANC) em nervos inibitórios no trato gastrointestinal. Os nervos que utilizam ATP como principal neurotransmissor foram subsequentemente denominados purinérgicos. Mais tarde, demonstrou-se que ATP é um cotransmissor em nervos simpáticos e parassimpáticos. Hoje, a ATP é reconhecida como um cotransmissor tanto no SNC como no sistema nervoso periférico. A ATP é armazenada em grânulos secretórios em neurônios e células cromafínicas adrenais e é liberada em resposta a potenciais de ação. Ectoenzimas estão envolvidas no rápido metabolismo da ATP e outros nucleotídeos. A maior parte da ATP é convertida a adenosina. A adenosina não é considerada um neurotransmissor clássico, pois não é armazenada em vesículas. A adenosina pode ser formada no meio extracelular mediante a quebra dos nucleotídeos da adenina. Além disso, também pode atingir o meio extracelular mediante a translocação através de proteínas transportadoras de nucleosídeos. A adenosina extracelular é rapidamente removida, em parte por recaptação e em parte por degradação à inosina por adenosina-deaminases, enzimas que catalisam a conversão da adenosina e deoxiadenosina a inosina e deoxi-inosina, respectivamente. A adenosina-deaminase é principalmente citosólica, mas também ocorre como uma ectoenzima de superfície celular.

Receptores de membrana específicos para adenosina e ATP foram identificados em 1978 e chamados de receptores P1 e P2, respectivamente. Atualmente, são conhecidos quatro subtipos do receptor P1, referidos como A_1, A_{2A}, A_{2B} e A_3, todos pertencentes à superfamília de receptores acoplados às proteínas G. Os receptores P2 foram subdivididos em P2X e P2Y, com base em suas características farmacológicas e clonagem. Os membros da família P2X constituem sete subtipos de receptores ionotrópicos P2X ($P2X_{1-7}$). Os receptores P2Y ($P2Y_1$, $P2Y_2$, $P2Y_4$, $P2Y_6$, $P2Y_{11}$, $P2Y_{12}$, $P2Y_{13}$ e $P2Y_{14}$) são metabotrópicos.

A sinalização purinérgica pode estar envolvida em diversas vias comportamentais, mas com exceção do controle das funções autonômicas no tronco cerebral, que é bem caracterizado, as funções desempenhadas pelo sistema purinérgico no SNC receberam menos atenção, até recentemente. A ATP coliberada com glutamato induz LTP (*long term potentiation*) em neurônios da região CA1 do hipocampo. As ações hipnótico-sedativas da adenosina são bem estabelecidas, em virtude do reconhecimento das ações estimulantes centrais das metilxantinas (antagonistas de receptores de adenosina). A adenosina também exerce efeitos centrais inibitórios sobre a atividade locomotora espontânea em roedores, a qual é mediada por receptores A2A no núcleo *acuumbens*. Os receptores P2X2 são expressos por todos os neurônios hipocretina/orexina hipotalâmicos, onde devem estar envolvidos com sono e atenção, e no cerebelo, onde parecem estar envolvidos com aprendizado e coordenação motora. No estriado, a ATP e a adenosina estão envolvidos com a regulação da atividade neural mesolímbica associada ao comportamento de ingestão alimentar. O aumento da expressão do receptor $P2Y_1$ está associado ao aumento do consumo de alimentos. Outra importante área que tem recebido crescente interesse diz respeito à participação do sistema purinérgico em condições patológicas do SNC, incluindo trauma e isquemia, doenças neurodegenerativas envolvendo reações imunes e inflamatórias, bem como doenças psiquiátricas, como a depressão e a esquizofrenia.

Neuropeptídeos

Peptídeos são pequenas proteínas, sendo, portanto, formados por cadeias de aminoácidos. O termo *neuropeptídeo* é usado para peptídeos que atuam como neurotransmissores no sistema nervoso. Os neuropeptídeos podem mediar ou regular a transmissão sináptica entre neurônios do SNC ou periférico, além de poder influenciar a função de outros tecidos periféricos, atuando de forma endócrina ou parácrina fora do sistema nervoso.

Os neuropeptídeos diferem das moléculas menores que atuam como neurotransmissores, pois não são sintetizados e reciclados no terminal sináptico. Em vez disso, devem ser sintetizados no soma neuronal e transportados até o terminal sináptico por mecanismos de transporte axonal. A síntese de neuropeptídeos, como a de todas as moléculas proteicas, requer a transcrição de sequências de DNA e a tradução de RNA mensageiro (RNAm) em proteínas. O produto resultante, liberado pelo ribossomo, é em muitos casos um grande polipeptídeo precursor (*pró-peptídeo*), o qual é clivado e modificado em etapas de processamento pós-tradução mediado por proteases, peptidases e outras enzimas modificadoras, sendo então convertido no neuropeptídeo ativo. Esse processo permite que um único pró-peptídeo possa gerar vários neuropeptídeos bioativos.

Uma vez sintetizados, os neuropeptídeos são armazenados em vesículas grandes e densas, formadas no complexo de Golgi e transportadas até as sinapses. As vesículas densas contendo neuropeptídeos podem estar presentes nas mesmas sinapses que contêm também as vesículas pequenas e claras que contêm os neurotransmissores clássicos. Assim, neuropeptídeos frequentemente coabitam neurônios com neurotransmissores não peptídicos, como catecolaminas, serotonina e glutamato. O padrão de estímulo neuronal capaz de desencadear a liberação de neuropeptídeos geralmente difere daquele que provoca a liberação de neurotransmissores clássicos. Enquanto um único potencial de ação que resulte em aumento de maior magnitude, porém mais breve, da concentração intracelular de Ca^{2+} pode provocar a exocitose das pequenas vesículas que contêm neurotransmissores clássicos, a exocitose de vesículas contendo neuropeptídeos pode exigir estímulos mais prolongados ou repetidos, associados à atividade sináptica sustentada.

As ações celulares dos neuropeptídeos são mediadas, primariamente, pela ligação a receptores de membrana acoplados a proteínas G. Para cada família de receptores de neuropeptídeos, vários subtipos podem estar distribuídos de maneira variável em diferentes áreas do sistema nervoso. Após a liberação na fenda sináptica e a ação em receptores de membrana, os neuropeptídeos têm sua ação sináptica encerrada pela clivagem por peptidases localizadas em membranas celulares. Esse mecanismo de terminação difere daquele dos neurotransmissores não peptídicos, os quais são rapidamente recaptados por transportadores localizados nos neurônios pré-sinápticos ou em células gliais (como visto anteriormente, com exceção da acetilcolina, que é hidrolisada pela acetilcolinesterase antes que sua porção colina seja metabolizada). Essa diferença possibilita que a ação dos neuropeptídeos na transmissão sináptica seja mais duradoura e atinja receptores localizados a distâncias maiores, em comparação com os neurotransmissores clássicos.

As funções dos neuropeptídeos na transmissão sináptica e na regulação da função cerebral têm sido investigadas, em grande parte graças à produção de formas recombinantes dos neuropeptídeos, que podem ser utilizados como ferramentas farmacológicas em ensaios experimentais, como pelo uso de anticorpos contra os peptídeos ou seus receptores e agonistas e antagonistas sintéticos dos receptores. Mais recentemente, modelos genéticos em que a expressão de um neuropeptídeo ou seu receptor é suprimida ou ampliada em camundongos, além de ferramentas como a inibição por interferência de RNA ou oligonucleotídeos *antisense*, têm contribuído de maneira importante para a investigação do papel de sistemas de neuropeptídeos na função cerebral normal e em aspectos de doenças neurológicas e psiquiátricas.

Entre os exemplos de sistemas de neuropeptídeos que regulam a transmissão central, estão: (a) os *opioides endógenos*, grupo que inclui as encefalinas e endorfinas. As funções fisiológicas dos opioides endógenos estão relacionadas com a regulação da percepção dolorosa e da função cognitiva. Outros neuropeptídeos relacionados ao sistema opioide estudados mais recentemente são as *orfaninas* ou *nociceptinas*, que parecem ter efeitos opostos aos dos opioides; (b) a *substância P*, um peptídeo conhecido por apresentar ações pró-nociceptivas e de promoção da inflamação neurogênica, além de regular o comportamento emocional; (c) a *neurotensina*, que interage com a transmissão dopaminérgica e provavelmente está envolvida na resposta a substâncias com ação sobre o sistema dopaminérgico, como a cocaína e as anfetaminas; (d) o *neuropeptídeo Y*, que faz parte de uma família de polipeptídeos pancreáticos e pode estar envolvido no controle da ansiedade, dor e obesidade; (e) o *peptídeo intestinal vasoativo* (*vasoactive intestinal peptide*, VIP), que regula os ciclos biológicos relacionados a ritmos diurnos, comportamento sexual, aprendizado e memória e comportamento social; (f) os *peptídeos semelhantes à bombesina*, que no cérebro humano incluem o peptídeo liberador da gastrina (*gastrin-releasing peptide*, GRP) e a *neuromedina B*, e regulam vários aspectos da função do SNC, incluindo ansiedade, memória e comportamento alimentar; (g) e o *neuropeptídeo S*, descoberto recentemente como um transmissor com ações ansiolíticas.

REFERÊNCIAS

Berridge CW. Noradrenergic modulation of arousal. Brain Res Rev 2008; 58(1):1-17.

Burnstock G. Physiology and pathophysiology of purinergic neurotransmission. Physiol Rev 2007; 87:659-797.

Gozes I. VIP, from gene to behavior and back: summarizing my 25 years of research. J Mol Neurosci 2008; 36(1-3): 115-124.

Jane DE, Lodge D, Collingridge GL. Kainate receptors: pharmacology, function and therapeutic potential. Neuropharmacology 2009; 56:90-113.

Jonnakuty C, Gragnoli C. What do we know about serotonin? J Cell Physiol 2008; 217:301-6.

Kew JNC, Kemp JA. Ionotropic and metabotropic glutamate receptor structure and pharmacology. Psychopharmacology 2005; 179:4-29.

Leurs R, Bakker RA, Timmerman H, de Esch IJ. The histamine H3 receptor: from gene cloning to H3 receptor drugs. Nat Rev Drug Discov 2005; 4(2):107-20.

Lucas-Meunier E, Fossier P, Baux G, Amar M. Cholinergic modulation of the cortical neuronal network. Pflugers Arch – Eur J Physiol 2003; 446:17-29.

Nestler EJ, Hyman SE, Malenka RC. Molecular neuropharmacology: a foundation for clinical neuroscience. New York: McGraw-Hill, 2009.

Nichols DE, Nichols CD. Serotonin receptors. Chem Rev 2008; 108:1614-41.

Watkins JC. l-glutamate as a central neurotransmitter: looking back. Biochem Soc Trans 2000; 28(4):297-309.

Roesler R, Henriques JA, Schwartsmann G. Gastrin-releasing peptide receptor as a molecular target for psychiatric and neurological disorders. CNS Neurol Disord Drug Targets 2006; 5(2):197-204.

Siegel G, Wayne A, Brady S, Price D (eds.) Basic neurochemistry. Molecular, cellular, and medical aspects. 7 ed. California: Elsevier Academic Press, 2005.

Smith CUM. Elements of molecular neurobiology. Chichester: John Wiley & Sons, 2002.

Sofuoglu M, Sewell RA. Norepinephrine and stimulant addiction. Addiction Biology 2008; 14:119-29.

Xu YL, Reinscheid RK, Huitron-Resendiz S et al. Neuropeptide S: a neuropeptide promoting arousal and anxiolytic-like effects. Neuron 2004; 43(4):487-97.

Psicofarmacologia Experimental

Gislaine T. Rezin • Emilio L. Streck

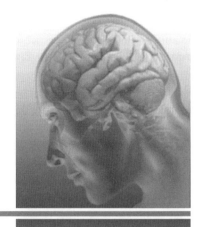

INTRODUÇÃO

Os modelos animais usados para o estudo de doenças humanas devem atingir, pelo menos, três critérios: validade aparente, validade preditiva e validade de construto. A validade aparente consiste na semelhança entre os sintomas observados em humanos com determinada doença e o fenótipo dos animais submetidos ao modelo dessa doença. A validade preditiva refere-se à capacidade de fármacos usados no tratamento de uma doença em humanos alterarem de modo significativo o fenótipo dos animais, ou seja, os fármacos demonstrarem o mesmo efeito em humanos e animais sobre a mesma doença. A validade de construto ocorre quando o modelo animal reproduz as bases biológicas e os fatores desencadeadores da doença em humanos. A busca de modelos animais é sempre um grande desafio, pois é raro encontrar um modelo que consiga atingir esses três critérios com perfeição. É importante ressaltar que a extrapolação dos resultados obtidos com modelos animais deve ser feita com cuidado e, neste contexto, a validade dos modelos animais empregados nesses estudos deve ser examinada a fundo.

Neste capítulo serão revisados os principais modelos animais de transtorno bipolar (mania e depressão), esquizofrenia, transtorno de déficit de atenção/hiperatividade e das doenças de Parkinson e Alzheimer. Também serão apresentados alguns testes comportamentais que podem ser usados para o estudo da psicofarmacologia experimental. Com essas ferramentas, pode-se compreender melhor a fisiopatologia dessas doenças e buscar novos protocolos terapêuticos.

MODELOS ANIMAIS DE TRANSTORNO BIPOLAR

O estudo do transtorno bipolar em humanos é bastante desafiador, tendo em vista que não é simples o desenvolvimento de um modelo com períodos de depressão e mania, que se repetem espontaneamente de maneira cíclica. Desse modo, duas características complexas de serem mimetizadas em animais são a recorrência e a ciclicidade. Por isso, os modelos animais atualmente disponíveis para o estudo do transtorno bipolar tendem a focar apenas um dos polos, ou seja, mania ou depressão. Existe um número muito limitado de modelos que empregam exemplos de comportamentos oscilatórios que não necessariamente se assemelham aos sintomas do transtorno bipolar. Um modelo animal ideal para estudo do transtorno bipolar deveria incluir comportamentos espontâneos e progressivos que oscilam entre manifestações de aumento e redução de determinado comportamento que poderiam simular o comportamento humano apresentado durante as fases de mania ou depressão.

Modelos animais de mania
Modelos da hiperatividade induzida por psicoestimulantes

Vários trabalhos da literatura sugerem uma relação entre a dopamina e a mania. Desse modo, os sintomas da mania podem ser desenvolvidos em função da excessiva neurotransmissão dopaminérgica. Em roedores, a administração aguda de fármacos psicoestimulantes, como anfetamina, metanfetamina e cocaína, tem sido empregada como modelo animal de mania. Agudamente, esses fármacos promovem aumento da concentração de dopamina na fenda sináptica e induzem hiperlocomoção nesses animais.

A administração aguda e repetida de anfetamina produz aumento consistente da atividade locomotora, sendo esse comportamento sensível aos fármacos estabilizadores do humor, como o lítio e o valproato. Além disso, estudos também apresentam redução nos níveis do fator neurotrófico derivado do cérebro (BDNF) após administração de anfetamina. Curiosamente, Cunha e cols. (2006) relataram redução significativa nos níveis plasmáticos de BDNF em pacientes bipolares durante a fase de mania, comparados com bipolares eutímicos. Nesse contexto, os dados observados em ratos tratados com anfetamina coincidem com os achados clínicos, o que reforça a validade do modelo de hiperlocomoção induzido pela anfetamina. Estudos comparativos desse modelo de mania em humanos também mostraram que ocorre disfunção metabólica, especialmente em nível mitocondrial, em ambas as situações.

Modelo de disfunção da enzima Na+,K+-ATPase

A Na^+,K^+-ATPase é uma proteína integral de membrana responsável pela translocação de sódio e potássio contra seus gradientes de concentração através da membrana celular. Essa enzima desempenha papel fundamental para o funcionamento normal do cérebro, sendo responsável pela manutenção de gradientes iônicos necessários para a propagação do impulso nervoso, além da regulação do volume celular e do pH intracelular. A ouabaína é uma inibidora específica da Na^+,K^+-ATPase e liga-se à enzima na etapa em que ela está fosforilada, impedindo a desfosforilação. A administração de ouabaína provoca morte neuronal *in vivo*, o que sugere a importância da enzima para o funcionamento normal do cérebro.

O modelo da administração de ouabaína reproduz uma anormalidade biológica bastante comum na mania, a diminuição na atividade da Na^+,K^+-ATPase. Alguns estudos mostraram diminuição na atividade da Na^+,K^+-ATPase em eritrócitos de pacientes com transtorno bipolar. Apesar de não se saber exatamente a causa, alguns estudos já demonstraram redução da atividade dessa enzima no cérebro desses pacientes, e que essa inibição provavelmente tem forte relação com a fisiopatologia do transtorno bipolar. A administração de baixas doses de ouabaína no ventrículo cerebral induz hiperatividade, que é prevenida por lítio, carbamazepina e fármacos antipsicóticos, como a olanzapina e o haloperidol.

Modelo de privação do sono

Anormalidades do ritmo circadiano têm sido implicadas na fisiopatologia dos transtornos afetivos. De fato, indivíduos predispostos ao transtorno bipolar, quando submetidos a períodos de privação de sono e mudanças na duração do sono REM, podem desencadear ou exacerbar os sintomas da fase de mania. Desse modo, tem sido proposto que a mania afeta diretamente o sono o qual, por sua vez alterado, desencadeia uma fase de mania, o que induz um prejuízo progressivo para o curso do transtorno bipolar.

Várias alterações comportamentais foram observadas em ratos privados de sono, como aumento da latência do sono REM, aumento da vigilância e aumento da atividade locomotora. Em razão da semelhança entre os sintomas comportamentais observados após a privação de sono e o estado de mania, os modelos animais de privação de sono, incluindo especialmente o método da plataforma, têm ganhado maior importância. Nesse modelo, o rato é mantido em uma pequena plataforma (7cm de diâmetro) circundada por água por 72 horas. Quando ocorre o relaxamento muscular, associado ao sono paradoxal, o rato cai na água.

No final do período de privação do sono, o animal exibe vários sintomas semelhantes àqueles apresentados na mania, incluindo insônia. Estudos de imagem funcional em humanos têm mostrado que o sistema dopaminérgico é ativado pela privação de sono. Adicionalmente, a administração de lítio na dieta dos ratos durante o período de privação do sono reduz significativamente o tempo de latência do sono e a atividade locomotora.

Modelo de alteração do ritmo circadiano e outros modelos genéticos

Na pesquisa por novos modelos animais, a identificação de genes suscetíveis para o transtorno bipolar tem sido alvo de estudo, pois visa definir os genes envolvidos em processos neurobiológicos específicos e as alterações comportamentais associadas a eles. Estudos têm observado que anormalidades do ritmo circadiano estão envolvidas na fisiopatologia dos transtornos afetivos. A regulação circadiana é governada por um relógio biológico que, em mamíferos, está localizado no núcleo supraquiasmático do hipotálamo. A expressão dos genes *clock* desempenha papel crucial nos mecanismos de regulação dos ritmos circadianos e sazonais em animais e humanos. Mutações nos genes *clock* podem acelerar ou retardar os ritmos circadianos, e anormalidades nesse sistema estão relacionadas com a depressão.

O DBP, um possível gene candidato para o transtorno bipolar, relacionado ao gene *clock*, está localizado no cromossomo 19q13.3. Esse gene, quando não expresso, produz alterações robustas no ritmo circadiano. De fato, camundongos *knockout* para o gene DBP apresentam redução no tempo de sono e diminuição dos episódios do sono. Além disso, foi observado que em ratos tratados repetidamente com metanfetamina ocorre mudanças na expressão do gene DBP. Assim, parece racional sugerir que existe uma relação entre os genes *clock*, as alterações no ritmo circadiano, a privação de sono e a sensibilização a psicoestimulantes e aspectos moleculares e comportamentais associados ao transtorno bipolar.

Recentemente, foi proposto um modelo genético para o estudo do transtorno bipolar baseado no *knockout* do gene que codifica o receptor cainato GluR6. Esse receptor se localiza em um lócus associado ao transtorno bipolar (6q21). No entanto, o envolvimento desse receptor na regulação de transtornos afetivos ainda é pouco entendido. Foi observado que os animais que não expressam o receptor GluR6 mostraram-se mais sensíveis aos efeitos estimulantes da anfetamina, além de se mostrarem menos ansiosos, mais agressivos e menos deprimidos, aspectos estes relacionados à mania. Curiosamente, a administração crônica de lítio reduziu a hiperatividade, a agressividade e alguns dos comportamentos de risco observados em camundongos que não expressam o receptor GluR6. Esses achados sugerem um papel relevante exercido pelo receptor GluR6 no controle de sintomas comportamentais relacionados à mania. Além disso, dados da literatura mostraram que um polimorfismo no gene que codifica o BDNF está relacionado com variações anatômicas no hipocampo e córtex pré-frontal, bem como com variações no desempenho cognitivo de pacientes bipolares.

Modelos animais de depressão

Modelo do estresse moderado crônico

Esse modelo animal, proposto previamente por Willner e cols. (1987), consiste em expor os ratos, sequencialmente, a uma variedade de estressores distintos e imprevisíveis, por um período de semanas, com o intuito de induzir um estado depressivo caracterizado por anormalidades comportamentais e neuroendócrinas que se assemelham a algumas das características mais proeminentes na depressão maior.

No modelo de estresse moderado crônico, os animais são submetidos a um regime de estressores crônicos, suaves e não traumáticos, como privação por curtos períodos de ração e água, períodos de exposição à luz durante a noite, isolamento, restrição a baixa temperatura, natação forçada, inclinação da gaiola ou inclusão de intrusos na caixa, e desenvolvem um comportamento denominado anedonia, que em roedores pode ser caracterizado pela diminuição no consumo de glicose, além de hipolocomoção, alterações na arquitetura do sono, perda de peso e dificuldade de se relacionar com outros da mesma espécie.

A vantagem desse teste é que possui validade aparente, preditiva e também de construto, em função de mimetizar situações estressoras de modo naturalístico, pois em humanos essas situações exercem um papel relevante no desencadeamento da depressão. Por outro lado, a maior crítica a esse modelo é a baixa reprodutibilidade, visto que diferentes laboratórios necessitam de aparato adequado, o que culmina por reduzir sua aplicabilidade geral, visto que há dificuldade de caracterizar o comportamento anedônico particularmente exibido pela redução no consumo de glicose.

Modelo do desamparo aprendido

Seligman e Beagley propuseram, em 1975, um dos primeiros modelos animais de depressão, o modelo de desamparo aprendido. A exposição dos animais a uma sequência de choques elétricos imprevisíveis, incontroláveis e inescapáveis produz um comportamento caracterizado pela incapacidade de fuga da situação estressora, comportamento este que perdura até 1 semana após a exposição ao estresse. Os animais submetidos ao desamparo aprendido mostraram haver diversas alterações neurovegetativas que se assemelham aos sintomas da depressão, como alterações na arquitetura do sono, redução do peso corporal, comportamento social diminuído e elevados níveis de cortisol.

O modelo do desamparo aprendido apresenta validade preditiva, pois os antidepressivos são eficazes em reduzir as anormalidades físicas e comportamentais causadas pelo estresse, como peso corporal e o comportamento hipolocomotor. Além disso, a validade de construto também é contemplada, pois esse modelo induz mudanças nos sistemas colinérgicos, noradrenérgicos, dopaminérgicos, serotonérgicos e gabaérgicos similares às alterações neuroquímicas observadas em humanos deprimidos. Uma limitação do modelo é a pouca validade aparente, pois existe uma relação relativamente fraca entre o desamparo animal e os sintomas da depressão humana.

Modelo de separação

Alguns modelos de depressão são baseados no estresse causado por longos períodos de isolamento. Similar à separação maternal, o estresse pré-natal na mãe tem mostrado induzir uma variedade de fenótipos no filhote, semelhantes aos observados em pacientes com depressão. Ratos adultos, cuja mãe foi exposta ao estresse durante a gravidez, mostraram desregulação no eixo hipotálamo-hipófise-adrenal, alteração do ritmo circadiano, aumento da imobilidade no teste de natação forçada e redução da tendência social. Com o objetivo de mimetizar essas alterações, ratas prenhas foram submetidas a vários tipos de estresse, como suspensão, aglomeração, repetidos choques elétricos, barulho ou injeção com salina.

Além disso, o paradigma de separação materna em roedores geralmente ocorre por repedidas separações de 3 a 6 horas por dia, entre o primeiro dia pós-natal e a segunda ou terceira semana de vida. Vários estudos mostraram que a separação materna aumenta os níveis plasmáticos de hormônio adenocorticotrófico (ACTH), corticosterona basal e após um estressor, fator liberador de corticotrofina no líquido cefalorraquidiano, além de reduzir os níveis de receptores de glicocorticoide no hipocampo. Além disso, cada separação materna está associada a aumento do tempo de imobilidade comportamental no teste de natação forçada e campo aberto. Repetidas separações de mãe e filhote mostraram reduzir o prazer por glicose em ratos, o que pode ser considerado uma forma de anedonia. Alguns pesquisadores demonstraram que uma simples manipulação do ambiente neonatal, como a separação materna, é suficiente para modificar os desenvolvimentos comportamental e neuroendócrino envolvidos na fisiopatologia da depressão. Além disso, os fármacos antidepressivos revertem alterações comportamentais desses roedores, o que garante a validade preditiva desse modelo animal.

Modelo de bulbectomia

Esse modelo consiste na remoção cirúrgica bilateral do bulbo olfatório de roedores. Esse procedimento reproduz diversas mudanças bioquímicas e comportamentais associadas com a depressão humana, como alterações no peso corporal e no consumo de glicose e déficits de memória, além de promover aumento substancial da atividade locomotora no campo aberto. Além disso, ocorrem alterações nos sistemas serotonérgico, colinérgico, gabaérgico, noradrenérgico e glutamatérgico, bem como a supressão da secreção de corticosterona e mudanças no sistema imunológico, como a redução na mitogênese de linfócitos e a fagocitose de neutrófilos.

A retirada do bulbo olfatório de roedores preenche parcialmente os requisitos exigidos pelo modelo animal de depressão ideal, pois contempla em grande parte a validade preditiva e a aparente, exceto pelo fato de os roedores apresentarem comportamento hiperlocomotor, pois esta não é uma alteração comportamental comum em pacientes deprimidos. No entanto, os antidepressivos utilizados nesse modelo atenuam a hiperatividade observada no teste de campo aberto. Vale ressaltar que esse modelo apresenta déficits na validade de construto, visto que o bulbo olfatório não parece ser a estrutura-chave responsável pelas alterações comportamentais e funcionais da depressão.

Modelos genéticos

A hipótese monoaminérgica da depressão sugere ser resultado da deficiência na função da serotonina cerebral. Nesse sentido, estudos buscaram novas descobertas sobre a fisiopatologia da depressão em camundongos *knockout* para receptores serotonérgicos. A serotonina possui pelo menos 14 diferentes tipos de receptores. Avanços no conhecimento sobre a fisiopatologia da depressão foram obtidos com a inativação do gene codificador dos subtipos de receptores 5-HT_{1A}, 5-HT_{1B} e 5-HT_{4} em camundongos. Além disso, outra hipótese também favorece os estudos sobre a depressão. O BDNF está diminuído em pacientes com depressão. Estudos mostram diminuição do BDNF em hipocampo de animais que apresentam anormalidades em testes de depressão; além disso, o uso de antidepressivos aumenta os níveis de BDNF e a injeção de BDNF dentro do hipocampo de animais apresenta efeito antidepressivo. Nesse sentido, mutações no gene que codifica o BDNF são sugeridas como um modelo para o estudo da fisiopatologia da depressão, bem como do efeito de antidepressivos.

MODELOS ANIMAIS DE ESQUIZOFRENIA

Existem vários modelos animais de esquizofrenia, incluindo modelos farmacológicos, genéticos e cirúrgicos, os quais buscam replicar os sintomas que são observados em humanos. No entanto, há dificuldade em achar um modelo animal que seja capaz de replicar completamente esses sintomas. Em um modelo animal de esquizofrenia, a hiperatividade, a hiperlocomoção e o comportamento estereotipado representam os sintomas positivos, enquanto o isolamento social é considerado um sintoma negativo. A maioria dos modelos exibe os sintomas positivos dessa doença, sendo poucos os modelos capazes de reproduzir as duas classes de sintomas da esquizofrenia.

Modelo induzido por anfetamina

A anfetamina aumenta a liberação de dopamina em ratos e camundongos e consegue reproduzir os sintomas positivos da esquizofrenia, como hiperatividade e desinibição comportamental. No entanto, a anfetamina não é capaz de induzir isolamento social, considerado um sintoma negativo. Por esses fatores, o modelo induzido por anfetamina é adequado na replicação dos sintomas positivos da esquizofrenia, mas não é considerado um modelo completo de esquizofrenia.

Modelo induzido por antagonistas do receptor NMDA

Esse modelo consiste na administração aguda e crônica de antagonistas do receptor NMDA e baseia-se na hipótese da disfunção glutamatérgica na esquizofrenia. O modelo de esquizofrenia induzido por antagonistas do receptor NMDA geralmente utiliza cetamina, dizocilpina ou fenciclidina. Em animais de laboratório, os antagonistas do receptor NMDA produzem prejuízo na função cognitiva. A administração de antagonistas do receptor NMDA também apresenta prejuízo de memória espacial, bem como alteração no comportamento social, hiperatividade e déficit sensorial. A maioria dos modelos animais de esquizofrenia envolve a administração de antagonistas do receptor NMDA. Esses animais exibem os sintomas clássicos de esquizofrenia, sintomas positivos, sintomas negativos e déficit cognitivo.

Modelo de lesão no hipocampo ventral de neonatos

O modelo de esquizofrenia através de lesões no cérebro de neonatos tem sido amplamente estudado. Uma lesão no hipocampo ventral de neonatos (núcleo ventricular hipotalâmico – NVH) leva a anormalidades no início da vida adulta que podem mimetizar as anormalidades encontradas em pacientes com esquizofrenia. Após 35 dias do nascimento, os animais exibem redução do comportamento social em comparação com os ratos-controle. Os ratos mostraram, 56 dias após o nascimento, aumento do comportamento estereotipado. Eles também mostraram prejuízo no comportamento social e déficit na memória de trabalho. Esses déficits são normalizados por muitos antipsicóticos. O modelo reproduz a maioria dos sintomas que são exibidos em humanos, porém a desvantagem do modelo é que há um dano no cérebro dos animais, e este dano não é observado em humanos com esquizofrenia.

Modelos genéticos

Camundongos *knockout* para o transportador de dopamina (DAT-KO) exibem comportamento hiperativo, comportamento estereotipado e prejuízo cognitivo. Os camundongos DAT-KO não apresentam o sintoma de isolamento social, sendo incapazes de replicar os sintomas negativos da esquizofrenia, logo não são satisfatórios como modelo de doença humana. Além disso, camundongos *knockout* que expressam aproximadamente 8% dos níveis normais do receptor NMDA exibem hiperlocomoção e comportamento estereotipado, bem como isolamento social. Essas observações estão correlacionadas com a versão humana dos sintomas positivos e negativos. Esses sintomas observados nos camundongos são atenuados com o uso de clozapina. Com a diminuição da expressão do receptor NMDA, também pode ocorrer déficit cognitivo. Uma limitação desse modelo é o fato de humanos com esquizofrenia não exibirem diminuição na expressão do receptor NMDA.

MODELOS ANIMAIS DE TRANSTORNO DE DÉFICIT DE ATENÇÃO/HIPERATIVIDADE

O diagnóstico de déficit de atenção/hiperatividade (TDAH) depende, principalmente, de alterações comportamentais. O TDAH envolve duas dimensões de comportamento, hiperatividade e/ou impulsividade e déficit de atenção. Para o diagnóstico desse transtorno, somente uma dessas dimensões é suficiente. Todos os modelos animais de TDAH expressam hiperatividade, com ou sem déficit de atenção, conseguindo, na maioria das vezes, atingir a validade de face e preditiva. No entanto, ainda não existe um modelo de TDAH que reproduza todos os sintomas dos pacientes com a doença.

Ratos espontaneamente hipertensos

O modelo de TDAH através de ratos espontaneamente hipertensos (SHR) é o modelo mais amplamente estudado. Esse modelo foi desenvolvido em 1960, a partir da descoberta de que ratos Wistar Kyoto (WKY) exibiam aumento da pressão sanguínea sistólica; consequentemente, esses ratos desenvolveram hipertensão ao longo do tempo. Embora a dopamina possa afetar diretamente o fluxo sanguíneo cortical, não existem estudos que comprovem isso em pacientes hipertensos com TDAH. Os animais SHR são selecionados entre os WKY, utilizando como indicativo o aumento da pressão sanguínea, e apresentam comportamentos observados em crianças com TDAH, como hiperatividade motora, aumento da impulsividade e desatenção. O déficit comportamental e cognitivo nesses animais é controlado com o uso de estimulantes, incluindo anfetamina e metilfenidato. Estudos também mostram que a neurotransmissão noradrenérgica e dopaminérgica está alterada nesses animais, quando comparados aos ratos WKY. Nesse sentido, o modelo de TDAH através dos animais SHR apresenta boa validade aparente, preditiva e de construto.

Modelo de lesão neonatal com 6-hidroxidopamina

A lesão com 6-hidroxidopamina (6-OHDA) em ratos neonatos tem sido sugerida como um modelo útil de TDAH. A administração na cisterna de 6-OHDA é tóxica para neurônios dopaminérgicos e noradrenérgicos e, consequentemente, reduz a neurotransmissão de dopamina e noradrenalina no cérebro. A consequência comportamental após a administração de 6-OHDA é a hiperatividade temporária, bem como déficit de aprendizado e memória. Além disso, a hiperatividade motora em ratos lesionados está associada com aumento da interação de dopamina com o receptor D_4. Nesse sentido, as alterações causadas pela administração de 6-OHDA são revertidas após o tratamento com metilfenidato, atomoxetina e anfetamina. O modelo de lesão neonatal com 6-OHDA é um ótimo modelo de TDAH, pois demonstra hiperatividade e déficit de atenção (validade de face), alterações no receptor D_4 (validade de construto) e sensibilidade ao metilfenidato (validade preditiva).

Modelo de ratos neonatos expostos à hipoxia

Mudanças comportamentais e neuroquímicas decorrentes do dano cerebral perinatal assemelham-se a vários aspectos do TDAH, como hiperatividade, inaptidão de aprendizagem e retardamento mental. Alterações na atividade dopaminérgica subcortical em vias mesolímbicas e mesoestriatais foram encontradas em recém-nascidos com história de hipoxia no nascimento.

Para a investigação de alterações no fenótipo e mudanças em cérebro de humanos após episódios de hipoxia, alguns modelos foram criados, nos quais os animais são temporariamente privados de oxigênio. A hiperatividade e o prejuízo de aprendizagem se assemelham ao fenótipo clínico de TDAH achado após exposição de ratos a 100% de nitrogênio em um período de 24 horas 2, 4 e até 10 dias após o nascimento.

Mudanças neurológicas após a hipoxia também parecem estar envolvidas com apoptose no córtex e no hipocampo, o que leva ao déficit de aprendizagem e memória, semelhantes às situações clínicas do TDAH. A disfunção do sistema dopaminérgico nigroestriatal no modelo de hipoxia pode ocorrer por aumento no número de receptores no estriado, sugerindo hipoatividade dopaminérgica. Sugere-se que o receptor D_1 esteja envolvido no TDAH em virtude do prejuízo na memória de trabalho em pacientes com TDAH.

O modelo animal de hipoxia neonatal não é considerado um bom modelo, visto que ele apresenta somente hiperatividade, enquanto a impulsividade e a mudança na atenção não são observadas. Além disso, a expressão do transportador de dopamina permanece inalterada.

Camundongos *knockout* para o transportador de dopamina

A recaptação da dopamina pelo seu transportador (DAT) é o principal mecanismo de concentração extracelular desse neurotransmissor. Os DAT são o alvo de anfetaminas e metilfenidato, e alterações no gene que codifica esse transportador estão associadas com o TDAH. Logo, animais *knockout* para o DAT foram desenvolvidos para o estudo da fisiopatologia do TDAH. Nesses animais, observa-se diminuição da liberação de dopamina, além da diminuição na regulação do receptor de dopamina. O principal limitante desse modelo é que ele não possui o alvo dopaminérgico para os fármacos psicoestimulantes usados para tratar o TDAH; nesse sentido, não pode ser usado para investigar mecanismos dopaminérgicos no tratamento de TDAH.

MODELOS ANIMAIS DA DOENÇA DE PARKINSON

A doença de Parkinson é uma doença progressiva caracterizada por tremor, rigidez, instabilidade postural e dano neuronal. Nesse sentido, modelos animais da doença de Parkinson têm sido úteis para novas descobertas da etiologia dessa doença, bem como para a avaliação de novos tratamentos. Existem alguns modelos animais genéticos e com neurotoxinas capazes de reproduzir características apresentadas em humanos com essa doença, como degeneração progressiva dos neurônios de dopamina e déficit locomotor associado, o que está colaborando para o melhor entendimento da fisiopatologia da doença.

Modelo induzido por MPTP

A 1-metil-4-fenil-1,2,3,6-tetra-hidropiridina (MPTP) é uma neurotoxina amplamente usada como modelo da doença de Parkinson. A MPTP é convertida em 1-metil-4-fenilpiridina (MPP+) pela ação da monoaminoxidase B nas células da glia. A MPP+, por sua vez, é transportada para os neurônios dopaminérgicos por transportadores dopaminérgicos, acumula-se na mitocôndria e causa déficit na respiração mitocondrial e excessiva geração de espécies reativas de oxigênio, além de dano ao DNA e morte celular por apoptose, culminando na degeneração dos neurônios dopaminérgicos. A intoxicação sistêmica com MPTP satisfaz a maioria dos requerimentos para um modelo de ideal. Portanto, o modelo animal induzido por MPTP é um modelo agudo e não progressivo. Baixas doses de MPTP por um período prolongado podem promover deleção permanente e progressiva de dopamina, bem como os sinais clínicos de humanos com a doença.

Modelos genéticos

A partir das descobertas de genes ligados à doença de Parkinson, foi possível o desenvolvimento de modelos animais genéticos para a observação dos danos causados pela doença. Alguns modelos da doença de Parkinson podem reproduzir características apresentadas em humanos com essa doença, como degeneração progressiva dos neurônios dopaminérgicos e déficit locomotor associado. Nesse sentido, anormalidades na neurotransmissão nigroestriatal de dopamina são frequentemente observadas. Algumas proteínas (e mutações nos genes que as codificam) estão envolvidas com a doença de Parkinson, como α-sinucleína, DJ-1, PINK1 e LRRK2. Desse modo, o déficit na liberação e no mecanismo de recaptação de dopamina contribui para a neurodegeneração; logo, alterações nos genes envolvidos com a doença de Parkinson podem contribuir para o desenvolvimento de novos modelos animais dessa doença.

MODELOS ANIMAIS DA DOENÇA DE ALZHEIMER

Para o estudo da doença de Alzheimer, existem modelos genéticos e cirúrgicos capazes de alterar as concentrações da proteína precursora de amiloide. Dessa maneira, esses modelos animais podem assemelhar-se às modificações intracelulares existentes em pacientes com a doença de Alzheimer, possibilitando, assim, a identificação de outras alterações celulares e o estudo de novas possibilidades terapêuticas.

Modelo de administração intracerebral β-amiloide

A hipofunção colinérgica contribui para demências relacionadas com declínio cognitivo e continua sendo o alvo de estratégias terapêuticas. Uma hipofunção colinérgica na doença de Alzheimer pode estar ligada à formação neurotóxica de β-amiloide, a qual diminui a liberação de acetilcolina. Essa alteração pode levar a diminuição do sinal de transdução, prejuízo cognitivo, redução dos níveis da proteína precursora de amiloide, geração de mais β-amiloide neurotóxica e diminuição da liberação de acetilcolina. Buscando investigar o impacto da disfunção colinérgica na neuropatologia da doença de Alzheimer, o modelo animal colinérgico dessa doença foi desenvolvido mediante a administração de β-amiloides pré-agregadas no núcleo basal de ratos.

Modelos genéticos

A neurodegeneração na doença de Alzheimer afeta, predominantemente, o córtex cerebral, e vários genes estão envolvidos nessa doença, em particular a proteína precursora da amiloide. Camundongos *knockout* para mutação na proteína precursora da amiloide desenvolvem acúmulo de β-amiloide parenquimal e vascular semelhante ao observado em humanos com doença de Alzheimer.

TESTES COMPORTAMENTAIS

Teste de interação social

O teste de interação social, desenvolvido originalmente por Feli e Hyde (1978), visa avaliar os comportamentos de interação social em animais diante de ambientes desconhecidos. Nesse contexto, esse teste busca observar o comportamento de um rato quanto à interação social com outros ratos não reconhecidos por ele (p. ex., quando o animal em teste – rato-teste – tem a opção de entrar em uma caixa vazia ou entrar em uma caixa que contém outro rato nunca visto). Alguns investigadores comparam o tempo gasto pelo animal examinando o estranho, bem como as atitudes do "rato-teste" durante o encontro com o rato desconhecido.

Inibição pré-pulso

Esse teste apresenta-se anormal em modelos animais de esquizofrenia; a inibição pré-pulso consiste na atenuação da resposta a um susto provocado por fracos estímulos apresentados por um curto espaço de tempo (100ms) antes do estímulo.

Teste de nado forçado

Esse teste envolve duas exposições individuais a um tanque cilíndrico com água, o qual tem profundidade suficiente para o animal nadar sem conseguir escapar. A água do tanque é trocada após cada seção de teste. Primeiramente, o rato é colocado no tanque com água por 15 minutos, para o animal se familiarizar com o ambiente (seção pré-teste). Vinte e quatro horas depois, os animais são colocados no tanque com água por 5 minutos e o tempo de imobilização é mensurado (seção teste). O tempo gasto pelo animal durante a natação é usado como parâmetro de depressão. Esse teste é utilizado, principalmente, para a avaliação de efeitos antidepressivos de um medicamento.

Teste de campo aberto

Esse tipo de aparelho experimental foi originalmente descrito por Hall (1941) como uma arena circular para testar os efeitos de ambientes não familiares sobre a emocionalidade em ratos. A medida do estado emocional geralmente tinha como parâmetros as taxas de ambulação e de defecação do animal durante seu desempenho no teste. A taxa de ambulação é aferida a partir da anotação do número de setores desenhados no chão do aparelho que são transpassados pelos animais, enquanto a taxa de defecação é obtida por meio da contagem do número de bolotas fecais que o animal elimina em uma sessão de teste. A partir desses parâmetros pode-se definir como animal emocional aquele que tem menor taxa de ambulação e maior taxa de defecação. O teste de campo aberto consiste na mensuração dos comportamentos eliciados pela colocação do animal experimental em um espaço novo e aberto do qual a fuga é impedida por uma parede circundante. Em resumo, esse teste avalia a atividade do animal em ambiente novo e ameaçador, além de ser usado como indicativo do estado emocional do animal.

Esquiva inibitória

Esse teste é realizado em uma caixa composta por uma plataforma estreita localizada meia polegada acima e paralela a um piso de metal. Durante a fase de treinamento, o animal é colocado na plataforma e observado por um tempo determinado. Cada vez que o animal desce da plataforma para o assoalho, recebe um choque nas patas. Em seguida, inicia-se a fase de teste, na qual se utiliza o mesmo procedimento descrito para a fase de treino. O tempo que o animal demora para descer da plataforma ao assoalho é registrado e o aprendizado é aferido em função dessa latência.

Aprendizagem e memória no labirinto radial

As teorias atuais sobre cognição animal sofreram grande influência de ideias decorrentes da observação de animais desempenhando tarefas em labirintos. Conceitos como memória visual/espacial, raciocínio na resolução de novas situações, bem como grande parte das concepções sobre aprendizagem e memória, surgiram no contexto da experimentação em labirintos. Recentemente, o desenvolvimento e o aperfeiçoamento de novos modelos de labirintos vêm possibilitando o direcionamento da pesquisa para aspectos mais específicos e sutis das funções cognitivas, tornando a compreensão dessas funções mais precisa e completa. Uma diversidade de labirintos surgiu, cada qual, em função de suas características, favorecendo a avaliação de aspectos cognitivos específicos.

No labirinto radial, utiliza-se basicamente o reforçamento positivo, que pode ser por meio de recompensa com alimento, água ou fuga e abrigo de uma forte fonte de luz. Os animais devem ser submetidos a uma prévia manipulação para reduzir a neofobia, facilitando o treinamento. Cada sessão de treinamento consiste em segurar o animal, passando-o de uma mão para outra algumas vezes e simulando os movimentos a serem efetuados durante a fase de treino. Após o período de manipulação, segue-se a pré-exposição dos animais ao aparelho de teste. Os animais devem ser submetidos a, no mínimo, 2 dias de pré-exposição, que consiste na simples permanência dos animais no aparelho, com acesso a todos os braços. O objetivo dessa etapa é possibilitar aos animais a exploração e familiarização com o labirinto. Após a pré-exposição para familiarização, os animais são submetidos ao teste.

CONSIDERAÇÕES FINAIS

Muitas doenças humanas não são completamente conhecidas, e por isso há uma busca constante por novas descobertas sobre seus mecanismos. Sabendo disso, o uso de animais de laboratório torna-se fundamental para o estudo das doenças e para a testagem de novas propostas terapêuticas. No entanto, os modelos animais existentes não reproduzem completamente as doenças, pois precisam apresentar, da melhor maneira possível, os três critérios básicos para sua validação. Os modelos animais apresentados buscam explorar as alterações que ocorrem durante o desenvolvimento da doença em estudo, porém aspectos da fisiopatologia dessas doenças não são completamente conhecidos, dificultando a elaboração dos modelos animais mais eficientes. Entretanto, novas pesquisas devem ser desenvolvidas para que se possam criar novos modelos animais, para aprofundar o conhecimento sobre mecanismos das doenças e possíveis tratamentos mais efetivos.

REFERÊNCIAS

Alsop B. Reprint of "Problems with spontaneously hypertensive rats (SHR) as a model of attention-deficit/hyperactivity disorder (AD/HD)". J Neurosci Methods 2007; 162:42-8.

Bubeníková-Valesová V, Horácek J, Vrajová M, Höschl C. Models of schizophrenia in humans and animals based on inhibition of NMDA receptors. Neurosci Biobehav Rev 2008; 32:1014-23.

Choi JS, Park C, Jeong JW. AMP-activated protein kinase is activated in Parkinson's disease models mediated by 1-methyl-4-phenyl-1-,2,3,6-tetrahydropyridine. Biochem Biophys Res Commun 2009. [Epub ahead of print]

Cunha AB, Frey BN, Andreazza AC et al. Serum brain-derived neurotrophic factor is decreased in bipolar disorder during depressive and manic episodes. Neurosci Lett 2006; 398(3):215-9.

Dawe GS, Hwang EHJ, Tan CH. Pathophysiology and animal models of schizophrenia. Ann Acad Med Singapore 2009; 38:425-30.

Ferrante RJ. Mouse models of Huntington's disease and methodological considerations for therapeutic trials. Biochim Biophys Acta 2009; 1792:506-20.

Flint J, Shifman S. Animal models of psychiatric disease. Curr Opin Genet Dev 2008; 18:235-40.

Gardier AM, Guiard BP, Guilloux JP, Repérant C, Coudoré F, David DJ. Interest of using genetically manipulated mice as models of depression to evaluate antidepressant drugs activity: a review. Fundam Clin Pharmacol 2009; 23:23-42.

Götz J, Ittner LM. Animal models of Alzheimer's disease and frontotemporal dementia. Nat Rev Neurosci 2008; 9:532-44.

Gurney ME. What transgenic mice tell us about neurodegenerative disease. BioEssays 2000; 22:297-304.

Hattori N, Sato S. Animals models of Parkinson's disease: similarities and differences between the disease and models. Neuropathology 2007; 27:479-83.

Heng MY, Detloff PJ, Albin RL. Rodent genetic models of Huntington disease. Neurobiol Dis 2008; 32:1-9.

Kokjohn TA, Roher AE. Amyloid precursor protein transgenic mouse models and Alzheimer's disease: understanding the paradigms, limitations, and contributions. Alzheimers Dement 2009; 5:340-7.

Kostrzewa RM, Kostrzewa JP, Kostrzewa RA, Brus NR. Pharmacological models of ADHD. J Neural Transm 2008; 115:287-98.

Lim KL, Ng CH. Genetic models of Parkinson disease. Biochim Biophys Acta 2009; 1792:604-15.

Menalled LB, Chesselet MF. Mouse models of Huntington's disease. Trends Pharmacol. Sci. 2002; 23:32-9.

Mill J. Rodent models: utility for candidate gene studies in human attention-deficit hyperactivity disorder (ADHD). J Neurosci Methods 2007; 166:294-305.

Russell VA. Reprint of "Neurobiology of animal models of attention-deficit hyperactivity disorder". J Neurosci Methods 2007; 166:I-XIV.

Seligman ME, Beagley G. Learned helplessness in the rat. J Comp Physiol Psychol 1975; 88(2):534-41.

Sultana R, Perluigi M, Butterfield DA. Oxidatively modifield proteins in Alzheimer's disease (AD), mild cognitive impairment and animal models of AD: role of Abeta in pathogenesis. Acta Neuropathol 2009; 118:131-50.

Van Der Kooij MA, Glennon JC. Animal models concerning the role of dopamine in attention-deficit hyperactivity disorder. Neurosci Biobehav Revs 2007; 31:597-618.

Willner P, Towell A, Sampson D, Sophokleous S, Muscat R. Reduction of sucrose preference by chronic unpredictable mild stress, and its restoration by a tricyclic antidepressant. Psychopharmacology (Berl) 1987; 93(3):358-64.

Xavier GF. Técnicas para o estudo do sistema nervoso. São Paulo: Plêiade, 1999.

Modelos Animais em Psicofarmacologia

Vanessa C. Abílio • Mariana B. Calzavara
Alessandra M. Ribeiro • Regina H. Silva

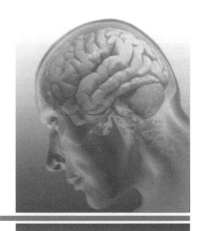

4

INTRODUÇÃO

O uso de modelos animais é essencial tanto para o entendimento da fisiologia de determinado processo como para o esclarecimento dos processos fisiopatológicos subjacentes a uma doença. Além disso, bons modelos animais contribuem de maneira fundamental para o desenvolvimento e aperfeiçoamento de estratégias terapêuticas.

As pesquisas com modelos animais têm lugar de destaque no campo da psicofarmacologia. Por um lado, estudos em modelos animais têm contribuído para a produção de conhecimento acerca da neurobiologia de processos mentais (como processos de aprendizado e memória), dos mecanismos fisiopatológicos de transtornos mentais (como a esquizofrenia) e dos mecanismos de ação e potencial terapêutico de psicofármacos (como dos antidepressivos e dos antipsicóticos). Por outro lado, o uso de modelos animais em psicofarmacologia esbarra na dificuldade de reproduzir, em espécies menos complexas que o homem e que não se utilizam de linguagem verbal, comportamentos de dimensões subjetivas – como a ansiedade ou o desejo compulsivo – ou alterações de percepção, pensamento e afeto – como alucinações, delírios ou embotamento afetivo. Para contornar essa dificuldade, o desenvolvimento e a caracterização extensa e cuidadosa desses modelos animais são de grande importância para seu uso.

Três diferentes níveis de homologia entre um modelo animal e uma doença devem ser considerados: (1) *validade de construto*, que diz respeito à reprodução dos processos subjacentes à manifestação ou desenvolvimento de um comportamento ou doença (p. ex., alterações neuroquímicas ou fatores genéticos); (2) *validade fenomenológica*, que diz respeito à reprodução da manifestação comportamental dos processos (p. ex., déficits de processamento de informação que se apresentam de maneira muito similar em portadores de esquizofrenia e em modelos animais dessa doença); (3) *validade preditiva*, que se refere à reprodução dos efeitos de tratamentos farmacológicos já conhecidos na clínica (efeitos de anticonvulsivante em modelos animais de epilepsia). Em psicofarmacologia, é muito difícil a obtenção de um modelo que atenda a todas essas características, principalmente quanto à validade fenomenológica. Nesse sentido, deve-se levar em conta que comportamentos diversos em diferentes espécies podem ter como base o funcionamento (ou a desregulação) de áreas cerebrais e sistemas neurotransmissores equivalentes.

Neste capítulo, apresentaremos os principais modelos animais no âmbito da pesquisa em psicofarmacologia. Nosso enfoque são os modelos em roedores, uma vez que são as espécies mais comumente e facilmente utilizadas. O objetivo não é uma revisão extensa desses modelos, mas sim fornecer subsídios para o entendimento de sua relevância e aplicabilidade. Para informações mais específicas e detalhadas, há uma extensa literatura sobre cada um desses modelos e seus diferentes aspectos farmacológicos, neuroanatômicos, neuroquímicos e genéticos.

MODELOS ANIMAIS DE ANSIEDADE

A visão de que os comportamentos defensivos de outras espécies animais são precursores evolutivos das reações humanas de medo e ansiedade é fundamentada nos conceitos preconizados no final do século XIX por Charles Darwin em sua obra "A expressão das emoções no homem e nos animais". Desse modo, apesar de a ansiedade humana englobar um forte componente subjetivo, identifica-se geralmente validade fenomenológica nos modelos animais de ansiedade mais utilizados, uma vez que estes se baseiam nas reações de medo dos animais.

Em geral, podemos considerar que os transtornos de ansiedade em humanos sejam baseados na ativação inapropriada de reações de defesa, em decorrência da avaliação errônea de riscos potenciais. Os sintomas típicos que refletem a ansiedade humana incluem comportamento de evitação ou fuga, hipervigilância e ativação autonômica. Também como resultado da ativação de sistemas de defesa, um estado bastante similar pode ser descrito para roedores que, por exemplo, são expostos a um ambiente não familiar. Observam-se, nesses animais, inibição de comportamento exploratório, comportamento de congelamento e avaliação de risco, aumento da frequência cardíaca, aumento da excreção urinária e da defecação e aumento dos níveis plasmáticos de corticosterona (Palanza, 2001). Paralelamente, as respostas de defesa em animais e a ansiedade humana também parecem compartilhar mecanismos neurobiológicos comuns (Bear et al., 2007). Além disso, verifica-se, nos modelos animais de ansiedade, em geral, alta responsividade a diversos fármacos ansiolíticos comumente utilizados na clínica (Hogg, 1996).

Os primeiros paradigmas comportamentais elaborados para avaliação dos níveis de ansiedade em roedores pautaram-se em respostas de medo condicionado. De maneira geral, esses modelos baseavam-se na inibição de determinado comportamento eliciada por um estímulo que sinaliza uma punição (geralmente um choque elétrico nas patas). Alternativamente, alguns implicavam a supressão de um comportamento reforçado (previamente motivado por privação de água ou alimento) mediante a aplicação concomitante de um choque elétrico nas patas. Esses modelos, estabelecidos principalmente nas décadas de 1950 e 1960, foram, a princípio, amplamente utilizados para o estudo de fármacos ansiolíticos. Entretanto, foram levantadas algumas críticas quanto à utilização desses modelos, como a influência de aspectos motivacionais ou cognitivos (fome, sede, dor, atenção, aprendizado e memória) que poderiam confundir a interpretação dos resultados (Pinheiro et al., 2007). Dessa maneira, atualmente, a maioria dos modelos se baseia em respostas espontâneas emitidas pelos animais diante de situações naturalmente ameaçadoras. Entre eles, abordaremos aqui o labirinto em cruz elevado, o paradigma claro/escuro, a atividade exploratória em campo aberto e a interação social.

Labirinto em cruz elevado

O labirinto em cruz elevado (LCE) é o modelo para avaliação da ansiedade mais frequentemente utilizado. Esse modelo, assim como suas variações, baseia-se na preferência de roedores por lugares fechados em detrimento de espaços abertos. O primeiro a descrever essa preferência foi o estudo de Montgomery (1955), mas apenas na década de 1980 foi proposta a utilização dessa característica como medida para avaliar a ansiedade, padronizando-se o modelo por meio da administração de fármacos ansiolíticos e ansiogênicos (Handley & Mithani, 1984; Pellow et al., 1985). O labirinto em cruz (ou "x", como denominado por alguns autores) constitui-se de dois braços circundados por paredes elevadas e dois braços abertos, dispostos perpendicularmente ao redor de uma plataforma central. É colocado a certa altura do chão, de modo que, ao explorarem os braços abertos, os roedores são submetidos ao efeito combinado da altura e do espaço aberto, além de o labirinto em si ser um ambiente novo. Ratos ou camundongos saudáveis, sem nenhum tratamento, exploram livremente o labirinto, visitando inclusive os braços abertos, pois apresentam motivação para explorar o ambiente desconhecido, mas preferem claramente permanecer nos fechados, pois não se sentem protegidos quando expostos a espaços abertos. Manipulações ansiolíticas aumentam o tempo que os animais passam explorando os braços abertos. Já o tratamento com fármacos ansiogênicos diminui ainda mais essa exploração. Além da vantagem de basear-se em uma resposta espontânea a uma aversão natural a espaços abertos, o modelo apresenta a vantagem de ser simples, prático e de baixo custo. A interpretação dos dados dá-se de maneira bastante linear, avaliando-se a porcentagem de tempo que o animal passa nos braços abertos em relação ao tempo em que explora todos os braços. Da década de 1980 em diante, o modelo foi validado fisiológica, farmacológica e comportamentalmente para ratos e camundongos, e seu uso propiciou resultados bastante relevantes para investigações sobre a neurobiologia, a fisiopatologia e o tratamento da ansiedade.

Apesar da ampla utilização, entretanto, o uso do LCE como modelo de ansiedade tem duas importantes limitações. A primeira delas é o fato de ansiolíticos benzodiazepínicos não exercerem seu efeito em ratos expostos ao labirinto quando já estão familiarizados com ele. Esse fenômeno é conhecido como tolerância de primeira passagem (*one-trial tolerance*) e inviabiliza a realização de testes repetidos com um mesmo animal. Muitos estudos procuraram investigar as razões pelas quais os efeitos de ansiolíticos benzodiazepínicos não se manifestam em roedores expostos pela segunda vez ao labirinto em cruz elevado. A hipótese mais provável é a de que a ação desses fármacos esteja principalmente relacionada à diminuição do conflito entre a motivação exploratória e o medo dos espaços abertos, e a ausência da novidade para o animal que é reexposto eliminaria o conflito (Pereira et al., 1999).

A outra limitação do LCE como modelo de ansiedade é o fato de que os efeitos de ansiolíticos não benzodiazepínicos eficazes na clínica nem sempre são detectados nesse modelo, sendo sua eficácia dependente do tipo de fármaco, do esquema de tratamento, das manipulações prévias e de outros fatores. Por outro lado, alega-se que os efeitos desses fármacos podem ser observados se a análise do comportamento no LCE não se limitar à quantificação dos braços (Pinheiro et al., 2007). De fato, alguns autores propõem uma análise etológica mais completa de animais expostos ao LCE, incluindo, por exemplo, comportamento de avaliação de risco, permanência no limite externo dos braços abertos, entre outros (Rodgers et al., 1997).

Paradigma de claro/escuro

O teste de exploração claro/escuro baseia-se na aversão natural que roedores apresentam a ambientes muito iluminados, reforçada pelo estresse da novidade do ambiente com o qual não estão familiarizados (Crawley, 1981). Nesse modelo, ratos ou camundongos são colocados em um aparato com dois compartimentos interconectados e o exploram livremente. Um dos compartimentos é pintado de branco e fortemente iluminado, enquanto o outro tem as paredes escuras e é mantido na penumbra. Animais saudáveis sem nenhum tratamento, ao serem colocados no compartimento claro, transferem-se rapidamente para o compartimento escuro, enquanto sujeitos tratados com ansiolíticos exploram igualmente ambos os compartimentos, pois a aversão ao compartimento iluminado é abolida. Nesse modelo, a avaliação comportamental é feita, preferencialmente, pela quantificação do tempo de exploração de cada compartimento, mas também podem ser mensurados outros parâmetros, como a latência da transferência inicial para o compartimento escuro, o número de transições entre os compartimentos e a atividade motora em cada um deles.

Atividade exploratória em campo aberto

Esse modelo é bastante simples, e consiste na avaliação da atividade exploratória de um roedor em um ambiente novo. O ambiente, denominado campo aberto, geralmente é uma arena circular, mas também pode apresentar outros formatos. Vários parâmetros podem ser avaliados, mas aqueles que seriam mais indicativos da presença de comportamentos relacionados à ansiedade seriam a preferência por locomover-se na periferia do campo (região adjacente à parede) em detrimento da área central e as frequências de defecação e micção. Esse modelo costuma ser responsivo aos principais ansiolíticos utilizados na clínica. Entretanto, acredita-se que a ação desses fármacos sobre a atividade exploratória em campo aberto está mais relacionada a uma diminuição do estresse induzido pela novidade do que a efeitos sobre os níveis de ansiedade propriamente ditos. Levanta-se ainda a possibilidade de as modificações no comportamento do animal nesse modelo serem devidas a outros fatores que alterem a atividade exploratória, a defecação e a micção que não estejam relacionadas com níveis de ansiedade (Bourin et al., 2007).

Interação social

O teste da interação social foi o primeiro a propor avaliação da ansiedade com um enfoque etológico, baseando-se em um comportamento natural como indicador do fenômeno. Nesse modelo, dois animais não familiarizados um com o outro são colocados em um mesmo ambiente (uma arena de campo aberto, por exemplo). Durante o tempo de exposição, os animais apresentarão interação social, que pode ser quantificada por tempo de contato ativo. É considerado contato ativo algum comportamento de um dos sujeitos que seja direcionado ao outro, como cheirar, seguir ou realizar *grooming* (limpeza). O tratamento com fármacos ansiolíticos ou ansiogênicos aumenta ou reduz, respectivamente, a duração da interação entre os sujeitos. Da mesma maneira, a manipulação das condições ambientais também interfere no grau de interação. Assim, por exemplo, se os animais já foram previamente habituados ao ambiente e a iluminação é moderada, isso gera um ambiente pouco ameaçador e a interação social aumenta. O contrário acontece, porém, se os animais forem expostos a um ambiente novo e intensamente iluminado. Esse modelo tem sido bastante utilizado não só para investigação de efeitos de diversos fármacos sobre a ansiedade, mas também para investigação dos mecanismos neurobiológicos envolvidos nesse fenômeno (File & Seth, 2003).

MODELOS ANIMAIS PARA O ESTUDO DA MEMÓRIA

Estudos em modelos animais têm fornecido grandes contribuições para o conhecimento dos processos cerebrais envolvidos na formação de memórias. Entre todos os modelos utilizados em psicofarmacologia ou neurobiologia, talvez os de aprendizado e memória sejam os de maior correspondência fenomenológica. Isso ocorre porque há pouca ou nenhuma subjetividade na interpretação do comportamento exibido pelo animal, ao contrário do que acontece para outros modelos, como os de ansiedade ou depressão. Os métodos aplicados geralmente envolvem a exposição do sujeito experimental a uma situação na qual ele deve realizar uma tarefa visando obter uma recompensa ou evitar uma punição. A "quantificação" da memória é realizada posteriormente, quando, ao expor novamente o animal àquela situação, o pesquisador pode inferir, em geral de maneira direta e linear, que o desempenho do animal está baseado em sua recordação do evento anterior. Em psicofarmacologia, a aplicação de modelos animais de memória é realizada dentro de uma das seguintes abordagens:

1. **Investigação dos efeitos de psicofármacos sobre a memória normal:** estudam-se em modelos animais de memória os efeitos de psicofármacos comumente utilizados com finalidade terapêutica ou recreacional, investigando-se, principalmente, a presença de possíveis efeitos deletérios sobre a cognição. Nesse sentido, por exemplo, diversos estudos em modelos animais contribuíram para a caracterização do efeito de ansiolíticos benzodiazepínicos em produzir amnésia anterógrada (Thiébot, 1985).
2. **Investigação de novas possibilidades terapêuticas para prejuízos cognitivos associados a doenças neurológicas:** em animais que são modelos de neuropatologias, estuda-se o prejuízo no desempenho em testes de memória, bem como possíveis tratamentos para melhorá-lo. Esses animais sofreram intervenções específicas (tratamentos, lesões, seleções ou modificações genéticas, entre outras) que resultaram em déficits cognitivos típicos de determinadas patologias, como a doença de Alzheimer (Yuede et al., 2007), a síndrome de Korsakoff (Béracochéa, 2005) e o próprio prejuízo cognitivo associado ao envelhecimento normal (Silva et al., 1996), entre outros.
3. **Utilização de psicofármacos como ferramentas para investigação de mecanismos neurobiológicos ou psicológicos da memória:** a administração de fármacos como ferramentas experimentais tem contribuído para a elucidação de mecanismos moleculares, sistemas de neurotransmissão, vias e estruturas neurais envolvidas na formação da memória. Por exemplo, o agonista gabaérgico muscimol tem sido muito usado para inativar temporariamente regiões cerebrais específicas durante tarefas diversas em modelos animais, com o objetivo de determinar o papel de tais regiões em tipos específicos de memória (Majchrzak & Di Scala, 2000).

Para investigações farmacológicas, assim como em outros tipos de estudos sobre memória, alguns fatores devem ser levados em consideração para a adequação dos modelos animais utilizados aos objetivos propostos. Em primeiro lugar, os processos cerebrais envolvidos com a memória apresentam-se categorizados em fases, que correspondem às diversas etapas da memória. As etapas básicas de uma memória qualquer seriam: aquisição (entrada da informação no sistema, correspondente ao aprendizado), consolidação (mecanismos do armazenamento propriamente dito) e evocação (recuperação da informação previamente armazenada) (Squire & Kandel, 2000). Assim, na execução de uma tarefa de memória em um modelo animal, o momento escolhido para a intervenção farmacológica, por exemplo, determina qual das fases da memória é alvo do estudo.

Por fim, deve-se levar em conta o fato já bem estabelecido de que a "memória" não é um sistema único, e sim um conjunto de subsistemas neurobiológicos operando de modos distintos e responsáveis pelo processamento de diferentes tipos de informação. Assim, o tipo de tarefa a ser aplicado no modelo escolhido deve refletir o tipo de memória que será estudado. Nesse contexto, diversas são as classificações propostas para a memória, e essas classificações geralmente apresentam definições baseadas em características que se aplicam ao padrão encontrado em seres humanos. Desse modo, a correspondência entre a tarefa utilizada em um modelo animal e o tipo de memória definido a partir de uma classificação baseada em atribuições humanas nem sempre é bem definida.

Tendo em vista o exposto e o grande número de grupos de pesquisa que em todo o mundo estudam a memória – tema dominante na área de neurociências –, uma grande diversidade de modelos animais (de memória) já foi descrita e vem sendo utilizada. Além disso, embora diversas espécies possam ser alvo desses estudos, desde invertebrados até primatas não humanos, os modelos mais frequentes recorrem a roedores. Assim, neste capítulo descreveremos os principais modelos de memória em roedores, com aplicação em psicofarmacologia, organizados pelos tipos de memória que pretendem avaliar, estabelecidos de acordo com a classificação proposta por Squire (1987; revisado em Squire, 2004) para a memória de longo prazo. Resumidamente, segundo essa classificação, a memória pode ser dividida em declarativa (que envolve recordar consciente) e não declarativa (sem recordar consciente, expressando-se essencialmente por modificação de desempenho). Dentro das formas de aprendizado que levam à formação de memória não declarativa, ou implícita, têm-se: a memória de procedimento (aprendizado motor e aquisição de hábitos), o aprendizado perceptual, o aprendizado não associativo (habituação e sensibilização) e o condicionamento clássico. Já a memória declarativa pode ser ainda classificada em memória para fatos (semântica) ou para eventos (episódica ou autobiográfica). Os modelos comumente utilizados em psicofarmacologia ou neurobiologia aplicam tarefas que se enquadram em alguns desses subtipos, conforme descrito a seguir.

Memória de procedimento

A memória de procedimento diz respeito ao aprendizado motor e à aquisição de hábitos. Um dos métodos mais utilizados para sua avaliação em roedores é a busca por recompensa com pistas no labirinto radial de oito braços. Nesse modelo, animais privados de alimento são treinados para visitar quatro dos oito braços do labirinto, os quais são diferenciados dos demais pela presença de lâmpadas, por exemplo. Ao entrarem em algum dos outros quatro braços (que não são sinalizados), os animais não recebem a recompensa alimentar. Após uma série de treinos, passam a visitar apenas os braços com recompensa, sem repetir entradas nos que já haviam sido visitados. Animais que receberam lesões no núcleo caudado (região envolvida com aprendizado motor e de hábitos) têm prejuízo nesse tipo de aprendizado. Já lesões na formação hipocampal parecem não prejudicar esse tipo de tarefa, indicando o caráter não declarativo do modelo. Por outro lado, em uma variação da tarefa proposta nesse mesmo labirinto, há recompensas em todos os braços e não há sinalização indicando-as. Isso faz com que o animal passe a utilizar uma estratégia de localização espacial para obter a recompensa dos oito braços; e essa tarefa, por apresentar um caráter mais declarativo, é prejudicada por lesões hipocampais, mas não por manipulações no núcleo caudado (Packard & White, 1990).

Habituação e sensibilização

Habituação e sensibilização são formas simples de aprendizado não associativo. A habituação implica a diminuição de uma resposta a um estímulo repetido, geralmente neutro e não significativo, que o animal aprende a ignorar. Já a sensibilização é a exacerbação de uma resposta a um estímulo que pode ser inofensivo, induzida pela apresentação prévia de um estímulo nocivo ou ameaçador. Ambos os tipos de aprendizado estão presentes praticamente em todos os animais, inclusive nos de organização neural mais simplificada. Por exemplo, estudos utilizando modelos de habituação e sensibilização no molusco *Aplysia* forneceram contribuições fundamentais para o esclarecimento de mecanismos celulares e moleculares atuantes na consolidação da memória (Squire & Kandel, 2000).

Em roedores pode-se estudar a habituação por meio da diminuição da atividade exploratória em uma reexposição a determinado ambiente. Nesses estudos, geralmente, utiliza-se uma arena de campo aberto. Ratos ou camundongos, quando colocados em um novo ambiente, realizam uma série de comportamentos apropriados para explorá-lo. Quando, após um intervalo determinado, o animal é recolocado no mesmo ambiente, observa-se uma diminuição desses comportamentos. Para a avaliação da habituação, quantifica-se principalmente a atividade locomotora, mas também podem ser medidos comportamentos como farejar e levantar (ato de apoiar-se apenas nas patas traseiras) (Silva et al., 1996).

Um exemplo de modelo de sensibilização em roedores é o aumento da resposta de sobressalto a um ruído se este for precedido de um estímulo aversivo. Para avaliação desse aumento quantifica-se o sobressalto emitido pelo animal antes e depois da aplicação de choques elétricos em suas patas. É importante ressaltar que a resposta de sobressalto também pode ser uma ferramenta para estudos de habituação: avalia-se sua diminuição ante a apresentação repetida do ruído que a elicia. Curiosamente, a resposta de sobressalto inicial pode ser restaurada pela aplicação de um choque nas patas do animal, fenômeno que é conhecido como desabituação (Halberstadt & Geyer, 2009; Sasaki & Hanamoto, 2007; Squire & Kandel, 2000).

Condicionamento clássico

Descrito inicialmente em cães pelo fisiologista russo Ivan Pavlov na década de 1920, o condicionamento clássico é uma forma de aprendizado associativo na qual o sujeito aprende a relação entre dois estímulos. Um estímulo eliciador de uma resposta inata (estímulo incondicionado – EI) é pareado com um estímulo *a priori* neutro (estímulo condicionado – EC), e posteriormente o animal passa a emitir resposta (agora resposta condicionada) ao estímulo neutro. Nos estudos de Pavlov, uma campainha (EC) era associada à apresentação de alimento (EI), até os cães passarem a salivar diretamente em resposta à campainha.

Esse paradigma de condicionamento pavloviano tem sido bastante utilizado como modelo para o estudo de aprendizado emocional implícito em ratos. Os animais são submetidos a um pareamento de um EC (geralmente um som) com um choque elétrico aplicado às patas (EI). Após certo número de pareamentos, a simples apresentação do som passa a desencadear a resposta que normalmente apresentariam ao choque, mesmo quando são expostos a esse estímulo em um ambiente diferente do anterior. Tipicamente, quando expostos a situações que provocam medo, roedores emitem a resposta de *freezing* (congelamento), que se caracteriza pela ausência total de movimentos, com exceção dos respiratórios (Blanchard & Blanchard, 1972). Diversos estudos que recorreram a esse modelo a fim de elucidar a neurobiologia da memória emocional apontaram para um papel crucial do complexo amigdaloide no estabelecimento dessa resposta condicionada (LeDoux, 2000).

Uma variação bastante utilizada dessa tarefa é o condicionamento ao contexto espacial. O teste dá-se de maneira bastante similar, porém, nesse caso, o ambiente no qual o animal recebe o choque funciona como EC, dispensando a apresentação de um som. Após receber certo número de choques no ambiente, o animal passa a apresentar a resposta de *freezing* simplesmente ao ser colocado no mesmo lugar. Nessa variação de tarefa, uma diferença é que a introdução do contexto espacial como estímulo condicionado torna a efetividade do condicionamento dependente da integridade do hipocampo. Entretanto, a resposta não deixa de ser um condicionamento clássico e continua sendo mediada também pelo complexo amigdaloide (Phillips & LeDoux, 1992).

Por fim, é importante ressaltar que os modelos de resposta de medo condicionada são úteis não só para o esclarecimento dos processos relacionados ao aprendizado emocional, mas também para o estudo de mecanismos fisiopatológicos e possibilidades terapêuticas do transtorno do estresse pós-traumático. Para esse fim, o enfoque está, principalmente, na extinção da resposta condicionada, ou seja, na modificação da reposta diante da apresentação repetida do EC na ausência do EI. Resultados experimentais e clínicos indicam que o favorecimento da extinção dessa resposta de medo condicionada poderia reduzir os sintomas desse transtorno (Milad et al., 2006).

Memória episódica

De acordo com uma das definições mais aceitas na literatura, a memória episódica humana refere-se à capacidade de recordação de um evento englobando não só os aspectos de "o que", "quando" e "onde" tal evento ocorreu, mas também a consciência da relação do indivíduo com ele. Em virtude da dificuldade para acessar tais componentes em animais não humanos, alguns autores consideram impossível o estudo da memória episódica em modelos animais. Outros consideram que alguns modelos podem ser utilizados para estudar aspectos da memória episódica humana, argumentando que em determinados tipos de tarefa os animais apresentariam alguma recordação declarativa de relação entre os elementos de um evento específico. Nesse caso, entretanto, o tipo de memória estudado, por não englobar necessariamente todos os aspectos preconizados para a memória episódica humana, é chamado de "memória tipo episódica", ou ainda, "memória relacional". Os diversos modelos utilizados no estudo desse tipo de memória baseiam-se, principalmente, em localização espacial de elementos (memória espacial), detecção de novidade no ambiente ou identificação da relação temporal entre estímulos.

Em roedores, um dos modelos mais frequentes de memória espacial é o labirinto aquático de Morris. Nesse paradigma, o roedor é colocado em um tanque com água e deve nadar até localizar uma plataforma submersa, na qual poderá subir. Com a exposição repetida ao tanque, o animal demora cada vez menos tempo para chegar à plataforma, recorrendo a pistas espaciais para localizá-la. A redução do tempo de localização da plataforma é o indicativo de que o animal aprendeu a tarefa. Estudos com esse modelo forneceram contribuições relevantes para a investigação das bases biológicas da memória espacial (D'Hooge & De Deyn, 2000).

Também amplamente utilizada em estudos de memória espacial é a discriminação espacial em labirinto em T. O animal é colocado na extremidade de um dos braços e recebe reforço alimentar ao se deslocar para a extremidade de um dos outros braços, enquanto não é recompensado se for para o outro braço. Para discriminar o braço reforçado do não reforçado, utiliza pistas espaciais ao redor do labirinto. Esse modelo também forneceu muitas informações acerca do papel do hipocampo na memória espacial, inclusive a identificação de neurônios hipocampais que respondem seletivamente quando um rato está em determinada localização do labirinto, as chamadas *place cells* (O'Keefe, 1979).

Como modelo de detecção de novidade em um ambiente previamente conhecido utiliza-se, comumente, o paradigma de reconhecimento de objetos. Em uma sessão inicial, os animais são expostos a uma arena de campo aberto contendo dois objetos idênticos, que, em geral, eles exploram ativamente. Em uma segunda exposição, um dos objetos já conhecidos e um objeto diferente (novo) são colocados na arena. O animal reconhecerá o objeto previamente apresentado e explorará mais o objeto novo. A duração da exploração desse objeto novo é o indicativo da evocação da tarefa (Dere et al., 2007).

Buscando uma representação mais fidedigna da memória episódica humana, alguns estudos propõem modelos que, ao contrário dos habituais, procuram englobar os três elementos da memória para um determinado evento ("o que", "quando" e "onde"). De fato, modelos de memória espacial ou de detecção de novidade no ambiente acessam apenas um dos elementos dos episódios que constituem as tarefas ("onde" e "o que", respectivamente). Algumas das abordagens propostas baseiam-se em modificações da tarefa de reconhecimento de objetos, nas quais os animais devem detectar não só os objetos em si ("o que"), mas também o local específico em que foram apresentados ("onde") e se a apresentação foi recente ou não ("quando"). Um desses modelos é realizado da seguinte maneira: os animais são expostos inicialmente a uma arena de campo aberto com quatro objetos idênticos (A) dispostos em uma configuração específica. Posteriormente ocorre uma nova sessão na arena, em que são dispostas quatro cópias de um objeto diferente (B) em outra configuração espacial. Finalmente, a intervalos variáveis, é realizado o teste, no qual são colocadas na arena duas cópias de A e duas cópias de B. O animal, tipicamente, apresenta maior exploração dos objetos A, pois reconhece os objetos B como mais recentes. Além disso, um dos objetos A é colocado na arena em posição diferente da anterior, enquanto o outro é colocado na mesma posição em que foi apresentado inicialmente ao animal. Assim, ele deverá explorar mais o objeto que foi deslocado do que o objeto que permaneceu na mesma posição (Barbosa et al., 2009; Dere et al., 2005).

Memória episódica com conteúdo emocional

Como salientado anteriormente, as informações obtidas com base em estudos de condicionamento pavloviano têm sido fundamentais para o esclarecimento dos processos neurobiológicos que atuam na formação de respostas emocionais condicionadas. Entretanto, as memórias emocionalmente influenciadas envolvem, em geral, conhecimento declarativo e não estão restritas às evocações de respostas emocionais aprendidas (Cahill & McGaugh, 1998). Esse fato tem grande relevância quando se consideram tanto o esclarecimento da fisiologia do processamento de informações com conteúdo emocional como os distúrbios nesse processamento que embasam muitos transtornos neuropsiquiátricos. Nesse sentido, tarefas que envolvam informação relacional com significado emocional podem servir de modelos para situações de processamento de memória declarativa com conteúdo emocional relevante.

Um dos modelos de memória aversiva mais utilizados em roedores baseia-se na tarefa de esquiva passiva. Nesse paradigma, ratos são colocados em um local diferente daquele em que receberão o estímulo aversivo (choque elétrico nas patas) e recebem essa estimulação apenas ao se transferirem voluntariamente para o compartimento "aversivo". O compartimento no qual são colocados é iluminado, e uma porta tipo guilhotina o separa do compartimento no qual ocorrerá a aplicação do choque e que é mantido escuro. Ao serem colocados no compartimento iluminado, roedores tendem a passar para o compartimento escuro, tanto pela sua motivação exploratória como pela aversão natural à luminosidade. A memória é avaliada pelo aumento da latência para transferência para o compartimento no qual o animal recebeu o choque em uma reexposição posterior. Nesse tipo de procedimento, o desempenho do animal permite a inferência de que ocorre uma memória de natureza declarativa para a situação específica, baseada na recordação do fato de que a transferência para o compartimento escuro levou ao choque (Cahill & McGaugh, 1998).

Uma tarefa similar à esquiva passiva é o paradigma da esquiva inibitória. Nesse modelo, o animal é colocado em uma caixa de compartimento único, sobre uma plataforma estreita. Seguindo sua natural tendência exploratória, ele desce da plataforma, quando então é punido com um choque nas patas. Em uma sessão subsequente, depois de colocado novamente na plataforma, o animal não descerá ou demorará a descer (Netto & Izquierdo, 1985).

Embora as tarefas descritas previamente não sejam baseadas em um procedimento de condicionamento clássico, poderia ser questionado se a resposta que o animal emite ao ser testado (ficar no compartimento escuro ou na plataforma estreita) não seria uma resposta condicionada independente de recordação declarativa. De fato, o ato de transferir-se para o compartimento escuro ou descer da plataforma foi punido com choque e, consequentemente, esses comportamentos foram inibidos. Em outras palavras, em vez de basear a tarefa em uma associação entre dois estímulos, como no condicionamento clássico, realiza-se o pareamento entre um comportamento e um estímulo, o que pode ser enquadrado em outro tipo de condicionamento: o condicionamento operante (Squire & Kandel, 2000).

Outros modelos foram propostos a fim de minimizar os efeitos do condicionamento operante e aumentar a relevância da recordação episódica em tarefas baseadas em conteúdo emocional aversivo. Um deles é o proposto por Vazdarjanova e McGaugh (1998): uma adaptação do modelo de medo condicionado ao contexto, com outras medidas além da resposta de *freezing*. O modelo é realizado em um labirinto em Y, com três braços fechados diferentes, e faz-se o pareamento do choque ao contexto confinando os animais em um dos braços. No teste, os animais podem explorar livremente o labirinto, e o desempenho é avaliado pelo tempo de exploração do braço do choque. Protocolos com esse caráter discriminativo possibilitam a avaliação da memória por uma resposta aparentemente não condicionada, pois se permite que o animal explore livremente o labirinto, discriminando o contexto no qual havia recebido punição e escolhendo explorar locais mais "seguros".

Quando se estuda memória aversiva, outro fator deve ser levado em consideração: manipulações experimentais – farmacológicas ou de outra natureza – podem modificar as respostas emitidas pelos animais por mecanismos não diretamente relacionados aos processos neurobiológicos de formação de memória. Assim, por exemplo, um fármaco ansiolítico pode promover aparentemente um déficit de memória (pois o animal não responde adequadamente para evitar a situação aversiva), quando na verdade está diminuindo a sensação de medo e, consequentemente, atenuando a intensidade do conteúdo emocional da situação. Em outras palavras, um animal pode não apresentar nenhum tipo de prejuízo cognitivo, e ainda assim não responder adequadamente em uma tarefa aversiva, simplesmente por não sentir medo do estímulo aversivo. Desse modo, a investigação concomitante da resposta de medo inata (não aprendida) pode ser uma ferramenta útil para o estudo dos efeitos de determinada manipulação experimental separadamente sobre processos cognitivos e emocionais.

Fazendo uso do LCE (modelo utilizado para avaliação da ansiedade, descrito anteriormente) com algumas modificações, desenvolveu-se um modelo animal que possibilita a avaliação simultânea de aspectos mnemônicos e afetivos nos processos relacionados à aprendizagem e à memória: a esquiva discriminativa em labirinto em cruz elevado (Silva & Frussa-Filho, 2000). Esse modelo baseia-se na apresentação simultânea de uma exposição contingente a um estímulo aversivo (a ser aprendido) e de uma situação naturalmente aversiva (para a qual a resposta de medo seria inata, e não aprendida). Uma vez que os diferentes fenômenos são avaliados por parâmetros diferentes, identifica-se se os efeitos de diversos tipos de manipulações sobre a memória aversiva estariam envolvidos nos processos específicos de aquisição, consolidação ou evocação da memória, ou se estariam mais diretamente relacionados com modificações no componente aversivo da situação, ou ainda na resposta de medo. Nesse modelo, ratos ou camundongos são condicionados a escolher entre dois braços fechados (um aversivo e um não aversivo), ao mesmo tempo que evitam a exposição aos braços abertos (aos quais tendem a apresentar uma resposta inata de medo) de um LCE. O paradigma é realizado tipicamente em duas sessões, com durações e intervalos variáveis de acordo com o objetivo. Na primeira (treino), os animais exploram livremente o labirinto, e sempre que entram no braço fechado aversivo é produzida uma situação desagradável, caracterizada por uma luz e um ruído. Ao longo da sessão, o animal vai progressivamente diminuindo a exploração desse braço, e tal diminuição pode ser utilizada como medida de aprendizado. Na segunda sessão (teste), os estímulos não são apresentados e, ao explorar livremente o labirinto, o animal apresentará preferência pelo braço fechado que na sessão anterior não continha estímulos aversivos, e esse é o indicativo da evocação da memória. Entretanto, se a sessão de teste prolongar-se por tempo suficiente, o animal passará a explorar novamente o braço que havia sido aversivo, e essa retomada de exploração é um indicativo da extinção da memória.

A esquiva discriminativa em LCE tem sido bastante utilizada em estudos de manipulação farmacológica. Mostrou-se que a diminuição da exploração do braço aversivo esperada no dia do teste é inibida pela administração de fármacos amnésicos e potencializada pela administração de substâncias que melhoraram a memória (Silva et al., 1999). Além das avaliações relacionadas ao aprendizado e à memória, de maneira similar ao LCE convencional, a exploração dos braços abertos pode ser usada para avaliar o medo inato, respondendo corretamente a modificações induzidas por agentes ansiolíticos ou ansiogênicos. Dessa maneira, estudos realizados com esse modelo possibilitam identificar se as alterações de memória estão ou não relacionadas com possíveis alterações emocionais causadas pelas manipulações experimentais. Assim, em alguns casos, uma clara interação entre o desempenho da tarefa e a resposta inata de medo é encontrada, ou seja, a memória pode ser prejudicada tanto por manipulações ansiolíticas como por manipulações ansiogênicas, indicando que perturbações bidirecionais no estado emocional podem prejudicar o desempenho cognitivo (Silva & Frussa-Filho, 2000). Por outro lado, uma dissociação completa entre o desempenho da tarefa e a resposta basal de medo foi encontrada em outros estudos, levando à conclusão de que as alterações de memória induzidas pelo tratamento farmacológico se deveram a mecanismos relacionados ao processamento da memória, e não secundariamente a alguma alteração emocional (Kameda et al., 2007).

Além da possibilidade da avaliação concomitante da memória aversiva e da resposta inata de medo, o modelo da esquiva discriminativa em LCE apresenta algumas outras características que favorecem seu emprego em investigações farmacológicas. Considerando que na maioria dos casos a avaliação do aprendizado e da memória em roedores depende das modificações de respostas motoras (resposta de fuga, diminuição da locomoção na reexposição a um ambiente, aumento da velocidade para percorrer um labirinto etc.), pode-se supor que alterações na memória poderiam estar indiretamente relacionadas a alterações na atividade motora. Na esquiva discriminativa em LCE, a atividade motora também pode ser avaliada por um parâmetro diverso daqueles utilizados para avaliar memória ou medo (número de entradas nos braços ou distância percorrida no labirinto). Dessa maneira, as alterações motoras não comprometem a avaliação do aprendizado e da memória, que são avaliados pelo tempo de exploração dos braços, independente do número de entradas nestes. Outro aspecto importante desse modelo é a vantagem ética, uma vez que luz e ruído, em vez de choques elétricos, são utilizados como estímulos aversivos.

Por fim, deve-se ressaltar que, apesar de o enfoque da maioria dos estudos sobre a memória emocional estar em tarefas baseadas em estímulos aversivos, em alguns estudos procura-se estudar memórias com conteúdo emocional positivo. Nesses casos, há geralmente alguns fatores adicionais a serem considerados, como necessidade de um maior número de treinos e necessidade de privação de alimento, pois a maior parte desses modelos utiliza reforço alimentar como recompensa. Recentemente, foi proposta uma versão alimentar do modelo de discriminação em LCE. O protocolo empregado é bastante similar, porém em um dos braços fechados é fornecido um reforço alimentar em vez de estimulação aversiva. Embora ainda menos estudado que a versão aversiva descrita anteriormente, esse modelo de discriminação alimentar também poderá contribuir para estudos da relação entre emoção e memória (Godinho et al., 2009).

MODELOS ANIMAIS EXPERIMENTAIS DE EPILEPSIA

A epilepsia é uma doença complexa com diversas características clínicas que impedem a configuração de um mecanismo singular. Estudos em modelos animais experimentais de epilepsia são essenciais para a elucidação dos mecanismos neuronais envolvidos nos diferentes tipos de epilepsia humana e também para o desenvolvimento de novos fármacos com potencial ação anticonvulsivante. As epilepsias experimentais em animais são usualmente consideradas como modelos representativos válidos de epilepsia humana, mas essa premissa somente é válida quando fármacos que são eficientes no tratamento das epilepsias humanas também previnem as crises convulsivantes em animais.

O mecanismo de ação da maioria dos anticonvulsivantes ainda não está estabelecido. De maneira geral, os fármacos anticonvulsivantes podem atuar por meio de três mecanismos: (1) limitação dos disparos neuronais repetitivos, mediante a modulação de canais iônicos dependentes de voltagem, como os de sódio e cálcio; (2) incremento da neurotransmissão inibitória mediada pelo GABA; e (3) bloqueio da transmissão glutamatérgica excitatória (Rogawski & Löscher, 2004). Outras ações ainda podem estar associadas ao mecanismo de anticonvulsivantes, como inibição enzimática e modulação sobre sistemas de segundos mensageiros.

A abordagem para se compreender e controlar terapeuticamente a epileptogênese e a propagação das crises epilépticas levou pesquisadores a desenvolverem diferentes modelos experimentais com animais de laboratório. Um primeiro grande avanço na busca por substâncias que pudessem ser utilizadas na terapia dessa neuropatologia surgiu a partir de um teste em modelo animal experimental com o fármaco fenitoína. Essa substância demonstrou seu potencial antiepiléptico, bloqueando crises convulsivas induzidas por eletrochoque no cérebro de gatos (Merritt & Putnam, 1938). A partir desse trabalho, novos modelos experimentais com animais foram sendo desenvolvidos com o intuito de rastrear e avaliar a ação de novos fármacos potencialmente antiepilépticos.

Há diversas classificações para as epilepsias humanas, podendo ser principalmente fundamentadas nos sintomas clínicos apresentados durante as crises e na localização encefálica das descargas elétricas anormais. Assim, podem ser categorizadas em epilepsias parciais (locais ou focais) e generalizadas, que incluem sintomas motores, sensoriais, autonômicos e físicos. As epilepsias parciais são caracterizadas por uma alteração inicial de um conjunto de neurônios limitados a uma região de um hemisfério cerebral, podendo promover uma alteração do estado de consciência. Essas crises podem ser subclassificadas como simples, complexas ou generalizadas secundariamente (inicialmente focais que se tornam generalizadas). Paralelamente, as epilepsias generalizadas indicam o envolvimento de ambos os hemisférios e pode haver alteração do estado de consciência e envolvimento de sistemas motores. As crises generalizadas podem ser mioclônicas, clônicas, tônicas, tônico-clônicas e atônicas. As crises de ausência (frequentes em crianças) são primariamente generalizadas, não incluindo o recrutamento de sistemas motores (Morimoto et al., 2004).

Por outro lado, as epilepsias podem ser também classificadas em idiopáticas, que parecem estar relacionadas a uma predisposição genética, ou sintomáticas, associadas a uma variedade de fatores ambientais, como neurodesenvolvimento anormal, infecções, doenças vasculares, traumatismos encefálicos, tumores cerebrais ou neurodegeneração. Entretanto, há também exemplos de epilepsia que não apresentam uma etiologia determinada (epilepsia criptogênica) (Morimoto et al., 2004).

A maioria dos modelos experimentais de epilepsia procura simular as diferentes condições epilépticas. Crises experimentais induzidas por fármacos convulsivantes ou estimulação elétrica são os modelos experimentais mais clássicos, sendo amplamente utilizados como uma forma simples e rápida de investigação e rastreamento com relação à potencialidade anticonvulsivante de uma substância. Entretanto, a duração do tratamento (agudo ou crônico) para a indução de uma crise convulsiva também tem que ser considerado como um fator importante para a caracterização do modelo.

A partir da categorização das epilepsias, os modelos experimentais podem também ser classificados de acordo com sua etiologia. Se forem de origem genética, a partir de uma predisposição durante a formação ou desenvolvimento do sistema nervoso do animal surgem crises epilépticas espontâneas e recorrentes associadas a algum estímulo ambiental. Por outro lado, nos tipos não genéticos, as crises são induzidas a partir de animais normais. A geração de crises em um cérebro normal tem vários mecanismos possíveis, e isso não é surpreendente, levando em conta a multiplicidade das formas pela qual o sistema nervoso central mantém o equilíbrio entre a excitação e a inibição dos sinais neurais.

Modelos experimentais de crises parciais

As principais categorias de modelos experimentais para crises parciais envolvem a administração de agentes convulsivantes, estimulação elétrica aguda, metais implantados corticalmente e lesões criogênicas.

Crises parciais simples podem ser produzidas mediante estimulação química com fármacos convulsivantes administrados por injeções intracerebrais ou sistêmicas, como pilocarpina, picrotoxina, bicuculina, estricnina, penicilina, pentilenotetrazole, ouabaína, estrógenos conjugados, ácido quinolínico, entre outros. O mecanismo pelo qual cada substância produz as crises pode ser importante para a interpretação do complexo mecanismo de ação de inibição das crises convulsivas. Assim, um dos principais argumentos a favor da hipótese do envolvimento do sistema gabaérgico na epilepsia é que antagonistas gabaérgicos induzem crises convulsivas que podem ser revertidas pela maioria dos fármacos antiepilépticos. A administração intracerebroventricular em ratos de antagonistas de receptor $GABA_A$, como bicuculina e picrotoxina, leva ao desenvolvimento de crises convulsivas parciais simples e complexas, dependendo da concentração utilizada ou da duração do tratamento.

A modelagem de uma epilepsia focal ou parcial simples pode ocorrer também com a injeção de metais, como cobalto e tungstênio, no córtex cerebral. A microinjeção intracortical ou até mesmo intracerebroventricular de cobalto em ratos é um modelo de indução de crises convulsivas parciais que fornece uma variedade de parâmetros neuroquímicos. Esse modelo promove uma investigação desde antes do início das crises até análises pós-crises (Graig & Colasanti, 1986; Zhao et al., 1985). A injeção de gel ácido de tungstênio corticalmente também induz crises convulsivas parciais em ratos que podem evoluir para crises generalizadas secundárias (Ito et al., 1979). Esses modelos experimentais parecem ser adequados para a avaliação da eficácia de fármacos anticonvulsivantes, principalmente em epilepsias associadas ao córtex.

Para crises parciais complexas há modelos com administração de ácido caínico, toxina do tétano, estimulação química ou elétrica da *area tempestas* (córtex piriforme) e abrasamento *(kindling)* químico ou elétrico. Alguns desses modelos também se aplicam para o estudo de crises generalizadas e serão descritos no próximo tópico.

Modelos experimentais de crises generalizadas

Modelos com administração aguda de ácido caínico (agonista glutamatérgico) ou pilocarpina (agonista de receptor colinérgico muscarínico) podem replicar várias características fenomenológicas da epilepsia do lobo temporal humana (tipo mais comum em que os pacientes apresentam resistência ao tratamento clínico) (Ben-Ari, 1985; Turski et al., 1989). A administração intracerebral ou sistêmica desses fármacos em roedores leva ao desenvolvimento de um padrão de crises límbicas repetidas e ao *status epilepticus* (estado de crises convulsivas generalizadas com duração superior a 30 minutos). Há um período latente após o *status epilepticus* e que precede a fase crônica, caracterizada pela ocorrência espontânea de crises límbicas. Essas características possibilitam a investigação da ação de fármacos anticonvulsivantes em cada fase do processo epileptogênico, assim testando a eficácia de medicamentos nas fases aguda, latente e crônica (Leite et al., 2002).

Outro modelo de indução química consiste na administração de uma pequena quantidade de cloreto de lítio a ratos previamente à injeção subcutânea de pilocarpina, conduzindo ao progressivo surgimento de crises convulsivas. Esse tipo de modelo experimental caracteriza uma crise generalizada com *status epilepticus*, apresentando alta taxa de mortalidade (Jope et al., 1986).

Entre os outros modelos de crises induzidas experimentalmente, o modelo crônico de abrasamento *(kindling)* também resulta em crises generalizadas secundariamente com *status epilepticus*. Descrito por Goddard e cols. (1967), o procedimento experimental em ratos consiste em estimulações elétricas contínuas com limiares subconvulsivantes que, após certo período, resultam no surgimento de um quadro progressivo de crises convulsivas. Décadas após a descrição desse modelo, as modificações encefálicas promovidas pelo procedimento de abrasamento por estimulação elétrica ainda permanecem pouco conhecidas. Modelos de abrasamento também podem ser produzidos a partir de estimulações sonoras e com convulsivantes com doses baixas. Entre os modelos experimentais crônicos, o abrasamento é muito utilizado, principalmente por possibilitar a investigação de diversos aspectos em diferentes fases do processo epileptogênico (Bertram, 2007).

Por outro lado, várias espécies animais exibem epilepsias reflexas, como as fotossensíveis e audiogênicas, que também podem ser utilizadas como modelos experimentais para testar a potencialidade de agentes terapêuticos (Bertorelli et al., 1995; Faingold, 1999; Naquet et al., 1995; Teillet et al., 1995).

Finalmente, um grande número de modelos animais para crises generalizadas de ausência foi explorado ao longo das últimas décadas. Os mais comumente utilizados são genéticos ou quimicamente induzidos, e todos produzem padrões de alterações encefálicas muito similares à epilepsia de ausência humana e respondem a agentes terapêuticos já utilizados na clínica (Kupferberg, 2001). A linhagem GAERS (*Genetic Absence Epilesy Rat from Strasbourg*) de ratos apresenta crises não convulsivas generalizadas, caracterizadas por descargas elétricas sincrônicas e bilaterais com ausência de movimentos, com exceção das vibrissas (Marescaux et al., 1992). Uma segunda linhagem de ratos (WAG/Rij) apresenta alterações eletroencefalográficas e comportamentais semelhantes às observadas na epilepsia de ausência humana (Coenen et al., 1992). Crises de ausência também podem ser produzidas com a administração de convulsivantes, como o gama-hidroxibutirato. Além disso, como em outros modelos, crises de ausência em modelos experimentas podem ser bloqueadas por fármacos anticonvulsivantes (Snead, 1994).

Cabe ressaltar que muitos outros modelos experimentais de epilepsia estão sendo estudados e padronizados com o intuito de promover a elucidação dos mecanismos acerca do surgimento de crises epilépticas, além de contribuir para o desenvolvimento de novos fármacos terapêuticos anticonvulsivantes.

MODELOS ANIMAIS DE DEPENDÊNCIA QUÍMICA

Sugere-se que as drogas induzem dependência por seus efeitos reforçadores (Wise & Bozarth 1987), os quais sustentariam e aumentariam a resposta comportamental. Efeitos reforçadores positivos sustentariam o comportamento por efeitos prazerosos, como a euforia promovida por algumas drogas. Por outro lado, também pode haver o reforço do comportamento de busca pela droga quando esta alivia uma sensação desprazerosa, como um sintoma da síndrome de abstinência. Os efeitos reforçadores das drogas seriam responsáveis pela formação do hábito de autoadministração. Com a administração contínua da droga ocorreriam modificações no sistema de reforço que sustentariam a dependência, tornando-a permanente. Para facilitar o estudo da dependência, alguns autores propuseram que esse fenômeno poderia ser cronologicamente separado em períodos de indução (inicial) e expressão (progressão da dependência após modificações neurobiológicas que a sustentem) (Pierce & Kalivas, 1997).

Inicialmente, acreditava-se que a dependência desenvolvia-se exclusivamente em virtude da capacidade química das drogas de promover efeitos locais neuronais e reforçadores no cérebro, caracterizando uma dependência farmacológica. Entretanto, atualmente a dependência é vista como um processo que envolve uma complexa modulação entre funções como a motivação, o condicionamento, o aprendizado/memória e a emoção.

Assim, algumas influências externas neutras poderiam ser associadas ao consumo de drogas sob forma de condicionamento pavloviano (Everitt & Wolf, 2002; Pert et al., 1990). Desse modo, estímulos, como objetos utilizados no consumo da droga ou o ambiente – quando repetidamente pareados aos efeitos reforçadores das drogas – promoveriam respostas condicionadas a eles. De fato, exposições subsequentes a esses estímulos eliciam grande desejo pela droga e precipitam recaídas mesmo depois de longos períodos de abstinência (Childress et al., 1992; O'Brien & Mc Lellan, 1996).

Paralelamente, as descrições tradicionais de condicionamento pavloviano sugerem que as pistas interoceptivas produzidas pelas drogas promovem ou um efeito positivo ou um efeito negativo, mas não ambos (Rescorla & Solomon, 1967). No entanto, estudos de condicionamento envolvendo drogas de abuso têm levantado a hipótese de que drogas (como estímulos incondicionados) podem, em alguns casos, eliciar ambos os efeitos (positivo e negativo), talvez até ao mesmo tempo. Um exemplo dessa possibilidade é demonstrado em estudos em que a mesma injeção de uma droga de abuso, como a anfetamina, pode produzir condicionamento aversivo (negativo) para o gosto de uma solução, quando esta é associada ao consumo da droga, e condicionamento preferencial (positivo) para o local em que a mesma solução é consumida.

Por ser a dependência química complexa e neurobiologicamente pouco conhecida, os modelos animais utilizados abordam algumas características desse fenômeno e não o contemplam como um todo.

Autoadministração

O uso desse paradigma é baseado na ideia de que o consumo de determinada droga induz um reforço que mantém o comportamento de adquiri-la, assim como ocorre naturalmente em humanos. Dessa maneira, a autoadministração compartilha inúmeras semelhanças com o fenômeno de abuso/dependência em humanos. Podemos dizer que é o modelo animal com maior validade fenomenológica.

Esse procedimento baseia-se no desempenho do animal ao realizar um comportamento, como, por exemplo, pressionar a barra de um aparelho para receber uma dose da droga em estudo. A administração é frequentemente realizada por meio de um cateter endovenoso, mas outras vias (como oral) também são utilizadas.

Diferentes protocolos de autoadministração podem ser utilizados para avaliação de diversos aspectos da dependência. Podemos separá-los em protocolos que não exigem procedimentos de condicionamento operante (restritos à autoadministração por via oral) e procedimentos que exigem condicionamento operante. Nos procedimentos que usam condicionamento operante, as variáveis analisadas se referem à resposta (p. ex., frequência), enquanto nos procedimentos não operantes a variável mais comumente avaliada é a quantidade de droga consumida (Panlilio & Goldberg, 2007; Sanchis-Segura & Spanagel, 2006).

O procedimento não operante com administração oral é muito comum para o estudo dos efeitos do etanol, pois drogas como morfina e anfetamina têm pouca eficácia motivacional quando administradas por essa via (Meisch, 2001). A autoadministração oral de etanol é o modelo com maior validade fenomenológica e de construto para o estudo da dependência ao etanol, pois os animais, à semelhança dos humanos, podem consumir etanol *ad libitum* (Sanchis-Segura & Spanagel, 2006). Apresentam-se duas garrafas: uma contendo água e etanol (8% a 12%) e outra contendo água, e a quantidade de etanol consumida é quantificada. Diferentes estudos exploram diversos fatores que alteram esse consumo, como tempo de acessibilidade ao etanol (Files et al., 1994) ou o número e o tipo de garrafas que são apresentadas junto com outros reforços (Samson et al., 2000; Tordoff & Bachmanov, 2003). Como o consumo de etanol para alguns roedores não é inicialmente prazeroso, diferentes protocolos de início de consumo são sugeridos (Boyle et al., 1994). O consumo é medido e, com base nesse dado, verifica-se a dependência do animal à droga. Entretanto, nesse modelo não se consegue distinguir se o consumo aumentado refere-se a um reforço positivo aumentado (refletindo prazer) ou se é a neutralização de um reforço negativo (refletindo um tratamento dos sintomas da abstinência) (Sanchis-Segura & Spanagel, 2006).

Com relação aos procedimentos de autoadministração que exigem condicionamento operante, diversos protocolos são utilizados. Em todos eles, o animal recebe a droga após emitir um comportamento que consiste, geralmente, em apertar uma barra. O aparato mais utilizado para sua realização é uma caixa de Skinner. As variações mais comuns consistem em predeterminar quantas vezes o comportamento deve ser emitido para que ocorra o reforço. Esse número de respostas pode tanto ser fixo como variar progressivamente (menos comum). No caso de um número predeterminado fixo de respostas, o que se quantifica é o número de respostas que receberam reforço. No caso de um incremento progressivo no número de respostas para receber o reforço, o que se quantifica é o número máximo de respostas emitido para se obter um único reforço (Sanchis-Segura & Spanagel, 2006).

Sensibilização comportamental

Em 1993, Robinson e Berridge sugeriram que o comportamento de uso compulsivo de drogas decorreria de alterações neuroquímicas e comportamentais causadas pela repetição do uso da droga. Esse comportamento seria mimetizado pelo fenômeno de sensibilização comportamental, que se refere ao aumento progressivo do efeito da droga com o tratamento repetitivo. A função fisiológica que modularia esse fenômeno seria uma sensibilização do incentivo motivacional ou saliência, tornando os estímulos mais atrativos e eliciadores de desejo. Uma das respostas comportamentais exacerbadas em roedores decorrentes da administração repetida de drogas é a atividade locomotora. Essa exacerbação consiste no aumento progressivo e constante da ambulação dos animais a cada nova administração da mesma dose da droga. Esse fenômeno, denominado sensibilização comportamental, é promovido por psicoestimulantes, como a anfetamina e a cocaína, e pelo álcool (Masur et al., 1986; Pierce & Kalivas, 1997; Robinson & Becker, 1986).

Esse modelo tem sido largamente utilizado, pois possibilita o estudo de vários aspectos da dependência, como a vulnerabilidade ao efeito reforçador da droga e aspectos compulsivos, como o *craving* (ou "fissura" – experiência subjetiva de sentir a necessidade ou desejo compulsivo de algo – Robinson & Berridge, 1993). Além disso, a sensibilização comportamental também parece ser influenciada por pistas do ambiente. Embora a literatura apresente casos em que a sensibilização comportamental é observada mesmo quando as injeções de droga não são pareadas com o ambiente de observação, ou seja, independentemente de um contexto condicionado (Bellot et al., 1996; Chinen et al., 2006; Costa et al., 2001), em algumas circunstâncias a sensibilização comportamental sofre forte influência do condicionamento ao contexto/ambiente (Ahmed et al., 1995; Alvarez et al., 2006; Carey & Gui, 1998; Calzavara et al., 2008; Chinen et al., 2006; Damianopoulos & Carey, 1992; Everitt & Wolf, 2002; Frussa-Filho et al., 2004; Jackson & Nutt, 1993). Paralelamente, o desenvolvimento de uma associação não somente entre as pistas ambientais e o efeito estimulante da droga, mas também entre as pistas ambientais, o efeito estimulante da droga e pistas interoceptivas da própria (efeitos fisiológicos produzidos pela droga, como o aumento do batimento cardíaco) podem influenciar o fenômeno de sensibilização comportamental (Carey & Gui, 1998).

Considera-se a locomoção condicionada um modelo análogo ao que ocorre em humanos dependentes de drogas, no qual pistas relacionadas com seu uso lembram seus efeitos, gerando um desejo compulsivo pela droga (Childress et al., 1999; Newlin, 1992; O'Brien et al., 1993). Atualmente, acredita-se que tanto o componente farmacológico como o componente condicionado sejam importantes para o desenvolvimento da sensibilização comportamental (Anagnostaras et al., 2002).

Embora a locomoção seja o comportamento mais amplamente avaliado no modelo de sensibilização comportamental, o comportamento estereotipado, o comportamento rotacional, o comportamento de beber, a resposta a estímulos acústicos e o comportamento de escalar também são passíveis de sofrer sensibilização (Robinson & Becker, 1986).

Vale ressaltar que estudos mostram que ratos mais predispostos a desenvolver sensibilização comportamental também são aqueles mais propensos a apresentar maior predisposição à autoadministração, traçando desse modo um paralelo entre os dois modelos (Piazza et al., 1989).

Preferência condicionada por lugar

O paradigma de preferência condicionada por lugar (do inglês *conditioned place preference*) utiliza o ambiente como o estímulo condicionado aos efeitos das drogas. Em um protocolo básico, os animais são inicialmente habituados a um compartimento para evitar a interferência da novidade. Logo após, a administração da droga é realizada em um compartimento semelhante ao utilizado na habituação, porém com pistas ambientais específicas (p. ex., chão com listras). Injeções controles (salina ou veículo no qual a droga é diluída) são administradas aos animais em um terceiro compartimento semelhante aos outros, mas com pistas específicas diferentes (chão quadriculado). Várias sessões são realizadas, de modo que a droga sempre é administrada no mesmo compartimento para que ocorra o condicionamento dos efeitos reforçadores da droga ao lugar e este passe a ser um estímulo condicionado. Quanto mais sessões são realizadas, maior é o condicionamento. Para evitar preferências inatas, grupos diferentes de animais são condicionados em compartimentos diferentes (Bardo et al., 1995; Cunningham et al., 2003).

Após um período de condicionamento, o animal é testado para a avaliação de sua preferência por determinado ambiente. Animais ditos dependentes têm preferência pelo compartimento no qual receberam a droga e vivenciaram seus efeitos reforçadores.

Diferentes drogas promovem diferentes resultados nesse paradigma. Enquanto um robusto condicionamento de preferência ao local é verificado após administrações de opiáceos e anfetamina, respostas inconclusivas são relatadas para etanol, nicotina e maconha (Cunningham et al., 1993; Tzschentke, 1998).

MODELOS ANIMAIS DE DEPRESSÃO

Depressão é um transtorno com manifestações em diferentes níveis – psicológico, comportamental e fisiológico (humor deprimido, fadiga, dificuldade de concentração, entre outros) –, o que causa dificuldades adicionais para mimetizá-la em animais de laboratório (Cryan & Mombereau, 2004). Entretanto, modelos animais experimentais são utilizados para o estudo de alguns aspectos da depressão e/ou para testes de drogas com potencial antidepressivo. Muitos deles baseiam-se na teoria de que a depressão decorreria de uma dificuldade em lidar com situações estressantes inescapáveis que causem desespero ao animal. Assim, esses paradigmas comportamentais refletem uma situação de desamparo aprendido. Como o transtorno não se restringe a essa hipótese, os modelos animais mimetizam apenas parte dele.

Desamparo aprendido por exposição a choques inescapáveis

Nesse modelo, proposto por Seligman em 1975, roedores são expostos a situações de eventos incontroláveis, não contingentes, ou seja, estímulos aversivos (geralmente choques elétricos nas patas), gerando reações de desamparo, ou seja, uma diminuição da tentativa de fuga e esquiva. Assim, maiores latências para emissão de respostas de fuga e esquiva, ou a não aprendizagem dessas respostas, caracterizam o desamparo.

Estudos em roedores mostraram que esse déficit comportamental é altamente sensível a uma gama de antidepressivos, depois de um pequeno período de tratamento (Leshner et al., 1979; Martin et al., 1990; Sherman & Petty, 1982). Contudo, algumas falhas são apontadas: alguns dos sintomas de depressão gerados por esse modelo não persistem por 2 a 3 dias após o teste (Weiss & Kilts, 1998), além de somente certa porcentagem dos animais adquirir o desamparo aprendido (Anisman et al., 1978; Caldarone et al., 2000; Drugan et al., 1989) e a variabilidade de resposta ser grande entre as linhagens (Caldarone et al., 2000; Shanks & Anisman, 1988, 1989, 1993).

Teste do nado forçado

O desamparo aprendido também pode ser induzido por meio do teste do nado forçado. Proposto por Porsolt e cols. em 1977, esse teste é um dos modelos mais tradicionais para o estudo da depressão em animais de laboratório, por apresentar alto valor preditivo em virtude da resposta aos medicamentos antidepressivos existentes. Nesse teste, os animais são colocados para nadar em um tanque cilíndrico com água e não podem tocar o fundo do cilindro nem fugir (escape), criando-se assim uma situação aversiva e inescapável. Com o tempo, os animais percebem que não têm como sair do tanque e desenvolvem uma postura de imobilidade. Após determinado tempo, avaliam-se os períodos de imobilidade e de natação. Os animais mais predispostos à imobilidade mimetizariam uma predisposição para a depressão. Se o antidepressivo é dado anteriormente ao início do teste, os animais diminuem a imobilidade. Willner (1990, 2002) sugeriu que a imobilidade quantificada no teste corresponderia à inabilidade ou à relutância em manter o esforço pela vida – o que se vê em pacientes depressivos (Weingartner & Silberman, 1982).

Entretanto, tem sido sugerido que as respostas de imobilidade durante o teste não seriam referentes a uma falha na resposta a situações estressantes, mas sim um mecanismo de aprendizado para conservação de energia (West, 1990). Sugere-se também que a imobilidade apresentada pelo animal decorreria de um aprendizado instrumental entre duas sessões (Borsini et al., 1989).

São levantados alguns problemas que podem produzir viés nesse teste, como alterações de função motora para a natação, termorregulação da água e diferenças de desempenho entre linhagens (Cryan & Mombereau, 2004).

Teste da suspensão da cauda

Um outro paradigma baseado no desamparo aprendido é o teste de suspensão da cauda. Esse teste tem semelhanças com o teste de natação forçada, na medida em que também se baseia na resposta de relutância do animal diante de um estímulo aversivo inescapável. Os roedores são pendurados pela cauda; após um período de movimentos e de tentativas de fuga, desenvolvem uma postura de imobilidade ante uma situação estressante inescapável. O período de imobilidade é quantificado (Steru et al., 1985). Tratamentos agudos com antidepressivos diminuem essa imobilidade.

MODELOS ANIMAIS PARA O ESTUDO DA ESQUIZOFRENIA

A esquizofrenia é, indiscutivelmente, uma patologia extremamente complexa, tanto em termos de fisiopatologia como de sintomas. Com relação aos mecanismos subjacentes a seu desenvolvimento e/ou manifestação, diversos fatores ambientais e genéticos – ainda não bem estabelecidos – parecem interagir no sentido de promover as alterações cerebrais e, em última instância, mentais associadas a essa doença. Paralelamente, seus sintomas envolvem conceitos como consciência, pensamento e linguagem – difíceis (para não dizer impossíveis) de serem avaliados em roedores. Assim sendo, é grande o empenho no desenvolvimento de bons modelos animais que deem conta dos diferentes aspectos dessa doença.

Consideraremos o uso de modelos animais para o estudo da esquizofrenia sob dois aspectos: (1) parâmetros comportamentais utilizados para avaliar sintomas da doença; (2) manipulações experimentais para induzir alterações comportamentais e neuroquímicas associadas a ela, com base nos critérios de validade preditiva, de construto e fenomenológica. Deve-se ressaltar que essas duas dimensões metodológicas se inter-relacionam, uma vez que a presença das alterações comportamentais clássicas para avaliação dos sintomas e/ou a resposta desses comportamentos aos antipsicóticos são utilizadas para validar manipulações experimentais indutoras de alterações associadas a sua etiologia. Por outro lado, a observação de comportamentos alterados promovidos por manipulações experimentais já bem estabelecidas é útil para a identificação de novos parâmetros comportamentais relevantes para o estudo de aspectos sintomatológicos ainda não avaliados experimentalmente.

Parâmetros comportamentais utilizados para avaliar sintomas da esquizofrenia

Teste de inibição pré-pulso

Um processamento adequado de informações é fundamental para que informações provenientes do meio externo possam ser corretamente percebidas, analisadas e resultem na manifestação de comportamentos apropriados. O processamento de informações é subdividido em processos pré-atencionais, ou automáticos, e processos atencionais. Os processos pré-atencionais acontecem nos primeiros estágios do processamento de informações, precedendo os processos de atenção consciente. Um filtro sensorimotor participa dos eventos pré-atencionais para garantir o processamento adequado das informações. Desse modo, a exposição prévia a um estímulo sensorial suave é capaz de inibir respostas motoras a estímulos sensoriais intensos, refletindo uma capacidade de inibir respostas a informações novas durante o processamento de uma informação inicial (Ellenbroek, 2004; Perry & Braff, 1994; Swerdlow et al., 1999). Esse processo é importante para garantir que um fluxo exagerado e caótico de informações não alcance a consciência, de modo que a construção do pensamento possa se dar de maneira estruturada e coesa (Geyer et al., 2001; Swerdlow et al., 2001).

O teste de inibição pré-pulso (*prepulse inhibition of startle* – PPI) é um dos paradigmas mais utilizados para avaliação do funcionamento do filtro sensorimotor. Caracteriza-se por uma inibição, promovida por um estímulo suave, de uma resposta motora induzida por um estímulo intenso. Essa resposta motora consiste em uma contração dos músculos esqueléticos e faciais diante de um estímulo visual, auditivo ou tátil (denominado pulso). Sua inibição é promovida pela exposição a um estímulo de baixa intensidade (denominado pré-pulso), não necessariamente de mesma natureza, apresentado entre 30 e 500ms antes do estímulo capaz de promover a resposta motora. Esse processo não depende de condicionamento e não parece sofrer habituação ou extinção (Braff et al., 2001).

O déficit de PPI é um dos parâmetros mais utilizados em modelos animais de esquizofrenia (Geyer et al., 2001). Este fato se deve, em grande parte, à similaridade do fenômeno em diferentes espécies (validade fenomenológica), o que favorece seu uso em abordagens translacionais (Braff et al., 2001). Assim, tanto portadores de esquizofrenia como roedores submetidos a manipulações "pró-esquizofrênicas" apresentam déficit de PPI (Braff et al., 2001; Swerdlow et al., 2008). Em roedores, a amplitude de sobressalto é avaliada por meio de um estabilímetro, e a resposta de PPI consiste no quanto este sobressalto está diminuído quando um pré-pulso antecede o pulso. Assim, seu cálculo é feito da seguinte maneira: PPI (%) = 100 − [(PP / P) × 100], sendo P a amplitude de sobressalto após a apresentação somente do pulso e PP a amplitude de sobressalto após a apresentação do pulso precedido pelo pré-pulso. Nesses estudos, tanto o pulso como o pré-pulso são estímulos sonoros, e suas intensidades, bem como o intervalo de apresentação entre eles, variam conforme o protocolo utilizado por diferentes autores.

Teste da inibição latente

A habilidade de ignorar estímulos irrelevantes, ou seja, de direcionar a atenção a informações salientes (Lubow, 2005), é fundamental para o processamento adequado de informações. Assim, quando um indivíduo é exposto a um estímulo que não determina consequências relevantes, esse estímulo se torna menos efetivo para a aquisição de uma associação. Esse enfraquecimento de significância do estímulo neutro em associações posteriores é um processo atencional denominado inibição latente.

A incapacidade de ignorar estímulos irrelevantes tem sido sugerida como uma das alterações de processamento de informação centrais na esquizofrenia (Lubow et al., 1989; Weiner & Arad, 2009). Assim, portadores de esquizofrenia apresentam um déficit de inibição latente, o qual representa um dos paradigmas mais avaliados em modelos animais de esquizofrenia (Lubow, 2005; Moser et al., 2000; Weiner & Arad, 2009).

Diferentes protocolos, como o aprendizado discriminativo e o medo condicionado ao contexto ou ao som (Calzavara et al., 2009; Moser et al., 2000), são utilizados para a avaliação da inibição latente. No entanto, todos eles compartilham características comuns. No primeiro estágio do teste – denominado pré-exposição – os animais são submetidos (pré-expostos) ou não (não pré-expostos) ao estímulo neutro (p. ex., um tom). Após algum tempo (que varia de acordo com o protocolo utilizado), todos os sujeitos são expostos à fase de condicionamento desse estímulo a algum reforço (p. ex., um choque nas patas). O desempenho é avaliado pela quantificação de um comportamento indicativo do condicionamento

(p. ex., tempo de congelamento) e sua diminuição é indicativa de que o fenômeno de inibição latente está presente.

Teste de interação social

Uma das classes de sintomas da esquizofrenia é a dos sintomas negativos, entre os quais se destaca a diminuição de interação social. Nesse contexto, a avaliação da interação social em roedores tem sido utilizada como um parâmetro correspondente aos sintomas negativos da esquizofrenia (Sams-Dodd, 1995, 1998).

O teste de interação social avalia o comportamento exploratório e social entre pares de roedores que não se conhecem, colocados em um ambiente familiar ou não (Sams-Dodd, 1995). Originalmente desenvolvido para avaliação de estados de ansiedade em animais (File e Hyde, 1978), vem sendo amplamente aplicado na atualidade em modelos animais de esquizofrenia (Bégou et al., 2008; Powell & Miyakawa, 2006; Sams-Dodd, 1995, 1998; O'Tuathaigh et al., 2008).

Em roedores, geralmente o teste é realizado em uma arena de campo aberto, onde uma série de comportamentos indicativos de interação social são avaliados. Esses comportamentos podem ser divididos em ativos (cheirar, subir, perseguir) e passivos (os animais permanecerem juntos, mas sem movimentação).

Avaliação da locomoção

A classe dos sintomas positivos (como delírios e alucinações) é, sem dúvida, a mais difícil de mimetizar em modelos animais de esquizofrenia. Contudo, um aumento de locomoção é sugerido como um parâmetro comportamental avaliado em roedores correspondente a essa classe de sintomas (Lipska & Weinberger., 2000; Powel & Miyakawa, 2006; Van den Buuse et al., 2005). Essa proposta se baseia no fato de que um aumento de dopamina na via mesolímbica está relacionado tanto ao aumento de locomoção (Kelly et al., 1975) como aos sintomas positivos da esquizofrenia (Howes & Kapur, 2009; Laruelle et al., 1999; Seeman, 1987).

Reforçando o paralelo entre aumento de locomoção e sintomas positivos, a administração de drogas capazes de induzir sintomas psicóticos em indivíduos saudáveis ou de agravá-los em portadores de esquizofrenia (Janowsky & Risch, 1979; Lahti et al., 2001; Tamminga et al., 2003; Yui et al., 1999) também promove aumento de locomoção em roedores (Marcotte et al., 2001; Powell & Miyakawa, 2006).

Esse aumento de locomoção pode ser quantificado em roedores tanto em um campo aberto, no qual o número de quadrantes percorridos pelo animal é quantificado, como em caixas de atividade, nas quais a quantidade de locomoção é avaliada por meio de células fotoelétricas sensíveis ao movimento dos animais.

Testes de memória

Diferentes déficits de memória estão associados à esquizofrenia. Para seu estudo utilizam-se diversos modelos de memória. Esses modelos estão descritos e discutidos no item "Modelos animais para o estudo da memória" deste capítulo.

Manipulações experimentais para induzir alterações comportamentais e neuroquímicas associadas à esquizofrenia

As manipulações experimentais utilizadas para induzir alterações associadas à esquizofrenia e/ou reproduzir fatores associados a sua fisiopatologia podem ser divididas em: modelos farmacológicos, modelos associados a alterações de neurodesenvolvimento e modelos genéticos. Com o acúmulo de conhecimento sobre os mecanismos subjacentes ao desenvolvimento e à manifestação da esquizofrenia, novos modelos vêm surgindo. Nossa intenção não é fazer uma revisão desses modelos, mas sim apresentar alguns dos modelos mais utilizados.

Modelos farmacológicos

Administração de anfetamina

A anfetamina é um psicoestimulante capaz não só de agravar ou desencadear surtos psicóticos em portadores de esquizofrenia, como também de promover psicose em indivíduos saudáveis (Janowsky & Risch, 1979; Yui et al., 1999).

Em roedores, sua administração promove uma série das alterações comportamentais descritas anteriormente, que são revertidas pela administração de antipsicóticos (Geyer et al., 2001; Marcotte et al., 2001; Weiner, 2003). Vale ressaltar que a anfetamina não promove diminuição de interação social, indicando que essa manipulação não mimetiza os sintomas negativos da esquizofrenia. Esta droga é um agonista dopaminérgico indireto, e seus efeitos estariam relacionados ao aumento da transmissão dopaminérgica mesolímbica associado à fisiopatologia da esquizofrenia (Drevets et al., 2001; Laruelle & Abi-Dargham, 1999).

Administração de antagonistas glutamatérgicos de receptores NMDA

Os antagonistas glutamatérgicos de receptores NMDA são drogas psicotomiméticas que também agravam sintomas psicóticos em portadores de esquizofrenia, assim como os promovem em indivíduos saudáveis (Lahti et al., 2001; Tamminga et al., 2003). São exemplos a quetamina, a fenciclidina e a dizocilpina (também conhecida como MK-801).

Assim como a anfetamina, essas drogas promovem uma série de alterações comportamentais, descritas anteriormente, que são revertidas por antipsicóticos (Bubeníková-Valesová et al., 2008; Lipska & Weinberger, 2000; Moghaddam & Jackson, 2003; Mouri et al., 2007). Em oposição à anfetamina, os antagonistas glutamatérgicos de receptores NMDA promovem diminuição de interação social, que é revertida por antipsicóticos atípicos (Mouri et al., 2007; Sams-Dodd, 1995, 1998). Suas alterações comportamentais relacionam-se com a hipofunção de receptores NMDA, sugerida como um dos mecanismos fisiopatológicos da esquizofrenia (Bressan & Pilowski, 2003; Coyle, 2006).

MODELOS ASSOCIADOS A ALTERAÇÕES DE NEURODESENVOLVIMENTO

Isolamento social desde o desmame

O isolamento social de roedores desde o desmame tem sido sugerido como uma manipulação relacionada às alterações de neurodesenvolvimento associadas à fisiopatologia da esquizofrenia. Consiste em manter os animais alojados em caixas individuais desde seu desmame (normalmente entre o 21º e o 28º dia de vida) até a idade adulta. Essa manipulação causa diversas alterações neuroquímicas e comportamentais associadas à esquizofrenia e que são revertidas por antipsicóticos. De grande interesse, algumas dessas alterações só se manifestam na idade adulta, mimetizando a manifestação da esquizofrenia característica do final da adolescência e início da fase adulta (Fone & Porkess, 2008; Lapiz et al., 2001; Van den Buuse et al., 2003; Weiss & Feldon, 2001).

Lesão neonatal do hipocampo ventral

Esse procedimento consiste em promover lesões excitotóxicas do hipocampo ventral e do subículo ventral, regiões do hipocampo que se projetam para o córtex pré-frontal. Geralmente são realizadas no sétimo dia de vida (Tseng et al., 2009).

Assim como o isolamento social, a lesão neonatal do hipocampo ventral promove alterações comportamentais e neuroquímicas que só se manifestam no final da adolescência ou no início da vida adulta de roedores, à semelhança do que é observado na clínica. Muitas delas são revertidas por antipsicóticos. Tem sido defendido que elas estariam associadas às alterações de neurodesenvolvimento sugeridas na esquizofrenia (Lipska, 2004; Lipska & Weinberger, 2000; Marcote et al., 2001; Van den Buuse et al., 2003).

Modelos genéticos

Diversas alterações genéticas parecem estar associadas à esquizofrenia (O'Tuathaigh et al., 2007). Contudo, ainda não está bem estabelecida a exata participação das alterações individuais dos genes candidatos, ou de interações entre eles, ou ainda de interações gene-ambiente. Nesse contexto, diversas manipulações genéticas têm sido realizadas em camundongos, com o objetivo de contribuir para o esclarecimento dos fatores genéticos associados à esquizofrenia. Embora essa seja uma metodologia promissora, os modelos genéticos ainda são recentes e carecem de uma caracterização mais aprofundada de sua validade fenomenológica, preditiva e de construto.

As abordagens consistem na utilização de camundongos geneticamente selecionados ou modificados, nos quais a expressão de determinados genes é seletivamente alterada. Alguns exemplos são camundongos com expressões alteradas do gene do transportador de dopamina, dos receptores dopaminérgicos D_1 e D_2, da subunidade NR1 do receptor glutamatérgico NMDA, do gene neurorregulina-1 (NRG-1), do gene DISC 1, entre outros (Chen et al., 2006; Lipska & Weinberger, 2000; O'Tuathaigh et al., 2007). Nem todos os comportamentos descritos são observados nesses modelos. Além disso, a reversão promovida por antipsicóticos das possíveis alterações comportamentais ainda não foi sistematicamente avaliada.

Vale ressaltar que, se por um lado essas manipulações tornam possível que o papel dos genes em foco seja estudado isoladamente, as alterações observadas podem refletir mecanismos compensatórios às manipulações genéticas promovidas.

REFERÊNCIAS

Ahmed SH, Cador M, Le Moal M, Stinus L. Amphetamine-induced conditioned activity in rats: comparison with novelty-induced activity and role of the basolateral amygdala. Behav Neurosci 1995; 109(4):723-33.

Alvarez J do N, Fukushiro DF, Tatsu JA et al. Amphetamine-induced rapid-onset sensitization: role of novelty, conditioning and behavioral parameters. Pharmacol Biochem Behav 2006; 83(4):500-7.

Anagnostaras SG, Robinson TE. Sensitization to the psychomotor stimulant effects of amphetamine: modulation by associative learning. Behav Neurosci 1996; 110(6):1397-414.

Anagnostaras SG, Schallert T, Robinson TE. Memory processes governing amphetamine-induced psychomotor sensitization. Neuropsychopharmacology 2002; 26(6):703-15.

Anisman H, De Catanzaro D, Remington G. Escape performance following exposure to inescapable shock: deficits in motor response maintenance. J Exp Psychol Anim Behav Process 1978; 4:197-218.

Barbosa FF, Pontes IM, Ribeiro AM, Silva RH. Extending possible applications of an episodic-like memory task in rats. Behav Brain Res 2009; no prelo.

Bardo MT, Rowlett JK, Harris MJ. Conditioned place preference using opiate and stimulant drugs: a meta-analysis. Neurosci Biobehav Rev 1995; 19(1):39-51.

Bégou M, Volle J, Bertrand JB et al. The stop null mice model for schizophrenia displays cognitive and social deficits partly alleviated by neuroleptics. Neuroscience 2008; 157(1):29-39.

Bellot RG, Camarini R, Vital MA, Palermo-Neto J, Leyton V, Frussa-Filho R. Monosialoganglioside attenuates the excitatory and behavioural sensitization effects of ethanol. Eur J Pharmacol 1996; 17; 313(3):175-9.

Ben-Ari Y. Limbic seizure and brain damage produced by kainic acid: mechanisms and relevance to human temporal lobe epilepsy. Neuroscience 1985; 14:375-403.

Béracochéa D. Interaction between emotion and memory: importance of mammillary bodies damage in a mouse model of the alcoholic Korsakoff syndrome. Neural Plast 2005; 12(4):275-87.

Bertorelli R, Adami M, Ongili E. The mongolian gerbil in experimental epilepsy. Ital J Neurol Sci 1995; 16:101-6.

Bertram E. The relevance of kindling for human epilepsy. Epilesia 2007; 48:65-74.

Blanchard DC, Blanchard RJ. Innate and conditioned reactions to threat in rats with amygdaloid lesions. J Comp Physiol Psychol 1972; 81(2):281-90.

Borsini F, Lecci A, Sessarego A, Frassine R, Meli A. Discovery of antidepressant activity by forced swimming test may depend on preexposure of rats to a stressful situation. Psychopharmacology 1989; 97(2):183-8.

Bourin M, Petit-Demoulière B, Dhonnchadha BN, Hascöet M. Animal models of anxiety in mice. Fundam Clin Pharmacol 2007; 21(6):567-74.

Boyle AE, Smith BR, Spivak K, Amit Z. Voluntary ethanol consumption in rats: the importance of the exposure paradigm in determining final intake outcome. Behav Pharmacol 1994; 5(4 And 5):502-12.

Braff DL, Geyer MA, Swerdlow NR. Human studies of prepulse inhibition of startle: normal subjects, patient groups, and pharmacological studies. Psychopharmacology 2001; 156(2-3):234-58.

Bressan RA, Pilowsky LS. Glutamatergic hypothesis of schizophrenia. Rev Bras Psiquiatr 2003; 25(3):177-83.

Bubeníková-Valesová V, Horácek J, Vrajová M, Höschl C. Models of schizophrenia in humans and animals based on inhibition of NMDA receptors. Neurosci Biobehav Rev 2008; 32(5):1014-23.

Cahill L, McGaugh JL. Mechanisms of emotional arousal and lasting declarative memory. Trends Neurosci 1998; 21(7):294-9.

Caldarone BJ, George TP, Zachariou V, Picciotto MR. Gender differences in learned helplessness behavior are influenced by genetic background. Pharmacol Biochem Behav 2000; 66:811-7.

Calzavara MB, Andersen ML, Fukushiro DF et al. Sleep rebound attenuates context-dependent behavioural sensitization induced by amphetamine. Prog Neuropsychopharmacol Biol Psychiatry 2008; 32(5):1277-82.

Calzavara MB, Medrano WA, Levin R et al. Neuroleptic drugs revert the contextual fear conditioning deficit presented by spontaneously hypertensive rats: a potential animal model of emotional context processing in schizophrenia? Schizophr Bull 2009; 35(4):748-59.

Carey R, Gui J. Cocaine sensitization can accelerate the onset of peak cocaine behavioral effects. Pharmacol Biochem Behav 1998; 60(2):395-405.

Childress AR, Ehrman R, Roohsenow DJ, Robbins SJ, O'Brien CP. Classically conditioned factors in drug dependence. In: Lowinson W, Luiz P, Millman RB, Langard JG (eds). Substance abuse: a comphreensive text book. Baltimore: Willians & Wilkins, 1992:56-69.

Chinen CC, Faria RR, Frussa-Filho R. Characterization of the rapid-onset type of behavioral sensitization to amphetamine in mice: role of drug-environment conditioning. Neuropsychopharmacology 2006; 31(1):151-9.

Coenen AM, Drinkenburg WH, Inoue M, van Luijtelaar EL. Genetic models of absence epilepsy, with emphasis on the WAG/Rij strain of rats. Epilepsy Res 1992; 12:75-86.

Costa FG, Frussa-Filho R, Felicio LF. The neurotensin receptor antagonist, SR48692, attenuates the expression of amphetamine-induced behavioural sensitisation in mice. Eur J Pharmacol 2001; 428(1):97-103.

Coyle JT. Glutamate and schizophrenia: beyond the dopamine hypothesis. Cell Mol Neurobiol 2006; 26(4-6): 365-84.

Crawley JN. Neuropharmacologic specificity of a simple animal model for the behavioral actions of benzodiazepines. Pharmacol Biochem Behav 1981; 15(5): 695-9.

Cryan JF, Mombereau C. In search of a depressed mouse: utility of models for studying depression-related behavior in genetically modified mice. Mol Psychiatry 2004; 9(4):326-57.

Cunningham CL, Niehus JS, Noble D. Species difference in sensitivity to ethanol's hedonic effects. Alcohol 1993; 10(2):97-102.

Cunningham CL, Smith R, McMullin C. Competition between ethanol-induced reward and aversion in place conditioning. Learn Behav 2003; 31(3):273-80.

Damianopoulos EN, Carey RJ. Conditioning, habituation and behavioral reorganization factors in chronic cocaine effects. Behav Brain Res 1992; 49(2):149-57.

Dere E, Huston JP, De Souza Silva MA. Integrated memory for objects, places, and temporal order: evidence for episodic-like memory in mice. Neurobiol Learn Mem 2005; 84(3):214-21.

Dere E, Huston JP, De Souza Silva MA. The pharmacology, neuroanatomy and neurogenetics of one-trial object recognition in rodents. Neurosci Biobehav Rev 2007; 31(5):673-704.

D'Hooge R, De Deyn PP. Applications of the Morris water maze in the study of learning and memory. Brain Res Brain Res Rev 2001; 36(1):60-90.

Drevets WC, Gautier C, Price JC et al. Amphetamine-induced dopamine release in human ventral striatum correlates with euphoria. Biol Psychiatry 2001;49(2):81-96.

Drugan RC, Skolnick P, Paul SM, Crawley JN. A pretest procedure reliably predicts performance in two animal models of inescapable stress. Pharmacol Biochem Behav 1989; 33(3):649-54.

Ellenbroek BA. Pre-attentive processing and schizophrenia: animal studies. Psychopharmacology 2004; 174(1):65-74.

Everitt BJ, Wolf ME. Psychomotor stimulant addiction: a neural systems perspective. J Neurosci 2002; 22(9):3312-20.

Faingold CL. Neuronal networks in the genetically epilepsy-prone rat. Adv Neurol 1999; 79:311-21.

File SE, Hyde JR. Can social interaction be used to measure anxiety? Br J Pharmacol 1978; 62(1):19-24.

File SE, Seth P. A review of 25 years of the social interaction test. Eur J Pharmacol 2003; 463(1-3):35-53.

Files FJ, Lewis RS, Samson HH. Effects of continuous versus limited access to ethanol on ethanol self-administration. Alcohol 1994; 11(6):523-31.

Fone KC, Porkess MV. Behavioural and neurochemical effects of post-weaning social isolation in rodents-relevance to developmental neuropsychiatric disorders. Neurosci Biobehav Rev 2008; 32(6):1087-102.

Font L, Aragon CM, Miquel M. Ethanol-induced conditioned place preference, but not aversion, is blocked by treatment with D-penicillamine, an inactivation agent for acetaldehyde. Psychopharmacology (Berl) 2006; 184(1):56-64.

Geyer MA, Krebs-Thomson K, Braff DL, Swerdlow NR. Pharmacological studies of prepulse inhibition models of sensorimotor gating deficits in schizophrenia: a decade in review. Psychopharmacology 2001; 156(2-3): 117-54.

Goddard GV. Development of epileptic seizures through brain stimulation at low intensity. Nature 1967; 214:1020-1.

Godinho M, Ribeiro AM, Fernandes VS et al. A rodent model of appetitive discrimination with concomitant evaluation of anxiety-like behavior. J Neurosci Methods 2009; 185(1):82-8.

Graig CR, Colasanti BK. GABA receptors, lipids, and gangliosides in cobalt epileptic focus. Adv Neurol 1986; 44:379-91.

Halberstadt AL, Geyer MA. Habituation and sensitization of acoustic startle: opposite influences of dopamine D1 and D2-family receptors. Neurobiol Learn Mem 2009; 92(2):243-8.

Handley SL, Mithani S. Effects of alpha-adrenoceptor agonists and antagonists in a maze-exploration model of "fear"-motivated behaviour. Naunyn Schmiedebergs Arch Pharmacol 1984; 327(1):1-5.

Hogg S. A review of the validity and variability of the elevated plus-maze as an animal model of anxiety. Pharmacol Biochem Behav 1996; 54(1):21-30.

Howes OD, Kapur S. The dopamine hypothesis of schizophrenia: version III – the final common pathway. Schizophr Bull 2009; 35(3):549-62.

Ito T, Hori M, Yoshida K, Shimizu M. Effect of anticonvulsants on experimental cortical epilepsy induced acid gel in rats. Arch Int Pharmacodyn Ther 1979; 241: 287-99.

Jackson HC, Nutt DJ. A single preexposure produces sensitization to the locomotor effects of cocaine in mice. Pharmacol Biochem Behav 1993; 45(3):733-5.

Janowsky DS, Risch C. Amphetamine psychosis and psychotic symptoms. Psychopharmacology 1979; 65(1):73-7.

Jope RS, Morrisett RA, Snead OC. Characterization of lithium potentiation of pilocarpine-induced status epilepticus in rats. Exp Neurol 1986l; 91:471-80.

Kameda SR, Frussa-Filho R, Carvalho RC et al. Dissociation of the effects of ethanol on memory, anxiety, and motor behavior in mice tested in the plus-maze discriminative avoidance task. Psychopharmacology 2007; 192(1):39-48.

Kelly PH, Seviour PW, Iversen SD. Amphetamine and apomorphine responses in the rat following 6-OHDA lesions of the nucleus accumbens septi and corpus striatum. Brain Res 1975; 94(3):507-22.

Lahti AC, Weiler MA, Tamara Michaelidis BA, Parwani A, Tamminga CA. Effects of ketamine in normal and schizophrenic volunteers. Neuropsychopharmacology 2001; 25(4):455-67.

Lapiz MD, Fulford A, Muchimapura S, Mason R, Parker T, Marsden CA. Influence of postweaning social isolation in the rat on brain development, conditioned behaviour and neurotransmission. Ross Fiziol Zh Im I M Sechenova 2001; 87(6):730-51.

Laruelle M, Abi-Dargham A, Gil R, Kegeles L, Innis R. Increased dopamine transmission in schizophrenia: relationship to illness phases. Biol Psychiatry 1999; 46(1):56-72.

Laruelle M, Abi-Dargham A. Dopamine as the wind of the psychotic fire: new evidence from brain imaging studies. J Psychopharmacol 1999; 13(4):358-71.

LeDoux JE. Emotion circuits in the brain. Annu Rev Neurosci 2000; 23:155-84.

Leite JP, Garcia-Cairasco N, Cavalheiro EA. New insights from the use of pilocarpine and kainate models. Epilepsy Research 2002; 50:93-103.

Leshner AI, Remler H, Biegon A, Samuel D. Desmethylimipramine (DMI) counteracts learned helplessness in rats. Psychopharmacology 1979; 66(2):207-8.

Lipska BK, Weinberger DR. To model a psychiatric disorder in animals: schizophrenia as a reality test. Neuropsychopharmacology 2000; 23(3):223-39.

Lipska BK. Using animal models to test a neurodevelopmental hypothesis of schizophrenia. J Psychiatry Neurosci 2004; 29(4):282-6.

Lubow RE. Construct validity of the animal latent inhibition model of selective attention deficits in schizophrenia. Schizophr Bull. 2005; 31(1):139-53.

Lubow RE. Latent inhibition and conditioned attention theory. New York, NY: Cambridge University Press, 1989.

Majchrzak M, Di Scala G. GABA and muscimol as reversible inactivation tools in learning and memory. Neural Plast 2000; 7(1-2): 19-29.

Marcotte ER, Pearson DM, Srivastava LK. Animal models of schizophrenia: a critical review. J Psychiatry Neurosci 2001; 26(5):395-410.

Marecaux C, Vergnes M, Depaulis A. Genetic absence epilepsy in rats from Strasbourg – a review. J Neural Transm Suppl 1992; 35:37-69.

Martin P, Soubrié P, Puech AJ. Reversal of helpless behavior by serotonin uptake blockers in rats. Psychopharmacology 1990; 101(3):403-7.

Masur J, Oliveira de Souza ML, Zwicker AP. The excitatory effect of ethanol: absence in rats, no tolerance and increased sensitivity in mice. Pharmacol Biochem Behav. 1986; 24(5):1225-8.

Meisch RA. Oral drug self-administration: an overview of laboratory animal studies. Alcohol 2001; 24(2):117-28.

Merritt HH, Putnam TJ. A new series of anticonvulsant drugs tested by experiments on animals. Arch Neurol Psychiatry 1938; 39:1003-15.

Milad MR, Rauch SL, Pitman RK, Quirk GJ. Fear extinction in rats: implications for human brain imaging and anxiety disorders. Biol Psychol 2006; 73(1):61-71.

Moghaddam B, Jackson ME. Glutamatergic animal models of schizophrenia. Ann N Y Acad Sci 2003; 1003:131-7.

Montgomery KC. The relation between fear induced by novel stimulation and exploratory behavior. J Comp Physiol Psychol 1955; 48(4):254-60.

Moser PC, Hitchcock JM, Lister S, Moran PM. The pharmacology of latent inhibition as an animal model of schizophrenia. Brain Res Brain Res Rev 2000; 33(2-3): 275-307.

Mouri A, Noda Y, Enomoto T, Nabeshima T. Phencyclidine animal models of schizophrenia: approaches from abnormality of glutamatergic neurotransmission and neurodevelopment. Neurochem Int 2007; 51(2-4):173-84.

Naquet R, Silva-Barrat C, Menini C. Reflex epilepsy in the Papio papio baboon, particularly photosensitive epilepsy. Ital J Neurol Sci 1995; 15:119-25.

Netto CA, Izquierdo I. On how passive is inhibitory avoidance. Behav Neural Biol 1985; 43(3):327-30.

Newlin DB. A comparison of drug conditioning and craving for alcohol and cocaine. Recent Dev Alcohol 1992; 10:147-64.

O'Brien CP, Childress AR, McLellan AT, Ehrman R. Developing treatments that address classical conditioning. NIDA Res Monogr 1993; 135:71-91.

O'Brien CP, McLellan AT. Myths about the treatment of addiction. Lancet 1996; 347(8996):237-40.

O'Keefe J. A review of the hippocampal place cells. Prog Neurobiol 1979; 13(4):419-39.

O'Tuathaigh CM, O'Connor AM, O'Sullivan GJ et al. Disruption to social dyadic interactions but not emotional/anxiety-related behaviour in mice with heterozygous knockout' of the schizophrenia risk gene neuregulin-1. Prog Neuropsychopharmacol Biol Psychiatry 2008; 32(2):462-6.

Packard MG, White NM. Lesions of the caudate nucleus selectively impair "reference memory" acquisition in the radial maze. Behav Neural Biol 1990; 53(1):39-50.

Palanza P. Animal models of anxiety and depression: how are females different? Neurosci Biobehav Rev 2001; 25(3):219-33.

Panlilio LV, Goldberg SR. Self-administration of drugs in animals and humans as a model and an investigative tool. Addiction 2007; 102(12):1863-70.

Pellow S, Chopin P, File SE, Briley M. Validation of open:closed arm entries in an elevated plus-maze as a measure of anxiety in the rat. J Neurosci Methods 1985; 14(3):149-67.

Pereira JK, Vieira RJ, Konishi CT, Ribeiro RA, Frussa-Filho R. The phenomenon of "one-trial tolerance" to the anxiolytic effect of chlordiazepoxide in the elevated plus-maze is abolished by the introduction of a motivational conflict situation. Life Sci 1999; 65(10):PL101-7.

Perry W, Braff DL. Information-processing deficits and thought disorder in schizophrenia. Am J Psychiatry 1994; 151(3):363-7.

Pert A, Post R, Weiss SR. Conditioning as a critical determinant of sensitization induced by psychomotor stimulants. NIDA Res Monogr 1990; 97:208-41.

Phillips RG, LeDoux JE. Differential contribution of amygdala and hippocampus to cued and contextual fear conditioning. Behav Neurosci 1992; 106(2):274-85.

Piazza PV, Deminière JM, Le Moal M, Simon H. Factors that predict individual vulnerability to amphetamine self-administration. Science. 1989; 245(4925):1511-3.

Pierce RC, Kalivas PW. A circuitry model of the expression of behavioral sensitization to amphetamine-like psychostimulants. Brain Res Brain Res Rev 1997; 25(2): 192-216.

Pinheiro SH, Zangrossi H Jr, Del-Ben CM, Graeff FG. Elevated mazes as animal models of anxiety: effects of serotonergic agents. An Acad Bras Cienc 2007; 79(1):71-85.

Porsolt RD, Le Pichon M, Jalfre M. Depression: a new animal model sensitive to antidepressant treatments. Nature. 1977; 266(5604):730-2.

Powell CM, Miyakawa T. Schizophrenia-relevant behavioral testing in rodent models: a uniquely human disorder? Biol Psychiatry 2006; 59(12):1198-207.

Rescorla RA, Solomon RL. Two-process learning theory: relationships between Pavlovian conditioning and instrumental learning. Psychol Rev 1967; 74(3):151-82.

Robinson TE, Becker JB. Enduring changes in brain and behavior produced by chronic amphetamine administration: a review and evaluation of animal models of amphetamine psychosis. Brain Res Rev 1986; 11:157-98.

Robinson TE, Berridge KC. The neural basis of drug craving: an incentive-sensitization theory of addiction. Brain Res Rev 1993; 18:247-91.

Rodgers RJ, Cao BJ, Dalvi A, Holmes A. Animal models of anxiety: an ethological perspective. Braz J Med Biol Res 1997; 30(3):289-304.

Rogawski MA, Löscher W. The neurobiology of antiepileptic drugs. Nature Reviews Neuroscience 2004; 5:553-64.

Sams-Dodd F. Distinct effects of D-amphetamine and phencyclidine on the social behaviour of rats. Behav Pharmacol 1995; 6(1):55-65.

Sams-Dodd F. Effects of continuous D-amphetamine and phencyclidine administration on social behaviour, stereotyped behaviour, and locomotor activity in rats. Neuropsychopharmacology 1998; 19(1):18-25.

Samson HH, Czachowski CL, Slawecki CJ. A new assessment of the ability of oral ethanol to function as a reinforcing stimulus. Alcohol Clin Exp Res 2000; 24(6):766-73.

Sanchis-Segura C, Spanagel R. Behavioural assessment of drug reinforcement and addictive features in rodents: an overview. Addict Biol 2006; 11(1):2-38.

Sasaki H, Hanamoto A. Shock sensitization and fear potentiation of auditory startle response in hamsters. Percept Mot Skills. 2007; 105(3 Pt 1):862-71.

Seeman P. Dopamine receptors and the dopamine hypothesis of schizophrenia. Synapse 1987; 1(2):133-52.

Seligman ME. Learned helplessness. Annu Rev Med 1972; 23:407-12.

Shanks N, Anisman H. Escape deficits induced by uncontrollable footshock in recombinant inbred strains of mice. Pharmacol Biochem Behav 1993; 46(3):511-7.

Shanks N, Anisman H. Strain-specific effects of antidepressants on escape deficits induced by inescapable shock. Psychopharmacology 1989; 99(1):122-8.

Shanks N, Anisman H. Stressor-provoked behavioral changes in six strains of mice. Behav Neurosci 1988; 102(6):894-905.

Sherman AD, Petty F. Additivity of neurochemical changes in learned helplessness and imipramine. Behav Neural Biol 1982; 35(4):344-53.

Silva RH, Felicio LF, Frussa-Filho R. Ganglioside GM1 attenuates scopolamine-induced amnesia in rats and mice. Psychopharmacology 1999; 141(2):111-7.

Silva RH, Felicio LF, Nasello AG, Vital MA, Frussa-Filho R. Effect of ganglioside (GM1) on memory in senescent rats. Neurobiol Aging 1996; 17(4):583-6.

Silva RH, Frussa-Filho R. The plus-maze discriminative avoidance task: a new model to study memory-anxiety interactions. Effects of chlordiazepoxide and caffeine. J Neurosci Methods 2000; 102(2):117-25.

Snead OC. The ontogeny of [3H] gamma-hydroxybutyrate and [3H] GABAB binding sites: relation to the development of experimental absence seizures. Brain Res 1994; 659:147-56.

Squire LR, Kandel ER. Memory: from mind to molecules. New York: W.H. Freeman & Co., 2000.

Squire LR. Memory and brain. New York: Oxford University Press, 1987.

Squire LR. Memory systems of the brain: a brief history and current perspective. Neurobiol Learn Mem 2004; 82(3):171-7.

Steru L, Chermat R, Thierry B, Simon P. The tail suspension test: a new method for screening antidepressants in mice. Psychopharmacology 1985; 85(3):367-70.

Swerdlow NR, Braff DL, Geyer MA. Cross-species studies of sensorimotor gating of the startle reflex. Ann N Y Acad Sci 1999; 877:202-16.

Swerdlow NR, Geyer MA, Braff DL. Neural circuit regulation of prepulse inhibition of startle in the rat: current knowledge and future challenges. Psychopharmacology 2001; 156(2-3):194-215.

Swerdlow NR, Weber M, Qu Y, Light GA, Braff DL. Realistic expectations of prepulse inhibition in translational models for schizophrenia research. Psychopharmacology 2008; 199(3):331-88.

Tamminga CA, Lahti AC, Medoff DR, Gao XM, Holcomb HH. Evaluating glutamatergic transmission in schizophrenia. Ann N Y Acad Sci 2003; 1003:113-8.

Teillet MA, Guy N, Fadlallah N et al. Reflex epilepsy of the fowl and its transfer to normal chickens by brain embryonic grafts. Ital J Neurol Sci 1995; 16(1-2):83-9.

Thiébot MH. Some evidence for amnesic-like effects of benzodiazepines in animals. Neurosci Biobehav Rev 1985; 9(1):95-100.

Tordoff MG, Bachmanov AA. Influence of the number of alcohol and water bottles on murine alcohol intake. Alcohol Clin Exp Res 2003; 27(4):600-6.

Tzschentke TM. Measuring reward with the conditioned place preference paradigm: a comprehensive review of drug effects, recent progress and new issues. Prog Neurobiol 1998; 56(6): 613-72.

Van den Buuse M, Garner B, Gogos A, Kusljic S. Importance of animal models in schizophrenia research. Aust N Z J Psychiatry 2005; 39(7):550-7.

Van den Buuse M, Garner B, Koch M. Neurodevelopmental animal models of schizophrenia: effects on prepulse inhibition. Curr Mol Med 2003; 3(5):459-71.

Vazdarjanova A, McGaugh JL. Basolateral amygdala is not critical for cognitive memory of contextual fear conditioning. Proc Natl Acad Sci USA 1998; 95(25): 15003-7.

Weiner I, Arad M. Using the pharmacology of latent inhibition to model domains of pathology in schizophrenia and their treatment. Behav Brain Res 2009; 204(2):369-86.

Weiner I. The "two-headed" latent inhibition model of schizophrenia: modeling positive and negative symptoms and their treatment. Psychopharmacology 2003; 169(3-4):257-97.

Weingartner H, Silberman E. Models of cognitive impairment: cognitive changes in depression. Psychopharmacol Bull 1982; 18:27-42.

Weiss IC, Feldon J. Environmental animal models for sensorimotor gating deficiencies in schizophrenia: a review. Psychopharmacology (Berl) 2001; 156(2-3): 305-26.

Weiss JM, Kilts CD. Animal models of depression, schizophrenia. In: Nemeroff, CB, Schatzberg AF(eds.). Textbook of psychopharmacology. 2 ed. American Psychiatric Press: Washington, DC, 1998: 88-123.

West AP. Neurobehavioral studies of forced swimming: the role of learning and memory in the forced swim test. Prog Neuropsychopharmacol Biol Psychiatry 1990; 14(6):863-77.

Willner P, Mitchell PJ. The validity of animal models of predisposition to depression. Behav Pharmacol 2002; 13(3):169-88.

Willner P. Animal models of depression: an overview. Pharmacol Ther 1990; 45:425-55.

Wise RA, Bozarth MA. A psychomotor stimulant theory of addiction. Psychol Rev 1987; 94(4):469-92.

Yuede CM, Dong H, Csernansky JG. Anti-dementia drugs and hippocampal-dependent memory in rodents. Behav Pharmacol 2007; 18(5-6):347-63.

Yui K, Goto K, Ikemoto S, Ishiguro T et al. Neurobiological basis of relapse prediction in stimulant-induced psychosis and schizophrenia: the role of sensitization. Mol Psychiatry 1999; 4(6):512-23.

Neurotoxicidade, Neuroproteção e Psicofármacos

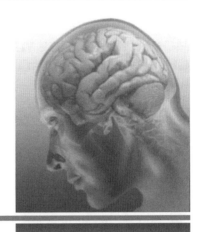

Acioly Luiz Tavares de Lacerda • Gerardo Maria de Araújo Filho

5

INTRODUÇÃO

A compreensão dos conceitos de neurotoxicidade e neuroproteção tem sido de grande importância na busca da elucidação dos mecanismos fisiopatológicos associados a diferentes síndromes psiquiátricas, bem como na elaboração de futuras estratégias terapêuticas. Uma série de evidências tem associado as mais variadas manifestações psiquiátricas ao mau funcionamento de determinados circuitos cerebrais, que podem se expressar na forma de alterações psicopatológicas e comportamentais. O advento e o desenvolvimento de técnicas nas áreas de biologia molecular, neuroimagem e genética constituem-se em importantes avanços para o entendimento dos fenômenos de neurotoxicidade-neuroproteção, na medida em que proporcionam a investigação dos mecanismos de lesão de circuitos neuronais relacionados aos processos emocionais e cognitivos. No presente capítulo abordaremos, dentro da definição de neurotoxicidade, o conceito e os mecanismos de excitotoxicidade, enfatizando o papel neuroprotetor dos psicofármacos como reguladores da neurotransmissão cerebral e inibidores de lesão e morte neuronais induzidas pelo processo excitotóxico.

EXCITOTOXICIDADE: CONCEITO E MECANISMOS ENVOLVIDOS

O conceito de neurotoxicidade pode ser entendido, de maneira geral, como todo processo que pode levar a lesão e/ou morte neuronal. Os mecanismos são bastante variados, constituindo-se em traumas (p. ex., traumatismo cranioencefálico), infecções (p. ex., meningoencefalite), quadros degenerativos (p. ex., demência de Alzheimer), descargas neuronais sincrônicas involuntárias (p. ex., epilepsias), eventos vasculares (p. ex., acidente vascular cerebral) ou intoxicações exógenas (p. ex., uso abusivo de substâncias). Essas situações proporcionam um ambiente desfavorável à sobrevivência dos neurônios uma vez que conduzem à lesão do tecido neuronal (Sadock & Sadock, 2007).

Nos quadros psiquiátricos, a excitotoxicidade tem sido estudada como a possível via final comum de lesão e/ou morte neuronal (Chen et al., 2001). De acordo com esse mecanismo, a neurotransmissão excitatória encontrar-se-ia alterada em virtude de um processo patológico de hiperexcitação, com consequente aumento da atividade glutamatérgica. Os receptores glutamatérgicos, especialmente os do subtipo NMDA, estão envolvidos na neurotransmissão excitatória e são responsáveis por várias funções vitais, como plasticidade neuronal e potencial de ação de longo prazo (mediado pelo íon cálcio). A excitotoxicidade mediada pelo glutamato, no entanto, seria uma consequência da ativação prolongada do receptor NMDA, resultando em desequilíbrio na homeostase do íon cálcio. O aumento do influxo do cálcio resultaria em despolarização das mitocôndrias, causando inibição do processo de respiração celular e gerando radicais livres no ambiente intracelular. Os radicais livres reagiriam quimicamente com uma série de moléculas, causando danos oxidativos aos neurônios e resultando em morte neuronal (Shao et al., 2005). O excesso de liberação glutamatérgica, portanto, levaria a um influxo irreversível de íons cálcio, resultando em maior produção de radicais livres com consequente destruição de dendritos, membrana e organelas e levando à destruição da estrutura da célula nervosa (Shao et al., 2005).

MODELO ESTRESSE E VULNERABILIDADE GENÉTICA: INTERAÇÃO GENE *VERSUS* AMBIENTE

Os fatores etiológicos relacionados aos transtornos psiquiátricos são atualmente entendidos como multifatoriais, com os elementos ambientais e genéticos interagindo de maneira dinâmica na manifestação dos sintomas que caracterizam as síndromes psiquiátricas. A interação que ocorre entre o estresse e a expressão de determinados genes envolvidos nos processos de maturação e plasticidade neuronais tem sido atualmente objeto de vários estudos na área do neurodesenvolvimento. Os mecanismos relacionados ao desencadeamento e à manutenção do estresse têm sido cada vez mais estudados como causa de prejuízos na neurogênese (Le Strat et al., 2009). O modelo de interação entre estresse e vulnerabilidade genética seria uma tentativa de integração entre fatores biológicos, psicológicos, psicossociais e ambientais. Segundo esse modelo, os fatores ambientais desencadeantes de estresse cerebral poderiam influenciar negativamente a plasticidade e o desenvolvimento neuronais em indivíduos geneticamente predispostos, resultando em maior vulnerabilidade para o desenvolvimento de sintomas e transtornos psiquiátricos ao longo da vida (Stahl, 2008). Desse modo, o indivíduo apresentaria uma vulnerabilidade específica que se manifestaria clinicamente apenas quando influenciada por um estressor. O estresse pode ser biológico (p. ex., viroses), ambiental (p. ex., uso de substâncias), psicológico (p. ex., morte de um ente querido) ou social (p. ex., situação familiar ou profissional estressante, perda dos laços sociais) (Sadock & Sadock, 2007).

Em modelos animais, o estresse tem sido consistentemente associado à redução da neurogênese. A presença de sintomas ansiosos tem sido relacionada à diminuição da plasticidade neuronal em estruturas cerebrais associadas ao processamento de emoções, como a amígdala (Mitra et al., 2009). Sintomas depressivos e ansiosos também têm sido associados a diferentes graus de desregulação das vias serotonérgicas em cérebro de camundongos (Gardner et al., 2009). Além disso, estudos experimentais demonstraram uma relação entre experiências traumáticas precoces e um aumento da expressão do RNA mensageiro tph2 nos neurônios serotonérgicos do núcleo dorsal da rafe, o que implicaria a perda da eficiência na neurotransmissão do sistema serotonérgico (Gardner et al., 2009). Ademais, Adamec et al. (2008) também observaram uma relação entre vulnerabilidade a estímulos ansiogênicos e um aumento na recaptação de serotonina, possivelmente induzida por uma variação genética do transportador de serotonina.

Estudos epidemiológicos têm demonstrado a importância dos fatores de risco genéticos e ambientais, que por sua vez contribuiriam tanto para o desenvolvimento como para a persistência e a gravidade dos sintomas psiquiátricos (Schmidt et al., 2008). Atualmente, os dados clínicos mais robustos que estabelecem essa possível relação estão associados com a esquizofrenia. Kalkman (2009) observou uma associação entre a ocorrência de estresse precoce e uma menor expressão de vários genes relacionados à neuroplasticidade e à neurogênese, como DTNBP 1, NRG 1 e ERBB 4, além de menor expressão de genes ligados à produção de fatores de crescimento neuronal, como o BDNF (fator neurotrófico derivado do cérebro – *brain derived neurotrophic factor*) e o NGF (fator de crescimento do nervo – *nerve growth factor*) (Kalkman, 2009). Da mesma maneira, a associação entre transtornos de ansiedade e de humor e a desregulação do sistema serotonérgico tem sido cada vez mais investigada, podendo ser resultado de influências genéticas que, associadas a experiências traumáticas, poderiam determinar uma vulnerabilidade aos transtornos psiquiátricos (Gardner et al., 2009). As evidências atuais, portanto, apoiam de modo crescente a hipótese de uma interação entre estresse e fatores genéticos, enriquecendo a discussão acerca dos mecanismos fisiopatológicos envolvidos na gênese dos transtornos psiquiátricos (Gardner et al., 2009; Kalkman, 2009; Schmidt et al., 2008).

TRANSTORNOS PSIQUIÁTRICOS E EXCITOTOXICIDADE: ASSOCIAÇÃO COM ALTERAÇÕES DO VOLUME CEREBRAL EM ESTUDOS DE NEUROIMAGEM

De acordo com o exposto, a excitotoxicidade teria um importante papel na fisiopatologia dos transtornos psiquiátricos (Shao et al., 2005). A estimulação neuronal excessiva mediada pelo glutamato levaria, como comentado na seção anterior, a concentrações intracelulares prolongadas e excessivas de cálcio, ativando enzimas associadas à destruição da integridade neuronal. A sintomatologia psiquiátrica ocorreria como consequência da morte ou lesão de estruturas e circuitos cerebrais relacionados ao processamento emocional e cognitivo, como as estruturas do sistema límbico e o córtex pré-frontal (Stahl, 2008). Os processos neurotóxicos associados à excitotoxicidade atualmente têm sido mais estudados na esquizofrenia, embora também tenham sido demonstrados nos transtornos de humor e nos transtornos de ansiedade (Sadock & Sadock, 2007). Podem ainda continuar durante todo o curso das doenças psiquiátricas, estando ligados à sua progressão. Diferentes estudos têm relatado que a entrada de íons cálcio pela membrana neuronal promovida pelo excesso de atividade glutamatérgica poderia ser o mecanismo celular de produção dos sintomas positivos da psicose, como delírios e alucinações. Além disso, observou-se que a redução da atividade dos receptores NMDA está associada à indução de sintomatologia psicótica (Stahl, 2007). Tentativas de reduzir a excitotoxicidade durante o curso de acidentes vasculares encefálicos com o bloqueador do receptor NMDA MK-801 foram interrompidas pela precipitação de sintomas psicóticos (Sadock & Sadock, 2007).

A hipótese de que os sintomas psiquiátricos ocorreriam como consequência da lesão de estruturas cerebrais relacionadas ao processamento emocional e cognitivo encontra subsídios em estudos com humanos, que têm demonstrado redução no volume cerebral em diferentes transtornos psiquiátricos (Hardan et al., 2006; Jackowski et al., 2009; Jarskog & Lieberman, 2006; Lacerda et al., 2004, 2007). Estudos utilizando técnicas de ressonância magnética estrutural têm evidenciado redução volumétrica do hipocampo, da amígdala e do giro para-hipocampal nos pacientes com esquizofrenia em comparação a controles saudáveis, particularmente à esquerda. Outros estudos observaram que essas reduções poderiam estar correlacionadas com a gravidade das manifestações psicopatológicas (Jarskog & Lieberman, 2006). Pesquisas usando a técnica de espectroscopia por ressonância magnética demonstraram menor concentração de N-acetil-aspartato (NAA), um marcador indireto de viabilidade neuronal, no córtex frontal e no hipocampo de pacientes com esquizofrenia. Da mesma maneira, pesquisas com a técnica de ressonância magnética estrutural observaram diminuição do volume da substância cinzenta no córtex pré-frontal, no hipocampo e na amígdala em pacientes com episódio depressivo, em comparação com controles saudáveis, correlacionando os achados ao tempo de doença, à gravidade e ao número de episódios (Lacerda et al., 2004; Sheline et al., 2003; Young et al., 2002).

PAPEL DAS CITOCINAS: INTERLEUCINAS E FATORES DE CRESCIMENTO

Os mecanismos epigenéticos envolvidos na transdução de fatores ambientais específicos que levariam a mudanças no cérebro e na plasticidade neuronal começaram a ser elucidados. Estudos recentes evidenciaram o importante papel exercido pelas citocinas, principalmente os fatores de crescimento e as interleucinas, como mediadores da neuroproteção e do desenvolvimento cerebral (Brietzke et al., 2009; Oliveira et al., 2009; Tramontina et al., 2009).

O fator de crescimento neuronal (NGF) e o fator neurotrófico derivado do cérebro (BDNF) têm grande importância no desenvolvimento cerebral e nos circuitos neurais envolvidos no processamento cognitivo e emocional. O BDNF é um membro da família dos fatores de crescimento envolvido na promoção da eficácia nas sinapses, conectividade e plasticidade neuronais. Também está envolvido na regulação do desenvolvimento neuronal e no controle da atividade de vários neurotransmissores, incluindo serotonina, dopamina e glutamato (Oliveira et al., 2009). A síntese dessas substâncias é negativamente influenciada por fatores ambientais como o estresse. Por outro lado, o tratamento com medicações psicotrópicas pode restabelecer os níveis dessas substâncias no cérebro (Brietzke et al., 2009; Oliveira et al., 2009; Tramontina et al., 2009). Os níveis séricos de BDNF podem estar diminuídos nos episódios maníacos e depressivos, indicando-o como potencial marcador biológico nos episódios de agudização do transtorno afetivo bipolar (Tramontina et al., 2009). Da mesma maneira, diferentes estudos têm demonstrado que os níveis de BDNF podem aumentar após o tratamento com antidepressivos e estabilizadores do humor (Chen et al., 2001; Oliveira et al., 2009).

As interleucinas têm recebido atenção especial como potenciais mediadores da interação entre os processos neuroendócrinos e imunes e as vias envolvidas no processamento emocional (especialmente na regulação do humor). Diferentes estudos têm sugerido uma associação entre mania e depressão bipolar e um estado pró-inflamatório, com elevação dos níveis de IL-2, IL-4 e IL-6, em comparação com os observados em controles saudáveis (Brietzke et al., 2009). Entre as alterações consistentemente descritas em pacientes com esquizofrenia, destaca-se também o aumento dos níveis de IL-2. Tal achado foi anteriormente interpretado como resultante da presença de um agente viral neurotóxico ou de um transtorno autoimune endógeno (Harrison, 1995).

EFEITO NEUROPROTETOR DOS PSICOFÁRMACOS

Numerosos estudos têm evidenciado o papel antioxidante e neuroprotetor desempenhado por diferentes psicofármacos (Hashimoto et al., 2002; Shao et al., 2005; Wang et al., 2003). O tratamento crônico com lítio e valproato aumenta a recaptação de glutamato pelos neurônios, com consequente diminuição da morte neuronal mediada pelo referido neurotransmissor no córtex cerebral e no hipocampo de roedores (Hashimoto et al., 2002). Do mesmo modo, diferentes estudos têm demonstrado que o tratamento crônico com valproato inibe o dano oxidativo intracelular em cultura de células do cérebro de camundongos (Wang et al., 2003), sugerindo que a inibição do dano oxidativo intracelular pode ter um importante papel no mecanismo neuroprotetor desempenhado pelo tratamento com lítio e valproato. Outros estudos demonstraram que o tratamento com lítio e valproato em doses terapêuticas inibiu a peroxidação lipídica e a oxidação proteica, bem como exerceu efeito protetor contra a morte neuronal induzida pelo glutamato e a fragmentação do DNA em neurônios de camundongos (Shao et al., 2005).

Estudos recentes também demonstraram um possível papel neuroprotetor dos antidepressivos (Jin et al., 2009; Peng et al., 2008). Os mecanismos envolvidos podem ser variados, como inibição da apoptose no sistema nervoso central, aumento da síntese de fatores neurotróficos e inibição da atividade pró-inflamatória no cérebro. Observou-se que o tratamento com fluoxetina suprimiu a lesão ou morte neuronal produzida pelo glutamato no hipocampo de camundongos, inibindo a produção de citocinas pró-inflamatórias e restabelecendo a neurogênese no sistema límbico (Jin et al., 2009). Outros estudos demonstraram que a imipramina exerceu efeito neuroprotetor no cérebro de camundongos mediante uma ação anti-inflamatória e auxiliou o processo de maturação dos neurônios serotonérgicos via aumento da produção de BDNF (Peng et al., 2008)

O papel neuroprotetor desempenhado pelos antipsicóticos também tem sido descrito na literatura. Os mecanismos envolvidos estariam ligados, principalmente, à modulação da transmissão neuroquímica, que aumentaria a plasticidade e viabilidade neuronais (Lieberman et al., 2008). Estudos de revisão têm demonstrado que, apesar de todos os antipsicóticos apresentarem a propriedade de diminuição de sintomas psicóticos, principalmente via bloqueio dopaminérgico D_2, alguns possuem outras propriedades farmacológicas relacionadas à neuroproteção mediante a reversão de processos neurotóxicos (Lieberman et al., 2008). Diferentes estudos demonstraram que a olanzapina e a risperidona promoveram redução do dano cerebral após isquemia cerebral focal (Yulug et al., 2006a, 2006b). Da mesma maneira, Lee e Kim (2009) demonstraram efeito neuroprotetor desempenhado pela risperidona em pacientes com esquizofrenia, medido por meio dos níveis séricos de BDNF e NGF. Esse efeito foi associado à melhora clínica dos pacientes, medida por meio dos escores da escala das síndromes negativa e positiva (PANSS) (Lee & Kim, 2009).

Concluindo, diferentes fontes de evidência têm sugerido um papel central de alterações da neuroplasticidade no desenvolvimento dos transtornos psiquiátricos, os quais teriam sua origem na desregulação de circuitos cerebrais relacionados ao processamento emocional e cognitivo. Embora os achados até então publicados sugiram de maneira consistente um papel das medicações psicotrópicas no restabelecimento de tais alterações, mais pesquisas necessitam ser realizadas, sobretudo em humanos.

Agradecimento

Este trabalho foi financiado em parte pela Fundação de Apoio à Pesquisa do Estado de São Paulo (FAPESP).

REFERÊNCIAS

Adamec R, Holmes A, Blundell J. Vulnerability to lasting anxiogenic effects of brief exposure to predator stimuli: sex, serotonin and other factors-relevance to PTSD. Neurosci Biobehav Rev 2008; 32:1287-92.

Brietzke E, Stertz L, Fernandes BS et al. Comparison of cytokine levels in depressed, maniac and euthymic patients with bipolar disorders. Journal of Affective Disorders 2009; 116:214-7.

Chen B, Dowlatsshahi D, MacQuenn GM et al. Increased hippocampal BDNF immunoreactivity in subjects treated with antidepressant medication. Biol Psychiatry 2001; 50:260-5.

Gardner KL, Hale MW, Oldfield S et al. Adverse experience during eary life and adulthood interact to elevate tph2 mRNA expression in serotonergic neurons within the dorsal raphe nucleus. Neuroscience 2009 [Epub ahead of print].

Hardan AY, Girgis RR, Lacerda AL et al. Magnetic resonance imaging study of the orbitofrontal cortex in autism. J Child Neurol 2006; 21(10):866-71.

Harrison PJ. On the neuropathology of schizophrenia and its dementia: neurodevelopmental, neurodegenerative, or both? Neurodegeneration 1995; 4:1.

Hashimoto R, Hough C, Nakazawa T et al. Lithium induces brain-derived neurotrophic factor and activates TrkB in rodent cortical neurons: an essential step for neuroprotection against glutamate excitotoxicity. Neuropharmacology 2002; 43:1173-9.

Jackowski AP, de Araújo CM, Lacerda AL, Mari JJ, Kaufman J. Neurostructural imaging findings in children with post-traumatic stress disorder: brief review. Psychiatry Clin Neurosci 2009; 63(1):1-8.

Jarskog LF, Lieberman JA. Neuroprotection in schizophrenia. J Clin Psychiatry 2006; 67:e09.

Jin Y, Lim CM, Kim SW et al. Fluoxetine attenuates kainic acid-induced neuronal cell death in the mouse hippocampus. Brain Res 2009; 1281:108-16.

Kalkman HO. Altered growth factor signaling pathways as the basis of aberrant stem cell maturation in schizophrenia. Pharmacol Ther 2009; 121:115-22.

Lacerda AL, Hardan AY, Yorbik O, Vemulapalli M, Prasad KM, Keshavan MS. Morphology of the orbitofrontal cortex in first-episode schizophrenia: relationship with negative symptomatology. Prog Neuropsychopharmacol Biol Psychiatry 2007; 31(2):510-6.

Lacerda AL, Keshavan MS, Hardan AY et al. Anatomic evaluation of the orbitofrontal cortex in major depressive disorder. Biol Psychiatry 2004; 55(4):353-8.

Le Strat Y, Ramoz N, Gorwood P. The role of genes involved in neuroplasticity and neurogenesis in the observation of a gene-environment interaction (GxE) in schizophrenia. Curr Mol Med 2009; 9:506-18.

Lee BH, Kim YK. Increased plasma brain-derived neurotropic factor, not nerve growth factor-beta, in schizophrenia patients with better response to risperidone treatment. Neuropsychobiology 2009; 59:51-8.

Lieberman JA, Bymaster FP, Meltzer HY et al. Antipsychotic drugs: comparison in animal models of efficacy, neurotransmitter regulation and neuroprotection. Pharmacol Rev 2008; 60:358-403.

Mitra R, Adamec R, Sapolsky R. Resilience against predator stress amd dendritic morphology of amygdala neurons. Behav Brain Res 2009 [Epub ahead of print].

Oliveira GS, Cereser KM, Fernandes BS, et al. Decreased brain-derived neurotrophic factor in medicated and drug-free bipolar patients. Journal of Psychiatric Research 2009 [Epub ahead of print].

Peng CH, Chiou SH, Chen SJ et al. Neuroprotection by imipramina against lipopolysaccharide-induced apoptosis in hippocampus-derived neural stem cells mediated by activation of BDNF and the MAPK pathway. Eur Neuropsychopharmacol 2008; 18:128-40.

Sadock BJ, Sadock VA. Compêndio de psiquiatria: ciências do comportamento e psiquiatria clínica. Porto Alegre: Artmed, 2007.

Schmidt MV, Sterlemann V, Müller MB. Cronic stress and individual vulnerability. Ann N Y Acad Sci 2008; 1148:174-83.

Shao L, Young T, Wang JF. Chronic treatment with mood stabilizers lithium and valproato prevents excitotoxicity by inhibiting oxidative stress in rat cerebral cortical cells. Biol psychiatry 2005; 58:879-84.

Stahl SM. Stahl's essential psychopharmacology: neuroscientific basis and practical applications. New York: Cambridge University Press, 2008.

Tramontina JF, Andreazza AC, Kauer Sant'Anna M et al. Brain-derived neurotrophic factor serum levels before and after treatment for acute mania. Neuroscience Letters 2009; 452:111-3.

Wang JF, Azzam JE, Young LT. Valproate inhibits oxidative damage to lipid and protein in primary cultured rat cerebrocortical cells. Neuroscience 2003; 116:485-9.

Young LT, Bakish D, Beaulieu S. The neurobiology of treatment response to antidepressants and mood stabilizing medications. J Psychiatry Neurosci 2002; 27:260-5.

Yulug B, Yildiz A, Hudaoglu O et al. Risperidone attenuates brain damage after focal cerebral ischemia in vivo. Brain Res Bull 2006a; 69:656-9.

Yulug B, Yildiz A, Hudaoglu O et al. Olanzapine attenuates brain damage after focal cerebral ischemia in vivo. Brain Res Bull 2006b; 71:296-300.

Estresse Oxidativo

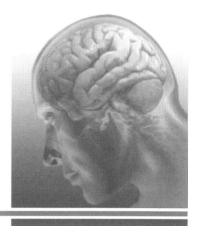

Felipe Dal-Pizzol • Fabricia Petronilho • Larissa Constantino

INTRODUÇÃO

O cérebro é um tecido metabolicamente ativo, responsável pela geração de alta quantidade de compostos reativos ao oxigênio. Essa quantidade é aumentada por um número de fatores, incluindo o potencial oxidativo de monoaminas, como dopamina, neurotransmissores excitatórios, como glutamato, bem como a vulnerabilidade dos componentes lipídicos do cérebro para a oxidação. Embora os radicais livres sejam importantes para diferentes funções fisiológicas, sua ocorrência tem o potencial de danificar a maioria dos componentes celulares, incluindo lipídios, mediante a peroxidação, proteínas, com a carbonilação, e ácidos nucleicos, como resultante do dano oxidativo.

O QUE É ESTRESSE OXIDATIVO?

A teoria do estresse oxidativo como um mecanismo fisiopatológico pode ser simplesmente referida como "paradoxo do oxigênio" – embora este gás seja necessário para a vida aeróbica, quando em quantidades excessivas, seus metabólitos são potencialmente tóxicos (Davies, 1995). A estrutura eletrônica do oxigênio torna possível sua redução em "passos de um único elétron", característica esta que pode levar à formação de espécies reativas de oxigênio (ERO). Essas moléculas podem exercer diversas funções fisiológicas, quando produzidas de maneira controlada, como, por exemplo, regulação da sinalização celular, respostas imunológicas e mitose. Entretanto, por serem moléculas instáveis em razão da presença de elétrons desemparelhados em seu último nível de energia, têm o potencial de reagir com diferentes componentes celulares (Filomeni & Ciriolo, 2006).

A molécula de oxigênio, que pode aceitar o total de quatro elétrons para ser reduzida a duas moléculas de água, pode ser reduzida em um único elétron de cada vez, levando à produção de radicais superóxido, peróxido de hidrogênio e radical hidroxila. As ERO, predominantemente o radical hidroxila, são capazes de reagir com qualquer tipo de biomolécula, extraindo elétrons e gerando novos radicais livres em reações em cadeia altamente citotóxicas. Em proteínas, os aminoácidos prolina e histidina, arginina, cisteína e metionina são particularmente suscetíveis ao ataque por radical hidroxila. A oxidação de aminoácidos leva a fragmentação, carbonilação, *cross-linking* e agregação proteica, com consequentes perda de função e proteólise. A peroxidação lipídica invariavelmente induz dano à estrutura molecular de lipídios. Quando estes fazem parte de membranas biológicas, o arranjo em bicamadas e sua organização estrutural geralmente são perdidos, como no sistema nervoso central (SNC), onde alteram a transmissão do impulso nervoso. As ERO também causam consideráveis danos ao DNA (Figura 6.1). Aproximadamente 20 tipos de moléculas de DNA modificadas foram até hoje identificadas, muitas delas reconhecidamente indicativas de mutações (Kapczinski et al., 2004).

O estado oxidativo é homeostaticamente regulado, e o estresse oxidativo pode ocorrer mediante aumento da produção de espécies reativas de nitrogênio (ERN) ou espécies reativas de oxigênio (ERO) e sua insuficiente decomposição por meio do sistema antioxidante. Sob circunstâncias fisiológicas, contamos com diferentes mecanismos de defesa para proteção contra os radicais livres, incluindo a limitação de sua produção com a manutenção de um gradiente elevado de oxigênio entre o meio e o ambiente celular, sua remoção por antioxidantes enzimáticos e não enzimáticos e o restabe-

Estresse Oxidativo

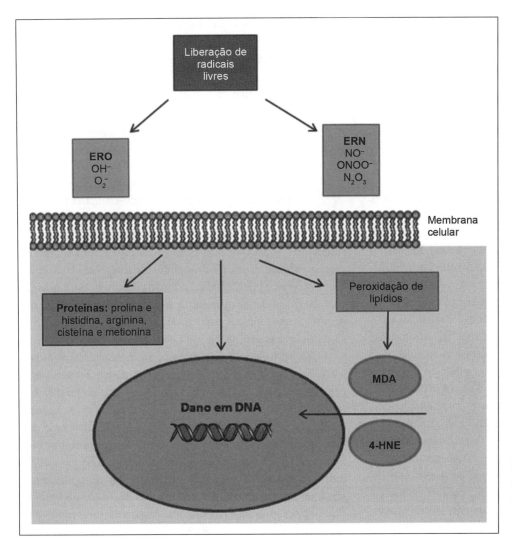

FIGURA 6.1 ■ Impacto de radicais livres em moléculas celulares. ERO e ERN são capazes de reagir em proteínas, na peroxidação lipídica, mediante o dano à estrutura molecular de lipídios e, em associação aos produtos da peroxidação lipídica, como malondialdeído (MDA) e 4-hidroxinonenal (4-HNE), causando consideráveis danos ao DNA.

lecimento estrutural causado pelo dano oxidativo por meio do mecanismo de reparo (Davies, 2000; Sies, 1997). Desse modo, o estresse oxidativo ocorre quando a homeostase redox for quebrada por excesso de radicais livres ou deficiência na defesa antioxidante (Sies, 1997).

DEFESAS ANTIOXIDANTES

A produção de espécies reativas é em parte proveniente da geração de energia mitocondrial, e essas moléculas são eliminadas através de múltiplas vias (Wood et al. 2009). São conhecidas as defesas antioxidantes primárias, que incluem as enzimas superóxido dismutase (SOD), glutationa peroxidase (GPx), catalase (CAT), glutationa S transferase e outras que não participam diretamente do processo, mas oferecem suporte à GPx, como a glicose-6-fosfato desidrogenase (G6PD) e a glutationa redutase (GR) (Halliwell, 2006). Estas agem de maneira cooperativa em diferentes fases do metabolismo dos radicais livres, prevenindo os potenciais danos causados por estes. Ainda assim, contamos com as defesas antioxidantes não enzimáticas, que são representadas por ácido ascórbico (vitamina C), α-tocoferol (vitamina E), glutationa (GSH), carotenoides, flavonoides e outros antioxidantes. Em condições normais existe um balanço entre a atividade e os níveis intracelulares desses antioxidantes. Esse balanço é essencial para a sobrevivência do organismo e sua morte (Valko et al., 2007).

A SOD converte o ânion superóxido em peróxido de hidrogênio e oxigênio molecular. Todos os subtipos de SOD apresentam, pelo menos, um metal de transição em seu sítio ativo. A manganês-SOD é localizada na membrana mitocondrial interna, e sua expressão é regulada pelas ERO. A cobre, zinco-SOD apresenta localização citosólica (Halliwell & Gutteridge, 1999). A SOD tem recebido especial atenção em estudos com população de pacientes psiquiátricos (Ng et al., 2008). Portanto, sugere-se que a atividade aumentada da SOD na ausência da produção do radical superóxido possa diminuir as reações dependentes de radicais livres, como as que são catalisadas por oxigenases, resultando na diminuição na produção de catecolaminas (Bartosz, 1987). Também se sabe que a atividade da SOD no cérebro aumenta significativamente com a idade, refletindo a existência de um mecanismo autoprotetor contra aumento da produção de radicais superóxido no cérebro (Yao et al., 2001). Ademais, em estudos realizados por nosso grupo, demonstramos que a redução da atividade da SOD pode estar envolvida na gênese da demência associada a príons (Klamt et al., 2001). Por outro lado, um dos fatores ligados às alterações neurológicas dos pacientes com síndrome de Down parece ser a superexpressão de SOD (Zigman & Lott, 2007).

A CAT tem o peróxido de hidrogênio como substrato, sendo sua atividade intimamente relacionada com a concentração dessa ERO. Ela atua complementarmente com a GPx, não permitindo a produção do radical hidroxil a partir do peróxido de hidrogênio (Halliwell & Gutteridge, 1999).

A GPx, uma enzima selênio-dependente, é importante para a proteção contra peróxidos orgânicos e peróxido de hidrogênio. Parece ser a enzima-chave do sistema antioxidante em condições normais e durante o estresse oxidativo. Para sua atividade, a GPx necessita da presença de GSH; portanto, em diferentes estudos descreve-se o papel crucial desse antioxidante tiol composto de glutamato, cisteína e glicina como mais atuante no cérebro (Masella et al., 2005). GSH é abundante no citosol, no núcleo e na mitocôndria e é o maior antioxidante solúvel nos compartimentos celulares. O papel protetor de GSH contra o estresse oxidativo está direcionado a vários fatores: a GSH é um cofator de GPx e glutationa transferase, entre outras; participa no transporte de aminoácidos através da membrana plasmática; tem ação como *scavenger* de radical hidroxila, detoxificando peróxido de hidrogênio e peróxidos lipídicos mediante a ação catalítica de GPx; é hábil em regenerar as mais importantes vitaminas (C e E); reduz o radical tocoferol da vitamina E direta ou indiretamente, via redução de semide-hidroascorbato para ascorbato. Finalmente, a capacidade da GSH de regenerar o mais importante antioxidante está ligada com o estado redox (GSSH/2GSH) (Pastore et al., 2003).

ESTRESSE OXIDATIVO E NEUROPATOLOGIA

Mecanismos de estresse oxidativo têm sido implicados na patogênese de transtornos psiquiátricos. O cérebro é considerado particularmente vulnerável ao dano oxidativo, levando a sérias consequências, incluindo o alto consumo de oxigênio e a geração de subprodutos de radicais livres, a modesta defesa antioxidante, a constituição rica em lipídios, que fornecem substratos para oxidação, o reduzido potencial de certos neurotransmissores e a presença de metais catalíticos, como ferro e cobre (Halliwell, 2006; Valko, 2007). Adicionalmente, o cérebro é suscetível ao dano secundário a lesão oxidativa celular ou necrose, via efeitos neurotóxicos de aminas excitatórias liberadas, ferro e a resposta inflamatória ativada (Halliwell, 2006).

A alta atividade dopaminérgica, noradrenérgica e glutamatérgica tem sido demonstrada por induzir a citotoxicidade via estresse oxidativo (Chan et al., 2007), e essa citotoxicidade tem sido sugerida por ser relativamente específica para neurônios. Essa também é uma evidência para a relação entre processos neuroinflamatórios e estresse oxidativo, que pode ser mediado pela produção em excesso de radicais livres por células gliais ativadas durante o processo inflamatório ou por ativação de vias da ciclo-oxigenase e lipo-oxigenase ou citocinas pró-inflamatórias, como fator de necrose tumoral-α, interleucina-1 e interferon-γ (Tansey et al., 2007). A associação de vias neuroquímicas com a indução de estresse oxidativo, combinada com a vulnerabilidade diferenciada de células neuronais e gliais, está relacionada com o tipo e a posição anatômica, podendo auxiliar a explicação do envolvimento de sítios neurológicos específicos em síndromes psiquiátricas (Ettinger et al., 2007).

Entre todas as formas de geração de estresse oxidativo, a produção de peróxido de hidrogênio parece ter um papel central tanto na produção celular, por meio do metabolismo oxidativo, como na ação citotóxica de diversos agentes exógenos. Entretanto, por ser o peróxido de hidrogênio um oxidante relativamente estável, assume-se que os efeitos biológicos sejam mediados pelo radical hidroxila. A geração de hidroxila a partir do peróxido de hidrogênio é mediada por sua interação com íons ferro por meio da reação de Fenton. Por isso, organismos superiores desenvolveram estratégias para diminuir a quantidade intracelular de ferro reativo, ao mesmo tempo que mantêm níveis suficientes de ferro para as necessidades metabólicas. O SNC parece ter um período crítico para a toxicidade do ferro que coincide com a explosão do desenvolvimento do SNC no período neonatal, em que demonstramos que a administração de doses farmacológicas de ferro nessa fase induz estresse oxidativo na vida adulta, predominantemente na substância negra, podendo, dessa maneira, estar envolvida na gênese da doença de Parkinson (Dal-Pizzol et al., 2001).

Estudos moleculares e genéticos indicam que distúrbios em reações redox fazem parte da fisiopatologia da esquizofrenia, incluindo mudanças em elementos de transcritos genéticos, níveis de proteínas e metabólitos que são envolvidos na função mitocondrial, metabolismo de energia e estresse oxidativo (Prabakaran et al., 2004). Evidências provenientes de mudanças periféricas e centrais, como níveis reduzidos de enzimas antioxidantes, SOD, CAT e GPx, foram encontradas em pacientes com esquizofrenia e comparadas com controles (Khan et al., 2002; Li et al., 2006), e sugere-se também uma relação entre níveis de GPx no sangue e medidas estruturais de atrofia cerebral, mostrando uma ligação entre a falta de regulação oxidativa e mudanças estruturais progressivas (Buckman et al., 1987). Além disso, alguns estudos relatam alterações enzimáticas entre subtipos de esquizofrenia (Herken et al., 2001) e a correlação linear entre os níveis de enzimas antioxidantes e a severidade de sintomas positivos (Li et al., 2006). Portanto, consequências oxidativas em decorrência das alterações citadas são caracterizadas por peroxidação de lipídios, carbonilação de proteínas, dano ao DNA com aumento de 8-OH-deoxiguanosina e apoptose, que são relacionados com o processo de neuroprogressão, levando a mudanças estruturais no encéfalo. Como o estresse oxidativo é suscetível a intervenções, estudos com antipsicóticos têm verificado a redução do estresse oxidativo, além de opções terapêuticas que aumentam o sistema glutationa, particularmente N-acetilcisteína (Ng et al., 2008).

Com relação ao transtorno bipolar (TB), como a cadeia de transporte de elétrons mitocondrial é responsável pelo alto consumo de oxigênio, torna-se a maior fonte de produção de ERO, e em virtude de os ácidos graxos poli-insaturados em células neuronais serem muito vulneráveis às ERO e o transtorno bipolar ser entendido pelo envolvimento na disfunção mitocondrial, resulta produção em excesso de ERO, levando ao estresse oxidativo (Wang et al., 2009). Diversos estudos em modelos animais e humanos produziram evidências de alterações de estresse oxidativo no TB (Ng et al., 2008). Em modelo animal de mania colaboramos com um estudo no qual, por meio da administração de anfetamina em ratos, encontramos marcadores de dano em proteínas e lipídios aumentados (Frey et al., 2006a), alterações de níveis de SOD e CAT (Frey et al., 2006c) e aumento de produção do ânion superóxido em partículas submitocondriais (Frey et al., 2006b) em tecido cerebral com maior vulnerabilidade nas regiões do hipocampo e córtex pré-frontal. Estudos avaliando marcadores de estresse oxidativo em pacientes com TB encontraram, também, níveis aumentados de SOD em comparação com controles (Abdalla et al., 1986; Kuloglu et al., 2002). A comparação de pacientes em diferentes fases de TB evidenciou aumento de TBARS independente do estado de humor, enquanto os níveis de GPx apresentaram-se elevados nos pacientes eutímicos, porém não nos pacientes maníacos ou deprimidos. Aumento da SOD foi associado à depressão e à mania, mas não à eutimia, e redução de CAT foi observada na mania e na eutimia, porém não na depressão (Andreazza et al., 2007).

A atividade antioxidante de estabilizadores de humor tem sido também verificada, como em modelos animais de mania induzida por anfetamina tratados com lítio e valproato (Frey et al., 2006d). Níveis aumentados de glutationa foram observados com outros estabilizadores de humor, como carbamazepina e lamotrigina, sugerindo que a glutationa pode ser um alvo neuroprotetor para estabilizadores de humor (Cui et al., 2007). Entretanto, valproato e lítio não tiveram atividade em células gliais, sugerindo sua especificidade para

o efeito terapêutico (Lai et al., 2006). Assim como na esquizofrenia, a terapia com NAC atenuou a hiperlocomoção induzida por metanfetamina e o decréscimo de dopamina dose-dependente (Fukami et al., 2004).

Adicionalmente, estudos em humanos também mostram diferentes distúrbios em pacientes com depressão, incluindo dano oxidativo em membranas eritrocíticas, como sugerido pela diminuição de ácido graxo ômega-3 (Peet et al., 1998), produtos de peroxidação de lipídios elevados (Sarandol et al., 2007), dano oxidativo em DNA (Forlenza & Miller, 2006) e NO diminuído (Selley, 2004). Como em TB, o lítio demonstrou ser eficiente contra o estresse oxidativo nesses pacientes e, em estudos pré-clínicos em animais, diferentes classes de antidepressivos restabeleceram a diminuição de GP_x, conhecida por sua relação com a alteração de comportamento em pacientes com depressão, como lamotrigina, aripiprazol, escitalopram e moclobemina, que podem atenuar o dano celular induzido por anoxia e glutamato in vitro em culturas astrogliais, processos esses envolvidos nas vias de estresse oxidativo (Verleye, 2007).

Portanto, verificam-se, de modo geral, evidências de mudanças no sistema de defesa antioxidante presente no sistema nervoso central, principalmente o sistema glutationa, levando a peroxidação de lipídios, carbonilação de proteínas, dano ao DNA e apoptose, que é congruente com o processo de neuroprogressão associado a mudanças estruturais no cérebro, existindo a possibilidade de alterações dessas condições com intervenções via o conhecido efeito de antipsicóticos atípicos na redução do estresse oxidativo, e por opções terapêuticas que aumentam o sistema glutationa, particularmente a N-acetilcisteína.

REFERÊNCIAS

Abdalla D, Monteiro HP, Oliveira JA et al. Activities of superoxide dismutase and glutathione peroxidase in schizophrenic and maniac-depressive patients. Clin Chem 1986; 32:805-7.

Andreazza AC, Frey BN, Erdtmann B et al. DNA damage in bipolar disorder. Psychiatry Res 2007; 152: 7-32.

Bartoz G. Free radicals and developmental pathology of schizophrenic burnout [commentary]. Integr Psychiatry 1987; 5:43-4.

Buckman TD, Kling AS, Eiduson S et al. Glutathioneperoxidase and CT scan abnormalities in schizophrenia. Biol Psychiatry 1987; 22:1349-56.

Chan AS, Ng LW, Poon LS et al. Dopaminergic and adrenergic toxicities on SK-N-MC human neuroblastoma cells are mediated through G protein signaling and oxidative stress. Apoptosis 2007; 12:167-79.

Cui J, Shao L, Young LT et al. Role of glutathione in neuroprotective effects of mood stabilizing drugs lithium and valproate. Neuroscience 2007; 144:1447-53.

Dal-Pizzol F, Klamt F, Frota ML Jr et al. Neonatal iron exposure induces oxidative stress in adult Wistar rat. Brain Res Dev Brain Res 2001; 23:130:109-14.

Davies KJ. Oxidative stress: the paradox of aerobic life. Biochem Soc Symp 1995; 61:1-31.

Davies KJ. Oxidative stress, antioxidant defenses, and damage removal, repair, and replacement systems. IUBMB Life 2000; 50:279-89.

Ettinger U, Picchioni M, Landau S et al. Magnetic resonance imaging of the thalamus and adhesion interthalamica in twins with schizophrenia. Arch Gen Psychiatry 2007; 64:401-9.

Filomeni G, Ciriolo MR. Redox control of apoptosis: an update. Antioxid Redox Signal 2006; 8:2187-92.

Forlenza MJ, Miller GE. Increased serum levels of 8-hydroxy-2'-deoxyguanosine in clinical depression. Psychosom Med 2006; 68:1-7.

Frey BN, Martins MR, Petronilho FC et al. Increased oxidative stress after repeated amphetamine exposure: possible relevance as a model of mania. Bipolar Disorders 2006a; 8:275-80.

Frey BN, Valvassori SS, Gomes KM et al. Increased oxidative stress in submitochondrial particles after chronic amphetamine exposure. Brain Research 2006b; 1097: 224-9.

Frey BN, Valvassori SS, Reus GZ et al. Changes in antioxidant defense enzymes after d-amphetamine exposure: implications as an animal model of mania. Neurochem Res 2006; 31:699-703.

Frey BN, Valvassori SS, Reus GZ et al. Effects of lithium and valproate on amphetamine-induced oxidative stress generation in an animal model of mania. Journal of Psychiatry and Neurosciences 2006d; 31:326-32.

Fukami G, Hashimoto K, Koike K et al. Effect of antioxidant N-acetyl-L-cysteine on behavioral changes and neurotoxicity in rats after administration of methamphetamine. Brain Research 2004; 1016:90-5.

Halliwell B. Oxidative stress and neurodegeneration: where are we now? J Neurochem 2006; 97:1634-58.

Halliwell B, Gutteridge JMC. Free radicals in biology and medicine. New York, Oxford University Press, 1999.

Herken H, Uz E, Ozyurt H et al. Evidence that the activities of erythrocyte free radical scavenging enzymes and the products of lipid peroxidation are increased in different forms of schizophrenia. Mol Psychiatry 2001; 6:66-73.

Kapczinski F, Quevedo J, Isquierdo I. Bases biológicas dos transtornos psiquiátricos. Porto Alegre: Artmed, 2004.

Khan MM, Evans DR, Gunna V et al. Reduced erythrocyte membrane essential fatty acids and increased lipid peroxides in schizophrenia at the never-medicated first-episode of psychosis and after years of treatment with antipsychotics. Schizophr Res 2002; 58:1-10.

Klamt F, Dal-Pizzol F, Conte da Frota ML JR et al. Imbalance of antioxidant defense in mice lacking cellular prion protein. Free Radic Biol Med 2001; 30:1137-44.

Kuloglu M, Ustundag B, Atmaca M et al. Lipid peroxidation and antioxidant enzyme levels in patients with schizophrenia and bipolar disorder. Cell Biochem Funct 2002; 20:171-5.

Lai JS, Zhao C, Warsh JJ et al. Cytoprotection by lithium and valproate varies between cell types and cellular stresses. Eur J Pharmacol 2006; 539:18-26.

Li HC, Chen QZ, Ma Y, Zhou JF. Imbalanced free radicals and antioxidant defense systems in schizophrenia: a comparative study. J Zhejiang Univ Sci B 2006; 7:981-6.

Masella R, Di Benedetto R, Vari R et al. Novel mechanisms of natural antioxidant compounds in biological systems: Involvement of glutathione and glutathione related enzymes. J Nutr Biochem 2005; 16:577-86.

Ng F, Berk M, Dean O et al. Oxidative stress in psychiatric disorders: evidence base and therapeutic implications. Int J Neuropsychopharmacol 2008; 11:851-76.

Pastore A, Federici G, Bertini E, et al. Analysis of glutathione: Implication in redox and detoxification. Clin Chim Acta 2003; 333:19-39.

Peet M, Murphy B, Shay J et al. Depletion of omega-3 fatty acid levels in red blood cell membranes of depressive patients. Biological Psychiatry 1998; 43:315-9.

Prabakaran S, Swatton JE, Ryan MM et al. Mitochondrial dysfunction in schizophrenia: evidence for compromised brain metabolism and oxidative stress. Mol Psychiatry 2004; 9:684-97.

Sarandol A, Sarandol E, Eker SS et al. Major depressive disorder is accompanied with oxidative stress: short-term antidepressant treatment does not alter oxidative-antioxidative systems. Hum Psychopharmacol 2007; 22:67-73.

Selley ML. Increased (E)-4-hydroxy-2-nonenal and asymmetric dimethylarginine concentrations and decreased nitric oxide concentrations in the plasma of patients with major depression. J Affect Disord 2004; 80:249-56.

Sies H. Oxidative stress: oxidants and antioxidants. Exp Physiol 1997; 82:291-5.

Tansey MG, McCoy MK, Frank-Cannon TC. Neuroinflammatory mechanisms in Parkinson's disease: potential environmental triggers, pathways, and targets for early therapeutic intervention. Exp Neurol 2007; 208:1-25.

Valko M, Leibfritz D, Moncola J et al. Free radicals and antioxidants in normal physiological functions and human disease. Int J Biochem Cell Biol 2007; 39:44-84.

Verleye M, Steinschneider R, Bernard FX et al. Moclobemide attenuates anoxia and glutamate induced neuronal damage in vitro independently of interaction with glutamate receptor subtypes. Brain Research 2007; 1138:30-8.

Yao JK, Reddy RD, van Kammen DP. Oxidative damage and schizophrenia: an overview of the evidence and its therapeutic implications. CNS Drugs 2001; 15:287-310.

Zigman WB, Lott IT. Alzheimer's disease in Down syndrome: neurobiology and risk. Ment Retard Dev Disabil Res Rev 2007; 13:237-46.

Wang J-F, Shao L, Sun X et al. Increased oxidative stress in the anterior cingulate cortex of subjects with bipolar disorder and schizophrenia. Bipolar Disord 2009; 11:523-9.

Wood SJ, Yücel M, Pantelis C et al. Neurobiology of schizophrenia spectrum disorders: the role of oxidative stress. Ann Acad Med Singapore 2009; 38:396-401.

Estresse Oxidativo: Envelhecimento e Doença de Alzheimer

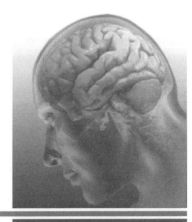

Tania Marcourakis • Larissa Helena Lobo Torres
Raphael Caio Tamborelli Garcia • Rosana Camarini

INTRODUÇÃO

O envelhecimento está associado a aumento na incidência de distúrbios degenerativos, como doença de Alzheimer (DA), doença de Parkinson (DP), esclerose lateral amiotrófica (ELA), aterosclerose e infarto do miocárdio. Existem várias evidências de que o envelhecimento é resultado do acúmulo de alterações bioquímicas, levando ao desequilíbrio dos sistemas regulatórios hormonais, imunes e neuroendócrinos ao longo da vida. Mais de 300 teorias foram elaboradas para explicar o envelhecimento. Entre elas, a teoria proposta por Denham Harman em 1954 tem sido uma das mais aceitas, a qual postula que o envelhecimento é o resultado do acúmulo de biomoléculas danificadas por radicais livres produzidos durante o metabolismo normal. Contudo, esse processo é mais complexo e recebe a influência de outros fatores, como genética, atividade física e nutrição, caracterizando o envelhecimento como uma condição fisiológica multifatorial.

Uma vez que o envelhecimento e as doenças neurodegenerativas compartilham os mesmos mecanismos básicos, é difícil estabelecer os limites entre esses dois processos. Assim, diversos autores sugerem que a neurodegeneração seja uma extensão do envelhecimento, já que aumentaria a suscetibilidade aos eventos neurotóxicos.

Um radical livre é uma molécula instável de meia-vida curta e reativa que contém um ou mais elétrons desemparelhados e que, quando não é imediatamente neutralizado pelas enzimas antioxidantes, torna-se altamente nocivo, pois reage rapidamente com diversas biomoléculas, e pode levar a danos celulares irreversíveis e à morte celular. Assim, os radicais livres, quando ultrapassam a capacidade antioxidante do organismo, fenômeno conhecido como estresse oxidativo, são capazes de danificar proteínas, lipídios e DNA, podendo levar à inativação proteica, à peroxidação lipídica e à formação de adutos de DNA, respectivamente. O sistema de defesa antioxidante é composto por substâncias produzidas pela própria célula, como as enzimas superóxido dismutase (SOD); catalase; as enzimas do ciclo da glutationa: a glutationa peroxidase (GPx), a redutase (GR) e a S transferase (GST); peptídeos com grupos tióis, como a glutationa, e também agentes provenientes da nutrição, entre elas as vitaminas C e E e o selênio.

Os radicais livres derivados do O_2, como o ânion superóxido ($O_2^{\bullet-}$) e o radical hidroxila ($^{\bullet}OH$), são chamados de espécies reativas de oxigênio (ERO). Entretanto, ERO como H_2O_2 não são radicais livres, mas são também nocivas. As ERO são normalmente formadas durante a respiração celular, realizada na mitocôndria, e quando produzidas em excesso, danificam as células e geram o dano oxidativo.

A fonte mais abundante de ERO no sistema nervoso central (SNC) é a ativação do sistema de explosão respiratória na micróglia. Quando esse sistema é ativado, no caso de dano traumático ou na presença de patógenos, ocorre elevada produção de $O_2^{\bullet-}$, H_2O_2 e óxido nítrico na membrana microglial externa, os quais são liberados como sistema de ataque proposital, participando do processo ativo de defesa imune do SNC. A micróglia também pode ser ativada por ERO, o que favorece a formação de mais radicais livres, dando início ao processo inflamatório. Assim, a maior parte das condições neurodegenerativas está associada a uma inflamação crônica, embora haja controvérsias se a inflamação é causa ou consequência do processo. Entretanto, vale destacar que relatos recentes mostram que a micróglia residente tem papel fundamental na remoção de proteínas tóxicas do SNC, atuando, assim, na prevenção de doenças neurodegenerativas.

A quantidade de ERO produzida durante o processo de fosforilação oxidativa mitocondrial representa 2% do total de oxigênio consumido durante a respiração. O SNC é particularmente sensível ao dano oxidativo, em virtude de:

1. Ser responsável por aproximadamente 20% do consumo total de oxigênio.
2. Possuir altas concentrações de ferro, que predispõem à reação de Fenton, com consequente formação do radical •OH.
3. Ser rico em ácidos graxos facilmente peroxidáveis.
4. Possuir grande entrada de cálcio e presença de aminoácidos excitatórios, como o glutamato. Mais ainda, em comparação com outros órgãos, como o fígado e os rins, o encéfalo apresenta baixos níveis das enzimas antioxidantes, como SOD, GPx e catalase. Um perfeito balanço entre essas três enzimas é necessário para a manutenção da sobrevivência celular.

A rápida reação entre o $O_2^{•-}$ e o óxido nítrico leva à formação do ânion peroxinitrito (ONO_2^-), e este potente agente oxidante tem recebido muita atenção por seu envolvimento, por exemplo, na oxidação e nitração de lipídios, quebra da fita de DNA, nitração de proteínas, como a formação de 3-nitrotirosina, e a ruptura de proteínas estruturais, como a actina e o neurofilamento L.

É interessante destacar que o óxido nítrico pode exercer efeito protetor ou nocivo, dependendo de seu estado redox. Sob condições fisiológicas, o óxido nítrico pode estar presente como monóxido de nitrogênio (NO•) e/ou como cátion nitrozônio (NO^+). Caso o ambiente celular seja conveniente para a formação de NO•, será observado efeito neurotóxico; entretanto, se houver a formação de NO^+, ocorrerá um efeito neuroprotetor em função da inibição do receptor glutamatérgico do tipo N-metil-d-aspartarto (NMDA). O comportamento do óxido nítrico, seja como radical livre ou agente antioxidante, depende dos níveis de $O_2^{•-}$. Se a concentração desse ânion for alta, o óxido nítrico levará à peroxidação lipídica; caso contrário, terá função antioxidante.

Normalmente, durante a respiração mitocondrial, a fração do oxigênio que é reduzida a $O_2^{•-}$ tem sido estimada em 0,1% a 1%. Durante o processo de envelhecimento, a fosforilação oxidativa mitocondrial torna-se menos eficiente, o que provavelmente contribui para aumento na produção de radicais livres. O aumento da produção de ERO leva ao acúmulo de cálcio intracelular, tanto por danificar o sistema de recaptação de cálcio pelo retículo endoplasmático como por facilitar a abertura dos canais de cálcio dependentes de voltagem, em decorrência da diminuição do potencial de membrana. O aumento de cálcio ativa enzimas como a óxido nítrico sintase, responsável pela formação de óxido nítrico. O acúmulo de cálcio também tem sido implicado na fisiopatologia de doenças neurodegenerativas, pois ativa a proteína cinase C, uma das responsáveis pela fosforilação da proteína *tau*. A hiperfosforilação dessa proteína forma os emaranhados neurofibrilares encontrados na DA e, como consequência mais extrema, pode ocorrer o início do processo de apoptose neuronal. Cada processo neurodegenerativo apresenta suas próprias características neuropatológicas, mas há muito tempo suspeita-se de que o estresse oxidativo contribua para morte neuronal em doenças como DA, DP e ELA.

O envolvimento do estresse oxidativo em doenças neurodegenerativas foi evidenciado pela presença de marcadores desse processo no córtex de pacientes com DA, na substância negra em casos de DP e na medula espinal na ELA. Esses marcadores incluem produtos de oxidação de proteínas, como a 3-nitrotirosina, de lipídios, como o 4-hidroxinonenal, isoprostanos e as espécies reativas ao ácido tiobarbitúrico (TBARS), como o malonaldeído, e de DNA, como a 8-hidroxideoxiguanosina. Desses marcadores, a 3-nitrotirosina é bastante estável e é utilizada como marcador de derivados de ONO_2^-.

DOENÇA DE ALZHEIMER E ESTRESSE OXIDATIVO

A doença de Alzheimer é a causa mais comum de demência em idosos. Clinicamente, essa condição é caracterizada pela diminuição progressiva da memória, da função executiva, da linguagem e de outras áreas cognitivas. No exame anatomopatológico do encéfalo de portadores da doença, observa-se a formação de placas amiloides, caracterizadas pelo acúmulo do peptídeo β-amiloide (βA), e dos emaranhados neurofibrilares, constituídos pela hiperfosforilação da proteína *tau*, além de perda neuronal e sináptica, atrofia encefálica e processos inflamatórios.

O peptídeo βA é produzido por todas as células durante a vida, com maior produção realizada pelos neurônios. Em condições normais, o processo proteolítico sequencial da proteína precursora do amiloide (PPA) pelas enzimas β e γ-secretases produz formas de peptídeo βA com resíduos de 40 aminoácidos (βA40), que é a forma mais abundante, e de 42 aminoácidos (βA42), a menos abundante. No caso da DA familial, em que existe predisposição genética, pode ocorrer aumento nos níveis totais do peptídeo βA ou somente do βA42. Entretanto, a maioria dos casos de DA é esporádica, e existe um consenso de que o risco e/ou a variação da idade de início da doença são, provavelmente, decorrentes de interações complexas entre fatores genéticos e ambientais.

O principal fator de risco da DA esporádica é o genótipo da apolipoproteína E (apoE), em que a presença do alelo ε4 é considerada fator de risco para o desenvolvimento da doença, e o ε2 é protetor. No SNC, a apoE está envolvida na mobilização e redistribuição do colesterol, na manutenção da mielina e na formação e reparo da membrana neuronal, sendo importante nos mecanismos de plasticidade sináptica. Apesar de o ε4 da apoE estar associado ao aumento da suscetibilidade à DA, os mecanismos específicos envolvidos nesse efeito não estão completamente elucidados. Entre as hipóteses, considera-se que esse alelo interfere com o depósito do peptídeo βA no encéfalo; exerce um papel regulatório no metabolismo neuronal da proteína *tau*; produz menor efeito antioxidante; e está associado ao aumento dos níveis LDL do colesterol. Existem evidências de que os portadores do ε4 da apoE apresentam aumento da atividade da enzima óxido nítrico sintase, o que levaria a aumento na produção de óxido nítrico.

A natureza neurotóxica do peptídeo βA não é bem compreendida, contudo existem algumas condições necessárias para que esse peptídeo exerça seu papel oxidativo. Assim, sua neurotoxicidade exige a presença de metais de transição (íons cobre e ferro), de metionina na posição 35 e a presença do peptídeo em altas concentrações, o que facilita sua agregação. A interação entre o peptídeo βA e íons cobre pode resultar em dano oxidativo, uma vez que o peptídeo é capaz de reduzir Cu^{2+} para Cu^+. Essa reação produz H_2O_2, que se difunde pela membrana celular, oxidando lipídios e proteínas intracelulares. Um dano oxidativo maior é induzido quando ocorre uma interação secundária do H_2O_2 com o peptídeo βA ligado ao Cu^+. Isso gera o radical •OH, que também reage com lipídios, proteínas e ácidos nucleicos, gerando um extenso estresse oxidativo, geralmente irreversível. Mais ainda, o radical •OH pode reagir com o peptídeo βA e promover sua agregação.

Assim, o estresse oxidativo parece ser o primeiro evento na DA, ocorrendo mesmo antes do desenvolvimento dos eventos anatomopatológicos característicos da doença. Vale ressaltar que, apesar de a agregação do peptídeo βA insolúvel ser um dos marcadores patológicos da DA, a presença de níveis elevados de oligômeros solúveis desse peptídeo no encéfalo e no líquido cefalorraquidiano (LCR) de pacientes com DA tem sido sugerida como evento precoce na patogênese da DA, por estimular a formação excessiva de ERO. A Figura 7.1 apresenta a relação entre o estresse oxidativo e a DA.

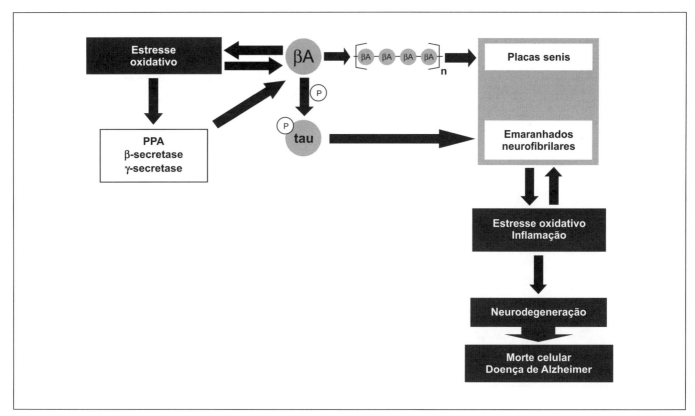

FIGURA 7.1 ■ Mecanismo molecular da doença de Alzheimer. Mutações genéticas da PPA aumentam a taxa de formação do peptídeo βA. O estresse oxidativo pode influenciar diretamente a formação desse peptídeo pelo aumento dos níveis de PPA ou, indiretamente, pela modulação da atividade e dos níveis de enzimas como a β-secretase e a γ-secretase. O próprio peptídeo βA apresenta capacidade oxidante, induz mais estresse oxidativo e cria uma retroalimentação positiva nos níveis de PPA e de suas enzimas proteolíticas. O aumento dos níveis dos oligômeros do peptídeo βA favorece a fosforilação da proteína *tau*. Com o tempo, esses oligômeros se depositam no espaço extracelular, formando as placas senis, enquanto a proteína *tau* hiperfosforilada dentro dos neurônios forma os emaranhados neurofibrilares. Ambas as lesões desencadeiam reações oxidativas, mantendo uma resposta inflamatória que culmina com dano irreversível, degeneração lenta e morte celular. Todos esses eventos biológicos manifestam-se clinicamente com declínio cognitivo progressivo, sinais de demência e, finalmente, a doença de Alzheimer. (Adaptada de Praticò, 2008.)

BIOMARCADORES PERIFÉRICOS DO ESTRESSE OXIDATIVO NO ENVELHECIMENTO E NA DA

Diversos grupos de pesquisa têm se dedicado ao estudo de biomarcadores do dano oxidativo em material biológico de origem periférica, como o sangue, tanto no envelhecimento como nas doenças neurodegenerativas. Um acompanhamento longitudinal, seja no caso de sujeitos sadios, seja no de pacientes com diagnóstico clínico definido de alguma doença neurodegenerativa, pode ajudar na compreensão da evolução do sistema antioxidante nessas condições.

Contudo, para o entendimento deste assunto é importante a compreensão do ciclo da glutationa, um importante sistema antioxidante, como pode ser visto na Figura 7.2.

Os estudos que avaliaram o envelhecimento mostram, em sua maioria, aumento correlacionado com a idade das espécies reativas ao ácido tiobarbitúrico (TBARS), um marcador de peroxidação lipídica, no plasma/soro. Não há consenso em relação ao comportamento das enzimas antioxidantes, como mostra a Tabela 7.1, apesar de os estudos apontarem para o envolvimento do dano oxidativo no envelhecimento.

Se o estresse oxidativo aumenta com o envelhecimento, como se explica que algumas pessoas consigam atingir idades extremas de maneira saudável? Os centenários sadios formam o grupo chamado de "envelhecimento bem-sucedido", e sabe-se que a longevidade sofre influência de fatores genéticos, ambientais e imunoneuroendócrinos, capazes de mantê-los em um balanço homeostático seguro e de protegê-los de vários tipos de doenças associadas à idade. Assim, alguns grupos de pesquisa têm avaliado o perfil de agentes antioxidantes enzimáticos e não enzimáticos de indivíduos centenários com o objetivo de entender sua influência na longevidade.

Os dados dessas pesquisas revelaram que os não centenários apresentaram diminuição dos antioxidantes não enzimáticos (vitaminas A, C e E) e aumento das enzimas antioxidantes com a idade. Já os centenários caracterizaram-se como o grupo com os maiores níveis de vitaminas A e E e diminuição da atividade da SOD, assim como aumento da GR, quando comparados com idosos não centenários. Além disso, os centenários também apresentaram diminuição dos níveis de TBARS e aumento da razão glutationa reduzida/oxidada (GSH/GSSG), o que aponta para uma redução do estresse oxidativo nesse grupo. Um dado interessante foi que os centenários com melhor capacidade funcional apresentaram maior atividade da GR, enzima responsável pela manutenção dos níveis de GSH. Com base nesses resultados, os autores sugerem

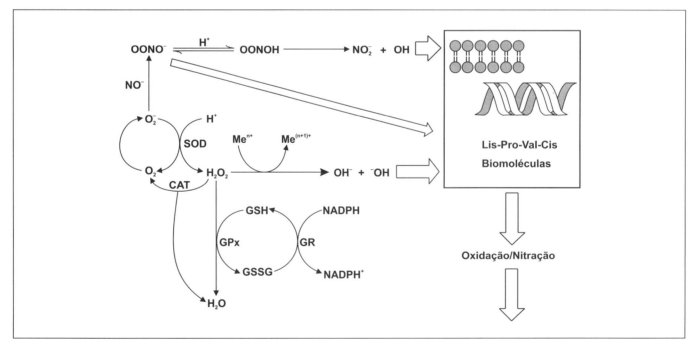

FIGURA 7.2 ■ Esquema ilustrativo da geração de espécies reativas de oxigênio (ERO) e de nitrogênio (ERN). Espécies radicalares, oriundas de processos de biotransformação, podem transferir seu elétron desemparelhado para o oxigênio molecular (O_2), formando o ânion superóxido ($O_2^{\bullet-}$). Este ânion radical formado é dismutado pela SOD, gerando H_2O_2, o qual pode ser eliminado na forma de H_2O pela GPx, que oxida a GSH em GSSG, ou pela ação da CAT. A GR converte a GSSG em GSH, consumindo NADPH. Além disso, na presença de óxido nítrico (NO•), o $O_2^{\bullet-}$ pode originar o ânion peroxinitrito (OONO⁻), uma espécie muito instável (meia-vida < 1 segundo), levando à formação do radical hidroxila (•OH), um dos elementos responsáveis pela morte celular. O acúmulo de H_2O_2 pode levar, por meio da reação de Fenton, à formação de •OH pela oxidação de um metal de transição (Me^{n+}), como Fe^{2+} e Cu^+. Proteínas, lipídios e ácidos nucleicos podem ser modificados irreversivelmente pelas ERO e/ou ERN, levando a disfunção mitocondrial, alteração na homeostase de Ca^{2+}, dano em membranas e agregação proteica, formando agregados insolúveis que diminuem a função proteossômica. Com o tempo, se esses fenômenos não forem adequadamente revertidos, pode haver um dano celular progressivo, degeneração e eventual morte celular. (SOD: superóxido dismutase; CAT: catalase; GSH: glutationa reduzida; GSSG: dissulfeto de glutationa; GPx: glutationa peroxidase; GR: glutationa redutase.)

TABELA 7.1 ■ Resumo dos trabalhos encontrados na literatura que avaliaram marcadores de estresse oxidativo no envelhecimento

Estudo	n	Idade	TBARS	GPx	GR	Catalase	SOD
Guemouri et al. (1991)	1.836	4 a 97 anos		↓ acima de 65 anos		↓ acima de 65 anos	↓ acima de 65 anos
Andersen et al. (1997)	220	20 a 89 anos		Sem alteração	↓ com a idade	Sem alteração	↓ com a idade
Mecocci et al. (2000)	75	> 99 anos		↑ com a idade			↑ com a idade
Kasapoglu & Özben (2001)	100	20 a 70 anos	↑ com a idade	↓ com a idade		↑ com a idade	↑ com a idade
Solichova et al. (2001)	11	Nonagenários	↑ em relação aos mais jovens				
Erden-Inal et al. (2002)	176	0,2 a 69 anos		↑ acima de 41 anos	↓ acima de 41 anos		
Casado & López-Fernandez (2003)	1.388	0 a 93 anos				↓ acima de 70 anos	
Junqueira et al. (2004)	503	Acima de 20 anos	↑ acima de 50 anos	↑ acima de 40 anos			
Kawamoto et al. (2005)	77	18 a 82 anos	↑ com a idade				Sem alteração
Sfar et al. (2009)	100 100	30 a 45 anos 55 a 85 anos		↓ com a idade			↓ com a idade

que a atividade antioxidante de vitaminas lipossolúveis como as vitaminas A e E é muito importante na longevidade. Esses estudos reforçam que, para que sejam atingidas idades extremas, é necessário ter um bom sistema de defesa antioxidante e baixa produção de marcadores de estresse oxidativo.

Embora não exista um consenso com relação às enzimas antioxidantes, a presença de biomarcadores periféricos de estresse oxidativo na DA tem sido evidenciada em alguns estudos. Trabalho realizado por nosso grupo de pesquisa detectou o envolvimento de ânion peroxinitrito em plaquetas e eritrócitos no envelhecimento e na DA. O envelhecimento foi associado ao aumento dos níveis de TBARS e nas atividades das enzimas NOS, SOD e Na,K-ATPase, sem alteração no conteúdo de GMPc, quando comparados aos controles idosos. A Na,K-ATPase é a enzima responsável pela resposta celular ao dano oxidativo, uma vez que ela mantém o gradiente eletroquímico de sódio e de potássio. Assim, os resultados apresentados demonstram um desequilíbrio na modulação sistêmica do estresse oxidativo no envelhecimento e na DA, o que sugere que a neurodegeneração e o envelhecimento compartilham vias fisiopatogênicas comuns.

Uma análise do estresse oxidativo em diferentes fases da DA revelou aumento de peroxidação lipídica em pacientes em estágio avançado da doença. Além disso, a atividade da GPx apresentou-se aumentada e a da GR diminuída em diferentes estágios da doença. O comprometimento da GR sugere uma diminuição da capacidade de manutenção dos estoques de glutationa, fundamentais para o funcionamento do sistema antioxidante.

Diante das evidências de detecção de biomarcadores periféricos de dano oxidativo na DA, a relação entre a função cognitiva e a peroxidação lipídica em eritrócitos foi avaliada em um grupo de pacientes no início e 5 anos após o diagnóstico de DA. Foi observada uma correlação negativa entre os níveis de TBARS e a pontuação no Miniexame do Estado Mental, sugerindo que a peroxidação lipídica pode ser um dos fatores responsáveis pela deterioração cognitiva.

Outros marcadores de dano oxidativo, como a produção de isoprostanos, um produto da peroxidação lipídica, e a formação de adutos de DNA, também têm sido foco de estudo na DA. Alguns trabalhos demonstram aumento na geração de isoprostano na urina, no sangue e no LCR de pacientes com DA, mostrando uma correlação entre os níveis periféricos e centrais de isoprostano. Mais ainda, foi relatado aumento de dano em DNA em linfócitos de pacientes com DA em relação aos controles, o que reforça as evidências de que o dano oxidativo pode ser encontrado perifericamente nessa doença.

Diante das evidências de que o envelhecimento e a DA apresentam uma via comum, tornou-se importante verificar se o comprometimento cognitivo leve (CCL), etapa considerada anterior à DA, também compartilha desses mesmos mecanismos. A avaliação do dano oxidativo em DNA mostrou não só aumento na quantidade de bases de DNA oxidadas em leucócitos periféricos de pacientes com DA, mas também em pacientes com CCL, quando comparados a controles pareados por idade. O fato de esse dano ter sido detectado em indivíduos com CCL fornece uma nova evidência na validação da hipótese de que o estresse oxidativo é um evento presente desde o início da neurodegeneração.

Concluindo, apesar de diversos estudos apontarem para a presença de estresse oxidativo periférico na DA, ainda não está claro se a neurodegeneração é um processo no qual o estresse oxidativo periférico é um participante ativo ou se esses marcadores se encontram no sangue simplesmente de passagem antes de serem eliminados.

Apesar da grande quantidade de evidências do envolvimento do estresse oxidativo no envelhecimento e na DA, os tratamentos com agentes antioxidantes ainda são controversos. Infelizmente, nem sempre uma boa teoria, mesmo sustentada por fortes evidências de ciência básica, é suficiente para garantir uma eficácia terapêutica. Contudo, vale destacar que a falta de evidências que apoiam o uso de terapêuticas antioxidantes na redução dos efeitos do envelhecimento e da neurodegeneração não invalida a teoria de que o estresse oxidativo está na linha de frente desses processos.

REFERÊNCIAS

Andersen HR, Jeune B, Nybo H, Nielsen JB, Andersen-Ranberg K, Grandjean P. Low activity of superoxide dismutase and high activity of glutahione reductase in erythrocytes from centenarians. Age Aging 1998; 27:643-8.

Augusto O. Radicais livres: bons, maus e naturais. São Paulo: Oficina de Textos, 2006. 120p.

Bourdel-Marchasson I, Delmas-Beauvieux M-C, Peuchant E et al. Antioxidant defences and oxidative stress markers in erythrocytes and plasma from normally nourished elderly Alzheimer patients. Age Aging 2001; 30:235-41.

Casado A, López-Fernandez ME, Casado MC, La Torre R. Lipid peroxidation and antioxidant enzyme activities in vascular and Alzheimer dementias. Neurochem Res 2008; 33:450-8.

Cirrito JR, Kang JE, Lee J, Stewart FR et al. Endocytosis is required for synaptic activity-dependent release of amyloid-beta in vivo. Neuron 2008; 58:42-51.

Crouch PJ, Harding S-ME, White AR, Camakaris J, Bush AI, Masters CL. Mechanisms of Aβ mediated neurodegeneration in Alzheimer's disease. Int J Biochem Cell Biol 2008; 40:181-98.

De Felice F, Velasco PT, Lambert MP et al. Aβ oligomers induce neuronal oxidative stress through an N-methyl-D-aspartate receptor-dependent mechanism that is blocked by the Alzheimer drug memantine. J Biol Chem 2007; 282:11590-601.

Delibas M, Ozcankaya R, Altuntas I. Clinical importance of erythrocyte malondialdehyde levels as a marker for cognitive deterioration in patients with dementia of Alzheimer type: a repeated study in 5-year interval. Clin Biochem 2002; 32:137-41.

Gackowski D, Rozalski R, Siomek A et al. Oxidative stress and oxidative DNA damage is characteristic for mixed Alzheimer disease/vascular dementia. J Neuro Sci 2008; 266:57-62.

Gatz M, Reynolds CA, Fratiglioni L et al. Role of genes and environments for explaining Alzheimer disease. Arch Gen Psychiatry 2006; 63:168-74.

Glezer I, Simard AR, Rivest S. Neuroprotective role of the innate immune system by microglia. Neuroscience 2007; 147:867-83.

Guemouri L, Artur Y, Herbeth B, Jeandel C, Cuny G, Siest G. Biological variability of superoxide dismutase, glutathione peroxidase and catalase in blood. Clin Chem 1991; 37:1932-7.

Haass C, Selkoe DJ. Soluble protein oligomers in neurodegeneration: lessons from the Alzheimer's amyloid β-peptide. Nat Rev Mol Cell Biol 2007; 8:101-12.

Halliwell B, Gutteridge JMC. Free radical in biology and medicine. 4 ed. New York: Oxford University Press, 2007.

Junqueira VBC, Barros SBM, Chan SS et al. Aging and oxidative stress. Mol Aspects Med 2004; 25:5-16.

Kasapoglu M, Özben T. Alterations of antioxidant enzymes and oxidative stress markers in aging. Exp Geront 2001; 36:209-20.

Kawamoto EM, Munhoz CD, Glezer I et al. Oxidative stress in platelets and erythrocytes in aging and Alzheimer's disease. Neurobiol Aging 2005; 26:857-64.

Kim J, Basak JM, Holtzman DM. The role of apolipoprotein E in Alzheimer's disease. Neuron 2009; 63:287-303.

Marcourakis T, Bahia VS, Kawamoto EM et al. Apolipoprotein E genotype is related to nitric oxide production in platelets. Cell Biochem Funct 2008; 26:852-8.

Mamelak M. Alzheimer's disease, oxidative stress and gammahydroxybutyrate. Neurobiol Aging 2007; 28: 1340-60.

Martin-Aragón S, Bermejo-Bescós P et al. Metalloproteinase's activity and oxidative stress in mild cognitive impairment and Alzheimer's disease. Neurochem Res 2009; 34:373-8.

Meccocci P, Polidori MC, Cherubini A et al. Lymphocyte oxidative DNA damage and plasma antioxidants in Alzheimer disease. Arch Neurol 2002; 59:794-8.

Mecocci P, Polidori MC, Troiano L et al. Plasma antioxidants and longevity: a study on healthy centenarians. Free Rad Biol Med 2000; 28:1243-8.

Migliore L, Fontana I, Trippi F et al. Oxidative DNA damage in peripheral leukocytes of mild cognitive impairment and AD patients. Neurobiol Aging 2005; 26:567-73.

Migliore L, Coppedè F. Environmental-induced oxidative stress in neurodegenerative disorders and aging. Mut Res 2008; 674: 73-84.

Nunomura A, Perry G, Aliev G et al. Oxidative damage is the earliest event in Alzheimer disease. J Neuropathol Exp Neurol 2001; 60:759-67.

Paolisso G, Tagliamonte MR, Rizzo MR, Manzella D, Gambardella A, Varricchio M. Oxidative stress and advancing age: results in healthy centenarians. J Am Geriatr Soc 1998; 46:833-8.

Praticò D, Clark CM, Lee VMY, Trojanowski JQ, Rokach J, FitzGerald GA. Increased 8,12-iso-iPF2a-VI in Alzheimer's disease: correlation of a noninvasive index of lipid peroxidation with disease severity. Ann Neurol 2000; 48:809-12.

Praticò D, Sung S. Lipid peroxidation and oxidative imbalance: early functional event in Alzheimer's disease. J Alzheimers Dis 2004; 6:171-5.

Praticò D. Oxidative stress hypothesis in Alzheimer's disease: a reappraisal. Trends Pharmacol Sci 2008; 29(12): 609-15.

Rinaldi P, Polidori MC, Metastasio A et al. Plasma antioxidants are similarly depleted in mild cognitive impairment and in Alzheimer´s disease. Neurobiol Aging 2003; 24:915-9.

Sfar S, Jawed A, Braham H, Amor S, Laporte F, Kerkeni A. Zinc, copper and antioxidant enzyme activities in healthy elderly Tunisian subjects. Exp Gerontol (2009). In press

Smith MA, Rottkamp CA, Nunomura A, Raina AK, Perry G. Oxidative stress in Alzheimer's disease. Biochem Biophys Acta 2000; 1502:139-44.

Solichova D, Juraskova B, Blaha V et al. Bioanalysis of age-related changes of lipid metabolism in nonagenarians. J Pharm Biomed Anal 2001; 24:1157-62.

Swerdlow RH. Is aging part of Alzheimer's disease, or is Alzheimer's disease part of aging? Neurobiol Aging 2007; 28:1465-80.

Teunissen CE, Lütjohann D, von Bergmann K et al. Combination of serum markers related to several mechanisms in Alzheimer's disease. Neurobiol Aging 2003; 24:893-902.

Valko M, Leibfritz D, Moncol J, Cronin MTD, Mazur M, Telser J. Free radicals and antioxidants in normal physiological functions and human disease. Int J Biochem Cell Biol 2007; 39:44-84.

Zafrilla P, Mulero J, Xandri JM, Santo E, Caravaca G, Morillas JM. Oxidative stress in Alzheimer patients in different stages of the disease. Curr Med Chem 2006; 13:1075-83.

Zhu X, Su B, Wang X, Smith MA, Perry G. Causes of oxidative stress in Alzheimer disease. Cell Mol Life Sci 2007; 64:2202-10.

Zlokovic BV. The blood-brain barrier in health and chronic neurodegenerative disorders. Neuron 2008; 57:178-201.

Biomarcadores em Psiquiatria: Conceitos Gerais

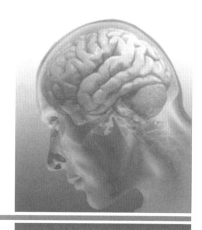

Sheila Assunção-Talbott • George G. Nomikos

INTRODUÇÃO

Mundialmente, milhões de indivíduos são acometidos por transtornos mentais, comportamentais e neurológicos. De acordo com estimativas da Organização Mundial de Saúde (OMS), em 2002 154 milhões de pessoas sofriam de depressão, 25 milhões sofriam de esquizofrenia e 106 milhões, de transtornos associados ao uso de álcool ou outras substâncias (WHO, 2009).

Apesar de importantes avanços nas últimas décadas no campo da neurociência, o completo entendimento da etiologia e fisiopatologia dos transtornos psiquiátricos ainda permanece, em sua maior parte, obscuro. Adicionalmente, a influência de fatores ambientais, a grande heterogeneidade da apresentação clínica, a ausência de claras delimitações fenotípicas e a sobreposição de fatores genéticos nas doenças psiquiátricas tornam esse campo ainda mais desafiador.

Atualmente, a avaliação psiquiátrica se baseia exclusivamente em fenótipos comportamentais e clínicos e no uso de parâmetros clínicos, em alguns casos, subjetivos e variáveis, o que torna extremamente difícil o desenvolvimento de novos medicamentos e a prática clínica em psiquiatria. Desse modo, o desenvolvimento de marcadores biológicos sensíveis e específicos é fundamental para que tanto a pesquisa como a prática clínica experimentem avanços no tratamento de pacientes (Reckow et al., 2008).

Um vasto número de instrumentos diagnósticos, como análises de haplótipos para identificação de genes de suscetibilidade, análises de transcriptomas, análises de perfis metabólicos (metaboloma) e análises de perfis de proteínas (proteoma), vem evoluindo rapidamente. Esses instrumentos são críticos para o entendimento de processos patológicos e de suas respostas a fatores etiológicos de risco e progressão de doença. Mais ainda, essas metodologias inovadoras poderão facilitar a transição dos paradigmas atuais, partindo de um processo mais generalizado da prática clínica para o da prática de medicina personalizada.

Neste capítulo discutiremos brevemente a definição de marcadores biológicos (ou biomarcadores) e seus papéis no campo da psiquiatria, com foco na ciência do metaboloma.

BIOMARCADORES

Biomarcadores, ou marcadores biológicos, são definidos como uma característica mensurável (p. ex., concentração de uma enzima, concentração de um hormônio, distribuição populacional de determinado gene e seu fenótipo correspondente) que é indicadora de um processo biológico normal, de processos patogênicos e/ou de resposta a um agente terapêutico específico ou outra intervenção (NIH, 2001). Esses biomarcadores fornecem um método inestimável para o entendimento de transtornos psiquiátricos. Um vasto número de técnicas podem ser utilizadas para a aquisição de conhecimento sobre o funcionamento do sistema nervoso central em estados normais e/ou patológicos. Em psiquiatria, assim como em outros ramos da medicina, o objetivo final da pesquisa com biomarcadores é identificar marcadores que possam ser utilizados para o estabelecimento de diagnósticos mais acurados, para o desenvolvimento de tratamentos personalizados e para a identificação de processos subjacentes envolvidos na gênese de um dado transtorno (NIH, 2001). Em estudos clínicos, por exemplo, biomarcadores podem ser utilizados para validar determinado mecanismo de ação, para a seleção da dose de um medicamento, segmentação da população de estudo e, finalmente, podem ser utilizados como marcadores substitutos (Breier, 2005), o que será discutido mais adiante. Adicionalmente, biomarcadores podem desempenhar um papel importante na identificação de respondedores *versus* não respondedores a determinada intervenção farmacológica, minimizando os riscos de efeitos colaterais indesejáveis e múltiplos ajustes de dose e aumentando as chances de eficácia e segurança de um dado medicamento. Na verdade, biomarcadores têm desempenhado um papel importante na prática da medicina desde tempos remotos quando, por exemplo, a urina era utilizada para se fazer o diagnóstico do estado de saúde de uma pessoa por meio de marcadores como cor, cheiro e gosto (Koulmam et al., 2009). Atualmente, quando falamos de biomarcadores, nos referimos a métodos bem mais sofisticados do que o que acabamos de mencionar. Esses métodos envolvem a medida direta de um meio orgânico (p.ex., fluido sanguíneo ou cefalorraquidiano etc.) ou indireta, como neuroimagem (IRM, IRM funcional etc.).

Outro conceito importante no estudo de biomarcadores é o de "marcadores substitutos". Marcadores substitutos são definidos como "uma medida laboratorial ou sinal físico usado em estudos terapêuticos como um substituto clinicamente significativo para um o objetivo desse estudo" (Katz, 2004). Esses marcadores substitutos devem ser uma medida direta de como o paciente se sente, funciona ou sobrevive, e também devem predizer o efeito de uma terapia. Nesse sentido, a principal diferença entre os biomarcadores e os marcadores substitutos é que os biomarcadores poderão vir a ser utilizados como marcadores substitutos, ao passo que os marcadores substitutos são testes usados para mensuração dos efeitos de um tratamento específico. Digamos, por exemplo, que o tratamento da doença de Alzheimer com um fármaco cujo mecanismo de ação seja inibidor da β-secretase diminua a concentração de β-amiloide no líquido cefalorraquidiano. Nesse estudo, a concentração de β-amiloide seria usada no líquido cefalorraquidiano como medida primária, ou seja, a concentração de β-amiloide no líquido cefalorraquidiano é um marcador substituto. Nesse caso, deverá ser correlacionado com a eficácia do fármaco, ou seja, respondedores terão (maior) diminuição da concentração de β-amiloide no líquido cefalorraquidiano *versus* não respondedores.

TIPOS DE BIOMARCADORES

São dois os principais tipos de biomarcadores: biomarcadores de exposição e biomarcadores de doença (Breier, 2004; Mayeux, 2004). Biomarcadores de exposição, também chamados de biomarcadores de antecedentes, são usados como preditores de risco, ao passo que biomarcadores de doença são usados em triagem, para o estabelecimento do diagnóstico, a indicação da gravidade de uma condição e o monitoramento da progressão de uma doença. Uma vez disponíveis, esses marcadores poderiam desempenhar um papel crucial em vários tipos de investigações clínicas, como estudos clínicos controlados e randomizados, estudos observacionais e estudos epidemiológicos (Perera & Weinstein, 2000).

Como descrito anteriormente, o instrumento diagnóstico mais importante na prática psiquiátrica é a entrevista psiquiátrica. Desse modo, se um paciente apresenta-se pela primeira vez a um psiquiatra manifestando um episódio depressivo, pode ser extremamente difícil determinar com certeza se esse paciente tem depressão unipolar ou depressão bipolar. Se disponíveis, biomarcadores poderiam, nesse caso, ser a chave para um diagnóstico acurado. Biomarcadores poderiam determinar o medicamento para o qual o paciente apresentaria melhor resposta com menos efeitos colaterais. A Tabela 8.1 descreve as características de um biomarcador ideal.

Outro fator a ser considerado é que a presença de múltiplos biomarcadores de doença que possam ser examinados concomitantemente aumentará a especificidade diagnóstica. Em virtude da dificuldade inerente à caracterização de transtornos psiquiátricos, biomarcadores que satisfaçam os critérios na Tabela 8.1 têm sido extremamente difíceis de serem identificados (Dunckley et al., 2005).

CIÊNCIAS "ÔMICAS"

Nos últimos anos, grande atenção tem sido dedicada ao fato de as ciências "ômicas" terem avançado do estudo de um só gene, um só RNA, uma só proteína e um só metabólito para o estudo mais global do genoma, transcriptoma, proteoma e metaboloma (Tabela 8.2). Apesar de o foco inicial ter sido no uso do genoma para prover um tratamento personalizado, as outras ciências "ômicas" têm chamado a atenção, como metabolomas. O foco deste capítulo estará na ciência do metaboloma, mas uma breve descrição das outras ciências "ômicas" é fornecida.

Ciência metabolômica

A ciência metabolômica dedica-se ao estudo do metaboloma, do repertório de pequenas moléculas presentes em células, dos fluidos biológicos e tecidos (Kaddurah-Daouk & Krishnan, 2009; Spratlin et al., 2009). O número exato de metabólitos em seres humanos é ainda desconhecido, mas estima-se que seja da ordem de milhares. O método clássico do estudo de metabólitos usualmente se concentra na medida de um único metabólito (p. ex., a medida de colesterol), uma única reação metabólica, incluindo suas propriedades cinéticas (p. ex., o metabolis-

TABELA 8.1 ■ Características de um biomarcador ideal

Característica do biomarcador	Comentários
Sensibilidade	Habilidade de detectar uma condição quando essa condição de fato está presente. Evita falso-negativo
Especificidade	Habilidade de excluir uma condição quando essa condição não está presente. Evita falso-positivo
Acuidade	Sensibilidade e especificidade quando um ponto de corte é selecionado
Reprodutibilidade	O mesmo ensaio (em diferentes laboratórios) apresentará o mesmo resultado
Valor preditivo	O teste irá predizer verdadeiro-positivos e verdadeiro-negativos para o desfecho, que se espera medir
Variabilidade	Pequena variabilidade intraindivíduo
Relevância clínica	O conhecimento de biomarcadores irá modificar e melhorar o tratamento dos pacientes Boa correlação com o desfecho da doença e o tratamento
Simplicidade	É fácil de se obter (sangue, urina *versus* líquido cefalorraquidiano) Os resultados podem ser facilmente interpretados por profissionais de saúde
Custo-efetividade	O teste é relativamente barato quando se levam em consideração os benefícios que irá produzir (p. ex., aumentar chances de resposta, evitar efeitos colaterais)

Adaptada de Kaddurah-Daouk et al., 2008.

TABELA 8.2 ■ Definições das ciências "ômicas"

Ciência "ômica"	Definição
Ciência genômica (Pickar, 2003; Malhotra et al., 2004, 2007)	A ciência genômica se dedica ao estudo das funções e interações de todos os genes no genoma de determinada espécie, incluindo suas interações com fatores ambientais
Ciência transcriptômica (David et al., 2005; Gould & Manji e Gould, 2003; Singh & Nagaraj, 2006)	O estudo das transcrições do RNA de uma célula, tecido ou organismo (ou seja, o transcriptoma) Essa ciência dedica-se a determinar como o transcriptoma e, consequentemente, o padrão genético mudam em relação a vários fatores, como tipo de tecido, estágio de desenvolvimento, hormônios, medicamentos ou doenças. Desse modo, essa ciência complementa e se sobrepõe à ciência proteômica
Ciência proteômica (Andrade et al., 2007; Arab et al., 2006; Reckow et al., 2008)	O estudo em larga escala da expressão, função e interação de proteínas em um organismo em condições de saúde ou doença Enquanto o genoma é relativamente constante, o proteoma está constantemente mudando de acordo com interações momento a momento entre genoma e meio ambiente
Ciência metabolômica (Kaddurah-Daouk & Krishnan, 2009; Spratlin et al., 2009)	Essa ciência enfoca o estudo do metaboloma, o repertório de pequenas moléculas presentes em células, fluidos biológicos e tecidos

mo da homocisteína) e/ou um número definido de reações interligadas (p. ex., ciclo de Krebs). Em contraste, a ciência metabolômica investiga o metabolismo de maneira mais abrangente e, sendo um instrumento analítico, utiliza padrões de reconhecimento e bioinformática para detectar metabólitos e avaliar variações em fluidos biológicos e tecidos (Kaddurah-Daouk et al., 2008; Kaddurah-Daouk & Krishnan, 2009). Desse modo, essa ciência possibilita uma avaliação global do estado celular em relação ao meio ambiente, ao mesmo tempo que leva em consideração a regulação genética, atividades cinéticas enzimáticas e mudanças em reações metabólicas (Figura 8.1). Nesse sentido, quando comparada à ciência do genoma e proteoma, a ciência metabolômica reflete mudanças em fenótipos e suas funções.

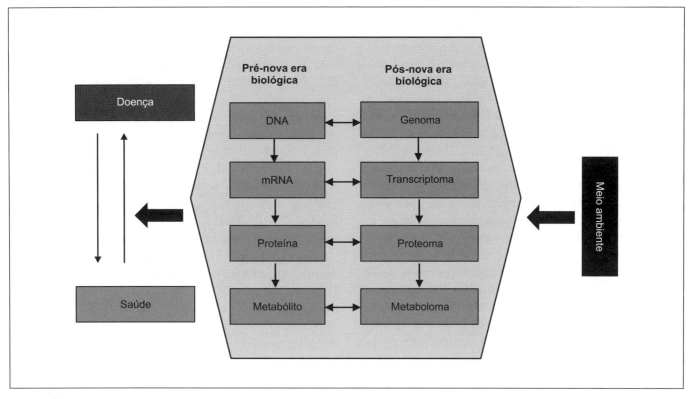

FIGURA 8.1 ■ Interações entre vários sistemas biológicos e meio ambiente em estados de saúde e doença.

Mudanças metabólicas nas doenças psiquiátricas

Mudanças em vários neurotransmissores e seus metabólitos, além de mudanças em várias outras moléculas, como proteínas e enzimas envolvidas na neurotransmissão, têm sido consideradas fatores subjacentes a certos sintomas e transtornos psiquiátricos. Com base nesse conceito, tratamentos farmacológicos têm sido desenvolvidos para remediar essas alterações patológicas. Por exemplo, atividade dopaminérgica excessiva no núcleo *accumbens* parece desempenhar papel crucial na patogênese de sintomas psicóticos na esquizofrenia. Essa teoria é parcialmente comprovada pelo fato de que fármacos que antagonizam receptores dopaminérgicos do tipo D_2 nessa região promovem alívio desses sintomas psicóticos. Ao mesmo tempo, a atividade dopaminérgica diminuída no córtex cerebral, associada ao funcionamento alterado dos sistemas glutematérgicos e gabaérgicos, tem sido proposta como responsável pelo prejuízo cognitivo em indivíduos com esquizofrenia. De fato, novos medicamentos ainda em desenvolvimento enfocam uma modificação mais global desses sistemas neurotransmissores e poderão, desse modo, contribuir para o tratamento dos déficits cognitivos que permanecem entre os principais sintomas em esquizofrenia, cujos tratamentos atuais não promovem alívio adequado.

Os transtornos psiquiátricos são reconhecidos como entidades nosológicas sistêmicas associadas a disfunções em vários elementos celulares, como certos componentes membranosos e estruturas mitocondriais e, desse modo, afetam uma pletora de respostas homeostáticas corporais, como, por exemplo, respostas hormonais, imunológicas e reações antioxidantes. Apesar de a relação causal das alterações entre esses sistemas biológicos e processos patológicos não estar completamente estabelecida, espera-se que eles possam servir como sinais biológicos que poderiam, potencialmente, ser seguidos como substitutos em processos fisiopatológicos e de resposta a tratamentos. Por exemplo, digamos que seria possível detectar de maneira robusta e reprodutível uma alteração consistente em um metabólito tanto no plasma como no líquido cefalorraquidiano de um paciente sofrendo de dada condição psiquiátrica. Se essa alteração metabólica pudesse ser correlacionada com o mecanismo patológico subjacente à doença, à doença *per se* ou seu diagnóstico ou prognóstico, essa alteração poderia ser utilizada como instrumento para a identificação da resposta a um medicamento ou seu potencial de causar efeitos colaterais.

Ciência metabolômica na esquizofrenia

Um exemplo recente da aplicação da ciência metabolômica na esquizofrenia procurou identificar diferenças em determinados metabólitos lipídicos no plasma de pacientes com esquizofrenia. Nesse estudo, o plasma de pacientes foi comparado com o de controles saudáveis, sendo comparado antes e depois do tratamento com três antipsicóticos diferentes – olanzapina, risperidona ou aripiprazol (Kaddurah-Daouk et al., 2007). Alterações importantes em certos fosfolípides associados com estruturas e funções membranosas foram encontradas no plasma de pacientes, em comparação com o de controles, sugerindo que essa "assinatura" bioquímica poderia ser usada como indicador da fisiopatologia desse transtorno. Os antipsicóticos estudados afetaram esses marcadores metabólicos de maneiras fármaco e fosfolípide-específicas, fornecendo importantes pistas sobre os efeitos metabólicos de cada uma dessas substâncias. Nesse sentido, uma assinatura metabólica foi criada para cada um dos antipsicóticos usados, e essas assinaturas poderiam ser seguidas na prática clínica (ou em estudos clínicos) para a predição da resposta ao tratamento. Por exemplo, se todos os antipsicóticos revertessem uma alteração e um determinado sinal metabólico associados com a esquizofrenia, essa alteração poderia ser um biomarcador de resposta clínica (ou marcador substituto). Ademais, as assinaturas metabólicas associadas ao uso de antipsicóticos também poderiam fornecer pistas quanto à ocorrência de efeitos colaterais em indivíduos vulneráveis. Por exemplo, se pudéssemos encontrar alterações metabólicas associadas a efeitos adversos que fossem fármaco-específicas, essas alterações poderiam ser usadas como biomarcadores de tolerabilidade e segurança de um medicamento. Finalmente, esse método possibilita a exploração de vias metabólicas envolvidas em alterações metabólicas associadas ao uso de dado medicamento e a identificação de novos alvos para pesquisa e desenvolvimento de antipsicóticos mais eficazes e seguros. Por exemplo, alterações em certo metabólito podem revelar relação com uma nova via metabólica potencialmente associada com maiores eficácia e segurança de um antipsicótico. Dessa maneira, poderão ser iniciados novos esforços para a descoberta de fármacos que tenham especificamente como alvo ou evitem um determinado metabólito e sua determinada via de metabolização.

Ciências metabolômicas nos transtornos afetivos

Paige et al. (2007) fornecem um exemplo recente da aplicação da ciência metabolômica na identificação de biomarcadores no transtorno depressivo maior. Os autores fizeram uma análise metabolômica do plasma de pacientes em um episódio depressivo agudo, do plasma de pacientes em remissão após o tratamento com antidepressivos e do plasma de indivíduos saudáveis. Centenas de metabólitos, como ácidos graxos, glicerol e GABA, foram medidos, usando-se GC-MS, e análises estatísticas apropriadas foram utilizadas para revelar perfis metabólicos que pudessem diferenciar os três grupos de indivíduos mencionados anteriormente. Os resultados indicaram que alterações em certos lípides e neurotransmissores podem estar relacionadas com estados depressivos e desfechos clínicos. Estudos futuros com maior quantidade de pacientes são necessários para confirmação desses dados. Da mesma maneira, a avaliação do líquido cefalorraquidiano será fundamental para que possa ser estabelecida a relevância dessas alterações no sistema nervoso central.

As ciências metabolômicas também têm sido usadas para a identificação de biomarcadores e assinaturas metabólicas de resposta a tratamentos do transtorno afetivo bipolar (TAB). Tecido cerebral *post-mortem* (córtex pré-frontal) de pacientes acometidos de TAB e tecido cerebral de ratos tratados com lítio e valproato foram analisados usando espectroscopia por ressonância nuclear magnética (RNM) (Lan et al., 2008). Alterações moleculares associadas à fisiopatologia e ao tratamento do TAB foram identificadas, sugerindo que investigações adicionais devam ser realizadas para conhecer as relações entre os sinais metabólicos encontrados e a resposta terapêutica e, finalmente, levando à identificação de novos biomarcadores de doença e resposta.

Metodologia usada na avaliação do metaboloma

Instrumentos metabolômicos consistem, primariamente, em metodologias analíticas que, com alto grau de sensibilidade e especificidade, promovem a detecção, de uma só vez, de centenas de milhares de substâncias endógenas em uma pequena amostra biológica. A ciência metabolômica também se utiliza de técnicas de informática, ou seja, avaliações matemáticas que detectam padrões e sinais de milhões de pontos de dados. A metodologia analítica usada na ciência metabolômica varia de acordo com os objetivos específicos de um dado projeto. Por exemplo, a cromatografia líquida, seguida de análise colorimétrica, é empregada para o mapeamento das vias metabólicas e das vias envolvidas no estresse oxidativo; a cromatografia gasosa, em conjunção com espectroscopia de massa, é usada na análise de lípides (lipidômica); a cromatografia líquida, associada à espectroscopia de massa (CL-EM), é utilizada em grande número de análises e perfis bioquímicos. Além disso, RNM espectroscópica tem sido usada com sucesso na determinação da estrutura dos metabólitos. Após a análise quantitativa dos metabólitos, são criados bancos de dados que são posteriormente avaliados com o uso de instrumentos de informática (*high-data density bioinformatics tools*). O uso desses instrumentos promove a identificação de sinais metabólicos relacionados a uma doença ou transtorno e a caracterização de certas mudanças decorrentes de um tratamento específico.

Aplicação dos metabolômicos no desenvolvimento de novos fármacos e na prática clínica

Uma vez que condições psiquiátricas, como a esquizofrenia e os transtornos do humor, parecem estar associadas a alterações no metabolismo que levam à detecção de assinaturas metabólicas duradouras, biomarcadores metabolômicos podem ser usados para a aceleração do desenvolvimento de fármacos e o melhoramento da prática clínica. Presumivelmente, esses padrões de alterações metabolômicas podem ser seguidos tanto centralmente como na periferia; obviamente, medidas que possam ser tomadas na periferia são preferíveis em razão do fácil acesso e por serem custo-efetivas, quando comparadas a medidas centrais mais invasivas (p. ex., coleta de líquido cefalorraquidiano).

Conforme discutido anteriormente, em virtude da natureza da avaliação psiquiátrica (ou seja, avaliação de comportamentos e fenótipos clínicos), não é de surpreender que seu caráter subjetivo e variável possa comprometer os resultados de estudos clínicos. Voltemos ao exemplo dado anteriormente quanto ao diagnóstico diferencial entre depressão unipolar *versus* depressão bipolar. Digamos que um dado estudo esteja recrutando pacientes com depressão unipolar em estado agudo para participarem de uma investigação que esteja testando um novo antidepressivo. Usando-se os métodos disponíveis atualmente para o diagnóstico de depressão, é de se esperar que indivíduos que sofram de transtorno afetivo bipolar em fase depressiva sejam inadvertidamente incluídos nesse estudo, afetando seus resultados. Nesse caso, pacientes com depressão bipolar poderiam ciclar para mania ou apresentar quadro disfórico ou irritabilidade associados ao uso do antidepressivo. Em função de uma série de fatores que estão além do objetivo deste capítulo, cerca de 50% dos estudos com antidepressivos reconhecidamente eficazes tiveram resultados negativos. Certamente, a inclusão de pacientes no estudo hipotético aqui mencionado poderia contribuir negativamente para seus resultados. Nesse caso, o uso de biomarcadores metabolômicos que fossem sensíveis e específicos poderia ser extremamente valioso para a correta identificação da população de estudo. Com isso, além do aumento das chances de um estudo positivo, o uso desse método poderia também reduzir os custos e acelerar o processo de desenvolvimento de novos medicamentos.

Na prática clínica, biomarcadores metabolômicos oferecem a oportunidade de uma medicina personalizada mediante o monitoramento de mudanças em metabólitos que reflitam as múltiplas facetas dos transtornos psiquiátricos de maneira objetiva e racional. Padrões de alterações em metabólitos podem ser acompanhados e, desse modo, promover a identificação de mecanismos moleculares responsáveis por certas características clínicas. Finalmente, tratamentos de escolha serão facilitados mediante a seleção de medicamentos que conduzam à normalidade alterações metabólicas observadas em estados patológicos, aumentando a probabilidade de sucesso terapêutico.

REFERÊNCIAS

Andrade EC, Krueger DD, Nairn AC. Recent advances in neuroproteomics. Curr Opin Mol Ther 2007 Jun; 9(3):270-81.

Arab S, Gramolini AO, Ping P et al. Proteomic patterns in biological fluids: Do they represent the future of cancer diagnostics? J Am Coll Cardiol 2006 Nov 7; 48(9):1733-41. Epub 2006 Oct 17.

Biomarkers Definitions Working Group. Biomarkers and surrogate endpoints: preferred definitions and conceptual framework. Clin Pharmacol Ther 2001 Mar; 69(3):89-95.

Breier A. Developing drugs for cognitive impairment in schizophrenia. Schizophrenia Bulletin 2005; 31(4):816-22.

David DC, Hoerndli F, Götz J. Functional Genomics meets neurodegenerative disorders. Part I: transcriptomic and proteomic technology. Prog Neurobiol 2005 Jun; 76(3):153-68.

Dunckley T, Coon KD, Stephan DA. Discovery and development of biomarkers of neurological disease. Drug Discov Today 2005 Mar 1; 10(5):326-34. Review.

Gould TD, Manji HK. The molecular medicine revolution and psychiatry: bridging the gap between basic neuroscience research and clinical psychiatry. J Clin Psychiatry 2004 May; 65(5):598-604.

Kaddurah-Daouk R, Krishnan KRR. Metabolomics: A global biochemical approach to the study of central nervous system diseases. Neuropsychopharmacology Reviews 2009; 34:173-86.

Kaddurah-Daouk R, McEvoy J, Baillie RA et al. Metabolomic mapping of atypical antipsychotic effects in schizophrenia. Mol Psychiatry 2007 Oct; 12(10):934-45. Epub 2007 Apr 17.

Kaddurah-Daouk R, Soares JC, Quinones MP. Metabolomics: a global biochemical approach to the discovery of biomarkers for psychiatric disorders. In: Turck C (ed.), Biomarkers for psychiatric disorders. Springer, 2008.

Katz R. Biomarkers and surrogate markers: an FDA perspective. NeuroRx: The Journal of the American Society for Experimental NeuroTherapeutics 2004 April; 1(2):189-95.

Koulman A, Lane GA, Harrison SJ, Volmer DA. From differentiating metabolites to biomarkers. Anal Bioanal Chem (2009); 394:663-70.

Lan MJ, McLoughlin GA, Griffin JL et al. Metabonomic analysis identifies molecular changes associated with the pathophysiology and drug treatment of bipolar disorder. Mol Psychiatry 2009 Mar; 14(3):269-79. Epub 2008 Feb 5.

Malhotra AK, Lencz T, Correll CU, Kane JM. Genomics and the future of pharmacotherapy in psychiatry. Int Rev Psychiatry 2007 Oct; 19(5):523-30.

Malhotra AK, Murphy GM Jr, Kennedy JL. Pharmacogenetics of psychotropic drug response. Am J Psychiatry 2004 May; 161(5):780-96.

Mayeux R. Biomarkers: potential uses and limitations. NeuroRx: The Journal of the American Society for Experimental NeuroTherapeutics 2004 April; 1:182-8.

Paige LA, Mitchell MW, Krishnan KR, Kaddurah-Daouk R, Steffens DC. A preliminary metabolomic analysis of older adults with and without depression. Int J Geriatr Psychiatry 2007 May; 22(5):418-23.

Perera FP, Weinstein IB. Molecular epidemiology: recent advances and future directions. Carcinogenesis 2000; 21:517-24.

Pickar D. Pharmacogenomics of psychiatric drug treatment. Psychiatr Clin North Am 2003 Jun; 26(2):303-21, vii.

Reckow S, Gormanns P, Holsboer F, Turck CW. Psychiatric disorders biomarker identification: from proteomics to systems biology. Pharmacopsychiatry 2008 Sep; 41 Suppl 1:S70-7.

Singh OV, Nagaraj NS. Transcriptomics, proteomics and interactomics: unique approaches to track the insights of bioremediation. Brief Funct Genomic Proteomic. 2006 Feb; 4(4):355-62. Epub 2006 Feb 3.

World Health Organization. Mental Health. http://www.who.int/mental_health/en/ accessed on August 25th, 2009.

Canabinoides: Aspectos Clínicos, Farmacológicos e de Neuroimagem

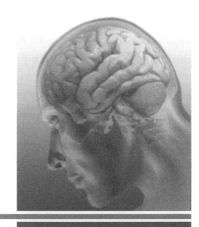

Antonio Waldo Zuardi • Jaime Eduardo Cecilio Hallak
José Alexandre de Souza Crippa

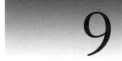

INTRODUÇÃO

A *Cannabis sativa* (*cannabis*) está entre as plantas mais antigas cultivadas pelo homem. As primeiras evidências do uso da *cannabis* foram encontradas na China, onde achados arqueológicos e históricos indicam que essa planta era cultivada para a obtenção de fibras 4.000 anos antes de Cristo. Ao longo de todo esse tempo, tem sido utilizada como fornecedora de fibras, como alimento, com propósitos religiosos ou recreativos e como medicamento. Seu uso tem sido estimulado ou condenado, dependendo da época, do contexto ou do segmento da população.

O estudo científico da *cannabis*, na medicina ocidental, iniciou-se no século XIX, tendo sido publicados mais de 100 trabalhos científicos sobre seu valor terapêutico na segunda metade daquele século, coincidindo com o clímax de seu uso como medicamento. Com o declínio do uso médico da planta e as restrições legais que limitaram seu uso, na primeira metade do século XX os estudos sobre a planta tornaram-se escassos. Na década de 1960, o crescimento espantoso do consumo da planta, aumentando sua importância social, e o melhor conhecimento de sua composição química, tornando possível a obtenção de seus constituintes em forma pura, contribuíram para que o interesse científico pela *cannabis* voltasse a aumentar. O número de publicações sobre a *cannabis* atingiu um pico no início dos anos 1970, para depois estabilizar-se em um platô um pouco mais baixo nas duas décadas seguintes. Finalmente, com a descrição e clonagem de receptores específicos para os canabinoides no sistema nervoso e o isolamento posterior da anandamida, um canabinoide endógeno, o interesse pelo estudo da *cannabis* foi renovado, no início dos anos 1990 (Zuardi, 2006).

Desde então, o número de publicações científicas sobre a planta e seus canabinoides tem aumentado continuamente até os dias de hoje, em torno de dez vezes da década de 1980 até a década atual.

ASPECTOS FARMACOLÓGICOS

Na primeira metade dos anos 1960, o grupo do Prof. Rafael Mechoulam, de Israel, determinou a estrutura dos principais canabinoides, incluindo o Δ^9-tetra-hidrocanabinol (Δ^9-THC), responsável pelos efeitos psicoativos da planta (Mechoulam & Gaoni, 1967). Hoje são conhecidos mais de 60 canabinoides, que ficam armazenados em glândulas na extremidade de pelos secretores que recobrem as flores e folhas.

Os canabinoides têm um caráter lipofílico, e na década de 1970 pensava-se que o principal mecanismo de ação desses compostos ocorreria pela dispersão dessas moléculas na bicamada lipídica da membrana celular, por analogia com o que era proposto para os anestésicos gerais.

Verificou-se, posteriormente, que vários efeitos dos canabinoides eram muito influenciados pelas doses e por pequenas variações na estrutura da molécula, sugerindo a existência de sítios específicos de ligação. A confirmação de receptores específicos para canabinoides no sistema nervoso tornou-se possível com o desenvolvimento de um ligante radioativo com grande afinidade por membranas do córtex cerebral de ratos ([^{3}H]CP-55940) e que podia ser deslocado de maneira estereosseletiva por diversos canabinoides, em uma ordem de afinidade que se correlacionava com a potência para a indução de efeitos farmacológicos (Devane et al., 1988). Em seguida foi clonado o DNA que codifica um receptor acoplado à proteína G, com todas as propriedades de um receptor para canabinoides (Matsuda et al., 1990).

Essas descobertas propiciaram a procura por um ligante endógeno para esses receptores. Em 1992 foi identificado pela primeira vez um ligante endógeno para os receptores canabinoides, a etanolamina do ácido araquidônico, ou aracdonoil-etanolamina (Figura 9.1 – Devane et al., 1992), que recebeu a denominação de anandamida, oriunda do sânscrito "ananda", que significa êxtase ou felicidade suprema. Pouco depois foi identificado outro canabinoide endógeno, o 2-aracdonoil-glicerol (Figura 9.1 – Mechoulan et al., 1995), e desde então várias substâncias foram propostas como pertencentes a essa categoria. A Figura 9.1 mostra a estrutura química dos principais canabinoides presentes na planta e em mamíferos.

Não existem mais dúvidas da existência de um sistema canabinoide, que compreende canabinoides endógenos derivados do ácido araquidônico, os quais se ligam a uma família de receptores acoplados à proteína G.

Os receptores mais conhecidos são o CB_1, distribuído amplamente no encéfalo, e o CB_2, responsável, principalmente, pela mediação de efeitos periféricos, com ênfase em sua expressão no sistema imune. Esses dois receptores têm um sistema comum de transdução. A ligação do agonista com a proteína G interfere com a produção de monofosfato de adenosina (AMPc), e a ligação com os canais de cálcio (Ca^{2+}), através da proteína Golf, inibe o influxo desse íon, modulando a liberação de outros neurotransmissores (Mouslech & Valla, 2009).

Os canabinoides endógenos, ao contrário dos neurotransmissores clássicos, não são armazenados em vesículas, mas sintetizados a partir de fosfolipídios de membrana, em resposta ao estímulo produzido pela elevação do Ca^{2+} intracelular ("sob demanda"), difundindo-se para o meio extracelular. Uma vez liberados na fenda sináptica, os endocanabinoides agem em receptores que estão localizados no neurônio pré-sináptico. Essa neurotransmissão retrógrada regula a transmissão de circuitos neurais excitatórios ou inibitórios pela modulação da liberação de neurotransmissores do neurônio pré-sináptico. Os principais sistemas neurais regulados pelos endocanabinoides são o gabaérgico (inibitório) e o glutamatérgico (excitatório). Nesses dois sistemas, o acoplamento com o receptor CB_1 inibe a liberação dos neurotransmissores. Os endocanabinoides interagem, também, com outros neurotransmissores, entre eles a dopamina, cuja liberação no núcleo *accumbens* parece ser estimulada por agonistas de receptores CB_1 (Robledo et al., 2007). A remoção dos endocanabinoides de seus locais de ação se dá pela captação pelas células e degradação por enzimas, sendo a hidrolase de amidas de ácidos graxos (*fatty-acid amide hydrolase* – FAAH) a mais importante. Uma ilustração da ação dos endocanabinoides na fenda sináptica é apresentada na Figura 9.2.

A densidade de receptores CB_1 é maior em determinadas áreas cerebrais, o que pode justificar vários efeitos dos canabinoides (Figura 9.3). Assim, a elevada densidade desse receptor nos núcleos da base e no cerebelo poderia mediar as alterações motoras induzidas por esses compostos. Sua presença no hipocampo e em diversas regiões do córtex cerebral poderia justificar os déficits cognitivos e a amnésia anterógrada. A mediação dos efeitos hedônicos e reforçadores se justificaria pela presença desse receptor no estriado ventral (*nucleus accumbens*), enquanto a presença na amígdala e na matéria cinzenta periaquedutal poderia explicar as alterações emocionais e a analgesia. Nos diversos núcleos do hipotálamo, esses receptores poderiam mediar a hipotermia e o aumento de apetite. A escassa distribuição em estruturas do tronco cerebral responsáveis

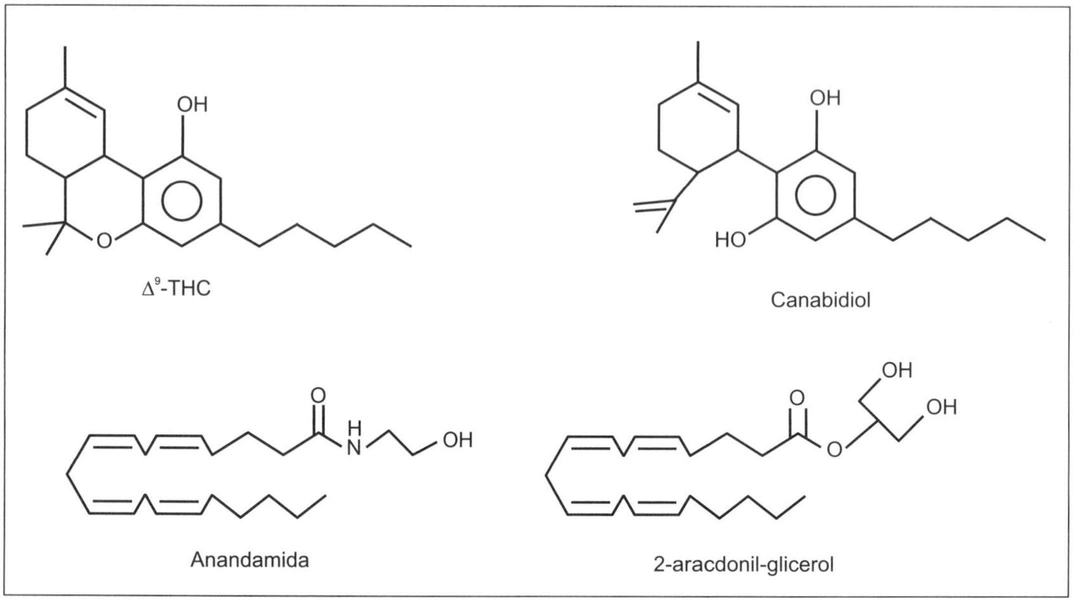

FIGURA 9.1 ■ Estruturas químicas do Δ^9-tetra-hidrocanabinol (Δ^9-THC) e do canabidiol, presentes na planta *Cannabis sativa*, e dos dois principais endocanabinoides, presentes em mamíferos.

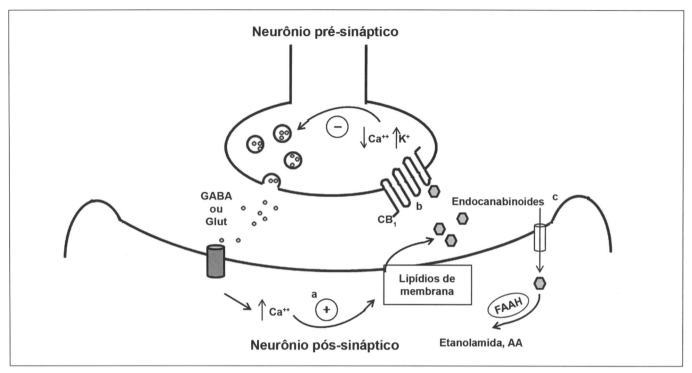

FIGURA 9.2 ■ Ilustração de uma sinapse com mediação por endocanabinoides, representando: (a) a síntese de endocanabinoides a partir de lipídios de membrana, desencadeada pelo aumento de cálcio (Ca^{2+}) no interior do neurônio pós-sináptico; (b) ação dos endocanabinoides estimulando os receptores canabinoides (CB_1), induzindo a entrada de Ca^{2+} e a saída de potássio (K^+), o que leva a uma inibição na liberação de ácido gama-aminobutírico (GABA) ou de glutamato (Glut.); (c) a captação de endocanabinoides e sua metabolização pela hidrolase de amidas de ácidos graxos (FAAH).

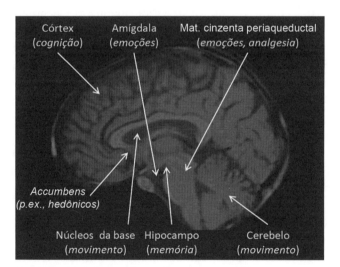

FIGURA 9.3 ■ Distribuição de receptores CB_1 no encéfalo e associação com efeitos dos canabinoides.

pelo controle respiratório e cardiovascular explicaria a reduzida propensão dos canabinoides de induzir alterações significativas nesses sistemas (Moreira, 2008).

ASPECTOS CLÍNICOS

Efeitos agudos

Os efeitos agudos da planta dependem de vários fatores, como ambiente em que está sendo utilizada, estado emocional no momento do uso, personalidade do usuário e concentração relativa dos diferentes canabinoides na amostra utilizada (particularmente do Δ^9-THC e do canabidiol – CBD). Como os canabinoides ficam armazenados em pelos secretores localizados principalmente nas flores femininas da planta e em menor quantidade nas folhas do terço superior desta, a concentração de canabinoides vai depender do material predominante na amostra (folhas, flores ou galhos).

Mais frequentemente, a administração aguda produz: relaxamento, euforia, alterações na percepção, particularmente na avaliação do tempo e aumento das experiências sensoriais, risos contagiantes (em situações sociais), prejuízos na atenção e na memória operativa, taquicardia e aumento na pressão arterial quando sentado, com queda ao levantar. Os efeitos indesejáveis mais frequentes são ansiedade e reações de pânico, mais comuns no primeiro uso ou em usuários experientes com dose ou concentrações altas de Δ^9-THC (Lader, 2009).

Uso prolongado

A *cannabis* é a droga mais utilizada internacionalmente, tendo as Nações Unidas estimado seu uso, de maneira regular, por 4% da população mundial (UNIDOC, 2007). Seu primeiro uso ocorre, principalmente, na adolescência, e entre os que a utilizaram pelo menos cinco vezes, a metade continua a fazer uso 10 anos depois (Perkonigg et al., 2008).

Os efeitos do uso crônico da *cannabis*, fora do sistema nervoso central, ocorrem, principalmente, nos pulmões, em decorrência do fato de ser fumada. Essa via de administração gera componentes semelhantes aos do tabaco, com mais material particulado e carcinogênico. O uso muito frequente produz inflamação no trato respiratório, com bronquite crônica, ruído respiratório, dispneia e infecções. O uso concomitante com tabaco dificulta a identificação clara dos efeitos devidos à *cannabis* e torna inconclusivas as relações com as doenças pulmonares obstrutivas e com o câncer. Têm sido estudados, também, efeitos nos sistemas imune e reprodutivo e no desenvolvimento de crianças cujas mães fizeram uso na gestação (Lader, 2009).

Os estudos dos efeitos do uso crônico da *cannabis* sobre a cognição são de difícil interpretação, em razão do grande número de variáveis de confusão. Dois estudos concordam na observação de que o uso aumentado está associado a menor nível de escolaridade e a menor salário (Fergussen & Boden, 2008; Gruber et al., 2003). É possível que esses efeitos não resultem do uso crônico, mas tenham relação com o fato de esses usuários estarem intoxicados a maior parte do tempo, uma vez que, agudamente, está demonstrado um déficit de atenção e de memória operativa.

Outro aspecto que tem sido objeto de controvérsia na literatura é a relação entre o uso da *cannabis* e a ocorrência de quadros psicóticos. Está bem demonstrado que doses elevadas de Δ^9-THC produzem sintomas psicóticos transitórios em voluntários normais e uma recorrência, também transitória, de sintomas psicóticos em esquizofrênicos que tinham sua sintomatologia controlada com antipsicóticos (D'Souza et al., 2005). O que não está claro é se o uso crônico da droga tem relação com quadros psicóticos duradouros, mesmo na ausência da droga. Estudos epidemiológicos realizados em vários países, como EUA, Holanda e Austrália, encontraram índices significativamente maiores de usuários de *cannabis* entre esquizofrênicos em relação ao restante da população. Outras explicações, que não uma relação causal, poderiam justificar esses resultados, como fatores sociais, econômicos e genéticos comuns entre usuários de *cannabis* e esquizofrênicos, uso da droga como "automedicação" e vulnerabilidade aumentada para esquizofrenia com a utilização da *cannabis* (Lader, 2009).

Estudos prospectivos ajudam a responder essas questões. Um grande estudo prospectivo, envolvendo 50.087 recrutas, avaliados no momento da convocação e 15 anos depois, identificou uma relação dose-resposta entre a frequência de uso aos 18 anos e a ocorrência posterior de esquizofrenia (Andreasson et al., 1987). Esses achados foram posteriormente confirmados, com um controle maior das variáveis de confusão e um seguimento de 27 anos, mostrando que os usuários pesados de *cannabis* (mais de 50 vezes aos 18 anos) tiveram um risco três vezes maior de desenvolverem esquizofrenia (Zammit et al., 2002). Quanto mais precoce o início de uso da *cannabis*, maior parece ser o risco. Em estudo realizado na Nova Zelândia, os autores verificaram que os usuários da droga aos 15 anos apresentaram índices de sintomas psicóticos, aos 26 anos, significativamente maiores do que os que iniciaram o uso aos 18 anos (Arseneault et al., 2002). Esse resultado sugere que o uso da *cannabis* pode ser crítico quando o desenvolvimento ainda não se completou. É importante ser destacado que, embora esses estudos indiquem um risco maior para esquizofrenia nos usuários de *cannabis*, ainda assim a porcentagem dos que desenvolvem a doença é relativamente baixa (1,4% contra 0,6% dos controles no estudo de Zammit et al., 2002), sugerindo que esse uso constitui um fator a mais entre muitos outros envolvidos na esquizofrenia.

Dependência

Vários efeitos da *cannabis* demonstram tolerância após o uso repetido, entre eles, os efeitos cardiovasculares, psicológicos e analgésicos (Lader, 2009). Até recentemente, a possibilidade de a *cannabis* induzir sintomas de abstinência era controvertida. Entretanto, estudos recentes demonstram claramente que a interrupção do uso da *cannabis* em humanos induz sintomas de abstinência. Esses sintomas puderam ser agrupados em dois fatores: um que incluía fraqueza, hipersônia e retardo psicomotor, e o outro, ansiedade, inquietação, depressão e insônia. Os sintomas de abstinência iniciam, usualmente, 24 horas após o último uso e atingem o pico em 2 a 3 dias (Budney et al., 2004; Hasin et al., 2008). Usando os critérios diagnósticos do DSM, um estudo epidemiológico realizado nos EUA encontrou que 4,4% da população adulta, em algum momento de sua vida, fizeram uso abusivo ou desenvolveram dependência à *cannabis* (Lader, 2009).

Os estudos sobre o tratamento da dependência da *cannabis* são mais recentes, em razão da dúvida em relação à própria existência da dependência. Os procedimentos terapêuticos mais frequentemente testados têm sido a terapia cognitivo-comportamental e as entrevistas motivacionais, ambas refletindo adaptações de intervenções utilizadas no tratamento da dependência do álcool. Ensaios clínicos controlados têm demonstrado a eficácia das duas abordagens no controle da dependência. Todavia, os indicadores de abstinência contínua da *cannabis* ainda são baixos, indicando a necessidade de entendimento dos fatores que contribuem para os altos índices de recaídas. A síndrome de abstinência da *cannabis* contribui para os insucessos em se conseguir a abstinência e para as recaídas precoces. Várias medicações têm sido testadas no controle dos sintomas de abstinência e para a prevenção de recaídas. A bupropiona, um antidepressivo, e o divalproato (um estabilizador do humor) não apresentaram resultados satisfatórios. Outro antidepressivo, a nefazodona, diminuiu os níveis de ansiedade e dores musculares, porém outros sintomas característicos da síndrome, como irritabilidade, ficaram inalterados. Até o momento, a conduta que se mostrou mais promissora nos sintomas de abstinência foi a administração oral de doses baixas de Δ^9-THC, não suficientes para provocar intoxicação. Entretanto, mesmo doses baixas, como as utilizadas nesses estudos, mostraram propriedades reforçadoras em usuários crônicos de *cannabis*, sugerindo que esse tipo de tratamento mantém a possibilidade de abuso. Assim, novas abordagens terapêuticas devem ser investigadas (Elkashef et al., 2008).

Canabinoides como medicamentos

A utilização de derivados da *cannabis* como medicamento acompanha a história da planta desde os primeiros registros de seu uso, na mais antiga farmacopeia, o *pen-ts'ao ching*, compilada no primeiro século desta era, porém baseada em tradições orais transmitidas desde o tempo do imperador Shen-Nung, que viveu há 2.700 anos antes de Cristo. O ápice desse uso no Ocidente ocorreu no final do século XIX e início do século XX, quando extratos e tinturas da *cannabis* foram comercializados como medicamento por diversos laboratórios. A dificuldade na obtenção de efeitos replicáveis, em razão da variedade nas amostras da planta, associada à descoberta de agentes mais efetivos para as mesmas indicações e às restrições legais, contribuiu para que a *cannabis* fosse removida da farmacopeia americana em 1941. Com o crescimento do interesse científico pela *cannabis*, na segunda metade do século XX, os efeitos terapêuticos dos canabinoides voltaram a ser estudados. Esses estudos estão em diferentes fases e envolvem tanto o Δ^9-THC como outros canabinoides, em especial o CBD (Zuardi, 2006).

Alguns medicamentos derivados da *cannabis* são atualmente liberados para indicações específicas, em alguns países. O dronabinol, uma preparação de Δ^9-THC, derivado da planta, é usado nos EUA para o tratamento da anorexia e perda de peso em pacientes com AIDS e para as náuseas e os vômitos associados à quimioterapia em pacientes com câncer que não responderam adequadamente aos antieméticos convencionais. Esse medicamento mostrou efeitos benéficos, também, em insônia grave e em pacientes com demência associada à agitação noturna. Um canabinoide sintético, o nabilone, que mimetiza os efeitos do Δ^9-THC, tem sido indicado em alguns países como medicação analgésica associada em pacientes com dor neuropática. Em 2005, foi autorizado o uso, no Canadá, de uma associação de Δ^9-THC e CBD (1:1), para ser administrada por inalação nasal, como analgésico e relaxante muscular em pacientes com esclerose múltipla. Em 2007 foram iniciadas as tentativas de ampliação desse uso para pacientes com câncer. Essa droga está disponível para determinados pacientes no Reino Unido sob solicitação de autorização especial (Lader, 2009). A associação com

o CBD atenua efeitos indesejáveis do Δ^9-THC, entre eles a ansiedade e os sintomas psicóticos.

Um antagonista de receptores CB_1, o rimonabanto, teve seu uso liberado para o tratamento da obesidade em vários países, a partir de 2006. Os estudos clínicos que justificaram essa liberação mostravam claras evidências de redução de peso e um benefício potencial para o tratamento da adição ao tabaco. Os estudos após a comercialização da droga, no entanto, mostraram que ela duplicava o risco de distúrbios psiquiátricos, especialmente ansiedade e depressão, o que motivou a suspensão de sua licença de comercialização no final de 2008 (Moreira & Crippa, 2009).

O CBD, um canabinoide desprovido dos efeitos psicotomiméticos do Δ^9-THC, vem sendo estudado como uma substância com potencial terapêutico desde a década de 1970, inicialmente em razão de seus efeitos antiepilépticos e sedativos. Uma série de estudos em animais e no homem demonstrou que o CBD apresenta efeitos ansiolíticos e antipsicóticos (Zuardi et al., 2006). Nos últimos 5 anos, os estudos com o CBD aumentaram de maneira exponencial, principalmente estimulados pela descoberta de seus efeitos anti-inflamatório, antioxidativo e neuroprotetor. Esses estudos têm sugerido uma vasta gama de possíveis efeitos terapêuticos do CBD em várias condições, incluindo doença de Parkinson, doença de Alzheimer, isquemia cerebral, diabetes, náusea, câncer, artrite reumatoide e outras doenças inflamatórias (Zuardi, 2008). Ensaios clínicos são necessários para a confirmação desses efeitos.

NEUROIMAGEM

Com a introdução das diferentes técnicas de neuroimagem, tornou-se possível o estudo direto *in vivo* dos efeitos da *cannabis* e dos canabinoides na estrutura e no funcionamento neuroquímico e cerebral, expandindo nosso conhecimento em relação a essas substâncias. Desse modo, vários estudos usaram essa ferramenta para tentar identificar os efeitos cerebrais agudos e crônicos da exposição à *cannabis* em humanos. Foram publicadas recentes revisões a respeito dos estudos de neuroimagem quanto ao uso de maconha e dos canabinoides (Bhattacharyya et al., 2009; Crippa et al., 2005; Martín-Santos et al., 2009).

Neuroimagem estrutural

Estudos iniciais da década de 1970 sugeriram atrofia cortical em exames de pneumoencefalografia, com base em medidas dos ventrículos laterais e do terceiro ventrículo em usuários crônicos de *cannabis*. Entretanto, os achados desse estudo nem sempre foram reproduzidos em estudos posteriores por meio das técnicas de tomografia computadorizada (TC) e da mais moderna ressonância magnética estrutural (RMe).

Embora na literatura médica existam relatos isolados de infarto associado ao uso agudo de maconha, poucos estudos examinaram mudanças estruturais como consequência da exposição crônica à maconha usando técnicas de neuroimagem mais apuradas e não invasivas, como a TC e a metodologia mais moderna de RMe.

Nenhum estudo com a técnica de TC demonstrou que usuários crônicos "pesados" de *cannabis* apresentavam evidência de atrofia cerebral ou evidência de mudança atrófica em termos de alargamento ventricular ou dos espaços subaracnóideos.

Com o avanço das técnicas de neuroimagem foi possível obter maior sensibilidade para avaliação global e regional das substâncias branca e cinzenta cerebrais, especialmente com RMe. Assim, no primeiro estudo que procurou comparar usuários frequentes de *cannabis* com não usuários por meio dessa técnica de imagem, não foram observadas anormalidades neuroestruturais, atrofia cerebral ou mudanças globais ou regionais nos volumes dos tecidos nos usuários de maconha, em acordo com os estudos prévios com TC. Entretanto, observou-se que os volumes ventriculares eram menores do que nos controles.

Estudo posterior, que avaliou medidas dos volumes cerebrais de usuários crônicos, indicou que os sujeitos que começaram a usar maconha durante o início da adolescência, comparados com aqueles que começaram depois, apresentavam menor porcentagem de substância cinzenta cortical, com maior diferença nos lobos frontais. Além disso, os usuários que iniciaram o uso precocemente tinham maior porcentagem de substância branca cerebral. Esses achados não se relacionaram significativamente com a duração de uso. Os autores especularam que essas diferenças seriam decorrentes dos efeitos da *cannabis* nos hormônios gonadais e de pituitária e de seus efeitos no desenvolvimento do cérebro. Também foi lançada a hipótese de um possível efeito neurotóxico da *cannabis* no tecido cerebral – embora essa questão permaneça sem conclusões definitivas na literatura.

No primeiro trabalho que usou procedimento de análise automático com base em estimativa de volume, os autores encontraram tendência para menor volume cerebelar bilateralmente nos usuários "pesados" de maconha, quando comparados com os voluntários saudáveis. Entretanto, quando os autores reanalisaram os dados por meio do consagrado protocolo de segmentação manual com traçado de regiões de interesse (ROI), as diferenças nos volumes não alcançaram significância estatística.

Em estudo posterior, que também usou a técnica de morfometria baseada no *voxel*, observou-se que os usuários pesados de maconha apresentavam menor densidade no giro para-hipocampal direito e no lobo parietal esquerdo. Também foi demonstrada maior densidade no giro pré-central, no tálamo bilateralmente e no giro fusiforme esquerdo. O tempo de uso de *cannabis* relacionou-se com a maior densidade encontrada no giro pré-central. Assim como nos vários outros estudos de neuroimagem estrutural com usuários de maconha, o pequeno tamanho da amostra, o uso de outras drogas e a comorbidade com outros transtornos psiquiátricos foram limitações importantes desse estudo.

Os volumes de diferentes estruturas cerebrais também foram avaliados em pacientes no primeiro episódio de esquizofrenia e com diagnóstico comórbido de abuso ou dependência de *cannabis*. Eles foram comparados a pacientes com esquizofrenia também em primeiro episódio de psicose que nunca haviam usado essa droga. Não foram encontradas diferenças de volume entre os grupos para o volume total do cérebro, substância branca e substância cinzenta, cerebelo, ventrículos laterais e terceiro ventrículo. Entretanto, de modo inesperado, os pacientes que nunca haviam usado *cannabis* apresentaram ventrículo lateral esquerdo maior do que o direito, o que não ocorreu entre os que usaram maconha. Os autores consideraram improvável que essa redução na assimetria ventricular nos esquizofrênicos usuários fosse induzida diretamente pela *cannabis*, ou que a droga tivesse seu efeito patológico sobre apenas um dos ventrículos.

Entre os estudos publicados mais recentemente, apenas um observou diferenças significativas entre usuários e controles. Entretanto, a maioria dos estudos – mesmo avaliando amostras maiores de usuários – não evidenciou alterações volumétricas cerebrais, inclusive no hipocampo. Além disso, o volume hipocampal nos usuários não se associou com a idade de início ou a quantidade de uso de maconha ao longo da vida. Dessa maneira, é possível que os efeitos volumétricos promovidos pelo uso da maconha sejam observados apenas em usuários "pesados", após longo uso da droga, embora os efeitos no funcionamento cerebral sejam muito mais fáceis de detectar (ver adiante).

Até o momento, os resultados dos estudos que avaliaram o impacto do uso crônico da *cannabis* sobre a morfologia cerebral são inconclusivos ou contrastantes, em virtude do número reduzido de trabalhos, com amostras de tamanho modesto. Isso fica evidente quando essa literatura é comparada aos estudos com outras drogas de abuso, lícitas – como o álcool – ou ilícitas, com prevalência de consumo bem inferior à da *cannabis* – como a cocaína.

Estudos neuroquímicos

Contrastando com os vários trabalhos com animais de laboratório, poucos estudos foram realizados por meio de neuroimagem com mapeamento de neurorreceptores em humanos. Em importante estudo de caso, foi avaliado um paciente com esquizofrenia de 38 anos, livre de medicação, que participava de um estudo que examinava alterações na função dopaminérgica na esquizofrenia com o marcador

[^{123}I-IBZM] (um radiotraçador para mapeamento de receptores dopaminérgicos do subtipo D_2) por meio de SPECT. O paciente fumou *cannabis* secretamente durante uma pausa ao longo do curso de uma das sessões de aquisição de imagem. Poucas horas depois de fumar a droga, o paciente apresentou piora dos sintomas psicóticos. A comparação entre os dois conjuntos de imagens, obtidos antes e imediatamente após o paciente fumar *cannabis*, indicou diminuição na razão de ligação de dopamina no receptor D_2 no estriado, sugerindo aumento na atividade dopaminérgica. Essa observação foi corroborada, recentemente, por um estudo com sete voluntários saudáveis, usando o raclopride marcado e a tomografia por emissão de pósitrons. Nesse estudo, a inalação de 8mg de Δ^9-THC mostrou evidências de aumento nos níveis de dopamina (Bossong et al., 2009), embora estudo semelhante com 13 voluntários, que receberam 10mg de Δ^9-THC por via oral, não tenha encontrado efeito na liberação de dopamina no estriado (Stokes et al., 2009). As diferentes vias de administração poderiam justificar esses resultados conflitantes. De qualquer modo, a liberação de dopamina induzida pela *cannabis* reforçaria a existência de uma interação entre os sistemas canabinoide e dopaminérgico e ofereceria uma explicação plausível para os efeitos indutores de psicose pela *cannabis* em sujeitos vulneráveis.

Neuroimagem funcional

A maior parte dos trabalhos que utilizaram técnicas de neuroimagem funcional, realizados até aqui, deriva de estudos voltados para a exposição aguda. Entretanto, alguns autores avaliaram a atividade cerebral de usuários crônicos e compararam os resultados com os de controles saudáveis. Igualmente, a maioria dos trabalhos de neuroimagem funcional investigou o metabolismo ou o fluxo sanguíneo cerebral regional (FSCr) durante a condição de "repouso", e não durante a realização de determinada função cognitiva.

Estudos de neuroimagem funcional sugerem, consistentemente, que o FSCr global, pré-frontal e do cíngulo anterior em repouso é menor nos usuários de maconha do que nos controles. É interessante notar que as alterações cognitivas relatadas em usuários crônicos da droga, como prejuízo na estimativa de tempo, atenção, decisão, velocidade psicomotora e memória de trabalho, são pelo menos parcialmente mediadas por essas regiões cerebrais. Do mesmo modo, as evidências dos efeitos do Δ^9-THC nessas regiões são consistentes com a alta densidade dos receptores CB_1 nessas áreas cerebrais.

Os estudos de neuroimagem funcional demonstraram que a ativação cerebral de usuários de maconha em determinadas áreas durante tarefas cognitivas é menor. Isso pode refletir o prejuízo na eficiência no processamento dessas áreas em função do uso da droga. Durante o desempenho cognitivo, os usuários também parecem recrutar áreas adicionais, como o córtex pré-frontal, o hipocampo e outras regiões límbicas e paralímbicas. Isso sugere que maior demanda cognitiva, envolvendo outras áreas cerebrais, de maneira compensatória é necessária para manter os processos executivos e a memória nesse grupo. Entretanto, o real impacto dessas alterações nas tarefas cotidianas dos usuários e a possibilidade de induzir transtornos psiquiátricos que persistem após interrupção do uso da droga ainda são controversos.

Com relação aos estudos que procuraram examinar a atividade cerebral após a administração aguda de Δ^9-THC ou cigarros de maconha com altas concentrações desse canabinoide, têm sido observados resultados mais consistentes. O achado mais frequentemente encontrado tem sido o aumento da atividade em repouso na ínsula, no cíngulo anterior e no córtex pré-frontal. Igualmente, os estudos que procuraram combinar a administração do Δ^9-THC com o desempenho em tarefas cognitivas também descreveram modulação da atividade cerebral nessas áreas.

Recentes estudos conduzidos em conjunto entre o nosso grupo de pesquisa e o do Instituto de Psiquiatria da Universidade de Londres demonstraram que a administração do CBD e do Δ^9-THC apresenta resultados opostos na ativação de diversas áreas cerebrais, avaliada por ressonância magnética funcional em voluntários saudáveis, durante a realização de tarefas. Verificamos também que, durante a tarefa de reconhecimento de expressões faciais de medo, a administração do CBD ativou regiões límbicas e paralímbicas, o que pode ter contribuído para a redução do alerta autonômico e da ansiedade (Fusar-Poli et al., 2009). Por fim, verificamos que a redução dos níveis de ansiedade está associada à administração aguda do CBD em pacientes com transtorno de ansiedade social, e isso é capaz de reduzir a atividade no giro para-hipocampal. Assim, esses estudos podem fornecer novas possibilidades para o uso do CBD na ansiedade patológica, de maneira geral, e maior entendimento dos efeitos farmacodinâmicos dos canabinoides, em particular.

CONSIDERAÇÕES FINAIS

Este capítulo demonstra o crescimento e a importância da pesquisa psicofarmacológica relacionada à *cannabis* e ao sistema canabinoide endógeno como um todo.

A maior compreensão a respeito do sistema canabinoide e de seus efeitos moduladores sobre os outros sistemas de neurotransmissores associados à sua localização privilegiada em regiões do sistema nervoso central certamente propiciará grandes avanços para diversas áreas do conhecimento ainda em expansão, como o papel dos canabinoides no neurodesenvolvimento, no neurodegeneração, na fisiopatologia e no tratamento de transtornos e doenças neurológicas e psiquiátricas.

Como visto anteriormente, o desenvolvimento e a aplicação de técnicas de neuroimagem já estão trazendo para o presente essa realidade, com avanços significativos como, por exemplo, nos transtornos psicóticos, na depressão e na ansiedade. A aplicabilidade clínica desses avanços é, certamente, um dos campos mais promissores da psicofarmacologia clínica contemporânea.

REFERÊNCIAS

Andreasson S, Allebeck P, Engstrom A, Rydberg U. Cannabis and schizophrenia: a longitudinal study of Swedish conscripts. Lancet 1987; 11:1483-5.

Arseneault L, Cannon M, Poulton R, Murray R, Caspi A, Moffitt TE. Cannabis use in adolescence and risk for adult psychosis: longitudinal prospective study. Brit Med J 2002; 325:1212-3.

Bhattacharyya S, Crippa JA, Martin-Santos R, Winton-Brown T, Fusar-Poli P. Imaging the neural effects of cannabinoids: current status and future opportunities for psychopharmacology. Curr Pharm Des 2009; 15(22):2603-14.

Bossong MG, van Berckel BN, Boellaard R et al. Delta 9-tetrahydrocannabinol induces dopamine release in the human striatum. Neuropsychopharmacology 2009 Feb; 34(3):759-66.

Budney AJ, Hughes JR, Moore BA, Vandrey R (). Review of the validity and significance of cannabis withdrawal syndrome. Am J Psychiatry 2004; 161:1967-77.

Crippa JA, Lacerda AL, Amaro E, Busatto Filho G, Zuardi AW, Bressan RA. Brain effects of cannabis–neuroimaging findings. Rev Bras Psiquiatr 2005; 27(1):70-8.

Devane WA, Dysarz FA, Johnson MR, Melvin LS, Howlett AC. Determination and characterization of a cannabinoid receptor in rat brain. Mol Pharmacol 1988; 34:605-13.

Devane WA, Hanus L, Breuer A et al. Isolation and structure of a brain constituent that binds to the cannabinoids receptor. Science 1992; 258:1946-9.

D'Souza DC, Abi-Saab WM, Madonick S et al. Delta-9-tetrahydrocannabinol effects in schizophrenia: implications for cognition, psychosis, and addiction. Biol Psychiatry 2005; 57(6):594-608.

Elkashef A, Vocci F, Huestis M et al. Marijuana neurobiology and treatment. Subst Abus 2008; 29(3):17-29.

Fergusson DM, Boden JM. Cannabis use and later outcomes. Addiction 2008; 103:969-76.

Fusar-Poli P, Crippa JA, Bhattacharyya S et al. Distinct effects of {delta}9-tetrahydrocannabinol and cannabidiol on neural activation during emotional processing. Arch Gen Psychiatry 2009 Jan; 66(1):95-105.

Gruber AJ, Pope HG Jr, Hudson JI, Yurgelun-Todd D. Attributes of long-term heavy cannabis users: a case-control study. Psychol Med 2003; 33:1415-5.

Hasin DS, Keyes KM, Alderson D, Wang S, Aharonovich E, Grant BF. Cannabis withdrawal in the United States: results from NESARC. J Clin Psychiatry 2008; 69(9):1354-63.

Lader M. Addiction and the pharmacology of cannabis: implications for medicine and the law. Med Sci Law 2009; 49(1):1-17.

Martín-Santos R, Fagundo AB, Crippa JA et al. Neuroimaging in cannabis use: a systematic review of the literature. Psychol Med. 2009, 23:1-17.

Matsuda LA, Lolait SJ, Brownstein MJ, Young AC, Bonner TI. Structure of a cannabinoid receptor and functional expression of the cloned cDNA. Nature 1990; 346:561-4.

Mechoulam R, Ben-Shabat S, Hanus L et al. Identification of an endogenous 2-monoglyceride, present in canine gut, that binds to cannabinoid receptors. Biochem Pharmacol 1995; 50:83-90.

Mechoulam R, Gaoni Y. The absolute configuration of delta-1 tetrahydrocannabinol, the major active constituent of hashish. Tetrahedron Lett 1967; 12:1109-11.

Moreira FA. O sistema canabinóide. In: Zuardi AW, Crippa JAS, Guimarães FS (Org.). Cannabis e saúde mental. 1 ed. Ribeirão Preto: FUNPEC-Editora, 2008:3-16.

Moreira FA, Crippa JAS. The psychiatric side-effects of rimonabant. Rev Bras Psiquiatr 2009; 31(2):145-53.

Mouslech Z, Valla V. Endocannabinoid system: an overview of its potential in current medical practice. Neuro Endocrinol Lett 2009; 30(2):153-79.

Perkonigg RD, Goodwin A, Fiedler S et al. The natural course of cannabis use, abuse and dependence during the first decades of life. Addiction 2008; 103:439-51.

Robledo P, Trigo JM, Panayi F de la Torre R, Maldonado R. Behavioural and neurochemical effects of combined MDMA and THC administration in mice. Psychopharmacology (Berl) 2007; 195(2):255-64.

Stokes PR, Mehta MA, Curran HV, Breen G, Grasby PM. Can recreational doses of THC produce significant dopamine release in the human striatum? Neuroimage 2009 Oct 15; 48(1):186-90.

UNODC – United Nations Office on Drug and Crime (UNODC), 2007. UNODC World Drug Report. http://www.unodc.org/unodc/en/data-and-analysis/WDR-2007.html.

Zammit S, Allebeck P, Andreasson S, Lundberg I, Lewis G. Self reported cannabis use as a risk factor for schizophrenia in Swedish conscripts of 1969: historical cohort study. BMJ 2002; 325(7374):1199.

Zuardi AW, Crippa JAS, Hallak JEC, Moreira FA, Guimarães FS. Cannabidiol, a cannabis sativa constituent, as an antipsychotic drug. Braz J Med Biol Res 2006; 39:421-9.

Zuardi AW. History of cannabis as a medicine: a review. Rev Bras Psiquiatr 2006; 28(2):153-7.

Zuardi AW. Cannabidiol: from an inactive cannabinoid to a drug with wide spectrum of action. Rev Bras Psiquiatr 2008; 30, 271-80.

Eixo Hipotálamo-Pituitária-Adrenal – A Função dos Receptores de Glicocorticoides e os Psicofármacos

Mario Francisco Juruena

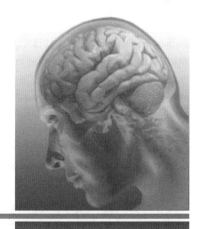

10

INTRODUÇÃO

Os hormônios desempenham um papel crítico no desenvolvimento e na expressão de ampla gama de comportamentos. Um aspecto da influência dos hormônios no comportamento é sua potencial contribuição para a fisiopatologia dos transtornos psiquiátricos e para o mecanismo de ação dos psicotrópicos, particularmente na depressão maior (Checkley, 1996). De todos os eixos endócrinos, o eixo hipotálamo-pituitária-adrenal (HPA) tem sido o mais amplamente estudado. Esse eixo exerce um papel fundamental na resposta aos estímulos externos e internos, incluindo os estressores psicológicos (Nemeroff & Evans, 1984). Anormalidades na função do eixo HPA têm sido descritas em pessoas que experimentam transtornos psiquiátricos (Juruena et al., 2004).

Além disso, é bem conhecido o papel fundamental do estresse como precipitante de episódios de transtornos psiquiátricos em indivíduos predispostos (Mello et al., 2007). Essas anormalidades parecem estar relacionadas às mudanças na capacidade dos glicocorticoides circulantes de exercerem seu *feedback* negativo na secreção dos hormônios do eixo HPA por meio da ligação aos receptores de mineralocorticoides (RM) e glicocorticoides (RG) nos tecidos do eixo HPA (de Kloet et al. 1998; Gold et al., 1988).

ESTADOS ASSOCIADOS À HIPERATIVAÇÃO OU À HIPOATIVAÇÃO DO EIXO HPA

A hiperatividade do eixo HPA na depressão maior é um dos marcadores biológicos mais consistentes em psiquiatria. Um percentual significativo de pacientes com depressão maior demonstrou maiores concentrações de cortisol (o glicocorticoide endógeno em humanos) no plasma, na urina e no líquido cefalorraquidiano (LCR), uma resposta exagerada de cortisol ao hormônio adrenocorticotrófico (ACTH) e um aumento das glândulas pituitária e adrenal (Gold & Chrousos, 2002; Juruena & Cleare, 2007).

Em geral, as alterações no eixo HPA parecem ser dependentes do estado, tendendo a melhorar com a resolução da síndrome depressiva (Juruena et al., 2009). De fato, estudos prévios têm descrito um *feedback* negativo prejudicado do eixo HPA, levando à hipercortisolemia, como ocorre na depressão melancólica (Holsboer, 2000). Além da depressão melancólica, uma série de outras condições pode estar associada a aumento e ativação prolongados do eixo HPA, incluindo anorexia nervosa, com ou sem desnutrição, transtorno obsessivo-compulsivo, pânico, ansiedade, alcoolismo ativo crônico, abstinência de álcool e narcóticos, diabetes melito mal controlado e hipertireoidismo (Tsigos & Chrousos, 2002). Outro grupo de estados é caracterizado pela hipoativação do sistema do estresse, em vez de ativação contínua, na qual a secreção cronicamente reduzida do fator liberador de corticotrofina (CRF) pode resultar em hipoativação patológica e *feedback* negativo ampliado do eixo HPA. Pacientes com transtorno de estresse pós-traumático, depressão atípica ou sazonal e síndrome de fadiga crônica recaem nessa categoria. Similarmente, pacientes com fibromialgia apresentam excreção de cortisol urinário livre diminuída e frequentemente se queixam de fadiga. Pacientes com hipotireoidismo apresentam clara evidência de baixa secreção de CRF (Gold & Chrousos, 2002; Tsigos & Chrousos, 2002).

Revisamos as evidências que embasam que: (1) a hiperatividade do eixo HPA, em especial, à deficiência de *feedback* negativo no eixo HPA pelos hormônios glicocorticoides circulantes; (2) essa deficiência na inibição por *feedback* relaciona-se com uma função diminuída dos receptores de glicocorticoides (RG), que medeiam os efeitos dos hormônios glicocorticoides, incluindo o *feedback* negativo no eixo HPA; e (3) os antidepressivos atuam revertendo essas alterações na função dos RG e, desse modo, normalizam a hiperatividade do eixo HPA em pacientes com depressão maior.

REGULAÇÃO DO EIXO HPA

A atividade do eixo HPA é governada pela secreção de hormônio liberador de corticotrofina (HLC) e vasopressina (AVP) pelo hipotálamo, os quais, por sua vez, ativam a secreção do hormônio adrenocorticotrófico (ACTH) pela pituitária, que finalmente estimula a secreção de glicocorticoides pelo córtex adrenal (Juruena et al., 2003). Os glicocorticoides, então, interagem com seus receptores em múltiplos tecidos-alvo, incluindo o eixo HPA, onde são responsáveis pela inibição negativa por *feedback* da secreção do ACTH pela pituitária e do HLC a partir do hipotálamo (McEwen, 2000a). Embora os glicocorticoides regulem a função de quase todos os tecidos do corpo, o efeito fisiológico mais conhecido desses hormônios é a regulação do metabolismo energético (Pariante & Miller, 2001). Os efeitos anti-inflamatórios e imunossupressores dos glicocorticoides são evidentes em doses farmacológicas, ao passo que, fisiologicamente, esses hormônios cumprem um importante papel regulatório no sistema imunológico (McEwen, 2000b).

Vários fatores regulam a atividade do eixo HPA. Há evidência de inervação direta catecolaminérgica, serotonérgica e dopaminérgica nos neurônios produtores de HLC no hipotálamo, e esses e outros neurotransmissores parecem influenciar a liberação de HLC (Owens & Nemeroff, 1993). Por exemplo, a serotonina exerce uma influência estimuladora do HLC, por meio dos subtipos de receptores 5-HT$_{1A}$, 5-HT$_{1B}$, 5-HT$_{1C}$ e 5-HT$_2$. A noradrenalina apresenta efeito mais variável, sendo estimulatória em doses baixas (via receptores α_1) e inibitória em doses altas (via receptores β) (Holsboer & Barden, 1996; Owens & Nemeroff, 1993).

RECEPTOR GLICOCORTICOIDE

Os hormônios esteroides (p. ex., glicocorticoides, estrógeno, testosterona e mineralocorticoides) são pequenas moléculas lipossolúveis que se difundem através das membranas celulares. Ao contrário dos receptores dos hormônios proteicos, que estão localizados na membrana celular, os receptores desses ligantes estão localizados no citoplasma. Em resposta ao acoplamento ao ligante, os receptores de hormônios esteroides translocam-se para o núcleo, onde regulam a expressão de certos genes por meio da ligação a elementos de resposta hormonal específicos (ERH) em suas regiões regulatórias. Os glicocorticoides medeiam suas ações, incluindo a regulação do *feedback* do eixo HPA, por meio de dois subtipos distintos de receptores de corticosteroide intracelular, referidos como receptor mineralocorticoide (RM) e RG (de Kloet et al., 1998, 2005). Os RM têm alta afinidade pelos corticosteroides endógenos, e considera-se que eles desempenham um papel na regulação das flutuações circadianas desses hormônios, especialmente na secreção de ACTH durante a queda progressiva diurna na secreção do cortisol (de Kloet et al., 1998; Young et al., 1998).

Ao contrário do RM, o RG possui alta afinidade pela dexametasona (DEX) e menor afinidade pelos corticosteroides endógenos (cortisol). Portanto, acredita-se que o RG seja mais importante na regulação da resposta ao estresse quando os níveis endógenos de glicocorticoides estão altos. Spencer et al. (1998) e de Kloet et al. (1998) esclareceram que a ativação do RG é necessária para a regulação por *feedback* do HPA quando os níveis de glicocorticoides estão altos (resposta ao estresse, pico circadiano), mas que o RM também desempenha um papel importante na modulação da regulação dependente de RG (de Kloet et al., 1998; Spencer et al., 1998).

Como mencionado anteriormente, de acordo com o modelo de "tráfego nucleocitoplasmático" da ação do RG (Figura 10.1), o RG em sua forma "inativa" reside essencialmente no citoplasma em associação com um complexo multimétrico de proteínas chaperones moleculares, incluindo diversas proteínas de choque térmico (HSP). Após ser acoplado ao esteroide, o RG sofre uma alteração de conformação ("ativação"), dissocia-se do complexo das proteínas chaperones moleculares e transloca-se do citoplasma para o núcleo, onde pode acoplar-se aos elementos de resposta glicocorti-

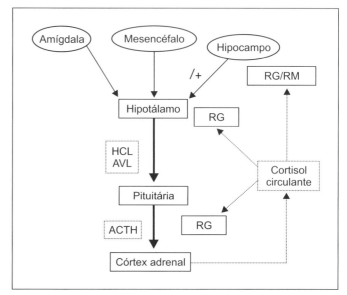

FIGURA 10.1 ■ Diagrama esquemático do eixo hipotálamo-pituitária-adrenal (HPA), descrevendo a regulação e o *feedback* negativo (–) do cortisol via receptores de glicocorticoides (RG).

coide (ERG) no DNA ou interagir com outros fatores de transcrição (Spencer et al., 1998). Os ERG podem designar tanto uma regulação positiva como negativa aos genes aos quais estão acoplados. O RG ativado não pode se acoplar novamente ao ligante já que, para isso, é necessária a associação com o complexo das proteínas chaperones moleculares para manter o receptor em um estado conformacional receptivo ao hormônio (Guiochon-Mantel et al., 1996). Os RG possuem baixa afinidade, mas alta capacidade para cortisol e são muito responsivos a alterações nas concentrações de cortisol. Enquanto se considera que os RM possam estar envolvidos na atividade inibitória tônica no eixo HPA, os RG parecem "desligar" a produção de cortisol em períodos de estresse (Reul & de Kloet, 1985).

Vários grupos de pesquisa sugeriram que a hiper-reatividade do eixo HPA na depressão pode ser decorrente de uma anormalidade do RG no nível límbico-hipocampal. Essa anormalidade resulta em falta de ou resistência ao glicocorticoide (de Kloet et al., 2005; Pariante & Miller, 2001). De fato, vários achados em depressão são consistentes com uma anormalidade do RG. Mais notável é o fato de que os pacientes com depressão não exibam a maioria dos sintomas físicos do excesso de corticosteroide, apesar da presença frequente de hipercortisolismo, sugerindo que os RG periféricos possam ser anormais ou insensíveis na depressão (Holsboer, 2000). Consistentemente com o fato de que o RG é mais importante na regulação do eixo HPA quando os níveis endógenos dos glicocorticoides estão elevados, e que os pacientes com depressão maior exibem *feedback* negativo prejudicado do eixo HPA no contexto de níveis elevados de cortisol circulante, vários estudos têm descrito uma função reduzida do RG em pacientes deprimidos (resistência do RG) e que os antidepressivos atuam revertendo essas supostas alterações do RG (Juruena et al., 2003). Em geral, os estudos mediram o número de RG diretamente ou examinaram a influência *in vitro* ou *in vivo* dos glicocorticoides nas funções conhecidas por serem reguladas pelo RG (Carvalho et al., 2008). Em geral, os estudos não encontraram alterações na expressão total do RG, mas encontraram menos RG na fração citosólica celular (Juruena et al., 2004). Esses estudos sugerem que as alterações do RG observadas na depressão são provavelmente secundárias à compartimentalização nuclear do RG (ativação e, portanto, translocação para o núcleo e, consequentemente, reduzido nível de RG no citoplasma). É certamente matéria de especulação até que ponto podem ser feitas inferências sobre a função dos receptores de corticosteroides no SNC a partir de estudos sobre RG periféricos, como RG de linfócitos, que podem não refletir precisamente os RG na pituitária e no cérebro (de Kloet et al., 2005). Estudo cerebral *post-mortem* encontrou reduzida expressão gênica de RG no lobo frontal e no hipocampo e expressão gênica reduzida de RG e RM no lobo frontal não somente em pacientes com depressão maior, mas também em pacientes com esquizofrenia e transtorno bipolar. Esses estudos fornecem evidências sugestivas de que o eixo HPA pode estar anormal em alguns pacientes com transtorno bipolar e esquizofrenia e dão sustentação à visão de que a desregulação do eixo HPA pode ter um papel em diferentes transtornos psiquiátricos (de Kloet et al., 2005; Juruena et al., 2003). No entanto, outro estudo *post-mortem*, realizado por Lopez et al. (1998), não encontrou diferenças no RG mRNA (mas menos RM mRNA) no hipocampo de seis vítimas de suicídio com história de depressão, comparados com um grupo de seis controles (Lopez et al., 1998).

O estresse crônico também tem sido associado à hiperativação do eixo HPA e à função alterada do RG. Esse estudo avaliou o impacto dos glicocorticoides na função de células periféricas (função imune), sabidamente inibidas pela ativação do RG, e, em particular, a conhecida capacidade do DEX de inibir a capacidade de proliferação das células mononucleares sanguíneas periféricas em resposta a mitógenos policlonais. Por exemplo, tem sido sugerido que níveis de cortisol cronicamente elevados podem produzir um estado de resistência aos esteroides, habilitando os linfócitos a responderem com menos intensidade aos GC (Bauer et al., 2003). Esses dados sugerem que as elevações crônicas no cortisol podem ser subjacentes à resistência dos RG em humanos. Na maior parte desses estudos, os linfócitos de pacientes deprimidos não respondedores ao teste de supressão por DEX (TSD) são mais resistentes ao efeito inibitório do DEX administrado *in vitro*, comparados aos dos pacientes deprimidos que respondem à supressão no TSD; somado a isso, parece haver uma correlação inversa entre a concentração de cortisol plasmático e a inibição da resposta proliferativa induzida pela DEX, sugerindo um vínculo entre a hipercortisolemia e a resistência a respostas mediadas por RG *in vitro*. Após a recuperação clínica, a hipercortisolemia tende a se resolver e a sensibilidade dos linfócitos à DEX retorna aos níveis de controle. No entanto, pesquisas em nosso laboratório relataram, recentemente, que a resistência adquirida ao RG pode ser demonstrada em pacientes deprimidos resistentes ao tratamento (DRT) na ausência de níveis de cortisol salivar basal elevados (Juruena et al., 2003).

Foi observado que a supressão induzida por GC da proliferação de células T e da produção de citocinas *in vitro* é geralmente menos marcante na depressão resistente ao tratamento (DRT), comparada com controles saudáveis (Bauer et al., 2003). Em outro estudo, observou-se que o impacto da administração *in vivo* de DEX na redistribuição linfocitária é maior no grupo-controle do que em pacientes com DRT (Bauer et al., 2002). Em geral, as medidas da função linfocitária *in vitro* ou *in vivo* demonstram que as células de pacientes com DRT parecem ser menos sensíveis aos esteroides. É tentador, no entanto, especular que a resistência aos antidepressivos nessa amostra de pacientes possa estar relacionada à resistência aos esteroides. Ainda que comumente agrupados, o hipercortisolismo e a resistência aos glicocorticoides não ocorrem necessariamente em conjunto e podem representar estados distintos de disfunção do eixo HPA ou, pelo menos, diferentes pontos ao longo de uma evolução da patologia do eixo HPA (Carvalho et al., 2008).

ANTIDEPRESSIVOS E O RECEPTOR DE GLICOCORTICOIDE

A hipótese de que os antidepressivos exerçam seus efeitos clínicos por meio da modulação direta do RG é um dos mais notáveis e inovadores modelos do mecanismo de ação dessa classe de medicamentos (Pariante et al., 2004). Especificamente, estudos em pacientes deprimidos, modelos animais e celulares demonstraram que os antidepressivos aumentam a expressão de RG, intensificam sua função e promovem sua translocação nuclear; isso, por sua vez, está associado ao *feedback* negativo intensificado pelos glicocorticoides endógenos e, portanto, ao repouso reduzido e à atividade estimulada do eixo HPA (de Kloet et al., 2005).

Esses efeitos, por sua vez, podem contribuir para a ação terapêutica dessa classe de medicamentos. No entanto, a relação entre a estrutura química, os mecanismos farmacológicos e os efeitos conhecidos no RG ainda tem que ser mais bem esclarecida (Figura 10.2).

Trabalhos desenvolvidos no decorrer dos últimos anos têm tentado compreender os mecanismos pelos quais os antidepressivos regulam o RG, examinando essa interação *in vitro*. Descrevemos em células L929 (fibroblastos de ratos) que a incubação com o antidepressivo tricíclico desipramina induz a translocação do RG do citoplasma para o núcleo na ausência de esteroides. Além disso, encontramos que a incubação concomitante de desipramina e DEX leva a uma intensificação da transcrição gênica mediada por RG, ao passo que a incubação prévia com desipramina seguida por DEX leva a uma redução da transcrição gênica mediada por RG (Pariante et al., 1997; Pariante et al., 2003b). Budziszewska et al. (2002) também encontraram que a incubação prévia de células L929 de fibroblastos de ratos com vários antidepressivos (incluindo desipramina) reduz a transcrição gênica mediada por RG induzida por um tratamento subsequente com corticosterona ou DEX (Budziszewska, 2002). Além disso, o MDR PGP localizado na membrana apical das células endoteliais da barreira hematoencefálica limita o acesso do DEX e do cortisol (mas não da hidrocortisona) ao cére-

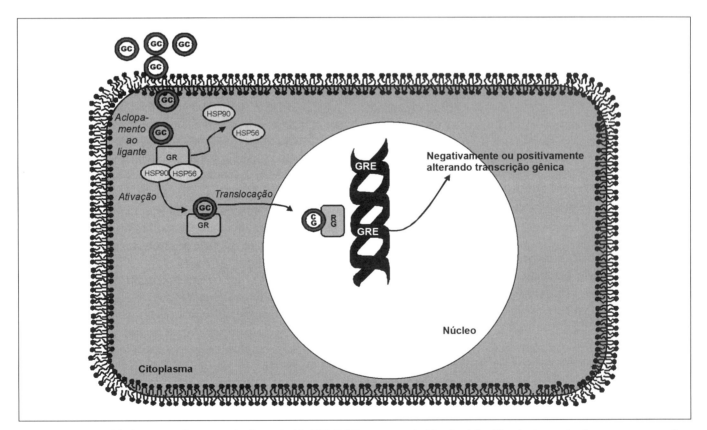

FIGURA 10.2 ■ Modelo de ativação de receptor de glicocorticoide (RG). O RG em seu estado "desativado" reside primeiro no citoplasma com um complexo multimétrico de proteínas chaperones moleculares, incluindo várias proteínas de choque térmico (HSP56, HSP90). Os glicocorticoides endógenos (GC) (cortisol em humanos, hidrocortisona em roedores) ou glicocorticoides sintéticos (DEX) atuam como ligantes de RG. Após ter sido acoplado ao ligante, o RG sofre uma alteração conformacional (ativação), dissocia-se do complexo de proteínas chaperones moleculares e transloca-se do citoplasma para o núcleo, onde regula a transcrição gênica, acoplando-se aos elementos de resposta hormonal no DNA ou interagindo com outros fatores de transcrição. O RG então se recicla para o citoplasma e não pode acoplar-se novamente ao ligante até que a associação com as proteínas chaperones moleculares esteja completa. Subsequentemente, funciona com um fator de transcrição regulado pelo ligante por meio de acoplamento aos elementos de resposta glicocorticoide (ERG).

TABELA 10.1 ■ Os antidepressivos aumentam a expressão de RG, intensificam sua função e promovem sua translocação nuclear, associado ao *feedback* negativo intensificado pelos glicocorticoides endógenos

	Transcrição gênica mediada por RC em células LMCAT				Depósito intracelular em células LMCAT			Depósito intracelular em neurônios de ratos		"Western blotting" dos RG	
	Dex	Cortisol	Hidrocortisona	Dex + verapamil	Cortisol	Hidrocortisona	Cortisol + verapamil	Cortisol	Hidrocortisona	Células LMCAT	Neurônios de ratos
Clomipramina	↑	↑	↓	↓	↑	=	=		↑	↓	↓
Fluoxetina	↑	↑	=	=	↑	↓		↑			
Desipramina	↑	↑	↓								
Paroxetina	↑	↑	↓								
Citalopram	↑										
Amitriptilina	↑										

As células foram tratadas por 24 horas com clomipramina (10μM), fluoxetina (10μM), desipramina (10μM), paroxetina (10μM), citalopram (10μM) ou amitriptilina (10μM).
↑ Indica aumento induzido por antidepressivo: ↓ indica diminuição induzida por antidepressivo; = indica não haver efeito pelo antidepressivo.

bro humano, bem como às células periféricas, como linfócitos (de Kloet et al., 1999). Na realidade, três antidepressivos distintos (desipramina, clomipramina e paroxetina) aumentam a função do RG na presença de DEX e cortisol (que são excretados das células pelo MDR PGP), mas não de hidrocortisona (que não é excretada por esse transportador). Além disso, a clomipramina (o antidepressivo que provoca a mais forte potencialização da transcrição gênica mediada por RG na presença de DEX ou cortisol) não apresenta nenhum efeito na presença de DEX, após o bloqueio do transportador de esteroide com verapamil (Pariante et al., 2004). Ressalte-se que a dose utilizada nesse estudo está dentro dos limites (10 a 20mg/kg/dia) utilizados na maioria dos estudos em animais que demonstram hipersensibilização de RG por antidepressivos tricíclicos (Pariante et al., 2004). Na verdade, os antidepressivos, assim como outros inibidores de transportadores de esteroides da membrana, parecem modular o MDR PGP, interagindo diretamente com os fosfolipídios da membrana – um efeito que não é mediado pelos receptores e está relacionado às propriedades físico-químicas dos fármacos, ou seja, lipossolubilidade e carga elétrica (Pariante et al., 2003a) (Tabela 10.1).

Em síntese, os efeitos dos glicocorticoides são mediados pelos RG. Vários estudos têm demonstrado que a função do RG encontra-se prejudicada na depressão maior, resultando em reduzido *feedback* negativo mediado por RG no eixo HPA e produção e secreção aumentadas de HLC em várias regiões cerebrais possivelmente envolvidas na etiologia da depressão (Juruena et al., 2006). O conceito da sinalização deficiente pelo RG é um mecanismo-chave na patogênese da depressão. Os dados indicam que os antidepressivos têm efeitos diretos no RG, conduzindo à função intensificada e à expressão aumentada desses receptores (Juruena et al. 2009). O mecanismo de alteração desses receptores envolve também componentes não esteroides, como citocinas e neurotransmissores (Pariante et al., 2004). Além disso, evidências sugerem que os transportadores de esteroides da membrana, como a glicoproteína-p MDR, podem ser alvos fundamentais do tratamento antidepressivo (Pariante & Miller, 2001). As pesquisas nessa área estão conduzindo a novos *insights* na fisiopatologia e no tratamento dos transtornos afetivos.

REFERÊNCIAS

Bauer ME, Papadopoulos A, Poon L et al. Dexamethasone-induced effects on lymphocyte distribution and expression of adhesion molecules in treatment-resistant depression. Psychiatry Res 2002; 113:1-15.

Bauer ME, Papadopoulos A, Poon L et al. Altered glucocorticoid immunoregulation in treatment resistant depression. Psychoneuroendocrinology 2003; 28:49-65.

Budziszewska B. Effect of antidepressant drugs on the hypothalamic-pituitary-adrenal axis activity and glucocorticoid receptor function. Pol J Pharmacol 2002; 54:343-9.

Carvalho LA, Juruena MF, Papadopoulos AS et al. Clomipramine in vitro reduces glucocorticoid receptor function in healthy subjects but not in patients with major depression. Neuropsychopharmacology 2008; 33:3182-9.

Checkley S. The neuroendocrinology of depression and chronic stress. Br Med Bull 1996; 52:597-617.

de Kloet ER, Joels M, Holsboer F. Stress and the brain: from adaptation to disease. Nat Rev Neurosci 2005; 6:463-75.

de Kloet ER, Oitzl MS, Joels M. Stress and cognition: are corticosteroids good or bad guys? Trends Neurosci 1999; 22:422-6.

de Kloet ER, Vreugdenhil E, Oitzl MS, Joels M. Brain corticosteroid receptor balance in health and disease. Endocr Rev 1998; 19:269-301.

Gold PW, Chrousos GP. Organization of the stress system and its dysregulation in melancholic and atypical depression: High vs low CRH/NE states. Mol Psychiatry 2002; 7:254-75.

Gold PW, Goodwin FK, Chrousos GP. Clinical and biochemical manifestations of depression. Relation to the neurobiology of stress (1). N Engl J Med 1988; 319:348-53.

Guiochon-Mantel A, Delabre K, Lescop P, Milgrom E. The Ernst Schering Poster Award. Intracellular traffic of steroid hormone receptors. J Steroid Biochem Mol Biol 1996; 56:3-9.

Holsboer F. The corticosteroid receptor hypothesis of depression. Neuropsychopharmacology 2000; 23:477-501.

Holsboer F, Barden N. Antidepressants and hypothalamic-pituitary-adrenocortical regulation. Endocr Rev 1996; 17:187-205.

Juruena MF, Cleare AJ. Overlap between atypical depression, seasonal affective disorder and chronic fatigue syndrome. Revista Brasileira de Psiquiatria 2007; 29:S19-S26.

Juruena MF, Cleare AJ, Bauer ME, Pariante CM. Molecular mechanisms of glucocorticoid receptor sensitivity and relevance to affective disorders. Acta Neuropsychiatrica 2003; 15:354-67.

Juruena MF, Cleare AJ, Papadopoulos AS, Poon L, Lightman S, Pariante CM. Different responses to dexamethasone and prednisolone in the same depressed patients. Psychopharmacology (Berl) 2006; 189:225-35.

Juruena MF, Cleare AJ, Pariante CM. The hypothalamic pituitary adrenal axis, glucocorticoid receptor function and relevance to depression. Rev Bras Psiquiatr 2004; 26:189-201.

Juruena MF, Pariante CM, Papadopoulos AS, Poon L, Lightman S, Cleare AJ. Prednisolone suppression test in depression: prospective study of the role of HPA axis dysfunction in treatment resistance. Br J Psychiatry 2009; 194:342-9.

Lopez JF, Chalmers DT, Little KY, Watson SJ. A.E. Bennett Research Award. Regulation of serotonin1A, glucocorticoid, and mineralocorticoid receptor in rat and human hippocampus: implications for the neurobiology of depression. Biol Psychiatry 1998; 43:547-73.

McEwen BS. Allostasis and allostatic load: Implications for neuropsychopharmacology. Neuropsychopharmacology 2000a; 22:108-24.

McEwen BS. The neurobiology of stress: from serendipity to clinical relevance. Brain Res 2000b; 886:172-89.

Mello AF, Juruena MF, Pariante CM et al. Depression and stress: is there an endophenotype? Rev Bras Psiquiatr 2007; 29 Suppl 1:S13-S18.

Nemeroff CB, Evans DL. Correlation between the dexamethasone suppression test in depressed patients and clinical response. Am J Psychiatry 1984; 141:247-9.

Owens MJ, Nemeroff CB. The role of corticotropin-releasing factor in the pathophysiology of affective and anxiety disorders: laboratory and clinical studies. Ciba Found Symp 1993; 172:296-308.

Pariante CM, Hye A, Williamson R, Makoff A, Lovestone S, Kerwin RW. The antidepressant clomipramine regulates cortisol intracellular concentrations and glucocorticoid receptor expression in fibroblasts and rat primary neurones. Neuropsychopharmacology 2003a; 28:1553-61.

Pariante CM, Kim RB, Makoff A, Kerwin RW. Antidepressant fluoxetine enhances glucocorticoid receptor function in vitro by modulating membrane steroid transporters. Br J Pharmacol 2003b; 139:1111-8.

Pariante CM, Miller AH. Glucocorticoid receptors in major depression: relevance to pathophysiology and treatment. Biol Psychiatry 2001; 49:391-404.

Pariante CM, Pearce BD, Pisell TL, Owens MJ, Miller AH. Steroid-independent translocation of the glucocorticoid receptor by the antidepressant desipramine. Mol Pharmacol 1997; 52:571-81.

Pariante CM, Thomas SA, Lovestone S, Makoff A, Kerwin RW. Do antidepressants regulate how cortisol affects the brain? 2003 Curt Richter Award Paper. Psychoneuroendocrinology 2004; 29:423-47.

Reul JMHM, de Kloet ER. Two receptor systems for corticosterone in rat brain: microdistribution and differential occupation. Endocrinology 1985; 117:2505-11.

Spencer RL, Kim PJ, Kalman BA, Cole MA. Evidence for mineralocorticoid receptor facilitation of glucocorticoid receptor-dependent regulation of hypothalamic-pituitary-adrenal axis activity. Endocrinology 1998; 139:2718-26.

Tsigos C, Chrousos GP. Hypothalamic-pituitary-adrenal axis, neuroendocrine factors and stress. J Psychosom Res 2002; 53:865-71.

Young EA, Lopez JF, Murphy-Weinberg V, Watson SJ, Akil H. The role of mineralocorticoid receptors in hypothalamic-pituitary-adrenal axis regulation in humans. J Clin Endocrinol Metab 1998; 83:3339-45.

Ética em Pesquisas em Psicofarmacologia Clínica: Um Roteiro de Leitura

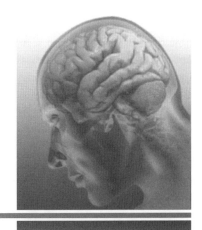

Valentim Gentil

11

Clinical trials must have the basic aim of testing a concept that could produce ultimate benefit to man. This could be a major breakthrough in therapy, an improvement in tolerance, an extension of therapeutic range, an improvement in patient acceptance, an attempt to identify drug-responders, a confirmation of earlier work to help disseminate information on the optimum use of a therapeutically active substance or even disproving the value of some established regimens (Medico-Pharmaceutical Forum, 1974).

Human subject research will always require careful scrutiny. Our history has shown that even well intentioned investigators may not be able to assess ethical aspects of the research they are undertaking objectively. Additionally, potential research subjects may enroll in studies for a variety of reasons, conscious and unconscious, without a full awareness or appreciation of the risks they are undertaking ... By thwarting attempts to conduct bold and novel studies, society runs the risk of limiting knowledge of the very populations who may be most in need of such research (Pinals & Appelbaum, 2002).

Essas citações resumem os aspectos mais relevantes deste capítulo. Existem diferenças fundamentais entre pesquisa e atendimento clínico de rotina. Este não se propõe a investigar hipóteses sob a salvaguarda de medidas para controle das diversas fontes de erro de observação, interpretação de resultados e viés de resposta dos próprios indivíduos que se sujeitam aos tratamentos administrados, sejam eles medicamentosos ou não. Pesquisa implica alguma restrição na liberdade de prescrição e interação entre o pesquisador e o paciente (ou voluntário) que se dispõe a atuar como sujeito experimental. A literatura sobre a metodologia da investigação científica é vasta e acessível, e não se restringe aos métodos quantitativos, nem se refere apenas aos ensaios de terapêutica medicamentosa. Este capítulo pressupõe familiaridade do leitor com seus conceitos básicos e pretende apenas ser um roteiro de estudo de alguns dos principais problemas ligados à Ética da experimentação humana com psicofármacos.

Segundo a Enciclopédia Britânica, "Ethos" (Grego) e "Mores" (Latim) significam hábitos ou costumes, mas a Ética ou a moralidade das pessoas ou grupos não são simplesmente a descrição do que eles costumam fazer, mas o que eles acreditam ser correto, adequado ou obrigatório. Em termos de normas éticas, a principal divisão é entre a Deontologia (Deontos = do obrigatório; Grego) e Teleologia (Teleios = finalidade ou propósitos; Grego). Os axiologistas (axios = o que vale, valioso; Grego) consideram que certas ações são corretas em virtude do valor ou do bem que elas contêm; por exemplo, felicidade ou prazer inerentes à ação, e não simplesmente devido ao bem que possa ser consequente a elas. Para a Ética Utilitária o homem deve procurar o bem maior para todos, e não o bem individual do egoísmo.

A Ética Médica, codificada no que chamamos Deontologia Médica, na verdade não é apenas deontológica, mas uma combinação de princípios deontológicos e teleológicos aplicada ao interesse principal do paciente. Bioética ("o enfoque de assuntos vinculados à vida e à saúde do homem") é o título de um livro com uma coletânea de textos que são fonte de referência acessível sobre os principais aspectos da Ética Médica aplicada (Segre & Cohen, 1995). "Ética Psiquiátrica" é o nome de outro importante livro de referência (Bloch & Chodoff, 1981), entre inúmeros outros textos publicados sobre este tema.

A arte médica ocidental não variou substancialmente nos últimos 25 séculos. Já os conhecimentos médico-científicos são cumulativos, mutáveis, incomensuravelmente maiores hoje do que há apenas um século. Não deve haver conflito entre a arte e as ciências médicas. De modo geral, a clínica é mais arte e a pesquisa é mais ciência, mas clínica sem ciência e pesquisa sem arte são sempre insatisfatórias. A criatividade é útil a ambas, mas os demais requisitos e parâmetros são diferentes. A Saúde é hoje considerada um direito constitucional, definido como dever do Estado. Por isso, diferente de outras artes, a Medicina deve demonstrar a validade de seus conhecimentos e a relação custo-benefício de seus procedimentos. Alguns alunos formam-se "técnicos em Medicina", com noções insuficientes da arte médica. Entretanto, espera-se que todos tenham desenvolvido forte consciência ética.

Pesquisas em humanos são indispensáveis para a melhoria da saúde da humanidade. Isso é particularmente verdadeiro na área da Saúde Mental, pois não dispomos de modelos animais suficientemente análogos à mente e ao comportamento humanos. Entretanto, de acordo com a Ética Médica, a garantia da integridade e a salvaguarda dos direitos individuais têm prioridade absoluta. Os atuais códigos de Ética aplicados a pesquisas médicas em humanos têm origem no Código de Nuremberg, elaborado a partir da constatação de atrocidades cometidas durante a Segunda Grande Guerra (1939-1945). Em 1964, a Associação Médica Mundial aprovou a Declaração de Helsinque, modificando e ampliando o escopo do Código de Nuremberg, estabelecendo a distinção entre pesquisas clínicas (terapêuticas) e não terapêuticas e firmando a necessidade de obtenção do consentimento por parte dos sujeitos dessas pesquisas. Nesses 40 anos, diversas revisões da Declaração de Helsinque foram realizadas e a versão atual (2004) está no *site* da Associação Médica Mundial (www.wma.net).

Há consenso internacional de que pesquisa deve trazer benefícios diretos e/ou indiretos não apenas para a ciência médica e para a humanidade, mas também para esse sujeito experimental e seus parentes e descendentes. Por isso, pessoas que apresentem risco de vida ou incapacitação não devem ser incluídas em protocolos que elevem esses riscos. Por outro lado, a aplicação de terapêuticas não testadas cientificamente pode causar enormes prejuízos para toda a sociedade. Infelizmente, muitos procedimentos oferecidos como terapêuticos jamais tiveram sua eficácia comprovada.

A Psicofarmacologia Clínica tem seu início recente na segunda metade da década de 1940, concomitantemente com o desenvolvimento dos modernos tratamentos psiquiátricos (anfetaminas, meprobamato, lítio), principalmente após a descoberta dos antipsicóticos e antidepressivos, na década de 1950. Em razão de seus fatores extrafarmacológicos serem mais salientes do que no restante da Medicina, a Psicofarmacologia foi obrigada a desenvolver técnicas mais sofisticadas para o controle do viés experimental, em especial o uso do placebo (Gentil Filho, 1987, 2001).

Até 1962 a exigência internacional para se obter o registro de um novo medicamento era apenas a demonstração de sua segurança, mas, a partir de então, a Food and Drug Administration (FDA, do Governo dos EUA) passou a exigir provas de eficácia, o que levou a considerável encarecimento do desenvolvimento de novos produtos (até 1 bilhão de dólares para cada novo fármaco comercializado). Os elevados custos da atividade médico-científica nos países desenvolvidos e a necessidade de verificar as características de eficácia e tolerabilidade em diferentes populações levaram a indústria farmacêutica a procurar países onde parte de suas pesquisas clínicas pudessem ser realizadas e à criação de empresas dedicadas a conduzir ensaios clínicos de boa qualidade, em ritmo compatível com as pressões de tempo e dinheiro exigidas pelo mercado cada vez mais competitivo da área de medicamentos. Surgiram, então, as Contract Research Organizations (CRO) que, seguindo normas internacionais conhecidas como Good Clinical Practice in Research, passaram a treinar investigadores clínicos e a conduzir estudos multicêntricos internacionais. Seu objetivo é incluir um grande número de pacientes para a demonstração de diferenças estatisticamente significativas na presença de grande variabilidade de resposta individual e elevado efeito placebo.

As novas exigências metodológicas, a internacionalização das pesquisas, o controle de qualidade das informações, a capacitação dos pesquisadores clínicos, por um lado, e o risco de abusos de várias naturezas, os conflitos de interesse, a necessidade do retorno do investimento dentro do prazo de validade das patentes, além de outros problemas, têm exigido constantes avaliações e aperfeiçoamentos das normas e regulamentos de Ética em pesquisa clínica, das políticas governamentais e das relações internacionais. Várias dessas questões estão bem discutidas no principal livro de referência em Neuropsicofarmacologia (Pinals & Appelbaum, 2002). Em nosso meio, além dos textos já mencionados, os anais de um evento de 1986 (Carlini, 1987), um livro de Vieira e Hossne (1991) e um número especial da revista *Bioética* (Conselho Federal de Medicina, 1995) dão subsídios para a compreensão das normas brasileiras atuais, regidas pela Comissão Nacional de Ética em Pesquisa (CONEP), criada pelo Conselho Nacional de Saúde (Resolução CNS 196/96), que credencia e supervisiona os Comitês de Ética em Pesquisa nas principais instituições de Saúde no Brasil.

A principal função dos Comitês de Ética é avaliar os fundamentos, os objetivos e a metodologia dos protocolos de pesquisa e seus riscos e benefícios. O pesquisador é o principal responsável pelo que ocorrer em seu projeto, mas a instituição onde este se realiza é corresponsável pelos riscos e consequências. Um projeto com pequeno risco, mas cujos objetivos e metodologia são inadequados, pode resultar em mal maior do que um projeto mais arriscado mas bem conduzido, abordando uma questão relevante que o justifique.

Existem diversos aspectos técnicos nessa avaliação, mas ela depende de um inescapável componente subjetivo e arbitrário, que não pode ser desconsiderado. Por exemplo, há uma grande controvérsia em relação ao uso de placebo em ensaios clínicos no Brasil (ver Carlini & Versiani, 2001; Elkis & Gattaz, 2000). Nos países da América do Norte e da Europa, onde a maioria dessas pesquisas se origina, exige-se o controle com placebo como prova da eficácia do tratamento padrão nas condições do experimento. Evita-se assim que resultados semelhantes entre uma nova droga e a droga escolhida como padrão sejam interpretados como evidência de eficácia quando o padrão não estiver atuando de fato como tal. Entretanto, a CONEP proibiu a realização de estudos psiquiátricos com placebo e impediu a participação do Brasil no desenvolvimento de medicamentos psiquiátricos nos últimos 5 anos. Como se observa em alguns de seus pareceres,[1] essa postura da CONEP decorre de erros lógicos elementares, merecendo reparos em sua própria Ética.

Entre os principais problemas de Ética em pesquisa psiquiátrica está o fato de nossos pacientes poderem apresentar limitações de competência em razão do transtorno mental, já que o consentimento voluntário e esclarecido é essencial em pesquisa em humanos. Outro aspecto peculiar a nossa área são os riscos de violência e suicídio associados à retirada ou ao adiamento da administração de tratamentos eficazes.

Começando pelo problema do consentimento esclarecido, ele requer: (a) apresentação de informações relevantes, que permitam julgamento adequado dos riscos e benefícios; (b) liberdade de opção, sem coação pelo investigador ou pela instituição; (c) capacidade de tomar uma decisão competente.

Os dois primeiros requisitos não mereceriam maior atenção, não fosse pelo fato de muitos hospitais psiquiátricos serem ainda fechados, o que, por si só, configura uma coação. Vale lembrar que a assinatura do termo de consentimento para internação não substitui o consentimento informado para participação em projetos de pesquisa.

O terceiro requisito é mais problemático em portadores de transtornos neurológicos e psiquiátricos, pois esses quadros podem comprometer a memória, o juízo, a crítica, a consciência etc. Como saber se um consentimento foi dado por alguém que estava competente para opinar? Como interpretar a solicitação de sair de um protocolo quando isso parece ser irracional e decorrente, por exemplo, de um delírio, e não representar uma decisão racional do paciente? Pensou-se que isso poderia ser resolvido por meio dos seguintes elementos: o paciente ser capaz de responder Sim ou Não; compreender os procedimentos, com seus riscos e benefícios; basear-se em argumentos razoáveis para consentir e não, por exemplo, em uma alucinação dizendo para participar; saber que se trata de uma pesquisa, não sendo parte do tratamento de rotina; e, finalmente, que sua escolha leve a consequências razoáveis, como um indivíduo qualquer faria. Estudos recentes, porém, mostram que pacientes com psicose ou depressão, entre outros, têm dificuldade em assimilar corretamente as informações que lhes são oferecidas e podem consentir sem uma clara avaliação das implicações. Atualmente, estudam-se técnicas pedagógicas para que, em vez de se excluírem portadores de problemas que afetem juízo ou compreensão, eles possam ser esclarecidos, facultando-lhes assim a decisão de participar ou não de um dado protocolo. Desse modo, ser portador de esquizofrenia, demência em estágio não muito avançado, retardo mental leve ou depressão não significará, *a priori*, incapacidade para consentir, pois sua competência poderá ser significativamente aumentada por meio de informações e instrumentos educacionais padronizados (p. ex., Appelbaum et al., 1999; Carpenter et al., 2000).

Grupos especiais incluem os menores de idade com problemas psiquiátricos, tanto os já instalados como os de alto risco de eclosão. Sua futura saúde depende, em parte, de detecção precoce e intervenção preventiva eficaz. Protocolos de pesquisa psiquiátrica na infância e adolescência são cada vez mais importantes, mas as controvérsias são grandes, até porque a área da Psiquiatria Infantil esteve fora do modelo médico-psiquiátrico durante a maior parte do século XX. Especial também é o caso de idosos que não tenham condições de avaliar as implicações de sua participação em determinado projeto. Em ambos os casos, pode ser difícil saber se o consentimento de um responsável esclarecido basta, ou se é necessária prova de que a própria pessoa, apesar de suas limitações, está de acordo com sua participação.[2] Entretanto, o consentimento esclarecido não transfere a responsabilidade final do médico ou da instituição para o paciente ou seu responsável legal.

A avaliação da Ética de um protocolo de pesquisa inclui vários outros aspectos, além da questão da autonomia e da liberdade de consentir. Segundo Emanuel et al. (2000), sete fatores principais devem ser levados em conta: (1) o valor intrínseco da pergunta e de seu presumível benefício; (2) o rigor metodológico que confere validade científica; (3) a seleção justa e adequada dos sujeitos, sem influência maior de vulnerabilidades ou privilégios, assegurando uma distribuição equitativa de riscos e benefícios; (4) uma relação risco-benefício aceitável em relação à prática clínica usual; (5) avaliação independente antes e durante o decorrer da pesquisa, capaz de propor modificações ou interrupção, se necessário;

---

[1] Por exemplo, em seu parecer 714/2001, a CONEP não aprovou um estudo comparando dois medicamentos e um placebo em pacientes ambulatoriais com transtorno de pânico, sob minha coordenação, arguindo que o placebo era desnecessário, pois o medicamento padrão tivera sua superioridade demonstrada anteriormente, e que a indicação da nova droga *"somente estará comprovada caso mostre eficácia superior..."* ao padrão (grifo meu). Se isto fosse verdade, teríamos pouquíssimos medicamentos em toda a Medicina, pois eficácia superior não pode ocorrer quando um tratamento padrão é capaz de promover a remissão de uma patologia, e sem um grupo placebo não há como saber se o padrão está atuando de maneira mais eficaz que um placebo.

[2] Em Inglês, os termos são *consent* e *assent*, para o consentimento esclarecido e para a concordância mesmo que sem maior competência para análise, respectivamente.

(6) consentimento esclarecido e voluntário; e (7) respeito pelos participantes, protegendo sua privacidade, direito de se retirar do projeto e garantia do seu bem-estar e segurança. Segundo os autores, esses sete critérios, adaptados às características de saúde, econômicas, culturais e tecnológicas do país onde o projeto se realiza, são condição necessária e suficiente para atestar sua adequação ética.

Do ponto de vista metodológico, a questão do placebo é importante e controvertida. Os pesquisadores acham que seu uso é lícito e, na maior parte das vezes, indispensável. As alternativas nas condições em que ele, de fato, é contraindicado incluem os chamados "desenhos construtivos" (Klerman, 1986) testando, por exemplo, sinergismo entre um tratamento padrão e um novo tratamento. Isso não é necessário nos protocolos de ensaios clínicos em Psiquiatria, pois o uso de placebo raramente é contraindicado, exceto na presença de risco de suicídio, quando os pacientes são excluídos. Aliás, não há evidência de que o uso de placebo aumente o risco de suicídio nos ensaios clínicos de antidepressivos. Ao contrário, uma análise do banco de dados do FDA, com 19.639 pacientes, revelou que os suicídios e as tentativas de suicídio são menos frequentes nos pacientes tomando placebo do que nos que recebem o tratamento padrão (Khan et al., 2000).

A publicação internacional mais relevante, pelo menos do ponto de vista de políticas recomendadas pela Organização Mundial de Saúde, são as Diretrizes do Conselho para as Organizações Internacionais de Ciências Médicas (CIOMS, 2002). A Diretriz 11 diz que: *"Como regra geral, os sujeitos experimentais no grupo-controle de um ensaio clínico de diagnóstico, tratamento ou intervenção preventiva devem receber intervenção com efetividade estabelecida. Em algumas circunstâncias, pode ser eticamente aceitável o uso de comparação alternativa, como um placebo ou 'não tratamento'."* Abrem outras aspas, que se fecham no final do período: *"Um ensaio clínico não pode ser eticamente justificado, exceto se for capaz de produzir resultados científicos confiáveis. Quando o objetivo é estabelecer a efetividade e a segurança de uma intervenção experimental, frequentemente o uso de um controle com placebo tem probabilidade muito maior de produzir um resultado científico confiável do que a comparação com um controle ativo. Em muitos casos, a capacidade de um ensaio distinguir entre intervenções efetivas e inefetivas (a sensibilidade do ensaio) não pode ser garantida, a não ser que o controle seja com placebo."*

Isso é particularmente relevante em Psiquiatria, em que o efeito placebo pode ser muito mais alto do que se imagina (depressão maior: 50%; transtorno bipolar: 34%; pânico: 23% a 34%; esquizofrenia: 43%) (Roberts et al., 2001). De fato, nas depressões, estima-se que 69% dos ensaios clínicos não conseguem demonstrar diferenças significativas entre um antidepressivo tricíclico e placebo, em suas condições experimentais (Storosum et al., 2001). Ao contrário do que possa parecer a quem desconheça os efeitos clínicos desses tratamentos, isso não significa que os antidepressivos tricíclicos são ineficazes, mas decorre da metodologia utilizada para atender as exigências para registro de novos medicamentos, que não permitem seu uso nas condições da clínica real. Enquanto essas questões não forem resolvidas, o uso do placebo continuará sedo a principal garantia contra resultados falso-positivos em pesquisa terapêutica. Esperar que outros povos se submetam a esse aceitável sacrifício, para desfrutarmos do que for descoberto, parece um oportunismo aquém das nossas tradições de responsabilidade e solidariedade.

A outra face desse problema é a necessidade de proteger populações de países menos desenvolvidos de abusos, como os documentados em países do Terceiro Mundo, mas também em populações pobres de alguns dos países mais ricos. É nesse sentido que as "Diretrizes" do CIOMS vêm sendo publicadas desde 1976. Elas incluem recomendações específicas para pesquisas realizadas em países em desenvolvimento (relevância, vantagens, riscos, salvaguardas, responsabilidade legal, conhecimento das peculiaridades das diferentes culturas e tradições, prioridades de Saúde Pública etc.). Salienta-se que as pesquisas que têm origem e patrocínio nos países desenvolvidos devem garantir padrões éticos do mais alto nível, com o mesmo respeito à dignidade, aos direitos e ao bem-estar dos sujeitos de pesquisa aplicáveis em qualquer país. Adotadas internacionalmente e sujeitando seus infratores a consequências legais em seus países de origem, essas diretrizes ajudaram a elevar os padrões da pesquisa médica em todo o mundo.

Outra questão relevante e polêmica é a das relações dos pesquisadores entre si e com os financiadores de pesquisas. Assim, a divulgação plena dos resultados experimentais e vários conflitos de interesse, incluindo os de natureza financeira, política, ideológica, religiosa e acadêmica, merecem atenção especial. Tais conflitos, notadamente os acadêmicos e financeiros, foram objeto de intenso debate nos últimos anos (p. ex., Goodwin, 2004; Healy, 2005). De modo geral, o desejável é que vínculos que possam acarretar distorção ou viés nas apresentações científicas sejam apontados pelos que se apresentam em congressos, palestras, aulas e publicações.[3]

É inegável a importância da participação da indústria farmacêutica, local e internacional, no desenvolvimento científico-tecnológico e no aprimoramento da Saúde em todo

---

[3] De acordo com a Norma 1595/2000 do Conselho Federal de Medicina e a Resolução 102/2000 da Agência Nacional de Vigilância Sanitária, informo que nos últimos 5 anos fui Conferencista ou Presidente de Simpósios patrocinados pelas seguintes empresas: Eli Lilly, Janssen-Cillag, Glaxo-Smith Kline, Servier e Wyeth, e atuei como Consultor em reuniões das seguintes empresas: Bristol-Meyers Squibb, Pfizer, Servier e Wyeth. Atualmente, sou responsável por um Projeto Temático FAPESP, onde o medicamento (clomipramina) é fornecido pela Novartis. Presido o Conselho Diretor do IPq-HC.FMUSP, onde são desenvolvidas pesquisas em colaboração com diversas empresas farmacêuticas e recebemos apoio institucional e doações de empresas desse e de outros setores da Sociedade Civil.

o mundo. Em nosso meio, assim como na maioria dos países em desenvolvimento, sua contribuição tem sido inestimável (e subestimada) para o acesso não apenas a melhores tratamentos, mas para o treinamento e a qualificação dos profissionais de saúde, a implantação de práticas assistenciais de qualidade e o aperfeiçoamento das normas e controles de Ética, exigidos em suas pesquisas e incorporados no sistema geral de Saúde (ver, p. ex., Gentil, 2004, 2005). Ainda nesse sentido, algumas indústrias farmacêuticas estão adotando atitudes mais transparentes no que diz respeito aos achados de suas pesquisas, colocando os resultados de seus ensaios clínicos à disposição dos interessados e informando sobre a participação de seus funcionários na análise e elaboração das publicações dessas pesquisas, no que tem se convencionado chamar de "*Good Publication Practice*" (Wager et al., 2003).

Seria desejável que em todas as intervenções em Saúde – terapêuticas ou não, medicamentosas ou não – os pacientes e seus responsáveis fossem claramente informados sobre o que esperar de qualquer procedimento ou intervenção, seus prazos e custos, para poderem optar esclarecida e livremente por tal tratamento ou procedimento. Afinal, a Ética não deve reger apenas a conduta em pesquisa médica.

REFERÊNCIAS

Appelbaum PS, Grisso T, Frank E, et al. Competence of depressed patients for consent to research. Am J Psychiatry 1999; 156:1380-4.

Bloch S, Chodoff P. Psychiatric ethics. Oxford: Oxford University Press, 1981. 368 p.

Carlini EA (coord.) Pesquisas fármaco-clínicas no Brasil: ética e normatização. São Paulo: Associação Fundo de Incentivo à Psicofarmacologia, 1987. 194 p.

Carlini EA, Versiani M (coord.) Aspectos éticos da pesquisa psiquiátrica. São Paulo: Centro Brasileiro de Informação sobre Drogas Psicotrópicas (CEBRID), 2001. 98 p.

Carpenter WT, Gold JM, Lahti AC et al. Decisional capacity for informed consent in schizophrenia research. Arch Gen Psychiatry 2000; 57:533-8.

Conselho Federal de Medicina. Pesquisa em seres humanos. Bioética, 199; 53:91-154.

Council for International Organizations of Medical Sciences (CIOMS). International Ethical Guidelines for Biomedical Research Involving Human Subjects. Bull Med Ethics 2002; 182:17-23.

Elkis H, Gattaz WF. Algumas recomendações para estudos com placebo. Rev Bras Psiquiatr 2000; 22:153-4.

Emanuel EJ, Wendler D, Grady C. What makes clinical research ethical? JAMA 2000; 283:2701-11.

Gentil Filho. Aspectos éticos da pesquisa fármaco-clínica em psiquiatria. In: Carlini EA (coord.) Pesquisas fármaco-clínicas no Brasil: ética e normatização. São Paulo: Associação Fundo de Incentivo à Psicofarmacologia, 1987:61-6.

Gentil Filho V. In: Carlini EA, Versiani M (coord.) Aspectos éticos da pesquisa psiquiátrica. São Paulo: Centro Brasileiro de Informação sobre Drogas Psicotrópicas (CEBRID), 2001:5-10.

Gentil V. The history of psychotropic drugs in Brazil. In: Ban TA et al. (ed.) Reflections on twentieth-century psychopharmacology. Animula, Budapest: Collegium Internationale Neuro-Psychopharmacologicum, 2004:116-8.

Gentil V. Academic psychiatry in Brazil: confronting the challenges. Molecular Psychiatry (Guest Editorial) 2005; 10: 323-4.

Goodwin G. Conflict of interest is not just about advising pharmaceutical companies. J Psychopharmacol 2004; 18:447-8.

Healy D. Concerns about conflict of interest. J Psychopharmacol 2005; 19:314-5.

Khan A, Warner HA, Brown WA. Symptom reduction and suicide risk in patients treated with placebo in antidepressant clinical trials: an analysis of the FDA database. Arch Gen Psychiatry 2000; 57:311-7.

Klerman GL. Scientific and ethical considerations in the use of placebo controls in clinical trials in psychopharmacology. Psychopharmacol Bull 1986; 22:25-9.

Medico-Pharmaceutical Forum. A report by the Forum's Working Party on Clinical Trials. London, 1974. 29 p.

Pinals DA, Appelbaum PS. Ethical aspects of neuropsychiatric research with human subjects. In: Davis KL et al. Neuropsychopharmacology: the fifth generation of progress. American College of Neuropsychopharmacology, 2002:475-83.

Roberts LW, Lauriello J, Geppert C, et al. Placebo and paradoxes in psychiatric research: an ethics perspective. Biol Psychiatry 2001; 49:887-93.

Segre M, Cohen C (org.) Bioética. São Paulo: EDUSP, 1995. 174 p.

Storosum JG, Elferink AJ, van Zwieten BJ et al. Short-term efficacy of tricyclic antidepressants revisited: a meta-analytic study. European Neuropsychopharmacology 2001; 11:173-80.

Vieira S, Hossne WS. Experimentação com seres humanos. 3 ed. São Paulo: Editora Moderna, 1991. 160 p.

Wager E, Field EA, Grossman L. Good publication practice for pharmaceutical companies: why we need another set of guidelines. Curr Med Res Opin 2003; 19:147-8.

Pesquisa Clínica

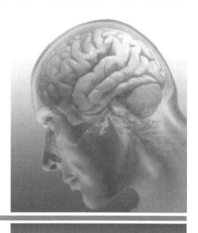

Mônica Bruno

12

INTRODUÇÃO

Um estudo clínico, também denominado ensaio clínico, pode ser definido como qualquer investigação em seres humanos que busca descobrir ou verificar os efeitos farmacológicos, clínicos e/ou outros efeitos farmacodinâmicos de produtos sob investigação, e/ou identificar reações adversas ao produto investigado, e/ou estudar a absorção, distribuição, metabolismo e excreção do produto investigado, com o objetivo de averiguar sua segurança e/ou eficácia (GCP/ICH, 1996). Esse tratamento pode ser uma medicação, um dispositivo médico, um cosmético ou um produto biológico, como as vacinas, por exemplo.

Antes de iniciado o estudo clínico devem ser realizados estudos em modelos laboratoriais ou em animais para que seja determinada a segurança do produto, antes da aplicação em humanos. Tratamentos que apresentam aceitável perfil de segurança passam para a etapa investigacional clínica, a qual é constituída de quatro fases, classificadas como I, II, III e IV.

Os estudos clínicos são etapas essenciais envolvidas na descoberta e no desenvolvimento de um novo produto e são requisitados por todas as agências regulatórias antes que ele seja lançado no mercado.

A implementação, o gerenciamento e o financiamento de um estudo clínico se dão por meio de um patrocinador, que pode ser uma instituição, organização, empresa, laboratório ou o próprio investigador, sendo, nesse caso, denominado investigador-patrocinador. Os grandes laboratórios podem terceirizar um ou mais deveres e funções do patrocinador de um estudo para empresas contratadas de pesquisa, denominadas Organização Representativa de Pesquisa Clínica (ORPC) (OPAS, 2005) ou Organização de Pesquisa Contratada (derivado do inglês, *CRO – Contract Research Organization*) (GCP/ICH, 1996).

O investigador de um estudo clínico geralmente é um médico ou, quando apropriado, um odontologista, e é comumente definido como investigador principal do estudo (conhecido também como *PI*, derivado da abreviação do termo em inglês *principal investigator*), o qual é o responsável pela condução de um estudo e por todas as decisões médicas ou odontológicas relacionadas ao sujeito de pesquisa.

O local onde ocorre a condução de um estudo é denominado centro de pesquisa clínica, podendo ser um hospital, uma instituição, um laboratório ou uma clínica médica. Para a condução adequada desse estudo, ou seja, para que o andamento do estudo ocorra conforme detalhado em seu protocolo, seguindo normas de boas práticas e regulamentações vigentes, é essencial que o investigador conte com uma equipe treinada e qualificada para a execução do projeto. Essa equipe colaborará com acompanhamento, avaliação e coleta de dados dos sujeitos de pesquisa, além de realizar os trâmites regulatórios necessários.

Essas normas de boas prática são um conjunto de orientações que devem ser seguidas com o objetivo de garantir proteção aos direitos dos sujeitos de pesquisa, a qualidade científica ao estudo conduzido e a integridade, precisão e qualidade das informações obtidas, sendo também conhecidas como *GCP*, derivado do termo em inglês *good clinical practices*.

Quando os estudos clínicos são patrocinados pela indústria farmacêutica ou acompanhados por ORPC, é comum haver visitas de monitoria, nas quais uma pessoa contratada pela empresa supervisiona o andamento do estudo clínico, garantindo que este seja conduzido, registrado e relatado adequadamente. Esse responsável é conhecido como monitor de pesquisa clínica, também identificado como *CRA* (derivado do termo em inglês *clinical research associate*). Além dessas responsabilidades, o monitor pode ser responsável pelo recrutamento de investigadores (GCPj, 2005).

No decorrer de um estudo clínico, também podem ser realizadas visitas de auditorias pelo patrocinador e/ou inspeções por agências regulatórias, que geralmente ocorrem em centro com alto índice de recrutamento de pacientes.

DESENVOLVIMENTO DE UM ESTUDO CLÍNICO – FASES ENVOLVIDAS

O processo que ocorre desde as primeiras descobertas de uma molécula até a comercialização de um medicamento pode levar de 10 a 15 anos. Esse processo é formado por várias etapas de desenvolvimento, entre as quais se encontram as diferentes fases da pesquisa clínica.

A *fase pré-clínica* é geralmente realizada na matriz das indústrias farmacêuticas e, após a descoberta de uma nova molécula, experimentações *in vitro* são realizadas. Havendo identificação de potencial terapêutico, o estudo passa a ser realizado em animais, buscando-se, nesse momento, informações preliminares sobre as ações farmacológicas e de segurança da nova droga investigacional. Mais de 90% das moléculas estudadas nessa fase são desconsideradas, seja por falta de atividade terapêutica, seja por toxicidade excessiva aos seres humanos (Lousana, 2002).

Moléculas que ultrapassam a etapa pré-clínica, ou seja, que demonstram atividade farmacológica específica com toxicidade aceitável, passam a fazer parte de *estudos clínicos de fase I*. Nessa fase ocorre a primeira aplicação da nova molécula em seres humanos, os chamados sujeitos de pesquisa.

Em geral, envolve indivíduos sadios, porém, em situações específicas, como no caso de produtos oncológicos, por exemplo, pode envolver enfermos em fase terminal. Normalmente, o estudo é realizado com uma pequena quantidade de pacientes, em média 20 a 80 voluntários (FDA, 2009), embora outras variáveis possam estar envolvidas.

O objetivo principal dessa fase é estabelecer a segurança e a tolerabilidade da molécula, além de avaliar os parâmetros farmacocinéticos e farmacodinâmicos. Com frequência, esses estudos são conduzidos com a hospitalização do indivíduo para que possa ser acompanhado em período integral em vários períodos de meia-vida de eliminação da droga. Nesse momento se realizam, também, testes de escalonamento de doses em busca da dose e regime posológico mais adequados para o novo tratamento.

Existem diferentes tipos de estudo fase I (ABPI, 2007), os quais podem ser denominados:

- **Estudos de dose única ascendente, ou *SAD* (do inglês, *single ascending dose*), ou ainda *first-in-man trial* (primeira vez em humanos):** estudos para verificação da dose máxima tolerada do fármaco. Pequenos grupos recebem uma única dose do fármaco e são observados e testados por certo período de tempo. Caso eles não apresentem quaisquer eventos adversos, e estando os parâmetros farmacocinéticos em linha com os valores previstos como seguros (por meio dos estudos pré-clínicos prévios), a dose é aumentada, e um novo grupo de indivíduos fará parte dessa etapa com aplicação de uma dose mais elevada. Essa fase é continuada até que os níveis de segurança farmacocinéticos pré-calculados sejam alcançados e/ou até que efeitos colaterais intoleráveis comecem a aparecer.

- **Estudos de dose múltipla ascendente ou *MAD* (do inglês, *multiple ascending dose*):** os quais são realizados para melhor compreender a farmacocinética e a farmacodinâmica de doses múltiplas do medicamento. Nesses estudos, um grupo de voluntários recebe várias doses baixas da droga, enquanto as amostras (de sangue e outros fluidos) são coletadas em vários pontos de tempo e analisadas para se entender como ela é metabolizada pelo organismo. Posteriormente, seguindo as mesmas orientações recomendadas para estudos *SAD*, a dose é escalonada e um novo grupo é acompanhado. Assim ocorre consecutivamente até que se atinja um nível predeterminado.

- **Estudo de interferência do alimento:** são estudos que buscam investigar qualquer diferença na absorção do medicamento causada pela ingestão de alimentos antes da administração da substância. Esses estudos geralmente são realizados de maneira cruzada, com parte dos indivíduos (um braço do estudo) utilizando uma dose da medicação em jejum e a outra parte utilizando essa mesma dose após ser alimentada.

Na *fase II*, o objetivo é, além de confirmar a segurança, investigar a eficácia da molécula em curto prazo em voluntários que apresentem a patologia para o fármaco indicado, que agora estão em número maior (entre 100 e 300) (FDA, 2009). Nesse momento, pode ocorrer o ajuste mais adequado do regime de administração e do intervalo entre as doses e ser estabelecida a relação dose-resposta do tratamento. Quando o desenvolvimento de uma droga falha, isso costuma ocorrer durante essa fase, quando se descobre que a substância investigada não funciona da maneira planejada ou apresenta efeitos tóxicos para a população.

Estudos de fase II também podem, algumas vezes, ser divididos em fases A e B, sendo a fase IIA relacionada com a verificação do ajuste de dose e do regime posológico e a fase IIB mais específica para a avaliação da eficácia.

Alguns estudos combinam as fases I e II para averiguar eficácia e toxicidade.

A *fase III* consiste em estudos internacionais de larga escala, em múltiplos centros de pesquisa de vários países, com diferentes populações de pacientes. Para essa etapa, geralmente, a população pode variar de 300 a mais de 1.000 sujeitos de pesquisa, dependendo da condição médica estudada.

Em geral, os estudos nessa fase fazem comparações com o tratamento padrão atual (*gold standard*), quando existente, em busca do conhecimento definitivo do quão efetivo é o produto. Avaliam-se os riscos e benefícios a curto e longo prazos, os eventos adversos mais frequentes e as interações com outros medicamentos e fatores modificadores de efeito (como sexo, idade, raça etc.), e se estabelece o perfil terapêutico da medicação, definindo-se indicações, doses, contraindicações, eventos e/ou reações adversas e farmacoeconomia.

Essa fase é uma das mais caras para a indústria farmacêutica em razão do tamanho do estudo (quantidade de indivíduos envolvidos), da sua longa duração e em virtude do desenho e condução mais complexos, especialmente para condições médicas crônicas.

A partir da fase III, é possível submeter o medicamento à aprovação junto aos órgãos regulatórios, como FDA (Food and Drug Administration), nos EUA, EMEA (European Medicines Agency), na União Europeia, ou ANVISA (Agência Nacional de Vigilância Sanitária), no Brasil, visando à comercialização do medicamento.

É prática comum que alguns estudos de fase III continuem em andamento até que a aprovação de comercialização do novo produto seja dada pela agência apropriada. Isso torna possível que os sujeitos de pesquisa continuem recebendo a medicação até que ela esteja disponível no mercado. Esse caso é denominado uso estendido. Entretanto, é possível que pacientes com características semelhantes às dos que participaram no estudo tenham acesso à nova medicação por meio do uso compassivo ou programas de acesso expandido.

O uso compassivo possibilita que um paciente específico, com risco de vida e sem tratamento convencional disponível, possa ter acesso a uma nova droga experimental, independentemente da fase na qual a pesquisa se encontra. O programa de acesso expandido possibilita o uso de um agente terapêutico experimental, com processo de liberação para uso assistencial já encaminhado, em um grande número de pacientes que podem se beneficiar com seu uso (Goldin, 2008).

Outro motivo para a continuação desses estudos é a expansão das indicações iniciais de tratamento, para averiguar se o produto é efetivo e seguro para diferentes tipos de pacientes ou enfermidades, além da indicação original para a qual a solicitação de registro foi realizada. Alguns estudos nessa fase são definidos como de fase IIIB.

Embora não seja requisitado oficialmente, é esperado que haja pelo menos dois estudo de fase III que demonstrem eficácia e segurança do novo produto para que seja obtida a aprovação regulatória por agências como FDA e EMEA, para comercialização.

Estudos de fase IV são conhecidos como estudos de vigilância pós-comercialização (farmacovigilância) e de suporte técnico contínuo para o produto, após sua liberação para o mercado (CNS, 1997). Esses estudos podem ser solicitados pelas agências regulatórias ou partir da própria indústria patrocinadora em busca de novos mercados para o produto ou por outras razões, como detectar reações pouco frequentes ou que possam surgir com seu uso a longo prazo.

É nessa fase de pesquisa, após análise prolongada da exposição à droga, que se detectam reações adversas tardias, o que muitas vezes resulta em recolhimento do produto que já estava sendo comercializado. O recolhimento do produto também pode ser resultado de notificações feitas por usuários.

O conceito de estudo de fase 0 é novo, não sendo inserido ainda como uma fase específica do desenvolvimento de estudo clínico por alguns guias. Esse conceito é dado para os primeiros estudos exploratórios em humanos, conhecidos como estudos de dose única subterapêutica, e que podem ser desenhados no intuito de acelerar o desenvolvimento de novos fármacos, estabelecendo precocemente como agem em seres humanos e se seu comportamento é o esperado nos estudos pré-clínicos (Eliopoulos et al., 2008).

Algumas indústrias se utilizam dessa fase para definir qual droga apresenta melhor perfil em seres humanos para poderem avançar para outras etapas de desenvolvimento. Esses estudos promovem decisões baseadas em modelos humanos e não apenas em animais. Contudo, são necessários cuidados éticos aprimorados, uma vez que esse tipo de estudo não tem intenção terapêutica e exige a execução de procedimentos invasivos, além de o conhecimento toxicológico da substância não ser suficientemente satisfatório (LoRusso, 2009).

Na maioria das vezes, a realização de diferentes fases se interpõe (p. ex., os diferentes tipos de fase I podem ocorrer ao mesmo tempo, ou estudos de fases II e III podem andar em paralelo ou com períodos de interseção).

Informações gerais e não confidenciais sobre os diferentes estudos em andamento podem ser obtidas por meio de bases de dados de registros de estudo (diferentes dos registros realizados em agências reguladoras). No entanto, existe uma falta de critério universal para o registro desses estudos, com vários países possuindo base própria e podendo apresentar esses dados da maneira que considerarem mais adequada.

A base contida no endereço eletrônico http://www.clinicaltrials.gov, por exemplo, é uma base de dados de registro federal e privativo de estudos conduzidos nos EUA e em outros países. O sistema fornece informações como objetivo do estudo, quem pode participar, localizações e números de telefone para maiores detalhes. Por exemplo, nessa base de dados é possível realizar uma busca de estudos relacionados à esquizofrenia atualmente registrados no Brasil e conhecer seu *status* (se está em fase de recrutamento; ativo, mas não recrutando, ou se já foi finalizado).

Outras bases podem ser exemplificadas, como a de estudos europeus – http://www.controlled-trials.com – e a de pesquisas clínicas australianas e da Nova Zelândia – http://www.actr.org.au. Uma base que busca agrupar de maneira universal essas informações e ligar os mesmos estudos realizados em países diferentes é a da Organização Mundial da Saúde (OMS), denominada *International Clinical Trials Registry Platform* (ICTRP) (http://apps.who.int/trialsearch/default.aspx), porém a mais divulgada e utilizada no meio da pesquisa clínica no Brasil[1] é a americana (clinicaltrials.gov).

CONDUZINDO UM ESTUDO CLÍNICO COM BOAS PRÁTICAS

Boas práticas consistem em um conjunto de normas e orientações éticas e científicas que deve ser aplicado durante o desenho, a condução, o registro e a divulgação dos resultados de um estudo clínico. A aderência a esses padrões assegura que os direitos, a segurança e o bem-estar dos sujeitos do estudo estão protegidos, de acordo com os princípios que têm sua origem na Declaração de Helsinque,[2] e que os dados do estudo clínico têm credibilidade (GCP/ICH, 1996).

O guia de boas práticas clínicas da Conferência Internacional de Harmonização (*ICH*, do inglês *Internacional Conference Harmonization*) tem como objetivo fornecer um padrão unificado para União Europeia, Japão e EUA, de modo a facilitar a aceitação mútua de dados clínicos pelas autoridades regulatórias dos países participantes. Para o Brasil, bem como outros países da América Latina, como não fazem parte do ICH, o guia de boas práticas a ser seguido, conforme solicitação da ANVISA, é o denominado *Documento das Américas* (ANVISA, 2008).

Ambos os guias apresentam um glossário sobre termos utilizados em pesquisa e detalham tópicos como protocolo, responsabilidades do patrocinador e do investigador, documentos essenciais de um estudo e comitê de ética em pesquisa. São encontradas pequenas diferenças quanto à ordem de apresentação dos assuntos discutidos e alguns conteúdos. Por exemplo, o tópico sobre a brochura do investigador apresentado no ICH não é apresentado detalhadamente no Documento das Américas, porém é envolvido em outros itens discutidos nesse documento. O Documento das Américas também apresenta anexos não contidos no ICH, como um questionário para autoavaliação de comitês de ética, um modelo de estruturação de termo de consentimento informado, bem como um *checklist* do que deve haver em seu conteúdo e um guia para inspeções de pesquisador clínico (OPAS, 2005).

Entretanto, os princípios básicos de boas práticas clínicas (BPC) são os mesmos,[3] conforme descritos em sequência:

1. Os estudos clínicos devem ser conduzidos de acordo com os princípios éticos que têm sua origem na Declaração de Helsinque, e devem cumprir as normas de BPC e as exigências regulatórias aplicáveis.

2. Antes do início do estudo, os riscos e as inconveniências previsíveis devem ser pesados em relação ao benefício esperado para cada sujeito do estudo e para a sociedade. Um estudo somente deve ser iniciado e continuado se os benefícios esperados justificarem os riscos envolvidos.

3. Os direitos, a segurança e o bem-estar dos sujeitos sob investigação são considerações da maior importância e devem prevalecer sobre os interesses da ciência e da sociedade.

4. Deve haver informação clínica e não clínica adequada e disponível sobre um produto sob investigação para suportar o estudo clínico proposto.

5. Estudos clínicos devem ter bases científicas sólidas e devem ser descritos em protocolos claros e detalhados.

---

[1] O Brasil ainda não conta com uma base de dados oficial para seus estudos clínicos. Existe a informação de que uma base de dados denominada Rebrac encontra-se em desenvolvimento, por meio da qual o Ministério da Saúde vai disponibilizar para a sociedade e a comunidade científica informações de interesse público sobre o desenvolvimento e os resultados dos ensaios clínicos. A partir da criação do registro, que terá sua base física na Fundação Oswaldo Cruz (Fiocruz), toda pesquisa com seres humanos em saúde, realizada no país, deverá ser registrada nessa plataforma. Diferentes níveis de segurança de acesso serão designados para os sujeitos de pesquisa, pesquisadores e a sociedade em geral (MS, 2009).

[2] A Declaração de Helsinque é um documento isento de poderes legais ou normativos, mas que, em virtude de seu reconhecimento universal, é a referência ética mais importante para a regulamentação de pesquisas médicas envolvendo seres humanos. Foi instituída pela Associação Médica Mundial em 1964 e promoveu a tradução e incorporação de preceitos éticos para pesquisa em seres humanos, inicialmente estabelecidos pelo Código de Nuremberg, em 1949. Como o Código de Nuremberg foi criado após a Segunda Guerra Mundial, logo depois do julgamento de crimes cometidos por médicos nazistas, seus objetivos não foram atingidos, uma vez que muitos consideravam que o controle ético proposto em Nuremberg direcionava-se apenas aos bárbaros pesquisadores nazistas, nada tendo a acrescentar a pesquisadores comuns. Apenas após o surgimento da Declaração de Helsinque foram consolidadas as diferenças entre prática médica assistencial e para a pesquisa clínica. Com o passar dos anos, essa declaração sofreu uma série de emendas com pequenas modificações, porém nenhuma delas abalou seu espírito original de defesa e proteção de direitos humanos (Diniz & Corrêa, 2001; WMA, 2008).

[3] Embora o Documento das Américas seja o guia citado como base pela regulamentação nacional, para este capítulo – considerando a abrangência da Conferência Internacional de Harmonizações (ICH) e que o próprio Documento das Américas se originou desse guia de boas práticas – será tomado como base o ICH, e adicionais ou diferenciais contidos no Documento das Américas e outras regulamentações, quando aplicáveis, serão comentados.

6. Os estudos devem ser conduzidos de acordo com um protocolo aprovado pelo Comitê de Ética em Pesquisa (CEP).

7. Os cuidados médicos dispensados e as decisões médicas tomadas no interesse dos sujeitos de pesquisa devem estar sempre sob a responsabilidade de médicos qualificados ou, quando apropriado, de odontologistas qualificados.

8. Os profissionais envolvidos na realização dos estudos devem ser academicamente qualificados, treinados e experientes para executarem suas tarefas.

9. O consentimento informado por escrito, concedido livremente, deve ser obtido de cada sujeito antes de sua participação no estudo clínico.

10. Todas as informações sobre o estudo clínico devem ser registradas, manuseadas e arquivadas de modo a permitir relatórios, interpretações e verificações precisas.

11. A confidencialidade[4] dos registros que possam identificar os sujeitos de pesquisa deve ser protegida, respeitando a privacidade e as regras de confidencialidade de acordo com as exigências regulatórias aplicáveis.

12. Produtos sob investigação devem ser produzidos, manuseados e armazenados de acordo com as normas de boa prática de fabricação (BPF). Eles devem ser utilizados de acordo com o protocolo aprovado.

13. Devem ser implementados sistemas com procedimentos adequados que assegurem a qualidade de todos os aspectos envolvidos no estudo.

BOAS PRÁTICAS CLÍNICAS E O PROTOCOLO DE ESTUDO

O protocolo de pesquisa clínica é o documento que descreve objetivos, desenho, metodologia, considerações estatísticas e organização de um estudo. O protocolo geralmente fornece o fundamento e a justificativa para o estudo, embora esses itens possam ser abordados em outros documentos. Um protocolo pode vir a apresentar emendas, ou seja, a descrição de alterações feitas no protocolo inicial ou um esclarecimento formal referente a esse protocolo.

---
[4] Confidencialidade em pesquisa clínica significa prevenir a divulgação, para outros que não os indivíduos autorizados, de uma informação de propriedade do patrocinador ou da identidade do sujeito de pesquisa (GCP/ICH, 1996). Na Resolução 196/96 fica claro também que um estudo clínico deve prever procedimentos que assegurem a confidencialidade e a privacidade, a proteção da imagem e a não estigmatização, garantindo a não utilização das informações em prejuízo das pessoas e/ou das comunidades, inclusive em termos de autoestima, prestígio e/ou econômico-financeiros. Durante a condução de um estudo, geralmente a confidencialidade do sujeito é mantida utilizando-se números e/ou iniciais para sua identificação. Em alguns países, como Alemanha, iniciais e data de nascimento também não podem ser utilizadas de modo a dar proteção à confidencialidade do sujeito.

Um protocolo de estudo deve incluir os seguintes tópicos, segundo as normas de boas práticas (GCP/ICH 1996):

1. **Informações gerais:**
   - Título, número de identificação e data. Quando houver alterações no protocolo inicial e surgirem emendas, estas também deverão ser enumeradas e datadas.
   - Nome e endereço do patrocinador e do monitor (caso não seja o próprio patrocinador).
   - Nome e cargo das pessoas autorizadas a assinar o protocolo e suas alterações, em nome do patrocinador.
   - Nome, cargo e número de telefone do especialista médico do patrocinador (ou odontologista, quando aplicável) para o estudo.
   - Nome e título do(s) investigador(es) responsável(eis) pela condução do estudo, seu(s) endereço(s) e número(s) de telefone no(s) local(is) do estudo.
   - Nome, título, endereço e número de telefone do médico qualificado, responsável por todas as decisões médicas relacionadas ao estudo (se este não for o investigador).
   - Nomes e endereços dos laboratórios clínicos, além de outros departamentos técnicos/médicos e/ou instituições envolvidas no estudo.

2. **Informações sobre os fundamentos:**
   - Nome e descrição do produto sob investigação.
   - Resumo de achados de estudos não clínicos que podem ser clinicamente significativos e de estudos clínicos relevantes ao estudo em questão.
   - Resumo dos riscos potenciais conhecidos e dos benefícios, se existentes, aos sujeitos de pesquisa.
   - Descrição e justificativa da rota de administração, dosagem, regime de dosagem e período de tratamento.
   - Uma declaração de que o estudo será conduzido obedecendo ao protocolo, às boas práticas clínicas e às exigências regulatórias aplicáveis.
   - Descrição da população a ser estudada.
   - Referência bibliográfica e a dados relevantes que forneçam embasamento para o estudo.

3. **Objetivos e finalidade do estudo:** deve haver uma descrição detalhada dos objetivos e da finalidade do estudo.

4. **Desenho do estudo:** a integridade científica do estudo e a credibilidade dos dados do estudo dependem substancialmente de seu desenho. A descrição desse desenho deve incluir:
   - Um detalhamento específico dos objetivos primários e secundários, se houver, a serem atingidos durante o estudo.

- Uma descrição do tipo/desenho do estudo a ser conduzido (p. ex., duplo-cego, controlado por placebo) e um fluxograma esquemático do desenho do estudo, dos procedimentos e etapas (p. ex., visitas e procedimentos a serem realizados em cada visita e janela entre estas).
- Medidas a serem tomadas para minimizar/evitar interferências, como randomização e/ou codificação (cego ou não cego).
- Tratamentos, dosagem, via e regime de dosagem do produto sob investigação, incluindo embalagem e rotulagem.
- A duração esperada de participação do paciente no estudo, a sequência e a duração de todos os períodos do estudo, incluindo acompanhamento, se houver.
- Critérios para interrupção ou descontinuação de partes do estudo e do estudo como um todo.
- Procedimentos de contabilidade do(s) produto(s) sob investigação, incluindo placebo(s) e comparador(es), quando houver.
- Manutenção dos códigos de randomização do tratamento do estudo e procedimentos para a quebra dos códigos.
- Identificação de quaisquer dados a serem registrados diretamente nas fichas clínicas[5] (p. ex., inexistência de dados registrados por escrito ou eletronicamente) e daqueles considerados fonte de dados.[6]

5. **Seleção e retirada de sujeitos do estudo:**
    - Critérios de inclusão e exclusão.
    - Critérios e procedimentos para retirada de participantes do protocolo (p. ex., interrupção do tratamento com produto sob investigação/tratamento do estudo), especificando quando e como, o tipo e o tempo dos dados a serem coletados, se os pacientes serão substituídos e como isso será realizado, além do acompanhamento aos pacientes retirados.

6. **Tratamento:**
    - O tratamento a ser administrado, incluindo nomes de todos os produtos, dosagem, regime, via de administração e duração de tratamento.
    - Medicações/tratamentos permitidos e não permitidos antes e/ou durante o estudo.
    - Procedimentos para monitoração da aderência dos pacientes ao tratamento.

7. **Avaliação da eficácia:**
    - Especificação dos parâmetros de eficácia.
    - Métodos e época para avaliar, registrar e analisar os parâmetros de eficácia.

8. **Avaliação da segurança:**
    - Especificação dos parâmetros de segurança.
    - Métodos e tempos para avaliar, registrar e analisar os parâmetros de segurança.
    - Procedimento para registro e relato de eventos adversos e intercorrências.
    - Tipo e duração do acompanhamento dos sujeitos após a ocorrência de eventos adversos.

9. **Estatística:**
    - Descrição dos métodos estatísticos a serem empregados, incluindo a escolha do tempo para análise(s) intermediária(s) planejada(s).
    - Número planejado de indivíduos a serem incluídos em cada centro e no estudo como um todo, para estudos multicêntricos. A razão para a escolha do tamanho da amostra, incluindo o cálculo do poder de análise e sua justificativa clínica.
    - O nível de significância a ser utilizado.
    - Critérios para o encerramento de um estudo.
    - Procedimento para controle de dados faltantes, não utilizados e ilegítimos.
    - Procedimentos para o relato de desvio(s) do plano estatístico original (todo e qualquer desvio deve ser descrito e justificado no protocolo e/ou relatório final).
    - A seleção de sujeitos a serem incluídos nas análises (p. ex., todos os randomizados, todos tratados, todos os ilegíveis, todos os avaliáveis).

BOAS PRÁTICAS CLÍNICAS E O PATROCINADOR DO ESTUDO CLÍNICO

O patrocinador de um estudo deve garantir e controlar a qualidade de todo o processo envolvido em seu desenvolvimento. Essa garantia e controle geralmente se dá por meio da implementação e cumprimento de procedimentos opera-

---

[5] Ficha clínica é o termo utilizado em português para caracterizar o documento destinado a registrar todas as informações requeridas pelo protocolo (p. ex., dados sobre exames físicos, laboratoriais, eventos adversos, medicações concomitantes) a serem relatadas pelo investigador ao patrocinador sobre cada sujeito de pesquisa. Essas fichas são denominadas também Ficha de Relato de Caso, derivada do termo em inglês, *Case Report Form (CRF)*, que podem ser impressas ou eletrônicas. Normalmente, quando impressas, são folhas carbonadas em três vias que se destinam aos arquivos do investigador, do patrocinador e da equipe de análise de dados.

[6] Documentos-fonte são documentos, dados ou registros originais (p. ex., registros hospitalares, prontuários clínicos e de consultório, anotações laboratoriais, memorandos, *checklists* de avaliação ou diários do sujeito de pesquisa, registro de medicamentos fornecidos pela farmácia, dados registrados por instrumentos automatizados, cópias ou transcrições validadas após a verificação de sua autenticidade e precisão, raio-X etc.).

cionais padrões[7] (POP) que, por exemplo, as indústrias farmacêuticas (como patrocinadoras) possuem e devem seguir, a fim de que a condução do estudo e os dados nele gerados, documentados e relatados estejam em conformidade com o protocolo, as determinações dos guias de boas práticas clínicas e as exigências regulatórias aplicáveis.

O estabelecimento de um acordo com todas as partes envolvidas também é de responsabilidade do patrocinador, a fim de garantir acesso direto a todos os centros envolvidos no estudo, documentos/dados de origem e relatórios para os propósitos de monitoração e auditoria (pelo patrocinador) e inspeção (pelas autoridades regulatórias nacionais e/ou internacionais). O patrocinador deve certificar-se também de que cada sujeito permite o acesso a seus registros médicos originais para os mesmos fins.

Regras e acordos detalhados devem ser empregados em situações como: contratação de organizações em pesquisa (CRO), indicação do médico responsável pelo estudo, designação de profissionais qualificados para desenhar e administrar o estudo, supervisão, manuseio e administração dos dados obtidos no estudo, seleção de investigadores/pesquisadores, estabelecimento de seguros ao sujeito de pesquisa e ao investigador e definição do orçamento de um estudo.

Notificações e submissões às autoridades regulatórias também são de responsabilidade do patrocinador (e, em alguns casos, do patrocinador e do investigador). Quanto à responsabilidade do patrocinador, podem ser citados como exemplos:

a. **Antes do início do estudo:** a submissão primária do protocolo à ANVISA.
b. **Durante o andamento do estudo:** notificação de relatórios de segurança e periódicos ou solicitação de licença de importação à ANVISA.
c. **Após sua condução:** submissão do relatório final, com a avaliação dos resultados obtidos, para a mesma agência.

A confirmação de que o protocolo foi devidamente aprovado pelo Comitê de Ética em Pesquisa (CEP) de cada instituição, pela ANVISA e, quando aplicável, pela Comissão Nacional de Ética em Pesquisa (CONEP) é também dever do patrocinador, além da obtenção, por meio dos investigadores, das aprovações de termo de consentimento e de qualquer documentação a ser entregue ao sujeito da pesquisa, bem como reprovações ou recomendações.

O patrocinador deve disponibilizar quaisquer informações sobre o produto em investigação. Deve certificar-se de que estejam disponíveis dados suficientes de eficácia e de segurança, provenientes de estudos não clínicos e/ou clínicos, para sustentar a exposição humana à droga no que se refere às vias de administração, às dosagens e à duração prevista, e na população de pacientes a ser avaliada no estudo. A atualização da brochura do investigador[8] deve ocorrer sempre que novas informações se tornem disponíveis.

Além disso, deve garantir que o produto tenha sido fabricado sob regras de boas práticas e embalado para conservação apropriada, com rotulagem e codificação conforme exigências regulatórias. O suprimento também deve ser garantido, e devem ser apresentadas informações como manuseio, armazenamento, prescrição, coleta do produto não utilizado e retorno ao patrocinador. Deve haver a manutenção dos registros de todas as etapas envolvidas (embarque, recebimento, destinação, retorno e destruição de produto sob investigação).

Responsável pela avaliação constante de segurança referente a produtos sob investigação, o patrocinador deve notificar prontamente os investigadores/instituição e as autoridades regulatórias competentes sobre descobertas que possam afetar adversamente a segurança de pacientes, comprometer a condução do estudo ou alterar o parecer favorável por parte do CEP no sentido de continuar com o estudo.

O patrocinador deve expedir um relatório sobre todas as reações adversas[9] (RA) consideradas sérias e inesperadas a todos os investigadores/instituições em questão, aos CEP, quando requerido, e às autoridades regulatórias. Esses relatórios expedidos devem obedecer às exigências regulatórias aplicáveis. O ICH também conta com um manual (E2A) que apresenta as definições e padronizações para a relatórios expedidos.

O patrocinador deve também realizar monitorias frequentes durante a condução do protocolo, para certificar-se de que:

■ Os direitos e o bem-estar dos pacientes estejam protegidos.

■ Os dados relatados sobre o estudo sejam precisos, completos e passíveis de verificação junto a documentos-fonte.

___

[7]Procedimentos operacionais padrões são instruções detalhadas, por escrito, para obtenção de uniformidade de desempenho relativo a uma função específica.

[8]Brochura do investigador é a compilação de dados clínicos e não clínicos sobre o produto em investigação que forem relevantes ao estudo do produto em sujeitos de pesquisa. Sua função é fornecer informações aos investigadores e a outros profissionais envolvidos (GCP/ICH, 1996). Segundo a RDC 39/2008, a bula também pode ser considerada uma compilação dessas informações para os estudos de fase IV.

[9]Reações adversas, segundo a definição da OMS, é qualquer efeito nocivo, não intencional e indesejado que ocorre nas doses usadas por humanos para profilaxia, diagnóstico ou terapia. Esta definição exclui falhas terapêuticas, intoxicações intencionais ou acidentais (superdosagem) e uso abusivo da droga. Além disso, não estão incluídos nessa terminologia os eventos adversos decorrentes de erros de administração ou uso inadequado (tomando mais ou menos medicação do que o montante previsto). O uso desta definição evita a superestimativa da incidência de eventos adversos (WHO, 1996).

- A condução do estudo obedeça ao protocolo/alterações atualizadas e aprovadas, ao GCP e às exigências regulatórias locais.

Para isso o patrocinador deve selecionar e garantir que os monitores sejam adequadamente qualificados e treinados para essa função. O monitor é considerado o principal meio de comunicação entre o investigador e o patrocinador. Seguem alguns exemplos de suas responsabilidades:

- Verificar se o consentimento informado, por escrito, foi obtido do sujeito de pesquisa antes de sua participação em qualquer atividade do estudo.
- Verificar se os documentos-fonte e outros registros pertinentes ao protocolo de estudo são precisos, completos, atualizados e arquivados.
- Checar a precisão e o preenchimento das entradas de dados nas fichas clínicas, comparados aos documentos-fonte.
- Certificar-se de que o investigador esteja sempre atualizado quanto a todos os documentos e materiais necessários para a condução apropriada do estudo e a obediência às exigências regulatórias aplicáveis.
- Verificar se os documentos essenciais[10] estão disponíveis, adequadamente preenchidos, assinados, datados (quando aplicável) e atualizados.

Em síntese, ele é responsável por verificar em campo, ou seja, no próprio centro de pesquisa, se a condução e a documentação do estudo estão sendo realizadas de maneira correta (de acordo com o protocolo, as BPC e as regulamentações vigentes).

O patrocinador pode realizar auditorias esporádicas em centros de pesquisa com o objetivo de avaliar a condução do estudo e a aquiescência ao protocolo, aos POP, às BPC e às exigências regulatórias aplicáveis. Para efetuar essas auditorias devem ser escolhidas pessoas independentes dos estudos clínicos, que sejam qualificadas academicamente e que tenham experiência para condução apropriada. Se uma monitoria e/ou auditoria identificam não aderência séria e/ou persistente por parte do investigador/instituição, o patrocinador deve interromper a participação deste no estudo, notificando imediatamente as autoridades regulatórias.

No caso de suspensão ou término prematuro de um estudo, o patrocinador deve informar prontamente aos investigadores/instituição e CEP, fornecendo os motivos da suspensão ou término prematuro. Independentemente da conclusão ou do término prematuro do estudo, o patrocinador deve certificar-se de que os relatórios de estudos clínicos sejam preparados e fornecidos aos investigadores e às agências regulatórias (CEP e ANVISA, conforme exigências aplicáveis).

BOAS PRÁTICAS CLÍNICAS E O INVESTIGADOR DO ESTUDO CLÍNICO

A condução de um estudo clínico é de responsabilidade do investigador principal, que deve:

- Ser qualificado academicamente, treinado e experiente, com evidências de tais qualificações comprovadas por meio de *curriculum vitae* atualizado (a partir do momento em que esse investigador começa a participar de estudos clínicos patrocinados, é importante que essa participação também seja atualizada em seu currículo, e não apenas a experiência acadêmica).
- Ser amplamente familiarizado com o uso apropriado do produto sob investigação conforme fontes de informação fornecidas pelo patrocinador.
- Ter conhecimento e obedecer às normas de GCP e às exigências regulatórias relevantes.
- Permitir (junto à instituição) a monitoração e a auditoria do estudo pelo patrocinador e inspeções das autoridades regulatórias competentes.
- Contar em sua equipe com pessoas devidamente qualificadas, às quais ele tenha delegado tarefas significativas relacionadas ao estudo, e garantir o treinamento dessas pessoas e instalações adequadas para a duração prevista do estudo. Essa equipe deve ser composta de subinvestigador(es) e coordenador(es).[11]

Além disso, é importante que demonstre sua capacidade de recrutar o número necessário de pacientes para os estudos, dentro do período acordado, tendo tempo disponível suficiente para conduzir e concluir o estudo.

---

[10]Documentos essenciais são aqueles que, individual ou coletivamente, permitem avaliar a condução de um estudo e a garantia da qualidade dos dados produzidos. Esses documentos servem para demonstrar a aderência do investigador, patrocinador e monitor aos padrões de boas práticas e regulatórios. O preenchimento em tempo oportuno desses documentos no centro de estudos e nas instalações do patrocinador pode auxiliar muito o sucesso de gerenciamento do estudo. Além do protocolo, da brochura do investigador, dos contratos e do termo de consentimento, os currículos da equipe atualizados, as cartas de aprovações do CEP, os valores normais, as certificações e os procedimentos laboratoriais fazem parte dessas documentações, as quais se encontram detalhadas na seção 8 do GCP/ICH e no anexo 5 do Documento das Américas.

[11]Subinvestigador é outro membro da equipe com formação semelhante à do investigador principal e que deverá auxiliá-lo em todas as suas tarefas. Suas responsabilidades são praticamente as mesmas assumidas pelo investigador principal, o qual deve ser designado e supervisionado pelo PI. O coordenador do centro de pesquisa ou do estudo é responsável por toda a logística, coordenando atividades como recrutamento dos sujeitos, documentações, entraves administrativos etc.

O investigador/subinvestigador é responsável por todas as decisões médicas relacionadas ao estudo durante e após a participação dos sujeitos, devendo providenciar todos os cuidados para quaisquer eventos adversos, inclusive para achados de valores laboratoriais anormais clinicamente significativos relacionados ao estudo, deixando o paciente sempre informado sobre esses cuidados necessários.

O investigador deve tentar apurar as causas para interrupção prematura da participação de um indivíduo no estudo, sempre respeitando os direitos do paciente.

A comunicação com o CEP também é de sua responsabilidade. Antes do início do estudo, o investigador deve obter aprovação por escrito e datada para o protocolo do estudo, formulário de consentimento informado, atualizações do formulário de consentimento e todas as outras informações a serem fornecidas ao paciente durante o estudo. A brochura do investigador e suas atualizações também devem ser notificadas ao CEP. Um detalhe muito importante é que em todas as cartas, tanto nas submetidas ao CEP como nas recebidas por este, as versões e datas dessas documentações devem estar detalhadamente descritas, para que todo o processo de aprovação seja rastreável e o investigador realmente saiba qual versão deve ser utilizada (p. ex., de um termo de consentimento), uma vez que durante o andamento do estudo várias versões podem surgir.

Além disso, o investigador deve submeter resumos por escrito do andamento do estudo, anual ou mais frequentemente, se solicitado pelo CEP, segundo os guias de boas práticas; contudo, na resolução 196/96 é solicitado que a submissão desses relatórios seja semestral, e essa regra prevalece no Brasil.

Deve haver aderência ao protocolo aprovado pelas instâncias regulatórias, para o qual a assinatura do protocolo e/ou um contrato alternativo confirma(m) o acordo. O investigador não deve se desviar das instruções do protocolo, sem o acordo prévio com o patrocinador e a aprovação do CEP, exceto quando necessário, para eliminar riscos imediatos ao sujeito do estudo. No entanto, isso deve ser documentado e, assim que possível, submetido à aprovação, com justificativas, às autoridades regulatórias e ao patrocinador.

A responsabilidade pela contabilização dos produtos utilizados pelo centro de pesquisa é pertinente ao investigador, que pode delegar essa função a outro profissional apropriado da equipe, o qual deve manter os registros de recebimento, bem como o inventário de todos os produtos sob investigação, distribuição a cada indivíduo no estudo e retorno. O produto sob investigação deve ser armazenado conforme especificado pelo patrocinador e de acordo com as exigências regulatórias relevantes, devendo sua utilização ocorrer sempre em conformidade com o protocolo aprovado.

O investigador deve seguir os procedimentos de randomização do estudo, se aplicáveis, e deve certificar-se de que o código seja quebrado somente de acordo com o protocolo. Se o estudo é "cego", o investigador deve documentar e justificar prontamente ao patrocinador qualquer ocorrência de quebra prematura do caráter cego do(s) produto(s) em investigação.

Registros e relatórios

O investigador deve certificar-se da precisão, da totalidade, da legibilidade e da atualização dos dados relatados ao patrocinador nas fichas clínicas (CRF) e em todos os outros relatórios necessários. Esses dados devem ser derivados de documentos de origem (documentos-fonte) e, na ocorrência de divergências, estas devem ser prontamente justificadas.

Alterações e correções nas fichas clínica devem ser datadas, rubricadas e justificadas (quando aplicável) e não devem mascarar os registros originais (p. ex., uma trilha de auditoria deve ser mantida), o que se aplica tanto a alterações ou correções escritas como eletrônicas.

A conservação dos documentos do estudo deve ocorrer de acordo com as exigências do patrocinador e regulatórias aplicáveis. O investigador/instituição deve prevenir-se contra a destruição acidental ou prematura desses documentos.

Documentos essenciais devem ser retidos, segundo o ICH e o Documento da Américas, até pelo menos 2 anos após a última obtenção do registro de comercialização em uma região do ICH, e até que não haja nenhuma solicitação de registro de comercialização licenciada ou pendente, ou ainda até 2 anos após o término formal do desenvolvimento clínico de um produto sob investigação. No entanto, esses documentos devem ser retidos por um período mais longo, caso solicitado pelas exigências regulatórias ou por contrato com o patrocinador. Normalmente, o período de arquivo solicitado pelo patrocinador é maior que o solicitado pelas regulamentações. Algumas indústria farmacêuticas, por exemplo, solicitam, em seu acordo com o investigador, o arquivo dessas documentações por 15 anos. É responsabilidade do patrocinador informar ao investigador/instituição quando esses documentos não mais necessitem ser retidos, e o investigador deve informar previamente o patrocinador sobre qualquer atitude tomada em relação aos mesmos.

Na conclusão do estudo o investigador, quando apropriado, deve informar a instituição e fornecer ao CEP um resumo dos resultados do estudo.

Relatório de segurança

Todos os eventos adversos sérios[12] (EAS) devem ser imediatamente comunicados ao patrocinador e ao CEP local. As comunicações imediatas devem ser seguidas de relatórios detalhados por escrito. O relatório imediato e o relatório de

---

[12]Evento adverso sério consiste em qualquer ocorrência médica indesejável que, em qualquer dose, resulte em óbito, ameaça de morte, necessidade de hospitalização do sujeito ou prolongamento de hospitalização preexistente, na incapacitação/deficiência persistente ou significativa, ou seja, uma malformação ou anomalia congênita (GCP/ICH, 1996).

acompanhamento devem identificar os pacientes mediante o código numérico exclusivo que lhes foi conferido no início do estudo e nunca pelos seus próprios nomes, números pessoais de identificação e/ou endereços. Em estudos patrocinados pela indústria farmacêutica, cada patrocinador já possui um formulário específico para o estudo, ou para a empresa como um todo, que pode ser utilizado para notificar ao patrocinador (mais precisamente a farmacovigilância).

Eventos adversos e/ou anormalidades laboratoriais identificadas no protocolo como críticas às avaliações de segurança devem ser relatados ao patrocinador de acordo com as exigências de comunicação desses eventos e dentro do período[13] especificado, geralmente 24 horas a partir do momento em que se tem o conhecimento desse evento.

Para os relatórios de óbito, o investigador deve fornecer quaisquer informações adicionais que sejam solicitadas pelo patrocinador e pelo CEP (p. ex., relatório da autópsia e últimos relatórios médicos emitidos).

Término prematuro ou suspensão de um estudo

Se o estudo é terminado prematuramente ou suspenso por alguma razão, o investigador deve informar prontamente aos pacientes participantes do estudo, deve garantir a terapia apropriada e o acompanhamento a esses pacientes e deve informar ao CEP local. Além disso:

a. Caso o investigador interrompa ou suspenda um estudo, sem acordo prévio com o patrocinador, ele deve informar à instituição (quando aplicável), ao patrocinador e ao CEP imediatamente, fornecendo uma justificativa detalhada por escrito dessa interrupção ou suspensão.
b. Se essa interrupção é realizada pelo patrocinador, instituição e CEP devem ser prontamente notificados com as justificativas cabíveis.
c. Caso o CEP interrompa ou suspenda sua aprovação a um estudo, o investigador deve informar à instituição quando aplicável e notificar prontamente ao patrocinador, fornecendo uma justificativa detalhada por escrito da interrupção ou suspensão.

Consentimento informado e responsabilidades do investigador

A obtenção do termo de consentimento livre e esclarecido (TCLE) de um indivíduo é o requisito ético primário para sua participação em um estudo clínico.

O processo de obtenção do TCLE é destinado a prestar ao indivíduo todas as informações que ele precisa para que possa decidir se irá participar ou continuar participando de um estudo de pesquisa clínica. O potencial sujeito de pesquisa deve ter a oportunidade de questionar e obter todas as informações com o investigador do estudo.

Além disso, o investigador tem a responsabilidade ética e contratual de manter os sujeitos de pesquisa sempre informados sobre qualquer novo conhecimento que possa afetar sua vontade em continuar participando do estudo. Nem o investigador nem a equipe envolvida no estudo devem coagir ou influenciar de modo impróprio um paciente no sentido de participar ou manter a continuidade de sua participação no estudo.

Na obtenção e documentação do consentimento informado, o investigador deve obedecer às exigências regulatórias locais, aderindo sempre às normas de boas práticas e aos princípios éticos originados na Declaração de Helsinque.

Antes do início do estudo, o investigador deve receber o parecer favorável por escrito do CEP para o formulário de consentimento informado e para todas as outras informações por escrito a serem fornecidas aos pacientes do estudo.

O formulário de consentimento informado e qualquer outra informação escrita a ser fornecida aos pacientes devem ser revisados sempre que novas informações importantes estiverem disponíveis, as quais possam ser relevantes à decisão de consentimento dos pacientes no estudo. Todos os formulários revisados de consentimento informado e outras informações por escrito devem ser submetidos para aprovação junto ao CEP, antes de sua aplicação. O paciente no estudo, ou seu representante legal, deve ser informado com antecedência sobre novas informações disponíveis que possam ser relevantes à sua decisão de continuar participando do estudo. A comunicação dessa informação deve ser documentada.

Informações verbais ou por escrito referentes ao estudo, incluindo o formulário de consentimento informado, não devem conter nenhuma indicação que possa causar, ao paciente no estudo ou ao seu representante legal, a abdicação ou impressão de abdicação de seus direitos legais ou que isente ou cause a impressão de isenção por parte do investigador, do patrocinador ou de seus agentes, no tocante às suas responsabilidades em casos de negligência.

O investigador ou um profissional por ele designado deve informar de forma completa ao paciente ou, caso este seja incapacitado de fornecer seu consentimento informado, à pessoa legalmente aceita como seu representante, sobre todos os aspectos pertinentes ao estudo, incluindo a informação escrita emitida da aprovação pelo CEP.

A linguagem utilizada em informações verbais ou impressas sobre o estudo, incluindo o TCLE, deve ser acessível

---

[13] O patrocinador também possui especificações de prazo para notificação das autoridades. Segundo o ICH (E2A), orientação seguida pela maioria das indústrias farmacêuticas, os eventos adversos sérios inesperados e relacionados à medicação, classificados como fatais ou que possam resultar em morte, devem ser notificados em até 7 dias corridos; os outros EAS podem ser relatados às autoridades em até 15 dias.

e prática, sendo compreensível para o paciente no estudo e para seu representante legal e, quando apropriado, para uma testemunha imparcial.

Antes de sua participação no estudo, o paciente, ou seu representante legal, deve assinar e datar pessoalmente o formulário de consentimento informado, o qual deve também ser assinado pelo profissional que conduziu a argumentação sobre o consentimento informado.

Caso o paciente no estudo ou seu representante legal não sejam capazes de ler, uma testemunha imparcial deve estar presente durante toda a discussão do consentimento informado. Após a leitura e a explicação do termo de consentimento ou qualquer outro documento escrito ao paciente e/ou ao seu representante legal, e após a obtenção do consentimento verbal do paciente ou de seu representante legal quanto à participação no estudo e, se possível, assinatura ou impressão digital com colocação de data, a testemunha deve assinar e datar pessoalmente o formulário. Por meio de sua assinatura, a testemunha estará atestando que o formulário de consentimento informado e qualquer outra informação escrita apresentada durante a discussão foram expostos ao paciente e/ou ao seu representante legal com precisão e aparentemente compreendidos pelo paciente ou seu representante legal, e que o consentimento informado foi concedido voluntariamente pelo paciente ou pelo seu representante legal.

O Documento das Américas apresenta em seu anexo 3 um modelo da estrutura básica de um TCLE e uma lista de verificação de requerimento a serem inclusos nesse formulário. Essas informações são praticamente as mesmas detalhadas no CGP/ICH e na resolução 196/96 (GCP/ICH, 1996; CNS, 196/96) e encontram-se descritas a seguir:

a. Que o presente estudo envolverá uma pesquisa.
b. Justificativa e finalidade do estudo.
c. O(s) tratamento(s) do estudo e a probabilidade de designação aleatória (randômica) para cada tratamento.
d. Os procedimentos a serem seguidos no estudo, incluindo todos os procedimentos invasivos.
e. As responsabilidades do paciente no estudo.
f. Os aspectos do estudo que são experimentais.
g. Os desconfortos e riscos esperados para o paciente e, quando aplicável, para o embrião, feto ou lactente.
h. Os benefícios esperados, e quando não existe nenhuma intenção pretendida de benefício clínico ao paciente,[14] este fato também deverá ser informado.

i. O(s) procedimento(s) ou tratamentos alternativos que podem estar disponíveis ao paciente, também com seus riscos e benefícios potencialmente importantes.
j. A compensação e/ou os tratamentos disponíveis ao paciente, na ocorrência de lesões/danos relacionados ao estudo.
k. O pagamento antecipado pré-fixado ao paciente, caso existente, por sua participação no estudo.
l. Despesas previstas, caso existam, para o paciente por sua participação no estudo.
m. Que a participação do paciente no estudo é voluntária, e que ele poderá se recusar a participar ou se retirar do estudo a qualquer momento, sem ocorrência de multas ou perda de benefícios aos quais ele tenha direito.
n. Que(quais) monitor(es), auditor(es), o Comitê de Ética e autoridades regulatórias terão acesso direto aos registros médicos originais para a verificação dos procedimentos do estudo clínico e/ou dados, sem violar a confidencialidade do paciente, como permitem as leis e regulamentos aplicáveis e que, assinando o TCLE, o paciente ou seu representante legal autoriza esse acesso.
o. Que os registros que identifiquem o paciente serão confidenciais como permitem as leis e regulamentos aplicáveis, e que eles não serão de acesso público. Caso os resultados sejam publicados, a identidade do paciente continuará sendo confidencial.
p. Que o paciente ou seu representante legal será informado com antecedência, caso surjam novas informações que possam ser relevantes à determinação do paciente em continuar sua participação no estudo.
q. A forma de acompanhamento e assistência a ser fornecida ao paciente. Quais as pessoas a serem contatadas para a obtenção de maiores informações sobre o estudo e os direitos do paciente participante no estudo, bem como contatos a serem feitos na eventualidade de lesões/danos relacionados ao estudo.
r. As circunstâncias e/ou as razões previsíveis pelas quais a participação do paciente no estudo possa ser encerrada.
s. Duração esperada da participação do paciente no estudo.
t. O número aproximado de pacientes envolvidos no estudo.

O paciente ou seu representante legal deve receber uma cópia do formulário de consentimento informado preenchida antes do início do estudo, assinada e datada, bem como qualquer outra informação escrita fornecida ao paciente durante sua participação no estudo.

Para estudos que venham envolver pacientes que só possam ser incluídos por meio do consentimento de representantes legais (p. ex., menores de idade ou pacientes com demência grave), o paciente deve ser informado sobre

---

[14] Um exemplo de estudo clínico no qual o paciente não possui um benefício direto é o estudo de bioequivalência ou biodisponibilidade, uma vez que o objetivo desses estudo é avaliar o perfil farmacocinético comparativo entre dois fármacos.

o estudo dentro do alcance de seu possível entendimento e, se capacitado, deve pessoalmente assinar e datar o consentimento informado. Estudos não terapêuticos, que não impliquem benefícios clínicos diretos ao paciente, devem ser conduzidos em pacientes que forneçam pessoalmente seu consentimento, assinando e datando o TCLE.

Estudos não terapêuticos podem ser conduzidos em pacientes com o consentimento de seus representantes legais, desde que as seguintes condições sejam satisfeitas:

a. Os objetivos do estudo não podem ser cumpridos utilizando pacientes capazes de fornecer consentimento pessoalmente.
b. Os riscos previsíveis aos pacientes são baixos.
c. O impacto negativo no bem-estar do paciente é minimizado e baixo.
d. O estudo não é proibido por lei.
e. A aprovação do comitê de ética seja expressamente solicitada para a inclusão desses pacientes e que essa aprovação, por escrito, cubra esse aspecto.

Esses estudos, exceto em casos justificáveis, devem ser conduzidos em pacientes portadores de doenças ou condições para as quais o produto sob investigação seja dirigido. Nesses casos, o paciente deve ser intensamente monitorado e deve ser retirado do estudo caso se apresente alterado.

Para situações emergenciais, quando o consentimento prévio do paciente não for possível, deve ser solicitado o consentimento de seu representante legal. Caso este não esteja disponível, a inclusão do paciente no estudo deve seguir instruções descritas no protocolo e/ou em outros documentos que tenham sido aprovados pelo CEP a fim de proteger os direitos, a segurança e o bem-estar do paciente e garantir obediência às exigências regulatórias. O paciente ou seu representante legal deve ser informado sobre o estudo assim que possível, e nessa ocasião o consentimento deve ser solicitado para sua permanência no estudo, bem como outras solicitações para consentimento aplicáveis.

Fase regulatória

A aprovação para a condução de estudos clínicos no Brasil envolve várias instâncias regulatórias – o CEP, a CONEP e a ANVISA – o que torna o processo de avaliação de estudos extremamente burocrático, lento e repleto de duplicidade de documentações.

O período de aprovação regulatória no Brasil pode levar, no mínimo, de 6 a 9 meses, enquanto outros países da América Latina tem um prazo de 3 a, no máximo, 6 meses (Hurley et al., 2009).

Comitê de Ética em Pesquisa (CEP) e Comissão Nacional de Ética em Pesquisa (CONEP)

A submissão inicial do rpotocólo do estudo clínico deve ser realizada pelo investigador ao CEP[15] de sua instituição. Quando a instituição não possui um CEP, o CEP de outra instituição poderá ser utilizado, estando este outro entre os indicados pela CONEP.

No Brasil, para estudos multicêntricos que precisam da apreciação da CONEP, a submissão inicial deve ocorrer apenas em um CEP, aquele escolhido como coordenador (responsável por encaminhar as documentação do estudo à CONEP). Qualquer CEP pode ser escolhido para isso, ficando a critério do patrocinador, que normalmente busca escolher o CEP que avalie o protocolo mais rapidamente para que se possa ganhar um pouco mais de tempo durante o processo aprobatório. As outras instituições participantes desse mesmo estudo (multicêntrico) podem submeter o protocólo ao CEP correspondente ou deverão aguardar a resposta da CONEP para submissão. Esse trâmite varia entre cada comitê. De qualquer modo, uma aprovação final só é emitida após o parecer favorável da CONEP.

O CEP analisa os projetos de acordo com o previsto no artigo VI, VI.1 a VI.5, da resolução 196/96, que diz que a avaliação de um protocolo clínico será realizada sob a condição de se apresentar uma folha de rosto[16] preenchida pelo investigador/instituição e 13 detalhamentos relacionados ao projeto de pesquisa (como descrição detalhada e ordenada do protocolo, antecedentes científicos, análise crítica de benefícios, duração do estudo, local onde será realizado e infraestrutura etc.) e outros oito relacionados ao sujeito de pesquisa (como características da população a ser estudada, plano de recruta-

---

[15] Comitê de Ética em pesquisa é uma organização independente responsável por garantir a proteção de direitos, segurança e bem-estar de sujeitos da pesquisa envolvidos em um estudo por meio da revisão, aprovação e inspeção contínua dos estudos, protocolos e emendas, bem como materiais e métodos a serem usados na obtenção e documentação do consentimento livre e esclarecido dos sujeitos de pesquisa (GCP/ICH, 1996). O CEP deverá ser constituído por um colegiado com número não inferior a sete membros. Sua constituição deverá incluir a participação de profissionais da área de saúde, das ciências exatas, sociais e humanas e, pelo menos, um membro da sociedade representando os usuários da instituição (CNS, 1996). Caso algum participante da equipe do investigador ou o próprio investigador faça parte do CEP, ele não poderá participar da avaliação do projeto nem na votação, e esse fato deve ser mencionado no parecer a ser emitido.

[16] A folha de rosto para pesquisa envolvendo seres humanos é um documento do Ministério da Saúde, Comissão Nacional de Saúde e CONEP, que deve ser preenchido com as seguintes informações: título do projeto, nome, número da carteira de identidade, CPF, telefone e endereço para correspondência do pesquisador responsável e do patrocinador, além de nomes e assinaturas dos dirigentes da instituição e/ou organização. O preenchimento correto é verificado pelo CEP, que deve orientar o investigador caso alguma alteração seja necessária. As informações contidas nessa folha farão parte de um banco de dados da CONEP.

mento, descrição de medidas de proteção e minimização de riscos, entre outros). Além disso, deve ser apresentada, comprovação da qualificação por meio de currículo e um termo de compromisso deve ser assinado pelo investigador e pela instituição como cumprimento dos termos da resolução.

Quando o investigador submete essas documentações ao CEP, uma carta protocolada de recebimento pelo CEP deve ser arquivada e uma cópia deve ser enviada ao patrocinador.

Ao receber um projeto para análise e baseado em seu regimento interno, o CEP deverá emitir um parecer em até 30 dias, o qual deve ser consubstanciado, ou seja, deve responder a todos os critérios requisitados no artigo VI da 196/96, de modo que ao final possa ser favorável ou não ao projeto. Pareceres com pendências também podem ser emitidos pelos CEP, e o investigador tem até 60 dias para apresentar a resposta.

Conforme a área temática, um protocolo poderá ser avaliado também pela CONEP ou se, independente da área, for solicitado pelo CEP. As pesquisas envolvendo seres humanos são divididas em três grupos:

- **Grupo I – áreas temáticas especiais:**
    1. Genética humana.
    2. Reprodução humana.
    3. Novos equipamentos, insumos e dispositivos: (P) prevenção, (D) diagnóstico, (T) terapêutico, (E) epidemiológico e (N) não se aplica.
    4. Novos procedimentos.
    5. Populações indígenas.
    6. Biossegurança.
    7. Pesquisas com cooperação estrangeira.[17]
    8. A critério do CEP.

    Ação: enviar para apreciação na CONEP: protocolo completo, folha de rosto e parecer consubstanciado. Projetos pertencentes a esse grupo não podem ser iniciados sem aprovação da CONEP.

- **Grupo II – área temática especial:**
    3. Novos fármacos, vacinas e testes diagnósticos. Constituídas das fases:
        Fase I. Novo princípio ativo, em pessoas voluntárias;
        Fase II. Segurança a curto prazo do princípio ativo, em pacientes;
        Fase III. Risco/benefício e valor terapêutico relativo em grandes grupos de pacientes;
        Fase IV. Vigilância pós-comercialização, medicamento e/ou especialidade medicinal, autorizado.

    Ação: enviar para registro na CONEP: folha de rosto e parecer consubstanciado.

- **Grupo III** – *todos os outros que não se enquadrem em áreas temáticas especiais.*

    Ação: enviar para registro na CONEP: relatório trimestral com folhas de rosto.

Eventualmente, alguns estudos poderão pertencer a várias áreas temáticas ao mesmo tempo. Por exemplo, um protocolo que inclua pesquisa com novos fármacos (grupo II – área temática 3), porém que tenha colaboração estrangeira (grupo I – área temática 8), deverá seguir as orientações para o grupo I, que são mais restritas, ou seja, o projeto deverá ser apreciado pela CONEP após avaliação do CEP e aguardar-se-á o parecer da CONEP antes de se iniciar o projeto.

A resolução 196/96 determina um prazo de liberação de parecer para os CEP de 30 dias e para a CONEP de 60 dias, porém, muitas vezes, esse não é o prazo praticado por essas instâncias regulatórias, principalmente pela CONEP. Na realidade, esses prazos têm sido bem mais longos.

ANVISA

Quando a ANVISA é referida no processo de aprovação de um projeto de pesquisa clínica, essa referência é para a Gerência ou Coordenação de Pesquisas, Ensaios Clínicos, Medicamentos Biológicos e Novos.

Essa gerência é responsável pela avaliação do dossiê,[18] submetido pelo patrocinador, para anuência em pesquisa. Após a avaliação do projeto, exigências podem ser solicitadas em seus pareceres, caso algum dos critérios exigidos não seja cumprido, ou se a gerência solicitar algum outro esclarecimento ou documentação extra. Quando o projeto é aprovado, ocorre a liberação do Comunicado Especial (CE) que, após a publicação da RDC 39/2008, passou a ser único, mencionando todos os centros de pesquisa participantes do projeto. Além do caráter autorizador desse documento, é necessário também para a solicitação de Licenciamento de Importação (LI) de produtos necessários para a condução da pesquisa.

Outra evolução que pode ser considerada no sentido de otimizar o tempo de aprovação regulatória é que a análise, a autorização do estudo e a emissão da CE pela ANVISA encontram-se condicionadas exclusivamente à aprovação ética do centro coordenador, e não mais se vinculam à obtenção de todas as cartas de aprovação dos demais CEP. Assim sendo, os processos de aprovação podem ocorrer em paralelo e, caso algum CEP demore mais tempo que a própria

---

[17] A resolução 292/99 (CNS 99) apresenta detalhamentos sobre o que são consideradas pesquisas coordenadas do exterior ou com participação estrangeira.

[18] O dossiê a ser submetido para avaliação da ANVISA deve conter todos os documentos e detalhamentos apresentados na RDC 39/2008.

ANVISA para avaliar o projeto, em caso de estudos multicêntricos, o início da pesquisa nesse centro somente ocorrerá após a aprovação do respectivo comitê de ética.

Emendas ao protocolo também devem ser peticionadas pelo patrocinador, e para a solicitação inicial de LI deve ser preenchido um formulário com informações específicas (atualmente, anexo III da RDC 39/2008). Além disso, relatórios anuais e final (referente ao protocolo como um todo e não individualizado por centro) também devem ser peticionados pelo patrocinador. O relatório final deve ser submetido em um prazo máximo de 90 dias a partir da data de encerramento da pesquisa no Brasil, segundo a resolução vigente.

Os eventos adversos sérios, possíveis, prováveis ou definitivamente relacionados ao produto em teste devem ser notificados pelo investigador ou patrocinador via NOTIVISA,[19] em até 7 dias úteis, para casos envolvendo óbito, ou até 15 dias, para outros casos (ANVISA, 2008).

---

[19]O NOTIVISA é um sistema informatizado na plataforma *web* da ANVISA para receber as notificações de eventos adversos ou queixas técnicas relacionados com os produtos sob vigilância sanitária, como medicamentos, vacinas e imunoglobulinas, pesquisas clínicas, artigos e equipamentos médico-hospitalares, *kit* reagente para diagnóstico *in vitro*, cosméticos, produtos de higiene pessoal ou perfume, uso de sangue ou componentes, saneantes e agrotóxicos. Poderão utilizar o NOTIVISA profissionais de saúde liberais ou que trabalhem em alguma instituição. O endereço eletrônico da base de dados é http://www8.anvisa.gov.br/notivisa/frmlogin.asp

REFERÊNCIAS

ABPI – The Association of British Pharmaceutical Industry. Guidelines for phase 1 clinical trials [online]. London; 2007 [acesso em 17 out 2009]. Disponível em: http://www.abpi.org.uk/publications/pdfs/phase1_guidelines.pdf

ANVISA – Agência Nacional de Vigilância Sanitária. Resolução RDC n. 39, de 05 de junho de 2008. Aprova o regulamento para a realização de pesquisa clínica e dá outras providências.

ANVISA – Agência Nacional de Vigilância Sanitária. Sistema Nacional de Notificações para a Vigilância Sanitária – NOTIVISA [acesso em 05 dez 2009]. Disponível em: http://www.anvisa.gov.br/hotsite/notivisa/apresenta.htm

CNS – Conselho Nacional de Saúde. Resolução n. 292 de 08 de julho de 1999. Define a área temática específica de pesquisas com cooperação estrangeira [acesso em 12 out 2009]. Disponível em: http://conselho.saude.gov.br/comissao/docs/Reso292.doc.

CNS – Conselho Nacional de Saúde. Resolução nº 251, de 07 de agosto de 1997. Aprova normas de pesquisa clínica envolvendo seres humanos para a área temática da pesquisa com novos fármacos, medicamentos, vacinas e testes diagnósticos [acesso em 12 out 2009]. Disponível em:http://conselho.saude.gov.br/docs/Resolucoes/Reso251.doc

Diniz D, Corrêa M. Declaração de Helsinque: relativismo e vulnerabilidade. Cad Saúde Pública. Rio de Janeiro mai-jun, 2001; 17(3):679-88.

Eliopoulos H, Giranda V, Carr R, Tiehen R, Leahy T, Gordon G. Phase 0 trials: an industry perspective [online]. Clin Cancer Res June 15, 2008; 14:3683-8.

FDA – Food and Drug Administration. Inside Clinical Trials: Testing Medical Products in People [online]. Updated on 07 nov 2009 [acesso em 19 nov 2009]. Disponível em: www.fda.gov/Drugs/ResourcesForYou/Consumers/ucm143531.htm

GCP/ICH – Harmonized Tripartite Guideline for Good Clinical Practice. Brookwood Medical Publications, 1996.

GCPj – Good Clinical Practices Journal Handbooks. Dictionary of clinical research. London. Informa Healthcare: 4th edition, 2005.

Goldim Jr. O uso de drogas ainda experimentais em assistência: extensão de pesquisa, uso compassivo e acesso expandido. Rev Panam Salud Publica [online] 2008; 23(3):198-206. [acesso em 17 out 2009]. Disponível em: http://www.scielosp.org/scielo.php?script=sci_arttext&pid=S1020-49892008000300007

Hurley D, Lipezker M, Melgar H, Mazzolenis D. Latin American Clinical Trial Authorizations: Overview and Update. Reg Focus. Rockville Jun 2009:38-42.

LoRusso PM. Phase 0 clinical trials: an answer to drug development stagnation? [online]. JCO June 1 2009; 27:2586-8.

Lousana G. Pesquisa clínica no Brasil. Rio de Janeiro: Revinter, 2002.

MS – Ministério da Saúde, Departamento de Ciência e Tecnologia, Secretaria de Ciência, Tecnologia e Insumos Estratégicos, Registro Brasileiro de Ensaios Clínicos (Rebrac): fortalecimento da gestão de pesquisa clínica no Brasil [online]. Rev Saúde Pública 2009; 43(2):387-8. [acesso em 21 nov 2009]. Disponível em: http://bvsms.saude.gov.br/bvs/periodicos/rvp_registros_brasileiro_ensaio_clinico.pdf

OPAS – Organização Pan-Americana de Saúde. Boas práticas clínicas: documento das Américas [online]. IV Conferência Pan-Americana para Harmonização da Regulamentação Farmacêutica. República Dominicana, 05 de março de 2005 [acesso em 15 ago 2009]. Disponível em: www.paho.org/Spanish/AD/THS/EV/IVCONF_BPC-doct-esp.doc

Palluch A, Kermani F. Surviving the Brazilian regulatory jungle. GCP Journal London, 2007: 14(2):22-5.

WHO – World Health Organization. International drug monitoring: the role of the hospital. Geneva, Switzerland: World Health Organization; 1966. Technical Report Series No. 425.

WMA – World Medical Association. Declaration of Helsinki – Ethical Principles for Medical Research Involving Human Subjects [online]. [acesso em 12 out 2009]. Disponível em: http://www.wma.net/en/30publications/10policies/b3/index.html

Métodos Estatísticos e de Pesquisa Aplicados à Psicofarmacologia

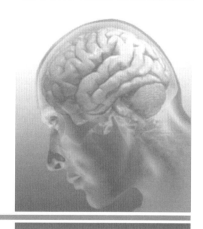

Maria Laura Nogueira Pires • Ana Amélia Benedito-Silva

INTRODUÇÃO

Muitas são as descobertas sobre a mente, o cérebro e o comportamento, resultantes de pesquisas científicas cuidadosas. Durante toda a vida, observamos as pessoas e os eventos à nossa volta e tiramos conclusões de por que elas pensam e agem de determinada maneira, ou por que as coisas acontecem como acontecem. Nem sempre tiramos conclusões acertadas, contudo. Muitos acreditam que existem ondas de sorte no jogo de cartas! Nossas intuições, embora baseadas em informações limitadas, podem nos orientar nas perguntas científicas, mas não nas respostas. Para dar respostas às perguntas, os cientistas empregam procedimentos objetivos, sistemáticos, a fim de compreender os fenômenos estudados.

O QUE É A INVESTIGAÇÃO CIENTÍFICA?

O método científico é o exame objetivo do mundo que nos rodeia. A investigação científica tem quatro objetivos básicos: descrever o que acontece, por que isso acontece, quando isso acontece e o que causa esse acontecimento.

A ciência descreve as observações de modo sistemático. Um pesquisador interessado na intoxicação alcoólica poderia observar os clientes de um bar noturno para ver se eles consomem álcool. A ciência prevê: podemos descobrir que dois eventos tendem a acontecer juntos, o que significa que um pode ser usado para predizer a ocorrência do outro. Um pesquisador poderia descobrir que as pessoas que bebem álcool tendem a tropeçar e ficar com a fala pastosa. Assim, o pesquisador poderia predizer que beber álcool está associado a esses comportamentos. O método científico permite buscar relações de causa-efeito entre as variáveis – álcool e água tônica produzem efeitos semelhantes? – e compreender por que certo evento ocorre: as pessoas tropeçam e ficam com a fala pastosa em virtude dos efeitos fisiológicos do álcool ou de suas crenças sobre esses efeitos?

A investigação científica é o estudo de perguntas empíricas – perguntas que podem ser respondidas se observarmos e mensurarmos o mundo ao nosso redor. Há perguntas que não são passíveis de verificação empírica. Veja os seguintes exemplos: será que Deus está dormindo?; algumas pessoas nascem vilãs? Essas questões não são testáveis. Já seriam testáveis as perguntas: a cafeína é capaz de induzir ansiedade em pessoas?; a medicação psiquiátrica é mais benéfica do que a psicoterapia?; a memória piora com o envelhecimento?

O processo empírico envolve: (a) a teoria, que é um modelo de como algo no mundo funciona; (b) a hipótese, que é uma suposição do que será observado, caso a teoria esteja correta; (c) a coleta sistemática de dados.

Uma vez coletados os dados, o pesquisador lança mão de procedimentos estatísticos para analisá-los, examinando-os à luz da teoria e da hipótese. Os resultados podem confirmar a hipótese e com isso apoiar a teoria ou, caso contrário, fazer com que ela seja modificada. Nesse contexto, fica evidente o papel essencial da estatística para o pensamento científico. Algumas inferências (generalizações) não poderiam ser formuladas sem o recurso da estatística. A estatística é, então, um instrumento do método científico.

O pesquisador também elege o tipo de estudo que vai ser usado para responder à sua questão – experimental ou observacional – na dependência do quanto ele tem o controle sobre as variáveis do estudo – quanto menos controle, mais observacional será o estudo. O que seriam as variáveis? Elas são tudo aquilo que pode ser medido e que pode variar. No nosso exemplo, algumas das variáveis do estudo do álcool incluiriam a quantidade de álcool ingerida, o nível de intoxicação, a coordenação motora, o equilíbrio, e assim por diante. Observe que o termo variável pode referir-se a algo que é medido ou manipulado pelo pesquisador.

VARIÁVEL: ALGO QUE É MEDIDO

Palavra ou número?

Uma variável é qualquer característica medida ou atributo que difere entre diversos sujeitos. Há dois tipos de variáveis: *categórica* (ou qualitativa) e *numérica* (ou quantitativa).

Variável categórica – Expressa por palavras

Seja a pergunta: "Você é fumante?" Nesse caso, a resposta é uma palavra – sim ou não – e quem responde está dizendo em que categoria, das duas possíveis, ele se enquadra. Exemplos de variáveis categóricas são: a cor dos olhos – castanhos, verdes, azuis, negros; o nível socioeconômico; o gênero; o estado civil; a faixa etária; o nível de ansiedade.

Variável categórica nominal

Não há uma ordem natural entre as categorias (p. ex., cor dos olhos, gênero, estado civil).

Variável categórica ordinal

Quando há uma ordem entre as categorias, segundo algum critério (p. ex., nível socioeconômico – baixo, médio, alto; faixa etária – jovem, adulto, idoso; nível de ansiedade – baixo, médio, alto).

Dados categóricos (nominais ou ordinais) são geralmente descritos com porcentagens ou razão.

Variável numérica – Expressa por números

Seja a pergunta: "Quantos filhos você tem?" Nesse caso, a resposta é um número – a pessoa que responde está informando um dado numérico.

Variável numérica discreta

É produto de um processo de contagem, sendo então um número inteiro. Alguns exemplos: número de pacientes que responderam a certo medicamento, número de ratos que morreram após certa intervenção ou número de fumantes em uma população.

Variável numérica contínua

Obtida por medição, pode assumir qualquer valor dentro de um intervalo numérico. Em um grupo de pacientes, pode-se medir a pressão arterial (120,5mmHg, 80mmHg, 110,3mmHg), o nível de glicose (100mg/dL, 123,4mg/dL, 235,1mg/dL) ou a porcentagem de massa magra (10,2%, 15,7%, 9%).

Dados numéricos são descritos por medidas de tendência central e dispersão. Medidas de tendência central de um conjunto de dados, como a média, moda ou mediana, fornecem uma indicação do valor típico desse conjunto. Qual medida de tendência central se deve usar para descrever os dados? Depende do conjunto que você tem. O ponto importante a ser levado em conta na escolha é que ela deve dar uma boa indicação do valor típico da amostra. Vale lembrar que a média é afetada por valores extremos. Nesse caso, deve-se considerar o uso da mediana.

Medidas de dispersão de um conjunto de dados avaliam quanta variação existe dentro de um conjunto de dados. O desvio padrão é a medida de dispersão mais usada, pois indica a variabilidade de todos os valores em relação à média, de tal maneira que, quanto maior o desvio padrão, maior a variabilidade dos dados. Em uma distribuição normal – curva de Gauss – aproximadamente 68% dos valores da amostra estão situados em um intervalo de 1 desvio padrão acima e abaixo da média.

MANIPULAR OU MEDIR

Quando um pesquisador conduz um experimento, ele manipula ou controla algumas variáveis e mede seu efeito sobre os grupos experimentais. As variáveis que ele manipula são chamadas *variáveis independentes*, *variáveis explicativas* ou *fatores*, e as variáveis que ele mede são chamadas *variáveis dependentes* ou *variáveis-resposta*.

Na pesquisa de Masur et al. (1987), os autores queriam medir o tempo de sono induzido pelo etanol em grupos de animais que receberam duas doses do antagonista benzodiazepínico e uma dose de etanol (4mg/kg de etanol e 6 ou 48mg/kg de Ro-15-1788). As doses do antagonista e do etanol são as variáveis independentes (os autores escolheram estudar essas doses), e o tempo em que cada animal ficou dormindo é a variável dependente (nesse caso, uma variável numérica contínua).

AMOSTRAS INDEPENDENTES OU RELACIONADAS

Outro aspecto importante em uma pesquisa refere-se ao *tipo de relacionamento* entre as amostras. Para estudar o efeito de um tratamento, por exemplo, um remédio para hipertensão, pode-se administrar esse remédio a um grupo de pacientes (*grupo experimental*) e placebo a outro grupo (*grupo-controle*). Portanto, para se estudar o efeito de um tratamento é preciso comparar os resultados obtidos no grupo experimental com os resultados observados no grupo-controle. Nesse caso diz-se que, quanto ao relacionamento, as amostras são *independen-*

tes, ou *não relacionadas*, pois cada paciente recebe um dentre dois tratamentos, o remédio ou o placebo. Entretanto, em tais comparações, observam-se, muitas vezes, diferenças que não resultam do tratamento aplicado, mas de outras variáveis que estejam contribuindo para as diferenças observadas.

Por exemplo, em razão das diferenças entre os pacientes, o medicamento para hipertensão poderá não produzir efeitos semelhantes nos pacientes do grupo experimental e o placebo poderá eventualmente alterar a pressão arterial de alguns pacientes do grupo-controle, ou seja, os resultados obtidos não refletirão necessariamente a eficiência do medicamento, porque outras variáveis estão contribuindo para a diferença observada nos resultados. Uma forma de superar essa dificuldade seria fazer experimentos em que cada indivíduo fosse utilizado como seu próprio controle. Nesse caso diz-se que, quanto ao relacionamento, as amostras são *dependentes ou relacionadas*. Por exemplo, para se verificar o efeito de um medicamento sobre a pressão arterial, pode-se medi-la antes e depois da administração do medicamento ao paciente.

Estudos com amostras *relacionadas* também são utilizados quando se comparam pares de indivíduos. Por exemplo, em alguns estudos de psicologia comparam-se pares de gêmeos: um dos gêmeos recebe o tratamento, enquanto o outro permanece sem o tratamento, servindo como controle. Nesse caso, tudo se passa como se fosse com uma única pessoa.

Outra situação em que se utilizam amostras relacionadas é aquela em que se comparam os dois lados do mesmo indivíduo. Por exemplo, para estudar o efeito de um tratamento de fisioterapia na recuperação da força da perna após uma cirurgia de joelho, o fisioterapeuta pode comparar a força da perna operada, submetida ao tratamento de recuperação, com a da perna não operada de cada paciente.

ESTATÍSTICA DESCRITIVA E INFERENCIAL

A *estatística descritiva* é empregada para descrever o que foi encontrado em certo grupo em particular em referência a algumas variáveis: idade, sexo, diagnóstico etc. Se quisermos usar a informação desse grupo em particular para fazer inferências sobre a população de referência, lançamos mão da *estatística inferencial*. A estatística inferencial envolve processos de tomada de decisão. Há uma vasta lista de testes estatísticos à disposição do pesquisador, e a escolha de um deles está na dependência, essencialmente, de dois elementos: o tipo das variáveis envolvidas e o tipo de relacionamento entre as amostras.

A LÓGICA POR DETRÁS DO TESTE DE HIPÓTESES

Você lança uma moeda 10 vezes e em todas elas o resultado é CARA. Certamente você faria uma cara de surpresa e passaria a suspeitar que estivesse lidando com uma moeda adulterada. Perguntar-se-ia: quão provável seria esse resultado com uma moeda intacta? Muitos tenderiam a afirmar que esse resultado seria pouco provável de ter acontecido com uma moeda intacta (hipótese de nulidade) somente por chance, e afirmariam que a moeda estava adulterada (hipótese alternativa). O que a estatística faz é nos ajudar a quantificar essa probabilidade. A probabilidade de conseguir 10 CARAS consecutivas é obtida multiplicando a probabilidade de uma única CARA (0,5) por 10. Com uma calculadora de mão chegamos à conclusão de que a probabilidade de obter tal façanha – 10 CARAS consecutivas – seria um pouco menor do que 1 em 1.000. Por isso a sua cara de surpresa diante desse resultado. Essa probabilidade seria expressa como $p < 0,001$. Considerando a hipótese de nulidade verdadeira (de a moeda ser intacta), a probabilidade de obtermos 10 CARAS consecutivas seria menor do que 1 em 1.000. Nesse momento, por isso ser implausível, poderíamos rejeitar a hipótese de nulidade e concluir que a moeda estava adulterada. Por convenção, o critério para tomarmos essa decisão é de 5 vezes em 100 ($p = 0,05$). Assim, uma probabilidade igual ou menor do que 0,05 é considerada "estatisticamente significativa": você tem suficiente informação para julgar que é improvável que o resultado tenha sido devido à chance e está autorizado a rejeitar a hipótese de nulidade.

Sabemos que você não joga moedas por aí e está interessado em se atualizar por meio da leitura de artigos científicos, revisões, ou ainda, fazer pesquisa. O acaso também ronda os efeitos de tratamentos, as avaliações, a seleção dos participantes de uma pesquisa, suas características, a distribuição de eventos etc. Assim, suponhamos que você estudou os efeitos de dois tratamentos na redução dos sintomas depressivos entre adolescentes e os resultados foram numericamente diferentes. A lógica por detrás da comparação entre os tratamentos é a mesma: considerando a hipótese de nulidade verdadeira (os tratamentos são igualmente eficazes), quão provável é que a diferença que você encontrou entre eles tenha sido devida à chance? Você está autorizado a rejeitar a hipótese de nulidade e atribuir a diferença a um "real" efeito de um tratamento (as intervenções diferem entre si) quando a probabilidade de que ela (a diferença) tiver acontecido ao acaso tenha sido menor ou igual a 0,05. Dito de outra maneira: em menos de 5% das vezes você teria encontrado tal diferença.

O VALOR DE P NÃO É PROVA

De maneira geral, investigadores ficam aflitos com a etapa de análise estatística de seus dados e frequentemente a primeira pergunta que fazem é: "deu alguma coisa significativa?". Há certo entendimento – incorreto – de que um valor de p menor do que 0,05 seria "prova" de que o tratamento que está sendo testado é efetivo, ou, caso seja maior, seria prova de que não seria. Dá-se o nome de alfa à probabilidade-limite da significância estatística. Tradicionalmente, tem sido estipulada como 0,05, e valores abaixo desse limite são considerados estatisticamente significativos. Acima desse valor, o pesquisador não poderá concluir quais diferenças encontradas foram devidas ao tratamento em teste, erro chamado de tipo I.

OS GRUPOS NÃO DIFEREM ESTATISTICAMENTE ENTRE SI, MAS...

Um pesquisador pode concluir que ele não está autorizado a rejeitar a hipótese de nulidade (p > 0,05) e conclui que os tratamentos – droga e placebo, por exemplo – são equivalentes. Contudo, ele deve estar preparado para responder a pergunta: a similaridade entre os grupos decorreu do fato de a droga não ser efetiva ou é resultado de dados insuficientes? Nesse último caso, ele estará incorrendo em um tipo específico de erro, chamado erro tipo II. Ele ocorre quando nós erroneamente deixamos de rejeitar a hipótese de nulidade, sendo ela falsa, e afirmamos que não há diferenças entre tratamentos. Por que esse tipo de erro pode acontecer? A principal razão está no tamanho da amostra, de maneira que amostras pequenas aumentam o risco de se cometer esse tipo de erro. Grandes diferenças, se de fato ocorrerem, podem ser detectadas por amostras pequenas, enquanto diferenças pequenas vão exigir amostras grandes. Estudos com amostras de tamanho insuficiente têm poder insuficiente para que as diferenças entre grupos sejam detectadas. Assim, de maneira geral, quanto maior a amostra, menor o risco de erro tipo II e maior o poder estatístico do estudo. Tipicamente, assume-se como de 10% ou 20% a probabilidade de cometer esse erro (10 ou 20 vezes em 100 vezes). Normalmente, o poder do estudo é expresso como 1 menos beta: 90% ou 80%. O cálculo do poder de um estudo estima o tamanho de amostra suficiente para que exista 80% de chance de detectar uma diferença entre os tratamentos – digamos de 30% no escore total de uma escala que avalia sintomas depressivos – se tal diferença realmente existir. Em linhas gerais, isso significa que em 80 de 100 amostras de uma mesma população iríamos encontrar a diferença entre os grupos, caso ela exista. Fica claro que conhecer o poder estatístico é particularmente importante quando os resultados de um estudo não são estatisticamente significativos: se o estudo em questão não tiver poder adequado, seus resultados são inconclusivos, o que é bem diferente de afirmar que os grupos são similares.

POPULAÇÃO, AMOSTRA E INTERVALO DE CONFIANÇA: QUEREMOS ADQUIRIR INFORMAÇÃO SOBRE POPULAÇÕES A PARTIR DE NOSSAS AMOSTRAS

Tomemos emprestado o exemplo fictício de Dancey e Reidy (2006). Suponha que a população total de pandas na Terra seja formada por 50 indivíduos e que medimos o quociente de inteligência (QI) de cada um deles e obtivemos a média 100. A Tabela 13.1 mostra os valores individuais.

Nesse caso, por termos acesso a *todos* os indivíduos da população, sabemos informar com exatidão qual é a média da população. Contudo, dificilmente encontraremos uma situação assim na vida real. Não sabemos ao certo o tamanho da população de pessoas com depressão, ou de adolescentes que abusam de drogas, ou de pacientes com ansiedade etc. No entanto, podemos adquirir informação sobre essas populações (fazer inferências) a partir de amostras.

Continuando com nosso exemplo, agora selecionamos aleatoriamente 45 pandas (90% da população – Tabela 13.2) e

TABELA 13.1 ■ Valores individuais do quociente de inteligência (QI) da população total de pandas (N=50)*

Panda	QI	Panda	QI	Panda	QI	Panda	QI	Panda	QI
1	75	11	100	21	88	31	77	41	94
2	100	12	107	22	94	32	102	42	99
3	78	13	89	23	126	33	117	43	102
4	102	14	116	24	100	34	96	44	87
5	127	15	99	25	75	35	100	45	96
6	73	16	129	26	89	36	106	46	100
7	81	17	117	27	118	37	121	47	86
8	137	18	93	28	121	38	91	48	114
9	101	19	109	29	103	39	112	49	100
10	95	20	84	30	79	40	88	50	107

*Os dados originais são de Dancey e Reidy (2006).

TABELA 13.2 ■ Valores individuais do quociente de inteligência (QI) de uma amostra de 45 indivíduos, selecionados por sorteio, da população total de pandas (N=50)*

Panda	QI	Panda	QI	Panda	QI	Panda	QI	Panda	QI
1	107	11	89	21	121	31	91	41	99
2	121	12	116	22	103	32	112	42	117
3	129	13	102	23	75	33	88	43	89
4	127	14	81	24	77	34	100	44	94
5	73	15	93	25	75	35	102	45	96
6	102	16	109	26	117	36	87		
7	101	17	84	27	95	37	100		
8	100	18	88	28	100	38	86		
9	107	19	100	29	106	39	114		
10	118	20	79	30	94	40	100		

*A amostragem foi realizada pelas autoras a partir dos dados de Dancey e Reidy (2006).

O QI médio calculado dessa amostra é de 99,2. Como se vê, a média calculada foi uma boa estimativa da média populacional, mas não necessariamente a mesma. Com tantos pandas, temos uma boa probabilidade de selecionarmos elementos dos dois extremos da distribuição, como o panda 3 e o 5.

Mas, qual seria o efeito de uma redução do tamanho da amostra na estimativa da média populacional? Para isso, selecionamos aleatoriamente 10 amostras de dois indivíduos, cujos dados se encontram na Tabela 13.3.

Com amostras pequenas, a média provavelmente não coincidirá com a média da população. A média da amostra 1 (113,5) resultou em superestimativa da média populacional, enquanto a média das amostras 2 (80,0) e 7 (80,0) resultou em subestimativa da média populacional. Sempre que selecionarmos uma amostra de alguma população, haverá incerteza sobre quão representativa a amostra realmente é. Assim, ao calcularmos uma estatística amostral, como a média, nunca estaremos seguros sobre o quanto ela irá diferir do parâmetro populacional. O grau com que a estatística amostral difere do parâmetro populacional é denominado *erro amostral*.

Continuando, agora formamos 10 amostras com 10 pandas, selecionados aleatoriamente, e calculamos a média de cada amostra (Tabela 13.4). Com tamanhos de amostras relativamente grandes, nossas amostras terão alta probabilidade de conter pandas inteligentes e não tão inteligentes. Quanto maior o tamanho da amostra, mais próxima sua média será da média da população. Calculando a média das médias, chegamos a um resultado de QI de 101,0. Assim, a média da distribuição amostral é uma melhor estimativa da média da população do que as médias individuais.

A INCERTEZA

A média da amostra é um valor ou um ponto da variável e é conhecida como *estimativa pontual da média da população*. Embora tenhamos o conhecimento de que a média da amostra é uma aproximação da média da população, não sabemos realmente qual a proximidade dela com a da população e a precisão dessa aproximação, mas queremos adquirir informação sobre populações a partir de nossas amostras. Seria útil se tivéssemos alguma maneira de saber aproximadamente onde está a média da população. Os intervalos de confiança podem nos ajudar nessa dúvida.

TABELA 13.3 ■ Valores individuais do quociente de inteligência (QI) de 10 amostras de dois indivíduos, selecionados por sorteio, da população total de pandas (N=50)*

Panda	Amostras									
	1	2	3	4	5	6	7	8	9	10
1	118	81	95	81	75	96	73	117	100	94
2	109	79	102	100	102	75	87	103	118	100
Média	113,5	80,0	98,5	90,5	88,5	85,5	80,0	110,0	109,0	97,0

*A amostragem foi realizada pelas autoras a partir dos dados de Dancey e Reidy (2006).

Métodos Estatísticos e de Pesquisa Aplicados à Psicofarmacologia

TABELA 13.4 ■ Valores individuais do quociente de inteligência (QI) de 10 amostras de 10 indivíduos, selecionados por sorteio, da população total de pandas (N=50)*

Panda	\multicolumn{10}{c}{Amostras}
	1	2	3	4	5	6	7	8	9	10
1	94	102	126	99	99	100	94	109	109	107
2	109	88	103	96	87	137	114	86	101	88
3	100	100	116	93	101	101	100	95	102	102
4	88	75	103	112	114	102	99	96	93	96
5	117	91	100	100	100	106	127	109	78	112
6	88	88	93	94	100	100	116	129	107	78
7	107	93	100	102	94	103	121	73	75	100
8	94	100	89	118	93	87	107	102	89	94
9	107	84	100	88	107	101	103	100	96	88
10	137	121	102	114	129	118	102	75	86	127
Média	104,1	94,2	103,2	101,6	102,4	105,5	108,3	97,4	93,6	99,2

*A amostragem foi realizada pelas autoras a partir dos dados de Dancey e Reidy (2006).

INTERVALOS DE CONFIANÇA

Os intervalos de confiança são estimativas intervalares para a média populacional, um raio de valores em torno da média amostral (um intervalo) dentro do qual podemos constatar, com determinada confiança, o valor da média da população (Figura 13.1). Por que o termo "intervalo de confiança"? É importante lembrar que, por estarmos trabalhando com estimativas, não temos garantia de que o intervalo, de fato, envolva a média da população (Figura 13.2), daí o termo.

Gorenstein e Andrade (2000) estudaram as propriedades psicométricas da versão em língua portuguesa do Inventário de Depressão de Beck em uma amostra não clínica de 270 universitários. O escore médio para a amostra foi de 8,5 (desvio padrão = 7,0). O Inventário de Beck possui 23 itens, com alternativas de respostas que variam de 0 a 3, totalizando um escore máximo possível de 63. Podemos ter 100% de certeza de que a *média da população de universitários* está contida no intervalo entre 0 e 63. Este é um intervalo de confiança, porém pouco informativo. Podemos usar as características das distribuições amostrais para estreitar esse intervalo, apesar de também reduzirmos a confiança de que ele contenha a média da população. Em geral, fixamos *intervalos de confiança de 95%*, que auxiliam a localização da média da amostra em relação à média da população.

Como identificar a proximidade da média da amostra à média da população? Relembrando: (1) a distribuição normal de um conjunto de dados é função de sua média e de seu desvio padrão; (2) a distribuição das médias amostrais é sempre, aproximadamente, uma distribuição normal; (3) a média da distribuição amostral é uma boa aproximação da média da população. Dado que a distribuição das médias é normal, ela deve, também, ser uma função de sua média e desvio padrão. Podemos, então, usar as características da distribuição normal para fazer uma estimativa da proximidade de nossa média amostral à média da população.

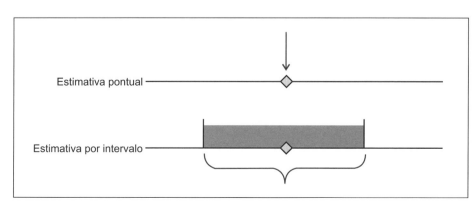

FIGURA 13.1 ■ Ilustração da diferença entre a estimativa pontual e a estimativa intervalar da média populacional.

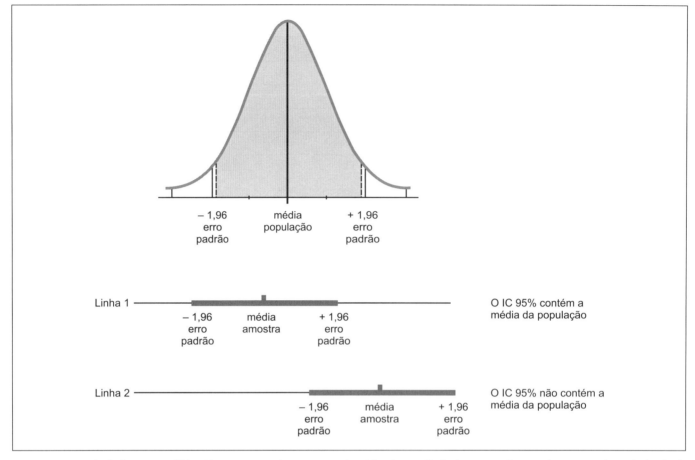

FIGURA 13.2 ■ Distribuição amostral hipotética. Noventa e cinco por cento da médias de uma distribuição amostral estão sob a curva no intervalo (média da população ± 1,96 erro-padrão). A linha 1 ilustra o IC 95% que contém a média da população.

Sabemos que 95% da área sob a curva normal está entre –1,96 e +1,96 desvio padrão. Então, sabemos que 95% das médias de uma distribuição amostral estarão entre –1,96 e +1,96 *erro padrão* da média da população, sendo *erro padrão* o nome do desvio padrão da distribuição das amostras. Para calcular o intervalo de confiança (IC) de 95%, usamos a fórmula: $IC_{95\%}$ = média ± 1,96 erro padrão.

Voltando ao exemplo do Inventário de Depressão de Beck: o escore médio foi de 8,5 com IC 95% = 7,7 a 9,3. Teríamos 95% de certeza de que a média da população estaria contida nesse intervalo.

USANDO O INTERVALO DE CONFIANÇA PARA INTERPRETAR RESULTADOS DE ESTUDOS

O IC ao redor de uma estimativa da população – da média da amostra – informa quão precisa essa estimativa é. IC grandes indicam menor precisão, e intervalos menores, maior precisão. Quando um IC acompanha um valor estimado da população, como o da escala de depressão (Gorenstein & Andrade, 2000), ele tem valor descritivo. Contudo, IC também são ferramentas importantes quando usados conjuntamente com outras análises de inferência, adicionando informação ao valor de p. Auxiliar a interpretação da importância da diferença entre grupos ou das mudanças em um mesmo grupo ao longo do tempo é exemplo da função inferencial do IC.

ESCOLHA DO TESTE ESTATÍSTICO

Os testes estatísticos podem ser paramétricos e não paramétricos. Fazer uso de testes paramétricos implica que certos critérios foram satisfatoriamente atendidos: os dados devem ser numéricos, a amostra deve ter tamanho razoável (30 ou mais) e os dados devem ter uma distribuição aproximadamente normal. No caso de violação de uma ou mais dessas regras, a escolha deve recair sobre os testes não paramétricos. A Tabela 13.8, ao final deste capítulo, serve como orientação na escolha dos testes estatísticos.

O caso de uma amostra

Segundo estatísticas do Ministério da Saúde, a distribuição de doenças mentais em hospitais psiquiátricos brasileiros é de 30% de esquizofrenia, 30% de dependência de álcool e outras drogas, 10% de transtornos do humor e 30% de outros diagnósticos. Considerando-se uma amostra de 200 pacientes psiquiátricos internados em um hospital psiquiátrico recém-inaugurado, há 64 esquizofrênicos, 78 dependentes de substâncias, 16 casos de depressão e 42 pacientes com outros diagnósticos. Qual teste estatístico deve ser aplicado com o objetivo de se verificar se a amostra de pacientes internados no novo hospital segue a distribuição preconizada pelo Ministério da Saúde? Tem-se nesse caso que: (a) *variável dependente*: diagnóstico; (b) *tipo de variável dependente*: categórica nominal, com quatro categorias (esquizofrenia, dependência de álcool/drogas, transtorno de humor, outros diagnósticos); (c) *número de amostras*: um conjunto formado por 200 pacientes internados. Nesse caso, o teste mais adequado é o *teste do qui-quadrado para uma amostra*.

O *teste do qui-quadrado para uma amostra*, também chamado teste de aderência, é utilizado quando se deseja verificar se em uma amostra existe diferença significativa entre as frequências observadas de indivíduos em duas ou mais categorias e as respectivas frequências esperadas, de acordo com algum pressuposto teórico. No caso do exemplo, obteve-se: *qui-quadrado* = 11,87.

Em uma tabela de distribuição do *qui-quadrado*, adotando-se o nível de significância de 5%, tem-se que, para três graus de liberdade (4 categorias diagnósticas – 1), o valor do *qui-quadrado crítico* é 7,82. Como o valor calculado, 11,87, é maior que o valor crítico, diz-se que a distribuição das frequências dos diagnósticos psiquiátricos no novo hospital é estatisticamente diferente da do Ministério de Saúde.

No caso de a variável categórica ser dicotômica, ou seja, ter somente duas categorias, pode-se usar alternativamente *a prova binomial*.

O caso das duas amostras independentes

A variável medida é categórica

A pesquisa de Cigognini e Furlanetto (2006) teve como objetivo, dentre outros, identificar a prevalência de transtornos depressivos, de acordo com o Inventário de Depressão de Beck, em pacientes internados em enfermarias clínicas de um hospital geral e detectar fatores sociodemográficos associados. Os autores queriam testar a hipótese de que a renda estaria associada a transtornos depressivos, isto é, quanto menor a renda, maior o número de pacientes com transtornos depressivos. Dentre os 125 pacientes da amostra, 101 apresentaram sintomas depressivos, 30 (30%) dos quais tinham renda abaixo de três salários-mínimos (SM) e 71 (70%), três ou mais SM; já entre os 24 sem sintomas antidepressivos, dois (8%) tinham renda abaixo de três SM e 22 (92%) recebiam três ou mais SM. A partir desses resultados, que tipo de teste deve ser aplicado para se verificar se há diferença estatisticamente significativa entre os dois grupos, o que apresentava sintomas antidepressivos ou o que não os apresentava?

Tem-se, nesse caso: (a) *variável dependente*: sintoma depressivo; (b) *tipo da variável dependente*: categórica nominal, com duas categorias (presente, ausente); (c) *número de amostras* = 2, grupo com sintomas e grupo sem sintomas; (d) *relação entre as amostras*: independentes. O teste mais adequado, nesse caso, é o *teste do qui-quadrado* para duas (ou mais) amostras.

O *teste do qui-quadrado para duas (ou mais) amostras independentes* verifica se duas variáveis categóricas (a variável explicativa e a variável resposta) estão associadas.

Para facilitar a compreensão, a partir dos dados, pode-se construir uma tabela com duas linhas e duas colunas (Tabela 13.5):

TABELA 13.5 ■ Distribuição de pacientes segundo sintomas depressivos e renda salarial

Sintomas depressivos	Renda (salários-mínimos)		
	até 3	3 ou mais	Total
Presentes	30	71	101
Ausentes	2	22	24
Total	32	93	125

No caso do exemplo, obteve-se *qui-quadrado* = 4,65. Em uma tabela de distribuição do *qui-quadrado*, adotando-se o nível de significância de 5%, tem-se que, para 1 grau de liberdade [(nº de linhas – 1) × (nº de colunas – 1)], o valor do *qui-quadrado crítico* é 3,84. Como o valor calculado é maior que o valor crítico, diz-se que há uma associação entre o nível econômico e os sintomas depressivos, ou seja, os pacientes com baixa renda tiveram taxas significativamente maiores de sintomas depressivos.

Observação: caso o número total de sujeitos seja inferior a 20, ou se algum dos valores esperados (Vieira, 1980) for menor que 5, é preferível que se utilize o *teste de Fisher*.

A variável medida é numérica

Rosa et al. (2005) avaliaram uma população de pacientes esquizofrênicos em tratamento ambulatorial por 1 ano quanto à taxa de aderência e às principais diferenças entre pacientes aderentes e não aderentes. Cinquenta pacientes foram selecionados. Foi aplicada a escala BPRS-A (Escala Breve de Avaliação Psiquiátrica – Versão Ancorada) na avaliação basal e nas visitas seguintes (cerca de uma vez por mês). A falta consecutiva a duas consultas sem explicação ou a ingestão de menos de 75% da medicação foram consideradas não aderência ao tratamento. A duração do tratamento do grupo que aderiu ao tratamento foi de 17,54 ±

11,59 meses, e a do grupo que não aderiu foi de 42,53 ± 41,87 meses.

Para comparação da duração do tratamento entre os grupos, com e sem adesão ao tratamento, qual seria o teste estatístico mais adequado?

Tem-se nesse caso: (a) *variável dependente*: duração do tratamento em meses; (b) *tipo da variável dependente*: numérica contínua; (c) *número de amostras* = 2, grupo com adesão e grupo sem adesão; (d) *relação entre as amostras*: independentes. O teste mais adequado neste caso é o *teste t de Student*.

O *teste t de Student* compara as médias de dois grupos independentes, levando em conta a dispersão dos dados em cada grupo. O cálculo da *estatística t* corresponde à razão entre a diferença das médias dos dois grupos e a variabilidade em torno desta média. Quanto maior for o valor da estatística t calculada, maior será a probabilidade de que a diferença entre as médias dos grupos seja significativa.

No caso dos dados do trabalho de Rosa et al. (2005), obteve-se $t_{calculado}$ = 2,82.

Em uma tabela de valores da distribuição de t, adotando-se o nível de significância de 5%, tem-se que, para 48 graus de liberdade (nº total de indivíduos – 2), $t_{crítico}$ = 2,01. Como $t_{calculado}$ é superior a $t_{crítico}$, diz-se que os dois grupos diferem quanto às médias da duração dos tratamentos.

Caso as premissas para o uso de teste paramétrico sejam violadas, deve-se, alternativamente, utilizar a prova não paramétrica de Mann-Whitney (Siegel, 1981).

O caso das duas amostras dependentes ou relacionadas

A variável dependente é categórica

No livro de Everitt (1992), o autor descreve um estudo em que dois fármacos, A e B, foram utilizados no tratamento de depressão, e são comparados quanto ao efeito colateral da náusea. Os fármacos foram administrados em duas ocasiões diferentes e as queixas de náusea foram registradas. Para se verificar se há alguma diferença entre os fármacos quanto às náuseas, qual teste estatístico deveria ser utilizado? A Tabela 13.6 mostra os resultados obtidos.

TABELA 13.6 ■ Efeitos colaterais apresentados por 100 indivíduos após a administração em duas ocasiões o fármaco A ou do fármaco B

		Fármaco A		
		sem náusea	com náusea	
Fármaco B	com náusea	3	9	12
	sem náusea	75	13	88
		78	22	100

Têm-se nesse caso: (a) *variável dependente*: náusea; (b) *tipo da variável dependente*: categórica nominal, com duas categorias (presente, ausente); (c) *número de amostras* = 2, fármaco A, fármaco B; (d) *relação entre as amostras*: relacionadas. O teste mais adequado neste caso é o teste de McNemar.

O teste de McNemar é um teste aplicado a uma tabela de classificação 2×2 quando se quer testar a diferença entre proporções pareadas, isto é, em estudos nos quais os sujeitos da pesquisa servem como seus próprios controles ou em estudos em que se comparam dois momentos diferentes com desenhos do tipo antes × depois. O cálculo da prova de McNemar é feito através do cálculo de um qui-quadrado, adaptado à situação de amostras relacionadas.

No caso dos dois fármacos, A e B, obteve-se qui-quadrado = 5,06. Em uma tabela de distribuição do qui-quadrado, adotando-se o nível de significância de 5%, tem-se que, para 1 grau de liberdade [(nº de linhas – 1) × (nº de colunas – 1)], o valor do qui-quadrado crítico é 3,84. Como o valor calculado é maior que o valor crítico, diz-se que há alguma evidência de que a incidência de náuseas é diferente entre os fármacos.

A variável dependente é numérica

No trabalho de Oosterbaan et al. (2001), os autores estavam interessados em avaliar em estudo aberto (sem grupo-controle) o efeito da administração de paroxetina em 11 pacientes com diagnóstico de hipocondria. Para se verificar se houve melhora nos sintomas após 12 semanas de tratamento, qual teste estatístico deveria ser utilizado?

Têm-se nesse caso: (1) *variável dependente*: escore de sintomas de hipocondria; (2) *tipo da variável dependente*: numérica discreta; (3) *número de amostras* = 2, dados dos pacientes avaliados no início do tratamento e após 12 semanas; (4) *relação entre as amostras*: dependentes (mesmos pacientes). O teste mais adequado nesse caso é o *teste t pareado*.

O *teste t pareado* compara as médias de duas situações avaliadas em um único conjunto de indivíduos, mediante o cálculo da estatística t, que nesse caso é a razão entre a média das diferenças entre as duas situações e a variabilidade em torno dessa média. Quanto maior for o t calculado, maior será a diferença entre as médias das duas situações. No caso dos dados do trabalho de Oosterbaan et al. (2001), obteve-se $t_{calculado}$ = 2,5.

Em uma tabela de valores da distribuição de t, adotando-se o nível de significância de 5%, tem-se que, para 10 graus de liberdade (nº total de indivíduos – 1), $t_{crítico}$ = 2,23. Como o $t_{calculado}$ é superior ao $t_{crítico}$, diz-se que pacientes com hipocondria apresentam alteração nos sintomas quando tratados com paroxetina. Mais ainda, como a média das diferenças entre as duas situações foi negativa, houve melhora dos sintomas.

Caso as premissas para o uso de teste paramétrico sejam violadas, deve-se, alternativamente, utilizar a prova não paramétrica de Wilcoxon (Siegel, 1981).

O caso de mais de duas amostras independentes

A variável dependente é categórica

A pesquisa de Correa et al. (1998) teve como objetivo examinar a ocorrência de variação sazonal na frequência de internações de pacientes com diagnóstico de transtornos afetivos em um hospital da cidade de Botucatu, Estado de São Paulo, no período de 1982 a 1991. Dentre os 247 episódios de internação entre as mulheres, ao longo das estações do ano, 180 foram em razão de sintomas de mania e 67 de sintomas de depressão. Para testar se havia uma associação entre a estação do ano e o tipo de episódio, qual o melhor teste estatístico que deve ser utilizado?

A Tabela 13.7 mostra a frequência de internações de acordo com a estação do ano.

Têm-se nesse caso: (a) *variável dependente*: motivo da internação; (b) *tipo da variável dependente*: categórica nominal, com duas categorias (mania, depressão); (c) *número de amostras* = 2, grupo com mania e grupo com depressão; (d) *relação entre as amostras:* independentes. O teste mais adequado nesse caso é o *teste do qui-quadrado* para duas (ou mais) amostras.

No caso do exemplo, obteve-se *qui-quadrado* = 12,09. Em uma tabela de distribuição do *qui-quadrado*, adotando-se o nível de significância de 5%, tem-se que, para três graus de liberdade [(nº de linhas – 1) × (nº de colunas – 1)], o valor do *qui-quadrado crítico* é 7,815. Como o valor calculado é maior que o valor crítico, diz-se que há uma associação entre a estação do ano e o tipo de transtorno afetivo, ou seja, ao longo das estações do ano a proporção de internações por mania ou depressão não é semelhante. Observação: essa análise não consta do artigo de Correa et al. (1998) e foi feita a partir dos dados daquela publicação.

A variável dependente é numérica

Como mencionado anteriormente, na pesquisa de Masur et al. (1987), os autores queriam medir o tempo de sono induzido pelo etanol em três grupos de 15 animais cada, que foram tratados com salina ou com duas doses distintas do antagonista benzodiazepínico. Para a comparação dos três grupos quanto ao tempo médio de sono, qual seria o teste estatístico mais adequado?

Têm-se nesse caso: (1) *variável dependente*: tempo de sono; (2) *tipo da variável dependente*: numérica contínua; (3) *número de amostras* = 3, ou seja, os três grupos de animais; (4) *relação entre as amostras*: independentes (grupos formados por animais diferentes). O teste mais adequado nesse caso é a análise de variância de uma via ou um fator (*one-way ANOVA*).

A análise de variância é um teste de comparação de médias dos grupos envolvidos na análise por meio do cálculo da estatística F, que é a razão entre a variabilidade entre intergrupos e a variabilidade intragrupos. Quanto maior for o F calculado, maior será a diferença entre os grupos e menores as diferenças entre os indivíduos de cada grupo. No caso do exemplo, obteve-se para dois graus de liberdade intergrupos (nº de grupos – 1) e 43 graus de liberdade intragrupos (nº total de animais – nº de grupos), F (2, 43) = 0,38.

Em uma tabela de valores da distribuição de F, adotando-se o nível de significância de 5%, tem-se que, para dois graus de liberdade intergrupos e 43 graus de liberdade intragrupos, $F_{crítico}$ = 3,21. Como o $F_{calculado}$ (0,38) é inferior ao $F_{crítico}$, diz-se que os tratamentos não alteraram o tempo médio de sono, ou seja, aceita-se a hipótese de nulidade.

Caso as premissas para o uso de teste paramétrico sejam violadas, deve-se, alternativamente, utilizar a prova não paramétrica de Kruskal-Wallis (Siegel, 1981).

MEDIDA DE ASSOCIAÇÃO DE VARIÁVEIS

Na pesquisa conduzida por Bondy et al. (2003), os autores estudaram os níveis séricos da substância P, que, como se sabe, apresenta um efeito impactante na fisiopatologia da depressão e nos mecanismos de ação dos agentes antidepressivos. Um grupo de 23 pacientes, com diagnóstico de depressão, foi tratado com antidepressivos durante 4 semanas. Os autores tinham como objetivo verificar se a redução dos sintomas depressivos, avaliados pela escala de depressão de Hamilton, está associada às alterações nas concentrações da substância P. Qual procedimento estatístico deve ser utilizado nesse caso?

Têm-se, nesse caso, duas *variáveis dependentes* medidas nos mesmos sujeitos: a variação dos escores da escala de Ha-

TABELA 13.7 ■ Distribuição de internação de pacientes segundo diagnóstico de sintomas afetivos e estação do ano em que ocorreu a internação

Motivo da internação	Estações do ano				Total
	Primavera	Verão	Outono	Inverno	
Mania	47	59	41	33	180
Depressão	18	8	22	19	67
Total	65	67	63	52	247

milton e a variação das concentrações de substância P, após tratamento com antidepressivos. Para se medir a associação entre essas duas variáveis, calcula-se o *coeficiente de correlação*.

O *coeficiente de correlação* "mede" a força de associação entre duas variáveis dependentes por meio do cálculo de r, que pode variar entre –1 (associação inversa e perfeita) e +1 (associação direta e perfeita), passando pelo valor zero (0), que significa ausência de associação. É importante observar que o *coeficiente de correlação* não é um teste estatístico e sim uma medida de associação. Após o cálculo do *coeficiente de correlação*, pode-se aplicar um teste de hipóteses que calcule a chance de o *coeficiente de correlação* calculado, independente de seu valor, ter ocorrido por acaso.

No exemplo, o *coeficiente de correlação de Pearson* entre as variações na escala de Hamilton e as alterações nas concentrações de substância P, após o tratamento com antidepressivos, foi de –0,699. Em uma tabela de valores da distribuição de *coeficientes de correlação de Pearson*, adotando-se o nível de significância de 5%, tem-se que para 21 graus de liberdade (n° de pacientes – 2), $r_{crítico} = 0,381$. Como $r_{calculado}$ é superior ao $r_{crítico}$, em módulo, diz-se que a associação entre as duas variáveis é negativa e moderada, e a chance de ter ocorrido ao acaso é inferior a 5%.

Caso as premissas para o uso de teste paramétrico sejam violadas, deve-se, alternativamente, utilizar o coeficiente de correlação não paramétrico de Spearman (Siegel, 1981).

EFFECT SIZE: UMA INDICAÇÃO DO SIGNIFICADO PRÁTICO DOS ACHADOS

Se houver duas amostras de uma mesma população, sempre haverá uma diferença entre elas. Como vimos, a significância estatística é calculada como valor de p: probabilidade de que a diferença tenha ocorrido por chance, mesmo que não haja diferença entre duas populações. O valor de p depende, essencialmente, de dois fatores: o tamanho do efeito e o tamanho da amostra. É possível conseguir "resultado significativo" tanto se o efeito é muito grande (mesmo embora usando somente amostras pequenas) como se a amostra for muito grande (mesmo que o tamanho do efeito real seja pequeno). Embora seja importante saber a significância estatística de um resultado, já que sem ela corre-se o perigo de tirar conclusões de estudos com amostras muito pequenas, ela não diz o que é mais importante: o tamanho do efeito. Há algum significado prático nos achados? As diferenças entre os grupos seriam grandes o suficiente para serem relevantes? Vale repetir: o valor de p refere-se à probabilidade de que a diferença (ao menos do mesmo tamanho) tenha ocorrido por acaso (se P<0,05, então a diferença é estatisticamente significativa). Agora, muda-se o foco da pergunta. Da pergunta "Isto funciona ou não?" passa-se para: "Quão bem isto funciona?".

Em linhas gerais, o *effect size* (ES), ou tamanho do efeito, é uma maneira simples de quantificar a diferença entre dois grupos, usada como medida da efetividade do tratamento. O ES usa a ideia de "desvio padrão" para contextualizar a diferença entre dois grupos. Se existe uma diferença substancial entre os dois grupos, as distribuições ficam mais separadas, e existe pouca sobreposição entre elas, como mostra a Figura 13.3.

Ao contrário, se as distribuições têm grande sobreposição, existe uma diferença pouco substancial entre os grupos: a variação nos escores é grande e os valores coincidem substancialmente, como mostra a Figura 13.4.

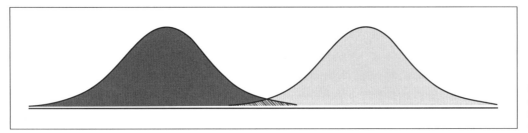

FIGURA 13.3 ■ Ilustração de duas distribuições amostrais com pouca sobreposição entre elas. (Modificada de Dandey & Reidy, 2006.)

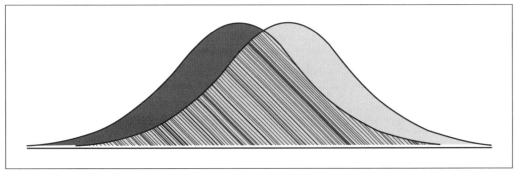

FIGURA 13.4 ■ Ilustração de duas distribuições amostrais com grande sobreposição entre elas. (Modificada de Dandey & Reidy, 2006.)

QUADRO 13.1 ■ Orientação na escolha de testes estatísticos de acordo com o tipo da variável, o número de amostras e o tipo de relacionamento entre elas

	Uma amostra	Duas amostras independentes	Duas amostras relacionadas	Mais de duas amostras independentes	Mais de duas amostras relacionadas
Categórica	Qui-quadrado ou binomial	Qui-quadrado ou Fisher	McNemar	Qui-quadrado	
Numérica		Teste t de Student	Teste t pareado	ANOVA	ANOVA para medidas repetidas

O ES quantifica o tamanho da diferença entre dois grupos, que pode ser entendida como a verdadeira medida do significado da diferença. Se as distribuições são parecidas com a da Figura 13.3, a diferença entre os grupos é bastante substancial; se parecidas com a da Figura 13.4, a diferença é pouco notável.

UM EXEMPLO COM O TESTE T

Cohen (1988, citado em Portney & Watkins) definiu *d* como o quociente entre a diferença das médias de dois grupos e a média dos seus desvios padrões. O ES pode ser interpretado em termos de porcentagem de sobreposição entre os grupos. Um ES de 0,0 indica que a distribuição dos escores de um grupo (experimental) se sobrepõe completamente (100%) à distribuição dos escores do outro grupo (controle). Um ES pequeno, de 0,2, indica 85% de sobreposição. Um ES médio, de 0,5, indica sobreposição de 67% das duas distribuições. Já um ES grande, de 0,8, indica uma sobreposição de 53%.

CONSIDERAÇÕES FINAIS

Apresentamos neste capítulo conceitos básicos sobre metodologia, estatística descritiva e inferencial por meio, principalmente, de exemplos de análises estatísticas utilizadas em artigos publicados em revistas especializadas das áreas de psiquiatria e psicofarmacologia (Quadro 13.1).

REFERÊNCIAS

Bondy B, Baghai TC, Minov C et al. Substance P serum levels are increased in major depression: preliminary results. Biol Psychiatry 2003; 53:538-42.

Cigognini MA, Furlanetto LM. Diagnosis and pharmacological treatment of depressive disorders in a general hospital. Rev Bras Psiquiatr 2006; 28:97-103.

Dancey CP, Reidy J. Estatística sem matemática para psicologia. Porto Alegre: Artmed, 2006.

Gorenstein C, Andrade L. Inventário de depressão de Beck. Propriedades psicométricas da versão em português. In: Gorenstein C, Andrade HSG, Zuardi AW (eds.) Escalas de avaliação clínica em psiquiatria e psicofarmacologia. São Paulo: Lemos Editorial, 2000.

Kerr-Correa F, Souza LB, Calil HM. Affective disorders, hospital admissions, and seasonal variation of mania in a subtropical area, southern hemisphere. Psychopathology 1998; 31:265-9.

Masur J, Silva-Filho AR, de Souza MLO, Pires MLN. Lack of effect of the benzodiazepine receptor antagonist RO 15-1788 on ethanol-induced intoxication in mice. Alcohol 1987; 4:425-7.

Oosterbaan DB, van Balkom AJ, van Boeijen CA, de Meij TG, van Dyck R. An open study of paroxetine in hypochondriasis. Prog Neuropsychopharmacol Biol Psychiatry. 2001; 25:1023-33.

Portney LG, Watkins MP. Foundations of clinical research: applications to practice. Stamford: Appleton and Lange, 1993.

Rosa MA, Marcolin MA, Elkis H. Evaluation of the factors interfering with drug treatment compliance among Brazilian patients with schizophrenia. Rev Bras Psiquiatr 2005; 27:178-184.

Sigel S. Estatística não paramédica. Ed. McGraw Hill do Brasil Ltda., 1981.

Interações Medicamentosas dos Psicofármacos

Douglas Dogol Sucar

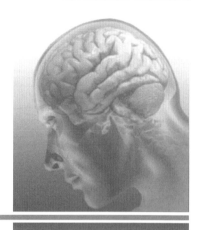

INTRODUÇÃO

As interações medicamentosas constituem, no momento atual, um campo de estudo imprescindível para a utilização dos agentes terapêuticos na prática clínica, de maneira segura, adequada e com resultados terapêuticos otimizados. Os psicofármacos são utilizados de modo extensivo não somente na psiquiatria, como também na rotina das outras especialidades, nos hospitais gerais, principalmente em UTI, e em situações de urgências. Além do mais, diversas patologias de outras especialidades estão intimamente interligadas às doenças psiquiátricas, exigindo o tratamento conjunto e o maior intercâmbio do psiquiatra com outros especialistas (Hutzler et al., 2005; Paulino et al., 2005).

De modo geral, o clínico deverá ficar atento às inúmeras variáveis presentes no momento terapêutico, conhecer com profundidade as características farmacológicas dos medicamentos utilizados de rotina e ter o cuidado na escolha da literatura científica de atualização, como forma de manter uma base de conhecimentos que permita a escolha dos medicamentos mais eficazes e mais compatíveis com outros que sejam necessários e que, acima de tudo, possam prevenir interações medicamentosas que coloquem em risco a integridade do paciente. Além disso, deve também ser capaz de associar medicamentos de maneira adequada e suficientemente eficaz, com o objetivo de obter uma interação medicamentosa terapêutica que possibilite a superação da limitação farmacológica de um dado medicamento isoladamente ou de uma fisiopatologia mais complexa e resistente à terapêutica usual (Walski et al., 2005).

Em função desses fatos, elaboramos um conjunto de reflexões com o objetivo de oferecer ao clínico uma base referencial para o estabelecimento de um procedimento padrão mínimo, em relação ao manuseio adequado dos medicamentos quando utilizados em associação em um mesmo momento terapêutico, principalmente se considerarmos o momento atual, com um número cada vez maior de medicamentos, a maior complexidade de seus efeitos biológicos e um crescente índice de prescrições com algum tipo de erro (Fitzgerald, 2009).

ANSIOLÍTICOS/HIPNÓTICOS

O clínico deverá evitar associar esses medicamentos entre si, uma vez que poderá ocorrer acentuada estimulação sobre o complexo receptor GABA-benzodiazepínico. Isso poderá acarretar excessivo influxo de íons cloreto, aumentando as possibilidades de ocorrência de uma parada cardiorrespiratória, principalmente em idosos, em pacientes portadores de patologias que acarretam comprometimento da função respiratória e nos pacientes em uso de outras classes de medicamentos com efeito depressor sobre o sistema nervoso central (SNC), principalmente os anestésicos gerais. O ideal é a utilização do ansiolítico ou do hipnótico isoladamente, em um esquema de dosagem crescente até a obtenção do efeito farmacológico desejado (Bazire, 2003).

Antidepressivos

Os ansiolíticos, quando usados em doses elevadas e/ou por tempo prolongado, poderão antagonizar o efeito estimulante dos antidepressivos em função da elevação da atividade gabaérgica. A mirtazapina poderá potencializar os efeitos sedativos dos benzodiazepínicos, e os inibidores seletivos da recaptação de serotonina (ISRS), em menor intensidade com o citalopram e a duloxetina, um inibidor da recaptação de serotonina e noradrenalina, poderão inibir o metabolismo hepático dos benzodiazepínicos, com exceção do lorazepam, do temazepam e do oxazepam, que são metabolizados por conjugação com o ácido glicurônico (Sucar, 2003). Os antidepressivos tricíclicos (ADT) poderão diminuir o metabolismo hepático dos benzodiazepínicos e somar seus efeitos sedativos, principalmente no início do tratamento.

Antipsicóticos

Poderá ocorrer potencialização do efeito depressor sobre o SNC, com risco de provocar excessiva sedação, ataxia, hipotensão ortostática e confusão mental, principalmente no paciente idoso. Essa associação poderá ser utilizada de maneira racional com o objetivo de produzir uma interação medicamentosa terapêutica, desde que o clínico tenha o cuidado de manusear as doses de modo adequado às reais necessidades clínicas do paciente e dentro de seu limite de tolerância. Um bom exemplo seria o caso de agitação psicomotora, principalmente quando ocorre pela primeira vez, a fim de se evitar o uso excessivo de antipsicóticos (Strain, 2004). Outro exemplo seria o caso de acatisia e de excitação no início do tratamento com o aripiprazol.

Estabilizadores do humor/anticonvulsivantes

Os benzodiazepínicos metabolizados pela via oxidativa hepática, principalmente o diazepam, poderão ter suas concentrações plasmáticas elevadas a um nível tóxico, com possibilidade de ocorrência de ataxia, confusão mental e sedação excessiva, quando associados com o divalproato. Isso se deve tanto ao deslocamento do diazepam de seu ponto de ligação às proteínas plasmáticas como à diminuição de seu metabolismo hepático. O topiramato, por ser um potente inibidor da isoenzima 2C19 do CP450, poderá especificamente diminuir, de maneira acentuada, o metabolismo hepático do diazepam, com aumento de sua concentração plasmática. Por outro lado, o fenobarbital e a carbamazepina, por serem potentes indutores das isoenzimas do CP450, tendem a aumentar o metabolismo dos benzodiazepínicos, diminuindo o nível plasmático dessa classe de medicamentos e, consequentemente, seu efeito terapêutico (De Vane & Nemeroff, 2002).

Nessa situação, a melhor opção seria a utilização do lorazepam, que não tem metabolismo hepático oxidativo, tanto com finalidade ansiolítica como hipnótica. Caso não seja possível, se a associação for com o divalproato ou com o topiramato, deve ser iniciado o benzodiazepínico, principalmente o diazepam na menor dose possível, fazendo-se aumentos graduais em função do quadro clínico e da tolerância do paciente. Caso a associação seja com o fenobarbital ou a carbamazepina, o clínico deverá estar atento à possibilidade de aumentar a dose do benzodiazepínico a partir da segunda semana de tratamento, já que a indução do metabolismo somente ocorrerá após alguns dias, em virtude da necessidade de ocorrer síntese proteica para a formação de novas isoenzimas.

Outro detalhe importante é que, depois de retirado o divalproato ou o topiramato e mantido o benzodiazepínico, cessará o efeito inibidor do metabolismo, logo a concentração plasmática se elevará, necessitando que o clínico esteja atento para a necessidade de diminuir a dose do benzodiazepínico. O inverso deverá ocorrer com a retirada do fenobarbital ou da carbamazepina.

Analgésicos narcóticos

Essa associação conduz, geralmente, a uma somação dos efeitos depressores sobre o SNC, podendo ocorrer ataxia com risco de queda e confusão mental (Bazire, 2003). O clínico deverá evitar essa associação ou utilizá-la com a finalidade terapêutica de melhorar a analgesia sob rigorosa prudência e monitoramento das doses.

Álcool/anestésicos

Tanto o álcool como os anestésicos gerais tendem a potencializar mutuamente seus efeitos depressores sobre o SNC, quando utilizados em um mesmo momento. Todos atuam sinergicamente, estimulando o complexo receptor GABA-benzodiazepínico ligado ao canal iônico. Essa hiperestimulação conduz a um excessivo influxo de íons cloreto para o interior da célula, o que, dependendo das doses utilizadas, poderá conduzir o paciente ao óbito. Quando utilizados como pré-anestésicos, os benzodiazepínicos de escolha deverão ser os de meia-vida mais curta, já que os de meia-vida mais longa poderão retardar o despertar do paciente no período pós-operatório e poderão, ainda, contribuir com algum nível de deficiência respiratória tanto por depressão do SNC como pelo relaxamento muscular, diminuindo a função mecânica torácica.

Antiarrítmicos

O propranolol, o metoprolol, o diltiazem e o verapamil diminuem o metabolismo hepático dos ansiolíticos e hipnóticos em até 50%, por inibirem as isoenzimas 2C19 e 3A3/4. Isso acarreta a elevação significativa da concentração plasmática e dos efeitos terapêuticos e tóxicos do ansiolítico e/ou hipnótico. Nessa situação, a melhor opção seria a utilização do atenolol e/ou do lorazepam, temazepam ou oxazepam (Sucar, 2007).

Anti-hipertensivos

Os ansiolíticos poderão acentuar discretamente os efeitos farmacológicos terapêuticos dos anti-hipertensivos. O diazepam, principalmente quando administrado por via endovenosa, poderá produzir, em conjunto com o anti-hipertensivo, maior efeito vasodilatador. O midazolam deverá ser evitado nos pacientes com angina do peito, por diminuir o fluxo coronariano, podendo precipitar ou agravar o quadro clínico isquêmico/anginoso. Nesse caso, o diazepam deverá ser o medicamento de escolha (Sucar, 2007).

Anticoagulantes

Os benzodiazepínicos, principalmente os de meia-vida longa, poderão aumentar o efeito farmacológico dos anticoagulantes, muito embora não haja uma definição clara quanto a essa possibilidade. Os benzodiazepínicos possivelmente interfeririam na síntese hepática da vitamina K. Por outro lado, a heparina e a varfarina deslocam os benzodiazepínicos de seus pontos de ligação às proteínas plasmáticas, aumentando temporariamente suas frações livres. Nesse período, poderão ocorrer excessiva sedação e, principalmente em idosos, maior possibilidade de confusão mental (Sayal et al., 2000). Nessa situação, o clínico deverá utilizar os benzodiazepínicos de meia-vida curta, de preferência os que não tenham metabólitos ativos, os quais devem ser iniciados na menor dose possível.

Antiácidos

O antiácido gel retarda a velocidade de absorção dos benzodiazepínicos em função da elevação do pH e do retardamento no esvaziamento gástrico. O clorazepato, que necessita de um pH gástrico bastante ácido para sua conversão por hidrólise e descarboxilação em desmetildiazepam, também poderá ter sua concentração plasmática diminuída. O ideal é fazer a administração dessas classes de medicamentos em um intervalo de tempo mínimo de 2 horas da tomada de um medicamento para o outro. Entre os antiácidos bloqueadores H_2, a cimetidina e, em menor escala, a ranitidina diminuem o metabolismo hepático dos benzodiazepínicos. Entre os inibidores da bomba de prótons, o omeprazol é um potentíssimo inibidor do metabolismo hepático, em função de sua alta afinidade pelas isoenzimas do CP450.

Nessa situação, a melhor opção seria a utilização de lorazepam, temazepam ou oxazepam, entre os ansiolíticos/hipnóticos, uma vez que esses medicamentos não apresentam metabolismo hepático através do citocromo P450, e sim por conjugação com o ácido glicurônico. Se for escolhida a mudança do antiácido, o mais seguro seria o pantoprazol, uma vez que não interfere no metabolismo hepático. Desse modo, o clínico estaria evitando a ocorrência de efeitos tóxicos em virtude da elevação em mais de 50% da concentração plasmática dos ansiolíticos/hipnóticos (Sucar, 2007).

Xantinas/betaestimulantes/cafeína/levodopa

Esses medicamentos, em dosagens terapêuticas, antagonizam de maneira significativa os efeitos farmacológicos dos ansiolíticos e hipnóticos, sem exceção. Isso se deve a uma hiperestimulação simpática. Nesse caso, o clínico deverá estar atento à necessidade de aumento da dose do ansiolítico ou do hipnótico. Deve observar com cuidado o nível de tolerância do paciente, uma vez que, caso ele seja asmático ou tenha outras patologias com déficit da função respiratória, podem ocorrer prejuízos em sua recuperação por conta de doses elevadas, o que causaria depressão do SNC e miorrelaxamento, com consequente prejuízo da função ventilatória mecânica torácica.

Antibióticos/antifúngicos/antirretrovirais

A isoniazida, a eritromicina, a claritromicina, os antifúngicos e os antirretrovirais, de modo geral, diminuem o metabolismo hepático dos ansiolíticos e hipnóticos, principalmente pelos que são preferencialmente metabolizados pela isoenzima 3A3/4. Nessa situação, a tendência é que ocorram elevação da concentração plasmática e o consequente aumento dos efeitos terapêuticos e tóxicos, como sedação excessiva, ataxia, confusão mental e déficit respiratório (Ciraulo, 1995). Já a rifampicina tende a aumentar o metabolismo hepático por indução das isoenzimas do citocromo P450. Em qualquer situação, o mais indicado seria redobrar os cuidados com as doses empregadas dos ansiolíticos/hipnóticos, ou utilizar o lorazepam, que é metabolizado por conjugação com ácido glicurônico.

ANTIDEPRESSIVOS

Ansiolíticos/hipnóticos

Os ADT e os ISRS, por serem importantes inibidores das isoenzimas do CP450, poderão diminuir significativamente o metabolismo hepático dos ansiolíticos e hipnóticos. Isso poderá acarretar excessiva, principalmente na fase inicial do tratamento. Deve ser considerado que o citalopram, entre todos, seria o de menor efeito inibitório sobre as isoenzimas mediadoras do metabolismo hepático oxidativo. Entre os antidepressivos noradrenérgicos/serotonérgicos, a mirtazapina, por conta de seu potente bloqueio dos receptores H_1, e a duloxetina, principalmente por ser capaz de inibir significativamente a isoenzima 2D6, poderão potencializar os efeitos sedativos dos ansiolíticos e hipnóticos, podendo ocorrer ataxia, confusão mental e hipotensão ortostática. De modo geral, quando os ansiolíticos e hipnóticos forem utilizados em doses elevadas e/ou por tempo prolongado, poderão antagonizar os efeitos terapêuticos antidepressivos, em função da elevação da atividade gabaérgica. Uma boa alternativa terapêutica, dependendo do momento, poderá ser a utilização do lorazepam, do temazepam ou do oxazepam, já que esses medicamentos não apresentam metabolismo hepático oxidativo, e sim por conjugação com o ácido glicurônico, o que poderá ocorrer em qualquer parte do organismo.

Antidepressivos

Deve-se evitar associar antidepressivos que atuem em um mesmo tipo de receptor, para que ao longo do tempo não ocorra saturação do sistema neurotransmissor e a consequente diminuição da sensibilidade, da quantidade de receptores na membrana neuronal pós-sináptica e da intensidade da resposta fisiológica. Desse modo, a melhor alternativa consiste em associar, nos casos estritamente necessários, um antidepressivo que atue no sistema serotonérgico com outro que atue no sistema noradrenérgico (Ciraulo, 1995; Sucar, 2007). Outra alternativa seria associar um antidepressivo que atue no sistema noradrenérgico/serotonérgico com outro que atue inibindo a recaptação da dopamina. Não se deve associar um antidepressivo tricíclico a um antidepressivo ISRS em razão do risco de ocorrer síndrome serotonérgica. Ao se utilizar um ISRS, deve ser lembrado que essa classe de antidepressivos diminui intensamente o metabolismo hepático por inibição das isoenzimas do citocromo P450. Esse efeito é menos intenso com o citalopram. Deve ser considerado que a venlafaxina, a bupropiona e os tricíclicos também apresentam certa capacidade de inibir as isoenzimas CP450, o que, dependendo do momento clínico, poderá ter importância e interferir no desfecho do caso.

Antipsicóticos

Os antidepressivos tricíclicos, associados aos antipsicóticos de primeira geração, tenderão a provocar a inibição mútua de seus metabolismos mediados pelas isoenzimas do citocromo P450. Há a tendência de elevação de suas concentrações plasmáticas com aumento dos efeitos terapêuticos e provável predominância dos efeitos tóxicos, principalmente cardiovasculares, alargamento do intervalo QTc, bradicardia e hipotensão ortostática, principalmente com a tioridazina, a pimozida, a levomepromazina e com um antipsicótico de segunda geração, a ziprasidona.

Os antidepressivos ISRS deverão ser evitados em associação com os antipsicóticos de segunda geração, pelo menos em doses elevadas, pois, ao aumentarem os níveis de serotonina, tornariam menos disponíveis os receptores 5-HT$_2$ à ação desses antipsicóticos, diminuindo assim seus efeitos benéficos sobre a cognição e os sintomas negativos da esquizofrenia de modo geral. Deve-se evitar associar um ISRS com o aripiprazol, já que este tem uma importante ação estimuladora sobre os receptores 5-HT$_{1A}$, podendo acarretar intensa excitabilidade, entre outros efeitos.

Deve ser considerado ainda que os ISRS, ao elevarem a concentração de serotonina na fenda sináptica, com consequente diminuição da liberação de dopamina, principalmente na região nigroestriatal, poderão precipitar com maior facilidade o aparecimento de efeitos extrapiramidais, quando associados com os antipsicóticos de segunda geração. Entre os ISRS, a fluoxetina seria teoricamente a de menor risco, pelo fato de poder aliar uma menor potência da recaptação a uma alta eficácia clínica. O clínico deverá considerar, ainda, que essa classe de antidepressivos inibe o metabolismo hepático de todos esses antipsicóticos, e que seu uso não deverá ser feito em doses elevadas.

Os antidepressivos noradrenérgicos/serotonérgicos (milnaciprano, venlafaxina e duloxetina) poderão ser usados, desde que sejam evitadas as doses terapêuticas máximas, já que poderão também inibir a recaptação da dopamina, motivo pelo qual não devem ser usadas a amineptina e a bupropiona. De modo geral, pode ser considerado que, dentro de um perfil de tolerabilidade, as melhores associações seriam com a nortriptilina e a reboxetina.

Estabilizadores do humor/anticonvulsivantes

Os antidepressivos associados aos estabilizadores do humor, de modo geral, apresentam efeitos terapêuticos sinérgicos no tratamento da depressão. Entretanto, as doses utilizadas deverão ser rigorosamente estabelecidas e monitoradas. Os ADT poderão diminuir o metabolismo hepático da carbamazepina e potencializar o efeito depressor do miocárdio e hipotensor ortostático. Se com o valproato ocorre diminuição mútua de seus metabolismos, com o lítio poderão ocorrer efeitos neurotóxicos. Os ISRS poderão diminuir o metabolismo hepático da carbamazepina e do valproato. Poderão precipitar efeitos extrapiramidais, quando associados com o lítio. A mirtazapina poderá potencializar os efeitos depressivos sobre o SNC, e a venlafaxina, a duloxetina e o milnaciprano poderão ser utilizados, mas poderão ter seu metabolismo estimulado pela carbomazepina e inibido pelo valproato. No transtorno bipolar do humor, a melhor associação terapêutica é com a paroxetina, já que esse antidepressivo parece induzir menos uma virada maníaca, muito embora apresente efeito anticolinérgico, além de poder precipitar efeitos extrapiramidais, quando utilizado com o lítio. O fenobarbital é um potente indutor do metabolismo hepático, podendo diminuir a fração livre dos antidepressivos, com exceção do milnaciprano, que poderá ser associado com qualquer outro, pois não apresenta metabolismo hepático (Strain et al., 2004; Sucar, 2000a).

Álcool/anestésicos/analgésicos opioides

O álcool reduz de modo significativo o efeito de primeira passagem dos ADT, aumentando suas concentrações plasmáticas. Desse modo, os ADT potencializam ainda mais os efeitos sedativos do álcool e a diminuição do limiar convulsígeno. Essa interação tende a ocorrer em menor intensidade com a nortriptilina. Os ADT, de modo geral, deverão ser suspensos 15 dias antes de uma cirurgia eletiva em que sejam utilizados anestésicos gerais, em virtude da possibilidade de maior efeito adrenérgico e somação dos efeitos anticolinérgicos, principalmente com o pancurônio, o halotano e a galamina. Os ADT tendem a diminuir o metabolismo hepático dos analgésicos opioides, aumentando consequentemente suas concentrações plasmáticas. Isso conduz ao aumento dos efeitos analgésico e sedativo, mas também, dependendo das doses e da suscetibilidade do paciente, ao aparecimento de efeitos tóxicos por depressão acentuada do SNC, podendo acarretar algum nível de insuficiência respiratória. Nessa situação, o clínico deverá usar os analgésicos opioides em menor frequência e dose menores. Em todas as situações anteriores, a nortripitilina seria a melhor opção para uma associação; a imipramina e, principalmente, a amitriptilina seriam os medicamentos menos indicados em razão do maior potencial para a ocorrência dos efeitos tóxicos.

Os ISRS, de modo geral, diminuem o metabolismo hepático dos analgésicos e potencializam os efeitos sedativos do álcool. A paroxetina, por apresentar significativa atividade anticolinérgica, poderá potencializar os efeitos cardiotóxicos dos anestésicos com características anticolinérgicas. A mirtazapina poderá acentuar os efeitos depressores sobre o SNC, e os demais antidepressivos noradrenérgicos/serotonérgicos poderão, assim como a bupropiona, potencializar os efeitos analgésicos e favorecer o aumento da pressão arterial e de taquicardia nos casos de abstinência ao álcool e dos analgésicos opioides (Marcolin, 1998; Sucar, 2000a).

Antiarrítmicos

Os ADT não devem ser usados em associação com medicamentos antiarrítmicos, pois haverá potencialização dos efeitos depressores sobre o miocárdio. Os antidepressivos noradrenérgicos/serotonérgicos deverão ser usados com cautela, nas menores doses possíveis e sob rigoroso monitoramento clínico, tendo em vista que, principalmente em doses maiores, poderão aumentar o trabalho cardíaco. Os ISRS são os antidepressivos de melhor perfil para essa associação. Deve ser lembrado que essa classe de antidepressivos inibe o metabolismo hepático e também poderá ter seu metabolismo inibido, principalmente por amiodarona, diltiazem e verapamil. Portanto, mesmo sendo uma associação segura, o clínico deverá estar atento às doses utilizadas.

Anti-hipertensivos

Os ADT poderão potencializar os efeitos hipotensores por conta do bloqueio dos receptores α_1-adrenérgicos, podendo ocorrer taquicardia reflexa, ataxia e queda com risco de fraturas, principalmente em idosos. De modo geral, os ADT tenderão a antagonizar os efeitos hipotensores por conta do aumento da atividade simpática. Os antidepressivos noradrenérgicos/serotonérgicos tendem a antagonizar o efeito hipotensor dos anti-hipertensivos em função do aumento da atividade noradrenérgica (Sucar et al., 2003), o que vale também para a bupropiona. Os ISRS são as melhores opções; entretanto, em doses mais elevadas, poderão antagonizar os efeitos hipotensores. Outro detalhe a ser considerado é que os ISRS são potentes inibidores do metabolismo hepático, podendo aumentar a concentração plasmática dos anti-hipertensivos e acentuar seus efeitos hipotensores (Sucar, 2000; Walsky et al., 2005).

Anticoagulantes

Os ADT e os ISRS inibem o metabolismo hepático e deslocam a varfarina de seus pontos de ligação com as proteínas plasmáticas. Essa ação farmacológica poderá conduzir ao aumento excessivo da concentração plasmática da varfarina, com riscos de sangramento em várias partes do organismo, inclusive hemorragia cerebral. Caso esse medicamento seja utilizado, a dosagem da varfarina deverá ser a menor possível. A fluvoxamina e o citalopram parecem ser opções mais seguras, mas a monitoração das dosagens e dos sinais clínicos deverá ser rigorosa. Os antidepressivos noradrenérgicos/serotonérgicos deverão, se possível, ser evitados em função de provocarem aumento significativo da atividade simpática (Sayal, 2000; Sucar, 2000, 2007).

ANTIPSICÓTICOS

Álcool/analgésicos opioides/anestésicos gerais

Principalmente com os antipsicóticos de primeira geração fenotiazínicos, poderão ocorrer letargia, hipotensão e insuficiência respiratória. Os antipsicóticos de segunda geração, menos sedativos e anticolinérgicos, poderão ser usados com cautela, na menor dose possível.

Antiácidos

Todo antipsicótico, quando administrado simultaneamente com um antiácido gel, tende a ter reduzida sua velocidade e, muitas vezes, sua quantidade absorvida. O antiácido gel adsorve parte do antipsicótico e diminui o trânsito gastrointestinal. O mais adequado é administrar essas classes de medicamentos com intervalo mínimo de 2 horas. A cimetidina diminui o metabolismo hepático de todos os antipsicóticos (Ciraulo, 1995).

Antiarrítmicos

Os antipsicóticos, de modo geral, poderão aumentar, mesmo que de maneira discreta, o intervalo QTc, potencializando o efeito depressor do miocárdio dos antiarrítmicos. O clínico deve considerar que, principalmente, a quinidina, o verapamil e o diltiazem são potentes inibidores do metabolismo hepático, sendo contraindicado seu uso e de qualquer outro antiarrítmico com os fenotiazínicos, a clozapina, a pimozida e a ziprasidona. Esses antipsicóticos teriam suas concentrações plasmáticas elevadas excessivamente, aumentando ainda mais os riscos para o alargamento do intervalo QTc.

Antianginosos sublinguais

Os antipsicóticos com ação anticolinérgica muito proeminente, principalmente os fenotiazínicos, poderão causar o ressecamento da cavidade oral, dificultando a solubilização do medicamento administrado pela via sublingual. Poderão ocorrer, então, significativa diminuição na velocidade de absorção e, em consequência, aumento no tempo de início do efeito farmacológico.

No caso de uma crise de angina, esse tempo prolongado poderá significar uma piora do quadro clínico e até a facilitação de infarto ou maior sofrimento isquêmico tecidual (Sucar, 2007).

Anticoagulantes

A varfarina tende a deslocar os antipsicóticos de seus pontos de ligação às proteínas plasmáticas, merecendo mais cuidados em relação ao aripiprazol e à clozapina. Com relação ao primeiro, a elevação de sua concentração plasmática poderá levar a efeitos indesejáveis e tóxicos não esperados em condições normais e, principalmente, diminuição de sua característica de ação parcial nos receptores dopaminérgicos e aumento excessivo da excitabilidade psicomotora. Nesses casos, doses menores dos antipsicóticos deverão ser consideradas (Ciraulo, 1995; Sayal, 2000; Sucar, 2007).

Anti-hipertensivos

Os antipsicóticos clorpromazina, tioridazina, periciazina, clozapina, levomepromazina e a ziprasidona, de modo mais intenso, a olanzapina e o aripiprazol, moderadamente, e a quetiapina e a risperidona, minimamente, bloqueiam os receptores α_1-adrenérgicos e potencializam os efeitos hipotensores ortostáticos dos anti-hipertensivos. O clínico deverá, se possível, usar a menor dose desses antipsicóticos, fazer recomendações aos pacientes, ou utilizar de preferência, nessa situação, antipsicóticos com menor efeito nos receptores α_1-adrenérgicos, como, por exemplo, haloperidol, risperidona, quetiapina e olanzapina, pela ordem de preferência. Deve ser destacado que o efeito bloqueador α_1-adrenérgico da risperidona geralmente se circunscreve ao início de seu uso na fase de titulação da dose ideal. O clínico deverá considerar ainda que a clozapina, ao bloquear os receptores α_2-pré-sinápticos, poderá antagonizar os efeitos da clonidina e da metildopa, que atuam estimulando esses receptores.

Antibióticos/antifúngicos

A rifampicina tende a aumentar o metabolismo hepático dos antipsicóticos, diminuindo suas concentrações plasmáticas e seus efeitos terapêuticos. Isso poderá ser mais grave com a clozapina, em virtude da possibilidade de que o aumento de seu principal metabólito, a norclozapina, venha a criar uma possibilidade maior para a ocorrência de agranulocitose. Por outro lado, a eritromicina e os antifúngicos são potentes inibidores do metabolismo hepático mediado pelo CP450, aumentando as concentrações plasmáticas dos antipsicóticos e seus efeitos terapêuticos e tóxicos (Marcolin, 1998; Stain, 2004; Sucar 2007). O aumento excessivo nas concentrações plasmáticas, principalmente de pimozida, tioridazina, clozapina e ziprasidona, poderá elevar os riscos de efeitos cardiotóxicos por aumento do intervalo QTc do eletrocardiograma (ECG).

Antidepressivos

Os ADT e os ISRS diminuem o metabolismo hepático e também tendem, de modo geral, a deslocar os antipsicóticos de seus pontos de ligação às proteínas plasmáticas, aumentando suas concentrações e a possibilidade de efeitos tóxicos. Essa inibição do metabolismo geralmente é recíproca. O aumento das concentrações plasmáticas dos ADT e dos antipsicóticos de primeira geração eleva significativamente os riscos de diminuição do limiar convulsígeno e, principalmente, dos efeitos cardiotóxicos, principalmente o alargamento do intervalo QTc. Esse risco também é bastante significativo com alguns antipsicóticos de segunda geração, principalmente a ziprasidona. É possível que os ISRS, em doses mais elevadas, diminuam e até eliminem a característica atípica de ação dos antipsicóticos de segunda geração, que consiste no bloqueio 5-HT$_2$. Outra possibilidade seria o aumento do risco de ocorrência de efeitos extrapiramidais, o que não seria esperado em condições normais pelo uso do antipsicótico de segunda geração isoladamente nas doses usuais. Os ISRS poderão também, ao inibir o metabolismo e deslocar os antipsicóticos de seus locais de ligação às proteínas plasmáticas, provocar aumento acentuado da excitabilidade, o que poderá ser intolerável. O citalopram, por apresentar baixa ligação às proteínas plasmáticas e menor capacidade inibitória do metabolismo, ofereceria uma associação mais segura (ver mais em antidepressivos) (DeVane & Nemeroff, 2002; Sucar, 2000).

Metoclopramida

Ocorre maior bloqueio dopaminérgico com riscos maiores para o surgimento de efeitos indesejáveis, principalmente pela diminuição do limiar convulsígeno e a maior probabilidade de ocorrência de efeitos extrapiramidais mais intensos.

Anticolinérgicos

Poderá ocorrer potencialização dos efeitos anticolinérgicos, principalmente com os antipsicóticos de primeira geração. De modo geral, poderá haver maior prejuízo cognitivo e tempo mais prolongado para seu restabelecimento.

Estabilizadores do humor

A clozapina não deve ser usada com a carbamazepina em razão do possível aumento excessivo da norclozapina, que apresenta risco potencialmente maior de induzir o aparecimento de agranulocitose. A carbamazepina deverá também ser evitada em associação com levomepromazina, tioridazina, pimozida e ziprasidona, em função da maior probabilidade de ocorrência de efeitos cardiovasculares tóxicos (Bazire, 2003; Sucar, 2007). Os antipsicóticos de primeira geração poderão diminuir o metabolismo hepático da lamotrigina, provocando aumento de sua concentração plasmática e maior risco de aparecimento de seus efeitos indesejáveis. Nesse caso, deve-se iniciar e tentar manter doses menores da lamotrigina. Relatos de casos da literatura dão conta de efeitos neurotóxicos quando do uso prolongado e/ou em doses elevadas com o lítio, a carbamazepina e o divalproato. Este último tende a aumentar a concentração plasmática dos antipsicóticos, em função de inibir o metabolismo hepático e liberá-los de seus pontos de ligação às proteínas plasmáticas (ver mais detalhes em estabilizadores do humor).

Bromocriptina/levodopa

Os antipsicóticos, ao bloquearem os receptores dopaminérgicos (DA), tendem, dependendo das concentrações envolvidas nos locais de ação, a diminuir os efeitos terapêuticos da bromocriptina e da levodopa. Nessa situação, e sendo necessário o uso do antipsicótico, a clozapina é o de primeira escolha, seguida pela quetiapina. Esses antipsicóticos bloqueiam muito pouco os receptores DA_1 e DA_2. Entretanto, o clínico deverá iniciar com a menor dose possível e, em geral, não ultrapassar 50mg/dia com a clozapina. No caso da doença de Parkinson, a dosagem ideal da quetiapina ainda não foi estabelecida (Sucar, 2007).

ESTABILIZADORES DO HUMOR

Antiácidos

O antiácido gel aumenta o pH gástrico e adsorve quase todos os medicamentos, quando ingeridos simultaneamente ou em um intervalo menor do que 2 horas. Nesse caso, poderá ocorrer a diminuição da velocidade de absorção e, em algumas circunstâncias, também da quantidade absorvida do medicamento. A cimetidina poderá, com muita probabilidade, diminuir o metabolismo hepático do valproato, da carbamazepina e da lamotrigina, e em menor intensidade do topiramato, o qual apresenta metabolismo misto. A ranitidina poderá diminuir discretamente o metabolismo, o que, em geral, não tem significado clínico importante. Entre os inibidores da bomba de prótons, o pantoprazol não interfere no metabolismo; entretanto, assim como os antiácidos de modo geral, ao aumentar o pH gástrico, reduz o trânsito gastrointestinal, diminuindo a velocidade de absorção. Este fato, no entanto, só terá importância clínica para os medicamentos administrados de uma única vez (Bazire, 2003; Ciraulo, 1995; Killion, 2000).

Antidepressivos

Essa associação de medicamentos tem sido utilizada com frequência no sentido de potencializar os efeitos terapêuticos nos casos em que o quadro clínico depressivo não apresenta boa evolução com o tratamento usual. Entretanto, em algumas situações, o clínico deverá evitar essa associação e, em outras, ter rigoroso controle a fim de evitar uma interação medicamentosa tóxica. Nesse sentido, é possível considerar que a associação da carbamazepina com os inibidores da monoaminoxidase (IMAO) deva ser evitada, uma vez que poderá ocorrer, por um mecanismo ainda não bem definido, um grande quadro tóxico caracterizado por hipertermia, delírios e convulsões, e do divalproato com os ADT, pela possibilidade de acentuada inibição mútua dos seus metabolismos. De modo geral, deve-se observar que a carbamazepina tende a aumentar o metabolismo dos antidepressivos e diminuir suas concentrações plasmáticas. Entretanto, quando associada com fluoxetina, paroxetina, sertralina e nefazodona, tenderá a ter seu metabolismo fortemente diminuído. Esse fato poderá ser mais grave com a lamotrigina, em virtude da possibilidade de ocorrência de efeitos tóxicos graves, como a síndrome de Stevens-Johnson.

Outra questão sutil, mas igualmente importante, diz respeito à associação do lítio, principalmente, com os ISRS, em função da possibilidade, geralmente em altas doses, de ocorrer aumento excessivo de serotonina na fenda sináptica, provocando efeitos tóxicos caracterizados por tremores, aumento da pressão arterial, efeitos extrapiramidais e, nos casos mais graves, podendo ocorrer uma síndrome serotonérgica (Ciraulo, 1995; Sucar, 2000).

Antipsicóticos

A carbamazepina deverá ser evitada nos pacientes em uso da clozapina, pelo fato de induzir seu metabolismo hepático e, com isso, aumentar a concentração plasmática de seu principal metabólito e potencialmente elevar o risco de produzir agranulocitose. Nesse caso, a melhor associação seria com o divalproato, muito embora o clínico deva estar atento à necessidade de diminuir a dose da clozapina, em razão da possibilidade de o divalproato inibir seu metabolismo e liberar a clozapina de seus pontos de ligação às proteínas plasmáticas. Essa associação em doses compatíveis é bastante útil, principalmente nos casos em que é necessária uma concentração plasmática maior da clozapina sem a necessidade de aumento da dose diária administrada e, também, quando da necessidade efetiva do aumento da dose diária total para se evitar o aparecimento de convulsões. Deve ser considerado que, de modo geral, a carbamazepina tende a induzir o metabolismo hepático de todos os antipsicóticos, diminuindo sua concentração plasmática e, em consequência, seus efeitos terapêuticos (Strain et al., 2004; Walsky et al., 2005). Ademais, a carbamazepina apresenta efeitos bloqueadores α_1-adrenérgicos, anticolinérgicos e depressores sobre o miocárdio, devendo ser evitado seu uso em associação, principalmente, com levomepromazina, tioridazina, pimozida e ziprasidona.

Diversos relatos da literatura dão conta de uma possível neurotoxicidade quando do uso prolongado e/ou em doses elevadas de lítio, carbamazepina e divalproato com os antipsicóticos, principalmente os de primeira geração (ver mais em antipsicóticos) (Sucar, 2007).

Contraceptivos hormonais

A carbamazepina e o topiramato induzem o metabolismo hepático desses medicamentos, diminuindo suas concentrações plasmáticas e o efeito terapêutico contraceptivo.

Ansiolíticos/hipnóticos

A carbamazepina induz o metabolismo hepático dos ansiolíticos/hipnóticos metabolizados pelo CP450, diminuindo suas concentrações plasmáticas e, em consequência, seus efeitos terapêuticos. Por outro lado, o divalproato e o topiramato tendem a causar inibição acentuada do metabolismo hepático, principalmente do diazepam. O lorazepam, por ter seu metabolismo por conjugação com o ácido glicurônico, é a melhor opção (ver mais em ansiolíticos/hipnóticos).

Anti-hipertensivos/antiarrítmicos

A carbamazepina tende, de modo geral, a induzir o metabolismo hepático dos anti-hipertensivos e antiarrítmicos, com consequente diminuição de suas concentrações plasmáticas e efeitos terapêuticos. Entretanto, o verapamil e o diltiazem tendem a não ser afetados. Podem, contudo, diminuir de maneira significativa o metabolismo hepático da carbamazepina. Isso poderá desencadear o aparecimento de efeitos tóxicos da carbamazepina, principalmente hipotensão, taquicardia e bloqueio atrioventricular. Quando associada com diuréticos, principalmente hidroclorotiazida e furosemida, poderá elevar significativamente a excreção renal de Na^+ e conduzir a um estado grave de hiponatremia (Sucar, 2007).

Nessas condições, o lítio deverá ser administrado sempre com a devida cautela, uma vez que apresenta inúmeras possibilidades de interações medicamentosas. O lítio tende a dessensibilizar os receptores α_2-pré-sinápticos e diminuir a ação farmacológica da clonidina e da metildopa nesses receptores. Ademais, a metildopa tende a aumentar a captação celular do lítio, tornando possível a ocorrência de intoxicação com litemia normal e até baixa, além de diminuição de seu efeito terapêutico antimaníaco. Os inibidores da enzima de conversão da angiotensina (ECA) e os diuréticos tiazídicos diminuem a excreção renal do lítio, podendo elevar a litemia a níveis tóxicos (Sucar, 1996). Por outro lado, os diuréticos osmóticos tendem a aumentar a excreção renal do lítio, diminuindo sua concentração plasmática e seus efeitos terapêuticos, podendo ser útil nos casos de intoxicação. O diltiazem e o verapamil, e possivelmente todos os bloqueadores dos canais de cálcio, por um mecanismo ainda não esclarecido, poderão precipitar e potencializar efeitos neurotóxicos quando associados ao lítio. De modo geral, o divalproato parece ser uma boa opção.

Aminofilina/anti-inflamatórios esteroides e não esteroides

A carbamazepina induz o metabolismo hepático da aminofilina, diminuindo sua concentração plasmática; por sua vez, tanto a aminofilina como os corticosteroides aumentam a excreção renal do lítio, diminuindo a litemia a níveis subterapêuticos. Os anti-inflamatórios não esteroides diminuem de maneira significativa a excreção renal do lítio, podendo conduzir ao aparecimento de efeitos tóxicos graves.

Tiroxina/simpatomiméticos

A carbamazepina aumenta o metabolismo hepático desses medicamentos, enquanto o divalproato tende a diminuí-lo. Por sua vez, o lítio poderá antagonizar seus efeitos terapêuticos mediante a dessensibilização dos receptores adrenérgicos pós-sinápticos (Sucar, 2007).

OUTROS PSICOFÁRMACOS

Biperideno

Seu uso deverá ser evitado ou conduzido com muita cautela quando da presença de medicamentos com características muito anticolinérgicas, como os ADT e os antipsicóticos de primeira geração, em virtude do risco de somação dos efeitos ou até mesmo da ocorrência de intoxicação anticolinérgica. Os antidepressivos ISRS poderão diminuir seu metabolismo hepático, aumentando sua concentração plasmática e os riscos de aparecimento dos efeitos tóxicos, sendo os mais comuns: agitação, alucinação e confusão mental (Bazire, 2003; Killion, 2000).

Donepezil/galantamina/rivastigmina/memantina

O risco maior de interação com os anticolinesterásicos consiste na possibilidade de ocorrer aumento excessivo de suas concentrações plasmáticas, principalmente pelo fato de a atividade colinérgica elevada conduzir a um quadro de bradicardia que poderá ser grave e até fatal. O aumento das concentrações plasmáticas da memantina poderá, por sua vez, causar danos aos pacientes pós-infartados, com hipertensão arterial mesmo que sob controle e nos casos de insuficiência cardíaca congestiva. A rivastigmina e a memantina apresentam a vantagem de não terem seus metabolismos dependentes do sistema CP450 hepático. Deve ser lembrado que o uso excessivo de antiácido ou de outros agentes que alcalinizem o pH urinário poderá elevar acentuadamente a reabsorção da memantina, com a possibilidade de ocorrerem hipertensão arterial, convulsão, alucinações, confusão mental e hipertonia, entre outros efeitos tóxicos (Sucar, 2007).

Metilfenidato

Poderá antagonizar os efeitos farmacológicos hipotensores dos medicamentos anti-hipertensivos e potencializar os efeitos vasopressores dos simpatomiméticos. Por ser intensamente metabolizado pelo CP450, medicamentos inibidores do metabolismo hepático deverão ser evitados ou utilizados com cautela. Muitas vezes, a dose diária do metilfenidato deverá ser reduzida (Bazire, 2003).

Moclobemida/tranilcipromina

De modo geral, devem ser evitados alimentos ricos em tiramina, simpatomiméticos, antidepressivos serotonérgicos, analgésicos opioides, anestésicos gerais e os locais com vasoconstritor e a buspirona, pelo risco de ocorrerem reação hipertensiva grave e síndrome serotonérgica, entre outros efeitos tóxicos (De Vane & Nemeroff, 2002; Marcolin, 1998; Sucar, 2007).

REFERÊNCIAS

Bazire S. Psychotropic drug directory. Salisbury: Bath Press, 2003.

Ciraulo D, Shader R, Greenblatt D et al. Drug interactions in psychiatry. New York: Williams and Wilkins, 1995.

DeVane L, Nemeroff CB. Guide to psychotropic drug interactions. Primary Psychiatry 2002; 9:28-57.

Fitzgerald RJ. Medication errors: the importance of an accurate drug history. Br J Clin Pharmacol 2009; 67:671-5.

Hutzler M, Messing DM, Wienkers LC. Prediction drug-drug interactions in drug discovery: where a now and where are we going? Curr Opin Drug Discov Devel 2005; 8:51-8.

Killion K. Drugs: facts and comparisons. 54 ed. St. Louis: Books, 2000.

Marcolin MA. Interações farmacológicas com drogas psiquiátricas. Rio de Janeiro: Medsi, 1998.

Paulino EI, Boovy ML, Gastelurrutia MA et al. Drug related problems identified by European community pharmacists in patients discharged from hospital. Pharm World Sci 2004; 26:553-60.

Sayal KS, Duncan-McConnell DA, McConnell HW et al. Psychotropic interactions with warfarin. Acta Psychiatr Scand 2000; 102:250-5.

Strain JJ, Chiu NM, Sultana K et al. Psychotropic drugs versus psychotropic drug – update, 2004; 26:87-105.

Sucar DD. Fundamentos de interações medicamentosas dos psicofármacos com outros medicamentos da clínica médica. São Paulo: Lemos, 2007.

Sucar DD, Sougey EB, Cantilino A, Marinho R. Interações medicamentosas dos antidepressivos noradrenérgicos/serotoninérgicos. J Bras Psiquiatr 2003; 52:137-42.

Sucar DD. Inibidores seletivos da recaptação de serotonina (ISRSs): perfil das interações medicamentosas. J Bras Psiquiatr 2000$_a$; 49:255-60.

Sucar DD. Interação medicamentosa de venlafaxina com captopril. P Rev Bras Psiquiatr 2000; 22:134-7.

Sucar DD. Lítio x anti-hipertensivos: interações medicamentosas. Rev ABP/APAL 1996; 18:101-4.

Walsky RL, Gaman EA, Obach RS. Examination of 209 drugs for inhibition fo cytochrome P450. J Clin Pharmacol 2005; 45:68-78.

Genética e Psicofarmacologia

Leandro Michelon • Quirino Cordeiro
Homero Vallada

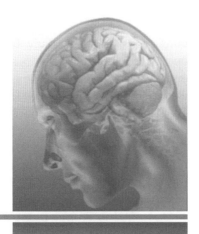

15

INTRODUÇÃO

No início do século XX, estudando erros inatos do metabolismo, Sir Archibold Garrod sugeriu que algumas reações adversas a drogas eram determinadas por alterações genéticas em vias metabólicas (*apud* Kerwin & Arranz, 2002). Somente a partir da metade do século passado, com a crescente exposição de indivíduos a vários agentes terapêuticos, surgiram dados suficientes de reações inesperadas a medicações. Isso levou ao questionamento da constituição genética do indivíduo como causa dessas reações. Essa percepção foi reforçada com a descoberta de deficiências enzimáticas determinadas geneticamente como sendo responsáveis pela apneia prolongada associada com uso do suxametônio, pela anemia hemolítica induzida pela primaquina e pelo aumento do nível plasmático de drogas determinado por variantes da enzima debrisoquina hidroxilase (CYP2D6), responsável pela oxidação de muitas substâncias (a própria debrisoquina era um agente anti-hipertensivo, e alguns pacientes apresentavam hipotensão grave ao utilizá-la). Assim, os primeiros estudos farmacogenéticos basearam-se na observação de efeitos tóxicos aos fármacos prescritos. Nesse contexto, precisamente em 1957, Arno G. Motulsky enfatiza que certas formas de toxicidade medicamentosa resultariam de alterações estruturais em proteínas que as degradam e isso seria hereditário. Desse modo, surge uma nova ciência, unindo a farmacologia e a genética. Vogel, em 1959, chama essa nova ciência de farmacogenética (*apud* Kerwin & Arranz, 2002). A demonstração de que fatores genéticos influenciavam o metabolismo e a resposta terapêutica aos fármacos firmou-se com os estudos em gêmeos monozigóticos, os quais se assemelham na resposta e biodisponibilidade dos fármacos, comparados a gêmeos dizigóticos, que diferem amplamente nesses aspectos. Estudos com populações de diferentes etnias também serviram para definir as diferenças geneticamente determinadas em relação aos efeitos farmacológicos dos agentes usados.

A disciplina de farmacogenética baseou-se, inicialmente, na identificação e investigação de fatores genéticos subjacentes a fenótipos clinicamente observáveis e claramente manifestados com um padrão de herança mendeliana. Exemplos disso são os citados previamente para a primaquina, resultado da deficiência da glicose-6-fosfato desidrogenase, e para o suxametônio, resultante da ocorrência de pseudocolinesterases determinadas por vários alelos raros do gene da colinesterase. Os exemplos anteriores representam apenas a superfície de um complexo de interações moleculares que determinarão o efeito final da maioria dos agentes prescritos. As interações iniciam com a absorção do medicamento, seu transporte aos tecidos, e terminam com sua biotransformação, excreção, ligação com os receptores-alvo e atuação dos mensageiros intracelulares. A resultante dessa interação complexa é o efeito do fármaco sobre o organismo, o que depende, portanto, de múltiplos genes. Diferenças na resposta às medicações podem também ser causadas ou moduladas por fatores ambientais, interagindo com fatores genéticos. Tentativas de qualificar e quantificar esses fatores têm sido motivo de vários estudos, objetivando predizer a resposta terapêutica ou os efeitos adversos dos fármacos usados em medicina.

A maioria das variações fenotípicas relacionadas à resposta terapêutica resulta de complexa interação entre múltiplos passos metabólicos, cada qual, de um modo discreto, podendo influenciar o efeito final dos fármacos. Ao contrário do que se observa para um defeito monogênico, em que a distribuição populacional é polimodal, dependente da existência ou não do genótipo específico, a interação entre vários produtos gênicos potencialmente polimórficos determina uma distribuição gaussiana, refletindo a variabilidade contínua na população. Neste plano estão os transtornos psiquiátricos, que representam manifestações genéticas complexas, cuja expressão fenotípica depende da interação de inúmeros genes. Isso torna o entendimento da etiopatogenia das doenças mentais de mais difícil acesso, além de imprimir essa complexidade ao padrão de resposta aos psicofármacos.

Ao contrário do que ocorre nas doenças e deficiências enzimáticas monogênicas, a farmacogenética dos psicotrópicos tem que lidar com inúmeras vias metabólicas e de sinalização intracelular, além da interação destas com o mecanismo de controle da expressão gênica. Por essas dificuldades, o interesse pela psicofarmacogenética ganhou impulso apenas na última década, com o advento e a disseminação de novas tecnologias para investigação molecular.

O rápido desenvolvimento de tecnologias para sequenciamento do DNA e a identificação de variações no genoma humano trouxeram novas perspectivas de aplicação da genética na prática médica. Com isso, um "ramo moderno" da farmacogenética ganha espaço, estimulado por discussões conceituais que não refletem a necessidade de delimitação de uma subespecialidade, mas amplificam a definição clássica: a farmacogenômica. Para alguns autores, esse novo conceito se relacionaria ao estudo de vários genes ou de todo o genoma, contribuindo para fenótipos complexos em vez de genes isolados. A genômica envolveria aspectos funcionais inerentes ao processo pós-transcricional e a possibilidade de desenvolvimento de fármacos mais específicos, ou mesmo personalizados, com base na variabilidade genética. Contudo, os dois termos têm sido usados de modo indistinto, sem deixar de mostrar com clareza a que se propõem. Assim, neste capítulo, optou-se pelo uso do termo farmacogenética.

Desse modo, apresentaremos e discutiremos os principais resultados de trabalhos realizados na área de farmacogenética em psiquiatria.

ESTUDOS GENÉTICO-EPIDEMIOLÓGICOS

Apesar de estudos genético-epidemiológicos apresentarem, há décadas, evidências que demonstram a participação do componente genético como fator de risco para o desenvolvimento de transtornos psiquiátricos, apenas recentemente a herdabilidade genética acerca da resposta terapêutica ao uso dos psicofármacos começou a ser estudada. A maior parte dos estudos de herdabilidade para resposta terapêutica aos psicotrópicos advém de investigações com antidepressivos e lítio.

Angst (1964) examinou 41 pares de parentes de primeiro grau que foram tratados com o antidepressivo tricíclico imipramina. Desse total de indivíduos, 38 apresentaram concordância para resposta terapêutica. Pare et al. (1962) estudaram parentes de primeiro grau de 170 pacientes com depressão, que participaram de ensaios clínicos com antidepressivos. Entre os pares de parentes, 12 casos receberam o mesmo tratamento farmacológico e apresentaram concordância para resposta terapêutica. Estudo conduzido com pacientes deprimidos fazendo uso de tranilcipromina, efetuado em duas gerações de uma família com múltiplos indivíduos afetados, mostrou também concordância para resposta terapêutica (O'Reilly et al., 1994). Franchini et al. (1998) estudaram 45 pares de parentes de primeiro grau que estavam em tratamento com fluvoxamina por pelo menos 6 semanas. Um total de 67% de pares de parentes foi concordante para resposta terapêutica, comparado com 50% que seriam esperados pelo acaso.

Estudos em famílias de pacientes que fazem uso de lítio também foram conduzidos e mostraram fortes evidências de que fatores genéticos influenciam a eficácia da profilaxia com lítio nos transtornos afetivos. Duffy et al. (1998) observaram padrão de curso da doença e de resposta ao tratamento semelhante entre pais e filhos portadores de transtorno bipolar (TB). Outro estudo encontrou boa resposta em 67% dos parentes de bons respondedores ao lítio, comparados a 30% no grupo-controle (Grof et al., 2000). Indivíduos bons respondedores à profilaxia apresentam história familiar positiva de transtorno bipolar (Grof et al., 2000). Relata-se, também, maior prevalência de transtorno bipolar em famílias de bons respondedores, enquanto em família de não respondedores a prevalência de esquizofrenia é maior (Alda, 1999).

Não se identifica um padrão de herança definido nesses casos, em grande parte em razão das dificuldades em avaliar a resposta em várias gerações, da baixa confiabilidade das informações acerca da qualidade da resposta terapêutica e da heterogeneidade da doença, o que é observado em modelos complexos de transmissão de características genéticas.

Com as evidências da participação do componente genético na resposta ao uso de psicofármacos a partir dos estudos genético-epidemiológicos, e com o advento de novas técnicas de biologia molecular, as investigações científicas têm procurado identificar quais são os genes envolvidos nesse processo.

ESTUDOS GENÉTICO-MOLECULARES

Os estudos que buscam determinantes genéticos para uma boa ou má resposta ao tratamento farmacológico incluem a verificação de diferenças entre os mecanismos farmacocinéticos (estudos que se concentram em variantes genéticas das enzimas metabolizadoras dos fármacos) e farmacodinâmicos (estudos que se concentram em variantes funcionais dos genes que codificam os sítios de ação dos fármacos) (Veenstra-Vanderweele et al., 2000). A melhor compreensão da interação gênica, dos mecanismos epigenéticos e da interação gene-ambiente amplia a possibilidade de ação farmacológica na alteração da homeostase epigenética por diferentes mecanismos, trazendo mais um elemento para a determinação da resposta aos medicamentos (Szyf & Csoka, 2009).

Farmacogenética dos antipsicóticos

Arranz et al. (1995) encontraram associação entre a variante genética T102C do gene do receptor de serotonina subtipo 2A (5-HT$_{2A}$) e resposta terapêutica à clozapina. A associação ocorreu entre o alelo 102C e falha de resposta à clozapina em uma população de 149 pacientes com esquizofrenia. No entanto, outros estudos com amostras menores não replicaram esse achado inicial. Em um primeiro momento, aventou-se a possibilidade de esse marcador realmente ser um fraco candidato na resposta terapêutica à clozapina, uma vez que não resulta em modificação de aminoácidos na molécula do 5-HT$_{2A}$, tampouco provoca alterações na função do receptor. Todavia, dados mais recentes sugerem que o primeiro resultado obtido por Arranz et al. (1995) pode não ter sido falso-positivo. Uma metanálise demonstrou que pacientes não respondedores ao uso da clozapina apresentavam maior frequência do alelo 102C (Arranz et al., 1998). Além disso, estudo recente envolvendo esse marcador e resposta terapêutica à risperidona, outro agente antipsicótico atípico, também apontou para associação entre resposta terapêutica e o marcador T102C do gene do 5-HT$_{2A}$ em uma população de indivíduos chineses da etnia Han com diagnóstico de esquizofrenia (Lane et al., 2002). Porém, a associação ocorreu com o alelo oposto ao observado nos estudos com clozapina em populações caucasianas. Estudos futuros ainda precisam ser conduzidos para tentar elucidar melhor essa associação.

Outros marcadores de genes do sistema serotonérgico também têm sido investigados em relação à resposta terapêutica à clozapina, a saber, genes que codificam os receptores serotonérgicos subtipos 5-HT$_{2C}$, 5-HT$_{6}$, 5-HT$_{7}$, bem como o transportador de serotonina (sendo a abreviação conhecida por *SLC6A4* ou 5-HTT). Entretanto, não há, até o momento, evidências que apontem esses genes como sendo de interesse (Malhotra et al., 2004).

A clozapina também apresenta ação antagonista dopaminérgica, principalmente em relação ao receptor de dopamina subtipo 4 (DRD4). Uma variante genética envolvida com um sítio do gene do receptor DRD4 que pode estar ligada à afinidade de ligação à clozapina foi investigada, porém sem resultados significativos (Malhotra et al., 2004).

Outro receptor de dopamina importante para investigações genéticas de resposta terapêutica é o subtipo 2 (DRD2), em virtude da grande afinidade que os antipsicóticos apresentam por ele, especialmente os típicos. Suzuki et al. (2000) investigaram a relação entre a resposta terapêutica ao nemonapride, um antagonista seletivo dopaminérgico, e a variante TaqIA do gene do DRD2. Encontraram que os pacientes que apresentavam um ou dois alelos A1 revelavam boa resposta terapêutica. Schäfer et al. (2001) examinaram a mesma variante, porém em relação ao uso de haloperidol. Segundo seus resultados, os pacientes homozigotos A2/A2 apresentaram má resposta terapêutica. Consistente com esses resultados, outro estudo mostrou associação entre o genótipo A2/A2 do polimorfismo TaqIA do gene do DRD2 e falha de resposta ao uso de risperidona (Mata et al., 2002). Curiosamente, em 2004, Neville e cols. demonstraram que a TaqIA RFLP, muito estudada em investigações envolvendo transtornos psiquiátricos, está localizada no gene ANKK1 (*ankyrin repeat and kinase domain containing-1*), que se encontra muito próximo do gene DRD2 na região q23.1 do cromossomo 11.

Os efeitos colaterais decorrentes do uso de antipsicóticos também têm sido investigados. Esses estudos têm focado, principalmente, na discinesia tardia (DT), no ganho de peso e na neutropenia associada à clozapina. Como os antipsicóticos típicos apresentam sua ação mediante o bloqueio de receptores cerebrais dopaminérgicos, principalmente DRD2 e DRD3, os genes que os codificam têm sido alvo de vários estudos em relação à DT, que acomete 20% a 25% dos usuários. Diferentes variantes genéticas (alelos) do gene que codifica o receptor dopaminérgico subtipo 2 (DRD2) foram estudadas. No entanto, os resultados não associam os diferentes alelos desse gene à fisiopatologia de DT (Malhotra et al., 2004). Contudo, vários estudos independentes têm apontado para o envolvimento da variante do gene que codifica o receptor de dopamina D$_3$ (DRD$_3$), que promove uma substituição do aminoácido serina por glicina na posição 9 (Gly-9-Gly), como fator de risco para a DT. Metanálise realizada com os resultados desses estudos mostra que a variante glicina é um importante fator de suscetibilidade (Lerer et al., 2002). O sistema serotonérgico também tem sido investigado em pacientes com DT. Um estudo multicêntrico recente mostrou associação entre haplótipos dos polimorfismos T102C e His452Tyr do gene do 5-HT$_{2A}$ e DT (Lerer et al., 2005).

As enzimas do complexo do citocromo P450 (CYP450) metabolizam os antipsicóticos no fígado. Assim sendo, variantes gênicas desse complexo enzimático podem estar relacionadas ao aparecimento de efeitos colaterais. A enzima CYP1A2 é a principal responsável pela determinação do nível sérico de grande parte dos antipsicóticos. Basile et al. (2000) estudaram a combinação de variantes do gene do DRD3 e do CYP1A2. Os pacientes que tinham o genótipo Gly/Gly do gene do DRD3 e o genótipo C/C do gene do CYP1A2 possuíam chance maior de apresentar DT. Uma metanálise recente mostrou associação entre a presença de alelos que codificam a isoforma CYP2D6 com baixa atividade enzimática (provavelmente responsáveis por maior nível sérico circulante de antipsicóticos) e DT (Patsopoulos et al., 2005). Outro efeito do uso de antipsicóticos bastante estudado é o ganho de peso. Alguns genes relacionados a sistemas envolvidos no controle do apetite têm sido investigados, como o receptor de serotonina 5-HT$_{2C}$. Agonistas desse receptor estão associados à redução de apetite. Como alguns antipsicóticos são antagonistas do 5-HT$_{2C}$, esse mecanismo poderia explicar o aumento do apetite. Um estudo encontrou associação entre uma variante na região promotora do gene do 5-HT$_{2C}$ e o aumento de peso em pacientes recebendo risperidona ou clorpromazina (Reynolds et al., 2002). Estudos recentes mostraram associação entre polimorfismos nos genes do 5-HT$_{2A}$ e 5-HT$_{2C}$ e ganho de peso com uso de clozapina, risperidona e olanzapina (Gunes et al., 2009). Alterações nos níveis dos lipídios e na homeostase de glicose-insulina e o advento de síndrome metabólica também têm sido associados a variações de haplótipos nestes e em outros genes ligados a ação desses fármacos.

O sistema histamínico também seria de interesse no controle do peso. Wirshing et al. (1999) conduziram um trabalho com clozapina, olanzapina, risperidona e sertindole e demonstraram que, quanto maior a afinidade pelo receptor H$_1$, maior a chance de ganho de peso, o que direciona o interesse para polimorfismos localizados no gene desse receptor.

Entender os mecanismos farmacogenéticos associados à agranulocitose induzida por clozapina é de extrema importância para a prática clínica. Embora de ocorrência rara, é um evento potencialmente fatal, limitando seu uso a casos refratários. Esse evento tem se mostrado significativamente associado a certos haplótipos de genes do sistema HLA (*human leukocyte antigen system*), microssatélites do fator de necrose tumoral (TNF) e variantes de HSP 70 (*heat-shock protein*) e da NQO$_2$ (*dihydronicotinamide riboside quinone oxidoreductase*) (Tesfa et al., 2009). A interação dessas variantes possivelmente serve de base para a ação imunotóxica de vários antipsicóticos (Opgen-Rhein & Dettling, 2008).

Farmacogenética dos antidepressivos

Os antidepressivos são metabolizados pelo sistema enzimático do citocromo P450, o qual apresenta várias isoformas de enzimas codificadas por diferentes genes. Desse modo, polimorfismos desses genes podem determinar uma enorme variabilidade na capacidade catalítica das enzimas (Veenstra-VanderWeele et al., 2000).

As isoformas CYP2C19, CYP3A4 e CYP1A2 medeiam a desmetilação de antidepressivos tricíclicos, metabolizando aminas terciárias, como imipramina e amitriptilina, em aminas secundárias farmacologicamente ativas, como desipramina e nortriptilina. Por outro lado, a isoforma CYP2D6 é o principal componente na hidroxilação de muitos antidepressivos, como os tricíclicos, os inibidores seletivos de recaptação de serotonina (ISRS) e os inibidores de recaptação da serotonina e noradrenalina, para formar metabólitos inativos (Meira-Lima et al., 2004; Veenstra-VanderWeele et al., 2000).

A maioria das investigações realizadas até o momento tem procurado relacionar o metabolismo dos antidepressivos tricíclicos e ISRS com genótipos das isoformas CYP2D6 e CYP2C19, sem que resultados inquestionáveis tenham sido estabelecidos, em grande parte em virtude das dificuldades no controle de variáveis confundidoras, como idade, gênero e uso de outras medicações (Meira-Lima et al., 2004; Veenstra-VanderWeele et al., 2000). Além disso, há mais de 70 variantes já identificadas no gene da CYP2D6 que determinam ampla variabilidade da atividade enzimática (Bertilsson et al., 2002). De qualquer modo, tentativas de estabelecer uma orientação de doses iniciais e terapêuticas de antidepressivos com base nos genótipos dos genes da CYP450 têm se mostrado promissoras (Seeringer & Kirchcheiner, 2008).

Os principais polimorfismos investigados nos estudos de farmacogenética de antidepressivos são componentes do sistema de transmissão serotonérgico, incluindo enzimas de síntese, transportadores, receptores e metabolizadores desse neurotransmissor (Veenstra-VanderWeele et al., 2000).

Os ISRS bloqueiam a ação da proteína que transporta a serotonina (5-HTT). Por isso, passou-se a investigar as variantes de seu gene. Uma dessas variantes, que se localiza na região do promotor do gene 5-HTT (5-HTTLPR), consiste na presença ou ausência de 44 pares de bases, produzindo um alelo longo (L) e um curto (S). O alelo L resulta em aumento de atividade transcricional do gene, tornando-o duas vezes mais ativo que o alelo S. Vários estudos têm mostrado associação do alelo S com pobre resposta ao tratamento com ISRS. As Tabelas 15.1 e 15.2 mostram os principais resultados positivos com essa variante do gene do 5-HTT em pacientes usando ISRS. O alelo S da região promotora do gene do 5-HTT também foi associado à ciclagem para mania em pacientes com transtorno bipolar em uso de antidepressivos serotonérgicos (Mundo et al., 2001). Pacientes homozigotos apresentaram mais fases de mania desencadeadas pela medicação. Uma vez confirmados esses achados, o alelo S pode configurar-se como um fator preditor de resposta anormal ao uso de antidepressivos com ação serotonérgica (Mundo et al., 2001).

Outro candidato relacionado com resposta aos ISRS é o gene que codifica a enzima triptofano hidroxilase, a qual limita a síntese de serotonina. Dois estudos mostraram associação da variante A779C (um potencial sítio de ligação de fatores de transcrição) com a resposta terapêutica aos ISRS. Serreti et al. (2001a) relacionaram o genótipo AA com pobre

TABELA 15.1 ■ Variantes do gene 5-HTTLPR e resposta aos ISRS em caucasianos

Autores	Amostra	Fármaco	Resposta favorável
Smeraldi et al. (1998)	30 BP e 69 DM	Fluvoxamina	Alelo L
Zanardi et al. (2000)	18 BP e 46 DM	Paroxetina	Alelo L
Zanardi et al. (2001)	47 BP e 108 DM	Fluvoxamina	Alelo L
Arias et al. (2003)	131 DM	Citalopram	Alelo L
Serretti et al. (2004)	220 DM + BP	Fluvoxamina/Paroxetina	Alelo L
Bozina et al. (2007/2008)	130 DM	Paroxetina	Alelo L
Huezo-Diaz et al. (2009)	422 DM	Escitalopram	Alelo L

Adaptada de Meira-Lima et al., 2004; Hortsmann & Binder, 2009.
BP: bipolar; DM: depressão maior; ISRS: inibidores seletivos da recaptação de serotonina; 5-HTTLPR: polimorfismo longo/curto (L = *long*/S = *short*) na região promotora do gene do transportador de serotonina.

TABELA 15.2 ■ Variantes do gene 5-HTTLPR e resposta aos ISRS em asiáticos

Autores	Amostra	Fármaco	Resposta favorável
Kim et al. (2000)	120 DM coreanos	Fluoxetina	Genótipo SS
Yu et al. (2002)	121 DM asiáticos	Fluoxetina	Genótipo LL
Yoshida et al. (2002)	54 DM	Fluvoxamina	Alelo S
Ito et al. (2002)	54 DM	Fluvoxamina	Sem associação
Hong et al. (2006)	224 DM	Fluoxetina	Genótipo LL
Kato et al. (2006)	100 DM	Fluvoxamina/Paroxetina	Alelo L
Ng et al. (2006)	35 DM	Sertralina	Sem associação
Kim et al. (2006)	208 241 DM	ISRS/Nortriptilina	Genótipo SS

Adaptada de Meira-Lima et al., 2004; Hortsmann & Binder, 2009.
BP: bipolar; DM: depressão maior; ISRS: inibidores seletivos da recaptação de serotonina; 5-HTTLPR: polimorfismo longo/curto (L = *long*/S = *short*) na região promotora do gene do transportador de serotonina.

resposta à fluvoxamina. Em outro estudo, o mesmo grupo relacionou os genótipos AA e AC com pobre resposta à paroxetina (Serretti et al., 2001b).

Nos últimos anos, foi publicada uma grande quantidade de artigos avaliando possíveis associações, entretanto um número restrito de resultados positivos foi replicado. Os genes cujas variantes mostraram maior evidência de associação com resposta antidepressiva foram os receptores de serotonina 1A e 2A (5-HT$_{1A}$ e 5-HT$_{2A}$), fator neurotrófico derivado de cérebro (BDNF), receptor do hormônio liberador de corticotrofina 1 (CRHR1), proteína ligadora de FK506 5 (FKBP5) e o promotor do transportador da serotonina (5-HTTLPR) (Drago et al., 2009).

Estudos de farmacogenética com antidepressivos para o tratamento de outros transtornos psiquiátricos ainda são incipientes. Para o tratamento do transtorno obsessivo-compulsivo (TOC), por exemplo, há estudos realizados com ISRS, porém com resultados negativos até o momento (Cordeiro et al., 2005).

Farmacogenética dos estabilizadores do humor

O lítio tem sido o principal estabilizador do humor investigado por meio dos estudos de farmacogenética. Os candidatos naturais são aqueles genes que codificam enzimas e proteínas associadas ao metabolismo e ao mecanismo de ação do fármaco estudado. No caso do lítio, genes codificantes de receptores de membrana a que se ligam as monoaminas (receptores dopaminérgicos, serotonérgicos e noradrenérgicos), de enzimas metabolizadoras de monoaminas (MAO e COMT), de fosfatases associadas ao ciclo de inositol (IMPA1, IMPA2, INPP1), de proteínas G e suas subunidades e enzimas acopladas (adenilciclase, fosfolipases), de proteínas cinases e elementos associados (PKA, PKB, PKC, MARCKS, CaMK), de elementos associados à ação do GSK3β e à neurogênese e à neuroplasticidade (p70 S6 cinase, Akt, CREB, NF-κB, Bcl-2, BDNF) e de elementos moduladores da transcrição gênica (Fos e Jun, AP1, AP2) são potenciais candidatos para estudo.

Grande parte desses fatores de sinalização intracelular foi identificada mediante o mapeamento da expressão gênica (*gene expression profile*) em culturas de células neuronais tratadas com lítio ou em neurônios obtidos de modelos animais. Embora a homologia entre o genoma humano e o do rato seja de cerca de 85%, os achados fornecem pistas para compreender a modulação da expressão gênica determinada pelo lítio nos pacientes com transtorno bipolar.

Bosetti et al. (2002) forneceram lítio a ratos por 7 e 42 dias e avaliaram, ao final desses períodos, o perfil da expressão gênica nos cérebros dos animais. Os autores observaram que as alterações ocorridas nos dois períodos não se sobrepunham. Considerando as observações clínicas de latência de resposta ao tratamento com lítio, sugere-se que seus efeitos terapêuticos e profiláticos dependem da expressão de diferentes conjuntos de genes. Dessa maneira, os genes cuja expressão é estimulada após a primeira semana de uso do lítio se relacionariam com a resposta terapêutica aguda. Os resultados encontrados por Bosetti et al. (2002) reforçam o papel do AP2 isoforma β, INPP1, HSF-1, subunidade β da proteína G na farmacogenética do lítio.

Adotando a estratégia de avaliar genes candidatos, variantes do gene do transportador da serotonina (5-HTT), da enzima triptofano hidroxilase (TPH), de receptores pós-sinápticos gabaérgicos, serotonérgicos e dopaminérgicos e das mioinositol fosfatases já foram investigadas quanto a sua associação com resposta à litioterapia (Tabela 15.3). Dentre essas variantes, apenas 5-HTT, TPH e INPP1 mostraram alguma associação com a resposta clínica.

Um dos sítios da possível ação estabilizadora do humor do lítio é o 5-HTT. O polimorfismo localizado na região promotora de seu gene codificante determina a ocorrência de uma variante funcional com atividade de transcrição do receptor reduzida (alelo S). Resultados promissores advêm dos estudos de farmacogenética de antidepressivos (como já comentado anteriormente). De todos os estudos que avaliam a resposta terapêutica ao lítio, a mais forte associação ocorre com a variante do promotor do gene do transportador de serotonina (5-HTTLPR). O alelo S se associa com pior resposta independente do efeito da idade, sexo, idade de início e duração do tratamento (Serretti et al., 2001c).

A enzima triptofano hidroxilase (TPH) representa um fator limitante na síntese de serotonina. Serretti et al. (1999) investigaram o polimorfismo A218C em pacientes com boa resposta ao lítio e observaram que portadores da variante mais rara, alelo A, apresentavam pior resposta terapêutica, embora em um nível de significância discreto. Outra pesquisa investigou o polimorfismo C973A do gene codificador do INPP1, localizado no cromossomo 2q32 (Steen et al., 1998). O INPP1 atua no ciclo do inositol e é inibido pelo lítio. Embora o polimorfismo estudado represente uma troca de base silenciosa, conseguiu-se mostrar uma associação positiva com boa resposta em um grupo de nove pacientes respondedores ao lítio. Os autores utilizaram uma população independente na tentativa de replicar o achado, com um número maior de pacientes, porém as variantes mostraram-se distribuídas igualmente entre os grupos de resposta. Falso-positivos em estudos de associação são um risco quando a população avaliada não é representativa em tamanho ou origem étnica.

Os mecanismos de ação pós-sinápticos propostos para o lítio foram, até o momento, pouco explorados na obtenção de novos genes candidatos para a resposta terapêutica. Tendo em vista a complexidade de resposta a um fármaco com vários sítios de ação e com atividade moduladora de vários

Tabela 15.3 ■ Estudos de associação entre variantes gênicas e resposta profilática ao lítio

Autores	Amostra	Gene/marcador	Resultados
Cavazzoni et al. (1996)	48 TB + 6 DM 96 controles	Tirosina-hidroxilase (TCAT)n	Sem associação
Turecki et al. (1996)	47 TB + 8 DM 94 controles	Cromossomo 18 (11 marcadores)	Sem associação
Turecki et al. (1998)	136 TB 163 controles 32 famílias com TB	PLCγ1 (CA)n	Associação positiva de respondedores com PLCγ1/5 ($p = 0,033$)
Ftouhi-Paquin et al. (2001)	133 TB 99 controles normais	PLCγ1 [(Ser279Gly), (Tyr991Tyr), (Arg1231Arg)]	Sem associação
Steen et al. (1998)	Noruega: 18 TB 9 respondedores 9 não repondedores Israel: 54 TB	INPP1 [(Thr228Ala), (G153T), (G348A), (C973A)]	Tendência de associação na população norueguesa para C973A (p = n.s.)
Serretti et al. (1998)	43 TB 12 DM	DRD3 (Gly9Ser)	Sem associação com a resposta ao tratamento

(Continua)

Tabela 15.3 ■ Estudos de associação entre variantes gênicas e resposta profilática ao lítio (*continuação*)

Autores	Amostra	Gene/marcador	Resultados
Serretti et al. (1999a)	100 TB 25 DM	DRD2 (Ser311Cys; VNTR-intron 1), DRD4 (VNTR-48bp), GABAα1[(CA)n]	Sem associação com a resposta ao tratamento
Serretti et al. (1999b)	90 TB 18 DM	Triptofano hidroxilase (A218C)	Pior resposta ao lítio para genótipo A/A (p = 0,046)
Serretti et al. (2000)	102 TB 22 DM	5-HT$_{2A}$ (T102C), 5-HT$_{2C}$ (Cys23Ser)	Sem associação com a resposta ao tratamento
Lovlie et al. (2001)	61 TB 29 respondedores 16 respondedores parciais 16 não respondedores 50 controles saudáveis	PLCγ1 (CA)n	PLCγ1/8 mais frequente em respondedores comparados a controles (p = 0,032) e em TB comparados a controles (p = 0,05)
Serretti et al. (2001)	167 TB 34 DM	5-HTTLPR I/D-44bp	Genótipo *ss* associado a pior resposta
Del Zompo et al. (1999)	67 TB 49 respondedores 18 não respondedores 103 controles	5-HTTLPR I/D-44bp	Maior frequência do alelo *l* em não respondedores comparados a controles
Turecki et al. (1999)	138 TB 108 controles saudáveis 25 famílias com TB	MAO-A	Sem associação
Duffy et al. (2000)	138 TB 108 controles saudáveis	GABAA3[(CA)n], GABAA5[(CA)n], GABAB3[(CA)n]	Sem associação
Rybakowski et al. (2007)	111 TB	Interação entre BDNF(Val66Met) e 5-HTTLPR	Alelo S + genótipo Val-Val associados a má resposta profilática ao lítio
Michelon et al. (2006)	61 respondedores 49 não respondedores 24 respondedores parciais	BDNF (G196A) INPP1 (C973A) AP-2beta [CAAA](4/5) 5-HTTLPR GSK-β (A-1727T)	Sem associação
Szczepankiewicz et al. (2006)	89 TB	GSK-β (T-50C)	Sem associação
Dmitrzak-Weglarz et al. (2005)	92 TB	5-HT$_{2A}$ (T102C) 5-HT$_{2C}$ (G68C ou Cys23Ser)	Sem associação
Szczepankiewicz et al. (2009)	101 TB	FYN (T/G, A/G)	Sem associação
Mamdani et al. (2008)	180 respondedores 69 não respondedores 127 controles	CREB1/CREB2/CREB3 3SNP região promotora, 14 SNP UTR 6 SNP exônicos 15 SNP intrônicos	Associação de 2 SNP com boa resposta à profilaxia com lítio CREB1-1H SNP G/A (p < 0,002) CREB1-7H SNP T/C (p < 0,002)
Dmitrzak-Weglarz et al. (2008)	108 TB	BDNF NTRK2	SNP BDNF (Val66Met, rs988748) associados a profilaxia. Sem interação BDNF-NTRK2
Masui et al. (2008)	161 TB	BCR gene (Asn796Ser)	Alelo Ser796 associado a ausência de resposta
Rybakowski et al. (2009)	92 TB – média de 15 anos em profilaxia com lítio	DRD1 (A48G)	Maior frequência do alelo G e genótipo GG em maus respondedores

BP: bipolar; DM: depressão maior.
Adaptada de Ruzickova et al. (2003).

fatores e enzimas intracelulares, o estudo de vários genes envolvidos em todos esses pontos torna-se necessário para abranger a interação das vias de sinalização.

Mais recentemente, grande atenção tem se voltado para a enzima GSK3-β, sítio de ligação para o lítio e, possivelmente, para o ácido valproico. Outros genes promissores são os ligados à família CREB e os ligados à modulação de ritmos biológicos (CLOCK genes).

Passmore et al. (2003) compararam pacientes respondedores ao lítio a respondedores à lamotrigina, um outro estabilizador do humor, quanto ao curso do transtorno bipolar, à comorbidade e à história familiar. Quanto ao curso do transtorno, os respondedores ao lítio tinham fases episódicas, enquanto os respondedores à lamotrigina apresentavam mais episódios de ciclagem rápida. Os respondedores à lamotrigina tinham mais comorbidade, em especial com pânico e uso abusivo de substâncias. Com relação à história familiar, os respondedores ao lítio tinham história familiar de transtorno bipolar mais importante, enquanto os respondedores à lamotrigina apresentavam maior prevalência de quadros de transtorno esquizoafetivo, depressão e pânico entre seus familiares. Essas informações podem sugerir que a resposta a determinado medicamento pode estar relacionada a subtipos do transtorno em questão, sendo o componente genético-familiar um dos que caracterizariam esses subtipos.

Estudos relacionados à carbamazepina e ao ácido valproico têm sido conduzidos, principalmente, na avaliação de resposta em epilepsia. Variantes de genes envolvidos na metabolização (CYP450) e de genes ligados ao transporte de fármacos em membranas (MDR1) não mostraram consistência em estudos de replicação (Löscher et al., 2009; Tate & Sisodyia, 2007).

Farmacogenética dos psicoestimulantes

Parte expressiva dos estudos sobre o transtorno de déficit de atenção e hiperatividade (TDAH) tem se concentrado na resposta ao metilfenidato, com a maioria investigando polimorfismos do gene do transportador de dopamina (DAT1). Tal predileção deve-se ao fato de que o metilfenidato exerce sua ação por meio de bloqueio do DAT1, e também pelo fato de muitos trabalhos terem encontrado associação entre polimorfismos do gene do DAT1 e TDAH (McGough, 2005), apesar de metanálise recente não confirmar esses achados (Li et al., 2006). Assim, os resultados dos estudos com esse gene ainda são inconclusivos. Além do gene do DAT1, outros genes também vêm sendo investigados, porém sendo poucos os de outro sistema de neurotransmissão que não o dopaminérgico, como, por exemplo, o gene do adrenoceptor α2A (ADRA2A), que tem apresentado alguns resultados positivos, os quais, no entanto, ainda precisam ser confirmados (Roman et al., 2006).

Farmacogenética dos colinomiméticos

Estudos recentes indicam que a resposta terapêutica na doença de Alzheimer depende dos genes associados à patogênese da doença e/ou dos genes responsáveis pela metabolização dos fármacos. Variantes de enzimas do CYP450, em especial do CYP2D6, cujas formas variantes metabolizadoras lentas e ultrarrápidas se associam à pior resposta aos inibidores colinesterásicos, bem como homozigotos para a APOE4, apresentam piores respostas ao tratamento (Cacabelos, 2007).

Resultados interessantes têm sido observados no estudo de efeitos colaterais no tratamento da DA. As glutationa S-transferases (GST) são enzimas parcialmente responsáveis pelo metabolismo da tacrina e apresentam duas isoenzimas (M1 e T1). Simon et al. (2000) conduziram estudo com 141 pacientes com DA em uso de tacrina, encontrando associação entre a combinação de alelos das duas isoenzimas GST e hepatotoxicidade. Do total de pacientes, 18 não apresentavam atividade enzimática de nenhuma das isoenzimas das GST, mas 13 deles apresentaram elevação da enzima hepática alanina metiltransferase (ALT) três vezes maior que o normal na vigência do uso de tacrina, mostrando o grau de toxicidade hepática.

Farmacogenética dos benzodiazepínicos

De modo diferente dos antidepressivos, os benzodiazepínicos apresentam menor variabilidade interindividual de resposta terapêutica. Os poucos estudos de associação com ansiolíticos apontam para a presença do alelo longo do 5-HTTLPR como preditor de boa resposta (Tiwari et al., 2009).

O polimorfismo Pro385Ser (1236C>T) do gene do receptor GABA$_A$ alfa 6 foi associado com maior sensibilidade ao diazepam (Iwata et al., 1999). Polimorfismos dos genes do 5-HT$_{2A}$ e TPH1 também se mostraram importantes na modulação da resposta dos benzodiazepínicos.

Em situações de inibição e indução metabólica, um polimorfismo do gene do CYP3A5 provocou alteração da resposta ao oxazepam (Court et al., 2004). Um determinado polimorfismo do gene do CYP3A5 provocou alteração farmacocinética do midazolam endovenoso em situações de indução e inibição metabólica (Yu et al., 2004), e polimorfismos dos genes do CYP3A4 e do CYP3A5 estiveram associados a alterações do seu *clearance* (He et al., 2005). Em estudo com etizolam, polimorfismos do gene do CYP2C19 associaram-se à alteração de sua farmacocinética (Fukusawa et al., 2005).

DISCUSSÃO

Desenvolvimento de novos medicamentos

Além da premissa da individualização terapêutica na prática clínica, com o uso de agentes mais adequados para cada paciente, tanto do ponto de vista de eficácia como do de efeitos colaterais, a farmacogenética também tem como objetivo o desenvolvimento de novos medicamentos. O Food and Drug Administration (FDA), nos EUA, por exemplo, já vem examinando informações da farmacogenética para o desenvolvimento de novos fármacos em psiquiatria.

A atomoxetina, agente usado no tratamento do TDAH, teve seu desenvolvimento impulsionado pela farmacogenética. Esse medicamento inibe a ação de enzimas do citocromo P450 (CYP), em especial do CYP2D6 e do CYP3A4 (Sauer et al., 2005). Isso é importante para a segurança no uso desse medicamento, já que 5% a 10% dos caucasianos e 0% a 19% dos afrodescendentes apresentam polimorfismos do CYP2D6 que levam a uma metabolização lenta do medicamento, o que pode promover aumento nos seus níveis plasmáticos e consequente intoxicação. Assim, durante os testes clínicos com a atomoxetina, os indivíduos eram genotipados para os polimorfismos do CYP2D6 para o ajuste da dose nos metabolizadores lentos.

Novos fármacos para o tratamento da DA também podem começar a ser investigados a partir de estudos em farmacogenética. Em razão de a hipótese inflamatória na DA ter ganhado força a partir de resultados de estudos neuropatológicos, epidemiológicos e com cobaias transgênicas (McGeer & McGeer, 2007), e em virtude da descoberta de que polimorfismos da região promotora do gene da 5-lipo-oxigenase (ALOX5) estão relacionados com a resposta terapêutica em pacientes com asma (Drazen et al., 1999), aumentou o interesse na busca por possíveis abordagens preventivas contra a DA a partir de fármacos que agissem nessa via anti-inflamatória. Indivíduos que apresentassem importante história familiar de DA, portadores do alelo 4 da apolipoproteína E (ApoE), que é fator de risco para DA, e que apresentassem determinados polimorfismos na região promotora do gene da ALOX5 constituiriam a população-alvo para esse tipo de investigação, por exemplo.

Desafios para a pesquisa em farmacogenética em psiquiatria

Algumas questões relativas ao aspecto clínico dos trabalhos em farmacogenética precisam ser equacionadas. Inicialmente, qual seria a maneira mais adequada de se medir a resposta clínica? A medida deve ser categorial, comparando-se respondedores com não respondedores, ou contínua, comparando-se a mudança na pontuação em escalas de avaliação psicopatológica? Ou ainda, quais instrumentos devem ser usados para a aferição de resposta clínica?

Outro ponto importante é o que diz respeito à adequada caracterização fenotípica das amostras estudadas. Por exemplo, os estudos com antidepressivos devem definir critérios estritos de inclusão de pacientes, como cronicidade, sazonalidade, recorrência, presença de história familiar para depressão, comorbidades e outras características que servem para homogeneizar a amostra.

Qual seria o melhor desenho de estudo para integrar a clínica e a análise farmacogenética? Os estudos duplo-cegos, prospectivos, controlados com placebo, com amostra grande de pacientes e que avaliem medicamentos já utilizados tendem a ser a primeira escolha por sua grande repercussão em saúde pública. Protocolos que levem em conta a adesão do paciente ao tratamento também são importantes. O efeito placebo deve ser bem caracterizado nos trabalhos de farmacogenética, uma vez que influencia a resposta obtida. Estudos a longo prazo são necessários para avaliar a sustentação da resposta inicial e o surgimento de efeitos adversos em virtude do uso crônico de psicotrópicos. Embora a maior parte dos pacientes com transtornos psiquiátricos apresente curso crônico, a maioria dos estudos de farmacogenética tem sido conduzida com amostras tratadas por períodos curtos de tempo. Outros fatores a serem contemplados nos estudos são a polifármácia e a presença de comorbidades clínicas e psiquiátricas.

Ante a multiplicidade de fatores envolvidos e os inúmeros questionamentos clínicos a serem respondidos, pesquisas bem desenhadas, cujos resultados tenham ampla aplicabilidade prática, exigem grandes investimentos de tempo e de dinheiro e pessoas obstinadas.

Farmacogenética na prática clínica em psiquiatria

A partir do impacto da farmacogenética em outros campos da medicina, como oncologia e infectologia, áreas como a psiquiatria passaram a trabalhar com a perspectiva real da utilização de informações advindas das recentes pesquisas na prática clínica.

O FDA aprovou, para uso nos EUA, em janeiro de 2005, o primeiro teste de farmacogenética para a prática clínica em psiquiatria. Esse teste investiga polimorfismos de dois genes, sendo 27 alelos do gene do citocromo P450 2D6 (CYP2D6) e três alelos do gene do citocromo P450 2C19 (CYP2C19). O CYP2D6 é importante para o metabolismo de antidepressivos tricíclicos, venlafaxina, antipsicóticos típicos e risperidona. O CYP2C19, por sua vez, é importante na metabolização de fármacos como antidepressivos tricíclicos, citalopram, escitalopram e sertralina. Assim, como o CYP2D6 metaboliza uma grande quantidade de medicamentos psiquiátricos, a psiquiatria foi a primeira área da medicina a começar a utilizar testes genéticos na prática clínica, a partir de diretrizes elaboradas para o auxílio dos clínicos (de Leon et al., 2006).

Com esse auxílio, os clínicos podem decidir pelo uso ou não de determinado medicamento com base no perfil de metabolização hepática de seu paciente, utilizando a chamada *safety pharmacogenomics* (farmacogenômica de segurança). Apesar de representar um enorme avanço, essa ferramenta possibilita apenas a avaliação dos níveis séricos que, provavelmente, o paciente obterá com certa dose de determinado medicamento. Isto poderia explicar a intolerância a certas medicações (metabolizadores lentos) ou a ausência de resposta (metabolizadores ultrarrápidos) às doses terapêuticas habituais. Uma relação custo-benefício apropriada para o uso corrente desses testes ainda é questionável.

A próxima etapa no desenvolvimento dos testes em farmacogenética consiste em integrar as informações sobre farmacodinâmica àquelas sobre farmacocinética e, assim, permitir ao clínico decidir qual o medicamento a ser utilizado com maior probabilidade de apresentar resposta adequada e sem efeitos adversos em seu paciente, o que se denomina *efficacy pharmacogenomics* (farmacogenômica de eficácia). Idealmente, esses testes deverão considerar a complexidade de interações moleculares em um tecido altamente especializado como o cérebro humano, incluindo os fenômenos epigenéticos.

CONSIDERAÇÕES FINAIS

A diferença interindividual na resposta terapêutica ao uso de medicações psicotrópicas configura-se em um problema importante na prática clínica em psiquiatria. Esforços para identificar fatores clínicos preditores de resposta a essas medicações não têm obtido resultados satisfatórios (Malhotra et al., 2004). Algumas variáveis biológicas também passaram a ser investigadas como fatores preditores de resposta, como níveis no sangue e no líquido cefalorraquidiano de metabólitos de neurotransmissores, neuro-hormônios e medidas de volume cerebral por meio de técnicas de neuroimagem. Apesar de inicialmente promissores, esses marcadores biológicos não têm mostrado consistência para serem empregados na prática clínica.

Diante disso, a farmacogenética atua na tentativa de qualificar os fatores genéticos como um dos importantes preditores de resposta terapêutica, bem como quantificá-los quanto à proporção do efeito que exercem. Com isso, vislumbra-se uma prática médica que inclui o conhecimento do genoma humano, em que a terapêutica individualizada possa reduzir o sofrimento humano mediante a prescrição de medicamentos cujo efeito benéfico no controle da doença de determinado paciente seja previsível, diminuindo a chance de expô-lo ao risco de efeitos colaterais indesejáveis ou mesmo potencialmente letais. No contexto econômico, para doenças de ampla abrangência na população, como os transtornos mentais, a farmacogenética representa uma nova perspectiva para combater os elevados custos associados à saúde.

Em psiquiatria, a farmacogenética também teria um papel bastante importante no auxílio à compreensão dos fenótipos comportamentais, mediante o estudo da modificação no comportamento provocada por psicofármacos, possibilitando o entendimento das redes de sinalização intracelular e de sua interação com receptores de membrana e com fatores relacionados à transcrição gênica. A melhor definição das fronteiras ou inter-relações das síndromes psiquiátricas também pode receber inestimáveis contribuições.

Embora ainda tenhamos um percurso significativo até que sejam alcançados os benefícios prometidos por essa disciplina, as conquistas até o momento demonstram com segurança que a farmacologia baseada no genoma poderá ser um importante instrumento revolucionário para a clínica psiquiátrica no futuro.

REFERÊNCIAS

Alda M. Pharmacogenetics of lithium response in bipolar disorder. J Psychiatry Neurosci 1999; 24:154-8.

Angst J. Antidepressiver effect und genetische faktoren. Arzneimittelforschung 1964; 14:496-500.

Arias B, Catalán R, Gastó C, Gutiérrez B, Fañanás L. 5-HTTLPR polymorphism of the serotonin transporter gene predicts non-remission in major depression patients treated with citalopram in a 12-weeks follow up study. J Clin Psychopharmacol 2003 Dec; 23(6):563-7.

Arranz M, Collier D, Sodhi M et al. Association between clozapine response and allelic variation in 5-HT2A receptor gene. Lancet 1995; 346:281-2.

Arranz MJ, Munro J, Sham P et al. Meta-analysis of studies on genetic variation in 5-HT2A receptors and clozapine response. Schizophr Res 1998; 32:93-9.

Basile VS, Masellis M, De Luca V et al. 759 C/T genetic variation of 5HT(2C) receptor and clozapine-induced weight gain. Lancet 2002; 360:1790-1.

Basile VS, Ozdemir V, Masellis M et al. A functional polymorphism of the cytochrome P450 1A2 (CYP1A2) gene: association with tardive dyskinesia in schizophrenia. Mol Psychiatry 2000; 5:410-7.

Bertilsson L, Dahl ML, Dalen P et al. Molecular genetics of CYP2D6: clinical relevance with focus on psychotropic drugs. Br J Clin Pharmacol 2002; 53:111-22.

Bosetti F, Seemann R, Bell JM et al. Analysis of gene expression with cDNA microarrays in rat brain after 7 and 42 days of oral lithium administration. Brain Res Bull 2002; 57:205-9.

Bozina N, Peles AM, Sagud M, Bilusic H, Jakovljevic M. Association study of paroxetine therapeutic response with SERT gene polymorphisms in patients with major depressive disorder. World J Biol Psychiatry 2008; 9(3):190-7.

Cacabelos R. Pharmacogenetic basis for therapeutic optimization in Alzheimer's disease. Mol Diagn Ther 2007; 11(6):385-405.

Cordeiro Q, Miguita K, Shavitt R, Miguel E, Vallada H. Effects of polymorphisms of the serotonergic, dopaminergic and noradrenergic systems on clomipramine efficacy in the obsessive-compulsive disorder treatment. Rev Bras Psiquiatr 2005; 27:40.

Court MH, Hao Q, Krishnaswamy S, Bekaii-Saab T et al. UDP-glucuronosyltransferase (UGT) 2B15 pharmacogenetics: UGT2B15 D85Y genotype and gender are major determinants of oxazepam glucuronidation by human liver. J Pharmacol Exp Ther 2004; 310(2):656-65.

Csoka AB, Szyf M. Epigenetic side-effects of common pharmaceuticals: a potential new field in medicine and pharmacology. Med Hypotheses 2009 Jun 4. (Epub ahead print).

de Leon J, Armstrong SC, Cozza KL. Clinical guidelines for psychiatrists for the use of pharmacogenetic testing for CYP450 2D6 and CYP450 2C19. Psychosomatics 2006; 47(1):75-85.

Dmitrzak-Weglarz M, Rybakowski JK, Suwalska A et al. Association studies of the BDNF and the NTRK2 gene polymorphisms with prophylactic lithium response in bipolar patients. Pharmacogenomics 2008 Nov; 9(11):1595-603.

Dmitrzak-Weglarz M, Rybakowski JK, Suwalska A et al. Association studies of 5-HT2A and 5-HT2C serotonin receptor gene polymorphisms with prophylactic lithium response in bipolar patients. Pharmacol Rep 2005 Nov-Dec; 57(6):761-5.

Drago A, De Ronchi D, Serretti A. Pharmacogenetics of antidepressant response: an update. Hum Genomics 2009 Apr; 3(3):257-74.

Drazen JM, Yandava CN, Dubé L et al. Pharmacogenetic association between ALOX5 promoter genotype and the response to anti-asthma treatment. Nat Genet 1999; 22(2):168-70.

Duffy A, Alda M, Kutcher S et al. Psychiatric symptoms and syndromes among adolescent children of parents with lithium-responsive or lithium-nonresponsive bipolar disorder. Am J Psychiatry 1998; 155:431-3.

Franchini L, Serretti A, Gasperini M et al. Familial concordance of fluvoxamine response as a tool for differentiating mood disorder pedigrees. J Psychiatr Res 1998; 32:255-9.

Fukasawa T, Yasui-Furukori N, Suzuki A, Inoue Y, Tateishi T, Otani K. Pharmacokinetics and pharmacodynamics of etizolam are influenced by polymorphic CYP2C19 activity. Eur J Clin Pharmacol 2005; 61(11):791-5.

Grof P, Robbins W, Alda M et al. Protective effect of pregnancy in women with lithium responsive bipolar disorder. J Affect Disord 2000; 61:31-9.

Gunes A, Melkersson KI, Scordo MG, Dahl ML. Association between HTR2C and HTR2A polymorphisms and metabolic abnormalities in patients treated with olanzapine or clozapine. J Clin Psychopharmacol 2009 Feb; 29(1):65-8.

He P, Court MH, Greenblatt DJ, Von Moltke LL. Genotype-phenotype associations of cytochrome P450 3A4 and 3A5 polymorphism with midazolam clearance in vivo. Clin Pharmacol Ther 2005; 77(5):373-87.

Hong CJ, Chen TJ, Yu YW, Tsai SJ. Response to fluoxetine and serotonin 1A receptor (C-1019G) polymorphism in Taiwan Chinese major depressive disorder. Pharmacogenomics J 2006 Jan-Feb; 6(1):27-33.

Horstmann S, Binder EB. Pharmacogenomics of antidepressant drugs. Pharmacol Ther 2009 Jun 27. [Epub ahead of print]

Huezo-Diaz P, Uher R, Smith R et al. Moderation of antidepressant response by the serotonin transporter gene. Br J Psychiatry 2009 Jul; 195(1):30-8.

Ito K, Yoshida K, Sato K et al. A variable number of tandem repeats in the serotonin transporter gene does not affect the antidepressant response to fluvoxamine. Psychiatry Res 2002 Aug 30; 111(2-3):235-9.

Iwata N, Cowley DS, Radel M, Roy-Byrne PP, Goldman D. Relationship between a GABAA alpha 6 Pro385Ser substitution and benzodiazepine sensitivity. Am J Psychiatry 1999; 156(9):1447-9.

Kato M, Fukuda T, Wakeno M et al. Effects of the serotonin type 2A, 3A and 3B receptor and the serotonin transporter genes on paroxetine and fluvoxamine efficacy and adverse drug reactions in depressed Japanese patients. Neuropsychobiology 2006; 53(4):186-95. Epub 2006 Jul 26.

Kerwin RW, Arranz MJ. Psychopharmacogenetics. In: McGuffin P, Owen M, Gottesmann II. Psychiatric genetics and genomics. Oxford: Oxford University Press, 2002:397-412.

Kim DK, Lim SW, Lee S et al. Serotonin transporter gene polymorphism and antidepressant response. Neuroreport 2000 Jan 17; 11(1):215-9.

Kim H, Lim SW, Kim S et al. Monoamine transporter gene polymorphisms and antidepressant response in koreans with late-life depression. JAMA 2006 Oct 4; 296(13):1609-18.

Klotz U. The role of pharmacogenetics in the metabolism of antiepileptic drugs: pharmacokinetic and therapeutic implications. Clin Pharmacokinet 2007; 46(4):271-9.

Lane HY, Chang YC, Chiu CC et al. Association of risperidone treatment response with a polymorphism in the 5-HT2A receptor gene. Am J Psychiatry 2002; 159:1593-5.

Lerer B, Segman RH, Fangerau H et al. Pharmacogenetics of tardive dyskinesia. Combined analysis of 780 patients supports association with dopamine D3 receptor gene Ser9Gly polymorphism. Neuropsychopharmacology 2002; 27:105-19.

Lerer B, Segman RH, Tan EC et al. Combined analysis of 635 patients confirms an age-related association of the serotonin 2A receptor gene with tardive dyskinesia and specificity for the non-orofacial subtype. Int J Neuropsychopharmacol 2005; 8(3):411-25.

Li D, Sham PC, Owen MJ, He L. Meta-analysis shows significant association between dopamine system genes and attention deficit hyperactivity disorder (ADHD). Hum Mol Genet 2006; 15(14):2276-84.

Löscher W, Klotz U, Zimprich F, Schmidt D. The clinical impact of pharmacogenetics on the treatment of epilepsy. Epilepsia. 2009 Jan; 50(1):1-23. Epub 2008 Jul 8.

Malhotra AK, Murphy GM Jr, Kennedy JL. Pharmacogenetics of psychotropic drug response. Am J Psychiatry 2004; 161:780-96.

Mamdani F, Alda M, Grof P, Young LT, Rouleau G, Turecki G. Lithium response and genetic variation in the CREB family of genes. Am J Med Genet B Neuropsychiatr Genet 2008 Jun 5; 147B(4):500-4.

Masui T, Hashimoto R, Kusumi I et al. A possible association between missense polymorphism of the breakpoint cluster region gene and lithium prophylaxis in bipolar disorder. Prog Neuropsychopharmacol Biol Psychiatry 2008 Jan 1; 32(1):204-8. Epub 2007 Aug 19.

Mata I, Arranz MJ, Lai T et al. The serotonergic system influences individual's response to risperidone. Am J Med Genet 2002; 114:728.

McGeer PL, McGeer EG. NSAIDs and Alzheimer disease: epidemiological, animal model and clinical studies. Neurobiol Aging 2007; 28(5):639-47.

McGough JJ. Attention-deficit/hyperactivity disorder pharmacogenomics. Biol Psychiatry 2005; 57(11):1367-73.

Meira-Lima IV, Sougey EB, Vallada HP. Farmacogenética do tratamento da depressão: busca de marcadores moleculares de boa resposta aos antidepressivos. Rev Psiq Clin 2004; 31:40-3.

Michelon L, Meira-Lima I, Cordeiro Q et al. Association study of the INPP1, 5HTT, BDNF, AP-2beta and GSK-3beta GENE variants and restrospectively scored response to lithium prophylaxis in bipolar disorder. Neurosci Lett 2006 Aug 7; 403(3):288-93. Epub 2006 Jun 19.

Mundo E, Walker M, Cate T et al. The role of serotonin transporter protein gene in antidepressant-induced mania in bipolar disorder: preliminary findings. Arch Gen Psychiatry 2001; 58:539-44.

Neville MJ, Johnstone EC, Walton RT. Identification and characterization of ANKK1: a novel kinase gene closely linked to DRD2 on chromosome band 11q23.1. Hum Mutat 2004; 23:540-45.

Ng CH, Easteal S, Tan S, Schweitzer I, Ho BK, Aziz S. Serotonin transporter polymorphisms and clinical response to sertraline across ethnicities. Prog Neuropsychopharmacol Biol Psychiatry 2006 Jul; 30(5):953-7. Epub 2006 Apr 3.

O'Reilly RL, Bogue L, Singh SM. Pharmacogenetic response to antidepressants in a multi-case family with affective disorder. Biol Psychiatry 1994; 36:467-71.

Opgen-Rhein C, Dettling M. Clozapine-induced agranulocytosis and its genetic determinants. Pharmacogenomics 2008 Aug; 9(8):1101-11.

Pare CM, Rees L, Sainsbury MJ. Differentiation of two genetically specific types of depression by the response to anti-depressants. Lancet 1962; 2:1340-3.

Passmore MJ, Garnham J, Duffy A, et al. Phenotypic spectra of bipolar disorder in responders to lithium versus lamotrigine. Bipolar Disord 2003; 5:110-4.

Patsopoulos NA, Ntzani EE, Zintzaras E, Ioannidis JP. CYP2D6 polymorphisms and the risk of tardive dyskinesia in schizophrenia: a meta-analysis. Pharmacogenet Genomics 2005; 15(3):151-8.

Reynolds GP, Zhang ZJ, Zhang XB. Association of antipsychotic drug-induced weight gain with a 5-HT2C receptor gene polymorphism. Lancet 2002; 359:2086-7.

Roman T, Polanczyk GV, Zeni C, Genro JP, Rohde LA, Hutz MH. Further evidence of the involvement of alpha-2A-adrenergic receptor gene (ADRA2A) in inattentive dimensional scores of attention-deficit/hyperactivity disorder. Mol Psychiatry 2006; 11(1):8-10.

Ruzickova M, Turecki G, Alda M. Pharmacogenetics and mood stabilization in bipolar disorder. Am J Med Genet 2003; 123:18-25.

Rybakowski JK, Dmitrzak-Weglarz M, Suwalska A, Leszczynska-Rodziewicz A, Hauser J. Dopamine D1 receptor gene polymorphism is associated with prophylactic lithium response in bipolar disorder. Pharmacopsychiatry 2009 Jan; 42(1):20-2. Epub 2009 Jan 19.

Rybakowski JK, Suwalska A, Skibinska M, Dmitrzak-Weglarz M, Leszczynska-Rodziewicz A, Hauser J. Response to lithium prophylaxis: interaction between serotonin transporter and BDNF genes. Am J Med Genet B Neuropsychiatr Genet 2007 Sep 5; 144B(6):820-3.

Sauer JM, Ring BJ, Witcher JW. Clinical pharmacokinetics of atomoxetine. Clin Pharmacokinet 2005; 44(6):571-90.

Schäfer M, Rujescu D, Giegling I et al. Association of short-term response to haloperidol treatment with a polymorphism in the dopamine D2 receptor gene. Am J Psychiatry 2001; 158:802-4.

Seeringer A, Kirchheiner J. Pharmacogenetics-guided dose modifications of antidepressants. Clin Lab Med 2008 Dec; 28(4):619-26.

Serretti A, Gasperini M, Smeraldi E. Tryptophan hydroxylase gene and response to lithium prophylaxis in mood disorders. J Psychiatr Res 1999; 33:371-7.

Serretti A, Lilli R, Mandelli L et al. Serotonin transporter gene associated with lithium prophylaxis in mood disorders. Pharmacogenomics J 2001c; 1:71-7.

Serretti A, Zanardi R, Cusin CD et al. Tryptophan hydroxylase gene associated with paroxetine antidepressant activity. Eur Neuropsychopharmacol 2001b; 11:375-80.

Serretti A, Zanardi R, Franchini L et al. Pharmacogenetics of selective serotonin reuptake inhibitor response: a 6-month follow-up. Pharmacogenetics 2004 Sep; 14(9):607-13.

Serretti A, Zanardi R, Rossini D et al. Influence of tryptophan hydroxylase and serotonin transporter genes on fluvoxamine antidepressant activity. Mol Psychiatry 2001a; 6:586-92.

Steen VM, Lovlie R, Osher Y et al. The polymorphic inositol polyphostate 1-phosphatase gene as a candidate for pharmacogenetic prediction of lithium responsive maniac-depressive illness. Pharmacogenetics 1998; 8:259-68.

Suzuki A, Mihara K, Kondo T et al. The relationship between dopamine D2 receptor polymorphism at the Taq1 A locus and therapeutic response to nemonapride, a selective dopamine antagonist, in schizophrenic patients. Pharmacogenetics 2000; 10:335-41.

Szczepankiewicz A, Rybakowski JK, Suwalska A et al. Association study of the glycogen synthase kinase-3beta gene polymorphism with prophylactic lithium response in bipolar patients. World J Biol Psychiatry 2006; 7(3):158-61.

Szczepankiewicz A, Skibinska M, Suwalska A, Hauser J, Rybakowski JK. The association study of three FYN polymorphisms with prophylactic lithium response in bipolar patients. Hum Psychopharmacol 2009 Jun; 24(4):287-91.

Tate SK, Sisodiya SM. Multidrug resistance in epilepsy: a pharmacogenomic update. Expert Opin Pharmacother 2007 Jul; 8(10):1441-9.

Tesfa D, Keisu M, Palmblad J. Idiosyncratic drug-induced agranulocytosis: possible mechanisms and management. Am J Hematol 2009; 84:428-34.

Veenstra-VanderWeele J, Anderson GM, Cook EH Jr. Pharmacogenetics and the serotonin system: initial studies and future directions. Eur J Pharmacol 2000; 410:165-81.

Wirshing DA, Wirshing WC, Kysar L et al. Novel antipsychotics: comparison of weight gain liabilities. J Clin Psychiatry 1999; 60:358-63.

Yoshida K, Ito K, Sato K et al. Influence of the serotonin transporter gene-linked polymorphic region on the antidepressant response to fluvoxamine in Japanese depressed patients. Prog Neuropsychopharmacol Biol Psychiatry 2002 Feb; 26(2):383-6.

Yu KS, Cho JY, Jang IJ et al. Effect of the CYP3A5 genotype on the pharmacokinetics of intravenous midazolam during inhibited and induced metabolic states. Clin Pharmacol Ther 2004; 76(2):104-12.

Yu YW, Tsai SJ, Chen TJ, Lin CH, Hong CJ. Association study of the serotonin transporter promoter polymorphism and symptomatology and antidepressant response in major depressive disorders. Mol Psychiatry 2002; 7(10):1115-9.

Perspectivas do Estudo do Genoma Humano para a Psiquiatria e a Psicofarmacologia

Emmanuel Dias Neto • Elida P. B. Ojopi
Wagner F. Gattaz

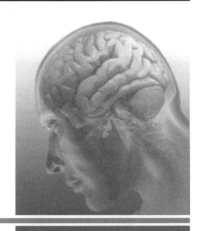

16

PROJETO GENOMA HUMANO

No dia 26 de junho de 2000, a empresa Celera Genomics e o Consórcio Internacional de Sequenciamento do Genoma Humano (HGSC) fizeram um anúncio conjunto, na Casa Branca: o genoma humano havia sido sequenciado. Após esse anúncio, o ano seguinte assistiu à publicação da análise dos dados (Lander et al., 2001; Venter et al., 2001) em artigos que mereceram fascículos especiais de duas das principais revistas científicas mundiais (*Nature* e *Science*) e que estão entre os mais importantes trabalhos científicos já publicados em todos os tempos. A disponibilidade dessa versão preliminar, o primeiro rascunho do genoma humano com cerca de 90% de precisão, significava a disponibilização da "planta baixa" do nosso genoma, uma avançada plataforma para pesquisas futuras, e que devem influenciar praticamente todas as áreas da pesquisa biológica. O sequenciamento do genoma humano representou um dos mais importantes marcos da história científica moderna, com impacto imenso e direto sobre a maneira pela qual iremos pensar e estudar a medicina nos próximos anos.

Na época dessas publicações, Aristides Patrinos, diretor do Projeto Genoma Humano do lado do Departamento de Energia dos Estados Unidos (um dos financiadores do projeto), comentou que "o sequenciamento do genoma humano foi uma aventura pioneira cheia de riscos e incertezas. Mas o projeto criou uma revolução, transformando as ciências biológicas de uma maneira além do que podemos imaginar. Nós abrimos as portas de um novo e vasto cenário biológico. Para explorá-lo, vamos precisar de uma criatividade ainda maior, além de novas gerações de tecnologia". Em uma publicação seguinte, que pode ser considerada um dos marcos do término do sequenciamento do genoma humano, Francis Collins conclui dizendo que: "O término do sequenciamento de nosso genoma não deve ser visto como um fim. Ele marca o início de uma nova era, a era da genômica na medicina e na saúde. Nós acreditamos firmemente que o melhor ainda está por vir, e encorajamos as pessoas e os cientistas ao redor do mundo a se unirem a nós, para transformarmos esta visão em realidade" (Collins et al., 2003).

O entusiasmo gerado por esse projeto não é injustificado. Sabemos que as informações genômicas disponibilizadas por esses projetos irão alterar diversos aspectos da prática clínica. A maior informação sobre nosso genoma irá melhorar de maneira substancial nossa compreensão dos mecanismos de doenças e servirá como um guia para o desenvolvimento de novos medicamentos e procedimentos clínicos, fornecendo subsídios inestimáveis para a compreensão e predição de resposta terapêutica. Em curto prazo, podemos esperar um grande impacto no que se refere ao diagnóstico molecular, que deverá ser feito de modo mais preciso, mais precoce e muito mais informativo, incluindo aspectos relacionados a tipo de doença, endofenótipos, forma e velocidade de progressão e abordagem terapêutica mais recomendada. Desse modo, poderemos ter uma medicina mais fortemente orientada para um caráter preventivo, em vez de colocar seus esforços mais preciosos no tratamento das doenças já em seus estágios finais. Além do diagnóstico mais avançado, temos assistido a uma grande revolução no que se refere ao uso mais racional de fármacos, com base em características individuais de metabolização, que orientam a prescrição de um enorme número de medicamentos. A farmacogenômica chegou à rotina clínica e vem sendo usada como ferramenta poderosa em vários países, inclusive no Brasil.

TAMANHO E NÚMERO DE GENES DO GENOMA HUMANO

O tamanho total do genoma humano foi estimado em cerca de 3 bilhões de nucleotídeos. O tamanho estimado para os cromossomos autossômicos humanos varia de 221,6 milhões (cromossomo 2) até 33,8 milhões de bases (cromossomo 22). Entre os cromossomos sexuais, o cromossomo X é seis vezes maior que o Y, que possui apenas 21,8 milhões de bases.

Apesar de todos os esforços dos grupos envolvidos no Projeto Genoma Humano, ainda não podemos determinar com clareza qual é o número exato de genes que possuímos. De fato, pesquisas recentes têm questionado inclusive o conceito básico de gene, e hoje não nos limitamos mais a conceitos rígidos que sempre associam genes a proteínas. O dogma anterior: DNA-RNA-proteína, já não é mais aceito, e sabemos que muitos genes importantes, aparentemente, não codificam proteínas. Os genes que codificam proteínas são de enorme importância; no entanto, os genes regulatórios não codificadores têm demonstrado ser mais e mais importantes a cada dia.

A complexidade do genoma dos mamíferos excede à maioria dos outros genomas já sequenciados. Quando nos referimos à complexidade das sequências transcritas (que geram moléculas de RNA a partir da informação do nosso genoma), vemos que a complexidade encontrada nos mamíferos é alta e nossos transcritos assumem uma grande quantidade de isoformas que podem alterar de modo dramático suas características regulatórias e as proteínas codificadas. Desse modo, a determinação do número de genes humanos exige o uso de diversas abordagens. As estimativas atuais estão ao redor de 25 a 45 mil genes envolvidos com a síntese de proteínas. No entanto, diversas outras regiões do genoma são transcritas e têm sido associadas com a regulação dos mecanismos de transcrição (síntese de RNA a partir de um molde de DNA), como os RNA não codificadores e os micro-RNA, os quais certamente, também devem ser contabilizados como genes em nosso genoma.

Cabe notar que mesmo após termos identificado uma região genômica que codifica para um gene, ainda temos que determinar sua função biológica. A função de um significativo percentual de nossos genes (cerca de 40%) ainda não é conhecida. Além disso, a maioria dos nossos genes parece sofrer formas alternativas de processamento, o que contribui de modo dramático para uma imensa variedade no conjunto de proteínas que podem ser produzidas a partir do universo de genes contidos em nosso DNA. Todos esses processos são certamente atuantes durante os processos de desenvolvimento, nas atividades metabólicas normais e em quadros patológicos. Desse modo, precisam ser compreendidos no contexto de nossa saúde e de nossas doenças.

A DIVERSIDADE GENÉTICA HUMANA

Um dos mais relevantes achados oriundos do sequenciamento de nosso DNA foi a descoberta da extensão de nossa diversidade genética. Após inúmeros estudos, sabemos que existe uma variação de cerca de 0,1% entre a sequência do DNA de quaisquer dois indivíduos (com exceção dos gêmeos monozigóticos). Desse modo, quando uma mesma região do DNA é comparada entre dois indivíduos e nucleotídeos diferentes são encontrados em uma dada posição, dizemos que existe um polimorfismo de nucleotídeo único, ou SNP (do inglês, *single nucleotide polymorphism*). Um fator que reveste os SNP de grande importância é sua abundância e frequência na população. Estima-se que, na comparação de sequências de DNA de dois indivíduos não relacionados, seja identificado um SNP a cada 1.000 ou 2.000 nucleotídeos. Isso significa que, na comparação entre esses dois genomas, teríamos de 1,6 a 3,2 milhões de SNP. Atualmente encontramos no principal banco de dados de polimorfismos humanos (http://www.ncbi.nlm.nih.gov/SNP/snp_summary.cgi) um total de 17,8 milhões de polimorfismos de DNA disponíveis para diversos tipos de estudo. Cabe notar que desde a atualização que fizemos para a edição anterior deste livro (2005), houve um aumento de cerca de 4,8 vezes nesse banco de dados. Esse aumento ocorreu graças às recentes tecnologias de sequenciamento (chamadas *next-generation*), que tornaram possível a conclusão de vários genomas individuais, os quais apontaram para um alto número de polimorfismos genéticos inéditos. A frequência dos SNP varia bastante, indo de 1% até 50%, de acordo com diversos fatores. Sabemos que mais de 7 milhões desses SNP são mapeados dentro de genes conhecidos e têm boa probabilidade de estarem associados a características biologicamente relevantes. Cabe notar que a imensa maioria desses SNP ainda não foi estudada no DNA de indivíduos ou de populações, e diversos desses devem estar associados a questões clinicamente relevantes.

A maior parte dos SNP não resulta em alterações na sequência proteica, graças a sua localização em regiões não traduzidas da molécula de mRNA ou devido à degeneração dos códons (quando o mesmo aminoácido de uma proteína é codificado por diferentes códons e a presença do polimorfismo não afeta o aminoácido a ser utilizado em determinada posição). Outros polimorfismos, localizados em regiões regulatórias do genoma, também podem causar importantes consequências funcionais; no entanto, são mais difíceis de serem apontados e estudados. Espera-se que as alterações neutras (sem consequências funcionais) sejam as mais prevalentes em nosso genoma, e que apenas uma pequena parcela dos

SNP tenha a capacidade de alterar aspectos biológicos mensuráveis.

A capacidade de identificar polimorfismos e associá-los a diferentes graus de suscetibilidade ou evolução das doenças humanas pode representar um dos maiores progressos da pesquisa biológica. De fato, trabalhos muito relevantes têm sido publicados nos últimos anos, associando a presença de SNP com diversas doenças humanas. Um grande valor do estudo dos SNP reside na capacidade de estudo dessas alterações de DNA em uma grande variedade de amostras biológicas. Como o DNA das células de nosso corpo é o mesmo, independente da origem das células, o estudo dos SNP possibilita que análises importantes sejam feitas em amostras biológicas diversas, e não necessariamente no tecido doente. Essa característica reveste os SNP de grande importância, especialmente para o estudo das doenças neuropsiquiátricas, para o qual amostras cerebrais afetadas são obtidas apenas em ocasiões extremamente especiais. Na maioria dos casos, os SNP são algumas das poucas ferramentas de estudo disponíveis, em virtude da dificuldade de obtenção de amostras cerebrais adequadamente preservadas para outros estudos.

Uma das maiores promessas dessas análises é a possibilidade de uso de ferramentas de genética molecular na determinação de suscetibilidade ao desenvolvimento de uma grande variedade de doenças humanas ou a predeterminação de resposta a diversos medicamentos. A aplicação dessas ferramentas já é realidade nos dias atuais e terá implicações diretas e de grande importância na análise de predisposição genética às doenças e também para os estudos de farmacogenômica. Trabalhos dessa natureza, feitos com amostras de DNA associadas a bancos de dados informativos e ricos em amostras, analisados com abordagem estatística adequada, prometem revelar marcadores moleculares relevantes em relação à evolução clínica de várias doenças, assim como à predição de resposta a diferentes tratamentos, tudo com base em nossa individualidade genética, permitindo contemplar a tão desejada medicina genômica personalizada.

USO DA GENÔMICA NO ESTUDO DE DOENÇAS NEUROPSIQUIÁTRICAS

Estima-se que 99% de toda a pesquisa genética de doenças neuropsiquiátricas feita até o momento tenha se concentrado em apenas cerca de 1% dos genes humanos. No entanto, sabemos que ao menos 55% dos genes que possuímos são expressos no cérebro, o que demonstra de maneira inequívoca que a pesquisa genética em neuropsiquiatria está apenas em seus momentos iniciais. Uma imensa população de genes ainda deve ser estudada para que possamos avançar nos conhecimentos nessa importante área. As plataformas de microarranjos de DNA (*DNA microarrays*), sequenciamento de DNA em larguíssima escala e a genotipagem de SNP, além de análises de expressão gênica em larga escala (todas já disponíveis no Brasil), devem promover um importante avanço dessa área nos próximos anos.

Os estudos feitos até hoje, sobre as doenças neuropsiquiátricas, serviram como base fundamental para o avanço dos estudos de genética. Sabemos, por exemplo, que mutações diferentes, em diferentes genes, podem vir a causar a mesma doença, como é o caso das mutações em APP, presenilina 1 ou presenilina 2 na doença de Alzheimer de origem familiar, ou ainda a importância dos alelos da apolipoproteína-E nos casos esporádicos dessa doença. Sabemos ainda que a penetrância, ou a capacidade de uma mutação associada a um evento funcional ser ativa em todos os indivíduos, é extremamente variável e, de acordo com características genéticas e ambientais, a existência de uma alteração pode ter efeitos diversos sobre o desenvolvimento de uma doença. Nessa mesma linha, sabemos que podemos esperar muito dos estudos genéticos; no entanto, a literatura está repleta de casos em que o gene responsável por uma doença foi identificado, com aplicações diagnósticas diretas, mas, infelizmente, ainda sem reflexos em um melhor tratamento ou maior sobrevida dos afetados.

As doenças complexas certamente devem ter como base um conjunto de alterações de "pequeno efeito", que ocorrem simultaneamente em um certo conjunto de genes. Em doenças neuropsiquiátricas, buscamos fatores múltiplos que contribuam cumulativamente, aumentando a suscetibilidade a uma doença. Desse modo, o estudo dessas doenças exige a análise simultânea, para um mesmo universo de pacientes, de um grande número de alterações genéticas. Além disso, os estudos devem contemplar um grande N amostral (que possibilite a adoção de testes significativos adequados para o estudo de genes de pequenos efeitos), além de indivíduos de etnias diversas, entre casos e controles, de modo a encontrarmos alterações relacionadas à doença que sobrevivam a análises feitas com a diversidade genética de nossa espécie.

Os estudos de associação em doenças neuropsiquiátricas são marcados por resultados pouco estimulantes. A maioria dos estudos é feita com poucos genes, geralmente utilizando os mesmos, contemplando um N amostral pequeno e com amostras mal pareadas em termos étnicos, etários e socioeconômicos. Além disso, é comum que grupos não sejam capazes de replicar associações previamente descritas, por vezes, na mesma população. Esse quadro pode levar a uma situação de descrença na busca de genes candidatos para essas doenças. Apesar disso, as evidências de herdabilidade nas doenças neuropsiquiátricas são inquestionáveis, e não temos dúvidas de que os genes que conferem maior suscetibilidade serão apontados no futuro.

Desordens neuropsiquiátricas têm importante componente genético, herdável, mas os estudos de DNA não têm conseguido identificar regiões genômicas consistentemente associadas a essas doenças. Algumas novas abordagens técnicas recentemente desenvolvidas apresentam enorme potencial de identificação de marcadores em doenças neuropsiquiátricas. Após a decodificação do genoma humano e a identificação e o mapeamento das regiões polimórficas, algumas empresas desenvolveram *chips* contendo centenas de milhares de polimorfismos de DNA, dispersos por todo o genoma. Desse modo, amostras de DNA individuais podem ser investigadas quanto ao *status* de um imenso número de polimorfismos simultaneamente. Essa técnica, denominada WGAS (do inglês *whole genome association study*), pode apontar polimorfismos específicos que se encontram super-representados em famílias ou em pacientes com uma dada característica, possibilitando a identificação de fatores genéticos que influenciem saúde, doença ou resposta a determinados tipos de tratamento.

A técnica de WGAS tem sido usada de modo promissor na análise de diversas doenças complexas, incluindo as neuropsiquiátricas. Um exemplo bem-sucedido pode ser apresentado pelos resultados recentemente publicados por Wang et al. (2009), que buscaram identificar fatores de risco genético no DNA de famílias com autismo. Para isso, esse grupo utilizou dois grupos de estudo: o primeiro era composto por 780 famílias (3.101 indivíduos) com crianças afetadas pelo autismo, e o segundo era composto pelo DNA de 1.204 indivíduos com a doença. Nesse total foram investigados mais de 500 mil polimorfismos de DNA do tipo SNP, dos quais seis polimorfismos localizados entre os genes codificadores das caderinas 9 e 10 (mapeados no braço curto do cromossomo 5: 5p14.1) mostraram forte associação com a doença, com valores de P na faixa de 10^{-8}. Essas associações foram replicadas em dois grupos de amostras independentes e, sem dúvida, implicam de modo convincente o envolvimento de moléculas de adesão neuronal com a gênese do autismo.

Três recentes estudos utilizaram WGAS para a avaliação de regiões do genoma envolvidas com a esquizofrenia. Uma metanálise dos dados de três grandes consórcios, incluindo mais de 8.000 casos, além de 19 mil controles, identificou associações significativas entre polimorfismos de DNA envolvendo o complexo principal de histocompatibilidade (MHC), localizado no cromossomo 6 (Shi et al., 2009). Na mesma região do genoma foram encontrados alguns genes codificadores de histonas e vários genes relacionados à resposta imune, o que pode vir a envolver estrutura de cromatina, regulação transcricional, autoimunidade e/ou infecções perinatais na gênese da esquizofrenia. A ausência de achados mais marcantes certamente aponta para a esquizofrenia como uma doença multigênica e multifatorial, em que associações importantes, mas talvez de pequeno efeito, estejam dispersas em várias regiões do genoma.

Nesse sentido, o International Schizophrenia Consortium usou uma abordagem alternativa, empregando testes de herança poligênica em vez de testes convencionais de WGAS. Esses testes compreendem a busca por associações genéticas em um modelo que envolve milhares de alelos de pequeno efeito que, quando combinados, produziriam a doença. Os resultados apontaram para um modelo altamente poligênico, com alelos também encontrados em pacientes com doença bipolar.

DIVERSIDADE GENÉTICA E FARMACOLOGIA: FARMACOGENÔMICA

A variabilidade individual na resposta ao medicamento pode ser atribuída a uma consequência de múltiplos fatores, como idade, gênero, massa corpórea, funcionamentos renal e hepático, terapia concomitante, natureza da doença, etnia, fatores genéticos e ambientais. Estima-se que a genética pode ser a razão de 20% a 95% da variabilidade na biodisponibilidade do medicamento e em seus efeitos. O fármaco, uma vez administrado, é absorvido e distribuído até seu sítio de ação, onde interage com enzimas ou receptores e é metabolizado e depois excretado. Cada um desses processos pode envolver variações genéticas clinicamente significativas, tendo a capacidade de influenciar a resposta terapêutica.

A melhoria da eficácia terapêutica e a redução dos efeitos adversos e da toxicidade são dois dos maiores objetivos dos estudos genéticos na prática clínica. Esses objetivos podem ser alcançados mediante a identificação de alvos mais adequados para certas doenças, e também pela identificação prévia dos pacientes considerados "bons respondedores" a certos fármacos. Deve estar claro que, para exercerem sua atividade farmacológica, em geral, os fármacos interagem com alvos proteicos específicos. Esses alvos podem ser receptores, enzimas, proteínas envolvidas com vias metabólicas específicas e outros. Como discutido anteriormente, esses alvos de medicamentos podem apresentar polimorfismos que afetem essa capacidade de ligação, ou que respondam de modo distinto à presença do fármaco, alterando a especificidade e a efetividade da medicação.

A definição de alvos terapêuticos é um objetivo de estudos extensos, com diversificadas técnicas de pesquisa. De modo geral, esses alvos consistem em produtos celulares que diferenciem os tecidos doentes dos saudáveis. Moléculas características de tecidos doentes podem ser usadas como um alvo de fármacos ou ligantes específicos, ou pode ser feita uma intervenção dirigida em suas vias de síntese, de modo a modular farmacologicamente esse processo. Por vezes, essas moléculas podem reduzir ou até mesmo eliminar uma dada via metabólica, e ao conhecermos esse processo, podemos intervir nessa via, buscando recompor sua atividade funcional original. Paralelamente, a descoberta de moléculas ou vias metabólicas características de tecidos saudáveis possibilita a busca da síntese desses elementos em laboratório e sua reintrodução ou a reativação de sua produção nos tecidos doentes.

A literatura está repleta de casos cujas variações genéticas demonstraram ser valiosas na prática clínica. Alguns exemplos são as variantes dos genes codificadores do citocromo P450, acetiltransferases, tiopurina metiltransferase ou di-hidropirimidina desidrogenase, que tornaram possível a definição de grupos de indivíduos capazes de metabolizar medicamentos distintos com eficácia diferente, promovendo, consequentemente, maiores segurança e eficácia no tratamento. A disponibilidade de ferramentas de análise genômica em larga escala, com o estudo simultâneo de milhares de variações de DNA, promoverá grandes avanços no estudo de variações de resposta e de toxicidade para diversos medicamentos.

Em dezembro de 2004, o FDA norte-americano aprovou pela primeira vez a realização de testes para determinar, de acordo com o perfil genético, os pacientes que respondiam a certos fármacos. Esse teste é feito em uma plataforma que contém as variações de um dos genes codificadores do citocromo P450, que participa da metabolização hepática de algumas substâncias. O teste aprovado permite avaliar rapidamente qual a forma apresentada por um indivíduo para o gene codificador da enzima CYP2D6 e da enzima CYP2C19, que estão envolvidas no metabolismo de betabloqueadores, quimioterápicos usados no tratamento do câncer, antidepressivos e antipsicóticos. Esses testes permitirão, em conjunto com dados clínicos e avaliações do histórico médico, determinar quais as medicações e qual a dosagem mais recomendadas, de acordo com as características genéticas do indivíduo avaliado. Esses testes, envolvendo a CYP2D6 e outras importantes enzimas metabolizadoras dos medicamentos mais usados na prática clínica, vêm sendo oferecidos no Brasil, no Instituto de Psiquiatria da Faculdade de Medicina da Universidade de São Paulo.

A seguir, apresentaremos uma síntese dos principais achados em farmacogenômica da esquizofrenia, da epilepsia e da doença de Alzheimer.

FARMACOGENÔMICA E ESQUIZOFRENIA

Os antipsicóticos usados no tratamento da esquizofrenia tornaram-se clinicamente disponíveis por volta de 1950. Os primeiros antipsicóticos disponíveis, como a clorpromazina, produziram uma melhora significativa nos sintomas positivos da esquizofrenia, mas não resultaram em maiores benefícios sobre os sintomas negativos. Esses primeiros antipsicóticos agem sobre uma série de receptores de neurotransmissores, como os receptores adrenérgicos, muscarínicos, histamínicos e serotonérgicos. Essa ampla ação sobre diversos receptores demonstra a grande inespecificidade de sua atividade, o que ocasiona a ocorrência de efeitos colaterais importantes, como sedação e hipotensão, além de efeitos extrapiramidais, como distonias agudas e parkinsonismo, que também ocorrem com grande frequência.

A partir da década de 1970 começaram a surgir os novos antipsicóticos, denominados "atípicos", caracterizados por reduzirem drasticamente a propensão ao desenvolvimento de sintomas extrapiramidais, principalmente por agirem com maior especificidade sobre os receptores dopaminérgicos e serotonérgicos. O primeiro deles, a clozapina, é muito efetivo no tratamento de pacientes resistentes a outros tratamentos e resulta em melhora significativa dos sintomas negativos. Entretanto, apresenta efeitos colaterais, como hipersalivação, sedação e maior risco para o desenvolvimento de agranulocitose e convulsões. Outros antipsicóticos atípicos têm sido desenvolvidos, como risperidona, olanzapina, quetiapina, ziprasidona e aripiprazol. Efeitos colaterais também são comuns com a administração desses medicamentos, apesar de suas intensidades variarem muito. São comuns ganho de peso, hiperlipidemia, alteração do metabolismo da glicose e desenvolvimento de resistência à insulina, podendo resultar em diabetes melito tipo 2, característicos, principalmente, com a olanzapina e a clozapina.

Apesar de certo grau de eficácia e propensão ao desenvolvimento de sintomas colaterais e extrapiramidais ser atribuído a cada um dos antipsicóticos disponíveis, sabe-se que há diferenças marcantes na resposta interindividual dos pacientes aos diferentes medicamentos. Ainda não há um meio eficaz de predizer qual será a resposta do paciente a determinada dose de um medicamento nem o tempo necessário para observar os efeitos do fármaco, devendo ser feitos um acompanhamento constante e testes empíricos para a determinação do melhor antipsicótico e da dose adequada de modo a maximizar a resposta e minimizar a toxicidade. Além disso, ainda não é possível predizer a ocorrência nem a intensidade de eventuais efeitos colaterais que possam ser desencadeados com os diferentes medicamentos. Nesse ponto, os estudos de farmacogenômica da esquizofrenia são bastante promissores.

A eficácia e os efeitos colaterais dos antipsicóticos parecem ser determinados e sujeitos a uma regulação poligênica, podendo os aspectos genéticos de cada indivíduo determinar uma resposta individual ao medicamento. Com o advento do sequenciamento completo do genoma humano e o desenvolvimento de técnicas rápidas e eficazes para a análise de polimorfismos genéticos (genotipagem), muitas pesquisas têm procurado desvendar quais são os biomarcadores de resposta aos antipsicóticos.

Os achados mais relevantes e consistentes até o momento serão descritos a seguir.

CYP450

A grande maioria dos medicamentos que agem sobre o sistema nervoso central (SNC) são extensivamente metabolizados por enzimas do citocromo P450 (CYP). Dentre essas enzimas, CYP2C9, CYP2C19, CYP1A2, CYP3A4 e CYP2D6 estão relacionadas ao metabolismo de agentes usados em psiquiatria.

Os genes da superfamília CYP450 codificam as enzimas envolvidas na fase 1 do metabolismo de medicamentos e são conhecidos por apresentarem polimorfismos funcionais que alteram significativamente as taxas de metabolização daqueles. A importância funcional da variação dos alelos, contudo, difere de acordo com a frequência de sua distribuição em diferentes grupos étnicos.

A nomenclatura para as isoenzimas do CYP450 é baseada no agrupamento das enzimas e genes em famílias e subfamílias, com o prefixo CYP designando citocromo P450 (*cytochrome* P450). As famílias são identificadas por um número arábico (p. ex., CYP2) e as subfamílias são indicadas por uma letra (CYP2D). A enzima individual é caracterizada por um algarismo arábico, como em CYP2D6 (Poolsup et al., 2000). Membros únicos das subfamílias representam um gene em particular (p. ex., CYP2D6). Um asterisco seguido de um número designa o alelo (*1 e *2, dois alelos). O alelo *1 é conhecido como o tipo-selvagem (*wild-type*) e denota atividade enzimática normal (Rogers et al., 2002). Os alelos das isoenzimas P450 são descritos em um *site* internacional e de livre acesso: http://www.cypalleles.ki.se/.

Existem pelo menos 57 genes pertencentes à família CYP em humanos e aproximadamente o mesmo número de pseudogenes, os quais estão agrupados em 18 famílias e 44 subfamílias de acordo a similaridade de suas sequências (Zanger et al., 2008).

De acordo com os alelos herdados, podem ser identificados quatro fenótipos principais: metabolizadores lentos (*poor metabolizers* – PM), nos quais há deficiência funcional da enzima; metabolizadores intermediários (*intermediary metabolizers* – IM), que são heterozigotos para um alelo deficiente ou carregam dois alelos que causam redução da atividade; metabolizadores extensivos ou normais (*extensive metabolizers* – EM), os quais possuem dois alelos normais; e metabolizadores ultrarrápidos (*ultrarapid metabolizers* – UM), que possuem múltiplas cópias do gene (Binder & Holsboer, 2006; Coutts & Urichuk, 1999; de Leon et al., 2006; Eichelbaum & Evert, 1996; Rogers et al., 2002; Steimer et al., 2001). Essa classificação pode mudar de acordo com o gene estudado.

Indivíduos que apresentam enzimas não funcionais ou inativas são considerados PM. Pró-fármacos, que exigem biotransformação para sua ativação, com frequência não cumprem seu papel terapêutico nesses pacientes. A toxicidade do fármaco também pode ser observada em pacientes PM em razão da depuração insatisfatória dos medicamentos. IM são os pacientes que apresentam atividade enzimática deficiente e, desse modo, metabolismo diminuído. EM são os pacientes com atividade enzimática normal (extensiva), nos quais é esperado que a resposta ao medicamento seja observada em doses usuais (padrão). UM são pacientes que têm atividade enzimática aumentada em razão de uma maior expressão enzimática. Doses normais de medicamentos para pacientes UM podem ocasionar resposta reduzida ao medicamento, levando a falha terapêutica ou reações tóxicas ao se utilizarem pró-fármacos (Rogers et al., 2002).

Fatores ambientais podem contribuir para alterações nas taxas de metabolização das CYP, aumentando ou diminuindo significativamente a metabolização dos fármacos (Arranz & Kapur, 2008). Apesar disso, os achados relativos às CYP são as associações mais consistentes entre variações genéticas e fenótipos de resposta terapêutica.

As enzimas CYP2C9, CYP2C19 e CYP2D6 são responsáveis pelo metabolismo de mais de 40% dos 200 medicamentos mais prescritos nos EUA (Zanger et al., 2008).

O gene CYP2D6 é de natureza altamente polimórfica, com mais de 90 variações alélicas descritas até o momento, além da variação em seu número de cópias. Aproximadamente 20 desses alelos têm alguma influência no metabolismo de fármacos. A Tabela 16.1 descreve os alelos mais frequentemente encontrados e suas respectivas atividades enzimáticas.

TABELA 16.1 ■ Alelos do gene CYP2D6 mais frequentemente encontrados e suas atividades enzimáticas preditas

CYP2D6	Atividade enzimática
2D6*1	normal
2D6*2	normal
2D6*35	normal
2D6*3	nula
2D6*4	nula
2D6*5	nula
2D6*6	nula
2D6*15	nula
2D6*40	nula
2D6*9	diminuída
2D6*10	diminuída
2D6*17	diminuída
2D6*29	diminuída
2D6 *41	diminuída
2D6*_ x N	alelo-dependente

TABELA 16.2 ■ Alelos do gene CYP2C19 mais frequentemente encontrados e suas atividades enzimáticas preditas

CYP2C19	Atividade enzimática
2C19*1	normal
2C19*3	nula
2C19*2	nula
2C19*17	aumentada

Na enzima CYP2C19 foram identificadas cerca de 21 variações alélicas, porém apenas quatro têm repercussão funcional identificada até o momento (Tabela 16.2). O alelo *CYP2C19*17* foi descrito recentemente, e seus portadores apresentam um fenótipo rápido (Sim et al., 2006).

As enzimas CYP2D6 e CYP2C19, para as quais foram desenvolvidos os testes aprovados pelo FDA (e atualmente oferecidos no Instituto de Psiquiatria da Faculdade de Medicina da Universidade de São Paulo), têm sido amplamente estudadas. A enzima codificada pelo gene CYP2D6 tem papel fundamental no metabolismo de muitos medicamentos usados em depressão maior, esquizofrenia, transtorno bipolar, doenças cardiovasculares, controle da dor, controle hormonal de reincidência de câncer de mama, entre outros (Tabela 16.3). A enzima codificada pelo gene CYP2C19 metaboliza muitos fármacos benzodiazepínicos, antiepilépticos, inibidores de bomba de próton (usados no tratamento de úlceras e esofagites), antidepressivos tricíclicos, quimioterápicos e outros (Tabela 16.4).

As variações genéticas (denominadas de polimorfismos) dos genes CYP2D6 e CYP2C19 não são distribuídas de modo homogêneo entre pessoas de grupos étnicos diferentes. Para a enzima CYP2D6, os metabolizadores extensivos são a maioria em qualquer população já estudada (incluindo o Brasil). Eles compreendem, em média, 63% dos indivíduos, variando de 47,3% a 90% em algumas populações. A segunda classe mais frequente é a dos metabolizadores intermediários, os quais compreendem 12% a 49% das populações estudadas. Os metabolizadores ultrarrápidos estão entre 2% e 12% dos indivíduos, enquanto os metabolizadores lentos respondem por 5% a 25% das populações estudadas (Sistonen et al., 2009).

Para a enzima CYP2C19, aproximadamente 60% a 80% dos indivíduos têm atividade enzimática normal (variante CYP2C19*1) e 10% a 18% têm atividade diminuída (variantes CYP2C19*2 e CYP2C19*3). Mais recentemente começou a ser estudada, também, uma variante de CYP2C19 com atividade enzimática aumentada (CYP2C19*17). Existem poucas populações estudadas para essa variante, e em nossa amostra a frequência é expressiva (17%). Rudberg et al. (2008) incluíram uma quarta classe, chamada "metabolizador intermediário", para a CYP2C19, na qual estariam os indivíduos portadores de um alelo "normal" (CYP2C19*1) e um alelo "lento" (CYP2C19*2 ou *3).

Estudos farmacoepidemiológicos com antidepressivos metabolizados pela CYP2D6 confirmam que as variações do nível plasmático dos medicamentos e metabólitos são muitas vezes determinadas pelo gene CYP2D6. A maioria dos *ADR* graves ocorre na prática clínica quando são prescritos trata-

TABELA 16.3 ■ Medicamentos metabolizados pela enzima CYP2D6

Psicofármacos		Cardiovasculares	Outros
Antidepressivos	**Antipsicóticos**	Bisoprolol	Codeína
Amitriptilina	Aripiprazol	Carvedilol	Dextrometorfano
Clomipramina	Haloperidol	Flecainida	Di-hidrocodeína
Desipramina	Olanzapina	Metoprolol	Fentanila
Fluoxetina	Perfenazina	Mexiletina	Hidrocodona
Fluvoxamina	Risperidona	Propafenona	
Imipramina	Tioridazina	Propranolol	Meperidina
Maprotilina	Zuclopentixol	Timolol	Metoclopramida
Nortriptilina			Morfina
Paroxetina	**Outros**	**Oncológicos**	Oxicodona
Trazodona	Anfetaminas	Tamoxifeno	Pantoprazol
Trimipramina	Atomoxetina	Ondansetrona	Propoxifeno
Venlafaxina	Metadona	Tropisetrona	Tramadol

TABELA 16.4 ■ Medicamentos metabolizados pela enzima CYP2C19

Antidepressivos	Antiepilépticos	Antipsicóticos	Inibidores de bomba de próton	Outros
Amitriptilina	Diazepam	Aripiprazol	Lansoprazol	Carisoprodol
Citalopram	Fenitoína	Clozapina	Omeprazol	Ciclofosfamida
Clomipramina	Fenobarbital	Olanzapina	Pantoprazol	Clopidogrel
Desipramina	Mefenitoína			Difenidramina
Doxepina				Indometacina
Escitalopram				Metadona
Fluoxetina				Nelfinavir
Imipramina				Nilutamida
Moclobemida				Pentamidina
Sertralina				Progesterona
Trimipramina				Cloroguanida
				R-varfarina
				Teniposídeo

Além dos fatores genéticos, a atividade da CYP2D6 e da CYP2C19 também pode ser influenciada pelo uso de fármacos inibidores ou indutores. Então, um indivíduo com um alelo nulo (CYP2D6 *3, *4, *5, *6 ou *11) e fazendo uso de um inibidor potente pode se comportar como um metabolizador lento.

TABELA 16.5 ■ Medicamentos que podem alterar a atividade de CYP2D6

Inibidores
Paroxetina
Fluoxetina
Bupropiona
Quinidina
Duloxetina
Tioridazina
Amiodarona
Difenidramina
Cimetidina
Sertralina
Venlafaxina
Citalopram
Escitalopram

Indutores
Carbamazepina
Fenobarbital
Fenitoína
Primidona
Etanol
Rifampina
Ritonavir
Hypericum perforatum (erva-de-são-joão)

Modificada de Stearns e Rae. Expert Rev Mol Med 2008; 10:e34.

Tabela 16.6 ■ Medicamentos que podem alterar a atividade de CYP2C19

Inibidores
Cloranfenicol
Cimetidina
Clopidogrel
Delavirdina
Efavirenz
Esomeprazol
Felbamato
Fluconazol
Fluoxetina
Fluvoxamina
Isoniazida
Moclobemida
Modafinil
Omeprazol
Oxcarbazepina

Indutores
Aminoglutetimida
Artemisinina
Barbituratos
Carbamazepina
Fenitoína
Primidona
Rifampina
Rifapentina
Hypericum perforatum (erva-de-são-joão)

Modificada de Stearns e Rae. Expert Rev Mol Med 2008; 10:e34.

mentos com ISRS dependentes do metabolismo da CYP2D6 e pode ser correlacionada com alelos CYP2D6 UM ou PM (Maier & Zobel, 2008).

Laika et al. (2009) realizaram um estudo com o objetivo de verificar o impacto do gene CYP2D6 na resposta terapêutica e nos efeitos colaterais apresentados por pacientes psiquiátricos que eram tratados com neurolépticos ou antidepressivos (30% estavam tomando pelo menos um substrato da CYP2D6). Foram coletadas informações quanto à dose, à resposta terapêutica e aos efeitos colaterais em 4 semanas de tratamento para 353 pacientes. A genotipagem do CYP2D6 encontrou 8,5% de PM, 37,8% de IM, 50,6% de EM e 3,0% de UM. Os pesquisadores constataram que pacientes tratados com medicamentos substratos da CYP2D6 tiveram maior tempo de internação e atraso na resposta terapêutica, quando comparados a pacientes tratados com outros medicamentos. A comparação entre IM e EM mostrou que IM tratados com doses máximas de substratos da CYP2D6 apresentaram mais efeitos colaterais do que IM tratados com doses mínimas, EM tratados com doses máximas de substratos da CYP2D6 e IM tratados com outras medicações. Os resultados encontrados pelo grupo indicam que a genotipagem pode ser útil não somente para pacientes PM (em função dos efeitos colaterais) ou para os UM (falha terapêutica), mas também para IM e EM. Enquanto EM podem tolerar doses máximas de medicamentos, IM apresentam maior tendência a sofrer de efeitos colaterais quando tratados com doses máximas. Assim, concluiu-se que não apenas PM e UM são beneficiados com a genotipagem, mas todos os pacientes tratados com medicamentos metabolizados pela CYP2D6. A genotipagem prévia melhora a relação custo-benefício do tratamento, pois, além de prevenir o aparecimento de efeitos colaterais, pode ajudar a reduzir o tempo e o custo do tratamento.

Diversos estudos envolvendo polimorfismos em CYP2D6 mostram que variantes dessa enzima afetam os níveis plasmáticos de haloperidol. Alguns estudos procuraram correlacionar esses polimorfismos com os níveis de risperidona e, embora ainda existam poucos estudos e os resultados sejam contraditórios, o *status* de CYP2D6 aparenta estar correlacionado com esse parâmetro. A discinesia tardia (DT), efeito extrapiramidal frequentemente resultante da administração de antipsicóticos típicos, costuma ocorrer em 20% a 30% dos pacientes e é potencialmente irreversível. Muitos estudos têm procurado evidenciar correlações entre polimorfismos em CYP2D6 e DT, e muitos deles encontraram alguma correlação entre polimorfismos que resultam em diminuição do metabolismo e maior severidade de DT.

Além dos fatores genéticos, a atividade da CYP2D6 e da CYP2C19 também pode ser influenciada pelo uso de fármacos inibidores ou indutores. Então, um indivíduo com um alelo nulo (CYP2D6 *3, *4, *5, *6 ou *11) e fazendo uso de um inibidor potente pode se comportar como um metabolizador lento (Tabelas 16.5 e 16.6).

A enzima CYP1A2 tem sido analisada, principalmente, com relação à resposta à clozapina, tendo sido encontrada uma importante correlação entre a alteração –164C>A no íntron 1 (CYP1A2*1F), que resulta em atividade exacerbada da enzima, e a piora na resposta à clozapina.

RECEPTORES DOPAMINÉRGICOS

Os antipsicóticos atípicos são antagonistas de dopamina e serotonina por bloquearem os receptores desses neurotransmissores. Várias evidências têm indicado que variações nos genes que codificam esses receptores podem explicar uma notável porcentagem da variabilidade interindividual à resposta a certos antipsicóticos atípicos.

Estudos de associação genética com DT têm focado nos genes do sistema dopaminérgico, e os achados mais consistentes envolvem o receptor de dopamina D_3. O mRNA do gene DRD3, que codifica para esse receptor, têm sido localizado nos gânglios basais, os quais estão implicados no controle motor. Foi identificada uma variante nesse gene que resulta na troca de um aminoácido serina por uma glicina (SER9GLY) no domínio extracelular do receptor D_3. Estudos funcionais demonstraram que homozigotos GLY/GLY apresentam maior afinidade pela dopamina (Lundstrom & Turpin, 1996) e metabolismo aumentado de fluoro-2-desóxi-D-glicose (FDG) após o tratamento com haloperidol, no núcleo caudado e no putâmen, regiões cerebrais implicadas no controle motor. Diversos estudos têm encontrado correlação entre indivíduos GLY/GLY com risco elevado para o desenvolvimento de DT. Esse mesmo polimorfismo aparenta estar relacionado com a resposta terapêutica diante de antipsicóticos típicos, apesar de haver resultados contraditórios com relação ao alelo que resulta na melhor resposta.

Uma investigação conduzida no Brasil, envolvendo pacientes de origem europeia (Kohlraush et al., 2008), apontou para uma associação entre o haplótipo T/A/G/A/C do gene DRD3 e a refratariedade a neurolépticos: portadores de uma cópia desse haplótipo apresentaram índices de psicopatologia intermediários entre não portadores e indivíduos homozigóticos para o haplótipo. Isso sugere um papel das variantes do gene DRD3 na refratariedade ao tratamento com antipsicóticos em indivíduos brasileiros portadores de esquizofrenia.

Estudos envolvendo polimorfismos no gene DRD2 indicam que variantes nesse receptor devem modular a resposta à risperidona e à clorpromazina. No entanto, estudos procurando associar esse receptor com DT não encontraram associação significativa.

RECEPTORES SEROTONÉRGICOS

O ganho excessivo de peso é um dos mais importantes efeitos colaterais da clozapina, podendo alguns pacientes engordar 50kg ou mais durante 1 ano de tratamento (Allison et al., 1999). Entretanto, nem todos os pacientes engordam, e seria fundamental distinguir os que apresentariam esse efeito antes do início do tratamento. A possibilidade de indicar pacientes que se beneficiariam com o uso do fármaco e que estariam livres desse efeito colateral é tema de grande interesse por parte da indústria farmacêutica. A clozapina é um antagonista do receptor HTR2C (5-HT$_{2C}$) e agonista do receptor HTR1A (5-HT$_{1A}$), e existem estudos mostrando que antagonistas de 5-HT$_{2C}$, bem como agonistas de HTR1A, causam aumento marcante do apetite (Yamada et al., 1996). Além disso, esses receptores estão localizados em abundância no hipotálamo, um conhecido centro de controle de saciedade (Pazos et al., 1987). Todos os outros antipsicóticos (típicos e atípicos) que podem resultar em ganho de peso também agem sobre esses dois receptores, reforçando seu possível envolvimento nesse fenótipo. Diversos estudos têm priorizado o estudo de variações nesses receptores, e há evidências de associação entre o polimorfismo –759C/T (alelo C) no promotor do receptor 5-HTR2C e o ganho de peso durante o tratamento com clozapina, apesar de existirem alguns resultados contraditórios. Apesar disso, dois estudos com alto poder estatístico demonstraram o papel do polimorfismo HIS452TYR no receptor HTR2A em predizer a resposta à clozapina.

PERSPECTIVAS

Apesar dos progressos na pesquisa em farmacogenética de esquizofrenia, a abordagem que tem sido utilizada enfoca apenas alguns poucos genes candidatos, selecionados por suas funções relacionadas ao metabolismo e à ação dos antipsicóticos utilizados. Entretanto, abordagens mais amplas de farmacogenômica, que procuram analisar o genoma em larga escala, poderão produzir novos resultados e identificar novas variantes importantes.

A abordagem de WGAS, mencionada anteriormente neste capítulo, tem sido usada com frequência em estudos financiados pela indústria farmacêutica. Acreditamos que os resultados dessas análises devam surgir em breve e permitirão uma terapia mais eficaz e segura.

Farmacogenética e epilepsia

Na epilepsia, existe uma grande heterogeneidade na resposta clínica dos pacientes diante da medicação, tanto no que se refere à eficácia como aos efeitos adversos. As causas dessa variabilidade de resposta são diversas, e incluem os mecanismos diversos de patogênese, a severidade da doença, a idade, o *status* nutricional, as funções hepática e renal, o uso de outros medicamentos e a presença de outras doenças concomitantes. No entanto, acredita-se que as diferenças genéticas devam ser as principais determinantes da variabilidade observada.

Apesar da entrada no mercado, nos últimos 10 anos, de novos agentes antiepilépticos, como felbamato, gabapentina, lamotrigina, levetiracetam, oxcarbazepina, tiagabina, topiramato e zonisamida, grande número de pacientes ainda é portador de uma epilepsia farmacorresistente. De fato, para cerca de um terço dos pacientes com epilepsia, os agentes antiepilépticos disponíveis ainda são ineficientes (Löscher & Schmidt, 2002). No entanto, as causas e os mecanismos responsáveis por essa resistência ao tratamento ainda não são totalmente compreendidos, podendo ocorrer por diversos motivos, incluindo alterações nos alvos dos medicamentos, diferentes níveis de metabolização, ou em decorrência de decréscimo na penetração dos agentes antiepilépticos no cérebro.

Os pacientes com epilepsia refratária são, por definição, resistentes a uma ampla variedade de fármacos, que por vezes atuam por vias distintas, sugerindo que a multirresistência seja decorrente da ação de vários mecanismos diferentes que limitam a eficiência dos medicamentos (revisão em Löscher & Schmidt, 2004).

Transportadores de fármacos

Um dos mecanismos inicialmente estudados nos processos de resistência aos fármacos é o que envolve o bombeamento do medicamento de dentro para fora da célula. Esses estudos avaliaram a glicoproteína P (P-gp) e outros transportadores de medicamentos, e se iniciaram na oncologia em virtude do importante papel dessa proteína na resistência aos quimioterápicos (Gottesman & Pastan, 1993). A P-gp parece conferir o fenótipo de resistência a vários fármacos mediante a diminuição de seus níveis intracelulares por sua atividade como bomba de efluxo ativa. A P-gp humana é codificada pelo gene ABCB1 [*ATP-binding cassette, sub-family B* (MDR/TAP), *member 1*], também conhecido como MDR1, uma proteína de membrana com 1.280 aminoácidos e um peso molecular de aproximadamente 170kDa.

A expressão aumentada de transportadores de fármacos já foi demonstrada no tecido cerebral de pacientes com epilepsia refratária (Tishler et al., 1995). Volk e Loscher (2005) avaliaram a expressão de P-gp em modelos animais de epilepsia do lobo temporal respondedores *versus* resistentes ao tratamento com fenobarbital através de imuno-histoquímica. Os ratos resistentes ao tratamento mostraram expressão aumentada da proteína P-gp nas estruturas límbicas, incluindo o hipocampo, e esse aumento da expressão estava confinado às células endoteliais que formam a barreira hematoencefálica.

Uma associação entre resistência a agentes antiepilépticos e o SNP – C3435T – no gene ABCB1 foi descrita por Siddiqui et al. (2003), sugerindo que o risco da farmacorresistência é 2,7 vezes maior em indivíduos CC do que em indivíduos de genótipo TT. Zimprich et al. (2004) avaliaram o mesmo gene ABCB1 em pacientes com epilepsia do lobo temporal e encontraram um bloco de DNA, caracterizado por três SNP – C1236T, C3435T e G2677T/A –, associado com a resistência medicamentosa. Muitos estudos têm sugerido a importância dos transportadores de fármacos na determinação da farmacorresistência em certos tipos de epilepsias. O gene ABCB1 (MRP1) é o mais estudado, porém ainda faltam dados mais avançados sobre outros transportadores.

Um exemplo de gene importante nessa via de transporte de medicamentos é o que codifica a proteína MVP (*major vault protein*), uma proteína presente em vários tecidos do corpo e particularmente abundante em células tumorais resistentes ao tratamento com quimioterápicos. Van Vliet et al. (2004) relataram aumento da expressão de MVP em modelos animais de epilepsia do lobo temporal, cujo papel na resistência medicamentosa tem sido proposto em muitos estudos com linhagens de células tumorais e tumores.

Ainda restam muitas questões a serem respondidas antes de concluirmos se os transportadores de fármacos têm um papel na resistência terapêutica na epilepsia ou se esta seria simplesmente um epifenômeno (Kwan & Brodie, 2005). Se o papel desses transportadores na epilepsia for comprovado, eles representariam um alvo potencial para novas estratégias de tratamento, melhorando o controle das crises epilépticas e a qualidade de vida de muitos indivíduos portadores de epilepsia refratária.

CYP450

Como relatado anteriormente, a CYP450 metaboliza diversos fármacos, incluindo medicamentos utilizados no tratamento da epilepsia. Sabemos que a CYP2C9 catalisa o metabolismo do fenobarbital e da fenitoína. Em estudo feito com 60 pacientes, van der Weide et al. (2001) mostraram que pacientes com ao menos um alelo variante desse gene necessitavam de uma dosagem 37% menor de fenitoína, quando comparados a indivíduos sem a alteração, para a obtenção dos mesmos efeitos farmacológicos. Outros autores demonstraram que alterações em CYP2C9 e CYP2C19 levavam a alterações das propriedades farmacocinéticas de fenobarbital. Aparentemente, essas alterações gênicas são comuns. Em trabalho com um grupo de japoneses foi demonstrado que 55,4% de 77 portadores de epilepsia apresentavam alterações gênicas relevantes (Mamiya et al., 2000).

FARMACOGENÔMICA E A DOENÇA DE ALZHEIMER

A doença de Alzheimer (DA) apresenta variações clínicas e também diversas mutações possíveis associadas. A própria genética aponta diretamente para a diversidade da doença, pois apenas uma pequena porção dos casos parece seguir um padrão de herança familiar, caracterizado por mutações em três determinados genes (APP e presenilinas 1 e 2), além de um início precoce, que se situa entre os 35 e os 60 anos de idade. No entanto, para a maioria dos casos não é possível detectar um histórico familiar da doença, que certamente é fruto de efeitos ambientais e de uma combinação de genes de menor efeito que os anteriormente citados, tornando seu padrão de herança bastante complexo. Apesar disso, os casos de DA familiar ou esporádica apresentam quadros clínicos muito semelhantes, por vezes indistinguíveis. Essa diversidade da doença sugere que a DA seja um grupo heterogêneo de transtornos molecularmente relacionados, hipótese que é reforçada pela observação de que, nos pacientes com DA, somente 50% tenham mostrado resposta significativa aos inibidores da acetilcolinesterase (Schneider & Farlow, 1995). Na gênese da doença, e também na determinação da resposta terapêutica, diversos genes parecem estar envolvidos.

APOE

Um dos genes mais frequentemente associados com a DA é o gene codificador para a apolipoproteína E (ApoE), mapeado no braço longo do cromossomo 19. Esse gene apresenta três formas (ou alelos) distintas em nossa espécie, denominadas E2, E3 e E4 (ou ε2, ε3 e ε4). A frequência desses três alelos na população caucasiana, em geral, é de aproximadamente 8%, 78% e 14% para ApoE ε2, ApoE ε3 e ApoE ε4, respectivamente (Utermann et al., 1980). O risco de DA conferido pelo alelo ε4 aumenta de modo dose-dependente, ou seja, os indivíduos que são homozigotos para ApoE ε4 (cerca de 2% da população) têm probabilidade seis a oito vezes maior de desenvolver DA do que aqueles homozigotos para ApoE ε3. Contudo, o alelo ApoE ε4 não é necessário nem suficiente para causar DA; ele apenas aumenta o risco de o indivíduo desenvolver a doença (Tanzi & Bertram, 2001).

Aparentemente, os alelos de ApoE também exercem efeitos modulatórios na resposta aos agentes terapêuticos usados para o tratamento da DA (Richard et al., 1997). O alelo ApoE4 parece afetar o nível da atividade da colina acetiltransferase (ChAT) no córtex e no hipocampo, e tem uma correlação com o acúmulo intracerebral das placas neuríticas. Poirier et al. (1995) demonstraram que mais de 80% dos pacientes ApoE4-negativos apresentaram melhoria significativa após tratamento de 30 semanas com a tacrina (um inibidor da acetilcolinesterase), enquanto 60% dos pacientes ApoE4-positivos apresentaram deterioração. O *status* de ApoE também foi avaliado em relação à resposta clínica a outros compostos. Aparentemente, o metrifonato (inibidor da colinesterase) mostrou menor eficiência após 2 a 4 anos de uso em portadores do alelo E4, após um período inicial de 12 meses, no qual o fármaco funcionara bem para todos os indivíduos, de modo independente do alelo de

ApoE (Poirier & Sevigny, 1998). Os portadores de alelos E2 ou E3 mantiveram boa resposta ao tratamento mesmo após 4 anos de uso do medicamento. Comportamento semelhante foi observado com a xanomelina (um agonista colinérgico específico); homozigotos para o alelo E4 não apresentaram melhora após tratamento crônico com esse fármaco. A análise de maior número de trabalhos torna aparente que a presença do alelo E4, em homozigose e em alguns casos até mesmo em heterozigose, traz consigo um impacto negativo no tratamento com agentes colinomiméticos. No entanto, pacientes portadores do alelo E4 aparentemente responderam bem ao tratamento com a droga Servier-S12024 (morfolinil-2-metoxil-8-tetra-1,2,3,4-quinolina), um agente não colinérgico do tipo noradrenérgico que parece ter bons resultados na melhoria cognitiva (Richard et al., 1997). De modo similar, o tratamento de portadores de alelos E4, em homozigose, com um inibidor da monoaminoxidase B (deprenil) mostrou-se capaz de reduzir a taxa de progressão da doença, o que não foi visto em portadores de alelos E2 ou E3.

Isso indica que os agentes colinomiméticos, como os inibidores de acetilcolinesterase, devam ser mais eficientes para portadores de alelos E2 ou E3, enquanto os não colinomiméticos seriam mais eficientes nos casos em que o alelo E4 esteja presente. A associação dos alelos de ApoE mostra-se extremamente importante como fator de risco para o desenvolvimento e também parece poder ser utilizada para delinear as melhores estratégias de tratamento dos pacientes acometidos pela DA.

TAU

Estudos recentes sugerem que a fosforilação da proteína Tau esteja associada com a demência da DA (revisto em Mathisen, 2003). Desse modo, a identificação de enzimas envolvidas com esse processo de fosforilação pode indicar potenciais alvos para o tratamento dessa doença. Uma das enzimas envolvidas na fosforilação da Tau é a cinase-5 dependente de ciclinas (CDK5). Já foi também observado que p25, um outro ativador da fosforilação de Tau, está aumentado no cérebro de pacientes com DA. Em experimentos com modelos animais, foi observado que a superexpressão de CDK5 e de p25 resultou em neurodegeneração e lesões similares às observadas em pacientes com DA (Mathisen 2003), o que indica o forte potencial terapêutico de inibidores de p25 e de CDK5.

Genes associados à inflamação e à apoptose

A identificação de micróglia ativada, citocinas inflamatórias (interleucina-1, interleucina-6 e fator de necrose tumoral) e ciclo-oxigenases geradas por prostaglandinas (COX-1 e COX-2) em cérebros de pacientes com DA sugere que a inflamação deva ter um papel importante na patogênese dessa doença. O uso de fármacos com atividade anti-inflamatória apresenta resultados promissores. Quando modelos animais transgênicos, expressando a APP humana, foram tratados com ibuprofeno, observou-se redução de 60% na deposição de placas de β-amiloide, quando comparados a controles não tratados. As relações farmacogenéticas encontradas entre o genótipo do promotor 5-LOX e a resposta terapêutica anti-inflamatória na DA têm sido alvo de diversos estudos. Os indivíduos de risco para DA carregando polimorfismos específicos do gene 5-LOX devem tornar-se uma população-alvo para estratégias preventivas ou de tratamento, especialmente no contexto de histórico familiar significativo de DA ou em combinação com alelos ApoE4. As sugestões de experimentações terapêuticas com os antagonistas de receptores de interleucina-1, os inibidores de interleucina-1 e outros agentes anti-inflamatórias são baseadas na descoberta dos efeitos modulatórios dessas substâncias no polimorfismo do gene 5-LOX.

Existem fortes evidências de que a apoptose contribua para a morte neuronal em DA. A proteína β-amiloide regula o aumento da produção de moléculas pró-apoptóticas, como Bax, regula a diminuição de moléculas antiapoptóticas, como Bcl-2, e algumas caspases. Desse modo, uma terapia antiapoptótica baseada em inibidores de caspase é um dos tratamentos promissores para pacientes com DA.

Perspectivas

Sabe-se que, tanto para a DA como para diversas outras patologias, nem todos os pacientes responderão a um dado agente terapêutico. Um tratamento eficaz para uma subpopulação de pacientes com DA pode não funcionar para todos os pacientes; do mesmo modo, um tratamento desenvolvido para pacientes que apresentem certos alelos ou certas mutações específicas pode não ter nenhum efeito em outros casos de DA que não apresentem o mesmo genótipo. A variabilidade genética associada à resposta aos agentes terapêuticos disponíveis para DA suporta o pensamento de que o mecanismo genético da patogênese de subtipos particulares de DA pode modular a resposta ao tratamento. Em virtude da importância emergente de genes determinantes em casos esporádicos e nos casos familiares, e seus relacionamentos com respostas a medicamentos, a genômica será imensamente útil na subclassificação de pacientes da DA e de outras doenças neuropsiquiátricas. Desse modo, a farmacogenômica traz consigo a promessa de auxiliar a descoberta de tratamentos seletivos baseados em gene e individualizados.

O aumento do crescimento científico a respeito da patobiologia da DA é encorajador. Quanto mais conhecimento é acumulado, mais próximos ficamos de melhor compreender essa doença, e também mais próximos de uma prescrição médica mais eficaz. A frustração que hoje vivemos, diante da falta de eficácia dos fármacos disponíveis para o tratamento da DA a longo termo, pode ser reduzida se formos capazes de agrupar pacientes respondedores de acordo com suas características genéticas. Por meio de estudos de farmacogenômica, os pesquisadores devem se tornar mais bem instrumentados para identificar indivíduos pré-sintomáticos que tenham maior suscetibilidade ao desenvolvimento da DA, buscando, desse modo, estratégias preventivas mais eficazes.

Bancos de DNA e o futuro da pesquisa genética em doenças humanas

O desenvolvimento de características físicas, passando pelas mais simples doenças e pela nossa resposta aos fármacos, resulta de complexas interações entre fatores ambientais e os diferentes alelos de diversos genes. Desse modo, o estudo em larga escala do genoma e de genes específicos de indivíduos, associado a informações sobre histórico de vida, registros médicos e farmacológicos, pode fornecer dados valiosos sobre mecanismos genéticos que regulam as mais preciosas informações clínicas, passando pela predisposição a doenças e pelos fatores que controlam a resposta a agentes farmacológicos.

Diante da importância dessa questão, esforços têm sido feitos em diversos países, em busca de maior compreensão acerca das influências genéticas na vida humana. Sendo assim, muitos países começaram a implementação de bancos de DNA, ou estão prestes a fazê-lo. No Canadá foi iniciado um projeto, denominado CARTaGENE, que irá coletar dados e amostras de 60 mil indivíduos. Já o projeto GenomEUtwin, da comunidade europeia, irá incorporar dados de 600 mil pares de gêmeos coletados em nível nacional por diversos projetos anteriores (incluindo um projeto sueco, que já possui informações de 80 mil pares de gêmeos). O maior e mais bem estruturado projeto mundial parece ser o projeto UK Biobank, estruturado no Reino Unido.

O UK Biobank, coordenado pela Universidade de Manchester, na Inglaterra, representa hoje o maior projeto mundial de bancos de DNA. Esse projeto representa um esforço do Reino Unido na confecção de um banco de DNA, composto por amostras de 500 mil voluntários, indivíduos de 45 a 69 anos que fornecerão amostras de sangue após completarem um questionário extenso sobre seus registros médicos, respostas medicamentosas e dados sobre estilo de vida. Os registros médicos desses voluntários serão acompanhados por um período de até 30 anos, garantindo uma grande quantidade de detalhada informação. Após a associação de amostras e questionários, todos os registros serão tornados anônimos, garantindo a privacidade das informações.

A coordenação desse banco será em Manchester, que estará responsável pelo gerenciamento computacional e financeiro do projeto, incluindo o estoque do material e das informações referentes a cada amostra e dos registros médicos de cada indivíduo. Esses registros (incluindo capacidade pulmonar, densidade óssea a dados cardiovasculares, entre outros) são obtidos no momento da coleta da amostra e reavaliados de tempos em tempos. Ao final de 2009, mais de 400 mil amostras já haviam sido coletadas. Os estudos serão feitos junto a seis centros colaboradores, cada um consistindo em uma rede de instituições acadêmicas e de pesquisas, que irão contribuir no recrutamento dos voluntários, além da elaboração e execução do projeto. No total, 23 universidades do Reino Unido estarão envolvidas. Um comitê científico foi criado, o qual é coordenado pelo Professor John Bell, da Universidade de Oxford, um renomado especialista no estudo da genética de doenças complexas. Maiores informações podem ser encontradas no *website* do projeto (www.ukbiobank.ac.uk).

Diante das marcantes características de miscigenação ocorridas em nosso país, seria de grande interesse a existência no Brasil de bancos de DNA similares. O Brasil encontra-se atualmente bem equipado em termos técnicos e humanos, podendo desenvolver projetos de larga escala que busquem identificar marcadores valiosos para uma população tão diversa. É pouco provável que os dados obtidos em países europeus sejam totalmente aplicáveis em nossa população, em razão da mistura étnica ocorrida no Brasil. Por outro lado, a imensa variedade genética que possuímos é valiosíssima para identificarmos causas genéticas de diferentes níveis de resposta a medicamentos, diferentes níveis de metabolização, biodisponibilidade ou reações adversas.

Agradecimentos

Os autores agradecem e reconhecem o fundamental apoio recebido da Associação Beneficente Alzira Denise Hertzog Silva (ABADHS), da Fundação de Amparo à Pesquisa do Estado de São Paulo (FAPESP) e do Conselho Nacional de Desenvolvimento Científico e Tecnológico (CNPq).

REFERÊNCIAS

Allison DB, Mentore JL, Heo M et al. Antipsychotic-induced weight gain: a comprehensive research synthesis. Am J Psychiatry 1999; 156:1686-96.

Arranz MJ, Kapur S. Pharmacogenetics in psychiatry: are we ready for widespread clinical use? Schizophr Bull 2008; 34:1130-44.

Bertilsson L, Dahl ML, Dalen P et al. Molecular genetics of CYP2D6: clinical relevance with focus on psychotropic drugs. Br J Clin Pharmacol, 2002; 53:111-22.

Binder EB, Holsboer F. Pharmacogenomics and antidepressant drugs. Ann Med 2006; 38:82-94.

Collins FS, Morgan M, Patrinos A. The human genome project: lessons from large-scale biology. Science 2003; 300:286-90.

Coutts RT, Urichuk LJ. Polymorphic cytochromes P450 and drugs used in psychiatry. Cell Mol Neurobiol 1999; 19:325-55.

Dahl ML, Bertilsson L. Genetically variable metabolism of antidepressants and neuroleptic drugs in man. Pharmacogenetics 1993; 3:61-70.

de Leon J et al. Clinical guidelines for psychiatrists for the use of pharmacogenetic testing for CYP450 2D6 and CYP450 2C19. Psychosomatics 2006; 47:75-85.

Eichelbaum M, Evert B. Influence of pharmacogenetics on drug disposition and response. Clin Exp Pharmacol Psysiol 1996; 23:983-5.

Gottesman MM, Pastan I. Biochemistry of multidrug resistance mediated by the multidrug transporter. Annu Rev Biochem 1993; 62:385-427.

Kohlrausch FB et al. Naturalistic pharmacogenetic study of treatment resistance to typical neuroleptics in European-Brazilian schizophrenics. Pharmacogenet Genomics 2008; 18:599-609.

Kwan P, Brodie MJ. Potential role of drug transporters in the pathogenesis of medically intractable epilepsy. Epilepsia 2005; 46:224-35.

Laika B, Leucht S, Heres S, Steimer W. Intermediate metabolizer: increased side effects in psychoactive drug therapy. The key to cost-effectiveness of pretreatment CYP2D6 screening? Pharmacogenomics J 2009; 9:395-403.

Lander ES, Linton LM, Birren B et al. Initial sequencing and analysis of the human genome. Nature 2001; 409:860-921.

Löscher W, Schmidt D. New horizons in the development of antiepileptic drugs. Epilepsy Res 2002; 50:3-16.

Löscher W, Schmidt D. New horizons in the development of antiepileptic drugs: the search for new targets. Epilepsy Res 2004; 60:77-159.

Lundstrom K, Turpin MP. Proposed schizophrenia-related gene polymorphism: expression of the Ser9Gly mutant human dopamine D3 receptor with the Semliki Forest virus system. Biochem Biophys Res Commun 1996; 225:1068-72.

Maier W, Zobel A. Contribution of allelic variations to the phenotype of response to antidepressants and antipsychotics. Eur Arch Psychiatry Clin Neurosci 2008; 258:12-20.

Mamiya K, Hadama A, Yukawa E et al., CYP2C19 polymorphism effect on phenobarbitone. Pharmacokinetics in Japanese patients with epilepsy: analysis by population pharmacokinetics. Eur J Clin Pharmacol 2000; 55:821-5.

Mathisen PM. Gene discovery and validation for neurodegenerative diseases. Drug Discov Today 2003; 8:39-46.

Pazos A, Probst A, Palacios JM. Serotonin receptors in the human brain-III. Autoradiographic mapping of serotonin-1 receptors. Neuroscience 1987; 21:97-122.

Poirier J, Delisle MC, Quirion R et al. Apolipoprotein E4 allele as a predictor of cholinergic deficits and treatment outcome in Alzheimer disease. Proc Natl Acad Sci U S A 1995; 92:12260-4.

Poirier J, Sevigny P. Apolipoprotein E4, cholinergic integrity and the pharmacogenetics of Alzheimer's disease. J Neural Transm 1998; 53:199-207.

Poolsup N, Li Wan Po A, Knight TL. Pharmacogenetics and psychopharmacotherapy. J Clin Pharm Ther 2000; 25:197-220.

Richard F, Helbecque N, Neuman E et al. APOE genotyping and response to drug treatment in Alzheimer's disease. Lancet 1997; 349:539.

Rogers JF, Nafziger AN, Bertino JS Jr. Pharmacogenetics affects dosing, efficacy, and toxicity of cytochrome P450-metabolized drugs. Am J Med 2002; 113:746-50.

Rudberg I, Mohebi B, Hermann M, Refsum H, Molden E. Impact of the ultrarapid CYP2C19*17 allele on serum concentration of escitalopram in psychiatric patients. Clin Pharmacol Ther 2008; 83:322-7.

Siddiqui A, Kerb R, Weale ME et al. Association of multidrug resistance in epilepsy with a polymorphism in the drug-transporter gene ABCB1. N Engl J Med 2003; 348:1442-8.

Sim SC, Risinger C, Dahl ML et al.. A common novel CYP2C19 gene variant causes ultrarapid drug metabolism relevant for the drug response to proton pump inhibitors and antidepressants. Clin Pharmacol Ther 2006; 79:103-13.

Sistonen J, Fuselli S, Palo JU, Chauhan N, Padh H, Sajantila A. Pharmacogenetic variation at CYP2C9, CYP2C19, and CYP2D6 at global and microgeographic scales. Pharmacogenet Genomics 2009; 19:170-9.

Stearns e Rae. Pharmacogenetics and breast cancer endocrine therapy: CYP2D6 as a predictive factor for tamoxifen metabolism and drug response? Expert Rev Mol Med 2008; 10:e34.

Steimer W et al. Pharmacogenetics: a new diagnostic tool in the management of antidepressive drug therapy. Clin Chim Acta 2001; 308:33-41.

Tanzi RE, Bertram L. New frontiers in Alzheimer's disease genetics. Neuron 2001; 32:181-4.

Tishler DM, Weinberg KI, Hinton DR et al. MDR1 gene expression in brain of patients with medically intractable epilepsy. Epilepsia 1995; 36:1-6.

Utermann G, Langenbeck U, Beisiegel U et al. Genetics of the apolipoprotein E system in man. Am J Hum Genet 1980; 32:339-47.

van der Weide J, Steijns LS, van Weelden MJ, de Haan K. The effect of genetic polymorphism of cytochrome P450 CYP2C9 on phenytoin dose requirement. Pharmacogenetics 2001; 11:287-91.

van Vliet EA, Aronica E, Redeker S et al. Expression and cellular distribution of major vault protein: a putative marker for pharmacoresistance in a rat model for temporal lobe epilepsy. Epilepsia 2004; 45:1506-16.

Venter JC, Adams MD, Myers EW et al. The sequence of the human genome. Science 2001; 291:1304-51.

Volk HA, Loscher W. Multidrug resistance in epilepsy: rats with drug-resistant seizures exhibit enhanced brain expression of P-glycoprotein compared with rats with drug-responsive seizures. Brain 2005:16.

Wang K et al. Common genetic variants on 5p14.1 associate with autism spectrum disorders. Nature 2009; 459:528-533.

Yamada J, Sugimoto Y, Yoshikawa T et al. The effects of peripheral serotonin2 receptor agonist on food intake of rats. Adv Exp Med Biol 1996; 398:555-7.

Zanger UM, Turpeinen M, Klein K, Schwab M. Functional pharmacogenetics/genomics of human cytochromes P450 involved in drug biotransformation. Anal Bioanal Chem 2008; 392:1093-108.

Zimprich F, Sunder-Plassmann R, Stogmann E et al. Association of an ABCB1 gene haplotype with pharmacoresistance in temporal lobe epilepsy. Neurology 2004; 63:1087-9.

Farmacogenética

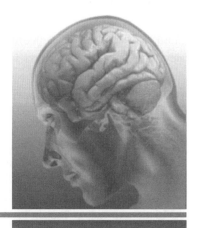

Rodrigo Nicolato • Marco Aurélio Romano-Silva

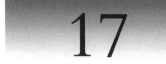

INTRODUÇÃO

A farmacogenética pode ser definida como o estudo da influência de genes específicos na variabilidade da resposta e da tolerabilidade aos fármacos. Os estudos farmacogenéticos geralmente se baseiam na busca de genes candidatos ou únicos: os investigadores elegem um gene e respectivos polimorfismos como candidato à associação com uma característica ou doença. A seguir, recrutam uma população com essa característica ou doença e pesquisam a prevalência dos polimorfismos na tentativa de detectar uma correlação estatisticamente significativa entre a variação genética e a característica em estudo.[1]

Depressão e esquizofrenia são doenças psiquiátricas frequentes, crônicas, recorrentes e promotoras de desarranjo e custo social extenso. A psicofarmacologia apresenta um número crescente de medicações eficazes e sua evolução acontece no sentido de aumentar a eficácia do tratamento de pacientes refratários, assim como reduzir os frequentes efeitos colaterais associados com as medicações tradicionais.[2] Considerando-se que a psicofarmacoterapia é um tratamento eficaz, 30% a 50% dos pacientes não respondem ao tratamento e uma outra parcela expressiva apresenta efeitos colaterais importantes. Apesar da crescente variedade de agentes disponíveis para tratamento das psicopatologias, ainda são necessárias muitas melhorias nos medicamentos disponíveis ou mesmo a criação de fármacos melhores.[3]

Em levantamento realizado em 1994 por Lazarou et al.,[4] constatou-se que reações adversas a medicamentos causam 2 milhões de hospitalizações e pelo menos 100 mil mortes por ano nos EUA. Os efeitos colaterais aos medicamentos devem-se às mais diversas condições, como as decorrentes da doença, da condição clínica, as secundárias à interação entre o indivíduo e o ambiente e as genéticas.[5] Parte dos efeitos adversos poderia ser evitada, especialmente se fossem conhecidas as causas dos efeitos colaterais e, a partir desse conhecimento, fossem desenvolvidos fármacos específicos para determinada doença em um indivíduo específico. Nesse caso, teríamos fármacos com menos efeitos adversos. O mesmo raciocínio é aplicável para as situações em que um fármaco usado em situações semelhantes, e na mesma dosagem, provoca toxicidade em alguns pacientes, enquanto em outros não exerce efeito algum, nem mesmo o efeito terapêutico desejado.[2]

O estudo dos polimorfismos genéticos no campo da psicofarmacologia é muito importante e pode se dividir na pesquisa de polimorfismos genéticos relacionados à farmacocinética e à farmacodinâmica. Na farmacocinética serão estudados os polimorfismos genéticos relacionados ao metabolismo, às proteínas transportadoras (p. ex., transportador de serotonina) e às proteínas plasmáticas que se ligam aos medicamentos. Na farmacodinâmica serão estudados os polimorfismos genéticos que se relacionam aos receptores (p. ex., polimorfismos do receptor serotonérgico 5-HT_{2C}), aos canais iônicos e às enzimas.

Variações no complexo de enzimas citocromo P450 foram há muito reconhecidas como uma fonte importante de diferenças nas respostas dos pacientes aos medicamentos. Provavelmente, as mais importantes enzimas da família P450, expressas polimorficamente, são o CYP2D6 (responsável pelo metabolismo de vários antidepressivos tricíclicos e inibidores seletivos de receptação da sentanina [ISRS], antipsicóticos, betabloqueadores e antiarrítmicos) e CYP2C19 (metabolismo de omeprazol, propranolol, diazepam, citalopram, imipramina, clomipramina e amitriptilina). Alguns alelos de CYP2D6 são a causa de metabolização lenta de fármacos e têm sido responsabilizados por alguns efeitos adversos desses medicamentos.[2]

Com base no polimorfismo de P450, a população humana pode ser dividida em metabolizadores lentos (ML), com expressão de enzimas disfuncionais ou inativas e que levam à maior preocupação clínica, em virtude da impossibilidade de efeitos colaterais por intoxicação medicamentosa; metabolizadores extensivos (ME), com expressão de enzimas com atividade normal, e metabolizadores ultrarrápidos (MU), mais raros e que apresentam capacidade aumentada de metabolismo. Os ML perfazem cerca de 10% dos caucasianos.[6]

Em 2005, o órgão regulador americano Food and Drug Administration (FDA) aprovou para uso clínico um *chip* com o nome comercial de AmpliChip® CYP450, fabricado pela Roche e já disponível no Brasil. Esse *chip* possibilita o teste de dois genes polimórficos, o do citocromo P450 2D6 (CYP2D6) e do citocromo P450 2C19 (CYP2C19), enzimas que são responsáveis pela metabolização de vários agentes antidepressivos e antipsicóticos. Assim, a comercialização do *chip* abriu caminho para aplicação em larga escala de um teste farmacogenético, tendo a psiquiatria como a mais óbvia e direta área de aplicação. Perfis extremos de polimorfismos em CYP2D6 ou CYP2C19, ou seja, metabolizadores lentos ou ultrarrápidos, deveriam encorajar os clínicos a explorar diferentes opções de tratamento, assim como uma cuidadosa monitoração dos níveis plasmáticos dos medicamentos. Esse teste pode ser interessante, principalmente na indicação de fármacos que podem ser muito tóxicos em paciente portador de determinado polimorfismo, ou ainda como informação complementar na escolha de medicação para pacientes que não respondem à terapêutica habitual.[2] Contudo, o valor do teste ainda é um fator limitante para disseminação do uso clínico.

As pesquisas psicofarmacogenéticas são mais empregadas no estudo de antidepressivos e antipsicóticos, como veremos a seguir.

ANTIDEPRESSIVOS

No estudo de Dalen et al.,[7] em que foi feita correlação entre o número de cópias do gene CYP2D6 e os níveis plasmáticos de nortriptilina, os pacientes heterozigotos CYP2D6*10 tiveram a eliminação de nortriptilina dependente de CYP2D6 reduzida, mas de maneira limitada. Outros estudos subsequentes definiram que o número de cópias do gene determinaria individualmente a dose dos inibidores da recaptação de serotonina e ainda relacionando o número de cópias com a presença de efeitos cardiovasculares e toxicidade.[8,9]

Com relação às populações, observou-se que a população africana frequentemente apresenta o alelo CYP2D6*17, que promove redução da atividade da enzima, tornando o indivíduo um metabolizador lento. Já os orientais apresentam frequência alélica de 50% para o CYP2D6*10, e a portabilidade desse alelo também reduz a atividade enzimática, mas em menor proporção em relação à metabolização pelo CYP2D6, tornando os indivíduos metabolizadores intermediários.[10] A homozigosidade do alelo defeituoso CYP2D6*10 é menor do que 1%, mas a grande maioria dos estudos em japoneses, coreanos e chineses aborda mais os metabolizadores intermediários e rápidos.[3]

Em alguns estudos, observou-se que, para alguns antidepressivos tricíclicos, o metabolizador rápido chega a precisar de doses duas a quatro vezes maiores que o metabolizador intermediário. Enfim, o estudo das variações de CYP2D6 pode ser útil na prescrição de tricíclicos, que são agentes que possuem uma janela terapêutica estreita e bem estabelecida e cuja toxicidade pode ser grave. Entretanto, com relação aos inibidores da recaptação de serotonina, ainda parece desnecessário o estudo de CYP2D6, uma vez que esses medicamentos têm uma ampla faixa terapêutica e sem efeitos adversos graves comuns.

Entre os polimorfismos mais importantes para a farmacogenética estão os que envolvem a neurotransmissão monoaminérgica, como o polimorfismo 5-HTTLPR, do transportador de serotonina, que se encontra na região promotora do gene do transportador de 5-HT, e consiste em inserção/deleção de 44 bases, definindo o alelo como longo ou curto, respectivamente. A presença do alelo longo L prediz maior eficácia do tratamento. Já nos estudos entre asiáticos, os achados são menos uniformes, e quando apontam associação, mostram que o alelo curto evolui com melhor resposta ao tratamento.[2] Parte da disparidade desses achados pode ser decorrente da diferente distribuição de alelos entre as duas populações, já que o alelo curto está presente em 50% dos europeus e em 75% dos asiáticos e, além disso, as amostras são menores no grupo asiático, o que pode ter desviado a detecção de associação.[11] Ao longo dos anos, essa hipótese foi progressivamente refinada, como a identificação de um terceiro alelo, longo e parcialmente funcional, caracterizado por uma substituição de adenina por guanina no alelo longo, inicialmente considerado funcionalmente similar ao alelo curto.[1]

Entre os achados mais interessantes relacionados a essa interação está a correlação entre o volume da substância cinzenta e o genótipo para o transportador de serotonina, mediada por fator neurotrófico derivado do cérebro (BDNF).[12]

Estudos de farmacogenética de antidepressivos existem para outros genes dos sistemas monoaminérgicos,[2] incluindo o gene da triptofano hidroxilase 1 e 2 (TPH 1 e 2), monoaminoxidase A (MAO-A), catecol O-metiltransferase (COMT), receptor de noradrenalina, receptores de serotonina (1A, 2A e 6) e receptor de dopamina.

Um dos genes candidatos relacionado com a resposta aos ISRS é o gene que codifica a TPH, uma enzima que limita a síntese de serotonina.[13] Serreti et al. relacionaram o genótipo AA da variante A779C da TPH com má resposta à fluvoxamina em uma amostra de 73 pacientes com TAB e 144 com depressão unipolar.[14] Serreti et al. também encontraram pobre resposta à paroxetina relacionada aos genótipos AA e AC (ou seja, má resposta relacionada à presença do alelo A da variante A779C da TPH).

A enzima TPH representa um fator limitante na síntese de serotonina.[13] Serretti et al. investigaram o polimorfismo A218C em pacientes com boa resposta ao lítio e observaram que portadores da variante mais rara (alelo A) tendiam a apresentar pior resposta terapêutica.[15]

ANTIPSICÓTICOS

Existem, também, diferenças na resposta de indivíduos aos antipsicóticos. Por exemplo, 20% dos pacientes têm baixa resposta de seus sintomas positivos ao haloperidol, e diferenças similares podem ser vistas com outros antipsicóticos.

Comparados aos antidepressivos, sabemos muito pouco sobre o metabolismo dos antipsicóticos. No entanto, seria seguro recomendar a prescrição de agentes não dependentes de metabolização via CYP2D6 para ML, como clozapina, olanzapina, quetiapina ou ziprasidona, ou um ajuste para doses menores. Por outro lado, MU deveriam receber doses maiores, pois provavelmente não responderão a doses padronizadas.

Alguns pacientes que não respondem a antipsicóticos típicos apresentam boa resposta à clozapina.

Arranz et al.[16] demonstraram que a variação alélica no gene do receptor de serotonina 5-HT$_{2A}$ é um fator determinante na resposta clínica à clozapina, entretanto, não era capaz de explicar completamente a variedade de respostas ao tratamento. Assim, um novo estudo foi realizado para investigar a contribuição de outras mutações, demonstrando que a coexistência de dois genótipos no receptor 5-HT$_{2A}$ (T102/- e His452/His452) estava associada com boa resposta à clozapina em 80% dos pacientes; no entanto, apenas 50% dos pacientes apresentavam essa combinação.[17]

Esse trabalho foi um marco por ser o primeiro relato do uso da determinação de combinações de receptores para prever a resposta à medicação antipsicótica, e o mesmo grupo está desenvolvendo uma bateria de testes para predizer entre 70% e 90% a chance de resposta em determinado paciente.

Além dos polimorfismos em enzimas metabolizadoras, a maioria dos estudos em farmacogenética dos antipsicóticos tem focalizado genes que codificam receptores de dopamina e serotonina, pois estes são alvos conhecidos dos neurolépticos.

O receptor D$_2$, por ser um alvo importante de antipsicóticos, tem sido estudado e dois polimorfismos (-141C/Ins/Del e TaqI 1) foram correlacionados às respostas a antipsicóticos. O polimorfismo -141C/Ins/Del, o mais estudado, foi associado à alteração da expressão de D$_2$ in vitro[18] e a aumento da densidade de D$_2$ no striatum de indivíduos saudáveis. Mais recentemente, Hwang et al.[19] analisaram 12 polimorfismos no receptor D$_2$ e obtiveram evidências para dois haplótipos em caucasianos e três em afro-americanos associados a melhor resposta ao tratamento com clozapina.

O polimorfismo mais estudado no receptor D$_3$ é o Ser-9 gly, que afeta a região N-terminal do receptor. Os estudos que tentaram correlacionar esse polimorfismo com a resposta aos antipsicóticos são poucos.

Basile et al.[20] estudaram a relação de variantes alélicas do gene do DRD3 e do CYP1A2. Os pacientes que tinham o genótipo Gly/Gly do gene do DRD3 e o genótipo C/C do gene do CYP1A2 apresentavam maior chance de ter discinesia tardia.

CONSIDERAÇÕES FINAIS

Não apenas na determinação da terapêutica individual é importante o estudo dos polimorfismos, mas também na determinação de um perfil populacional que supostamente guiaria o desenvolvimento de medicamentos seguros e eficazes em uma população específica. Afinal, todos os polimorfismos farmacogenéticos até hoje estudados diferem em frequência entre grupos étnicos e raciais; assim, o conhecimento de variações farmacogenéticas populacionais é importante para o desenvolvimento de novos agentes e na otimização da prática clínica.[2] A CYP2D6 metaboliza a maioria dos antidepressivos tricíclicos, e tem sido mostrado que a resposta a esses medicamentos depende genotípica e fenotipicamente da CYP2D6.[3] O ajuste das doses desses medicamentos pode variar de 28% a 60% da dose normal para metabolizadores lentos e de 140% a 180% da dosagem normal para metabolizadores ultrarrápidos.[21] Uma associação importante existe entre a falta de resposta terapêutica e o fenótipo de metabolizadores ultrarrápidos. Por exemplo, o número de cópias ativas da CYP2D6 tem impacto importante na farmacocinética da nortriptilina (um antidepressivo tricíclico), havendo aumento de 5 a 10 vezes na incidência de metabolizadores ultrarrápidos em indivíduos não responsivos a esse medicamento.[22]

Os estudos farmacogenéticos que envolvem o ganho de peso, que em alguns pacientes que recebem antipsicóticos pode levar a intenso agravo clínico, também são de fundamental importância,[23] sobretudo aqueles que envolvam a neurotransmissão histaminérgica e serotonérgica.

Até mesmo os estudos que relacionam o gene 5-HTT, do transportador de serotonina, embora bem fundamentados, precisam de melhores elucidação e caracterização, em virtude do terceiro alelo descoberto e de diferenças étnicas apresentadas. Zanardi et al., em 2000,[24] encontraram, em uma amostra com 18 pacientes bipolares e 46 pacientes com depressão maior, evidências de que a presença do alelo curto (S) se relacionava à má resposta aos ISRS. Pollock et al., em 2000,[25] em amostra de 95 pacientes com depressão maior de início tardio, encontraram também associação do alelo curto (S) com a má resposta terapêutica. Entretanto, Kim et al.[26] encontraram, em estudo com 120 pacientes coreanos, associação de boa resposta à fluoxetina e à paroxetina, em associação ao genótipo SS (homozigotos para o alelo curto-S). Em outro estudo de Zanardi,[27] houve associação do alelo longo (L) com a resposta à fluvoxamina, em estudo com 47 pacientes bipolares e 108 pacientes com depressão maior. Essas diferenças, como explicado anteriormente, podem ser decorrentes da diferença étnica quanto à epidemiologia genética dos polimorfismos relacionados ao transportador de serotonina. Em artigo recente, pesquisadores da UFMG, em estudo com 43 pacientes bipolares, encontraram a associação do alelo S (genótipos SS e LS) com a maior possibilidade de indução de mania ou hipomania por antidepressivos.[28]

Logo, há necessidade de mais estudos psicofarmacogenéticos, com maior número de pacientes, maior representação étnica e de maneira prospectiva, para eliminar dúvidas dos artigos apresentados neste capítulo e para aprimorar o debate que envolve as diferenças genéticas quanto à resposta aos psicofármacos e aos efeitos colaterais apresentados.

REFERÊNCIAS

1. Alevatto M. Genética e psicofarmacologia: a ciência a serviço da arte. Psychiatry On Line Brazil, vol 14, abril, 2009, disponível no site http://www.polbr.med.br/ano09/far0409.php. Acessado em 7 de dezembro de 2009.
2. Miranda DM, Correa H, Marco L, Romano-Silva MA. Psicofarmacogenética. Medicina. Ribeirão Preto 2006; 39:570-576.
3. Kirchheiner J, Nickchen K, Bauer M et al. Pharmacogenetics of antidepressants and antipsychotics: the contribution of allelic variations to the phenotype of drug response. Mol Psychiatry 2004; 9(5):442-73.
4. Lazarou J, Pomeranz BH, Corey PN. Incidence of adverse drug reactions in hospitalized patients: a meta-analysis of prospective studies. JAMA 1998; 279(15):1200-5.
5. Shastry BS. Pharmacogenetics and the concept of individualized medicine. Pharmacogenomics J 2006; 6(1):16-21.
6. Sachse C, Brockmoller J, Bauer S, Roots I. Cytochrome P450 2D6 variants in a Caucasian population: allele frequencies and phenotypic consequences. Am J Hum Genet 1997; 60 (2):284-95.
7. Dalen P, Dahl ML, Roh HK et al. Disposition of debrisoquine and nortriptyline in Korean subjects in relation to CYP2D6 genotypes, and comparison with Caucasians. Br J Clin Pharmacol 2003; 55(6):630-4.
8. Bertilsson L, Dahl ML, Dalen P, Al-Shurbaji A Molecular genetics of CYP2D6: clinical relevance with focus on psychotropic drugs. Br J Clin Pharmacol 2002; 53(2):111-22.
9. Steimer W, Zopf K, von Amelunxen S et al. Amitriptyline or not, that is the question: pharmacogenetic testing of CYP2D6 and CYP2C19 identifies patients with low or high risk for side effects in amitriptyline therapy. Clin Chem 2005; 51(2):376-85.
10. Jones DS, Perlis RH. Pharmacogenetics, race, and psychiatry: prospects and challenges. Harv Rev Psychiatry 2006; 14(2):92-108.
11. Binder EB, Holsboer F. Pharmacogenomics and antidepressant drugs. Ann Med 2006; 38:82-94.
12. Frodl T, Koutsouleris N, Bottlender R et al. Reduced gray matter brain volumes are associated with variants of the serotonin transporter gene in major depression. Mol Psychiatry 2008 Dec; 13(12):1093-101.
13. Cordeiro Q, Shavitt RG, Cappi C et al. Ver Fac Ciênc Méd Sorocaba 2009; 11(1):4-10.
14. Serretti A, Zanardi R, Rossini D, Cusin C, Lilli R, Smeraldi E. Influence of tryptophan hydroxylase and serotonin transporter genes on fluvoxamine antidepressant activity. Mol Psychiatry 2001; 6(5):586-92.
15. Serretti A, Lilli R, Mandelli L, Lorenzi C, Smeraldi E. Serotonin transporter gene associated with lithium prophylaxis in mood disorders. Pharmacogenomics J 2001; 1(1):71-7.
16. Arranz M, Collier D, Sodhi M et al. Association between clozapine response and allelic variation in 5-HT2A receptor gene. Lancet 1995; 346(8970):281-2.
17. Arranz MJ, Bolonna AA, Munro J, Curtis CJ, Collier DA, Kerwin RW. The serotonin transporter and clozapine response. Mol Psychiatry 2000; 5(2):124-5.
18. Arinami T, Gao M, Hamaguchi H, Toru M. A functional polymorphism in the promoter region of the dopamine D2 receptor gene is associated with schizophrenia. Hum Mol Genet 1997; 6(4):577-82.
19. Hwang R, Shinkai T, De Luca V et al. Association study of 12 polymorphisms spanning the dopamine D (2) receptor gene and clozapine treatment response in two treatment refractory/intolerant populations. Psychopharmacology (Berl) 2005; 181(1):179-87.
20. Basile VS, Ozdemir V, Masellis M et al. A functional polymorphism of the cytochrome P450 1A2 (CYP1A2) gene: association with tardive dyskinesia in schizophrenia. Mol Psychiatry 2000; 5(4):410-7.
21. Metzger IF, Souza-Costa DC, Tanus-Santos JE. Farmacogenética: princípios, aplicações e perspectivas. Medicina, Ribeirão Preto 2006; 39(4):515-521.
22. Dalen P, Dahl ML, Bernal Ruiz ML, Nordin J, Bertilsson L. 10- Hydroxylation of nortriptyline in white persons with 0, 1, 2, 3, and 13 functional CYP2D6 genes. Clin Pharmacol Ther 1998; 63(4):444-52.
23. Godlewska BR, Olajossy-Hilkesberger L, Ciwoniuk M et al. Olanzapine-induced weight gain is associated with the -759C/T and -697G/C polymorphisms of the HTR2C gene. Pharmacogenomics J 2009 Aug; 9(4):234-41.
24. Zanardi R, Benedetti F, Di Bella D, Catalano M, Smeraldi E. Efficacy of paroxetine in depression is influenced by a functional polymorphism within the promoter of the serotonin transporter gene. J Clin Psychopharmacol 2000; 20:105-7.
25. Pollock BG, Ferrel RE, Mulsant BH et al. Allelic variation in the serotonin transporter promoter affects onset of paroxetine treatment response in late-life depression. Neuropsychopharmacology 2000; 23:587-90.
26. Kim DK, Lim SW, Lee S et al. Serotonin transporter gene polymorphism and antidepressant response. Neuroreport 2000; 11:215-9.
27. Zanardi R, Serreti A, Rossini D et al. Factors affecting fluvoxamine antidepressant activity: influence of pindolol and 5-HTTTLPR in delusional and nondelusional depression. Biol Psychiatry 2001; 50:323-30.
28. Ferreira A, Neves F, da Rocha F et al. The roleof 5-HTTLPR polymorphism in antidepressant-associated mania in bipolar disorder. J Affect Disord 2009; 112(1):267-72.

Psicofármacos e Neurotrofinas

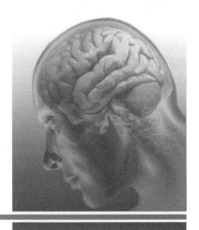

João Quevedo • Clarissa M. Comim

18

INTRODUÇÃO

A teoria molecular e intracelular vem sendo estudada além da fenda sináptica, observando as alterações subsequentes à ativação de receptores pós-sinápticos (Figura 18.1). Os dados mais recentes sugerem a existência de uma cascata celular cuja sequência resumida seria a seguinte: (1) ativação do receptor pós-sináptico (por neurotransmissores, AMPc, proteínas cinases, CREB [*c-response element binding-protein*]); transcrição gênica de receptores de glicocorticoides, fator neurotrófico derivado do cérebro [BDNF], ou outra neurotrofina); (2) em seguida, o BDNF* liga-se ao seu receptor (extracelular), denominado tirosina cinase B (Trk B); (3) ativação de uma cinase (parte do receptor voltada para o lado intracelular); (4) transferência de grupamentos fosfato para resíduos de tirosina presentes em várias proteínas celulares.

A ligação do BDNF a seu receptor desencadeia uma via intracelular associada à proteína G, que fosforila e ativa uma outra proteína, denominada MAP cinase/cinase, a qual ativa uma outra proteína "MAP cinase", que continua o ciclo de fosforilação de proteínas celulares. Esse ciclo é muito mais amplo, pois existem interações cruzadas entre várias vias intracelulares, envolvendo AMPc, GMPc, cálcio e a proteína GTPase monomérica (Ras). Finalmente, todas essas alterações convergem para alterações na expressão gênica e/ou na modulação da atividade de proteínas (Gorenstein & Scavone, 1999).

Essa cascata seria unificadora de mecanismos como a reestruturação dendrítica, o aumento da neurogênese hipocampal e o aumento da sobrevida das células do sistema

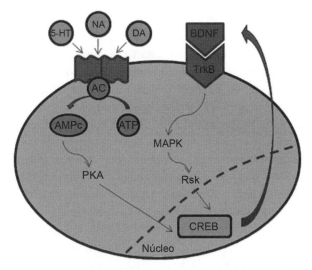

FIGURA 18.1.

nervoso central (SNC). Todas essas moléculas foram implicadas na fisiopatologia de diversas doenças psiquiátricas, como depressão recorrente e transtorno bipolar e, a partir de então, viraram alvos para o desenvolvimento de possíveis novos psicofármacos (Duman & Monteggia, 2006; Einat & Manji, 2006).

Vários trabalhos sugerem que o aumento da expressão desses elementos é necessário para a ação terapêutica dos antidepressivos e estabilizadores do humor. Esses achados acrescentam evidências ao empirismo inicial do uso de psicofármacos.

A seguir, apresentamos os diversos elementos dessa cascata com ênfase no produto final, as neurotrofinas, destacando mais os achados sobre a depressão.

---

*Neste capítulo, usaremos o BDNF e o receptor para BDNF como exemplos.

DEPRESSÃO E MECANISMOS INTRACELULARES

No caso da depressão, uma das patologias cujo envolvimento intracelular vem sendo descrito, a administração crônica de antidepressivos (AD) aumenta a expressão do AMPc, o qual dá início à cascata celular descrita anteriormente. Assim, os AD elevam a concentração sináptica de noradrenalina e estimulam a conversão do adenosina trifosfato (ATP) em AMPc, o qual aumenta a sobrevida, mas não a diferenciação de neurônios.

A proteína cinase A (PKA) é fosforilada após a ligação da noradrenalina a seu receptor proteína G acoplado à adenilciclase (AC), que gera o segundo mensageiro AMPc, responsável por essa fosforilação. Em contrapartida, a proteína cinase C (PKC) é fosforilada como consequência da ligação da serotonina em seu receptor acoplado à fosfolipase C, que gera o segundo mensageiro, diacilglicerol (DAG), fosforilando a PKC. Ambas as PK têm em comum a fosforilação do CREB, o qual, dessa maneira, penetra os poros nucleares e regula a transcrição gênica. Essa seria a rota integrativa entre a ação dos AD que aumentam a concentração sináptica de serotonina e noradrenalina (Gronli et al., 2006; Shelton, 2007).

Estudos em humanos evidenciaram níveis reduzidos de proteína cinase. Além dessa diminuição, dependendo do subtipo de depressão, a redução é maior ou menor. A deficiência dessas proteínas cinases ocasionaria interrupção da cascata e, assim, menor fosforilação do CREB e, consequentemente, menor transcrição gênica. Apesar do reconhecimento da redução dessas proteínas em pacientes deprimidos, o mecanismo exato para esse achado permanece desconhecido. Uma das possíveis explicações seria o aumento da oxidação dessas proteínas pela ação de espécies reativas de oxigênio (Castrén et al., 2007).

Estudos mostram que a expressão do CREB aumenta paralelamente à maturação de novos neurônios (Gonçalves, 2006). Após a fosforilação do CREB pela ação das PKA e PKC, ele penetra o interior do núcleo, onde regula a expressão gênica de genes que possuem o elemento de resposta ao AMPc (CRE) em sua região promotora (Shelton, 2007). Esses genes codificam proteínas-chave que regulam a resposta ao estresse no tecido cerebral, como o BDNF (Karege et al., 2004), seus receptores para tirosina cinase (TrkB) (Deogracias et al., 2004) e receptores glicocorticoides (Barrett et al., 1996). Nesse sentido, Gronli e colaboradores (2006) mostraram que ratos submetidos ao modelo de estresse crônico leve variado (ECLV) apresentavam níveis inferiores em relação aos controles do CREB fosforilado.

NEUROTROFINAS

As neurotrofinas são fatores intermediários que regulam a diferenciação e a sobrevivência de neurônios, modulando a plasticidade e a transmissão sináptica. Além disso, sabe-se que a inibição da morte celular (apoptose) é outro componente importante de sua ação (Altar, 1999; Deogracias et al., 2004; Einat & Manji, 2006; Kalb et al., 2005).

As neurotrofinas podem ser secretadas constitutivamente em curto intervalo de tempo ou podem depender da atividade neuronal. Elas se ligam e ativam uma família específica de receptor de tirosina cinase (TrK), promovendo uma regulação complexa no SNC. Em virtude desses fatores, essenciais para o funcionamento e a sobrevivência neuronal, supõe-se que a viabilidade neuronal pode ser afetada pela redução persistente dessas neurotrofinas no SNC. Os membros dessa família incluem o fator de crescimento neuronal (NGF, da sigla em inglês), o BDNF, a neurotrofina 3 (NT-3) e a neurotrofina 4 (NT-4). Essas proteínas são requeridas para a diferenciação e a sobrevivência de subpopulações neuronais específicas, tanto no sistema nervoso periférico (SNP) como no SNC (Castrén et al., 2007; Kalb, 2005).

O NGF foi o primeiro fator trófico a ser identificado. O NGF é produzido pelos alvos dos axônios na divisão sináptica do sistema nervoso. Esse peptídeo, produzido e liberado pelos tecidos-alvo, é absorvido pelos axônios sinápticos e transportado retrogradamente, promovendo a sobrevivência neuronal. Entretanto, mesmo com a liberação de NGF pelos tecidos-alvo, pode ocorrer morte celular, se o transporte axoplasmático for interrompido. As expansões neuronais em desenvolvimento projetam-se em áreas com concentrações elevadas de NGF, que se ligam a receptores específicos para sofrerem passagem endocitótica. No citoplasma, o NGF é carreado por transporte axonal retrógrado para o soma, onde promove ações tróficas (Angelucci et al., 2000; Kalb, 2005).

O BDNF é uma importante proteína membro da família das neurotrofinas e está presente em abundância no tecido cerebral e periférico, pois pode ser encontrado em neurônios e plaquetas, sendo capaz de cruzar a barreira hematoencefálica. Essa neurotrofina tem ação diversa sobre as células nas distintas regiões cerebrais, como crescimento celular, conectividade sináptica, diferenciação e reparo neuronal, assim como participa de processos de neurogênese e neurodegeneração por se ligar ao receptor TrkB, que está intimamente ligado ao aumento da atividade da CREB. Além disso, encontra-se envolvida na expressão de diferentes neurotransmissores. O BDNF também contribui para a expansão dos axônios dos neurônios da dopamina e da acetilcolina. Níveis mais altos de atividade neuronal estimulam a liberação de BDNF (Blendy et al., 2006; Castrén et al., 2007; Karege et al., 2002; Manji et al., 2003).

A CREB é uma proteína que se localiza no núcleo da célula, usualmente na forma inativa, sendo ativada por uma série de proteínas cinases. Depois de ativada, a CREB promove a produção de mRNA ao ligar-se a determinado sítio na região promotora de genes-alvo, com a formação de proteínas que podem alterar permanentemente a estrutura ou a função de regiões específicas do cérebro (Blendy et al., 2006).

Sabe-se que os ratos que não podem produzir o BDNF morrem em poucas semanas e os animais que estão vivendo em ambientes de alto estresse produzem níveis mais baixos desse fator (Obata & Noguchi, 2006). Além disso, a diminuição da plasticidade, das resiliências celulares e dos níveis de BDNF pode estar envolvida na depressão (Karege et al., 2002) e no transtorno bipolar (Machado-Vieira et al., 2007; Machado-Vieira & Soares, 2007). Além disso, sabe-se que os AD e os estabilizadores do humor exercem efeitos em vias de sinalização que regulam a plasticidade celular (Koponen et al., 2005).

No transtorno bipolar, o BDNF também parece estar envolvido. De fato, essa neurotrofina ativa importantes cascatas sinalizadoras relacionadas à indução de efeitos neurotróficos, como a cinase ERK/MAP e a cinase PI-3/Akt, e seus níveis encontram-se reduzidos em pacientes durante episódios maníacos (Machado-Vieira & Soares, 2007; Manji & Duman, 2001). Nesse contexto, Machado-Vieira e Soares (2007) afirmam que a CREB ainda não é um alvo apropriado para a farmacoterapia e não há agonistas ou antagonistas diretos disponíveis, sugerindo, então, que os agentes com alvo nas vias da plasticidade adesão poderão se tornar opções terapêuticas emergentes para o tratamento do transtorno bipolar.

Na depressão, o período desde a administração do antidepressivo até a transcrição e tradução da proteína do BDNF, que seria essencial para modificação plástica das estruturas neuronais, explicaria o tempo de latência de aproximadamente 4 semanas para a observação da resposta clínica. A relação entre as neurotrofinas e a depressão é muito mais complexa do que primeiramente se pensava (Altar, 1999). Apesar de a sinalização através do BDNF estar claramente envolvida na resposta antidepressiva, a redução de seus níveis ou de sua sinalização não produziu sintomas depressivos em ratos experimentais (Duman & Monteggia, 2006). Animais com diminuição dos receptores TrkB não aumentaram o tempo de imobilidade no teste do nado forçado, mas desenvolveram comportamento ansioso (Saarelainen et al., 2003). De modo contrário, o aumento da sinalização via TrkB reduziu sintomas de ansiedade e comportamentos depressivos em ratos (Koponen et al., 2006). A infusão de BDNF no hipocampo e no núcleo da rafe mimetizou efeitos antidepressivos em ratos, enquanto a infusão na área tegmental ventral produziu um comportamento depressivo (Eisch et al., 2003).

Em resumo, algumas evidências clássicas do papel das neurotrofinas na depressão, sobretudo naquela associada ao estresse, podem ser consideradas:

1. O estresse crônico moderado está associado à menor expressão do BDNF no hipocampo de ratos, comparados com controles não submetidos ao estresse (Gronli et al., 2006).

2. Em dois modelos animais que avaliam o efeito antidepressivo de fármacos (teste do nado forçado e paradigma do desamparo aprendido), a administração de BDNF no hipocampo e no mesencéfalo mostrou resultado comparável ao efeito obtido com tratamento crônico com antidepressivo. Os camundongos transgênicos que expressam reduzidos níveis de BDNF no cérebro exibiram reduzida resposta a AD em testes comportamentais (Saarelainen et al., 2003; Shirayama et al., 2002). A infusão crônica de BDNF no mesencéfalo ou a infusão aguda no giro denteado ou na área CA3 do hipocampo de roedores melhorou o desempenho desses animais em testes comportamentais usados para avaliar efeitos antidepressivos de fármacos (Shaltiel et al, 2007).

3. Tratamentos crônicos, mas não agudos, com AD elevam níveis do mRNA que expressam o BDNF no hipocampo e no córtex, enquanto a eletroconvulsoterapia (ECT), o mais eficiente tratamento antidepressivo, mesmo em tratamento agudo, aumenta o referido mRNA (Mathew et al., 2008; Saaralainen et al., 2003; Sairanen et al., 2005).

4. Níveis extracelulares mais elevados de serotonina e noradrenalina seriam necessários para a ocorrência de proliferação de novas células na neurogênese hipocampal, enquanto a sobrevivência desses novos neurônios estaria relacionada com a sinalização do BDNF (Sairanen et al., 2005).

5. Em humanos, estudos de neuroimagem mostram redução de córtex pré-frontal, estriado e hipocampo, além de aumento ventricular em portadores de transtornos do humor, comparados a controles sadios (Shaltiel et al., 2007). Pelo menos parte desse efeito pode ser revertida por AD (Castrén et al., 2007).

6. Os níveis de BDNF se mostraram reduzidos no soro e no plasma de pacientes deprimidos não tratados, comparados com controles saudáveis (Karege et al., 2003). Outro estudo encontrou níveis de BDNF mais baixos no plasma de indivíduos deprimidos que haviam apresentado recente tentativa de suicídio (Kim et al., 2007; Lee et al., 2006).

Recentemente, revelou-se o papel da remodelação da cromatina no estresse e na transcrição do BDNF. Animais submetidos a um modelo de estresse apresentavam hipermetilação duradoura de histonas na região promotora do gene do BDNF, suprimindo assim sua transcrição. Isso sugere que o estresse crônico induz um estado de repressão da transcrição gênica por um período de até 1 mês após a retirada dos estressores. O uso de antidepressivo não reverte a metilação das histonas, porém gera uma acetilação na mesma proteína, o que aumenta a transcrição do mRNA para BDNF (Tsankova et al., 2006).

A NT3 e a NT4 são proteínas que contribuem para a transdução de sinal na mesma via do BDNF e do NGF, através de seus respectivos receptores. A diminuição da expressão desses fatores pode levar a alterações na estrutura e função das subpopulações de neurônios do hipocampo, dependendo dos receptores que são expressos em cada tipo de célula (Altar, 1999). Além disso, foi relatado que a NT3 e a NT4 modulam a transmissão sináptica basal em longo prazo e a potenciação no hipocampo de ratos. Outra função relatada é a reparação dos danos oxidativos nos neurônios dopaminérgicos. Em pacientes com transtorno bipolar, tanto em episódios de humor como em eutimia, os níveis séricos de NT3/4 foram significativamente maiores do que nos controles, sendo aumentados na mania, na depressão e na eutimia, mas não significativamente diferentes entre os estados de humor (Walz et al., 2007).

Em estudos recentes realizados em nosso laboratório foi demonstrado aumento de BDNF (Frey et al., 2006a), de NGF (Frey et al., 2006b) e de NT3 (Walz et al., 2007) em tecido cerebral de ratos *Wistar* submetidos ao modelo animal de mania induzido pela administração de d-anfetamina, o qual foi parcialmente revertido quando os ratos foram tratados com lítio e valproato. Esses resultados reforçam a ideia de que os efeitos terapêuticos dos estabilizadores do humor podem estar associados com o aumento de fatores neurotróficos, implicando a possível participação dessas neurotrofinas na fisiopatologia do transtorno bipolar.

NOVOS PSICOFÁRMACOS E SEUS EFEITOS NAS NEUROTROFINAS

Em nosso laboratório, temos estudado o envolvimento de novos fármacos sobre as neurotrofinas na depressão. Em estudo recente, avaliamos experimentalmente o efeito antidepressivo da cetamina, um antagonista não competitivo para o glutamato, que se liga ao sítio da fenciclidina e que, conforme alguns achados clínicos, demonstrou rápido início de ação para efeitos antidepressivos. Foram realizados três experimentos: (1) ratos receberam tratamento agudo com cetamina (5, 10 e 15mg/kg) e imipramina (10mg/kg), os quais reduziram significativamente o tempo de imobilidade, com a dose de 15mg/kg de cetamina aumentando os níveis proteicos de BDNF no hipocampo (Garcia et al., 2008a); (2) utilizando um protocolo semelhante, ratos receberam tratamento crônico com cetamina (15mg/kg) e imipramina (10mg/kg), que resultou na diminuição do tempo de imobilidade, sem alterar os níveis proteicos de BDNF no hipocampo (Garcia et al., 2008b); (3) nesse experimento, ratos submetidos a estresse crônico moderado e tratados aguda e cronicamente com cetamina (15mg/kg) apresentaram redução da ingestão de alimentos doces, redução do peso corporal e aumento do peso da adrenal e dos níveis de corticosterona e hormônio corticotrófico. No entanto, nem o tratamento agudo nem o crônico alteraram os níveis proteicos de BDNF no hipocampo (Garcia et al., 2009). Conclui-se que, em consonância com dados da literatura, a cetamina apresentou efeito do tipo antidepressivo nos testes comportamentais realizados, estimulando novas e mais esclarecedoras pesquisas sobre seus mecanismos.

Mais recentemente, um estudo comparou os efeitos comportamentais e os níveis proteicos de BDNF no hipocampo, após a administração aguda de harmina (5, 10 e 15mg/kg) e imipramina (10, 20 e 30mg/kg) em ratos. A harmina é uma betacarbolina alcaloide que inibe a recaptação da monoamina. Os resultados apontam para um efeito antidepressivo dos compostos que aumentam os níveis de monoaminas após a inibição da monoaminoxidase. Nesse estudo, observou-se que a harmina, em doses de 10 e 15mg/kg, e a imipramina, 20 e 30mg/kg, reduziram o tempo de imobilidade e que a administração aguda de harmina na dose mais elevada, mas não da imipramina, aumentou os níveis da proteína BDNF no hipocampo. Essas descobertas sustentam a hipótese de que a harmina poderia ser um novo alvo para o tratamento farmacológico dos transtornos de humor (Fortunato et al., 2009).

CONSIDERAÇÕES FINAIS

As alterações intracelulares propiciam modificações na atividade funcional do SNC, fundamentais para o processo de plasticidade, sendo, portanto, interessantes sob o ponto de vista do estudo do mecanismo de ação de medicamentos, como os antidepressivos e os antipsicóticos. Sendo assim, pode-se observar o envolvimento das neurotrofinas nos transtornos psiquiátricos e seu papel como alvo no tratamento com psicofármacos clássicos.

Com o desenvolvimento dos estudos envolvendo psicofármacos e a fisiopatologia dos transtornos psiquiátricos podem ser investigadas novas moléculas com ações neurotróficas, mais rápidas e eficazes. Sem dúvida, os estudos do envolvimento das neurotrofinas nos transtornos psiquiátricos resultaram na explosão de informações no campo da psicofarmacologia, o que pode ser observado pelo crescimento exponencial de publicações de trabalhos na área e o surgimento de novos fármacos, assim como o maior entendimento das vias envolvidas nos transtornos.

REFERÊNCIAS

Altar CA. Neurotrophins and depression. Trends Pharmacol Sci 1999; 20:59-61.

Angelucci F, Aloe L, Vasquez PJ et al. Mapping the differences in the brain concentration of brain-derived neurotrophic factor (BDNF) and nerve growth-factor (NGF) in an animal model of depression. Neuroreport 2000; 11:1369-73.

Barret TJ, Vedeckis WV. Occupancy and composition of proteins bound to the AP-1 sites in the glucocorticoid receptor and c-jun promoters after glucocorticoid treatment and in different cell types. Recept Signal Transduct 1996; 6:179-93.

Blendy JA. The role of CREB in depression and antidepressant treatment. Biol Psychiatry 2006; 59:1144-50.

Castrén E, Võikar V, Rantamäki T. Role of neurotrophic factors in depression. Curr Opin Pharmacol 2007; 7:18-21.

Deogracias R, Espliguero G, Iglesias T et al. Expression of the neurotrophin receptor trkB is regulated by the cAMP/CREB pathway in neurons. Mol Cell Neurosci 2004; 26:470-80.

Duman RS, Monteggia LM. A neurotropic model for stress-related mood disorders. Biological Psychiatry 2006; 59:1116-27.

Einat H, Manji HK. Cellular plasticity cascades: genes-to-behavior pathways in animal models of bipolar disorder. Biological Psychiatry 2006; 59:1160-71.

Eisch AJ, Bolaños CA, de Wit J et al. Brain-derived neurotrophic factor in the ventral midbrain-nucleus accumbens pathway: a role in depression. Biol Psychiatry 2003; 54:994-1005.

Fortunato JJ, Réus GZ, Kirsch TR et al. Acute harmine administration induces antidepressive-like effects and increases BDNF levels in the rat hippocampus. Prog Neuropsychopharmacol Biol Psychiatry 2009; 33:1425-30.

Frey BN, Andreazza AC, Cereser KM et al. Effects of mood stabilizers on hippocampus BDNF levels in an animal model of mania. Life Sciences 2006[a]; 79:281-6.

Frey BN, Andreazza AC, Rosa AR et al. Lithium increases nerve growth factor levels in the rat hippocampus in an animal model of mania. Behavioural Pharmacology 2006b; 17:311-8.

Garcia LS, Comim CM, Valvassori SS et al. Acute administration of ketamine induces antidepressant-like effects in the forced swimming test and increases BDNF levels in the rat hippocampus. Prog Neuropsychopharmacol Biol Psychiatry 2008a; 32:140-4.

Garcia LS, Comim CM, Valvassori SS et al. Chronic administration of ketamine elicits antidepressant-like effects in rats without affecting hippocampal brain-derived neurotrophic factor protein levels. Basic Clin Pharmacol Toxicol 2008b; 103:502-6.

Garcia LS, Comim CM, Valvassori SS et al. Ketamine treatment reverses behavioral and physiological alterations induced by chronic mild stress in rats. Prog Neuropsychopharmacol Biol Psychiatry 2009; 33:450-5.

Gonçalves FA, Coelho R. Depressão e tratamento: apoptose, neuroplasticidade e antidepressivos. Acta Med Port 2006; 19:9-20.

Gorenstein C, Scavone C. Avanços em psicofarmacologia – mecanismos de ação de psicofármacos hoje. Rev Bras Psiquiatr 1999; 21:1-5.

Gronli J, Bramham C, Murison R et al. Chronic mild stress inhibits BDNF protein expression and CREB activation in the dentate gyrus but not in the hippocampus proper. Pharmacol Biochem Behav 2006; 85:842-9.

Kalb R. The protean actions of neurotrophins and their receptors on the life and death of neurons. Trends in Neurosciences 2005; 28:5-11.

Karege F, Perret G, Bondolfi G et al. Decreased serum brain-derived neurotrophic factor levels in major depressed patients. Psychiatry Res 2003; 109:143-8.

Karege F, Schwald M, EL Kouaissi R. Drug-induced decrease of protein kinase a activity reveals alteration in BDNF expression of bipolar affective disorder. Neuropsychopharmacology 2004; 29:805-12.

Kim Y-K, Lee H-P, Won S-D et al. Low plasma BDNF is associated with suicidal behavior in major depression. Prog Neuropsychopharmacol Biol Psychiatry 2007; 31:78-85.

Koponen E, Rantamäki T, Voikar V et al. Enhanced BDNF signaling is associated with an antidepressant-like behavioral response and changes in brain monoamines. Cell Mol Neurobiol 2005; 25:973-80.

Lee B-H, Kim H, Park S-H et al. Decreased plasma BDNF level in depressed patients. J Affect Disord 2006; 10:10-6.

Machado-Vieira R, Dietrich MO, Leke R et al. Decreased plasma brain derived neurotrophic factor levels in unmedicated bipolar patients during manic episode. Biol Psychiatry 2007; 6:142-4.

Machado-Vieira R, Soares JC. Treatment-resistant mood disorders. Rev Bras Psiquiatr Suppl 2007; 2:S48-54.

Manji HK, Duman RS. Impairments of neuroplasticity and cellular resilience in severe mood disorders: implications for the development of novel therapeutics. Psychopharmacol bulletin 2001; 35:5-49.

Manji HK, Quiroz JA, Sporn J et al. Enhancing neuronal plasticity and cellular resilience to develop novel, improved therapeutics for difficult-to-treat depression. Biol Psychiatry 2003; 53:707-42.

Mathew SS, Manji HK, Charney DS. Novel drugs and therapeutic targets for severe mood disorders. Neuropsychopharmacology 2008; 33:2080-2092.

Obata K, Noguchi K. BDNF in sensory neurons and chronic pain. Neurosci Res 2006; 55:1-10.

Saarelainen T, Hendolin P, Lucas G et al. Activation of the TrkB neurotrophin receptor is induced by antidepressant drugs and is required for antidepressant-induced behavioral effects. J Neurosci 2003; 23:349-57.

Sairanen M, Lucas G, Ernfors P et al. Brain-derived neurotrophic factor and antidepressant drugs have different but coordinated effects on neuronal turnover, proliferation, and survival in the adult dentate gyrus. J Neuroscience 2005; 2:1089-94.

Shaltiel G, Guang C, Husseini K et al. Neurotrophic signaling cascades in the pathophysiology and treatment of bipolar disorder. Current Opinion Pharmacology 2007; 7:22-6.

Shelton RC. The molecular neurobiology of depression. Psychiatr Clin North Am 2007; 30:1-11.

Shirayama Y, Chen AC, Nakagawa S et al. Brain-derived neurotrophic factor produces antidepressant effects in behavioral models of depression. J Neurosci 2002; 22:3251-61.

Tsankova Nm, Berton O, Renthal W et al. Sustained hippocampal chromatin regulation in a mouse model of depression and antidepressant action. Nat Neurosci 2006; 9:519-25.

Walz J, Frey BN, Andreazza AC et al. Effects of lithium and valproate on serum and hippocampal neurotrophin-3 levels in an animal model of mania. Journal of Psychiatric Research 2008; 42:416-21.

Walz JC, Andreazza AC, Frey BN et al. Serum neurotrophin-3 is increased during manic and depressive episodes in bipolar disorder. Neurosci Letters 2007; 415:87-9.

Neuroimagem e Psicofarmacologia

Paulo Michelucci Cunha • Marsal Sanches
Acioly Luiz Tavares de Lacerda • Rodrigo Affonseca Bressan

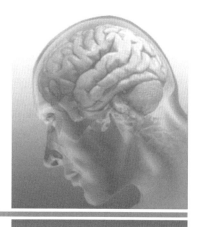

INTRODUÇÃO

O advento dos antipsicóticos e antidepressivos, na década de 1950, revolucionou o tratamento dos transtornos mentais. Desde então, foram desenvolvidos novos medicamentos psicotrópicos com perfis específicos de eficácia, características farmacocinéticas e efeitos colaterais. Entretanto, a descoberta dessas novas medicações não se baseou em um melhor entendimento da fisiopatologia dos sintomas e das doenças (Domino, 1999). Os principais grupos de psicotrópicos foram descobertos de maneira fortuita, mediante tentativas e erros, ou ainda em razão da observação de seus efeitos terapêuticos nos seres humanos. Esses dados empíricos, por sua vez, tornaram-se a base para a formulação de teorias fisiopatológicas relativas a diversos transtornos mentais.

Considerando-se o pressuposto teórico de que existem alterações neuroanatômicas e neurofuncionais subjacentes aos transtornos neuropsiquiátricos, técnicas de neuroimagem são ferramentas potencialmente úteis na investigação das teorias fisiopatológicas relacionadas a esses transtornos. Ao longo das últimas décadas, um vasto número de estudos tem enfocado especificamente essas questões, com valiosas contribuições e melhor compreensão dos substratos neurobiológicos dos transtornos mentais, bem como dos mecanismos de ação dos psicofármacos.

Modernas técnicas de neuroimagem promovem o estudo *in vivo* do cérebro em seus aspectos anatômicos, fisiológicos e neuroquímicos. Essas técnicas podem ser classificadas em três grupos principais. Técnicas anatômicas ou estruturais, como a tomografia computadorizada (TC) e a ressonância magnética (RM), avaliam a morfometria cerebral. Técnicas funcionais, como ressonância magnética funcional (RMf), a tomografia por emissão de pósitrons (PET) e a tomografia por emissão de fóton único (SPECT), avaliam a atividade cerebral mediante a mensuração do fluxo sanguíneo cerebral (FSC). O último grupo compreende as técnicas neuroquímicas que produzem informações metabólicas, de neurotransmissores e receptores cerebrais, compreendendo a espectroscopia por meio da ressonância magnética (ERM), além da PET e da SPECT (Sassi & Soares, 2003).

Estudos utilizando técnicas de neuroimagem representam um campo promissor na pesquisa farmacológica. Além da elucidação de aspectos farmacocinéticos e farmacodinâmicos, essas técnicas podem promover a identificação de preditores de resposta a diversos tratamentos medicamentosos. Adicionalmente, alguns métodos de neuroimagem podem ser utilizados, especificamente, para o desenvolvimento de novos medicamentos (desenho de medicação).

Este capítulo revisa as contribuições dos achados das técnicas de neuroimagem para a psiquiatria, com ênfase especial no campo da psicofarmacologia.

ASPECTOS ANATÔMICOS

Visualizar o cérebro *in vivo* sempre foi um desafio para cientistas e médicos. O crânio, como uma barreira física natural, não possibilitava sua observação satisfatoriamente por meio das radiografias convencionais. A pneumoencefalografia (na qual se introduz ar no espaço subaracnóideo através de punção lombar, de modo que o ar se distribui pelo sistema ventricular, gerando um contraste detectável por meio de radiografia) foi, durante anos, a única técnica disponível para tal. Apesar de suas limitações, essa abordagem possibilitou a identificação do primeiro e um dos mais consistentes achados de neuroimagem em um transtorno psiquiátrico: o alargamento dos ventrículos laterais entre portadores de esquizofrenia, posteriormente confirmado por técnicas mais sofisticadas, como a TC e a RM (Henn & Braus, 1999).

A TC baseia-se na emissão de raios X que atravessam um objeto simultaneamente por diferentes ângulos. A absorção desses raios em tecidos com diferentes densidades produz uma série de imagens bidimensionais que são reconstruídas por um programa de computador. Em razão de sua natureza não invasiva e da alta qualidade das imagens, essa técnica passou a ser amplamente utilizada na prática clínica, levando ao completo abandono da pneumonencefalografia. A técnica de RM superou certas limitações da TC, como a exposição à radiação, que tornava inviável a realização de exames repetidos, o contraste inadequado de tecidos moles, substância branca e cinzenta, e a impossibilidade de aquisição de imagens em múltiplos planos. Além disso, a RM está menos sujeita a artefatos ósseos, os quais restringem o uso da TC.

O sinal da RM é produzido pela propriedade de alguns átomos denominada *spin*, o qual pode ser descrito como um pequeno campo magnético presente em cada átomo de ^1H, abundante no corpo humano. Na RM, o cérebro é exposto a um forte campo magnético que alinha os campos magnéticos dos átomos de ^1H, sendo este o fenômeno da RM que pode ser usado na construção de imagens estruturais. Diferentes parâmetros podem ser adotados quando o breve campo eletromagnético é aplicado, resultando em diversos tipos de imagens. Em imagens T1, por exemplo, pode-se distinguir facilmente a substância cinzenta da branca, enquanto em T2 imagens de edema e líquidos são realçadas (Weishaupt et al., 2003). Atualmente, a RM corresponde à melhor técnica para obtenção de imagens anatômicas do cérebro, em virtude de sua alta resolução espacial e natureza não invasiva.

Inúmeros estudos utilizaram a TC e, particularmente, a RM para descrever diferenças entre pacientes com transtornos mentais e controles saudáveis, como maior volume ventricular e menor volume de subdivisões dos córtices préfrontal e temporal nos portadores de esquizofrenia; maior volume da amígdala em portadores de transtorno afetivo bipolar; menor volume hipocampal em portadores de depressão unipolar e transtorno de estresse pós-traumático; maior volume cerebral total em portadores de autismo e menor volume dos gânglios da base e do córtex orbitofrontal em portadores de transtorno obsessivo-compulsivo (Brambilla et al., 2003; Lawrie & Abukmeil, 1998; Shenton et al., 2001; Strakowski et al., 1999).

Esses estudos produziram contribuições valiosas na compreensão da fisiopatologia desses transtornos, embora muitos dos resultados descritos tenham se mostrado, algumas vezes, discordantes. Essa aparente inconsistência pode ser explicada, pelo menos parcialmente, por peculiaridades nos aspectos técnicos e metodológicos dos estudos, como diferentes parâmetros de aquisição de imagem, técnicas diversas para delimitação das regiões de interesse, ausência de cálculo do volume cerebral total, grupos-controle utilizados, histórico de uso de substâncias psicoativas, comorbidades psiquiátricas e efeitos de medicações utilizadas. O aperfeiçoamento das técnicas de neuroimagem e a busca por maior homogeneidade metodológica têm tornado possível, cada vez mais, a obtenção de dados consistentes e replicáveis.

Técnicas de neuroimagem estrutural podem detectar alterações macroscópicas resultantes da ação de psicotrópicos. A maior parte dos estudos com RM encontrou maior volume dos gânglios da base (caudado, putâmen e globo pálido) em portadores de esquizofrenia, quando comparados com indivíduos saudáveis. Essa alteração foi posteriormente compreendida como resultante do uso crônico de antipsicóticos clássicos, tendo em vista que pacientes esquizofrênicos sem tratamento prévio com antipsicóticos não apresentavam inicialmente qualquer modificação do volume dos gânglios da base (Lang et al., 2001). Convém lembrar que o aumento do volume dessas estruturas pode ser encontrado em portadores de outros transtornos mentais (p. ex., transtorno afetivo bipolar) submetidos ao uso crônico de antipsicóticos. Os gânglios da base intermedeiam processos cognitivos e comportamentais que se encontram comprometidos na esquizofrenia. Essa região cerebral apresenta alta densidade de receptores D_2 de dopamina, alvo da ação dos medicamentos antipsicóticos, sendo que os antipsicóticos típicos têm alta afinidade por esses receptores, resultando em aumento de fluxo sanguíneo local e alteração na quantidade desses receptores (*up-regulation*), o que pode estar associado ao aumento do volume dessas estruturas. Um aspecto relevante é que antipsicóticos atípicos não produzem esse efeito – enquanto pacientes em uso crônico de antipsicóticos típicos parecem exibir aumento no volume dos gânglios da base, quando ocorre a substituição por antipsicóticos atípicos, essas estruturas tendem a retornar a seu estado pré-tratamento (Corson et al., 1999). Este fato se relaciona com a menor afinidade dos atípicos para os receptores D_2 de dopamina, ou sugere ainda a ocorrência de outros fatores além da ocupação dopaminérgica como determinantes dessa alteração estrutural.

Investigações estruturais por meio da RM avaliaram pacientes bipolares medicados com carbonato de lítio e ácido valproico e encontraram aumento do volume cerebral ao longo do tratamento, sendo essa alteração decorrente, primariamente, de aumento no volume total de substância cinzenta regional, sem alterações de substância branca cerebral. Esses achados demonstram efeitos de medicamentos detectáveis no SNC que sugerem prevenção e reversão parcial de alterações celulares possivelmente envolvidas na etiopatogenia dos transtornos de humor. Estudos posteriores caracterizaram esses efeitos como neuroprotetores e neurotróficos, mediante indução da expressão de proteínas citoprotetoras, como, por exemplo, a expressão de bcl2 no córtex frontal, e a inibição da expressão de proteínas pró-apoptóticas, como a proteína p53, por meio de um complexo papel modulador obtido com o tratamento continuado (Manji et al., 2000).

ATIVIDADE CEREBRAL

A atividade cerebral pode ser estudada por técnicas que promovem a avaliação do volume e fluxo sanguíneos cerebrais, do metabolismo de glicose e água, da utilização de oxigênio e das condições funcionais da barreira hematoencefálica no cérebro *in vivo*, além da identificação de diferenças regionais desses aspectos, podendo fazer correlações com aspectos cognitivos, criando-se mapas relacionados a tarefas específicas. A detecção de ativações cerebrais regionais em grupos de pacientes e indivíduos saudáveis pode contribuir para a compreensão fisiopatológica das doenças mentais. Diferentes padrões de ativação entre pacientes submetidos a abordagens diversas de tratamento podem contribuir para a compreensão dos mecanismos de ação e para a identificação de preditores de resposta aos medicamentos, comparando-se, por exemplo, pacientes tratados e não tratados e pacientes recebendo antipsicóticos típicos ou atípicos.

Importantes questões científicas podem ser abordadas. Informações farmacodinâmicas (local e mecanismo de ação dos medicamentos) e farmacocinéticas (penetrabilidade cerebral, perfil dose-resposta, início de ação, duração e magnitude do efeito de um fármaco) podem ser pesquisadas; também podem ser investigados os efeitos secundários ao uso crônico de antidepressivos e de drogas de abuso (Stein, 2001). Ademais, promove o estudo de vias neurotransmissoras específicas (mediante o uso de agentes seletivos para a via neuroquímica de interesse) em pacientes com diferentes transtornos psiquiátricos.

As técnicas que utilizam radiotraçadores compreendem a PET e a SPECT. Baseiam-se na detecção de raios gama, pelo aparelho tomográfico, emitidos por átomos radioativos. Para se obter a imagem é necessário, inicialmente, administrar um radiotraçador (radiofármaco marcado que contenha um radioisótopo ligado a uma substância de alta afinidade para a região que se pretende estudar). Cada radiotraçador liga-se a órgãos específicos (p. ex., coração, pulmão ou cérebro), de acordo com a molécula com a qual o radioisótopo está marcado.

Na técnica de PET, os radioisótopos (^{11}C, ^{18}F, ^{15}O ou ^{13}N) emitem um pósitron, uma partícula positiva que, após dispersar sua energia cinética, colide com um elétron, liberando dois fótons (raios gama). Na técnica de SPECT, os radioisótopos (^{99}Tc ou ^{123}I) captam um elétron, gerando um núcleo instável que emite um fóton único (raio gama). Os raios gama são captados pela gamacâmara com amplificação do sinal em seus cristais. Essas informações são transformadas em imagens tridimensionais por meio de um programa computadorizado (*software*). As imagens finais são cortes do cérebro como em uma tomografia, com a diferença de que essas imagens são mapas de distribuição e concentração do ligante no cérebro, e não mapas anatômicos (Fu et al., 2003).

O principal substrato metabólico neuronal é a glicose, cuja taxa metabólica cerebral aumenta de maneira significativa durante a atividade cerebral. Para estudar a utilização de glicose com PET utiliza-se a ^{18}F- deoxiglicose (FDG), que se liga à glicose, é metabolizada em FDG 6-fosfato e permanece como tal dentro da célula. A quantidade que se mantém em cada discreta região do cérebro correlaciona-se com a captação de glicose e o metabolismo da região em particular.

Estudos de PET com FDG compararam mudanças no metabolismo da glicose após tratamento com paroxetina em pacientes depressivos e portadores de transtorno obsessivo compulsivo (TOC) e encontraram diferentes substratos neurais de resposta ao tratamento. Uma elevação na atividade no caudado, concomitantemente a uma redução na atividade na amígdala e alta atividade pré-frontal, pode ser um marcador de resposta antiobsessiva e antidepressiva, respectivamente (Saxena et al., 2003). Diferentes estudos de neuroimagem funcional têm sugerido que pacientes com transtorno depressivo apresentam menor taxa de metabolismo cerebral de glicose no córtex pré-frontal (CPF), com os respondedores à fluoxetina apresentando maior metabolismo basal de glicose cerebral na região cingular anterior do CPF.

Além do aumento do metabolismo de glicose, com a ativação cerebral observa-se elevação simultânea do fluxo sanguíneo cerebral. O fluxo sanguíneo pode ser medido por meio de PET com PET com água com ^{15}O (^{15}O-água) e ^{99m}Tc-HMPAO. Após administração de psicofármacos, podem ser identificadas áreas cerebrais específicas que são ativadas. Esses padrões de ativação podem estar alterados em diferentes transtornos psiquiátricos. O TOC, por exemplo, parece estar associado com maior fluxo sanguíneo e maior utilização de glicose nos gânglios da base e no tálamo. O tratamento medicamentoso e com psicoterapia comportamental resulta em diminuição dessa atividade (Baxter et al., 1992).

A RMf utiliza técnicas de RM com a particularidade de se obterem informações relativas a determinada função cerebral, comparando dois ou mais estados cognitivos cerebrais. O princípio da RMf emprega técnicas especiais para captação de um sinal dependente da oxigenação sanguínea (efeito BOLD), registrando pequenas variações na intensidade do sinal resultantes da ativação cerebral. O efeito BOLD resulta da interação entre mudanças no fluxo cerebral e consumo de oxigênio associado à atividade neuronal com aumento da oxi-hemoglobina, gerando um aumento de sinal em T2 (Fu et al., 2003).

A RM funcional farmacológica é um recente método por meio do qual experimentos regulares são realizados, correlacionando-se padrões de ativação cerebral com a ação de certos medicamentos que são administrados aos indivíduos previamente ou durante a realização do exame. É uma técnica promissora no estudo dos psicotrópicos, promovendo avaliações únicas ou repetidas em animais e humanos (Leslie & James, 2000).

Os estudos com RMf podem ser realizados de duas maneiras. Na primeira delas, uma sequência basal é obtida por meio da RMf sob efeito de placebo, sendo comparada à sequência obtida com a administração do psicofármaco. O fármaco pode ser utilizado durante o mesmo *scan*, seguido da administração do placebo, ou ainda vários *scans* podem ser obtidos em diferentes dias, sob diversas condições. Na análise dos resultados, os dados obtidos durante a ação do placebo são subtraídos daqueles obtidos com o medicamento, mostrando áreas cerebrais ativadas em resposta ao fármaco em estudo. A segunda maneira utiliza um psicofármaco antecedendo uma tarefa cognitiva, sensorial ou motora. A tarefa é realizada sob diferentes condições (placebo ou medicamentos), podendo-se monitorar a ação do fármaco no efeito BOLO (Sharma, 2003).

O mapeamento da atividade cerebral com RMf após administração de diferentes componentes demonstrou mudanças na atividade regional; já foram estudadas a apomorfina, a cocaína, a fenfluramina, a quetamina e a nicotina, entre outras. Após administração de nicotina, observam-se áreas significativamente diferentes dos controles: giro do cíngulo, giro orbital lateral, giros frontais superior, médio e inferior e regiões límbicas subcorticais (núcleo *accumbens*, amígdala e tálamo), observação consistente com os efeitos comportamentais causados pela nicotina, incluindo vigilância e atenção aumentadas (Leslie & James, 2000).

CONSIDERAÇÕES TÉCNICAS NA PET, SPECT E RMF

A PET apresenta melhor resolução do que a RMf. Seus radiotraçadores são produzidos em um aparelho denominado cíclotron, localizado geralmente próximo ou no mesmo local no qual se realizam os exames, em função de sua meia-vida curta, tornando o procedimento oneroso. A SPECT torna-se uma opção mais econômica e de maior disponibilidade. A PET apresenta ainda melhor sensibilidade, menor tempo de aquisição e quantificação dos dados mais acurada. Além disso, considerando-se a longa meia-vida dos radiofármacos utilizados na SPECT e sua baixa resolução temporal, essa técnica torna-se inviável para estudos de correlação da ativação cerebral e *performance* em testes cognitivos. Tanto na PET como na SPECT, a exposição à radiação ionizante limita a realização de estudos longitudinais em humanos e restringe seu uso em crianças (Sassi & Soares, 2003)

A RMf possibilita excelente resolução temporal, não é invasiva, tem baixo custo em relação às outras técnicas de imagem funcional e é segura, promovendo repetidos estudos no mesmo indivíduo em diferentes condições. Uma de suas limitações é a sensibilidade a artefatos de movimento, apresentando menor confiabilidade em estudos envolvendo animais em estado de vigília. Além disso, os resultados apresentados são multifatoriais, impossibilitando a diferenciação entre uma "ativação" excitatória e uma inibitória.

ASPECTOS BIOQUÍMICOS

Atualmente, é possível a mensuração de mudanças neuroquímicas relacionadas a tratamentos farmacológicos ou processos fisiopatológicos em estados iniciais. Podem ser avaliados aspectos relacionados aos sistemas dopaminérgicos, gabaérgicos, benzodiazepínicos, níveis de ácido aspártico-N-acetil (ANA), entre outros.

A PET e a SPECT são técnicas de uso potencial na descoberta e avaliação de novos fármacos. Avaliam com facilidade aspectos farmacocinéticos e farmacodinâmicos de novos psicotrópicos e são específicas para o estudo da neurotransmissão e dos neurorreceptores. A ERM torna possível a avaliação das vias metabólicas cerebrais e de suas alterações e mede as velocidades de síntese de vias neuroquímicas e de neurotransmissão.

A PET e a SPECT podem ser utilizadas para medir níveis de proteínas em nível molecular (p. ex., receptores de neurotransmissores específicos) no cérebro. Radiotraçadores específicos com afinidade particular por uma proteína de interesse são utilizados, promovendo estudos sobre o mecanismo de ação de psicofármacos mediante a ocupação de seus respectivos receptores em indivíduos submetidos a tratamento com esses medicamentos (Talbot & Laruelle, 2002).

A ligação do radiotraçador ao receptor depende da disponibilidade dos receptores. Os locais em que a imagem é mais intensa correspondem às áreas em que há maior número de receptores disponíveis para interação com o ligante. Substâncias endógenas (neurotransmissores) ou exógenas, que tenham afinidade pelo mesmo receptor, competem pelo sítio de ligação. Os receptores que estão ligados ao neurotransmissor endógeno não interagem com o ligante, assim como os receptores que estão ligados a qualquer outra substância (Bressan et al., 2001).

Estudos com antipsicóticos geralmente enfocam os diferentes tipos de receptores dopaminérgicos, sendo o receptor D_2 o mais estudado, principalmente com os radiotraçadores, ^{123}I-IBZM (SPECT) e ^{11}C-Raclopride (PET). Diferentes padrões de ocupação dopaminérgica entre pacientes medicados correlacionam-se com a resposta clínica obtida ou os efeitos adversos. Observa-se maior probabilidade de resposta clínica antipsicótica em pacientes apresentando ocupação de receptores

D_2 maior do que 65% ou 70% (Kapur et al., 2000), porém existe uma estreita janela terapêutica entre a resposta clínica e o aparecimento de efeitos indesejáveis. Quando a ocupação supera 72%, a probabilidade de hiperprolactinemia é alta, e quando ultrapassa os 78%, a chance de desenvolvimento tanto de sintomas extrapiramidais como de sintomas depressivos também é elevada (Bressan et al., 2002).

Por meio de estudos de ocupação de receptores D_2 é possível avaliar o efeito de antipsicóticos, em determinadas doses administradas, em nível cerebral, já que alguns autores encontraram uma dissociação significativa entre a cinética plasmática – ainda considerada o principal parâmetro para o estabelecimento de regimes de tomadas de antipsicóticos – e a cerebral (Nyberg et al., 1997).

Por meio de desafios farmacológicos com anfetamina (agente que induz a liberação de dopamina), medindo a transmissão dopaminérgica, Laruelle et al. (1996) demonstraram maior liberação de dopamina em portadores de esquizofrenia, confirmando a hipótese da hiperfunção dopaminérgica, que é o modelo neuroquímico mais aceito para explicar a esquizofrenia, com ativação de sintomas psicóticos. Essa disfunção também ocorre em pacientes de primeiro episódio nunca medicados, excluindo-se a possibilidade de ser secundária ao tratamento crônico com antipsicóticos, e não foi observada em pacientes estáveis, sugerindo uma disfunção flutuante desse sistema ao longo da doença (Laruelle et al.,1996).

Estudos com antidepressivos geralmente enfocam o sistema serotonérgico em pacientes medicados com inibidores seletivos da recaptação de serotonina (ISRS) (p. ex., receptores $5-HT_{1A}$ e $5-HT_{2A}$ e transportador serotonérgico) (Talbot & Laruelle, 2002). Esses estudos contribuíram para um melhor entendimento do período de latência entre a tomada do ISRS e sua ação antidepressiva. Acredita-se que a liberação inicial de serotonina atinge autorreceptores $5-HT_{1A}$ no corpo celular e dendritos próximos e que progressivamente, durante 2 ou 3 semanas, ocorre a redução desses receptores serotonérgicos (*down-regulation*) com consequente liberação de serotonina pelos neurônios, a qual atinge os receptores pós-sinápticos, ocorrendo o efeito antidepressivo (Blier & de Montigny, 1998).

O mesmo método pode ser utilizado para o desenvolvimento de novos psicotrópicos, medindo-se a competição por um receptor específico entre o novo medicamento e um radiotraçador administrado. Novas informações são obtidas dessa maneira: a variação da ocupação do receptor pelo radiotraçador em diferentes doses ou diferentes vias de administração do medicamento, além de diferenças na ocupação *in vivo* e *in vitro*. O novo fármaco pode ainda ser marcado com um radioisótopo, tornando possível a avaliação de sua distribuição no cérebro de indivíduos saudáveis. Essas técnicas são utilizadas por indústrias farmacêuticas em ensaios clínicos nas fases I e II (Talbot & Laruelle, 2002).

Novos radiofármacos que tornarão possível o estudo de diversos sistemas neurotransmissores (p. ex., N-metil-D-aspartato, ácido gama-aminobutírico, acetilcolina e outros) vêm sendo desenvolvidos, incrementando as possibilidades de planejamento de novos medicamentos. Uma aplicação recente é o uso de PET para quantificar a expressão gênica e avaliar os processos pós-sinápticos envolvidos no efeito dos psicofármacos. Receptores-alvo de medicamentos podem ser marcados e processos póssinápticos, como atividades enzimáticas, podem ser monitorados. Essa aplicação da PET tem sido chamada de imagem molecular e promete grandes avanços na descoberta de novos psicotrópicos.

A ERM utiliza os mesmos princípios da RM para avaliar níveis de substâncias químicas específicas em tecidos vivos, sendo o método mais versátil para medidas bioquímicas *in vivo* no cérebro humano (Cohen et al., 1995). Demanda um campo magnético e um pulso de radiofrequência para observar o sinal de núcleos de interesse, como o ^1H e o ^{31}P presentes em certos metabólitos relacionados à neurotransmissão.

O núcleo do isótopo produz um espectro químico com vários picos especificamente posicionados ao longo de um eixo de frequências, cujas amplitudes são quantificadas e correspondem à concentração do metabólito correspondente. De acordo com o núcleo escolhido, os níveis de certos metabólitos são acessados. A ressonância do ^1H promove a medida de N-acetilaspartato (NAA – marcador de viabilidade cerebral), mioinositol (segundo mensageiro), glutamato, glutamina e ácido gama-aminobutírico (neurotransmissores), compostos contendo colina (precursores de membranas fosfolipídicas) e creatina (metabólito fosfato de alta energia). A ressonância do ^{31}P possibilita a medida de adenosina trifosfato (ATP), fosfocreatina, fosfomonoésteres e fosfodiesterases, fornecendo informações de membranas neuronais com alto *turnover* de fosfolipídios (Stanley, 2002).

A ERM pode avaliar os efeitos de medicamentos psicotrópicos no cérebro. Em pacientes deprimidos, aumento de valores na razão colina/creatina tem sido associado ao tratamento antidepressivo. Entre pacientes com transtorno afetivo bipolar, os níveis de NAA parecem aumentar após administração de lítio, corroborando seu efeito neuroprotetor. Portadores de esquizofrenia tratados com antipsicóticos atípicos parecem apresentar menores níveis de colina nos gânglios da base e aumento dos níveis de NAA no córtex frontal. Pacientes com transtorno afetivo bipolar com baixa resposta ao lítio apresentaram aumento da concentração de fosfodiéster e diminuição de fosfocreatina em lobos frontais.

A ERM promove o estudo farmacocinético de agentes psicotrópicos que contenham ^{7}Li, ^{19}F ou ^{1}H, elementos detectáveis pela técnica e abundantes no cérebro. Vários estudos de ressonância do ^{7}Li avaliaram os níveis de lítio cerebral em pacientes bipolares. Além de informações farmacocinéticas e referentes a diferenças regionais nos níveis cerebrais de lítio, esses estudos sugeriram uma correlação positiva entre os níveis cerebrais de lítio, os efeitos colaterais e a resposta terapêutica (Soares et al., 2000).

A ressonância do ^{19}F é uma forma de avaliar níveis cerebrais de fármacos fluoretados, como inibidores da recaptação de serotonina e alguns antipsicóticos (p. ex., trifluoperazina), além de promover o estudo farmacocinético desses fármacos no cérebro *in vivo*. As correlações entre níveis cerebrais e resposta clínica são limitadas, pois não é possível distinguir agentes ativos de metabólitos fluoretados inativos (Lyoo & Renshaw, 2003).

CONSIDERAÇÕES FINAIS

A neuroimagem, durante as últimas três décadas, vem possibilitando a confirmação de muitas hipóteses fisiopatológicas relativas aos transtornos mentais, tornando os substratos neurobiológicos subjacentes mais compreensíveis, assim como vem contribuindo para o entendimento dos mecanismos de ação dos psicotrópicos com repercussão na criação de novos medicamentos.

Uma das perspectivas de uso da neuroimagem na psicofarmacologia é a identificação de correlatos de resposta ao tratamento, fornecendo informações estruturais, neuroquímicas e funcionais que poderão implicar a escolha de um medicamento específico. Evidências são ainda preliminares, resultantes de estudos com pequenas amostras que necessitam replicações.

O desenvolvimento das técnicas de neuroimagem vem promovendo novas possibilidades de pesquisa no campo da psicofarmacologia. O alto custo, a necessidade de uma equipe multidisciplinar especializada, limitações técnicas e a dificuldade de acesso a certos métodos de neuroimagem são alguns entraves encontrados em sua utilização. Acredita-se que nos próximos anos haverá um aprimoramento das técnicas atuais e a criação de novas técnicas, contribuindo para a criação de medicamentos, além de novos conhecimentos sobre os atuais psicofármacos.

REFERÊNCIAS

Baxter LR, Schwartz JM, Bergman KS et al. Caudate glucose metabolic rate changes with both drug and behavior therapy for obsessive-compulsive disorder. Arch Gen Psychiatry 1992; 49(9):681-9.

Blier P, de Montigny C. Possible serotonergic mechanisms underlying the antidepressant and anti-obsessive-compulsive disorder responses. Biol Psychiatry 1998; 44:313-23.

Brambilla P, Hardan A, Nemi SN et al. Brain anatomy and development in autism: review of structural MRI studies. Brain Res Bulletin 2003; 61:557-69.

Bressan RA, Bigliani V, Pilowsky LS. Neuroimaging of D2 dopamine receptors in schizophrenia. Rev Bras Psiquiatria 2001; 23(Suppl 1):46-49.

Bressan RA, Costa DC, Jones HM et al. Typical antipsychotic drugs-D2 receptor occupancy and depressive symptoms in schizophrenia. Schizophrenia Research 2002; 56:31-6.

Cohen BM, Renshaw PF, Yurgelum TD. Imaging the mind: magnetic resonance spectroscopy and functional brain imaging. Am J Psychiatry 1995; 52(5):655-8.

Corson PW, Nopoulos P, Miller DD et al. Change in basal ganglia volume over 2 years in patients with schizophrenia: typical versus atypical neuroleptics. Am J Psychiatry 1999; 156:8.

Domino EF. History of modern psychopharmacology: a personal view with an emphasis on antidepressants. Psychosom Med 1999; 61(5):591-8.

Fu CH, Senior C, Russell TA et al. Neuroimaging in psychiatry. United Kingdom: Martin Dunitz, 2003.

Henn FA, Braus DF. Structural neuroimaging in schizophrenia. An integrative view of neuromorphology. Eur Arch Psychiatry Clin Neurosci 1999; 249 Suppl 4:48-56.

Kapur S, Zipursky R, Remington G. Relationship between dopamine D2 occupancy, clinical response, and side effects: a double-blind PET study of first-episode schizophrenia. Am J Psychiatry 2000; 157:514-20.

Lang DJ, Kopala LC, Vandorpe RA et al. An MRI study of basal ganglia volumes in first-episode schizophrenia patients treated with risperidone. Am J Psychiatry 2001; 158:625-31.

Laruelle M, Abi-Dargham A, van Dyck CH et al. Single photon emission computerized tomography imaging of amphetamine-induced dopamine release in drug-free schizophrenic subjects, Proc Natl Acad Sci U S A 1996; 20; 93(17):9235-40.

Lawrie SM, Abukmeil SS. Brain abnormality in schizophrenia. A systematic and quantitative review of volumetric magnetic resonance imaging studies. Br J Psychiatry 1998; 172:110-20.

Leslie RA, James MF. Pharmacological magnetic resonance imaging: a new application for functional MRI. Trends Pharmacol Sci 2000; 21(8):314-8.

Lyoo IK, Renshaw PF. Magnetic spectroscopy as a tool for psychopharmacological studies. In: Soares JC (ed.). Brain imaging in affective disorders. New York: Marcel Dekker, 2003.

Manji HK, Moore GJ, Chen G. Clinical and preclinical evidence for the neurotrophic effects of mood stabilizers: implications for the pathophysiology and treatment of manic-depressive illness. Biol Psychiatry 2000; 48:740-54.

Nyberg S, Farde L, Halldin C. Delayed normalization of central D sub 2 dopamine receptor availability after discontinuation of haloperidol decanoate: preliminary findings. Arch Gen Psychiatry 1997; 54:953-8.

Sassi R, Soares JC. Brain imaging methods in neuropsychiatry. In: Soares JC (ed.). Brain imaging in affective disorders. New York: Marcel Dekker, 2003.

Saxena S, Brody AL, Ho ML et al. Differential brain metabolic predictors of response to paroxetine in obsessive-compulsive disorder versus major depression. Am J Psychiatry 2003; 160(3):522-32.

Sharma T. Insights and treatment options for psychiatric disorders guided by functional MRI. J Clin Invest 2003; 112(1):10-8.

Shenton ME, Dickey CC, Frumin M et al. A review of MRI findings in schizophrenia. Schizophr Res 2001; 49(1-2):1-52.

Soares JC, Boada F, Keshavan MS. Brain lithium measurements with ^{7}Li magnetic resonance spectroscopy (MRS): a literature review. Eur Neuropsychopharmacol 2000; 10(3):151-8.

Stanley JA. In vivo magnetic resonance spectroscopy and its application to neuropsychiatric disorders. Can J Psychiatry 2002; 47(4):315-26.

Stein EA. fMRI: a new tool for the in vivo localization of drug actions in the brain. J Anal Toxicol 2001; 25(5):419-24.

Strakowski SM, DelBello MP, Sax KW et al. Brain magnetic resonance imaging of structural abnormalities in bipolar disorder. Arch Gen Psychiatry 1999; 56(3):254-60.

Talbot PS, Laruelle M. The role of in vivo molecular imaging with PET and SPECT in the elucidation of psychiatric drug action and new drug development. Eur Neuropsychopharmacol 2002; 12(6):503-11.

Weishaupt D, Kochli V, Marincek B. How does MRI work? An introduction to the epphysics and function of magnetic resonance imaging. Berlin: Springer-Verlag, 2003.

Seção II

Principais Grupos de Psicofármacos

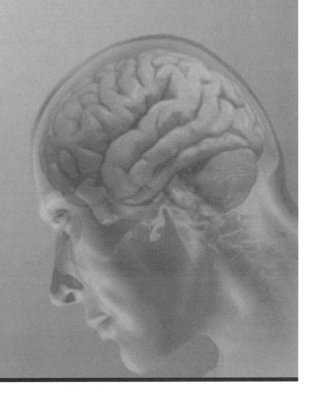

Antidepressivos Heterocíclicos e Inibidores da Monoaminoxidase

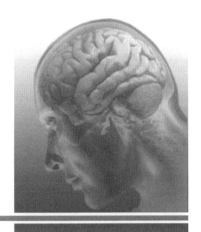

20

Antonio Peregrino • Kátia Petribú
Lívia Pires Vasconcelos • Othon Bastos

INTRODUÇÃO

Neste capítulo são discutidos aspectos farmacológicos (farmacocinética, farmacodinâmica, efeitos adversos, interações medicamentosas) e principais indicações clínicas dos antidepressivos tricíclicos (ADT) e inibidores da monoaminoxidase (IMAO), com ênfase especial naqueles disponíveis no Brasil. Aqueles que não são comercializados no país estão marcados com asterisco à direita do nome químico ou comercial.

A descoberta dos antidepressivos (AD), ao longo da década de 1950, tornou a depressão uma doença passível de tratamento farmacológico. Até os anos 1980 os IMAO e os ADT constituíram-se nas únicas classes farmacológicas disponíveis para o tratamento dos transtornos depressivos. Esses medicamentos, embora muito eficazes, apresentavam efeitos colaterais decorrentes de sua ação em diversos sistemas neurotransmissores, o que vem determinando seu gradual abandono como medicamentos de primeira escolha. Apesar disso, em virtude de seu menor custo em relação aos novos AD e da experiência clínica acumulada, ainda são frequentemente prescritos para populações menos favorecidas economicamente.

Em que pesem os avanços na compreensão e no tratamento da depressão maior, estudos recentes demonstram que entre 30% e 45% dos pacientes deprimidos não apresentam remissão completa com o primeiro AD, mesmo quando prescritas doses *terapêuticas* por tempo adequado. Nos estudos a esse respeito, se na análise estatística forem incluídos todos os pacientes que iniciam o tratamento (inclusive casos de *dropouts*), as cifras excedem os 50% de falha na resposta. Assim, cerca de 70% dos pacientes se beneficiam com os ADT, enquanto 30% a 40% falham na resposta ao primeiro ensaio farmacológico, necessitando de outra classe de AD ou eletroconvulsoterapia (Petribú, 2002).

ANTIDEPRESSIVOS HETEROCÍCLICOS (ADT)

São também conhecidos como ADS de primeira geração.
Em 1958, Roland Kuhn apresentou a imipramina, que viria a ser a substância padrão na farmacoterapia das depressões e tem sido considerada o padrão-ouro de eficácia antidepressiva. Em razão da semelhança estrutural com as fenotiazinas, foi inicialmente usada, sem sucesso, como antipsicótico mas, durante os ensaios, Kuhn perspicazmente observou que ela apresentava propriedades antidepressivas. A partir da pesquisa de compostos quimicamente correlatos à imipramina, obteve-se uma grande variedade de novos agentes.

Uma vez que os AD que bloqueiam a recaptação de monoaminas nem sempre têm estruturas químicas tricíclicas (pode haver de um a quatro anéis benzênicos em suas estruturas), alguns autores propõem o termo genérico heterocíclicos para definir esse grupo farmacológico. No presente capítulo, preferiremos essa forma mais geral para defini-los, embora, pelo uso consagrado, também sejam referidos como ADT.

Classificação

Os heterocíclicos são classificados em dois grandes grupos, de acordo com sua estrutura química (núcleo de anéis benzênicos ou ciclos): (a) aminas terciárias (imipramina, amitriptilina, trimipramina*, clomipramina e doxepina*);

(b) aminas secundárias (desipramina*, nortriptilina e protriptilina*). A maprotilina é um derivado octadieno que simula uma estrutura tetracíclica, e a mianserina e a amoxapina* são tetracíclicos verdadeiros.

Mecanismo de ação

O mecanismo de ação não está totalmente elucidado. A ideia inicial baseou-se no aumento da disponibilidade dos neurotransmissores serotonina e/ou noradrenalina na fenda sináptica como responsável pelo efeito terapêutico. As novas teorias, contudo, sugerem que as alterações que ocorrem nos receptores, seguidas por uma série de eventos intraneuronais, constituam a explicação mais plausível. A relação temporal entre o tempo necessário para que ocorram tais alterações e o início da ação antidepressiva reforça essa teoria. A dessensibilização dos receptores pré-sinápticos responde pelas ações terapêuticas e a de alguns receptores pós-sinápticos, pelo desenvolvimento da tolerância aos efeitos colaterais dos AD (Moreno & Moreo, 2001; Petribú, 2002; Stahl, 2002).

De maneira específica, quanto à neurotransmissão serotonérgica na depressão, o número de receptores está suprarregulado ou aumentado, incluindo os autorreceptores pré e pós-sinápticos. O bloqueio da recaptura do neurotransmissor (NT) pelos ADT provoca uma série de eventos. Os tricíclicos terciários, particularmente a clomipramina, inibem a recaptação e aumentam a disponibilidade de serotonina (5-HT). Esse aumento é reconhecido pelos autorreceptores 5-HT$_{1A}$ somatodendríticos e a reação do genoma a essa informação ocorre com o envio de instruções que dessensibilizam progressivamente esses mesmos receptores. Com o tratamento crônico, também dessensibilizam ou sub-regulam os receptores pós-sinápticos 5-HT$_{1A}$. O tempo de evolução para essa dupla dessensibilização coincide com o início das ações terapêuticas (Stahl, 2002).

A neurotransmissão noradrenérgica é mais complexa. É regulada, predominantemente, pelo autorreceptor pré-sináptico α_2 o qual, na depressão, ao reconhecer a presença de noradrenalina (NA), bloqueia seu transportador, interrompendo sua liberação e reduzindo seu *turnover* e a concentração de seu principal metabólito – metóxi-hidróxi-fenilglicol (MHPG). O tratamento prolongado atua tanto no autorreceptor pré-sináptico α_2 – diminuindo sua capacidade de reduzir a noradrenalina – como no aumento da resposta dos receptores pós-sinápticos. Mesmo após a subsensibilização, o efeito final do bloqueio de recaptura está associado com o aumento na formação do segundo mensageiro AMPc, que faz parte de uma série de eventos pós-sinápticos de transdução de sinal (Moreno, 2001; Petribú, 2002; Stahl, 2002).

Uma outra hipótese monoaminérgica estabelece que a depressão estaria associada ao funcionamento anormal da expressão gênica induzida pela neurotransmissão, particularmente por fatores neurotróficos, como o fator neurotrófico derivado do cérebro (BDNF, do inglês, *brain derived neurotrophic factor*), levando à apoptose de neurônios hipocampais essenciais. Assim, os AD ativariam ou desativariam genes críticos (BDNF ou outros), que desencadeariam uma sequência de eventos que resultam na modificação da expressão de genes fundamentais para a resposta antidepressiva, que inclui a *down-regulation*, para que a síntese de receptores diminua, e também a *up-regulation* de outros, para que se incremente a síntese de proteínas essenciais, como o BDNF (Stahl, 2002).

Ainda quanto às ações terapêuticas, funcionam essencialmente como moduladores alostéricos negativos. Após o neurotransmissor ligar-se a seu sítio receptor específico, normalmente é transportado de volta ao neurônio pré-sináptico (recaptação). Contudo, quando determinados AD se ligam ao sítio alostérico próximo ao transportador do NT, não é mais possível que este se ligue, havendo, assim, o impedimento de sua recaptura.

Além disso, todos os ADT bloqueiam também mais três outros receptores: (a) colinérgicos muscarínicos, responsáveis por efeitos colaterais de constipação intestinal, retenção urinária, boca seca e embaçamento visual; (b) histaminérgicos (H$_1$), promovendo ganho de peso e sonolência; e (c) α_1-adrenérgicos, podendo levar a tontura, hipotensão e sonolência. Bloqueiam ainda os canais de sódio cardíacos e cerebrais, o que pode determinar arritmias e parada cardíaca em superdosagem, assim como convulsões (Stahl, 2002).

De maneira geral, embora o mecanismo primário de ação dos ADT não esteja completamente elucidado, sabe-se que promovem subsensibilização dos receptores β_1-adrenérgicos, 5-HT$_2$ e, provavelmente, 5-HT$_{1A}$. Sistemas de segundos mensageiros também estariam envolvidos nessas mudanças (AMPc, cálcio, diacilglicerol e fosfolipídios), estimulando cinases proteicas envolvidas na síntese de catecolaminas. Os AD aumentam ainda a ligação da proteína G aos receptores já subsensibilizados, exercendo ação reguladora sobre eles, além de ativar ou desativar genes críticos (BDNF ou outros).

Farmacocinética

Os ADT são bem absorvidos pelo trato gastrointestinal. São metabolizados em grande parte (55% a 80%) por fenômeno de primeira passagem hepática. São altamente lipofílicos (concentrando-se, principalmente, no miocárdio e em tecidos cerebrais) e ligam-se às proteínas plasmáticas (> 90%). O metabolismo hepático tem grande amplitude, podendo variar até 40 vezes entre os indivíduos. Os metabólitos dos ADT são eliminados, principalmente, por via renal, em vários dias, e são pouco dialisáveis em virtude da forte ligação proteica.

Muitos ADT apresentam farmacocinética linear. Em especial para a nortriptilina, sugere-se a existência de uma faixa de concentração ótima (janela terapêutica), fora da qual inexiste resposta ou esta é mínima; é possível que exista uma associação de tipo bifásica entre as concentrações de nortriptilina e a resposta clínica, com uma janela terapêutica entre 46 e 236ng/mL (Ribeiro et al., 2000).

A farmacocinética dos AD é mediada pelos sistemas hepático e intestinal do citocromo P450 (CYP450) através das isoenzimas 2D6, 1A2, 3A4 e 2C19, que convertem a droga-substrato em produto biotransformado no sangue. Há mais de 30 enzimas conhecidas no citocromo P450, mas nem todos os indivíduos as possuem na totalidade. Essas isoenzimas estão sob controle de genes específicos. O *locus* do gene de várias dessas isoenzimas tem sido identificado. Aproximadamente 5% a 10% dos indivíduos brancos são homozigóticos para o traço autossômico recessivo CYP2D6, o que provoca hidroxilação deficiente de desipramina* e nortriptilina. Esses indivíduos são conhecidos como metabolizadores fracos, enquanto os outros têm sido denominados metabolizadores amplos (Moreno, 2001). Na Tabela 20.1 resumem-se dados farmacocinéticos e farmacodinâmicos dos principais antidepressivos heterocíclicos e IMAO.

Posologia e modo de usar

Os ADT devem ser iniciados em doses baixas (25 a 50mg/dia, tomando-se a imipramina como referência), com aumento gradual (25mg a cada 3 a 4 dias), de acordo com a tolerabilidade e até que sejam atingidos resposta clínica e níveis terapêuticos. Usualmente, os efeitos adversos são bem tolerados e tendem a reduzir em intensidade na primeira semana de uso. No caso de perfil farmacológico mais sedativo, as doses devem ser ministradas, de preferência, à noite. O início de ação é observado após 2 a 4 semanas. Ao final do tratamento é recomendável a redução gradual da dose para evitar os sintomas de retirada.

Indicações

Depressão

A eficácia e a efetividade dos ADT variam conforme o subtipo depressivo. Tem sido sugerido que são mais eficazes que os inibidores seletivos da recaptação de serotomina (ISRS) nas depressões graves com características melancólicas (endógenas). Na depressão atípica, a imipramina mostrou-se melhor que o placebo, embora inferior aos IMAO. A depressão psicótica responde mal a ADT isoladamente.

Não há diferença estatística entre a eficácia dos ADT e a dos ISRS, embora os últimos sejam mais bem tolerados (MacGillivray et al., 2003). Devem ser evitados nas depressões bipolares em razão da maior probabilidade de induzirem mania, hipomania ou ciclagem (Sadock & Sadock, 2007).

Os ADT também são eficazes na depressão resistente, isolados ou em combinação com AD de outra classe. Níveis plasmáticos de até 300 a 400μg/L de imipramina têm sido usados em casos refratários. Como alguns pacientes podem ser metabolizadores rápidos, alguns autores têm sugerido o uso de doxepina*, amitriptilina e clomipramina (Bazire, 2003). Trabalhos com a nortriptilina demonstram sua eficácia em mais de um terço dos pacientes, e ela deve ser considerada um tratamento potencial para pacientes que não apresentam resposta a outros antidepressivos (Nierenberg et al., 2003).

Uma das estratégias recomendadas no tratamento da depressão refratária, tanto para aumentar a resposta terapêutica em respondedores parciais como para antecipar essa esperada

TABELA 20.1 ■ Farmacocinética e farmacodinâmica dos principais antidepressivos heterocíclicos e IMAO

Fármaco	Principal metabólito ativo	Meia-vida (horas)	Pico plasmático (horas)	Neurotransmissão envolvida		
				5-HT	NA	DA
ADT						
Amitriptilina		8 a 24	6	+++	+++++++++	+
	Nortriptilina	18 a 96	4 a 5	+	++++	+
Clomipramina		17 a 28	2,5	+++	–	–
	Desmetil-clomipramina	>36	4 a 24	+	+++	–
Doxepina*		8 a 24	4	–	+	–
	Desmetil-doxepina	30 a 72	–	+++	+++	–
Imipramina		4 a 18	2	+++	+++	+
	Desipramina	12 a 24	4 a 5	+	–	–
Maprotilina	Desmetil-maprotilina	12 a 108	8 a 24	+	+++	–
Nortriptilina	10-hidroxinortriptilina	18 a 96	4 a 5	–	–	–
Mianserina*	Desmetil-mianserina	12 a 29	1 a 3	–	–	+
Desipramina*		10 a 30	–	–	–	–
IMAO						
Tranilcipromina		1 a 3	2			

Fonte: Bazire, 2003; Cordioli, 2005.

melhora, é a potencialização ou associação com outro AD ou estabilizador do humor. Em primeiro lugar, a resposta pode ser rapidamente obtida, como é verificado na associação de lítio a um ADT, cuja melhora pode ser observada em até 48 horas (Nelson, 1998). A associação de AD com mecanismo de ação noradrenérgico e serotonérgico pode ser eficaz no tratamento de pacientes deprimidos graves ou refratários e na antecipação da eficácia terapêutica. São consideradas estratégias de potencialização eficazes:

1. **Lítio:** efetivo como potencializador, com taxas de resposta acima de 50%, na maioria dos estudos (Bazire, 2003).
2. **Hormônios tireoidianos:** a tri-iodotironina (T_3), em doses de 20 a 25µg/dia, potencializa os ADT utilizados em doses terapêuticas. O T_3 parece ser superior ao T_4 e é comparável ao lítio (Altshuler et al., 2001).
3. **ADT+IMAO:** em virtude das reações adversas e da disponibilidade de outras associações mais simples e seguras, essa associação deve ser reservada para casos graves (Nelson, 2000).
4. **Outros AD:** a associação de mianserina (60mg/dia) ou venlafaxina (75 a 300mg/dia) a um ADT em doses terapêuticas também tem sido eficaz.
5. **ISRS + ADT:** evidências sugerem que a associação de um ISRS a um ADT noradrenérgico pode ser especialmente eficaz, uma vez que estudos experimentais demonstram que a associação de fármacos que atuam em cada um dos neurotransmissores aumenta a resposta terapêutica (De-Oliveira et al., 1992; Nelson, 1999).

Em geral, é necessária a redução na dose do ADT com monitoramento de seus níveis plasmáticos em razão do possível aumento pelos ISRS. Dos ISRS, a paroxetina, em função da maior inibição do citocromo P4502D6, é o que mais aumenta o nível plasmático do ADT, não sendo recomendada a associação. A maioria dos estudos de interações medicamentosas envolve a fluoxetina, provavelmente por ter sido o primeiro ISRS aprovado e o mais utilizado. O citalopram e a sertralina têm efeitos modestos sobre o citocromo P450 e seu uso parece ser menos problemático. Tomando-se esses cuidados, os efeitos colaterais da associação são moderados, sendo semelhantes àqueles observados com os ISRS ou ADT utilizados isoladamente, não sendo evidenciados efeitos adversos intoleráveis e desconhecidos (Nelson, 1997).

Além do aumento da eficácia em respondedores parciais e nos casos refratários, essas associações podem ser utilizadas para diminuir a latência da resposta. Esse é um tópico relevante nos pacientes hospitalizados e nos deprimidos graves, cuja resposta mais rápida pode reduzir o risco de suicídio e o comprometimento nutricional e melhorar o tratamento das doenças clínicas associadas (Culpepper, 2001; Nelson,1997; Rosembaum, 2001).

Petribú e De-Oliveira (2002) concluíram um ensaio clínico com associação de diferentes doses de nortriptilina e sertralina. Não observaram potencialização da eficácia na associação de doses subterapêuticas de nortriptilina (25 a 50mg/dia) a baixas doses de sertralina (25 a 50mg/dia). Os resultados negativos encontrados podem dever-se às baixas doses utilizadas, ao número relativamente pequeno da amostra e à não utilização de um grupo placebo, o que tornaria possível verificar a relativa eficácia das diferentes associações realizadas. Houve uma tendência gráfica, embora não estatisticamente significativa, de os pacientes que utilizaram a associação nas doses mais altas começarem a responder mais precocemente, já a partir da segunda semana. Os autores recomendam a associação.

Com relação aos custos, tópico importante a ser considerado na clínica diária, nem sempre as associações são mais onerosas do que a monoterapia. Algumas associações, como lítio, hormônio tireoidiano ou ADT, são menos dispendiosas do que o aumento das doses de um ISRS.

Outras indicações

- **Distimia:** os ADT mostram eficácia similar à dos ISRS, embora com menor tolerabilidade. As doses utilizadas são semelhantes àquelas para outras formas de depressão (150mg/dia de imipramina). Os estudos referem-se à resposta a curto prazo, não havendo longos períodos de observação (Ballesteros, 2005; Miller et al., 2001).
- **Transtorno obsessivo-compulsivo (TOC):** apenas os agentes serotonérgicos são eficazes. A clomipramina é, em alguns casos, superior aos ISRS, geralmente em doses altas (250 a 300mg/dia), embora atualmente não seja considerada agente de primeira linha em razão dos efeitos adversos (APA, 2007). A administração endovenosa da clomipramina pode ser útil nos pacientes intolerantes ou não responsivos ao uso oral (não disponível no mercado brasileiro). Pode ainda ser usada em associação, nos casos resistentes, com quetiapina, buspirona, ISRS e risperidona, promovendo potencialização terapêutica (APA, 2007; Bazire, 2003).
- **Transtorno do pânico:** os ISRS e os ADT são igualmente eficazes, com a escolha baseada no perfil de efeitos colaterais e na preferência do paciente. Entre os ADT, são particularmente eficazes a clomipramina, a desipramina*, a doxepina*, a imipramina e a nortriptilina (Ham, 2005; Sadock & Sadock, 2007).
- **Transtornos alimentares:** na anorexia nervosa, o principal papel dos ADT é na manutenção. Na bulimia, parece haver efeito independente da melhora da depressão.
- **Transtorno de ansiedade generalizada (TAG):** podem ser úteis na ansiedade persistente ou incapacitante. A doxepina está aprovada pelo FDA. Pode haver demora ini-

cial para o começo da ação, mas a imipramina pode ser tão eficaz quanto o diazepam e a trazodona, embora com mais efeitos colaterais (Bazire, 2003). Uma combinação de clordiazepóxido-amitriptilina está disponível para transtornos mistos de ansiedade e depressão (Sadock & Sadock, 2007).

- **Transtorno de déficit de atenção e hiperatividade (TDAH):** fármacos *não estimulantes* são muitas vezes necessários. Nesses casos, alguns ADT podem ser usados, como desipramina*, imipramina, clomipramina e nortriptilina, particularmente em comorbidade com depressão e/ou ansiedade (Himpel et al., 2005). Alguns autores sugerem doses altas de AD e outros, doses menores. Em crianças, recomenda-se monitoração cardiológica (Bazire, 2003).
- **Dor neurogênica, dor crônica (como no câncer), cefaleias e neuropatias:** são eficazes, particularmente, amitriptilina, clomipramina, desipramina*, doxepina*, imipramina e nortriptilina. A ação antineurálgica não está necessariamente relacionada à melhora da depressão.

Os ADT também são indicados para condições médicas associadas ou seguidas por depressão, como alcoolismo, acidentes vasculares encefálicos (AVE) e doença de Parkinson. Podem ainda ser úteis no transtorno de estresse pós-traumático (especialmente amitriptilina e imipramina em doses altas), na tricotilomania (clomipramina), na profilaxia de cefaleia vascular (incluindo enxaqueca e síndrome da cefaleia mista), na síndrome do cólon irritável, enurese e incontinência urinária (imipramina e amitriptilina), na síndrome de narcolepsia/cataplexia (particularmente clomipramina, desipramina e imipramina como tratamento exclusivo ou adjunto), na abstinência de cocaína (desipramina e imipramina), no autismo (clomipramina e desipramina), na cessação do tabagismo e na ejaculação precoce (Bazire, 2003; Spiller, 2005).

Na Tabela 20.2 encontram-se relacionados os antidepressivos disponíveis no Brasil em 2005, com suas respectivas apresentações e doses médias.

Efeitos colaterais

O mais sério efeito adverso dos ADT é a cardiotoxicidade. Eles apresentam efeitos sobre o ritmo, a condução cardíaca e a pressão arterial. Em doses altas, podem ter efeitos inotrópico-negativos. Hipotensão ortostática é um dos mais frequentes coefeitos dos ADT, sendo considerada o principal efeito colateral em virtude de sua imprevisibilidade, pois não é dose-dependente, e da gravidade de suas possíveis consequências, como quedas com fraturas, síncopes, infarto do miocárdio e AVE. Apresentam também efeito antiarrítmico do tipo 1A, que, da mesma maneira que com a quinidina, em doses terapêuticas, diminuem moderadamente a condução intraventricular, e em doses elevadas, ou quando associados a outros antiarrítmicos, podem causar bloqueio grave da condução e arritmias ventriculares.

Os sintomas neurológicos incluem tremor fino, mioclonias e convulsões (associadas ao uso prolongado de doses altas em pacientes vulneráveis, especialmente a maprotilina).

Como efeitos metabólicos e endócrinos podem ocorrer aumento da secreção de prolactina e, mais raramente, galactorreia e amenorreia secundárias. Reações cutâneas ocorrem em 2% a 4% dos pacientes, geralmente nas 2 primeiras semanas de tratamento. Também podem estar associados ou agravar sintomas psicóticos e induzir mania. Raramente provocam *síndrome neuroléptica maligna*.

A Tabela 20.3 apresenta os efeitos colaterais mais comuns dos ADT. Há variabilidade de ocorrência ou intensidade de substância para substância.

TABELA 20.2 ■ Antidepressivos IMAO e heterocíclicos disponíveis no Brasil (2010)

Fármaco	Apresentações (mg)	Faixa terapêutica adultos (mg/dia)
Tranilcipromina	Drágeas: 10 Comp: 10	30 a 60
Imipramina	Drágeas: 10, 25 Caps: 75, 150 Amp (2mL): 25	75 a 300
Amitriptilina	Comp: 25, 75	75 a 300
Nortriptilina	Caps: 10, 25, 50, 75 Sol. oral: 2mg/mL	50 a 150
Clomipramina	Drágeas: 10, 25 Comp SR: 75 Amp (2mL): 25	75 a 250 Até 300 no TOC
Maprotilina	Comp: 25, 75 Amp (5mL): 25	75 a 175 Máx.: 225

Adaptada de Bazire (2003) e Cordioli (2005).

TABELA 20.3 ■ Efeitos colaterais mais comuns dos ADT

Anticolinérgicos	Boca seca, visão turva, aumento da pressão intraocular, retenção urinária, taquicardia, constipação intestinal, ganho ponderal, distúrbios sexuais e cognitivos, *delirium*
α_1-adrenérgicos	Hipotensão postural, taquicardia reflexa, tontura, disfunção erétil e da ejaculação, tremores
Histaminérgicos	Sonolência, sedação, ganho de peso, hipotensão, fadiga, tontura, náusea
Serotonérgicos	Alterações do sono, irritabilidade, fadiga, tontura, hipotensão, disfunções sexuais

As ações anticolinérgicas e antimuscarínicas constituem os efeitos colaterais mais frequentes, sendo a amitriptilina e a clomipramina particularmente passíveis de provocá-los. Doses terapêuticas desses agentes são equivalentes a vários miligramas de atropina. Os idosos e os indivíduos que estão em uso de outras medicações com efeitos anticolinérgicos estarão especialmente vulneráveis a essas complicações. Os ADT bloqueiam também os canais de sódio no coração e no cérebro, o que pode provocar arritmias e parada cardíaca em superdosagem, assim como convulsões (Stahl, 2002).

O risco de suicídio parece ser o mesmo para os ADT e os AD mais novos, contudo, as taxas de óbito são maiores com os primeiros, predominantemente com doxepina* e amitriptilina (Jick et al., 1995; Shah et al., 2001). Martinez e colaboradores (2005) avaliaram o risco de suicídio em pacientes que utilizavam ISRS e ADT, mas não encontraram diferenças entre as duas medicações.

Intoxicação

Caracteriza-se por confusão mental, convulsões, alteração de concentração, sonolência grave, dilatação de pupilas, alteração da frequência cardíaca, febre, alucinações, inquietação ou agitação, dispneia, vômitos, cansaço e fraqueza intensa. O tratamento consiste em diminuição da absorção (lavagem gástrica), aumento da eliminação (carvão ativado seguido de estimulação catártica) e tratamento específico das complicações (Moreno, 2001).

Situações especiais

Em pacientes *idosos* e *clinicamente doentes*, é particularmente importante a expressão "comece mais baixo, vá mais devagar" ao iniciar o tratamento. Em idosos, os ADT são seguros e eficazes, desde que os pacientes sejam adequadamente monitorados. A nortriptilina é a melhor opção nesses casos, em razão da menor intensidade de efeitos colaterais, quando comparada aos outros tricíclicos, além de ser um dos antidepressivos que mais foram estudados em pacientes geriátricos (Rundell, 2004).

Caso haja necessidade formal do uso de um antidepressivo durante a *gravidez*, tendo-se avaliado o risco/benefício, a imipramina poderá ser escolhida, pois é o ADT mais estudado e utilizado ao longo do tempo (Altshuler, 1996). Em todo caso, deve ser evitada no primeiro trimestre e suspensa 2 semanas antes do parto. Na *amamentação*, um ADT com meia-vida curta parece ser a melhor opção; alguns trabalhos sugerem que a amitriptilina e a imipramina são os preferidos nessa situação (Bazire, 2003).

Deve-se ter cuidado no *diabetes melito*, pois os ADT podem prejudicar o controle glicêmico, além de aumentarem o ganho de peso e o desejo de ingerir doces.

Na *doença hepática*, deve-se iniciar com doses mais baixas; pode ocorrer aumento da sedação, em virtude do metabolismo diminuído, especialmente se houver hipoalbuminemia. Na *insuficiência renal*, deve-se iniciar com baixas doses e aumentar devagar, com doses fracionadas (Bazire, 2003).

Todos os ADT parecem reduzir o *limiar convulsivógeno*: são piores a maprotilina e a amitriptilina; a doxepina* teria o menor risco (Bazire, 2003). Em *crianças* e *adolescentes*, os ADT não mostram superioridade ao placebo. Crianças são mais sensíveis à superdosagem do que os adultos. Devem ser evitados, se possível, na *depressão bipolar*, em função do risco de virada maníaca.

Em *cardiopatas*, os ADT tornam-se de alto risco. Devem ser evitados na hipertensão arterial e na angina. Podem ser usados em pacientes com marca-passo. Não devem ser usados, todavia, no infarto agudo do miocárdio recente (4 semanas), nos distúrbios da condução cardíaca e na falência miocárdica. São *contraindicados*, ainda, em caso de prostatismo, retenção urinária, íleo paralítico e glaucoma de ângulo estreito.

Interações medicamentosas

Os ADT têm índice terapêutico estreito e múltiplos locais de ação; desse modo, mesmo pequenas alterações nas concentrações plasmáticas podem resultar em certo número de efeitos indesejáveis. As medicações mais comumente prescritas que podem interagir com os ADT são mostradas na Tabela 20.5 (Ciraulo et al., 1995).

TABELA 20.4 ■ Potência de efeitos colaterais dos ADT

Fármaco	Anticolinérgicos	Cardíacos	Náusea	Sedação	Superdosagem	Pró-convulsão	Disfunção sexual
Amitriptilina	+++	+++	++	+++	+++	++	++
Clomipramina	+++	++	++	++	+	++	+++
Doxepina*	+	++	+	++	++	++	++
Imipramina	++	++	++	+	+++	++	++
Maprotilina	++	++	++	+	+++	+++	++
Nortriptilina	++	+	++	+	++	+	++
Mianserina	+	–	–	+++	–	–	+

Fonte: Bazire, 2003.

TABELA 20.5 ■ Interações medicamentosas com os ADT

Analgésicos	Os ADT têm efeito antiálgico, possibilitando doses menores dos analgésicos
Anestésicos	A administração de halotano e pancurônio exige cautela; recomenda-se o uso de relaxantes musculares sem efeitos vagolíticos e simpatomiméticos
Anticolinérgicos	A administração conjunta de ADT e antiparkinsonianos pode levar à potencialização de efeitos atropínicos
Anticoagulantes	Relatos isolados sugerem cuidado, especialmente com relação ao tempo de protrombina
Anticonvulsivantes	A carbamazepina pode aumentar o metabolismo da imipramina, doxepina* e amitriptilina, reduzindo em 42% a 50% os níveis plasmáticos dessas últimas; ADT reduzem o limiar convulsivógeno e podem comprometer o efeito de barbitúricos; os níveis plasmáticos da fenitoína podem ser elevados pela imipramina, mas não por nortriptilina ou amitriptilina
Anti-hipertensivos	A guanetidina e a clonidina não devem ser usadas juntamente com bloqueadores noradrenérgicos; metildopa e diuréticos tiazídicos podem ser empregados, evitando hipotensão e hipocalemia; verapamil e diltiazem podem inibir a metabolização da imipramina por interação no sistema citocromo P450, podendo ser necessária a redução da dose do antidepressivo
Reserpina	A reserpina depleta agudamente monoaminas intraneurais; a associação pode levar a efeitos colaterais, como diarreia, vasodilatação cutânea ou sintomas maniatiformes; recomenda-se cuidado com a combinação
Anti-histamínicos H_2	A cimetidina pode inibir a metabolização hepática de ADT, elevando os níveis séricos e o risco de toxicidade; em contrapartida, a suspensão da cimetidina do paciente em uso crônico de ADT pode reduzir os níveis séricos terapêuticos destes; sugere-se monitoração plasmática ao introduzir e retirar cimetidina. Agentes como a difenidramina e a clorfeniramina potencializam o efeito anti-histamínico dos ADT em receptores H_1
Levodopa	Pode haver sinergia, aumentando os efeitos colaterais
Antiarrítmicos	A quinidina pode aumentar o risco de toxicidade
Simpatomiméticos	Efeito sinérgico, aumentando o tônus simpático
Serotonérgicos	O dextrometorfano e a meperidina potencializam os efeitos serotonérgicos
Bloqueadores $5HT_2$	A risperidona e a clozapina potencializam o bloqueio $5-HT_2$ promovido pelos ADT
Antipsicóticos	De baixa potência, como a tioridazina e a clorpromazina, têm múltiplas interações com os ADT, resultando em hipotensão postural, potencialização dos efeitos anticolinérgicos, arritmias e redução do limiar convulsivo
Álcool	A ingestão aguda pode reduzir o metabolismo de primeira passagem, resultando em elevadas concentrações de ADT. O uso crônico de álcool induz isoenzimas hepáticas e pode diminuir os níveis de ADT. Os pacientes devem ser alertados para evitar sua ingestão
Cigarro	O efeito deste no metabolismo dos ADT é discreto

Não existem estudos controlados sobre a eficácia da associação de ADT com eletroconvulsoterapia (ECT). Há contradição na literatura sobre o assunto, sendo necessários estudos prospectivos. Apesar disso, não há evidências de problemas com o uso de ADT durante a ECT; como regra geral, contudo, sugere-se que os ADT devam ser suspensos, se possível. O uso de anestésicos durante a aplicação da ECT pode aumentar o risco de hipotensão e arritmias (Bazire, 2003). Ainda, a descontinuidade de ADT previamente à ECT pode aumentar a irritabilidade miocárdica. Outro aspecto importante é decorrente da propriedade anticolinérgica dos ADT, o que pode determinar risco adicional aos pacientes, principalmente idosos, levando-os a quadros de *delirium* e estados confusionais agudos pós-ECT. Os pacientes que necessitam do uso de antidepressivos durante a ECT deveriam, em princípio, ser poupados dos ADT.

INIBIDORES DA MONOAMINOXIDASE (IMAO)

Apesar das controvérsias sobre a utilização dos IMAO – prescritos com entusiasmo por psiquiatras da *velha guarda* e desconhecidos ou rejeitados pelos mais jovens –, ainda são medicações com espaço garantido na prática clínica.

Sua descoberta foi quase simultânea à da imipramina, por acaso, a partir da observação da melhora do humor em portadores de tuberculose tratados com iproniazida. A partir da década de 1950, surgiram a tranilcipromina e a fenelzina, com eficácia antidepressiva em pacientes psiquiátricos.

Os acidentes decorrentes de sua interação com alguns medicamentos e alimentos (particularmente com queijos fermentados – "reação do queijo" – com desencadeamento de crises hipertensivas), a hepatotoxicidade e a eficácia limitada em virtude do uso de baixas doses levaram muitos psiquiatras a abandonar sua prescrição e procurar agentes mais seguros.

A partir da adoção de dietas restritas em alimentos ricos em tiramina e do conhecimento das interações medicamentosas com agentes simpatomiméticos, os IMAO voltaram a ser utilizados. Atualmente, alguns os prescrevem com frequência, outros somente em última instância, e há aqueles que não os prescrevem e acham difícil acreditar que ainda estejam sendo utilizados. No Brasil, seu uso é decrescente desde o surgimento dos AD de segunda geração, a pequena experiência dos psiquiatras mais jovens com os IMAO e a disponibilidade apenas da tranilcipromina no mercado.

No presente estão relegados para uso, principalmente, em casos resistentes ao tratamento, embora as indicações sejam para as depressões atípicas, bipolar (em razão do menor risco de viragem tímica), crônicas e/ou refratárias; distimia associada a sintomas atípicos; transtorno do pânico; transtorno de estresse pós-traumático e para a fobia social. Têm sido também prescritos no tratamento de enxaquecas ou cefaleias tipo *cluster*, associados às anfetaminas nas depressões inibidas e com a L-dopa na doença de Parkinson (Bechelli et al., 1987; Cordás & Moreno, 2001; Sadock & Sadock, 2007).

Farmacocinética

Os IMAO são absorvidos pelo trato gastrointestinal, sofrem biotransformação hepática por oxidação e, possivelmente, têm metabólitos ativos. Sua distribuição no organismo se faz de acordo com a localização da monoaminoxidase (MAO) e da composição lipídica tissular, o que explica as concentrações mais elevadas no fígado, no coração e no cérebro (Miranda Scippa & De-Oliveira, 2006).

Enquanto a MAO possui meia-vida de 8 a 12 dias, os IMAO são eliminados rapidamente no plasma (ver dados farmacocinéticos na Tabela 20.1). A inibição da MAO pelos IMAO irreversíveis necessita de um período de 10 a 20 dias para que a síntese e a atividade enzimática da MAO retornem ao nível anterior ao tratamento, ao contrário do que ocorre com os reversíveis, cuja MAO retorna no primeiro dia após sua suspensão (Bechelli et al., 1987; Miranda Scippa & De-Oliveira, 2006).

Farmacodinâmica

Mecanismo de ação

Comparados aos ADT, os IMAO têm seu mecanismo de ação pouco estudado e persistem diversos questionamentos. O rápido aumento das aminas cerebrais, decorrente de sua inativação metabólica, pode ser apenas um dos fatores envolvidos (Miranda Scippa & De-Oliveira, 2006).

A MAO é uma enzima localizada na membrana mitocondrial, com ampla distribuição no organismo. Atua inativando mais de 15 monoaminas diferentes, algumas das quais atuam como neurotransmissores, neuromoduladores ou hormônios. Assim, contribui para a manutenção do equilíbrio dinâmico da síntese e catabolismo dessas aminas (Bechelli et al., 1987; Cordás & Moreno, 2001; Miranda Scippa & De-Oliveira, 2006).

Existem dois subtipos de MAO: A e B. A forma "A" metaboliza os neurotransmissores monoaminérgicos mais ligados à depressão (5-HT e NA) e ao controle da pressão arterial (NA). Já a forma "B" degrada preferencialmente a benzilamina e a feniletilamina e converte alguns substratos das aminas, denominados pró-toxinas, os quais podem danificar os neurônios. Em razão dessas observações, a inibição da MAO-A está associada à ação antidepressiva e aos efeitos colaterais dos IMAO, e a da MAO-B, à prevenção dos processos neurodegenerativos, como na doença de Parkinson. A dopamina é metabolizada pelas duas formas, embora seja preferencialmente substrato da MAO-B nos humanos.

Além da seletividade, são classificados como reversíveis, quando a duração da ação inibidora é mais curta do que o tempo da renovação da enzima, ou irreversíveis, quando a ação inibidora é de longa duração. Assim, os IMAO podem ser classificados como reversíveis ou irreversíveis, do tipo A, do tipo B ou misto. Os IMAO clássicos são irreversíveis, o que implica atividade enzimática restaurada apenas quando novas enzimas forem sintetizadas pelo DNA neuronal no núcleo da célula, aproximadamente depois de 2 semanas.

A produção de inibidores seletivos e reversíveis (RIMA) trouxe implicações significativas, desde que uma das propriedades mais incômodas dos IMAO clássicos é a possibilidade de aumento da pressão arterial, de maneira súbita, após a ingestão de alimentos ricos em tiramina. Os reversíveis não apresentam esse efeito adverso, uma vez que as aminas simpatomiméticas *deslocam* o IMAO, permitindo que sejam destruídas (Stahl, 2002).

Os IMAO clássicos – irreversíveis e não seletivos – compreendem a tranilcipromina (Parnate), a nialamida, a fenelzina*, a pargilina* e a isocarboxazida*; desses, somente a tranilcipromina é comercializada no Brasil. Os RIMA foram representados pela moclobemida* (Aurorix). O inibidor seletivo e irreversível da MAO-B, L-deprenil ou selegilina, é usado no tratamento da doença de Parkinson. A tranilcipromina e a fenelzina* parecem agir em sítios diferentes na enzima MAO: a tranilcipromina atua no grupo sulfidrila e a fenelzina*, no grupamento flavina. O retorno da atividade da MAO é mais rápido após a suspensão da tranilcipromina do que com a fenelzina*, o que pode refletir uma reversibilidade demorada da ação da tranilcipromina sobre essa enzima, em vez de uma irreversibilidade completa (Ciraulo, 1995; Fuzikawa et al., 1999).

A inibição não seletiva resulta em subsensibilização de receptores α_2 ou β-adrenérgicos, além de aumento dos níveis cerebrais de serotonina, *down-regulation* dos receptores 5-HT$_1$ e 5-HT$_2$ e redução dos disparos no núcleo da rafe. Possivelmente, as mudanças nas características dos receptores que ocorrem após um período de 2 semanas se correlacionam melhor com a atividade antidepressiva e antifóbica do que com o aumento na concentração de neurotransmissores, explicando a latência para início da ação terapêutica (Blier et al., 1986; Cordas & Moreno, 2001).

Indicações

Depressão

No tratamento da depressão maior, a taxa de resposta varia de 53% a 57%, ou seja, equipara-se à de outros AD, desde que usados em doses adequadas. O espectro de atividade dos IMAO difere daqueles dos ADT. Atualmente, há indicação para depressão bipolar (menor risco de "virada maníaca" e os episódios, quando ocorrem, são menos intensos e de menor duração), nas formas crônicas e resistentes (isoladamente ou em associação a um ADT), além da distimia. As depressões atípicas têm resposta terapêutica preferencial ou específica aos IMAO. Não são superiores aos ADT e à ECT na depressão psicótica (Baldassano et al., 2003; Bloom & Kupfer, 1995).

A associação com estimulantes deve ser lembrada nos casos refratários, na hipotensão ortostática e na sedação diurna decorrente da utilização do IMAO e no tratamento do TDAH comórbido com depressão maior que responda unicamente aos IMAO (Feinberg, 2004).

Transtorno do pânico (TP)

Não são medicações de primeira escolha, devendo ser prescritos para os que não toleram outras alternativas farmacológicas, para os casos resistentes a abordagens convencionais ou quando houver comorbidade com depressão e fobia social (Kapczinski et al., 2001).

As evidências da eficácia na depressão são mais robustas. Como os sintomas do TP são um epifenômeno comum da depressão, é razoável que se considere o uso dos IMAO na depressão com ataques de pânico. Um estudo conduzido por Kayser (1988) demonstrou que a fenelzina* apresentava efeitos superiores aos da amitriptilina em pacientes com depressão acompanhada de ataques de pânico, mas não em depressões sem crises de pânico.

Um fator limitante na terapia farmacológica do TP é o aumento da ansiedade no início do tratamento com ISRS e ADT. Os IMAO parecem induzir menos desconforto e aumentam a adesão de pacientes mais sensíveis a esse efeito colateral. Entretanto, também apresentam efeitos adversos, como a piora na qualidade do sono, o que pode ser controlado com benzodiazepínicos e com doses baixas do IMAO no início do tratamento (Johnson et al., 1994).

Fobia social

Apesar da eficácia comprovada em ensaios clínicos controlados contra placebo, os IMAO – especialmente a fenelzina* e a tranilcipromina – não podem ser considerados tratamentos de primeira escolha em razão dos efeitos colaterais. Já a moclobemida apresenta resultados conflitantes quanto à eficácia (Nardi, 1999; Versiani et al., 1992).

Transtorno de estresse pós-traumático

Apesar de recomendado, os resultados dos estudos não demonstram eficácia. Vale ressaltar que os ensaios foram realizados com fenelzina*, por curto período de tempo e amostra pequena, o que nos autoriza a utilizar apenas em casos refratários (Bernik et al., 2003)

Posologia e modo de usar

No Brasil, está disponível a tranilcipromina pura (Parnate) ou associada com a trifluoperazina 1 ou 2mg (Stelapar Nº 1 ou Nº 2).

Inicia-se o tratamento com 10mg, aumentando-se 10mg a cada 3 a 4 dias, até ser atingida a faixa terapêutica, geralmente em duas tomadas diárias. Efeitos hipotensores ocorrem quando dos *picos* de concentração sérica. Como a tranilcipromina é derivada da anfetamina, deve ser evitado seu uso após as 16 horas, em virtude do risco de insônia, além de existirem relatos ocasionais de abuso.

Se a resposta for parcial, associações são recomendadas. Apesar de os estudos controlados terem comprovado a eficácia da associação, eles não demonstraram superioridade ou vantagens em relação à utilização de apenas um antidepressivo. No entanto, na prática clínica, relatos de casos e estudos abertos demonstram ser uma boa alternativa para pacientes refratários aos AD isoladamente, desde que ministradas doses adequadas e que sejam observados os cuidados dietéticos.

Uma das associações mais recomendadas tem sido IMAO-ADT ou lítio. No entanto, alguns autores sugerem que, antes da adoção dessa conduta terapêutica, outras alternativas devam ser tentadas: ECT, lítio, psicoestimulantes, IMAO ou AD com lítio, ADT com ISRS (Bechelli et al., 1987; Moreno & Moreno, 2000; Petribu, 2002).

À administração da associação IMAO-ADT, recomendam-se os seguintes cuidados: (1) o paciente deve ficar 1 semana sem qualquer medicação; (2) iniciar o tratamento com ambas as medicações simultaneamente, em doses baixas; (3) aumentar gradualmente a dosagem de ambas, até um máximo que corresponda à metade da dose indicada para cada uma delas – ou até doses terapêuticas de acordo com a tolerabilidade e indicação clínica; (4) evitar associação com clomipramina, imipramina e desipramina*.

Interações medicamentosas

A tiramina é uma monoamina, produto da descarboxilação do aminoácido tirosina pela enzima tirosina descarboxilase. É produzida por bactérias (coliformes e estreptococos do grupo D) e está presente nos alimentos ricos em proteínas que sofrem a ação dessas bactérias em seu processo de fabricação, como os queijos envelhecidos. Não é inativada pelo calor. Em condições normais, a tiramina ingerida nos alimentos é captada pelos neurônios noradrenérgicos periféricos e metabolizada na mucosa gastrointestinal e no fígado pela ação da MAO-A, sendo liberadas quantidades mínimas para a corrente sanguínea. Nos indivíduos tratados com IMAO, há diminuição da metabolização e consequente aumento da tiramina, o que provoca a liberação da noradrenalina armazenada em vesículas, podendo causar reação hipertensiva (Fuzikawa et al., 1999).

Ocorre variação interpessoal quanto à *sensibilidade pressórica* à tiramina após uso do IMAO, mas a tranilcipromina é a que provoca maior aumento. Mesmo após a suspensão dos IMAO clássicos, a sensibilidade pressórica permanece elevada, por isso recomenda-se que as restrições dietéticas sejam seguidas por 2 semanas após a suspensão da medicação. Já com a moclobemida é remota a chance de interação com alimentos; para minimizar ainda mais essa possibilidade, recomenda-se que a medicação seja administrada depois das refeições (Fuzikawa et al., 1999).

Anteriormente, eram propostas dietas excessivamente restritivas. Atualmente, dietas mais simples têm sido recomendadas, considerando-se o conteúdo de tiramina de diversos produtos alimentícios. Como regra geral, orienta-se a utilização de alimentos frescos, evitando-se aqueles submetidos a condições inadequadas ou não confiáveis de armazenamento, o que favorece o crescimento de microrganismos.

A maioria das reações hipertensivas está relacionada à ingesta de alimento rico em tiramina ou medicação com vasoconstritores. No entanto, há relatos de reações espontâneas ou endógenas em pacientes em uso de fenelzina* ou tranilcipromina. Esses casos ocorreram, em sua maioria, dentro de 3 horas após a administração da medicação e após um aumento da dose total ou concentração de dose em tomada única. Crise hipertensiva espontânea após vários anos de utilização da tranilcipromina foi relatada. Uma hipótese para explicar esse tipo de crise hipertensiva é que o próprio metabolismo bacteriano no intestino produza tiramina.

Na Tabela 20.6 estão descritas as principais interações entre IMAO e outros medicamentos e na Tabela 20.7 encontram-se resumidas as orientações que devem ser fornecidas, por escrito, aos pacientes que utilizam IMAO.

Efeitos colaterais

Os IMAO são menos cardiotóxicos e epileptogênicos do que os tricíclicos e tetracíclicos. Preservam a condução cardíaca, porém estão envolvidos com o impacto de outros efeitos adversos, como hipotensão ortostática, que se manifesta com vertigens e tonturas, especialmente ao levantar, e podem provocar quedas. Nesses casos orienta-se para o fracionamento ou redução das doses, o aumento da ingestão de líquidos, a utilização de meias elásticas e, em casos graves, o uso de fludrocortisona. Alteração do sono

TABELA 20.6 ■ Interações medicamentosas – IMAO

Substância	Interação
Anticolinérgicos	Potencialização dos efeitos
Antidepressivos	A associação, quando indicada, deve respeitar algumas regras: início simultâneo e emprego de doses menores. Risco menor: amitriptilina, nortriptilina. Risco considerável: imipramina, clomipramina, ISRS
Anti-hipertensivos	Reserpina: excitação autonômica, agitação, hipertensão; clonidina: hipertensão; tiazídicos: potencialização de efeitos hipotensores; guanetidina: inibição dos efeitos anti-hipertensivos
Álcool	Crises hipertensivas com bebidas ricas em tiramina (ver lista de cuidados especiais)
Agentes hipoglicemiantes	Pode haver potencialização da hipoglicemia pela insulina e hipoglicemiantes contendo sufonilureia
Aminas simpatomiméticas	Hipertensão, agitação, febre, convulsões, coma
Suplementação dietética	Cuidado com as que contenham tirosina
Succinilcolina	O uso de fenelzina* pode levar a apneia prolongada
Triptofano	*Delirium*, mioclonias, hipomania

Fonte: Moreno et al., 1999.

TABELA 20.7 ■ Orientações para pacientes em uso de IMAO

O uso de IMAO exige atenção, disciplina e contato fácil com os médicos
A transgressão às orientações pode acarretar problemas graves (reação hipertensiva)
É recomendável portar cartão informando do uso do IMAO para eventualidade de acidentes

Dieta – Não ingerir os seguintes alimentos:
Queijos: permitidos queijo de minas fresco, ricota, mussarela e prato (até 200g), *cottage, cream cheese*; iogurte livre; pão de queijo (até quatro unidades do tamanho tradicional)
Chope, cerveja preta e cerveja *bock*; é permitida cerveja comum com ou sem álcool até 1.200mL e vinho até 250mL
Frios e embutidos como salsicha, linguiça, salame, mortadela e presunto
Peixe em conserva (salmoura, escabeche), bacalhau seco ou salgado
Vagem de fava, chucrute
Derivados fermentados de soja: molho de soja, missô
Abacate (em quantidade superior a 200g), framboesa
Extrato de levedura

Medicamentos
Não usar descongestionantes nasais (exceto soro fisiológico puro para uso nasal – p. ex., Rinosoro®); antigripais [exceto dipirona – p. ex., Novalgina®, ácido acetilsalicílico (p. ex., AAS®) e paracetamol (p. ex., Tylenol®)]; antialérgicos; anorexígenos; estimulantes centrais; morfina e derivados (dolantina e demerol)
Cuidado com tratamentos dentários: o uso de adrenalina na anestesia é proibido. Informar o dentista acerca do uso de IMAO

Sinais e sintomas de reação hipertensiva
Cefaleia de início súbito, acompanhada ou não de alterações visuais, náuseas, vômitos, contrações musculares, confusão mental ou excitação
No caso de ocorrência dessa sintomatologia, medir a pressão arterial imediatamente; caso se confirme a hipertensão ou não se possa medir a PA no momento, mastigar uma cápsula de nifedipina (Adalat® 10mg), permanecendo de pé, e procurar ajuda médica

Adaptada de Fuzikawa et al. (1999) e Sadock et al. (2007).

(com sonolência diurna) e disfunção sexual também podem ocorrer.

Com menor frequência, ocorrem diarreia, edema em membros inferiores (sobretudo nos pés e tornozelos), taquicardia, palpitação, nervosismo e excitação. As parestesias induzidas por IMAO podem responder à suplementação com piridoxina. Ocasionalmente, verificam-se mioclonias e dores musculares.

A associação com medicamentos serotonérgicos (ver Tabela 20.6) pode levar à síndrome serotonérgica, cuja melhora é rápida com a retirada das substâncias (Moreno et al.,1999).

Contraindicações

Deve-se ter cautela na prescrição em portadores de doença renal, cardiovascular, hipertireoidismo, AVE, antecedentes de insuficiência hepática e dependência química (em virtude das interações).

CONSIDERAÇÕES FINAIS

Apesar da ausência de critério definido para indicação dos pacientes que possam se beneficiar dos IMAO, o clínico deve sempre lembrar dessa possibilidade. Provavelmente, o erro mais comum na prática clínica é não considerar tratamentos de segunda ou terceira linha, que frequentemente reduzem os sintomas e podem proporcionar grandes mudanças na qualidade de vida dos pacientes.

REFERÊNCIAS

Altshuler LL Bauer M, Frye MA et al. Does thyroid supplementation accelerate tricyclic antidepressant response? a review and meta-analysis of the literature. Am J Psychiatry 2001; 158:1617-22.

Altshuler LL. Pharmacologic management of psychiatric illness during pregnancy: dilemmas and guidelines. Am J Psychiatry 1996; 153: 592-606.

APA. Practice guideline for the treatment of OCD. J Clin Psychiatry 2007.

Baldassano CF, Datto SM, Littman L, Lipari MA.What drugs are best for bipolar depression? Am Clin Psychiatry 2003; 15(3-4):225-32.

Ballesteros J. Orphan comparisons and indirect meta-analysis: a case study on antidepressant efficacy in dysthymia comparing tricyclic antidepressants, selective serotonin reuptake inhibitors, and monoamine oxidase inhibitors by using general linear models. J Clin Psychopharmacol 2005; 25(2):127-31.

Bazire S. Psychotropic drug directory. England: Fivepin Publishing, 2003.

Bechelli LP, Nardi AE, Alves AB. Inibidores da monoaminaoxidase (IMAO): notas sobre a utilização em psiquiatria. J Bras Psiquiatr 1987; 36 (4):241-6.

Bernik M, Laranjeiras M, Corregiari F. Tratamento farmacológico do transtorno de estresse pós-traumático. Rev Bras Psiquiatr 2003; 25 (s.1):46-50.

Blier P, De Montigny C, Azzaro A. Modification of serotonergic and noradrenergic transmissions by repeated administration of MAOI: electrophysiological studies in the rat central nervous system. J Pharmacol Exp Ther 1986; 237:987-94.

Bloom FE, Kupfer DJ. Psychopharmacology: the fourth generation of progress. New York: Raven Press, 1995.

Cordás TA, Moreno RA (eds.) Condutas em psiquiatria. 4 ed. São Paulo: Lemos Editorial, 2001.

Cordioli AV. Psicofármacos: consulta rápida. 3 ed. Porto Alegre: Artmed, 2005.

Culpepper L. Early onset of antidepressant action: impact on primary care. J Clin Psychiatry 2001; 62 Suppl 4:4-6.

De-Oliveira IR, Brito PR, Peres MF et al. Fluoxetine seems to widen the nortriptyline antidepressant-like range in mice submitted to TST. European Psychiatry 1992; 7:33-7.

Fuzikawa CS, Hara C, Glória MBA, Rocha FL. IMAO e dieta: atualização – orientações práticas para o uso clínico. J Bras Psiqquitr 1999; 48(10):453-60.

Ham P, Waters DB, Oliver MN. Treatment of panic disorder. Am Fam Physician 2005; 71(4):733-9.

Himmelhoch JM. Monoamine oxidase inhibitors. In: Kaplan HI, Sadock BJ (eds.) Comprehensive textbook of psychiatry. 6 ed. Baltimore: Williams & Wilkins, 1995.

Himpel S et al. The safety of non-stimulant agents for the treatment of attention-deficit hyperactivity disorder. Expert Opin Drug Saf 2005; 4(2):311-21.

Jick SS, Dean AD, Jick H. Antidepressants and suicide. Brit Med J 1995; 310 (6974):215-8.

Johnson MR, Lydiard RB, Ballenger C. MAOIs in panic disorder and agoraphobia. In: Kennedy SH (ed.) Clinical advances in monoamine oxidase inhibitor therapies. New York: American Psychiatric Press, 1994.

Kapczinski F, Chachamovich E, Knijnik D. O uso de inibidores da monoaminoxidase no transtorno de pânico. Rev Psiquiatr Clin 2001; 28(1):23-4.

Kayser A, Robinson DS, Yingling K. The influence of panic attacks on the response to phenelzine and amitriptiline in depressed outpatients. J Clin Psychopharmacol 1988; 8:246-53.

MacGillivray S et al. Efficacy and tolerability of selective serotonin reuptake inhibitors compared with tricyclic antidepressants in depression treated in primary care: systematic review and meta-analysis. Brit Med J 2003; 326:1014-7.

Marques C, Andrade Y, Nardi AE et al. Crise hipertensiva espontânea durante uso de IMAO: relato de caso e revisão da literatura. J Bras Psiquiatr 1997; 46 (1):43-7.

Martinez C, Rietbrock S, Wise L et al. Antidepressant treatment and the risk of fatal and non-fatal self harm in first episode depression: nested case-control study. Brit Med J 2005; 330(7488):389.

Miller NL, Kocsis JH, Leon AC et al. Maintenance desipramine for dysthymia: a placebo-controlled study. J Affect Dis 2001; 64(2-3): 231-7.

Miranda Scippa AMA & De-Oliveira IR. Antidepressivos. In: Silva P. Farmacologia. Rio de Janeiro: Guanabara Koogan, 2006.

Moreno RA, Moreno DH, Soares MBM. Psicofarmacologia de antidepressivos. Rev Bras Psiquiatr 1999; 21 (s.1):51-75.

Moreno RA, Moreno DH. Antidepressivos tricíclicos e inibidores da monoaminoxidase. In: Lafer B, Almeida OP, Fráguas Jr R, Miguel EC. Depressão no ciclo da vida. Porto Alegre: Artmed Editora, 2000.

Moreno RA, Moreno DH. In: Cordás TA, Moreno RA. Condutas em psiquiatria. 4 ed. São Paulo: Lemos Editorial, 2001.

Nardi AE. O tratamento farmacológico da fobia social. Rev Bras Psiquiatr 1999; 21(4):249-57.

Nelson JC. Augmentation strategies for treatment of unipolar major depression. Mod Probl Pharmacopsychiatry 1997; 25:34-55.

Nelson JC. Augmentation strategies in depression 2000. J Clin Psychiatry 2000; 61 Suppl 2:13-9.

Nelson JC. Augmentation strategies with serotonergic-noradrenergic combinations. J Clin Psychiatry 1998; 59 Suppl 5:65-8.

Nelson JC. Synergistic benefits of serotonin and noradrenalin reuptake inhibition. Depression and Anxiety 1999; 7 Suppl 1:1-5.

Nierenberg AA, Papakostas GI, Petersen T et al. Nortriptyline for treatment-resistant depression. J Clin Psychiatry 2003; 64(1):35-9.

Petribu K. Eficácia da associação nortriptilina-sertralina no tratamento da depressão: possível potencialização e antecipação do efeito terapêutico. Tese de Doutorado. Salvador: Universidade Federal da Bahia, 2002.

Ribeiro MG, Pereira EL, Santos-Jesus R et al. Nortriptyline blood levels and clinical outcome: a meta-analysis of published studies. Rev Bras Psiq 2000; 22 (5):51-6.

Rosembaum JF. Early onset of antidepressant action. J Clin Psychiatry 2001; 62 Suppl 4:3.

Rundell JR, Wise MG. Princípios de psiquiatria de consultoria e ligação. Rio de Janeiro: Guanabara Koogan, 2004.

Sadock BJ, Sadock VA, Sussman N. Manual de farmacologia psiquiátrica de Kaplan & Sadock. 4 ed. Porto Alegre: Artmed, 2007.

Seth R et al. Combination treatment with noradrenaline and serotonin reuptake inhibitors in resistant depression. Br J Psychiatry 1992; 161:562-5.

Shah R, Uren Z, Baker A, Majeed A. Deaths from antidepressants in England and Wales 1993-1997: analysis of a new national database. Psychol Med 2001; 31(7):1203-10.

Stahl SM. Psicofarmacologia – Base neurocientífica e aplicações práticas. 2 ed., Rio de Janeiro: Medsi, 2002.

Versiani M, Nardi AE, Mundim FD et al. Pharmacotherapy of social phobia: a controlled study with moclobemide and phenelzine. Brit J Psychiatry 1992; 161:353-60.

Inibidores Seletivos de Recaptação de Serotonina

Ângela M. A. Miranda-Scippa
Fabiana Fernandes Nery • Helena Maria Calil

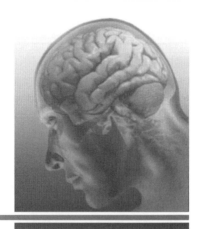

INTRODUÇÃO

O desenvolvimento dos inibidores seletivos de recaptação de serotonina (ISRS) representou, na década de 1970, um marco importante na psicofarmacologia, desde que esses medicamentos apresentavam eficácia semelhante à de seus antecessores antidepressivos heterocíclicos (tricíclicos, bicíclicos e tetracíclicos) e inibidores da monoaminoxidase (IMAO), com a vantagem de terem um perfil de segurança e tolerabilidade mais favorável. Mais ainda, os ISRS representaram o resultado racional de pressuposições teóricas acerca da fisiopatologia da depressão, enfocando alterações na neurotransmissão serotonérgica no sistema nervoso central (SNC).

A ação principal desses compostos é mais seletiva no sistema serotonérgico, sem interferir significativamente com os sistemas noradrenérgicos, dopaminérgicos, colinérgicos/muscarínicos e histaminérgicos.

O primeiro ISRS lançado no mercado foi a zimelidina, a qual foi logo retirada em virtude da ocorrência de toxicidade neurológica, como a síndrome de Guillain-Barré. Em seguida, em 1988, a fluoxetina foi introduzida no mercado, permanecendo até hoje (Vaswani et al., 2003). Desde então, diversos ISRS foram desenvolvidos.

Neste capítulo serão abordadas a farmacocinética e a farmacodinâmica dos ISRS disponíveis e suas principais indicações na prática clínica.

PAPEL DA SEROTONINA

A serotonina é um neurotransmissor que medeia vários comportamentos animais, assim como várias funções psíquicas; portanto, alterações do sistema serotonérgico podem estar associadas a diversos transtornos mentais. A serotonina faz parte do grupo das indolaminas e está presente em plantas e animais. Do ponto de vista filogenético, é considerada entre os mais antigos neurotransmissores, sendo encontrada em organismos simples como a medusa. Nos animais, é encontrada tanto perifericamente como no SNC, em vias neuronais e em corpos celulares específicos, tais como os núcleos dorsal e medial da rafe localizados no mesencéfalo.

Atualmente, diversos estudos têm avaliado o papel da serotonina nos transtornos de humor, de ansiedade, alimentares, no transtorno disfórico da fase lútea tardia e em outros, além de sua participação no controle dos processos cognitivos, do comportamento sexual e alimentar e da impulsividade/agressividade (Halbrein et al., 2003; Tollefson & Rosebaum, 2001).

CARACTERÍSTICAS GERAIS DOS ISRS

Os ISRS são moléculas pequenas e lipofílicas que atravessam facilmente as barreiras biológicas. Apesar de apresentarem mecanismo de ação semelhante, diferem entre si do ponto de vista estrutural, farmacodinâmico (seletividade e potência) e farmacocinético (meia-vida, atividade de seus metabólitos, inibição das enzimas hepáticas do citocromo P450). Essas diferenças podem interferir na eficácia, na incidência de efeitos adversos e no potencial de interações medicamentosas (Keller, 2000).

Os ISRS são representados pelos seguintes compostos: fluoxetina, fluvoxamina, paroxetina, sertralina, citalopram e, mais recentemente, um derivado deste, o escitalopram, considerado o mais seletivo e potente do grupo. A seletividade desses medicamentos nas vias serotonérgicas tem sido reavaliada, tendo em vista o fato de que alguns também agem de maneira menos pronunciada, em outros sistemas de neurotransmissão. A paroxetina, por exemplo, também tem afinidade por receptores noradrenérgicos e muscarínicos, quando usada em doses mais elevadas; a sertralina tem afinidade por receptores dopaminérgicos.

Apesar de não pertencer à classe dos ISRS, a agomelatina será abordada neste capítulo em razão de sua ação serotonérgica.

FARMACODINÂMICA

A serotonina não atravessa a barreira hematoencefálica. É sintetizada no SNC, a partir do aminoácido triptofano, dentro de neurônios, e liberada por reservatórios citoplasmáticos e vesiculares na fenda sináptica. Após a liberação, liga-se a uma proteína transportadora, dependente da bomba de Na/K ATPase, localizada na membrana pré-sináptica. Ao ser recaptada pelo neurônio pré-sináptico, sofre degradação pela enzima monoaminoxidase (MAO) ou é rearmazenada nas vesículas citoplasmáticas para ser novamente liberada na fenda. Existem vários subtipos de receptores para serotonina localizados em neurônios pré e pós-sinápticos. Os de subtipo 5-HT$_{1A}$ incluem os autorreceptores pré-sinápticos (que inibem a descarga de serotonina) e os pós-sinápticos, os quais estão situados, principalmente, no hipocampo e têm sensibilidade aumentada após exposição crônica aos antidepressivos (AD). Os receptores 5-HT$_{2A}$ localizam-se nos neurônios pós-sinápticos do hipocampo, córtex e medula espinal e inibem a propagação do impulso nervoso. Sabe-se que a exposição crônica a alguns AD leva à redução da densidade dos receptores pós-sinápticos 5-HT$_2$, fenômeno conhecido como *down-regulation*, considerado importante para a ação terapêutica desses compostos (Miranda-Scippa & de Oliveira, 2002; Sthal, 2008).

O mecanismo de ação dos ISRS consiste em inibir a proteína transportadora de serotonina (bomba de recaptação) no neurônio pré-sináptico, impedindo sua recaptação e levando ao aumento de sua concentração na fenda sináptica. Além disso, dessensibiliza os autorreceptores 5-HT$_{1A}$, desinibindo o fluxo dos impulsos neuronais e os receptores pós-sinápticos. Assim, inibem transitoriamente a descarga neuronal na rafe dorsal, diminuem a função dos autorreceptores terminais e aumentam a transmissão serotonérgica no hipocampo. Embora todos os ISRS exerçam essas ações, existem diferenças estruturais e na atividade *in vivo* e *in vitro* entre eles.

Do ponto de vista do efeito inibitório do transportador de serotonina, esses medicamentos apresentam a seguinte ordem de potência: escitalopram > citalopram > sertralina > paroxetina > fluvoxamina > fluoxetina. No entanto, essa diferença de potência somente é observada em estudos pré-clínicos. Em estudos clínicos, esse diferencial praticamente desaparece, uma vez que as doses preconizadas para uso de cada um dos ISRS promovem, no mínimo, 70% a 80% de inibição do transportador de serotonina.

FARMACOCINÉTICA

Algumas diferenças importantes em parâmetros farmacocinéticos existem entre os diversos ISRS. Entre essas diferenças, e considerando aquelas com maior relevância clínica, destacam-se:

1. Formação de metabólitos ativos por meio da metabolização hepática. Embora essa metabolização ocorra com todos os ISRS, para sertralina, paroxetina e citalopram seus respectivos metabólitos são pouco ativos em termos de inibição do transportador de serotonina. No entanto, o metabólito da fluoxetina, a norfluoxetina, exerce inibição do transportador de serotonina de modo relevante.

2. Autoinibição do metabolismo hepático, que ocorre por inibição de isoenzimas do citocromo P450. Essas isoenzimas são muito importantes no organismo, pois promovem a transformação de substâncias ingeridas em constituintes biologicamente necessários. Exemplo desse processo é a formação de esteroides, ácidos biliares, colesterol e prostaglandinas, entre outros. Além disso, essas enzimas promovem a desintoxicação de outras substâncias ingeridas, como medicamentos, carcinógenos, mutágenos e toxinas. Essas enzimas estão localizadas intracelularmente no retículo endoplasmático. Há uma enorme variabilidade dessas isoenzimas hepáticas, de modo que elas são classificadas por famílias, designadas pelo primeiro número de cada uma delas, subfamílias, que são representadas por letras e, a seguir, pelos genes que determinam as diferenças dentro de cada subfamília e que são, por sua vez, representados pelo segundo número (p. ex., CYP450 3A4) (Preskorn et al., 2006).

Vários medicamentos, incluindo ISRS, promovem inibição significativa de algumas dessas isoenzimas, principalmente a 2D6. Sabe-se que diversos medicamentos, como os antidepressivos tricíclicos, neurolépticos, bloqueadores β-adrenérgicos e antiarrítmicos, são inibidores potentes dessa isoenzima. Entre os ISRS, a fluoxetina e a paroxetina também promovem inibição significativa dessa isoenzima. A implicação prática é o potencial de interações medicamentosas, desde que essas isoenzimas são responsáveis pela metabolização de medicamentos e outras substâncias.

De fato, os ISRS inibem em graus variáveis (fluoxetina > paroxetina > citalopram aproximadamente = sertralina) a metabolização não só de antidepressivos tricíclicos e neurolépticos, como já mencionado, mas também de anticonvulsivantes (p. ex., carbamazepina e ácido valproico, usados como estabilizadores de humor no transtorno bipolar) e de ansiolíticos. Na prática clínica, isso significa um aumento das concentrações plasmáticas desses e de muitos outros medicamentos, podendo até mesmo ocorrer casos de intoxicações.

3. Proporcionalidade ou relação linear entre dose e concentração plasmática tem sido demonstrada somente para o citalopram e a sertralina. Para os demais pode ocorrer, então, um aumento da concentração plasmática desproporcional ao aumento da dose, o que pode causar efeitos colaterais que dificultam ou inviabilizam a manutenção do tratamento (Van Harten, 1993).

Desse modo, a monitoração da concentração plasmática tem sido indicada em caso de falta de adesão, na ausência de resposta, ainda que em uso de doses elevadas, e em populações especiais, como a de idosos (Vaswani et al., 2003).

4. A meia-vida (t ½) do medicamento no organismo, isto é, o tempo necessário para eliminação de 50% da dose que foi ingerida, também varia entre os ISRS. Está bem estabelecido que a t ½ é: (a) maior para a fluoxetina e seu metabólito norfluoxetina; (b) menor para a fluvoxamina; (c) de cerca de 24 horas para sertralina e paroxetina; (d) de 32 horas para o citalopram e o escitalopram (Tabela 21.1).

Ainda do ponto de vista da farmacocinética, algumas concentrações são influenciadas pela idade. Um estudo comparou as concentrações plasmáticas de fluoxetina, 20 e 30mg, sertralina, 50mg, e paroxetina, 20 e 40mg, em diferentes faixas etárias. Os resultados mostraram que a fluoxetina, nessas doses, produziu concentrações plasmáticas duas a três vezes maiores no grupo dos idosos (> 65 anos) do que no grupo de adultos jovens (20 a 35 anos). As concentrações plasmáticas de paroxetina e sertralina não foram significativamente diferentes, embora nesses indivíduos a faixa etária tenha sido dicotomizada em menores ou maiores de 65 anos, fato este que pode ser considerado um viés importante nessa comparação (Preskorn, 1993).

Com relação ao efeito idade modificando a farmacocinética dos ISRS, existem relativamente poucos estudos, apesar da enorme implicação prática desse fato. De modo geral, sabe-se que pacientes idosos apresentam características especiais que influenciam a farmacocinética e a farmacodinâmica dos medicamentos, necessitando de atenção especial.

DESCRIÇÃO DOS VÁRIOS TIPOS DE ISRS

Fluoxetina

A fluoxetina é um derivado racêmico R- e S-fluoxetina, sendo o S-fluoxetina mais potente do que o R-fluoxetina. Bem absorvida após administração oral, sua absorção sofre pequeno atraso na presença de alimentos. O pico de concentração plasmática ocorre 6 a 7 horas após a ingestão da dose inicial. A meia-vida prolongada estende-se de 1 a 4 dias para a fluoxetina e de 7 a 15 dias para a norfluoxetina, seu metabólito ativo. Dessa maneira, seu estado de equilíbrio é atingido em 30 dias após o início do tratamento. Sofre metabolização hepática, principalmente pelas isoenzimas 2D6 e 3A4, assim como a norfluoxetina, que também exerce efeito tera-

TABELA 21.1 ■ Parâmetros farmacocinéticos dos inibidores seletivos de recaptação de serotonina

Característica	Fluoxetina	Sertralina	Paroxetina	Citalopram	Fluvoxamina	Escitalopram
Faixa de doses terapêuticas (mg)	20 a 80	50 a 200	20 a 40	20 a 40	150 a 200	10 a 20
Metabólito ativo	Norfluoxetina, clinicamente relevante	Sem relevância clínica	Sem relevância clínica	Sem relevância clínica	Sem relevância clínica	Menos potentes
Inibição do citocromo P450	IA2, 3A4, 2D6, 2C9, 2C19, 2B6	IA2, 2B6, 2C9, 3A4	1A2, 3A4, 2D6, 2B6, 2C9, 2C19	2D6	1A2, 2C9, 3A4, 2B6, 2C19, 2D6	2D6
Concentração no plasma proporcional à dose	Não	Sim	Não	Sim	Não	Sim
Meia-vida (horas)	1 a 4 dias (7 a 15 dias para norfluoxetina)	26	24	33	15	37
Farmacocinética semelhante em jovens e idosos	Não	Sim	Não	Não	?	?

pêutico. A fluoxetina e a norfluoxetina possuem volume de distribuição elevado, respectivamente, 20L/kg e 45L/kg. Sua acumulação é alta nos pulmões, órgão rico em lisossomos. A fluoxetina liga-se em cerca de 95% às proteínas plasmáticas. Sua excreção ocorre via renal, sendo menos de 10% eliminados de maneira inalterada pela urina (Lindsay, 1992).

Fluvoxamina

A fluvoxamina é um éter arilcetona. Como todos os outros ISRS, é bem absorvida após ingestão oral e seu pico de concentração plasmática ocorre em torno de 2 a 8 horas. A meia-vida é de 15 horas e seu estado de equilíbrio é atingido em cerca de 4 a 5 dias após iniciado o tratamento. Liga-se em torno de 80% às proteínas plasmáticas. É metabolizada no fígado pelos citocromos 1A2, 2C4 e 3A4. É fraca inibidora da 2D6. Não apresenta metabólitos ativos. Seu volume de distribuição é de 25L/kg. A excreção ocorre por via renal, e aproximadamente 2% são eliminados de maneira inalterada (Lindsay, 1992).

Paroxetina

A paroxetina é uma fenilpiperidina, bem absorvida por via oral, com pico de concentração plasmática ocorrendo em 5 horas. Sua meia-vida é de 24 horas, e não tem metabólitos ativos, atingindo estado de equilíbrio em cerca de 5 dias após iniciado o tratamento. Potente inibidora das isoenzimas 2D6, 1A2 e 3A4, pode interferir no metabolismo de outras substâncias que utilizam a mesma via de degradação, como tricíclicos, antipsicóticos, antiarrítmicos e betabloqueadores. Sugere-se também cautela com fármacos que atuem no CYP2C9 e 2C19, como os anticoagulantes. A paroxetina é também capaz de inibir seu próprio metabolismo. Liga-se em cerca de 95% às proteínas plasmáticas. Seu volume de distribuição é de 13L/kg. Aproximadamente 1% a 2% são excretados de maneira inalterada na urina (Tulloch et al., 1992).

Posteriormente, uma nova formulação de paroxetina com liberação controlada (*controled release* – CR) foi desenvolvida para retardar a liberação da paroxetina até sua passagem pelo estômago. Acredita-se que, ao evitar o estômago, a estimulação dos receptores de serotonina no trato gastrointestinal superior possa ser diminuída, o que, por sua vez, pode minimizar a ocorrência de náusea. Sua absorção não sofre alteração com a presença de alimentos, e 80% da dose é liberada em aproximadamente 4 a 5 horas, com os restantes 20% permanecendo no comprimido e não sendo disponíveis para a absorção sistêmica. A concentração máxima é alcançada em torno de 6 a 10 horas, e o estado de equilíbrio é atingido dentro de 2 semanas com a administração repetida de 25mg/dia de paroxetina CR, uma vez ao dia. A ligação às proteínas plasmáticas é de 95%. Sofre extenso metabolismo hepático pelo citocromo P450 2D6, sendo seus metabólitos inativos. Após dose única de 12,5 a 50mg, a meia-vida de eliminação plasmática é de 15 a 20 horas. A excreção se dá 64% através da urina (2% como composto original e 62% como metabólitos) e 34% pelas fezes (< 1% como composto original) (Bang & Keating, 2004).

Sertralina

Pertencente ao grupo das naftilanaminas, a sertralina é absorvida lentamente após administração oral e sua absorção não sofre interferência com a presença de alimentos. Atinge concentração máxima cerca de 6 a 8 horas após ingestão e apresenta relação dose-concentração plasmática linear. O estado de equilíbrio é alcançado após 7 dias de uso constante da substância, e a meia-vida é estimada em 26 horas. A taxa de ligação às proteínas plasmáticas é de 98%. Seu volume de distribuição é de 20L/kg. Metabolizada extensivamente pelo fígado, é fraca inibidora da 2D6. Seu principal metabólito é a desmetilsertralina, que não apresenta efeito antidepressivo. Sua excreção é renal, sendo menos de 1% eliminado de maneira inalterada na urina (Lindsay, 1992).

Citalopram

O citalopram é uma mistura racêmica 1:1 que contém o S(+)-enantiômero (S-citalopram ou escitalopram) e o R(–) enantiômero (R-citalopram), sendo considerado um derivado fitalano. Rapidamente absorvido no intestino após administração por via oral, sua absorção não sofre a influência da presença de alimentos. O *clearance* total é de aproximadamente 26L/h nos metabolizadores rápidos e metade deste valor nos metabolizadores lentos. O pico de concentração plasmática ocorre em torno de 3 horas após a ingestão oral. Distribui-se amplamente no plasma e se liga às proteínas plasmáticas em torno de 50%. O volume de distribuição é de 14L/kg. A metabolização e a excreção ocorrem, principalmente, por biotransformação hepática, com pouca inibição das isoenzimas 3A4, 2C19 e 2D6, sendo por estas N-demetilado a desmetilcitalopram e didesmetilcitalopram. Ambos os metabólitos não são ativos e não contribuem para o efeito antidepressivo. A meia-vida é de 33 horas, o que possibilita administração única diária. Cerca de 12% da substância são excretados na urina (Brosen & Naranjo, 2001).

Escitalopram

O escitalopram, após ingestão oral, é absorvido sem sofrer a influência da presença de alimentos. O pico de concentração plasmática ocorre em torno de 4 a 5 horas, e o estado de equilíbrio é atingido em 1 semana. Apresenta relação linear entre dose e concentração plasmática. A biodisponibilidade é de aproximadamente 80%, e a ligação às proteínas plasmáticas é de 56%. Sua meia-vida é de 27 a 32 horas e seu volume de distribuição não é conhecido. Após metabolização pelas enzimas 2C19 (37%), 3A4 (35%) e 2D6 (28%), transforma-se em dois metabólitos, o S-demetilcitalopram e o S-didesmetilcitalopram, ambos muito menos potentes do que a droga-mãe. Alternativamente, o átomo de N pode ser oxidado para seu metabólito, o N-óxido. É eliminado via hepática e renal, sendo esta a maior através de seus metabólitos. Sua depuração é da ordem de 36L/kg, e 8% são excretados na urina como droga original (Spina et al., 2008; Waugh & Goa, 2003).

Agomelatina

A agomelatina é uma naftalina análoga da melatonina com ação agonista nos receptores MT_1 e MT_2 e antagonista do receptor $5-HT_{2c}$ (San & Arranz, 2008). Após administração oral, é absorvida rapidamente e de maneira satisfatória ($\geq 80\%$), sem sofrer a influência da presença de alimentos. O pico de concentração plasmático é alcançado em 1 a 2 horas após a administração oral, e a meia-vida plasmática está entre 1 e 2 horas. A biodisponibilidade absoluta representa aproximadamente 3% da dose terapêutica oral. O volume de distribuição no estado de equilíbrio é em torno de 35L/kg. A ligação da agomelatina às proteínas plasmáticas é de cerca de 95%, independente de sua concentração plasmática. A agomelatina é rapidamente metabolizada pelas isoenzimas hepáticas CYP1A2 (90%), 2C9 e 2C19, sendo as duas últimas a parte secundária do metabolismo. Seus metabólitos principais, a agomelatina hidroxilada e a demetilada, são inativos, sendo rapidamente conjugados e eliminados através da urina (Popoli, 2009; Strat & Gorwood, 2008).

INTERAÇÕES MEDICAMENTOSAS

A metabolização hepática dos ISRS pelas enzimas do citocromo P450 apresenta potencial para interações medicamentosas. Assim, a utilização concomitante de agentes que sejam inibidos pelo mesmo sistema deve ser feita com cautela. As isoenzimas desse citocromo constituem-se em uma classe de proteínas do grupo heme que são responsáveis pela maior parte da oxidação e redução de numerosos substratos e medicamentos (70%) pelo fígado. São classificadas de acordo com seu aminoácido homólogo. São representadas pela CYP450: 1A2, 2A6, 2B6, 2C19, 2D6, 2E1 e 3A4 (Ingelman-Sundberg, 2004).

Um polimorfismo genético tem sido descrito em duas isoenzimas, a 2C19 e a 2D6. Esse polimorfismo divide os indivíduos em quatro subgrupos de acordo com sua capacidade de metabolização: (1) os metabolizadores ultrarrápidos (MR); (2) os metabolizadores normais ou extensivos (MN); (3) os metabolizadores intermediários (MI) e (4) os metabolizadores pobres ou lentos (ML) (de Leon et al., 2006). Pacientes que são ML apresentam maior risco de efeitos adversos com os ISRS, além de terem maior probabilidade de interação medicamentosa com o uso de outras substâncias metabolizadas pelas mesmas enzimas (Preskorn, 2005).

A fluoxetina foi o primeiro ISRS para o qual foi demonstrada interação medicamentosa com outros medicamentos, inclusive tricíclicos e neurolépticos, por inibição da CYP2D6 (Vaswani et al., 2003). Recentemente, exames laboratoriais têm a finalidade de avaliar o polimorfismo genético dessas enzimas para medir a capacidade de metabolização de medicamentos em cada indivíduo, proporcionando ajuste de doses e evitando, assim, riscos de superdosagens e intoxicações (Sheffield & Phillimore, 2009).

A associação entre ISRS e IMAO ou outra substância de ação serotonérgica pode promover uma hiperestimulação do sistema serotonérgico, chamada síndrome serotonérgica, que é potencialmente fatal. Para seu diagnóstico basta a presença de três dos seguintes sintomas: alteração do estado mental (confusão ou hipomania), inquietação, mioclonias, sudorese, hipertermia, tremor, hiper-reflexia, incoordenação, hiperventilação e diarreia. Em geral, com a retirada dos medicamentos ocorre melhora espontânea dos sintomas (Bijl, 2004). Assim, a utilização concomitante de IMAO e ISRS é contraindicada e, em caso de substituição, um intervalo de 15 dias deve ser adotado para a troca de um IMAO por um ISRS. Caso a troca seja no sentido inverso, deve-se considerar a meia-vida de cada um dos ISRS.

A agomelatina é metabolizada, principalmente, pela enzima 1A2 (cerca de 90%); sendo assim, outros medicamentos que interagem com essa isoenzima podem diminuir ou aumentar a biodisponibilidade da agomelatina. Desse modo, o uso concomitante de medicamentos como a fluvoxamina e o ciprofloxacino, potentes inibidores da CYP1A2, está contraindicado (Popoli, 2009).

Indicações

Os ISRS foram inicialmente desenvolvidos como AD, com perfil de segurança e tolerabilidade melhor do que o de seus antecessores tricíclicos e IMAO. Em seguida, seu uso foi ampliado para diversos transtornos mentais. Embora todos eles sejam igualmente eficazes, nem todos os pacientes respondem a um mesmo composto. Um estudo publicado por Sussman e Stahl, em 1996, mostrou que 42% a 71% dos pacientes em tratamento para depressão que receberam um segundo ISRS, após ausência de resposta ao primeiro, responderam satisfatoriamente a esse segundo composto (*apud* Vaswani et al., 2003). Mais recentemente, um estudo naturalístico americano que utilizou inicialmente o citalopram (40 a 60mg/dia) para tratamento de depressão maior durante 14 semanas mostrou que apenas 33% dos pacientes obtiveram remissão na primeira etapa do estudo (nível 1). No seguimento desses pacientes, a taxa de remissão cumulativa, após os quatro níveis de tratamento, foi de: 33%, 57%, 63% e 67%. Interessante ressaltar que a mudança do citalopram para sertralina, venlafaxina ou bupropiona (nível 2) não mostrou diferença significativa na eficácia entre eles (Rush et al., 2006).

Atualmente, a indicação dos ISRS na depressão foi bem consolidada por vários ensaios clínicos controlados com placebo, tanto na fase aguda como na fase de manutenção, constituindo o grupo de AD mais prescritos no mundo (Cipriani et al., 2009; Kennedy et al., 2009).

Nos transtornos de ansiedade, sua utilização também está bem consolidada, como no transtorno obsessivo-compulsivo (TOC) (Bourin, 2003; Hollander et al., 2003; Montgomery et al., 2001), no transtorno do pânico (Bandelow et al., 2004; Ham et al., 2005), na ansiedade generalizada (Davidson et al., 2004; Lenze et al., 2005; Schwan & Halberg, 2009), no transtorno de ansiedade social ou fobia social (Lader et al., 2004; Van Amerigen et al., 2003) e no transtorno de estresse pós-traumático (apud Vaswani et al., 2003).

Em transtornos alimentares, têm sido indicados em pacientes com bulimia, na fase de manutenção da anorexia nervosa e no transtorno de compulsão alimentar periódica (apud Arnold et al., 2002; Vaswani et al., 2003). São também utilizados no transtorno disfórico da fase lútea tardia (Freeman et al., 2005; Halbreich & Kahn, 2003).

Indicações da agomelatina

A agomelatina, até o momento, demonstrou eficácia antidepressiva em sintomas depressivos de intensidade leve a grave. Além disso, apresentou evidências de benefícios clínicos adicionais, como preservação da função sexual, melhora da qualidade do sono com aumento da vigilância diurna e ausência de alterações do peso corpóreo (Goodwin, 2009; Kennedy et al., 2008).

EFEITOS ADVERSOS E TOXICIDADE

Os ISRS, por sua ação mais seletiva nos sistemas serotonérgicos e ausência de efeitos em receptores histaminérgicos, α-adrenérgicos, muscarínicos, gabaérgicos e nos sistemas de opioides, apresentam um perfil de segurança e tolerabilidade bem maior do que os antidepressivos tricíclicos (ADT) e IMAO, cujos efeitos anticolinérgicos e o risco de toxicidade e óbito em doses elevadas limitam o uso na prática clínica. Assim, em virtude da ausência de efeitos anticolinérgicos, os ISRS tornam-se seguros em pacientes com cardiopatia, portadores de glaucoma e hipertrofia de próstata (apud Cipriani et al., 2009; Vaswani et al., 2003).

Em estudos comparativos com os ADT, os ISRS apresentam menor taxa de abandono em função dos eventos adversos. Embora raros, esses podem ocorrer no SNC e em sistemas periféricos que contêm serotonina. No aparelho gastrointestinal, podem causar diminuição do apetite, náuseas, alteração da motilidade intestinal e vômitos. A náusea é um sintoma muito comum, ocorrendo em 15% a 35% dos casos e sendo, em geral, transitória e dose-dependente. No aparelho geniturinário, podem promover disfunção sexual e retenção urinária. No SNC, podem provocar agitação, ansiedade, tremor, insônia, cefaleia e outros. A duração desses efeitos pode ser modificada pela dose e/ou duração da exposição. Doses elevadas associam-se a mais efeitos adversos, e a ativação do SNC tende a ser transitória. Uma variedade de sintomas extrapiramidais tem sido descrita com os ISRS, como acatisia, distonia, discinesia, parkinsonismo e bruxismo. Muitos desses acontecem com o uso da fluoxetina, provavelmente pela deficiência de metabolismo que ocasiona níveis sanguíneos elevados da substância e de seu metabólito, a norfluoxetina (Lacerda, 2003; Vaswani et al., 2003).

A disfunção sexual é um efeito adverso frequente com os AD, ocorrendo em cerca de 59,1% dos pacientes, principalmente com os ISRS, cujas taxas variam para cada substância: fluoxetina (57,7%); fluvoxamina (62,3%); sertralina (62,9%); paroxetina (70,7%); citalopram (72,7%) (Montejo et al., 2001; Serretti & Chiesa, 2009).

Alguns outros efeitos adversos, embora menos frequentes, também foram relatados, como agranulocitose, artralgia, dermatite, fadiga, hipoglicemia, convulsões, síndrome de secreção inapropriada de hormônio antidiurético (ADH) e ganho de peso, este mais comum com a paroxetina (apud Vaswani et al., 2003).

Efeitos adversos da agomelatina

A agomelatina tem demonstrado um bom perfil em relação à segurança e à tolerabilidade. Os efeitos adversos mais comuns são cefaleia, náusea e fadiga. Nos estudos que avaliaram doses de 25 a 50mg/dia não foram observadas mudanças significativas no peso corporal, na função sexual ou nos níveis pressóricos. Os parâmetros laboratoriais também não apresentaram evidências de alteração renal ou hepática, e a segurança cardiovascular foi comparável ao placebo (San & Arranz, 2008).

UTILIZAÇÃO EM POPULAÇÕES ESPECIAIS

Exposição durante a gravidez e o puerpério

Considerando que as mulheres têm maior prevalência de depressão do que os homens, as chances de que recebam tratamento de manutenção também é alta, principalmente durante seus anos reprodutivos. Desse modo, frequentemente necessitam de aconselhamento, seja em caso de gravidez não planejada, seja quando planejam engravidar na vigência de tratamento de manutenção com antidepressivos. Uma avaliação dos riscos e benefícios deve sempre considerar as características da depressão na mulher e os riscos para a criança. Resumidamente, seria interessante notar que os riscos de exposição pré-natal aos agentes psicotrópicos incluem, entre outros, potencial de teratogenicidade, toxicidade neonatal, teratogênese comportamental e consequências comportamentais em longo prazo.

Estudos randomizados e controlados com placebo de exposição à drogas durante a gravidez são antiéticos. Assim, os dados existentes provêm de relatos de caso, avaliação retrospectiva, coorte ou estudos caso-controle e estudos epidemiológicos. Esses dados têm demonstrado que a exposição pré-natal é segura (Alwan & Friedman, 2009; Calil, 2001).

De fato, na última década algumas revisões sobre a segurança dos ISRS durante a gravidez incluíram estudos prospectivos de exposição intrauterina a esses medicamentos, principalmente durante o primeiro trimestre da gravidez, e não encontraram aumento do risco de aborto espontâneo ou malformações, à exceção da paroxetina, que foi associada a anomalia cardíaca (Alwan & Friedman, 2009; Ericson et al., 1999; Goldstein & Sundell, 1999; Wisner et al., 1999). Desses estudos, somente um avaliou o desenvolvimento neurocomportamental da prole em longo prazo com a fluoxetina (até 86 meses de idade), após exposição, sem encontrar diferenças entre essas crianças nos diversos parâmetros analisados (Nulman et al., 1997).

Por outro lado, a exposição aos AD (incluindo os ISRS) durante o terceiro trimestre da gestação tem sido associada a risco aumentado de morbidade após o nascimento, como prematuridade, insuficiência respiratória e hipoglicemia. Uma investigação da morbidade neonatal em 997 lactentes (987 mães) após o uso materno de AD, obtida prospectivamente de prontuários durante o período pré-natal, mostrou risco aumentado de parto prematuro e baixo peso (com exceção dos tricíclicos, que promoveram aumento de peso para a idade gestacional). Houve também baixos escores no APGAR, desconforto respiratório, convulsões neonatais e hipoglicemia, esta última mais comum com a utilização de tricíclicos. A maioria desses efeitos, entretanto, não foi específica para os ISRS, fazendo com que os autores concluíssem que esses deveriam ser os AD de primeira escolha na gravidez (Källén, 2004).

Outra revisão também mostrou que as evidências disponíveis indicam que a exposição intrauterina aos ISRS durante o último trimestre da gestação até o parto pode resultar em síndrome neonatal autolimitada, que pode ser resolvida com cuidados de apoio (Alwan & Friedman, 2009; Moses-Kolko et al., 2005). Esses autores ressaltam que os riscos e benefícios da interrupção de um ISRS durante a gravidez necessitam de avaliação cuidadosa para cada paciente. Esse tema tem gerado polêmica, e outros pesquisadores comentam que os sintomas de adaptação neonatal deficiente, além de auto-limitados, ocorrem em uma minoria dos casos e necessitam de reavaliação diante dos efeitos de depressão não tratada durante a gravidez e no período pós-parto (Koren et al., 2005).

Outra revisão mostrou que os ISRS e a venlafaxina parecem ser destituídos de riscos de teratogenicidade quando usados durante a gravidez, porém os dados disponíveis sobre sua segurança na lactação e a probabilidade de comprometimento no desenvolvimento neurocognitivo no recém-nascido ainda são controversos (Gentili, 2005; Lennestål & Källén, 2007).

Não existem dados suficientes sobre a utilização da agomelatina em mulheres grávidas. Os estudos em animais não indicaram, direta ou indiretamente, efeitos prejudiciais com relação à gravidez, ao desenvolvimento do parto e ao período pós-natal. O risco potencial no ser humano não é conhecido. Portanto, o uso da agomelatina é contraindicado na gravidez. A agomelatina e seus metabólitos são excretados no leite de ratas lactantes, porém não se sabe se a agomelatina é excretada no leite materno. Os efeitos potenciais na criança lactente ainda não foram estabelecidos; por isso, se o tratamento com agomelatina for necessário, a amamentação deve ser interrompida (Hardeland, 2009).

SINTOMAS DE INTERRUPÇÃO DO TRATAMENTO

O uso disseminado dos ISRS, especialmente durante as fases de continuação e manutenção do tratamento de pacientes com depressão e transtornos ansiosos, levou ao reconhecimento dos sintomas de interrupção após suspensão do tratamento. Essas reações de interrupção são características e incluem sintomas emocionais e somáticos distintos de recaída ou recorrência.

As descrições desses sintomas derivam de diversos relatos de casos, dados epidemiológicos, ensaios clínicos com acompanhamento após o término do tratamento e posteriormente por meio de estudos controlados e randomizados. Esses sintomas foram caracterizados por: (1) distúrbios gastrointestinais ou mal-estar geral (p. ex., náuseas, vômitos, dores abdominais, diarreia, anorexia, calafrios, fraqueza, cansaço, mialgias e cefaleias) com ou sem ansiedade e agitação concomitantes; (2) dificuldades para conciliar o sono (p. ex., insônia inicial ou média) frequentemente acompanhadas por sonhos vívidos ou pesadelos; (3) movimentos anormais (p. ex., acatisia, parkinsonismo), provavelmente os sintomas menos frequentes; (4) ativação do comportamento, manifestada com hipomania ou mania paradoxal, ataques de pânico e delírios; (5) arritmias cardíacas (Shelton, 2006).

Esses sintomas são mais frequentes após a interrupção do tratamento com paroxetina e fluvoxamina, enquanto a fluoxetina é a que menos os desencadeia. Os mecanismos propostos para esses sintomas de interrupção são: rebote colinérgico, diminuição da concentração de serotonina na fenda sináptica, ou associação de ambos os efeitos (Schatzberg et al., 2006), e associação com a meia-vida dos ISRS (correlação inversa entre meia-vida e ocorrência dos sintomas). Em geral, esses sintomas são leves ou moderados e transitórios, exigindo apenas alertar o paciente sobre essa possibilidade. Somente nos casos mais graves, há necessidade de intervenção, sendo a melhor estratégia a reinstituição do tratamento com posterior retirada gradual do medicamento (Calil et al., 1998; Fava, 2006).

Os sintomas de descontinuação observados 1 e 2 semanas após a interrupção abrupta da agomelatina não foram significativamente diferentes dos eventos observados nos pacientes que mantiveram o uso da agomelatina (San & Arranz, 2008).

REFERÊNCIAS

Alwan S, Friedman JM. Safety of selective serotonin reuptake inhibitors in pregnancy. CNS Drugs 2009; 23(6):493-509.

Arnold LM, McElroy Sl, Hudson JI et al. A placebo-controlled, randomized trial of fluoxetine in the treatment of binge eating disorder. J Clin Psychiatry 2002; 63:1028-39.

Bandelow B, Behnke K, Lenoir S et al. Sertraline versus paroxetine in the treatment of panic disorder: An acute, double-blind non inferiority comparation. J Clin Psychiatry 2004; 65:405-12.

Bang LM, Keating GM. Paroxetin CR. CNS Drugs 2004; 18(6): 355-64.

Bijl D. The serotonin syndrome. Neth J Med 2004; 62(9):309-13.

Bourin M. Use of paroxetine for the treatment of depression and anxiety disorders in the elderly: a review. Hum Psychopharmacol 2003; 18(3):185-90.

Brosen K, Naranjo CA. A review of pharmacokinetic and pharmacodinamic interaction studies with citalopram. European Neurophychopharmacology 2001; 11:275-83.

Calil HM, Pires MLN, Castel S. Sintomas de interrupción del tratamiento com antidepresivos: enfoque de los inhibidores selectivos de la recaptación de serotonina. Acta Suplemento Psicofarmacológico 1998; 1:28-32.

Calil HM. Fluoxetine: a suitable long-term treatment. J Clin Psychiatry 2001; 62:24-9.

Cantor Sackett J, Weller RA, Weller EB. Selective serotonin reuptake inhibitor use during pregnancy and possible neonatal complications. Curr Psychiatry Rep 2009; 11(3):253-7.

Cipriani A, Furukawa TA, Salanti G et al. Comparative efficacy and acceptability of 12 new-generation antidepressants: a multiple-treatments meta-analysis. Lancet 2009; 28:746-58.

Davidson JRT, Bose A, Korotzer A et al. Escitalopram in the treatment of generalized anxiety disorder: double-blind, placebo controlled, flexible-dose study. Depression and Anxiety 2004; 19:234-40.

De Leon et al. Clinical guidelines for psychiatrists for the use of pharmacogenetic testing for CYP4502D6 and CYP4502C19. Psychosomatics 2006; 47:75-85.

Di Matteo V, Di Giovanni G, Pierucci M, Esposito E. Serotonin control of central dopaminergic function: focus on in vivo microdialysis studies. Review.Prog Brain Res 2008; 44:172:7.

Ericson A, Källen B, Wiholm BE. Delivery outcome after the use of antidepressants in early pregnancy. European Journal of Clinical Pharmacology 1999; 55:503-8.

Fava M. Prospective studies of adverse events related to antidepressant discontinuation syndrome. J Clin Psychiatry 2006; 67(4):14-21.

Fleschler R, Peskin MF. Selective serotonin reuptake inhibitors (SSRIs) in pregnancy: a review. MCN Am J Matern Child Nurs 2008; 33(6):355-61.

Freeman E, Sondheimer S, Sammel M, Ferdousi T, Lin H. A preliminary study of luteal phase versus symptom-onset dosing with escitalopram for premenstrual dysphoric disorder. J Clin.Psychiatry 2005; 66:769-73.

Gentile S. The safety of newer antidepressants in pregnancy and breastfeeding. Drug Saf 2005; 28(2):137-52.

Goldstein DJ, Sundell K. A review of the safety of selective serotonin reuptake inhibitors during pregnancy. Hum Psychopharmacol Clin Exp 1999; 14:319-24.

Goodwin GM. Clinical studies on the efficacy ofagomelatine on depressive symptoms. CNS Drugs 2009; 23(2):35-9.

Halbreich U, Kahn LS. Treatment of premenstrual dysphoric disorder with luteal phase dosing of sertraline. Expert Opin Pharmacother 2003; 4(11):2065-78.

Ham P, Waters DB, Oliver MN. Treatment of panic disorder. Am Farm Physician 2005; 71:733-9.

Hardeland R. New approaches in the management of insomnia: weighting the advantages of prolonged-release melatonin and synthetic melatoninergic agonists. Neuropsychiatr Dis Treat 2009; 5:341-4.

Hollander E, Koran LM, Goodman WK et al. A double-blind, placebo-controlled study of the efficacy and safety of controlled-release fluvoxamine in patients with obsessive-compulsive disorder. J Clin Psychiatry 2003; 64:640-7.

Ingelman-Sundberg M. Pharmacogenetics of cytocrome P450 and its applications in drug therapy: the past, present and future. Trends Pharmacol Sci 2004; 369:23-37.

Källén B. Characteristics of lactents after maternal antidepressant use in the third period of pregnancy. Arch of Pediatr Adolesc Med 2004; 158(4):312-6.

Keller MB. Citalopram therapy for depression: a review of 10 years of European experience and data from US clinical trials. J Clin Psychiatry 2000; 61:896-908.

Kennedy SH, Andersen HF, Thase ME. Escitalopram in the treatment of major depressive disorder: a meta-analysis. Curr Med Res Opin 2009; 25(1):161-7.

Kennedy SH, Lam RW, Nutt DJ. Treating depression effectively. Applying clinical guidelines. London: Martin Dunitz, 2004.

Kennedy SH, Rizvi S, Fulton K, Rasmussen J. A double-blind comparison of sexual functioning, antidepressant efficacy, and tolerability between agomelatine and venlafaxine XR. J Clin Psychopharmacol 2008; 28(3):329-33.

Kennedy SH. Agomelatine: efficacy at each phase of antidepressant treatment. CNS Drugs 2009; 23(2):41-7.

Koren G, Matsui D, Einarson A et al. Is maternal use of selective serotonin reuptake inhibitors in the third trimester of pregnancy harmful to neonates? CMAJ 2005; 172(11):1457-9.

Lacerda ALT. A segunda geração dos inibidores seletivos de recaptação de serotonina – uma revisão da farmacologia e da eficácia clínica do escitalopram. Psiquiatr Biol 2003; 11(2):63-70.

Lader M, Stender K, Burger V et al. Efficacy and tolerability of escitalopram in 12- and 24-week treatment of social anxiety disorder:

randomized, double-blind, placebo-controlled, fixed-dose study. Depression and Anxiety 2004; 19:241-8.

Lennestal R, Källén B. Delivery outcome in relation to maternal use of some recently introduced antidepressants. J Clin Psychopharmacol 2007 D; 27(6):607-13.

Lenze EJ, Mulsant BM, Shear MK et al. Efficacy and tolerability of citalopram in the treatment of late-life anxiety disorders: results from an 8-week randomized, placebo-controlled trial. Am J Psychiatry 2005; 162:146-50.

Lindsay CDV. Pharmacokinetics of the selective serotonin reuptake inhibitors. J Clin Psychiatry 1992; 53(2):13-20.

Miranda-Scippa AMA, de Oliveira IR. Antidepressivos. In: Penildon Silva. Farmacologia. Rio de Janeiro: Guanabara Koogan, 2002:328-44.

Montejo AL, Liorca G, Izquierdo JA et al. Incidence of sexual dysfunction with antidepressant agents: A prospective multicenter study of 1022 outpatients. J Clin Psychiatry 2001; 62(3):10-20.

Montgomery SA, Kasper S, Stein DJ et al. Citalopram 20mg, 40mg and 60 mg are all effective and well tolerated compared with placebo in obsessive-compulsive disorder. International Clinical Psychopharmacology 2001; 16:75-86.

Moses-Kolko EL, Bogen D, Perel J et al. Neonatal signs after late in utero exposure to serotonin reuptake inhibitors: literature review and implications for clinical applications. JAMA 2005; 293(19):2372-83.

Nulman I, Rovet J, Stewart DE et al. Neurodevelopment of children exposed in utero to antidepressant drugs. N Engl J Med 1997; 336:258-62.

Popili M. Agomelatine. Innovate pharmacological approach in depression. CNS Drugs 2009; 23(2):27-34.

Preskorn SH. Drug-drug interactions: proof of relevance (part 1). J Psychiatry Practice 2005; 11:116-22.

Preskorn SH. Grenblatt DJ, Flokhart D et al. Comparation of duloxetina, escitalopram, and sertraline effects on cytocrome P450 2D6 function in healthy volunteers. J Clin Psychopharmacology 2006; 31:1605-12.

Preskorn SH. Recent pharmacologic advances in antidepressant therapy for the elderly. Am J Med 1993; 94(5A):2S-12S.

Rush AJ, Triverdi MH, Wisniewski SR et al. STAR*D study team: bupropion-SR, sertraline, or velafaxine-XR after failure of SSRIs for depression. N Engl J Med 2006; 354(12):1231-42.

San L, Arranz B. Agomelatine: a novel mechanism of antidepressant action involving the melatonergic and serotonergic system. European Psychiatry 2008; 23:396-402.

Schatzberg AF, Blier P, Delgado PL et al. Antidepressant discontinuation syndrome: consensus panel recommendations for clinical management and additional research. J Clin Psychiatry 2006; 67(4):27-31.

Schwan S, Hallberg. Escitalopram treatment of generalized anxiety disorder in older adults. JAMA 2009; 34:400-8.

Serretti A, Chiesa A. Treatment-emergent sexual dysfunction related to antidepressants: a meta-analysis. J Clin Psychopharmacol 2009; 29(3):259-66.

Sheffield LJ, Phillimore HE. Clinical use of pharmacogenomic tests in 2009. Clin Biochem Rev 2009; 30(2):55-65.

Spina E, Santoro V, D'Arrigo C. Clinically relevant pharmacokinetics drug interactions with second-generation antidepressants: an update. Clin Ther 2008; 30:206-27.

Strat Y, Gorwood P. Agomelatine, an innovative pharmacological response to unmet needs. J Psychopharmacol 2008; 22:4-8.

Tollefson JE, Rosembaum JF. Inibidores seletivos de recaptação de serotonina. In: Schatzberg AF, Nemeroff CB. Fundamentos de psicofarmacologia. Rio de Janeiro: Guanabara Koogan, 2001:21-32.

Tullock IF, Johnson AM. The pharmacologic profile of paroxetine, a new selective serotonin reuptake inhibitor. J Clin Psychiatry 1992; 53 (2):7-12.

Van Amerigen M, Allgulander C, Bandelow B et al. WCA recommendations for the long-term treatment of social phobia. CNS Spectr 2003; 8:40-52.

Van Harten J. Clinical pharmacokinetics of selective serotonin reuptake inhibitors. Clin pharmacokinet 1993; 24(3):203-20.

Vaswani M, Linda FK, Ramesh S. Role of selective serotonin reuptake inhibitors in psychiatric disorders: a comprehensive review. Progress in Neuro-Psychopharmacology & Biological Psychiatry 2003; 27:85-102.

Wangh J, Goa K. Escitalopram. A review of its use in the manegement of major depressive and anxiety disorders.. CNS Drugs 2003; 17(5):343-362.

Wisner KL, Gelenberg, AJ, Leonard H et al. Pharmacologic treatment of depression during pregnancy. JAMA 1999; 282:1264-9.

Antidepressivos de Ação Dual e Bupropiona

Kalil Duailibi

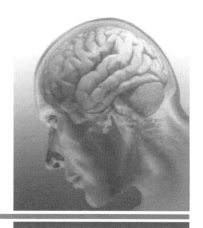

INTRODUÇÃO

Os antidepressivos que atuam em serotonina e noradrenalina já são conhecidos em psiquiatria desde a descoberta da imipramina por Kuhn, em 1957.

Os primeiros agentes antidepressivos começaram a ser utilizados em meados da década de 1960 (antidepressivos tricíclicos), com altos índices de eficácia, porém com diversos efeitos adversos, tendo em vista que os tricíclicos, além de na serotonina e na noradrenalina, atuam em receptores muscarínicos, histamínicos e α-adrenérgicos, além de outros em menor intensidade.

Há uma grande preocupação atual, em toda a medicina, com a descoberta de novos medicamentos que combinem o máximo de eficácia com um mínimo de efeitos adversos. Com os antidepressivos ocorreu a mesma situação.

Em 1986, com o lançamento da fluoxetina, foi inaugurada a era das *smart drugs* em psiquiatria: substâncias mais específicas, "mais limpas", sem tantos efeitos adversos, que fossem mais bem toleradas pelos pacientes, aumentando a aderência ao tratamento.

Por atuar quase que exclusivamente na serotonina, essa nova classe de antidepressivos deixava descoberta uma série de pacientes que apresentavam sintomatologia mais severa e que não respondiam satisfatoriamente aos medicamentos que inibiam apenas a recaptação desse neurotransmissor.

Durante o final da década de 1980 e o início da de 1990, uma nova classe de medicamentos antidepressivos foi desenvolvida, com muito maior especificidade, em virtude de atuarem, quase que exclusivamente, em serotonina e noradrenalina. Daí o termo *dual* para designá-los.

Por apresentar um mecanismo dual, conseguem sua ação antidepressiva de maneira muito intensa, com resposta muito boa, comparável à dos antidepressivos tricíclicos e, ao não atuarem de modo significativo em outros sistemas, apresentam muito menos efeitos adversos, tornando-as substâncias que favorecem a aderência dos pacientes aos tratamentos de longa duração, como exigem os transtornos depressivos.

A partir de 1994, várias substâncias antidepressivas duais foram testadas e iremos nos ater, neste capítulo, aos principais fármacos de ação dual que estão em comercialização e à bupropiona.

VENLAFAXINA

A venlafaxina foi o primeiro antidepressivo de *ação dual* (inibidor de recaptação de serotonina e de noradrenalina) com ação *seletiva* comercializado em nosso meio. Foi liberada para uso clínico em 1994 nos EUA e em 1996 no Brasil.

Atualmente, existem duas apresentações: a tradicional, com meia-vida menor (*IR*) e efeitos adversos mais marcantes, e uma apresentação de liberação controlada (*XR – extended release*), com meia-vida maior e atenuação dos sintomas adversos. Essa apresentação promove maior tolerabilidade e assume grande importância na aderência do paciente ao tratamento instituído, ao possibilitar que sua ingestão seja realizada uma vez ao dia.

Por ter sido o primeiro antidepressivo dual, é o que apresenta maior número de estudos e pesquisas. O número de referências para cada um dos assuntos abordados, as comparações com outros fármacos, as metanálises e os acompanhamentos de longo prazo estão mais bem documentados com essa substância do que com os outros antidepressivos duais.

Farmacocinética

A venlafaxina é uma medicação antidepressiva, derivado bicíclico da feniletilamina, que tem estrutura química e perfil neurofarmacológico distintos dos demais antidepressivos existentes, incluindo os tricíclicos, inibidores seletivos de recaptação de serotonina (IRSR) e inibidores da monoaminoxidase (IMAO).

O mecanismo de ação da venlafaxina inclui a inibição seletiva da recaptação de serotonina e de noradrenalina (NA) e uma fraca inibição da recaptação de dopamina.

Após administração oral, a venlafaxina é bem absorvida (independente das refeições), atingindo o pico plasmático em 2 horas após sua ingestão na forma IR e em 6 horas quando XR. Tem baixa ligação com proteínas plasmáticas (< 35%). Atinge o equilíbrio plasmático em 3 dias. A venlafaxina sofre intenso metabolismo de primeira passagem no fígado, sendo sua conversão em oxidesmetilvenlafaxina (metabólito ativo) o principal caminho de biotransformação em seres humanos. Sua farmacocinética é linear.

Metabolizada em nível hepático pela isoenzima CYP2D6 da família do citocromo P450, da qual é uma fraca inibidora, não interfere significativamente no metabolismo de outros fármacos. Inibe também, minimamente, as enzimas CYP1A2, 3A4, 2C9 e 2C19. Com esse tipo de metabolização, apresenta um perfil bem favorável no que se refere a associações com outros fármacos, com menor risco de interações significativas.

Devemos lembrar que um em cada 20 indivíduos da raça caucasiana é mau metabolizador da isoenzima 2D6 (chamados de metabolizadores lentos ou pobres), levando a um metabolismo da venlafaxina por outras vias alternativas que podem não ser tão eficientes, o que poderia causar uma alteração em sua concentração plasmática.

Agentes que inibam a isoenzima 2D6, como fluoxetina e paroxetina (as mais potentes inibidoras entre os antidepressivos) e, em menor grau, a fluvoxamina, acabam aumentando os níveis plasmáticos de venlafaxina.

A meia-vida de eliminação da venlafaxina é de 5 a 7 horas, apresentando farmacocinética linear. Sua apresentação XR tem meia-vida de cerca de 15 a 21 horas, além de uma atenuação dos sintomas adversos mais frequentes da venlafaxina, como náuseas e tonturas.

A excreção dos metabólitos ocorre essencialmente por via renal (87%) e o restante pelas fezes. Em virtude de seu metabolismo hepático e excreção renal, pacientes portadores de insuficiência hepática e/ou cirrose ou com insuficiência renal devem ser cuidadosamente avaliados.

Farmacodinâmica

A venlafaxina inibe a recaptação de serotonina, noradrenalina e, em menor grau, dopamina. Essas inibições são dose-dependentes.

O que a diferencia de outros medicamentos que também apresentam essas propriedades é o fato de não bloquear receptores colinérgicos, histamínicos e α-adrenérgicos (como os antidepressivos tricíclicos). Apresenta diferentes graus de inibição da recaptação de 5-HT (mais potente e presente em doses a partir de 50mg) e da recaptação de NA (potência moderada e presente em doses superiores a 100mg) e dopamina (menos potente e presente quando se utiliza venlafaxina em doses maiores do que 150mg).

Vários estudos têm observado início mais rápido da ação antidepressiva da venlafaxina, comparativamente com outros antidepressivos, talvez por produzir uma rápida *down-regulation* do sistema β-adrenérgico após a administração da dose inicial. Essa característica tem sido relacionada à velocidade do início da atividade antidepressiva.

Modo de Uso

Recomenda-se iniciar o tratamento com venlafaxina em doses de 75mg/dia, com aumento de até 75mg idealmente a cada 2 semanas, mas possível a cada 3 ou 4 dias, até uma dose máxima de 375mg/dia.

A dose usual para a maior parte dos quadros situa-se entre 75 e 225mg/dia. Para alguns pacientes pode ser desejável uma dose inicial de 37,5mg/dia por 4 a 7 dias para promover a adequação de novos pacientes à medicação antes do aumento para 75mg/dia.

A apresentação de liberação controlada (XR) deve ser ingerida em uma única tomada diária, e a de liberação imediata (*IR – imediate release*) deve ter sua dosagem diária administrada em duas a três tomadas.

Em idosos é bem tolerada, com poucos efeitos adversos em relação a outros agentes antidepressivos. Devem ser sempre avaliadas as funções renal e hepática que, se alteradas, poderão exigir individualização da dose diária.

Foram observadas reações sintomáticas de descontinuação em pacientes que interromperam abruptamente o uso de venlafaxina.

Interações medicamentosas

A venlafaxina, por meio de mecanismo ainda não totalmente conhecido, causa ressecamento da cavidade oral, o que pode diminuir a velocidade de absorção de medicamentos usados por via sublingual, como é o caso dos nitratos e do captopril.

Esse medicamento, apesar de não ter efeito cardiotóxico, pelo menos nas doses usuais recomendadas, poderá aumentar a pressão arterial (PA) e até antagonizar o efeito hipotensor dos anti-hipertensivos.

Deve-se evitar o uso da venlafaxina em associação com os ISRS e os IMAO em razão da possibilidade de ocorrência de síndrome serotonérgica, convulsões e pico hipertensivo.

O metabolismo da venlafaxina pode ser diminuído por quinidina, verapamil, diltiazem e ISRS, com aumento de suas concentrações e possibilidade maior de ocorrência de efeitos indesejáveis.

- **Metoclopramida:** a coadministração da venlafaxina com metoclopramida (mesmo em dose única convencional da última) expõe o paciente ao risco de desenvolver a síndrome serotonérgica com sérias reações extrapiramidais.
- **Propafenona:** existe uma interação potencialmente perigosa entre a venlafaxina e a propafenona. Níveis sérios de venlafaxina devem ser monitorados se a propafenona é adicionada, pois podem apresentar-se muito aumentados.
- **Cimetidina:** a utilização conjunta de venlafaxina e cimetidina conduziu ao aumento recíproco de suas concentrações plasmáticas, em razão da inibição mútua de seus metabolismos, com potencial aumento de seus efeitos terapêuticos e tóxicos. Espera-se que essa situação não resulte em alterações clinicamente importantes na resposta da venlafaxina em pacientes com depressão. Parece haver um importante aumento das queixas de náuseas e tonturas.
- **Lítio:** sua coadministração com a venlafaxina não produziu nenhuma interação farmacocinética clinicamente significativa. O *clearance* renal da venlafaxina reduziu de 0,053 para 0,027L/h/kg, ocorrendo um pequeno aumento da faixa de absorção do lítio, sem alteração da quantidade total absorvida.
- **Diazepam:** a coadministração de venlafaxina com diazepam não mostrou efeito na farmacocinética do diazepam nem em seu metabólito ativo. Não teve efeito também na farmacocinética da venlafaxina, de acordo com um estudo em que foram administrados 50mg de venlafaxina a cada 8 horas com dose única oral de 10mg de diazepam em 18 indivíduos saudáveis.
- **Agentes estimulantes do SNC:** o risco do uso da venlafaxina em combinação com outros agentes estimulantes do SNC não tem sido sistematicamente avaliado. Consequentemente, todo cuidado é necessário na administração concomitante da venlafaxina com essas substâncias. Com relação ao álcool, apesar de não haver interação medicamentosa do tipo potencialização, tem sido relatado prejuízo psicomotor com essa combinação.

Principais indicações

Estão bem estabelecidas suas indicações no tratamento e na prevenção de recaída e recorrência da depressão (em todos os seus subtipos), com ação específica em quadros de maior gravidade e naqueles associados com ansiedade, assim como suas indicações para transtornos de ansiedade, incluindo tratamento em longo prazo, especialmente no caso de transtorno de ansiedade generalizada (TAG), pânico (com e sem agorafobia) e fobia social (Allgulander), além de quadros/síndromes dolorosos.

Parece haver boa resposta, porém ainda necessitando de maiores estudos, em transtorno obsessivo-compulsivo (TOC), transtornos do déficit de atenção e hiperatividade (TDAH) em adultos, disforia pré-menstrual (Freeman) e tricotilomania.

Parece ser, entre os antidepressivos, um dos que menos causa virada maníaca, podendo ser utilizado em episódios depressivos de pacientes bipolares.

Principais efeitos adversos

Aproximadamente 11% dos pacientes que receberam venlafaxina de liberação prolongada (XR) nos estudos clínicos pré-comercialização em depressão descontinuaram o tratamento em virtude de eventos adversos, em comparação com 6% dos pacientes tratados com placebo nesses estudos.

Os efeitos adversos mais frequentemente relatados são boca seca, cefaleia, hipertensão, sudorese, sonolência e tonturas. Esses efeitos são muito mais raros com a apresentação XR, de liberação controlada.

Menos frequente é o aparecimento de anorexia, hipotensão, virada maníaca, hiponatremia, retardo da ejaculação, impotência e anorgasmia. Foram relatados alguns poucos casos de calculose renal.

DESVENLAFAXINA

O succinato de desvenlafaxina é o mais recente dual (ISRS [IRSN]) disponível para o tratamento da depressão (em 2008 nos EUA e em 2009 no Brasil). Por tratar-se da o-desmetilvenlafaxina, principal metabólito ativo da venlafaxina, acrescido do sal succinato monoidratado, a desvenlafaxina já é ingerida em sua forma farmacologicamente ativa, dispensando a metabolização de primeira passagem para iniciar sua ação.

Assim como suas especiais características de metabolização e de eliminação, que se associam a sua baixa probabilidade de interação medicamentosa e seu favorável perfil de tolerabilidade, a posologia da desvenlafaxina é também um de seus diferenciais ante outros antidepressivos, uma vez que é bastante simples, sendo preconizada a dose de 50mg, uma vez ao dia, sem necessidade de titulação.

É de interesse notar que, apesar de ser o metabólito ativo da venlafaxina, a desvenlafaxina traz propriedades farmacodinâmicas e farmacocinéticas muito próprias, o que faz dela um agente único, não diretamente comparável à venlafaxina.

É provável que a desvenlafaxina seja o último medicamento antidepressivo a ser lançado com esse mecanismo de ação dual (IRSN), uma vez que é de conhecimento que outros agentes antidepressivos que estão sendo aprovados para uso clínico e outros ainda em pesquisa têm caminhado por diferentes mecanismos de ação, muitas vezes com propostas mais específicas para o tratamento da depressão, como, por exemplo, sobre o ciclo circadiano.

Farmacodinâmica

Estudos pré-clínicos demonstraram que a desvenlafaxina é um ISRS e ISRN (Deecher, 2006). Sua eficácia clínica, assim como a de outros antidepressivos duais, está relacionada à potencialização desses neurotransmissores no SNC.

Sua ação inibitória *não* é dose-dependente e *não* mostrou ação sobre receptores de dopamina.

A desvenlafaxina não apresenta afinidade significativa por vários receptores, incluindo receptores muscarínico-colinérgicos, histaminérgicos H_1 ou α_1-adrenérgicos *in vitro*, o que sugere que não deve apresentar efeitos significativos anticolinérgicos, sedativos e cardiovasculares.

Além de sua ação antidepressiva, estudos clínicos de fases III e IV com a desvenlafaxina têm confirmado sua ação termorreguladora e sobre sintomas ansiosos e dolorosos associados à depressão (Archer, 2009; Liebowitz, 2008; Tourian, 2009).

Farmacocinética

A meia-vida terminal média ($t_{1/2}$) da desvenlafaxina é de aproximadamente 11 horas, e suas concentrações plasmáticas no estado de equilíbrio são atingidas em aproximadamente 4 a 5 dias. No estado de equilíbrio, seu perfil farmacocinético de dose única é linear e previsível.

A desvenlafaxina é bem absorvida, atingindo biodisponibilidade oral absoluta de 80%. O tempo médio para a concentração plasmática máxima ($T_{máx}$) é de cerca de 7,5 horas. Não é alterada pela ingestão de alimentos, e sua taxa de ligação a proteínas plasmáticas é baixa (30%).

A excreção da desvenlafaxina é, principalmente, renal. Aproximadamente 45% são excretados inalterados na urina. A desvenlafaxina tem metabolização hepática, principalmente, por conjugação (19% – metabólito glicuronídeo) e, em menor grau, através do metabolismo oxidativo (<5% – N-desmetilação) pela isoenzima CYP3A4 do citocromo P450.

Vale ressaltar que a desvenlafaxina não utiliza a isoenzima 2D6 do CYP450 e, de todo o sistema desse citocromo, utiliza apenas minimamente a isoenzima 3A4. Isso, associado ao fato de ter baixa ligação às proteínas plasmáticas e não inibir nem ser substrato da glicoproteína P transportadora, sugere que a desvenlafaxina tem muito pouca probabilidade de interação medicamentosa farmacocinética (Preskorn, 2008).

Principais indicações

A desvenlafaxina é indicada para o tratamento da depressão de qualquer tipo ou gravidade.

Há publicações (e ainda estão em andamento estudos clínicos de fases III e IV) que suportam melhor o uso da desvenlafaxina também para o alívio dos sintomas vasomotores da menopausa, os chamados "fogachos" (Archer, 2009; Speroff, 2008).

Ainda não estão disponíveis estudos clínicos que avaliem a ação da desvenlafaxina sobre transtornos ansiosos e síndromes dolorosas *não* associados à depressão.

Modo de uso

A posologia preconizada da desvenlafaxina é de 50mg, uma vez ao dia. O momento do dia em que deverá ser ingerida e o uso junto ou não às refeições são indiferentes.

A dose inicial é a dose terapêutica, não havendo necessidade de titulação.

Apesar de os estudos clínicos terem demonstrado claramente que não há incremento da eficácia com o aumento das doses de desvenlafaxina (avaliadas doses até 400mg/dia) (Septien-Velez, 2007), e que os níveis desejados de eficácia foram alcançados já com 50mg/dia na população estudada (Boyer, 2008), é de se esperar que alguns pacientes na prática clínica possam necessitar de doses maiores (geralmente 100mg/dia), não devendo exceder 200mg/dia.

Interações medicamentosas

Sob o ponto de vista farmacocinético, não são esperadas interações medicamentosas clinicamente relevantes envolvendo o uso da desvenlafaxina. Isso se deve, principalmente, à sua metabolização simples, que não utiliza significativamente as isoenzimas do CYP450 (Preskorn, 2008).

Quanto à farmacodinâmica, são esperadas interações com outros medicamentos que também tenham ação serotonérgica. Nos casos em que seja necessário o uso concomitante dessas substâncias, deve-se ter um cuidado atento ao risco do aparecimento de uma síndrome serotonérgica.

O uso com IMAO, assim como o de todas as classes de antidepressivos, é especialmente contraindicado.

Principais eventos adversos

Estudos clínicos demonstraram perfil favorável de segurança e de tolerabilidade da desvenlafaxina na dose preconizada de 50mg/dia. Nesses mesmos estudos, a taxa de abandono do tratamento com desvenlafaxina, em razão de eventos adversos, foi comparável ao placebo (4,1% × 3,8%, respectivamente) (Clayton, 2009).

Os eventos adversos mais comuns na prática clínica são: náusea, boca seca, constipação intestinal, cefaleia e vertigem.

Observa-se que esses eventos costumam concentrar-se nos primeiros 5 a 7 dias de tratamento, tendendo a desaparecer com o uso contínuo da medicação (Clayton, 2009; Yang & Plosker, 2008).

A interferência na função sexual e no peso tem se mostrado especialmente bastante baixa com a desvenlafaxina, se comparada aos outros antidepressivos (Clayton, 2009). Estudos a longo prazo, avaliando especificamente esses eventos, estão sendo aguardados.

Estudos clínicos mostraram uma incidência de hipertensão sustentada de 1,3% com o uso de desvenlafaxina (50mg/dia), sendo de 0,8% com o placebo (Kamath & Handratta, 2008). Estudos semelhantes com venlafaxina nas doses habituais registram em torno de 3% a 7% de pacientes com os mesmos critérios.

Em estudo do intervalo QTc, a desvenlafaxina não causou prolongamento do intervalo QT, e nenhum efeito sobre o intervalo QRS foi observado.

DULOXETINA

A duloxetina é um antidepressivo dual, disponível no mercado desde o final de 2004. Seu uso está aprovado pelo FDA na depressão maior, e seus maiores estudos atuais estão ligados a quadros/síndromes dolorosos e à incontinência urinária de estresse.

Farmacocinética

Com base em dados pré-clínicos, a duloxetina é um duplo inibidor balanceado de serotonina e noradrenalina, com afinidade semelhante para se ligar aos transportadores de 5-HT e NA, inibindo a recaptação desses neurotransmissores em graus relativamente comparáveis.

Bem absorvida quando administrada por via oral, demora em média 2 horas até que comece sua absorção, com as concentrações plasmáticas máximas ($C_{máx}$) ocorrendo 6 horas após a ingestão de uma dose. A alimentação não afeta sua concentração máxima, mas retarda o tempo para se alcançar o pico de concentração (a $C_{máx}$ passa a ser atingida em 10 horas), o que, paralelamente, diminui a extensão da absorção em cerca de 11%.

Sua meia-vida varia entre 10 e 15 horas, e atinge um equilíbrio de concentração plasmática após 3 dias de administração diária.

A duloxetina apresenta um volume aparente de distribuição que varia de 70 a 3.800L, demonstrando alto grau de ligação (> 90%) às proteínas plasmáticas, ligando-se principalmente à albumina e à α_1-glicoproteína ácida.

Sua farmacocinética é linear (a concentração plasmática aumenta linearmente com o aumento das doses). Metabolizada extensamente pelo fígado, através das isoenzimas 2D6 e 1A2 do sistema citocromo P450 (CYP), é excretada por via renal (cerca de 72%) e pelas fezes (aproximadamente 19%). Inibe a CYP2D6 de modo potente, podendo interferir no metabolismo de outros fármacos que sejam metabolizados pela 2D6, o que aumenta seus níveis séricos. O grau de inibição dessa enzima é menor do que o provocado pela paroxetina e pela fluoxetina.

Farmacodinâmica

A duloxetina é um inibidor duplo da recaptação de serotonina e NA em doses de 60 a 120mg/dia. Essa inibição é balanceada e potente. Em doses menores (entre 20 e 40mg/dia), age apenas como bloqueador da recaptação de serotonina. Inibe muito fracamente a recaptação de dopamina, parecendo que esse efeito não apresenta repercussão clínica. Não tem afinidade significativa por receptores muscarínicos, histaminérgicos, β-adrenérgicos, dopaminérgicos D_2 ou opioides.

Interações medicamentosas

A duloxetina, por ser um inibidor potente da via CYP2D6, pode aumentar a concentração de medicamentos que são metabolizados por essa via.

Não deve ser utilizada concomitantemente com a *tioridazina*, pois a duloxetina aumentaria os níveis plasmáticos desse antipsicótico, apresentando risco de arritmias ventriculares graves (em virtude do aumento do intervalo QTc) e morte súbita.

Seu uso em conjunto com outros inibidores da via CYP2D6 (p. ex., paroxetina e fluoxetina) pode resultar em concentrações maiores de duloxetina. Portanto, cuidados devem ser tomados com essa associação. Seu uso concomitante com fármacos que são inibidores da via CYP1A2 (p. ex., fluvoxamina e alguns antibióticos derivados da quinolona) deve ser evitado em virtude de o metabolismo da duloxetina ocorrer por essa mesma via.

Deve-se tomar cuidado ao administrá-la com fármacos de ação primária no SNC (p. ex., benzodiazepínicos, principalmente o lorazepam), pois pode ocorrer maior sedação dos pacientes.

Seu uso em combinação com o *álcool* é potencialmente grave, com intensa exacerbação dos sintomas de sedação.

Ainda há pouca experiência clínica com a duloxetina para que se possa estabelecer com maior precisão suas interações.

Modo de uso

Para o tratamento da depressão são utilizadas doses que variam entre 60 e 120mg/dia. O início deve ser com 60mg/dia, podendo ser em uma única tomada diária.

O aumento das doses deve ser feito gradualmente, em um período de aproximadamente 3 semanas, até a dose máxima de 120mg/dia (60mg duas vezes ao dia). Para a incontinência urinária de estresse, doses únicas de 80mg/dia têm sido propostas.

Sua interrupção abrupta pode provocar síndrome de descontinuação (mal-estar, náuseas, cefaleia, tontura, parestesia, aumento da PA), razão pela qual o medicamento, como todos os outros dessa classe de antidepressivos, deve ser gradualmente retirado.

Principais indicações

A duloxetina é utilizada para o tratamento de depressão maior. Há relatos de boas respostas em quadros acompanhados de queixas de dor e de incontinência urinária de estresse.

Algumas outras patologias têm sido estudadas como possíveis novas aplicações da duloxetina, principalmente quadros depressivos menores, distimia, estresse pós-traumático, disforia pré-menstrual e dor neuropática da neuropatia diabética, ainda sem relatos conclusivos.

Principais efeitos adversos

Os efeitos adversos mais frequentemente relatados são boca seca, cefaleia, insônia, sudorese, sonolência, tonturas, diarreia e constipação intestinal.

Menos frequente é o aparecimento de vômitos, anorexia, hipotensão, inquietação, retardo de ejaculação, impotência, anorgasmia, diminuição da libido e queixas gástricas frustras.

MILNACIPRANO

"O Milnaciprano, comercializado no Brasil com o nome de Ixel®, é um antidepressivo de dupla ação – um inibidor da recaptação de serotonina e noradrenalina comercializado pela Roche desde 2002. Por motivos mercadológicos foi descontinuado em 2006, pois havia no mercado outros antidepressivos de dupla ação e também inibidores da recaptação de serotonina que poderiam substituir o milnaciprano" (nota encaminhada pela Gerência Médica dos Laboratórios Roche).

Em janeiro de 2009 o Ixel foi transferido para a empresa Darrow Laboratórios S.A. (DOU).

O milnaciprano é um inibidor seletivo da recaptação de serotonina e noradrenalina, talvez o mais balanceado de todos os antidepressivos dessa classe, sem nenhuma ação em qualquer outro sistema (não apresenta ação sobre dopamina, como a venlafaxina e, em grau bem menor, a duloxetina).

Farmacocinética

O perfil farmacocinético do milnaciprano é caracterizado por sua ampla e rápida absorção quando administrado por via oral, por seu baixo teor de ligação às proteínas plasmáticas (13%) e pela elevada biodisponibilidade (85%), sem qualquer influência da alimentação ou do pH gástrico.

A concentração plasmática máxima é alcançada em torno de 2 horas após a ingestão oral, apresentando meia-vida relativamente curta (8 horas). Em razão disso, necessita ser tomado em duas ou três doses diárias. A obtenção da concentração plasmática de equilíbrio ocorre em 2 a 3 dias.

O milnaciprano distribui-se amplamente no organismo, com volume de distribuição de aproximadamente 5L/kg. Apresenta relativa ausência de biotransformação, não havendo uma produção de metabólito ativo (80% a 90% são excretados de maneira inalterada) e ausência de efeito nas enzimas do citocromo P450. O principal metabólito é um glicuronato inativo. O restante compreende um metabólito inativo N-desalquilado. Essas características reduzem, significativamente, o risco de interações farmacológicas com outros medicamentos.

A farmacocinética do milnaciprano não é alterada em pacientes com insuficiência hepática nem em idosos.

Farmacodinâmica

Estudos de ligação realizados com mais de 40 subtipos de receptores demonstraram que o milnaciprano não tem afinidade por nenhum deles, ao contrário dos antidepressivos tricíclicos.

Não apresenta afinidade direta por receptores adrenérgicos, serotonérgicos e dopaminérgicos. Os efeitos clínicos do tipo serotonérgico ou noradrenérgico podem ser explicados pelo aumento das concentrações sinápticas dos neurotransmissores, resultante da inibição da recaptação monoaminérgica.

Ao contrário dos antidepressivos tricíclicos, a ausência significativa de afinidade do milnaciprano por receptores colinérgicos produz baixa incidência de efeitos anticolinérgicos graves, como constipação intestinal, xerostomia e aumento da pressão intraocular.

A baixa afinidade (quase nenhuma) por receptores histamínicos H_1 resulta em baixa incidência de alterações cognitivas e do peso corporal. Também não tem afinidade por receptores dopaminérgicos D_1 e D_2 nem por receptores benzodiazepínicos e opioides.

Os primeiros efeitos tóxicos hepáticos que foram observados aparecem em doses elevadas (valor acima de 10 vezes a dose terapêutica). Em humanos, a dose terapêutica e as concentrações plasmáticas do milnaciprano produzem, consistentemente, um nível de inibição de 50% a 90% de recaptação de serotonina e noradrenalina.

Interações farmacológicas

Em virtude do farmacocinético do milnaciprano, interações significativas com outros fármacos são pouco prováveis.

O milnaciprano não deve ser usado em associação com inibidores não seletivos da MAO, inibidores seletivos da MAO B, digitálicos e agonistas 5-HT$_{1D}$.

Também deve ser evitada a associação com adrenalina (apresenta risco de crise hipertensiva mesmo em injeção gengival) e noradrenalina por via parenteral (possível arritmia), ou com clonidina e compostos similares (inibição do efeito anti-hipertensivo).

A associação com lítio aumenta o risco de desenvolvimento de síndrome serotonérgica.

Modo de uso

A dose terapêutica é de 50 a 200mg/dia. Para minimizar os efeitos adversos, principalmente a ansiedade e a agitação psicomotora que se seguem aos 2 ou 3 primeiros dias, sugere-se o início com 25mg em duas tomadas diárias, aumentando 25mg a cada 3 a 4 dias, até a dose terapêutica.

Principais indicações

A principal indicação é a depressão moderada e grave. Também parece cumprir um bom papel na prevenção de recorrência de depressão.

Outras indicações seriam a bulimia nervosa e a depressão secundária a quadros neurológicos (principalmente acidente vascular encefálico [AVE]).

Principais efeitos adversos

Os principais efeitos adversos são: agitação psicomotora, vertigem, náuseas, ansiedade e disúria. Outros efeitos adversos, não tão frequentes, são constipação intestinal, tremores e palpitações. Síndrome serotonérgica pode ocorrer em associação com outros antidepressivos que atuam na serotonina.

Há relatos de hiperplasia prostática importante.

MIRTAZAPINA

A mirtazapina é uma substância antidepressiva tetracíclica da família das piperazinoazepinas, comercializada a partir de 1996. É a primeira medicação que atua, de maneira singular, sobre a noradrenalina e a serotonina.

Sua ação terapêutica principal consiste em antagonismo α_2 e bloqueio de três receptores serotonérgicos (5-HT$_{2A}$, 5-HT$_{2C}$ e 5-HT$_3$), além de bloquear os receptores histamínicos H$_1$. Com esse mecanismo de ação, passa a estimular apenas a transmissão serotonérgica via 5-HT$_{1A}$, além da transmissão noradrenérgica. É um antidepressivo noradrenérgico e serotonérgico específico (do inglês NASSA – *noradrenergic and serotonergic specific antidepressant*).

Farmacocinética

A mirtazapina é o primeiro antidepressivo noradrenérgico e serotonérgico específico e o único comercializado.

Rapidamente bem absorvida pelo trato gastrointestinal, alcança pico de concentração plasmática em 2 horas. A presença de alimento provoca um pequeno atraso no processo de absorção da mirtazapina, mas não altera a quantidade do fármaco absorvida pelo organismo.

A meia-vida da mirtazapina é de 20 a 40 horas, e o estado de equilíbrio é alcançado em 4 a 6 dias. Encontra-se em 85% ligada às proteínas plasmáticas. O metabolismo se dá em nível hepático e é linear. As isoenzimas hepáticas do citocromo P450 relacionadas ao seu metabolismo são 2D6, 1A2 e 3A4 e 2C19, que são inibidas minimamente. Possui um perfil de poucas interações com outros fármacos. Possui um metabólito ativo (desmetilmirtazapina) que é três a quatro vezes menos potente do que a mirtazapina.

O *clearance* total da mirtazapina, como determinado através de sua administração endovenosa em homens jovens, pode chegar a 31L/h. A excreção é feita por meio da urina (85%) e das fezes (15%). Cerca de 100% do medicamento são eliminados totalmente em 4 dias. Insuficiência hepática e insuficiência renal moderada podem reduzir em 30% seu *clearance*; a insuficiência renal grave pode reduzi-lo em até 50%.

Farmacodinâmica

A mirtazapina apresenta um perfil farmacológico bastante distinto dos demais antidepressivos: é antagonista dos autorreceptores α_2-noradrenérgicos pré-sinápticos e dos α_2-heterorreceptores serotonérgicos responsáveis pela regulação da liberação de NA e 5-HT na fenda sináptica.

Com o bloqueio desses receptores, diminui a inibição da liberação desses neurotransmissores com o consequente aumento da liberação de NA e 5-HT na fenda sináptica. Isso provoca um aumento simultâneo da transmissão serotonérgica e noradrenérgica.

A mirtazapina bloqueia, também, os receptores 5-HT$_2$ pós-sinápticos, o que acarreta menor efeito colateral na esfera sexual, porém provocando sonolência. Seu bloqueio nos receptores 5-HT$_3$ causa menos efeitos gastrointestinais, como náuseas e vômitos.

Considerada agente serotonérgico específico, por estimular apenas a transmissão serotonérgica via 5-HT$_{1A}$, é um potente antagonista de receptores H$_1$, o que, somado ao bloqueio de 5-HT$_2$, explica seu efeito de provocar sonolência. Sonolência e sedação parecem ocorrer em doses mais baixas (10 a 30mg/dia) de maneira mais significativa. Acredita-se que esses efeitos diminuam mais significativamente em doses terapêuticas usuais, em virtude da ação noradrenérgica.

Além desses mecanismos, apresenta um estímulo noradrenérgico em receptores α_1-adrenérgicos localizados nos neurônios serotonérgicos, aumentando o disparo elétrico nesses neurônios e acelerando a resposta serotonérgica pré-sináptica, o que justifica seu rápido início de ação, comprovável em vários estudos.

Apresenta pequena afinidade por outros receptores (muscarínicos, colinérgicos ou dopaminérgicos), não demonstrando os efeitos adversos dessas atuações.

Interações medicamentosas

- **Influência da alimentação:** a presença de alimento no estômago provoca atraso no início do processo de absorção da mirtazapina, ocorrendo pequeno aumento no tempo para alcançar sua concentração máxima sérica, mas aparentemente sem importância clínica.
- **Lítio:** resultados de estudos mostram que a mirtazapina não altera a farmacocinética do lítio, e vice-versa, e sua combinação com o lítio parece ser bem tolerada pelos pacientes.
- **Cimetidina:** a coadministração da cimetidina com mirtazapina resulta em maior equilíbrio de concentração plasmática da mirtazapina. A concentração plasmática máxima foi 22% mais alta. Essa interação é provavelmente causada pela inibição do CYP3A3/4, catalisando a demetilação da mirtazapina.
- **Paroxetina:** estudos mostram que a coadministração de mirtazapina com paroxetina produz aumento na concentração plasmática da mirtazapina, o que pode ser explicado pelo fato de a paroxetina ser conhecida por produzir uma inibição clinicamente significativa do CYP2D6, envolvida no metabolismo da mirtazapina.
- **Carbamazepina:** estudos mostram que a coadministração de mirtazapina com carbamazepina produz diminuição da concentração plasmática da mirtazapina (60%) em razão de uma indução enzimática pela carbamazepina.
- **Amitriptilina:** estudos realizados mostram que a coadministração da mirtazapina com a amitriptilina produz aumento da concentração plasmática máxima de ambos os medicamentos em homens e diminuição da concentração nas mulheres.
- **Fluoxetina:** a interação causada pela coadministração de mirtazapina e fluoxetina, nas doses utilizadas em estudos realizados (fluoxetina 40mg/dia e mirtazapina 15mg/dia), não parece ser clinicamente relevante.
- **Risperidona:** resultados de estudos mostram que a mirtazapina tem pequeno efeito inibitório nas isoenzimas CYP envolvidas no metabolismo da risperidona.
- **Álcool:** estudos mostram que sua coadministração com a mirtazapina não provocou efeitos na concentração plasmática do medicamento, embora haja um efeito farmacológico aditivo de sedação e sonolência quando as duas substâncias são usadas concomitantemente.
- **Diazepam:** os resultados dos estudos não mostram nenhum efeito significativo na concentração plasmática de ambos os medicamentos, embora haja evidência de um efeito farmacológico aumentado.

Modo de uso

Inicia-se com 15mg por 4 dias, com aumento até a dose de manutenção, que é de 30 a 45mg em dose única à noite, em função de seus efeitos sedativos.

A apresentação "SolTab" possibilita que o fármaco seja absorvido na língua em até 30 segundos.

A sedação e a sonolência parecem diminuir com doses mais elevadas (a partir de 30mg/dia), o que faz com que vários médicos já iniciem o tratamento com essas dosagens.

A dose terapêutica situa-se entre 30 e 60mg/dia.

A retirada abrupta após uso prolongado pode causar náuseas, cefaleia e mal-estar.

Principais indicações

As principais indicações são os quadros depressivos maiores, associados com ansiedade, além de quadros depressivos com perda significativa de peso e insônia.

A mirtazapina tem boa utilização em pacientes depressivos com tumores malignos, em virtude da pouca interação com outros fármacos, do favorecimento do ganho de peso e da atuação sobre a ansiedade e o sono, além de não aumentar as queixas gástricas tão frequentemente presentes nesses pacientes.

Também em virtude do perfil de poucas interações medicamentosas, dos poucos efeitos adversos gástricos e do ganho de peso, parece ser eficaz no tratamento da depressão em pacientes HIV-positivos.

Há diversos relatos de sucesso com a utilização da mirtazapina em insônia refratária a diversos tratamentos. Parece ter boa atuação em TAG e estresse pós-traumático.

Bastante segura para o uso em idosos, é uma das medicações de escolha, pois não causa hipotensão ortostática, constipação intestinal ou outros efeitos adversos pouco tolerados pelos idosos, além de ser segura em relação à "polifarmácia" que os idosos costumam ingerir.

Principais efeitos adversos

Os principais efeitos adversos da mirtazapina estão relacionados com seu mecanismo de ação, ou seja, o ganho de peso e a sonolência. Sedação excessiva, cefaleia e mal-estar subjetivo também são queixas frequentes.

Há relatos de artralgia, retardo de ejaculação, convulsões, dificuldade de acomodação visual, edemas, distonias, sudorese e viradas maníacas.

Pode provocar aumento das transaminases, geralmente transitório, além de aumento do colesterol total.

Foram descritos casos de agranulocitose e depressão da medula óssea, revertidos após a interrupção do medicamento.

BUPROPIONA

Antidepressivo inibidor da recaptação da dopamina e da noradrenalina, com quase nenhuma ação sobre serotonina, a bupropiona apresenta uma estrutura química semelhante à da anfetamina.

Há evidências de que a "fissura", a anedonia e a lentificação sejam secundárias à deficiência de dopamina. Desse modo, a bupropiona apresenta efeitos sobre o sistema de recompensa e de gratificação.

Por esses mecanismos, tem sido muito utilizada como auxiliar no tratamento do tabagismo, das dependências químicas (principalmente por cocaína e outros estimulantes) e de alguns quadros compulsivos, principalmente o jogo patológico e o sexo compulsivo.

Farmacocinética

A bupropiona apresenta três metabólitos ativos, que são: a hidroxibupropiona, a tri-hidrobupropiona e a eritro-hidrobupropiona. Destes, o primeiro (hidroxibupropiona) tem o mesmo efeito da bupropiona e os demais variam entre metade e dois terços de seu efeito. Esses metabólitos ativos apresentam meia-vida maior do que a da própria bupropiona e, com o uso por vários dias, a concentração plasmática torna-se maior.

Rapidamente absorvida no trato gastrointestinal, atinge o pico plasmático em aproximadamente 3 horas. Sua absorção independe da ingestão de alimentos.

Sua ligação proteica é de aproximadamente 85%. Seu volume de distribuição fica em torno de 2.000L.

Concentra-se na saliva, produzindo secura na boca.

A meia-vida média da bupropiona é de 21 horas, o que torna possível seu uso em uma única tomada diária. Sua metabolização é predominantemente hepática, pela isoenzima CYP2B6, com pequena inibição da CYP2D6.

A bupropiona atinge seu estado de equilíbrio em 4 a 5 dias. É amplamente distribuída nos tecidos. Cerca de 85% da bupropiona e seus metabólitos são eliminados na urina e 10% nas fezes.

Farmacodinâmica

A bupropiona é originalmente um antidepressivo inibidor da recaptação da noradrenalina e da dopamina, com quase nenhuma ação sobre a serotonina e que não inibe a monaminoxidase. Receptores muscarínicos, histamínicos e α-adrenérgicos não sofrem efeito do medicamento.

Tem efeito marcantemente benéfico sobre os sistemas mediados pela dopamina, tais como o de busca por novidades, os sistemas de gratificação e prazer. Não apresenta qualquer efeito inibitório, podendo contribuir até mesmo para uma certa "desinibição" do paciente.

O uso da bupropiona parece não estar associado com disfunções sexuais. Parece causar mais comumente diminuição do apetite do que aumento. Não é sedativo, sendo frequente o relato do contrário: sensação de despertar, agitação e uma certa inquietação.

Apesar de atuar em dopamina, não parece produzir efeitos sobre o sistema cardiocirculatório, e é relativamente segura em pacientes com doença cardíaca preexistente. Seu uso foi pouco testado em pacientes com cardiopatias instáveis ou com história recente de infarto agudo do miocárdio.

Interações medicamentosas

O perfil de interações medicamentosas da bupropiona com outras substâncias é relativamente favorável.

Não deve ser administrada a pacientes tratados com qualquer outro medicamento que contenha substâncias que *aumentem a dopamina*, uma vez que podem ocorrer convulsões (dose-dependente).

Está contraindicada a administração concomitante de *IMAO* ou seu uso dentro de até 14 dias após a interrupção do tratamento com IMAO. Também se deve evitar a associação com *fluoxetina* e *lítio*, tendo sido relatados quadros de *delirium* e convulsões.

Não deve ser usado em associação com *antiparkinsonianos*, pois podem ocorrer discinesias, confusão mental e alucinações.

Pode aumentar os níveis pressóricos, principalmente quando em associação com outras medicações antidepressivas, como a *venlafaxina*.

Não deve ser utilizada em pacientes portadores de tumores que sejam prolactino-dependentes, pois pode ocorrer aumento da *prolactina* em virtude do uso da bupropiona.

Superdoses também foram descritas, porém não apresentando efeitos clinicamente significativos nem alterações eletrocardiográficas e/ou eletroencefalográficas. Existem relatos de *paradas cardíacas* e *óbitos* causados pela superdosagem de bupropiona.

O uso da bupropiona em paciente que fazem uso abusivo de *álcool* (etilistas crônicos ou que deixaram de beber há pouco tempo) deve ser evitado em função dos riscos aumentados de convulsões. Deve-se também evitar seu uso em pacientes que tenham predisposição para apresentar crises convulsivas, notadamente pacientes com traumatismo cranioencefálico (TCE), epilépticos e outras síndromes cerebrais orgânicas.

Modo de uso

A dose terapêutica para os quadros depressivos situa-se entre 150 e 450mg/dia, sendo a dose preconizada de 300mg/dia.

Deve-se iniciar com 150mg e aumentar a cada 5 ou 6 dias, até a dose terapêutica.

Pode ser ingerida em uma única tomada diária, ou em duas, porém recomenda-se que seu uso nunca ocorra após as 16 horas, com risco de insônia para o paciente.

Em pacientes epilépticos, sugere-se que a medicação seja tomada em duas doses, o que minimiza o risco de convulsões.

Não deve ser utilizada em gestantes, em virtude de atravessar a barreira placentária.

Principais indicações

As principais indicações são os quadros depressivos com sintomas de astenia e anedonia, o transtorno de hiperatividade e o déficit de atenção, além de seu uso em quadros de tabagismo, jogo patológico e sexo compulsivo.

Existem evidências para o uso de bupropiona no tratamento de quadros depressivos em pacientes com transtorno bipolar.

Há relatos de bons resultados em pacientes com fadiga crônica e na retirada da cocaína de pacientes dependentes.

Pode ser utilizada em associação com outros antidepressivos, visando a um incremento de ação farmacológica em pacientes refratários.

Também tem sido utilizada no tratamento de efeitos colaterais sexuais induzidos pelos ISRS.

Principais efeitos adversos

Os mais frequentes sintomas adversos incluem boca seca, constipação intestinal, tremores, vertigens, insônia, irritabilidade e uma sensação de inquietação.

Também há relatos de alucinações auditivas e visuais, anorexia, surtos psicóticos, delírios, *rash* cutâneo, prurido,

TABELA 22.1 ■ Taxa de ligação às proteínas plasmáticas

	%
Venlafaxina	27
Bupropiona	85
Duloxetina	>90
Desvenlafaxina	30
Mirtazapina	85

TABELA 22.2 ■ Meia vida de eliminação

Venlafaxina XR	15 (± 6h)
Venlafaxina	5h
Duloxetina	12h (8 a 12h)
Mirtazapina	21,5h (20 a 40h)
Desvenlafaxina	11h
Bupropiona	21h (8 a 39h)

TABELA 22.3 ■ Metabolismo através do CYP450 e inibição de isoenzimas

	Metabolismo	Enzima inibida
Venlafaxina	2D6	2D6
Duloxetina	2D6, 1A2	2D6, 1A2
Mirtazapina	2D6, 1A2, 3A4, 2C19	2D6, 1A2, 3A4, 2C19
Desvenlafaxina	3A4	------------
Bupropiona	2B6	2D6

síndrome de Stevens-Johnson, convulsões, dores torácicas e artralgias.

Mais raramente, foram descritos pancitopenia, febre, mialgia, virada maníaca, anemia, vômitos e alopecia.

REFERÊNCIAS

Allgulander C, Mangano R, Zhang J et al.; SAD 388 Study Group. Efficacy of Venlafaxine ER in patients with social anxiety disorder: a double-blind, placebo-controlled, parallel-group comparison with paroxetine. Hum Psychopharmacol 2004;19(6):387-96.

Archer DF, Dupont CM, Constantine GD, Pickar JH, Olivier S; Study 319 Investigators. Desvenlafaxine for the treatment of vasomotor symptoms associated with menopause: a double-blind, randomized, placebo-controlled trial of efficacy and safety. Am J Obstet Gynecol. 2009a;200(3):238.e1-238.e10.

Archer DF, Seidman L, Constantine GD, Pickar JH, Olivier S. A double-blind, randomly assigned, placebo-controlled study of desvenlafaxine efficacy and safety for the treatment of vasomotor symptoms associated with menopause. Am J Obstet Gynecol. 2009b;200(2):172.e1-10.

Ascher JA, Cole JO, Colin JN et al. Buproprion: a review of its mechanism of antidepressant activity. J Clin Psychiatry 1995; 56:395-401.

Boyer P, Montgomery S, Lepola U, Germain JM, Brisard C, Ganguly R, Padmanabhan SK, Tourian KA. Efficacy, safety, and tolerability of fixed-dose desvenlafaxine 50 and 100 mg/day for major depressive disorder in a placebo-controlled trial. Int Clin Psychopharmacol, 2008 ;23(5):243-53.

Bueno JR, Mattos P. Antidepressores de dupla ação: correlação entre mecanismos de ação e emprego clínico. J Bras Psiquiatria 2001; 50:23.

Clayton AH, Kornstein SG, Rosas G, Guico-Pabia C, Tourian KA. An integrated analysis of the safety and tolerability of desvenlafaxine compared with placebo in the treatment of major depressive disorder. CNS Spectr, 2009;14(4):183-95.

Conners CK, Casat CD, Gualtieri TC et al. Bupropion hidrochloride in attention deficit disorder with hyperactivity. J Am Acad Child Adolesc Psychiatry 1996; 35:1314-21.

Cordioli AV. Psicofármacos: consulta rápida. 3 ed. Porto Alegre: Artmed, 2005.

Davidson JR, Connor KM. Buproprion sustained release: a therapeutic overview. J Clin Psychiatric 1998; 59 (suppl 4):25-31.

Deecher DC, Beyer CE, Johnston G, Bray J, Shah S, Abou-Gharbia M, Andree TH. Desvenlafaxine succinate: A new serotonin and norepinephrine reuptake inhibitor.J Pharmacol Exp Ther. 2006;318(2):657-65.

Detke MJ, Lu Y, Goldstein DJ, McNamara RK, Demitrack MA. Duloxetine 60 mg once daily dosing versus placebo in the acute treatment of major depression. J Psychiatr Res 2002; 36(6):383-90.

Dmochowski RR, Miklos JR, Norton PA, Zinner NR, Yalcin L, Bump RC; Duloxetine Urinary Incontinence Study Group. Duloxetine versus placebo for the treatment of North American women with stress urinary incontinence. J Urol 2003; 170(4 Pt 1):1259-63.

Duloxetina. Monografia. Laboratório Eli Lilly do Brasil.

Einarson TR, Arikian SR, Casciano J, Doyle JJ. Comparison of extended-release venlafaxine, selective serotonina reuptake inhibitors, and tricyclic antidepressants in the treatment of depression: a meta-analysis of randomized controlled trials. Clin Ther 1999; 21(2):296-308.

El-Giamal N, de Zwaan M, Bailer U, Strnad A, Schussler P, Kasper S. Minalcipran in the treatment of bulimia nervosa: a report of 16 cases. Eur Neuropsychopharmacol 2003; 13(2):73-9.

Fawcett J, Barkin RL. A meta-analysis of eight randomized, doubleblind, controlled clinical trials of mirtazapine for the treatment of patients with major depression and symptoms of anxiety. J Clin Psychiatry 1998; 59:123-7.

Fawcett J, Barkin RL. Review of the results from clinical studies on the efficacy, safety and tolerability of mirtazapine for the treatment of patients with major depression. J Affective Disorders 1998; 51:267-85.

Fisher AA, Davis MW. Serotonin syndrome caused by selective serotonin reuptake-inhibitors-metoclopramide interaction. Ann Pharmacother 2002; 36(1):67-71.

Freeman EW, Rickels K, Yonkers KA, Kunz NR, McPherson M, Upton GV. Venlafaxine in the treatment of premenstrual dysphoric disorder. Obstet Gynecol, 2001;98(5 Pt 1):737-44.

Gelenberg AJ, Lydiard RB, Rudolph RL et al. Efficacy of venlafaxina extended-release capsules in nondepressed outpatients with generalized anxiety disorder: a 6-month randomized controlled trial. JAMA 2000; 283(23):3082-8.

Goldstein DJ, Mallinckrodt C, Lu Y, Demitrack MA. Duloxetine in the treatment of major depressive disorder: a doubleblind clinical trial. J Clin Psychiatry 2002; 63(3):225-31.

Guelfi JD, Ansseau M, Timmerman L et al. Mirtazapine-venlafaxine Study Group. Mirtazapine versus venlafaxine in hospitalized severely depressed patients with melancholic features. Clin Psychopharmacol 2001; 21(4):425-31.

Higuchi H, Yoshida K, Takahashi H et al. Minalcipran plasma levels and antidepressant response in Japanese major depressive patients. Hum Psychopharmacol 2003; 18(4):255-9.

Horst WD, Preskorn SH. The pharmacology and efficacy of venlafaxine. Rev Contemp Pharmacother 1998; 9:293-302.

Hurt RD, Sachs DP, Glover ED et al. A comparison of sustained-release bupropion and placebo for smoking cessation. N Engl J Med 1997; 337:1195-202.

Jorenby DE, Leischow SJ et al. A controlled trial of sustained-release bupropion, a nicotine patch, or both for smoking cessation. N Engl J Med 1999; 340(9):685-91.

Kamath J, Handratta V. Desvenlafaxine succinate for major depressive disorder: a critical review of the evidence. Expert Rev Neurother, 2008; 8(12):1787-97.

Karen A. Tourian, Qin Jiang, Phil T. Ninan. The efficacy of desvenlafaxine 50 mg/d for improving anxiety symptoms in patients with major depressive disorder: a pooled analysis. Poster presented at the Anxiety Disorders Association of America Annual Conference; March 12-15, 2009, Santa Ana Pueblo, New Mexico.

Karpa KD, Cavanaugh JE, Lakoski JM. Duloxetine pharmacology: profile of a dual monoamine modulator. CNS Drug Revr 2002; 8(4):361-76.

Kimura M, Kanetani K et al. Therapeutic effects of minalcipran, a serotonina reuptake inhibitor, on post-stroke depression. Int Clin Psychopharmacol 2002; 17(3):121-5.

Kuperman S, Perry PJ et al. Bupropion SR vs. methylphenidate vs. placebo for attention deficit hyperactivity disorder in adults. Ann Clin Psychiatry 2001; 13(3):129-34.

Liebowitz MR, Manley AL, Padmanabhan SK, Ganguly R, Tummala R, Tourian KA. Efficacy, safety, and tolerability of desvenlafaxine 50 mg/day and 100 mg/day in outpatients with major depressive disorder. Curr Med Res Opin. 2008 Jul;24(7): 1877-90.

Mendlewicz J. Pharmacologic profile and efficacy of venlafaxine. Int Clin Psychopharmacol 1996; 11(4):41-6.

Milnaciprano – Monografia. Laboratório Roche.

Montgomery SA. Safety of mirtazapine: a review. Int Clin Psychopharmacol 1995; 10:37-45.

Morishita S, Arita S. The clinical use o minalcipran for depression. Eur Psychiatry 2003; 18(1):34-5.

Norton PA, Zinner NR, Yalcin L, Bump RC; Duloxetine Urinary Incontinence Study Group. Duloxetine versus placebo in the treatment of stress urinary incontinence. Am J Obstet Gynecol 2002; 187(1):40-8.

Owen JR, Nemeroff CB. New antidepressants and the cytochrome P450 system: focus on venlafaxine, nefazodone, and mirtazapine. Depress Anxiety 1998; 7(Suppl. 1):5-6.

Pfeffer F, Grube M. An organic psychosis due to a venlafaxinepropafenone interaction. Int J Psychiatry Med 2001; 31(4): 427-32.

Pollack MH, Worthington III JJ, OttoMW et al. Venlafaxine for panic disorder: results from a double-blind, placebo-controlled study. Psychopharmacol Bull 1996; 32:667-70.

Preskorn SH, Nichols AI, Paul J, Patroneva AL, Helzner EC, Guico-Pabia CJ. Effect of desvenlafaxine on the cytochrome P450 2D6 enzyme system. J Psychiatr Pract, 2008;14(6):368-78.

Puech A, Montgomery SA, Prost JF et al. Milnacipran, a new serotonin and noradrenaline reuptake inhibitor: an overview of its antdiepressant activity and clinical tolerability. Int Clin Psychopharmacol 1997; 12:99-108.

Rouillon F, Warner B, Pezous N, Bisserbe JC. Minalcipran efficacy in the prevention of recurrent depression: a 12 month placebo-controlled study. Minalcipran recurrence prevention study group. Int Clin Psychopharmacol 2000 May; 15(3):133-40.

Septien-Velez L, Pitrosky B, Padmanabhan SK, Germain JM, Tourian KA. A randomized, double-blind, placebo-controlled trial of desvenlafaxine succinate in the treatment of major depressive disorder. Int Clin Psychopharmacol. 2007;22(6):338-47.

Serra M, Plana MT, Romero SJ, Blanch J, Pablo J, Gastó C. Mirtazapina en el tratamiento de la depresión en pacientes VIH positivos. Rev Psiq Fac Med Barc nov 2004; 31(5):264-71.

Sharma A, Goldberg MJ, Cerimele BJ. Pharmacokinetics and safety of duloxetine, a dual-serotonin and norepinephrine reuptake inhibitor. J Clin Pharmacol 2000; 40(2):161-7.

Shatzberg AF, Cole JO, De Battista C. Antidepressants. In: Manual of Clinical psychopharmacology. 4 ed. American Psychiatric Publishing Inc., 2003.

Skinner MH, Kuan HY, Pan A. Duloxetine is both an inhibitor and a substrate of cytochrome P4502D6 in healthy volunteers. Clin Pharmacol Ther 2003; 73(3):170-7.

Smith D, Dempster C, Glanville J et al. Efficacy and tolerability of venlafaxine compared with selective serotonin reuptake inhibitors and other antidepressants: a meta-analysis. Br J Psychiatry 2002; 180:396-404.

Smith WT, Glaudin V, Panagides J, Gilvary E. Mirtazapine vs amitryptiline vs placebo in the placebo in the treatment of major depressive disorder. Psychopharmacol Bull 1990; 26:191-6.

Speroff L, Gass M, Constantine G, Olivier S; Study 315 Investigators. Efficacy and tolerability of desvenlafaxine succinate treatment for menopausal vasomotor symptoms: a randomized controlled trial. Obstet Gynecol. 2008;111(1):77-87.

Stahl SM. Basic psychopharmacology of antidepressants, part I: antidepressants have seven distinct mechanisms of action. J Clin Psychiatry 1998; 59(4):5-14.

Stahl SM. Psicofarmacologia: base neurocientífica e aplicações práticas 2002:175-81.

Sucar DD, Sougey EB, Cantilino A et al. Interações medicamentosas dos antidepressivos noradrenérgicos/serotoninérgicos. J Bras Psiquiatr 2003; 52 (2):137-42.

Timmer CJ, Sitsen JM, Delbressine, LP. Clinical pharmacokinetics of mirtazapine. Clin Pharmacokinet 2000; 38 (6):461-74.

Tourian KA, Padmanabhan SK, Groark J, Brisard C, Farrington D. Desvenlafaxine 50 and 100 mg/d in the treatment of major depressive disorder: an 8-week, phase III, multicenter, randomized, double-blind, placebo-controlled, parallel-group trial and a post hoc pooled analysis of three studies.Clin Ther, 2009;31 Pt 1:1405-23.

Tran PV, Bymaster FP, McNamara RK, Potter WZ. Dual monoamine modulation for improved treatment of major depressive disorder. J Clin Psychofarmacol 2003; 23(1):78-86.

Troy MS, Parker DV, Hicks RD, et al. The pharmacokinetics of venlafaxine when given in a twice-daily regimen. J Clin Pharmacol 1995; 35:404-9. Troy MS, Rudolph R, Mayersohn M, et al. The influence of cimetidine on the disposition kinetcs of the antidepressant venlafaxine. J Clin Pharmacol 1998; 38(5):467-74.

Yang LP, Plosker GL. Desvenlafaxine extended release. CNS Drugs, 2008; 22(12):1061-9.

Yang LPH, Plosker GL. Desvenlafaxine extended release. CNS Drugs 2008; 22(12):1061-9.

Zarate CA, Tohen M, Baraibar G et al. Prescribing trends of antidepressants in bipolar depression. J Clin Psychiatry 1995; 56:260-4.

Antipsicóticos Típicos

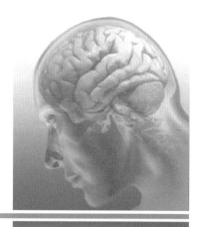

André Carvalho Caribe de Araújo Pinho
Roberta Maria de Oliveira Moraes • Ângela M. A. Miranda-Scippa
Irismar Reis de Oliveira

23

INTRODUÇÃO

O desenvolvimento dos antipsicóticos, também conhecidos como neurolépticos, antiesquizofrênicos ou tranquilizantes maiores, representou um dos mais importantes avanços na história da psicofarmacologia e da psiquiatria. O primeiro antipsicótico a ser desenvolvido foi a clorpromazina, que se tornou disponível na Europa e nos EUA em 1952 e 1955, respectivamente. Essa medicação revolucionou o tratamento dos pacientes esquizofrênicos, pois resultou em melhora significativa de 50% a 75% dos casos, com cerca de 90% desses indivíduos apresentando algum benefício clínico decorrente do uso desse fármaco (Wyatt, 1991). Infelizmente, embora esse avanço tenha modificado o curso da esquizofrenia, vale ressaltar que os antipsicóticos reduzem a intensidade dos sintomas em graus variados, mas não promovem, em muitos casos, o controle adequado dos sintomas.

Antes da descoberta da clorpromazina, extratos da planta *Rauwolfia serpentina* foram usados pela medicina tradicional indiana durante séculos para tratar transtornos mentais. A reserpina, isolada dessa planta, também tem propriedades neurolépticas, demonstradas em esquizofrênicos por Nathan Kline. Essa substância contribuiu grandemente para a compreensão do mecanismo de ação e dos efeitos colaterais dos antipsicóticos, mas atualmente é considerada em psicofarmacologia apenas em uma perspectiva histórica e como agente experimental (Lopéz et al., 2004).

A descoberta da ação antipsicótica da clorpromazina deu-se em parte ao acaso. Em 1950, o cirurgião francês Laborit tentava preparar um coquetel de várias medicações na esperança de proteger os pacientes dos riscos da anestesia (Karniol, 1989). A ideia de que a histamina liberada durante a anestesia era responsável por mortes súbitas levou-o a testar a prometazina, anti-histamínico também conhecido por sua forte ação sedativa. Em virtude do efeito calmante diferente de mera sedação, Laborit decidiu testar todos os fármacos relacionados com a prometazina. Um desses compostos, a clorpromazina, havia sido inicialmente desenvolvido como anti-histamínico em potencial, mas logo foi posto de lado pelos fabricantes por ser muito sedativo e apresentar fraca ação anti-histamínica. Laborit, no entanto, ficou impressionado com a "calma beatitude" observada em seus pacientes cirúrgicos e decidiu sugerir aos colegas psiquiatras o uso da clorpromazina em pacientes agitados.

Coube aos psiquiatras franceses Delay, Deniker e Harl, em 1951, administrar a clorpromazina, em doses crescentes (outros psiquiatras haviam tentado, sem sucesso, o uso de doses menores), a pacientes agitados, ansiosos, maníacos hiperativos e esquizofrênicos. Todos mostraram graus variáveis de melhora. Naquela época, apesar de já existirem medicamentos sedativos, a exemplo dos barbitúricos, a clorpromazina diferia dramaticamente por não induzir sono, mesmo em doses relativamente altas. Ao contrário, tornava o contato com os pacientes mais fácil, sem alterar o nível de consciência (Rang & Dale, 1993). Desde a introdução da clorpromazina, há quase 60 anos, a farmacoterapia estabeleceu-se como tratamento de primeira escolha em psiquiatria. O sucesso terapêutico da clorpromazina também serviu de instrumento para integrar a psiquiatria às outras especialidades médicas, além de estimular a pesquisa e o desenvolvimento de novos psicotrópicos (Ban, 2007).

O haloperidol, antipsicótico ainda bastante utilizado, foi sintetizado em 1958 por Janssen e testado na Bélgica por Bobon, Divry e Collard no mesmo ano.

Os antipsicóticos clássicos ou típicos, na verdade, ganharam essa nomeação após o desenvolvimento de antipsicóticos com perfil de ação e efeitos colaterais diferentes, denominados antipsicóticos *atípicos*, a exemplo da clozapina, risperidona, paliperidona, olanzapina, quetiapina, ziprasidona e aripiprazol. Esse critério de atipicidade diz respeito, principalmente, à sua propriedade de induzir menos sintomas extrapiramidais.

Atualmente, os esforços concentram-se na busca de antipsicóticos que sejam eficazes no tratamento das diversas manifestações da esquizofrenia e que mantenham um perfil tolerável de efeitos adversos.

ESQUIZOFRENIA E OUTRAS PSICOSES

O termo psicose descreve transtornos psiquiátricos graves, geralmente de origem desconhecida ou idiopática (funcionais). Nesses quadros são encontrados, além de alterações de comportamento, incapacidade de pensar coerentemente e de compreender a realidade. Entre as psicoses mais importantes encontra-se a esquizofrenia. Esta patologia representa um grupo de transtornos mentais que acomete cerca de 1% da população e aparece mais comumente entre os 15 e os 35 anos de idade, com o gênero masculino tendendo a manifestá-la mais cedo do que o feminino. Outros tipos de psicoses funcionais, agudas ou recorrentes, cuja relação com a esquizofrenia é incerta, também podem ocorrer com a presença de delírios isolados, podendo ser classificados em categoria à parte, denominada transtorno delirante persistente. Além dessas psicoses, conhecidas como funcionais (nas quais não se encontra uma lesão ou alteração sistêmica que justifique os sintomas), existem aquelas de origem orgânica, associadas a distúrbios metabólicos, tóxicos ou endócrinos, e decorrentes de infecções ou lesões do sistema nervoso central (SNC), como o *delirium*, as demências, os chamados transtornos mentais orgânicos, além daqueles relacionados ao uso abusivo de drogas (Santos, 2008).

A análise das características psicopatológicas na esquizofrenia e em outros transtornos psicóticos sugere que seus sintomas podem ser agrupados em algumas categorias: (a) sintomas psicóticos, que englobam os delírios e as alucinações, também chamados sintomas positivos; (b) alteração da volição e motivação, que produz no indivíduo uma redução espontânea da fala e o conduz a um progressivo isolamento social, também conhecida como sintomas negativos; (c) alterações na neurocognição, gerando dificuldades na memória, atenção e função executiva; (d) sintomas depressivos e ansiosos; (e) sintomas agressivos e hostis (Hodgins, 2008; Van & Kapur, 2009). Embora os pacientes possam apresentar uma variedade dessas características simultaneamente, a predominância de cada um desses agrupamentos em determinado indivíduo pode nortear a escolha de uma abordagem terapêutica mais adequada dentro de suas diferentes modalidades: farmacoterapia, eletroconvulsoterapia, abordagens psicoterápicas, acompanhamento terapêutico, reabilitação neuropsicológica, entre outras.

HIPÓTESES BIOLÓGICAS PARA A ESQUIZOFRENIA E OUTRAS PSICOSES

Bases genéticas

As primeiras evidências de alterações biológicas por prováveis mecanismos neuroquímicos para a esquizofrenia e outras psicoses surgiram a partir de estudos genéticos com indivíduos adotados ou com gêmeos (Kety, 1987). Observaram-se níveis de concordância para a esquizofrenia em torno de 50% em monozigóticos e pouco mais de 10% em dizigóticos. Isso comprova a predisposição genética da doença e sua associação com fatores ambientais, já que apenas uma concordância próxima de 100% nos gêmeos homozigóticos (portadores de patrimônio genético idêntico) descartaria o papel dos fatores ambientais (Frota-Pessoa, 1991). É lógico, portanto, supor que o indivíduo já traga a predisposição ou suscetibilidade que, somada a fatores ambientais (sociais, culturais, psicológicos, exposição pré-natal a vírus, entre outros), se manifeste em alterações neuroquímicas que conduzam às manifestações da doença.

Embora os genes responsáveis ainda não tenham sido identificados, a esquizofrenia e outros transtornos mentais parecem ser determinados por sistemas multifatoriais poligênicos (Tienari, 1991). A pesquisa no campo da genética e psiquiatria é crescente, e a cada ano diversos trabalhos são publicados sobre o tema. Recentemente, estudos têm sido desenvolvidos na tentativa de encontrar uma base genética similar entre a esquizofrenia, o transtorno esquizoafetivo e o transtorno bipolar do humor. No entanto, os resultados ainda não são conclusivos (Lin & Mitchell, 2008).

Bases neuroquímicas

Embora existam várias hipóteses bioquímicas desenvolvidas para explicar a gênese da esquizofrenia, a hiperfunção dopaminérgica central, atualmente, é a mais bem investigada e mais aceita. No entanto, sabe-se que, além do sistema dopaminérgico, outros sistemas de neurotransmissores centrais desempenham algum papel, sendo provável que vários deles estejam envolvidos simultaneamente (Lieberman et al., 1998).

A hipótese da dopamina (DA) surgiu ao ser observado que doenças ou fármacos que aumentam a DA intensificam ou produzem sintomas psicóticos positivos, ao passo que os agentes que diminuem a DA reduzem esses sintomas (Bradley, 1989). Ainda não se sabe se a anormalidade subjacente na esquizofrenia se deve à síntese ou liberação excessiva de dopamina na fenda sináptica, ao metabolismo deficiente desta ou à sensibilidade aumentada dos receptores dopaminérgicos pós-sinápticos. De qualquer modo, segundo Leo Hollister (1992), se a anormalidade no sistema dopaminérgico fosse a única responsável pela esquizofrenia, os agentes antipsicóticos seriam muito mais eficazes no tratamento desses pacientes.

É possível que a melhor compreensão dos receptores dopaminérgicos D_3, D_4, e D_5 esclareça algumas questões. Sabemos, por exemplo, que alguns antipsicóticos atípicos, como a clozapina, apresentam comparativamente menos afinidade pelos receptores D_2 do que os antipsicóticos clássicos, sendo a clozapina relativamente mais seletiva para os receptores D_4. Sua maior eficácia comprovada, em comparação com os antipsicóticos clássicos, descarta o papel único dos receptores D_2 na gênese das psicoses. Além disso, sabe-se que essa substância, assim como outras atípicas, também apresenta ação em receptores $5-HT_2$, o que acarreta melhora nos sintomas de humor.

A hipótese da participação do glutamato na esquizofrenia começou a ser investigada na década de 1980 e se mantém até hoje. Acredita-se que haja uma deficiência da neurotransmissão excitatória do glutamato. Essa teoria é também embasada pela observação clínica do desencadeamento de quadros psicóticos com o uso de fenciclidina e quetamina, bloqueadores alostéricos do receptor glutamatérgico N-metil-d-aspartato (NMDA) (Keshavan et al., 2008).

A partir de estudos *post-mortem* em pacientes esquizofrênicos, outros neurotransmissores também têm sido investigados, como o ácido gama-aminobutírico (GABA), no qual se verificou uma consistente redução de sua expressão, principalmente no córtex pré-frontal, além de uma *up-regulation* de seus receptores, refletindo uma resposta compensatória de diminuição dos níveis desse neurotransmissor. Outros estudos tentam também verificar a participação dos sistemas colinérgico e serotonérgico na complexa neuroquímica da esquizofrenia e de outros quadros psicóticos (Keshavan et al., 2008).

CLASSIFICAÇÃO DOS ANTIPSICÓTICOS TÍPICOS (AT)

Com base na crença de que tanto o efeito antipsicótico como os efeitos extrapiramidais eram resultantes do antagonismo do receptor dopaminérgico, as medicações antipsicóticas clássicas, ou AT, foram classificadas de acordo com sua potência. Esta pode ser definida como a mínima quantidade em miligramas necessária para atingir o efeito antipsicótico. A potência antipsicótica do medicamento está relacionada com sua afinidade de ligação aos receptores dopaminérgicos. Assim, temos os antipsicóticos de baixa e de alta potência (Hirsch & Barnes, 1995).

A potência relativa desses fármacos tem sido definida em relação à dose de clorpromazina, por exemplo, 100mg de clorpromazina equivalem a 5mg de haloperidol. Este fato é denominado equivalência de dose e significa que todos os compostos são igualmente eficazes em doses equivalentes, apesar de um paciente poder responder melhor a um fármaco do que a outro (Frot, 2001).

Os agentes antipsicóticos são divididos de acordo com suas estruturas químicas em:

- **Fenotiazinas:** apresentam estrutura tricíclica e são divididas em três grupos: alifáticas, piperazínicas e piperidínicas.
- **Tioxantenos:** quimicamente similares às fenotiazinas, diferem destas por apresentar um anel tioxantênico em substituição ao anel fenotiazínico.
- **Butirofenonas:** apresentam estrutura heterocíclica.
- **Difenilbutilpiperidinas:** são substâncias estrutural e farmacologicamente muito próximas às butirofenonas, sendo o átomo de oxigênio do grupo carbonil no radical p-fluorbutirofenona substituído por um segundo grupamento flúor-fenil (Tabela 23.1).

Os antipsicóticos de alta potência, como o haloperidol e a trifluoperazina, têm pouca ação anticolinérgica, bem como reduzida ação bloqueadora α-adrenérgica, sendo isentos de efeitos colaterais, como boca seca e hipotensão postural, e igualmente menos sedativos que os antipsicóticos de baixa potência, como a clorpromazina. Apresentam, no entanto, outros efeitos decorrentes do potente bloqueio dopaminérgico, como as síndromes extrapiramidais (SEP): parkinsonismo, acatisia, distonia, discinesia tardia e síndrome neuroléptica maligna. O mesmo não ocorre com os antipsicóticos de baixa potência que, por suas ações anticolinérgica e bloqueadora α-adrenérgica concomitantes, tendem a apresentar como efeitos indesejados: boca seca, midríase e hipotensão postural. Ademais, a ação anticolinérgica desses compostos contrapõe-se aos efeitos extrapiramidais (Stahl, 2008).

TABELA 23.1 ■ Principais antipsicóticos típicos de acordo com os grupos químicos a que pertencem

Fármaco	Posológia diária (mg)	Equivalências à clorpromazina
Fenotiazinas		
Alifáticas		
clorpromazina	100 a 1.000	–
levomepromazina	100 a 800	120
Piperidínicas		
tioridazina	200 a 600	100
Piperazínicas		
trifluoperazina	5 a 20	2 a 8
flufenazina	4 a 20	1 a 2
Tioxantenos		
zuclopentixol	10 a 60	50
Butirofenonas		
haloperidol	2 a 20	5
Difenilbutilpiperidinas		
pimozida	1 a 10	2

FARMACOCINÉTICA

Absorção, distribuição, biotransformações e eliminação

A maioria dos AT é de compostos altamente lipofílicos. São bem absorvidos no trato gastrointestinal e têm meia-vida de cerca de 20 horas, mas sua disponibilidade sistêmica é baixa (Baldessarini, 1996), em decorrência do alto volume aparente de distribuição (cerca de 20L/kg). Além disso, são bem absorvidos por via intramuscular, enquanto o emprego venoso é contraindicado, principalmente no caso dos fenotiazínicos que, além de não serem hidrossolúveis (podendo causar acidentes tromboembólicos), são potentes bloqueadores α-adrenérgicos (podendo induzir choque por colapso periférico).

Os antipsicóticos, de modo geral, alcançam concentrações máximas 2 a 3 horas após dose oral única. A clorpromazina e a tioridazina apresentam disponibilidade sistêmica de 25% a 35%, enquanto o haloperidol, que sofre menos biotransformações, tem disponibilidade sistêmica média de 65% (Ginestet et al., 1988). A eliminação ocorre, principalmente, através de metabolismo hepático e excreção renal de seus metabólitos. A eliminação renal do composto original é desprezível e sua eliminação por diálise em casos de *overdose* é difícil. A meia-vida de eliminação é da ordem de 12 a 30 horas, e a fase de equilíbrio (*steady-state*) das concentrações plasmáticas é alcançada após 4 a 7 dias de tratamento.

Por se constituírem em agentes altamente lipofílicos, a maioria dos antipsicóticos é sequestrada nos compartimentos lipídicos do organismo, tendo duração de ação muito mais longa do que suas meias-vidas plasmáticas. Metabólitos da clorpromazina podem ser encontrados na urina semanas após interrupção de sua administração crônica (Lieberman et al., 1989).

Os neurolépticos de ação prolongada (NAP) ou preparados de depósito, como o decanoato de haloperidol e o palmitato de pipotiazina, merecem menção especial, pois constituem aquisição de grande valor para o tratamento de manutenção da esquizofrenia, principalmente em pacientes com problemas de adesão ao tratamento ou por questões de comodidade (Ayuso-Gutierrez & Del Rio Vega, 1997). Esses preparados promovem a lenta liberação para a corrente sanguínea, o que possibilita concentrações terapêuticas do medicamento com administrações semanais ou até mesmo mensais, dependendo do NAP administrado (Tabela 23.2).

Concentrações sanguíneas *versus* efeito terapêutico

As concentrações plasmáticas dos antipsicóticos, na fase de equilíbrio ou *steady-state*, mostram grande variabilidade individual em pacientes que recebem as mesmas doses, porém permanecem razoavelmente estáveis de um dia para outro no mesmo paciente. Essa variabilidade entre indivíduos é determinada por fatores como idade, sexo, raça e, provavelmente o mais importante, por fatores genéticos (Dahl, 1986).

Ao tentarmos encontrar evidências de associação entre as concentrações dos antipsicóticos na fase de equilíbrio e o efeito clínico, podemos ter três situações:

1. Associação de tipo linear ou sigmoide.
2. Associação de tipo curvilíneo bifásico, com zona de eficácia terapêutica ótima, chamada de janela terapêutica.
3. Ausência de associação.

A relação de tipo sigmoide indica, na porção inicial da curva, relativa ausência de resposta clínica com pequenas concentrações do medicamento. A porção linear ascendente da curva indica resposta positiva e crescente com o aumento dos níveis plasmáticos. Além da parte linear, observa-se um platô, significando que acréscimos a essas concentrações não produzem aumento de eficácia do fármaco. Temos razões para supor que a relação de tipo sigmoide também é válida para muitos dos efeitos tóxicos dos antipsicóticos. A eficácia ótima seria obtida, pelo menos teoricamente, na porção da curva anterior ao platô, uma vez que concentrações muito elevadas causam efeitos tóxicos em detrimento da eficácia do fármaco (De Oliveira et al., 1995a,b).

A associação de tipo curvilíneo bifásico, ou em forma de U invertido, indica a existência de zona de concentração intermediária abaixo e acima da qual a eficácia do medicamento é mínima ou ausente. Isso pode ser explicado pelo fato de que, com alguns fármacos, o aumento das concentrações suprime os efeitos terapêuticos por algum mecanismo ainda desconhecido (De Oliveira et al., 1995a,b). Assim, abaixo da janela terapêutica não há fármaco suficiente alcançando os receptores para produzir a resposta clínica. O limite superior dessa janela pode ser determinado tanto por toxicidade como por resposta farmacológica paradoxal, ou ambos. Van Putten e cols. (1985) sugerem que a acatisia pode ser a maior causa de perda da eficácia de doses elevadas do haloperidol.

TABELA 23.2 ■ Principais antipsicóticos de ação prolongada e suas doses usuais

Fármaco	Faixas posológicas (mg)	Intervalo de uso
Enantato de flufenazina	25	15 em 15 dias, IM
Palmitato de pipotiazina	50 a 100	30 em 30 dias, IM
Decanoato de haloperidol	50 a 150	28 em 28 dias, IM
Decanoato de zuclopentixol	200 a 400	30 em 30 dias, IM
Penfluridol	20 a 60	7 em 7 dias, VO

TABELA 23.3 ■ Principais indicações de monitoração sanguínea dos neurolépticos

1. Suspeita de não adesão ao tratamento
2. Desejo de manter exposição crônica ao medicamento na dose mínima necessária à eficácia clínica
3. Há evidências de que existe uma zona de eficácia ótima (janela terapêutica)
4. Necessidade médico-legal de provar que a medicação foi ou não administrada

O objetivo clínico da definição de uma zona de eficácia terapêutica do medicamento é maximizar a probabilidade de resposta terapêutica para um dado paciente, já que pacientes com concentrações sanguíneas do fármaco fora da janela têm menos chances de apresentar uma resposta terapêutica ótima (Potkin et al., 1985). De modo geral, a monitoração dos antipsicóticos visa ao ajuste das doses que produzem níveis adequados, à minimização das reações adversas e à maximização dos efeitos terapêuticos (Simpson & Yadalam, 1985) (Tabela 23.3).

FARMACODINÂMICA

Mecanismo de ação

A eficácia dos antipsicóticos foi demonstrada antes da compreensão de seu mecanismo de ação. Carlsson, em 1963, sugeriu que os antipsicóticos bloqueavam os receptores dopaminérgicos. A confirmação dessa hipótese só foi possível com o isolamento de dois tipos de receptores dopaminérgicos, D_1 e D_2, com propriedades diferentes. Destes, apenas D_2 mostrou-se importante, associando-se tanto aos efeitos terapêuticos como aos efeitos extrapiramidais (Owen & Cross, 1989).

Os AT levam dias a semanas para produzir seus efeitos terapêuticos máximos. O principal efeito identificado consiste no bloqueio de receptores dopaminérgicos do tipo D_2, no SNC (Snyder, 1986). O bloqueio dos receptores dopaminérgicos pós-sinápticos provoca inicialmente no neurônio pré-sináptico aumento na produção e liberação de dopamina, por aumento de atividade da enzima tirosina hidroxilase, na tentativa de vencer o bloqueio. Em condições normais, a dopamina atua tanto nos receptores pós-sinápticos como nos pré-sinápticos. A ação da dopamina nestes últimos é inibitória sobre a tirosina hidroxilase. Como o receptor pré-sináptico também é bloqueado pelo antipsicótico durante o tratamento, a ação inibitória da dopamina não ocorre. Observa-se então aumento da atividade da tirosina hidroxilase, com consequente aumento da produção e liberação da dopamina na fenda sináptica que, no entanto, encontrará os receptores bloqueados (Stahl, 2008).

Assim, tanto os efeitos terapêuticos como os efeitos indesejáveis dos antipsicóticos dependem da inibição dopaminérgica. No caso da reserpina, essa inibição decorre da depleção das monoaminas, entre as quais a dopamina; no caso dos demais antipsicóticos, essa inibição se deve ao bloqueio

TABELA 23.4 ■ Vias dopaminérgicas centrais e suas ações

Via	Funções
Mesolímbica	Relacionada a comportamentos e emoções. Sua hiperatividade relaciona-se aos sintomas psicóticos positivos
Mesocortical	Papel na mediação de sintomas psicóticos ainda é controverso, mas parece que seu bloqueio associa-se a piora de sintomas negativos
Nigroestriatal	Coordenação de movimentos voluntários. Seu bloqueio está associado a distúrbios motores, como acatisia, distonia, tremores, rigidez e acinesia/bradicinesia, e em longo prazo pode levar a discinesia tardia
Tuberoinfundibular	Relacionada à inibição da secreção de prolactina. Seu bloqueio associa-se a aumento dos níveis desse hormônio
Meduloperiventricular	Relacionada ao comportamento alimentar

dos receptores D_2 pré e pós-sinápticos nas diferentes vias dopaminérgicas centrais (Tabela 23.4).

A identificação dos receptores D_3 e D_4 acrescentou luz a questões anteriormente não respondidas, principalmente no que diz respeito aos antipsicóticos considerados atípicos. Assim, alguns efeitos dos antipsicóticos dependem de sua atuação em outros sistemas de neurotransmissores, além do da dopamina, como os de ação serotonérgica e glutamatérgica.

Interação com outros fármacos

Os psiquiatras frequentemente prescrevem outros fármacos em associação com os antipsicóticos. Exemplos comuns são os antiparkinsonianos e os antidepressivos (Csernansky & Whiteford, 1987) (Tabela 23.5).

TOXICIDADE E EFEITOS COLATERAIS

Os antipsicóticos, em geral, têm ampla variedade de efeitos colaterais, que variam de acordo com os diferentes grupos químicos. Assim, as fenotiazinas alifáticas e piperidínicas são responsáveis por obstipação e boca seca, em função do bloqueio dos receptores muscarínicos. Do mesmo modo, a hipotensão postural decorrente do bloqueio α-adrenérgico é provocada, principalmente, por essa classe de antipsicóticos (Tabela 23.6).

Sedação e sonolência

Decorrem do bloqueio de receptores histaminérgicos e, apesar de incômodos e limitantes das atividades do paciente, podem desaparecer com o tempo. Caso contrário, deve-se reduzir a dose ou mudar para neuroléptico de alta potência.

Antipsicóticos Típicos

TABELA 23.5 ■ Interações medicamentosa com os antipsicóticos (AP) típicos

Compostos	Mecanismo da interação	Resultado
Hidróxido de alumínio e outros antiácidos	Diminuição da absorção gastrointestinal	Diminuição da eficácia do AP
Anticoagulantes orais	O AP pode inibir as enzimas microssomais hepáticas	Aumento da atividade anticoagulante
Antidepressivos tricíclicos (ADT)	O AP pode inibir as enzimas microssomais hepáticas	Aumento dos níveis plasmáticos de ADT
Mesilato de benztropina e outros anticolinérgicos	Desconhecido	Redução dos níveis plasmáticos, eficácia e efeitos colaterais dos AP
Barbitúricos	Indução de enzimas microssomais hepáticas	Redução dos níveis plasmáticos dos AP
Álcool e outros depressores do SNC	Potencialização dos efeitos depressores do SNC	Aumento da sedação
Anfetamina e levodopa	Antagonismo do bloqueio dopaminérgico	Redução da eficácia dos AP
Carbonato de lítio	Irritante do SNC	Neurotoxicidade
Fenitoína e outros anticonvulsivantes	O AP pode baixar o limiar para convulsões	Diminuição da eficácia do anticonvulsivante
Propranolol e outros betabloqueadores	Potencialização da ação anti-hipertensiva	Hipotensão acentuada
Hidroclorotiazida e outros diuréticos	Potencialização da ação anti-hipertensiva	Hipotensão acentuada
Metildopa	Falso neurotransmissor da dopamina	Aumento do efeito antipsicótico e dos efeitos colaterais

TABELA 23.6 ■ Efeitos adversos dos neurolépticos e seus mecanismos

Tipo	Manifestações	Mecanismo
Sistema nervoso autônomo	Perda de acomodação visual, boca seca, obstipação, dificuldade miccional Hipotensão ortostática, impotência, dificuldade de ejaculação	Bloqueio dos receptores colinérgicos muscarínicos Bloqueio dos receptores α-adrenérgicos
Sistema nervoso central	Estado tóxico-confusional (psicose tóxica) Sedação Distonias (alterações da expressão facial e movimentos anormais do corpo), acatisia Discinesia tardia Convulsões	Bloqueio dos receptores colinérgicos muscarínicos Bloqueio dos receptores histamínicos H_1 Bloqueio dos receptores dopaminérgicos nigroestriatais Supersensibilidade dos receptores dopaminérgicos ou degeneração das vias gabaérgicas eferentes do caudado-putâmen Hipersincronia com efeitos ativadores ao EEG tanto em epilépticos como em pacientes sem história de epilepsia
Sistema neuroendócrino	Amenorreia, galactorreia, infertilidade, diminuição da libido Aumento do apetite, obesidade	Bloqueio dos receptores dopaminérgicos tuberoinfundibulares, resultando em hiperprolactinemia Bloqueio dos receptores dopaminérgicos meduloperiventriculares

Modificada de Hollister, 1992.

Sintomas extrapiramidais

Os efeitos colaterais mais prevalentes e incômodos dos AT referem-se à estimulação extrapiramidal, semelhante à existente na doença de Parkinson (Casey & Keepers, 1988). O seguimento de pacientes em uso de medicação antipsicótica deveria incluir avaliações regulares para a observação de sintomas extrapiramidais e discinesia tardia. Várias escalas têm sido utilizadas para a avaliação dos efeitos dos antipsicóticos na indução de distúrbios do movimento, como a escala de efeitos extrapiramidais de Simpson-Angus (Simpson & Angus, 1970), a escala de acatisia de Barnes (Barnes, 1989) e a escala de St. Hans para síndromes extrapiramidais (Gerlach et al., 1993).

Embora esses efeitos sejam produzidos por quase todos os neurolépticos, eles estão mais presentes com o uso daqueles com menor ação anticolinérgica, como, por exemplo, butirofenonas e fenotiazinas piperazínicas (Casey, 1997). Nos antipsicóticos fortemente anticolinérgicos, a exemplo das outras fenotiazinas, esses efeitos são menos prevalentes. Além da fácies amímica, o parkinsonismo manifesta-se por tremor em repouso, sinal da roda denteada, marcha robotizada e lentificação psicomotora. O parkinsonismo induzido por medicamentos ocorre em pelo menos 50% dos indivíduos tratados com AT, e mais de 90% dos casos ocorrem nas primeiras 10 semanas de tratamento (Janicak et al., 1997). Estratégias iniciais de tratamento incluem redução da dose do antipsicótico e mudança para um antipsicótico atípico ou para um AT de baixa potência. Pode-se considerar o uso de medicação antiparkinsoniana, a exemplo de anticolinérgicos como a benzitropina, triexifenidil ou o biperideno (American Psychiatric Association, 1997)

Podem ainda ser encontradas:

- **Distonia aguda:** apresenta-se como rigidez muscular, contração espástica de grupos musculares ou posturas anormais. É mais frequente no início do tratamento ou após o aumento de dose. Apesar de extremamente desconfortável para o paciente, costuma ser autolimitada, durando poucas horas (Siegfreid et al., 2001).
- **Acatisia:** consiste na experiência subjetiva de inquietação, tensão interna e desconforto, que pode ser confundida com agitação. Aspectos motores característicos incluem movimentos rítmicos dos membros inferiores, como cruzar as pernas e bater pés, além de movimentos de balanço de tronco, quando sentado, e andar no mesmo lugar, quando de pé. A acatisia é um sintoma muito desagradável, e sua presença associa-se a falta de adesão ao tratamento, comportamento impulsivo e agressivo, ou até mesmo ao suicídio, em casos mais graves (Bratti, 2007). Na tentativa de diminuir a acatisia, deve-se reduzir a dose do antipsicótico, e se essa medida falhar, cabe o uso de agente betabloqueador lipofílico, como o propranolol (Fleischhacker et al., 1990). Se outros sintomas extrapiramidais estão presentes, pode ser preferível o uso de anticolinérgicos. Benzodiazepínicos, como o lorazepam e o clonazepam, são agentes de segunda linha (American Psychiatric Association, 1997). Em estudo mais recente, Poyurovsky e cols. (2006) verificaram eficácia similar ao propranolol e superioridade ao placebo com o uso da mirtazapina em baixas doses, no tratamento da acatisia induzida por antipsicóticos.
- **Discinesia tardia:** é uma reação extrapiramidal que consiste em movimentos estereotipados e involuntários de grupos musculares mais frequentemente bucomaxilofaciais, podendo ocorrer também em membros e tronco. Piora com a suspensão do antipsicótico e com o uso de agentes anticolinérgicos (Fenton, 1994).

Efeitos anticolinérgicos

Os mais frequentes são, visão turva, boca seca e obstipação, apesar de desagradáveis, não costumam ser sérios. Entretanto, pode promover fecaloma e retenção urinária. A estratégia mais importante consiste no uso da dose mínima necessária do antipsicótico ou na troca por antipsicótico de alta potência, caso esteja sendo usado um de baixa potência. Se não for observada melhora, podem ser utilizados: neostigmina, 15 a 30mg, via oral, três vezes ao dia, ou betanecol, 25mg, duas vezes ao dia.

Efeitos cardiovasculares

Hipotensão postural e tonturas ocorrem frequentemente com neurolépticos de baixa potência, em virtude do bloqueio α-adrenérgico. Portanto, principalmente em idosos, deve-se ter cuidado com o risco de quedas e fraturas. É recomendável aconselhar o paciente a levantar-se lentamente e segurar-se a um suporte quando sentado; entretanto, a maioria dos pacientes desenvolve tolerância a esse efeito em 4 a 6 semanas de tratamento (Young et al., 1998). Podem ser observadas ainda alterações eletrocardiográficas, como alargamento do intervalo QT, particularmente em pacientes utilizando tioridazina e pimozida (Herz & Marder, 2002). As alterações do intervalo QT têm sido associadas à ocorrência de arritmia potencialmente fatal do tipo *torsades des pointes* (Janicak et al., 1997).

Efeitos neuroendócrinos

Decorrentes do bloqueio dopaminérgico tuberoinfundibular, com consequente aumento da produção de prolactina, podem provocar lactação e amenorreia nas mulheres, ginecomastia e impotência sexual nos homens e diminuição da libido em ambos os sexos. Podem ainda provocar aumento de peso, em função do bloqueio de receptores H_1 da histamina. Um estudo demonstrou que mulheres com esquizofrenia tinham um índice de massa corpórea maior do que controles, embora os índices de massa corpórea dos homens com esquizofrenia fossem similares aos dos controles (Allison et al., 1999). Há evidências de que os novos antipsicóticos produzem maior ganho de peso do que os convencionais.

Síndrome neuroléptica maligna

Condição grave induzida pelo uso de antipsicóticos, instala-se de maneira rápida, usualmente no início do tratamento, podendo ser fatal em cerca de 5% a 20% dos casos (American Psychiatric Association, 1997). Ocorre em 0,5% a 1% dos indivíduos tratados, e é caracterizada por hipertemia de até 42°C, alterações do nível de consciência, parkinsonismo grave, instabilidade autonômica, febre, aumento da creatinofosfocinase (CPK), leucocitose e mioglobinemia (Caroff & Mann, 1993). Costuma durar de 7 a 14 dias, e os fatores de risco incluem: (a) episódio prévio de síndrome neuroléptica maligna; (b) idade mais jovem; (c) uso de antipsicóticos de alta potência; (d) titulação rápida da dose; (e) administração parenteral (IM); (f) desidratação; (g) agitação; (h) uso concomitante de certas medicações, como o lítio, e (i) doença afetiva ou neurológica prévia (American Psychiatric Association, 1997). É necessário tratamento intensivo em razão da gravidade do quadro, com retirada imediata do neuroléptico e uso de agentes como dantroleno (até 10mg/kg/dia) ou bromocriptina (7,5 a 30mg/dia), ou mesmo a associação de ambos. Outro fármaco sugerido é a amantadina, 200 a 400mg/dia. Em casos graves e/ou resistentes ao uso das medicações, está indicada a eletroconvulsoterapia (Lucca et al., 2008)

Convulsões

Os antipsicóticos diminuem o limiar de convulsões, principalmente as fenotiazinas. Quando isso ocorre, o uso de doses mais baixas ou o uso de anticonvulsivante costuma ser suficiente para o controle das crises.

Efeitos hematológicos

Pode ocorrer leucopenia que, em geral, é benigna e assintomática. A agranulocitose está raramente associada ao uso de fenotiazinas.

Efeitos alérgicos

Foram relatadas: erupção sistêmica maculopapular, dermatite de contato e fotossensibilidade, principalmente com as fenotiazinas.

Efeitos oftalmológicos

Fenotiazinas podem causar pigmentação de córnea e cristalino, e existe uma associação entre o uso de doses maiores do que 600mg/dia de tioridazina e retinopatia pigmentar.

USO CLÍNICO

Os AT são medicamentos com amplo espectro de indicações clínicas, não havendo especificidade de acordo com o tipo diagnóstico de psicose a ser tratada. Há, no entanto, a tendência crescente de se limitar a amplitude de seu uso, explorando suas ações mais específicas. Os antipsicóticos devem ser restritos ao domínio das doenças mentais, entre as quais as manifestações alucinatório-delirantes das psicoses, bem como às psicoses em cujo quadro clínico sobressai a excitação psicomotora. Assim sendo, todas as formas de esquizofrenia, fase maníaca do transtorno bipolar do humor, transtorno delirante persistente, *delirium* e outros transtornos mentais orgânicos podem ser tratados com os AT (Bazirre, 1999).

Quanto à especificidade de efeitos das diferentes substâncias, não tem havido, até então, consenso entre os autores, pelo menos no que diz respeito aos antipsicóticos convencionais (Kane, 1999). A exceção está, naturalmente, nos casos isolados de respostas peculiares (ou ausência de resposta) de determinados indivíduos a esse ou aquele antipsicótico.

Medicações consideradas de ação antipsicótica mais incisiva para tratamento de delírios e alucinações, como as fenotiazinas piperazínicas e as butirofenonas, não são escolhidas por critérios específicos de eficácia, pelo menos no momento agudo da doença. Devem ser observadas, entretanto, a posologia adequada e a tolerabilidade individual (Dixon et al., 1995). Vale ressaltar que as formas crônicas, pouco sintomáticas ou esvaziadas das psicoses que caracterizam os sintomas negativos da esquizofrenia tendem a ser refratárias aos antipsicóticos típicos (Conley & Kelly, 2001) (Tabela 23.7).

DOSES

A posologia ideal dos AT deve ser buscada para cada caso. O limite posológico ótimo para os antipsicóticos que indu-

TABELA 23.7 ■ Principais indicações dos neurolépticos

Esquizofrenias
Transtorno esquizoafetivo
Fase maníaca do transtorno bipolar
Agitação psicomotora
Síndrome de Tourette
Transtornos de comportamento na demência
Coreia de Huntington
Delirium
Transtorno delirante persistente

zem a síndrome parkinsoniana está muito próximo à franca manifestação dessa síndrome, embora o efeito terapêutico seja fenômeno não relacionado com a impregnação extrapiramidal (Lehman et al., 2004). Por isso, a realização frequente de testes ou exames que visem à detecção dos primeiros sinais de incoordenação motora fina (teste da escrita), tremores ou aumento do tônus muscular é recomendada no seguimento dos indivíduos tratados com esses medicamentos. Uma vez alcançado o nível desejado, a posologia deve ser mantida até a cessação completa ou redução aceitável da sintomatologia, tentando-se, então, diminuí-la progressivamente para alcançar a chamada dose de manutenção, que poderá ser usada pelo paciente sem prazo definido.

Embora os AT sejam mais comumente utilizados sob regime de administração diária e fracionada, a alternativa de dose única diária pode ser tentada. Há estudos que sugerem haver equivalência de resultados entre os dois regimes de tratamento, com vantagens adicionais óbvias para o sistema de dose única, o que pode ser tentado em alguns pacientes, melhorando a adesão ao tratamento.

CONSIDERAÇÕES FINAIS

Uma revisão recente, conduzida pelo nosso grupo, sobre a eficácia do placebo comparada aos antipsicóticos típicos e atípicos mostrou que o haloperidol e os outros típicos são eficazes no tratamento das psicoses. No entanto, com base nos resultados dos estudos comparativos avaliados, os típicos parecem ser menos eficazes (eficácia de 35%) do que os atípicos (eficácia de 41%). Desse modo, emergem duas possibilidades: a primeira é a de que realmente os AT são menos eficazes do que os antipsicóticos atípicos (AA); a segunda é a de que os AT seriam tão eficazes quanto, desde que fossem usados em doses adequadas (De Oliveira et al., 2009). De acordo com uma revisão sistemática prévia (De Oliveira et al., 1996) também conduzida no nosso serviço, o haloperidol mostrou eficácia de 55% no tratamento da esquizofrenia e do transtorno esquizoafetivo. No entanto, quando os dados foram reavaliados, retirando-se aqueles que tinham níveis séricos fora da janela terapêutica (8 a 30ng/mL), a taxa de eficácia subiu para 62%, valor maior do que o encontrado na revisão atual. Vale ressaltar que esses dados também foram encontrados na revisão sistemática de Geddes e cols. (2000). Desse modo, os relatos de que os AA são mais eficazes do que os AT devem ser vistos com cautela.

REFERÊNCIAS

Allison DB, Mentore JL, Heo M et al. Antipsychotic-induced weight gain: a comprehensive research syntesis. Am J Psychiatry 1999; 156:1686-96.

American Psychiatric Association. Practice guideline for the treatment of patients with schizophrenia. Am J Psychiatry 1997; 154 (Suppl 4):1-63.

Ayuso-Gutierrez JL, del Rio Vega JM. Factors influencing relapse in the long-term course of schizophrenia. Schizophr Res 1997; 28:199-206.

Baldessarini RJ. Drugs and the treatment of psychiatric disorders: psychosis and anxiety. In: Hardman JG, Limbird LE, Molinoff PB, Ruddon RW, Gilman AG (eds.) Goodman & Gilman's the pharmacological basis of therapeutics. 11 ed. Editors: Laurence l Bruton, associated editors John S Lazo and Keith L Parker. New York: McGraw-Hill, 2006.

Ban TA. Fifty years chlorpromazine: a historical perspective. Neuropsychiatr Dis Treat Aug 2007; 3(4):495-500

Barnes TR. A rating scale for drug-induced akatisia. Br J Psychiatry 1989; 154:672-6.

Bazirre S. Psychotropic drug directory 1999: the professional's pocket handbook and aid memoire. Quay Books, 1999.

Bradley PB. Neuroleptic drugs. In: Bradley PB. Introduction to neuro-pharmacology. London: Wright, 1989.

Bratti MI, Kane MJ, Marder RS. Chronic restlessness with antipsychotics. Am J Psychiatric 2007; 164(11):1648-54.

Caroff SN, Mann SC. Neuroleptic malignant syndrome. Med Clin North Am 1993; 77:185-202.

Casey DE, Keepers GA. Neuroleptic side effects: acute extrapyramidal syndromes and tardive dyskinesia. In: Casey DE, Christensen AV (eds) Psychopharmacology: current trends. Berlin: Springer-Verlag, 1988.

Casey DE. The relationship of pharmacology to side effects. J Clin Psychiatry 1997; 58 (suppl 10):55-62.

Conley RR, Kelly DL. Tratamento farmacológico da esquizofrenia. 1. ed., Rio de Janeiro: EPUC, 2001. 191p.

Csernansky JG, Whiteford HA. Clinically significant psychoactive drug interactions. In: Halfs RF, Frances AJ. American Psychiatric Association Annual Review 1987; 6:802-21.

Dahl SG. Plasma level monitoring of antipsychotic drugs: clinical utility. Clin Pharmacokinetics 1986; 11:36-61.

De Oliveira IR. Associação entre níveis sangüíneos dos antipsicóticos e resposta clínica: a questão da janela terapêutica. Tese de Doutorado, Faculdade de Medicina, Universidade Federal da Bahia, p.4;1995a.

De Oliveira IR, Dardennes RM, Amorim ES et al. Is there a relationship between antipsychotic blood levels and their clinical efficacy? An analysis of studies design and methodology. Fund Clin Pharm 1995b; 9:488-502.

Dixon LB, Lehman AF, Levine J. Conventional antipsychotic medications for schizophrenia. Schizophr Bull 1995; 21:567-77.

De Oliveira IR, de Sena EP, Pereira El et al. Haloperidol blood levels and clinical outcome: a meta-analysis of studies relevant to testing the therapeutic window hypotesis. J Clin Pharm Ther 1996; 21(4):229-36.

De Oliveira IR, Nunes PN, Coutinho DM, de Sena, EP. Review of the efficacy of placebo in comparative clinical trials between typical and atypical antipsychotuics. Rev Bras Psiquiatr 2009; 31(1):52-6.

Fenton WS, Wyatt RJ, McGlashan TH. Risk factors for spontaneous dyskinesia in schizophrenia. Arch Gen Psychiatry 1994; 51:643-50.

Fleischhacker WW, Roth SD, Kane JM. The pharmacologic treatment of neuroleptic-induced akathisia. J Clin Psychopharmacol 1990; 10:12-21.

Frota-Pessoa O. Distúrbios mentais: a genética explica? J Bras Psiquiatr 1991; 40 (sup. I):5S-14S.

Frota HL. Cinqüenta anos de medicamentos antipsicóticos em psiquiatria: II – fenotiazinas piperazínicas. Fifty yearts of antipsychotic drugs in psychiatry: II – piperazine phenothiazines. J Bras Psiquiatr 2001; 50 (5/6):213-30.

Geddes J, Freemantle N, Harrison P, Bebbignton P. Atypical antipsychotics in the treatment of schizophrenia:systematic overview and meta-regression analysis. BMJ 2000; 321(7273):1371-6.

Gerlach J, Korsgaard S, Clemmesen P et al. The St. Hans rating scale for extrapiramidal syndromes: reliability and validity. Acta Psychiatr Scand 1993; 87:244-52.

Ginestest D, Kapsambelis V, Brion N. Neuroleptiques. In: Giroud JP, Mathé G, Meyniel G. Pharmacologie clinique: bases de la thérapeutique. Paris Expansion Scientifique Françaice, 2ème éd., 1988.

Herz MI, Marder SR. Schizophrenia. Comprehensive treatment and management. Lippincott Williams & Wilkins, Philadelphia, 2002:308.

Hirsch SR, Barnes TRE. The clinical treatment of schizophrenia with antipsychotic medication. In: Hirsch SR, Weinberger DR (eds.) Blackwell Science, Oxford: Schizophrenia, 1995.

Hodgins S. Violent behaviour among people with schizophrenia: a framework for investigations of causes, and effective treatment, and prevention. Philos Trans R Soc Lond B Biol Sci 2008; 12; 363(1503):2505-18.

Hollister LE. Antipsychotic agents & lithium. In: Katzung BG. Basic & clinical pharmacology. 5 ed. Connecticut: Appleton Lange, 1992.

Janicak PG, Davis JM, Preskorn SH, Ayd FJ Jr. Principles and practice of psychopharmacotherapy. 2 ed. Baltimore: Williams & Wilkins, 1997.

Kane JM. Pharmacologic treatment of schizophrenia. Biol Psychiatry 1999; 46:1396-408.

Karniol IG. Neurolépticos. In: Silva P. Farmacologia. 3 ed. Rio de Janeiro: Guanabara Koogan S.A., 1989.

Keshavan MS Tandon R, Boutros NN, Nasrallah HA. Schizophrenia, "just the facts": what we know in 2008. Part 3: neurobiology. Schizophr Res Dec 2008; 106(2-3):89-107.

Kety SS. The significance of genetic factors in the etiology of schizophrenia: results from the national study of adoptees in Denmark. J Psychiatr Res 1987; 21:423-9.

Lehman AF, Lieberman JA, Dixon LB et al. Practice guideline for the treatment of patients with schizophrenia, second edition. Am J Psychiatry 2004; 161(2 Suppl):1-56.

Lieberman JA, Kane JM, Johns CA. Clozapine: guidelines for clinical management. J Clin Psychiatry 1989; 50:329-38.

Lieberman JA, Mailman RB, Duncan G et al. Serotoninergic basis of antipsychotic drug effects in schizophrenia. Biol Psychiatry 1998; 44:1099-117.

Lin Pi, Mitchell BD. Approaches for unraveling the joint genetic determinants of schizophrenia and bipolar disorder. Schizophr Bull 2008; 34(4):791-7.

Lopéz FM, Bhatara VS, Alamo C. Historical approach to reserpine discovery and its introduction in psychiatry. Actas Esp Psiquiatr 2004; 32(6):387-95.

Lucca G, Romano Silva MA, Quevedo J. Intoxicação e efeitos adversos graves dos psicofármacos. In: Quevedo J, Schmitt R, Kapczinski F (eds.) Emergências psiquiátricas. 2 ed. Porto Alegre: Artmed, 2008.

Owen F, Cross AJ. Schizophrenia. In: Webster RA, Jordan CC. Neurotransmitters, drugs and diseases. Oxford: Blackwell Scientific Publications, l989.

Potkin SG, Shen Y, Zhou D et al. Does a therapeutic window for plasma haloperidol exist? Preliminary Chinese data. Psychopharmacol Bull 1985; 21:59-61.

Poyurovsk M, Pashinian A, Weizman R et al. Low-dose mirtazapine: a new option in the treatment of antipsychotic-induced akathisia. A randomized, double-blind, placebo- and propranolol-controlled trial. Biol Psychiatry 2006; 1; 59(11):1071-7.

Rang HP, Dale MM. In: Farmacologia. 7 ed., Rio de Janeiro: Guanabara Koogan, 2006.

Santos FS. Diagnóstico diferencial do delirium. In: Santos FS. Delirium: uma síndrome mental orgânica. São Paulo: Atheneu, 2008.

Santos-Jesus R, Quarantini LC; A, Miranda-Scippa AMA, De Oliveira I. Delírio de parasitose e folie à deux: relato de caso e revisão da literatura. Neurobiologia 2001; 64(3-4):103-7.

Siegfried SL, Fleischhacker W, Lieberman JA. Pharmacological treatment of schizophrenia. In: Lieberman JA, Murray RM (eds.) Comprehensive care of schizophrenia. A textbook of clinical management. London: Martin Dunitz, 2001:59-94.

Simpson GM, Yadalam K. Blood levels of neuroleptics: the state of the art. J Clin Psychiatry 1985; 46:22-8.

Simpson GM, Angus JWS. A rating scale for extrapyramidal side effects. Acta Psychiatry Scand 1970; 212:11-9.

Snyder SH. Drugs and the brain. New York: Scientific American Library, 1986.

Stahl SM. Antipsychotics agents. In: Stahl SM (ed.) Essential psychopharmacology – neuroscientific basis and practical applications. 3 ed. Cambridge University Press, 2008.

Tienari P. Interaction between genetic vulnerability and family environment: the Finnish adoptive family study of schizophrenia. Acta Psychiatr Scand 1991; 84:460-5.

Van Os J, Kapur S. Schizophrenia. Lancet 2009; 22; 374(9690):635-45.

Van Putten T, Marder SR, May PRA, Poland RE, O'Brien RP. Plasma levels of haloperidol and clinical response. Psychopharmacol Bull 1985; 21:69-72.

Wyatt RJ. Neuroleptics and the natural course of schizophrenia. Schizophr Bull 1991; 17:325-51.

Wyatt RJ. Diagnosing schizophrenia. In: Lieberman JA, Murray RM (eds.) Comprehensive care of schizophrenia. A textbook of clinical management. London: Martin Dunitz, 2001.

Antipsicóticos Atípicos

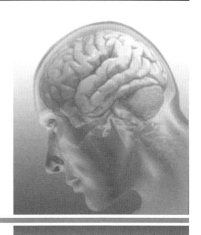

Clarissa Severino Gama • Mariana Pedrini
Ângela M. A. Miranda-Scippa • Eduardo Pondé de Sena
Irismar Reis de Oliveira • Paulo Belmonte-de-Abreu

24

INTRODUÇÃO

A introdução da clorpromazina, no início da década de 1950, representou um marco importante no tratamento de indivíduos com patologia psiquiátrica grave. Desde então, sucessivos agentes terapêuticos foram sendo introduzidos no arsenal farmacológico; primeiramente os antipsicóticos convencionais com suas diferentes estruturas químicas (fenotiazinas, butirofenonas etc.) e, mais recentemente, os chamados antipsicóticos de nova geração, também conhecidos como antipsicóticos atípicos (AA). Desde a descoberta da clorpromazina, o desenvolvimento de novos agentes terapêuticos antipsicóticos baseou-se, principalmente, em suas propriedades de bloquearem receptores dopaminérgicos do tipo D_2.

Os AA são fármacos associados a menor potencial de indução de sintomas extrapiramidais. Uma vez que esses sintomas são os mais perturbadores entre os efeitos colaterais dos antipsicóticos, o advento desses novos agentes constituiu-se em grande avanço na psicofarmacoterapia. Embora a maioria dos pacientes relate preferência pelo uso desses fármacos, deve ser lembrado que esses medicamentos estão também associados a importantes efeitos adversos. Esses agentes apresentam perfis farmacológicos próprios e efeitos adversos que podem diferir entre si (Herz & Marder, 2002).

Além de promoverem a ação antipsicótica sem produzirem, de modo significativo, sintomas extrapiramidais, outras características dos AA que estreitam a definição de atipicidade incluem: ausência de hiperprolactinemia e maior eficácia nos sintomas positivos (pelo menos no caso da clozapina), negativos e de desorganização. Em uma perspectiva farmacológica, os AA podem ser definidos como "antagonistas dopaminérgicos-serotonérgicos", "antagonistas D_2 com dissociação rápida", "agonistas parciais D_2" ou "agonistas parciais serotonérgicos" (Stahl, 2008).

Após a aprovação dos atípicos para utilização em quadros de esquizofrenia, seu uso foi ampliado, também, para o tratamento do transtorno bipolar. Inicialmente, ocorreu a aprovação da olanzapina para o tratamento da mania aguda, seguida pela risperidona, quetiapina, ziprasidona e aripiprazol. A olanzapina e o aripiprazol foram, posteriormente, aprovados para a manutenção dos pacientes com remissão do quadro de mania aguda. A quetiapina tem aprovação para o tratamento de episódios depressivos do transtorno bipolar, assim como a associação olanzapina-fluoxetina (Benazzi et al., 2009). Recentemente, o aripiprazol foi aprovado como fármaco adjuvante no tratamento agudo da depressão maior recorrente.

Com o largo uso desses fármacos, começaram a surgir evidências que apontavam para seus efeitos endócrino-metabólicos, como ganho de peso, hiperglicemia, diabetes melito e alterações do perfil lipídico (De Sena et al., 2003a). A prevalência de obesidade, por exemplo, é ainda maior em indivíduos com esquizofrenia, em relação à população geral. Além disso, os portadores de esquizofrenia apresentam risco maior de morbimortalidade em função de doenças relacionadas à obesidade (Mc-Evoy et al., 2005).

As perturbações no metabolismo da glicose e o diabetes melito que ocorrem com o uso dos atípicos associam-se ao aumento da resistência insulínica, com aumento da adiposidade visceral e diminuição da responsividade das células β-pancreáticas à glicose (Henderson & Miley, 2009). Segundo o Consenso Brasileiro sobre antipsicóticos de segunda geração e distúrbios metabólicos, na vigência de ganho de peso e/ou alterações glicêmicas/metabólicas, o psiquiatra deve ponderar adequadamente uma possível troca ou manutenção da medicação vigente, sempre levando em conta a fase de tratamento da doença e a eficácia obtida em relação aos efeitos colaterais indesejáveis (Elkis et al., 2008).

CLOZAPINA

A clozapina, um antagonista de serotonina 2A/dopamina, ou SDA, é considerada o "protótipo" dos antipsicóticos atípicos e tem um dos mais complexos perfis farmacológicos dos fármacos dessa classe. Composto heterocíclico do grupo das dibenzodiazepinas, sua meia-vida de eliminação é de 10 a 17 horas, sendo metabolizada no fígado pelas enzimas CYP1A2, CYP2D6 e CYP3A4 em norclozapina, a qual, provavelmente, tem alguma afinidade pelos receptores 5-HT_{1C}, 5-HT_2 e D_2 (Cordioli, 2005; Stahl, 2008).

Foi o primeiro antipsicótico atípico, sendo sintetizada há mais de 40 anos. Os ensaios clínicos iniciais, conduzidos na Alemanha, demonstraram que esse fármaco era efetivo no tratamento da esquizofrenia, conquanto houvesse certo ceticismo, em virtude de o medicamento contrapor-se ao conceito de que a atividade antipsicótica estaria intrinsecamente ligada à capacidade de produção de efeitos extrapiramidais (Hippius, 1999).

A clozapina é considerada o protótipo dos AA e tem a estrutura mais complexa dentre qualquer um dos antipsicóticos da nova geração. A clozapina é considerada o antipsicótico ideal quando outros dessa classe falham e é, por isso, tida como o padrão-ouro de eficácia em termos do tratamento da esquizofrenia.

A história desse agente antipsicótico é bastante interessante e ilustra como um agente altamente efetivo foi quase completamente perdido pela psiquiatria. O entusiasmo inicial com a clozapina foi enfraquecido quando se observaram os primeiros óbitos em decorrência de agranulocitose (contagem absoluta de neutrófilos abaixo de 500/mm³). Os pacientes que se beneficiaram com seu uso passaram, então, ao tratamento com outros antipsicóticos. Contudo, muitos deles tiveram seu estado clínico deteriorado com a mudança. Quando voltavam a fazer uso da clozapina com acompanhamento regular da contagem de glóbulos brancos, observava-se que a agranulocitose induzida pelo fármaco podia ser reversível (Herz & Marder, 2002; Honigfeld et al., 1998).

Um estudo multicêntrico conduzido nos EUA foi realizado para obter-se a aprovação da clozapina nos pacientes resistentes (Kane et al., 1988). Nesse estudo, que envolveu 268 pacientes esquizofrênicos gravemente doentes, com história de pobre resposta a pelo menos três antipsicóticos, os indivíduos foram randomizados para clozapina ou clorpromazina durante 6 semanas. A clozapina foi significativamente mais eficaz do que a clorpromazina em praticamente todos os aspectos da psicopatologia. Apesar da pequena duração do estudo, 30% dos pacientes refratários mostraram resposta à clozapina, comparados com apenas 4% daqueles que receberam clorpromazina. A clozapina mostrou-se útil no alívio tanto dos sintomas positivos como negativos. O estudo com esses pacientes altamente sintomáticos e sem benefício com qualquer terapêutica anterior demonstrou que a clozapina apresentava ampla eficácia para sintomas positivos, negativos, ansiosos e depressivos, sem produzir efeitos extrapiramidais.

Outros estudos com duração maior de observação confirmaram a superioridade terapêutica da clozapina (Kane et al., 2001; Pickar et al., 1992). Uma metanálise demonstrou que a clozapina é mais efetiva do que a terapêutica antipsicótica convencional (Wahlbeck et al., 1999).

Outros estudos sugerem diferentes vantagens da clozapina. Um estudo de pacientes em hospitais estaduais de Connecticut concluiu que os pacientes que obtinham alta hospitalar em uso de clozapina tinham maior probabilidade de permanecer fora do hospital (Essock et al., 2000). Rosenheck et al. (1997) também demonstraram que pacientes em tratamento com clozapina tinham menor risco de hospitalização e melhor qualidade de vida.

A clozapina pode ocasionar, em alguns pacientes, um verdadeiro "renascimento", caracterizado como um nível normal de funcionamento cognitivo, interpessoal e vocacional e não apenas melhora de sintomas positivos. Infelizmente, a magnitude do efeito terapêutico é alcançada por poucos pacientes. Além disso, a clozapina é tida como o único antipsicótico com a característica bem documentada de redução do risco de suicídio na esquizofrenia. Pode ser especialmente útil em reduzir a violência e o comportamento agressivo, assim como pode reduzir a gravidade da discinesia tardia vista em pacientes após longo período de tratamento com antipsicóticos clássicos ou típicos (AT).

Cerca de 30% dos pacientes resistentes ao tratamento não respondem completamente à clozapina, sendo denominados portadores de esquizofrenia ultrarrefratária (Henna & Elkis, 2007). A polifarmácia é amplamente utilizada nesse subgrupo de pacientes, embora poucos estudos evidenciem alguma terapia adjuvante efetiva para essa população. Recente ensaio clínico (De Lucena et al., 2009) demonstrou que a associação da memantina como terapia adjuvante à clozapina promove melhora dos sintomas negativos e positivos nesse subgrupo de pacientes esquizofrênicos. Uma metanálise mostrou que o acréscimo de lamotrigina pode ser um tratamento efetivo para esquizofrênicos resistentes à clozapina, apresentando melhora significativa dos sintomas positivos e negativos, em relação ao placebo (Tiihonen et al., 2009). Estudos randomizados com pacientes esquizofrênicos refratários mostraram que o uso de alopurinol como terapia adjuvante pode ser efetivo e bem tolerado para esse grupo de pacientes (Brunstein et al., 2005; Dickerson et al., 2009).

Em virtude de seus efeitos sedativos e hipotensores, a clozapina é iniciada com 25mg/dia em doses divididas, e aumentos em torno de 25 a 50mg são feitos a cada 2 dias, conforme tolerado. A faixa terapêutica varia de 100 a 900mg/dia.

A resposta à clozapina, nos pacientes resistentes aos AT, pode não ser evidente até depois de 6 meses ou mesmo por períodos mais longos. Aproximadamente 30% desses pacientes respondem em 6 semanas e outros 30% respondem mais lentamente.

A maior parte dos casos de neutropenia ou agranulocitose ocorre nas primeiras semanas de tratamento com a clozapina. Por esse motivo, exige-se, no nosso meio, a realização de hemogramas semanais nas primeiras 18 semanas de tratamento, passando, então, a ser mensais por tempo indeterminado.

Quando o número total de leucócitos cai para 3.000/mm^3 ou o de neutrófilos para 1.500/mm^3, a clozapina deve ser interrompida. A agranulocitose costuma ser reversível, quando detectada precocemente. Nesse caso, leucogramas com contagem diferencial devem ser feitos, sendo necessárias cerca de 2 a 3 semanas para o exame voltar ao normal.

A clozapina pode diminuir o limiar de convulsões, especialmente nas doses que ultrapassam 600mg/dia. O tratamento das convulsões envolve a redução da dose (a interrupção do tratamento raramente é necessária) e o tratamento farmacológico com anticonvulsivantes. Nesse caso, a carbamazepina deve ser evitada, por provocar supressão da medula óssea. Indica-se o uso do ácido valproico.

Entre os efeitos colaterais cardiovasculares, a clozapina pode provocar taquicardia, hipotensão ortostática e distúrbios de condução. A hipotensão, quando ocorre, é mais frequentemente observada nas 2 primeiras semanas de tratamento. A hipersalivação, observada em cerca de 30% dos pacientes, costuma responder à redução da dose ou ao tratamento com anticolinérgicos. Outro efeito adverso comum é o ganho de peso. Este pode alcançar, em média, 6kg ou 9% do peso corpóreo em 16 semanas. A magnitude do ganho de peso correlaciona-se positivamente com a resposta clínica.

A clozapina permanece como o atípico de referência, porém com uso limitado aos casos refratários de esquizofrenia, aos pacientes com sintomas extrapiramidais de difícil controle e àqueles portadores de discinesia tardia.

RISPERIDONA

A risperidona é um derivado dos benzisoxazoles, com estrutura química diferente dos demais antipsicóticos. É um potente bloqueador dos receptores serotonérgicos, que podem estar envolvidos nos sintomas negativos da esquizofrenia. Bloqueia também os receptores dopaminérgicos do tipo D_2 em menor grau do que o haloperidol. O bloqueio D_2 ocorre, preferencialmente, na via mesolímbica, sendo menor que o bloqueio 5-HT$_2$. Bloqueia ainda outros receptores dopaminérgicos ($D_4 > D_1 > D_3$), os receptores adrenérgicos α_1 e α_2 e os receptores histaminérgicos (Cordioli, 2005).

É extensamente metabolizada no fígado pela enzima CYP2D6. O metabólito da risperidona é a paliperidona, ela própria aprovada recentemente como um novo antipsicótico atípico. A paliperidona, por sua vez, não é metabolizada pela 2D$_6$, não é substrato de 2D$_6$ e não é afetada por alterações na atividade dela, ao contrário de sua precursora risperidona (Stahl, 2008). A risperidona e seu metabólito ativo são excretados, principalmente, por via renal (Cordioli, 2005). Vários antidepressivos são inibidores de 2D$_6$ e podem, portanto, aumentar os níveis da risperidona, o que altera seu equilíbrio em direção oposta à formação do metabólito ativo paliperidona, o que pode potencialmente aumentar os sintomas extrapiramidais (SEP) (Stahl, 2008).

Apresenta propriedades atípicas, especialmente em doses mais baixas, mas pode se tornar mais "convencional" em doses altas, porque os SEP podem ocorrer se a dose for alta demais. A risperidona tem, portanto, usos preferenciais não apenas na esquizofrenia e na mania bipolar em doses moderadas, como também para uso "fora da bula", em condições em que doses baixas de antipsicóticos convencionais foram usadas em épocas anteriores, como em crianças e adolescentes com transtornos psicóticos e em pacientes idosos apresentando psicose, agitação e distúrbios de comportamento em associação à demência. A risperidona é o único medicamento com uso pediátrico aprovado: tratamento da irritabilidade associada ao transtorno autístico em crianças e adolescentes (idade de 5 a 16 anos), transtorno bipolar (idade de 10 a 17 anos) e esquizofrenia (idade de 13 a 17 anos). Por outro lado, nenhum antipsicótico foi aprovado para psicoses associadas à demência, embora haja um significativo uso "fora da bula" dos antipsicóticos em geral e da risperidona em particular na psicose e na agitação associada à demência (Stahl, 2008).

A risperidona foi o primeiro AA introduzido no mercado que não apresentava a mielotoxicidade observada com a clozapina. Os estudos iniciais com o fármaco foram realizados no Canadá (Chouinard et al., 1993) e nos EUA (Marder & Meibach, 1994), com resultados semelhantes. Nesses estudos, a dose mais efetiva de risperidona foi de 6mg/dia. Os resultados desses ensaios foram combinados e reanalisados em outra publicação (Marder et al., 1997). Utilizando-se análise fatorial, cinco dimensões psicopatológicas foram identificadas: sintomas positivos, sintomas negativos, sintomas desorganizados, ansiedade/depressão e agitação/excitação. A risperidona foi mais eficaz do que o haloperidol em todas as cinco dimensões com grandes diferenças nos itens relacionados a sintomas negativos, hostilidade/excitação e ansiedade/depressão.

Outro estudo clínico sustenta a efetividade da risperidona no tratamento da esquizofrenia. Em um ensaio clínico multinacional, envolvendo países da Europa, América do Sul, Ásia e África do Sul, os pacientes esquizofrênicos foram distribuídos randomicamente para a comparação duplo-cega entre haloperidol 10mg/dia ou risperidona nas doses de 1, 4, 8, 12 ou 16mg/dia. Nesse estudo, as doses de 4 e 8mg foram as mais efetivas (Peuskens, 1995).

A eficácia em longo prazo da risperidona no tratamento da esquizofrenia é bem sustentada. Um estudo duplo-cego, randomizado, comparando haloperidol com risperidona no seguimento de 1 ano, referiu risco de recaída menor com o AA (34%), em comparação com o fármaco convencional (60%) (Csernansky et al., 2002). Outro estudo de 12 meses, envolvendo indivíduos com esquizofrenia crônica, demonstrou melhor ação da risperidona (taxa de resposta de 30%) em comparação a AT (taxa de resposta de 15%) (Bouchard et al., 2000). Em nosso meio, um estudo randomizado com duração de 1 ano, comparando taxas de re-hospitalização e o tempo para a recaída entre pacientes esquizofrênicos tratados com risperidona ou haloperidol, demonstrou que a proporção de pacientes que recaíram foi similar em ambos os grupos, contudo, o tempo para a recaída foi mais curto naqueles tratados com haloperidol (De Sena et al., 2003b).

Uma metanálise conduzida por nosso grupo (De-Oliveira et al., 1996) demonstrou que a risperidona pode ser tão ou mais eficaz e apresentar menos efeitos extrapiramidais do que o haloperidol (10 a 20mg/dia), desde que administrada nas doses entre 4 e 6mg/dia. De fato, a risperidona produz menos efeitos extrapiramidais do que o haloperidol, quando administrada em doses inferiores a 8mg/dia. Há indícios de que essa vantagem possa ser perdida com doses maiores. Alguns outros efeitos colaterais comuns à risperidona são: insônia, agitação, sedação, tontura, rinite, hipotensão, ganho de peso e distúrbios menstruais. Galactorreia pode estar presente. Há relatos de síndrome neuroléptica maligna.

Embora o rótulo da risperidona sugira começar com 1mg duas vezes ao dia, aumentando-se no segundo dia para 2mg duas vezes ao dia e, no terceiro dia, alcançando-se 3mg duas vezes ao dia, a experiência clínica posterior indicou que uma titulação mais vagarosa pode ser mais desejável. Além disso, existe uma tendência para o uso de doses menores do fármaco do que as utilizadas quando de seu lançamento no mercado.

Risperidona injetável de ação prolongada

A risperidona foi o primeiro antipsicótico atípico disponível na formulação intramuscular (IM) de depósito. Em dois estudos de 12 semanas, randomizados e duplo-cegos de pacientes com esquizofrenia, o uso de 25 a 50mg IM a cada 2 semanas mostrou-se superior em eficácia ao placebo e com eficácia comparável à risperidona oral de 2 a 6mg/dia. Essa formulação assegura menos recaídas nos pacientes com baixa adesão ao tratamento e menor incidência de efeitos colaterais extrapiramidais, além de causar menos flutuações dos níveis plasmáticos do que o agente oral, proporcionando, assim, nova opção no tratamento de pacientes com esquizofrenia. Vários estudos clínicos, de curto e longo prazo, demonstraram a eficácia e a tolerabilidade da risperidona de ação prolongada no tratamento da esquizofrenia (Chue & Emsley, 2007; Parellada, 2006).

A risperidona de ação prolongada é constituída de uma suspensão aquosa de microesferas (obtida após reconstituição por meio de veículo aquoso), sendo cada uma das microesferas composta, por sua vez, por uma matriz de risperidona e um copolímero cuja base é de carboidratos biodegradáveis. As microesferas são gradualmente hidrolisadas no local da injeção, provendo liberação contínua e previsível do antipsicótico (Harrison & Goa, 2004).

Um estudo de 12 semanas, comparando a risperidona injetável de longa ação (25, 50 ou 75mg a cada 2 semanas) com injeção de placebo, demonstrou a eficácia e a tolerabilidade desse primeiro antipsicótico atípico injetável de depósito (Kane et al., 2003).

Um grande problema no manejo clínico da esquizofrenia diz respeito à adesão ao tratamento. Em estudo realizado em nosso meio por Rosa et al. (2005), observou-se que, após 1 ano, 50% dos pacientes haviam abandonado o tratamento. Entre as várias estratégias utilizadas para melhorar a adesão ao tratamento da esquizofrenia, o uso de AT de ação prolongada, como o haloperidol decanoato, a pipotiazina, o zuclopentixol e o penfluridol, representa uma importante opção terapêutica desde a década de 1960. Esses fármacos promovem a manutenção de níveis plasmáticos estáveis de antipsicóticos, melhorando a adesão e prevenindo recaídas. De fato, a prevenção de recaídas representa uma das principais metas no tratamento da esquizofrenia e, por isso, é considerada uma das mais importantes medidas de desfecho utilizadas para avaliação da efetividade de um antipsicótico (Elkis & Louzã, 2007). A eficácia na manutenção da estabilidade do indivíduo com esquizofrenia é um critério importante que as agências reguladoras exigem para a aprovação de novos antipsicóticos.

Um estudo com tomografia por emissão de pósitrons (PET) em pacientes estabilizados com risperidona de ação prolongada demonstrou que as doses de 25 a 50mg, aplicadas quinzenalmente, apresentavam uma taxa de ocupação de receptores D_2 entre 54% e 74,4%, considerada a faixa ideal de eficácia terapêutica com menor risco de SEP. Já as doses de 75mg atingiram uma taxa de ocupação de 81,5%, aumentando a possibilidade de efeitos extrapiramidais (Remington et al., 2006). A faixa de dose mais indicada para a risperidona de longa ação está entre 25 e 50mg, sendo administrada via IM e quinzenalmente.

Com relação à equivalência à risperidona oral, 25, 37,5 e 50mg de risperidona de ação prolongada correspondem, aproximadamente, a 2, 4 e 6mg diários da medicação oral, respectivamente. Vale ressaltar que menos de 1% da dose da formulação de ação prolongada é liberado no início do tratamento, na primeira aplicação da injeção. Somente na terceira semana há uma liberação significativa do medicamento, e seus níveis são mantidos até a quarta ou sexta semana (Harrison & Goa, 2004). Em razão desse intervalo entre a primeira aplicação e o início da liberação do medicamento, é necessário, nas primeiras 3 semanas de tratamento, manter a risperidona oral, ou outro antipsicótico que o paciente esteja tomando, que será progressivamente diminuída e completamente retirada após as injeções subsequentes.

Lasser et al. (2005) aplicaram o conceito de "remissão" em esquizofrenia proposto por Andreasen et al. (2005) a uma amostra de pacientes com esquizofrenia, acompanhados por 1 ano, em um estudo aberto multicêntrico europeu (Fleischhacker et al., 2003). Esse critério de remissão exige que alguns sintomas da *Positive and Negative Syndrome Scale* (PANSS) sejam avaliados, no máximo, como "leves" durante 6 meses. Dos 578 incluídos e considerados clinicamente "estáveis", 68,2% não preenchiam os critérios de remissão no início do estudo. Durante o tratamento com risperidona de ação prolongada, 20,8% deles atingiram a remissão, com redução significativa dos sintomas médicos pela PANSS. Dos 31,8% pacientes que preenchiam os critérios de remissão no início do tratamento, 84,8% permaneceram em remissão durante todo o estudo. Os autores concluem que mesmo pacientes estáveis podem obter um grau de melhora, atingindo uma "remissão" sintomática, o que poderia ser um importante passo para facilitar sua reabilitação funcional.

Quanto à segurança e à tolerabilidade, a risperidona de ação prolongada apresenta baixa propensão para ganho de peso (1 a 2kg) ou para alterações metabólicas. Há um aumento discreto de prolactina, porém em níveis menores do que nas doses equivalentes de risperidona oral (Moller, 2006).

Em recente publicação de diretrizes para manejo do transtorno bipolar do humor, novos dados sugerem o uso da risperidona injetável de ação prolongada em monoterapia e como terapia adjuvante para a prevenção de episódios de transtornos do humor. Além disso, estudos prévios já haviam aprovado a risperidona no tratamento da mania aguda (Yatham et al., 2009).

OLANZAPINA

A olanzapina pertence à classe dos tienobenzodiazepínicos. Liga-se intensamente a proteínas plasmáticas, sendo excretada por via renal. Apresenta ação bloqueadora dopaminérgica não seletiva (em termos de subtipos), bloqueando receptores D_1 a D_4 e sendo bem menos potente do que o haloperidol em bloquear D_2. Parece ter uma seletividade para o bloqueio dos receptores dopaminérgicos situados na região mesolímbica. Além disso, bloqueia também receptores serotonérgicos, colinérgicos, α_1-adrenérgicos e histaminérgicos. O bloqueio serotonérgico é maior que o dopaminérgico (Cordioli, 2005). Embora tenha uma estrutura química relacionada àquela da clozapina e também seja um SDA, a olanzapina é mais potente do que a clozapina e tem algumas características farmacológicas e clínicas diferenciadoras. A olanzapina é atípica por geralmente não causar SEP, não apenas em doses antipsicóticas moderadas, como também, habitualmente, em doses mais altas. Não apresenta as propriedades sedativas extremas de clozapina, mas pode ser um pouco mais sedativa em alguns pacientes, por ter efetivamente propriedades antagonistas em receptores muscarínicos M_1, histamínicos H_1 e α_1-adrenérgicos. A olanzapina raramente eleva os níveis de prolactina. Ela se associa consistentemente ao ganho de peso, talvez em virtude de suas propriedades anti-histamínicas e antagonistas $5-HT_{2C}$. Ela se situa entre os antipsicóticos com os maiores riscos cardiometabólicos conhecidos, por aumentar robustamente os níveis de triglicerídeos em jejum e aumentar a resistência à insulina por um mecanismo farmacológico não conhecido. Também se associa, em raras ocasiões, a uma síndrome hiperosmolar hiperglicêmica/cetoacidose diabética súbita, com risco de vida para o paciente, possivelmente com o antagonismo colinérgico M_3 sendo um fator.

A olanzapina é metabolizada no fígado pelas enzimas CYP1A2 e CYP2D6. Quando o paciente faz uso de um indutor de 1A2 concomitantemente à olanzapina, seus níveis podem baixar. Isso acontece em pacientes tabagistas, porque o fumo induz 1A2 e baixa os níveis de olanzapina, assim como o da clozapina. Assim, os fumantes podem necessitar de doses mais altas desses AA do que os não fumantes (Stahl, 2008).

Em grande ensaio clínico internacional (Tollefson et al., 1997), que comparou pacientes em uso de olanzapina *versus* haloperidol, observou-se vantagem da olanzapina na melhora dos sintomas da psicopatologia, medidos pela *Brief Psychiatric Rating Scale* (BPRS). Nesse estudo, envolvendo 1.996 pacientes, a olanzapina mostrou-se superior ao haloperidol também em relação aos sintomas negativos, medidos pela PANSS, e em relação aos sintomas depressivos avaliados pela *Montgomery-Asberg Depression Rating Scale* (MADRS). Não houve diferenças em relação aos sintomas positivos.

O tratamento em curto prazo com a olanzapina é caracterizado por perfil favorável de efeitos colaterais. No estudo de Beasley et al., (1996), os efeitos mais comuns relatados com essa substância foram: sonolência (39% *versus* 16% com placebo), tontura (17% *versus* 3% com placebo) e constipação intestinal (15% *versus* 0% com placebo). Apenas 5,8% dos pacientes que receberam as doses mais altas de olanzapina interromperam o tratamento em razão dos efeitos adversos (em comparação a 10,3% dos que utilizaram placebo).

Existem, também, evidências de que a olanzapina possa ser eficaz na melhora dos distúrbios cognitivos na esquizofrenia. Um estudo revelou que o tratamento com olanzapina melhorou vários domínios do funcionamento cognitivo, incluindo memória, atenção, habilidades motoras e funções executivas (Purdon et al., 2000).

Os resultados da metanálise realizada por nosso grupo (Lima et al., 1999) sugeriram que, nas doses diárias de 7,5 a 20mg, a olanzapina parece tão ou mais efetiva como antipsicótico que o haloperidol, nas 6 primeiras semanas de tratamento. Em doses menores do que 7,5mg/dia, o haloperidol tendeu a ser superior. Observou-se, ainda, maior segurança da olanzapina ante o haloperidol, uma vez que houve significativamente menos interrupção prematura do tratamento em virtude dos efeitos adversos com a primeira. Além disso, os pacientes tratados com olanzapina precisaram de muito menos medicações anticolinérgicas, sugerindo, então, que esta produziu significativamente menos SEP.

Um estudo conduzido também em nosso meio (Silva de Lima et al., 2005) investigou a efetividade da olanzapina no tratamento de indivíduos com esquizofrenia em três localidades brasileiras (Anna Rech, Goiânia e Salvador). Esse estudo multicêntrico, naturalístico, randomizado e controlado comparou olanzapina com AT em pacientes hospitalizados que foram posteriormente seguidos por 9 meses. Cento e noventa e sete pacientes com esquizofrenia (DSM-IV) foram alocados para olanzapina (n = 104) e AT (n = 93). Pacientes no grupo da olanzapina apresentaram melhor resposta nas subescalas negativa (diferença média = 2,3, IC 95% = 0,6 a 4,1) e na de psicopatologia geral (diferença média = 4,0, IC 95% = 0,8 a 7,2) da PANSS. Pacientes no grupo da olanzapina também apresentaram maior benefício na medida da qualidade de vida (SF-36) nos parâmetros capacidade funcional (diferença média = 6,6, IC 95% = 1,2 a 11,9) aspectos físicos (diferença média = 13,7, IC 95% = 3,0 a 24,3) e aspectos emocionais (diferença média = 12,1, IC 95% = 0,7 a 23,5). Embora a olanzapina apresentasse menor incidência de discinesia tardia (RR = 2,4, IC 95% = 1,4 a 4,2), houve maior aumento do índice de massa corpórea (IMC) em relação aos AT (aumento final de 28,7 *vs.* 25,3, p < 0,001). A conclusão desse estudo naturalístico foi de que a olanzapina, comparada aos AT, apresenta vantagens na melhora de sintomas negativos e da qualidade de vida e menor incidência de discinesia tardia, apesar do maior aumento do IMC.

A olanzapina foi aprovada pelo órgão americano Food and Drug Administration (FDA), em 2003, para a prevenção de recaídas de pacientes com transtorno bipolar, nos quais o episódio maníaco agudo tivesse respondido ao tratamento com esse mesmo medicamento.

Mais recentemente, uma metanálise revisou a efetividade e a tolerabilidade da olanzapina na prevenção da recorrência de episódios de humor no transtorno bipolar. Foram incluídos somente ensaios clínicos randomizados controlados, comparando olanzapina com placebo ou outro medicamento ativo para tratamento de longo prazo. Foi concluído que a olanzapina pode prevenir futuros episódios maníacos somente em pacientes que responderam à olanzapina no episódio agudo de mania ou misto e naqueles que não tiveram uma resposta satisfatória ao lítio ou ao valproato previamente (Cipriani et al., 2009).

Em recente atualização de diretrizes para o manejo do transtorno bipolar, a olanzapina, associada à fluoxetina, um inibidor seletivo da recaptação da serotonina, permanece como uma das opções de primeira linha para o tratamento da depressão bipolar. Com relação ao tratamento da mania aguda e à manutenção do tratamento desse transtorno, a olanzapina também continua sendo uma das opções de primeira linha (Yathan et al., 2009).

Olanzapina injetável de ação prolongada

A eficácia da olanzapina injetável *depot* tem sido comparada à da olanzapina oral ou as do placebo em vários estudos (Beasley et al., 1996; Mamo et al., 2008), porém tem provocado preocupação sua injeção intravascular, que ocorreu inadvertidamente em inúmeros pacientes, levando a sedação excessiva, confusão, tontura e alteração da linguagem. As doses indicadas da olanzapina *depot* (150 a 300mg) equivalem a doses da formulação oral entre 10 e 20mg/dia (Bishara & Taylor, 2008). Dois ensaios clínicos, randomizados, duplo-cegos, conduzidos com a olanzapina *depot*, demonstraram sua eficácia no tratamento agudo da esquizofrenia e na manutenção da resposta antipsicótica. Sua tolerabilidade é similar à da formulação oral; porém, a *depot* tem o risco de sedação e *delirium* pós-injeção, que se parece com uma *overdose* de olanzapina oral e pode ocorrer em 0,07% das injeções, necessitando que o paciente seja observado por 3 horas após a injeção. Atualmente, não há estudos que tenham comparado diretamente a olanzapina *depot* com outro antipsicótico, além da olanzapina oral (Citrome, 2009).

Olanzapina injetável de ação rápida

A olanzapina, um dos primeiros AA disponíveis para administração intramuscular (IM), está associada com início de ação mais rápido e perfil de efeitos adversos mais favorável do que a monoterapia com haloperidol IM (Bartkó, 2006). Poucos estudos compararam a efetividade e a tolerabilidade da olanzapina IM com outro antipsicótico IM para o tratamento de pacientes agitados com mania aguda ou esquizofrenia (Chandrasena et al., 2009).

Um ensaio observacional multicêntrico que comparou a efetividade da olanzapina IM com outro antipsicótico IM mostrou que os pacientes que usaram olanzapina tiveram escores da PANSS levemente reduzidos (Castle et al., 2009). Outro estudo observacional sobre a efetividade da olanzapina IM em pacientes agitados com esquizofrenia ou mania mostrou que pacientes severamente agitados responderam rapidamente (2 horas após a injeção de olanzapina, dose média = 9,9 mg) após a administração de uma única dose, com leve sedação e sem ocorrência de efeitos adversos graves. Noventa por cento dos pacientes receberam somente uma injeção nas primeiras 24 horas (Centorrino et al., 2007).

QUETIAPINA

A quetiapina é um derivado da dibenzotiazepina, com baixa a moderada afinidade por receptores $5-HT_{1A}$ e $5HT_{2A}$, moderada a alta afinidade pelos receptores α_1, α_2 e H_1 e fraca afinidade pelos receptores D_1 e D_2. Isso pode explicar sua baixa propensão para provocar SEP. Uma característica interessante da quetiapina é ter a mais baixa taxa de ocupação de D_2 após 12 horas de uma dose do que qualquer outro antipsicótico, incluindo a clozapina. Contudo, existe aumento transitório na ocupação de 60% desses receptores 2 a 3 horas após uma dose. Isso sugere que mesmo ocupações transitórias do receptor D_2 sejam suficientes para determinar a resposta antipsicótica (Kapur et al., 2000).

A quetiapina é metabolizada pela enzima CYP3A4. Diversos agentes psicotrópicos são inibidores fracos dessa enzima, incluindo os antidepressivos fluvoxamina, nefazodona e o metabólito ativo da fluoxetina, a norfluoxetina. Vários fármacos não psicotrópicos são inibidores potentes de 3A4, incluindo cetoconazol (antifúngico), inibidores da protease (para AIDS/HIV) e eritromicina (antibiótico). No caso de AA que sejam substratos de 3A4, como a quetiapina, a implicação clínica é de que a administração concomitante com um inibidor de 3A4 pode tornar necessária a redução da dose do atípico (Stahl, 2008). Menos de 5% da dose administrada via oral é excretada inalterada. A excreção ocorre por vias renal (73%) e fecal (21%) (Cordioli, 2005).

Alguns estudos demonstraram a eficácia clínica da quetiapina no tratamento da esquizofrenia. Entre eles, Small et al. (1997) compararam baixa dose de quetiapina (até 250mg/dia) com dose maior (até 750mg/dia) e placebo. As doses mais altas foram mais efetivas do que placebo em todos os escores da BPRS, bem como mais efetivas nos sintomas negativos, medidos pela SANS.

Em outro ensaio clínico (Arvanitis & Miller, 1997), cinco grupos utilizando doses diferentes de quetiapina (75, 150, 300, 600 e 750mg diariamente), 12mg de haloperidol e placebo foram comparados em 361 pacientes. Os achados desse estudo indicaram que a quetiapina é mais eficaz do que placebo na faixa de 150 a 800mg, diariamente, sendo a dose mais efetiva a de 300mg/dia. Entretanto, a experiência clínica tem mostrado que as doses mais efetivas são maiores (acima de 500mg/dia) (Herz & Marder, 2002).

A quetiapina tem eficácia e tolerabilidade bem estabelecidas no tratamento da fase aguda e de manutenção da esquizofrenia. Sua fórmula de liberação lenta (quetiapina XRO) foi desenvolvida para proporcionar maiores conveniência e aderência aos pacientes esquizofrênicos. Em vários ensaios clínicos, a quetiapina XRO 400 a 800mg, uma vez ao dia, via oral, foi efetiva na esquizofrenia aguda e na manutenção do tratamento, prevenindo recaídas em pacientes com doença estável (Ganesan et al., 2008; Kahn et al., 2007; Peuskens et al., 2007). Os principais efeitos adversos foram boca seca e sonolência. Entre os efeitos extrapiramidais, os mais comuns são acatisia e tremor (Baldwin & Scott, 2009; Kahn et al., 2007).

A quetiapina é aprovada pelo FDA para tratamento da esquizofrenia e para episódios agudos de mania e depressão em pacientes com transtorno bipolar (Kuehn, 2009). Mais ainda, em recente atualização de diretrizes para o manejo do transtorno bipolar, a quetiapina foi também recomendada como monoterapia no tratamento da depressão bipolar, além de ser indicada em monoterapia e como adjuvante na prevenção de episódios maníacos e depressivos (Yatham et al., 2009).

Mais recentemente, em revisão da literatura a respeito do tratamento da depressão bipolar, a quetiapina é citada como tendo eficácia similar à da olanzapina para episódios agudos da doença (Bogart & Chavez, 2009; Malhi et al., 2009). Vale ressaltar também que um ensaio clínico realizado para avaliar a efetividade da quetiapina na depressão bipolar, comparada com placebo, mostrou que os pacientes tratados com quetiapina (300 ou 600mg/dia) apresentaram melhora na qualidade de vida, no sono e no funcionamento global (Endicott et al., 2008).

ZIPRASIDONA

A ziprasidona apresenta estrutura química não relacionada aos antipsicóticos disponíveis. Tem perfil único de ligação aos receptores, exibindo afinidade muito maior pelo receptor $5-HT_{2A}$ do que pelo receptor D_2. Por meio da PET, observou-se que o bloqueio desses receptores, 12 horas após a administração de dose única de 40mg, foi maior do que 80% para o receptor $5-HT_{2A}$ e maior do que 50% para o receptor D_2. Sugere-se que sua atividade antipsicótica seja mediada, em parte, pela combinação de atividades antagonistas. É ainda potente agonista do $5-HT_{1A}$ e potente antagonista dos receptores $5-HT_{1D}$ e $5-HT_{2C}$, apresentando afinidade desprezível pelos receptores muscarínicos M_1 e moderada pelos receptores adrenérgicos α_1 e histaminérgicos H_1.

A ziprasidona tem afinidade pelos transportadores neuronais de serotonina e de noradrenalina, inibindo moderadamente a recaptação desses neurotransmissores. Seu perfil de ligação aos receptores a diferencia dos antipsicóticos convencionais e dos demais atípicos e prediz sua ação no tratamento de sintomas positivos, negativos e do humor na esquizofrenia, além da baixa probabilidade de causar sintomas extrapiramidais.

A ziprasidona é amplamente metabolizada pelo fígado; após administração oral, apenas uma pequena quantidade (inferior a 1%) é excretada na urina como fármaco inalterado. A metabolização ocorre pelo citocromo P450 3A4. Aproximadamente 20% da dose é excretada na urina e 60%, nas fezes (Cordioli, 2005; Stahl, 2008).

Vários estudos clínicos revelaram a eficácia da ziprasidona como agente antipsicótico. Um estudo com doses de 4, 10, 40 e 160mg/dia de ziprasidona, comparadas a 15mg de haloperidol, demonstrou que a dose de 160mg/dia era a mais efetiva. Essa dose também apresentou menos efeitos extrapiramidais do que o haloperidol (Goff et al., 1998). Um estudo posterior (Keck et al., 1998) comparou doses de 40 e 120mg/dia com placebo. Nesse estudo, a dose de 120mg/dia foi efetiva e a dose de 40mg/dia foi comparável a placebo em algumas medidas. Daniel et al. (1999) compararam 80 e 160mg/dia de ziprasidona com placebo, em estudo multicêntrico de pacientes esquizofrênicos e esquizoafetivos com exacerbação aguda da psicose. Ambas as doses foram superiores ao placebo. Com base nos resultados desses estudos, sugere-se a dose ideal da ziprasidona entre 80 e 160mg/dia.

A ziprasidona foi avaliada em ensaio clínico duplo-cego de 28 semanas de duração em indivíduos com esquizofrenia crônica (Hirsch et al., 2002). Nesse estudo, que comparou a ziprasidona, 80 a 160mg/dia (n = 148), com haloperidol, 5 a 15mg/dia (n = 153), conquanto houvesse melhora nos dois grupos, observou-se um número significativamente maior de pacientes que melhoraram dos sintomas negativos no grupo da ziprasidona (48%) do que no grupo tratado com haloperidol (33%).

Uma recente revisão de ensaios clínicos, randomizados e controlados no tratamento da esquizofrenia demonstrou que a ziprasidona foi menos eficaz do que a amisulprida, a olanzapina e a risperidona, não houve diferença significativa na tolerabilidade entre ziprasidona, amisulprida e clozapina e a ziprasidona produziu menos ganho de peso do que a olanzapina, a quetiapina e a risperidona, o que está associado com menos aumento do colesterol em relação aos outros antipsicóticos anteriormente citados. Além disso, a ziprasidona produziu levemente mais efeitos colaterais extrapiramidais do que olanzapina e mais aumento de prolactina do que a quetiapina, porém menos transtornos do movimento e menos aumento de prolactina do que a risperidona. Sendo assim, a principal vantagem da ziprasidona é sua menor propensão à indução do ganho de peso e aos efeitos adversos associados a ele (Cochrane, 2009).

Um estudo multicêntrico, controlado, duplo-cego, randomizado, de 8 semanas com 66 pacientes esquizofrênicos, esquizoafetivos ou portadores de transtorno esquizofreniforme, em fase aguda do tratamento, comparou a eficácia da ziprasidona (80 a 160mg/dia) com a olanzapina (10 a 20mg/dia), usando as escalas PANSS, *Clinical Global Impression* (CGI), *Calgary Depression Scale for Schizophrenia* (CDSS) e *Heinrich Quality of Life Scale* (HQLS) e medidas de tolerabilidade. Os dois fármacos mostraram a mesma eficácia mensurada pelas escalas, porém o ganho de peso foi significativamente maior no grupo que usou olanzapina. Além disso, a ziprasidona foi associada à diminuição dos índices de triglicerídeos, colesterol e transaminases, enquanto esses parâmetros apresentaram aumento no grupo da olanzapina. Não ocorreu diferença significativa nos níveis de glicemia de jejum e prolactina nem efeitos adversos cardíacos ou sexuais. Os pacientes que usaram ziprasidona tiveram de fazer uso de biperideno com mais frequência em razão dos efeitos adversos extrapiramidais (Grootens et al., 2009).

Outro ensaio clínico, randomizado, duplo-cego, de 18 semanas, avaliou a ziprasidona como alternativa à clozapina em pacientes esquizofrênicos refratários e mostrou redução dos sintomas de base mediante a diminuição do escore total da PANSS em ambos os grupos de pacientes, além de segurança e tolerabilidade em geral similares. Houve diferença na comparação do perfil metabólico, que foi mais favorável no grupo da ziprasidona, o que pode representar um valor agregado a esse medicamento, servindo para guiar os clínicos, pelo menos, nos casos daqueles pacientes com alto risco de desordens metabólicas (Sacchetti et. al., 2009).

Em atualização das diretrizes para o manejo do transtorno bipolar, novos dados indicam o uso da ziprasidona como terapia adjuvante para a prevenção de eventos de humor (Yatham et al., 2009).

Os efeitos colaterais mais frequentemente associados à sua administração são: sonolência, obstipação, náuseas e astenia. Ao contrário de outros antipsicóticos, inclusive atípicos (clozapina, olanzapina, quetiapina e risperidona), a incidência de ganho de peso é muito baixa. Além disso, a ziprasidona parece não determinar alterações metabólicas como relatado anteriormente (Sacchetti et. al., 2009)

A propensão de os antipsicóticos causarem prolongamento da condução cardíaca (medida pelo intervalo QTc do ECG) teve atenção renovada com o lançamento da ziprasidona. Esse efeito, contudo, não é exclusivo da ziprasidona, ocorrendo com antidepressivos tricíclicos, antipsicóticos de baixa potência, pimozida e, também, com outros atípicos. Um estudo conduzido pelo laboratório Pfizer para responder às preocupações do FDA com o fato demonstrou que as maiores médias de prolongamento de intervalo QTc ocorreram com a tioridazina (35,6ms), seguida pela ziprasidona (20,3ms), quetiapina (14,5ms), risperidona (11,6ms), olanzapina (6,8ms) e haloperidol (4,7ms).

A ziprasidona foi o primeiro atípico disponível para administração parenteral, indicada em pacientes com quadros de agitação psicótica aguda. Possui rápido início de ação e efeito calmante, mas sem sedação profunda, associado a baixo risco de aparecimento de SEP. A dose inicial recomendada é de 10 a 20mg/dia, utilizando-se, quando necessário, doses maiores, de até 40mg/dia, embora o uso por mais de 3 dias consecutivos não tenha sido estudado. A transição para via oral é bem tolerada.

ARIPIPRAZOL

O aripiprazol é um antipsicótico de nova geração, cujo mecanismo de ação difere dos antipsicóticos convencionais e dos outros atípicos. Enquanto os demais antipsicóticos atuam como antagonistas nos receptores D_2, o aripiprazol representa a primeira geração de atípicos com ação agonista parcial dopaminérgica. Em locais de hipoatividade dopaminérgica, age como agonista, melhorando os sintomas negativos e o funcionamento cognitivo e, em locais de hiperatividade dopaminérgica, tem ação antagonista, melhorando os sintomas positivos da esquizofrenia. Além disso, o fármaco exibe atividade agonista parcial em receptores serotonérgicos $5-HT_{1A}$ e antagonismo nos receptores $5-HT_{2A}$, sendo considerada um estabilizador dopaminérgico-serotonérgico (Burris et al., 2002).

O aripiprazol é metabolizado pelas enzimas CYP2D6 e CYP3A4 (Stahl, 2008).

A eficácia do aripiprazol no tratamento da esquizofrenia foi demonstrada em quatro estudos de curta duração (4 a 6 semanas), controlados com placebo, em pacientes internados com recidiva aguda, três dos quais adicionaram grupo-controle ativo com risperidona (um estudo) ou haloperidol (dois estudos). Em estudo controlado de 52 semanas, o aripiprazol foi pelo menos comparável ao haloperidol na melhora dos sintomas positivos e negativos e no tempo para ocorrência de insucesso em manter a resposta nos pacientes esquizofrênicos com recaída aguda.

O aripiprazol também é citado em publicação das diretrizes para o manejo do transtorno bipolar, na qual é indicado em monoterapia para prevenção de mania e contraindicado em monoterapia na depressão bipolar (Yathan et al., 2009).

O aripiprazol deve ser administrado uma vez ao dia, em doses que variam de 15 a 30mg. Os efeitos colaterais mais frequentes são: insônia, ansiedade, acatisia, tremores, tontura e obstipação. Em virtude do potencial de antagonismo sobre receptores adrenérgicos α_1, o uso do aripiprazol pode estar associado à hipotensão ortostática.

PALIPERIDONA

A paliperidona é um metabólito ativo da risperidona. Sua fórmula de liberação prolongada usa uma tecnologia de liberação osmótica oral controlada (OROS), garantindo a presença da medicação durante as 24 horas do dia, evitando, assim, picos de flutuação plasmática e possibilitando que a medicação seja ingerida apenas uma vez ao dia, sem necessidade de titulação (Pani & Marchese, 2009).

É um antagonista dos receptores D_2, $5-HT_{2A}$, H_1, α_1 e α_2. A dose padrão de 6mg de paliperidona ocupa 64% dos receptores D_2 em aproximadamente 24 horas. Em função do bloqueio desses receptores, a medicação aumenta os níveis sanguíneos de prolactina (Owen, 2007). A dose de 6mg de paliperidona administrada a voluntários sadios demonstrou um pico máximo de absorção em 25 horas.

Quando administrada com alimentos, sua taxa de absorção aumenta em 60%, mas não há recomendação explícita para que a paliperidona seja administrada durante as refeições. É um antipsicótico seguro e eficaz, sendo a dose recomendada equivalente a 6mg, tomada uma vez ao dia, pela manhã, em função da tecnologia OROS de liberação prolongada (Yang & Plosker, 2007). Sua meia-vida é de 23 horas, e é excretada, praticamente inalterada, pela urina (Elkis & Louzã, 2007).

Diversos ensaios clínicos randomizados, realizados com portadores de esquizofrenia por 6 semanas, comparando paliperidona em doses diárias de 3, 6, 9, 12 e 15mg com placebo ou medicação ativa (olanzapina, 10mg), concluíram que as doses de paliperidona tiveram eficácia significativamente superior ao placebo, tanto em termos de redução de psicopatologia como na melhora da adaptação social medida pela PSP (Davidson et al., 2007; Kane et al., 2007; Marder et al., 2007).

A administração de paliperidona uma vez ao dia nas doses de 3 a 12mg por 6 semanas foi mais efetiva do que o placebo na redução dos sintomas positivos e negativos em adultos esquizofrênicos, incluindo idosos com 65 anos ou mais. Além de ter eficácia superior ao placebo na prevenção de recorrência dos sintomas de esquizofrenia, nos pacientes que tiveram recorrência, ocorreu atraso no início dos sintomas naqueles que usaram paliperidona, comparada com o placebo (Yang & Plosker, 2007).

Com relação à tolerabilidade, mostrou-se consideravelmente tolerada, e o único efeito adverso duas vezes superior ao placebo foi acatisia (com doses de 12mg/dia). Os outros efeitos extrapiramidais, como o parkinsonismo, não foram diferentes do placebo. Com relação ao ganho de peso, houve aumento discreto nos grupos que receberam paliperidona em relação aos grupos que receberam o placebo, o mesmo acontecendo com os níveis séricos de prolactina (Elkis & Louzã, 2007; Yang & Plosker, 2007).

A paliperidona injetável de ação prolongada, indicada para o tratamento da esquizofrenia em pacientes com baixa adesão aos regimes orais, é administrada em injeções a cada 4 semanas.

LURASIDONA

A lurasidona é um novo antipsicótico, descoberto no Japão, com alta afinidade por receptores dopaminérgicos D_2 e serotonérgicos 5-HT_{2A}, associado a efeitos colaterais extrapiramidais mínimos em modelos animais. Apresenta grande afinidade pelos receptores implicados na melhora das funções cognitivas, como os serotonérgicos 5-HT_7 e 5-HT_{1A} e α-adrenérgicos 2C. Tem pouca afinidade pelos receptores: $α_1$-noradrenérgicos, D_1, D_3, 5-HT_{2C} e $α_{2A}$-adrenérgicos. Além disso, não tem afinidade pelos receptores H_1 ou colinérgicos M_1 (Meyer et al., 2009; Nakamura et al., 2009). É metabolizada pelo fígado através das enzimas CYP hepáticas.

Dados de estudos de fase II indicam eficácia da lurasidona entre as doses de 40 e 120mg/dia para o tratamento da esquizofrenia, com maior redução dos sintomas positivos do que negativos, além não estar associada a prolongamento de QTc e ter perfil metabólico benigno (Meyer et al., 2009).

Foi realizado um estudo por 6 semanas com 188 pacientes esquizofrênicos com exacerbação aguda da doença, randomizados para placebo ou lurasidona, 80mg/dia. Os resultados mostraram associação estatisticamente significativa entre o tratamento com a lurasidona e a melhora nas escalas BPRS, PANSS e CGI-S, desde a primeira avaliação, realizada no terceiro dia do estudo. Esse fato sugere o início precoce da eficácia do tratamento com esse fármaco. A incidência de pelo menos um efeito adverso não apresentou associação estatisticamente significativa com o grupo que usou lurasidona, comparado com o placebo.

Os efeitos adversos mais frequentes foram os gastrointestinais (náusea, constipação, vômitos e dispepsia). No entanto, somente náusea obteve uma diferença estatisticamente significativa. Não houve diferenças estatisticamente significativas entre os dois grupos em relação ao uso do antipsicótico e eventos cardiovasculares, alterações no ECG, efeitos extrapiramidais e ganho de peso (Nakamura et al., 2009).

ASENAPINA

A asenapina é um novo antipsicótico atípico com alta afinidade por diversos tipos de receptores farmacológicos (dopamina, serotonina, noradrenalina e histamina). O fármaco foi desenvolvido para o tratamento da esquizofrenia e do transtorno bipolar.

O fármaco é administrado por via sublingual em doses de 5 a 10mg duas vezes ao dia. É amplamente metabolizado pelos sistemas uridina difosfato-glicuronil transferase (UGT) e do citocromo P450 (CYP450). Seus principais metabólitos (asenapina N-glicuronídeo e N-desmetilasenapina) são inativos. A meia-vida terminal do fármaco é de cerca de 24 horas (Weber & McCormack, 2009).

REFERÊNCIAS

Arvanitis LA, Miller BG. Multiple fixed doses of "Seroquel" (quetiapine) in patients with acute exacerbation of schizophrenia: a comparison with haloperidol and placebo. Biol Psychiatry 1997; 42:233-46.

Baldwin CM, Scott LJ. Quetiapine extended release: in schizophrenia. CNS Drugs 2009; 23:261-9.

Bartkó G. New formulations of olanzapine in the treatment of acute agitation. Neuropsychopharmacol Hung 2006; 8:171-8.

Beasley CM Jr, Tollefson G, Tran P et al. Olanzapine versus placebo and haloperidol: acute phase results of the North American double-blind olanzapine trial. Neuropsychopharmachology 1996; 14:111-23.

Benazzi F, Berk M, Frye MA, Wang W, Barraco A, Tohen M. Olanzapine/fluoxetine combination for the treatment of mixed depression in bipolar I disorder: a post hoc analysis. J Clin Psychiatry 2009 Oct; 70(10):1424-31.

Beasley CM Jr, Sanger T, Satterlee W et al. Olanzapine versus placebo: results of a double-blind, fixed-dose olanzapine trial. Psychopharmacology (Berl) 1996; 124(1-2):159-67.

Bishara D, Taylor D. Upcoming agents for the treatment of schizophrenia: mechanism of action, efficacy and tolerability. Drugs 2008; 68:2269-92.

Bogart GT, Chavez B. Safety and efficacy of quetiapine in bipolar depression. Ann Pharmacother 2009; 43:1848-56.

Bouchard RH, Merette C, Pourcher E et al. Longitudinal comparative study of risperidone and conventional neuroleptics for treating patients with schizophrenia. The Quebec Schizophrenia Study Group. J Clin Psychopharmacol 2000; 20:295-304.

Burris KD, Molski TF, Xu C et al. Aripiprazole, a novel antipsychotic, is a high-affinity partial agonist at human dopamine D2 receptors. J Pharmacol Exp Ther2002; 302(1):381-9.

Brunstein MG, Ghisolfi ES, Ramos FL et al. A clinical trial of adjuvant allopurinol therapy for moderately refractory schizophrenia. Clin Psychiatry 2009; 66:213-9.

Castle DJ, Udristoiu T, Kim CY et al. Intramuscular olanzapine versus short-acting typical intramuscular antipsychotics: comparison of real-life effectiveness in the treatment of agitation. World J Biol Psychiatry 2009; 10(1):43-53.

Centorrino F, Meyers AL, Ahl J, Cincotta SL. An observational study of the effectiveness and safety of intramuscular olanzapine in the treatment of acute agitation in patients with bipolar mania or schizophrenia/schizoaffective disorder. Hum Psychopharmacol 2007; 22:455-62.

Chandrasena R, Dvorakova D, Lee SI et al. Intramuscular olanzapine vs. intramuscular short-acting antipsycotics: safety, tolerability and switch to oral antipsycohotic medication in patients with schizophrenia or acute mania. Int J Clin Pract 2009; 63(8):1249-58.

Chouinard G, Jones B, Remington G et al. A Canadian multicenter placebo-controlled study of fixed doses of risperidone and haloperidol in the treatment of chronic schizophrenic patients. J Clin Psychopharmacol 1993; 13:25-40.

Cipriani A, Rendell J, Geddes JR. Olanzapine in the long-term treatment of bipolar disorder: A systematic review and meta-analysis. Psychopharmacol 2009.

Citrome L. Olanzapine pamoate: a stick in time? A review of the efficacy and safety profile of a new depot formulation of a second-generation antipsychotic. Int J Clin Pract 2009; 63:140-50.

Csernansky JG, Mahmoud R, Brenner R for the Risperidone-USA-79 Study Group. A comparison of risperidone and haloperidol for the prevention of relapse in patients with schizophrenia. N Engl J Med 2002; 346:16-21.

Cordioli AV. Psicofármacos: consulta rápida. 3 ed. Artmed, 2005.

Daniel DG, Zimbroff DL, Potkin SG et al. Ziprasidone 80 mg/day and 160 mg/day in the acute exacerbation of schizophrenia and schizoaafective disorder: A 6-week placebo-controlled trial. Neuropsychopharmacology 1999; 20:491-505.

De Lucena D, Fernandes BS, Berk M et al. Improvement of negative and positive symptoms in treatment-refractory schizophrenia: a double-blind, randomized, placebo-controlled trial with memantine as add-on therapy to clozapine. J Clin Psychiatry 2009; 70:1416-23.

De Oliveira IR, Miranda-Scippa AMA, de Sena EP et al. Risperidone versus haloperidol in the treatment of schizophrenia: a meta-analysis comparing their efficacy and safety. J Clin Pharm Ther 1996; 21:349-58.

De Sena EP, Sampaio AS, Quarantini L de C et al. Diabetes mellitus e antipsicóticos atípicos. Rev Bras Psiquiatr 2003a; 25:253-7.

De Sena EP, Santos-Jesus R, Miranda-Scippa A et al. Relapse in patients with schizophrenia: a comparison between risperidone and haloperidol. Rev Bras Psiquiatr 2003b; 25:220-3.

Dickerson FB, Stallings CR, Origoni AE et al. A double-blind trial of adjunctive allopurinol for schizophrenia. Schizophr Res 2009; 109:66-9.

Endicott J, Paulsson B, Gustafsson U. Quetiapine monotherapy in the treatment of depressive episodes of bipolar I and II disorder: improvements in quality of life and quality of sleep. Affect Disord 2008; 111:306-19.

Elkis H, Louzã MR. Novos antipsicóticos para o tratamento da esquizofrenia. Rev Psiq Clin 2007; 34 (supl. 2):193-7.

Elkis H, Gama C, Suplicy H et al. Consenso brasileiro sobre antipsicóticos de segunda geração e distúrbios metabólicos. Rev Bras Psiquiatr 2008; 30:77-85.

Essock SM, Frisman LK, Covell NH et al. Cost-effectiveness of clozapine compared with conventional antipsychotic medication for patients in state hospitals. Arch Gen Psychiatry 2000; 57:987-94.

Ganesan S, Agambaram V, Randeree F et al. Switching from other antipsychotics to once-daily extended release quetiapine fumarate in patients with schizophrenia. Curr Med Res Opin 2008; 24(1):21-32.

Goff DC, Posever T, Herz L et al. An exploratory haloperidol-controlled dose-finding study of ziprasidone in hospitalized patients with schizophrenia or schizoaffective disorder. J Clin Psychopharmacol 1998; 18:296-304.

Grootens KP, Van Veelen NMJ, Peuskens J et al. Ziprasidone versus olanzapine in recent-onset schizophrenia and schizoaffective disorder: results of an 8-week double-blind randomized controlled trial. Schizophrenia Bulletin Advance Access, published online on June 19, 2009.

Harrison TS, Goa KL. Long-acting risperidone: a review of its use in schizophrenia. CNS Drugs 2004; 18(2):113-32.

Henna J, Elkis H. Aspectos clínicos da esquizofrenia super-refratária: estudo observacional de coorte com seguimento de seis meses. Rev Bras Psiquiatr 2007; 29:228-32.

Henderson DC, Miley K. Glucose intolerance and diabetes in patients with schizophrenia. In: Meyer JM, Nasrallah HA. Medical illness and schizophrenia. 2 ed. Washington DC: American Psychiatric Publishing Inc, 2009.

Herz MI, Marder SR. Schizophrenia. Comprehensive treatment and management. Philadelphia; Lippincott Williams & Wilkins 2002. 308p.

Hippius H. A historical perspective of clozapine. J Clin Psychiatry 1999; 60 (suppl 12):22-3.

Hirsch SR, Kissling W, Bauml J et al. A 28-week comparison of ziprasidone and haloperidol in outpatients with stable schizophrenia. J Clin Psychiatry 2002; 63:516-23.

Honigfeld G, Arellano F, Sethi J et al. Reducing clozapine-related morbidity and mortality: 5 years of experience with the Clozaril National Registry. J Clin Psychiatry 1998; 59 (Suppl 3):3-7.

Kane JM, Honigfeld G, Singer J et al. Clozapine for the treatment-resistant schizophrenic: a double blind comparison with chorpromazine. Arch Gen Psychiatry 1988; 45:789-96.

Kane JM Marder SR, Schooler N et al. Clozapine and haloperidol in moderately refractory schizophrenia: a six month randomized double-blind comparison. Arch Gen Psychiatry 2001; 58:965-72.

Kane JM, Eerdekens M, Lindenmayer JP et al. Long-acting injectable risperidone: efficacy and safety of the first long-acting atypical antipsychotic. Am J Psychiatry 2003; 160:1125-32.

Kahn RS, Schulz SC, Palazov VD et al. Efficacy and tolerability of once-daily extended release quetiapine fumarate in acute schizophrenia: a randomized, double-blind, placebo-controlled study. J Clin Psychiatry 2007; 68:832-42.

Kapur S, Zipursky R, Jones C et al. A positron emission tomography study of quetiapine in schizophrenia: a preliminary finding of an antipsychotic effect with only transiently high dopamine D2 receptor occupancy. Arch Gen Psychiatry 2000; 57:553-9.

Keck P Jr, Buffenstein A, Ferguson J et al. Ziprasidone 40 and 120 mg/day in the acute exacerbation of schizophrenia and schizoaffective disorder: a 4-week placebo-controlled trial. Psychopharmacology 1998; 140(2):173-84.

Kuehn B, FDA Panel issues mixed decision on quetiapine in depression and anxiety. JAMA 2009; 30:2081-2.

Komossa K, Rummel-Kluge C, Schmid F et al. Aripiprazole versus other atypical antipsychotics for schizophrenia. Cochrane Database Syst Rev 2009; 7(4).

Lima FB, Cunha RS, Costa LM et al. Meta-análise para avaliar a eficácia e a segurança da olanzapina comparada ao haloperidol no tratamento da esquizofrenia: achados preliminares. J Bras Psiquiatr 1999; 48:169-75.

Malhi GS, Adams D, Berk M. Medicating mood with maintenance in mind: bipolar depression pharmacotherapy. Bipolar Disord 2009; 11:55-76.

Mamo D, Kapur S, Keshavan M, Laruelle M et al. D2 receptor occupancy of olanzapine pamoate depot using positron emission tomography: an open-label study in patients with schizophrenia. Neuropsychopharmacology 2008; 33(2):298-304.

Marder SR, Meibach RC. Risperidone in the treatment of schizophrenia. Am J Psychiatry 1994; 151:825-35.

Marder SR, Davis JM, Chouinard G. The effects of risperidone on the five dimensions of schizophrenia derived by factor analysis:

combined results of the North American trials. J Clin Psychiatry 1997; 58:538-46.

McEvoy JP, Meyer JM, Goff DC et al. Prevalence of the metabolic syndrome in patients with schizophrenia: baseline results from the Clinical Antipsychotic Trials of Intervention Effectiveness (CATIE) schizophrenia trial and comparison with national estimates from NHANES III. Schizophr Res 2005; 80(1):19-32.

Meyer JM, Loebel AD, Schweizer E. Lurasidone: a new drug in development for schizophrenia. Expert Opin Investig Drugs 2009; 18(11):1715-26.

Nakamura M, Ogasa M, Guarino J, Phillips D et al. Lurasidone in the treatment of acute schizophrenia: a double-blind, placebo-controlled trial. Clin Psychiatry 2009; 70(6):829-36.

Owen RT. Extended-release paliperidone: efficacy, safety and tolerability profile of a new atypical antipsychotic. Drugs Today 2007; 43(4):249-58.

Pani L, Marchese G. Expected clinical benefits of paliperidone extended-release formulation when compared with risperidone immediate-release. Expert Opin Drug Deliv 2009; 6(3):319-31.

Peuskens J. Risperidone in the treatment of patients with chronic schizophrenia: a multi-national, multi-centre, double-blind, parallel-group study versus haloperidol. Risperidone Study Group. Br J Psychiatry 1995; 166:712-26.

Peuskens J, Trivedi J, Malyarov S et al. Prevention of schizophrenia relapse with extended release quetiapine furamate dosed once daily: a rfandomized, placebo-controlled trial in clinically stable patients (online). Available from URL: http://www.psychiatrymmc.com/category/archived-issues/11-2007-november-2007.

Pickar D, Owen RR, Litman RE et al. Clinical and biologic response to clozapine in patients with schizophrenia. Crossover comparison with fluphenazine. Arch Gen Psychiatry 1992; 49(5):345-53.

Purdon SE, Jones BD, Stip E et al. Neuropsychological change in early phase schizophrenia during 12 months of treatment with olanzapine, risperidone, or haloperidol. The Canadian Collaborative Group for research in schizophrenia. Arch Gen Psychiatry 2000; 57(3):249-58.

Rosa MA, Marcolin MA, Elkis H. Evaluation of the factors interfering with drug treatment compliance among Brazilian patients with schizophrenia. Rev Bras Psiquiatr 2005; 27(3):178-84.

Rosenheck R, Cramer J, Xu W et al. A comparison of clozapine and haloperidol in hospitalized patients with refractory schizophrenia. Department of Veterans Affairs Cooperative Study Group on Clozapine in Refractory Schizophrenia. N Engl J Med 1997; 337:809-15.

Sacchetti E, Galluzzo A, Valsecchi P et al. Ziprasidone vs clozapine in schizophrenia patients refractory to multiple antipsychotic treatments: the MOZART study. Schizophr Res 2009; 113(1):112-21.

Silva de Lima M, de Jesus Mari J, Breier A et al. Quality of life in schizophrenia: a multicenter, randomized, naturalistic, controlled trial comparing olanzapine to first-generation antipsychotics. J Clin Psychiatry 2005; 66(7):831-8.

Small JG, Hirsch SR, Arvanitis LA et al. Quetiapine in patients with schizophrenia. A high- and low-dose double-blind comparison with placebo. Seroquel Study Group. Arch Gen Psychiatry 1997; 54:549-57.

Stahl SM. Stahl's essential psychopharmacology. Neurocientific basis and practical applications. 3 ed. New York: Cambridge University Press 2008.

Tiihonen J, Wahlbeck K, Kiviniemi V. The efficacy of lamotrigine in clozapine-resistant schizophrenia: a systematic review and meta-analysis. Schizophr Res 2009; 109:10-4.

Tollefson GD, Beasley CM Jr, Tran PV et al. Olanzapine versus haloperidol in the treatment of schizophrenia and schizoaffective and schizophreniform disorders: results of an international collaborative trial. Am J Psychiatry 1997; 154:457-65.

Wahlbeck K, Cheine M, Essali A et al. Evidence of clozapine's effectiveness in schizophrenia: a systematic review and meta-analysis of randomized trials. Am J Psychiatry 1999; 156(7):990-9.

Yang LP, Plosker GL. Paliperidone extended release. CNS Drugs 2007; 21(5):417-25; discussion 426-7.

Yatham LN, Kennedy SH, Schaffer A et al. Canadian Network for Mood and Anxiety Treatments (CANMAT) and International Society for Bipolar Disorders (ISBD) collaborative update of CANMAT guidelines for the management of patients with bipolar disorder: update 2009. Bipolar Disord 2009; 11:225-55.

Weber J, McCormack PL. Asenapine. CNS Drugs 2009; 23(9):781-92.

Lítio

Fábio Gomes de Matos e Souza • Valéria Barreto Novais e Souza

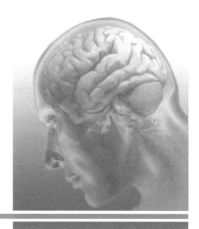

INTRODUÇÃO

Em 1803, José Bonifácio de Andrade e Silva descobre a petalina na Suécia, mineral do qual Arfwerdson, em 1817, isolou o lítio. Em 1859, o lítio é introduzido na medicina por Garrod, que o utilizou de maneira profilática contra o ácido úrico (em casos de gota) e também propôs seu uso profilático em doenças afetivas. Entretanto, foi Lange, em 1887, o primeiro a usar o lítio em psiquiatria – uma paciente com gota melhorou do quadro depressivo e passou a usá-lo preventivamente, sendo, portanto, um dos primeiros medicamentos profiláticos em medicina (Johnson, 1984).

O lítio é, de fato, o primeiro fármaco psicotrópico da medicina ocidental, pois seu uso antecedeu a introdução da clorpromazina em pelo menos 3 anos (Johnson, 1984). O lítio é um dos fármacos psicotrópicos mais antigos ainda em uso (Plenge & Mellerup, 1988). O lítio é intensamente usado em muitos países; no Reino Unido, por exemplo, um em cada 2.000 habitantes faz uso do lítio (Johnson, 1984).

A moderna história do lítio tem início com o australiano John Cade. Em 1949, Cade utilizou o lítio com sucesso em crises maníacas. Em seguida, em 1951, os também australianos Noack e Trauner relataram o uso do lítio na prevenção da mania.

Em 1954, Schou introduziu o lítio na Europa (Dinamarca). Hartigan, em 1963, no Reino Unido, utilizou-o pela primeira vez como profilático da depressão.

Entretanto, até 1969, o lítio era pouco usado. Possíveis causas de seu pouco uso incluem: (1) sua descoberta na Austrália, país com pouca tradição científica na época; (2) janela terapêutica estreita; (3) os psiquiatras ainda não tinham uma sólida formação em psicofarmacologia; (4) amplo espectro das fenotiazinas (introduzidas em 1952 e usadas em mania); (5) não havia um esforço mercadológico por parte da indústria farmacêutica, pois era um remédio que gerava pouco lucro (Jhorter, 2009).

Em 1970, os EUA foram o 50º país a autorizar a comercialização do lítio (Shorter, 2009). O prestígio do lítio nos EUA só foi reconhecido tardiamente. Em 1960, o famoso livro de psicofarmacologia *As bases farmacológicas da terapêutica*, editado por Goodman & Gilman, afirmava que o lítio "não tem aplicações terapêuticas".

Até 1970, 3.000 artigos haviam sido publicados sobre o lítio; desde então, 1.000 artigos/ano têm sido publicados. Em 1990, a literatura sobre o lítio já contava com 19.000 artigos (Jefferson, 1990). Atualmente, na psicofarmacologia, o lítio é, provavelmente, o fármaco mais estudado.

FARMACOCINÉTICA DO LÍTIO

O lítio é 100% absorvido pelo trato gastrointestinal. Os níveis séricos (picos) são atingidos entre 1 e 3 horas após a ingestão. O lítio não é ligado a proteínas plasmáticas nem possui metabólitos. Apresenta meia-vida de eliminação de 18 a 24 horas. O nível estável (*steady-state*) é atingido entre 5 e 7 dias. A eliminação ocorre basicamente pelos rins (95%), embora pequenas quantidades sejam perdidas nas fezes e no suor. Também pode ser eliminado pelo leite materno. Em idosos, a eliminação pode ser muito mais prolongada em razão da filtração glomerular diminuída (Cordioli, 2000).

O lítio é um elemento sólido membro do grupo 1A dos metais alcalinos (juntamente com sódio, potássio, rubídio, césio e frâncio) (PDR, 2004). Ele se distribui por todos os tecidos, porém em uma extensão variável. Por exemplo, a entrada e a saída do lítio no sistema nervoso central (SNC) são lentas. Talvez isso explique por que algumas vezes superdosagens agudas são seletivamente bem toleradas, mas intoxicações crônicas melhoram muito mais lentamente do que uma diminuição do nível sérico possa sugerir (PDR, 2004).

FARMACODINÂMICA E MECANISMO DE AÇÃO DO LÍTIO

O mecanismo de ação do lítio ainda não está totalmente esclarecido. Ele afeta os mensageiros primários e secundários, os aminoácidos, os neuropeptídeos e a expressão gênica (El-Mallakh, 1996).

Efeito nos neurotransmissores (Lennox & Manji, 1995)

- **Noradrenalina (NA):** o lítio facilita a liberação de NA, possivelmente via efeito no receptor α_2-pré-sináptico, e reduz a resposta β-adrenérgica estimulada pela adenilciclase.
- **Dopamina:** o lítio diminui de modo dose-dependente a formação de dopamina; o lítio evitaria, assim, a supersensibilidade dos receptores dopaminérgicos observada em episódios maníacos.
- **Serotonina:** os efeitos do lítio no sistema serotonérgico variam de acordo com o tempo de tratamento, a região cerebral e o subtipo de receptor. No tratamento agudo, o lítio aumenta a transmissão serotonérgica, e no tratamento longo, a diminui. O tratamento prolongado aumenta a liberação basal de serotonina no hipocampo, mas não no córtex.

    O lítio produz uma subsensibilidade nos receptores 5-HT$_{1A}$ pré-sinápticos, aumentando a eficácia do sistema serotonérgico pré-sináptico e, portanto, a eficácia da resposta antidepressiva.
- **Acetilcolina:** a administração prolongada de lítio aumenta a síntese e a liberação da acetilcolina (ACh) no cérebro e previne a supersensibilidade dos receptores muscarínicos.

Efeito nos aminoácidos e neuropeptídeos (Lennox & Manji, 1995)

- **GABA:** baixos níveis de GABA, como os observados no líquido cefalorraquidiano (LCR) de pacientes deprimidos, são normalizados pelo lítio.
- **Glutamato:** o lítio aumenta a liberação de glutamato associada ao acúmulo de trifosfato inositol.
- **Opioides:** a administração do lítio aumenta os níveis de met- e leu-encefalinas proporcionalmente ao tempo e à dose. Assim, o lítio facilita a função opioide pré-sináptica, enquanto pode antagonizar alguns efeitos mediados por opioides (abolição dos efeitos aversivos da naloxona).
- **Substância P:** o lítio aumenta a substância P no *striatum*.

Efeito nos segundos mensageiros (Lennox & Manji, 1995)

- **Inositol:** o lítio é um potente inibidor da enzima inositol monofosfatase. Em razão de vários receptores – adrenérgicos, colinérgicos e serotonérgicos – estarem associados ao inositol, a ação do lítio no ciclo do inositol tem sido proposta como seu principal mecanismo de ação no tratamento do distúrbio bipolar.

    O lítio inibe diretamente dois sistemas de transdução: suprime o ciclo do inositol, depletando os níveis intracelulares de inositol, e inibe a glicogênio sintase cinase-3 (GSK-3). Um grande número de substratos da GSK-3 está envolvido na função cerebral e, portanto, eles são possíveis alvos de ação antimaníaca. O ácido valproico (VPA) pode indiretamente reduzir a atividade de GSK-3 e regular a expressão gênica por meio da inibição da histona deacetilase. Esses efeitos, entretanto, não são conservados entre os diferentes tipos de células. O VPA também inibe o ciclo do inositol por meio de um mecanismo de depleção. Não há evidência de inibição de GSK-3 pela carbamazepina. A carbamazepina altera a morfologia neuronal mediante a inibição do mecanismo de depleção do inositol, como lítio e VPA. Estudos sobre a enzima prolil oligopeptidase e o transportador de sódio mioinositol dão suporte ao mecanismo de depleção do inositol para estabilização do humor. Permanece inconclusivo como mudanças no ciclo do inositol estão envolvidas no transtorno bipolar (Harwood & Agam, 2003).

    A lamotrigina parece não modular a GSK-3 β, a ERK (*extracellular-signal-regulated kinase*)/MAPK (*mitogen-activated protein kinase*) ou a proteína cinase C, o que pode estar relacionado com o perfil clínico diferente daquele do AVP ou do lítio (Large et al., 2009).
- **Adenilciclase:** o lítio atenua a atividade da adenilciclase estimulada pelo β-adrenorreceptor. O lítio também induz aumento no AMPc basal.
- **Proteína G:** embora os mecanismos pelos quais o lítio age nas proteínas G continuem sem evidências completas, uma possibilidade é a dissociação da proteína G e a fosforilação pela proteína cinase C (PKC), uma enzima

responsável pela interação entre múltiplos mensageiros secundários.

- **Proteína cinase C:** a administração crônica do lítio resulta em diminuição na PKC em várias regiões hipocampais.

3'(2')-fosfoadenosina-5'-fosfato (PAP) fosfatose

O lítio inibe a atividade da enzima 3'(2')-fosfoadenosina-5'-fosfato (PAP) fosfatase. Em levedura, a deleção da PAP fosfatase resulta em níveis elevados de PAP e inibição de sulfação e do crescimento. O efeito do lítio na PAP fosfatase é relevante para o baixo Ki (~0,2mM), sugerindo que esse sistema seria completamente rebaixado *in vivo* com níveis terapêuticos de 1mM de lítio, elevando portanto os níveis de PAP. O lítio não mudou significativamente os níveis cerebrais da PAP fosfatase mRNA. Esses resultados questionam a relevância da PAP fosfatase para a ação terapêutica do lítio. Uma redução significativa de 25% da taxa cerebral de ADP/ATP foi encontrada durante o tratamento com lítio, sugerindo que este exerce efeitos neuroprotetores (Shaltiel et al., 2009).

Ácido araquidônico

A administração crônica de lítio, AVP e carbamazepina em doses terapêuticas age seletivamente na cascata do ácido araquidônico (AA). Em uma concentração cerebral de 0,7mM, o lítio reduz em 75% o *turnover* do AA nos fosfolipídios cerebrais. A redução provocada pelo lítio no *turnover* do AA corresponde à *down-regulation* de sua expressão gênica e atividade enzimática da fosfolipase A(2) citosólica, uma enzima que libera seletivamente AA, mas não o ácido docosaxanoico dos fosfolipídios. O lítio também reduziu o nível de proteína e a atividade da ciclo-oxigenase 2, bem como a concentração cerebral de prostaglandina E(2), um metabólito do AA produzido via ciclo-oxigenase 2 (COX-2). O resultado desse efeito é a diminuição do *turnover* do AA, mas não dos ácidos docosaexanoico e palmítico. Como extensão dessa teoria, fármacos que induzem a virada maníaca, especialmente quando administrados durante a depressão bipolar (p. ex., fluoxetina e imipramina), suprarregulam enzimas da cascata do ácido e do *turnover* do AA em fosfolipídios cerebrais. Esses resultados levantam a hipótese de que o lítio e os anticonvulsivantes agem regulando a cascata do AA, a qual pode estar hiperativa em casos de mania. Portanto, fármacos que têm como alvo enzimas na cascata, como inibidores da COX-2, podem ser selecionados para o tratamento da mania. Tendo em vista a competição entre o AA e o ácido docosaexanoico em inúmeros processos funcionais, esperar-se-ia que o ácido docosaexanoico e seus precursores fossem terapêuticos. Nenhuma dessas predições é evidente nas hipóteses atuais da ação antimaníaca (Bazinet, 2009; Rapoport & Bosetti, 2002).

O lítio reduz o *turnover* do AA em fosfolipídios cerebrais e diminui os níveis de mRNA e a atividade enzimática da lipase citosólica seletiva AA fosfolipase A(2)[cPLA(2)]. A administração do lítio reduz significativamente o nível de proteína cerebral e a atividade enzimática da COX-2, sem afetar COX-2 mRNA. O lítio também reduz a concentração cerebral de prostaglandina E(2) (PGE$_2$), um produto bioativo do AA formado via reação COX. A COX-1 e a Ca^{2+}-independente iPLA(2) (tipo VI) não são afetadas por lítio. Esses resultados indicam que o lítio tem como alvo uma parte da cascata do AA que envolve cPLA(2) e COX-2 (Bosetti et al., 2002).

GENES

O tratamento crônico com lítio levou a uma significativa *down-regulation* (pelo menos 1,5 vez) de 151 genes e *up-regulation* de 57 genes. Inúmeros genes associados ao transtorno bipolar, incluindo COMT (catecol-O-metiltransferase), Vapa (*vesiclulation-associated membrane protein-associated protein A*), Dtnb (*dystrobrevin beta*) e Pkd1 (*polycystic kidney disease 1*), estão significativamente alterados, juntamente com genes associados à transmissão sináptica, apoptose e transporte. (Fatemi et al., 2009).

O lítio altera a expressão na resposta precoce do gene c-fos em diferentes sistemas celulares.

O lítio modula a expressão gênica da triptofano-hidrolixila e a liberação de serotonina (Scheuch et al., 2009).

O uso de fármacos para o tratamento do transtorno bipolar segue dois enfoques: o primeiro consiste em entender os alvos bioquímicos das medicações usadas atualmente; os principais alvos do lítio e do AVP nessa linha de investigação são a GSK-3 e a histona-deacetilase. O segundo é que o transtorno bipolar, embora não seja um transtorno neurodegerativo clássico, está associado a alterações regionais da neuroplasticidade neuronal e a resiliência celular. Isso sugere que novos tratamentos necessitarão providenciar suportes tróficos que aumentariam a conectividade celular. Para muitos pacientes refratários, fármacos que mimetizam estratégias "tradicionais", que direta ou indiretamente alteram os níveis das monoaminas, podem ser de uso limitado. Novas estratégias para "aumentar a plasticidade" podem ter grande utilidade, incluindo inibidores da liberação de glutamato, antagonistas da N-metil-D-aspartato, potencializadores do ácido alfa-amino-3-hidróxi-5-metil-4-isoxazol propiônico, inibidores da fosfodiesterase adenosina monofosfato cíclica e antagonistas dos receptores glicocorticoides (Machado-Vieira et al., 2009; Zarate et al., 2006).

Em conclusão, o lítio reduz, pela inibição da enzima inositol-monofosfatase, o inositol-trifosfato (IP3), responsável pela liberação do cálcio. Com a inibição dessa enzima há aumento na formação da rota complementar do diacilglicerol (DAG), que atua em um dos sítios da fosfocinase C (PKC). A PKC, então, irá fosforilar várias proteínas responsáveis por diversas funções. Parece que, com o uso crônico do lítio, ocorreria uma *down-regulation* da PKC, levando, inclusive, a alterações na transcrição gênica. Isso explicaria a ação profilática do uso continuado do lítio nos transtornos bipolares do humor (Lenox & Manji, 1995).

NÍVEL PLASMÁTICO DO LÍTIO

A dose do lítio deve atingir um nível sérico entre 0,6 e 1,2mEq/L. A primeira dosagem deve ser feita após 5 dias. A coleta da amostra deve ser feita 12 horas após a última dose (PDR, 2004).

A frequência da avaliação dos níveis séricos deve ser realizada semanalmente no primeiro mês, mensalmente nos 6 meses seguintes e trimestral ou semestralmente após 6 meses, dependendo do estado do paciente.

Os comprimidos de liberação lenta atingem níveis plasmáticos maiores (em torno de 30% mais altos) (PDR, 2004).

O nível sérico para a fase aguda na mania deve estar entre 0,8 e 1,2mEq/L, e na fase de manutenção, entre 0,6 e 0,8mEq/L (PDR, 2004).

A dose para uso como potencializador de antidepressivo é de 600 a 900mg/dia (0,4 a 0,6mEq/L no sangue).

As concentrações séricas devem ser verificadas 5 dias após o início do uso, devendo o sangue ser coletado 12 horas após a última tomada (± 2 horas). Eventos adversos podem ser observados com níveis séricos de lítio superiores a 1,5mEq/L. Reações adversas leves a moderadas podem surgir com níveis de 1,5 a 2,5mEq/L e moderadas a graves podem ser vistas com níveis acima de 2mEq/L.

DOSAGEM DO LÍTIO

No início do tratamento devem ser utilizadas doses menores (em torno de 600 a 900mg/dia) para evitar efeitos colaterais como a diarreia, as quais podem ser aumentadas gradativamente a cada 3 dias, até ser atingido o nível sérico adequado. Usualmente, as doses são divididas em duas a três tomadas. Jensen et al. (1990) propuseram que a dose total deveria ser administrada à noite; entretanto, essa prática tem encontrado pouca repercussão.

EXAMES LABORATORIAIS NA TERAPIA COM O LÍTIO

Antes de ser iniciado o tratamento com lítio, são necessários exames clínicos e laboratoriais, incluindo dosagem de creatinina, ureia, eletrólitos, T_4 livre, TSH, hemograma, eletroencefalograma (ECG) (em pessoas com mais de 40 anos ou com possibilidade de apresentarem cardiopatias) e teste de gravidez, se houver algum risco. São indispensáveis os testes de função renal e da tireoide.

INTERAÇÕES DO LÍTIO COM OUTROS FÁRMACOS

Benzodiazepínicos

Ocorrem poucas interações clinicamente relevantes entre o lítio e os benzodiazepínicos, apesar de alguns indivíduos poderem estar sob risco maior de efeito depressor sob o SNC ao usarem os dois fármacos simultaneamente. A combinação de benzodiazepínicos e lítio tem sido amplamente usada na prática clínica, com relatos de poucos efeitos adversos (Jefferson et al., 1981; Lenox et al., 1992).

Antipsicóticos

A prática de combinar antipsicóticos com lítio é, em geral, considerada segura e eficaz (Goodwin & Jamisson, 1990); entretanto, recomenda-se cuidado, particularmente com os antipsicóticos de alta potência. Havia uma polêmica de que o lítio poderia causar uma síndrome neurológica quando associado a antipsicóticos, porém os dados não confirmam essa suspeita.

A clozapina usada em associação ao lítio motivou relatos na literatura de convulsão pouco tempo após a combinação dos fármacos em dois pacientes (Guadalupe et al., 1994), sintomas neurológicos reversíveis (movimentos involuntários dos membros, tremor das mãos, movimentação da língua, agitação, confusão, delírio niilístico bizarro) em quatro pacientes e cetoacidose diabética em dois pacientes (Koval et al., 1994; Peterson & Byrd, 1996).

Um leve aumento dos níveis séricos do lítio pode ser observado quando ele é associado à quetiapina. Lítio e sertindole apresentam potencial para prolongar o intervalo QT. Ausência de interação entre lítio e ziprasidona foi demonstrada por Apseloff et al. (2000). Não foi observada interação farmacológica entre lítio e aripiprazol (Citrome & Volavka, 2002).

Anticonvulsivantes

Vários anticonvulsivantes, principalmente o valproato e a carbamazepina, têm sido amplamente usados no tratamento do transtorno bipolar. Tem sido observado aumento do uso desses agentes (em particular o valproato) em associação com o lítio.

Granneman et al. (1996) avaliaram a farmacocinética e a segurança da coadministração de lítio e valproato em voluntários saudáveis. Observaram que a farmacocinética do lítio não foi alterada pelo valproato, mas algumas medidas do valproato ($C_{máx}$, $C_{mín}$ e área sob a curva) estavam ligeiramente elevadas. Em geral, os eventos adversos não mudaram significativamente, sugerindo ser segura a administração concomitante de lítio e valproato.

Metildopa, fenitoína e carbamazepina têm demonstrado capacidade de interação com o lítio. A associação do lítio com anticonvulsivantes (carbamazepina) poderia proteger o paciente contra a granulocitopenia.

Antidepressivos

A combinação de lítio com antidepressivos tricíclicos é bastante usada, mas algumas reações adversas têm sido relatadas, como *mioclonus* (Devanand et al., 1988). Síndrome neuroléptica maligna tem sido descrita com o uso de amoxapina e lítio (Grupta & Racaniello, 2000).

Em geral, o uso concomitante de lítio com inibidores da recaptação de serotonina (ISRS) tem se mostrado seguro. Há relatos de síndrome serotonérgica resultante da associação do lítio com fluvoxamina (Ohman & Spigset,1993). O uso de lítio e nefazodona inspira cuidados.

Fármacos não psicotrópicos

O uso concomitante do lítio e diuréticos exige cuidado, porque a perda de sódio (Na) provocada pelo diurético pode reduzir o *clearance* renal do lítio, aumentando seu nível sérico e podendo provocar toxicidade.

Os níveis de lítio devem ser monitorados quando o paciente inicia ou descontinua fármacos anti-inflamatórios não esteroides. Indometacina e piroxicam têm sido associados à elevação das concentrações plasmáticas de lítio (*steady-state*). Existem evidências de que inibidores seletivos COX-2 causam o mesmo efeito nos níveis séricos do lítio, aumentando-os em torno de 17%.

Metronidazol associado ao lítio pode provocar toxicidade em virtude da redução do *clearance* renal do íon.

Inibidores da enzima conversora de angiotensina, como o enalapril e o captopril, e antagonistas de receptor da angiotensina, como a losartana, podem aumentar substancialmente os níveis séricos do lítio, resultando, algumas vezes, em toxicidade.

O uso concomitante de bloqueadores dos canais de cálcio e lítio pode aumentar o risco de toxicidade sob a forma de ataxia, tremores, náusea, vômitos, diarreia e *tinnitus*.

Aumentam os níveis de lítio: diuréticos tiazídicos, de alça, poupadores de potássio (K), inibidores da síntese de prostaglandina e anti-inflamatórios não esteroides.

Os fármacos relacionados a seguir podem diminuir a concentração sérica do lítio, aumentando sua excreção urinária: acetazolamida, ureia, preparações de xantinas (cafeína) e agentes alcalinizantes, como bicarbonato de sódio.

Diminuem os níveis de lítio: diuréticos osmóticos e inibidores da anidrase carbônica.

Pacientes tratados com isotretinoína para acne estão sob risco clinicamente significativo de exacerbação dos sintomas de humor, incluindo ideação suicida, mesmo com uso concomitante de medicações psiquiátricas para o transtorno bipolar. As implicações clínicas são relevantes durante a adolescência, que é frequentemente a idade de início do transtorno bipolar e em virtude de a acne ser um efeito comum do próprio lítio (Schaffer et al., 2009).

Eletroconvulsoterapia

Vários relatos de caso têm sugerido que a combinação de lítio e eletroconvulsoterapia (ECT) pode estar associada a uma síndrome neurotóxica caracterizada por confusão, desorientação e diminuição de respostas (Rudorfer & Linnoila, 1987). Entretanto, em estudo de revisão de Perry e Tsuang (1979) e em estudo prospectivo, controlado e duplo-cego de Coppen et al. (1981) não foi relatado aumento de morbidade com o uso concomitante de lítio e ECT. Portanto, em razão da falta de consenso na literatura, parece prudente descontinuar o lítio durante o curso de tratamento com ECT.

REAÇÕES ADVERSAS E EFEITOS COLATERAIS DO LÍTIO

Os efeitos adversos do lítio são vários (Moreno, 2002; Vestergaard, 1983):

- **Gerais:** ganho de peso, tremores, edema e tonturas.
- **SNC:** déficit cognitivo, reação lenta, falta de espontaneidade e cefaleia. O lítio é epileptogênico em superdosagem, mas não apresenta esse efeito em dose padrão.
- **Hematológicos:** leucocitose.
- **Gastrointestinais:** náuseas, diarreia, fezes amolecidas, gosto metálico e vômitos.
- **Renais:** sede, poliúria, polidipsia (diabetes insípido), glomerulopatia, fibrose intersticial e nefrite intersticial. O lítio pode ser usado em pacientes com diabetes. Deve haver controle da ingestão de sal e de líquidos. O lítio pode também aumentar a secreção de insulina.
- **Tireoide:** hipotireoidismo (7% a 9%), TSH elevado e bócio.
- **Paratireoide:** hipercalcemia.
- **Cardíacos:** mudança benigna de ondas (inversão), alteração do ECG e arritmias. Usualmente, efeitos colaterais benignos ocorrem em 20% a 30% dos pacientes (Farag et al.,

1994). As mortes relacionadas a causa cardíaca em pacientes que ingerem lítio não diferem da população em geral.

- **Pele:** acne.
- **Cabelo:** perda de cabelo.

O lítio apresenta uma faixa terapêutica estreita em humanos (0,8 a 1,2mEq/L) (Gelenberg et al., 1989). Os efeitos adversos e a toxicidade tornam-se bem mais evidentes com doses que resultam em níveis séricos mais elevados (Jefferson et al., 1987). Uma revisão da literatura revelou que 35% a 93% dos pacientes se queixam de efeitos adversos do tratamento com o lítio. Os efeitos adversos mais comuns se encontram na Tabela 25.1, a qual apresenta dados compilados de 12 estudos individuais de 1.094 pacientes (Goodwin & Jamison, 1990). É de interesse observar que, quando questionados sobre os efeitos adversos que mais incomodam e que levam à não adesão ao tratamento de longa duração com o lítio, os pacientes relataram mais comumente as disfunções cognitivas (confusão mental, concentração pobre, lentidão mental e problemas de memória).

Os sistemas fisiológicos mais predispostos à sintomatologia induzida por lítio e à toxicidade incluem o gastrointestinal, o renal, o endócrino e o sistema nervoso, assim como o efeito teratogênico que afeta o feto. A maioria dos efeitos adversos parece ser dose-dependente e de natureza temporária (Jefferson, 1990; Schou, 1989; Vestergaard et al., 1988).

Tremor fino das mãos, poliúria e sede leve podem ocorrer durante o início da terapia com o lítio para a fase aguda, e podem persistir durante o tratamento. Náusea leve e temporária e desconforto geral podem surgir também durante os primeiros dias do tratamento com o lítio. Esses efeitos adversos geralmente desaparecem com a continuação do tratamento ou a redução temporária ou a interrupção de sua ingestão. Se persistirem, a suspensão da terapia com o lítio poderá ser necessária.

Os efeitos adversos menos comuns são: alopecia, alteração do ECG, arritmia, anorexia, ataxia, bócio, cáries dentárias, cefaleia, convulsão, diabetes insípido, diarreia, distonia, erupções acneiformes, fadiga, fraqueza muscular, glomerulopatias, hepatotoxicidade, hiperbilirrubinemia, hipotireoidismo (7% a 9%, TSH elevado), inversão da onda T, leucocitose, maculopápulas, nefrite intersticial, diminuição da memória, poliartrite, psoríase (exacerbação), *rash* cutâneo, tonturas e vômitos.

Fatores de risco que podem predispor a efeitos adversos e toxicidade pela terapia com o lítio incluem *clearance* renal reduzido pela idade ou por patologias, transtorno cerebral orgânico, doença física com vômito e/ou diarreia, uso de diurético e/ou outro fármaco concomitante, baixa ingestão de sódio e/ou alta excreção de sódio e gravidez.

A vulnerabilidade de certos sistemas de órgãos aos efeitos induzidos pelo lítio pode ser provocada não somente pelo acúmulo preferencial do lítio, mas também por sua ação nos vários íons transportadores, segundos mensageiros e sistemas de receptores compartilhados tanto pelo cérebro como pelo sistema periférico.

O SNC, que é o sítio aparente da ação terapêutica do lítio, é particularmente sensível aos efeitos colaterais e à toxicidade. Estudos têm referido que a distribuição do lítio através das regiões cerebrais pode não ser uniforme, resultando em um potencial relativamente maior de efeitos em regiões cerebrais selecionadas (Sansone & Ziegler, 1985). Tremor fino das mãos é um dos eventos adversos mais comuns, sendo relatado em 31% a 65% dos pacientes; ele pode estar associado a redução da coordenação motora, nistagmo e fraqueza muscular (Goodwin & Jamison, 1990). Rigidez em forma de roda dentada (catraca de bicicleta) tem sido relatada com o tratamento prolongado com o lítio (mesmo em monoterapia) e tem sido atribuída a seu efeito antidopaminérgico, apesar de esta observação ser mais aparente durante terapia concomitante com neurolépticos (Asnis et al., 1979).

Efeitos cognitivos

Os efeitos cognitivos do lítio, que parecem ser um dos mais problemáticos para os pacientes, são os menos estudados. Relatos clínicos de não adesão à litioterapia ao longo dos anos têm sido atribuídos a dificuldades com criatividade e produtividade (Marshall et al., 1970; Schou, 1979). Há dificuldade em encontrar evidência convincente dos efeitos cognitivos do lítio em estudos animais. Estudos sobre os efeitos do lítio na indução do funcionamento intelectual, como memória, processo associativo e taxa de desempenho cognitivo e psicomotor em pacientes bipolares, continuam contraditórios (Goodwin & Jamison, 1990).

TABELA 25.1 ■ Efeitos adversos do lítio

Efeitos adversos	Queixa subjetiva (%)	Importância relativa na não adesão
Sede excessiva	35,9	
Poliúria	30,4	4
Problemas de memória	28,2	1
Tremor	26,6	3
Ganho de peso	18,9	2
Cansaço/sonolência	12,4	5
Diarreia	8,7	?
Qualquer queixa	73,8	?
Sem queixas	26,2	

Fonte: Goodwin & Jamison, 1990.

Em geral, o tratamento com o lítio foi associado a pequeno mas significativo prejuízo do aprendizado verbal imediato e da memória (ES = 0,24; 95% CI, 0,05 a 0,43) e criatividade (ES = 0,33; 95% CI, 0,02 a 0,64), enquanto memória verbal retardada, memória visual, atenção, funções executivas, velocidade de processamento e desempenho psicomotor não foram significativamente afetados. Tratamento profilático com o lítio também foi associado a prejuízo ainda maior no desempenho psicomotor (ES = 0,62; 95% CI, 0,27 a 0,97), sem qualquer evidência de melhora cognitiva. Em conclusão, o lítio parece ter poucos efeitos na cognição (Wingo et al., 2009).

PRECAUÇÕES NA TERAPIA COM O LÍTIO

Crianças e adolescentes

O uso do lítio em crianças não está tão bem estabelecido como em adultos. As doses iniciais sugeridas são de 50 a 100mg de carbonato de lítio por dia para crianças de 5 a 8 anos (até 900mg/dia) ou 30mg/kg/dia para crianças de 12 anos de idade.

As dosagens séricas devem ser iguais às dos adultos, lembrando que o estado de equilíbrio é atingido em 5 dias e que a depuração renal nessa população é maior do que em adultos.

No início, devem ser feitas dosagens do lítio a cada 2 dias, evitando-se ultrapassar 1,2mEq/L. Cuidado também deve ser tomado se houver doenças físicas concomitantes (Hagino, 1995).

Idosos

A idade não afeta a resposta ao tratamento com o lítio, de modo que ele é relativamente seguro em idosos sadios. Em idosos, há uma redução do *clearance* renal. Portanto, a dose inicial deve ser reduzida à metade (Sproule et al., 2000). Pode-se iniciar com 150mg/dia, e o aumento deve ser bastante lento e monitorado por litemias seriadas, pois o lítio pode ser tóxico em níveis terapêuticos.

Deve-se ter cuidado com outras doenças existentes, medicações administradas concomitantemente, dietas especiais, diminuição da taxa de filtração glomerular e sensibilidade aumentada aos paraefeitos. Nessa faixa etária, intoxicações, mesmo com níveis séricos considerados terapêuticos, podem ocorrer com ainda mais facilidade.

Deve ser lembrado também que, em indivíduos idosos, o tempo para alcançar um *steady-state* dos níveis séricos é maior. Quando o tratamento é interrompido, o desaparecimento dos efeitos colaterais ou da toxicidade também é mais prolongado. Entretanto, com monitoração cuidadosa e uso apropriado, o lítio é um fármaco seguro e efetivo no idoso. Recomenda-se o uso de doses menores do que as usuais e que sejam realizadas litemias com mais frequência.

Gravidez

Existe um risco de malformação congênita (11%), especialmente quando o lítio é ingerido no primeiro trimestre. A exposição ao lítio no primeiro trimestre de gestação aumenta de 10 a 20 vezes o risco de desenvolvimento da malformação de Ebstein (um deslocamento raro para baixo da válvula tricúspide do ventrículo direito). O risco dessa anomalia na população geral é de 1/200.000, subindo para 1/1.000 no caso de exposição ao lítio (Cohen & Rosenbaum, 1998). Deve ser pesado com o fato de haver 50% de recaída se o lítio for interrompido na gestação (Cohen et al., 1994).

Em uma paciente grave, cujas condições clínicas exijam uma intervenção farmacológica, ou em uma paciente que esteja respondendo bem ao fármaco, a decisão do uso ou não do medicamento deve ter como base a relação custo-benefício. No caso de se utilizar o fármaco na gestação, devem ser realizados exames de ultrassonografia e ecocardiografia fetal periódicos (Loebstein, 1997). O efeito teratogênico do lítio está associado à dose (Jacobson, 1992).

Fetos expostos ao lítio no terceiro trimestre de gestação podem desenvolver síndrome do *floopy baby*, com cianose e hipotonicidade, conforme relatos de alguns estudos (Flaherty, 1997). Existem relatos também de reflexos anormais, hipotonia, hiperpneia, taquicardia, torpor, coma, elevação da ureia e da creatinina, inversão da onda T no ECG e arritmias cardíacas (Ferrari, 1988). Neonatos expostos intraútero ao lítio devem ser cuidadosamente monitorados para sintomas de toxicidade.

Estudos que investigaram os efeitos no desenvolvimento neuropsicomotor de crianças expostas intraútero ao lítio não demonstraram efeitos deletérios desse fármaco (Altshuler, 1996).

Durante a gravidez, a supressão da tireoide pode produzir hipotireoidismo neonatal. Há relatos também de diabetes insípido e de arritmias cardíacas.

Um estudo realizado com 60 crianças sadias, nascidas de mãe que usaram lítio durante o primeiro trimestre da gravidez, não revelou nenhum aumento de anomalias físicas ou mentais (crianças expostas ao lítio e irmãos que não foram expostos ao lítio) durante 5 a 10 anos (Pinelli et al., 2002; Schou, 1976).

O lítio atravessa a placenta, causando hipotonia e hipotireoidismo (Schou, 1990). Malformações congênitas com o lítio (2,8%) são similares aos controles (2,4%) e sugerem que o lítio não é um importante teratógeno humano, se usado com rastreamento adequado. Mesmo assim, o risco de malformações no primeiro trimestre é de 4% a 12%; portanto, maior do que o da população geral.

Relatos da década de 1960 associavam a exposição ao lítio intraútero a malformações cardiovasculares. No entanto, dois estudos de coorte recentes demonstraram que essa associação não é estatisticamente significativa. Portanto, embora aumente significativamente o risco relativo, o uso de lítio na gestação não aumenta de maneira muito importante o risco absoluto de malformações congênitas (Altshuler, 1996; Viguera & Cohen, 1998).

Lactação

O lítio passa livremente para o leite materno e é encontrado em concentrações de 33% a 50% dos níveis sanguíneos maternos, podendo acarretar reações adversas no lactente, como hipotonia, letargia, cianose, anormalidades no ECG e diabetes insípido. Há um relato de caso (Sykes, 1976) observando que as concentrações de lítio no leite materno representavam cerca de 50% das concentrações maternas e que nenhum efeito colateral foi notado no bebê. Schou e Amdisen (1973) relataram oito casos de mães em uso de lítio que amamentavam, e sugerem cuidado na administração. Se o lítio é essencial durante a amamentação, recomenda-se que seja usado em baixa dose e com monitoração cuidadosa da criança quanto a complicações. No caso de ocorrerem paraefeitos, infecção ou desidratação no recém-nascido, deve-se interromper imediatamente o uso do lítio ou a amamentação.

O lítio está, em geral, contraindicado na lactação. O nível no leite materno é de cerca de 40% (variando de 24% a 72%), com crianças apresentando níveis séricos de 5% a 200% das concentrações séricas da mãe.

Cicladores rápidos

Em cicladores rápidos, há menor resposta ao lítio isoladamente e recomenda-se o uso associado de anticonvulsivantes (especialmente AVP).

INTOXICAÇÃO PELO LÍTIO

O quadro clínico da intoxicação pelo lítio é composto pelos seguintes sintomas:

- **Gastrointestinais:** náuseas, vômitos, dor abdominal, boca seca e diarreia profusa.
- **Sistema nervoso central:** tremores, disartria, ataxia, alteração do nível de consciência, vertigens, letargia ou excitação, hiper-reflexia, delírio, nistagmo e convulsões.
- **Renais:** oligúria e anúria.
- **Cardiovasculares:** arritmias e fasciculações musculares.

O quadro pode evoluir para coma e morte.

O tratamento deve ser instituído com lavagem intestinal, diurese osmótica, diálise peritoneal ou hemodiálise.

Há fatores associados à toxicidade do lítio, como ingestão de dose excessiva (acidental ou intencional), diminuição de excreção (doença renal, dieta hipossódica, interação com outros fármacos, como diuréticos), desidratação e sensibilidade individual (idosos e pacientes com problemas orgânicos).

O paciente e seus familiares devem ser instruídos sobre os sinais de intoxicação. Em caso de ingestão excessiva, o médico deve ser contactado imediatamente ou o paciente deve encaminhar-se para um serviço de emergência. O lítio deve ser suspenso, e o paciente deve ingerir líquidos em abundância, se possível.

Deve ser realizada avaliação clínica e laboratorial completa (anamnese, exame físico, litemia, eletrólitos, ECG etc.). Deve-se controlar os sinais vitais, hidratar e, se necessário, adotar medidas de suporte cardíaco e respiratório.

Se o lítio se mantiver acima de 4mEq/L transcorridas 6 horas da ingestão, e se persistirem os sinais de intoxicação, deve-se fazer hemodiálise e repeti-la a cada 6 a 10 horas, até que o lítio saia dos níveis tóxicos ou desapareçam os sinais de intoxicação.

Se a bomba de lítio, responsável por sua extração do espaço intracelular para o extracelular, estiver funcionando, o que pode ser avaliado pela diminuição do lítio dentro dos eritrócitos, a diálise poderá não ser necessária (Hauger et al., 1990).

Diarreia, vômito, tontura, fraqueza muscular e falta de coordenação motora podem ser sinais precoces de intoxicação por terapia com lítio e podem ocorrer com níveis do lítio inferiores a 2mEq/L. Com níveis séricos mais elevados, ocorrem ataxia, visão turva e grande quantidade de urina diluída.

Os efeitos neurotóxicos provocados pelo lítio geralmente decorrentes de altas concentrações séricas ou em pacientes portadores de fatores de riscos estão associados a sinais aumentados de comprometimento cognitivo, inquietação, irritabilidade e lassitude (Jefferson et al., 1987). Apesar de essa sintomatologia ser reversível dentro de 5 a 10 dias, a neurotoxicidade pode progredir para delírio franco, ataxia, tremores, convulsão, coma e morte.

O tratamento da toxicidade por lítio inclui medidas de suporte e hemodiálise em casos graves; entretanto, esta última alternativa nem sempre está disponível. Sulfonato polisterno de sódio (SPS®, Kayexalate®) tem demonstrado, em modelos animais e humanos, reduzir a absorção e aumentar a eliminação de lítio (Ghannoum et al., 2009).

CONTRAINDICAÇÕES AO LÍTIO

As contraindicações formais ao lítio são:

- Doenças cardíacas (bradicardia sinusal, arritmias ventriculares severas, insuficiência cardíaca congestiva [ICC]).
- Insuficiência renal grave: se o uso do lítio é inevitável, deve-se fazê-lo em baixas doses e realizar monitoramento mais frequente (Gitlin, 1999).

Já as contraindicações relativas são hipotireoidismo (se controlado, pode-se usar o lítio), cicladores rápidos, crianças com menos de 12 anos de idade e graves distúrbios gastrointestinais.

INDICAÇÕES TERAPÊUTICAS DO LÍTIO

O lítio tem várias indicações terapêuticas, sendo as principais: transtorno bipolar, transtorno unipolar, depressões resistentes (como potencializador de antidepressivos), além de outras indicações, como transtornos impulsivos e agressivos e o transtorno esquizoafetivo.

Indicações bem estabelecidas

- Transtorno bipolar do humor: mania, depressão (associada ou não a antidepressivos) na fase aguda, e para profilaxia de recidivas.
- Depressão maior: para potencializar efeito dos antidepressivos.
- Transtorno esquizoafetivo (associado a antipsicótico).
- Agressividade.
- Impulsividade.

Indicações não bem estabelecidas

- Depressão maior.
- Esquizofrenia (quando as terapêuticas convencionais não são efetivas).
- Síndrome cerebral orgânica com componente afetivo.
- Síndrome pré-menstrual.
- Coadjuvante no tratamento do transtorno obsessivo-compulsivo (TOC).
- Distúrbio de conduta em adolescentes.
- Alcoolismo.
- Transtorno de déficit de atenção/hiperatividade.
- Transtornos de personalidade.

Mania aguda

O lítio foi comparado com placebo, na mania aguda, pelos seguintes estudos: Bunney et al., 1968; Goodwin, 1969; Maggs, 1963; Schou, 1954; Stokes, 1971. Em um total de 46 pacientes, o lítio foi melhor do que o placebo.

O lítio também foi comparado com antipsicóticos (AP) na mania aguda.

As limitações desses estudos são a inclusão de esquizoafetivos e esquizofrênicos, o pequeno número de pacientes e o uso de diferentes critérios diagnósticos.

Crises depressivas

Foram realizados vários estudos cruzados usando lítio em uma fase e placebo em outra fase nos mesmos pacientes: Baron et al., 1975; Goodwin et al., 1969, 1972; Mendels et al., 1976; Noyes et al., 1971, 1974; Stokes et al., 1971. Todos esses estudos mostraram que o lítio não tem efeito no tratamento de crises depressivas.

Profilaxia de distúrbio bipolar

É o tratamento de escolha (Baastrup et al., 1970; Prien et al., 1973, 1984, 1988; Zis & Goodwin, 1979).

Por mais de 15 anos não foi publicado qualquer estudo comparando lítio *versus* placebo (Prien & Potter, 1990). Não ocorre estudo duplo-cego placebo desde a década de 1970.

As vantagens do lítio na profilaxia de distúrbio bipolar são muitas, destacando-se a prevenção de novos episódios e a redução da intensidade de futuras crises.

PREDITORES E RESPOSTA AO LÍTIO

Os preditores psicológicos de boa resposta ao lítio incluem: a resposta inicial durante os primeiros meses de terapia (é considerada o preditor mais confiável de resposta), o padrão clássico de episódios, história familiar positiva de transtorno bipolar, ausência de transtorno de personalidade comórbido, transtorno bipolar do tipo I, sintomas melancólicos durante o episódio depressivo e início precoce da terapia com lítio.

Por outro lado, os preditores de resposta pobre ao lítio são: episódios mistos, que são considerados a característica mais confiável de falta de resposta; ciclagem rápida; abuso comórbido de álcool e drogas; transtornos do humor com características psicóticas incongruentes; início do transtorno antes dos 18 anos de idade; descontinuação do tratamento; alto número prévio de episódios afetivos antes do início da terapia com lítio. Entre os fatores ambientais, ser solteiro foi o único preditor de resposta pobre ao lítio.

Preditores biológicos de uma boa resposta incluem: aumento do pico do N-acetil-aspartato e diminuição do pico do mioinositol, alta mobilização de cálcio induzida pela serotonina e alta taxa de fosfolipídios na membrana das células

TABELA 25.2 ■ Lítio *versus* antipsicóticos (AP) na mania aguda

	Lítio	AP	Conclusão
Platman (1970)	13	10	Li > AP
Prien (1972)	255 pacientes		AP > Li
Garfinkel (1980)	7 (3)	7(2)	Li = AP
Braden (1982)	43 (15)	35(1)	AP > Li

vermelhas, especialmente de fosfatidilcolina. Entre os preditores neurofisiológicos de uma resposta favorável ao lítio estão: concentrações cerebrais de lítio acima 0,2mEq/L; pH intracelular cerebral diminuído; hiperintensidade de substância branca em (31)P-MRS e alta intensidade de potenciais auditórios evocados de resposta N1/P2 (LDAEP), sendo este último um dos melhores indicadores da função serotonérgica cerebral.

Inversamente, os preditores de uma resposta pobre ao lítio são: anormalidades epileptiformes com ondas teta difusas na eletroencefalografia e diminuição do pico de fosfocreatina em (31)P-MRS, sendo este último um indicador de disfunção mitocondrial.

Preditores genéticos de boa resposta incluem: polimorfismo do C973A no gene do inositol-polifosfato-1-fosfatase; nível baixo de expressão do mRNA da inositol monofosfatase (IMPase-2), sendo esta uma enzima-chave do sistema de cálcio intracelular e sendo o gene IMPase estudado como um gene candidato no transtorno bipolar; a alta frequência dos alelos da fosfolipase C isoenzima gama-1 (PLCG1)-5 e PLCG1-8, sendo PLCG1 uma das principais enzimas do ciclo do fosfatidilinositol.

Preditores genéticos de resposta pobre são: formas homozigóticas do alelo curto do transportador da serotonina (5-HTT), a presença do subtipo A/A do gene da triptofano hidroxilase (TPH) e uma alta frequência do antígeno humano leucocitário A3 (HLA-A3), sendo este genótipo associado a alterações celulares de membrana implicadas na alteração do transporte intracelular de lítio.

Vários problemas metodológicos questionam esses preditores, como: falta de representatividade das amostras de pacientes bipolares nessas pesquisas, má confiabilidade das reconstruções do curso do transtorno bipolar antes do início do tratamento com lítio, ausência de consenso nos instrumentos usados para medir a resposta ao lítio nesses estudos e avaliação problemática do impacto do tratamento no transtorno bipolar cujo curso natural intrínseco é irregular (Rohayem et al., 2007).

A maioria dos preditores biológicos de boa resposta ao lítio, como níveis baixos de IMPase mRNA, hiperintensidade da substância branca, baixo pH intracelular cerebral, resposta aumentada ao cálcio e o alelo PLCG1-5, tem sido detectada com fatores de risco para o transtorno bipolar, sugerindo que pacientes com transtorno bipolar que respondem ao lítio formam uma categoria distinta, tendo uma base neurobiológica, embora tal hipótese necessite de replicação (Ikeda & Kato, 2003).

Tratamento agudo (8 horas) e prolongado (14 dias) com lítio LiCl resultou em aumento de 20% e 23%, respectivamente, na liberação de serotonina, mas não influenciou a recaptura de 5-HT através da membrana plasmática nem a captura vesicular de 5-HT. Em neurônios da rafe tratados com lítio, a inibição de 5-HT por fluoxetina não foi alterada (Scheuch et al., 2009).

Profilaxia do distúrbio unipolar

Vários estudos não controlados demonstraram efeito positivo na profilaxia do distúrbio unipolar: Angst et al., 1970; Baastrup & Schou, 1967; Bennie 1975; Fieve et al., 1968; Gottfries, 1968; Hartigan, 1963; Laurell & Ottosson, 1968; Lepkipker, 1985; Souza et al., 1990; Zall et al., 1968.

Entretanto, outros estudos não controlados revelaram efeito negativo: Bouman et al., 1986; Freyhan et al., 1970; Smigan, 1985; Stancer et al., 1970.

A metodologia desses estudos apresentava várias falhas: não havia distribuição aleatória dos pacientes; a avaliação não era feita de maneira duplo-cega, e havia a inclusão de pacientes com distúrbios uni e bipolar.

O lítio foi comparado com placebo em vários ensaios clínicos: Baastrup et al., 1970; Coppen, 1971; Cundall, 1972; Mander & Loudon, 1988; Mendlewicz, 1973; Prien et al. 1973, 1974; Strober et al., 1990. Esses estudos revelaram que, entre 739 pacientes, apenas 37,3% dos pacientes que tomavam lítio recaíram, *versus* 79,3% dos que estavam tomando placebo; portanto, uma diferença significativa em torno de 42 pontos percentuais.

Esquizofrenia

O lítio é frequentemente prescrito em associação ao tratamento de pacientes portadores de esquizofrenia e transtorno esquizoafetivo que demonstram instabilidade do humor. Tem sido prescrito também para pacientes que respondem parcialmente aos antipsicóticos. Alguns estudos avaliaram a eficácia do lítio prescrito em monoterapia para esquizofrênicos (Alexander et al., 1979; Shopsin et al., 1971). Esses estudos sugerem que os efeitos do lítio são inconsistentes e claramente inferiores aos dos antipsicóticos. A maioria dos estudos associa o lítio aos antipsicóticos.

O efeito mais consistente observado com o lítio se dá em pacientes que apresentam sintomas do humor. Lerner et al. (1988) relataram a capacidade de o lítio diminuir tanto a depressão como o distúrbio do pensamento em indivíduos que estavam deprimidos. O lítio foi, portanto, ineficaz em pacientes que não estavam deprimidos. Outros estudos têm demonstrado evidências de que o lítio é eficaz quando associado a antipsicóticos para indivíduos com transtorno esquizoafetivo. Para esses pacientes, o lítio é eficaz na redução da excitação e da depressão (Biederman et al., 1979).

Os efeitos do lítio são menos claros para pacientes que apresentam resposta inadequada aos antipsicóticos, apesar de algumas indicações de que o lítio possa beneficiar alguns indivíduos que respondem pobremente aos antipsicóticos

(Wolkowitz, 1993). Essas melhoras são, contudo, inconsistentes.

Os pacientes tratados com lítio associado a outras medicações são tratados de maneira semelhante aos pacientes bipolares. Quando possível, o paciente deve ser estabilizado com antipsicótico antes da introdução do lítio. A dose deve ser suficiente para manter o nível sérico de lítio entre 0,8 e 1,2mEq/L, e o lítio deve ser monitorado.

Até o momento, não foi identificado nenhum preditor claro de resposta ao lítio em pacientes esquizofrênicos ou esquizoafetivos.

Agressividade

O efeito antiagressividade do lítio tem sido investigado em estudos animais, assim com em ensaios clínicos nos últimos 20 anos, e a maioria dos dados tem sugerido a capacidade do lítio de reduzir impulsos agressivos (Nilsson, 1993). Schou (1987) descreve esse efeito como um dos melhores efeitos documentados do lítio depois do tratamento do transtorno bipolar.

Os níveis séricos usados para tratar agressividade são semelhantes aos utilizados para o tratamento do transtorno bipolar.

O lítio tem sido geralmente utilizado como substância antiagressividade em pacientes psiquiátricos, crianças com problemas de comportamento, indivíduos com retardo mental e em prisioneiros com impulsos agressivos incontroláveis (Nilsson, 1993). A maioria dos estudos tem sido realizada em instituições, e poucos estudos foram realizados com pacientes ambulatoriais.

A associação entre função serotonérgica e agressividade e impulsividade, assim como a ação potencializadora do lítio sob a função serotonérgica, pode explicar as propriedades antiagressividade do lítio (Coccaro et al., 1989).

Suicídio

Entre 5.647 pacientes (33.473 pacientes-ano em risco) em 22 estudos, o suicídio foi 82% menos frequente durante o tratamento com lítio (0,159 *vs.* 0,875 morte/100 pacientes-ano). A taxa de risco em estudos com/sem lítio foi de 8,85 (95% CI, 4,12 a 19,1; P<0,0001).

RAZÕES PARA A DESCONTINUAÇÃO DO LÍTIO

O lítio tem alta taxa de descontinuação (50% dos pacientes desistem no primeiro ano). Cerca de 20% a 30% (Bech et al., 1976; Van Putten, 1975) ou 20% a 50% (Jamison et al., 1979) interrompem o lítio. Os motivos mais frequentes para descontinuação do lítio (Jamison & Akiskal, 1983; Muller-Oerlinghausen, 1982) são:

- **Paciente:**
  - O entendimento da doença.
  - Qualidade de vida no intervalo entre os episódios.
  - Atitude diante da doença mental.
- **Família:**
  - Acesso à informação sobre doenças afetivas.
  - Maior cooperação entre paciente, família e instituição.
- **Doença:**
  - Cronicidade, gravidade e frequência de episódios.
- **Medicamento:**
  - Efeitos colaterais.
  - Lembrança de continuar doente.
- **Atendimento:**
  - Atitude do médico com relação ao lítio.
  - Qualidade do atendimento.
- **Cultura:**
  - Campanhas contra o uso de medicamentos.
  - Psiquiatria vista como repressiva e punitiva.

A principal consequência da interrupção do lítio é o aumento na taxa de reinternação hospitalar (Souza et al., 1990). O lítio deverá ser descontinuado quando não houver resposta clínica ou os efeitos colaterais forem muito graves.

REFERÊNCIAS

Alexander PE, Van Kammen DP, Bunney WE Jr. Antipsychotic effects of lithium in schizophrenia. Am J Psychiatry 1979; 136:283-7.

Altshuler G, Hyde SR. Clinicopathologic implications of placental pathology. Clin Obstet Gynecol 1996 Sep; 39(3):549-70.

Angst J, Weis P, Grof P et al. Lithium prophylaxis in recurrent affective disorders. Br J Psychiatry 1970 Jun; 116(535):604-14.

Apseloff G, Mullet D, Wilner KD et al. The effects of ziprasidone on steady-state lithium levels and renal clearance of lithium. Br J Clin Pharmacol 2000; 49 (Suppl 1):61S-64S.

Asnis GM, Asnis D, Dunner DL et al. Cogwheel rigidity during chronic lithium therapy. Am J Psychiatry 1979 Sep; 136(9):1225-6.

Baastrup PC, Schou M. Prophylactic action of lithium against recurrent depressions and manic-depressive psychosis. Ord Med 1967 Feb 9; 77(6):180-7.

Baastrup PC, Schou M. Lithium as a prophylactic agents. Its effect against recurrent depressions and manic-depressive psychosis. Arch Gen Psychiatry 1967 Feb; 16(2):162-72.

Baastrup PC, Poulsen JC, Schou M et al. Prophylactic lithium: double blind discontinuation in manic-depressive and recurrent-depressive disorders. Lancet 1970 Aug 15; 2(7668):326-30.

Baron M, Gershon ES, Rudy V et al. Lithium carbonate response in depression. Prediction by unipolar/bipolar illness, average-evoked response, catechol-O-methyl transferase, and family history. Arch Gen Psychiatry 1975 Sep; 32(9):1107-11.

Bazinet RP. Is aracdonic acid cascade a common target of drugs used to manage bipolar disorder? Biochem Soc Trans 2009; 37(Pt 5): 1104-9.

Bazire S. Psychotropic drug directory: the professionals' pocket handbook and aide memoire. Fivepin Publishing, 2003/04.

Bech P, Vendsborg PB, Rafaelsen OJ. Lithium maintenance treatment of manic-melancholic patients: its role in the daily routine. Acta Psychiatr Scand. 1976 Jan; 53(1):70-81.

Bennie EH. Letter: Lithium in depression. Lancet 1975 Jan 25; 1(7900):216.

Birch NJ. Lithium: inorganic pharmacology and psychiatric care. IRL Press, Oxford – Washington, DC.

Biederman J, Lerner Y, Belmaker RH. Combination of lithium carbonate and haloperidol in schizo-affective disorder: a controlled study. Arch Gen Psychiatry 1979; 36:327-33.

Bosetti F, Rintala J, Seemann R et al. Chronic lithium down-regulates cyclooxygenase-2 activity and prostaglandin E(2) concentration in rat brain. Mol Psychiatry 2002; 8; 845-50.

Bunney WE Jr, Goodwin FK, Davis JM et al. A behavioral-biochemical study of lithium treatment. Am J Psychiatry 1968 Oct; 125(4):499-512.

Cade JF. Lithium salts in the treatment of psychotic excitement. Medical Journal of Australia 1949; 36:349-52.

Chong SA, Mythily, Mahendran R. Cardiac effects of psychotropic drugs. Ann Acad Med Singapore 2001 Nov; 30(6):625-31.

Citrome L, Volavka J. Optimal dosing of atypical antipsychotics in adults: a review of the current evidence. Harv Rev Psychiatry 2002 Sep-Oct; 10(5):280-91.

Coccaro EF, Siever LJ, Klar HM et al. Serotonergic studies in patients with affective and personality disorders. Correlates with suicidal and impulsive aggressive behavior. Arch Gen Psychiatry 1989 Jul; 46(7):587-99.

Cohen LS, Friedman JM, Jefferson JW et al. A reevaluation of risk of in utero exposure to lithium. JAMA 1994 Jan 12; 271(2):146-50.

Cohen LS, Rosenbaum JF. Psychotropic drug use during pregnancy: weighing the risks. J Clin Psychiatry 1998; 59 (Suppl 2): 18-28.

Coppen A, Noguera R, Bailey J et al. Prophylactic lithium in affective disorders. Controlled trial. Lancet 1971 Aug 7; 2(7719):275-9.

Coppen A, Abou-Saleh MT, Milln P et al. Lithium continuation therapy following electroconvulsive therapy. Br J Psychiatry 1981 Oct; 139:284-7.

Cundall RL, Brooks PW, Murray LG. A controlled evaluation of lithium prophylaxis in affective disorders. Psychol Med 1972 Aug; 2(3):308-11.

Devanand DP, Sackeim HA, Brown RP. Myoclonus during combined tricyclic antidepressant and lithium treatment. J Clin Psychopharmacol 1988 Dec; 8(6):446-7.

El-Mallakh, RS. Lithium actions and mechanisms. Washington: American Psychiatric Press, 1996.

Farag S, Watson RD, Honeybourne D. Symptomatic junctional bradycardia due to lithium intoxication in patient with previously normal electrocardiogram. Lancet 1994 May 28; 343(8909):1371.

Fatemi SH, Reutiman TJ, Folsom TD. The role of lithium in modulation of brain genes: relevance for aetiology and treatment of bipolar disorder. Biochem Soc Trans 2009;37(Pt 5).

Ferrari E, Bossolo PA, Foppa S et al. Prolactin secretion in polycystic ovary syndrome: circadian rhythmicity and dynamic aspects. Gynecol Endocrinol 1988 Jun; 2(2):101-11.

Fieve RR, Platman SR, Plutchik RR. The use of lithium in affective disorders. II. Prophylaxis of depression in chronic recurrent affective disorder. Am J Psychiatry 1968 Oct; 125(4):492-8.

Fieve RR, Platman SR. Prophylactic lithium? Lancet 1968 Oct 12; 2(7572):830.

Flaherty B, Krenzelok EP. Neonatal lithium toxicity as a result of maternal toxicity. Vet Hum Toxicol 1997 Apr; 39(2):92-3.

Gelenberg AJ, Kane JM, Keller MB et al. Comparison of standard and low serum levels of lithium for maintenance treatment of bipolar disorder. N Engl J Med 1989 Nov 30; 321(22):1489-93.

Ghannoum M, Lavergne V, Yue CS et al. Sodium polystyrene sulfonate (SPS, Kayexalate), a cation exchanger, has been promising in animal models and human reports to reduce absorption and enhance elimination of Li Clin Toxicol (Phila). Oct 20, 2009. [Epub ahead of print]

Gitlin M. Lithium and the kidney: an updated review. Drug Saf 1999 Mar; 20(3):231-43.

Goodman LS, Gilman A. The pharmacological basis of therapeutics. London: MacMillian, 1960.

Goodwin FK, Murphy DL, Bunney WE Jr. Lithium-carbonate treatment in depression and mania. A longitudinal double-blind study. Arch Gen Psychiatry 1969 Oct; 21(4):486-96.

Goodwin FK, Murphy DL, Dunner DL, Bunney WE Jr. Lithium response in unipolar versus bipolar depression. Am J Psychiatry 1972 Jul; 129(1):44-7.

Goodwin FK, Jamison KR. Manic-depressive illness. New York: Oxford University Press, 1990.

Gottfries CG. The effect of lithium salts on various kinds of psychiatric disorders. Acta Psychiatr Scand Suppl 1968; 203:157-67.

Granneman GR, Schneck DW, Cavanaugh JH, Witt GF. Pharmacokinetic interactions and side effects resulting from concomitant administration of lithium and divalproex sodium. J Clin Psychiatry 1996 May; 57(5):204-6.

Guadalupe G, Crismon ML, Dorson PG. Seizures in two patients after the addition of lithium to a clozapine regimen. J Clin Psychopharmacol 1994 Dec; 14(6):426-8.

Hagino OR, Weller EB, Weller RA et al. Untoward effects of lithium treatment in children aged four through six years. J Am Acad Child Adolesc Psychiatry 1995 Dec; 34(12):1584-90.

Harwood AJ, Agam G. Search for a common mechanism of mood stabilizers. Biochem Pharmacol 2003; 15 66(2):179-89.

Harwood AJ, Agam G, Hartigan GP. The use of lithium salts in affective disorders. Br J Psychiatry. 1963 Nov; 109:810-4.

Hauger RL, O'Connor KA, Yudofsky S, Meltzer HL. Lithium toxicity: when is hemodialysis necessary? Acta Psychiatr Scand 1990 Jun; 81(6):515-7.

Ikeda A, Kato T. Biological predictors of lithium response in bipolar disorder. Psychiatry Clin Neurosci 2003; 57(3):243-50.

Jacobson SJ, Jones K, Johnson K et al. Prospective multicentre study of pregnancy outcome after lithium exposure during first trimester. Lancet 1992 Feb 29; 339(8792):530-3.

Jamison KR, Gerner RH, Goodwin FK. Patient and physician attitudes toward lithium: relationship to compliance. Arch Gen Psychiatry 1979 Jul 20; 36(8 Spec No):866-9.

Jamison KR, Akiskal HS. Medication compliance in patients with bipolar disorder. Psychiatr Clin North Am 1983 Mar; 6(1):175-92.

Jarrett DB, Burrows GD, Davies B. Lithium as a prophylactic agent in recurring affective disorders. Med J Aust 1973 Feb 17; 1(7):325-8.

Jefferson JW, Greist JH, Baudhuin M. Lithium: interactions with other drugs. J Clin Psychopharmacol 1981 May; 1(3):124-34.

Jefferson JW, Greist JH, Ackerman DL. Lithium encyclopedia for clinical practice. 2 ed. Washington, DC: American Psychiatric Press, 1987.

Jefferson JW. Lithium: the present and the future. J Clin Psychiatry 1990 Aug; 51 (Suppl 4-8); discussion 17-9.

Johnson FN. The history of lithium therapy. London: MacMillan, 1984.

Koval MS, Rames LJ, Christie S. Diabetic ketoacidosis associated with clozapine treatment. Am J Psychiatry 1994 Oct; 151(10):1520-1.

Large CH, Daniel ED, Li X, George MS. Biochem Soc Trans 2009;37(Pt 5):1080-4.

Laurell B, Ottosson JO. Prophylactic lithium? Lancet 1968 Dec 7; 2(7580):1245-6. Lancet 1975 Jan 25;1(7900):216.

Lerner Y, Mintzer Y, Schestatzky M. Lithium combined with haloperidol in schizophrenic patients. Br J Psychiatry 1988; 153:359-62.

Lennox RH, Newhouse PA, Creelman WL, Whitaker TM. Adjunctive treatment of manic agitation with lorazepam versus haloperidol: a double-blind study. J Clin Psychiatry 1992 Feb; 53(2):47-52.

Lennox RH, Manji HK. Lithium. In: Schatzberg AF, Nemeroff CB – The American Psychiatric Press textbook of psychopharmacology. Washington: American Psychiatric Press, 1995.

Lepkifker E, Horesh N, Floru S. Long-term lithium prophylaxis in recurrent unipolar depression. A controversial indication? Acta Psychiatr Belg. 1985 May-Jun; 85(3):434-43.

Loebstein R, Koren G. Pregnancy outcome and neurodevelopment of children exposed in utero to psychoactive drugs: the Motherisk experience. J Psychiatry Neurosci 1997 May; 22(3):192-6.

Machado-Vieira R, Manji HK, Zarate CA Jr. The role of lithium in the treatment of bipolar disorder: convergent evidence for neurotrophic effects as a unifying hypothesis. Bipolar Disord 2009; 11 (Suppl 2):92-109.

Maggs R. Treatment of manic illness with lithium carbonate. Br J Psychiatry 1963; 109:56-65.

Mallinger AG, Thase ME, Haskett R et al. Verapamil augmentation of lithium treatment improves outcome in mania unresponsive to lithium alone: preliminary findings and a discussion of therapeutic mechanisms. Bipolar Disord 2008; 10(8):856-66.

Mander AJ, Loudon JB. Rapid recurrence of mania following abrupt discontinuation of lithium. Lancet 1988 Jul 2; 2(8601):15-7.

Marshall MH, Neumann CP, Robinson M. Lithium, creativity, and manic-depressive illness: review and prospectus. Psychosomatics 1970 Sep-Oct; 11(5):406-8.

Mendels J. Lithium in the treatment of depression. Am J Psychiatry 1976 Apr; 133(4):373-8.

Mendlewicz J, Fieve RR, Rainer JD. Affective equivalents in depressive and manic-depressive patients. Actas Luso Esp Neurol Psiquiatr Cienc Afines 1973 Jan-Feb; 1(1):189-96.

Moreno AM, Moreno DH. Transtorno bipolar. São Paulo: Lemos Editorial, 2002.

Muller-Oerlinghausen B. Psychological effects, compliance, and response to long-term lithium. Br J Psychiatry 1982 Oct; 141: 411-9.

Nilsson A. The anti-aggressive actions of lithium. Reviews in Comteporary Pharmacotherapy 1993; 4:269-85.

Noyes R Jr, Dempsey GM, Blum A. Lithium treatment of depression. Compr Psychiatry 1974 May-Jun; 15(3):187-93.

Noyes R Jr, Ringdahl JC, Andreasen NJ. Effect of lithium citrate on adrenocortical activity in manic-depressive illness. Compr Psychiatry 1971 Jul; 12(4):337-47.

Ohman R, Spigset O. Serotonin syndrome induced by fluvoxamine-lithium interaction. Pharmacopsychiatry 1993 Nov; 26(6): 263-4.

Peterson GA, Byrd SL. Diabetic ketoacidosis from clozapine and lithium cotreatment. Am J Psychiatry 1996 May; 153(5):737-8.

Pinelli JM, Symington AJ, Cunningham KA, Paes BA. Case report and review of the perinatal implications of maternal lithium use. Am J Obstet Gynecol 2002 Jul; 187(1):245-9.

Plenge P, Mellerup ET. Lithium treatment: are the present schedules optimal? Acta Psychiatr Scand Suppl 1988; 345:69-73.

Prien RF, Caffey EM Jr. Lithium prophylaxis: a critical review. Compr Psychiatry 1974 Sep-Oct; 15(5):257-63.

Prien RF, Kupfer DJ, Mansky PA et al. Drug therapy in the prevention of recurrences in unipolar and bipolar affective disorders. Report of the NIMH Collaborative Study Group comparing lithium carbonate, imipramine, and a lithium carbonate-imipramine combination. Arch Gen Psychiatry 1984 Nov; 41(11):1096-104.

Prien RF, Himmelhoch JM, Kupfer DJ. Treatment of mixed mania. J Affect Disord 1988 Jul-Aug; 15(1):9-15.

Prien RF, Caffey EM Jr, Klett CJ. Prophylactic efficacy of lithium carbonate in manic-depressive illness. Report of the Veterans Administration and National Institute of Mental Health Collaborative Study Group. Arch Gen Psychiatry 1973 Mar; 28(3):337-41.

Prien RF, Potter WZ. NIMH workshop report on treatment of bipolar disorder. Psychopharmacol Bull 1990; 26(4):409-27.

Rapoport SI, Bosetti F. Do lithium and anticonvulsants target the brain arachidonic acid cascade in bipolar disorder? Arch Gen Psychiatry 2002; 59(7):592-6.

Rohayem J, Baylé JF, Richa S. Predictors of prophylactic response to lithium. Encephale 2008 Sep; 34(4):394-9. Epub 2007 Nov 26.

Rudorfer MV, Linnoila M. Electroconvulsive therapy in lithium combination treatment. Edited by Johnson FN. Basel, Switzerland: Karger, 1987: 164-78.

Sansone ME, Ziegler DK. Lithium toxicity: a review of neurologic complications. Clin Neuropharmacol 1985; 8(3):242-8.

Schaffer LC, Schaffer CB, Hunter S, Miller A. Reactions to isotretinoin in patients with bipolar disorder. J Affect Disord Psychiatric 2009 Sep 26. [Epub ahead of print].

Scheuch K, Höltje M, Budde H et al. Lithium modulates tryptophan hydroxylase 2 gene expression and serotonin release in primary cultures of serotonergic raphe neurons. Brain Res 2009; 17.

Scheuch K, Höltje M, Budde H et al. O lítio modula a expressão genética da triptofano hidrolixase e liberação de serotonina. Brain Res 2009; 17.

Schou M, Juel-Nielsen N, Stromgren E et al. The treatment of manic psychoses by the administration of lithium salts. J Neurochem 1954 Nov; 17(4):250-60.

Schou M, Amdisen A. Lithium and pregnancy. 3. Lithium ingestion by children breast-fed by women on lithium treatment. Br Med J 1973 Apr 21; 2(5859):138.

Schou M. What happened later to the lithium babies? A follow-up study of children born without malformations. Acta Psychiatr Scand 1976 Sep; 54(3):193-7.

Schou M. Artistic productivity and lithium prophylaxis in maniac-depressive illness. Br J Psychiatry 1979 Aug; 135:97-103.

Schou M. Use in other psychiatric conditions. In: Depression and mania: modern lithium therapy. Johnson FN (ed.). Oxford, England: IRL, Press, 1987: 44-50.

Schou M, Hansen HE, Thomsen K et al. Lithium treatment in Aarhus, 2: risk of renal failure and of intoxication. Pharmacopsychiatry 1989; 22:101-3.

Schou M. Lithium treatment during pregnancy, delivery, and lactation: an update. J Clin Psychiatry 1990 Oct; 51(10):410-3.

Shaltiel G, Deutsch J, Rapoport SI et al. Is phosphoadenosine phosphate phosphatase a target of lithium's therapeutic effect? J Neural Transm 2009; 15. [Epub ahead of print]

Sherman WR, Munsell LY, Wong YHH. differential uptake of lithium isotopes by rat cerebral cortex and its effect on inositol phosphate metabolism. J Neurochem 1984; 42:880-2.

Shopsin B, Kim SS, Gershon JS. A controlled study of lithium vs. Chlopromazine in acute schizophrenics. Br J Psychiatry 1971; 119:435-40.

Shorter E. The history of lithium therapy. Bipolar Disord 2009 Jun; 11 (Suppl 2):4-9.

Souza FG, Mander AJ, Goodwin GM. The efficacy of lithium in prophylaxis of unipolar depression. Evidence from its discontinuation. Br J Psychiatry 1990 Nov; 157:718-22.

Sproule BA, Hardy BG, Shulman KI. Differential pharmacokinetics of lithium in elderly patients. Drugs Aging 2000 Mar; 16(3):165-77.

Stokes PE, Shamoian CA, Stoll PM, Patton MJ. Efficacy of lithium as acute treatment of manic-depressive illness. Lancet 1971 Jun 26; 1(7713):1319-25.

Strober M, Morrell W, Lampert C, Burroughs J. Relapse following discontinuation of lithium maintenance therapy in adolescents with bipolar I illness: a naturalistic study. Am J Psychiatry 1990 Apr; 147(4):457-61.

Van Putten T, Sanders DG. Lithium in treatment failures. J Nerv Ment Dis 1975 Oct; 161(4):255-64.

Vestergaard P. Clinically important side effects of long-term lithium treatment: a review. Acta Psychiatr Scand Suppl 1983; 305:1-36.

Vestergaard P, Poulstrup I, Schou M. Prospective studies on a lithium cohort. 3. Tremor, weight gain, diarrhea, psychological complaints. Acta Psychiatr Scand 1988 Oct; 78(4):434-41.

Viguera AC, Cohen LS. The course and management of bipolar disorder during pregnancy. Psychopharmacol Bull 1998; 34(3):339-46.

Wingo AP, Wingo TS, Harvey PD et al. Effects of lithium on cognitive performance: a meta-analysis. J Clin Psychiatry Aug 11, 2009. [Epub ahead of print]

Wolkowitz OM. Rational polypharmacy in schizophrenia. Ann Clin Psychiatry 1993; 5:79-90.

Zall H, Therman PG, Myers JM. Lithium carbonate: a clinical study. Am J Psychiatry 1968 Oct; 125(4):549-55.

Zarate CA Jr, Singh J, Manji HK. Cellular plasticity cascades: targets for the development of novel therapeutics for bipolar disorder. Biol Psychiatry 2006; 1; 59(11):1006-20.

Zis AP, Goodwin FK. Major affective disorder as a recurrent illness: a critical review. Arch Gen Psychiatry 1979 Jul 20; 36(8 Spec No):835-9.

Zis AP, Goodwin FK. Novel antidepressants and the biogenic amine hypothesis of depression. The case for iprindole and mianserin. Arch Gen Psychiatry 1979 Sep; 36(10):1097-107.

Anticonvulsivantes em Neuropsiquiatria

Mario Francisco Juruena • Carlos Eduardo Rosa
Eduardo Pondé de Sena • Irismar Reis de Oliveira

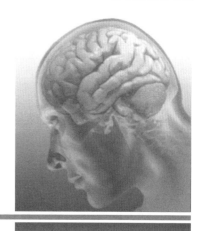

INTRODUÇÃO

Os agentes anticonvulsivantes apresentam larga aplicação em medicina. Primariamente desenvolvidos para o tratamento da epilepsia, esses fármacos tiveram sua utilização expandida para diversas indicações neuropsiquiátricas, como profilaxia de enxaqueca, tratamento da dor neuropática, da dependência química, dos transtornos do humor (em praticamente todas as fases do transtorno afetivo bipolar, mas também na depressão unipolar recorrente e/ou refratária), nos transtornos de ansiedade, nos transtornos de personalidade do grupamento B (*borderline*), na esquizofrenia refratária e nos transtornos alimentares (bulimia). Podem ainda ser empregados como "adjuvantes", seja na "potencialização" de antidepressivos, de outros estabilizadores de humor e mesmo de antipsicóticos, seja no manejo de certos sintomas associados a quadros clínicos específicos, como na agressividade em quadros demenciais ou de retardo mental, no controle dos impulsos em alguns casos de obesidade e compulsão alimentar, entre outras aplicações. O conhecimento do grau de evidência de aplicabilidade clínica e dos mecanismos de ação é diferente, podendo variar ou até mesmo ser desconhecido em cada uma dessas particulares indicações terapêuticas (Tabela 26.1) (Grunze, 2008).

O psiquiatra francês Lambert foi o primeiro a descrever o uso do valproato em pacientes bipolares, em 1966. Ballenger e Post desenvolveram a teoria de que o transtorno afetivo pode envolver o processo *kindling* nas áreas do sistema límbico. Eles propuseram que os anticonvulsivantes que têm indicação em epilepsias do lobo temporal ou convulsões parciais complexas, como a carbamazepina, teriam também indicação no transtorno bipolar. Okuma e cols., no Japão, já haviam proposto que a carbamazepina é eficaz no tratamento e na profilaxia de episódios maníacos. Vale salientar que algumas indicações do uso desses medicamentos podem não ter aprovação de agências regulatórias, como o FDA (Food and Drug Administration), nos EUA, e a ANVISA (Agência Nacional de Vigilância Sanitária), em nosso meio (Grunze, 2008).

EPILEPSIA

Os anticonvulsivantes encontraram seu uso primário como medicações antiepilépticas. A epilepsia abrange um número de diferentes síndromes caracterizadas pela recorrência de crises, com diversas manifestações clínicas. É um transtorno neurológico comum, afetando aproximadamente 2 milhões de indivíduos nos EUA, e 3% das pessoas na população geral terão epilepsia em algum ponto de suas vidas (Annengers, 2001).

As convulsões podem ocorrer no curso de doenças ou alterações orgânicas agudas, como meningite, hipoglicemia, nas síndromes hipertérmicas e estados febris, alterações endocrinológicas, uso de agentes com ação no sistema nervoso central (SNC), na eclâmpsia, na uremia, na deficiência da piridoxina; ou podem ser parte integrante da síndrome de abstinência de agentes sedativos e depressores do SNC, não caracterizando necessariamente epilepsia e, muitas vezes, não exigindo outro tratamento além da resolução do quadro de base (Haddad & Dursun, 2008). Doenças degenerativas, traumatismo craniano, tumores cerebrais, infecções do SNC e doenças febris da infância podem cursar com o aparecimento de crises recorrentes que podem necessitar de tratamento adicional com agentes anticonvulsivantes. Muitos

Anticonvulsivantes em Neuropsiquiatria

TABELA 26.1 ■ Indicações terapêuticas dos principais anticonvulsivantes para transtornos psiquiátricos e da dor

Anticonvulsivante	Transtornos de ansiedade			Transtornos afetivos						Esquizof.	TB	Dor neuropática	Outras condições dolorosas
	TAG	TP	FS	TEPT	EDM	TDR	TABm	TABd	TABp			NPH, DNP	Enxaqueca, neuralgia do trigêmeo
Carbamazepina	0	-	0	+	+	+	+++	+	++	++	++	+	+++
Valproato	0	++	0	+	+	0	+++	+	++	++	+	+	+++
Lamotrigina	0	0	0	++	++	0	++	-	+++	+++	+	-	+
Fenitoína	0	0	0	+	+	0	++	-	++	0	0	++	+
Oxcarbazepina	0	0	0	+	+	+	++	+	+	+	+	++	++
Gabapentina	0	++	++	+	0	0	-	+	++	0	0	+++	+
Pregabalina	+++	0	++	0	0	0	0	0	0	0	0	+++	+++
Vigabatrina	0	0	0	0	0	0	0	0	0	0	0	0	0
Topiramato	0	0	0	++	++	0	-	+	0	++	+++	-	+++
Tiagabina	-	0	0	0	0	0	-	0	0	0	0	0	0
Levetiracetam	0	0	0	0	0	0	+	+	0	0	0	0	0
Zonisamida	0	0	0	0	0	0	+	+	0	0	0	0	0

+++: Evidência de pelo menos dois estudos randomizados e controlados com placebo; ++: evidência de um estudo randomizado e controlado com placebo ou pelo menos dois estudos de comparação de medicações ou metanálise sistemática; +: evidência de somente um estudo de comparação entre medicações; 0: não avaliado ou com resultados ainda não publicados; –: evidências negativas; TB: transtorno *borderline*; TAG: transtorno de ansiedade generalizada; TP: transtorno do pânico; TEPT: transtorno do estresse pós-traumático; EDM: episódio depressivo maior; TDR: transtorno depressivo recorrente; TAB: transtorno afetivo bipolar (m: episódio maníaco; d: episódio depressivo; p: profilaxia ou tratamento de manutenção); Esquizof.: esquizofrenia; NPH: neuralgia pós-herpética; DNP: dor da neuropatia diabética.
Modificada de Grunze, 2008.

psicofármacos podem reduzir o limiar convulsígeno, precipitando uma crise inédita, ou agravar um quadro epileptiforme já instalado, diagnosticado ou não previamente ao quadro psiquiátrico, podendo influenciar desfavoravelmente as alterações cognitivas e comportamentais, muitas vezes equivocadamente atribuídas a um suposto quadro psiquiátrico primário. Como exemplos, encontram-se os antidepressivos de maneira geral, mas particularmente os tricíclicos, como maprotilina e amitriptilina, que são mais epileptogênicos do que os de outras classes (entre as quais se deve atentar para bupropiona). Listam-se também os antipsicóticos, principalmente a clorpromazina entre os convencionais e a clozapina entre os atípicos, apesar de todos serem epileptogênicos. O uso dessas medicações, juntamente com agentes estimulantes (p. ex., os derivados da cocaína e os anfetamínicos), aumenta significativamente o risco de convulsões (Haddad & Dursun, 2008).

A classificação da epilepsia modificou-se ao longo do tempo, buscando-se privilegiar uma correlação entre o tipo clínico das crises e suas alterações eletroencefalográficas ictais (durante as crises) e/ou interictais (entre as crises), em vez de uma classificação anatômica ou etiológica. Nas crises parciais, a atividade epiléptica inicia-se em um foco específico do cérebro (evocando uma resposta que seria provocada pela estimulação daquela área), podendo progredir e generalizar-se. As crises generalizadas envolvem, desde seu início, ambos os hemisférios cerebrais, podendo ou não haver convulsões (Elger & Schimidt, 2008).

De significativa importância em neuropsiquiatria são as manifestações cognitivo-comportamentais associadas às crises epilépticas, em particular as crises que envolvem o lobo temporal, os estados inter ou pós-ictais, as comorbidades psiquiátricas e as "crises não convulsivas" (pseudocrises ou quadros conversivos) (Krishnamoorthy et al., 2007). Emil Kraeplin já havia descrito alguns tipos de psicose no final do século XIX: a *dementia praecox* (demência precoce, hoje compatível com a esquizofrenia), diferenciando-a da *dementia tardiae* (descrita por Alzheimer), correspondente aos quadros demenciais, a psicose da "doença maníaco-depressiva", e a psicose relacionada à epilepsia.

As alterações cognitivo-comportamentais e afetivas podem englobar: alucinações e ilusões de todas as modalidades sensoriais, experiências como *déjà vu, jamais vu*, despersonalização, desrealização, *flashbacks*, pensamentos e pesadelos repetitivos, alterações epigástricas, automatismos musculares menores (p. ex., movimentos de mascar, de abotoar/desabotoar, franzir os lábios, sorrir, engolir, chorar etc.), verbalizações, alterações de afeto e do humor, momentos de raiva, agressividade ou mesmo de fuga, estados de ira repentina, de catatonia, catalepsia, episódios de queda por perda do tônus motor e episódios amnésicos ou de "ausência do lobo temporal".

Os estados inter e pós-ictais também estão fortemente associados a alterações transitórias da consciência, cognição, humor/afeto e sensopercepção. Quadros de pseudocrises convulsivas relacionadas a transtornos conversivos podem seguir quadros de crises epilépticas (Krishnamoorthy et al., 2004). Assim sendo, um quadro conversivo não exclui a epilepsia, em uma situação comórbida, que pode induzir o clínico ao não reconhecimento e ao não tratamento da epilepsia, ou vice-versa. Além disso, há uma significativa comorbidade da epilepsia com quadros psiquiátricos. Em estudo de revisão foi observado que 6% das pessoas em uma população geral, sem epilepsia, sofrem de algum problema psiquiátrico, e este índice aumenta para 10% a 20% nas pessoas com epilepsia do lobo temporal e/ou epilepsia refratária, com os transtornos de humor representando 24% a 74%, os transtornos de ansiedade, 10% a 25%, a psicose, 2% a 7%, e as alterações da personalidade, 1% a 2% desses diagnósticos (Gaitatzis et al., 2004). As alterações neurológicas próprias da epilepsia, sejam subjacentes a ela em si ou secundárias ao danos neuronais de sua progressão, ou ainda relacionadas às suas causas, se sobrepõem a questões ambientais, dificultando uma correlação entre a epilepsia e as alterações do comportamento (Scheepers & Kerr, 2003).

ENXAQUECA

As cefaleias e os transtornos psiquiátricos apresentam inúmeras ligações e paralelos em suas classificações, diagnósticos, comorbidades e tratamento. O sistema de classificação para cefaleias desenvolvido pela International Headache Society (IHS), em 1998, foi modelado pelo sistema de classificação do DSM-III para os transtornos mentais. Também, assim como os transtornos psiquiátricos, podem ser divididas em transtornos primários e secundários. Além disso, as cefaleias primárias, como a enxaqueca e a cefaleia tensional, apresentam importante associação com transtornos psiquiátricos.

Pacientes com cefaleias tensionais e enxaqueca apresentam maior prevalência de depressão maior e sintomas ansiosos, quando comparados com a população normal. No sentido inverso, pacientes com transtornos depressivos apresentam maior incidência de quadros cefaloálgicos, de modo a sugerir uma influência bidirecional: do surgimento da enxaqueca a um início subsequente de um episódio depressivo, ou de um quadro de depressão maior a um primeiro ataque de enxaqueca (Breslau et al., 2000). Esses aspectos podem sugerir que uma condição predisponha a outra, ou que existam alguns fatores fisiopatológicos em comum, ou ainda que fatores de risco compartilhados, ambientais ou genéticos, possam justificar tal coexistência (Ottman & Lipton, 1994). Há prevalência aumentada de transtorno bipolar, transtorno de pânico e um ou mais transtornos de ansiedade (Silberstein et al., 1995). Quando a enxaqueca ocorre com um quadro afetivo bipolar ou epilepsia, um anticonvulsivante como o valproato pode ser uma opção terapêutica para as três condições, ao mesmo tempo que leva a pensar nas inter-relações entre essas condições. Outros estudos também focalizaram traços de personalidade particulares dos enxaquecosos e sugeriram que esses pacientes tendem a ter quadros de ansiedade e apresentar traços mais rígidos e obsessivos.

A enxaqueca é doença crônica caracterizada por crises intermitentes de cefaleia e sintomas associados. Sua prevalência na população geral situa-se entre 12% e 15%, acometendo 18% a 20% das mulheres, 6% dos homens e até 8% das crianças. A intensidade e a frequência das crises variam de paciente para paciente e provocam severas perdas econômicas e sociais (Scher et al., 1999). Pacientes com episódios dolorosos frequentes, intensos e duradouros exigem tratamento preventivo. A enxaqueca crônica (EC) é uma doença comum, que afeta 2,4% da população geral, sendo a depressão uma das comorbidades mais frequentes nesses casos (Mercante et al., 2005).

Múltiplas linhas de pesquisa, ao longo dos últimos 15 anos, sedimentaram o conceito de que a enxaqueca é gerada a partir de um cérebro hiperexcitável. Variadas causas para essa hiperexcitabilidade têm sido sugeridas, e incluem baixo nível de magnésio cerebral, anormalidades mitocondriais, disfunções relacionadas ao óxido nítrico e a existência de distúrbios nos canais de cálcio do tipo P/Q. O melhor conhecimento sobre a fisiopatologia da enxaqueca torna possível discutir novas opções terapêuticas. O conhecimento progressivo do envolvimento da hiperexcitabilidade cortical e do desequilíbrio entre os sistemas neuronais inibitório (mediado pelo ácido gama-aminobutírico [GABA], e excitatório [mediado pelo glutamato]) na fisiopatologia da enxaqueca levou à identificação de novos fármacos com potencial de eficácia profilática como anticonvulsivantes com vários mecanismos de ação, como gabapentina, lamotrigina, topiramato, tiagabina, levetiracetam e zonisamida. O emprego do ácido valproico para a prevenção da enxaqueca é fundamentado em evidências (Chronicle et al., 2004). O topiramato é um desses novos anticonvulsivantes, e seu uso tem sido preconizado tanto para a prevenção da enxaqueca episódica como para a enxaqueca crônica transformada em cefaleia crônica diária (Edwards et al., 2000).

ANTICONVULSIVANTES NO TRATAMENTO DA DOR NEUROPÁTICA

Em 1979, a International Association for the Study of Pain (IASP) definiu a dor "como uma experiência sensorial e emocional desagradável associada a lesão tecidual tanto real como potencial ou descrita em termos de tal lesão". Pode ser caracterizada como um fenômeno psicossomático máximo, no sentido de que a dor é composta de um sinal somático de que algo está errado com o corpo e de uma mensagem ou interpretação desse sinal, envolvendo fatores cognitivos, afetivos e sociais. Por fim, pode evocar respostas motoras, emocionais, comportamentais, cognitivas, autonômicas, endocrinológicas e imunológicas (Brose et al., 2006). Estruturas corticais, subcorticais (p. ex., tálamo), sistema límbico e sistemas intrínsecos medulares e descendentes do tronco cerebral modulam, em níveis variados, qualitativa e quantitativamente a "experiência dolorosa".

A dor é um problema comum, frustrante e potencialmente tratável (embora com frequência não o seja). Além do impacto do sofrimento, da repercussão social e ocupacional e da redução da qualidade de vida, diversas alterações psiquiátricas, como transtornos depressivos, de ansiedade e de ajustamento e distúrbios do sono, podem ocorrer como condições comórbidas, preexistentes ou secundárias ao início do quadro álgico. Substâncias anti-inflamatórias não hormonais e analgésicas de ação periférica e bloqueios locais ou medulares englobam uma ampla possibilidade terapêutica. Atuando no nível do SNC, uma variedade de analgésicos (opioides ou não), anestésicos e medicações moduladoras ou adjuvantes também estão disponíveis. Entre esses medicamentos coanalgésicos estão os corticosteroides, anti-histamínicos, estabilizadores de membrana (p. ex., lidocaína, 2-cloro-procaína, mexiletina), estimulantes (como dextroanfetaminas, cocaína, cafeína) e os antidepressivos que modulam as vias serotonérgicas e noradrenérgicas, além dos anticonvulsivantes, de que trataremos neste capítulo.

Os mecanismos pelos quais os anticonvulsivantes melhoram os quadros álgicos ainda estão longe de ser completamente conhecidos. No entanto, alguns dados possibilitam especulações. Eles parecem atuar em vários níveis, reduzindo a sensibilidade periférica, a sensibilidade central, a hiperexcitabilidade, a desinibição neuronal e a formação de impulsos ectópicos e, finalmente, melhorando a percepção subjetiva, emocional e cognitiva do processo álgico. Uma possibilidade seria que uma ativação anormal dos receptores NMDA esteja associada à questão do *kindling* da epilepsia e ao disparo da dor neuropática. Assim, agentes farmacológicos como a lamotrigina e o topiramato seriam úteis em ambas as condições. Adicionalmente, muitos anticonvulsivantes apresentam uma atividade intrínseca semelhante à antidepressiva, modulando a atividade serotonérgica ou noradrenérgica. Por exemplo, a carbamazepina e a oxcarbazepina ativam neurônios no *locus coeruleus,* a lamotrigina atua em receptores pós-sinápticos de serotonina 5-HT$_{1A}$, e o valproato dessensibiliza autorreceptores 5-HT$_{1A}$ (Juruena et al., 2009). Há, inclusive, hipóteses sobre a ligação entre a fisiopatologia da depressão, da epilepsia e de algumas formas de dor neuropática e esses mecanismos de ação dos anticonvulsivantes, mesmo considerando-se que nem todos os anticonvulsivantes tenham essa propriedade do tipo antidepressiva (Grunze et al., 2008; Juruena et al., 2009).

A carbamazepina foi o primeiro fármaco estudado e vem sendo utilizado amplamente. Tem aprovação do FDA para o tratamento das neuralgias trigeminal e glossofaríngea, sendo mais efetiva no caso de dores paroxísticas. Embora muito utilizada para esse fim, não existem estudos de importância científica consubstanciando seu uso na neuropatia diabética. Tem como grandes vantagens o baixo custo, a efetividade e suas propriedades antidepressivas; entretanto, os efeitos colaterais (principalmente hepáticos e hematológicos) e a possibilidade de interação medicamentosa limitam seu uso.

A oxcarbazepina provavelmente exerce seu efeito analgésico pelo bloqueio dos canais de sódio voltagem-dependentes, mecanismo também implicado em sua ação anticonvulsivante (Juruena et al., 2009). Pode ser usada no tratamento da neuralgia diabética (Beydoum et al., 2004) e das dores neuropáticas em geral (Carrazana et al., 2003). O valproato, apesar de sua aplicabilidade na enxaqueca, parece não ser efetivo em condições como a neuropatia pós-herpética e a neuropatia diabética nem em outras condições.

A gabapentina mostrou-se eficaz na neuralgia do trigêmeo refratária a outros tratamentos, na neuropatia do HIV a na dor pós-AVE (acidente vascular encefálico). A gabapentina vem sendo amplamente utilizada para este fim. Um estudo em neuralgia pós-herpética (Rowbotham, 1998) randomizado, controlado com placebo, com 229 pacientes recebendo doses tituladas de até 3.600mg/dia, mostrou melhora nas escalas de dor e qualidade de vida e ótima tolerabilidade, o que foi confirmado em estudos posteriores (Rice, 2001). Seu uso em neuropatia diabética e mista também é encorajado por estudos de boa qualidade que mostram melhora nos escores de dor, na qualidade de vida e no estado de humor (Backonja, 1998; Serpall, 2002). Também pode ser empregada na dor secundária a lesões agudas ou crônicas na medula espinal, nos processos álgicos do membro-fantasma, da síndrome de Guillain-Barré e quadros oncológicos (para revisão, ver Grunze et al., 2008). Portanto, esse fármaco tem grandes vantagens no tratamento da dor neuropática: é bem tolerado, não necessita de dosagens séricas e promove o sono e a funcionalidade do paciente, tendo como grande limitação de seu uso o alto custo. Deve ser titulada lentamente, iniciando-se com 300mg à noite e aumentando-se a dose em 300mg/dia, atingindo a dose de 1.800mg na segunda semana. Pode-se chegar a 3.600mg/dia para maior eficácia.

A pregabalina apresenta eficácia na neuralgia pós-herpética, na polineuropatia diabética e nas condições dolorosas das lesões de medula espinal. Tipicamente, seu maior benefício ocorre 2 semanas após o início do tratamento, com doses que variam de 300 a 600mg/dia.

TRANSTORNO BIPOLAR

Um consenso quanto à definição de estabilizador de humor ainda precisa ser estabelecido. O uso dos anticonvulsivantes em psiquiatria tem como principal indicação o tratamento do transtorno bipolar do humor, quando passam a ser considerados estabilizadores do humor. Alguns os têm definido como medicações que apresentam eficácia direta, definida como declínio da gravidade, duração ou frequência do episódio em ambas as fases da doença. Outros têm proposto que seriam medicações efetivas em uma fase do transtorno afetivo bipolar (TAB) sem causar efeito negativo em outras fases. A segunda definição é mais abrangente e inclui, além dos estabilizadores do humor clássicos, a lamotrigina e os antipsicóticos atípicos (Calabrese et al., 2002). Ketter e Calabrese (2002) iniciaram um conceito de "estabilização por baixo da linha de base", que seria o manejo de sintomas depressivos do TAB por agentes de marcada propriedade antidepressiva, mas de baixo risco de indução de mania ou ciclagem rápida. Consideram que os agentes que se enquadram nessa definição seriam o lítio e outros anticonvulsivantes, como lamotrigina (LMT), carbamazepina (CBZ) e oxcarbazepina, e alguns antipsicóticos atípicos. Os antidepressivos não se enquadram nessa definição em virtude do risco que apresentam de indução de mania e ciclagem rápida. Nesta seção serão revisados o lítio, o valproato (AVP), a carbamazepina, a lamotrigina e a gabapentina (GBP).

Nos últimos anos, o tratamento do TAB tem mudado consideravelmente com o uso regular de AVP, CBZ, LMT e outros anticonvulsivantes em associação ou em substituição ao lítio. Cabe ressaltar que o interesse da indústria farmacêutica na área do TAB desempenha um papel importante na sustentação de seu amplo uso. Esse interesse também tem provocado mudanças nos conceitos terapêuticos tradicionais, levando a novas recomendações (algoritmos) e opções de tratamento farmacológico (Moreno et al., 2004).

Os anticonvulsivantes têm se mostrado úteis para prevenção de alterações do humor associadas ao transtorno bipolar. Têm papel importante nos indivíduos cicladores rápidos, para os quais o lítio representa menor indicação. Deve ser lembrado que o tratamento da depressão bipolar com estabilizadores do humor é preferível, tendo em vista que os antidepressivos podem determinar virada maníaca ou exacerbar a irritabilidade em pacientes com episódios mistos. Os anticonvulsivantes mais utilizados no transtorno bipolar são a CBZ, o AVP e a LMT. O topiramato e a tiagabina também foram mais recentemente propostos. Mais adiante serão revistas as evidências da utilização dos anticonvulsivantes no transtorno bipolar. Há diferenças entre as mais importantes diretrizes quanto à indicação clínica nesse transtorno, como se encontra resumido na Tabela 26.2. Para uma revisão mais detalhada, consulte os seguintes artigos: Fountoulakis & Vieta, 2008; Grunze et

TABELA 26.2 ■ Indicações terapêuticas dos principais anticonvulsivantes para transtornos bipolares segundo algumas diretrizes de tratamento

		Agentes antiepilépticos incluídos em diretrizes					
		Recomendações					
Diretrizes	Indicação	CBZ	CBP	LTG	OXC	AVP
---	---	---	---	---	---	---
American Psychiatric Association	TAB-Ep. maníaco/misto	Sim	–	–	Sim	Sim
	TAB-Ep. depressivo	–	–	Sim	–	–
	Cicladores rápidos-fase aguda	–	–	Sim	–	Sim
	Manutenção	Sim	–	Sim	Sim	Sim
British Association of Psycopharmacology	TAB-Ep. maníaco/misto	Sim	–	–	–	Sim
	TAB-Ep. depressivo	–	–	Sim	–	Sim
	Cicladores rápidos-fase aguda	–	–	Sim	–	–
	Manutenção	Sim	–	Sim	Sim	Sim
Austrália e Nova Zelândia	TAB-Ep. maníaco/misto	Sim	Não	–	–	Sim
	TAB-Ep. depressivo	Sim	Não	Sim	–	Sim
	Cicladores rápidos-fase manutenção	Sim	Não	Sim	–	Sim
	Manutenção	–	Não	Sim	–	Sim

CBZ: carbamazepina; GBP: gabapentina; LMT: lamotrigina; OXC: oxcarbazepina; AVP: ácido valproico/valproato; não: não recomendado; sim: recomendado; –: não mencionado nas diretrizes.
Modificada de Melvin CL, Carey TS, Goodman F et al., 2008.

al., 2008; Post, 2004; diretrizes para o tratamento dos pacientes com transtorno bipolar do Canadian Network for Mood and Anxiety Treatments (CANMAT, 2007).

Carbamazepina

Desde o estudo clínico não controlado de Okuma et al. (1973), a CBZ tem sido foco de atenção como tratamento do transtorno bipolar. Ensaios controlados posteriormente realizados confirmaram a eficácia antimaníaca da CBZ (Ballenger et al., 1980; Lerer et al., 1987; Okuma et al., 1979, 1990). A CBZ pode ser eficaz em pacientes que não respondem ao lítio, nos pacientes com mania disfórica e nos cicladores rápidos. Quanto ao uso no episódio maníaco, inúmeros estudos sugeriam que a CBZ equivaleria ao lítio. Porém, o *MAP Study* de 1997, replicado em 2003, demonstrou ser o lítio superior à CBZ na mania clássica, embora uma análise secundária, que foi questionada, tenha verificado que pacientes não responsivos ao lítio teriam um perfil de resposta melhor com a CBZ (Hartong et al., 2003). Sua associação com lítio também não proporcionaria melhores resultados, exceto para cicladores rápidos (Denicoff et al., 1997). Na mania, a CBZ teria início de ação mais lento do que o AVP (Vasudev et al., 2000). Seu emprego também se estende à depressão bipolar e à profilaxia desta. Uma particular indicação ou alternativa, segundo o *MAP Study*, seria em cicladores rápidos, na recorrência frequente de mania psicótica ou disfórica, em comorbidades psiquiátricas (p. ex., uso de substâncias e álcool) e nas comorbidades neurológicas. No entanto, diferentemente do AVP, a CBZ têm menor associação com sintomas extrapiramidais, privilegiando sua escolha em pacientes que apresentem indicação de anticonsulsivante ou estabilizador de humor e que estejam acometidos, simultaneamente, por distúrbios extrapiramidais, como a acatisia tardia. Além disso, também contrastando com o AVP, não foi observada a associação entre déficit cognitivo e tempo de uso prolongado. Por fim, a CBZ pode ser uma alternativa ao lítio, que apresenta um potencial de "neurotoxicidade" em certas lesões e patologias neurológicas coexistentes.

Valproato

Ensaios clínicos demonstraram a eficácia do AVP no tratamento da mania aguda (Bowden et al., 1994; Pope et al., 1991). O estudo de Pope e cols. avaliou 36 pacientes maníacos hospitalizados em ensaio clínico de 3 semanas de duração, no qual 17 receberam valproato e 19, placebo. Embora poucos pacientes tenham completado o estudo, observou-se que os pacientes em tratamento com AVP tiveram 54% de melhora na escala YMRS (*Young Mania Rating Scale*), em comparação com apenas 5% dos indivíduos que utilizaram placebo (p = 0,003). Em 1994, Bowden et al. conduziram ensaio clínico randomizado duplo-cego, compreendendo 179 pacientes hospitalizados com mania aguda, no qual fizeram comparação do tratamento com AVP, lítio e placebo. Embora muitos pacientes não tenham terminado o estudo, observou-se que, entre aqueles que completaram as 3 semanas de tratamento, metade dos pacientes que utilizaram AVP e metade daqueles com lítio tiveram melhora clínica, em comparação com apenas 25% dos pacientes do grupo placebo. Nesse estudo, a resposta ao AVP ocorreu independentemente de resposta prévia ao lítio. Contudo, a resposta ao lítio foi observada nos indivíduos com história de resposta prévia a seu tratamento.

Em estudo de comparação com a quetiapina, o AVP teria efetividade equivalente, mas com perfil de tolerabilidade melhor, com menos efeitos colaterias, apesar de início de ação mais lento (Zajecka et al., 2002). AVP e quetiapina seriam equivalentes para o tratamento de sintomas maníacos agudos em adolescentes, mas a quetiapina atuaria mais rápido (Del Bello et al., 2006). Em outra comparação, o AVP seria equivalente ao lítio para qualquer episódio de humor (Calabrese et al., 2005).

Outros estudos sustentam o uso preferencial do AVP em estados disfóricos, mistos ou de ciclagem rápida. Eficaz no tratamento e na prevenção da mania, útil em cicladores rápidos e para tratamento de transtornos comportamentais e para redução de agressividade, aplica-se também em comorbidade com uso de substâncias, particularmente em estados maníacos relacionados ao uso de drogas. A dose inicial recomendada é de 15mg/kg/dia, podendo ser aumentada em 5 a 10mg/kg/dia semanalmente.

Lamotrigina

Anand et al. (1999) conduziram estudo duplo-cego, placebo-controlado, que produziu resultados negativos sobre a avaliação da eficácia da LMT em 16 pacientes maníacos ou hipomaníacos refratários ao lítio. Nesse estudo de 8 semanas de duração, cinco dos oito pacientes que foram randomizados para LMT em doses de até 200mg/dia responderam, contudo quatro dos oito indivíduos alocados para o grupo placebo também obtiveram resposta; a diferença das porcentagens dos respondedores entre os dois grupos não alcançou significância estatística.

Em revisão da literatura dos estudos controlados da LMT na mania aguda, Yatham et al. (2002) resumiram que, de quatro estudos controlados disponíveis, três não demonstraram eficácia do tratamento, ao passo que o único estudo com resultados positivos foi limitado por questões metodológicas. Todavia, quanto a seu uso na depressão bipolar, cinco ensaios tiveram resultados negativos quanto aos objetivos primários do estudo (Goldsmith et al., 2003), mas positivos quanto aos secundários (Calabrese et al., 1999). Quando comparada com a associação olanzapina-fluoxetina, foram detectadas taxas de respostas semelhantes, mas resposta mais rápida e redução das taxas de autoagressão e suicídio (Brown et al., 2006). Quanto a seu uso na fase de manutenção, as doses de 50 a 400mg/dia são equivalentes ao lítio e superiores ao placebo em prolongar o tempo intercrises de episódio de humor (Bowden et al., 2003). Tanto o lítio como a LMT são superiores ao placebo em prolongar o tempo sem qualquer episódio de humor, porém, enquanto o lítio foi superior em prolongar o tempo livre de mania, hipomania e episódios mistos, a LMT foi mais eficiente em prevenir a depressão (Calabrese et al., 2006). Uma vantagem seria que a LMT não induz mania, hipomania ou episódios mistos nem desestabiliza o curso da doença.

Gabapentina

Dois ensaios clínicos controlados não demonstraram eficácia da GBP no tratamento da mania aguda. No primeiro, Pande et al. (2000) investigaram o papel da GBP em comparação com placebo como terapia adjuvante para estabilização do humor. Ambos os grupos obtiveram melhora, conforme avaliação da diminuição dos escores da YMRS, contudo o grupo placebo foi significativamente mais eficaz do que o grupo tratado com a GBP. No segundo estudo, Frye et al. (2000) conduziram ensaio clínico comparando GBP, LMT e placebo em 31 pacientes com transtorno do humor resistente (bipolar e unipolar), concluindo que a GBP não era superior ao placebo em pacientes refratários. A GBP não deve ser considerada em monoterapia para tratamento da mania ou dos ciclos rápidos. Também não há estudos que sustentem seu emprego no episódio depressivo bipolar. Há relatos de caso sugerindo que, na dose de 600 a 6.000mg/dia, a GBP pode ser utilizada apenas como adjuvante no tratamento de manutenção (Pande et al., 2000; Vieta et al., 2006). Pode ser útil no tratamento da ansiedade associada ao TAB, reduzindo o uso de benzodiazepínicos.

Topiramato

Em 1998, Marcotte relatou que 52% (n = 23) do total de 44 indivíduos bipolares refratários com sintomas maníacos ou mistos obtiveram melhora clínica em estudo aberto com 16 semanas de duração. Em 2000, McElroy et al. conduziram estudo ambulatorial naturalístico aberto sobre o uso do topiramato como adjuvante do tratamento do transtorno bipolar, encontrando eficácia de 63% nos pacientes maníacos. Entretanto, estudos mais recentes apontaram resultados negativos tanto na mania (Kushner et al., 2006) quanto como adjuvante na terapia (Roy Chengappa et al., 2006). Provavelmente, seu uso é útil, seja em associação com outras medicações para evitar ganho excessivo de peso, seja para auxiliar a perda ponderal, considerando-se que grande parte das medicações facilita o ganho de peso e a síndrome metabólica (Arnone et al., 2005). Seu uso também pode ser útil em comorbidades como enxaqueca, epilepsia e impulsividade.

Oxcarbazepina

A oxcarbazepina (OXC), em estudos recentes, apesar de mostrar-se ineficiente em pacientes com quadro maníaco prévio, teve algum efeito em quadros moderados a leves (Hummel et al., 2002). Chegou a ser comparada ao AVP, apresentando eficácia similar em quadros de hipomania (Suppes et al., 2007). Em adolescentes e crianças, falhou quando comparada ao placebo (Wagner et al., 2006). A OXC foi útil como agente de associação como adjuvante na fase de manutenção (Vieta et al., 2008). Juruena et al. (2009) compararam a associação de OXC e a de CBZ em pacientes em uso de lítio com sintomas residuais de hipomania, mania e depressão, na fase de manutenção, demonstrando eficácia da associação tanto nos sintomas maníacos e hipomaníacos como depressivos. A OXC foi mais efetiva e mais tolerada do que a CBZ como medicação adjuvante ao lítio (Juruena et al., 2009).

DEPRESSÃO UNIPOLAR

Os transtornos depressivos demonstram uma ampla variedade de possíveis apresentações clínicas, com evolução, curso e resposta terapêutica diferentes. Podem ocorrer de maneira isolada ou em associação com quadros clínicos (inclusive em algumas patologias em que sintomas depressivos são mais prevalentes, como fibromialgia, cefaleias, obesidade, entre outras doenças endócrinas e metabólicas). Com frequência, estão associados a comorbidades psiquiátricas, como transtornos ansiosos, somatoformes, uso abusivo de substâncias, transtornos alimentares, curso da esquizofrenia, transtornos da personalidade, entre outras condições. Estudos fundamentam o emprego clínico do uso da LMT no tratamento da depressão unipolar, como agente potencializador, ou "adjuvante", quando associada ao tratamento com antidepressivos (Gabriel et al., 2006; Guttierrez et al., 2005; Schindler et al., 2007).

ESQUIZOFRENIA

Os anticonvulsivantes gabaérgicos podem diminuir a ativação dopaminérgica, atuando nas vias dopaminérgicas meso-pré-frontais. Foi observada uma melhora significativa com o uso adjuvante da CBZ associada ao antipsicótico (Leucht et al., 2007; Simhandl et al., 1996). Contudo, a CBZ também altera os níveis plasmáticos dos neurolépticos (p. ex., reduz o nível do haloperidol e da risperidona). O AVP, atualmente, também é utilizado em associação com antipsicóticos na esquizofrenia refratária (Basan et al., 2004; Sajatovic et al., 2008).

O efeito antiglutaminérgico da LMT e do topiramato, ao se considerarem as hipóteses ou modelos dos mecanismos glutamatérgicos da esquizofrenia, poderia ser particularmente interessante. A LMT e o topiramato deveriam ser capazes de reduzir a hiperatividade glutamatérgica sobre receptores NMDA. Um estudo experimental observou um efeito protetor da LMT sobre a psicose induzida pela quetamina (Anand et al., 2000). Posteriormente, um estudo duplo-cego controlado com placebo evidenciou a efetividade da LMT quando associada à clozapina ou a outros antipsicóticos atípicos no tratamento da esquizofrenia refratária (Kremer et al., 2003; Tiihonen et al., 2003; Zoccali et al., 2007).

TRANSTORNOS DE ANSIEDADE

Há evidências ainda inconsistentes da utilização da CBZ no transtorno do estresse pós-traumático (TEPT), enquanto os resultados de seu emprego em outros quadros ansiosos são nulos ou negativos (p. ex., pânico). O AVP pode ser utilizado no transtorno de pânico. Lun et al. (1990) compararam o uso do AVP com placebo por um período de 6 semanas, em uma amostra pequena (n = 12), demonstrando redução na intensidade e na duração dos ataques de pânico. Keck et al. (1993), ao estudarem pacientes com história de crises de pânico, as quais eram precipitadas pela infusão de lactato, constataram que, após o tratamento com AVP por 1 mês, cerca de 50% dos pacientes não apresentavam mais crises espontâneas e que 10% a 12% não apresentavam mais os ataques de pânico provocados. A GBP apresentou resultados positivos em dois estudos duplo-cegos controlados com placebo para transtorno de pânico e fobia social (Pande et al., 1999, 2000). Para a pregabilina, em cinco estudos duplo-cegos e controlados, os resultados foram positivos para o transtorno de ansiedade generalizada (TAG) (Feltner, 2003; Pande, 2003; Post, 1997; Rainnie, 1992; Rickels, 2005), e em um estudo para fobia social (Polycarpou, 2005), tornando esse agente uma medicação ansiolítica em potencial. Sua posologia para TAG foi determinada em 200 a 450mg/dia (Bech, 2007). Tucker et al. (2007), em ensaio duplo-cego, controlado com placebo, estudaram a segurança e a eficácia do uso do topiramato no TEPT, com resultados animadores. Quanto à LMT, há resultados ainda inconclusivos quanto a seu uso no TEPT. Também não há disponibilidade de dados quanto ao uso da tiagabina (inibidor do transportador do GABA) e da vigabatrina (bloqueador da GABA transaminase).

TRANSTORNO DE PERSONALIDADE E *BORDERLINE*

Os transtornos de personalidade, particularmente os do grupamento B do DSM-IV-TR (como, por exemplo, o *borderline*, narcisista, histriônico e antissocial), são acompanhados frequentemente por instabilidade do humor, labilidade afetiva, dificuldades no controle de impulsos e episódios de auto e/ou heteroagressividade. Tanto essas características, próprias dos transtornos de personalidade, como as comorbidades presentes (clínicas e/ou psiquiátricas) podem justificar o emprego dos anticonvulsivantes.

Estudos sugerem bons resultados com o uso de AVP, CBZ, OXC e LMT no transtorno *borderline* (Bellino, 2005; Gardner, 1986; Hollander, 2001; Pinto, 1998; Stein, 1995). O topiramato vem sendo estudado quanto a seus efeitos na agressividade e na impulsividade e nos estados compulsivos, com resultados promissores (Loew, 2006; Nickel, 2004, 2005; Prado-Lima et al., 2006).

USO ABUSIVO DE SUBSTÂNCIAS

Alguns anticonvulsivantes, talvez pelo fato de inibirem o *kindling* e facilitarem a neurotransmissão gabaérgica inibitória, parecem atuar na abstinência ao álcool. A CBZ e a OXC, isoladamente ou em associação, são utilizadas em caso de abstinência ao álcool porque reduziram o risco de convulsões, e a CBZ, em titulação rápida, causaria sedação inicial (Koethe et al., 2007; Lucht et al., 2003; Zullino et al., 2004). Alguns dados sugerem um efeito *anticraving* da OXC em pacientes já abstêmios (Martinotti et al., 2007). O AVP e a CBZ também são usados em pacientes bipolares e esquizofrênicos com comorbidades de dependência alcóolica. Na dependência à cocaína, evidências apontam para o uso do AVP e da LMT em pacientes bipolares, com resultados positivos contra seu uso abusivo, reduzindo o consumo, no caso do AVP, e o *craving*, no caso da LMT, porém mais estudos são necessários (Grunze et al., 2008).

MECANISMO DE AÇÃO DOS AGENTES ANTICONVULSIVANTES

Alguns mecanismos gerais de ação dos agentes anticonvulsivantes são importantes, como a potencialização da ação do GABA, a inibição da função dos canais de sódio e cálcio e a ação em receptores excitatórios. Vários medicamentos anticonvulsivantes atuam mediante a ativação dos receptores $GABA_A$, promovendo a abertura de canais de cloro. O receptor $GABA_A$ contém locais para ligação do GABA e outros que reconhecem benzodiazepínicos e barbitúricos, por exemplo. A ativação de sítios gabaérgicos ou o aumento da disponibilidade sináptica do GABA tem efeito anticonvulsivante. Além dos diazepínicos e dos barbitúricos, a vigabatrina e a tiagabina também agem na neurotransmissão gabaérgica. Vários fármacos antiepilépticos (fenitoína, CBZ, AVP, LMT) afetam a excitabilidade da membrana celular mediante bloqueio de canais de sódio voltagem-dependentes. Esses receptores modulam um canal de cálcio específico e sua atividade excessiva associa-se a convulsões e até mesmo à morte neuronal. Infelizmente, substâncias que atuam como antagonistas desse receptor (psicomiméticos como a fenciclidina e análogos) não se prestam para uso clínico como anticonvulsivantes. A diminuição da liberação do glutamato é o mecanismo sugerido para a ação da LMT.

AGENTES ANTICONVULSIVANTES

A seguir, serão descritos os principais anticonvulsivantes, mencionando apectos de sua farmacodinâmica, farmacocinética, efeitos adversos, interações, indicações e contraindicações. A Tabela 26.3 sintetiza os parâmetros farmacocinéticos, a Tabela 26.4 resume os aspectos gerais de cada um dos fármacos e, por fim, a Tabela 26.5 reúne e compara seus principais efeitos adversos.

Fenobarbital

O fenobarbital é um fármaco absorvido por via oral e largamente distribuído. Cerca de 50% do medicamento encontra-se ligado à albumina. Metabolizado pelas enzimas microssomais hepáticas, cerca de 25% são excretados inalterados na urina. Eliminada lentamente, sua meia-vida é de cerca de 100 horas. Por tratar-se de um ácido fraco, sua eliminação renal pode ser aumentada com a alcalinização da urina, recurso este utilizado em situações clínicas de intoxicação. De baixo custo e eficaz, apresenta, contudo, algumas desvantagens, como toxicidade cognitiva-comportamental, tolerância, dependência e pequeno índice terapêutico.

Acredita-se que seu mecanismo de ação se deva, ao menos em parte, à inibição neuronal em decorrência do aumento da neurotransmissão gabaérgica. A principal reação adversa encontrada é a sedação, embora se observe tolerância a esse efeito com o uso continuado. *Rashs* cutâneos, nistagmo e ataxia podem surgir. Anemia megaloblástica também pode ocorrer.

Como outros barbituratos, o fenobarbital pode precipitar crises de porfiria. Pode ainda, assim como a difenil-hidantoína, induzir raquitismo, em função do estímulo da produção de metabólitos inativos da vitamina D e sua secreção biliar e por efeitos diretos no metabolismo ósseo mineral. O fenobarbital é um forte indutor enzimático e pode reduzir as concentrações sanguíneas de outros medicamentos, como outros fármacos anticonvulsivantes, contraceptivos orais, betabloqueadores e anticoagulantes. Por outro lado, outros fármacos, como o AVP, podem elevar seus níveis sanguíneos e produzir quadro clínico de toxicidade. O fenobarbital, apesar de ser um agente eficaz e de baixo custo, tem tido utilização mais restrita em razão de seus efeitos colaterais. Não tem indicação para tratamento de síndromes dolorosas crônicas ou transtornos do humor.

Valproato

O AVP tem sido reconhecido como um dos anticonvulsivantes mais importantes na prática clínica. Trata-se de um

TABELA 26.3 ■ Parâmetros farmacocinéticos

Nome	Cinética	BO e IA	Pico plasmático	$T_{1/2}$	Steady-state	Lig Prot Pl.	Metabolismo e eliminação
Carbamazepina	Não linear	80%, com IA	4 a 8h	Após indução: 8h	2s, varia com a indução	75%	Extenso metabolismo hepático; eliminação pela urina
Oxcarbazepina		96%, pouca IA	?	MHD 9h?		60%	Hepático; eliminação pela urina
Topiramato	Linear	80%, sem IA	2 a 4h	19 a 25h	?	9% a 17%	Minimamente metabolizado pelo fígado; 70% eliminado inalterado pela urina
Gabapentina		59%, sem IA	2 a 3h	6 a 8h	?	0%	Não possui metabolização hepática, sendo excretada inalterada na urina
Pregabalina	Linear	>90%, sem IA	?	6,5h	24 a 48h	0%	Sem metabolização hepática; eliminação renal
Lamotrigina	Não linear	98%, pouca IA	2 a 4h	14 a 50h	5 d	55%	Glicuronidação hepática; 70% do fármaco recuperados na urina como conjugados
Valproato	?	100%, com IA	Varia conforme a apresentação	5 a 15h	2 a 3 d	80%	Oxidação microssomal hepática várias vias e eliminação por glicuronidação

BO: biodisponibilidade oral; IA: interferência alimentar na absorção; $T_{1/2}$: meia-vida; *steady-state*: tempo necessário de administração das medicações para se atingir o equilíbrio dos níveis plasmáticos (em geral, de 3 a 5 vezes o $T_{1/2}$); Lig Prot. Pl.: porcentagem de ligação às proteínas plasmáticas (foi citada a dos principais metabólitos de cada uma das medicações).

ácido monocarboxílico simples quimicamente, diferente de qualquer outro fármaco antiepiléptico. É um inibidor fraco de dois sistemas enzimáticos que inativam o GABA: a GABA transaminase e a desidrogenase semialdeído succínica. Há alguma evidência indicando que o AVP pode potencializar a ação do GABA por uma ação pós-sináptica. O AVP pode ter efeito sobre canais de sódio, contudo mais fracos do que os da fenitoína. Em um estudo realizado por Maes et al. (1997) foi observado que o uso subcrônico (3 semanas) do AVP aumentava a neurotransmissão serotonérgica central em pacientes maníacos. Esses autores sugeriram que o fármaco poderia restaurar as baixas atividades do GABA e de serotonina encontradas nos transtornos afetivos, e que esses mecanismos poderiam estar relacionados com sua eficácia nesses transtornos. Ichikawa e Meltzer (1999) lançaram a hipótese de que o divalproato aumentaria os níveis pré-frontais de dopamina, mediante a estimulação de receptores 5-HT$_{1A}$, ação também observada com a clozapina (Tung & Moreno, 2002). O uso crônico de AVP eleva a ação central da serotonina em pacientes maníacos, podendo este efeito estar relacionado a seu uso como antimaníaco (Shiah & Yatham, 2000). O uso prolongado de AVP reduz a atividade da proteína cinase C (PKC) em maníacos, a qual parece encontrar-se aumentada nesses pacientes e em modelos animais de mania. Outras alterações celulares são descritas, como inibição indireta da glicogênio sintase cinase pela interferência na histona deacetilase (GSK-3), ativação da via de sinalização, mediada pelas cinases, aumento da expressão da proteína citoprotetora bcl-2, que parece proteger da oxidação, revertendo os danos ao DNA causados pelas anfetaminas em modelos animais, redução da síntese de inositol, entre outras ações. Algumas delas apresentam efeito citoprotetor, como a da bcl-2 no córtex cingulado anterior, protegendo contra apoptoses e contra o aumento dos níveis de Ca^{2+} nos pacientes bipolares (Bowden, 2009).

Há algumas apresentações orais do AVP: ácido valproico, divalproato de sódio, apresentação de liberação prolongada, a apresentação *sprinkle* e o xarope de ácido valproico. O AVP é bem absorvido por via oral, com biodisponibilidade de 100% em todas as preparações orais. O valproato de sódio e o ácido valproico atingem um pico sérico em 2 horas, o divalproato de sódio entre 3 e 8 horas, e a apresenta-

TABELA 26.4 ■ Principais estabilizadores do humor e parâmetros significativos

Estabilizador do humor	Nível sérico	Dose máxima	Efeitos adversos principais	Intoxicação	Contraindicações	Precauções e comentários
Carbamazepina	4 a 15µg/mL	1.200mg/dia	Sonolência, náuseas, tonturas, anorexia, sedação e manifestações dermatológicas	Tonturas, convulsões, bloqueio AV, hipo ou hiper-reflexia, discinesias, depressão respiratória e coma. Fazer lavagem gástrica e administrar carvão ativado	São relativas: gestação, insuficiência hepática e alterações hematológicas	Leucopenia; plaquetopenia, interações medicamentosas, pode causar elevação das enzimas hepáticas; monitorar função hepática e hemograma; síndrome de Stevens-Jonhson é rara; aumenta a toxicidade dermatológica da lamotrigina; sua retirada abrupta pode causar convulsões; diminuição dos níveis de T$_3$ e T$_4$; efeitos antidiuréticos; não piora sintomas extrapiramidais
Oxcarbazepina	Não é necessário dosar	2.400mg/dia	Sonolência, vertigem e cefaleia	Semelhante à carbamazepina	Bloqueio atrioventricular; hiponatremia	Pode causar hiponatremia (tonturas e fraqueza); monitorar sódio plasmático, principalmente em quem faz restrição; tem pouca interação com outros fármacos, pois induz fracamente o P450
Ácido valproico	45 a 125µg/mL	3.000g/dia	Ganho de peso, aumento do apetite, dispepsia, náuseas, vômitos, tonturas, sonolência, astenia, rash cutâneo, tremor, queda de cabelo, leucopenia e trombocitopenia; ovário policístico	Sedação, hiper-reflexia, convulsões, depressão respiratória e coma. Fazer lavagem gástrica e naloxona	Gestação e insuficiência hepática	Monitoração de hemograma e função hepática; são raras, porém relevantes: insuficiência hepática fulminante e pancreatite aguda são idiossincrásicas; pode haver hiperamonemia e encefalopatia
Lamotrigina	Não é necessário dosar	400mg/dia	Rash cutâneo, sonolência e distúrbio gastrointestinal; nenhum ganho de peso	Sedação, ataxia, diplopia, náuseas e vômitos; recomenda-se lavagem gástrica	Insuficiência hepática (relativa)	Risco de rash cutâneo que pode evoluir para Stevens-Jonhson (aumenta o risco com a associação ao ácido valproico); sintomas obsessivos são raros

TABELA 26.5 ■ Comparação dos efeitos adversos de alguns anticonvulsivantes

Reações adversas	CBZ	AVP	LMT	OXC	GBT	TPM	TGB
Distúrbio gastrointestinal	+	++	+	+			+
Alterações cognitivas	+	+	–	–		++	+
Ganho de peso	–	++	–	–	+	–	
Rash cutâneo	+	+	+	+			
Cefaleia	+	–	+	+			
Tonturas/sedação	++	++	+	+	+		+
Agranulocitose	+	–	–	–			
Plaquetopenia	+	–	–	–			
Tremores	–	++	–	–			+
Cardiotoxicidade	+	–	–	–			
Efeitos no sistema renal	+	–	–	–		++	
Alteração de T_3 e T_4	+	–	–	–			

–: pouco frequente ou inexistente; +: frequente; ++: bastante frequente; CBZ: carbamazepina; AVP: ácido valproico; LMT: lamotrigina; OXC: oxcarbazepina; GBT: gabapentina; TPM: topiramato; TGB: tiagabina.

ção de liberação prolongada tem início de absorção rápido, atingindo um pico sérico de maneira mais lenta (aproximadamente 20% mais lenta). A ingesta de alimentos retarda a absorção dos medicamentos. Liga-se em cerca de 90% às proteínas plasmáticas, com alta afinidade pela albumina sérica. Sua ligação compete com bilirrubina indireta e ácidos graxos livres. Assim, pode causar certa hiperbilirrubinemia e, ao deslocar os ácidos graxos, aumenta a produção de corpos cetônicos, os quais irão causar cetonúria nos exames de urina de rotina. Alguns fármacos (p. ex., ácido acetilsalicílico), apesar de não alterarem o nível total do AVP, aumentam sua fração livre e o risco de toxicidade pelo ácido valproico. Por conta de um baixo nível de proteínas séricas, mulheres e pacientes idosos podem ter aumento da forma livre. Sua meia-vida está em torno de 15 horas (variando de 5 a 20 horas). O AVP é quase completamente metabolizado e excretado como glicuronídio na urina. Menos de 3% são excretados inalterados na urina. Sua metabolização hepática envolve várias vias e produz metabólitos ativos e tóxicos. Também inibe enzimas de oxidação e, assim, aumenta os níveis sanguíneos de outros fármacos, como fenobarbital, primidona, fenitoína, CBZ, etossuximida e LMT. Por outro lado, seu *clearance* pode ser aumentado por fármacos que induzem as enzimas microssomais hepáticas, como a CBZ. Seu *clearance* será reduzido na insuficiência hepática, situação em que também há redução da síntese de proteínas séricas. Como sua eliminação ocorre via glicuronidação, pode competir com a conjugação de bilirrubinas e também

com a da LMT (nesses casos, o início e a titulação da LMT devem ser lentos, para evitar reações cutâneas).

As reações adversas mais comumente relatadas são tremores e ganho de peso. No entanto, a reação mais séria associada ao AVP é a lesão hepática, que pode ser fatal, principalmente quando o medicamento é administrado em politerapia e em crianças com menos de 2 anos de idade. É uma reação idiossincrática, não relacionada com a dose, podendo ocorrer em indivíduos de outras faixas etárias, razão pela qual deve ser evitado em hepatopatias. Outra reação adversa, rara e idiossincrática, é a pancreatite. Os níveis crescentes de amilase podem predizer seu desenvolvimento. O AVP pode determinar alopecia em cerca de 5% dos pacientes, a qual é reversível. Pode ocorrer também encrespamento do cabelo em uma parcela dos pacientes. Suplementos com zinco (50mg/dia), selênio (50mg/dia), folato e biotina podem ser utilizados para amenizar esse problema, ou pode-se suspender ou substituir a medicação. Pode haver distúrbios gastrointestinais, como dispepsia, náuseas e vômitos, e anorexia, os quais são reduzidos por formulações de liberação entérica e prolongada. Há exacerbação do tremor fisiológico, o qual pode melhorar com a redução da dose, com as formulações de liberação prolongada ou com propranolol. O AVP pode causar ou piorar sintomas extrapiramidais, como outros fármacos anticonvulsivantes em geral. Durante a introdução do AVP, recomenda-se realizar uma profilaxia do ganho de peso com esclarecimentos quanto ao aumento do apetite e orientações dietéticas e de atividade física. Contrariamente ao ganho de peso, o AVP está associado a redução do colesterol total e do LDL, porém reduzindo também o HDL. Parece haver uma "proteção" quanto à dislipidemia, quando utilizado junto a antipsicóticos atípicos que causam síndrome metabólica. A sedação, mais comum no início do tratamento e dose-dependente, pode ser manejada com uma titulação mais baixa, administração noturna, formulações de liberação prolongada ou redução da dose. Leucopenia e trombocitopenia podem estar associadas a altas doses de AVP, devendo-se atentar para a associação com outras medicações de toxicidade hematológica. Seu manejo consiste na redução da dose do AVP ou sua suspensão ou substituição por outro anticonvulsivante. O AVP pode interferir no ciclo da ureia, podendo causar hiperamonemia, levando a encefalopatia, *delirium* e alterações cognitivas em pessoas suscetíveis (Segura-Bruna et al., 2006). Podem ocorrer ainda, em mulheres, síndrome do ovário policístico relacionada ao AVP, irregularidade menstrual e hiperandrogenismo (Joffe et al., 2006a, 2006b).

O AVP é teratogênico, estando relacionado a defeitos do tubo neural e espinha bífida, anomalias craniofaciais e defeitos em extremidades, nos ossos e músculos, principalmente durante as 10 primeiras semanas de gestação. O risco aumenta com dosagens maiores e a associação com outros anticonvulsivantes. A suplementação com ácido fólico parece protetora. Deve-se pensar em alternativas em pacientes gestantes. O FDA o classifica na categoria D para uso na gestação. Ele está presente minimamente no leite materno, e a Academia Americana de Pediatria o considera compatível com a amamentação.

A dose inicial recomendada é de 15mg/kg/dia, podendo ser aumentada em 5 a 10mg/kg/dia semanalmente. A dose máxima recomendada é de 60mg/kg/dia. Para o adulto a dose inicial é de 250 a 500mg/dia, divididos em duas a quatro tomadas diárias. Pode-se elevar a dose em cerca de 250mg a cada 3 a 6 dias, até atingir a faixa de 1.500 a 2.000mg/dia. Os níveis sanguíneos estão entre 50 e 100µg/mL, mas a clínica e a tolerância são indicadores soberanos em relação à dosagem plasmática.

Carbamazepina

A CBZ tem estrutura química semelhante à dos antidepressivos tricíclicos (imipramina), embora não apresente atividade sobre transportadores de monoaminas nem tenha efeitos sobre receptores histaminérgicos, colinérgicos e β-adrenérgicos. Também não tem afinidade por receptores serotonérgicos nem dopaminérgicos. Seus efeitos ocorrem nos níveis celular e intracelular, a curto, médio e longo prazo de administração. Além das alterações na neurotransmissão, há interferências dos mecanismos de sinalização intracelular, da transcrição de proteínas e da expressão genética. Na administração aguda, por exemplo, há aumento do receptor $GABA_B$, diminuição do influxo de sódio e da liberação do glutamato e aumento da condutância do potássio e da ação sobre receptores periféricos de benzodiazepínicos e receptores α_2-adrenérgicos. A manutenção de sua administração está relacionada à neurotransmissão colinérgica estriatal, à diminuição da atividade da adenilciclase pela dopamina, noradrenalina e serotonina e à diminuição do *turnover* da dopamina e do GABA. Cronicamente, há aumento do cortisol livre sérico e urinário, do triptofano livre, da sensibilidade à substância P e dos receptores de adenosina A_1 e diminuição cerebroespinal da imunorreatividade somatostatina-*like*. Interessante observar que a CBZ compartilha alguns mecanismos de ação com o AVP e o lítio. Assim como o AVP e o lítio, a CBZ aumenta o receptor $GABA_B$, diminui o *turnover* do GABA e da dopamina, inibe o transporte de inositol e inibe fracamente o influxo de cálcio mediado pelo NMDA. Seu uso crônico está associado a aumento do hipocampo e dos receptores $GABA_B$ em roedores. Assim como o AVP, mas diferentemente do lítio, diminui a liberação de glutamato e aspartato pelo bloqueio de canais de sódio e aumenta o efluxo de potássio e o triptofano sérico. A CBZ, assim como o lítio, mas diferentemente do AVP, diminui a levotiroxina sérica, o AMPc e a GMPc e aumenta a transmissão de serotonina e substância P. Diferentemente do AVP e do lítio, a CBZ atua em receptores periféricos de benzodiazepínicos, bloqueia os receptores de adenosina α_1, aumenta a subunidade α da proteína G estimulatória, diminui a subununidade α da proteína G inibitória e aumenta a inositol monofosfatase. Também aumenta a expressão de proteína citoprotetora bcl-2 e o fator de transcrição AP-1 e liga-se e diminui a GSK-3β, a PKC, o neuropeptídeo Y e os receptores de glicocorticoides II (Ketter et al., 2009). É bem absorvida por via oral, de maneira lenta e errática, porém quase completamente, com biodisponibilidade de 80%. A alimentação interfere na taxa, mas não na quantidade do que é absorvido. O pico de concentração plasmática máximo é obtido 4 a 8 horas após a administração. Ocorre ligação do fármaco às proteínas plasmáticas em cerca de 75%. Seu metabolismo ocorre acentuadamente em nível hepático: (1) pela via "epoxi" (40%) das enzimas CPY3A/4 e CYP2C8, produzindo seu metabólito principal, o 10,11-epóxido, o qual é farmacologicamente ativo, tem meia-vida de 6 horas e é posteriormente hidroxilado; (2) pela via da hidroxilação CYP1A2 (25%), produzindo um metabólito diol inativo; (3) pela glicuronidação via UGT 2B7, produzindo metabólitos conjugados inativos. Apenas cerca de 3% do fármaco é eliminado inalterado na urina.

A CBZ induz enzimas hepáticas que aceleram seu próprio metabolismo, de modo que sua administração continuada é acompanhada pelo fenômeno de autoindução enzimática, o qual é observado após 3 a 4 semanas e parece ocorrer apenas com a enzima CPY3A/4. Assim, sua meia-vida, o *clearance*, os níveis séricos e a interação com outras substâncias sofrerão a interferência desse processo. Os níveis sanguíneos obtidos em 3 semanas podem ser reduzidos em um terço após 6 semanas, necessitando de novas dosagens. Também a meia-vida e o *clearance* antes e depois são, respectivamente, de 24 horas e 8 horas e 25mL/min e 75mL/min. Pode-se dizer, de maneira geral, que a meia-vida da CBZ, após dose única inicial, é de 35 horas, embora reduzida a cerca de 15 a 20 horas quando a autoindução se completa. Em decorrência de sua extensa metabolização pela enzima 3A3/4 do sistema do citocromo p450, seu *clearance* é afetado por medicamentos que inibem essa enzima (como eritromicina, cetoconazol, fluvoxamina, fluoxetina e bloqueadores dos canais de cálcio), podendo aumentar seus níveis sanguíneos e causar toxicidade. Como a CBZ é também um agente farmacológico indutor enzimático, diminui os níveis séricos de imipramina, fenotiazinas, haloperidol, risperidona, teofilina, hormônios tireoidianos, ritonavir, contraceptivos, ciclosporina e corticosteroides.

As reações adversas incluem reações relativamente comuns, toleráveis e reversíveis, por um lado, e reações raras e ameaçadoras, como anemia aplástica, agranulocitose, hepatite e síndrome de Stevens-Johnson, por outro lado. As reações mais comuns são: sedação, turvação visual, tontura, ataxia e diplopia. Observa-se alguma tolerância a esses últimos efeitos, valendo lembrar que o início com doses baixas e o aumento posológico gradual podem minimizá-los.

Importantes interações medicamentosas são observadas em relação à CBZ e outros fármacos. A CBZ pode reduzir os níveis sanguíneos de contraceptivos orais, haloperidol, AVP, teofilina, etossuximida, clonazepam e fenobarbital. Da mesma maneira, outros medicamentos podem reduzir os níveis sanguíneos da CBZ, por induzirem seu metabolismo, como o fenobarbital e a fenitoína. Por outro lado, alguns fármacos podem inibir o metabolismo da CBZ, como eritromicina, cimetidina, verapamil e diltiazem.

Entre as reações idiossincráticas, a mais comum é um *rash* morbiliforme, que ocorre em cerca de 10% dos pacientes. A síndrome de Stevens-Johnson é bem menos comum. Pode-se observar leucopenia transitória e discreta (cerca de 10% dos pacientes), sendo revertida em cerca de 4 meses de tratamento e não exigindo a descontinuação do fármaco, a menos que haja evidências de infecção ou a contagem leucocitária caia abaixo de 2.000/mm³. Em cerca de 2% dos pacientes uma leucopenia persistente pode desenvolver-se, exigindo a retirada do medicamento. A anemia aplástica surge em cerca de 1 em cada 200.000 pacientes que são tratados com o fármaco, ocorrendo nos 3 primeiros meses de tratamento, com uma taxa de mortalidade entre 33% e 50%.

A coadministração com clozapina e outros fármacos com potencial de aumentar a toxicidade hematológica é desaconselhada na prática clínica. Anormalidades hepáticas mais comuns incluem elevações transitórias das enzimas, em cerca de 5% a 10% dos pacientes. Hepatite secundária à CBZ constitui-se em reação de hipersensibilidade rara, em geral ocorrendo nas primeiras semanas de exposição ao medicamento, acompanhada de febre, *rash*, eosinofilia e desenvolvimento de granulomas hepáticos. Também pode haver cardiotoxicidade, com diminuição da velocidade de condução, recomendando-se cautela em pacientes cardiopatas, e com bloqueio AV, bem como a realização de eletrocardiograma antes e após a introdução da medicação.

A retirada abrupta dos anticonvulsivantes, em particular da CBZ, está relacionada a risco maior de convulsão, maior atividade simpática cardíaca durante o sono, hipoxia, aspiração e morte em virtude das convulsões, recomendando-se a retirada gradual dessas medicações. O uso da CBZ está associado à redução dos níveis de T_3 e T_4, mas hipotireoidismo clínico é muito raro.

Contraindicações ao seu uso incluem hipersensibilidade ao produto, doenças hepáticas, cardiopatia (bloqueio AV é uma contraindicação relativa) e discrasias sanguíneas. A CBZ está associada a um risco duas a três vezes maior de malformações congênitas, em especial a espinha bífida (cerca de 3%), principalmente se utilizada nos 2 primeiros trimestres de gestação. Podem ocorrer ainda baixo peso, hipoplasia digital, fenda palatina, atresia renal, meningomielocele, genitália ambígua e face anticonvulsivante (hipoplasia da região média da face, nariz curto, narinas evertidas e lábio superior longo – categoria D do FDA). A CBZ e seu metabólito epóxido estão presentes no leite materno, com uma relação de 0,4 com sua concentração plasmática. Apesar de alguns relatos de casos de hepatite colestática, hiperbilirrubinemia e elevação das enzimas canaliculares, essas alterações foram transitórias e reversíveis com a interrupção da medicação. Desde que seja avaliado o custo/benefício e monitorados o recém-nascido e seu perfil hepático, pode ser usada na lactação.

A CBZ é iniciada na posologia de 200mg duas vezes ao dia, podendo-se proceder a acréscimos de 200mg a cada 3 a 4 dias. Um maior incremento, principalmente antes que ocorra a autoindução, aumenta o risco de intoxicação e efeitos adversos e pode prejudicar a aderência à medicação. A faixa terapêutica varia entre 400 e 1.600mg/dia, embora doses de até 2.000mg/dia possam ser necessárias. Os níveis de concentração sanguínea terapêutica variam entre 8 e 12μg/mL para o TAB e de 4 a 12μg/mL para a epilepsia. Na faixa pediátrica, a dose preconizada é de 10 a 20mg/kg/dia.

Oxcarbazepina

A OXC é o 10-ceto derivado da CBZ, cujo efeito provavelmente se deve ao bloqueio dos canais de sódio e cálcio voltagem-sensíveis. Não apresenta efeito de autoindução e induz menos o metabolismo de outros medicamentos do que a CBZ. Entretanto, inibe a isoenzima 2C19 e induz o metabolismo em menor escala através da isoenzima 3A4. Sua biodisponibilidade é de 96%, sendo pouco afetada pela ingesta de alimentos. Cerca de 60% se ligam às proteínas plasmáticas. É metabolizada pela cetona redutase a um derivado mono-hidroxilado, que apresenta ligação de 40% às proteínas plasmáticas e possui uma meia-vida de 9 horas, sendo eliminada de maneira inalterada (70%) ou na forma de conjugados glicuronídeos.

A OXC foi desenvolvida para evitar o metabólito epóxido da CBZ, responsável por muitos dos efeitos tóxicos medicamentosos. O fármaco é eficaz como anticonvulsivante e é equivalente à CBZ em uma dosagem 50% mais alta. Assim, 200mg de CBZ correspondem a 300mg de OXC. Em geral, a OXC é muito mais bem tolerada do que a CBZ. As reações cutâneas, por exemplo, são menos frequentes. Além disso, aproximadamente 75% dos pacientes que descontinuam a CBZ por causa de reações cutâneas toleram bem a OXC. Por outro lado, a hiponatremia ocorre mais com a OXC e está diretamente relacionada à dose do fármaco e ao nível sanguíneo da hidroxicarbazepina, seu metabólito principal. Outros efeitos colaterais são semelhantes aos da CBZ, como sedação, tonturas e ataxia. A OXC também exibe menos interações farmacocinéticas, não induzindo o metabolismo de outros agentes anticonvulsivantes. A OXC pode ser uma interessante opção nos pacientes que não conseguem tolerar a CBZ ou nos quais exista preocupação com interações medicamentosas. Outras vantagens da OXC em relação à CBZ são que ela não faz autoindução enzimática e não está relacionada a discrasias sanguíneas. A OXC é um indutor mais leve das enzimas do sistema 3A3/4; ainda assim, pode reduzir a eficácia dos contraceptivos (Juruena et al., 2009). A OXC e seu metabólito atravessam a placenta humana, e não se sabe se acarretam riscos para o embrião ou o feto. Seu uso não é recomendado na gestação, pois há poucos dados sobre sua teratogenicidade em humanos (categoria C do FDA para uso na gestação). Por conseguinte, a OXC e seu metabólito estão presentes no leite humano, e não há evidências de sua segurança na amamentação, devendo ser evitada. O fármaco é iniciado na dose de 300mg duas vezes ao dia, podendo ser aumentado até 2.400mg/dia.

Lamotrigina

A LMT é um agente da classe feniltriazínica, não relacionada quimicamente com nenhum dos medicamentos anticonvulsivantes convencionais. A LMT tem sua indicação primária no tratamento de convulsões parciais com ou sem generalização secundária em adolescentes e adultos. Inicialmente pensava-se que, ao inibir a di-hidrofolato redutase, reduzindo o folato, teria uma propriedade anticonvulsivante. Contudo, o efeito antifolato foi pequeno, mas a propriedade anticonvulsivante significativa, buscando-se outras explicações para seus efeitos. O mecanismo de ação sugerido seria a diminuição da liberação de aminoácidos excitatórios (glutamato e aspartato), atuando também sobre canais de sódio voltagem-dependentes e promovendo a estabilização da membrana neuronal. A LMT age nos canais de sódio sensíveis à diferença de potencial para estabilizar as membranas neuronais e inibir a liberação de neurotransmissores, principalmente o glutamato. Sua ação é similar à da fenitoína e da CBZ, estabilizando os canais de Ca^{++} tipo 2. Estudos mostram que ela inibe seletivamente as correntes de Na^+, interagindo com o lento estado de inativação desses canais. Com isso, afeta significativamente as membranas despolarizadas, sem interferir na atividade fisiológica normal. Outro efeito seria o bloqueio da neurotransmissão produzida por aminoácidos excitatórios, isto é, inibe a liberação de glutamato através dos canais de Na^+ e Ca^{++}. Houve relatos de uma fraca inibição de receptores $5-HT_3$ e, em animais, alteração dos receptores pós-sinápticos $5-HT_{1A}$ (Bourin et al., 2005). Os efeitos de redução do *kindling* (que parece contribuir para a instabilidade afetiva, inclusive em cicladores rápidos, e está associado a quadros de cefaleia, convulsões e transtornos depressivos), a possível interferência direta ou indireta sobre a transmissão serotonérgica e o efeito neuroprotetor (protegendo o hipocampo, cuja redução volumétrica em episódios depressivos vem sendo documentada) podem representar seus mecanismos sobre os transtornos afetivos (Crumrine et al., 1997).

A LMT é quase que completamente absorvida, atingindo picos de concentração plasmática em cerca de 2 a 4 horas. A absorção não é significativamente afetada pela presença de alimentos, sendo o efeito da primeira passagem hepática pouco significativo. Liga-se em cerca de 55% às proteínas plasmáticas. Ocorre metabolização hepática, pela glicuronidação, de modo que 70% de uma dose única são recuperados na urina como conjugados glicuronídeos. Sua meia-vida está em torno de 25 horas, variando entre 14 e 50 horas. Seu *clearance* é alterado na insuficiência renal e na doença hepática. Parâmetros farmacocinéticos são alterados com a coadministração de agentes indutores enzimáticos, como CBZ, fenitoína, fenobarbital e primidona. O AVP, contrariamente, aumenta a meia-vida da LMT e reduz sua eliminação renal em torno de 50%. Alterações fisiológicas da gestação, relacionadas com aumento da produção de esteroides gonadais que favorecem a glicuronidação hepática, aumentam o *clearance* da LMT a cada trimestre, atingindo, na 32ª semana, um aumento de 330%, com tendência a retornar ao basal nas primeiras semanas pós-parto. Da mesma maneira, o uso de contraceptivos, a terapia de reposição hormonal e a estrogenioterapia estão relacionados ao aumento de seu *clearance*.

Por ser um inibidor da di-hidrofolato redutase, e seus níveis aumentarem na gestação, há um risco teórico de malformações fetais. Alguns estudos identificaram malformações em crianças expostas, como fendas palatina e labial. Seu uso na gestação deve considerar os riscos e os benefícios (categoria C do FDA quanto ao uso na gestação). Quanto à lactação, deve-se considerar que o nível sérico dos lactentes representa cerca de 20% a 30% do materno, e há o risco de desenvolvimento de *rash* cutâneo grave e letal. O fármaco é administrado em doses entre 100 e 400mg/dia. Quando associada ao AVP (que pode dobrar sua meia-vida), a LMT deve ser usada em dosagem menor. O medicamento é usualmente administrado duas vezes ao dia.

Efeitos colaterais comuns incluem cefaleia, distúrbio da concentração, nervosismo, tontura, visão turva, *rash* e, mais raramente, síndrome de Stevens-Johnson. Relatos de casos descrevem associação com síndrome de Tourette e pensamentos obsessivos. O *rash* e as reações de hipersensibilidade são mais comuns na população pediátrica. O *rash* ocorre, em geral, entre 5 dias e 8 semanas após a introdução (ou o aumento) da dose, é maculopapular, purpúrico, confluente, difuso, com envolvimento preferencial de face e do pescoço, poupando lábios e língua. Pode associar-se a febre, faringites, anorexia e linfadenomegalia, mesmo com exames laboratoriais normais. Nessas situações, quanto maior o envolvimento sistêmico, maior a gravidade. O risco de *rash* e reações de hipersensibilidade é reduzido com uma titulação mais lenta do medicamento. O fabricante recomenda, durante sua introdução e titulação em doses crescentes, uma dose diária de 25mg na primeira e segunda semanas, 50mg na terceira e quarta semanas, 100mg na quinta semana e 200mg na sexta semana. Para os pacientes em uso de indutores enzimáticos, como CBZ, fenitoína, fenobarbital, primidona e rifampicina, as respectivas doses são duas vezes maiores. Recomenda-se, também, evitar o contato com novos e não habituais alimentos, produtos de higiene, cosméticos, roupas e acessórios, e medicações, bem como evitar imunizações, e até mesmo a introdução da medicação em quadros infecciosos ou inflamatórios, situações estas que podem cursar com outras reações de hipersensibilidade, confundindo o diagnóstico.

GABAPENTINA

A GBP é um composto estruturalmente relacionado ao aminoácido GABA, mas diversos estudos têm falhado em demonstrar a atividade do fármaco diretamente no sistema gabaérgico. Apesar de a gabapentina não atuar como um precursor, agonista ou antagonista do GABA, parece aumentar o GABA intracelular e cerebral, interferindo no transporte ativo de aminoácidos pela barreira hematoencefálica e em múltiplos mecanismos enzimáticos regulatórios. Estudos *in vitro* mostraram que a GBP (1) aumenta a atividade da descarboxilase ácido glutâmica, que converte o glutamato em GABA; (2) inibe a GABA transaminase (GABA$_T$), que é a enzima primariamente responsável pelo catabolismo do GABA; (3) modula o metabolismo do glutamato, inibindo a *branched-chain amino acid aminotransferase* (BCAA-T), enzima responsável pela síntese do glutamato, e ativando a glutamato desidrogenase (Taylor, 1998). Entretanto, a compreensão da base molecular de muitas de suas propriedades, como as anticonvulsivantes, ainda não foi possível.

A GBP é absorvida oralmente, com biodisponibilidade em torno de 59%. As concentrações plasmáticas máximas são obtidas 2 a 3 horas após a administração. A meia-vida do fármaco é de 6 a 8 horas. A GBP não é metabolizada e não é ligada às proteínas plasmáticas. Não é um inibidor nem um indutor enzimático do citocromo P450 (CYP), não interferindo com o metabolismo de agentes anticonvulsivantes comumente usados. É eliminada da circulação sistêmica inalterada através de excreção renal. Pacientes com comprometimento da função renal apresentarão redução do *clearance* da GBP. Entretanto, a excreção renal da GBP é prejudicada quando utilizada concomitantemente com lítio. A interação medicamentosa mínima, o baixo risco de toxicidade e os efeitos colaterais favoráveis a tornam útil na farmacoterapia.

Os efeitos adversos são: sonolência, tontura, fadiga, ataxia, ganho de peso e boca seca. A hipomania induzida pela GBP e a mania foram relatadas (Leweke et al., 1999; Short & Cooke, 1995). A GBP já foi associada com agressão, tanto em epilepsia infantil (Wolf et al., 1996) como em mania adulta (Pinninti & Mahajan, 2001). Não existem estudos adequados sobre o uso da GBP na gestação. Estudos pré-clínicos sugerem potencial toxicidade sobre o feto em roedores expostos, como atraso na ossificação e hidronefrose. Também não há relatos sobre a exposição de lactentes à GBP.

A faixa posológica situa-se entre 900 e 1.800mg/dia, com uma dose média em torno de 1.200mg/dia. Em algumas indicações, como na epilepsia refratária, foram empregadas doses de até 4.800mg/dia. Em geral, a GBP é iniciada na dose de 300mg à noite. Caso seja bem tolerada, pode-se proceder gradualmente à elevação da dose. A maioria dos pacientes irá utilizar doses entre 900 e 2.400mg/dia, embora doses de até 3.600mg/dia possam ser utilizadas.

Pregabalina

Assim como a GBP, a pregabalina é um análogo estrutural do neurotransmissor inibitório GABA. Também, em contraste com outros anticonvulsivantes que inibem a recaptação do GABA ou que modulam a atividade enzimática relacionada à sua produção, como tiagabina e vigabatrina, respectivamente, a pregabalina não tem nenhum efeito inibitório direto na recaptação do GABA ou na GABA transaminase, e não tem efeito significativo sobre receptores GABA$_A$ ou GABA$_B$. Não tem afinidade por receptores serotonérgicos, dopaminérgicos ou glutamatérgicos. Sabe-se que o medicamento se liga à subunidade α_2 dos canais de cálcio voltagem-dependentes pré-sinápticos, resultando na diminuição da liberação de neurotransmissores excitatórios (Kavousi, 2006).

Como vários agentes anticonvulsivantes recentes, a pregabalina tem sido avaliada em estudos cuidadosamente controlados para sua utilização em problemas neurológicos e psiquiátricos, e mostrou grande potência em modelos pré-clínicos de epilepsia, dor e ansiedade (Hamandi & Sander, 2006). A pregabalina é um agente anticonvulsivante aprovado pelo FDA para o tratamento da dor neuropática associada a neuropatia diabética periférica, neuralgia pós-herpética e fibromialgia. Tem apresentado resultados positivos em fobia social, mas novos estudos ainda são necessários. Sua posologia varia de 300 a 600mg/dia. Seus efeitos adversos incluem tontura, sedação, dificuldade de concentração, boca seca, visão borrada, ganho de peso e edema periférico. Não há estudos de toxicidade sobre o uso da pregabalina na gestação e na lactação.

Esse medicamento exibe uma farmacocinética linear. Trata-se de um agente altamente lipofílico, não se ligando a proteínas plasmáticas, que rapidamente cruza a barreira hematoencefálica. Sua excreção é renal, e não há metabólitos ativos. A biodisponibilidade oral é maior do que 90%, independente da dose. O *steady-state* é atingido em 24 a 48 horas. A administração com a alimentação não tem efeito clínico significativo na absorção ou eliminação do fármaco. Sua meia-vida é de aproximadamente 6,5 horas. Como a pregabalina não induz ou inibe as enzimas CYP, não tem sua farmacocinética alterada por outros inibidores dessas enzimas. No momento, as interações farmacológicas ainda não estão bem estabelecidas. Em virtude de sua eliminação renal, o ajuste da dose se faz necessário em pacientes renais.

Topiramato

Esse anticonvulsivante apresenta estrutura química singular e foi sintetizado a partir de um projeto de pesquisa para a descoberta de substâncias análogas à frutose 1,6-difosfato inibidoras do processo de gliconeogênse. Sua cadeia estrutural apresenta semelhanças com um radical químico existente na molécula de acetazolamida, o que despertou o interesse pela possibilidade de o topiramato exercer ação antiepiléptica. Além disso, sua ação múltipla em canais de voltagem de cálcio, sódio e nos receptores $GABA_A$ e cainato/AMPA também despertou o interesse para sua utilização na prevenção da enxaqueca. No final da década de 1990 surgiram os primeiros estudos demonstrando a eficácia e a tolerabilidade do topiramato para o tratamento preventivo da enxaqueca.

Em 1996, o FDA aprovou seu uso para tratamento da epilepsia parcial e generalizada e, em 2004, para a profilaxia da enxaqueca. Atualmente, algumas de suas indicações em condições neuropsiquiátricas, embora ainda não aprovadas pelo FDA, envolvem: comorbidades no TAB, como epilepsia, enxaqueca e ganho de peso; bulimia; transtorno da compulsão alimentar periódica e síndrome alimentar noturna; uso abusivo de álcool; transtorno da personalidade *borderline*; ganho de peso e obesidade associados aos psicotrópicos.

O fármaco age por múltiplos mecanismos, como bloqueio de um subtipo de receptor do glutamato não NMDA, melhoria do efeito do GABA e: (1) bloqueio de canais de sódio voltagem-dependentes, inibindo disparos sucessivos; (2) interação com o receptor de $GABA_A$ e aumento dos níveis cerebrais do GABA; (3) antagonismo com o receptor de glutamato AMPA/cinase, sem interferência com o receptor NMDA, diminuindo a excitabilidade glutamatérgica; (4) modulação dos canais de cálcio; (5) é um fraco inibidor da anidrase carbônica, talvez alterando o pH intracelular, a condutância do potássio e mesmo a despolarização mediada por GABA; (6) outras propriedades: interação com receptor glicina, alteração da permeabilidade mitocondrial e propriedades *antikindling*. A combinação dessas propriedades farmacológicas tem relação com seus efeitos clínicos (McElroy & Keck, 2009).

O topiramato exibe uma cinética linear, podendo ser ingerido com ou sem alimento e apresentando uma biodisponibilidade de 80%. O pico plasmático é atingido em 2 a 4 horas. Liga-se minimamente às proteínas plasmáticas (9% a 17%). É pouco metabolizado pelo fígado, sendo 70% eliminados inalterados pelo rim. Tem meia-vida de cerca de 19 a 25 horas. A insuficiência renal está associada com aumento dos níveis séricos e da meia-vida, enquanto a insuficiência hepática não altera significativamente esses parâmetros. Seu *clearance* é aumentado por indutores enzimáticos como a CBZ e a fenitoína. Além disso, em doses acima de 200mg/dia, é um indutor médio dessas enzimas. Nessas circunstâncias, deve-se atentar para o aumento do metabolismo de etinilestradiol, particularmente em mulheres em uso de contraceptivos orais.

Os efeitos colaterais mais comuns são: tontura, nervosismo, distúrbios cognitivos, perda de apetite e peso, dispepsia e parestesias. Podem ocorrer dificuldades cognitivas envolvendo a memória, a atenção e a concentração, glaucoma de ângulo agudo e desenvolvimento de litíase renal, esta última em uma frequência de 1,5%, particularmente em pacientes com história pregressa de formação de cálculos renais ou com história familiar positiva de nefrolitíase. Em virtude da inibição da anidrase carbônica, pode ocorrer ainda uma acidose metabólica reversível, em função da depleção do bicarbonato. Recomenda-se hidratação adequada quando da utilização do fármaco. Não houve alterações hepáticas, hematológicas ou renais relevantes. Não há estudos de teratogenicidade com o uso do topiramato na gestação em humanos. Estudos pré-clínicos em animais expostos evidenciaram anomalias esqueléticas e craniofaciais e baixo peso ao nascer. Assim, seu uso não é recomendado, inclusive na lactação, em razão da carência de dados sobre sua segurança nessas condições.

Nos estudos clínicos iniciais, as doses alcançaram até 1.600mg/dia, com uma dose ideal na faixa de 200 a 400mg/dia. A dose total diária deve ser administrada em duas tomadas. A tendência atual é a de titulação mais vagarosa da dosagem, com a minimização dos efeitos colaterais.

O topiramato é iniciado, em geral, na dose de 25mg/dia, devendo a dose ser lentamente aumentada em 25mg a cada 1 a 2 semanas. As doses médias variam entre 100 e 200mg/dia. A dose máxima diária é de 400mg. Os efeitos colaterais mais comuns do topiramato incluem sonolência, parestesias, tonturas, anorexia e problemas cognitivos. Em geral, são mais comuns com doses superiores a 100mg/dia ou se houver elevação muito rápida da dose. Há risco maior de formação de cálculos renais com o uso do fármaco; os pacientes devem ser aconselhados a ingerir grande quantidade de água.

Tiagabina

A tiagabina é um novo agente antiepiléptico indicado como terapia adjuvante em pacientes com crises parciais. Seu mecanismo de ação consiste no bloqueio da recaptação do GABA. Os ensaios clínicos apontam para eficácia do medicamento contra crises parciais e tônico-clônicas generalizadas, com doses em torno de 16 a 48mg/dia. O fármaco tem meia-vida de 5 a 8 horas, decrescendo para 2 a 3 horas com a administração concomitante de outros agentes anticonvulsivantes. É dada três a quatro vezes ao dia. Seus efeitos colaterais mais comuns são: tontura, astenia, sonolência, náusea, nervosismo, tremor, dor abdominal e problemas cognitivos.

Levetiracetam

Embora o levetiracetam seja um composto químico semelhante ao agente nootrópico piracetam, tem um perfil farmacológico distinto. Fármaco estruturalmente diferente de qualquer outro agente antiepiléptico, o levetiracetam tem mecanismo de ação não esclarecido, sendo eficaz no tratamento de crises parciais, como adjuvante ou em monoterapia. Após uma dose oral, sua absorção é rápida (atinge concentração máxima em 1 hora) e praticamentente completa (96%). Sua ligação às proteínas plasmáticas é de apenas 10%. Uma porção menor do medicamento sofre metabolização hepática. O fármaco é eliminado em grande parte (66%) sem sofrer metabolização. Apresenta muito pouco risco de interações medicamentosas. Em geral, o levetiracetam é bem tolerado. Efeitos colaterais mais comuns incluem sonolência, astenia e tontura. O medicamento é usualmente iniciado com 500mg duas vezes ao dia. Doses maiores do que 3.000mg/dia não oferecem vantagem terapêutica. Em um estudo aberto (Grunze et al., 2003), o levetiracetam foi acrescentado ao tratamento com haloperidol em pacientes com mania aguda em desenho *on-off-on*. Observou-se melhora da sintomatologia com acréscimo do anticonvulsivante (em doses de até 4.000mg/dia). Em seguida, ocorreu piora da sintomatologia com a retirada do levetiracetam e nova melhora após o retorno do uso do anticonvulsivante. Nesse estudo não controlado, os autores sugeriram que o levetiracetam pode ter propriedades antimaníacas (Grunze et al., 2003).

CONSIDERAÇÕES FINAIS

A partir das últimas décadas, muita atenção foi dirigida para o uso de anticonvulsivantes clássicos em psiquiatria, em função das observações de sintomas psiquiátricos em pacientes com epilepsia temporal. Essas observações levaram, nos anos 1950, ao uso da fenitoína em pacientes psiquiátricos, com resultados duvidosos. A partir da década de 1960, o uso da CBZ difundiu-se em hospitais psiquiátricos no Japão, onde o lítio não era comercializado, culminando com os primeiros relatos acerca de sua eficácia no tratamento do transtorno bipolar e das teorias para explicar a eficácia de anticonvulsivantes, como o fenômeno de *kindling*. O modelo de *kindling* e as evidências do efeito psicotrópico benéfico em pacientes com epilepsia motivaram a pesquisa de outros anticonvulsivantes, mas nem todos mostraram eficácia em bipolares, a exemplo da GBP, da vigabatrina, da tiagabina e do topiramato, com alguma utilidade em casos refratários. A eficácia mínima de alguns anticonvulsivantes nos transtornos do humor sugere a revisão do conceito de que a redução do *kindling* seria benéfica no transtorno bipolar. Essa eficácia diferencial poderia ser explicada por efeitos diferenciados de lítio, CBZ, AVP, e LMT.

REFERÊNCIAS

Anand A, Charney DS, Oren DA et al. Attenuation of the neuropsychiatric effects of ketamine with lamotrigine: support for hyperglutamatergic effects of N-methyl-D-aspartate receptor antagonists. Arch Gen Psychiatry 2000; 57:270-6.

Anand A, Oren DA, Berman A et al. Lamotrigine treatment of lithium failure outpatient mania: a double blind placebo controlled trial [abstract]. Bipolar Disord 1999; 1:23.

Annengers JF. The epidemiology of epilepsy. In: Wyllie E (ed.) The treatment of epilepsy: principles ad practice. 3 ed. Philadelphia, Lippincott Williams & Wilkins, 2001: 131-8.

Arnone D. Review of the use of topiramate for treatment of psychiatric disorders. Annals of General Psychiatry 2005; 4:5.

Backonja M, Beydoun A, Edwards KR et al. Gabapentin for the symptomatic treatment of painful neuropathy in patients with diabetes mellitus: a randomized controlled trial. JAMA 1998; 280:1831-6.

Ballenger JC, Post RM. Carbamazepine in manic-depressive illness: a new treatment. Am J Psychiatry 1980; 137:782-90.

Ballenger JC, Post RM. Carbamazepine in manic-depressive illness: a new treatment. Am J Psychiatry 1980; 137:782-90.

Basan A, Kissling W, Leucht S. Valproate as an adjunct to antipsychotic for schizophrenia: a systematic review of randomized trials. Schizophr Res 2004; 70:33-7.

Battino D. Assessment of teratogenic risk. Epilepsy Res 2001; 45:171-3.

Bellino S, Paradiso E, Bogetto F. Oxcarbazepine in the treatment of borderline personality disorder: a pilot study. J Clin Psychiatry 2005; 66:1111-5.

Beydoum A, Kebetz SA, Carrazana EJ. Efficacy of oxcarbazepine in the treatment of painful diabetic neuropathy. Clin J Pain 2004; 20(3):174-8.

Bourin M, Masse F, Hascoet M. Evidence for the activity of lamotrigine at 5HT(1A) receptors in the mouse forced swimming test. J Psychiatry Neurosci 2005; 30:275-82.

Bowden CL, Brugger AM, Swann AC et al., for the Depakote Mania Study Group. Efficacy of divalproex vs lithium and placebo in the treatment of mania. JAMA 1994; 271:918-24.

Bowden CL, Calabrese JR, Sachs G et al. A placebo-controlled 18-month trial of lamotrigine and lithium maintenance treatment in recently manic or hypomanic patients with bipolar I disorder. Archives of General Psychiatry 2003; 60:392-400.

Bowden Cl. Valproate. In: Schatzberg AF, Nemeroff CB. The American Psychiatric Publishing Textbook of Psychopharmacology, Fourth Edition. Washington, D.C.: American Psychiatric Publishing, Inc., 2009: 392-400.

Breslau N, Schultz LR, Stewart WF et al. Headache and major depression: is the association specific to migraine? Neurology 2000; 54(2):308-13.

Brose, Gaeta, Spiegel. Neuropsiquiatria e neurociências na prática clínica. In: Yudofsky SC, Hales RE. 4 ed, Porto Alegre: Artmed, 2006.

Brown EB, McElroy SL, Keck Jr. PE et al. A 7-week, randomized, double-blind trial of olanzapine/Fluoxetine combination versus lamotrigine in the treatment of bipolar I depression. J Clin Psychiatr 2006; 67:1025-33.

Calabrese JR, Bowden CL, Sachs GS, Ascher JA, Monagha E, Rudd GD. A double-blind placebo-controlled study of lamotrigin e monotherapy in out patients with bipolar I depression. Lamictal 602 Study Group. J Clin Psychiatr 1999; 60:79-88.

Calabrese JR, Goldberg JF, Ketter TA et al. Recurrence in bipolar I disorder: a post hoc analysis excluding relapses in two double-blind maintenance studies. Biological Psychiatry 2006; 59:1061-4.

Calabrese JR, Shelton MD, Rapport DJ et al. A 20-month, double-blind, maintenance trial of lithium versus divalproex in rapid-cycling bipolar disorder. Am J Psychiatr 2005b; 162:2152-61.

Calabrese JR, Shelton MD. Long term treatment of bipolar disorder with lamotrigine. J Clin Psychiatry 2002; 63(suppl 10):18-22.

Canadian Network for Mood and Anxiety Treatments (CANMAT) guidelines for the management of patients with bipolar disorder: consensus and controversies. Bipolar Disorders 2005; 7(Suppl.3):569.

Canadian Network for Mood and Anxiety Treatments (CANMAT) guidelines for the management of patients with bipolar disorder: update 2007. Bipolar Disorders 2006; 8:721-39.

Carrazana EJ, Mikoshiba I. Rationale and evidence for the use of oxcarbazepine in neuropathic pain. J Pain Sympt Manage 2003; 25(5) suppl 1:S31-S35.

Chronicle E, Mulleneners W. Anticonvulsivant drugs for migraine prophylaxis. Crochrane Database Syst Rev, CD003226, 2004.

Crumrine RC, Bergstrand K, Cooper AT et al. Lamotrigine protects hippocampal CA1 neurons from ischemic damage after cardiac arrest. Stroke 1997; 28:2230-6.

Davis LL, Kabel D, Patel D et al. Valproate as an antidepressant in major depressive disorder. Psychopharmacol Bull 1996; 32:647-52.

Debattista C, Solomon A, Arnow B et al. The efficacy of divalproex sodium in the treatment of agitation associated with major depression. J Clin Psychopharmacol 2005; 25:476-9.

Del Bello MP, Kowatch RA, Adler CM et al. A double-blind randomized pilot study comparing Quetiapine and divalproex for adolescent mania. Journal of the American Academy of Child and Adolescent Psychiatry 2006; 45:305-13.

Denicoff KD, Smith-Jackson EE, Disney ER, Ali SO, Leverich GS, Post RM. Comparative profylatic efficacy of lithium, carbamazepine, and the combination bipolar disorders. J Clin Psychiatry 1998; 58:470-8.

Dilsaver SC, Chen YW, Swann AC et al. Suicidality, panic disorder and psychosis in bipolar depression, depressive-mania and pure-mania. Psychiatry Res 1997; 73:47-56.

Do Prado-Lima PA, Kristensen CH, Bacaltchuck J. Can childhood trauma predict response to topiramate in borderline personality disorder? J Clin Pharm Ther 2006 Apr; 31(2):193-6.

Edwards KR, Glautz MJ, Shea P. Topiramate for migraine prophylaxis: a double-blind, randomized, placebo-controlled study. Headache 2000; 40:407-11.

Elger CE, Schimidt D. Modern management of epilepsy: a practical approach. Epilepsy & Behavior 2008; 12:501-39.

Feltner DE, Crockatt JG, Dubovsky SJ et al. A randomized, double-blind, placebo-controlled, fixed-dose, multicenter study of pregabalin inpatients with generalized anxiety disorder. J Clin Psychopharmacol 2003; 23:240-9.

Ferrier IN, Stanton BR, Kelly TP et al. Neuropsychological function in euthymic patients with bipolar disorder. Br J Psychiatry 1999; 175:246-51.

Fountoulakis KN, Vieta E. Treatment of bipolar disorder: a systematic review of available data and clinical perspectives. International Journal of Neuropsychopharmacology 2008;11:999-1029.

Frye MA, Ketter TA, Kimbrell TA et al. A placebo-controlled study of lamotrigine and gabapentin monotherapy in refractory mood disorders. J Clin Psychopharmacol 2000; 20:607-14.

Gabriel A. Lamotrigine adjunctive treatment in resistant unipolar depression: an open, descriptive study. Depress Anxiety 2006; 23:485-8.

Gaitatzis A, Trimble MR et al. The psychiatric comorbidity of epilepsia. Acta Neurol Scan 2004; 110:207-20.

Gardner DL, Cowdry RW. Positive effects of carbamazepine on behavioral dyscontrol in borderline personality disorder. Am J Psychiatry 1986; 143:519-22.

Geddes JR, Calabrese JR, Goodwin GM. Lamotrigine for treatment of bipolar depression: an independent meta-analysis and meta-regression of individual patient data from 5 randomized trials. Br J Psychiatry 2009; 194:4-9.

Goldberg JF, Garno JL, Leon AC et al. Association of recurrent suicidal ideation with non remission from acute mixed mania. Am J Psychiatry 1998; 155:1753-5.

Goldsmith DR, Wagsta AJ, Ibbotson T, Perry CM. Lamotrigine: a review of its use in bipolar disorder. Drug 2003; 63:2029-50.

Goodwin FK. Rationale for long-term treatment of bipolar disorder and evidence for long-term lithium treatment. J Clin Psychiatry 2002; 63(suppl 10):5-12.

Grunze HC. The effectiveness of anticonvulsants in psychiatric disorders. Dialogues Clin Neurosci 2008; 10:77-89.

Grunze H, Langosch J, Born C et al. Levetiracetam in the treatment of acute mania: an open add-on study with an on-off-on design. J Clin Psychiatry 2003; 64(7):781-4.

Gutierrez RL, McKercher RM, Galea J et al. Lamotrigine augmentation strategy for patients with treatment-resistant depression. CNS Spectr 2005; 10:800-5.

Haddad PM, Dursun SM. Neurological complications of psychiatric drugs: clinical features and management. Hum Psychopharmacol Clin Exp 2008; 23:15-26.

Hamandi K, Sander JW. Pregabaline: anew antiepileptic drug for refractory epilepsy. Seisury 2006; 15:73-8.

Hartong EG, Moleman P, Hoogduin CA, Broekman TG, Nolen WA. Prophylactic efficacy of lithium versus carbamazepine in treatment-naïve bipolar patients. J Clin Psychiatry 2003; 64:1441-51.

Hollander E, Allen A, Lopez RP et al. A preliminary double-blind, placebo-controlled trial of divalproex sodium in borderline personality disorder. J Clin Psychiatry 2001; 62:199-203.

Hummel B, Walden J, Stampfer R, et al. Acute antimanic efficacy and safety of oxcarbazepine in an open trial with an on-off-on design. Bipolar Disord 2002; 4:412-7.

Ichikawa J, Meltzer HY. Valproate and carbamazepine increase prefrontal dopamine release by 5-HT1A receptor activation. Eur J Pharmacol 1999; 380:R1-R3.

Joffe H, Cohen LS, Suppes T et al. Longitudinal follow-up of reproductive and metabolic features of valproate-associated polycystic ovarian syndrome features: a preliminary report. Biol Psychiatry 2006(b); 60:1378-81.

Joffe H, Cohen LS, Suppes T et al. Valproate is associate with new-onset oligoamenorrhea with hyperandrogenism in women with bipolar disorder. Biol Psychiatry 2006(a); 59:1078-381.

Juruena MF, Ottoni GL, Machado-Vieira R et al. Bipolar I and II disorder residual symptoms: oxcarbazepine and carbamazepine as add-on treatment to lithium in a double-blind, randomized trial. Progress in Neuro-Psychopharmacology & Biological Psychiatry 2009; 33:94-9.

Kavoussi R. Pregabalin: from molecular from medicine. Euro Neuropsychopharmacol 2006; 16:S128-S133.

Keck PE Jr, Taylor VE, Tugrul KC, et al. Valproate treatment of panic disorder and lactate-induced panic attacks. Biol Psychiatry 1993; 33:542-6.

Ketter TA, Calabrese JR. Stabilization of mood from below versus above baseline in bipolar disorder: a new nomenclature. J Clin Psychiatry 2002; 63(2):146-51.

Ketter TA, Wang PW, Post R. Carbamazepine and oxacarbazepine. In: Schatzberg AF, Nemeroff CB. The American Psychiatry Publishing Textbook of Psychopharmacology. 4 ed., 2009; 37:735-66.

Kremer I, Vass A, Gorelik I et al. Placebo-controlled trial of lamotrigine added to conventional and atypical antipsychotics in schizophrenia. Biol Psychiatry 2004; 56:441-6.

Krishnamoorthy ES, Trimble MR, Blumer D. The classication of neuropsychiatric disorders in epilepsy: a proposal by theI LAE Commission on Psychobiology of Epilepsy. Epilepsy & Behavior 2007; 10:349-53.

Kushner SF, Khan A, Lane R, Olson WH. Topiramate monotherapy in the management of acute mania: results of four double-blind placebo-controlled trials. Bipolar Disorders 2006; 8:15-27.

La France WC, Devinsky O. the treatment of nonepileptic seizures: the historical perspectives and future directions. Epilepsia 2004; 45 (Suppl. 2):15-21.

Lerer B, Moore N, Meyendorff E et al. Carbamazepine versus lithium in mania, a double-blind study. J Clin Psychiatry 1987; 48:89-93.

Leucht S, Kissling W, McGrath J et al. Carbamazepine for schizophrenia. Cochrane Database Syst Rev 2007:CD001258.

Leweke FM, Bauer J, Elger CE. Maniac episodeo due to gabapentin treatment. Br J Psychiatry 1999; 175:291.

Loew TH, Nickel MK, Muehlbacher M et al. Topiramate treatment for women with borderline personality disorder: a double-blind, placebo-controlled study. J Clin Psychopharmacol 2006; 26:61-6.

Lum M, Fontaine R, Elie R. Divalproex sodiumís antipanic effect in panic disorder. A placebo-controlled study. Biol Psychiatry 1990; 27:279.

Maes M, Calabrese J, Jayathilake K, Meltzer HY. Effects of subchronic treatment with valproate on 1-5 HT-induced cortisol responses in mania: evidence for increased central serotonergic neurotransmission. Psychiatr Res 1997; 71:67-76.

Marcotte D. Use of topiramate, a new anti-epileptic as a mood stabilizer. J Affect Disord 1998; 50:245-51.

McElroy SL, Keck Jr PE. Topiramate. In: Schatzberg AF, Nemeroff CB. The American Psychiatric Publishing Textbook of Psychopharmacology 4° ed. 2009.

McElroy SL, Keck PE Jr Pope HG Jr et al. Clinical and research implications of the diagnosis of dysphoric or mixed mania or hypomania. Am J Psychiatry 1992; 149:1633-44.

McElroy SL, Suppes T, Keck PE et al. Open-label adjunctive topiramate in the treatment of bipolar disorders. Biol Psychiatry 2000; 47:1025-33.

Melvin CL, Carey TS, Goodman F et al. Effectiveness of antiepileptic drugs for the treatment of bipolar disorder: finding from a systematic review. J Psychiatr Pract 2008; 14(Suppl.1):9-14.

Mercante JPP, Peres MFP, Guendler V et al. Depression in chronic migraine: severity and clinical features. Arq Neuro-Psiquiatr. 2005; 63 (2ª):217-20.

Moreno RA, Moreno, DH, Soares MBM et al. Anticonvulsivantes e antipsicóticos no tratamento do transtorno bipolar. Rev Bras Psiquiatr. 2004; 26 (Supl. 3):37-43.

Neurotin (gabapentina) package insert. Physicians Desk Reference, 60 ed. Montvale, NJ, Medical Economics Company.

Nickel MK, Nickel C, Kaplan P et al. Treatment of aggression with topiramate in male borderline patients: a double-blind, placebo-controlled study. Biol Psychiatry 2005; 57:495-9.

Nickel MK, Nickel C, Mitterlehner FO et al. Topiramate treatment of aggression in female borderline personality disorder patients: a double-blind, placebo-controlled study. J Clin Psychiatry 2004; 65:1515-9.

Okuma T, Ianaga K, Otsuki S et al. Comparison of the antimaniac efficacy of carbamazepine and chlorpromazine: a double-blind controlled study. Psychopharmacology 1979; 66:211-7.

Okuma T, Kishimoto A, Inoue K et al. Anti-manic and prophylactic effects of carbamazepine (Tegretol) on manic depressive psychosis. A preliminary report. Folia Psychiatr Neurol Jpn 1973; 27:283-97.

Okuma T, Yamashita I, Takahashi R et al. Comparison of the antimanic efficacy of carbamazepine and lithium carbonate by double-blind controlled study. Pharmacopsychiatry 1990; 23:143-50.

Ottman R, Lipton RB. Comorbidity of migraine and epilepsy. Neurology 1994; 44:2105-10.

Pande AC, Crockatt JG, Feltner DE, et al. Pregabalin in generalized anxiety disorder: a placebo-controlled trial. Am J Psychiatry 2003; 160:533-40.

Pande AC, Crockatt JG, Janney CA et al. Gabapentin in bipolar disorder: a placebo-controlled trial of adjunctive therapy. Gabapentin Bipolar Disorder Study Group. Bipolar Disord 2000; 2:249-55.

Pande AC, Davidson JR, Jefferson JW et al. Treatment of social phobia with gabapentin: a placebo-controlled study. J Clin Psychopharmacol.1999; 19:341-8.

Pande AC, Pollack MH, Crockatt J et al. Placebo-controlled study of gabapentin treatment of panic disorder. J Clin Psychopharmacol. 2000; 20:467-71.

Pinninti NR, Mahajan DS. Gabapentin-associated aggression. J Neuropsychiatry Clin Neurosci 1990; 26:157-61.

Pinto OC, Akiskal HS. Lamotrigine as a promising approach to borderline personality: an open case series without concurrent DSM-IV majormood disorder. J Affect Disord 1998; 51:333-43.

Polycarpou A, Papanikolaou P, Ioannidis JP, Contopoulos-Ioannidis DG. Anticonvulsants for alcohol withdrawal. Cochrane Database Syst Rev 2005:CD005064.

Pope HG Jr, McElroy SL, Keck PE Jr et al. Valproate in the treatment of acute mania: a placebo-controlled study. Arch Gen Psychiatry 1991; 48:62-8.

Post RM, Weiss SR. Kindling and stress sensitization. In: Young LT, Joffe RT (eds.) Bipolar disorder – biological models and their clinical application. New York, NY: Marcel Dekker, 1997:93-126.

Post RM. Differing psychotropic profiles of the anticonvulsants in bipolar and other psychiatric disorders. Clin Neurosc Res 2004; 4:9-30.

Premkumar TS, Pick J. Lamotrigine for schizophrenia. Cochrane Database Syst Rev 2006:CD005962.

Rainnie DG, Asprodini EK, Shinnick GP. Kindling-induced long-lasting changes in synaptic transmission in the basolateral amygdala. J Neurophysiol 1992; 67:443-54.

Rice AS, Maton S. Postherpetic Neuralgia Study Group. Gabapentin in postherpetic neuralgia: a randomised, double blind, placebo controlled study. Pain 2001; 94:215-24.

Rickels K, Pollack MH, Feltner DE et al. Pregabalin for treatment of generalized anxiety disorder: a 4-week, multicenter, double-blind, placebo-controlled trial of pregabalin and alprazolam. Arch Gen Psychiatry 2005; 62:1022-30.

Rowbotham M, Harden N, Stacey B et al. Gabapentin for the treatment of postherpetic neuralgia: a randomized controlled trial. JAMA 1998; 280:1837-42.

Roy Chengappa KN, Schwarzman LK, Hulihan JF, Xiang J, Rosenthal NR. Adjunctive topiramate therapy in patients receiving a mood stabilizer forbipolar I disorder: a randomized, placebo-controlled trial. J Clin Psychiatry 2006; 67:1698-706.

Sajatovic M, Coconcea N, Ignacio RV et al. Adjunct extended-release valproate semisodium in late life schizophrenia. Int J Geriatr Psychiatry 2008; 23:142-7.

Scher AI, Stewart WF, Lipton RB. Migraine and headache: a meta-analytic approach. In: Crombie IK (ed.) Epidemiology of pain. Seattle; WA: IASP Press, 1999:159-70.

Schindler F, Anghelescu IG. Lithium versus lamotrigine augmentation in treatment resistant unipolar depression: a randomized, open-label study. Int Clin Psychopharmacol 2007; 22:179-82.

Segura-Bruna N, Rodriguez-Campello A, Puente V et al. Valproate-induced hyperammonemic encephalopathy. Acta Neurol Scand 2006; 114:17.

Serpall MG. Neuropatic pain study group. Gabapentine in neuropathic pain syndromes: a randomized, double-bind, placebo-controlled trial. Pain 2002; 99(3):557-66.

Shiah IS, Yatham LN. Serotonin in mania and in the mechanism of action of mood stabilizers: a review of clinical studies. Bipolar Disorders 2000; 2(2):77-92.

Short C, Cooke L. Hypomania induced by gabapentine. Br J Psychiatry 1995; 167:549.

Shorvon SD. Epidemiology, classification, natural history, and genetics of epilepsy. Lancet 1990; 336:93-6.

Silberstein SD, Lipton RB, Breslau N. Migraine: association with personality characteristics and psycopathology. Cephalalgia 199; 515:1-15.

Simhandl C, Meszaros K, Denk E et al. Adjunctive carbamazepine or lithium carbonate in therapy-resistant chronic schizophrenia. Can J Psychiatry 1996; 41:317.

Stein DJ, Simeon D, Frenkel M et al. An open trial of valproate in borderline personality disorder. J Clin Psychiatry 1995; 56:506-10.

Steinhoff BJ. Pregnancy, epilepsy, and anticonvulsivantes. Dialogues in Clinical Neuroscience 2008; 10:63-74.

Suppes T, Kelly DI, Hynan LS et al. Comparison of two anticonvulsants in a randomized, single-blind treatment of hypomanic symptoms in patients with bipolar disorder. Aust N Z J Psychiatry 2007; 41:397-402.

Swann AC, Secunda SK, Katz MM et al. Specificity of mixed states: clinical comparison of dysphoric mania and agitated depression. J Affect Disord 1993; 28:81-9.

Taylor CP, Gree NS, Su TZ et al. A summary of mechanistic hypotheses of gabapentin pharmacology. Epilepsy Res 1998; 29:233-49.

Tiihonen J, Hallikainen T, Ryynanen OP et al. Lamotrigine in treatment-resistant schizophrenia: a randomized placebo-controlled crossover trial. Biol Psychiatry 2003; 54:1241-8.

Tiihonen J, Halonen P, Wahlbeck K et al. Topiramate add-on in treatment-resistant schizophrenia: a randomized, double-blind, placebo-controlled, crossover trial. J Clin Psychiatry 2005; 66:1012-25.

Tung TC, Moreno RA. O papel do divalproato de sódio no tratamento dos transtornos do humor: eficácia, tolerabilidade e segurança. Rev Psiq Clin 2002; 29(1):42-53.

Vasudev K, Goswami U, Kohli K. Carbamazepine and valproate monotherapy: feasibility, relative safety and efficacy, and therapeutic drug monitoring in maniac disorder. Psycofarmacology 2000; 150:15-23.

Vieta E, Cruz N, Garcia-Campayo J et al. A double-blind, randomized, placebo controlled prophylaxis trial of oxcarbazepine as adjunctive treatment to lithium in the long-term treatment of bipolar I and II disorder. Intern J Neuropsychopharmacol 2008; 17:1-8.

Vieta E, Manuel Goikolea J, Martinez-Aran A et al. A double-blind, randomized, placebo-controlle prophylaxis study of adjunctive gabapentin for bipolar disorder. J Clin Psychiatry 2006a; 67:473-7.

Wagner KD, Kowatch RA, Emslie GJ et al. A double-blind, randomized, placebo-controlled trial of oxcarbazepine in the treatment of bipolar disorder in children and adolescents. Am J Psychiatry 2006; 163:1179-86.

Wolf SM, Shinnar S, Kang H et al. Gabapentine toxicity in children manifesting as behavioral changes. Epilepsia 1996; 36:1203-5.

Yatham LN, Kusumakar V, Calabrese JR et al. Third generation anticonvulsants in bipolar disorder: a review of efficacy and summary of clinical recommendations. J Clin Psychiatry 2002; 63:275-83.

Zajecka JM, Weisler R, Sachs G, Swann AC, Wozniak P, Sommerville KW. A comparison of the efficacy, safety,and tolerability of divalproex sodium and olanzapine in the treatment of bipolar disorder. J Clin Psychiatry 2002; 63:1148-55.

Zoccali R, Muscatello MR, Bruno A et al. The effect of lamotrigine augmentation of clozapine in a sample of treatment-resistant schizophrenic patients:a double-blind, placebo-controlled study. Schizophr Res 2007; 93:109-16.

Ansiolíticos Benzodiazepínicos

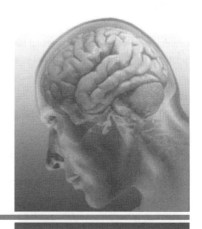

Lucas de Castro Quarantini • Lucio Botelho Nogueira
Marlos Rocha • Liana R. Netto • Eduardo Pondé de Sena

INTRODUÇÃO

Desde o lançamento do clordiazepóxido no mercado, em 1960, o uso clínico dos benzodiazepínicos vem sendo amplamente difundido na medicina, com aplicações ansiolíticas, miorrelaxantes, sedativas e anticonvulsivantes. Em virtude da segurança de uso, os benzodiazepínicos tornaram-se em todo o mundo os fármacos mais prescritos nos anos de 1960 e 1970 (Walfford, 2005). Nos últimos anos, tem sido verificada a estabilidade ou mesmo a redução da taxa de prevalência do uso de benzodiazepínicos na maioria dos países da Europa (Voshaar et al., 2006). Na prática clínica, os medicamentos dessa classe têm sido usados no tratamento de diversos transtornos psiquiátricos (transtorno do pânico, fobias, insônia, psicose aguda com hiperexcitabilidade e agressividade), além de serem utilizados em outras condições médicas (espasticidade, pré-operatório, sedação para pequenos procedimentos médicos e tratamento da síndrome de abstinência ao álcool) (Fukasawa et al., 2007). Seguiu-se o desenvolvimento de diversos outros fármacos com características semelhantes, variando a intensidade de cada uma das propriedades desses medicamentos, além de alguns aspectos farmacocinéticos.

ESTRUTURA DOS BENZODIAZEPÍNICOS

Quimicamente, os benzodiazepínicos são constituídos do anel 1,4-benzodiazepínico, um cloro na posição 7 e o grupo fenil na posição 5 (Sternbach, 1982). O conhecimento dessa estrutura tornou possível o desenvolvimento de diversas moléculas relacionadas, entre elas o diazepam, um fármaco cerca de três a dez vezes mais potente do que o clordiazepóxido. Modificações na estrutura molecular dos benzodiazepínicos que aumentem a capacidade de atração de elétrons da ligação na posição R_1 promoveram o aumento de sua potência (Malizia & Nutt, 1995).

Modelos animais

Os modelos animais têm sido de extrema relevância para a mensuração das alterações comportamentais e fisiológicas da ansiedade, o que favoreceu a avaliação de como os benzodiazepínicos atuam. Do ponto de vista biológico, a ansiedade provoca inibição comportamental em resposta a eventos desconhecidos, não recompensadores (como a espera sem recompensa) ou punitivos. Os benzodiazepínicos atuam reduzindo a ansiedade diante da punição, sendo sua ação descrita como antipunição, anticonflito ou de desinibição comportamental (Thiébot & Soubrié, 1983).

Entre os testes de conflito mais utilizados encontram-se o teste de Geller-Seifter e o teste de bebida com punição de Vogel (Geller & Seifter, 1960; Vogel et al., 1971). Sua utilidade está em prever a ação ansiolítica de um medicamento.

O teste de bebida com punição consiste na disponibilização de água aos ratos associada a choques, ou pela fonte de água ou através do piso da gaiola. Em ambos os testes, a administração de benzodiazepínicos aos ratos fez aumentar sua frequência de resposta durante a situação de choque potencial, mas o benzodiazepínico não teve efeito em situações sem choques. No teste de Geller-Seifter, o rato recebe alimento quando pressiona uma alavanca. Entretanto, são aplicados choques de modo imprevisível, reduzindo sua iniciativa para apertar a alavanca.

A ansiedade em resposta a situações sociais pode ser avaliada por meio do labirinto elevado, uma estrutura em forma de cruz, com dois braços abertos e dois fechados. O uso de ansiolíticos permite ao rato passar maior período nos braços abertos do labirinto (Pellow et al., 1985).

Propriedades farmacológicas

As moléculas que fazem parte do grupo dos benzodiazepínicos compartilham entre si características semelhantes, como ação sedativa, ansiolítica, amnéstica, anticonvulsivante e relaxante muscular (Haefely, 1990).

Essa inespecificidade torna-se um problema na prática clínica, uma vez que é difícil separar as propriedades ansiolíticas das sedativas.

A ação sedativa dos benzodiazepínicos é mediada pelos circuitos $GABA_A$ por meio de receptores α_1-$GABA_A$, que têm efeitos moduladores sobre diferentes circuitos de neurotransmissão central, tais como as projeções monoaminérgicas da rafe e *locus coeruleus* e regiões do prosencéfalo basal (Szymusiak, 1995). Paralelamente, induzem modificações na arquitetura do sono, já bastante conhecidas, suprimindo sono de movimento rápido dos olhos (REM) e alterando a frequência do eletroencefalograma (aumento de ondas rápidas e redução do sono de ondas lentas) (Tobler et al., 2001).

Existe uma provável diferença em relação ao nível de ação dos benzodiazepínicos no sistema nervoso central (SNC) no que diz respeito ao relaxamento muscular e à ansiólise: enquanto a primeira se processa no nível da medula espinal, a redução da ansiedade ocorre no nível do córtex e do sistema límbico (Lader, 1987).

Com relação ao efeito ansiolítico, era esperado que ele ocorresse mediado por receptores que não o α_1-$GABA_A$, como $\alpha_2, \alpha_3, \alpha_5$, o que se demonstrou inicialmente correto (McKernan, 2000). Posteriormente, entretanto, evidenciou-se que o receptor responsável pela ação ansiolítica é o α_2 (Crestani et al., 2002). Outra evidência relacionada ao papel ansiolítico dos receptores α_2 é a de representarem os subtipos de receptores $GABA_A$ mais encontrados no núcleo central da amígdala, uma área-chave para o controle das emoções (Fritschy & Möhler, 1995).

Há diversas linhas de investigações farmacêuticas e genéticas na busca das funções específicas de cada subunidade do receptor $GABA_A$ e, talvez, o mais ambicionado, o efeito ansiolítico, porém ainda não existem dados conclusivos. Estudos com roedores, utilizando técnicas genéticas sofisticadas, não chegaram a conclusões a respeito do papel das subunidades α_2 e α_3. Pesquisas utilizando compostos de eficácia seletiva em modelos animais têm demonstrado que a ativação de α_1 não é necessária para a produção do efeito ansiolítico. Outros estudos mostram que a eficácia agonista seletiva em α_3 é suficiente para produzir ansiólise. No entanto, a ausência de seletividade absoluta desses compostos em subunidades específicas limita a interpretação dos resultados desses estudos em termos de avaliação de eficácia (Reynolds, 2008).

A atividade anticonvulsivante dos benzodiazepínicos ocorre, aparentemente, por inibição da atividade comicial por potencialização de circuitos neuronais do ácido γ-aminobutírico (GABA) em múltiplos níveis do SNC, incluindo o tronco cerebral. A ataxia é, presumivelmente, secundária às ações dos benzodiazepínicos no cerebelo, enquanto os efeitos hipnóticos e amnésticos decorrem da ação desses fármacos na formação reticular e no hipocampo, respectivamente (Ballenger, 2002).

Os benzodiazepínicos relacionam-se ainda a efeitos como amnésia anterógrada e comprometimento da capacidade de aprendizado (Izaute & Bacon, 2005). Camundongos dos quais foi removida por engenharia genética a subunidade α_5 do receptor $GABA_A$ apresentaram aumento do aprendizado e da memória, assim como a ação de agonistas inversos deste receptor otimiza o aprendizado espacial e a memória, enquanto estão ausentes os efeitos ansiogênicos e convulsivantes associados com os agonistas inversos não seletivos (Iversen, 2004).

Farmacocinética e disponibilidade

Os benzodiazepínicos são bem absorvidos pelo trato gastrointestinal, com biodisponibilidade variando entre 80% e 100%. O midazolam é uma exceção, com baixa biodisponibilidade oral (uma redução de até 50% na dose que chega à corrente sanguínea), em virtude do metabolismo pela enzima 3A5 do citocromo P450, presente nas células do epitélio intestinal (Riss et al., 2008). Esses fármacos alcançam níveis séricos máximos entre 30 minutos e até 6 a 8 horas. A administração por via intramuscular é errática em praticamente todos os benzodiazepínicos, com exceção do lorazepam e do midazolam. Esse grupo medicamentoso apresenta elevada lipossolubilidade, o que possibilita sua passagem para o cérebro (DeVane et al., 1991). O pico plasmático não é equivalente ao início dos efeitos clínicos. Acúmulos dos benzodiazepínicos acontecem com a utilização repetida de doses diárias, fato que pode determinar altas concentrações corporais (Fukasawa et al., 2007).

Os benzodiazepínicos têm metabolização preferencial pelo fígado, sendo a maioria deles biotransformada por metabolismo de fase I (oxidação), dependente das enzimas do citocromo P450. As principais enzimas envolvidas nesse processo são a 3A4, a 3A5, a 2B6, a 2C9, a 2C19 e a 1A2 (Fukusawa et al., 2007; Riss et al., 2008). Benzodiazepínicos como o lorazepam e o oxazepam são biotransformados por metabolismo de fase II (conjugação a glicuronídeos), inclusive em locais extra-hepáticos. A observação dessa diferença de metabolização torna-se clinicamente relevante, uma vez que pacientes com comprometimento da função hepática podem se beneficiar com o uso de medicações com conjugação extra-hepática (Greenblatt et al., 1983; Riss et al., 2008). O diazepam, o clordiazepóxido e o flurazepam são metabolizados tanto por fase I como por fase II (Lader, 1987).

Há variações interindividuais bastante amplas na biotransformação dos benzodiazepínicos, resultando em heterogeneidade na concentração plasmática e, possivelmente, nos efeitos terapêuticos e adversos entre os usuários. Estudos revelam que o polimorfismo de enzimas do citocromo p450 determina modificações na farmacocinética de certos benzodiazepínicos. Segundo os estudos revisados por Fukusawa e cols., o polimorfismo da CYP2C19 determina mudanças no metabolismo de clobazam, diazepam, etizolam, flunitrazepam e quazepam (Fukasawa et al,, 2007). Park e cols. identificaram impacto do polimorfismo da CYP3A4 no metabolismo do alprazolam; entretanto, trabalhos que pesquisaram esse mesmo impacto sobre o metabolismo do midazolam não foram conclusivos (Park et al., 2006).

Os benzodiazepínicos apresentam meia-vida variando de ultracurta a longa, e, dependendo da meia-vida dos metabólitos ativos, sua ação pode prolongar-se para além da ação do agente original (Tabela 27.1). Consequentemente, os benzodiazepínicos de meia-vida menor necessitam de maior frequência de doses ao longo do dia, o que pode constituir um inconveniente posológico. O uso prolongado de um medicamento, em razão do fenômeno de tolerância, pode acarretar necessidades crescentes de redução do intervalo entre as tomadas do fármaco, assim como de suas respectivas doses (Bernstein, 1988). Contrariamente, fatores que diminuem o *clearance* de benzodiazepínicos, como idade avançada, têm de ser considerados para melhor manejo de efeitos colaterais, como a sedação, como o que ocorre com o triazolam, um agente metabolizado pelo citocromo P450 (CYP) 3A (Greenblatt et al., 2004).

Quanto à associação entre resposta clínica e concentração de níveis sanguíneos dos benzodiazepínicos, observou-se correlação entre os níveis plasmáticos do alprazolam e a redução na sintomatologia de pânico e fóbica (Lesser et al., 1992).

Mecanismo de ação

A Tabela 27.2 resume as indicações, apresentações e faixa posológica dos ansiolíticos benzodiazepínicos.

O papel do GABA

Diversas são as evidências que implicam o sistema gabaérgico como diretamente relacionado aos efeitos farmacológicos dos benzodiazepínicos no SNC (Mohler, 2004). Apresentando receptores em cerca de 30% dos neurônios corticais e talâmicos, o GABA desempenha o papel de principal neurotransmissor inibitório no SNC (Foeller, 2004; Olsen & Tobin 1990;).

Em 1987, o primeiro receptor $GABA_A$ foi isolado e sequenciado, sendo demonstrado que ele fazia parte de uma superfamília de ligantes acoplados a canais iônicos, que incluíam os receptores de acetilcolina nicotínicos e de glicina (Schofield, 1987).

A ação do GABA é mediada pelos canais iônicos de cloro. Quando o receptor $GABA_A$ está ocupado por um agonista, os canais de cloro se abrem e íons cloro se difundem para a cé-

TABELA 27.1 ■ Farmacocinética dos benzodiazepínicos

Grupo	Substância	Metabolismo	MA	T½ (h) MA	T½ (h)	Duração de ação total
Desmetildiazepam	Bromazepam	Oxidação	3-Hidroxibromazepam	12	8 a 19	Média
	Clordiazepóxido	Oxidação	Nordazepam	60	20 a 40	Média a longa
	Diazepam	Oxidação	Nordazepam	60	20 a 40	Longa
Desalquilflurazepam	Clonazepam	Oxidação/ nitrorredução	7-Amino-clonazepam	>20	30 a 40	Longa
	Flurazepam	Oxidação	Desmetil-flurazepam	60	40 a 120	Longa
Triazolobenzodiazepínico	Alprazolam	Oxidação	Metabólito hidroxilado	6	6 a 12	Média
	Estazolam	Oxidação	–	–	10 a 24	Média
	Triazolam	Oxidação	Metabólito hidroxilado	2	2 a 4	Ultracurta
Imidazobenzodiazepínico	Midazolam	Oxidação	Metabólito hidroxilado	2	2 a 4	Ultracurta
Tienodiazepínico	Flunitrazepam	Redução	N-dimetil-flunitrazepam	23 a 33	10 a 25	Média
	Nitrazepam	Redução	–	–	16 a 40	Média
Oxazolobenzodiazepínico	Lorazepam	Glicuronidação	–	–	6 a 12	Curta

T½ (h): meia-vida de eliminação (em horas), MA: metabólito ativo.

lula. Os benzodiazepínicos, por sua vez, ligam-se alostericamente ao receptor benzodiazepínico, resultando na estimulação da ação do GABA e em menor excitabilidade celular (Stahl, 2008).

RECEPTORES BENZODIAZEPÍNICOS

Um passo importante para a compreensão da ação dos benzodiazepínicos foi a identificação de que existe não somente um receptor, mas diversos subtipos desses receptores com propriedades específicas (Tobler, 2001).

O receptor $GABA_A$ é alvo de múltiplas classes de medicamentos utilizados na prática clínica (benzodiazepínicos, barbitúricos e anestésicos gerais) (Reynolds, 2008). Os benzodiazepínicos se ligam a receptores $GABA_A$, proteínas transmembrana com propriedades ionotrópicas localizadas na membrana de neurônios do SNC. O receptor $GABA_A$ apresenta uma estrutura pentamérica formada por múltiplas subunidades. Estas são constituídas a partir da combinação de 19 polipeptídeos: α1 a 6, β1 a 3, γ1 a 3, δ, ϵ, π, θ e ρ1 a 3. As diferentes combinações determinam as propriedades farmacológicas do receptor (Simon et al., 2004). A maioria dos receptores $GABA_A$ benzodiazepínicos é constituída de duas subunidades α, duas β e uma γ (Reynolds, 2008; Zorumski & Isenberg, 1991).

Os ligantes do sítio benzodiazepínico podem ser classificados em dois grupos: aqueles que têm uma estrutura química benzodiazepínica em seu núcleo (p. ex., diazepam, clonazepam) e aqueles que têm uma estrutura química não benzodiazepínica (p. ex., zolpidem). Agentes de ambos os grupos se ligam ao sítio benzodiazepínico no receptor $GABA_A$ e modulam alostericamente a resposta do canal iônico (Reynolds, 2008).

Embora muitos benzodiazepínicos se liguem a receptores $GABA_A$ com afinidade semelhante em todo o cérebro, há algumas diferenças para certos benzodiazepínicos. Uma descoberta inesperada foi a de que diversas categorias de receptores $GABA_A$ provavelmente estão localizadas em regiões não sinápticas no SNC de mamíferos. Por exemplo, receptores $GABA_A$ contendo a subunidade α_5 são expressos principalmente no hipocampo, onde evidências neurofisiológicas sugerem uma mediação inibitória tônica (Caraiscos, 2004). Os receptores benzodiazepínicos subdividem-se ainda em tipo I, o qual se encontra em grande quantidade no cerebelo e baixa no hipocampo, constituindo a classe de receptor $GABA_A$ mais comum no SNC e que apresenta afinidade por triazolopiridazinas e β-carbolinas. Os receptores do tipo II têm menor afinidade por essas substâncias e apresentam-se no hipocampo, no estriado e na medula espinal (Sieghart et al., 1985). O número dos dois subtipos é alto nas camadas corticais (Olsen et al., 1990). Um terceiro subtipo de receptor, o α_6, é relativamente insensível aos benzodiazepínicos e está localizado, principalmente, nas células granulares cerebelares (Lüddens et al., 1990). Outras subunidades permanecem com suas funções relativamente desconhecidas, como α, β, σ e δ, podendo estar relacionadas à ligação de agonistas GABA (Lüddens & Wisden, 1991).

RECEPTORES GABA NA DEPENDÊNCIA DE BENZODIAZEPÍNICOS

Já está bem estabelecido que o uso crônico de benzodiazepínicos está relacionado à neurotransmissão gabaérgica. Essas alterações são responsáveis pela tolerância, dependência e sintomas de abstinência (Wafford, 2005). Os mecanismos dessas alterações ainda não estão esclarecidos, mas estão diretamente relacionados com a dose e a duração do uso (Allison & Pratt, 2003; Kan, 2004). Portanto, a noção de que benzodiazepínicos são fármacos com considerável potencial de abuso não é nova, e estudos epidemiológicos recentes sugerem que este possa estar em crescimento. Um exemplo vem dos relatos do estudo norte-americano *Drug Abuse Warning Network* (DAWN), que revela que 29% das entradas em salas de emergência que envolvem o uso não médico de substâncias que necessitam de prescrição estão relacionadas ao uso de benzodiazepínicos (Substance Abuse and Mental Health Services Administration, 2007).

Dentro da população geral, há aqueles sob maior risco para uso inapropriado de benzodiazepínicos. Esses grupos incluem os usuários de múltiplos medicamentos, pacientes com história de uso abusivo de álcool e idosos. No entanto, o uso de benzodiazepínicos em outras situações, como em pacientes – tanto adultos como crianças – em cuidado intensivo, é um mecanismo que contribui de maneira relevante para a dependência. Pode-se, então, concluir que benzodiazepínicos são fármacos com elevado potencial para abuso e dependência, mesmo quando usados em situações médicas aparentemente inócuas (revisão sobre o assunto em Licata & Rowlett, 2008).

Quanto à propriedade de produzir reforço na dependência a benzodiazepínicos, alguns achados chamaram a atenção para o papel do receptor α_1-$GABA_A$. Por exemplo, o zaleplon e o zolpidem, medicamentos que apresentam certa seletividade para o α_1-$GABA_A$, apresentaram maiores níveis de reforço do que benzodiazepínicos convencionais em estudos experimentais. Foi observado, também, que o composto TPA023, essencialmente um antagonista α_1-$GABA_A$, não produziu reforço (Ator, 2005; Rowlett, 2005). No entanto, outros achados demonstraram que a atividade α_1-$GABA_A$ provavelmente não é necessária para que haja reforço, pois outros compostos sem atividade em relação a esse receptor apresentaram essa propriedade (Ator, 2005). A conclusão talvez seja que a atividade em relação aos receptores α_1-$GABA_A$ não é necessária para que haja propriedade de reforço, embora possa ser suficiente (Licata & Rowlett, 2008).

TABELA 27.2 ■ Benzodiazepínicos ansiolíticos – doses usuais

Substância	Apresentação	Dose máxima e mínima (mg/dia)	
Alprazolam	Comprimido – 0,25, 0,5, 1 e 2mg	0,25 a 3	• **Transtorno do pânico e agorafobia*** • **Transtorno de ansiedade generalizada*** • Ansiedade associada à depressão • Transtorno disfórico pré-menstrual • Síndrome do intestino irritável e outros sintomas associados com ansiedade • Insônia • Mania – fase aguda (adjuvante) • Psicose aguda (adjuvante)
Bromazepam	Comprimido – 3 e 6mg Cápsula (liberação lenta) – 3 e 6mg Solução oral – 2,5mg/mL	1,5 a 18	• Sintomas agudos de ansiedade • Transtorno de ansiedade generalizada • No controle de ataques de pânico • Fobia social • Insônia • Pré-anestésico
Clonazepam	Comprimido – 0,25, 0,5 e 2mg Solução oral – 2,5mg/mL	0,5 a 8	• **Transtorno do pânico e agorafobia*** • **Fobia social*** • Síndrome de Lennox-Gastaut • Crises convulsivas acinéticas • Crises convulsivas mioclônicas • Crises de ausência • Crises convulsivas atônicas • Mania – fase aguda (coadjuvante) • Psicose – fase aguda (coadjuvante)
Clorazepato	Comprimido – 5, 10 e 15mg	5 a 60	• Síndrome de abstinência alcoólica • Crises convulsivas parciais
Clordiazepóxido	Comprimido – 10 e 25mg Frasco-ampola – 100mg + Ampola – 2mL de solvente	5 a 75	• Pré-operatório (sintomas ansiosos) • Síndrome de abstinência na libação alcoólica
Cloxazolam	Comprimido – 1, 2 e 4mg	1 a 12	• **Transtorno do pânico e agorafobia*** • **Fobia social***
Diazepam	Comprimido – 5 e 10mg Ampola – 2mL/10mg	2,5 a 30	• **Transtorno do pânico e agorafobia*** • **Transtorno de ansiedade generalizada*** • *Delirium tremens* • Atetose • Síndrome de *Stiff-man – person* • Convulsões (adjuvante) • Ansiedade durante procedimentos endoscópicos (adjuvante) (via endovenosa) • Pré-operatório (sintomas ansiosos) (via endovenosa) • Alívio da ansiedade anterior a cardioversão (via endovenosa) • Tratamento inicial do estado epiléptico • Insônia
Lorazepam	Comprimido – 1 e 2mg	0,5 a 6	• **Transtorno do pânico e agorafobia*** • **Transtorno de ansiedade generalizada*** • Pré-operatório (sintomas ansiosos) (via endovenosa) • Tratamento inicial do estado epiléptico (parenteral) • Insônia • Espasmos musculares • Psicose na síndrome de abstinência alcoólica • Cefaleia • Mania – fase aguda (adjuvante) • Psicose – fase aguda (adjuvante) • *Delirium* (associado ao haloperidol)
Oxazepam	Cápsula – 10, 15 e 20mg Comprimido – 15mg	30 a 120	• **Transtorno do pânico e agorafobia*** • **Fobia social***

Adaptada de Stahl SM. Essential psychopharmacology: the prescriber's guide / Stephen M. Stahl; with illustrations by Nancy Muntner. Rev. and updated ed. 2006.
(*) Bandelow, Borwin, Zohar, Joseph, Hollander, Eric, Kasper, Siegfried, Möller, Hans-Jürgen and WFSBP Task Force on Treatment Guidelines for Anxiety Obsessive-Compulsive Post-Traumatic Stress Disorders. World Federation of Societies of Biological Psychiatry (WFSBP) Guidelines for the Pharmacological Treatment of Anxiety, Obsessive-Compulsive and Post-Traumatic Stress Disorders – First Revision, World Journal of Biological Psychiatry 2008; 9(4):248-312.

TABELA 27.3 ■ Interações medicamentosas

	BNZ – Ansiolíticos
Alprazolam	• Aumento dos efeitos depressivos quando associado a outros fármacos depressores do SNC • Inibidores da CYP450 3A, como nefazodona, fluvoxamina e fluoxetina, e até suco de uva podem diminuir o *clearance* do alprazolam • Antifúngicos azólicos (cetoconazol e itraconazol), antibióticos macrolídeos e inibidores da protease podem aumentar os níveis séricos do alprazolam • Indutores da CYP450 3A, como a carbamazepina, podem aumentar o *clearance* do alprazolam
Bromazepam	• Aumento dos efeitos depressivos quando associado a outros fármacos depressores do SNC • Não parece sofrer influência significativa da ação da CYP450 3A4
Clonazepam	• Aumento dos efeitos depressivos quando associado a outros fármacos depressores do SNC • Inibidores da CYP450 3A4 podem afetar o *clearance* do clonazepam, porém o ajuste da dose não é necessário • Flumazenil pode precipitar convulsões e não deve ser usado em pacientes que fazem tratamento de convulsões com clonazepam • O uso de clonazepam com valproato pode causar crises de ausência
Diazepam	• Aumento dos efeitos depressivos quando associado a outros fármacos depressores do SNC • Cimetidina pode reduzir o *clearance* e aumentar os níveis plasmáticos do diazepam • Flumazenil pode precipitar convulsões e não deve ser usado em pacientes que fazem tratamento de convulsões com diazepam
Estazolam	• O *clearance* do estazolam encontra-se aumentado em pacientes fumantes e, consequentemente, seus níveis plasmáticos estão diminuídos • Aumento dos efeitos depressivos quando associado a outros fármacos depressores do SNC
Lorazepam	• Aumento dos efeitos depressivos quando associado a outros fármacos depressores do SNC • Valproato e probenecida podem reduzir o *clearance* do lorazepam e aumentar sua concentração plasmática • Contraceptivos orais podem aumentar o *clearance* do lorazepam e diminuir sua concentração plasmática • Flumazenil pode precipitar convulsões e não deve ser usado em pacientes que fazem tratamento de convulsões com lorazepam
	BNZ – Hipnóticos
Flunitrazepam	• Aumento dos efeitos depressivos quando associado a outros fármacos depressores do SNC • Cisaprida pode acelerar a absorção do flunitrazepam e, assim, causar aumento temporário do efeito sedativo do fármaco
Flurazepam	• Cimetidina pode diminuir o *clearance* do flurazepam e aumentar seus níveis • A combinação de flurazepam e kava-kava pode interferir no *clearance* de ambos
Midazolam	• Se depressores do SNC são usados concomitantemente com midazolam, a dose deste deve ser reduzida pela metade ou mais • Aumento dos efeitos depressivos quando associado a outros fármacos depressores do SNC • Fármacos que inibem a CYP450 3A4, como nefazodona e fluvoxamina, podem reduzir o *clearance* do midazolam e aumentar os níveis do midazolam • Midazolam diminui a concentração alveolar mínima do halotano
Oxazepam	• Aumento dos efeitos depressivos quando associado a outros fármacos depressores do SNC
Quazepam	• O efeito do quazepam pode ser aumentado na presença de inibidores da enzima do CYP450 3A4, como nefazodona ou fluvoxamina • Aumento dos efeitos depressivos quando associado a outros fármacos depressores do SNC
Temazepam	• Se temazepam é utilizado com kava-kava, o *clearance* de ambos pode ser afetado • Aumento dos efeitos depressivos quando associado a outros fármacos depressores do SNC
Triazolam	• Inibidores da CYP450 3A4, como nefazodona, fluoxetina e fluvoxamina, podem diminuir o *clearance* do triazolam e aumentar significativamente seus níveis • Ranitidina pode aumentar a concentração plasmática do triazolam • Aumento dos efeitos depressivos quando associado a outros fármacos depressores do SNC

Ansiolíticos Benzodiazepínicos

TABELA 27.4 ■ Populações especiais

Alprazolam	**Nefropatas:** o fármaco deve ser usado com cuidado **Hepatopatas:** deve-se começar com doses menores (0,5 a 0,75mg/dia em 2 ou 3 tomadas) **Cardiopatas:** BNZ têm sido usados no tratamento da ansiedade associada ao IAM **Idosos:** deve-se começar com doses menores (0,5 a 0,75mg/dia em 2 ou 3 tomadas) e monitorar de perto **Crianças e adolescentes:** segurança e eficácia não estão estabelecidas, porém é frequentemente usado, especialmente a curto prazo e em menores doses. Efeitos a longo prazo do alprazolam não são conhecidos. Devem receber sempre menores doses e ser monitorados de perto **Gravidez:** categoria D (evidência positiva de risco para fetos humanos; benefícios potenciais podem ainda justificar seu uso durante a gestação). Possível aumento do risco de defeitos congênitos quando BNZ são administrados durante a gestação. Por conta dos riscos potenciais, o fármaco não é comumente recomendado durante a gravidez, especialmente durante o primeiro trimestre. Deve ser gradativamente retirado se descontinuado. RN de mães que receberam BNZ no final da gestação podem experimentar síndrome de abstinência. Flacidez neonatal tem sido descrita em mães que usaram BNZ durante a gravidez. Convulsões podem causar danos para o embrião/feto **Aleitamento materno:** é excretado no leite. Recomendada a descontinuação ou introdução de aleitamento artificial. Pode produzir sonolência, hipotonia, apatia, letargia, dificuldade de sucção e perda de peso
Bromazepam	**Nefropatas e hepatopatas:** deve ser usado com cuidado **Cardiopatas:** BNZ têm sido usados no tratamento da ansiedade associada ao IAM **Idosos:** devem receber doses menores e ser monitorados. Reação paradoxal costuma ser mais frequente em idosos **Crianças e adolescentes:** essas populações costumam ser mais sensíveis aos efeitos colaterais dos BNZ em virtude da metabolização mais lenta (2 a 5 vezes). Também é comum a ocorrência de excitação paradoxal, especialmente em crianças hipercinéticas. A eficácia e a segurança desse fármaco não foram testadas em menores de 18 anos. Deve-se, geralmente, dar doses menores e manter vigilância **Gestantes:** categoria D **Aleitamento materno:** é excretado no leite. Recomendada a descontinuação ou a introdução de aleitamento artificial. Pode produzir sonolência, hipotonia, apatia, letargia, dificuldade de sucção e perda de peso
Clordiazepóxido	**Nefropatas e hepatopatas:** iniciar doses orais de 10 a 20mg/dia em 2 a 4 tomadas; aumentar se necessário. Injetável: 25 a 50mg **Cardiopatas:** BNZ têm sido usados no tratamento da ansiedade associada ao IAM **Idosos:** iniciar doses orais de 10 a 20mg/dia em 2 a 4 tomadas; aumentar se necessário. Injetável: 25 a 50mg. Idosos podem apresentar maior sensibilidade aos efeitos sedativos **Crianças e adolescentes:** não é recomendada a administração oral para menores de 6 anos e injetável para menores de 12 anos. Iniciar doses orais de 10 a 20mg/dia em 2 a 4 tomadas; pode ser aumentada até 20 a 30mg/dia em 2 a 3 tomadas se não efetivo. Dose parenteral de 25 a 50mg. Crianças hiperativas devem ser monitoradas para efeitos paradoxais. Os efeitos a longo prazo não são conhecidos em crianças e adolescentes. Deve-se, geralmente, dar doses menores e manter vigilância **Gestantes:** categoria D **Aleitamento materno:** não se sabe se o clordiazepóxido é secretado no leite materno, porém presume-se que todos os psicotrópicos sejam secretados no leite materno. Recomendada a descontinuação ou introdução de aleitamento artificial. Pode produzir sonolência, hipotonia, apatia, letargia, dificuldade de sucção e perda de peso
Clonazepam	**Nefropatas e hepatopatas:** a dose deve ser reduzida **Cardiopatas:** BNZ têm sido usados no tratamento da ansiedade associada ao IAM **Idosos:** devem receber doses menores e ser monitorados **Crianças e adolescentes:** convulsões – em maiores de 10 anos ou 30kg – 0,01 a 0,03mg/kg/dia em 2 a 3 tomadas; dose máxima de 0,05mg/kg/dia. Segurança e eficácia bem estabelecidas no transtorno de pânico. Para ansiedade, crianças e adolescentes devem receber doses menores e ser acompanhados mais de perto. Efeitos a longo prazo em crianças e adolescentes não são conhecidos **Gestantes:** categoria D **Aleitamento materno:** é excretado no leite. Recomendada a descontinuação ou a introdução de aleitamento artificial. Pode produzir sonolência, hipotonia, apatia, letargia, dificuldade de sucção e perda de peso
Diazepam	**Nefropatas e hepatopatas:** iniciar com doses de 2 a 2,5mg 1 a 2 vezes ao dia e aumentar gradualmente, se necessário **Cardiopatas:** BNZ têm sido usados no tratamento da ansiedade associada ao IAM. O diazepam pode ser utilizado como terapia adjuvante nas emergências cardíacas **Idosos:** iniciar com doses de 2 a 2,5mg 1 a 2 vezes ao dia e aumentar gradualmente, se necessário **Crianças e adolescentes:** crianças com 6 meses ou mais – iniciar com 1 a 2,5mg 3 a 4 vezes ao dia; aumentar gradualmente se necessário. Parenteral – neonatos com 30 dias ou mais. Os efeitos a longo prazo em crianças e adolescentes não são conhecidos. Devem receber doses menores e ser monitorados de perto **Gestantes:** categoria D **Aleitamento materno:** não se sabe se o diazepam é secretado no leite materno, porém presume-se que todos os psicotrópicos sejam secretados no leite materno. Recomendada a descontinuação ou a introdução de aleitamento artificial. Pode produzir sonolência, hipotonia, apatia, letargia, dificuldade de sucção e perda de peso

TABELA 27.4 ■ Populações especiais (*continuação*)

Estazolam	**Nefropatas e hepatopatas:** o fármaco deve ser usado com cautela **Cardiopatas:** BNZ têm sido usados no tratamento da ansiedade associada ao IAM **Idosos:** não é necessário nenhum ajuste em idosos saudáveis. Pacientes debilitados – recomenda-se dose de 0,5mg/dia **Crianças e adolescentes:** segurança e eficácia não estabelecidas nessa população. Os efeitos a longo prazo em crianças e adolescentes não são conhecidos. Devem receber doses menores e ser monitorados de perto **Gestantes:** categoria X **Aleitamento materno:** Não se sabe se o estazolam é secretado no leite materno, porém presume-se que todos os psicotrópicos sejam secretados no leite materno. Recomendada a descontinuação ou a introdução de aleitamento artificial. Pode produzir sonolência, hipotonia, apatia, letargia, dificuldade de sucção e perda de peso
Lorazepam	**Nefropatas:** 1 a 2mg/dia em 2 a 3 tomadas **Hepatopatas:** 1 a 2mg/dia em 2 a 3 tomadas. Por conta de sua meia-vida curta e por gerar metabólitos inativos, o lorazepam pode ser o BNZ de eleição em pacientes com doença hepática **Cardiopatas:** BNZ têm sido usados no tratamento da ansiedade associada ao IAM. O lorazepam pode ser utilizado como terapia adjuvante nas emergências cardíacas induzidas por medicamentos **Idosos:** 1 a 2mg/dia em 2 a 3 tomadas. Pacientes idosos podem ser mais sensíveis aos efeitos sedativos e respiratórios **Crianças e adolescentes:** segurança e eficácia não estabelecidas em menores de 12 anos para uso oral e em menores de 18 anos para uso injetável. Os efeitos do uso a longo prazo do lorazepam em crianças e adolescentes não são conhecidos. Essas populações devem, geralmente, receber doses menores e ser acompanhadas de perto **Gestantes:** categoria D **Aleitamento materno:** excretado no leite. Recomendada a descontinuação ou a introdução de aleitamento artificial. Pode produzir sonolência, hipotonia, apatia, letargia, dificuldade de sucção e perda de peso
Flunitrazepam	**Nefropatas:** deve ser usado com cuidado **Hepatopatas:** a dose deve ser diminuída. Não deve ser utilizado em pacientes com insuficiência hepática severa, pois pode precipitar encefalopatia **Cardiopatas:** BNZ têm sido usados no tratamento da ansiedade associada ao IAM **Idosos:** dose inicial de 0,5mg na hora de dormir; 1mg costuma ser a dose máxima. Reação paradoxal costuma ser mais frequente em idosos **Crianças e adolescentes:** segurança e eficácia não estabelecidas em crianças e adolescentes. Seu uso não é recomendado nessas populações. Pode ocorrer reação paradoxal em crianças **Gestantes:** evidência positiva de risco para fetos humanos. Contraindicado durante a gestação **Aleitamento materno:** não se sabe se o flunitrazepam é secretado no leite materno, porém presume-se que todos os psicotrópicos sejam secretados no leite materno. Recomendada a descontinuação ou a introdução de aleitamento artificial. Pode produzir sonolência, hipotonia, apatia, letargia, dificuldade de sucção e perda de peso
Flurazepam	**Nefropatas e hepatopatas:** dose recomendada de 15mg/dia **Cardiopatas:** BNZ têm sido usados no tratamento da ansiedade associada ao IAM **Idosos:** dose recomendada de 15mg/dia **Crianças e adolescentes:** segurança e eficácia não estabelecidas em crianças e adolescentes. Efeitos a longo prazo não são conhecidos em crianças e adolescentes. As doses aplicadas devem ser menores nessas populações **Gestantes:** categoria X **Aleitamento materno:** não se sabe se o flurazepam é secretado no leite materno, porém presume-se que todos os psicotrópicos sejam secretados no leite materno. Recomendada a descontinuação ou a introdução de aleitamento artificial. Pode produzir sonolência, hipotonia, apatia, letargia, dificuldade de sucção e perda de peso
Oxazepam	**Nefropatas:** deve ser usado com cautela, pois seus níveis séricos podem estar aumentados em nefropatas **Hepatopatas:** deve ser usado com cautela, pois seus níveis séricos podem estar aumentados em hepatopatas. Por conta de sua meia-vida curta e metabólitos inativos, o oxazepam pode ser preferido em alguns pacientes com doença hepática **Cardiopatas:** BNZ têm sido usados no tratamento da ansiedade associada ao IAM **Idosos:** iniciar com 30mg, divididos em 3 tomadas, podendo ser aumentados para 30 a 60mg/dia, divididos em 3 a 4 tomadas **Crianças e adolescentes:** a segurança e a eficácia não estão estabelecidas em menores de 6 anos. Não existe consenso nas diretrizes acerca da dose em crianças com idade entre 6 e 12 anos. Os efeitos a longo prazo do oxazepam em crianças/adolescentes são desconhecidos. Essas populações devem, geralmente, receber doses menores e ser acompanhadas de perto **Gestantes:** categoria D **Aleitamento materno:** alguma quantidade de oxazolam é encontrada no leite materno. Recomendada a descontinuação ou a introdução de aleitamento artificial
Quazepam	**Nefropatas e hepatopatas:** a dose recomendada é de 7,5mg/dia **Cardiopatas:** BNZ têm sido usados no tratamento da ansiedade associada ao IAM **Idosos:** a dose recomendada é de 7,5mg/dia. Se a dose de 15mg é dada inicialmente, deve-se tentar reduzir para 7,5mg/dia nas primeiras 1 a 2 noites **Crianças e adolescentes:** segurança e eficácia não estabelecidas em crianças e adolescentes. Os efeitos do uso a longo prazo do quazepam em crianças e adolescentes não são conhecidos. Essas populações devem, geralmente, receber doses menores e ser acompanhadas de perto **Gestantes:** categoria X **Aleitamento materno:** alguma quantidade de quazepam é encontrada no leite materno. Recomendada a descontinuação ou a introdução de aleitamento artificial

(*continua*)

TABELA 27.4 ■ Populações especiais (*continuação*)

Temazepam	**Nefropatas e hepatopatas:** a dose recomendada é de 7,5mg/dia **Cardiopatas:** o ajuste da dose pode não ser necessário. BNZ têm sido usados no tratamento da ansiedade associada ao IAM **Idosos:** a dose recomendada é de 7,5mg/dia **Crianças e adolescentes:** segurança e eficácia não estabelecidas em crianças e adolescentes Os efeitos do uso a longo prazo do triazolam em crianças e adolescentes não são conhecidos. Essas populações devem, geralmente, receber doses menores e ser acompanhadas de perto **Gestantes:** categoria X **Aleitamento materno:** não se sabe se o temazepam é secretado no leite materno, porém presume-se que todos os psicotrópicos sejam secretados no leite materno. Recomendada a descontinuação ou a introdução de aleitamento artificial. Pode produzir sonolência, hipotonia, apatia, letargia, dificuldade de sucção e perda de peso
Triazolam	**Nefropatas e hepatopatas:** deve ser usado com cuidado **Cardiopatas:** BNZ têm sido usados no tratamento da ansiedade associada ao IAM **Idosos:** recomenda-se iniciar com 0,125mg. Idosos podem ser mais sensíveis aos efeitos adversos do medicamento **Crianças e adolescentes:** segurança e eficácia não estabelecidas em crianças e adolescentes Os efeitos do uso a longo prazo do triazolam em crianças e adolescentes não são conhecidos. Essas populações devem, geralmente, receber doses menores e ser acompanhadas de perto **Gestantes:** categoria X **Aleitamento materno:** não se sabe se o triazolam é secretado no leite materno, porém presume-se que todos os psicotrópicos sejam secretados no leite materno. Recomendada a descontinuação ou a introdução de aleitamento artificial. Pode produzir sonolência, hipotonia, apatia, letargia, dificuldade de sucção e perda de peso

Quanto à dependência física e à síndrome de abstinência, há dúvidas sobre o papel do receptor α_1-$GABA_A$, em função dos recentes relatos de abstinência após uso de zolpidem e zolpiclone (citados em revisão por Licata & Rowlett, 2008). Resultados preliminares mostram que, possivelmente, os receptores α_2-$GABA_A$, α_3-$GABA_A$ e α_5-$GABA_A$ não estão relacionados com a dependência (Atack et al., 2006; Mirza & Nielsen, 2006).

Existe ainda controvérsia com relação à regulação dos subtipos de receptores, havendo trabalhos que descrevem *up-regulation*, nenhum efeito e *down-regulation* de algumas subunidades (Wafford, 2005). Modificações na expressão dos genes codificadores de várias subunidades do receptor $GABA_A$ têm sido demonstradas em vários estudos. Um estudo que investigou níveis de proteínas de receptores demonstrou decréscimo na subunidade α_1 e *up-regulation* em α_3, α_5, β_{2-3} e γ_2, após 2 semanas de exposição ao diazepam (Pesold et al., 1997). No entanto, uma revisão ampla do assunto, realizada por Licata e Rowlett, demonstrou que as alterações relatadas de maneira mais consistente incluem *down-regulation* das subunidades α_1, α_2 e γ_2 em aproximadamente 30% a 50% dos casos estudados.

AGONISTAS, ANTAGONISTAS E AGONISTAS INVERSOS

Os benzodiazepínicos atuam no receptor GABA por meio do mecanismo denominado modulação alostérica positiva. O sítio de ligação dos benzodiazepínicos, diferente de outros receptores de neurotransmissores, funciona mediando os efeitos de outro neurotransmissor e podem potencializar (agonistas), impedir a ação (antagonistas) e provocar efeitos contrários (agonistas inversos) aos do GABA (Doble & Martin, 1992; Haefely, 1990).

Agindo como agonistas, os benzodiazepínicos promovem sinergismo com o neurotransmissor GABA, aumentando a abertura do canal de cloro, o que resulta nos efeitos clínicos e fisiológicos já descritos (Stahl, 2008; Stephens et al., 1984).

O antagonista benzodiazepínico é um agente que tem a capacidade de bloquear a ação gabaérgica dos agonistas benzodiazepínicos, mas não apresenta atividade intrínseca nessa via de neurotransmissão. O antagonista benzodiazepínico flumazenil demonstrou ter a propriedade de induzir sinais e sintomas de abstinência de benzodiazepínicos em indivíduos que estavam em uso de diazepam. Os efeitos antagonistas já eram perceptíveis após a primeira semana de uso do diazepam, não diferindo na intensidade da sintomatologia após esse período, até 28 dias após o início de seu uso. Esse achado evidencia que o fator tempo pode não influenciar a intensidade dos sintomas após 1 semana de uso de benzodiazepínicos (Mintzer & Griffiths, 2004).

A ação dos agonistas inversos resulta da redução direta da quantidade de aberturas do canal de cloro (Zorumski & Isenberg, 1991). Como descrito, eles promovem ansiedade, podendo ser pró-mnésticos e com ação convulsivante (Breier & Paul, 1988; Stahl, 2008).

Existe ainda uma categoria intermediária, denominada agonistas parciais, que não induz resposta plena, ainda que 100% dos receptores estejam ocupados. Encontram-se em investigação substâncias agonistas, antagonistas e agonistas inversas com a perspectiva de que os agonistas parciais possam manter suas propriedades ansiolíticas sem, no entanto, provocar sedação e com menos riscos de indução de sintomas de abstinência quanto os agonistas totais (Cole et al., 1995; Martin et al., 1990).

Ligandos endógenos

A presença do receptor benzodiazepínico no cérebro sugere a existência de um ligando endógeno para esse receptor, denominado endozepina. Estudo de tecido cerebral humano armazenado antes da década de 1940 evidenciou pequenas quantidades de benzodiazepínicos antecedendo a síntese dessa droga (Sangameswaran et al., 1986). A hipótese sugerida para a origem desses benzodiazepínicos seria a de que eles poderiam estar presentes na dieta, uma vez que diazepam e lorazepam já foram identificados em diversos alimentos (Unseld et al., 1988; Wildmann, 1988), além de indícios da ocorrência de síntese de benzodiazepínicos por fungos (Luckner, 1984).

Aventou-se a possibilidade de existência de um agonista ansiolítico ou até de um agonista inverso ansiogênico endógeno (Haefely, 1988), o que não foi confirmado (Costa, 1989).

Existe ainda outra vertente que aponta para a existência de endozepinas, que consistem nos relatos de casos de estupor recorrente, denominado estupor endozepínico, condição clínica supostamente relacionada a elevados níveis de ligantes endógenos benzodiazepínicos. Contudo, contesta-se a validade dessa descrição, uma vez que alguns casos considerados de estupor endozepínico revelaram ser decorrentes do uso clandestino de drogas. Outra limitação para a melhor definição do diagnóstico encontra-se na impossibilidade técnica de distinguir um benzodiazepínico como endógeno ou exógeno (Granot et al., 2004).

Efeitos colaterais e toxicologia

Entre os efeitos colaterais dos benzodiazepínicos, a sedação, que se caracteriza clinicamente por sonolência, alentecimento psicomotor e fala pastosa, constitui um dos principais empecilhos ao uso dessas substâncias. Em virtude da alta lipossolubilidade desses fármacos, esses efeitos colaterais podem prolongar-se em pessoas com maior proporção de tecido adiposo em relação ao não adiposo (Lader, 1995).

A maioria dos benzodiazepínicos é conhecida por produzir déficits no processo de memória. Bem estabelecidos são os prejuízos à memória episódica, observados principalmente na memória de longo, em relação à de curto prazo. Observam-se também, tanto em modelos animais como humanos, déficits dose-dependentes no processo de aquisição de novas informações. No entanto, os efeitos dos benzodiazepínicos parecem não estar limitados à memória episódica e ao processo de codificação. O uso de lorazepam está associado a prejuízos na memória implícita, bem como há evidências da influência, tanto como facilitador quanto como obstáculo, dos benzodiazepínicos na evocação de informações (Beracochea, 2006). No entanto, esses efeitos colaterais têm sido utilizados de maneira proveitosa, como a amnésia anterógrada, que ocorre após administração de benzodiazepínicos, na indução anestésica (King, 1992). O uso oral dos benzodiazepínicos está associado a alterações mais discretas (Tönne et al., 1995).

Os benzodiazepínicos têm pouco efeito sobre o aparelho cardiorrespiratório em doses terapêuticas, inclusive quando utilizados em doses altas (Walfford, 2005). As intoxicações graves por doses excessivas são mais comumente consequentes à combinação de um benzodiazepínico em outra substância depressora, geralmente o álcool (Finkle et al., 1979). Em 2009, uma revisão realizada por Charlson e cols. tentou avaliar a mortalidade em usuários de benzodiazepínicos. Os resultados encontrados foram contraditórios, com alguns estudos demonstrando correlação positiva entre o uso de benzodiazepínicos e maior mortalidade, principalmente em grupos específicos, como idosos e usuários de substâncias ilícitas, e outros em que não foi encontrada essa correlação. No entanto, foram marcantes as limitações metodológicas nos estudos que avaliaram o tema (Charlson et al., 2009).

Recomendam-se algumas precauções após o uso de benzodiazepínicos, como evitar a operação de máquinas pesadas, como automóveis (O'Hanlon et al., 1995).

Uma das questões críticas com relação ao uso de benzodiazepínicos refere-se a pacientes idosos. Essa população apresenta, frequentemente, variações na absorção do medicamento, menor ligação a proteínas plasmáticas em razão de concentrações mais baixas de albumina e reduzidos *clearances* hepático e renal. Além disso, muitos idosos fazem uso de múltiplas medicações, o que pode aumentar a possibilidade de interações medicamentosas (Riss et al., 2008) (Tabela 27.3). Entre os maiores riscos encontram-se as fraturas decorrentes de quedas nessa população, que podem ocorrer associadas a fármacos de diferentes meias-vidas, agravando-se com a elevação da dose. Entre os benzodiazepínicos com risco maior estão o flurazepam, o clordiazepóxido e o oxazepam (Tambly et al., 2005). Com referência ao risco de abuso ou dependência de benzodiazepínicos quando estes são utilizados em doses terapêuticas, ainda não existem evidências definitivas para apoiar ou desafiar essa afirmação, havendo tanto estudos favoráveis como contrários a essa correlação (Shader & Greenblatt, 1993).

A teratogenicidade é outra questão que leva à necessidade de se proceder com o máximo de cautela em caso de mulheres na idade fértil. O estudo de Lin et al. (2004) acompanhou, durante 32 meses, 28.565 crianças, entre as quais 166 que foram expostas durante a gestação a anticonvulsivantes, incluindo o clonazepam (n = 52). Trinta e três crianças foram expostas no primeiro trimestre. Uma (3%) apresentou feições dismórficas, retardo do crescimento e tetralogia de Fallot. Os autores concluem que não há risco adicional de malformação fetal por exposição à monoterapia com clonazepam, mas ressalvam a necessidade de estudos utilizando tamanhos amostrais maiores. De maneira semelhante, Czeizel et al. (2004), em um estudo de caso-controle, não identificaram risco de malformação decorrente do uso do clordiazepóxido.

Por isso, deve-se adiar a gravidez até que o tratamento com benzodiazepínicos tenha sido suspenso. Além disso, como os benzodiazepínicos são excretados pelo leite materno, colocando o bebê lactente em risco por letargia e regulação inadequada da temperatura, as mães que estiverem amamentando devem ser avisadas para não usar benzodiazepínicos (Bernstein, 1988).

A Tabela 27.4 resume as recomendações para o uso de benzodiazepínicos em populações com doenças clínicas, idosos, crianças, adolescentes, gestantes e lactentes.

Reações paradoxais aos benzodiazepínicos, caracterizadas por aceleração da fala, irritabilidade, excitação e aumento da atividade motora, são relativamente incomuns e ocorrem em menos de 1% dos pacientes. O mecanismo da reação paradoxal não é conhecido, porém pode estar relacionado a aspectos genéticos, história de uso abusivo de álcool e características psicológicas (Mancuso et al., 2004).

REFERÊNCIAS

Allison C, Pratt JA. Neuroadaptive processes in GABAergic and glutamatergic systems in benzodiazepine dependence. Pharmacol Ther 2003; 98;171-95.

Atack JR, Wlaford KA, Tye SJ, Cook SM, Sohal B, Pike A. TPA 023, an agonist selective for alpha2- and alpha3-containing GABA$_A$ receptors, is a nonsedating anxiolytic in rodents and primates. J Pharmacol Exp Ther 2006; 316:410-22.

Ator NA. Contributions of GABAA receptor subtype selectivity to abuse liability and dependence potencial of pharmacological treatments for anxiety and sleep disorders. CNS Spectr 2005; 10:31-9.

Ballenger JC, Fyer AJ. Examining criteria for panic disorder. Hosp Communitry 1993; 44:226-8.

Balpenger JC. Benzodiazepínicos. In: Schatzberg AF, Nemeroff CB. Fundamentos de psicofarmacologia clínica. 1 ed. Rio de Janeiro: Guanabara Koogan, 2002.

Ballenger JC, Pecknold J, Rickels K et al. Medication discontinuation in panic disorder. J Clin Psychiatry 1993; 54:15-21.

Beracochea D. Anterograde and retrograde effects of benzodiazepines on memory. The Scientific World Journal 2006; 6:1460-5.

Bernstein JG. Handbook of drug therapy in psychiatry. 2 ed. Littleton, MA: PSG Publishing, 1988.

Breier A, Paul SM. Anxiety and the benzodiazepine-GABA receptor complex. In: Roth M, Noyes R, Burrows GD (eds.) Handbook of anxiety. Vol 1. Amsterdam: Elsevier, 1988:193-212.

Caraiscos VB, Elliott EM, You-Ten KE et al. Tonic inhibition in mouse CA1 pyramidal neurons is mediated by alpha5 subunit-containing gamma aminobutyric acid type A receptors. Proc Natl Acad Sci USA 2004; 101:3662-7.

Charlson F, Degenhardt L, McLaren J, Hall W, Lynskey M. A systematic review of research examining benzodiazepine-related mortality. Pharmacoepidemiology and Drug Safety 2009; 18:93-103.

Cole BJ, Hellmann M, Seidelmann D et al. Effects of benzodiazepine receptor partial inverse agonists in the elevated plus maze test of anxiety in the rat. Psychopharmacology 1995; 12:118-26.

Costa E. Allosteric modulating centers of transmitter amino and receptors. Neuropsychopharmacology 1989; 2:167-74.

Crestani F, Keist R, Fritschy JM et al. Trace fear conditioning involves hippocampal alpha5 GABA(A) receptors. Proc Natl Acad Sci USA 99:8980-5.

Czeizel AE, Rockenbauer M, Sorensen HT et al. A population-based case-control study of oral chlordiazepoxide use during pregnancy and risk of congenital abnormalities. Neurotoxicol Teratol 2004; 26:593-8.

DeVane CL, Lydiard RB. Pharmacokinetics, pharmacodynamics, and treatment issues of benzodiazepines: alprazolam, adinazolam, and clonazepam. Psychopharmacol Bull 1991; 27:463-73.

Doble A, Martin IL. Multiple benzodiazepine receptors: no reason for anxiety. Trends Pharmacol Sc 1992; 13:76-81.

Finkle BS, McCloskey KL, Goodman LS. Diazepam and drug associated deaths. JAMA 1979; 242:429-34.

Fritschy JM, Möhler H. GABA$_A$-receptor heterogeneity in the adult rat brain: differential regional and cellular distribution of seven major subunits. J Comp Neurol 1995; 359:154-94.

Fukasawa T, Suzuki A, Otani K. Effects of genetic polymorphism of cytochrome P45O enzymes on the pharmacokinetics of benzodiazepines. J Clin Pharm Therap 2007; 32:333-41.

Geller I, Seifter J. The effects of meprobamate, barbiturates, D-amphetamine, and promazine on experimentally induced conflict in the rat. Psychopharmacologia 1960; 1:482-92.

Granot R, Berkovic SF, Patterson S et al. Endozepine stupor: disease or deception? A critical review. Sleep 2004; 15(27):1597-9.

Greenblatt DJ, Shader RI, Abernethy DR. Drug therapy. Current status of benzodiazepines. N Engl J Med 1983; 18(30):410-6.

Greenblatt DJ, Harmatz JS, von Moltke LL et al. Age and gender effects on the pharmacokinetics and pharmacodynamics of triazolam, a cytochrome P450 3A substrate. Clin Pharmacol Ther 2004; 76:467-79.

Haefely W. Endogenous ligands of the benzodiazepine receptor. Pharmacopsychiatry 1988; 21:43-6.

Haefely W. The GABA-benzodiazepine interaction fifteen years later. Neurochemical Research 1990; 15:169-74.

Hollister LE, Motzenbecker FP, Degan RO. Withdrawal reaction from chlordiazepoxide ("Librium"). Psychopharmacologia 1961; 2:63-8.

Iversen L. GABA pharmacology – what prospects for the future? Biochem Pharmacol 2004; 15(68):1537-40.

Izaute M, Bacon E. Specific effects of an amnesic drug: effect of lorazepam on study time allocation and on judgment of learning. Neuropsychopharmacology 2005; 30:196-204.

Kan CC, Hilberink SR, Breteler MH. Determination of the main risk factors for benzodiazepine dependence using a multivariate and multidimensional approach. Compr Psychiatry 2004; 45:88-94.

King DJ. Benzodiazepines, amnesia, and sedation: theoretical and clinical issues and controversies. Human Psychopharmacology 1992; 7:79-87.

Lader M. Clinical pharmacology of benzodiazepines. Annu Rev Med 1987; 38:19-28.

Lader M. Clinical pharmacology of anxiolytic drugs: past, present and future. In: Biggio G, Sanna E, Costa E. GABA receptors and anxiety: from neurobiology to treament. New York: Raven, 1995:135-53.

Lesser IM, Lydiard RB, Antal E et al. Alprazolam plasma concentrations and treatment response in panic disorder and agoraphobia. Am J Psychiatry 1992; 149:1556-62.

Licata SC, Rowlett JK. Abuse and dependence liability of benzodiazepines-type drugs: GABA$_A$ receptor modulation and beyond. Pharmacology, Biochemistry and Behavior 2008; 90:74-89.

Lin AE, Peller AJ, Westgate MN et al. Clonazepam use in pregnancy and the risk of malformations. Birth Defects Res A Clin Mol Teratol 2004; 70(8):534-6.

Luckner M. Secondary metabolism in microorganisms, plants and animals. Berlin: Springer-Verlag, 1984:272-6.

Lüddens H, Pritchett DB, Kohler M et al. Cerebellar GABA$_A$ receptor selective for a behavioural alcohol antagonist. Nature 1990; 346:648-51.

Lüddens H, Wisden W. Function and pharmacology of multiple GABA$_A$ receptor subunits. Trends Pharmacol Sci 1991; 12:45-51.

Lüddens H, Lorpi ER, Seeburg PH. GABA$_A$/benzodiazepine receptor heterogeneity: neurophusiological implications. Neuropharmacology 1995; 34:245-54.

Malizia A, Nutt DJ. Psychopharmacology of benzodiazepines-an update. Human Psychopharmacology 1995; 10:S1-S14.

Mancuso CE, Tanzi MG, Gabay M. Paradoxical reactions to benzodiazepines: literature review and treatment options. Pharmacotherapy 2004; 24:1177-85.

Martin JR, Kuwahara A, Horii I et al. Evidence that benzodiazepine receptor partial agonist Ro 16-6028 has minimal abuse and physical dependence liability. Society for Neuroscience Abstracts 1990; 16:1104.

McKernan RM, Rosahl TW, Reynolds DS et al. Sedative but not anxiolytic properties of benzodiazepines are mediated by the GABA(A) receptor alpha1 subtype. Nat Neurosc 2000; 3:587-92.

Mintzer MZ, Griffiths RR. Flumazenil-precipitated withdrawal in healthy volunteers following repeated diazepam exposure. Psychopharmacology 2005; 178:259-67.

Mirza NR, Nielesen EO. So subtype-selective GABA(A) receptor modulators have a reduced propensity to induce physical dependence in mice? J Pharmacol Exp Ther 2006; 316:1378-85.

Mohler H, Fritschy JM, Crestani F et al. Specific GABA(A) circuits in brain development and therapy. Biochem Pharmacol 2004; 68(8):1685-90.

O'Hanlon JF, Vermeeren A, Uiterwijk MMC et al. Anxiolytics effects on the actual driving performance of patients and healthy volunteers in a standardized test: an integration of three studies. Neuropsychobiology 1995; 31:81-8.

Olsen RW, Tobin AJ. Molecular biology of GABAA receptors. FASEB J 1990; 4:1469-80.

Park JY, Kim KA, Park PW et al. Effects of CYP3A5*3 genotype on the pharmacokinetics and pharmacodinamics of alprazolam in healthy subjects. Clinical Pharmacology and Therapeutics 2006; 79:590-9.

Pellow S, Chopin P, File SE et al. The validation of open/closed arm entries in an elevated plusmaze as a measure of anxiety in the rat. J Neurosci Methods 1985; 14:149-67.

Pesold C, Caruncho HJ, Impagnatiello F et al. Tolerance to diazepam and changes in GABA$_A$ receptor subunit expression in rat neocortical areas. Neuroscience 1997; 79:477-87.

Reynolds DS. The value of genetic and pharmacological approaches to understanding the complexities of GABA$_A$ receptor subtype functions: the anxiolytic effects of benzodiazepines. Pharmacology, Biochemistry and Behavior 2008; 90:37-42.

Riss J, Cloyd J, Gates J, Collins S. Benzodiazepine in epilepsy: pharmacology and pharmacokinetics. Acta Neurol Scand 2008; 118:69-86.

Rowlett JK, Platt DM, Lelas S, Atack JR, Dawson GR. Diferent GABA$_A$ receptor subtypes mediate the anxiolitic, abuse-related, and motor effects of benzodiazepine-like drugs in primates. Proc Natl Acad Sci USA 2005; 102:915-20.

Schofield PR, Darlison MG, Fujita N et al. Sequence and functional expression of the GABA$_A$ receptor shows a ligand gated ion channel family. Nature 1987; 328:221-7.

Shader RI, Greenblatt DJ. Use of benzodiazepines in anxiety disorders. N Engl J Med 1993; 328:1398-405.

Sieghart W, Eichinger A, Riederer P et al. Comparison of benzodiazepine receptor binding in membranes from human or rat brain. Neuropharmacology 1985; 24:751-9.

Simon J, Wakimoto H, Fujita N, Lalande M, Barnard EA. Analysis of the set of GABA$_A$ receptor genes in the human genome. J Biol Chem 2004; 279:41422-35.

Stephens DN, Shearman GT, Kehr W. Discriminative stimulus properties of beta-carbolines characterized as agonists and inverse agonists at central benzodiazepine receptors. Psychopharmacology 1984; 83:233-9.

Sternbach LH. The discovery of CNS active 1,4-benzodiazepines (chemistry). In: Usdin E, Skolnick P, Tallman JR Jr et al. Pharmacology of benzodiazepines. London: Macmillan Press, 1982:7-14.

Stahl SM. Stahl's essential psychopharmacology: neuroscientific basis and practical applications. 3 ed. 2008.

Szymusiak R. Magnocellular nuclei of the basal forebrain: substrates of sleep and arousal regulation. Sleep 1995; 18:478-500.

Tamblyn R, Abrahamowicz M, Berger R et al. A 5-year prospective assessment of the risk associated with individual benzodiazepines and doses in new elderly users. J Am Geriatr Soc 2005; 53:233-41.

Thiébot MH, Soubrié P. Behavioral pharmacology of the benzodiazepines. In: Costa E. Benzodiazepines – Molecular biology to clinical practice. New York: Raven, 1983:67-92.

Tobler I, Kopp C, Deboer T et al. Diazepam-induced changes in sleep: role of the α_1GABA$_A$ receptor subtype. Proc Natl Acad Sci USA 2001; 98:6464-9.

Tönne U, Hiltunen AJ, Vikander B et al. Neuropsychological changes during steady-state drug use, withdrawal and abstinence in primary benzodiazepine-dependent patients. Acta Psychiatr Scand 1995; 91:299-304.

Unseld E, Krishna DR, Fischer C et al. Endogenous benzodiazepines in brain right or wrong? Trends Neurosci 1988; 11:490-7.

Vogel JR, Beer B, Clody DE. A simple and reliable conflict procedure for testing antianxiety agents. Psychopharmacologia 1971; 21:1-7.

Voshaar RCO, Couvée JE, Van Balkom AJLM et al. Strategies for discontinuing long-term benzodiazepine use. Brit J Psychiatry 2006; 189:213-20.

Wafford KA. GABA(A) receptor subtypes: any clues to the mechanism of benzodiazepine dependence? Curr Opin Pharmacol 2005; 5:47-52.

Wildmann J. Increase of natural benzodiazepines in wheat and potato during germination. Biochem Biophys Res Commun 1988; 157:1436-43.

Zorumski CF, Isenberg KE. Insights into the structure and function of GABA-benzodiazepine-receptors: ion channels and psychiatry. Am J Psychiatry 1991; 148:162-73.

Fitoterápicos em Psicofarmacologia

Reinaldo Nóbrega de Almeida • Liana Clébia Soares Lima de Morais
Fernando de Sousa Oliveira

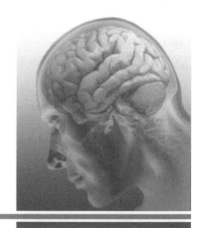

28

INTRODUÇÃO

Nas últimas duas décadas, os fitoterápicos se constituíram em produtos muito populares no tratamento de grande variedade de sintomas e doenças, inclusive de doenças de ordem psiquiátrica.

Estima-se que a comercialização de produtos fitoterápicos à base da erva-de-são-joão tenha movimentado 6 bilhões de dólares nos EUA.

Segundo dados obtidos em março de 2008 por Carvalho e cols., foram encontrados 512 medicamentos fitoterápicos devidamente registrados, dos quais 432 apresentavam na composição uma única espécie vegetal e 80 eram fitoterápicos associados, isto é, obtidos por mais de uma planta.

Fitoterápico é o nome dado ao medicamento produzido a partir de matérias-primas unicamente de origem vegetal como constituintes ativos, que podem ser: extratos, tinturas, óleos, ceras, exsudatos, sucos, entre outros. Esses medicamentos são caracterizados pelo conhecimento de sua eficácia, assim como dos eventuais riscos de seu emprego, e devem apresentar qualidade estável.

Os itens referentes à eficácia e à segurança podem ser validados por meio de instrumentos como levantamentos etnofarmacológicos referentes a seu uso, dados de publicações científicas, trabalhos farmacológicos e toxicológicos, tanto em nível pré-clínico como resultantes de ensaios clínicos. Especificamente quanto à segurança do produto, devem ser realizados também testes para comprovar a classificação botânica da espécie e confirmar a isenção de agentes contaminantes que possam interferir. Quanto a qualidade, esta deve ser atingida por meio de rigoroso controle das matérias-primas, do fitoterápico acabado, embalagens, da formulação farmacêutica definida e comprovação de estabilidade do produto.

ALGUNS CONCEITOS RELACIONADOS AOS FITOTERÁPICOS

Na Tabela 28.1 são apresentadas algumas definições, com base na RDC 48, de termos que são muito usados e que podem, às vezes, acarretar equívocos, se não empregados adequadamente.

A Agência Nacional de Vigilância Sanitária (ANVISA) – vinculada ao Ministério da Saúde – é o órgão brasileiro responsável pela regulamentação e garantia da segurança sanitária de produtos, como é o caso dos fitoterápicos.

Para dar suporte às suas ações de registro de medicamentos fitoterápicos, a ANVISA conta com a Resolução de Diretoria Colegiada (RDC).

Nos EUA, os produtos à base de ervas são, de modo geral, considerados suplementos alimentares e não precisam passar pelo rigoroso controle do órgão competente, o Food and Drug Administration (FDA).

MEDICAMENTOS FITOTERÁPICOS × SUPLEMENTOS ALIMENTARES

As principais diferenças percebidas entre os suplementos alimentares e os fitoterápicos residem na não necessidade de estabelecer a eficácia, a segurança ou a maneira mais adequada de administração antes de um suplemento alimentar ser lançado no mercado.

O processamento e a fabricação desses suplementos alimentares também são bem menos rigorosos do que os dos

TABELA 28.1 ■ Principais definições de produtos relacionados aos fitoterápicos obtidos a partir da RDC 48

Produto	Definição
Droga vegetal	Planta medicinal (íntegra), ou suas partes, após coleta, estabilização e secagem. Não é passível de registro
Derivado de droga vegetal	Produto obtido por meio de processo de extração da matéria-prima vegetal, podendo ser extrato, tintura, óleo, suco, cera, entre outros
Matéria-prima vegetal	Planta medicinal fresca, droga vegetal, ou derivado de droga vegetal. São as etapas de processamento por que passa a planta medicinal até chegar ao fitoterápico
Marcador	Componente ou classe de compostos químicos contidos na matéria-prima vegetal, em geral, correlacionados ao efeito terapêutico. É usado como referência para o controle de qualidade da matéria-prima vegetal ou mesmo de fitoterápicos
Princípio ativo	É a substância ou classe de compostos, com ação farmacológica conhecida, responsável de maneira parcial ou total pelos efeitos terapêuticos do fitoterápico. A diferença dos medicamentos sintéticos se baseia no fato de não ter ação de uma substância química isolada. Em geral, no fitoterápico, essa ação é atribuída a um conjunto de moléculas, também chamado de fitocomplexo, que atua de maneira sinérgica para promover a atividade terapêutica. Em alguns casos, essa atuação se dá antagonicamente, promovendo uma neutralização de alguns efeitos tóxicos

produtos de prescrição, o que pode gerar produtos sem padrão e com perda das propriedades farmacológicas em virtude de problemas como oxidação dos componentes.

LEGISLAÇÃO PARA FITOTERÁPICOS NO BRASIL

Os principais dispositivos legais para regulamentação do registro de medicamentos fitoterápicos no Brasil compreendem: (1) a Portaria 22, de 30/10/1967, do Serviço Nacional de Fiscalização da Medicina e da Farmácia (SNFMF), órgão extinto; (2) Portaria 06, de 31/01/1995, da Secretaria Nacional de Vigilância Sanitária (SNVS); (3) Resolução de Diretoria Colegiada (RDC) 17, de 23/04/2000 e; (4) RDC 48, de 16/03/2004, sendo as duas últimas da ANVISA.

Adicionalmente há algumas Resoluções Específicas (RE) que complementam os dispositivos regulatórios. Entre elas destacam-se a RE 88/2004, que contém a relação de referências bibliográficas básicas para avaliação dos itens de segurança e eficácia de fitoterápicos; a RE 89/2004, que insere a lista de registro simplificado de fitoterápicos; a RE 90/2004, que apresenta toda a sistemática para execução dos testes de toxicidade pré-clínica de fitoterápicos; e a RE 91/2004, que traz as normas para realização das alterações, inclusões, notificações e cancelamento pós-registro de fitoterápicos. Há de se considerar ainda que para o registro de fitoterápicos devem ser respeitadas todas aquelas legislações referentes à normatização de medicamentos, como é o caso do regulamento para Certificação de Boas Práticas de Fabricação e Controle (CBPFC).

Na sequência serão apresentadas as principais espécies vegetais que geraram fitoterápicos com registro na ANVISA, cuja respectiva descrição apresentada indica efeito em nível do sistema nervoso central (SNC).

GINKGO BILOBA L.

O *Ginkgo biloba* L., espécie vegetal pertencente à família Ginkgoaceae, apresenta outras sinonímias científicas, como *Salisburia adiantafolia* e *Salisburia biloba*, e é caracterizada por ser uma árvore de grande porte, sendo seu hábitat natural encontrado na China, no Japão e na Coreia. As partes da árvore de ginkgo que têm importância farmacológica são as folhas frescas ou secas e as sementes. De acordo com a literatura, o ginkgo é uma das plantas mais utilizadas para a elaboração de medicamentos fitoterápicos na Europa, nos EUA e no Brasil.

Os constituintes químicos considerados ativos do ginkgo são os flavonoides (glicosídeos de quercetina, canferol e isoramnetina) e as lactonas terpênicas (ginkgolídios e bilobalídio). Esses compostos ativos do extrato de ginkgo são conhecidos por melhorar a circulação sanguínea, evitar a formação de coágulos, diminuir a fragilidade dos capilares e proteger as células nervosas de lesões causadas por hipoxia. Os extratos das folhas são usados para tratar as demências, nos casos de dificuldade de concentração e diminuição de memória. O extrato também apresenta atividades antioxidante e antiasmática, promove proteção contra radicais livres e facilita a cicatrização de feridas, e possui ainda propriedades neuroprotetoras, bem como melhora a capacidade mental em pacientes que sofrem do mal de Alzheimer.

De acordo com resultados de ensaios clínicos controlados, medicamentos contendo ginkgo em sua composição são eficazes no tratamento da insuficiência cerebral, doença caracterizada por sintomas típicos, como dificuldades de concentração e memória, confusão, indisposição, cansaço, redução do desempenho físico, ansiedade, tontura, zumbido e cefaleia. O ginkgo apresenta também atividade semelhante à de fármacos nootrópicos, ou seja, fármacos que melhoram o desempenho cognitivo.

Algumas ações farmacológicas podem ser atribuídas a constituintes específicos do ginkgo. Os flavonoides são os principais responsáveis pela remoção de radicais livres. A rutina confere ao ginkgo sua propriedade de aumentar o limite para extravasamento de plasma em paciente com fragilidade capilar. Os ginkgolídios inibem o fator de ativação de plaquetas e, juntamente com o bilobalídio, têm atividade neuroprotetora.

Existem vários relatos de casos sobre a utilização de medicamentos à base de ginkgo e suas prováveis interações com fármacos anticoagulantes orais, antiplaquetários, anti-inflamatórios não esteroides, anticonvulsivantes, antidepressivos, anti-hipertensivos e antiulcerosos, o que torna contraindicado o uso concomitante desses fármacos com o ginkgo.

HYPERICUM PERFORATUM L.

Hypericum perforatum L. é uma planta nativa da Europa, do oeste da Ásia e do norte da África, pertencente à família Clusiaceae, também conhecida popularmente como erva-de-são-joão e hipérico. Tem sido utilizada durante séculos como antidepressivo, sendo rica em fenóis policíclicos e flavonoides. Seus extratos tão bem tolerados por pacientes quanto os antidepressivos sintéticos e sua eficácia como antidepressivo vem sendo confirmada por muitos estudos clínicos.

O mecanismo de ação do hipérico ainda não está totalmente elucidado, mas acredita-se que seu efeito seja mediado por várias vias neuroquímicas. O extrato de hipérico apresenta alguns constituintes principais: as hipericinas e a hiperforina. As hipericinas causam aumento da densidade de receptores da 5-hidroxitriptamina ($5\text{-}HT_2$ e $5\text{-}HT_{1a}$), podendo também inibir a recaptação de serotonina, noradrenalina e dopamina, bem como apresentam afinidade por receptores GABA. Em altas doses, algumas hipericinas são inibidoras da monoaminoxidase; entretanto, esse efeito não é observado nas doses usuais recomendadas para o tratamento da depressão.

A hiperforina, outro constituinte importante presente nos extratos de hipérico, é considerada uma das principais responsáveis pela atividade antidepressiva do hipérico. Muitos estudos experimentais e clínicos têm confirmado a eficácia de hiperforina no tratamento da depressão. Extratos de hipérico indiano contendo hiperforina demonstraram atividade antidepressiva, ansiolítica, anti-inflamatória e analgésica, além de serem eficazes contra amnésia e estresse em várias modelos animais. Outros estudos mostraram que a hiperforina causa liberação de acetilcolina na região do hipocampo, além de diminuir a frequência de degradação desse neurotransmissor. Estudos mais recentes indicaram que a hiperforina pode ser um potente agente neuroprotetor que bloqueia a ativação de receptores NMDA.

As preparações contendo hipérico não produzem efeitos agudos, não sendo adequadas para uso como sedativos diários ou para ajudar a dormir. Seu uso é indicado para pacientes com episódios leves a moderados de depressão. Há relatos de casos de fotossensibilidade associados ao uso de extratos de hipérico. Esse efeito está diretamente relacionado à presença das hipericinas nas preparações. O uso de hipérico é contraindicado em pacientes que fazem uso de anticoagulantes do tipo cumarina, pois o hipérico diminui a atividade desses fármacos, como também pode haver interação com ciclosporina, indivanir, amitriptilina, teofilina e digoxina.

MATRICARIA RECUTITA L.

A *Matricaria recutita* L. pertence à família Asteraceae e tem como nomes populares "camomila" "camomila-alemã", "marcela-nobre" e "matricaria". Os extratos e óleos essenciais da camomila são largamente utilizados na indústria de medicamentos, cosméticos, balas, perfumes e higiene pessoal. Contém princípios ativos com propriedades calmantes e emolientes, sendo os principais os óleos essenciais (bisabolol e chamazuleno), os flavonoides (apigenina) e as mucilagens semelhantes à pectina.

Popularmente, as inflorescências de *Matricaria recutita* são indicadas para inflamação da pele, queimaduras, cólicas intestinais e menstruais, nervosismo, ansiedade, insônia, obstipação e enjoos.

Estudos utilizando animais de laboratório demonstraram tanto sua ação anti-inflamatória como as ações sobre o SNC, mais especificamente agindo sobre o estresse e a depressão. Os efeitos ansiolíticos verificados com o uso da *Matricaria recutita* possivelmente estão associados com a afinidade do flavonoide apigenina e do GABA, presente em sua composição, por receptores benzodiazepínicos.

Os fitoterápicos existentes no mercado brasileiro fornecem extratos de *Matricaria recutita* sozinho ou em associação com outras plantas com propriedades sedativas e ansiolíticas, como a *Passiflora incarnata*, com indicações para distúrbios neurovegetativos, nos estados de angústia, insônias nervosas, estresse e ansiedade. Ainda não são conhecidas a intensidade e a frequência das reações adversas associadas ao uso dessa planta.

MELISSA OFFICINALIS L.

Essa planta é popularmente conhecida como "melissa", "erva-cidreira" e "melissa-romana". Seu nome resultou de uma homenagem à ninfa grega Mellona, protetora das abelhas, considerando que povos antigos colocavam suas folhas frescas trituradas em colmeias vazias para atrair os enxames que estavam migrando.

A *Melissa officinalis* é uma planta da família das Labiadas, e na medicina popular suas folhas são utilizadas para diminuir os gases e as cólicas, como calmante, sedativo e digestivo, auxiliando ainda o combate à insônia, à enxaqueca, à tensão nervosa e à ansiedade.

Vários estudos científicos têm confirmado os efeitos ansiolíticos e sedativos da *Melissa officinalis*. Em camundongos, pode ser observada a redução de parâmetros comportamentais relacionados com transtornos de ansiedade após o uso do óleo essencial e do extrato hidroalcoólico dessa planta. Em humanos, as pesquisas científicas já demonstraram que o uso de extratos comercialmente padronizados da *Melissa officinalis* melhora o humor e a cognição, aliviando os sintomas da ansiedade e dos transtornos fóbicos, como a agitação, a taquicardia e a sudorese.

Seu mecanismo de ação ainda é pouco conhecido, porém existem evidências de suas propriedades antioxidantes e de uma afinidade por receptores nicotínicos e muscarínicos presentes no córtex cerebral de humanos, o que poderia explicar os benefícios da *Melissa officinalis* na cognição. Os princípios ativos relacionados às atividades psicofarmacológicas dessa planta seriam os monoterpenos (citronelal, geranial e neral), flavonoides e compostos fenólicos, incluindo o ácido rosmarínico.

Os fitoterápicos preparados com essa planta apresentam indicações como sedativos suaves e reequilibradores das distonias neurovegetativas. Normalmente são encontrados em associações com outras plantas que têm ação sobre o SNC, apresentando poucos ou raros efeitos adversos.

PANAX GINSENG C.A. MEYER

As medicinas tradicionais chinesa, japonesa e coreana sempre utilizaram o ginseng para tratar diversas enfermidades. O ginseng é obtido das raízes de várias espécies de plantas da família Araliaceae. Os tipos de ginseng mais frequentemente utilizados são o asiático ou coreano (*Panax ginseng* C.A. Meyer), o ginseng americano (*Panax quinquefolius* C.A. Meyer) e o japonês (*Panax japonicus* C.A. Meyer).

A composição química das diferentes espécies de *Panax* é relativamente similar. Os constituintes químicos principais do ginseng responsáveis por suas ações farmacológicas são os ginsenosídeos ou as saponinas triterpênicas. Já foram identificados aproximadamente 38 tipos de ginsenosídeos que conferem ao ginseng suas propriedades farmacológicas na modulação da angiogênese, sua atividade adaptogênica e seus efeitos no SNC.

Alguns estudos demonstraram que receptores nucleares são os possíveis alvos de ação molecular do ginseng que podem explicar os diversos efeitos dessa planta. Alguns efeitos farmacológicos dos ginsenosídeos podem ser explicados por esses compostos agirem em diversos receptores na membrana plasmática e sua capacidade de atravessar a membrana livremente e induzirem efeitos em nível nuclear. Entretanto, em muitos casos, o mecanismo de ação dos ginsenosídeos permanece desconhecido.

Com relação aos efeitos do ginseng no SNC, alguns estudos demonstraram o efeito dessa espécie em nível central, em especial na doença neurodegenerativa, na demência senil e no mal de Parkinson. Os ginsenosídeos podem ser capazes de inibir os receptores de glutamato e outros tipos de receptores, contribuindo para o tratamento de doenças neurológicas, particularmente na isquemia cerebral e em ataques epilépticos. O ginseng melhora os sintomas do climatério, como fadiga, insônia e depressão, em mulheres após a menopausa. Apresenta efeitos estimulantes e proteção contra estresses físicos e psicológicos exaustivos.

Também há relatos na literatura de que o ginseng apresenta efeito antinociceptivo, principalmente mediante a modulação de canais de cálcio, ou ainda pela inibição de canais de sódio. Além dos efeitos citados, o ginseng é utilizado em outras condições patológicas, como em doenças cardiovasculares, câncer, diabetes, processos inflamatórios e deficiência imunológica.

PASSIFLORA INCARNATA L.

A *Passiflora incarnata* L. é uma planta indígena encontrada, principalmente, no Brasil, nos EUA e na Argentina e conhecida popularmente pelo seu fruto, o maracujá, também designado como o "fruto da paixão".

O maracujá é utilizado pela medicina popular para insônia, tensão nervosa e ansiedade, e mais recentemente tem sido relatado seu uso como coadjuvante para baixar a pressão arterial. Vários fitoterápicos usados para tratar os sintomas de ansiedade contêm o extrato de *Passiflora incarnata* em sua composição, sozinho ou em associação com outros extratos que também apresentam atividades ansiolíticas.

As ações terapêuticas do fruto da *Passiflora incarnata* parecem estar relacionadas à presença de flavonoides, cumarinas, alcaloides e umbeliferona, embora o mecanismo de ação exato ainda permaneça desconhecido; entretanto, a inibição da monoaminoxidase e a ativação gabaérgica parecem ter envolvimento.

Alguns estudos científicos utilizando animais relataram efeitos ansiolíticos significativos, usando o modelo do labirinto em cruz elevado, após ser administrado o extrato metanólico de *Passiflora incarnata* em camundongos. Estudos comparativos com benzodiazepínicos em humanos verificaram que o uso da *P. incarnata* reduz os sintomas dos transtornos de ansiedade generalizada tanto quanto o oxazepam.

O efeito da *Passiflora incarnata* sobre o SNC já está confirmado, sabendo-se que prolonga o período de sono e eleva o limiar nociceptivo. Os fitoterápicos produzidos com a *Passiflora incarnata* são indicados para ansiedade, agitação, irritação, distúrbios neurovegetativos e insônia. O efeito adverso mais

PAULLINIA CUPANA VAR SORBILIS (MART.) DUCKE

O famoso guaraná brasileiro é conhecido pelo nome científico de *Paullinia cupana* var *sorbilis* (Mart.) Ducke. A essa espécie vegetal, pertencente à família Sapindaceae, são atribuídas várias atividades farmacológicas, desde um efeito estimulante até propriedades afrodisíacas. O guaraná contém em suas sementes grandes quantidades de cafeína, além de outros alcaloides da classe das xantinas, como a teofilina e a teobromina, sendo essas sementes também ricas em taninos. As sementes do guaraná contêm mais cafeína do que qualquer outra planta do mundo, possuindo até 4 vezes mais cafeína do que o café (*Coffea arabica* L.). Em humanos, as xantinas estimulam o SNC, aumentam a secreção de ácido gástrico e servem como broncodilatadores e diuréticos.

Por conter metilxantinas, o guaraná é capaz de bloquear receptores de adenosina e inibir fosfodiesterases, enzimas responsáveis pela degradação de segundos mensageiros farmacológicos. Em virtude dessa inibição enzimática, ocorre aumento das ações noradrenérgicas. Para o guaraná foi demonstrado um efeito antioxidante, uma vez que, mesmo em baixas concentrações, ele inibe o processo de peroxidação lipídica, provavelmente em função de seu teor de taninos. Além deste, um efeito anorexígeno também foi associado ao uso de guaraná.

Alguns estudos com ratos tratados com cafeína em dose semelhante à quantidade encontrada no extrato do guaraná não mostraram qualquer melhora nos desempenhos físico e mental, demonstrando que a cafeína pode não estar diretamente relacionada com a diminuição da fadiga atribuída ao guaraná. Foi então sugerido que os efeitos do extrato de guaraná sobre o desempenho físico, bem como sobre a memória dos animais, poderiam ser decorrentes de substâncias diferentes da cafeína, como, por exemplo, os taninos, presentes em quantidades elevadas (16%). Outras plantas que contêm cafeína também são usadas na medicina popular para combater a obesidade.

O guaraná é encontrado em muitos suplementos energéticos ou em suplemento para perda de gordura, sendo comercializados principalmente para atletas. Os efeitos colaterais do uso do guaraná são semelhantes aos da cafeína, como hipertensão, ansiedade, cefaleia e estimulação cardíaca.

PIPER METHYSTICUM L.

A *Piper methysticum* L. é conhecida popularmente como "cava-cava", que significa amargo ou azedo e se referia a uma bebida preparada do rizoma dessa planta e utilizada por moradores da Oceania em cerimônia de boas-vindas aos visitantes.

A "cava-cava" é utilizada em casos de agitação e outros sintomas associados à ansiedade, tendo boa aceitação por quem faz uso, uma vez que produz relaxamento; entretanto, há evidências de que pode agravar os sintomas de pacientes acometidos de transtornos depressivos.

Os efeitos ansiolíticos e sedativos da *Piper methysticum* parecem estar associados à presença de várias cavalactonas, substâncias capazes de melhorar a qualidade do sono sem alterar de maneira substancial as funções motoras. O mecanismo de ação ainda não está totalmente elucidado, porém sabe-se que as cavalactonas interagem com vários alvos moleculares envolvidos na transmissão dopaminérgica, serotonérgica, gabaérgica e glutamatérgica, além de exercerem ação sobre os canais voltagem-dependentes de íons sódio e cálcio. Desse modo, sua atuação similar à dos benzodiazepínicos, agindo sobre a neurotransmissão gabaérgica, pode explicar apenas em parte seus efeitos terapêuticos.

Essa planta deve ser utilizada com muita restrição e cautela, visto que há relatos de efeitos hepatotóxicos, o que provocou sua retirada do mercado de vários países europeus. Além disso, com o uso prolongado podem ser observados vários outros efeitos colaterais, como ataxia, sedação, alteração da coordenação motora, efeitos gastrointestinais e cefaleias. O uso de "cava-cava" com outros depressores do SNC, incluindo o álcool, oferece perigo, uma vez que essa planta parece potencializar os efeitos colaterais dessas substâncias.

RHODIOLA ROSEA L.

Rhodiola rosea L., também conhecida como raiz dourada ou raiz do Ártico, é uma espécie da família Crassulaceae amplamente distribuída em altitudes elevadas no Ártico e em regiões montanhosas da Europa e da Ásia. É uma planta utilizada na medicina tradicional da Europa Oriental e da Ásia por suas propriedades estimulantes do sistema nervoso, diminuindo a depressão, melhorando o desempenho no trabalho e eliminando a fadiga, além de prevenir problemas relacionados à altitude.

Extratos dessa planta produziram mudanças benéficas em várias áreas do organismo relacionadas a importantes funções fisiológicas, incluindo alterações nos níveis de neurotransmissores, atividade do SNC e na função cardiovascular.

Estudos com ratos demonstraram que *Rhodiola rosea* promove aumento moderado da quantidade de β-endorfina no sangue em condições basais. Esse aumento moderado é semelhante ao encontrado quando os ratos são submetidos a exercícios.

Com relação à composição química, 28 compostos foram isolados das raízes e partes aéreas de *Rhodiola rosea*, incluindo

12 compostos novos. As raízes contêm uma série de substâncias biologicamente ativas, incluindo ácidos orgânicos, flavonoides, taninos e glicosídeos fenólicos.

As propriedades terapêuticas de *Rhodiola rosea*, incluindo a atividade no SNC, são atribuídas, principalmente, a sua capacidade de alterar os níveis e a atividade das monoaminas e peptídeos opioides, como a β-endorfina. A administração oral do extrato aquoso de *Rhodiola rosea* em ratos durante 10 dias alterou os níveis de monoaminas biogênicas no córtex cerebral, no tronco cerebral e no hipotálamo.

No córtex cerebral e no tronco encefálico, os níveis de dopamina e noradrenalina diminuíram, enquanto a quantidade de serotonina aumentou substancialmente. Acredita-se que essas mudanças nos níveis de monoaminas sejam resultado do efeito inibitório de *Rhodiola rosea* na atividade das enzimas monoaminoxidase e catecol-O-metiltransferase, responsáveis pela degradação das monoaminas. Além disso, *Rhodiola rosea* facilita o transporte de neurotransmissores no cérebro.

TANACETUM PARTHENIUM L.

Também conhecido como tanaceto ou "*feverfew*", *Tanacetum parthenium* L. é uma espécie vegetal pertencente à família Asteraceae utilizada na medicina popular para tratar febre, doenças ginecológicas, processos inflamatórios, psoríase, dor de dente, picadas de insetos, reumatismo, asma e dor de estômago. Durante as últimas décadas, essa planta foi amplamente usada como recurso natural para a profilaxia da enxaqueca.

Diversas investigações clínicas foram feitas com base no fato de que muitas pessoas, ao mascar pequenas quantidades de folhas de tanaceto, tinham suas crises de enxaquecas aliviadas, servindo também como forma de prevenção.

Acredita-se que uma lactona de sesquiterpeno, chamada partenolídeo, seja um dos principais componentes ativos responsáveis pelas propriedades terapêuticas de tanaceto; entretanto, alguns estudos recentes questionam a eficácia do partenolídeo, atribuindo os efeitos de tanaceto a outros constituintes químicos.

O papel do tanaceto na profilaxia da enxaqueca é apoiado por estudos que sugerem que essa espécie é capaz de inibir a liberação de serotonina pelas plaquetas. Por outro lado, outros estudos parecem contradizer essa hipótese.

O consumo de tanaceto por longos períodos parece não causar toxicidade crônica considerável, mas seu uso não é inteiramente livre de riscos, com efeitos adversos geralmente transitórios e leves.

VALERIANA OFFICINALIS L.

O nome *Valeriana* vem do latim *valere*, que significa um estado de bem-estar ou felicidade. É uma planta herbácea perene, pertencente à família Valerianaceae. Atua no SNC exercendo um leve efeito calmante, além de auxiliar a regularização dos distúrbios do sono. Em estudos utilizando animais de laboratório foram observados efeitos espasmolíticos, sedativos e relaxantes musculares quando se administravam extratos dessa planta. Os efeitos da *Valeriana* parecem estar associados à presença de ácidos valerênicos, valeranona, valeranal e outros monoterpenos encontrados em seu óleo essencial. Estudos mais recentes relataram a presença do ácido γ-aminobutírico (GABA) no extrato, o que estaria relacionado aos efeitos sedativo e hipnótico da *Valeriana*. Experimentos em animais demonstraram efeitos mediados pela administração do extrato de *Valeriana* relacionados a aumento no conteúdo de GABA na fenda sináptica em decorrência da inibição da recaptação e do aumento da secreção desse neurotransmissor. Outro mecanismo que pode contribuir para a atividade hipnótico-sedativa é a presença de altos níveis de glutamina no extrato, a qual tem a capacidade de cruzar a barreira hematoencefálica, sendo captada pelo terminal nervoso e convertida em GABA.

A *Valeriana officinalis* é encontrada como medicamento fitoterápico indicado para distúrbios do sono causados por estresse, dores de cabeça, neurastenia, epilepsia, cardiopatia nervosa e estados de ansiedade. Os efeitos adversos relatados incluem tontura, indisposição gastrointestinal, alergia de contato, dor de cabeça e midríase. Apresenta algum potencial de dependência e, com o uso prolongado, também podem ser observados problemas cardiovasculares.

CONSIDERAÇÕES FINAIS

Neste capítulo foram apresentadas 11 plantas que originaram fitoterápicos com indicações de atividade no SNC. Em sua maioria, representam produtos comercializados no Brasil a partir de matéria-prima oriunda de outros países, o que torna necessária sua importação em larga escala, dada sua grande aceitação, em virtude da eficácia e por se tratar de medicamentos de origem vegetal, o que gera um grande ônus para a balança comercial do país.

A Europa tem papel de destaque no mercado mundial de fitoterápicos, respondendo por quase metade desses produtos vendidos em todo o mundo. Em especial na Alemanha, as prescrições médicas de medicamentos à base de plantas medicinais chegam a atingir mais de 80%, sendo o Tebonin (obtido a partir de extrato da espécie *Ginkgo biloba*) o fitoterápico de maior vendagem naquele país.

Desse modo, é necessária a reversão desse quadro, considerando que a flora brasileira se constui em uma das mais ricas e importantes do cenário mundial. No entanto, por mais paradoxal que seja, o Brasil tem número limitado de fitoterápicos gerados a partir de suas espécies nativas.

Um dos fatores que mais limitam a participação brasileira tem sido a falta de competitividade da indústria farmacoquímica, em decorrência do limitado investimento em pesquisa e desenvolvimento (P&D). Contudo, o Brasil tem se preocupado com a formação de recursos humanos habilitados, assim como com a modernização de laboratórios de pesquisa, principalmente em instituições públicas, o que pode ser um indicativo promissor.

BIBLIOGRAFIA

Alexandre RF, Bagatini F, Simões CMO. Interações entre fármacos e medicamentos fitoterápicos à base de ginkgo ou ginseng. Braz J Pharmacognosy 2008; 18:117-26.

Brasil 2004. Ministério da Saúde. Agência Nacional de Vigilância Sanitária. Resolução de Diretoria Colegiada nº 48 de 16 de março de 2004. Aprova o regulamento técnico de medicamentos fitoterápicos junto ao Sistema Nacional de Vigilância Sanitária. Diário Oficial da União (DOU), Poder Executivo, DF, Brasília, 18 mar. 2004.

Braz AS, Diniz MFFM, Almeida RN. Recent advances in the use of *Panax ginseng* as an analgesic: a systematic review. Bol Latinoam Caribe Plantas Med Aromat 2009; 8:188-94.

Butterweck V, Schmidt M. St. John's wort: role of active compounds for its mechanism of action and efficacy. Wiener Medizinische Wochenschrift 2007; 157:356-61.

Carlini EA. Plants and the central nervous system. Pharmacol Biochem Behav 2003; 75:501-12.

Carvalho ACB, Balbino EE, Maciel A et al. Situação do registro de medicamentos fitoterápicos no Brasil. Braz J Pharmacognosy 2008; 18:314-9.

Ernst E, Pittler MH. The efficacy and safety of feverfew (*Tanacetum parthenium* L.): an update of a systematic review. Public Health Nutr 3:509-14.

Kelly GS. *Rhodiola rosea:* a possible plant adaptogen. Altern Med Review 2001; 6:293-302.

Kennedy DO, Little W, Haskell CF et al. Anxiolytic effects of a combination of Mellissa officinalis and *Valeriana officinalis* during laboratory induced stress. Phytotherapy Research 2006; 20:96-102.

Kinrys G, Coleman E, Rothstein E. Natural remedies for anxiety disorders: potential use and clinical applications. Depress Anxiety 2009; 26:259-65.

Kumar V. Potential medicinal plants for CNS disorders: an overview. Phytother Res 2006; 20:1023-35.

Mischoulon D. Update and critique of natural remedies as antidepressant treatments. Psychiat Clin N Am 2007; 30:51-68.

Netto EM, Shugair NSMSAQ, Balbino EE et al. Comentários sobre o registro de fitoterápicos. Rev Fitos 2006; 1:9-17.

Pinto SAG, Bohland E, Coelho CP. An animal model for the study of *Chamomilla* in stress and depression: pilot study. Homeopathy 2008; 97:141-4.

Sarris J, Kavanagh D. Kava and St. John's wort: current evidence for use in mood and anxiety disorders. The Journal of Alternative and Complementary Medicine 2009; 15:1-10.

Singh B, Kaur P, Singh RD et al. Biology and chemistry of *Ginkgo biloba*. Fitoterapia 2008; 79:401-18.

Smith N, Atroch AL. Guaraná's journey from regional tonic to aphrodisiac and global energy drink. eCAM 2007; 5:1-4.

Tabach R, Rodrigues E, Carlini EA. Preclinical toxicological assessment of a phytotherapeutic product – CPV (based on dry extracts of *Crataegus oxyacantha* L., *Passiflora incarnata* L., and *Valeriana officinalis* L.). Phytotherapy Research 2009; 23:33-40.

Seção III

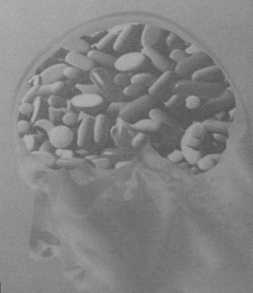

Psicofarmacoterapia

Tratamento da Depressão Maior

Angela M. A. Miranda-Scippa • Karine Petersen • Mychelle Morais
Clarissa Lima • Gisele Serpa • Gustavo Araujo
Patricia Lemos • Lucas de Castro Quarantini

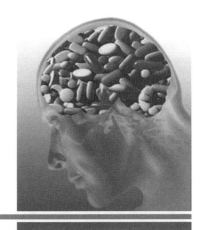

29

INTRODUÇÃO

A depressão maior é uma condição psiquiátrica que acarreta prejuízos psíquicos, físicos e sociais, com elevada morbimortalidade, e apresenta elevados custos econômicos. Segundo dados de um grande estudo epidemiológico americano, o *National Comorbidity Survey* (NCS), a prevalência da depressão ao longo da vida é estimada em 17,1% para a população geral, sendo 21,3% para o gênero feminino e 12,7% para o gênero masculino.[1] Trata-se de um transtorno de caráter crônico com recorrências frequentes, o que exige, na maioria dos casos, tratamento por tempo indeterminado. Sabe-se que 50% dos indivíduos que apresentaram um episódio depressivo terão outro episódio ao longo da vida e aqueles que já tiveram dois ou mais episódios terão recorrências em torno de 80% a 90%.[2] Outro aspecto importante é que as taxas de resposta para a depressão aguda estão em torno de 50% a 60% nas 6 primeiras semanas de tratamento. No entanto, estudos sobre depressão crônica mostram taxas de resposta de 50% em 12 semanas, exigindo tratamentos incisivos e com doses mais elevadas de medicamentos.[3]

A possibilidade de cronificação da depressão tem sido alvo de preocupações na atualidade. Sabe-se que a persistência de sintomas residuais acarreta maior probabilidade de recaída e recorrência, além de promover piora na qualidade de vida. O conceito de depressão crônica pode ser relativo a: período longo de duração dos sintomas agudos de um episódio de depressão maior (> 2 anos); uma síndrome recorrente com sintomas residuais, a co-ocorrência de transtorno depressivo maior e distimia (ou depressão dupla), ou pode referir-se à distimia isoladamente.[4] Para evitar essa cronificação, deve-se ter como objetivo a eliminação completa dos sintomas do episódio em curso. Nesse aspecto, embora muitos pacientes apresentem melhora após o tratamento farmacológico, 30% a 50% deles podem não responder à primeira medicação prescrita e 25% a 35% não vão se recuperar totalmente após o tratamento, desenvolvendo assim um curso crônico da doença. Alguns fatores podem interferir nesses resultados, incluindo aspectos genéticos e as características funcionais do cérebro, assim como o nível de expectativa e as atitudes do indivíduo em relação ao próprio tratamento.[5]

Assim, diante dos conhecimentos atuais sobre a evolução e os prejuízos socioeconômicos da depressão, torna-se imprescindível a elaboração de estratégias de manejo para o controle dos episódios depressivos maiores. Em primeiro lugar, deve-se estabelecer o diagnóstico correto do episódio depressivo vigente (tempo de duração, características clínicas predominantes, presença ou não de comorbidades etc.). É necessário ressaltar o resultado de um estudo recente que evidenciou que somente 55% dos pacientes com depressão clínica foram diagnosticados corretamente e, desses, apenas 38% estavam em tratamento.[6] Em seguida, é estabelecida uma aliança terapêutica entre o médico e o paciente e, em alguns casos, com os familiares, e faz-se a escolha do tratamento mais adequado para cada indivíduo. Para assegurar bons resultados terapêuticos existem alguns princípios básicos sugeridos para o manejo do episódio de depressão maior (Tabela 29.1).[7]

O tratamento da depressão maior, de acordo com o modelo proposto por Kupfer, divide-se em três fases: aguda, continuação e de manutenção (Figura 29.1). A fase aguda visa livrar o paciente dos sintomas depressivos no menor tempo possível, com retorno ao funcionamento psicossocial pré-mórbido, e dura cerca de 6 a 12 semanas; a fase de conti-

TABELA 29.1 ■ Nove princípios para o manejo do episódio de depressão maior

Estabeleça metas claras para o tratamento
Investigue e trate as condições clínicas comórbidas
Avalie o risco de suicídio
Tente estabelecer uma aliança terapêutica
Considere a possibilidade de uma psicoterapia
Escolha o antidepressivo mais apropriado para cada caso
Fortaleça a adesão do paciente ao regime de tratamento
Monitore cada passo do tratamento no acompanhamento do paciente
Mantenha o tratamento durante o tempo adequado

Adaptada de Kennedy et al., 2004.

nuação tem como objetivo evitar as recaídas e dura cerca de 4 a 9 meses; a fase de manutenção deve prevenir a recorrência de novos episódios e pode se prolongar por 1 ano ou mais. A fase de continuação compreende o período entre a resposta e a recuperação.[8]

Para a criação de uma linguagem comum e a compreensão dos passos no tratamento da depressão, Frank e cols.[9] também sugeriram conceitos operacionais para descrever o estado dos pacientes nas diferentes fases de sua doença. São eles: resposta, remissão, recaída, recuperação e recorrência. Define-se resposta como a redução significativa na intensidade dos sintomas, que ocorre dentro do primeiro mês após o início do tratamento (sem eliminação total dos sintomas). Remissão é um período curto durante o qual uma melhora é observada e o indivíduo se encontra virtualmente assintomático; ocorre em torno do segundo mês de tratamento. O termo recuperação foi proposto para descrever o período de remissão mantida. Segundo o *Manual de Diagnóstico e Estatística dos Transtornos Mentais* da Associação Psiquiátrica Americana, na quarta edição revisada,[10] são necessários pelo menos 2 meses de remissão completa para que seja usado o termo recuperação. A palavra recaída é usada para descrever a piora dos sintomas após ter sido obtida a resposta ou a remissão de um mesmo episódio depressivo. Recorrência, por sua vez, denota aparecimento de um novo episódio depressivo.[11]

Os objetivos do tratamento da depressão maior devem ser: tratar o episódio agudo sem deixar sintomas residuais, melhorar a qualidade de vida do indivíduo e prevenir recaídas e recorrências. Em muitas situações, torna-se difícil determinar se o paciente está melhor ou ainda doente, e a medida da funcionalidade pré-mórbida pode ser útil nessa avaliação. Em pesquisas, utilizam-se escalas que medem a intensidade dos sintomas depressivos antes, durante e após períodos específicos do tratamento, promovendo uma medida da gravidade da depressão. Considera-se como resposta uma redução de 50% ou mais nos escores de 24 itens da Escala de Hamilton para Depressão (HAM-D) e escores menores ou iguais a sete são considerados critérios de remissão. Com relação às escalas de depressão de Montgomery-Asberg (MADRS) e aos 24 itens do inventário de Beck, escores abaixo de dez são considerados índices de remissão.[11]

Em geral, o tratamento das depressões baseia-se em intervenções psicoterápicas e/ou biológicas, como uso de psicofármacos, eletroconvulsoterapia (ECT), fototerapia (reservada para as depressões sazonais de inverno), a estimulação magnética transcraniana e, mais recentemente, a estimulação vagal. As psicoterapias isoladas, principalmente a cognitivo-comportamental (TCC) e a interpessoal, têm sido indicadas para os casos leves e até moderados, porém para as depres-

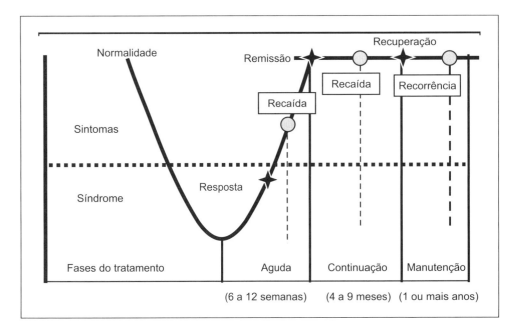

FIGURA 29.1 ■ Fase do tratamento do episódio depressivo (Kupfer, 1991).

sões graves resultados mais satisfatórios são obtidos com a utilização de tratamentos farmacológicos, essencialmente o uso de antidepressivos (AD) e ECT. Um ensaio clínico randomizado (ECR), comparando TCC, psicoterapia breve e terapia medicamentosa isolada em pacientes com transtorno depressivo maior (TDM) crônicos (> 2 anos de doença) não responsivos ou parcialmente responsivos à terapia medicamentosa evidenciou que não existe diferença significativamente estatística entre a combinação de TCC + medicamento, psicoterapia breve + medicamento ou medicamento isolado em doses otimizadas.[12] Não existem, contudo, evidências consistentes que demonstrem a eficácia da terapia psicodinâmica no tratamento da depressão maior.[13]

Os resultados de uma metanálise recente apontam a técnica "Coping With Depression" (CWD) como uma intervenção psicoeducacional estruturada, embasada na psicoterapia cognitivo-comportamental, como um tratamento flexível que pode ser adaptado facilmente para diferentes populações no tratamento e na prevenção da depressão. O tratamento desenvolvido por Lewinsohn e cols. no final dos anos 1970 apresenta características específicas, como o protocolo de tratamento padronizado, no qual o terapeuta trabalha como um instrutor e o paciente como um estudante, o que propõe desenvolver maior controle em diferentes circunstâncias por parte do paciente. Nessa intervenção, o paciente aprende habilidades sociais que podem ajudá-lo a desenvolver resiliência diante dos sintomas da depressão. Apesar de estudos apontarem 38% de redução das chances de desenvolver TDM em sujeitos que participaram de intervenção preventiva do CWD em relação aos que não participaram dessa intervenção, alguns achados sugerem que CWD pode ser menos eficaz do que outras psicoterapias em adultos depressivos. No entanto, a mesma metanálise que avaliou essa intervenção também apresenta estudos que comparam diretamente o CWD com outras psicoterapias e que não apresentaram diferenças significativas no tamanho do efeito dos dois tipos de amostras. Esse achado pode estar relacionado ao fato de que muitos estudos com CWD foram conduzidos com populações complexas (mulheres com baixos rendimentos, latino-americanos idosos, pessoas que não procuram tratamento por algum problema), o que pode resultar na média de tamanho do efeito menor. Algumas críticas são tecidas em relação ao método dos estudos com CWD, como o número reduzido de estudos controlados que comparem sua eficácia com medicamentos AD e outros tratamentos psicológicos e a possível ausência de efetividade em diferentes grupos e tipos de pacientes, o que sugere a necessidade de mais pesquisas relacionadas ao tema.[14]

Atualmente, entre os tratamentos biológicos, a utilização de AD tem sido largamente difundida, e uma grande variedade deles está disponível no mercado, mas sua utilização clínica torna-se muitas vezes limitada por seus efeitos adversos, embora os compostos mais novos, excluindo tricíclicos e inibidores da monoaminoxidase (IMAO), apresentem como vantagens maior tolerabilidade, facilidade de uso (dose única diária) e maior segurança em doses elevadas, com menor risco de toxicidade e letalidade; aspectos estes importantes para os pacientes com potencial suicida elevado. Entretanto, com relação ao início de ação desses medicamentos, que só ocorre a partir da segunda semana de tratamento, parece não haver diferenças entre todos eles. A melhora de alguns sintomas, antes desse tempo, relatada para alguns AD pode se dever apenas às propriedades sedativas ou estimulantes das diferentes substâncias, e não ao efeito terapêutico em si. Além disso, fatores como subtipo de depressão (melancólica ou psicótica; aguda ou crônica), presença de comorbidades psiquiátricas e não psiquiátricas, uso abusivo ou dependência de substâncias podem interferir nesse início de resposta à farmacoterapia.[15]

Assim, como todos os AD são considerados eficazes no tratamento da depressão maior, sua escolha deve basear-se em cinco fatores clinicamente relevantes para seleção do medicamento: segurança, tolerabilidade, eficácia, preço e simplicidade de uso. A segurança refere-se à faixa terapêutica, ao risco de efeitos adversos graves e às interações medicamentosas graves. Tolerabilidade corresponde ao perfil de efeitos adversos em geral e que pode comprometer a adesão ao tratamento. Eficácia corresponde ao espectro de ação, à taxa de resposta, à manutenção e à prevenção de recaídas. Com relação ao preço, deve-se avaliar a relação custo-benefício. Por último está a simplicidade, que corresponde à facilidade de administração. Como a resposta terapêutica usualmente é obtida entre a quarta e a sexta semana de uso, a utilização de outras medicações para alívio mais imediato de sintomas perturbadores pode estar indicada – hipnóticos e/ou ansiolíticos para insônia e ansiedade – especialmente nas primeiras semanas de tratamento.[13]

A escolha do AD começa pela especificação do quadro depressivo. Em seguida, escolhe-se o medicamento que tenha o melhor nível de evidência para aquele quadro específico. O nível de evidência é um parâmetro clínico baseado em estudos científicos que avaliam a eficácia de um medicamento ou procedimento no tratamento de determinada patologia. Maior nível de evidência é considerado o mais consistente, pois baseia-se, principalmente, em resultados de ensaios clínicos duplo-cegos, randomizados, controlados com placebo.[7]

Com base em evidências, no tratamento do transtorno depressivo recorrente os AD recomendados em primeira linha são inibidores seletivos da recaptação de serotonina (ISRS), de mecanismo duplo, inibidores da recaptação de serotonina e noradrenalina (IRSN), além de novos agentes, pois têm melhores segurança e perfis de tolerabilidade do que medicamentos como os antidepressivos tricíclicos (ADT) e os IMAO.[7] Nos casos de maior gravidade ou em pacientes hospitalizados, sugerem-se os ADT, em particular a amitriptilina e a clomipramina (considerar, nesses casos, também a segurança e a tolerabilidade). No caso de episódio depressivo com sintomas atípicos (hiperfagia, hipersônia, fadiga, variação diurna de humor tipo B, preferência por carboidratos) recomendam-se os ISRS, mais especificamente a fluoxetina e a sertralina, e o IMAO moclobemida. Na depressão com características melancólicas (despertar precoce matinal, variação diurna de humor tipo A, sentimento de culpa etc.) entrariam a paroxetina e a venlafaxina, seguidas pelos ADT, como primeiras opções. Na presença de sintomas psicóticos, recomenda-se, em primeira instância, a associação de um antipsicótico atípico (olanzapina ou risperidona) mais IRSN ou ISRS; ou a realização da eletroconvulsoterapia. Nas depressões ansiosas, as sugestões de tratamento são: mirtazapina, paroxetina, sertralina, venlafaxina e moclobemida. Como segunda opção temos a amitriptilina, a fluvoxamina, a imipramina e a trazodona. Em linhas gerais, acredita-se que os AD de mecanismo dual em doses elevadas e os ADT sejam mais eficazes nas depressões graves.[7] Desde 2000, há pelo menos sete metanálises para examinar a segurança dos AD durante a gravidez. Alguns estudos concluíram que os ISRS e os mais novos AD não tinham riscos de grandes[16] ou menores[17] malformações, porém encontraram evidências de que ISRS no final da gestação foram associados com efeitos adversos sutis (superestimulação serotonérgica, síndrome de abstinência e efeitos neurocomportamentais a longo prazo) em recém-nascidos.[16] Os novos AD estão associados com risco aumentado de abortos espontâneos.[17,18] O uso de ISRS durante a gravidez tardia também tem sido associado com hipertensão pulmonar persistente em recém-nascidos em alguns estudos,[19] mas não em outros,[20] e não estão disponíveis metanálises recentes.

Com relação ao perfil seguro de toxicidade em doses elevadas e boa tolerabilidade, os novos AD também são os mais recomendados. Por apresentarem ausência de afinidade pelos receptores α_1-adrenérgicos e muscarínicos, são bem tolerados por pacientes cardiopatas, com hipertrofia de próstata e glaucoma de ângulo fechado. Além dos ISRS, e dos IRSN, os inibidores de recaptação de noradrenalina e dopamina (IRND), os inibidores seletivos de recaptação de noradrenalina (ISRN) e o AD noradrenérgico e serotonérgico mirtazapina também têm sido muito utilizados no tratamento da depressão maior (Tabela 29.2). Quando usados regularmente, esses novos compostos atingem estado de equilíbrio entre 7 e 10 dias depois de iniciado o tratamento.[21]

Três revisões sistemáticas, publicadas desde 2001, não encontraram diferenças de tolerabilidade e eficácia entre os vários AD considerados de segunda geração, todas com nível 1 no suporte à eficácia.[22,23] Portanto, a maioria dos AD de segunda geração pode ser considerada medicamento de primeira linha para TDM.

Os ADT são recomendados como AD de segunda linha por causa da tolerabilidade e da segurança, e os IMAO são considerados de terceira linha por causa de sua tolerabilidade, questões de segurança alimentar e restrições a outras medicações. A trazodona também é considerada AD de segunda linha, pois tem como efeito colateral a sedação em doses terapêuticas. Adicionalmente, alguns estudos randomizados demonstraram a eficácia dos antipsicóticos atípicos para tratamento de depressão maior não psicótica.[24,25]

Em termos gerais, a escolha da medicação de primeira linha ainda depende da avaliação individual e da congruência dos fatores clínicos, incluindo segurança, tolerabilidade, eficácia, preço e simplicidade em seu uso (Tabela 29.2).

As taxas de recaída em pacientes usando AD são significativamente maiores entre aqueles que não tiveram desaparecimento total dos sintomas na fase aguda; sendo assim, o objetivo deve ser a eliminação completa dos sintomas. Por outro lado, a falta de adesão ao tratamento e a perda de eficácia do AD são as causas mais comuns de recaída durante a fase de continuação. Essa perda de eficácia tem sido atribuída a um provável desaparecimento do efeito placebo ou por efeito de taquifilaxia, tal qual descrito para os casos de asma e epilepsia, e que denotaria uma adaptação do SNC ao AD, anulando as mudanças neuroquímicas centrais atingidas por eles. Outros fatores importantes são a falta de suporte familiar e a presença de estressores psicossociais na fase de continuação.[11]

A forma mais adequada de prevenir recorrências consiste na manutenção de uma medicação na dose terapêutica total usada na fase aguda por tempo indeterminado, após o final da fase de continuação. Embora não estejam disponíveis dados de estudos controlados sobre o benefício do tratamento em longo prazo (> 3 anos), pesquisadores sugerem a manutenção do tratamento ao longo da vida para aqueles com depressões recorrentes (presença de três ou mais episódios ao longo da vida, pacientes > 65 anos, entre outros) (Tabela 29.3).[7]

As justificativas para o uso prolongado do AD baseiam-se nas observações de que a suspensão deste depois de 6 a 8 semanas de tratamento leva à recaída mais de 50% dos indivíduos. Além disso, sabe-se que de um a dois terços das recorrências acontecem dentro do primeiro ano após um episódio depressivo. Na fase de manutenção, na qual o paciente já se encontra recuperado de seu episódio prévio, a psicoterapia interpessoal e a TCC também parecem diminuir o risco de recorrência.[11,26]

Com relação à primeira recomendação da Tabela 29.3, vale lembrar que o tratamento de um primeiro episódio depressivo (único) difere bastante da depressão recorrente. No caso do episódio único, se considerarmos, em termos de du-

TABELA 29.2 ■ Resumo de informações dos antidepressivos no Brasil

Antidepressivos	Mecanismo	Meia-vida	Faixa terapêutica
Recomendações de 1ª linha			
Agomelatina (Valdoxan)	Receptores de melatonina	2 a 4 horas	25 a 50mg
Bupropiona (Wellbutrin)	IRND	21 horas	300mg
Citalopram (Cipramil)	ISRS	33 horas	20 a 60mg
Desvenlafaxina (Pristiq)	IRSN	11 a 26 horas	50 a 100mg
Duloxetina (Cymbalta)	IRSN	9 a 19 horas	60 a 120mg
Escitalopram (Lexapro)	ISRS	37 horas	10 a 20mg
Fluoxetina (Prozac)	ISRS	1 a 4 dias	20 a 40mg
Fluvoxamina (Luvox)	ISRS	15 horas	100 a 300mg
Minalciprano (Ixel)	IRSN	8 horas	100 a 200mg
Mirtazapina (Remeron)	ANASE	20 a 40 horas	30 a 45mg
Moclobemida (Aurorix)	IMAO	1 a 2 horas	300 a 600mg
Paroxetina (Aropax)	ISRS	24 horas	20 a 50mg
Sertralina (Zoloft)	ISRS	26 horas	50 a 150mg
Trazodona (Donaren)	ISRS, antagonista receptores 5-HT$_2$	5 a 9 horas	150 a 600mg
Venlafaxina (Efexor)	IRSN	5 a 7 horas	75 a 375mg
Recomendações de 2ª linha			
Amitriptilina (Tryptanol)	ADT	31 a 46 horas	75 a 200mg
Clomipramina (Anafranil)	ADT	22 a 84 horas	100 a 250mg
Imipramina (Tofranil)	ADT	76 a 95 horas	100 a 250mg
Nortriptilina (Parmelor)	ADT	18 a 93 horas	75 a 150mg
Recomendações de 3ª linha			
Tranilcipromina (Parnate)	IMAO	1 a 3 horas	30 a 60mg

Adaptada do CANMAT, 2009.

TABELA 29.3 ■ Recomendações para o tratamento de manutenção do transtorno depressivo maior (Kennedy et al., 2004)

Recomendações	Nível de evidência
Todos os pacientes devem continuar o tratamento por pelo menos 6 meses após remissão total dos sintomas	1
Pacientes com os seguintes fatores de risco necessitam de tratamento de manutenção por pelo menos 2 anos e alguns por toda a vida: episódios crônicos, graves, resistentes, frequentes (dois nos últimos 2 anos), recorrentes (três ou mais ao longo da vida), idade ≥ 65 anos	2
Dose de manutenção igual à da fase aguda	2
Em caso de decisão pela suspensão do AD, fazê-lo lentamente	3
Esclarecimento sobre os sinais iniciais de recaída e seguimento regular a cada 2 ou 3 meses	3
Psicoterapia, a exemplo da TCC, pode ajudar a prevenir recaídas	2
Comorbidades psiquiátricas e não psiquiátricas devem ser tratadas e programas de reabilitação podem ser úteis	3

ração do tempo de tratamento, a data de início do AD, o período em uso para atingir a remissão total, e acrescendo mais os 6 meses de continuação após esta, o tempo total de uso do AD pode prolongar-se até 1 ano, tempo muitas vezes não respeitado no seguimento desses pacientes.[7] Além disso, em alguns centros, recomenda-se que a fase de continuação se estenda por 1 ano, e não apenas por 6 meses.[13]

Quando a melhora com o uso de AD não ocorre de maneira satisfatória, dispomos de algumas estratégias para melhorar esse insucesso. A primeira delas seria um reajuste de dose, aumentando o AD em uso até seu nível máximo terapêutico. Outra possibilidade é o acréscimo de uma segunda substância (não AD) para potencializar a ação do AD em uso (chamada estratégia de potencialização), como lítio, hormônio tireoidiano (T_3), buspirona, psicoestimulantes, olanzapina e, mais recentemente, pramipexole e modafinil. Outra estratégia utilizada para melhorar a eficácia do tratamento consiste na combinação de dois AD de diferentes mecanismos de ação, como ISRS mais bupropiona ou ISRS mais mirtazapina, embora ainda não haja evidências suficientes para determinar se essa opção seria melhor do que a troca imediata por outro AD. A combinação também tem sido recomendada entre psicoterapia e farmacoterapia.[11,27,28]

Um estudo de Thase e cols.[29] mostrou que a associação de terapia interpessoal mais medicação foi mais eficaz do que a terapia isolada. Keller e cols.[30] demonstraram que a combinação de TCC com nefazodona foi mais eficaz do que cada um deles em monoterapia, na depressão crônica. Uma outra pesquisa demonstrou que a associação entre TCC e farmacoterapia diminuiu o risco de recaídas e recorrências ao longo de 2 anos de observação.[31]

Ainda há controvérsias se os AD de mecanismo duplo, como mirtazapina, venlafaxina e duloxetina, seriam mais eficazes do que os inibidores seletivos e se teriam um início de ação mais rápido. A comparação entre vários estudos que avaliaram a eficácia de mirtazapina *versus* ISRS evidenciou que a mirtazapina apresentava início mais rápido de ação, observado na primeira semana de tratamento.[32] Ademais, uma metanálise comparando a venlafaxina com os ISRS (fluoxetina, paroxetina e fluvoxamina) ou placebo no tratamento da depressão maior recorrente demonstrou superioridade da venlafaxina em relação aos ISRS, com nível de tolerabilidade semelhante entre eles.[33] Uma metanálise subsequente, avaliando venlafaxina e ISRS e também mostrou resultados semelhantes.[34] Recentemente, no entanto, um estudo randomizado, duplo-cego, comparando venlafaxina (225mg/dia) com escitalopram (20mg/dia), não apresentou diferença de eficácia entre eles, revelando que o escitalopram foi mais bem tolerado.[35] Um outro trabalho, comparando venlafaxina (75 a 150mg/dia) com escitalopram (10 a 20mg/dia) em pacientes com depressão provenientes de um centro de atenção primária, também não mostrou diferença entre essas duas substâncias em relação à eficácia.[36]

Anormalidades circadianas, entre elas tempo e arquitetura do sono, temperatura corporal e ciclos hormonais, têm sido reconhecidas como características de uma grande variedade de transtornos de humor.[37] Evidências recentes de estudos pré-clínicos[17,18,38,39] e clínicos[18,19,40,41] sugerem que a agomelatina, um agonista específico dos receptores melatonérgico 1 (MT_1) e melatonérgico 2 (MT_2) e um antagonista de receptores $5-HT_{2C}$, tem propriedades antidepressivas promissoras.

Como um antidepressivo, com efeitos únicos nos receptores melatonérgicos e serotoninérgicos $5-HT_{2C}$, a agomelatina pode representar um avanço promissor no tratamento do TDM. Por não ser mediada pelo mesmo mecanismo de ação dos antidepressivos disponíveis, a agomelatina apresenta baixa ocorrência de efeitos adversos associados à inibição da recaptação de serotonina. Além disso, o tratamento crônico com agomelatina não causa mudanças adaptativas na atividade dos receptores pré e pós-sinápticos de $5-HT_{1A}$.[37] A agomelatina é aprovada pela ANVISA e na União Europeia para tratamento do TDM; contudo, encontra-se em estudo fase 3 pelo FDA: ECR, multicêntrico, duplo-cego, comparado com placebo, para avaliar eficácia, segurança e tolerabilidade no TDM.[37]

Estudos randomizados, duplo-cegos, comparados a placebo, examinando a eficácia e a efetividade de diferentes doses de agomelatina, demonstraram que uma dose diária de 25 a 50mg é efetiva no tratamento do TDM. Já estudos randomizados, duplo-cegos, comparando-a à venlafaxina, demonstraram que no tratamento a curto prazo, apesar de apresentar eficácia comparável, a agomelatina é mais bem tolerada e apresenta um perfil de efeitos adversos mais favorável, incluindo menor incidência de disfunção sexual, ganho de peso, síndrome serotonérgica e efeitos adversos gastrointestinais. Adicionalmente, parecem não ocorrer sintomas de descontinuação relacionados à agomelatina.[37]

Apesar dos avanços obtidos no tratamento da depressão e do bem estabelecido conhecimento de que interrupções precoces e subdosagens representam um prejuízo para o prognóstico da depressão, um terço dos pacientes suspende o AD no primeiro mês de tratamento e cerca de 44% deles suspenderão o tratamento dentro de 3 meses.[11]

Não existem estudos controlados que avaliem o porquê da descontinuação precoce, porém o que é mais frequentemente relatado pelos pacientes é a intolerância aos eventos adversos agudos. Nesse aspecto, as formulações de liberação controlada (venlafaxina XR, paroxetina CR e bupropiona SR), por proporcionarem atenuação do pico plasmático, quando comparadas aos agentes convencionais, causam menos efeitos adversos, facilitando a adesão inicial ao tratamento. Efeitos que surgem com a continuidade do tratamento também são responsáveis pelo abandono do AD, como ganho de peso e disfunção sexual.[42,43] Outra estratégia que ajuda a aumentar a adesão na fase aguda da depressão consiste no acompanhamento semanal do paciente até a estabilização do quadro para monitoração clínica e esclarecimentos relativos à doença.[44]

Medidas preventivas de orientação e educação, como comunicar aos pacientes que os AD não causam dependência, que nos primeiros dias de uso alguns efeitos adversos leves podem surgir, os quais na maioria dos casos são transitórios, que qualquer medicamento deve ser tomado segundo a prescrição médica e que não podem ser suspensos abruptamente por causarem síndrome de descontinuação, auxiliam a redução da descontinuação ao tratamento, além de aumentarem a aliança terapêutica. Caracterizam, habitualmente, a síndrome de descontinuação os seguintes sintomas: náusea, sudorese, tontura, mal-estar inespecífico e cefaleia, a qual pode durar até 3 semanas.[13]

Assim sendo, a despeito do avanço que representou a farmacoterapia da depressão, seja em um primeiro episódio, seja em quadros recorrentes ou cronificados, recomendamos que qualquer intervenção medicamentosa esteja respaldada não somente pelo conhecimento técnico relativo ao fármaco, mas também associada a elementos de uma boa relação médico-paciente.

REFERÊNCIAS

1. Kessler RC, McGonagle KA, Zhoa S, Nelson CB, Huges M, Eshleman S. Lifetime and 12-month prevalence of DSM-III-R psychiatric disorders in the United States: results from the National Comorbitity Survey. Arch Gen Psychiatry 1994; 51:8-19.
2. Crown WH, Finkeslstein S, Bernet ER et al. The impact of treatment-resistant depression on health care utilization and costs. J Clin Psychiatry 2002; 63:963-71.
3. Dunner DL. Acute and maintenance treatment of chronic depression. J Clin Psychiatry 2001; 62:10-6.
4. Nierenberg AA. Long-term management of chronic depression. J Clin Psychiatry 2001; 62:17-21.
5. Krell HV, Leucher AF, Morgan M, Cook IA, Abrams L. Subject expectations of treatment effectiviness and outcome of treatment with an experimental antidepressant. J Clin Psychiatry 2004 65:1174-9.
6. Gwynn RC, McQuistion HL, McVeigh KH, Garg RK, Frieden TR, Thorpe LE. Prevalence, diagnosis and treatment of depression and generalized anxiety disorder in a diverse urban community. Psychiatry Serv 2008; 59:641-7.
7. Kennedy SH, Lam RW, Nutt DJ, Thase ME. Treating depression effectively. Applying clinical guidelines. London: Martin Dunitz, 2004.
8. Kupfer DJ. Lon-term treatment of depression. J Clin Psychiatry 1991; 52;28-34.
9. Frank E, Prien RF, Jarrett RB et al. Conceptualizacion and rationale for consensus definitions of terms in major depressive disorder. Arch Gen Psychiatry 1991 Sep; 48(9):851-5.
10. American Psychiatric Association. Diagnostic and Statistical Manual of Mental Disorders, Fourth Edition, Text Revision. (DSM-IV-TR). Washington, DC: American Psychiatric Association, 2000.
11. Thase M. Achieving remission and managing relapse in depression. J Clin Psychiatry 2003; 64:3-7.
12. Kocsis JH, Gelenberg AJ, Rothbaum BO et al. Cognitive behavioral analysis system of psychotherapy and brief supportive psychotherapy for augmentation of antidepressant nonresponse in chronic depression. Arch Gen Psychiatry 2009 Nov; 66(11):1178-88.
13. Royal Australian and New Zealand College of Psychiatrists Clinical Practice Guidelines Team for Depression. (RANZCP CPG). Australian and New Zealand clinical practice guidelines for the treatment of depression (RANZCP CPG). Australian and New Zealand Journal of Psychiatry 2004; 38:389-407.
14. Cuijpers P, Muñoz RF, Clarke GN, Lewinsohn PM. Psychoeducational treatment and prevention of depression: the "coping with depression" course thirty years later. Clinical Psychology Review 2009; 29:449-58.
15. Gelemberg AJ, Chesen CL. How fast are antidepressants? J Clin Psychiatry 2000; 61:712-21.
16. Lattimore KA, Donn SM, Kaciroti N, Kemper AR, Neal CR Jr, Vazquez DM. Selective serotonin reuptake inhibitor (SSRI) use during pregnancy and effects on the fetus and newborn: a meta-analysis. J Perinatol 2005 Sep; 25(9):595-604.
17. Rahimi R, Nikfar S, Abdollahi M. Pregnancy outcomes following exposure to serotonin reuptake inhibitors: a meta-analysis of clinical trials. Reproductive Toxicology 2006; 22:571-5.
18. Hemels ME, Einarson A, Koren G, Lanctôt KL, Einarson TR. Antidepressant use during pregnancy and the rates of spontaneous abortions: a meta-analysis. Ann Pharmacother 2005 May; 39(5):803-9. Epub 2005 Mar 22.
19. Chambers CD, Hernandez-Diaz S, Van Marter LJ et al. Selective serotonin-reuptake inhibitors and risk of persistent pulmonary hypertension of the newborn. N Engl J Med 2006 Feb 9; 354(6):579-87.
20. Andrade SE, McPhillips H, Loren D et al. Antidepressant medication use and risk of persistent pulmonary hypertension of the newborn. Pharmacoepidemiol Drug Saf 2009 Mar; 18(3):246-52.
21. Miranda-Scippa AMA, De Oliveira IR. Antidepressivos. In: Penildon Silva. Farmacologia. 6 ed. Rio de Janeiro: Guanabara Koogan, 2002:328-44.
22. Gartlehner G, Thieda P, Hansen RA et al. Comparative risk for harms of second-generation antidepressants: a systematic review and meta-analysis. Drug Saf 2008; 31(10):851-65.
23. Sartorius N, Baghai TC, Baldwin DS et al. Antidepressant medications and other treatments of depressive disorders: a CINP Task Force report based on a review of evidence. Int J Neuropsychopharmacol 2007 Dec; 10 Suppl 1:S1-207.
24. Datto C, Lam RW, Lepola U et al.. Double blind study of extended release quetiapine fumarate XR monotherapy for maintenance treatmentof MDD (abstract). Program and abstracts of the American Psychiatric Association 161st Annual Meeting; May 3-8, 2008; Washington, DC, Abstract NR3-017.
25. Cutler AJ, Montgomery SA, Feifel D, Lazarus A, Aström M, Brecher M. Extended release quetiapine fumarate monotherapy in major depressive disorder: a placebo- and duloxetine-controlled study. J Clin Psychiatry 2009 Apr; 70(4):526-39. Epub 2009 Apr 7.
26. DeRubeis RJ, Gelfand LA, Tang TZ, Simons AD. Medications versus cognitive behavior therapy for severely depressed outpa-

tients: meta-analysis of four randomized comparisons. Am J Psychiatry 1999; 156:1007-13.
27. Keller MB. Remission versus response: the new goal standard of antidepressant care. J Clin Psychiatry 2004; 65:53-9.
28. Schwartz TL, Azhar N, Cole K et al. An open-label study of adjunctive modafinil in patients with sedation related to serotonergic antidepressant therapy. J Clin Psychiatry 2004; 65:1223-7.
29. Thase ME, Greenhouse JB, Frank E et al. Treatment of major depression with psychotherapy or psychotherapy-pharmachotherapy combinations. Arch Gen Psychiatry 1997 Nov; 54(11): 1009-15.
30. Keller MB, McCullough JP, Klein DN et al. A comparison of nefazodone, the cognitive behavioral-analysis system of psychotherapy, and theier combination for the treatment of chronic depression. N Engl J Med 2000; 61:51-7.
31. Fava GA, Rafanelli C, Grandi S, Conti S, Belluardo P. Prevention of recurrent of depression with cognitive behavioral therapy. Arch Gen Psychiatry 1988; 55:816-20.
32. Quitkin FM, Taylor PT, Phil M, Kremer C. Does mirtazapine have a more rapid onset than SSRIs? J Clin Psychiatry 2001; 62:358-61.
33. Thase ME, Entsuah AR, Rudolph RL. Remission rates during treatment with venlafaxine or selective reuptake inhibitors. Br J Psychiatry 2001; 178:234-41.
34. Smith D, Dempster C, Glanvile J, Freemantle N, Anderson I. Efficacy and tolerability of venlafaxine compared with selective serotonin reuptake inhibitors and other antidepressants: a meta-analysis. Br J Psychiatry 2002; 180:396-404.
35. Bielski RJ, Ventura D, Chang C. A double-blind comparison of escitalopram and venlafaxine extended release in the treatment of major depressive disorder. J Clin Psychiatry 2004; 65:1190-6.
36. Montgomery SA, Husom AKT, Bothmer J. A randomized study comparing escitalopram with venlafaxine XR in primary care patients with major depressive disorder. Neuropsychobiology 2004; 50:57-64.
37. Kasper S, Hamon M. Beyond the monoaminergic hypothesis: agomelatine, a new antidepressant with an innovative mechanism of action. World J Biol Psychiatry 2009; 10(2):117-26.
38. Barden N, Shink E, Labbé M, Vacher R, Rochford J, Mocaër E. Antidepressant action of agomelatine (S 20098) in a transgenic mouse model. Progress in Neuro-Psychopharmacology & Biological Psychiatry 2005; 29:908-16.
39. Bertaina-Anglade V, Drieu la Rochelle C, Boyer PA, Mocaër E. Antidepressant-like effects of agomelatine (S 20098) in the learned helplessness model. Behavioural Pharmacology Dec 2006; 17(8):703-13.
40. Lôo H, Hale A, D'Haenen H. Determination of the dose of agomelatine, a melatoninergic agonist and selective 5-HT(2C) antagonist, in the treatment of major depressive disorder: a placebo-controlled dose range study. Int Clin Psychopharmacol 2002 Sep; 17(5):239-47.
41. Kennedy SH, Emsley R. Placebo-controlled trial of agomelatine in the treatment of major depressive disorder. European Neuropsychopharmacology 2006; 16:93-100.
42. Nemeroff CB. Improving antidepressant adherence. J Clin Psychiatry 2003; 64:25-30.
43. De Vane CL. Immediate-release versus controlled-release formulations: pharmachokinetics of newer antidepressants in relation to nausea. J Clin Psychiatry 2003; 64:14-9.
44. Schulberg HC, Block MR, Madonia MJ et.al. Treating major depression in primare care practice. eight-month clinical outcomes. Arch Gen Psychiatry 1996; 53:913-9.

Tratamento da Depressão Resistente a Tratamentos

Doris Hupfeld Moreno • Ricardo Alberto Moreno

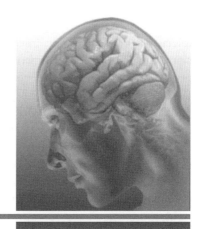

INTRODUÇÃO

Apesar dos avanços na terapêutica antidepressiva, em ensaios clínicos, 30% a 40% dos deprimidos não respondem aos antidepressivos (AD) e 60% a 70% não remitem por completo, apesar de adequadas adesão, doses e duração de um AD (Fagiolini & Kupfer, 2003), como foi recentemente corroborado pelo estudo multicêntrico STAR-D (*Sequenced Treatment Alternatives to Relieve Depression*) do Instituto Nacional de Saúde Mental dos EUA (Rush et al., 2009). Em função da elevada prevalência na população geral, do sofrimento pessoal e familiar, da baixa procura por atendimento e da dificuldade para atingir a recuperação, além dos custos financeiros envolvidos, a depressão representa um grave problema de saúde pública (Rush et al., 2003). A determinação de estratégias de abordagem nas depressões de difícil tratamento ajudaria a reduzir esse ônus.

Em termos gerais, a depressão resistente a tratamentos (DRT) caracteriza-se pela resposta insatisfatória ao tratamento antidepressivo adequado, ou seja, em doses e por tempo suficientes, de um episódio depressivo unipolar (Fava, 2003). O termo depressão "resistente" não caracteriza um novo subtipo depressivo, mas apenas qualifica determinado e qualquer tipo de depressão como sendo difícil de tratar do ponto de vista medicamentoso (Moreno, 1995).

Vários problemas metodológicos dificultam o estudo da DRT e seu tratamento, a começar pela ausência de uma definição consensual, comprometendo a comparabilidade dos resultados dos estudos. Além disso, há divergências quanto ao que considerar um "ensaio antidepressivo adequado": a quantos e quais tratamentos deve o paciente ter falhado na resposta? O que é uma resposta adequada? Quais doses seriam satisfatórias e durante quanto tempo o ensaio deve ser mantido?

Neste capítulo serão discutidas as definições de DRT e revisadas as estratégias terapêuticas medicamentosas mais consistentes disponíveis até o momento.

DEFINIÇÃO DE DEPRESSÃO RESISTENTE

Qualquer proposta de definição permanece dependente e limitada às possibilidades terapêuticas vigentes à época das evidências, podendo se modificar à medida que surgem novos compostos antidepressivos (Moreno, 1995). Existem inúmeras definições propostas até o momento, e a mera especificação dos critérios de resistência ajuda a determinar estratégias sequenciais de tratamento para cada paciente. No Grupo de Estudos de Doenças Afetivas (GRUDA) do Instituto de Psiquiatria do Hospital das Clínicas da Faculdade de Medicina da Universidade de São Paulo (IPq-HC-FMUSP), a primeira definição adotada baseava-se na ausência de resposta a um antidepressivo tricíclico (ADT) e um inibidor da monoaminoxidase (IMAO) (Moreno & Moreno, 1993). Com a introdução da fluoxetina (FLU) no arsenal terapêutico e evidências de resposta diferencial dependendo do subtipo depressivo, a DRT passou a ser definida por episódio depressivo em paciente que não obteve melhora ou respondeu parcialmente a pelo menos três tratamentos antidepressivos, incluindo no mínimo um tricíclico; os outros poderiam ser um inibidor seletivo de recaptação de serotonina (ISRS), um IMAO ou eletroconvulsoterapia (ECT). As doses dos antidepressivos deveriam ser equivalentes, respectivamente, a 300mg/dia ou máxima tolerada de imipramina (IMI), a 60mg/dia ou máxima tolerada de FLU ou a 80mg/dia ou máxima tolerada de tranilcipromina (TCP), por pelo menos 8 semanas, sendo ao menos 2 semanas em doses terapêuticas; no caso da ECT, resposta insuficiente a pelo menos dez aplicações bilaterais (Moreno et al., 1994). Posteriormente, o fluxograma de tratamentos incluiu a ausência de resposta a tratamentos específicos para cada subtipo depressivo (depressão atípica, depressão psicótica) e a potencialização por lítio como necessárias antes de se considerar um deprimido resistente, pelas evidências até então acumuladas de eficácia (Moreno, 1995).

À época, sugerimos como tratamento sequencial de deprimidos, antes de considerá-los resistentes, os seguintes:

1. Em caso de episódio depressivo, ADT; caso haja sintomas fóbico-ansiosos proeminentes ou características de depressão atípica, ou se trate de depressão bipolar, cogitar IMAO ou ISRS em primeiro lugar; caso a depressão seja psicótica, adicionar antipsicóticos; se for grave com risco de suicídio, cogitar ECT.
2. Em caso de resposta parcial, potencializar com lítio.
3. Antidepressivo de outra classe diferente da do primeiro utilizado; pode-se repetir um ADT, caso a melhora tenha sido parcial; em seguida, potencializar com lítio.
4. Segunda ou terceira classe de antidepressivos, diferente dos anteriores; dependendo da gravidade, cogitar ECT.

Na falta de recuperação, considerar o paciente resistente e iniciar reavaliação diagnóstica quanto ao subtipo depressivo e à necessidade de psicoterapia associada. Abordar fatores possivelmente relacionados à ausência ou à insuficiência do tratamento.

DOSE E DURAÇÃO DO ANTIDEPRESSIVO

Revisando a literatura acerca de doses adequadas de AD, concluiu-se que a dose de um tratamento adequado deveria atingir 300mg/dia de IMI ou equivalente, ou até 80 mg/dia de TCP ou equivalente (Tabela 30.1) (Moreno, 1995). Entretanto, metabolizadores rápidos de AD, que representam 15% dos deprimidos, necessitam doses bem mais elevadas. Por outro lado, metabolizadores lentos apresentam intolerância a efeitos colaterais em baixas doses e correspondem a 6% dos doentes. A especificação da dose como "máxima tolerada" leva em conta esses 25% de deprimidos. Segundo metanálise sobre a ECT, ela foi superior a todos AD aos quais foi comparada, desde que aplicada adequadamente (Pagnin et al., 2004). A ECT bilateral tem eficácia semelhante em DRT e não resistentes, mas isso não está claro para aplicações unilaterais (Husain et al., 2004). Considerando-se as aplicações bilaterais mais eficazes do que as unilaterais, deve-se garantir uma quantidade mínima de sessões bilaterais de ECT (Tabela 30.1).

TABELA 30.1 ■ Doses adequadas de antidepressivos

Medicação	Dose (mg/dia*)
Nortriptilina	≥ 100
Imipramina	≥ 250
Clomipramina	≥ 250
Amitriptilina	≥ 250
Tranilcipromina	≥ 40
Moclobemida	≥ 600
Fluoxetina	≥ 40
Sertralina	200
Paroxetina	40
Citalopram	≥ 40
Escitalopram	≥ 20
Venlafaxina	≥ 225
Mirtazapina	≥ 45
Milnaciprano	≥ 100
Duloxetina	≥ 60
Bupropiona	≥ 400
Agomelatina	25-50
ECT	≥ 12 total, sendo ao menos 6 bilaterais

* Ou máxima tolerada.

O tempo mínimo de duração de um ensaio adequado deveria ser de 8 semanas (Moreno, 1995), mas era preciso considerar que alguns pacientes são respondedores *lentos*, não *resistentes*. O estudo de Licht e Qvitzau (2002) levantou a importância da duração do ensaio antidepressivo na resposta clínica. Compararam três estratégias terapêuticas duplo-cegas e randomizadas durante 5 semanas adicionais em 295 deprimidos resistentes a um ensaio de 6 semanas de 100mg de sertralina: a manutenção de 100mg/dia de sertralina com placebo, a combinação de mianserina a 100mg de sertralina, e 200mg/dia de sertralina. As duas primeiras opções foram superiores à última, e a manutenção do esquema posológico por mais tempo foi tão eficaz quanto combinar AD. Em amostras naturalísticas, como a do STAR-D, 56% dos pacientes submetidos a 12 semanas de citalopram em estudo aberto somente responderam depois de 8 semanas e 40% atingiram remissão (Trivedi et al., 2006). Se houver melhora de pelo menos 20% após 4 a 6 semanas, o ensaio deverá se estender por mais 2 a 4 semanas, antes da mudança de estratégia (Lam et al., 2009).

Foi necessário ainda determinar quais e quantos tratamentos deveriam falhar antes de o episódio ser considerado resistente. Antes do surgimento dos novos AD, considerava-se resistente o paciente não respondedor a ensaios adequados de tricíclicos, IMAO ou ECT (Moreno, 1995). Roose et al. (1986) realizaram estudo sistematizado em 60 deprimidos melancólicos unipolares não psicóticos internados, com menos de 1 ano de evolução. Utilizaram como critérios de resposta terapêutica a remissão sintomatológica total e doses adequadas de ADT. Após otimização do tratamento, mediante aumentos da dose até a máxima tolerada, os 19% remanescentes se recuperaram com ECT ou IMAO irreversível. Os achados não são extensivos a outras populações, por exemplo, de crônicos ou com mais de 1 ano de evolução, mas ilustram o fato de existirem tratamentos eficazes relativamente pouco utilizados nos dias de hoje.

Na prática, é importante adotar uma sequência de tratamentos suficientemente embasada em evidências, caso não haja resposta a cada AD ou potencialização, independente do número de ensaios necessários para definir DRT.

ESTADIAMENTO DA DRT

Uma vez que se trata da falha na resposta a um ou incontáveis tratamentos, alguns autores preferiram estagiar a DRT e não mais defini-la rigidamente. Thase e Rush (1997) foram os primeiros a propor um estadiamento (Tabela 30.2).

Entretanto, o valor preditivo da resposta terapêutica não foi determinado sistematicamente e assumiu-se que a ausência de resposta a dois agentes de diferentes classes seria mais difícil de tratar que a resistência a dois AD de mesma classe (Fava, 2003). O estadiamento proposto pelo Hospital Geral de Massachussets incluiu as potencializações, evitando assumir hierarquias entre diferentes classes de AD, fornecendo uma pontuação de intensidade da resistência: (1) a ausência de resposta a cada ensaio adequado de pelo menos 6 semanas de um AD gera 1 ponto por ensaio; (2) a otimização da dose, da duração e da potencialização/combinação de cada ensaio aumenta o escore em 0,5 ponto cada um; (3) ECT eleva o escore em 3 pontos (Fava, 2003).

Finalmente, o estadiamento de Maudsley (MSM), do instituto de psiquiatria de mesmo nome, foi o primeiro a determinar a validade preditiva da persistência sintomatológica a curto (Fekadu et al., 2009a) e longo prazo (Fekadu et al., 2009b) (Tabela 30.3). Segundo os autores, o modelo de Thase e Rush, bem como o número de antidepressivos e ECT, não pôde predizer se o paciente estaria deprimido durante metade do tempo de seguimento e quão persistente seria a depressão.

Sugerimos que, independente do critério utilizado, se especifique o grau de resistência mediante a descrição do tipo de AD, de potencializações, doses, tempo de uso, tolerância e resposta terapêutica, pois essas informações nortearão a conduta.

TABELA 30.2 ■ Estadiamento da depressão resistente a tratamento conforme níveis de resistência

Estágio	Resposta terapêutica
1	Ausência de resposta a ensaio adequado de uma classe principal de AD
2	Estágio 1 e ausência de resposta a ensaio adequado com AD de classe diferente do estágio 1
3	Estágio 2 e ausência de resposta a ensaio adequado com ADT
4	Estágio 3 e ausência de resposta a ensaio adequado com IMAO
5	Estágio 4 e ausência de resposta a ensaio adequado (bilateral) com ECT

Fonte: Thase e Rush (1997).

TABELA 30.3 ■ Parâmetros e pontuação do estadiamento de Maudsley

Parâmetro/dimensão	Especificação do parâmetro	Pontos
Duração	Aguda (≤ 12 meses)	1
	Subaguda (13 a 14 meses)	2
	Crônica (> 24 meses)	3
Gravidade dos sintomas (no início do tratamento)	Subsindrômica	
	Sindrômica	
	Leve	2
	Moderada	3
	Grave sem psicose	4
	Grave com psicose	5
Falhas terapêuticas		
Antidepressivos	Nível 1: 1 ou 2 medicações	1
	Nível 2: 3 ou 4 medicações	2
	Nível 3: 5 ou 6 medicações	3
	Nível 4: 7 a 10 medicações	4
	Nível 5: >10 medicações	5
Potencialização	Não usada	0
	Usada	1
ECT	Não usada	0
	Usada	1
Total		(15)

Fonte: Fekadu et al. J Clin Psychiatry 2009; 70:177-84.

FATORES DE RESISTÊNCIA

Antes da discussão dos fatores de resistência, devem ser afastados os de pseudorresistência, em virtude de tratamento inadequado, inapropriado, ou da falta de adesão por quaisquer motivos. O tratamento pode ser inadequado em função de características farmacocinéticas dos medicamentos, no caso de interações medicamentosas e de metabolizadores rápidos ou lentos. Entretanto, o principal e mais prevalente fator de pseudorresistência na prática clínica consiste em considerar unipolar um deprimido com alguma forma de transtorno bipolar ou outro transtorno psiquiátrico (p. ex., orgânico). Um diagnóstico de transtorno afetivo bipolar (TAB) tipo I, tipo II ou atípico deve ser aventado na presença de sintomas sugestivos de bipolaridade (Tabela 30.4) (Katzow et al., 2003). O diagnóstico de TAB é um fator comum de DRT (Fagiolini & Kupfer, 2003; Rybakowski et al., 2009), e a perda "tardia" do efeito antidepressivo (definida por depressão mais de 6 meses após resolução sintomatológica) é significativamente mais comum em TAB do que em unipolares (Sharma et al., 2005). Dos deprimidos unipolares que apresentaram taquifilaxia (ver adiante) em pelo menos dois ensaios com AD, 80% apresentaram evidências de bipolaridade (Sharma et al., 2005). É importante não utilizar excessivamente AD sem combiná-los com estabilizadores do humor para não agravar o prognóstico e a resistência terapêutica de pacientes do espectro bipolar (hipomanias breves, temperamentos ciclotímico e hipertímico), principalmente quando a depressão passou a ter características de "ativação", como agitação psicomotora, ideação suicida, acentuação dos sentimentos de tristeza e culpa (Hantouche et al., 2005).

Esses pacientes apresentam taquifilaxia (Amsterdam et al., 2009), ou seja, perda de resposta a antidepressivos após dias, semanas ou meses de tratamento contínuo: piora do estado clínico em relação ao início do tratamento, resposta rápida em poucos dias e subsequente recaída, relato de sentir-se melhor do que em qualquer época da vida, perda de efeito da medicação em uso, aumento da recorrência dos episódios depressivos, ciclagem para estado misto (agitação/desassossego, irritabilidade hostil, insônia inicial por ativação mental e/ou física, agravamento da sintomatologia depressiva, aumento de impulsividade para fumar, comer, beber/usar drogas etc., entre outros), desenvolvimento de ideação suicida ou angústia extrema (Moreno & Moreno, 2005). A taquifilaxia como perda progressiva da resposta ao AD após sucessivos ensaios terapêuticos foi observada em unipolares (Amsterdam et al., 2009) e deprimidos TAB tipo II (Amsterdam & Shults, 2009). Nos primeiros, a cada novo AD a chance de resposta caiu 20%, e nos bipolares também foi inversamente proporcional ao número de AD, mas não de estabilizadores do humor previamente utilizados. Conforme revisado por Amsterdam e Shults (2009), a taquifilaxia parece ocorrer mais frequentemente no TAB tipo II. Levando em conta que depressões bipolares são mais graves e possivelmente mais propensas à resistência terapêutica, característica agravada pelo risco de ciclagem dos antidepressivos, sugerimos a adoção das propostas terapêuticas para DRT mencionadas mais adiante também nesse grupo de pacientes e a combinação com os estabilizadores do humor convenientes à necessária prevenção de ciclagem. É importante lembrar que os AD cedo ou tarde funcionarão como *instabilizadores* do humor, agravando a depressão (na forma de estado misto depressivo) ou induzindo ciclagem maníaco-hipomaníaca. O tratamento apropriado da depressão bipolar encontra-se descrito no Capítulo 31.

Em nosso meio, outros fatores de pseudorresistência tiveram importância. Em uma amostra com DRT do GRUDA, apenas 5,6% dos deprimidos encaminhados como tal foram considerados de fato resistentes, os demais eram pseudorresistentes por não preencherem os critérios ou por falha diagnóstica (21,3%) (Moreno et al., 1994). O fator mais comum foi intolerância a efeitos colaterais (34%), seguida de baixa adesão (21,3%) e falta da medicação (25,5%), porque o medicamento não estava disponível no mercado ou não havia condições econômicas de adquiri-lo.

TABELA 30.4 ■ Sinais e sintomas sugestivos de bipolaridade

Quadro clínico da depressão:
Sintomas atípicos (hipersônia, hiperfagia)
Queixas depressivas incompatíveis com expressão facial neutra
Qualquer combinação de sintomas maníacos e depressivos
Ativação noturna, não conseguir "desligar"
Maior gravidade, mais queixas, sintomas melancólicos
Características psicóticas: alucinações/ilusões auditivas e/ou visuais
Idade de início mais precoce
Início abrupto; remissão súbita
Início no pós-parto
Personalidade hipertímica
Maior cronicidade
Sazonalidade ou sensibilidade à luminosidade
Períodos de redução do tempo total de sono com aumento de energia
Qualquer comportamento recorrente, impulsivo, descontrolado, impetuoso
História familiar de TAB ou de quaisquer dos itens acima

Fontes: Katzow et al., 2003; Moreno, 2004; Moreno & Moreno, 2005.

Quanto aos fatores de resistência propriamente ditos revisados na literatura (Fava, 2003; Moreno, 1995), vale lembrar que o risco de aparecimento deles em depressões bipolares é maior do que em unipolares, a exemplo da comorbidade psiquiátrica com uso abusivo de álcool e transtornos ansiosos ("depressão ansiosa", transtornos pânico-agorafóbicos, transtorno obsessivo-compulsivo) e de sintomas psicóticos, que exigem a combinação com antipsicóticos (de preferência atípicos) (McElroy, 2004). Até mesmo os preditores de resistência encontrados no STAR-D foram curiosamente os mesmos relatados por deprimidos bipolares, comparados a unipolares (Rush et al., 2009). Os tratamentos utilizados sequencialmente também não levaram em conta características clínicas que favorecessem respostas preferenciais. Por exemplo, a depressão atípica responde mais a IMAO e a ISRS e menos a ADT.

ESTRATÉGIAS DE TRATAMENTO DA DRT

Não é de hoje que deparamos com dificuldades na obtenção de remissão e, nessas circunstâncias, devemos elaborar uma conduta sequencial que facilite a abordagem terapêutica. O primeiro passo é a acurácia do diagnóstico, o segundo é garantir a adesão ao tratamento, o terceiro, levantar os tratamentos anteriores, doses, tempo de uso e tolerância a efeitos colaterais (Moreno, 1995). Por fim, elabora-se uma sequência de tratamentos.

No estudo STAR-D, já citado, foi realizada uma série de ensaios randomizados sequenciais após tratamento inicial de 6 semanas com citalopram em 4.041 adultos com depressão maior não psicótica; muitos deprimidos eram recorrentes ou crônicos (Rush et al., 2009). Somente um terço remitiu, metade dos quais em 6 semanas. No segundo passo, o restante foi alocado em dois grupos, de troca de AD ou potencialização. A troca por AD de mesma classe (sertralina), classe distinta (bupropiona) ou de dupla ação (venlafaxina) resultou em taxas semelhantes de resposta, entre 25% e 27%. A potencialização, seja com bupropiona (39%), seja com buspirona (33%), foi significativamente mais eficaz; mesmo com taxas semelhantes de remissão, a bupropiona reduziu mais os sintomas e foi mais bem tolerada. A potencialização com terapia cognitiva teve eficácia comparável ao tratamento apenas medicamentoso nos dois grupos, troca de AD e potencialização, mas estendeu o tempo até a recaída de 40 para 55 dias. A partir do terceiro passo houve uma queda na taxa de resposta (%), sem diferenciação significativa de uma estratégia em relação à outra: entre mirtazapina (8%) e nortriptilina (12%), ou entre potencialização com lítio (13%) e T$_3$ (25%). No quarto e último passo comparou-se tranilcipromina (14% de resposta) à associação de venlafaxina e mirtazapina (16% de resposta), com vantagem para a combinação, que não exigia dieta e foi mais bem tolerada.

Aproximadamente 67% atingiram remissão até o final do estudo, mas a taxa de resposta caiu drasticamente a partir da segunda estratégia, quando os autores consideraram tratar-se de DRT. Os resistentes tinham predomínio de sintomas ansiosos e melancólicos e mais comorbidades com eixos I e III. O STAR-D confirmou ainda a importância da remissão, pois significativamente mais respondedores, comparados aos que atingiram remissão, recaíram em todas as fases do tratamento: nos passos de 1 a 4, respectivamente 34% e 59%, 47% e 68%, 42% e 76% e 50% *vs.* 83%.

Atualmente existe uma literatura que torna possível escolher com base em evidências uma estratégia a ser seguida. Na última revisão dos algoritmos do *Canadian Network for Mood and Anxiety Treatments* (CANMAT) para o tratamento antidepressivo foram comparados AD entre si quanto à superioridade de um em relação a outro (Tabela 30.5) (Lam et al., 2009). Os tratamentos também foram classificados de acordo com os níveis de evidência em primeira, segunda e terceira linhas (Lam et al., 2009) (Tabela 30.6). Entretanto, comparando algoritmos europeus com americanos, ou mesmo revisões sobre tratamento de DRT, existe uma linha divisória clara entre o período pré e o pós-advento de AD de nova geração, como os ISRS. Na literatura anglo-saxônica enfatiza-se o potencial tóxico de ADT e IMAO irreversíveis, que devem ser utilizados "com cautela", em detrimento de sua eficácia (Nelson, 2003; Pridmore & Turnier-Shea, 2004).

Existem inúmeras propostas de combinações de antidepressivos entre si e com outros psicofármacos, mas algumas se baseiam em maior número de informações. Entre elas estão a potencialização de antidepressivos pelo lítio, a adição de hormônios de tireoide e a associação de AD. O tratamento psicológico e cirúrgico das depressões não faz parte deste capítulo.

Troca de antidepressivos

Em estudos abertos, a troca de um AD por outro mostrou-se eficaz, mas estudos controlados randomizados (ECR) e metanálises não demonstraram superioridade na troca por AD de mesma classe ou distinta, no caso de não respondedores a um ISRS. Uma metanálise de 8 ECR não diferenciou respostas após falha na resposta a ISRS, mas uma subanálise de 3 ECR demonstrou haver maior eficácia na troca por venlafaxina em vez de outro ISRS (Ruhe et al., 2006). Em nova metanálise de 4 ECR houve superioridade nas taxas de remissão, mas não de resposta, quando se trocou por AD não ISRS em vez de outro ISRS (Papakostas et al., 2008). Possivelmente, as pequenas diferenças obtidas decorrem mais da eficácia distinta dos AD entre si do que de seu mecanismo de ação (Tabela 30.5).

TABELA 30.5 ■ Antidepressivos de primeira linha com evidências de eficácia maior do que seus comparadores

Antidepressivo	Nível de evidência	Comparador
Duloxetina	2	Paroxetina; grupo de ISRS
Escitalopram	1	Citalopram; duloxetina; paroxetina; grupo de ISRS
Milnaciprano	2	Fluvoxamina; grupo de ISRS
Mirtazapina	2	Trazodona
Sertralina	1	Fluoxetina; grupo de ISRS
Venlafaxina	1	Duloxetina; fluoxetina; grupo de ISRS

Fonte: Lam et al. Journal of Affective Disorders 2009; 117:S26-S43.
ISRS: inibidor seletivo de recaptação de serotonina.
Níveis de evidência: 1 – pelo menos 2 estudos controlados randomizados (ECR) com amostra de tamanho adequado e/ou metanálise com IC estreito; 2 – pelo menos 1 ECR com tamanho de amostra adequado e/ou metanálise com grande IC.

Associação ou potencialização de AD

Estratégias de combinação e potencialização de AD são úteis em respondedores parciais e baseiam-se em considerações práticas. Essas condutas tornam possível a manutenção do benefício da medicação com o acréscimo de melhora rápida (Nelson, 2003).

Potencialização com lítio

Trata-se de potencialização de AD bem investigada no tratamento da DRT, que apresenta evidências de nível 1 (pelo menos 2 ECR), de acordo com o CANMAT (Lam et al., 2009). Metanálise recente revelou que o lítio potencializou a ação de ADT e ISRS em pelo menos 10 estudos duplo-cegos controlados com placebo, demonstrando eficácia mais de três vezes superior, atingida em 6 semanas (Crossley & Bauer, 2007). A eficácia também se estendeu a deprimidos psicóticos, desde que as doses e o tempo fossem adequados durante pelo menos 3 semanas (de preferência 6 semanas) com lítio em níveis séricos terapêuticos (Moreno, 1995). A resposta é variável, desde rápida, em 48 horas, até gradativa, no decorrer de 6 semanas, permanecendo dúvidas quanto ao tempo em que deve ser mantido e aos preditores de resposta.

Potencialização com hormônios de tireoide

Entre as estratégias utilizadas nos pacientes na DRT, a adição de hormônio da tireoide, tri-iodotironina (T_3), foi indicada como método rápido, fácil e seguro. Talvez este seja o principal motivo de sua inclusão em todos os algoritmos de DRT, e nem tanto sua eficácia. Revisão sistemática recente demonstrou resultados díspares em estudos controlados de potencialização de ISRS, ressaltando que há evidências apoiando seu uso associado a ADT (Cooper-Kazaz & Lerer, 2008). Uma metanálise em seis estudos chamou atenção para a elevada prevalência de hipotireoidismo subclínico na DRT, em 52% dos pacientes, comparados a 8% a 17% na depressão não resistente e 5% na população geral (Sintzel et al., 2004). Além disso, foram encontrados níveis de anticorpos antitireoide significativamente mais elevados em deprimidos: 9% a 20%, comparados a 7,5% na população geral. A potencialização pelo T_3 (resposta em 24,7%) foi comparada à do lítio (15,9%) no STAR-D, mas não foi possível determinar diferença estatisticamente significativa (Rush et al., 2009). A potencialização pelo T_3 (mas não pelo T_4) pode ser útil na DRT com hipotireoidismo subclínico, mas falta determinar as doses e a duração de um ensaio adequado (Cooper-Kazaz & Lerer, 2008). Finalmente, a potencialização com T_3 tem evidências de nível 2 para apoiar o uso (Tabela 30.6) (Lam et al., 2009).

Potencialização com antipsicóticos

Atualmente, representa a potencialização mais bem estudada, com evidências de nível 1 apoiando seu uso (Lam et al., 2009). Vários estudos controlados demonstraram superioridade dos neurolépticos em relação a placebo ou benzodiazepínicos no tratamento antidepressivo, mas o risco de discinesia tardia baniu seu uso (Nelson, 2003). O interesse por uma potencialização dos AD ressurgiu com a introdução dos antipsicóticos atípicos (AAT) e tanto a combinação olanzapina/fluoxetina (OLZ/FLU) como a potencialização pelo aripiprazol foram aprovadas pelo Food and Drug Administration dos EUA na DRT. Há 4 ECR da combinação OLZ/FLU nas doses respectivas de 6/25, 6/50, 12/25 e 12/50mg/dia (Bobo & Shelton, 2009). Ganho de peso e aumento de prolactina foram os principais eventos adversos dessa estratégia.

Três ECR demonstraram eficácia da potencialização do aripiprazol (Berman et al., 2007, 2009; Marcus et al., 2008), inclusive em subamostras com depressão atípica e com características ansiosas, em doses de 2 a 20mg/dia (Trivedi et al., 2008). A risperidona, nas doses de 0,25 a 2mg/dia, foi investigada em 3 ECR, um dos quais foi positivo (Alexopoulos et al., 2008; Mahmoud et al., 2007; Rapaport et al., 2006). Alguns estudos abertos e ECR com amostras pequenas sugeriram que a quetiapina e a ziprasidona também são eficazes como potencializadores de AD (Lam et al., 2009). Uma metanálise recente de 10 ECR em 1.500 deprimidos concluiu que olanzapina, quetiapina e risperidona foram sigificativamente mais eficazes em termos de resposta e remissão (Papakostas et al., 2007c).

A associação também foi útil em outros deprimidos de difícil tratamento, psicóticos e bipolares (Nelson, 2003). Contudo, AAT devem ser ponderados, tendo em vista a relação custo-benefício, em virtude dos efeitos colaterais e do custo, principalmente a longo prazo.

TABELA 30.6 ■ Recomendações em caso de falta de resposta ou resposta parcial a um antidepressivo

	Estratégia	Nível de evidência	Medicamentos
1ª linha	Troca por AD mais eficaz	1	Escitalopram Sertralina Venlafaxina
		2	Duloxetina Milnaciprano Mirtazapina
	Combinação	1	Aripiprazol Lítio Olanzapina
		2	Risperidona
2ª linha	Combinação	2	Bupropiona Mirtazapina/mianserina Quetiapina Tri-iodotironina
		3	Outro AD
	Troca por AD mais eficaz, que exige cuidados (dieta, efeitos colaterais)	2	Amitriptilina Clomipramina IMAO
3ª linha	Combinação	2	Buspirona Modafinil
		3	Estimulantes Ziprasidona

Fonte: Lam et al. Journal of Affective Disorders 2009; 117:S26-S43.
AD: antidepressivo, IMAO: inibidores da monoaminoxidase.
Níveis de evidência: 1 – pelo menos 2 estudos controlados randomizados (ECR) com amostra de tamanho adequado e/ou metanálise com IC estreito; 2 – pelo menos 1 ECR com tamanho de amostra adequado e/ou metanálise com grande IC; 3 – estudos controlados prospectivos não randomizados ou séries de casos ou estudos retrospectivos de alta qualidade.

Outras potencializações

A adição de buspirona a um ISRS foi bem-sucedida em cinco estudos abertos, mas em ensaios controlados os resultados foram negativos (Lam et al., 2009). A combinação com pindolol visava acelerar a resposta em pacientes tomando AD. Em 5 de 6 ECR o início de ação foi mais rápido com o pindolol, mas estudos controlados em DRT não comprovaram a superioridade de seu uso (Lam et al., 2009).

Os estimulantes, principalmente dextroanfetamina e metilfenidato, representam um tratamento antidepressivo utilizado durante muitos anos, mas carregam o risco potencial de abuso e dependência, diferentemente de outros medicamentos capazes de elevar o humor. Em recente revisão sistemática, os resultados do uso combinado com antidepressivos ou em monoterapia não foram clinicamente significativos (Candy et al., 2008). O modafinil foi útil no controle de sintomas residuais de sonolência e fadiga; apesar de haver 2 ECR com resultados negativos, uma análise combinando ambos os estudos (n = 348) demonstrou benefício significativo em doses de 100 a 400mg/dia (Fava et al., 2007).

Combinação de dois antidepressivos

A associação de dois antidepressivos para potencializar o efeito terapêutico ou controlar eventos adversos é bastante popular, mas as evidências que a suportam são de nível 2 (Lam et al., 2009). Vários ECR placebo-controlados foram positivos quando se adicionou mianserina ou mirtazapina a um primeiro AD (Lam et al., 2009). Entre um deles, a mirtazapina foi combinada aos ISRS de pacientes resistentes durante 4 semanas, atingindo taxas de resposta e remissão de 60% e 45%, respectivamente (Carpenter & Yasmin, 2002). Contudo, em ECR que estudou maior número de pacientes, a combinação da mirtazapina a 100mg sertralina não foi superior à continuação da sertralina em monoterapia (Licht & Quitzau, 2002). No STAR-D, a combinação da venlafaxina com mirtazapina foi incluída no terceiro passo e mais bem tolerada do que a tranilcipromina, mas não foi possível determinar sua superioridade (Rush et al., 2009).

Apesar de comum, a associação da bupropiona a ISRS carece de ECR, mas foi positiva em estudos abertos e sem randomização (Dodd et al., 2005). No STAR-D foi combinada ao citalopram e demonstrou eficácia superior à adição da buspirona em uma das escalas de avaliação de depressão, mas não pela de Hamilton; entretanto, foi mais bem tolerada (Trivedi et al., 2006).

As associações de ISRS entre si ou com venlafaxina não representam estratégias racionais, ou seja, que combinam diferentes mecanismos de ação para atingir resposta. Em vez da combinação de ISRS com venlafaxina, por exemplo, faria mais sentido o aumento das doses, ou seja, a otimização da conduta (Moreno, 1995; Nelson, 2003). A combinação de ISRS a ADT foi investigada em poucos estudos abertos com poucos deprimidos resistentes, mas os resultados foram considerados positivos (Nelson, 2003). Deve ser lembrada a interação de fluoxetina e paroxetina com ADT, que podem elevar seu nível sérico em três a quatro vezes.

Por fim, o uso de ADT com a tranilcipromina (TCP) foi investigado em estudo retrospectivo de 21 pacientes com DRT do GRUDA, sendo 19 resistentes a IMAO e ADT isoladamente (Moreno, 1995). A maioria utilizou a associação com amitriptilina (AMT), dois, a nortriptilina, e um paciente, a clomipramina. As doses de AMT e de TCP variaram de 75 a 150mg/dia a 20 a 40mg/dia, respectivamente. Houve remissão total em 54,4% e parcial em 36,7% dos pacientes. A tolerância foi ainda melhor do que com a TCP isoladamente, e houve apenas um relato de crise hipertensiva após 1 ano e 5 meses de uso da associação de TCP com AMT. Concluiu-se pela eficácia, segurança e boa tolerância da combinação de TCP e ADT em deprimidos resistentes graves. Particularmente a associação de TCP e AMT parece proteger contra a crise hipertensiva, conferindo ao usuário maior segurança do que o uso da TCP isoladamente (Himmelhoch, 1995). Continua sendo uma combinação indicada em "casos extremos" (Pridmore & Turnier-Shea, 2004). A associação de ADT com IMAO apresenta evidências de nível 3.

Concluindo, as combinações com mirtazapina/mianserina e com bupropiona apresentam as melhores evidências de eficácia até o momento, embasando-se em evidências de nível 2 (Tabela 30.6) (Lam et al., 2009).

Tratamentos com estimulação cerebral terapêutica

Entre tratamentos com estimulação cerebral encontram-se a ECT, mencionada anteriormente, a estimulação magnética transcraniana repetitiva (EMTr) e a estimulação do nervo vago (ENV), (Kennedy et al., 2009). A ECT é o tratamento de primeira linha e apresenta evidências de nível 1 para sua indicação no tratamento da DRT. Tradicionalmente, nessa condição, considerava-se que a eficácia cairia de 80% a 90% para 50% a 60%. Contudo, um relatório recente do Consórcio para Pesquisa em ECT apurou que a falha terapêutica com AD não é preditor de menor taxa de remissão (Rasmussen et al., 2007).

A indicação da EMTr no tratamento da DRT foi revisada em uma metanálise na qual as taxas de resposta e remissão foram de 25% e 17%, respectivamente, e superiores à EMTr simulada (9% e 6%, respectivamente) (Lam et al., 2008). É considerado tratamento de segunda linha na DRT, com evidências de nível 1 (Kennedy et al., 2009). A ENV envolve o implante de um eletrodo ao redor do nervo vago esquerdo na região do pescoço, conectado a um gerador de pulso que emite impulsos elétricos intermitentes (Kennedy et al., 2009). Na DRT, um estudo em 59 deprimidos uni ou bipolares crônicos ou recorrentes de ENV durante 2 anos demonstrou 44% de resposta após 1 ano e 42% após 2 anos, com taxas respectivas de remissão depois de 1 e 2 anos de 27% e 22% (Nahas et al., 2005). De qualquer modo, é um tratamento de terceira linha com evidências de nível 3 de difícil aplicação na prática clínica (Kennedy et al., 2009).

CONSIDERAÇÕES FINAIS

O tratamento da DRT exige acurácia diagnóstica e exclusão de sintomatologia maníaca sindrômica e subsindrômica para a adoção da terapêutica apropriada. A abordagem dos fatores de resistência é crucial para o sucesso do tratamento. Parte desses fatores pode ser resolvida com orientação psicopedagógica sobre a doença para pacientes e familiares; a outra parte é responsabilidade do médico, inclusive no sentido de estimular adesão terapêutica por meio do bom relacionamento com o paciente e, assim, aumentar a eficiência dos tratamentos.

Antidepressivos de ação dupla e combinações que ampliam o espectro de ação do esquema terapêutico têm maior probabilidade de eficácia. Diante da ausência de resposta a determinado AD, uma estratégia sequencial de medicamentos deve ser estipulada de acordo com a gravidade e o subtipo depressivo, a resposta anterior a AD e a tolerância e o tipo de resposta, se parcial ou nula. No caso da última indica-se uma troca de classe de AD para outra de ação mais ampla. No caso de resposta parcial, é possível potencializar e combinar com outras substâncias. As potencializações mais estudadas e eficientes são as de AD com lítio e com antipsicóticos atípicos.

Sugerimos uma individualização da sequência de tratamentos, na qual ADT e IMAO irreversíveis não sejam as últimas opções a serem cogitadas, uma vez que muitos pacientes continuam respondendo totalmente a eles, se não forem crônicos. Também não se pode esquecer da ECT, uma opção constante no arsenal terapêutico da DRT. Em casos específicos, é necessária terapia familiar ou psicoterapia.

REFERÊNCIAS

Adli M, Rush AJ, Moller HJ et al. Algorithms for optimizing the treatment of depression: making the right decision at the right time. Pharmacopsychiatry 2003; 36 Suppl 3:S222-9.

Alexopoulos GS, Canuso CM, Gharabawi GM et al. Placebo-controlled study of relapse prevention with risperidone augmentation in older patients with resistant depression. Am J Geriatr Psychiatry 2008 Jan; 16(1):21-30.

Amsterdam JD, Shults J. Does tachyphylaxis occur after repeated antidepressant exposure in patients with Bipolar II major depressive episode? J Affect Disord 2009 May; 115(1-2):234-40.

Amsterdam JD, Williams D, Michelson D et al. Tachyphylaxis after repeated antidepressant drug exposure in patients with recurrent major depressive disorder. Neuropsychobiology 2009; 59(4):227-33.

Berman RM, Fava M, Thase ME et al. Aripiprazole augmentation in major depressive disorder: a double-blind, placebo-controlled study in patients with inadequate response to antidepressants. CNS Spectr 2009 Apr; 14(4):197-206.

Berman RM, Marcus RN, Swanink R et al. The efficacy and safety of aripiprazole as adjunctive therapy in major depressive disorder: a multicenter, randomized, double-blind, placebo-controlled study. J Clin Psychiatry 2007 Jun; 68(6):843-53.

Bobo WV, Shelton RC. Fluoxetine and olanzapine combination therapy in treatment-resistant major depression: review of efficacy and safety data. Expert Opin Pharmacother 2009 Sep; 10(13):2145-59.

Bolwig TG. Putative common pathways in therapeutic brain stimulation for affective disorders. CNS Spectr 2003; 8:490-5.

Carpenter LL, Yasmin S, Price LH. A double-blind, placebo-controlled study of antidepressant augmentation with mirtazapine. Biol Psychiatry 2002; 51:183-8.

Candy M, Jones L, Williams R, Tookman A, King M. Psychostimulants for depression. Cochrane Database Syst Rev 2008 Apr 16;(2).

Carpenter LL, Friehs GM, Price LH. Cervical vagus nerve stimulation for treatment-resistant depression. Neurosurg Clin N Am 2003; 14:275-82.

Cooper-Kazaz R, Lerer B. Efficacy and safety of triiodothyronine supplementation in patients with major depressive disorder treated with specific serotonin reuptake inhibitors. Int J Neuropsychopharmacol 2008 Aug; 11(5):685-99.

Crossley NA, Bauer M. Acceleration and augmentation of antidepressants with lithium for depressive disorders: two meta-analyses of randomized, placebo-controlled trials. J Clin Psychiatry 2007 Jun; 68(6):935-40.

Dodd S, Horgan D, Malhi GS, Berk M. To combine or not to combine? A literature review of antidepressant combination therapy. J Affect Disord 2005 Dec; 89(1-3):1-11.

Fagiolini A, Kupfer DJ. Is treatment-resistant depression a unique subtype of depression? Biol Psychiatry 2003; 53:640-8.

Fava M. Diagnosis and definition of treatment-resistant depression. Biol Psychiatry 2003; 53:649-59.

Fava M, Papakostas GI, Petersen T et al. Switching to bupropion in fluoxetine-resistant major depressive disorder. Ann Clin Psychiatry 2003; 15:17-22.

Fava M, Thase ME, DeBattista C, Doghramji K, Arora S, Hughes RJ. Modafinil augmentation of selective serotonin reuptake inhibitor therapy in MDD partial responders with persistent fatigue and sleepiness. Ann Clin Psychiatry 2007 Jul-Sep; 19(3):153-9.

Fekadu A, Wooderson S, Donaldson C et al. A multidimensional tool to quantify treatment resistance in depression: the Maudsley staging method. J Clin Psychiatry 2009a Feb; 70(2):177-84.

Fekadu A, Wooderson SC, Markopoulou K, Cleare AJ. The Maudsley Staging Method for treatment-resistant depression: prediction of longer-term outcome and persistence of symptoms. J Clin Psychiatry 2009b Jul; 70(7):952-7.

Hantouche EG, Akiskal HS, Lancrenon S et al. Mood stabilizer augmentation in apparently "unipolar" MDD: predictors of response in thenaturalistic French national EPIDEP study. J Affect Disord 2005; 84:243-9.

Himmelhoch JM. Monoamine oxidase inhibitors. In: Kaplan HI, Sadock BJ (eds.). Comprehensive textbook of psychiatry. 6 ed. Baltimore: Williams & Wilkins, 1995.

Husain SS, Kevan IM, Linnell R, Scott AIF. Electroconvulsive therapy in depressive illness that has not responded to drug treatment. J Affect Disord 2004; 83:121-6.

Kauffmann CD, Cheema MA, Miller BE. Slow right prefrontal transcranial magnetic stimulation as a treatment for medication-resistant depression: a double-blind, placebo-controlled study. Depress Anxiety 2004; 9(1):59-62.

Katzow JJ, Hsu DJ, Ghaemi SN. The bipolar spectrum: a clinical perspective. Bipolar Disord 2003; 5:436-42.

Lam RW, Chan P, Wilkins-Ho M, Yatham LN. Repetitive transcranial magnetic stimulation for treatment-resistant depression: a systematic review and metaanalysis. Can J Psychiatry 2008 Sep; 53(9):621-31.

Lam RW, Kennedy SH, Grigoriadis S et al. Canadian Network for Mood and Anxiety Treatments (CANMAT). Canadian Network for Mood and Anxiety Treatments (CANMAT) clinical guidelines for the management of major depressive disorder in adults. III. Pharmacotherapy. J Affect Disord 2009 Oct; 117 Suppl 1:S26-43.

Kennedy SH, Milev R, Giacobbe P et al. Canadian Network for Mood and Anxiety Treatments (CANMAT). Canadian Network for Mood and Anxiety Treatments (CANMAT) Clinical guidelines for the management of major depressive disorder in adults. IV. Neurostimulation therapies. J Affect Disord 2009 Oct; 117 Suppl 1:S44-53.

Licht RW, Qvitzau S. Treatment strategies in patients with major depression not esponding to first-line sertraline treatment: a randomised study of extended duration of treatment, dose increase or mianserine augmentation. Psychopharmacol 2002; 161:143-51.

Mahmoud RA, Pandina GJ, Turkoz I et al. Risperidone for treatment-refractory major depressive disorder: a randomized trial. Ann Intern Med 2007 Nov 6; 147(9):593-602.

McElroy SL. Diagnosing and treating comorbid (complicated) bipolar disorder. J Clin Psychiatry 2004; 65 Suppl 15:35-44.

Moreno DH. Depressões resistentes a tratamentos: conceito, fatores associados e terapêutica. Dissertação de Mestrado apresentada à Faculdade de Medicina da Universidade de São Paulo, 1995. 222 p.

Moreno DH. Prevalência e características do espectro bipolar em uma amostra populacional definida da cidade de São Paulo. Tese de Doutorado apresentada à Faculdade de Medicina da Universidade de São Paulo 2004. 233 p.

Moreno DH, Moreno RA. Depressões resistentes a tratamento: proposta de abordagem. J Bras Psiquiatr 1993; 42(supl):41S-5S.

Moreno DH, Moreno RA. Estados mistos e quadros de ciclagem rápida no transtorno bipolar. Rev Psiq Clin 2005; 32(supl 1):56-62.

Moreno DH, Moreno RA, Calil HM. A Brazilian experience of treatment-resistant depression. Int Clin Psychopharmacol 1994; 9(suppl):11-6.

Nelson JC. Managing treatment-resistant major depression. J Clin Psychiatry 2003; 64(suppl 1):5-12.

Nahas Z, Marangell LB, Husain MM et al. Two-year outcome of vagus nerve stimulation (VNS) for treatment of major depressive episodes. J Clin Psychiatry 2005 Sep; 66(9):1097-104.

Pagnin D, de Queiroz V, Pini S, Cassano GB. Efficacy of ECT in depression: a meta-analytic review. J ECT 2004; 20:13-20.

Papakostas GI, Fava M, Thase ME. Treatment of SSRI-resistant depression: a meta-analysis comparing within- versus across-class switches. Biol Psychiatry 2008 Apr 1; 63(7):699-704.

Poulet E, Brunelin J, Boeuve C et al. Repetitive transcranial magnetic stimulation does not potentiate antidepressant treatment. Eur Psychiatry 2004; 19:382-3.

Pridmore S, Turnier-Shea Y. Medication options in the treatment of treatment-resistant depression. Aust N Z J Psychiatry 2004; 38:219-25.

Rapaport MH, Gharabawi GM, Canuso CM et al. Effects of risperidone augmentation in patients with treatment-resistant depression: Results of open-label treatment followed by double-blind continuation. Neuropsychopharmacology 2006 Nov; 31(11):2505-13.

Rasmussen KG, Mueller M, Knapp RG et al. Antidepressant medication treatment failure does not predict lower remission with ECT for major depressive disorder: a report from the consortium for research in electroconvulsive therapy. J Clin Psychiatry 2007 Nov; 68(11):1701-6.

Roose SP, Glassman AH, Walsh BT et al. Tricyclic nonresponders: phenomenology and treatment. Am J Psychiatry 1986; 143:345-8.

Ruhé HG, Huyser J, Swinkels JA, Schene AH. Switching antidepressants after a first selective serotonin reuptake inhibitor in major depressive disorder: a systematic review. J Clin Psychiatry 2006 Dec; 67(12):1836-55.

Rush AJ, Thase ME, Dube S. Research issues in the study of difficult-to-treat depression. Biol Psychiatry 2003; 53:743-53.

Rush AJ, Trivedi MH, Wisniewski SR et al. STAR*D Study Team. Bupropion-SR, sertraline, or venlafaxine-XR after failure of SSRIs for depression. N Engl J Med 2006 23; 354(12):1231-42.

Rush AJ, Warden D, Wisniewski SR et al. STAR-D: revising conventional wisdom. CNS Drugs 2009 Aug 1; 23(8):627-47.

Rybakowski JK, Angst J, Dudek D et al. Polish version of the Hypomania Checklist (HCL-32) scale: the results in treatment-resistant depression. Eur Arch Psychiatry Clin Neurosci 2010 Mar; 260(2):139-44.

Sharma V, Khan M, Smith A. A closer look at treatment resistant depression: is it due to a bipolar diathesis? J Affect Disord 2005; 84:251-7.

Shelton RC, Tollefson GD, Tohen M et al. A novel augmentation strategy for treating resistant major depression. Am J Psychiatry 2001; 158:131-4.

Sintzel F, Mallaret M, Bougerol T. Potentializing of tricyclics and serotoninergics by thyroid hormones in resistant depressive disorders. Encephale 2004; 30:267-75.

Trivedi MH, Thase ME, Fava M et al. Adjunctive aripiprazole in major depressive disorder: analysis of efficacy and safety in patients with anxious and atypical features. J Clin Psychiatry 2008 Dec; 69(12):1928-36.

Trivedi MH, Fava M, Wisniewski SR et al. STAR*D Study Team. Medication augmentation after the failure of SSRIs for depression. N Engl J Med 2006 Mar 23; 354(12):1243-52.

Tratamento de Fases Agudas: Depressão Bipolar

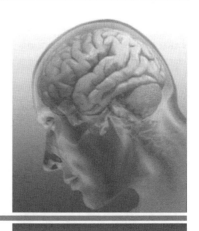

31

Beny Lafer • Marcia Britto de Macedo-Soares

INTRODUÇÃO

O tratamento agudo dos episódios depressivos (depressão bipolar – DB) no curso do transtorno bipolar (TB) do humor é uma questão de grande importância na clínica. Estudos de seguimento realizados por Judd et al. (2002, 2003) evidenciaram que portadores de TB tipo I vivem com sintomas depressivos durante 31,9% das semanas, e bipolares tipo II, em 50,3% das semanas. Esses dados são significativos, quando se consideram o sofrimento, o comprometimento funcional e o elevado risco de suicídio associados à DB.

Na prática médica, o tratamento da depressão bipolar abrange pacientes em diferentes condições: portadores de TB tipos I ou II que já se encontram em tratamento de manutenção com estabilizadores do humor e que apresentam recorrência depressiva; indivíduos ainda virgens de tratamento, que buscam auxílio médico durante o primeiro episódio (identificado) de depressão bipolar, ou pacientes previamente diagnosticados e tratados como portadores de transtorno depressivo recorrente, que têm seu diagnóstico revisto e necessitam de outra abordagem terapêutica. Estima-se que ocorra um erro no diagnóstico inicial em cerca de 40% a 50% dos casos de DB, que são diagnosticados equivocadamente como episódios depressivos unipolares, especialmente transtorno depressivo recorrente (Ghaemi et al., 2008).

Algumas características clínicas, como início precoce (< 25 anos), número de recorrências (cinco ou mais episódios) e a predominância de sintomas atípicos (inversão dos sintomas vegetativos com hipersônia e hiperfagia, reatividade do humor, maior sensibilidade à rejeição), associadas à lentificação psicomotora ("paralisia plúmbea") e à presença de sintomas psicóticos, foram associadas à DB (Ghaemi et al., 2008; Goodwin & Jamison, 2007; Mitchell et al., 2008; Perlis et al., 2006), e sua presença pode indicar a necessidade de uma investigação mais criteriosa de antecedentes de episódios hipomaníacos ou maníacos.

A avaliação do paciente deprimido deve sempre incluir a pesquisa ativa de ideação suicida e, em casos graves, uma internação deve ser considerada. A conduta deve levar em conta cada situação específica, bem como a presença de comorbidades (como, por exemplo, transtornos ansiosos e abuso/dependência de álcool e substâncias), e o clínico tem à sua disposição diferentes opções de tratamento, de acordo com as diversas recomendações de diferentes diretrizes no tratamento do TB: os estabilizadores do humor (particularmente lítio e lamotrigina, e também valproato), os antipsicóticos atípicos (destacando-se a quetiapina e a combinação de olanzapina e fluoxetina) e, em casos específicos, os antidepressivos (Tabela 31.1). A eletroconvulsoterapia é indicada particularmente no tratamento de episódios resistentes à farmacoterapia prévia (ou seja, após tratamentos ineficazes com doses e duração adequadas) e quando é alto o risco de suicídio; outras modalidades experimentais de tratamento podem ser consideradas em casos particulares. Vale lembrar que, entre os poucos ensaios realizados na DB, a maioria incluiu portadores de TB tipo I; a depressão em bipolares tipo II é ainda menos estudada e merece mais atenção em pesquisas futuras (Malhi et al., 2009).

TABELA 31.1 ■ Recomendações de primeira linha para o tratamento da depressão bipolar

	APA	BAP	CANMAT	NICE	RANZCP
Monoterapia	Lítio Lamotrigina Quetiapina	Lítio Lamotrigina Valproato Antipsicóticos	Lítio Lamotrigina Quetiapina Quetiapina XR	Lítio Valproato Antipsicótico	Lítio Lamotrigina
Tratamento combinado com antidepressivos (AD)	Olanzapina + fluoxetina Lítio/valproato + AD	Lívio/valproato + AD Antipsicóticos + AD	Olanzapina + AD Lítio/valproato + AD Quetiapina + AD	Antipsicótico + AD Lítio/valproato + AD	Olanzapina + fluoxetina Lítio/lamotrigina + AD
Outras combinações	Associação de lamotrigina Associação de pramipexol		Lítio + valproato Lítio/valproato + lamotrigina	Associação de quetiapina Associação de lamotrigina	Associação de lítio Associação de lamotrigina Associação de carbamazepina

Adaptada de Malhi et al., 2009.
APA: American Psychiatric Association; BAP: British Association for Psychopharmacology; CANMAT: Canadian Network for Mood and Anxiety Tretaments; NICE: National Institute for Health and Clinical Excellence; RANZCP: Royal Australian abd New Zealand College of Psychiatry.

ESTABILIZADORES DO HUMOR

Lítio

O lítio é considerado tratamento de primeira linha para a DB, isoladamente ou em associação a outros compostos, especialmente em pacientes bipolares tipo I com manifestações clínicas típicas (American Psychiatric Association [APA], 2002, 2005; Goodwin et al., 2003; Royal Australian and New Zealand College of Psychiatry [RANZCP], 2004; Yatham et al., 2009).

A eficácia antidepressiva do lítio situa-se em torno de 60% a 80%, de acordo com resultados de estudos controlados com placebo e com antidepressivos tricíclicos (ADT). Esses estudos foram realizados entre as décadas de 1960 e 1980 e apresentam limitações metodológicas, como a curta duração do tratamento, a suspensão abrupta do lítio e a inclusão de amostras mistas com pacientes bipolares e unipolares (El-Mallack, 2006; Gershon et al., 2009). Em estudo recente, o lítio não apresentou diferenças significativas em relação ao placebo no tratamento agudo da depressão bipolar, mas o emprego de doses baixas e, consequentemente, a manutenção de níveis séricos inferiores a 0,8mEq/L podem ter influenciado negativamente os resultados (Young et al., 2008). O algoritmo de tratamento do Texas, por exemplo, recomenda que, no caso de recorrências depressivas em pacientes que já venham fazendo uso de lítio como tratamento de manutenção, o primeiro passo seria o ajuste das doses diárias para atingir litemias superiores a 0,8mEq/L (Suppes et al., 2005). A demora na obtenção do efeito antidepressivo (6 a 8 semanas) pode ser uma desvantagem na utilização do lítio no tratamento agudo da depressão bipolar (Heit & Nemeroff, 1998), mas alguns pacientes podem apresentar alguma resposta antidepressiva já nas primeiras 2 semanas de tratamento (Goodwin & Jamison, 2007).

Além dos efeitos antidepressivos agudos, o lítio se associa a uma diminuição na mortalidade por suicídio, especialmente com o uso continuado (Fountoulakis et al., 2008; Grof & Muller-Oerlinghausen, 2009). Reunindo-se resultados obtidos em ensaios abertos e estudos randomizados, estima-se que a redução no risco de suicídio possa chegar a 80% (Baldessarini et al., 2006; Cipriani et al., 2005).

Lamotrigina

A lamotrigina consta como tratamento de primeira linha para a depressão bipolar na maior parte das diretrizes (ver Tabela 31.1), e sua eficácia foi inicialmente relatada em dois estudos radomizados controlados com placebo (Calabrese et al., 1999; Frye et al., 2000). No estudo de Calabrese et al. (1999), observou-se que doses de 50mg/dia e 200mg/dia foram superiores ao placebo, com indução de resposta em 41%, 51% e 26% dos grupos, respectivamente. Recentemente, quatro entre cinco ensaios clínicos randomizados, controlados com placebo, em monoterapia (doses entre 50 e 400mg/dia), apresentaram resultados negativos (Calabrese et al., 2008). Calabrese et al. (2008) e Goodwin et al. (2008) sugeriram que problemas metodológicos (como, por exemplo, o tamanho das amostras) e a elevada taxa de resposta encontrada nos grupos-placebo podem ter contribuído para os resultados negativos da lamotrigina nesses estudos. Uma metanálise recente mostrou tamanho de efeito (*effect-size*) favorecendo modestamente a lamotrigina em relação ao placebo (Geddes et al., 2009).

Embora esses resultados possam levar a um questionamento da eficácia da lamotrigina, os estudos com associação a outros estabilizadores de humor indicaram resultados positivos (Goodwin et al., 2008; Nierenberg et al., 2006; Yatham et al., 2006) e os que demonstraram a eficácia na prevenção de recaídas depressivas (Bowden et al., 2003; Calabrese et al., 2003) reforçam seu papel no tratamento da depressão bipolar.

A demora para atingir doses terapêuticas (titulação lenta ao longo de 4 a 6 semanas) pode limitar seu uso em casos mais graves (Malhi et al., 2009). A lamotrigina apresenta o risco de indução de *rash* cutâneo grave e deve ser introduzida em doses baixas – de 12,5 a 25mg/dia – aumentadas em 25mg/dia a cada semana; quando empregada em associação ao valproato, deve ser iniciada em 12,5 a 25mg em dias alternados na primeira semana, com aumento para 25mg/dia apenas na segunda semana (Goodwin & Jamison, 2007).

Carbamazepina e oxcarbazepina

A carbamazepina (CBZ) não apresenta efeitos antidepressivos robustos, de acordo com os resultados de estudos abertos e controlados revisados por Post et al. (2000), que indicaram resposta em 55% da amostra. Não há evidências que recomendem seu uso em monoterapia no tratamento da DB (Malhi et al., 2009); consta como opção de terceira linha em algoritmo de tratamento recente da Canadian Network for Mood and Anxiety Treatments (CANMAT)/International Society for Bipolar Disorders (ISBD) (Yatham et al., 2009).

Não há estudos controlados com a oxcarbazepina (OXC) no tratamento da depressão bipolar, e sua utilização em quadros depressivos tem como base estudos com modelos animais de depressão (El-Mallakh, 2006). O uso da OXC estaria indicado apenas como adjuvante, e uma maior tolerabilidade e menor potencial de interações medicamentosas justificariam seu uso preferencial em relação à CBZ (Pratoomsri et al., 2006).

Valproato

A eficácia antidepressiva do valproato é nitidamente inferior à antimaníaca. Em dois ensaios clínicos randomizados, duplo-cegos, controlados com placebo, com amostras pequenas, o valproato se diferenciou do placebo no tratamento da DB, mas o tamanho do efeito foi pequeno (Davis et al., 2005; Ghaemi et al., 2007). Esses estudos corroboraram o resultado de um estudo realizado previamente com pacientes bipolares tipo II virgens de tratamento (Winsberg et al., 2001). Por outro lado, Sachs et al. (2004) não encontraram diferenças nas respostas a valproato e placebo em um estudo com 45 pacientes.

A associação de valproato e lítio em pacientes que apresentam má resposta à monoterapia com cada um desses compostos no tratamento de manutenção é uma prática comum na clínica do TB. Em pacientes com recorrência depressiva em uso de lítio ou valproato, a associação de um segundo estabilizador do humor foi comparada à associação de paroxetina por 6 semanas, e a resposta nos dois grupos foi considerada equiparável (Young et al., 2000). No entanto, a taxa de abandono foi nitidamente superior no grupo que recebeu a associação dos dois estabilizadores do humor (37,5% *versus* 0% no grupo que recebeu estabilizador de humor e antidepressivo).

O valproato pode ser uma opção no tratamento da DB em pacientes que apresentam comorbidade com transtornos ansiosos (Goodwin & Jamison, 2007) e no tratamento associado a outros estabilizadores de humor, como o lítio, e a antidepressivos (Malhi et al., 2009; Young et al., 2000).

Outros anticonvulsivantes

A gabapentina não se diferenciou do placebo no tratamento da DB. No entanto, estudos abertos mostraram resultados positivos como tratamento adjuvante em pacientes com comorbidade com transtornos ansiosos e uso abusivo de álcool (Carta et al., 2003; Frye et al., 2000; Obrocea et al., 2002).

Estudos abertos com o topiramato sugeriram um possível benefício na DB, particularmente em casos de má resposta aos tratamentos convencionais (Hussain et al., 2001; McIntyre et al., 2002). A associação do topiramato pode ser útil na comorbidade com obesidade, transtorno de compulsão alimentar periódica e uso abusivo de álcool (El-Mallakh, 2006).

Tiagabina, pregabalina, levetiracetam e riluzole foram avaliados em estudos abertos, mas, de modo geral, apresentam efeitos antidepressivos limitados (El-Mallakh, 2006).

Antipsicóticos atípicos

Os antipsicóticos atípicos são eficazes – e recomendados – no tratamento da DB com sintomas psicóticos, em associação aos estabilizadores de humor (Calabrese et al., 2004; Grunze et al., 2002; RANZCP, 2004). Sua utilização em monoterapia tem sido pesquisada, com resultados positivos mais nítidos para alguns compostos (Calabrese et al., 2004; Grunze et al., 2002; Thase et al., 2008).

A combinação de olanzapina com fluoxetina (OFC) demonstrou ser superior à olanzapina em monoterapia e ao placebo no tratamento da DB (remissão observada em 48,8% do grupo OFC, 32,5% do grupo olanzapina e 24,5% do grupo placebo) (Tohen et al., 2003). A OFC recebeu aprovação do Food and Drug Administration (FDA) dos EUA como opção de primeira linha para a DB em pacientes com TB tipo I (Calabrese et al., 2004). Foi comparada e considerada superior à lamotrigina em um estudo de 7 semanas, porém os resultados podem ser questionados pela ausência de um antidepressivo no grupo que recebeu lamotrigina (Brown et al., 2006).

A quetiapina, em monoterapia, foi considerada eficaz no tratamento da depressão em portadores de TB tipo I e tipo II, em estudos com grande amostras, em comparação com placebo (Calabrese et al., 2005; Thase et al., 2006), lítio (Young et al., 2008) e paroxetina (McElroy et al., 2008). No estudo de Calabrese et al. (2005), doses de 300 e 600mg/dia de quetiapina foram mais eficazes do que o placebo (53% *versus* 28% no grupo placebo). Os resultados obtidos justificaram sua inclusão como tratamento de primeira linha para a DB. Um estudo-piloto recente demonstrou também sua eficácia no tratamento de adolescentes com TB tipo I em depressão (DelBello et al., 2009)

O aripiprazol parece ter alguma eficácia no tratamento coadjuvante da DB em estudos abertos (Kemp et al., 2007; McElroy et al., 2007), mas sua utilização em monoterapia não se mostrou mais eficaz do que o placebo, de acordo com os resultados de dois estudos randomizados (Dunn et al., 2008; Thase et al., 2008).

A risperidona foi considerada inferior à lamotrigina na associação ao tratamento da depressão refratária em pacientes bipolares (Nierenberg et al., 2006). Na há dados para dar suporte ao uso da ziprasidona no tratamento da DB.

Antidepressivos

O uso de antidepressivos (AD) no tratamento da DB é uma questão polêmica. Entre os consensos de especialistas, os norte-americanos e canadenses reforçam que se deva evitar seu uso no tratamento de episódios depressivos leves e moderados, dando-se preferência a combinações de estabilizadores do humor, em especial lítio e lamotrigina; já entre os especialistas europeus, o uso de AD em associação a estabilizadores de humor/antipsicóticos é justificado pelos elevados índices de suicídio (10% a 15%) associados à DB.

Poucos estudos foram realizados exclusivamente com pacientes bipolares, e uma metanálise indicou que os antidepressivos foram superiores ao placebo na indução de resposta (Gijsman et al., 2004). Não foram evidenciadas diferenças na eficácia dos diversos antidepressivos no tratamento da DB, porém as amostras reduzidas desses estudos limitam a interpretação dos resultados (Gijsman et al., 2004; Grunze et al., 2002).

Mais recentemente, Sachs et al. (2007) compararam (em estudo duplo-cego controlado com placebo) a efetividade da associação de dois AD, paroxetina ou bupropiona, ao tratamento com estabilizadores de humor (lítio ou um anticonvulsivante) em 366 pacientes incluídos no Systematic Treatment Enhancement Program for Bipolar Disorder (STEP-BD). Os autores não encontraram diferenças nas taxas de resposta e remissão observadas entre aqueles que receberam AD ou placebo, associadamente aos estabilizadores do humor, para o tratamento do episódio depressivo; mais ainda, a resposta nos grupos que receberam placebo em associação a lítio ou anticonvulsivante foi discretamente superior à observada nos grupos que receberam AD. Em outro estudo (McElroy et al., 2008), a quetiapina foi comparada à paroxetina no tratamento da DB e apenas a quetiapina se diferenciou do placebo na resposta antidepressiva.

Além da eficácia, outra preocupação em relação ao uso de antidepressivos no tratamento da DB é o risco da ciclagem.

Tratamento de Fases Agudas: Depressão Bipolar

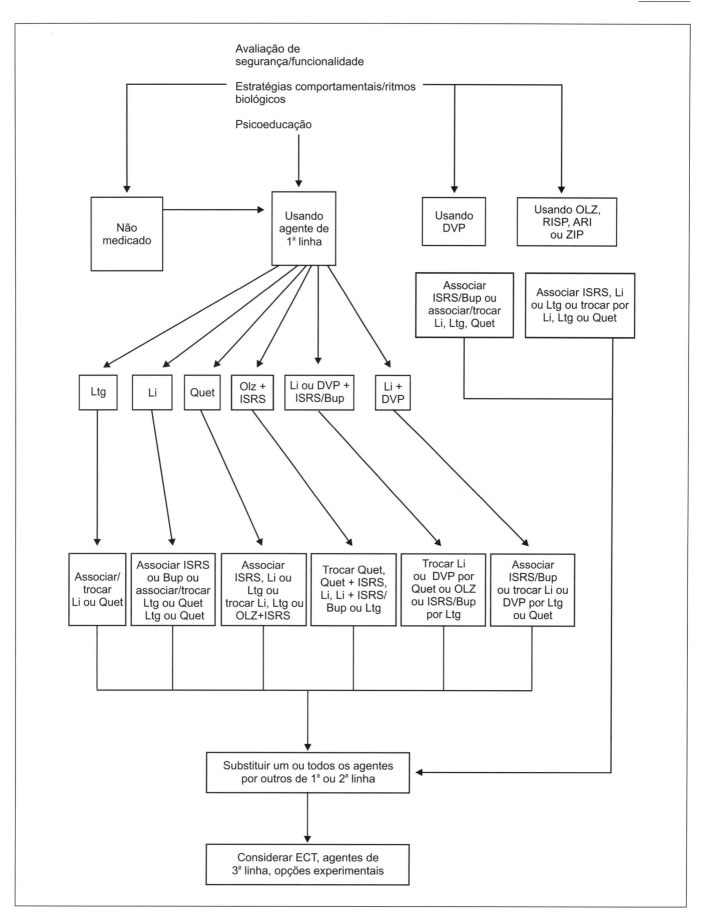

FIGURA 31.1 ■ Algoritmo de tratamento da depressão em bipolares tipo I.

TABELA 31.2 ■ Recomendações para o tratamento farmacológico agudo da depressão bipolar – CANMAT/ISBD 2009

Primeira linha	Lítio
Lamotrigina
Quetiapina, quetiapina XR
Lítio ou divalproato + ISRS
Olanzapina + ISRS
Lítio + divalproato
Lítio ou divalproato + bupropiona
Segunda linha	Quetiapina + ISRS
Divalproato
Lítio ou divalproato + lamotrigina
Associação de modafinil
Terceira linha	ECT
Carbamazepina
Olanzapina
Lítio + carbamazepina
Lítio + pramipexol
Lítio ou divalproato + venlafaxina,
Lítio + IMAO
Lítio ou divalproato ou antipsicótico atípico + ADT
Lítio/divalproato ou carbamazepina + ISRS + lamotrigina
Associação de ácido eicosapentoico
Associação de riluzole
Associação de topiramato
Não recomendado	Gabapentina em monoterapia
Aripiprazol em monoterapia

Adaptada de Yatham et al., 2009.

Os inibidores seletivos de recaptação de serotonina (ISRS) e a bupropiona apresentariam risco menor de ciclagem (Grunze et al., 2002; Sachs et al., 2000a, 2000b, 2007; Thase et al., 2003; Yatham et al., 2009). Os inibidores da monoaminoxidase (IMAO) seriam alternativas eficazes, mas utilizados somente em casos refratários. Os ADT, em virtude do alto risco de ciclagem (25% a 70%), devem ser evitados (Gijsman et al., 2004; Grunze et al., 2002; Sachs et al., 2000a, 2000b; Thase et al., 2003; Yatham et al., 2009). A venlafaxina, mesmo em associação com estabilizadores de humor, também apresenta risco de ciclagem aumentado, quando comparada à bupropiona e à sertralina (Leverich et al., 2006; Post et al., 2006; Vieta et al., 2002).

Portadores de TB tipo I parecem mais vulneráveis à ciclagem do que portadores de TB tipo II (Altshuler et al., 2006; Leverich et al., 2006), o que pode ser evidenciado tanto em ensaios clínicos de curta duração (10 semanas) como em estudos de tratamento de manutenção (1 ano) (Leverich et al., 2006).

Eletroconvulsoterapia

A eletroconvulsoterapia (ECT) é considerada o tratamento de primeira escolha em casos de alto risco de suicídio, de estupor grave, de comorbidades clínicas graves, em gestantes, tanto em deprimidos unipolares como bipolares (Goodwin et al., 2003; Grunze et al., 2002; Malhi et al., 2009).

Uma análise de nove ensaios sobre a eficácia da ECT no tratamento da DB evidenciou sua superioridade em relação ao placebo e aos antidepressivos (Zornberg & Pope, 1993). A resistência ao tratamento medicamentoso, ou seja, a falha na obtenção de resposta terapêutica a pelo menos dois ensaios com doses e durações adequadas, é uma das principais indicações de ECT (Calabrese et al., 2004; Grunze et al., 2002; Macedo-Soares et al., 2005).

A resposta à ECT no tratamento da DB tende a ser mais rápida do que no tratamento da depressão unipolar (Daly et al., 2001; Sienaert et al., 2009). Na DB, ainda, a resposta à ECT seria mais rápida do que a resposta aos antidepressivos (Silverstone & Silverstone, 2004).

OUTRAS ALTERNATIVAS MEDICAMENTOSAS

Diferentes alternativas de tratamentos vêm sendo propostas nos últimos anos, entre elas a potencialização com hormônios tireoidianos e a associação de ômega-3, inositol, memantina, celecoxibe, zonisamida e N-acetil-cisteína;

daremos destaque a abordagens que constam como tratamentos de segunda e terceira linhas no algoritmo da CANMAT/ISBD (Malhi et al., 2009; Yatham et al., 2009). São ainda tratamentos experimentais, e que carecem de mais estudos para que sua eficácia no tratamento da DB seja comprovada.

Modafinil

O modafinil tem como recomendação principal o tratamento de distúrbios do sono, em particular a narcolepsia, e está sendo pesquisado como tratamento adjuvante na DB (Malhi et al., 2009). Um estudo controlado randomizado de 6 semanas de duração, que incluiu bipolares tipos I e II em depressão, evidenciou que os resultados da associação de modafinil ao lítio ou a um anticonvulsivante apresentou resultados superiores à adição de placebo (Frye et al., 2007). Consta como opção de segunda linha – como estratégia de associação – no algoritmo da ISBD em colaboração com a CANMAT para o tratamento da DB (Figura 31.1) (Yatham et al., 2009).

Pramipexol

Ensaios clínicos randomizados com amostras pequenas sobre o uso do pramipexol – agonista dopaminérgico – indicaram um efeito significativo no tratamento da DB refratária em pacientes com TB tipo I (Zarate et al., 2004) e na DB tipo II (Goldberg et al., 2004). Com base nesses estudos, a associação de pramipexol entrou como tratamento de terceira linha para o tratamento da DB no consenso CANMAT/ISBD (Yatham et al., 2009).

ESTIMULAÇÃO MAGNÉTICA TRANSCRANIANA

Desde os anos 1990, a estimulação magnética transcraniana repetitiva (EMTr) é pesquisada como alternativa no tratamento da depressão resistente, e a maior parte dos estudos incluiu nas amostras pacientes unipolares (Avery et al., 2008; Berman et al., 2000; Figiel et al., 1998; George et al., 1995, 1997, 2000). Embora os estudos tenham indicado a eficácia da EMTr no tratamento da depressão resistente, problemas metodológicos e outras questões técnicas, como a determinação da região-alvo a ser estimulada, devem ser considerados (Braga & Petrides, 2007). No estudo de Nahas et al. (2003), realizado em amostra de bipolares deprimidos, não foram observadas diferenças significativas após aplicações de EMTr e aplicações simuladas (25% para ambos os grupos). Dell'Osso et al. (2009) encontraram resultados positivos com EMTr no córtex pré-frontal dorsolateral esquerdo, mas a falta de um grupo de controle limita a análise dos resultados. Pesquisas futuras são necessárias para determinar a eficácia do método no tratamento da depressão em portadores de TB.

ALGORITMO CANMAT/ISBD PARA O TRATAMENTO DA DEPRESSÃO BIPOLAR – 2009

Em 2009, o algoritmo proposto pela Canadian Network for Mood and Anxiety Treatments (CANMAT) foi atualizado em trabalho conjunto com a International Society for Bipolar Disorders (ISBD), incluindo o tratamento da DB em portadores de TB tipo I (Figura 31.1 e Tabela 31.2) (Yatham et al., 2009).

CONSIDERAÇÕES FINAIS

O diagnóstico da DB e seu tratamento são questões que se apresentam com frequência na prática clínica. Demandam especial atenção, dados o sofrimento e o comprometimento funcional dos pacientes, além do elevado risco de suicídio inerente ao estado clínico. A opção de tratamento envolve a necessidade da rápida resolução do quadro sintomatológico, por um lado, mas exige a consideração do risco de ciclagem para mania e de aceleração dos ciclos, por outro.

As diretrizes elaboradas pelos consensos de especialistas norte-americanos para o tratamento da DB apontam para o uso preferencial de estabilizadores de humor, como lítio e lamotrigina, em monoterapia ou em associação, de antipsicóticos atípicos – especialmente a quetiapina – e da associação entre estabilizadores do humor e antipsicóticos atípicos (quetiapina e olanzapina), particularmente em episódios leves/moderados. O uso de AD deve ser evitado, quando possível, nos casos mais leves, em função do risco de ciclagem, sendo reservado para quadros mais graves. Já os especialistas europeus adotam postura menos conservadora e recomendam o uso de AD em associação a estabilizadores de humor no tratamento da DB.

A conduta para cada caso deve ser sempre elaborada levando-se em conta o número de recorrências, os antecedentes de resposta, de ciclagem, de tentativas de suicídio e a presença de comorbidades, particularmente com transtornos ansiosos e abuso/dependência de álcool e substâncias. A ECT deve ser considerada a opção de tratamento em casos graves, com sintomas psicóticos, e com alto risco de suicídio. Novos tratamentos experimentais ainda estão em estudos iniciais, com os resultados precisando de replicação, e outros tratamentos somáticos não farmacológicos ainda carecem de evidências científicas que justifiquem sua indicação.

REFERÊNCIAS

Altshuler LL, Suppes T, Black DO et al. Lower switch rate in depressed patients with bipolar II than bipolar I disorder treated adjunctively with second-generation antidepressants. Am J Psychiatry 2006; 163:313-5.

American Psychiatric Association. Practice guideline for the treatment of patients with bipolar disorder (revision). Am J Psychiatry 2002; 159 (suppl. 1-50).

Avery DH, Isenberg KE, Sampson SM et al. Transcranial magnetic stimulation in the acute treatment of major depressive disorder: clinical response in an open-label extension trial. J Clin Psychiatry 2008; 69:441-51.

Baldessarini RJ, Tondo L, Davis P et al. Decreased risk of suicides and attempts during long-term lithium treatment: a meta-analytic review. Bipolar Disord 2006:625-39.

Berman RM, Narasimhan M, Sanacora G et al. A randomized clinical trial of repetitive transcranial magnetic stimulation in the treatment of major depression. Biol Psychiatry 2000; 47:332-7.

Bowden CL, Calabrese JR, Sachs G et al. A placebo-controlled 18 month-trial of lamotrigine and lithium maintenance treatment in recently manic or hypomanid patients with bipolar I disorder. Arch Gen Psychiatry 2003; 60:392-400:

Braga RJ, Petrides G. Somatic therapies for treatment-resistant psychiatric disorders. Rev Bras Psiquiatr 2007; 29 (supl II):S77-S84.

Brown EB, McElroy SL, Keck PE et al. A 7 week comparison of olanzapine/fluoxetine combination versus lamotrigine in the treatment of bipolar I depression. J Clin Psychiaytry 2006; 67:1025-33.

Calabrese JR, Bowden CL, Sachs GS et al. A double-blind placebo controlled study of lamotrigine monotherapy in outpatients with bipolar I depression. J Clin Psychiatry 1999; 60:79-88.

Calabrese JR, Bowden CL, Sachs G et al. A placebo-controlled 18 month trial of lamotrigine and lithium maintenance treatment in recently depressed patients with bipolar I disorder. J Clin Psychiatry 2003; 64:1013-24.

Calabrese JR, Bowden CL, Sachs G et al. A placebo controlled 18 month trial of lamotrigine and lithium maintenance tretament in recently depressed patients with bipolar I disorder. J Clin Psychiatry 2004; 64:1024.

Calabrese JR, Kasper S, Johnson G et al. International Consensus Group on bipolar I depression treatment guidelines. J Clin Psychiatry 2004; 65:569-79.

Calabrese JR, Keck PE, Macfadden W et al. A randomized double blind placebo controlled trial of quetiapina in thetreatment of bipolar I and II depression. Am J Psychiatry 2005; 162:1351-60.

Calabrese JR, Huffman RF, White RL et al. Lamotrigine in the acute treatment of bipolar depression: results of five double-blind, placebo-controlled clinical trials. Bipolar Disord 2008; 10: 323-33.

Carta MG et al. The clinical use of gabapentine in bipolar spectrum disorders. J Affect Disord 2003; 75:91.

Cipriani A, Pretty H, Wawton K et al. Lithium in the prevention of suicidal behavior and all-cause mortality in patients with mood disorders: a systematic review of randomized trials. Am J Psychiatry 2005; 162:1805-19.

Daly JJ, Prudic J, Devanand DP et al. ECT in bipolar and unipolar depression: differences in speed of response. Bipolar Disord 2001; 3:95-104.

Davis LL, Bartolucci A, Petty. Divalproex in the treatment of bipolar depression: a placebo-controlled study. J Affect Disord 2005; 85:259-66.

DelBello MP, Chang K, Welge JA et al. A double-blind placebo-controlled pilot study of quetiapine for depressed adolescents with bipolar disorder. Bipolar Disord 2009; 11:483-93.

Del'Osso B, Mundo E, D'Urso N et al. Augmentative repetitive navigated transcranial magnetic stimulation (tTMS) in drug-resistant bipolar depression. Bipolar Disord 2009; 11:76-81.

El-Mallakh RS. Bipolar depression: a comprehensive guide. Arlington: American Psychiatric Association, 2006.

Figiel GS, Epstein C, McDonald WM et al. The use of rapid-rate transcranial magnetic stimulation (rTMS) in refractory depressed patients. J Neuropsychiatry Clin Neurosci 1998; 10:20-5.

Fountoulakis KN, Grunze H, Panagiotidis P et al. Treatment of bipolar depression: an update. J Affect Disord 2008; 109:21-34.

Frye MA, Ketter TA, Kimbrell TA, et al. A placebo-controlled study of lamotrigine and gabapentin monotherapy in refractory mood disorders. J Clin Psychopharmacol 2000; 20:607-14.

Frye MA, Grunze, H, Suppes T et al. A placebo-controlled study of adjunctive modafinil in the treatment of bipolar depression. Am J Psychiatry 164:1242-9.

Geddes JR, Calabrese JR, Goodwin GM. Lamotrigine for treatment of bipolar depression: independent meta-analysis and meta-regression of individual patient data from five randomized trials. Br J Psychiatry 2009; 194:4-9.

George MS, Wassermann EM, Williams WA et al. Daily repetitive transcranial magnetic stimulation (rTMS) improves mood in depression. Neuroreport 1995; 6:1853-6.

George MS, Wassermann EM, Williams WA et al. Mood improvements following daily left prefrontal repetitive transcranial magnetic stimulation in patients with depression: a placebo-controlled crossover trial. Am J Psychiatry 1997; 154:1752-6.

George MS, Nahas Z, Molloy M et al. A controlled trial of daily left prefrontal cortex TMS for treating depression. Biol Psychiatry 2000; 48:962-70.

Gershon S, Chengappa KNR, Malhi GS. Lithium specificity in bipolar illness: a classic agent for the classic disorder. Bipolar Disord 2009; 11 (suppl 2):34-44.

Ghaemi SN, Gilmer WS, Goldberg JF et al. Divalproex in the treatment of acute bipolar depression: a preliminary double-blind, randomized, placebo-controlled pilot study. J Clin Psychiatry 2007; 68:1840-4.

Gijsman HJ, Geddes JR, Rendell JM, Nolen WA, Goodwin GM. Antidepressants for bipolar depression: a systematic review of randomized, controlled trials. Am J Psychiatry 2004; 161(9): 1537-47.

Goldberg JF, Burdick KE, Endick CJ. Preliminary randomized double lind placebo controlled trial of pramipexole added to mood stabilizers for treatment-resistant bipolar depression. Am J Psychiatry 2004; 161:564-66.

Goodwin FK, Jamison KR. Manic-depressive illness. New York: Oxford University Press, 2007.

Goodwin GM. Consensus Group of the British Association of Psychopharmacology. Evidence-based guidelines for treating bipolar disorder: recommendations from the British Association for Psychopharmacology. J Psychopharmacol 2003; 17:149-73.

Goodwin GM, Anderson I, Arango C et al. ECNP consensus meeting. Bipolar depression. Nice, March 2007. Eur Neuropsychopharmacol 2008; 18:535-49.

Grof P, Muller-Oerlinghausen B. A critical appraisal of lithium's efficacy and effectiveness: the last 60 years. Bipolar Disord 2009; 11 (suppl 2):10-9.

Grunze H, Kasper S, Goodwin G et al. The World Federation of Societies of Biological Psychiatry (WFSBP) Guidelines for the Biological Treatment of Bipolar Disorders, Part I: Treatment of Bipolar Depression. World J Biol Psychiatry 2002; 3:115-24.

Young AH, Carlsson A, Olausson B et al. A double-blind, placebo controlled study with acute and continuation phase of quetiapine and lithium in adults with bipolar depression (Embolden I). Eur Psychiatry 2008; 13:S 239.

Heit F, Nemeroff CB. Lithium augmentation of antidepressants in treatment-refractory depression. J Clin Psychiatry 1998; 59:28-33.

Judd LL Akiskal HS, Schettler PJ et al. A prospective investigation of the natural history of the long-term weekly symptomatic status of bipolar II disorder. Arch Gen Psychiatry 2002; 50:261-9.

Judd LL Akiskal HS, Schettler PJ et al. The long-term natural history of the weekly symptomatic status of bipolar I disorder. Arch Gen Psychiatry 2003; 59:530-7.

Kemp DE, Gilmer WS, Fleck J et al. Aripiprazole augmentation in treatment-resistant bipolar depression: early response and development of akathisia. Prog Neuropsychopharmacol Biol Psychiatry 2007; 31:574-7.

Leverich GS, Altshuler LL, Frye MA et al. Risk of switch in mood polarity to hypomania or mania in patients with bipolar depression during acute and continuation trials of venlafaxine, sertraline, and bupropion as adjuncts to mood stabilizers. Am J Psychiatry 2006; 163:232-39.

Macedo-Soares MB, Moreno RA, Rigonatti SP, Lafer B. Efficacy of electroconvulsive therapy in treatment-resistant bipolar disorder: a case series. J ECT 2005; 21:31-4.

Malhi GS, Adams D, Berk M. Medicating mood with maintenance in mind: bipolar depression pharmacotherapy. Bipolar Disord 2009; 11 (suppl 2):55-76.

McElroy SL, Suppes T, Frye MA et al. Open-label aripiprazole in the treatment of acute bipolar depression: a prospective pilot trial. J Affect Disord 2007; 101:275-8.

Mc Elroy S, Young AH, carlsson A et al. A double-blind placebo-controlled study with acute an continuation phase of quetiapina and paroxetina in adults with bipolar depression (Embolden II). Eur Psychiatry 2008; 23:S239.

McIntyre RS, Manzini DA, McCann SM et al. Randomized single blind comparison of topiramate and bupropion SR as add-monotherapy in bipolar depression. Bipolar Disord 2002; 4:207-13.

Mitchell PB, Goodwin GM, Johnson GF et al. Diagnostic guidelines for bipolar depression: a probabilistic approach. Bipolar Disord 2008; 10:144-52.

Nahas Z, Kozel FA, Li X et al. Left prefrontal transcranial magnetic stimulation (TMS) treatment of depression in bipolar affective disorder: a pilot study of acute safety and efficacy. Bipolar Disord 2003; 5:40-7.

Nierenberg AA et al. Treatment-resistant bipolar depression: a STEP-BD equipoise randomized effectiveness trial of antidepressant augmentation with lamotrigina, inositol or risperidona. Am J Psychiatry 2006; 163:210-6.

Ostacher MJ, Eidelman P. Suicide in bipolar depression. In: Mallach RS, Ghaeli SN (eds) Bipolar depression: a comprehensive guide. Arlington. American Psychiatric Publishing, 2006:115-42.

Perlis RH, Brown E, Baker RW et al. Clinical features of bipolar depression versus major depressive disorder in large multicentre trials. Am J Psychiatry 2006; 163:225-31.

Pratoomsri W et al. Oxcarbazepine in the treatment of bipolar disorder: a review. Can J Psychiatry 2006; 51:540-5.

Post RM, Altshuler LL, Leverich GS et al. Mood switch in bipolar depression: comparison of adjunctive venlafaxine, bupropion and sertraline. Br J Psychiatry 2006; 189:124-31.

RANZCP – Royal Australian and New Zealand College of Psychiatrists Clinical Practice Guidelines Team for Bipolar Disorder. Australian and New Zealand clinical practice guidelines for the treatment of bipolar disorder. Aust NZ J Psychiatry 2004; 38:280-305.

Sachs GS, Koslow CL, Ghaemi SN. The treatment of bipolar depression. Bipolar Disord 2000a; 2:256-60.

Sachs GS, Printz DJ, Kahn DA et al. The expert consensus guideline series: medication treatment of bipolar disorder. Postgrad Med 2000b:1-104.

Sachs GS, Nierenberg AA, Calabrese JR et al. Effectiveness of adjunctive antidepressant treatment for bipolar depression. N Engl J Med 2007; 356:1711-22.

Sienaert P, Vansteelandt K, Demyttenaere K et al. Ultra-brief pulse ECT in bipolar and unipolar depressive disorder: differences in speed of response. Bipolar Disord 2009; 11:418-24.

Silverstone P, Silverstone T. A review of acute treatments for bipolar depression. Int Clin Psychipharmacol 2004; 19:113-24.

Thase ME, Bhargava M, Sachs GS. Treatment of bipolar depression: current status, continued challenges and the STEP-BD approach. Psychiat Clin North Am 2003; 26:495-518.

Thase ME, Macfadden W, Weisler RH et al. BOLDER II Study Group. Efficacy of quetiapine monotherapy in bipolar I and II depression: a double-blind, placebo-controlled study (the BOLDER II study). J Clin Psychopharmacol 2006; 26:600-9.

Thase ME, Jonas A, Khan A et al. Aripiprazole monotherapy in nonpsychotic bipolar I depression: results of 2 randomized, placebo-controlled studies. J Clin Psychopharmacol 2008; 28:13-20.

Tohen M, Vieta E, Calabrese J et al. Efficacy of olanzapine and olanzapine-fluoxetine combination in the treatment of bipolar I depression. Arch Gen Psychiatry 2003; 60:1079-88.

Vieta E, Martinez-Arán A, Goikolea JM et al. A randomized trial comparing paroxetine and venlafaxine in the treatment of bipolar depressed patients taking mood stabilizers. J Clin Psychiatry 2002; 63:508-12.

Winsberg ME, DeGolia SG, Strong CM et al. Divalproex therapy in medication-naïve and mood stabilizer naïve bipolar II depression. J Affect Disord 2001; 67:207-12.

Yatham LN, Kennedy SH, O'Donovan C et al. Guidelines Group, CANMAT. Canadian Network for Mood and Anxiety Treatments (CANMAT) guidelines for the management of patients with bipolar disorder: update 2007. Bipolar Disord 2006; 8:721-39.

Yatham LM, Kennedy A, Schaffer SV et al. Canadian Network for Mood and Anxiety Treatments (CANMAT) and International Society for Bipolar Disorders (ISBD) collaborative update of CANMAT guidelines for the management of patients with bipolar disorder: update 2009. Bipolar Disord 2009; 11:721-39.

Zarate CV, Payne JL, Singh J et al. Pramipelxole for bipolar II depression: a placebo controlled proof of concept study. Biol Psychiatry 2004; 56:54-60.

Zornberg GL, Pope HG Jr. Treatment of depression in bipolar disorder: new directions for research. J Clin Psychopharmacol 1993; 13:397-408.

Tratamento de Fases Agudas: Mania e Episódios Mistos

Marcia Britto de Macedo-Soares • Beny Lafer

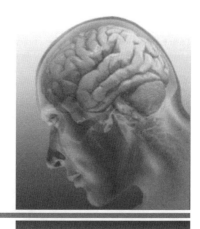

32

TRATAMENTO DA MANIA AGUDA

O tratamento dos episódios maníacos pode ser considerado, em casos específicos, uma urgência psiquiátrica: a agitação, a agressividade, a impulsividade e o comprometimento da crítica impõem sérios riscos ao paciente. A presença de sintomas psicóticos é comum, e no primeiro episódio o diagnóstico diferencial de um surto esquizofrênico pode ser difícil. Devem ser sempre investigados o uso de álcool e substâncias, a possível associação do episódio atual com o emprego de antidepressivos e a adesão ao tratamento, e recomenda-se a solicitação de exames laboratoriais para a avaliação do estado físico geral. Informações objetivas obtidas com os familiares auxiliam muito a elucidação diagnóstica, particularmente a avaliação de um primeiro episódio maníaco. Sempre que possível, a entrevista clínica deve ser feita em local calmo e seguro, buscando-se poupar o paciente de estímulos o máximo possível.

Carlsson e Goodwin (1973) propuseram uma classificação da mania em três estágios, com base na sintomatologia clínica (Tabela 32.1), e as peculiaridades de cada caso devem ser levadas em conta na opção do tratamento a ser instituído.

A opção pelo tratamento em regime de internação deve ser considerada, levando-se em conta a gravidade do quadro e o suporte familiar. Com frequência, os pacientes em mania aguda recusam a hospitalização, e uma internação involuntária pode ser necessária. A internação está indicada especialmente em casos mais graves, correspondentes aos estágios II e III, nos quais os riscos para si próprio (p. ex., autoagressividade, exaustão, exposição a situações de potencial dano físico, pessoal e profissional) e para os demais (heteroagressividade) são elevados, e também no caso de comorbidade com doenças médicas que exijam cuidado na administração de medicamentos.

O tratamento medicamentoso deve ser iniciado imediatamente e visa ao rápido controle dos sintomas. Como alternativas de primeira linha para o tratamento medicamentoso da mania encontram-se os estabilizadores do humor (particularmente lítio e divalproato) e os antipsicóticos (típicos e atípicos). Em 2009, a Canadian Network for Mood and Anxiety Treatments (CANMAT) e a International Society for Bipolar Disorders (ISBD) atualizaram conjuntamente as diretrizes prévias (2005 e 2007) propostas pela CANMAT para o tratamento da mania, com as indicações dos tratamentos de primeira, segunda e terceira linhas (Tabela 32.2) (Yatham et al., 2009). Em comparação ao placebo, os antipsicóticos apresentam chance de resposta 1,7 vez maior e os estabilizadores de humor lítio/divalproato 2,01 vezes maior. De acordo com análises recentes, não há diferenças no tamanho de efeito entre essas modalidades de tratamento (Yatham et al., 2009). Uma metanálise de 24 estudos concluiu que os antipsicóticos atípicos foram tão eficazes quanto lítio/divalproato e ambos significativamente mais eficazes do que o placebo no tratamento da mania (Scherk et al., 2007). O uso de antipsicóticos por via intramuscular é frequentemente necessário, especialmente para conter a agitação psicomotora. Os benzodiazepínicos podem ser empregados como tratamento adjuvante. Diante de episódios maníacos que não respondem aos ensaios medicamentosos, deve-se considerar a eletroconvulsoterapia (ECT).

TABELA 32.1 ■ Características clínicas dos estágios da mania

	Estágio I	Estágio II	Estágio III
Humor	Labilidade afetiva Predominância de sintomas eufóricos, porém facilmente irritável se as demandas não forem atendidas	Aumento da disforia e depressão, hostilidade e manifestações de raiva	Francamente disfórico, sentimentos de medo e desesperança
Cognição	Expansividade, grandiosidade, autoconfiança aumentada, pensamentos coerentes, mas acelerados, discurso tangencial, temas de cunho sexual e religioso	Fuga de ideias, desorganização cognitiva, delírios	Pensamento incoerente, perda de associações, delírios bizarros e idiossincráticos, alucinações em um terço dos pacientes, desorientação temporal e espacial, ocasionalmente ideias de referência
Comportamento	Aumento da atividade psicomotora, pressão de discurso, aumento nos gastos, uso de telefone e consumo de cigarros	Aceleração psicomotora evidente, logorreia, comportamento explosivo ocasional	Atividade psicomotora frenética e bizarra

Fonte: Carlsson & Goodwin, 1973.

TABELA 32.2 ■ Recomendações do CANMAT/ISBD para o tratamento da mania aguda (2009)

Primeira linha	Lítio Divalproato Olanzapina Quetiapina/quetiapina XRO Aripiprazol Ziprasidona Lítio ou divalproato + risperidona ou quetiapina ou olanzapina ou aripiprazol
Segunda linha	Carbamazepina ECT Lítio + divalproato Asenapina Lítio ou divalproato + asenapina paliperidona
Terceira linha	Haloperidol Clorpromazina Lítio ou divalproato + haloperidol Lítio + carbamazepina Clozapina Oxcarbazepina Tamoxifeno
Não recomendado	Monoterapia com gabapentina, topiramato, lamotrigina, verapamil, tiagabina Risperidona + carbamazepina Olanzapina + carbamazepina

CANMAT: Canadian Network for Mood and Anxiety Treatments; ISBD: International Society for Bipolar Disorders; ECT: eletroconvulsoterapia.
Adaptada de Yatham et al., 2009.

Estabilizadores do humor

Lítio

A eficácia do lítio no tratamento da mania situa-se em torno de 60% a 80%; foi considerado superior ao placebo em cinco estudos (n = 358) e equivalente a outros medicamentos, como divalproato e antipsicóticos, em 16 estudos controlados (n = 775). Como fatores preditivos de boa resposta ao lítio foram descritos a sintomatologia maníaca "clássica", com humor eufórico e grandiosidade, um padrão de sequência de episódios "mania-depressão-eutimia" e a ausência de comorbidades com uso abusivo de substâncias ou transtornos ansiosos (Goodwin & Jamison, 2007). O lítio é eficaz no controle dos sintomas maníacos, da agitação e da excitação, e seu uso em monoterapia é considerado tratamento de primeira linha para episódios agudos (Goodwin, 2003; RANZCP, 2004; Yatham et al., 2009).

Antes do início do tratamento com o lítio é importante proceder à avaliação das funções renal, cardíaca e tireoidiana, incluindo exame físico, hemograma completo, dosagem de eletrólitos, creatinina sérica, urina tipo I, dosagens de tri-iodotironina (T_3), levotiroxina (T_4), hormônio tireoestimulante (TSH), anticorpos antitireoidianos e eletrocardiograma (ECG). Em geral, doses iniciais de 300 a 600mg/dia são bem toleradas. As doses podem ser aumentadas a cada 4 a 5 dias, de acordo com a tolerabilidade de cada paciente, até que se atinjam litemias adequadas. Preconiza-se o controle das litemias (coleta ideal: 12 ± 2 horas depois da última dose) após o início do tratamento e a cada ajuste de dose. No tratamento da mania agu-

TABELA 32.3 ■ Diagnóstico da intoxicação pelo lítio e condutas

Litemia	Sinais e sintomas	Conduta
> 1,5mEq/L	Náuseas, vômitos, diarreia, tremores, fraqueza e disartria	Reduzir ou suspender o lítio Monitorar litemia Infundir solução fisiológica
> 2mEq/L	↓ nível de consciência, hipertonia muscular, fasciculações, tremores grosseiros, ataxia, hiper-reflexia, convulsões e coma	Monitorar litemia Avaliar balanço hídrico Diuréticos osmóticos Monitoração de funções cardiopulmonares ECG
> 4mEq/L*	Convulsões, coma Quadro potencialmente letal	Hemodiálise Diálise peritoneal

* Ou entre 2 e 4mEq/L em pacientes com comprometimento renal.
Fontes: Moreno & Moreno, 2001; Goodwin & Jamison, 2007.

da, sugere-se a manutenção dos níveis séricos entre 0,9 e 1,4mEq/L, limite acima do qual os riscos de toxicidade aumentam (Tabela 32.3) (Goodwin & Jamison, 2007). A relação entre dose oral e níveis séricos do lítio é maior na mania do que na eutimia e na depressão, e sugere-se, em casos específicos, uma redução nos níveis séricos do lítio após a resolução do episódio agudo. Acredita-se que a maior taxa de excreção do lítio durante episódios maníacos possa estar relacionada a alterações nos níveis de androsterona (Goodwin & Jamison, 2007). A latência de resposta de cerca de 2 semanas pode dificultar seu uso em monoterapia em casos mais graves, nos quais a associação do lítio com um antipsicótico atípico estaria indicada (Goodwin, 2003).

Divalproato

A eficácia do divalproato no tratamento da mania é de cerca de 60% a 70% (Bowden et al. 1994; McElroy et al., 1992a; Zajecka et al., 2002). Segundo a revisão apresentada no livro de Goodwin e Jamison (2007), foi considerado superior ao placebo em dois estudos controlados (n = 215) e equivalente a lítio e antipsicóticos em seis estudos controlados (n=620). Foram descritos como fatores preditivos de boa resposta ao divalproato: episódios mistos, ciclagem rápida, presença de comorbidades (como transtornos ansiosos, uso abusivo de álcool e substâncias), retardo mental e antecedentes de traumatismo craniano e de lesões neurológicas (Calabrese et al., 1992; Strakowski et al., 2000). Em contrapartida, quadros mais graves, com maior número de internações e início precoce da doença, foram associados à pior resposta ao divalproato na análise de dois estudos controlados feita por Welge et al. (2004).

Antes da introdução do valproato, devem ser solicitadas avaliações hepática e hematológica, repetidas mensalmente até a estabilização. As doses iniciais preconizadas são de 500mg/dia, podendo ser aumentadas em 250 a 500mg/dia a cada 2 a 4 dias, respeitando-se a tolerabilidade individual. O *oral loading* (administração de 30mg/kg de peso nos 2 primeiros dias e 20mg/kg do terceiro ao décimo dia) foi sugerido por alguns autores como uma forma de acelerar a resposta antimaníaca. Sugere-se a manutenção dos níveis séricos entre 45 e 125µg/mL (Bowden et al., 1994).

O divalproato consta como tratamento de primeira linha da mania aguda, em monoterapia ou em tratamento combinado, em diferentes diretrizes e consensos de especialistas (Goodwin, 2003; RAZNCP, 2004; Sachs et al., 2000; Suppes et al., 2002; Yatham et al., 2009).

Carbamazepina e oxcarbazepina

A eficácia antimaníaca da carbamazepina (CBZ) situa-se em 50% a 60%, e foi evidenciada por quatro estudos controlados com placebo e cinco estudos controlados com outras substâncias (Post et al., 2000; Weisler et al., 2005). Como fatores preditivos de boa resposta à CBZ foram citados: a resposta prévia inadequada ao lítio, a ausência de história familiar de transtorno bipolar, a ciclagem rápida e episódios de mania disfórica (Post et al., 2000). É atualmente considerada uma alternativa de segunda linha para o tratamento de casos menos graves (Goodwin, 2003; Sachs et al., 2000; Suppes et al., 2002). A avaliação clínica e laboratorial pré-tratamento com CBZ deve incluir hemograma completo, dosagem de enzimas hepáticas, T_3, T_4 e TSH, repetidos a cada 2 semanas até a estabilização. Preconiza-se, na mania aguda, o início com 200mg, divididos em duas a quatro vezes ao dia e, em média, que sejam atingidos 1.000 a 1.200mg/dia, desde que respeitados os limites individuais de tolerabilidade. Sugere-se a adoção de níveis séricos entre 8 e 12µg/mL (Goodwin & Jamison, 2007).

Dois pequenos estudos controlados (n = 72) que compararam a oxcarbazepina (OXC) ao lítio e ao haloperidol reforçaram os achados de estudos abertos, que haviam sugerido a mesma eficácia da CBZ na mania aguda, mas com menor potencial de interações medicamentosas, o que é importante quando se considera que o tratamento do transtorno bipolar envolve a politerapia (Benedetti et al., 2004; Ghaemi et al., 2003). A OXC é considerada como tratamento de terceira linha para a mania aguda pelos consensos de especialistas recentes (Yatham et al., 2009).

Lamotrigina, gabapentina e topiramato

A lamotrigina não apresenta efeito antimaníaco robusto, embora um estudo controlado com lítio (questionável pelo emprego de doses e litemias baixas, assim como pela ausência de um grupo placebo) tenha sugerido resultados equiparáveis (Calabrese et al., 1999; Ichim et al., 2000). Estudos abertos sugeriram uma possível eficácia do topiramato no tratamento adjunto de episódios maníacos, sobretudo em pacientes bipolares resistentes, porém os cinco estudos controlados com placebo não confirmaram suas ações antimaníacas (Chengappa et al., 2006; Kushner et al., 2006). Estudos iniciais com a gabapentina sugeriram resultados promissores, porém estudos controlados não confirmaram esses resultados, com avaliação de eficácia comparável ou mesmo inferior ao placebo (Frye et al., 2000; Pande et al., 2000).

De modo geral, o uso de lamotrigina, gabapentina e topiramato em monoterapia não é recomendado no tratamento da mania aguda (Yatham et al., 2009).

Antipsicóticos

Típicos

Os antipsicóticos típicos ainda são utilizados de maneira rotineira no tratamento da mania, isoladamente ou em associação aos estabilizadores do humor. Em comparação ao lítio, os antipsicóticos apresentariam maior rapidez na indução da melhora da agitação psicomotora (Gelenberg & Hopkins, 1996); como um exemplo, o haloperidol por via intramuscular (IM) é o medicamento mais frequentemente empregado para o tratamento de emergência da mania aguda (Goodwin & Jamison, 2007).

No entanto, o uso de antipsicóticos típicos apresenta o risco de efeitos colaterais extrapiramidais, de discinesia tardia e de síndrome neuroléptica maligna, descrito como mais alto entre bipolares; os antipsicóticos típicos foram também associados à indução, à intensificação e ao prolongamento de episódios depressivos (Goodwin & Jamison, 1990). Também Zarate e Tohen (2004) relataram, em estudo duplo-cego controlado com placebo, que a manutenção de um antipsicótico típico associado aos estabilizadores de humor, por 6 meses após um episódio maníaco, relacionou-se a maior frequência de recaídas depressivas, menor intervalo entre recaídas, um maior grau de disforia e maior frequência de efeitos colaterais extrapiramidais.

Atípicos

Os antipsicóticos atípicos são alternativas de primeira linha para o tratamento da mania aguda, considerando-se a maior tolerabilidade e o menor risco de indução de efeitos colaterais extrapiramidais (Keck, 2005; McIntyre e Konarski, 2005; Yatham et al., 2009). Os dados obtidos em estudos controlados sugerem que exista uma equivalência na eficácia entre os diferentes compostos, em monoterapia ou em associação ao lítio ou ao divalproato (Perlis et al., 2006). Assim, a opção por uma ou outra substância pode residir no perfil farmacocinético e nos efeitos colaterais (Tabela 32.4).

A eficácia da risperidona em monoterapia no tratamento da mania foi avaliada por estudos abertos e três estudos controlados com placebo (Hirschfeld et al. 2004; Khanna et al., 2005; Yatham et al., 2003). Uma revisão sistemática do banco de dados *Cochrane*, que inclui seis estudos (n = 1.343) sobre o uso da risperidona em monoterapia ou como tratamento adjunto ao lítio, evidenciou sua superioridade em relação ao placebo, com resultados antimaníacos equiparáveis aos do haloperidol (Rendell et al., 2006). Sugere-se iniciar a risperidona em doses de 1mg a cada 6 a 8 horas, com as doses diárias mantidas entre 6 e 10mg/dia (Goodwin & Jamison, 2007).

A olanzapina, em monoterapia e em associação a lítio ou valproato, foi considerada eficaz no tratamento da mania aguda em dois estudos multicêntricos duplo-cegos controlados com placebo (Tohen et al., 1999, 2002). Sua eficácia foi considerada equiparável à do haloperidol e do divalproato (Tohen et al., 2003; Zajecka et al., 2002;), e um estudo recente sugeriu sua maior eficácia em relação ao lítio (Niufan et al., 2008). Quando comparada à risperidona, não foram observadas diferenças significativas em relação à indução de melhora de sintomas maníacos e depressivos em indivíduos em mania/episódios mis-

TABELA 32.4 ■ Modo de usar e farmacocinética dos antipsicóticos atípicos

	Risperidona	Clozapina	Quetiapina	Olanzapina	Ziprasidona	Aripiprazol
Doses iniciais	1mg 2 vezes/dia e aumentos graduais	12,5 a 25mg com aumentos graduais em 25 a 50mg	25mg 2 vezes/dia com aumentos de 100mg/dia XRO: 300mg/dia no 1º dia e 600mg/dia no 2º dia	5 a 15mg/dia	80mg/dia	15mg/dia
Doses na mania	6 a 10mg/dia	450 a 1.000mg/dia	600 a 800mg/dia	15 a 20mg/dia	80 a 160mg/dia	10 a 30mg/dia
Ligação proteica	88% a 90%	95% a 97%	83%	93%	99%	99%
Meia-vida	20 a 24 horas	5 a 16 horas	6 a 7 horas	21 a 54 horas	6,6 horas	75 horas
Metabolização CYP	2D6	1A2	3ª4	1A2, 2D6, 2C9, 2C19	3A4	2D6, 3A4
Ocupação D_2	2 a 4mg: 60% a 75% 6 mg: ~ 85%	300 a 900mg: 38% a 68%	300 a 700mg: 20% a 44%	5 a 20mg: 55% a 80%	40 a 80mg: 45% a 75%	0,5 a 30mg: 40% a 95%

Fontes: Bezchlinbnyk-Butler & Jeffries, 2003; Goodwin & Jamison, 2007.

tos (Perlis et al., 2006). Recomenda-se o uso de doses até 20mg/dia de olanzapina por via oral (Goodwin & Jamison, 2007). A olanzapina intramuscular foi tão eficaz quanto o haloperidol e o lorazepam no controle da agitação em pacientes esquizofrênicos e bipolares em episódio agudo (Wagstaff et al., 2005).

A quetiapina foi considerada eficaz em monoterapia e em combinação a lítio ou divalproato no tratamento da mania, em doses de até 800mg/dia (Bowden et al.; 2005; Delbello et al., 2002; McIntyre et al., 2005; Yatham et al., 2004). A análise dos dados dos dois estudos em monoterapia evidenciou sua superioridade em relação ao placebo (Ketter et al., 2007), assim como a análise dos dados dos estudos em tratamento combinado a lítio e divalproato (Sussman et al., 2007). A formulação de liberação prolongada da quetiapina parece exercer os mesmos efeitos antimaníacos, e pode ser introduzida já em 300mg no primeiro dia, aumentando-se para 600mg no segundo dia, com as titulações seguintes dependendo da tolerabilidade individual (Cutler et al., 2008).

O aripiprazol foi considerado superior ao placebo em dois estudos duplo-cegos (Keck et al., 2003a; Sachs et al., 2007), equiparável ao haloperidol no estudo de Bourin et al. (2004), mas inferior a este no estudo de Vieta et al. (2005).

Em relação a esse último estudo (Vieta et al., 2005), um questionamento que se faz é que a limitação nas doses do haloperidol e o número de *drop-outs* podem comprometer a interpretação dos resultados. De modo geral, as análises reunidas desses estudos corroboram a eficácia antimaníaca do aripiprazol (Sachs et al., 2007; Suppes et al., 2008). Sugerem-se o início com 15mg/dia e a manutenção das doses diárias entre 15 e 30mg/dia no tratamento da mania (Goodwin & Jamison, 2007).

A ziprasidona foi eficaz no tratamento da mania, segundo dois estudos controlados com placebo, em doses de 160mg/dia (Keck et al., 2003b; Potkin et al., 2005). Também a associação de lítio e ziprasidona foi considerada mais eficaz do que a monoterapia com o lítio, tendo como resultado a resposta antimaníaca mais rápida (Weisler et al., 2004). A ziprasidona IM é uma alternativa, pois também apresenta ação rápida em episódios maníacos agudos com sintomas psicóticos (Daniel et al., 2004).

A clozapina foi considerada eficaz no tratamento da mania em estudos abertos realizados na década de 1990, com bons resultados especialmente em casos de resposta insuficiente aos tratamentos convencionais (Zarate et al. 1995a, 1995b). No entanto, o risco de agranulocitose, convulsões e complicações cardiorrespiratórias restringe seu uso (Gelenberg & Hopkins, 1996). Recomendam-se doses iniciais de 25 a 50mg/dia a cada 6 horas, com aumentos até um limite de 1.000mg/dia (Goodwin & Jamison, 2007).

Os antipsicóticos atípicos têm sido relacionados a ganho de peso e resistência à insulina, hiperglicemia, dislipidemia, evoluindo para síndrome metabólica, diabetes melito, com aumento do risco de mortalidade por doenças cardiovasculares (Bezchlinbnyk-Butler & Jeffries, 2003; Goodwin & Jamison, 2007). Todos os compostos levam a tais alterações, e desde o início do tratamento os pacientes devem ser orientados a restringir a ingestão calórica, especialmente de carboidratos, dentro de uma dieta balanceada. A prática de exercícios físicos deve ser estimulada. Deve-se proceder ao exame físico com cálculo do índice de massa corpórea (IMC) e da circunferência abdominal, bem como à investigação laboratorial com hemograma completo, enzimas hepáticas, glicemia, triglicérides, colesterol total e frações, antes do início do tratamento com os antipsicóticos atípicos. Recomendam-se controles periódicos do peso/IMC, da circunferência abdominal e dos parâmetros laboratoriais..

Eletroconvulsoterapia – ECT

A eficácia da ECT no tratamento da mania é bem conhecida, e sua resposta é rápida (Fink, 2006). Apesar disso, encontram-se na literatura poucos estudos controlados. Mukherjee et al. (1994) revisaram todos os artigos publicados sobre o uso da ECT na mania, entre 1942 e 1994, e, somando-se todos os estudos, a ECT foi associada à remissão ou à melhora significativa dos episódios de mania em 80% da amostra. É uma alternativa importante para o tratamento de episódios maníacos em casos de resposta insuficiente aos tratamentos farmacológicos, em gestantes ou indivíduos cujas condições clínicas limitem o uso de medicamentos (RAZNCP, 2004; Suppes et al., 2002; Yatham et al., 2009).

Estimulação magnética transcraniana – EMT

Dois estudos pequenos avaliaram a eficácia da estimulação magnética transcraniana (EMT) no tratamento da mania. Grisaru et al. (1998) relataram que a EMT no hemisfério direito levou a melhora de sintomas maníacos em comparação à EMT aplicada no hemisfério esquerdo (associada inclusive à piora clínica). Michael e Erfurth (2004) também descreveram boa resposta com a EMT no hemisfério direito em pacientes em mania aguda, em um estudo com amostra pequena. Esses estudos ainda não permitem uma conclusão quanto ao uso da EMT no tratamento da mania aguda.

Outros tratamentos

Tamoxifeno

O tamoxifeno é um agente antiestrogênico especialmente empregado no tratamento do câncer de mama. Alguns estudos experimentais sugeriram sua eficácia no tratamento da mania e quatro pequenos estudos controlados descreveram a indução de melhora nos sintomas maníacos (Kulkarni et al., 2006, 2008; Yildiz et al., 2008; Zarate et al., 2007) . Como os estudos incluíram amostras pequenas e mais evidências são necessárias para comprovar sua eficácia, o tamoxifeno é hoje considerado um tratamento de terceira linha para a mania (Yatham et al., 2009).

Paliperidona

A paliperidona ainda não obteve aprovação das agências regulatórias para o tratamento do transtorno bipolar. Dois estudos iniciais, controlados, sugeriram sua superioridade em relação ao placebo, mas ainda são necessários mais estudos para comprovação de sua eficácia. É considerado um tratamento de segunda linha para a mania (Cutler, 2008; Yatham et al., 2009).

Asenapina

A asenapina foi considerada mais eficaz do que o placebo no tratamento da mania em dois estudos controlados com placebo e também levou a melhora significativa quando associada a lítio ou divalproato (Calabrese et al., 2008; McIntyre et al., 2009; Panagides et al., 2007). Ainda não obteve aprovação de agências regulatórias nos EUA e no Canadá, e mais dados são necessários para a avaliação de seu papel no tratamento da mania.

Diretrizes para o tratamento da mania

Em 2009, a CANMAT e a ISBD atualizaram as diretrizes e o algoritmo para o tratamento da mania aguda (Figura 32.1).

Considerações finais

Lítio, divalproato e os antipsicóticos são opções de primeira linha para o tratamento da mania, com eficácia

Tratamento de Fases Agudas: Mania e Episódios Mistos

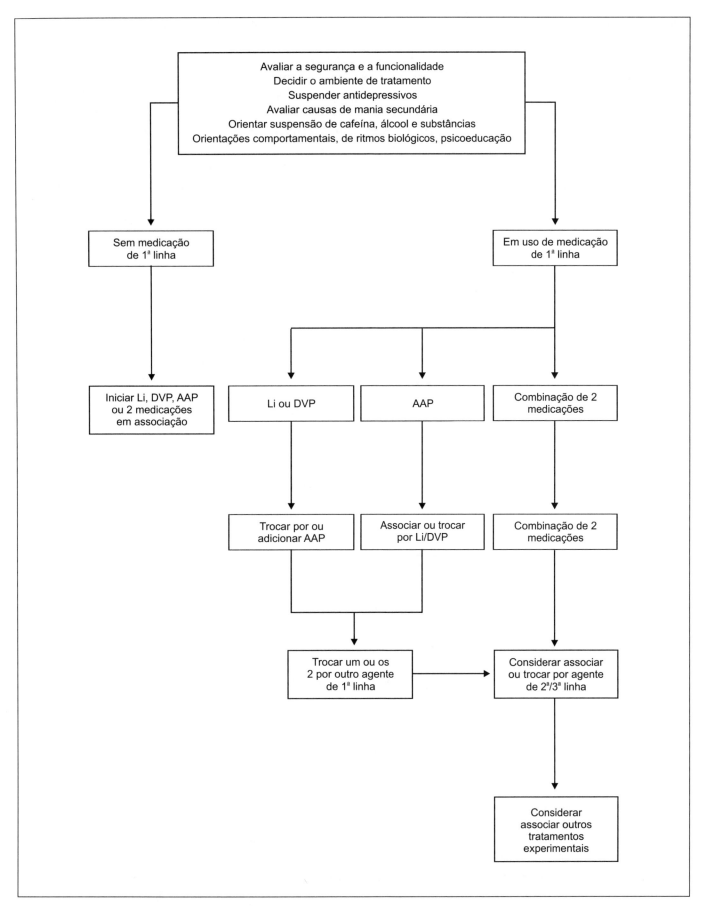

FIGURA 32.1 ■ Algoritmo do CANMAT/ISBD para o tratamento da mania aguda – 2009.

comprovada em estudos controlados com placebo e com outras substâncias. O lítio apresenta uma latência de resposta de até 3 semanas, e as doses diárias devem ser aumentadas progressivamente, em função dos efeitos colaterais e do risco de toxicidade. O valproato teria uma vantagem em casos particulares, pois, segundo alguns autores, o emprego do *oral loading* poderia induzir o início do efeito antimaníaco em 3 a 5 dias. Porém, na prática clínica, os limites individuais de tolerabilidade devem ser respeitados, e muitos pacientes não toleram doses iniciais elevadas.

A associação de um estabilizador de humor a um antipsicótico é uma prática comum, e pode acelerar a resposta terapêutica no tratamento da mania aguda. Em situações emergenciais, ainda, os antipsicóticos via IM podem auxiliar o manejo da agitação e dos sintomas psicóticos (em especial para essa via de administração, o típico haloperidol e os atípicos olanzapina e ziprasidona),

No caso de episódios maníacos que não respondem aos tratamentos medicamentosos, a ECT deve ser considerada. A ECT, embora reconhecidamente eficaz e segura no tratamento da mania, é frequentemente vista como a "última opção" para pacientes não respondedores a tratamentos prévios. Isso pode ser revisto na conceitualização de cada caso, particularmente naqueles de mania grave, com sintomas psicóticos – correspondentes ao estágio III – nos quais a obtenção de uma rápida resposta pode significar poupar os pacientes de riscos importantes.

TRATAMENTO DOS EPISÓDIOS MISTOS

Os episódios mistos representam um quadro agudo do transtorno bipolar de diagnóstico difícil, que apresentam piores curso e evolução, com episódios mais prolongados, maior número de comorbidades, pior resposta ao tratamento medicamentoso e elevado risco de suicídio (Dilsaver et al.,1993). A ocorrência de episódios mistos no curso do transtorno bipolar é comum: estima-se que 30% a 40% dos portadores apresentem episódios mistos ao longo de suas vidas (Schwartzman & Lafer, 2004).

O diagnóstico e o tratamento dos episódios mistos são difíceis, particularmente quando os sintomas de mania não são facilmente identificados, predominando os sintomas depressivos; nesses casos, é comum o emprego de medicamentos antidepressivos, o que tende a piorar a sintomatologia do episódio (Dilsaver & Swann, 1995; Schwartzmann & Lafer, 2004). Na avaliação clínica do paciente devem ser observados sintomas como labilidade do humor, inquietação psicomotora grave e sintomas psicóticos/catatônicos, que determinam – além do risco de suicídio – a necessidade de uma intervenção medicamentosa eficaz e que, com frequência, exigem o emprego da polifarmácia (Krüger et al., 2005). De modo geral, recomenda-se que os antidepressivos sejam suspensos, e podem ser necessárias outras associações medicamentosas (Krüger et al., 2005). Cabe ressaltar que as evidências sobre a eficácia das medicações no tratamento dos estados mistos é escassa e, em grande parte, baseada em estudos que não foram desenhados originalmente para tratar especificamente de episódios mistos, mas sim mania pura. Assim, os pacientes em estado misto constituem apenas um subgrupo dos sujeitos estudados. De modo geral, parece haver um consenso na indicação da olanzapina e do valproato como tratamento de primeira linha dos episódios mistos.

Lítio

A resposta ao lítio no tratamento de episódios mistos é inferior à do valproato; os estudos realizados ainda na década de 1990 evidenciaram que o diagnóstico de um episódio misto seria um preditor negativo de resposta ao lítio (Calabrese & Delucchi, 1990; McElroy et al., 1992; Swann et al., 1997).

Valproato

Em oposição ao que se verificou com o lítio, o diagnóstico de episódios mistos seria um fator preditivo de boa resposta ao divalproato, de acordo com os estudos realizados por Freeman et al. (1992), Swann et al. (1997) e Keck et al. (1998).

Carbamazepina e oxcarbazepina

A CBZ apresentou resultados modestos no tratamento de episódios mistos, no estudo de Weisler et al. (2004). A associação de OXC ao lítio (usado em doses e litemias baixas) foi relacionada com melhora clínica de pacientes em episódios mistos, mas em estudo realizado com amostra bem pequena (n = 18) (Benedetti et al., 2004).

Lamotrigina, topiramato e gabapentina

O uso da lamotrigina pode levar a resultados satisfatórios em pacientes que apresentam estados mistos com predominância de sintomas depressivos, ou naqueles que apresentam oscilações rápidas de humor (Kruger et al., 2005). No entanto, a necessidade de titulação lenta, em função do risco de reações cutâneas adversas, pode limitar seu uso.

Outros anticonvulsivantes, como topiramato e gabapentina, não apresentam efeitos significativos, embora estudos abertos tenham sugerido alguma eficácia em associação a medicações de primeira linha para o tratamento do transtorno bipolar (Yatham, 2004). A ECT pode ser uma opção, especialmente em casos de má resposta aos tratamentos convencionais (Ciaparelli et al., 2001; Devanand et al., 2000; Gruber et al., 2001).

Antipsicóticos atípicos

A olanzapina promoveu melhora clínica em cerca de 28% dos pacientes em mania mista incluídos em estudos controlados destinados originalmente a avaliar sua eficácia na mania aguda (já descritos); nesses estudos, os resultados obtidos entre os pacientes que apresentavam mania mista foram avaliados separadamente, em subanálises (Baker et al., 2004). A olanzapina foi também comparada à risperidona no tratamento de pacientes em mania e estado misto, e observou-se que o grupo tratado com olanzapina mostrou melhora adicional dos sintomas depressivos, o que sugeriu sua eficácia maior no tratamento dos estados mistos (Perlis et al., 2006).

O aripiprazol apresentou eficácia no tratamento de pacientes em episódios mistos, de acordo com resultados de estudos controlados com placebo, com resposta em 54,35% da amostra de 190 pacientes (contra 29,17% do placebo) e remissão em 47,38% (Sachs et al., 2004b, 2007; Suppes et al., 2008).

A ziprasidona foi eficaz na redução de sintomas maníacos e da gravidade dos sintomas em estudo randomizado, controlado com placebo, em doses de 40 a 80mg duas vezes ao dia, não tendo sido observadas diferenças na análise estratificada dos subgrupos de mania pura (n = 127) e mania mista (n = 70) (Keck et al., 2003b).

A quetiapina (doses médias de 363 ± 76mg/dia) foi avaliada em estudo aberto, em associação a estabilizadores do humor, por Vieta et al. (2002), e foi associada à melhora de sintomas maníacos e de gravidade global, mas não de sintomas depressivos.

A risperidona foi avaliada em amostra de bipolares tipo I sem sintomas psicóticos (n = 329), dos quais 58,6% (n = 193) encontravam-se em estados mistos; nesse estudo, foi comparada à olanzapina, e a análise estratificada revelou que não houve diferença na resposta entre os pacientes em episódios mistos (Perlis et al., 2006)

A clozapina apresentou resultados satisfatórios em casos resistentes em estudo aberto realizado na década de 1990 (Suppes et al., 1992).

Considerações finais

Os episódios mistos, em função das dificuldades diagnósticas e da má resposta aos tratamentos, são um desafio na clínica do transtorno bipolar. A resposta ao lítio tende a ser insatisfatória nesses casos, e o divalproato e os antipsicóticos atípicos, isoladamente ou em associação, parecem ser as melhores opções de tratamento. Os antidepressivos, quando em uso, devem ser suspensos, pois agravam a sintomatologia do episódio. Em casos resistentes ou nos quais é elevado o risco de suicídio, a ECT deve ser mais uma vez considerada.

REFERÊNCIAS

Baker RW, Brown E, Akiskal HS et al. Efficacy of olanzapine combined with valproate or lithium in the treatment of dysphoric mania. Br J Psychiatry 2004; 185:472-8.

Benedetti A, Lattanzi L, Pini S et al. Oxcarbazepine as add-on treatment in patients with bipolar manic, mixed or depressive episode. J Affect Disord 2004; 79:273-7.

Bourin M, Auby P, Swanink R et al. Aripiprazole versus haloperidol for maintained treatment effect in acute mania. Poster. In: 157th Annual Meeting of the American Psychiatric Association. New York, May 1-6, 2004.

Bowden CL, Bruger AM, Swann AC et al. Efficacy of divalproex vs lithium and placebo in the treatment of mania. JAMA 1994; 271:918-24.

Bowden CL, Grunze H, Mullen J et al. A randomized double-blind, placebo-controled efficacy and safety study of quetiapina or lithium as monotherapy for mania in bipolar disorder. J Clin Psychiatry 2005; 66:111-21.

Bezchlinbnyk-Butler KZ, Jeffries JJ. Clinical handbook of psychotopic drugs. Toronto: Hogrefe & Huber, 2003. 313 p.

Calabrese JR, Delucchi GA. Spectrum of efficacy of valproate in 55 patients with rapid cycling bipolar disorder. Am J Psychiatry 1990; 147:431-44.

Calabrese JR, Markovitz PJ, Kimmel SE, Wagner SC. Spectrum of efficacy of valproate in 78 rapid-cycling bipolar patients. Clin Psychopharmacol 1992; 12(1 Suppl):53S-56S.

Calabrese JR, Bowden CL, Sachs GS et al. A double-blind placebo controlled study of lamotrigine monotherapy in outpatients with bipolar I depression. J Clin Psychiatry 1999; 60:79-88.

Carlsson GA, Goodwin FK. The stages of mania: a longitudinal analysis of the manic episode. Arch Gen Psychiatry 1973; 28:221-8.

Chengappa KNR, Schwarzman LK, Hulihan JF et al., for the Clinical Affairs Support Study – 168 Investigators. Adjunctive topiramato therapy in patients receiving a mood stabilizer for bipolar disorder: a randomized placebo controlled trial. J Clin Psychiatry 2006; 67:1698-706.

Ciapparelli A, Dell'Osso L, Tundo A et al. Electroconvulsive therapy in medication-nonresponsive patients with mixed mania and bipolar depression. J Clin Psychiatry 2001; 62:552-2.

Cipriani A, Rendell JM, Geddes JR. Haloperidol alone or in combination for acute mania. Cochrane Database Syst Rev 3: CD 004362, 2006

Cutler A. A randomized, double-blinns, placebo-controlled, parallel-gropu, dose-response, multicenter study to evaluate the efficacy of three fixed doses of extended release paliperidone (3, 6, and 12 mg/day) in the treatment of subjects with acute manic and mixed episodes associated with bipolarI disorder. Veritas Medicine. January 7, 2008. Available at: http://www.download.veritasmedicine.com/PDF/CR010834_CSR.pdf.

Cutler A, Datto C, Nordenhem A et al. Effectiveness of extended-release formulation of quetiapina as monotherapy for the treatment of acute bipolar mania (abstract NR 3-006). Annual Meeting of the American Psychiatric Associatio. Washington, D.C., 2008.

Daniel DG, Zimbroff DL, Swift RH, Harrigan EP. The tolerability of intramuscular ziprasidone and haloperidol treatment and the transition to oral therapy. Int Clin Psychopharmacol 2004; 19(1):9-15.

Delbello M, Schwiers M, Rosenberg H et al. A double-blind placebo controlled study of quetiapina as adjunctive treatment for adolescent mania. J Am Acad Child Adolesc Psychiatry 2002; 41:1216-23.

Devanand DP, Polanco P, Cruz R et al. The efficacy of ECT in mixed affective states. J ECT 2000; 16:32-7.

Dilsaver SC, Swann AC, Shoaib AM et al. Depressive mania associated with nonresponse to antimanic agents. Am J Psychiatry 1993; 150:1548-51.

Dilsaver SC, Swann AC. Mixed mania: apparent induction by a tricyclic antidepressant in five consecutively treated patients with bipolar depression. Biol. Psychiatry 1995; 37:60-2.

Fink M. ECT in therapy-resistant mania: does it have a place? Bipolar Disord 2006; 8(3):307-9.

Freeman TW, Clothier JL, Pazzaglia P et al. A double-blind comparison of valproato and lithium in the treatment of acute mania. Am J Psychiatry 1992; 149:108-11.

Frye MA, Ketter TA, Kimbrell TA et al. A placebo-controlled study of lamotrigine and gabapentin monotherapy in refractory mood disorders. J Clin Psychopharmacol 2000; 20:607-14.

Gelenberg AJ, Hopkins HS. Antipsychotics in bipolar disorder. J Clin Psychiatry 1996; 57 (suppl. 9):49-52.

Ghaemi SN, Berv DA, Klugman J et al. Oxcarbazepine treatment of bipolar disorder. J Clin Psychiatry 2003; 64:943-5.

Goodwin FK, Jamison KR. Manic-depressive illness. New York: Oxford University Press, 1990.

Goodwin FK, Jamison KR. Manic-depressive illness. 2 ed. New York: Oxford University Press, 2007.

Goodwin GM. Consensus Group of the British Association of Psychopharmacology. Evidence-based guidelines for treating bipolar disorder: recommendations from the British Association for Psychopharmacology. J Psychopharmacol 2003; 17:149-73.

Grisaru N, Amir M, Cohen H, Kaplan Z. Effect of transcranial magnetic stimulation in posttraumatic stress disorder: a preliminary study. Biol Psychiatry 1998 Jul 1; 44(1):52-5.

Gruber NP, Dilsaver SC, Shoaib AM et al. ECT in mixed affective states: a case series. J ECT 2001; 16:183-8.

Hirschfeld RM, Keck PE Jr, Kramer M et al. Rapid antimanic effect of risperidone monotherapy: a 3-week multicenter, double-blind, placebo-controlled trial. Am J Psychiatry 2004; 161:1057-65.

Ichim L, Berk M, Brook S. Lamotrigine compared with lithium in mania: a double-blind randomized controlled trial. Ann Clin Psychiatry 2000; 12:5-10.

Keck PE, McElroy SL, Strakowski SM. Anticonvulsants and antipsychotics in the treatment of bipolar disorder. J Clin Psychiatry 1998; 59 (suppl 6):74-81.

Keck P, Marcus R, Tourkodimitris S et al. A placebo-controled Double blind study of the efficacy and safety of aripiprsazole in patients with acute bipolar mania. Am J Psychiatry 2003b; 160:1651-8.

Keck PE, Versiani M, Potkin S et al. Ziprasidone in Mania Study Group. Ziprasidone in the treatment of acute bipolar mania: a three-week placebo-controlled, double-blind randomized trial. Am J Psychiatry 2003b; 160:1651-8.

Keck PE Jr. The role of second-generation antipsychotic monotherapy in the rapid control of acute bipolar mania. J Clin Psychiatry 2005; 66 (Suppl 3):5-11

Ketter TA, Jones M, Paulsson B. Rates of remission/euthymia with quetiapina monotherapy compared with placebo in patients with acute mania. J Affect Disord 2007; 100 (suppl 1):S45-53.

Khanna S, Vieta E, Lyons B et al.Risperidone in the treatment of acute mania: double-blind, placebo-controlled study. Br J Psychiatry 2005 Sep; 187:229-34.

Krüger S, Trevor Young L, Bräunig P. Pharmacotherapy of bipolar mixed states. Bipolar Disord. 2005 Jun; 7(3):205-15.

Kulkarni J, Garland KA, Scaffidi A et al. A pilot study of hormone modulation s a new treatment for mania in women with bipolar affective disorder. Psychoneuroendocrionology 2006; 31:543-7.

Kulkarni J, Mu L, de Castella A et al. Tamoxifen – a potential treatment for women in the manic phase of bipolar affective disorder? Bipolar Disord 2008; 10: (suppl 1):80.

Kushner SF, Khan A, Lane R et al. Topiramate monotherapy in the management of acute mania: results of four double-blind placebo controlled trials. Bipolar Disord 2006: 8:15-27.

McElroy SL, Keck PE Jr, Pope HG Jr et al. Valproate in the treatment of bipolar disorder: literature review and clinical guidelines. J Clin Psychopharmacol 1992a; 12:42S-52S.

McElroy SL, Keck PE Jr, Pope HG Jr et al. Clinical and research implications of the diagnosis of dysphoric or mixed mania or hypomania. Am J Psychiatry 1992b; 149:1633-44.

McIntyre RS, Konarski JZ. Tolerability profiles of atypical antipsychotics in the treatment of bipolar disorder. J Clin Psychiatry 2005; 66 (Suppl 3):28-36.

McIntyre R, Brecehr M, Paulsson B et al. Quetiapine or haloperidol as monotherapy for bipolar mania – a 12 week, double blind, randomized, parallel-group, placebo controlled trial. Eur Neuropsychopharmacol 2005; 15:573-85.

McIntyre RS, Cohen M, Zhao J et al. A 3-week randomized placebo controlled trial of asenapine in the treatment of acute maia in bipolar mania and mixed states. Bipolar Disord 2009; 11:673-86.

Michael N, Erfurth A. Treatment of bipolar mania with right prefrontal rapid transcranial magnetic stimulation. J Affect Disord 2004; 78(3):253-7.

Moreno DH, Moreno RA. Estabilizadores do humor. In: Cordás TA, Moreno RA (eds.). Condutas em psiquiatria. 4 ed. São Paulo: Lemos Editorial, 2001.

Mukherjee S, Sackeim HA, Schnur DB. Electroconvulsive therapy of acute manic episodes: a review of 50 years' experience. Am J Psychiatry 1994; 15:169-76.

Niufan G, Tohen M, Qiuqung A et al. Olanzapine versus lithium in acute treatment of bipolar mania: a double-blind, randomized, controlled trial. J Affect Disord 2008; 105:101-8.

Panagides J, McIntyre R, Alphs L et al. Asenapine in acute mania: a randomized double-blind, placebo and olanzapine controlled trial. Biol Psychiatry 2007; 61:222S.

Pande AC, Crockatt JG, Janney CA et al. Gabapentin in bipolar disorder: a placebo controlled trial of adjunctive therapy. Bipolar Disord 2000; 2:249-55.

Perlis RH, Baker RW, Zarate CA et al. Olanzapine versus risperidone in the treatment of manic and mixed states in bipolar I disorder: a randomized, double-blind trial. J Clin Psychiatry 2006; 67:1747-53.

Post RM, Pazzaglia PJ, Ketter TA et al. Carbamazepine and nimodipine in refractory bipolar illness: efficacy and mechanisms. In: Halbreich U, Montgomery SA (eds.). Pharmacotherapy for mood, anxiety and cognition. Washington DC: American Psychiatric Press, 2000:77-110.

Potkin SG, Keck PE, Segar S et al. Ziprasidone in acute bipolar mania: a 21 day randomized double blind placebo conreolled replication trial. J Clin Psychopharmacol 2005; 25:301-10.

Rendell JM, Gijsman HJ, Bauer MS et al. Risperidone alone or in combination for acute mania. Cochrane Database Syst Rev 2006; CD004043.

RANZCP – Royal Australian and New Zealand College of Psychiatrists Clinical Practice Guidelines Team for Bipolar Disorder. Australian and New Zealand clinical practice guidelines for the treatment of bipolar disorder. Aust NZ J Psychiatry 2004; 38:280-305.

Sachs GS, Gaulin BD, Gutierrez-Esteinou R et al. Antimanic response to aripiprazole in bipolar I disroder independent of agitation at baseline. J Clin Psychiatry 2007; 68:1377-83.

Sachs GS, Printz DJ, Kahn DA et al. The expert consensus guideline series: medication treatment of bipolar disorder. Postgrad Med april, 2000:1-104.

Sachs G, Chengappa KN, Suppes T et al. Quetiapine with lithium or divalproex for the treatment of bipolar mania: a randomized, double-blind, placebo-controlled study. Bipolar Disord 2004a; 6:213-23.

Sachs G, Sanchez R, Marcus R et al. Aripiprazole versus placebo in acute manic or mixed episode. Poster. 157th Annual Meeting of the American Psychiatric Association. New York, May 1-6, 2004b.

Scherk H, Pajonk FG, Leucht S. Second generation antipsychitic tretament of acute mania: a Systematic review and meta-analysis of randomized controlled trials. Arch Gen Psychiatry 2007; 64:442-55.

Schwartzmann AM, Lafer B. Diagnóstico e tratamento dos estados mistos. Rev Bas Psiq 2004; 26 (supl. III):7-11.

Strakowski SM, McElroy SL, Keck Jr PE. Clinical efficacy of valproate in bipolar illness: comparisons and contrasts with lithium. In: Halbreich U, Montgomery SA (eds.) Pharmacotherapy for mood, anxiety and cognitive disorders. Washington DC: American Psychiatric Press, 2000:143-57.

Suppes T, McElroy SL, Gilbert J et al. Clozapine in the treatment of dysphoric mania. Biol Psychiatry 1992; 32:270-80.

Suppes T, Dennehy EB, Swann AC et al. Report of the Texas Consensus Conference Panel on Medication Treatment of Bipolar Disorder 2000. J Clin Psychiatry 63 (4):288-99.

Suppes T, Eudicone J, McQuade R et al. Efficacy and safety of aripiprazole in subpopulations with acute mainc or mixed episodes of bipolar I disorder. J Affect Disord 2008; 107:145-54.

Sussman M, Mullen J, Paulsson B et al. Rates of remission/euthymia with quetiapina in combination with lithium/divalproex for the treatment of aacute mania. J Affect Disord 2007; 100 (suppl 1):S55-63.

Swann AC, Bowden CL, Morris D et al. Depression during mania. Treatment response to lithium or divalproex. Arch Gen Psychiatry 1997; 54:37-42.

Tohen M, Sanger TM, McElroy S et al. Olanzapine versus placebo in the treatment of acute mania. Am J Psychiatry 1999; 156:702-29.

Tohen M, Chengappa KN, Suppes T et al. Efficacy of olanzapina in combination to divaplroate or lithium in the treatment of mania in patients not responsive to valproato or lithium monotherapy. Arch Gen Psychiatry 2002; 59:62-9.

Tohen M, Ketter TA, Zarate CA et al. Olanzapine versus divalproex sodium for the treatment of acute mania and maintenance remission: a 47 week study. Am J Psychiatry 2003; 160:1263-71.

Wagstaff AJ, Easton J, Scott LJ. Intramuscular olanzapine: a review of its use in the management of acute agitation. CNS Drugs 2005; 19:147-64.

Weisler RH, Keck PE Jr, Swann AC et al. Extended-release carbamazepine capsules as monotherapy for acute mania in bipolar disorder: a multicenter, randomized, double-blind, placebo-controlled trial. J Clin Psychiatry 2005; 66:323-30.

Welge JA, Keck PE Jr, Meinhold JM. Predictors of response to treatment of acute bipolar manic episodes with divalproex sodium or placebo in 2 randomized, controlled, parallel-group trials. J Clin Psychopharmacol 2004; 6:607-12.

Vieta E, Parramon G, Padrell E et al. Quetiapine in the treatment of rapid cycling bipolar disorder. Bipolar Disord 2002; 4:335-40.

Vieta E, T'joen C, MacQuade RD et al. Effectiveness of aripiprazole VS haloperidol in acute bipolar mania: double-blind randomised comparative 12 week trial. Br J Psychiatry 2005; 187:235-42.

Yatham LN, Grossman F, Augustyns I et al. Mood stabilisers plus risperidone or placebo in the treatment of acute mania. International, double-blind, randomised controlled trial. Br J Psychiatry 2003; 182:141-7.

Yatham LN. Newer anticonvulsants in the treatment of bipolar disorder. J Clin Psychiatry 2004; 65 (Suppl 10):28-35.

Yatham LN, Paulsson M, Mullen J et al. Quetiapine versus placebo in combination with lithium or divalproex for the treatment of bipolar mania. J Clin Psychopharmacol 2004; 24:599-606.

Yatham LN, Kennedy SH, Schaffer A et al. Canadian Network for Mood and Anxiety Treatments (CANMAT) and International Soaciety for Bipolar Disorders (ISBD) collaborative update of CANMAT guidelines for the management of patients with bipolar disorder: update 2009. Bipolar Disord 2009; 11:225-55.

Yildiz A, Guleryuz S, Ankerst DP et al. Protein kinase C inhibition in the treatment of mania: a double-blind, placebo controlled trial of tamoxifen. Arch Gen Psychiatry 2008; 65:255-63.

Zajecka JM, Weisler R, Sachs G et al. A comparison of the efficacy, safety and tolerability of divalproex sodium and olanzapine in the treatment of bipolar disorder. J Clin Psychiatry 2002; 63:1148-55.

Zarate CA, Tohen M, Baldessarini RJ. Clozapine in severe mood disorders. J Clin Psychiatry 1995a; 56:411-7.

Zarate CA, Tohen M, Banov MD, et al. Is clozapine a mood stabilizer? J Clin Psychiatry 1995b; 56:108-12.

Zarate CA Jr, Tohen M. Double-blind comparison of the continued use of antipsychotic treatment versus its discontinuation in remitted manic patients. Am J Psychiatry 2004; 161:169-71.

Zarate CA, Singh JB, Carlsoon PJ et al. Efficacy of a protein kinase C inhibitor (tamoxifen) in the treatment of acute mania: a pilot study. Bipolar Disord 2007; 9:561-70.

Tratamento do Transtorno Bipolar: Fase de Manutenção

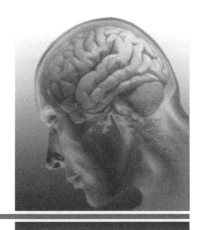

Amanda Galvão de Almeida • Fernando Kratz Gazalle
Ângela M. A. Miranda-Scippa • Flávio Kapczinski

INTRODUÇÃO

O transtorno bipolar do humor (TBH) é uma patologia grave e recorrente, que causa sérios prejuízos psicossociais. Estima-se que a taxa de recorrência seja de 60% a 80%, após a interrupção da terapia com lítio ou antipsicóticos, e de 20% a 50%, durante algum outro tipo de tratamento (Yazici et al., 2004). Além disso, uma proporção considerável de pacientes com TBH, mesmo aqueles intensamente monitorados e tratados adequadamente nos episódios agudos, apresentam morbidades relacionadas à doença residual.

Dessa maneira, o tratamento de manutenção torna-se regra, mesmo após um único episódio de mania. Como resultado, os objetivos do tratamento em longo prazo incluem não apenas a prevenção de comportamento suicida e da recorrência de depressão ou mania, mas também a melhora dos sintomas subsindrômicos, a adesão ao tratamento, a melhora da qualidade de vida, a redução de déficits cognitivos e a otimização da funcionalidade global do indivíduo.

FATORES DE RISCO PARA RECORRÊNCIA DO TBH

A comorbidade com uso abusivo de substâncias e transtornos de ansiedade, a presença de quadros psicóticos incongruentes com o humor e a história familiar de transtorno esquizoafetivo do tipo bipolar são fatores de risco para recorrência de episódios agudos no curso do TBH. Sintomas residuais na fase de recuperação e história prévia de ciclagem rápida também têm se revelado preditores de recorrência (Yatham et al., 2009).

Pesquisas também indicam que maior número de episódios prévios da doença está associado a episódios futuros (efeito *kindling*) e a hospitalizações mais prolongadas (Garcia-Lopez et al., 2001). Mais ainda, essa recorrência dos episódios está implicada nas mudanças estruturais encontradas no cérebro desses pacientes e, consequentemente, nos déficits cognitivos por eles apresentados. Esses achados tornam-se mais um argumento a favor do início precoce do tratamento de manutenção, mesmo depois do primeiro e único episódio.

Os fármacos indicados para o tratamento de manutenção são os mesmos que foram eficazes no episódio agudo de humor. Além disso, a mudança do esquema terapêutico que funcionou adequadamente na fase aguda está associada a desfechos desfavoráveis na fase de manutenção (Yatham et al., 2009).

A seguir serão descritas as condutas terapêuticas psicofarmacológicas e as intervenções psicossociais mais eficientes na fase de manutenção do TBH, de modo a contemplar as diversas nuanças e objetivos dessa etapa, com base nas evidências disponíveis atualmente na literatura.

TRATAMENTO FARMACOLÓGICO DE PRIMEIRA ESCOLHA

Não há consenso sobre a definição de estabilizador do humor e o Food and Drug Administration (FDA) não reconhece formalmente a existência desse termo (Ceron-Litvoc et al., 2009). O estabilizador de humor (EH) ideal seria aquele capaz de promover a remissão de quadros agudos de qualquer natureza, evitar sua recorrência com a mesma eficácia, ter um custo moderado e, ainda, apresentar baixa incidência de efeitos adversos (Ceron-Litvoc et al., 2009). Como ainda não dispomos desse agente ideal, os especialistas em TBH se reúnem regularmente para compilar os dados provenientes dos estudos mais recentes e com metodologia adequada, a fim de estabelecer diretrizes de tratamento.

Atualmente, a monoterapia com lítio, ácido valproico, olanzapina, quetiapina, risperidona injetável de ação prolongada, lamotrigina e aripiprazol é aprovada pela maioria dos consensos para o tratamento de manutenção do TBH tipo I (Yatham et al., 2009). Para a terapia de longo prazo dos bipolares do tipo II, cujo foco da abordagem é a prevenção de episódios depressivos, somente o lítio e a lamotrigina são agentes de primeira escolha (Yatham et al., 2009).

Lítio

O lítio é o agente que mais se aproxima da definição de "estabilizador do humor" e permanece como o tratamento de primeira linha na farmacoterapia de longo prazo do TBH (Ceron-Litvoc et al., 2009; Coryell, 2009). Entre todas as substâncias disponíveis, esse elemento químico reúne o maior número de evidências de eficácia na profilaxia do TBH, particularmente o do tipo I (Beynon et al., 2009). De fato, tanto uma metanálise antiga, com estudos conduzidos até 1990, como duas metanálises recentes demonstraram a magnitude do efeito profilático do lítio, sobretudo para episódios maníacos (apud Goodwin & Jamison, 2007; Fountoulakis & Vieta, 2008; Malhi et al., 2009). Pacientes que adquiriram estabilidade em monoterapia com lítio e descontinuam o tratamento têm cinco vezes mais chance de recorrência dos episódios do que os indivíduos que se mantêm em uso dessa substância (Yatham et al., 2009).

Mais ainda, uma revisão sistemática recente mostrou que o lítio foi significativamente superior ao placebo na prevenção de todos os tipos de episódios (Beynon et al., 2009). Entretanto, quando comparado à olanzapina, um estudo mostrou que o lítio foi menos eficaz na prevenção de episódios maníacos e mistos (Fountoulakis & Vieta, 2008).

Embora tenha alguma limitação em prevenir a depressão bipolar, o lítio também parece evitar a ocorrência de sintomas residuais de ambas as polaridades na terapia de manutenção, e pode ter um efeito benéfico no tratamento do uso abusivo de substâncias comórbido ao TBH (Fountoulakis & Vieta, 2008). Além disso, vários estudos relatam as propriedades do lítio em reduzir o comportamento suicida de pacientes bipolares. É provável que esse efeito não se deva apenas à ação do medicamento no tratamento de quadros depressivos ou na manutenção da eutimia, ou seja, essa propriedade provavelmente deriva de alguma característica intrínseca do lítio que independe de seu efeito direto sobre o humor (Coryell, 2009).

Apesar de sua eficácia, os estudos revelam que a chance de um indivíduo abandonar o tratamento, em razão de efeitos adversos, é duas vezes maior com o lítio do que com o ácido valproico ou a lamotrigina. Uma vez que a parada súbita da terapia com lítio está associada a altas taxas de recaídas em pacientes bipolares, se o lítio tiver de ser descontinuado, isso deve ser feito gradualmente (Yatham et al., 2009).

Ácido valproico

O ácido valproico tem sido uma opção terapêutica importante na fase de manutenção do TBH (Haddad et al., 2009) apesar de a literatura carecer de estudos adequados que sustentem seu uso nessa fase (Malhi et al., 2009). De fato, os resultados são conflitantes, e embora um ensaio clínico randomizado tenha mostrado que o ácido valproico não foi superior ao placebo na prevenção de recaída de episódios bipolares (Bowden et al., 2000), outros estudos demonstraram que ele foi tão eficaz quanto a olanzapina e o lítio na prevenção de novos episódios, e talvez superior a este último na prevenção de episódios depressivos (Beynon et al., 2009; Bowden, 2009).

Algumas análises também sugeriram que o ácido valproico pode ter ação superior à do lítio na terapia de manutenção de indivíduos com muitos episódios agudos prévios e naqueles com curso mais grave da doença (Haddad et al., 2009; Malhi et al., 2009).

Além disso, no estudo com resposta negativa com o uso do ácido valproico, o lítio também não mostrou superioridade em relação ao placebo (Bowden et al., 2000). Contudo, uma subanálise desse mesmo estudo com os pacientes gravemente doentes mostrou que esse anticonvulsivante foi superior ao placebo (Fountoulakis & Vieta, 2008).

Embora alguns estudos mostrem uma equivalência terapêutica entre o ácido valproico e outros fármacos ativos comparados (Kukopulos et al., 1980), a grande experiência com sua utilização e a boa tolerabilidade dessa medicação representam um diferencial que favorece a opção por seu uso (Haddad et al., 2009).

Uma observação importante, a partir de um trabalho recente, é que a troca do divalproato de sódio convencional pelo de liberação prolongada geralmente demanda um aumento de 250 a 500mg na dose diária total para manutenção dos níveis terapêuticos de ácido valproico (Yatham et al., 2009).

Lamotrigina

Em monoterapia, ou em associação ao lítio/ácido valproico, os ensaios clínicos têm demonstrado a eficácia da lamotrigina na fase de manutenção do TBH, mais especificamente na prevenção de episódios depressivos (Beynon et al., 2009; Malhi et al., 2009; Yatham et al., 2009). Esses dados denotam sua importância no tratamento de longo prazo do TBH tipo II, no qual é típica a recorrência de depressão maior, ou mesmo do tipo I, quando o paciente apresenta maior incidência de episódios depressivos (Beynon et al., 2009; Bowden, 2009; Malhi et al., 2009; Yatham et al., 2009). Por outro lado, esse medicamento não deve ser utilizado isoladamente em pacientes bipolares se o principal objetivo é a prevenção de mania (Yatham et al., 2009).

Alguns estudos mostraram que a lamotrigina teve eficácia semelhante à do lítio no tratamento profilático do TBH, efeito que tendeu à superioridade na profilaxia da depressão bipolar (Beynon et al., 2009; Malhi et al ., 2009).

A lamotrigina parece apresentar benefícios para os pacientes com ciclagem rápida e, em alguns casos, a monoterapia com lamotrigina pode ser adequada (Fountoulakis & Vieta, 2008).

Apesar do benefício desse anticonvulsivante, alguns pacientes não toleram a titulação das doses da lamotrigina. Como os estudos que a compararam com o placebo incluíram apenas os indivíduos que não tiveram efeitos adversos relevantes, seus resultados podem não ser passíveis de generalização (Beynon et al., 2009).

Olanzapina

A olanzapina é o antipsicótico atípico que tem maior embasamento na literatura para uso na terapia de manutenção do TBH (Malhi et al., 2009). O tratamento de longo prazo com a olanzapina reduz significativamente as taxas de recaída de todos os episódios, quando comparada ao placebo (Tohen et al., 2006). Além disso, esse fármaco tem se mostrado tão eficaz quanto o lítio na prevenção da depressão bipolar e superior a este na prevenção de episódios maníacos e mistos (Beynon et al., 2009; Malhi et al., 2009).

A olanzapina teve eficácia semelhante à do ácido valproico em um estudo realizado, e sua associação com o lítio ou com esse anticonvulsivante, na fase de manutenção, revelou-se superior à monoterapia clássica em tempo de remissão sintomática sustentada (Malhi et al., 2009).

Em termos de eficácia na terapia de manutenção do TBH, é possível que a olanzapina seja superior ao lítio, uma vez que previne com a mesma eficácia episódios maníacos e depressivos, enquanto este último não evita adequadamente a depressão. No entanto, na prática clínica, como devemos considerar a efetividade, que contempla os efeitos adversos, e a eficiência dos tratamentos, que avalia o custo, o lítio ainda demonstra vantagem marcante sobre esse antipsicótico atípico (Malhi et al., 2009).

Quetiapina

Cinco estudos demonstraram a eficácia da quetiapina em monoterapia e associada ao lítio ou ao ácido valproico na terapia de manutenção do TBH (Yatham et al., 2009). Enquanto alguns dados preliminares sugerem que a monoterapia com a quetiapina pode ser tão eficaz quanto aquela com o lítio na prevenção de qualquer episódio (Malhi et al., 2009), outros apontam que esse efeito profilático é mais robusto para episódios depressivos (Yatham et al., 2009).

Dois estudos, utilizando a quetiapina como tratamento adjuvante, sugeriram que sua associação ao lítio ou ao ácido valproico foi mais eficaz e eficiente na prevenção de todos os episódios agudos do que esses últimos isoladamente (Malhi et al., 2009; Suppes et al., 2009; Woodward et al., 2009).

Alguns autores acreditam que a quetiapina se firmará como uma alternativa de ação equivalente à olanzapina na terapia de manutenção do TBH (Malhi et al., 2009). No entanto, assim como a olanzapina e outros atípicos, a quetiapina está associada à resistência a insulina e, portanto, pode descompensar ou desencadear casos de diabetes do tipo II (Yatham et al., 2009).

Risperidona injetável de ação prolongada

A recente aprovação pelo FDA da risperidona injetável de ação prolongada para a fase de manutenção do TBH tipo I resulta de estudos abertos e duplo-cegos (Han et al., 2007; Kemp et al., 2009). Tanto em monoterapia quanto como tratamento adjuvante em indivíduos que tiveram quadros agudos no último ano, a risperidona injetável mostrou-se superior ao placebo na prevenção de novos episódios (Kemp et al., 2009), mas sobretudo dos maníacos e mistos (Vieta et al.,

2008). Além disso, é possível que esse medicamento reduza a gravidade dos episódios, uma vez que diminuiu o número total de hospitalizações em um estudo de seguimento de 2 anos (Vieta et al., 2008).

Apesar de bem tolerada, essa apresentação da risperidona está associada a efeitos adversos extrapiramidais e a alterações metabólicas (Kemp et al., 2009). Ainda assim, a risperidona injetável de ação prolongada pode ser uma alternativa terapêutica de longo prazo em pacientes que aderem pouco às medicações administradas por via oral (Kemp et al., 2009) ou nos casos de TBH resistente ao tratamento (Malhi et al., 2009).

Alguns autores sugerem também a adoção da risperidona oral para a profilaxia do TBH, mas não há estudos específicos na literatura que apoiem o uso dessa apresentação no contexto da prevenção de recaídas (Malhi et al., 2009).

Aripiprazol

Dois ensaios clínicos controlados e randomizados indicam que o aripiprazol é eficaz na fase de manutenção do TBH tipo I. No entanto, ambos sugerem que esse atípico é útil na prevenção de recaídas maníacas, mas não das recaídas depressivas (Beynon et al., 2009; Malhi et al., 2009; Yatham et al., 2009).

Ziprasidona

O único ensaio controlado e randomizado disponível sugere que a ziprasidona, como tratamento adjuvante, é eficaz na prevenção de todos os episódios agudos do TBH tipo I (Yatham et al., 2009), mas ainda não há aprovação pelo FDA para sua utilização na manutenção.

TRATAMENTO FARMACOLÓGICO DE SEGUNDA ESCOLHA

Carbamazepina

Não há estudos em larga escala, duplo-cegos e controlados com placebo que tenham investigado a eficácia da carbamazepina no tratamento de manutenção do TBH. A maioria dos estudos disponíveis tem sugerido que a carbamazepina tem eficácia similar ou inferior à do lítio (Beynon et al., 2009; Ceron-Litvoc et al., 2009; Malhi et al., 2009) e, ainda, que este seria mais bem tolerado pelos pacientes (Ceron-Litvoc et al., 2009). No entanto, esse anticonvulsivante pode ter uma eficácia profilática em pacientes que costumam ter apresentações de mania não clássicas, como quadros com ideação deliroide incongruente com o humor e de mania disfórica, nos episódios mistos, naqueles não responsivos ao lítio (Fountoulakis & Vieta, 2008), naqueles com história negativa de TBH em familiares de primeiro grau (Post et al., 2007) e nos indivíduos com comorbidades psiquiátricas (p. ex., uso abusivo de substâncias psicoativas) e neurológicas (Ceron-Litvoc et al., 2009).

Terapia combinada

A terapia combinada é uma importante opção para pacientes que não tenham respondido a um tratamento com monoterapia de primeira linha. Contudo, não há comparações sistemáticas da monoterapia contra o uso de tratamentos combinados, e há pouca evidência para recomendar uma combinação sobre a outra. Combinações que têm mostrado eficácia incluem: lítio + ácido valproico, ou carbamazepina, assim como lítio ou ácido valproico + olanzapina, quetiapina ou risperidona (Haddad et al., 2009). Não há dados disponíveis sobre lítio + lamotrigina, mas essa combinação é recomendada com base nos seus efeitos profiláticos confirmados como monoterapia.

TRATAMENTO FARMACOLÓGICO DE TERCEIRA ESCOLHA

Clozapina

O tratamento combinado da clozapina com EH foi significativamente melhor do que o tratamento usual em um pequeno ensaio clínico randomizado de 6 meses (Suppes et al., 1999). Contudo, não existem estudos que avaliem sua eficácia no tratamento de manutenção, e seu uso na fase aguda também é reservado a casos refratários, em decorrência da necessidade de titulação lenta das doses, a fim de evitar convulsões. Além disso, deve ser lembrado que agranulocitose e diabetes tipo II são efeitos adversos relacionados a essa substância (Beynon et al., 2009).

Por outro lado, a evidência da literatura com portadores de esquizofrenia, indicando que a clozapina tem propriedades antissuicidas, pode sugerir um papel protetor desse agente em alguns pacientes com TBH (Potkin et al., 2003). Desse modo, a clozapina pode ser uma opção terapêutica de manutenção em pacientes refratários (Fountoulakis & Vieta, 2008).

Eletroconvulsoterapia

Evidências provenientes de série de casos, estudos naturalísticos e retrospectivos sugerem que a eletroconvulsoterapia (ECT) de manutenção como adjuvante da farmacoterapia é efetiva em reduzir hospitalizações no TBH e, portanto, pode ser utilizada em bipolares resistentes a outros tratamentos (Malhi et al., 2009; Sharma, 2001). Contudo, uma revisão concluiu que a ECT tem efeito benéfico agudo, mas não de longo prazo, no comportamento suicida de pacientes com transtornos do humor (Sharma, 2001).

Outros agentes

Estudos abertos e dados preliminares sugerem o uso combinado de outros medicamentos na terapia de manutenção do TBH. Um estudo com a oxcarbazepina como adjuvante do lítio mostrou tendência de benefício na prevenção de depressão (Yatham et al., 2009).

Existem poucos relatos que apoiam o uso do topiramato, mesmo como adjuvante, para manter a estabilidade do humor. No entanto, um efeito benéfico de sua utilização nas doses de 50 a 200mg/dia é a perda ponderal, um problema comum em pacientes bipolares (Fountoulakis & Vieta, 2008).

A gabapentina também só deve ser utilizada como adjuvante e parece ser útil, sobretudo, em bipolares com ansiedade comórbida (Fountoulakis & Vieta, 2008).

Em ensaio clínico de 4 meses, o ômega-3 prolongou o tempo de remissão, quando comparado ao placebo (Stoll et al., 1999).

TRATAMENTO FARMACOLÓGICO NÃO RECOMENDADO

Benzodiazepínicos

Uma avaliação sistemática dos benzodiazepínicos como agentes profiláticos no TBH nunca foi conduzida e fatores como dependência, ansiedade de rebote, prejuízo de memória e síndrome de descontinuação depõem contra seu uso por longo prazo. Portanto, a ausência de eficácia profilática e os riscos associados ao uso por longos períodos excluem essa medicação do tratamento de manutenção do TBH (Fountoulakis & Vieta, 2008).

Antidepressivos

Embora os antidepressivos possam ter indicação e tenham eficácia nos episódios depressivos agudos, seu uso na fase de manutenção tem avaliação limitada. As revisões disponíveis e o Systematic Treatment Enhancement Program for Bipolar Disorder (STEP-BD) sugerem pequeno ou nenhum benefício no uso de longo prazo de antidepressivos no TBH. Quando esses medicamentos reduzem a morbidade depressiva, esse efeito não é mantido após sua descontinuação. Além disso, seu uso prolongado não reduz o número ou a gravidade dos episódios depressivos futuros (Ghaemi et al., 2001; Malhi et al., 2009).

Sabe-se que o uso de antidepressivos, sobretudo os tricíclicos, aumenta de maneira significativa o risco de virada maníaca (Prien et al., 1973; Sachs et al., 1994). Vários estudos sugerem que os tricíclicos, em monoterapia ou em associação com o lítio ou o ácido valproico, desestabilizam o curso do TBH e podem ser considerados proscritos nessa população (Beynon et al., 2009).

Não existem estudos duplo-cegos, controlados com placebo, que investigaram a eficácia da monoterapia com inibidores seletivos da recaptação de serotonina (ISRS) para o tratamento de manutenção do TBH. Contudo, em ensaio clínico de 1 ano comparando lítio, ácido valproico e placebo, em que os pacientes recebiam ISRS para episódios depressivos, uma proporção significativamente grande de pacientes descontinuou o estudo no grupo de ISRS + placebo, comparado com o grupo de ISRS + ácido valproico (Gyulai et al., 2003).

Outros tratamentos

O flupentixol parece não ter eficácia profilática nos pacientes com TBH. Os bloqueadores de canais de cálcio foram investigados para o uso no TBH, mas não existem dados suficientes recomendando seu uso em monoterapia (Yatham et al., 2009). As estimulações do nervo vago, a magnética transcraniana e a cerebral profunda ainda não foram avaliadas na terapia de manutenção do TBH (Malhi et al., 2009).

TRATAMENTO FARMACOLÓGICO DA CICLAGEM RÁPIDA

A descontinuação de antidepressivos e o tratamento de possíveis condições comórbidas, como o hipotireoidismo e o uso de substâncias, podem contribuir para reduzir a ciclagem.

Para o tratamento inicial, considerar lítio, ácido valproico ou lamotrigina. O lítio parece ser tão eficaz quanto o ácido valproico na profilaxia de cicladores rápidos (Fountoulakis & Vieta, 2008).

Para muitos pacientes, se não para a maioria, combinações de medicações são necessárias. É possível avaliar os efeitos preventivos contra ciclagem por períodos de 6 meses ou mais, mediante o registro de mudanças de humor longitudinalmente (afetivograma).

TRATAMENTO FARMACOLÓGICO DOS ESTADOS MISTOS

Embora existam poucos estudos para acessar o papel das medicações na terapia de manutenção dos pacientes com maior incidência de episódios mistos, é provável que essa população específica necessite mais frequentemente de polifarmacoterapia para evitar os sintomas maníacos e depressivos simultaneamente. Existem ensaios clínicos randomizados que fornecem alguma evidência para o uso da olanzapina, mesmo em monoterapia, nesses casos (Yatham et al., 2009). A risperidona injetável de ação prolongada também é uma opção nesses pacientes (Fountoulakis & Vieta, 2008).

Em um ensaio clínico, um subgrupo de pacientes que recentemente estavam maníacos ou hipomaníaco foi randomizado para lamotrigina, placebo ou lítio. A recorrência de episódios mistos foi numericamente menor com a lamotrigina (4 de 28 episódios) e o placebo (6 de 49 episódios) do que com o lítio (2 de 10 episódios) (Bowden et al., 2003).

Também há dados de estudos sugerindo que a carbamazepina pode ser mais eficaz do que o lítio na prevenção de episódios mistos (Akiskal et al., 2005).

INTERVENÇÕES PSICOSSOCIAIS

Embora o tratamento farmacológico constitua o principal instrumento terapêutico no TBH, frequentemente as medicações não conseguem tratar todos os sintomas e, portanto, não evitam todas as consequências danosas desse transtorno. Além disso, mesmo em eutimia, os pacientes bipolares têm prejuízos cognitivo e psicossocial relevantes, muitas vezes em razão de sintomatologia depressiva residual ou subsindrômica (Malhi et al., 2009).

Nesse contexto, as intervenções psicossociais têm como objetivo preencher essas lacunas do tratamento estritamente farmacológico, aumentar a adesão à medicação, ampliar o conhecimento e a compreensão da natureza do transtorno e contribuir para identificação precoce de sintomas prodrômicos. Além disso, esses pacientes podem desenvolver estratégias de enfrentamento e de manejo do estresse, reduzindo o risco de recorrências e melhorando seu funcionamento social e ocupacional (Beynon et al., 2008; Malhi et al., 2009).

Quando combinadas à farmacoterapia de longo prazo, as intervenções psicossociais permitem que o indivíduo adquira um papel mais ativo no manejo de sua doença e tenha uma melhor qualidade de vida (Beynon et al., 2008).

Uma revisão da base de dados da *Cochrane* com seis ensaios clínicos controlados e randomizados demonstrou que intervenções que ensinam os pacientes a reconhecerem e manejarem sintomas de alerta precocemente foram benéficas em prevenir ou retardar a ocorrência de qualquer episódio agudo de alteração do humor e em reduzir as taxas de hospitalização, melhorando o funcionamento global do indivíduo (Lam et al., 2009).

De fato, outros trabalhos já haviam sugerido que a terapia cognitivo-comportamental (TCC), a psicoeducação de grupo e, possivelmente, a terapia familiar podem ser benéficas como intervenções adjuntas ao tratamento farmacológico de manutenção do TBH, evitando a recorrência dos episódios (Beynon et al., 2008; Soares-Weiser et al., 2007).

Os estudos mais recentes têm investigado também a efetividade das intervenções psicoterápicas específicas para o TBH em termos de custo. O mais recente ratificou o papel das psicoterapias (TCC, interpessoal, familiar e grupal) como adjuvantes dos EH na redução das taxas de recorrência no curso de 1 a 2 anos. Apontou ainda como mediadores desse efeito: o aumento da adesão à farmacoterapia, o aprendizado do automonitoramento, a intervenção precoce em episódios emergentes e a melhora do funcionamento interpessoal e da comunicação familiar. Finalmente, os autores concluíram que essas psicoterapias são eficientes quando ponderadas as reduções observadas nas recorrências, nas hospitalizações e no prejuízo funcional (Miklowitz & Scott, 2009). Além disso, essas intervenções proporcionam um ganho terapêutico que é mantido mesmo em seguimentos de longo prazo, dado que deve ser analisado nas avaliações de custo e eficiência (Malhi et al., 2009).

Com base nos resultados das pesquisas, os consensos de tratamento de manutenção do TBH classificam a psicoeducação como nível de evidência I, e esta deve ser contemplada no plano terapêutico dessa população (Fountoulakis & Vieta, 2008; Yatham et al., 2009).

CONSIDERAÇÕES FINAIS

O tratamento de manutenção do TBH é complexo e deve ser individualizado, considerando-se o tipo (I ou II) e o curso da doença em termos de episódios mais frequentes (maníacos/hipomaníacos, depressivos ou mistos), a presença de ciclagem rápida, a presença de comorbidades psiquiátricas e não psiquiátricas, a tolerância a efeitos adversos e o custo do tratamento, entre outros fatores.

A abordagem farmacoterápica de populações especiais, como a pediátrica, a geriátrica e a relacionada ao ciclo reprodutivo da mulher, será descrita em outros capítulos deste livro.

REFERÊNCIAS

Akiskal HS, Fuller MA, Hirschfeld RM, Keck PE, Jr., Ketter TA, Weisler RH. Reassessing carbamazepine in the treatment of bipolar disorder: clinical implications of new data. CNS Spectr 2005; 10:suppl 1-11; discuss 12-13; quiz 14-15.

Beynon S, Soares-Weiser K, Woolacott N, Duffy S, Geddes JR. Psychosocial interventions for the prevention of relapse in bipolar disorder: systematic review of controlled trials. Br J Psychiatry 2008; 192:5-11.

Beynon S, Soares-Weiser K, Woolacott N, Duffy S, Geddes JR. Pharmacological interventions for the prevention of relapse in bipolar disorder: a systematic review of controlled trials. J Psychopharmacol 2009; 23:574-91.

Bowden CL. Anticonvulsants in bipolar disorders: current research and practice and future directions. Bipolar Disord 2009; 11 (Suppl 2):20-33.

Bowden CL, Calabrese JR, McElroy SL et al. A randomized, placebo-controlled 12-month trial of divalproex and lithium in treatment of outpatients with bipolar I disorder. Divalproex Maintenance Study Group. Arch Gen Psychiatry 2000; 57:481-9.

Bowden CL, Calabrese JR, Sachs G et al. A placebo-controlled 18-month trial of lamotrigine and lithium maintenance treatment in recently manic or hypomanic patients with bipolar I disorder. Arch Gen Psychiatry 2003; 60:392-400.

Ceron-Litvoc D, Soares BG, Geddes J, Litvoc J, de Lima MS. Comparison of carbamazepine and lithium in treatment of bipolar disorder: a systematic review of randomized controlled trials. Hum Psychopharmacol 2009; 24:19-28.

Coryell W. Maintenance treatment in bipolar disorder: a reassessment of lithium as the first choice. Bipolar Disord 2009; 11 (Suppl 2):77-83.

Fountoulakis KN, Vieta E. Treatment of bipolar disorder: a systematic review of available data and clinical perspectives. Int J Neuropsychopharmacol 2008; 11:999-1029.

Garcia-Lopez A, Ezquiaga E, Nieves P, Rodriguez-Salvanes F. Clinical predictors of long-term outcome of lithium prophylaxis in bipolar disorder. Actas Esp Psiquiatr 2001; 29:327-32.

Ghaemi SN, Lenox MS, Baldessarini RJ. Effectiveness and safety of long-term antidepressant treatment in bipolar disorder. J Clin Psychiatry 2001; 62:565-9.

Gyulai L, Bowden CL, McElroy SL et al. Maintenance efficacy of divalproex in the prevention of bipolar depression. Neuropsychopharmacology 2003; 28:1374-82.

Haddad PM, Das A, Ashfaq M, Wieck A. A review of valproate in psychiatric practice. Expert Opin Drug Metab Toxicol 2009; 5:539-51.

Han C, Lee MS, Pae CU, Ko YH, Patkar AA, Jung IK. Usefulness of long-acting injectable risperidone during 12-month maintenance therapy of bipolar disorder. Prog Neuropsychopharmacol Biol Psychiatry 2007; 31:1219-23.

Kemp DE, Canan F, Goldstein BI, McIntyre RS. Long-acting risperidone: a review of its role in the treatment of bipolar disorder. Adv Ther 2009; 26:588-99.

Kukopulos A, Reginaldi D, Laddomada P, Floris G, Serra G, Tondo L. Course of the manic-depressive cycle and changes caused by treatment. Pharmakopsychiatr Neuropsychopharmakol 1980; 13:156-67.

Lam DH, Burbeck R, Wright K, Pilling S. Psychological therapies in bipolar disorder: the effect of illness history on relapse prevention – a systematic review. Bipolar Disord 2009; 11:474-82.

Malhi GS, Adams D, Berk M. Medicating mood with maintenance in mind: bipolar depression pharmacotherapy. Bipolar Disord 2009; 11 (Suppl 2):55-76.

Miklowitz DJ, Scott J. Psychosocial treatments for bipolar disorder: cost-effectiveness, mediating mechanisms, and future directions. Bipolar Disord 2009; 11 (Suppl 2):110-22.

Post RM, Ketter TA, Uhde T, Ballenger JC. Thirty years of clinical experience with carbamazepine in the treatment of bipolar illness: principles and practice. CNS Drugs 2007; 21:47-71.

Potkin SG, Alphs L, Hsu C et al. Predicting suicidal risk in schizophrenic and schizoaffective patients in a prospective two-year trial. Biol Psychiatry 2003; 54:444-52.

Prien RF, Klett CJ, Caffey EM Jr. Lithium carbonate and imipramine in prevention of affective episodes. A comparison in recurrent affective illness. Arch Gen Psychiatry 1973; 29:420-5.

Sachs GS, Lafer B, Stoll AL et al. A double-blind trial of bupropion versus desipramine for bipolar depression. J Clin Psychiatry 1994; 55:391-3.

Sharma V. The effect of electroconvulsive therapy on suicide risk in patients with mood disorders. Can J Psychiatry 2001; 46:704-9.

Soares-Weiser K, Bravo Vergel Y, Beynon S et al. A systematic review and economic model of the clinical effectiveness and cost-effectiveness of interventions for preventing relapse in people with bipolar disorder. Health Technol Assess 2007; 11:iii-iv, ix-206.

Stoll AL, Severus WE, Freeman MP et al. Omega 3 fatty acids in bipolar disorder: a preliminary double-blind, placebo-controlled trial. Arch Gen Psychiatry 1999; 56:407-12.

Suppes T, Vieta E, Liu S, Brecher M, Paulsson B. Maintenance treatment for patients with bipolar I disorder: results from a north american study of quetiapine in combination with lithium or divalproex (trial 127). Am J Psychiatry 2009; 166:476-88.

Suppes T, Webb A, Paul B, Carmody T, Kraemer H, Rush AJ. Clinical outcome in a randomized 1-year trial of clozapine versus treatment as usual for patients with treatment-resistant illness and a history of mania. Am J Psychiatry 1999; 156:1164-9.

Tohen M, Calabrese JR, Sachs GS et al. Randomized, placebo-controlled trial of olanzapine as maintenance therapy in patients with bipolar I disorder responding to acute treatment with olanzapine. Am J Psychiatry 2006; 163:247-56.

Vieta E, Nieto E, Autet A et al. A long-term prospective study on the outcome of bipolar patients treated with long-acting injectable risperidone. World J Biol Psychiatry 2008; 9:219-24.

Woodward TC, Tafesse E, Quon P, Kim J, Lazarus A. Cost-effectiveness of quetiapine with lithium or divalproex for maintenance treatment of bipolar I disorder. J Med Econ. 2009; 12(4):259-68.

Yatham LN, Kennedy SH, Schaffer A et al. Canadian Network for Mood and Anxiety Treatments (CANMAT) and International Society for Bipolar Disorders (ISBD) collaborative update of CANMAT guidelines for the management of patients with bipolar disorder: update 2009. Bipolar Disord 2009; 11: 225-55.

Yazici O, Kora K, Polat A, Saylan M. Controlled lithium discontinuation in bipolar patients with good response to long-term lithium prophylaxis. J Affect Disord 2004; 80:269-71.

Tratamento de Transtornos de Ansiedade: Transtorno de Ansiedade Generalizada, Transtorno de Pânico e Fobia Social

Márcio Bernik • Fábio Corregiari
Felipe Corchs

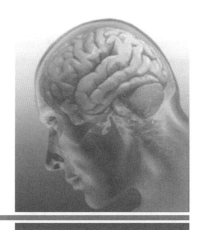

34

INTRODUÇÃO

O tratamento da ansiedade com o uso de substâncias psicoativas é tão antigo quanto a civilização. O uso tradicional do álcool ou ervas com a finalidade de facilitar interações sociais em festividades, auxiliar o sono ou diminuir a dor é relatado em escritos de todas as culturas da Antiguidade. No campo da medicina ocidental "contemporânea", utilizaram-se o álcool, brometos e o hidrato de cloral no século XIX. No século XX, a síntese dos barbitúricos parecia apontar para um novo caminho, entretanto observou-se que essas medicações apresentavam muitos efeitos colaterais, como sedação excessiva, grande risco de dependência, sintomas de abstinência e, principalmente, risco de vida em caso de envenenamento acidental ou tentativas de suicídio.

Com a introdução dos benzodiazepínicos (BDZ) na década de 1960, os barbitúricos praticamente foram abandonados no tratamento da ansiedade. Os BDZ, por sua vez, tornaram-se a família de medicamentos mais prescrita, graças ao rápido início de ação, ao fácil manejo e à segurança. Nas décadas de 1970 e 1980, iniciou-se a utilização de antidepressivos para o controle da ansiedade. Inicialmente foram sugeridos os tricíclicos (transtorno de pânico e transtorno obsessivo-compulsivo) e os inibidores da monoaminoxidase (IMAO) (síndrome fóbica de desrealização), no final dos anos 1980, os inibidores seletivos da recaptura da serotonina (ISRS) e, mais recentemente, os inibidores seletivos da recaptura da serotonina e da noradrenalina (ISRSN). Durante os últimos anos surgiram, também, outros medicamentos com atuação em receptores de serotonina, de histamina e do ácido γ-aminobutírico (GABA), ampliando-se muito as possibilidades terapêuticas. Finalmente, nos anos "zero", surgiu o primeiro agonista sintético do receptor de melatonina, que também se propõe a ser útil no tratamento dos transtornos de ansiedade.

O objetivo deste capítulo é descrever os principais tratamentos médicos farmacológicos existentes na literatura médica para o transtorno de ansiedade generalizada (TAG), o transtorno de pânico (TP) com ou sem agorafobia e os transtornos fóbicos, especialmente o transtorno de ansiedade social (TAS).

TRANSTORNO DE ANSIEDADE GENERALIZADA

A característica central do TAG é a preocupação permanente e excessiva com pequenos problemas do cotidiano, acompanhada de sintomas físicos e/ou psíquicos. Os sintomas variam durante o dia, com períodos de exacerbação e acalmia (ansiedade livre-flutuante), mas sem o caráter de crises súbitas que caracteriza uma crise de pânico.

O TAG é um transtorno crônico. Remissões espontâneas, mesmo que temporárias, ocorrem em menos de um terço dos pacientes e remissões prolongadas são quase inexistentes. Desse modo, a escolha do tratamento deve considerar o longo prazo, e o perfil de efeitos colaterais é particularmente importante para manter a aderência.

Outra característica do TAG que deve ser lembrada ao se escolher o modo de tratamento é a presença de comorbidades. Estas, muito frequentes, geralmente são a consequência de anos de ansiedade não tratada. As comorbidades mais comuns são a enxaqueca, outros transtornos de ansiedade, a depressão maior e o uso abusivo de substâncias. São menos frequentes a comorbidade com transtorno obsessivo-compulsivo, transtorno de déficit de atenção/hiperatividade e o transtorno bipolar. O nível geral de ajustamento e funcionamento dos pacientes costuma ser muito bom.

Os objetivos da intervenção devem ser discutidos com o paciente, mas devem sempre incluir a redução dos sintomas cognitivos (preocupações excessivas, antecipação catastrófica, crenças exageradas sobre controle) que são o *núcleo* da patologia. Entretanto, todos os sintomas, como físicos (dores, sudorese, tremores), insônia e dificuldade de concentração, podem e devem ser alvos do tratamento.

Muitos desses pacientes têm um alto grau de ansiedade como traço de personalidade ou, no mínimo, um início precoce dos sintomas. Crenças irrealistas sobre as metas do tratamento, seja por parte do paciente, seja por parte do médico, prejudicam o manejo a longo prazo. Não se deve esperar que o paciente deixe de sentir ansiedade. Isso não seria sequer desejável. O objetivo é que a ansiedade passe a ser controlável e adaptativa, deixando, portanto, de interferir com as atividades funcionais e a vida social do indivíduo.

Benzodiazepínicos

Os BDZ mostram rápido início de ação em pacientes com TAG (Rickels et al., 1993). No entanto, existem algumas restrições quanto a seu uso a longo prazo ou em populações com risco de abuso.

A taxa de recaída após descontinuação de um BDZ no TAG varia entre 63% e 81%, além de uma proporção de pacientes não atingirem a remissão dos sintomas com esse tipo de medicação. Em um estudo, a melhora não diferiu do placebo após 4 a 6 semanas de tratamento (Borkovec & Whisman, 1996) e, após esse período, a imipramina mostrou-se mais eficaz do que o diazepam em outro ensaio clínico (Rickels et al., 1993).

Os BDZ são mais eficazes nos sintomas somáticos e autonômicos do TAG e menos eficazes nos sintomas cognitivos (preocupações excessivas, antecipação catastrófica). Além disso, os BDZ não têm efeito antidepressivo.

Por outro lado, os BDZ são especialmente úteis nos quadros não associados a sintomas depressivos e com curso flutuante, quando podem ser utilizados eficazmente de maneira intermitente, o que não é possível com antidepressivos.

Outra estratégia eficaz consiste em associar um BDZ ao se iniciar o tratamento com um antidepressivo. Assim, obtém-se uma resposta mais rápida e, após algumas semanas, eles podem ser retirados gradualmente e utilizados de maneira intermitente em períodos de exacerbação dos sintomas.

O uso de BDZ deve ser cauteloso e, se possível, evitado em pacientes com história de uso abusivo de álcool ou substâncias ou com alterações de personalidade de cunho impulsivo.

Inibidores seletivos da recaptura da serotonina

A paroxetina e o escitalopram são os ISRS aprovados até o momento pelo Food and Drug Administration (FDA), sendo a paroxetina o ISRS mais estudado no tratamento do TAG. Em estudos controlados, a paroxetina demonstrou eficácia superior ao placebo e boa tolerabilidade, com taxas de remissão entre 43% e 73% e apenas 11% de recaídas, se a medicação não for descontinuada (Stocchi et al., 2003). O escitalopram mostrou-se, também, superior ao placebo em estudos controlados em pacientes com TAG (Davidson et al., 2004a,).

Outros estudos controlados mostraram a eficácia da sertralina, da fluvoxamina e do citalopram (ver Tonks, 2003, para uma revisão). Como um grupo, ISRS são eficazes, seguros e bem tolerados, sendo seus principais efeitos colaterais relacionados a mal-estar gástrico, disfunção sexual e insônia. A principal vantagem desse grupo em relação aos ISRSN é o menor risco de desenvolvimento de hipertensão.

Os ISRS demoram cerca de 4 semanas para obter efeitos terapêuticos significativos, porém observa-se uma redução específica do "humor ansioso" já na primeira semana de uso.

Inibidores seletivos da recaptura de serotonina e da noradrenalina

Assim como os ISRS, os ISRSN têm efeitos colaterais leves a moderados, tendendo a melhorar com o uso continuado. Entre eles, os mais observados são náusea, tonturas, sonolência, boca seca e disfunção sexual.

A venlafaxina foi bastante estudada no tratamento do TAG, mostrando-se eficaz em doses variadas (Stein et al., 2005).

A duloxetina e o milnaciprano mostraram-se eficazes no controle de sintomas de ansiedade associados à depressão, porém ainda não existem estudos no TAG ou em outros transtornos ansiosos.

Como observação clínica pessoal, a mirtazapina mostrou-se especialmente útil no TAG, especialmente em pacientes com alterações de sono, sintomas físicos ou emagrecimento. Não há estudos controlados.

Antidepressivos tricíclicos

Apesar de estarem atualmente em desuso, os antidepressivos tricíclicos, como imipramina, clomipramina, nortriptilina e amitriptilina, apresentam alguns dos melhores resultados em termos de tamanho de efeito, quando se observa a literatura disponível. Como exemplo, Rickels et al. (1993) mostraram que a imipramina era mais eficaz do que o diazepam após 8 semanas de tratamento e deram impulso ao estudo dos antidepressivos no controle do TAG. Os resultados com a imipramina foram melhores em relação aos sintomas psíquicos do que os somáticos.

A limitação no uso dos tricíclicos está associada à maior incidência de efeitos colaterais e ao risco de envenenamento em virtude da cardiotoxicidade. Doses de sete a dez vezes a dose máxima podem levar à morte, ou seja, o suprimento de 1 semana pode ser fatal se ingerido de uma vez.

Outros tratamentos

A buspirona, uma azapirona, vem sendo utilizada no tratamento do TAG desde os anos 1980. Seu mecanismo de ação envolve agonismo parcial de receptores 5-HT_{1A} e antagonismo dopaminérgico, levando a uma modulação do disparo de neurônios serotonérgicos. Em dois dos quatro estudos controlados realizados, mostrou-se eficácia semelhante aos benzodiazepínicos, porém com atraso de cerca de 2 semanas para o início da ação (Enkelmann, 1991; Pecknold et al., 1989). A buspirona, ao contrário dos BDZ, atua nos sintomas cognitivos do TAG, porém, assim como os BDZ, não apresenta efeito antidepressivo e parece não ter eficácia a longo prazo. Foram realizados quatro estudos controlados, dois positivos e dois negativos, sendo os positivos usados para a obtenção da indicação para TAG junto ao FDA.

A trazodona foi benéfica em 69% dos pacientes em um estudo de 8 semanas (Rickels et al., 1993), mas esse resultado precisa ser replicado em estudos de maior duração.

O medicamento mais recentemente agregado ao arsenal terapêutico é o agonista melatonérgico agomelatina que, em estudo muito bem conduzido, mostrou-se eficaz no tratamento do TAG (Stein et al. 2008).

O anti-histamínico hidroxizina, um medicamento extremamente barato, mostrou efeito ansiolítico significativo após 6 semanas de tratamento, além de aparente estabilidade terapêutica a longo prazo (Akhondzadeh, 2003). Entretanto, assim como com a mirtazapina, há risco de ganho de peso.

Finalmente, os antipsicóticos atípicos (Gao et al., 2009) e os novos anticonvulsivantes (Feltner et al., 2003) têm se mostrado eficazes no manejo do TAG, porém mais estudos são necessários para que seja estabelecida uma base empírica segura. São usados em pacientes que não obtêm bom controle com outros medicamentos.

Perspectivas terapêuticas

A boa aceitação dos BDZ tem levado diversos pesquisadores a estudarem agonistas parciais do receptor benzodiazepínico, como o abecarnil. Esse agente parece ter efeito ansiolítico eficaz após 2 semanas de tratamento, com menores sintomas de descontinuação do que o alprazolam (Lydiard et al., 1997). Entretanto, por motivos não divulgados, não foi continuado o desenvolvimento desse produto.

Uma nova abordagem para o tratamento dos sintomas de ansiedade tem sido estudada a partir da ideia de que existiria uma ativação excessiva dos receptores do fator liberador da corticotrofina do tipo 1 (CRF_1) em indivíduos com transtornos depressivos e ansiosos. Com base nessa ideia, o antagonista CRF_1 R121919 está sendo estudado como um promissor medicamento antidepressivo e ansiolítico (Zobel et al., 2000). Espera-se para breve o lançamento comercial de medicamentos com esse mecanismo de ação.

Outra classe emergente de ansiolíticos parece agir via canais de Ca^{2+}, inibindo a atividade neuronal no sistema nervoso central. A pregabalina ligar-se-ia à subunidade $\alpha_2\delta$ dos canais de Ca^{2+} sem ação direta no complexo macromolecular do receptor GABA/BDZ. Esse medicamento parece ter eficácia ansiolítica e ser bem tolerado, apesar de apresentar considerações especiais em relação a pacientes com sintomas depressivos (Lauria-Horner & Pohl, 2003).

TRANSTORNO DE PÂNICO

As características centrais do TP são: presença inesperada e recorrente de crises de ansiedade com sintomas físicos de início abrupto e aparentemente imotivado, além de preocupação persistente com a ocorrência de novos ataques ou com suas consequências.

O quadro pode ser acompanhado de agorafobia, que consiste no medo de ter ataques de pânico ou sintomas semelhantes ao pânico em situações em que a saída pode ser difícil ou embaraçosa ou em que não haja ajuda disponível. Fazem parte do curso natural do pânico um agravamento dos sintomas ao longo do tempo, tendência maior à cronificação nos pacientes com agorafobia e evolução para desmoralização e depressão nos casos não tratados.

Os pacientes com TP são mais suscetíveis aos efeitos de hiperexcitação inicial causada pelos antidepressivos. A introdução deve ser mais cautelosa, iniciando-se com metade ou até um quarto das doses iniciais que seriam usadas para depressão.

O objetivo do tratamento não é apenas suprimir os ataques de pânico, mas também reduzir ou eliminar a esquiva fóbica (agorafóbica e hipocondríaca), a ansiedade antecipatória e a hipervigilância em relação a sintomas corporais de ansiedade.

Benzodiazepínicos

O alprazolam de liberação imediata surgiu como alternativa aos tricíclicos e IMAO no tratamento do TP. Diversos estudos controlados demonstraram a eficácia dessa medicação. Um dos estudos mais importantes foi o *Cross-National Colaborative Panic Study* (1992) que, em uma fase inicial, comparou alprazolam e placebo em 526 pacientes e, em uma segunda fase, comparou alprazolam e imipramina com placebo em 1.168 pacientes. O alprazolam foi superior ao placebo e mostrou eficácia semelhante à da imipramina no final do estudo.

Outros benzodiazepínicos também mostraram eficácia, como o lorazepam e o clonazepam, sendo o alprazolam e o clonazepan aprovados pelo FDA.

Em estudos comparativos, os benzodiazepínicos mostraram eficácia semelhante à dos antidepressivos, exceto em relação aos sintomas depressivos (ver den Boer, 1998, para uma metanálise). Essa característica pode ser um impeditivo para o uso de benzodiazepínicos como monoterapia em pelo menos um terço dos pacientes com TP que também apresentam sintomas depressivos importantes. Outras preocupações em relação aos benzodiazepínicos referem-se ao potencial de abuso e de comprometimento cognitivo, especialmente após uso crônico.

Uma abordagem racional que vem sendo embasada por estudos clínicos controlados consiste em iniciar o tratamento com a combinação de um antidepressivo e um benzodiazepínico e, após algumas semanas, descontinuar o BDZ, mantendo o antidepressivo. Com isso, combina-se o início de ação mais rápido dos BDZ com a maior segurança a longo prazo dos antidepressivos.

Os estudos mostraram superioridade da associação BDZ com ISRS até a quinta semana de tratamento, perdendo essa superioridade após esse período. Dessa maneira, o BDZ deve ser retirado gradualmente após algum tempo de tratamento. Deve-se, entre os BDZ, optar pelos de vida longa, como o clonazepam, ou por aqueles com formulações de liberação controlada, como o alprazolam.

Inibidores seletivos da recaptura da serotonina

A sertralina e a paroxetina são os dois únicos ISRS aprovados pelo FDA para o tratamento do TP. Apesar disso, todos os ISRS já demonstraram eficácia em estudos clínicos controlados duplos-cegos no TP.

Em estudo realizado por Bandelow et al. (2004), observou-se que a eficácia da sertralina e da paroxetina não se refere somente à redução da frequência e da intensidade dos ataques de pânico, mas também à diminuição do comportamento de esquiva agorafóbica, da incapacitação funcional e das preocupações excessivas com a saúde relacionadas a essa condição.

Estudos comparativos entre os ISRS foram inconclusivos, sugerindo eficácia semelhante intraclasse (van Balkom et al., 1997). Apenas um único estudo controlado com placebo mostrou superioridade do escitalopram em relação ao citalopram (Stahl et al., 2003), porém, devido às circunstâncias nas quais esse estudo foi realizado, tal resultado, de certo modo surpreendente, necessita de confirmação, talvez por meio de estudos independentes.

Inibidores seletivos da recaptura da serotonina e noradrenalina

A observação da eficácia da venlafaxina de liberação controlada na depressão, no TAG e na fobia social despertou o interesse por estudos no TP. Bradwejn et al. (2003) compararam venlafaxina de liberação controlada e placebo em 328 pacientes em estudo multicêntrico duplo-cego de 10 semanas de duração. A venlafaxina de liberação controlada foi bem tolerada, com perfil de efeitos colaterais semelhantes aos encontrados anteriormente em pacientes com depressão ou TAG. Pacientes que receberam a venlafaxina de liberação controlada tiveram melhora significativamente maior em relação ao grupo placebo em todas as medidas de eficácia. Pollack et al. (2003), em outro estudo multicêntrico duplo-cego, compararam venlafaxina de liberação controlada, 75mg/dia e 150mg/dia, paroxetina e placebo por 12 semanas, em 634 pacientes. Ao término do estudo, os grupos apresentavam, respectivamente, 54%, 61%, 60% e 34% de pacientes sem crises de pânico. A venlafaxina de liberação controlada também foi similar à paroxetina e superior ao placebo nas medidas secundárias de eficácia. Ao contrário do que ocorre com os ISRS, ainda faltam estudos de longa duração com a venlafaxina de liberação controlada no TP.

Antidepressivos tricíclicos

O primeiro antidepressivo a mostrar eficácia no manejo do TP foi a imipramina (Klein, 1964). A clomipramina, muito usada em nosso meio, mostrou eficácia superior à da imipramina em alguns estudos (Gentil Filho et al., 1993; Modigh et al., 1992).

Os efeitos colaterais constituem fator limitante para o uso dos tricíclicos. Boca seca, prisão de ventre, hipotensão postural, ganho de peso e disfunção sexual são sintomas que, muitas vezes, impedem o uso dessas medicações. Além disso, também se deve considerar o risco de cardiotoxicidade, principalmente em superdosagem (ver discussão em TAG).

Inibidores da monoaminoxidase

A tranilcipromina, um IMAO irreversível, mostrou-se tão eficaz ou superior aos tricíclicos no tratamento do TP (Lydiard & Ballenger, 1987). Não existem estudos comparativos com ISRS. No entanto, a necessidade de dieta pobre em tiramina e o risco de crise hipertensiva restringem seu uso a casos específicos.

A moclobemida, um IMAO reversível, não diferiu do placebo em estudo controlado (Loerch et al., 1999).

Outros antidepressivos

O antidepressivo noradrenérgico reboxetina foi estudado recentemente, apresentando resultados conflitantes (Bertani et al., 2004). A bupropiona não mostrou eficácia (Sheehan et al., 1983) e pode de fato piorar o quadro clínico.

A trazodona pode ser útil em alguns casos (Mavissakalian et al., 1987).

Outras medicações

O ácido valproico mostrou ter ação ansiolítica e pode ser útil no manejo de pacientes que apresentem comorbidade do TP com transtorno afetivo bipolar (Woodman & Noyes, 1994), além de casos refratários ou com crises com, predominantemente, desrealização.

A buspirona e os betabloqueadores não mostraram eficácia.

Considerações finais – Farmacoterapia do transtorno de pânico

Os ISRS parecem apresentar eficácia no mínimo semelhante à dos BDZ e da imipramina no TP e são considerados os tratamentos de primeira escolha. A clomipramina, que já foi considerada o padrão-ouro no tratamento do TP, não mostrou superioridade em comparações diretas com os ISRS. Em geral, os ISRS são preferidos em relação aos antidepressivos tricíclicos e os IMAO, principalmente em função das melhores tolerabilidade e segurança. Apesar da eficácia semelhante dos ISRS e BDZ, os primeiros continuam sendo a primeira escolha no tratamento desse transtorno, dada a alta comorbidade com o risco de evolução para um transtorno depressivo.

A questão da tolerabilidade da medicação escolhida não é apenas uma questão de conforto para o paciente, podendo ter implicações reais para o sucesso do tratamento a longo prazo.

Estudos têm mostrado que o tratamento do transtorno do pânico deve ser mantido por períodos longos, de no mínimo 1 ano, tendo em vista os elevados índices de recaída após a retirada da medicação.

Diversos fatores têm sido implicados no abandono do tratamento, porém, ao que tudo indica, os principais deles são os efeitos colaterais.

Além da descontinuação precoce da medicação, sua interrupção na presença de sintomas residuais é outro forte preditor de recaída após a suspensão da farmacoterapia.

FOBIA SOCIAL

A característica central da fobia social é um medo exagerado e persistente da avaliação negativa por outras pessoas quando o indivíduo se encontra em situações de interação interpessoal ou de desempenho. A exposição a essas situações, ou mesmo sua simples antecipação, gera sintomas de ansiedade físicos que podem chegar a um ataque de pânico.

Nos últimos 15 anos, a pesquisa clínica sobre a fobia social avançou muito, com mais de 30 estudos duplos-cegos controlados com placebo nesse período. Entretanto, o tratamento da fobia social continua sendo um desafio. O resultado a longo prazo é pior do que o do tratamento para TP, e há maior necessidade de associação de tratamento não médico (psicossocial).

O tratamento da fobia social pode ser fundamentado em quatro objetivos centrais: *primeiro*, o controle efetivo do medo, a extinção dos comportamentos de esquiva e a redução dos sintomas físicos; *segundo*, elevar a autoestima e maximizar os potenciais funcionais de cada indivíduo; *terceiro*, tratar comorbidades que são comuns, como uso abusivo de substâncias psicoativas e depressão; *quarto*, prevenir a recaída.

Seu caráter crônico enfatiza a necessidade de terapêutica de manutenção. Maior atenção deve ser dada a pacientes de difícil manejo. São preditores de resposta pobre ao tratamento da fobia social: gravidade maior dos sintomas iniciais, uso abusivo de álcool ou outros sedativos, história familiar de fobia social, hipertensão arterial sistêmica e elevada frequência cardíaca (sinais de hiperatividade adrenérgica) e transtornos de personalidade *borderline* ou passivo-dependente.

Benzodiazepínicos

Entre os BDZ, apenas o clonazepam, o alprazolam e o bromazepam foram estudados para a fobia social. É importante salientar que os chamados BDZ de alta potência são assim chamados apenas por sua "maior potência por miligrama" ou maior afinidade pelo receptor, não valendo dizer que sejam fármacos com maior eficácia.

As doses utilizadas nesses estudos foram relativamente altas (2,4mg/dia de clonazepam, 21mg/dia de bromazepam e 4,2mg/dia de alprazolam), maiores do que aquelas que costumam ser usadas no Brasil. Nessas doses observaram-se sedação e outras alterações cognitivas. Além disso, as altas doses necessárias tendem a aumentar os riscos clássicos associados aos BDZ já discutidos anteriormente. Apesar desses inconvenientes, os BDZ apresentam algumas importantes qualidades, entre elas a melhora imediata dos sintomas. São bem indicados na associação com antidepressivos, tanto no início do tratamento como naqueles pacientes que não conseguem um grau satisfatório de conforto apenas com os ISRS. Ademais, são uma opção para os pacientes que não toleraram os ISRS ou ainda apresentam um padrão episódico de ansiedade de desempenho.

Inibidores seletivos da recaptura da serotonina

Os ISRS são considerados atualmente o tratamento de primeira escolha.

A fluvoxamina foi o primeiro ISRS estudado na fobia social, e ao menos dois estudos duplos-cegos controlados com placebo mostraram eficácia superior desse medicamento. Em um estudo, esse fármaco foi melhor do que o placebo nos três domínios de sintomas da fobia social: medo, comportamento de esquiva e sintomas físicos (Stein et al., 1999).

A paroxetina é o ISRS mais estudado na fobia social, com diversos ensaios clínicos controlados com placebo e muitos estudos independentes publicados demonstrando sua superioridade em relação ao placebo (Liebowitz et al., 2005).

Outros ISRS, além dos já citados, também mostraram superioridade em relação aos placebos, entre eles a sertralina (Liebowitz et al., 2003). O escitalopram mostrou-se eficaz em doses que variaram de 5 a 20mg/dia na fobia social generalizada (Lader et al., 2004). A eficácia do citalopram não foi adequadamente avaliada.

A fluoxetina não mostrou diferença estatisticamente significativa em relação ao placebo em estudo desenvolvido por Kobak et al. (2002), porém mostrou eficácia em estudo mais recente (Davidson et al., 2004b).

Inibidores seletivos da recaptura da noradrenalina e serotonina

Dois estudos recentes (Liebowtiz et al., 2005; Stein et al., 2003, demonstraram a eficácia da venlafaxina de liberação controlada na fobia social.

Liebowitz et al. (2005) compararam a eficácia da paroxetina, venlafaxina e placebo em dois estudos, nos quais a venlafaxina mostrou resposta superior ao placebo e comparável à da paroxetina, levando a resposta em torno de 60% dos pacientes. Outros estudos semelhantes realizados por outros grupos chegaram a resultados compatíveis (Allgulander et al., 2004).

Antidepressivos tricíclicos

Em estudos controlados, a imipramina não se mostrou superior ao placebo (Zitrin et al., 1983). Estudos com clomipramina mostraram resultados apenas modestos. Portanto, essa classe de medicação não tem eficácia comprovada na fobia social.

Inibidores da monoaminoxidase

Os IMAO são considerados o "padrão-ouro" no tratamento da fobia social, mas as evidências sobre a superioridade de eficácia dessa classe de medicamentos têm sido progressivamente questionadas e seu uso tem se restringido a casos específicos.

A fenelzina, um IMAO irreversível, mostrou superioridade ao placebo em diversos estudos. Um importante aspecto a ser considerado com o uso dessas medicações é o risco de crise hipertensiva, que pode ocorrer em 8% dos usuários espontaneamente.

A moclobemida, um IMAO reversível, é um agente mais seguro, por não exigir restrição alimentar e não envolver risco de crises hipertensivas, porém mostrou resultados conflitantes, não sendo atualmente considerada eficaz.

Outras medicações

Avaliada em estudo controlado, a gabapentina mostrou eficácia superior à do placebo (Pande et al., 1999). Já a pregabalina, outro anticonvulsivante, precisou de doses altas (600mg/dia) para ser significativamente superior ao placebo (Pande et al., 2004). Ainda, o topiramato parece ser eficaz, segundo um estudo aberto realizado por Van Ameringen et al. (2004).

Avaliada em um pequeno estudo controlado, a olanzapina mostrou-se superior ao placebo (Barnet et al., 2002). Os neurolépticos são muito úteis em pacientes com perda de *insigth*.

Betabloqueadores têm sido muito usados na fobia social, principalmente por músicos, artistas performáticos e em importantes situações de exposição social. Apesar da falta de evidências experimentais, o uso de propranolol cerca de 60 minutos antes de uma situação de exposição social de grande importância tem sido considerado uma boa forma de evitar sintomas autonômicos observáveis por terceiros (p. ex., tremores, ruborização e sudorese), os quais costumam piorar a ansiedade desses pacientes. Entretanto, em um estudo controlado, o atenolol mostrou resultados pobres (Bell et al., 1999).

REFERÊNCIAS

Akhondzadeh S. Hydroxyzine may be safe and effective in generalised anxiety disorder. Evid Based Ment Health 2003; 6(3):91.

Allgulander C, Hackett D, Salinas E. Venlafaxine extended release (ER) in the treatment of generalised anxiety disorder: twenty-four-week placebo-controlled dose-ranging study. Br J Psychiatry 2001; 179:15-22.

Allgulander C, Mangano R, Zhang J et al.; SAD 388 Study Group. Efficacy of Venlafaxine ER in patients with social anxiety disorder: a double-blind, placebo-controlled, parallel-group comparison with paroxetine. Hum Psychopharmacol 2004; 19(6):387-96.

Bandelow B, Behnke K, Lenoir S et al. Sertraline versus paroxetine in the treatment of panic disorder: an acute, double-blind noninferiority comparison. J Clin Psychiatry 2004; 65(3):405-13.

Barnett SD, Kramer ML, Casat CD et al. Efficacy of olanzapine in social anxiety disorder: a pilot study. J Psychopharmacol 2002; 16(4):365-8.

Bell CJ, Malizia AL, Nutt DJ. The neurobiology of social phobia. Eur Arch Psychiatry Clin Neurosci 1999; 249 Suppl 1:S11-8.

Bertani A, Perna G, Migliarese G et al. Comparison of the treatment with paroxetine and reboxetine in panic disorder: a randomized, single-blind study. Pharmacopsychiatry 2004; 37(5):206-10.

Borkovec T, Whisman M. Psycosocial treatment for GAD. In: Mavissakalian M, Prien RF (eds.) Long-term treatment for the anxiety disorders. Washington DC: American Psychiatric Press 1996:171-199.

Bradwejn J, Emilien G, Whitaker T. Treatment of panic disorder with venlafaxine XR. Pôster apresentado na 156th annual meeting of the American Psychiatric Association, 2003.

Cross-National Collaborative Panic Study. Drug treatment of panic disorder. Comparative efficacy of alprazolam, imipramine, and placebo. Cross-National Collaborative Panic Study, Second Phase Investigators. Br J Psychiatry 1992; 160:191-202.

Davidson JR, DuPont RL, Hedges D et al. Efficacy, safety, and tolerability of venlafaxine extended release and buspirone in outpatients with generalized anxiety disorder. J Clin Psychiatry 1999; 60(8):528-35.

Davidson JR, Bose A, Korotzer A et al. Escitalopram in the treatment of generalized anxiety disorder: double-blind, placebo controlled, flexible-dose study. Depress Anxiety 2004a; 19(4):234-40.

Davidson JR, Foa EB, Huppert JD et al. Fluoxetine, comprehensive cognitive behavioral therapy, and placebo in generalized social phobia. Arch Gen Psychiatry 2004b; 61(10):1005-13.

den Boer JA. Pharmacotherapy of panic disorder: differential efficacy from a clinical viewpoint. J Clin Psychiatry 1998; 59 Suppl 8:30-6.

Enkelmann R. Alprazolam versus buspirone in the treatment of outpatients with generalized anxiety disorder. Psychopharmacology (Berl) 1991; 105(3):428-32.

Feltner DE, Crockatt JG, Dubovsky SJ et al. A randomized, double-blind, placebo-controlled, fixed-dose, multicenter study of pregabalin in patients with generalized anxiety disorder. J Clin Psychopharmacol 2003; 23(3):240-9.

Gao K, Sheehan DV, Calabrese JR. Atypical antipsychotics in primary generalized anxiety disorder or comorbid with mood disorders. Expert Rev Neurother 2006; 9(8):1147-58.

Gentil Filho V, Lotufo Neto F, Andrade L et al. Clomipramine, a Better Reference Drug for Panic/Agoraphobia I. Effectiveness Comparision with Imipramine. J Psychopharmacol 1993; 7(4):316-24.

Klein DF. Delineation of two drug-responsive anxiety syndromes. Psychopharmacologia 1964; 17:397-408.

Kobak KA, Greist JH, Jefferson JW et al. Fluoxetine in social phobia: a double-blind, placebo-controlled pilot study. J Clin Psychopharmacol 2002; 22(3):257-62.

Lader M, Stender K, Burger V, et al. Efficacy and tolerability of escitalopram in 12- and 24-week treatment of social anxiety disorder: randomised, double-blind, placebo-controlled, fixed-dose study. Depress Anxiety 2004; 19(4):241-8.

Lauria-Horner BA, Pohl RB. Pregabalin: a new anxiolytic. Expert Opin Investig Drugs 2003; 12(4):663-72.

Liebowitz MR, DeMartinis NA, Weihs K et al. Efficacy of sertraline in severe generalized social anxiety disorder: results of a double-blind, placebo-controlled study. J Clin Psychiatry 2003; 64(7):785-92.

Liebowitz MR, Gelenberg AJ, Munjack D. Venlafaxine extended release vs placebo and paroxetine in social anxiety disorder. Arch Gen Psychiatry 2005; 62(2):190-8.

Loerch B, Graf-Morgenstern M, Hautzinger M et al. Randomised placebo-controlled trial of moclobemide, cognitive-behavioural therapy and their combination in panic disorder with agoraphobia. Br J Psychiatry 1999; 174:205-12.

Lydiard RB, Ballenger JC. Antidepressants in panic disorder and agoraphobia. J Affect Disord 1987; 13(2):153-68.

Lydiard RB, Ballenger JC, Rickels K. A double-blind evaluation of the safety and efficacy of abecarnil, alprazolam, and placebo in outpatients with generalized anxiety disorder. Abecarnil Work Group. J Clin Psychiatry 1997; 58 Suppl 11:11-8.

Mavissakalian M, Perel J, Bowler K et al. Trazodone in the treatment of panic disorder and agoraphobia with panic attacks. Am J Psychiatry 1987; 144(6):785-7.

Modigh K, Westberg P, Eriksson E. Superiority of clomipramine over imipramine in the treatment of panic disorder: a placebo-controlled trial. J Clin Psychopharmacol 1992; 12:251-61.

Pande AC, Davidson JR, Jefferson JW et al. Treatment of social phobia with gabapentin: a placebo-controlled study. J Clin Psychopharmacology 1999; 19:341-8.

Pande AC, Feltner DE, Jefferson JW et al. Efficacy of the novel anxiolytic pregabalin in social anxiety disorder: a placebo-controlled, multicenter study. J Clin Psychopharmacol 2004; 24(2):141-9.

Pecknold JC, Matas M, Howarth BG et al. Evaluation of buspirone as an antianxiety agent: buspirone and diazepam versus placebo. Can J Psychiatry 1989; 34(8):766-71.

Pollack M, Tzanis E, Whitaker T. Venlafaxine XR and paroxetine in the short-term treatment of panic disorder. Pôster apresentado na 156th annual meeting of the American Psychiatric Association, 2003.

Rickels K, Downing R, Schweizer E et al. Antidepressants for the treatment of generalized anxiety disorder. A placebo-controlled comparison of imipramine, trazodone, and diazepam. Arch Gen Psychiatry 1993; 50(11):884-95.

Sheehan DV, Davidson J, Manschreck T et al. Lack of efficacy of a new antidepressant (bupropion) in the treatment of panic disorder with phobias. J Clin Psychopharmacol 1983; 3(1):28-31.

Stahl SM, Gergel I, Li D. Escitalopram in the treatment of panic disorder: a randomized, double-blind, placebo-controlled trial. J Clin Psychiatry 2003; 64(11):1322-7.

Stein MB, Fyer AJ, Davidson JR, et al. Fluvoxamine treatment of social phobia (social anxiety disorder): a double-blind, placebo-controlled study. Am J Psychiatry 1999; 156:756-60.

Stein MB, Pollack MH, Bystritsky A et al. Efficacy of low and higher dose extended-release venlafaxine in generalized social anxiety disorder: a 6-month randomized controlled trial. Psychopharmacology (Berl) 2005; 177(3):280-8.

Stein DJ, Ahokas AA, de Bodinat C. Efficacy of agomelatine in generalized anxiety disorder: a randomized, double-blind, placebo-controlled study. J Clin Psychopharmacol 2008; 28(5):561-6.

Stocchi F, Nordera G, Jokinen RH et al. Paroxetine Generalized Anxiety Disorder Study Team. Efficacy and tolerability of paroxetine for the long-term treatment of generalized anxiety disorder. J Clin Psychiatry 2003; 64(3):250-8.

Tonks A. Treating generalised anxiety disorder. BMJ 2003; 29; 326 (7391):700-2.

Van Ameringen M, Mancini C, Pipe B et al. Antiepileptic drugs in the treatment of anxiety disorders: role in therapy. Drugs 2004; 64(19):2199-220.

Van Balkom AJ, Bakker A, Spinhoven P et al. A meta-analysis of the treatment of panic disorder with or without agoraphobia: a comparison of psychopharmacological, cognitive-behavioral, and combination treatments. J Nerv Ment Dis 1997; 185(8):510-6.

Van Vliet IM, den Boer JA, Westenberg HG et al. Clinical effects of buspirone in social phobia: a double-blind placebo-controlled study. J Clin Psychiatry 1997; 58(4):164-8.

Woodman CL, Noyes R Jr. Panic disorder: treatment with valproate. J Clin Psychiatry 1994; 55(4):134-6.

Zitrin CM, Klein DF, Woerner MG et al. Treatment of phobias. I. Comparison of imipramine hydrochloride and placebo. Arch Gen Psychiatry 1983; 40(2):125-38.

Zobel AW, Nickel T, Kunzel HE et al. Effects of the high-affinity corticotropin-releasing hormone receptor 1 antagonist R121919 in major depression: the first 20 patients treated. J Psychiatr Res 2000; 34(3):171-81.

Tratamento Farmacológico do Transtorno de Estresse Pós-Traumático

Nina Leão Marques Valente • Mary Sau Ling Yeh
Marcelo Feijó de Mello

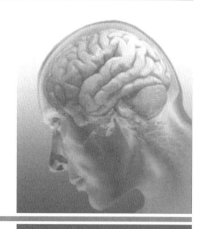

INTRODUÇÃO

O diagnóstico de transtorno de estresse pós-traumático (TEPT) foi criado no DSM-III, em 1980, envolvendo os conceitos até então utilizados para as reações de ajustamento e as neuroses de guerra. Rapidamente o quadro ganhou destaque tanto em sua aplicação na clínica como nos artigos que discutem sua validade como um diagnóstico. Para o DSM-V algumas mudanças estão previstas quanto ao critério A, ou seja, a necessidade da presença de um evento traumático. Spitzer et al. (2007) propõem que para o diagnóstico de TEPT o paciente tenha de passar por uma experiência traumática e não mais apenas testemunhá-la, como condição apresentada como possível pelo DSM-IV. Isso poderia delimitar melhor o diagnóstico ou evitar seu uso demasiado.

A característica essencial do TEPT é o desenvolvimento de sintomas específicos após a exposição a um evento traumático extremo, envolvendo a experiência pessoal direta de um evento real ou ameaçador que envolve morte, ferimento sério ou outra ameaça à própria integridade física; ter testemunhado um evento que envolve morte, ferimentos ou ameaça à integridade física de outra pessoa; ou o conhecimento sobre morte violenta ou inesperada, ferimento sério ou ameaça de morte ou ferimento experimentado por um membro da família ou outra pessoa em estreita associação com o indivíduo (critério A1).

A resposta ao evento deve envolver intenso medo, impotência ou horror. Os sintomas característicos resultantes da exposição a um trauma extremo incluem uma revivência persistente do evento traumático (critério B), esquiva persistente de estímulos associados com o trauma, embotamento da responsividade geral (critério C) e sintomas persistentes de excitação aumentada (critério D).

O quadro sintomático completo deve estar presente por mais de 1 mês (critério E) e a perturbação deve causar sofrimento ou prejuízo clinicamente significativo no funcionamento social, ocupacional ou em outras áreas importantes da vida do indivíduo (critério F).

NEUROBIOLOGIA DO TRANSTORNO DE ESTRESSE PÓS-TRAUMÁTICO

O envolvimento de múltiplos sistemas neurobiológicos no desenvolvimento do TEPT e a alta comorbidade com transtorno depressivo, transtorno de ansiedade, alcoolismo e uso abusivo de drogas tornam seu tratamento bastante complexo. Apesar de ainda não completamente esclarecida, a resposta ao estresse observada no TEPT parece implicar uma série de sistemas biológicos, que incluem o hormônio liberador de corticotrofina (CRH – *corticotropin-releasing hormone*) e o eixo hipotálamo-hipófise-adrenal (HHA), assim como disfunções nos sistemas noradrenérgico, serotonérgico e glutamatérgico. O conhecimento de como esses sistemas estão ligados à psicopatologia do TEPT facilitará a procura por medicações mais efetivas no tratamento desse transtorno.

Sistema de estresse e o eixo HHA

O sistema central de estresse consiste no CRH e nos sistemas *locus coeruleus* e noradrenalina (LC-NA) e seus respectivos componentes periféricos, o eixo HHA e o sistema nervoso simpático (Gold & Chrousos, 1999; Mello, 2003). O CRH e a NA são os reguladores centrais do eixo HHA e do sistema LC-NA, respectivamente. A ativação desse sistema de estresse estimula a vigilância comportamental, aumenta as atividades cardiovascular e metabólica, e ainda interfere nas funções neurovegetativas. O CRH e o LC-NA são interligados, um estimulando o outro (Mello 2003). A ativação do sistema LC-NA ocorre como um sinal de alarme, diminuindo funções de repouso (p. ex., dormir, comer) e promovendo aumento das funções autonômicas na periferia. Esse sistema irá ativar o sistema nervoso simpático (Goldstein et al., 1995).

A ativação do sistema nervoso simpático aumenta a pressão arterial, a frequência cardíaca e a disponibilidade de glicose. Esses dois sistemas também interagem com substratos neurais, como a amígdala, o sistema dopaminérgico mesolímbico e o córtex pré-frontal (Mello, 2003). A amígdala modula o medo, a ansiedade e a memória emocional, o sistema mesolímbico dopaminérgico medeia as respostas de recompensa e prazer, e o córtex pré-frontal modula o complexo executivo da flexibilidade emotiva e comportamental (Gold & Chrousos 2002; Meyer et al., 2001).

O CRH é produzido nos neurônios parvocelulares localizados nos núcleos paraventriculares do hipotálamo. Ele é secretado na eminência média e segue pela circulação portal hipofisária para se ligar a receptores específicos localizados na pituitária anterior, resultando na secreção de hormônio adrenocorticotrófico (ACTH – *adrenocorticotropic hormone*) (Hauger et al., 2002).

O ACTH liga-se a receptores no córtex da adrenal e estimula a produção e liberação de cortisol. O cortisol, ao se ligar no hipotálamo e hipocampo, assim como em outros sítios superiores do eixo HHA, age como um potente inibidor da regulação desse eixo. A secreção de CRH mediada por glicocorticoides tem tanto uma ação adaptativa como adversa. A liberação aguda de cortisol durante o estresse é responsável pelo aumento da função cardiovascular, da mobilização de energia e da inibição das funções de crescimento e reprodutiva, assim como algumas respostas imunológicas. As ações adaptativas, contudo, são restritas à fase aguda. A elevação crônica do cortisol é, na maioria das vezes, deletéria, levando a resistência à insulina, deposição de gordura visceral, osteopenia e osteoporose, inibição das células T *helper*-1 mediadoras da imunidade celular e uma supressão crônica do sistema de recompensa dopaminérgica mesolímbica (Meyer et al. 2001).

Ao contrário do esperado, os estudos clínicos com pacientes com TEPT encontram baixos níveis de cortisol, redução de sua excreção urinária, diminuição da resposta dos glicocorticoides ao estresse e hiper-responsividade a baixas doses de dexametasona, sugerindo aumento do *feedback* negativo e da responsividade dos receptores de glicocorticoides na hipófise (Yehuda et al., 2004). Uma recente metanálise (Meewisse et al., 2007) mostrou que os níveis séricos de cortisol estão reduzidos nos indivíduos com TEPT, quando comparados aos controles sadios, sem experiências traumáticas prévias, porém não se observaram alterações significativas quando estes eram comparados àqueles indivíduos-controles com experiências traumáticas, sugerindo que as diferenças observadas possam ser atribuídas à exposição a eventos traumáticos e não ao TEPT em si, mantendo a necessidade de estudos adicionais para consolidar esses achados.

Existem evidências de que haja um aumento do CRH. Em testes de estimulação com CRH encontram-se respostas inibidas (achatadas) de ACTH, tanto em ex-combatentes do Vietnã como em mulheres vítimas de abuso sexual e mulheres com dores pélvicas e TEPT que foram vítimas de abuso sexual (Yehuda, 1998). Vários sintomas relevantes do TEPT, como hipervigilância, sobressaltos, evitação e aumento da reatividade autonômica, parecem ser semelhantes àqueles produzidos pelo aumento do CRH (Graham et al., 1999).

Os achados das pesquisas do eixo HHA no TEPT levam, atualmente, em direção a hipótese do aumento da sensibilidade dos receptores de glicocorticoides (Van Voorhees & Scarpa, 2004). No entanto, essa maior sensibilidade dos receptores de glicocorticoides parece não ser o único mecanismo envolvido, sendo observada também uma hiporresponsividade adrenal ao ACTH (Kanter et al., 2001).

Conforme citado anteriormente, existe uma interação do eixo HHA com o sistema LC-NA. O CRH aumentado pode levar, em parte, a aumento da atividade noradrenérgica, pela estimulação do LC (Bremner & Vermetten, 2001; Hageman et al., 2001; Yehuda, 2001). O estresse parece também diminuir a ligação da serotonina no receptor 5-HT$_{1A}$ localizado no hipocampo (Bremner & Vermetten, 2001), podendo levar à interpretação dos bons resultados dos inibidores seletivos da recaptura da serotonina (ISRS) no tratamento do TEPT. Em alguns estudos, a resposta ao ISRS foi relacionada em parte ao sistema de dopamina, mais especificamente aos receptores D$_2$. Indivíduos com gene DRD$_2$ com alelo A$_1$+ mostraram melhora significativa da disfunção social em comparação com aqueles com alelo A$_1$-, tendo os primeiros menor ligação para os receptores D$_2$. A estimulação dos receptores 5-HT$_{1A}$ e 5-HT$_{1B}$ facilita a liberação de dopamina, enquanto a estimulação dos receptores 5-HT$_{2A}$ inibe a liberação de dopamina. Esse subgrupo de pacientes com menor ligação em receptores D$_2$ responderia aos ISRS com uma suprarregulação dos mesmos e uma inibição da liberação da dopamina (Davidson et al., 2001). Lawford et al. (2000) estudaram a interação dos sistemas noradrenérgicos, serotonérgicos e dopaminérgicos e, como estes são ligados à ativação do eixo HHA, confirmaram a complexidade da fisiologia do estresse crônico.

Os receptores de CRH estão distribuídos amplamente no sistema nervoso central (SNC), modulando e regulando vários sistemas de neurotransmissores. O CRH tem influência no sistema de NA e serotonina (5-hidroxitriptofano), que estão altamente relacionados à regulação do humor e do comportamento emocional.

SISTEMAS GLUTAMATÉRGICO E GABAÉRGICO

O glutamato é um neurotransmissor excitatório primário do SNC e tem sido proposto como participante na fisiopatologia do TEPT, em parte por suas ações no eixo HHA. Estudos em animais mostram sua ação na modulação da secreção de CRH em resposta ao estresse (Zelena et al., 2005). Além disso, outros estudos mostram que a utilização de antagonistas dos receptores glutamatérgicos pode diminuir a responsividade ao estresse a partir de medidas da secreção do ACTH, sugerindo que mudanças nos níveis de glutamato podem participar da ativação e manutenção da resposta do eixo HHA (Tokarev & Jezova, 1997).

O glutamato é também implicado na formação de memória, pois a ativação dos receptores glutamatérgicos do tipo V-metil-D-aspartato (NMDA) permite o influxo de cálcio nas células, levando a mudanças na plasticidade pós-sináptica, e pode participar nos danos estruturais do hipocampo presentes a partir de seus níveis elevados em situações de estresse (Armanini et al., 1990). Desse modo, os níveis elevados de glutamato, em consequência de eventos traumáticos, podem contribuir para consolidar memórias traumáticas, mas, também, aumentar o dano hipocampal (Joca et al., 2007). Por outro lado, a administração de antagonista NMDA pode bloquear o condicionamento de medo na amígdala e no hipocampo (Joca et al., 2007).

O sistema gabaérgico (GABA) está envolvido no mecanismo de produção de memória. A consequência de estresse grave é provavelmente mediada por uma hiporregulação do sistema gabaérgico, implicando uma ativação excessiva do sistema glutamatérgico que resulta no estabelecimento de traços de memória. A maioria dos tratamentos farmacológicos é iniciada após o trauma e, portanto, muito tarde para prevenir a formação de memória.

Sistema noradrenérgico

Sintomas importantes do TEPT implicam o envolvimento do sistema noradrenérgico, como a ansiedade, os distúrbios do sono e a impulsividade (Monti & Jantos, 2008). O estresse ativa o *locus coeruleus*, o que resulta em aumento da secreção de noradrenalina nas projeções deste, incluindo a amígdala, o córtex pré-frontal e o hipocampo. Essa ativação é adaptativa à sobrevivência em situações de ameaça e funciona como um alarme. A persistência dessa ativação contribui para a presença de ansiedade crônica, presença de medo e memórias intrusivas (Charney, 2004). A desregulação do sistema noradrenérgico é sugerida pelos achados de excreção aumentada de noradrenalina na urina de 24 horas dos pacientes com TEPT, assim como foram observados aumentos da excreção do metabólito da noradrenalina (MHPG), apresentando uma atividade noradrenérgica elevada à noite (Geracioti, 2001).

Segundo o DSM-IV, os distúrbios do sono estão incorporados ao diagnóstico do TEPT, incluindo os sonhos recorrentes com o evento (critério B) e estados de excitabilidade aumentada (critério D) com dificuldade em conciliar e manter o sono. O estado de excitabilidade aumentada presente no TEPT seria, portanto, consequência da maior produção de noradrenalina no período noturno. As concentrações basais elevadas de noradrenalina são consistentes com a hiperativação de neurocircuitos relacionados ao medo no SNC de pacientes com TEPT (Charney, 1995).

Outro fator de relevância acerca da contribuição do sistema noradrenérgico na fisiopatologia do TEPT é a constatação de que a administração de antagonistas do receptor α_2-adrenérgico, como a ioimbina, que aumenta a secreção de noradrenalina cerebral, piora os sintomas do TEPT (p. ex., *flashbacks* e ataques de pânico). A redução do tônus noradrenérgico por meio de agentes agonistas α_2-adrenérgicos, como a clonidina, reduz o nível de hiperexcitação e atenção. Os dados obtidos com referência à hiperatividade do sistema noradrenérgico em pacientes com TEPT indicam uma possível via terapêutica que visa à normalização e à redução da estimulação neuronal mediada pela noradrenalina – como antagonistas de receptores α e β-adrenérgicos, agonistas α-adrenérgicos pré-sinápticos ou, hipoteticamente, os inibidores de recaptação de noradrenalina (Geracioti, 2001).

Sistema serotonérgico

Os ISRS apresentam respostas convincentes no tratamento do TEPT. Existem evidências de que o aumento da atividade serotonérgica no cérebro tem efeito secundário, diminuindo a atividade noradrenérgica (efeito modulador), e que o uso contínuo de um ISRS pode reduzir a liberação do CRH (Gorman & Sullivan, 2000). Em modelos animais, a diminuição de serotonina provoca alterações na habilidade de modular os estímulos excitatórios, levando à hiperexcitação. Em humanos, a redução de serotonina está associada à impulsividade e à agressividade, comportamentos comparados aos dos pacientes com TEPT.

Modelo *kindling*

O fenômeno de *kindling*, descrito em 1969 por Goddard et al. (1969), consiste no surgimento de crises convulsivas após estimulação elétrica repetida de baixa intensidade. Observa-se que, após essas repetições, estímulos cada vez menores podem desencadear as convulsões, podendo inclusive haver o surgimento de crises espontâneas. Além do *kindling* elétrico, foi demonstrado também que uma generalização pode ser provocada quimicamente, com a ocorrência de crises convulsivas após estimulação com cocaína ou anfetamina. O modelo *kindling* associa dois princípios da pesquisa neurofisiológica – vulnerabilidade progressiva e sensibilização comportamental (Tavares, 2001) – e vem sendo considerado relevante no transtorno afetivo bipolar, no qual se postula que certos eventos de vida, após vários episódios de crise, podem exercer uma influência progressiva no sistema límbico e provocar novos episódios. De maneira análoga, no TEPT, traumas sucessivos (ou mesmo a própria revivência desses) podem ativar o sistema límbico, promovendo mudanças de comportamento observadas nesse transtorno. Segundo Hageman (2001), o fenômeno ocorreria da seguinte maneira: o evento de vida traumático desencadearia uma reação de estresse que aumentaria a secreção do CRH, o que estimularia os neurônios noradrenérgicos do *locus coeruleus*, potencializando a transmissão no sistema límbico. A presença de estresses repetidos pode desencadear uma ativação do sistema límbico com mudanças comportamentais (p. ex., sons inocentes percebidos como ameaçadores e desencadeando crises de ansiedade). Com base nessa teoria, os anticonvulsivantes mostraram ser uma alternativa no tratamento do TEPT, exatamente por seu efeito anti-*kindling*.

A partir desta revisão das correlações clínicas com os achados de pesquisa neurobiológica, passaremos aos achados científicos sobre a terapêutica medicamentosa do TEPT.

TRATAMENTO FARMACOLÓGICO

O tratamento do TEPT tem quatro objetivos principais: redução sintomomatológica, melhora do funcionamento social e da qualidade de vida do paciente, prevenção do desenvolvimento de comorbidades, por meio do tratamento precoce do TEPT, e prevenção de recaídas.

Inibidores seletivos da recaptura da serotonina

Os ISRS são considerados o tratamento de primeira escolha para o TEPT. Metanálises e estudos controlados randomizados com os ISRS têm apresentado evidências clínicas de sua eficácia. Em metanálise da Colaboração Cochrane, Stein et al. (2007) revisaram 35 ensaios clínicos randomizados, envolvendo um total de 4.597 pacientes. Em 17 desses ensaios, houve redução significativa da gravidade dos sintomas de TEPT entre os pacientes que receberam ISRS, em comparação aos pacientes que receberam placebo.

Entre os ISRS, tanto a sertralina como a paroxetina são aprovadas pela agência regulatória dos medicamentos norte-americana, o Food and Drug Administration (FDA), assim como pela Agência Nacional de Vigilância Sanitária (ANVISA), para o tratamento do TEPT. Dois estudos multicêntricos, randomizados, duplo-cegos, comparativos com placebo, realizados por Brady (2000) e Davidson (2001), envolvendo um total de 395 pacientes, demonstraram que a sertralina é efetiva e bem tolerada no tratamento do TEPT: 53% e 60% dos pacientes tratados com sertralina tiveram resposta nos estudos, respectivamente. Em estudo de Marshall et al. (2007) foi avaliada a eficácia da paroxetina no tratamento dos sintomas do TEPT crônico, sendo observado que, após 10 semanas, pacientes tratados com paroxetina apresentaram resposta significativa a partir de escores de melhora clínica avaliados pelos clínicos (a *Clinical Global Impression-Improvement Scale*, CGI-I), assim como melhora nos sintomas de TEPT, avaliada mediante a redução dos escores totais em uma entrevista semiestruturada, a *Clinician-Administered PTSD Scale* (CAPS), e melhora da gravidade dos sintomas dissociativos, avaliada pela *Dissociative Experience Scale*.

Resultados positivos em estudos duplo-cegos e abertos foram obtidos também com a fluvoxamina (Marmar et al., 1996), a fluoxetina (Martenyi et al., 2002) e o citalopram (Seedat et al., 2002).

Antidepressivos tricíclicos e inibidores da monoaminoxidase

Os tricíclicos foram os primeiros antidepressivos usados no tratamento do TEPT. Alguns ensaios clínicos controlados e diversos estudos abertos avaliaram a eficácia dos antidepressivos tricíclicos nos sintomas do TEPT, incluindo imipramina, amitriptilina e desipramina. O principal estudo positivo com antidepressivos tricíclicos foi o de Kosten et al. (1991), sugerindo que a dose do antidepressivo tricíclico seja de, pelo menos, 200mg/dia e que a resposta ocorra entre 6 e 8 semana de tratamento. Estudos com antidepressivos tricíclicos têm obtido resultados inconsistentes, e a maioria dos estudos sugere eficácia modesta. Os tricíclicos não se mostraram eficazes nos sintomas de evitação e entorpecimento do TEPT. Além disso, o potencial de toxicidade e de efeitos adversos dos tricíclicos devido ao bloqueio dos receptores α_2-noradrenérgicos, muscarínicos e histamínicos causa baixa tolerabilidade desses antidepressivos no tratamento do TEPT.

Os fármacos inibidores da monoaminoxidase (IMAO) inibem essa enzima que degrada as aminas, levando ao aumento das concentrações destas nas terminações sinápticas. Diversos estudos abertos e relatos de casos avaliaram a eficácia dos IMAO, demonstrando benefícios dos sintomas do TEPT. Entre os fármacos avaliados estão a fenelzina, a brofaromina e a moclobemida. No entanto, existem poucos estudos duplo-cegos controlados com placebo, e estes têm sido inconsistentes em seus resultados.

Os IMAO parecem ser mais efetivos do que os tricíclicos no tratamento do TEPT (Southwick, 1994) e a alta taxa de abandono de tratamento observada nos estudos com fenelzina (40% a 54%) (Kosten et al., 1991; Shestatzky et al., 1988) parece ser menor com os IMAO reversíveis (Katz, Lott et al. 1994).

A maioria dos estudos com tricíclicos e IMAO foi conduzida em homens, veteranos de guerra, o que limita a generalização dos resultados dos estudos.

Outros agentes antidepressivos

Esse grupo de antidepressivos potencializa predominantemente a ação serotonérgica, mediante diferentes mecanismos de ação: bloqueio da recaptura da serotonina, bloqueio de receptores serotonérgicos e noradrenérgicos pós-sinápticos e/ou bloqueio da recaptação da noradrenalina. Em razão da ação desses agentes nos neurotransmissores serotonérgicos e noradrenérgicos que estão envolvidos na neurobiologia do TEPT, eles despertaram interesse no tratamento dessa patologia.

Nefazodona, venlafaxina, trazodona e mirtazapina (Davidson et al., 2003) são utilizadas em virtude de suas ações antidepressivas e ansiolíticas associadas a seu efeito terapêutico no TEPT. Tanto a nefazodona como a trazodona e a mirtazapina têm propriedades sedativas que podem ser úteis para pacientes com TEPT com sintomas de insônia. Podem ser indicadas quando os ISRS não são tolerados ou são ineficazes, sendo consideradas agentes de segunda escolha.

Anticonvulsivantes

Fármacos com efeitos estabilizadores do humor e *antikindling* vêm sendo testados como alternativa terapêutica no TEPT, principalmente no controle de sintomas de hiperexcitação, revivência e esquiva, ou mesmo quando existe a presença de comorbidade com o transtorno afetivo bipolar e na presença de sintomas de impulsividade e irritabilidade. Ensaios abertos com carbamazepina, ácido valproico, lamotrigina e topiramato são encontrados na literatura, com resultados apontando para melhora clínica, porém ainda são necessários ensaios clínicos controlados para afirmação da eficácia.

O tratamento com carbamazepina pode reduzir os sintomas de revivência e hiperexcitação, enquanto o ácido valproico pode reduzir os sintomas de esquiva e hiperexcitação, mas não os sintomas de revivência. A lamotrigina parece ter ação nos sintomas de revivência, evitação e anestesia e, ao contrário dos outros anticonvulsivantes, pode melhorar a função cognitiva (Aldenkamp et al., 2002), porém é necessária a atenção ao risco de desenvolvimento da síndrome de Stevens-Johnson.

O topiramato demonstrou efeito *antikindling* em estudos em animais por sua ação no aumento da transmissão gabaérgica e antagonismo glutamatérgico. Tem sido indicado como terapêutica adjuvante ou mesmo no tratamento primário para pesadelos relacionados ao trauma e às memórias intrusivas e *flashbacks* (Berlant & van Kammen, 2002).

Agentes adrenérgicos

Inicialmente, antagonistas β-adrenérgicos foram propostos como uma alternativa terapêutica para a prevenção do TEPT; no entanto, ensaios clínicos controlados têm apresentado resultados conflitantes. Em estudo mais recente com propranolol (Stein et al., 2007), este não se mostrou eficaz para esse fim, não havendo indicação precisa para seu uso como medicação preventiva.

Entretanto, resultados promissores (Raskind et al., 2007; Strawn & Geracioti, 2008) têm sido observados com o antagonista α-adrenérgico prazosina para o tratamento de distúrbios do sono associados ao TEPT, principalmente como adjuvante no tratamento com ISRS, melhorando os distúrbios do sono e pesadelos relacionados ao evento traumático e outros sintomas do TEPT.

Benzodiazepínicos

Embora os benzodiazepínicos possam reduzir os sintomas de ansiedade e melhorar o sono, não existem estudos sistemáticos e em larga escala com essas substâncias. Estudos disponíveis não demonstram benefícios desses fármacos nos principais sintomas do TEPT e não ocorre prevenção do desenvolvimento do TEPT a longo prazo (Asnis et al., 2004; Davidson, 2004)). Ao contrário, Gelpin et al. (1996) e Mellman et al. (2002) relataram que o uso de alprazolam ou clonazepam imediatamente após evento traumático pode, inclusive, aumentar a incidência de TEPT.

Além disso, a alta comorbidade do TEPT com alcoolismo e uso abusivo de drogas exige cautela na prescrição de benzodiazepínicos em função do risco de dependência química e prejuízo cognitivo.

Antipsicóticos

Estudos preliminares com antipsicóticos de segunda geração, como olanzapina, quetiapina, risperidona e ziprasidona, sugerem potencial terapêutico nos casos de TEPT com sintomas psicóticos associados. Além disso, o uso dessas medicações pode ser benéfico como terapêutica adjuvante para aqueles pacientes que não respondem aos ISRS, principalmente quando existem sintomas associados de agressividade, agitação, hipervigilância, distúrbios do sono, impulsividade, proeminência de memórias intrusivas e *flashbacks*. Em ensaio clínico duplo-cego, com placebo, Stein et al. (2002) utilizaram olanzapina como tratamento adjuvante nos pacientes veteranos de guerra com TEPT resistentes aos ISRS e observaram maior redução dos sintomas do TEPT em comparação ao placebo, assim como dos sintomas depressivos e distúrbios do sono.

Esses pacientes devem ser monitorados quanto ao ganho de peso e distúrbios metabólicos.

Mello et al. (2008) avaliaram o uso do aripiprazol em estudo aberto com 32 pacientes com TEPT durante um período de 16 semanas. Nove pacientes descontinuaram a medicação e, em uma análise de intenção de tratamento, houve melhora nos escores das escalas que avaliaram o TEPT (CAPS), a depressão e a ansiedade (inventários de depressão e de ansiedade de Beck), o ajustamento social (escala de ajustamento social) e a qualidade de vida (SF-36). A dose média foi de 9,6 (± 4,3) mg/dia. Os pacientes que conseguiram tomar a medicação apresentaram boa resposta. Por constituir-se em uma possibilidade terapêutica, novos estudos controlados devem ser realizados.

Tempo de tratamento

A resposta (redução de 50% dos sintomas) com o tratamento realizado apenas com os ISRS ocorre em 60% a 80% dos pacientes, ou seja, 20% a 40% dos pacientes tratados desse modo não terão sequer uma resposta. Os índices de remissão (ausência de sintomas ou de critérios para o diagnóstico de TEPT) também são pequenos com o uso apenas de ISRS; menos de 30% dos pacientes estarão em remissão após 12 semanas com ISRS (Davidson, 2004). Como em todo paciente tratado com medicamentos de maneira contínua, os índices de abandono são elevados no início do tratamento em razão dos efeitos colaterais. Pode-se considerar que o abandono pode ocorrer em virtude da ausência de uma resposta espetacular inicial desejada pelos pacientes (Davidson, 2006). Portanto, as medicações devem ser iniciadas em baixas dosagens, com ajustes gradativos, semanais ou quinzenais, até atingir a dose máxima ou conforme a tolerância do paciente.

Em virtude da característica de resposta lenta e gradual, recomenda-se o uso contínuo desses antidepressivos. Preconiza-se, ainda, a associação com psicoterapia, educação e outros fármacos potencializadores, para evitar baixa resposta e abandono. A retirada precoce da medicação vai agravar o quadro, com a possibilidade de provocar a cronicidade, levando às recaídas (retorno da sintomatologia). As taxas de reincidência em 6 meses em função da suspensão do medicamento estão em torno de 50%, contra 15% nos que mantêm a medicação (Davidson et al., 2001). Recomenda-se o tempo de tratamento de 12 a 24 meses para prevenção de recaídas (Davidson, 2006).

REFERÊNCIAS

Aldenkamp AP, Arends J et al.. Randomized double-blind parallel-group study comparing cognitive effects of a low-dose lamotrigine with valproate and placebo in healthy volunteers. Epilepsia 2002; 43(1):19-26.

Armanini MP, Hutchins C et al. Glucocorticoid endangerment of hippocampal neurons is NMDA-receptor dependent. Brain Res 1990; 532(1-2):7-12.

Asnis GM, Kohn SR et al. SSRIs versus non-SSRIs in post-traumatic stress disorder: an update with recommendations. Drugs 2004; 64(4):383-404.

Berlant J, van Kammen DP. Open-label topiramate as primary or adjunctive therapy in chronic civilian posttraumatic stress disorder: a preliminary report. J Clin Psychiatry 2002; 63(1):15-20.

Brady K, Pearlstein T et al. Efficacy and safety of sertraline treatment of posttraumatic stress disorder: a randomized controlled trial. JAMA 2000; 283(14):1837-44.

Bremner JD, Vermetten E. Stress and development: behavioral and biological consequences. Dev Psychopathol 2001; 13(3):473-89.

Charney DD AY, Southwick SM, Krystal JH. Neural circuits and mechanisms of post-traumatic stress disorder. In: Friedman CS, MJ, Deutch AY. Neurobiological and clinical consequences of stress: from normal adaptation to PTSD. Philadelphia: Lippincott-Raven, 1995:271-87.

Charney DS. Psychobiological mechanisms of resilience and vulnerability: implications for successful adaptation to extreme stress. Am J Psychiatry 2004; 161(2):195-216.

Davidson J, Pearlstein T et al. Efficacy of sertraline in preventing relapse of posttraumatic stress disorder: results of a 28-week double-blind, placebo-controlled study. Am J Psychiatry 2001; 158(12):1974-81.

Davidson JR. Use of benzodiazepines in social anxiety disorder, generalized anxiety disorder, and posttraumatic stress disorder. J Clin Psychiatry 2004; 65 Suppl 5:29-33.

Davidson JR. Pharmacologic treatment of acute and chronic stress following trauma: 2006. J Clin Psychiatry 2006; 67 Suppl 2:34-9.

Davidson JR, Rothbaum BO et al. Multicenter, double-blind comparison of sertraline and placebo in the treatment of posttraumatic stress disorder. Arch Gen Psychiatry 2001; 58(5):485-92.

Davidson JR, Weisler RH et al. Mirtazapine vs. placebo in posttraumatic stress disorder: a pilot trial. Biol Psychiatry 2003; 53(2):188-91.

Gelpin E, Bonne O et al. Treatment of recent trauma survivors with benzodiazepines: a prospective study. J Clin Psychiatry 1996; 57(9):390-4.

Geracioti TD Jr., Baker DG, Ekhator NN et al. CSF norepinephrine concentrations in posttraumatic stress disorder. Am J Psychiatry 2001; 158(8):1227-30.

Goddard GV, McIntyre DC et al. A permanent change in brain function resulting from daily electrical stimulation. Exp Neurol 1969; 25(3):295-330.

Gold PW, Chrousos GP The endocrinology of melancholic and atypical depression: relation to neurocircuitry and somatic consequences. Proc Assoc Am Physicians 1999; 111(1):22-34.

Gold PW, Chrousos GP. Organization of the stress system and its dysregulation in melancholic and atypical depression: high vs low CRH/NE states. Mol Psychiatry 2002; 7(3):254-75.

Goldstein RE, Abumrad NN et al. Effects of an acute increase in epinephrine and cortisol on carbohydrate metabolism during insulin deficiency. Diabetes 1995; 44(6):672-81.

Gorman JM, Sullivan G. Noradrenergic approaches to antidepressant therapy. J Clin Psychiatry 2000; 61 Suppl 1:13-6.

Graham KE, Samuels MH et al. Cavernous sinus sampling is highly accurate in distinguishing Cushing's disease from the ectopic adrenocorticotropin syndrome and in predicting intrapituitary tumor location. J Clin Endocrinol Metab 1999; 84(5):1602-10.

Hageman I, Andersen HS et al. Post-traumatic stress disorder: a review of psychobiology and pharmacotherapy. Acta Psychiatr Scand 2001; 104(6):411-22.

Hauger RL, Shelat SG et al. Decreased corticotropin-releasing factor receptor expression and adrenocorticotropic hormone responsiveness in anterior pituitary cells of Wistar-Kyoto rats. J Neuroendocrinol 2002; 14(2):126-34.

Joca SR, Ferreira FR et al. Modulation of stress consequences by hippocampal monoaminergic, glutamatergic and nitrergic neurotransmitter systems. Stress 2007; 10(3):227-49.

Kanter ED, Wilkinson CW et al. Glucocorticoid feedback sensitivity and adrenocortical responsiveness in posttraumatic stress disorder. Biol Psychiatry 2001; 50(4):238-45.

Katz RJ, Lott MH et al. Pharmacotherapy of post-traumatic stress disorder with a novel psychotropic. Anxiety 1994; 1(4):169-74.

Kosten TR, Frank JB et al. Pharmacotherapy for posttraumatic stress disorder using phenelzine or imipramine. J Nerv Ment Dis 1991; 179(6):366-70.

Lawford BR, Young RM et al. The D(2) dopamine receptor A(1) allele and opioid dependence: association with heroin use and response to methadone treatment. Am J Med Genet 2000; 96(5):592-8.

Marmar CR, Schoenfeld F et al. Open trial of fluvoxamine treatment for combat-related posttraumatic stress disorder. J Clin Psychiatry 1996; 57 Suppl 8:66-70; discussion 71-2.

Marshall RD, Lewis-Fernandez R et al. A controlled trial of paroxetine for chronic PTSD, dissociation, and interpersonal problems in mostly minority adults. Depress Anxiety 2007; 24(2):77-84.

Martenyi F, Brown EB et al. Fluoxetine v. placebo in prevention of relapse in post-traumatic stress disorder. Br J Psychiatry 2002; 181:315-20.

Meewisse ML, Reitsma JB et al. Cortisol and post-traumatic stress disorder in adults: systematic review and meta-analysis. Br J Psychiatry 2007; 191:387-92.

Mellman TA, Bustamante V et al. Hypnotic medication in the aftermath of trauma. J Clin Psychiatry 2002; 63(12):1183-4.

Mello A, Mello MF, Carpenter LL, Price LW. Uma atualização sobre estresse e depressão: o papel do eixo hipotálamo-hipofisário-adrenal. Rev Bras Psiquiatr 2003; 25(4):231-8.

Mello MF, Costa MC et al. Aripiprazole in the treatment of posttraumatic stress disorder: an open-label trial. Rev Bras Psiquiatr 2008; 30(4):358-61.

Meyer SE, Chrousos GP et al. Major depression and the stress system: a life span perspective. Dev Psychopathol 2001; 13(3):565-80.

Monti JM, Jantos H. The roles of dopamine and serotonin, and of their receptors, in regulating sleep and waking. Prog Brain Res 2008; 172:625-46.

Raskind MA, Peskind ER et al. A parallel group placebo controlled study of prazosin for trauma nightmares and sleep disturbance in combat veterans with post-traumatic stress disorder. Biol Psychiatry 2007; 61(8):928-34.

Seedat S, Stein DJ et al. Comparison of response to a selective serotonin reuptake inhibitor in children, adolescents, and adults with posttraumatic stress disorder. J Child Adolesc Psychopharmacol 2002; 12(1):37-46.

Shestatzky M, Greenberg D et al. A controlled trial of phenelzine in posttraumatic stress disorder. Psychiatry Res 1988; 24(2):149-55.

Spitzer RL, First MB et al. Saving PTSD from itself in DSM-V. J Anxiety Disord 2007; 21(2):233-41.

Stein MB, Kerridge C et al. Pharmacotherapy to prevent PTSD: Results from a randomized controlled proof-of-concept trial in physically injured patients. J Trauma Stress 2007; 20(6):923-32.

Stein MB, Kline NA et al. Adjunctive olanzapine for SSRI-resistant combat-related PTSD: a double-blind, placebo-controlled study. Am J Psychiatry 2002; 159(10):1777-9.

Strawn JR, Geracioti TD Jr. Noradrenergic dysfunction and the psychopharmacology of posttraumatic stress disorder. Depress Anxiety 2008; 25(3):260-71.

Tavares RJMF. Depressão dupla refratária: um exemplo de transtorno afetivo recorrente. Rev Psiq Clin 2001; 28(3).

Tokarev D, Jezova D. Effect of central administration of the non-NMDA receptor antagonist DNQX on ACTH and corticosterone release before and during immobilization stress. Methods Find Exp Clin Pharmacol 1997; 19(5):323-8.

Van Voorhees E, Scarpa A. The effects of child maltreatment on the hypothalamic-pituitary-adrenal axis. Trauma Violence Abuse 2004; 5(4):333-52.

Yehuda R. Psychoneuroendocrinology of post-traumatic stress disorder. Psychiatr Clin North Am 1998; 21(2):359-79.

Yehuda R. Biology of posttraumatic stress disorder. J Clin Psychiatry 2001; 62 Suppl 17:41-6.

Yehuda R, Golier JA et al. The ACTH response to dexamethasone in PTSD. Am J Psychiatry 2004; 161(8):1397-403.

Zelena D, Mergl Z et al. Glutamate agonists activate the hypothalamic-pituitary-adrenal axis through hypothalamic paraventricular nucleus but not through vasopressinerg neurons. Brain Res 2005; 1031(2):185-93.

Tratamento do Transtorno Obsessivo-Compulsivo

Roseli Gedanke Shavitt • Cristina Belotto da Silva
Ana Gabriela Hounie • Albina Rodrigues Torres

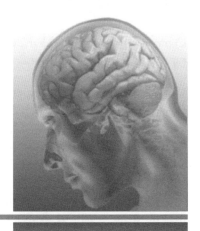

36

INTRODUÇÃO E PRINCÍPIOS GERAIS DO TRATAMENTO

O transtorno obsessivo-compulsivo (TOC) é, em geral, um quadro crônico e de início precoce que prejudica a qualidade de vida dos pacientes (Niederauer et al., 2007) e provoca considerável sobrecarga emocional para seus familiares (Ramos-Cerqueira et al., 2008). Apesar disso, muitos portadores não procuram tratamento (Torres et al., 2007) ou demoram vários anos até procurar ajuda profissional (Hollander et al., 1998). Isso se deve a diversos fatores, como o desconhecimento da natureza patológica dos sintomas e a capacidade crítica preservada em relação a estes. Sabe-se que, por vergonha de suas obsessões, muitos pacientes as mantêm em segredo e procuram ocultar suas compulsões até mesmo dos familiares. Como têm, em geral, uma avaliação exagerada dos riscos, é comum que os pacientes temam o tratamento em si, como a própria ingestão dos comprimidos, os efeitos colaterais ou a eventual dependência dos medicamentos, ou ainda o enfrentamento, na psicoterapia, das situações temidas. A intensidade dos sintomas e o grau de interferência destes nas atividades da vida diária, assim como a presença de outros transtornos comórbidos (p. ex., depressão ou outros transtornos ansiosos), também influenciam a busca por tratamento (Torres et al., 2007).

Outro fenômeno bastante comum no TOC, que costuma interferir consideravelmente na busca e na resposta ao tratamento, é a "acomodação familiar" (Calvocoressi et al., 1995), situação em que os familiares gradualmente se adaptam aos sintomas do paciente, contribuindo para sua perpetuação. Como a exposição às situações temidas causa muita ansiedade e desconforto aos portadores, estes procuram evitá-las a todo custo, muitas vezes impondo também aos familiares diversas limitações (p. ex., não receber visitas, não tocar em determinados objetos, não usar alguns cômodos da casa) ou exigindo dos familiares alguns comportamentos, como altos padrões de limpeza e ordenação da casa. Na tentativa de minimizar o sofrimento ou evitar conflitos, é comum que a família toda se "acomode" aos sintomas do portador, mudando gradualmente seus hábitos e rotinas (Stengler-Wenzke et al., 2004), o que pode ser mais um fator de manutenção ou mesmo agravamento do transtorno (Ferrão et al., 2006). Portanto, é fundamental que os familiares participem do tratamento e que sejam bem informados, por meio da psicoeducação, sobre os sintomas e seus mecanismos de manutenção. A psicoeducação inclui orientações e acesso a material adequado sobre o TOC (p. ex., livros, folhetos e vídeos) e por isso também é descrita como "biblioterapia". Há, em nosso meio, um livro especialmente voltado para pacientes e familiares (Torres et al., 2001). Sempre que possível, é desejável que os familiares recebam também apoio psicológico (Ramos-Cerqueira et al., 2008; Stengler-Wenzke et al., 2004). A participação dos familiares no tratamento é particularmente importante no caso das crianças e adolescentes.

Portanto, o tratamento do TOC baseia-se em intervenções educacionais e abordagens psicológicas e biológicas. O tratamento psicológico considerado de primeira escolha para os sintomas do TOC é a terapia cognitivo-comportamental (TCC), que pode ser realizada tanto em formato individual como em grupo. A técnica comportamental de exposição com prevenção de respostas é a mais indicada, de preferência associada a técnicas cognitivas de modificação de crenças disfuncionais. Em casos leves e moderados, a TCC pode ser utilizada como abordagem terapêutica exclusiva.

O tratamento em grupo, além de ampliar os benefícios da terapia para um número maior de pessoas, propicia o compartilhamento de experiências comuns e diminui a sensação de isolamento e vergonha, podendo favorecer a adesão ao tratamento, o enfrentamento das situações temidas com apoio e incentivo dos demais participantes, assim como a melhora da autoestima.

O tratamento farmacológico de primeira linha está pautado no uso de antidepressivos que atuam inibindo a recaptura da serotonina (clomipramina ou inibidores seletivos), mesmo quando não há depressão associada ou quando há prejuízo da capacidade crítica em relação aos sintomas. No entanto, esses fármacos têm um período de latência prolongado para o início de seu efeito, devendo-se aguardar em torno de 12 semanas para avaliação da resposta terapêutica. Além disso, no TOC são necessárias, em geral, doses relativamente altas, superiores às doses médias preconizadas para os transtornos depressivos. Muitos casos considerados resistentes ou refratários são, na verdade, pacientes inadequadamente tratados. Pacientes que não respondem a determinado fármaco podem responder a outro inibidor da recaptura da serotonina (IRS); cada um tem suas próprias contraindicações e efeitos colaterais, que podem variam de paciente para paciente, o que comumente direciona a prescrição. A introdução da medicação costuma ser gradual e o ajuste de dose avaliado caso a caso. Na maior parte dos pacientes respondedores ao tratamento, a melhora é apenas parcial, raramente ocorrendo remissão total dos sintomas apenas com o tratamento farmacológico. Porém, mesmo melhoras parciais dos sintomas costumam acarretar relevante melhora da qualidade de vida dos pacientes. Outro aspecto importante é que esses medicamentos não modificam diretamente as crenças disfuncionais ou os comportamentos de busca de segurança (esquiva de situações diversas ou rituais compulsivos) dos pacientes, mas agem basicamente diminuindo os sintomas ansiosos e a intensidade e/ou frequência dos pensamentos obsessivos. Os IRS são eficazes também para outros transtornos frequentemente comórbidos ao TOC (p. ex., depressão, fobia social, transtorno de pânico ou de ansiedade generalizada), ampliando seus benefícios. Por outro lado, os benzodiazepínicos não têm eficácia nos sintomas do TOC, e podem até mesmo atrapalhar o processo de habituação nas abordagens comportamentais e causar dependência, principalmente em pacientes com história prévia de uso abusivo de substâncias. Assim, seu uso deve se restringir a casos ou situações excepcionais, apenas como coadjuvantes, e por curto período de tempo.

Por fim, o tratamento farmacológico do TOC costuma ser de longa duração, em geral não menos do que 2 anos, e sua interrupção deve ser lenta e gradual, para evitar sintomas de descontinuação e recaídas. Da mesma maneira que o início da ação dos IRS é demorado, a interrupção do uso sem orientação médica não costuma levar a recaídas imediatas, mas sim ao retorno dos sintomas após algumas semanas. As recaídas, no entanto, são menos frequentes em pacientes que recebem TCC isoladamente ou associada com os medicamentos. É importante também considerar que, apesar de todas as manifestações do TOC (pensamentos intrusivos, crenças distorcidas, sintomas de ansiedade e culpa, comportamentos de esquiva passiva ou ativa) serem correlacionadas, a modificação de crenças e comportamentos disfuncionais específicos depende basicamente da TCC. O tratamento do TOC é geralmente ambulatorial, sendo raros os casos que necessitam de internação parcial ou completa, e quando isso ocorre é em geral em função de outros transtornos comórbidos. Em alguns países, como EUA e Inglaterra, existem serviços que oferecem tratamento intensivo (várias horas por dia ou internação de curta duração) para casos mais graves, centrado em técnicas comportamentais de enfrentamento prolongado e repetido das diversas situações temidas.

TRATAMENTO FARMACOLÓGICO DO TOC

Aspectos gerais

O tratamento farmacológico de primeira linha para o TOC é constituído pelos antidepressivos IRS, representados pela clomipramina, e os inibidores seletivos da recaptura da serotonina (ISRS). No mercado brasileiro, os seguintes medicamentos são classificados nessa categoria: fluoxetina, sertralina, paroxetina, fluvoxamina, citalopram e escitalopram. Os inibidores seletivos da recaptura da serotonina e da noradrenalina (ISRSN), como a venlafaxina, também têm sido investigados no tratamento do TOC, com evidências de que seu efeito é semelhante ao dos ISRS (Fontenelle et al., 2007).

Considera-se que um paciente responde ao tratamento quando há melhora dos sintomas obsessivo-compulsivos. Os critérios de resposta ao tratamento variam entre os estudos, mas predomina na literatura a medida da resposta de acordo com a redução percentual do escore inicial da escala Yale-Brown de sintomas obsessivo-compulsivos (Y-BOCS)(Goodman et al., 1989). Os estudos começam a considerar a resposta positiva a partir de 25% de redução do escore inicial da Y-BOCS. A melhora pode se manifestar por meio da redução na frequência das obsessões, diminuição do desconforto provocado pelas obsessões e maior capacidade de resistir à necessidade de realizar as compulsões.

Independentemente do medicamento utilizado, a resposta ao tratamento costuma ser lenta e gradual, aumentando com o tempo. Se não houver melhora pelo menos parcial nas primeiras 4 semanas, recomenda-se o aumento da dose do medicamento escolhido a cada 4 semanas, até que seja atingida a dose máxima tolerada ou recomendada, completando pelo menos 12 semanas de tratamento. Esse é o período mínimo para se considerar a substituição por outro medicamento quando a resposta ao primeiro for parcial (Fontenelle et al., 2007). No entanto, se a resposta for nula em até 6 semanas, recomenda-se a substituição do ISRS em uso por outro.

Além de a resposta ao tratamento acontecer de modo lento e gradual, o tratamento do TOC é de longo prazo. Para o tratamento do primeiro episódio de TOC, ou após o primeiro tratamento do TOC, preconiza-se a manutenção do medicamento por pelo menos 1 ano. Após 1 ou 2 anos de manutenção do tratamento, a retirada do medicamento deve ser feita gradualmente (aproximadamente um quarto da dose a cada 2 meses), monitorando-se eventuais sinais de recaída. Em geral, após duas ou mais recaídas graves, recomenda-se manter o tratamento medicamentoso indefinidamente, assim como em caso de três ou quatro recaídas leves (Bandelow et al., 2008). A chance de recaída é menor para os pacientes que recebem tratamento combinado de psicoterapia e tratamento medicamentoso. Portanto, na ausência de TCC concomitante, recomenda-se tratamento farmacológico mais prolongado (Lopes et al., 2004).

Os pacientes que não respondem a dois tratamentos seguidos com ISRS diferentes e também não respondem à clomipramina são considerados resistentes ao tratamento. Para essa situação, diversas estratégias de potencialização têm sido investigadas, como associação de um ISRS com terapia cognitivo-comportamental (se não tiver sido feita), associação com terapia familiar, nova substituição do antidepressivo ou associação do ISRS em uso a um antipsicótico atípico (Bloch et al., 2006) ou à clomipramina (Ravizza et al., 1996). Para os casos extremamente graves, incapacitantes e refratários a qualquer tratamento disponível, pode-se considerar a indicação da radiocirurgia. O próximo capítulo será dedicado à abordagem do TOC resistente e refratário ao tratamento.

CLOMIPRAMINA E INIBIDORES SELETIVOS DA RECAPTURA DA SEROTONINA

A clomipramina é um antidepressivo tricíclico que atua em diversos sistemas de neurotransmissores, principalmente nas vias serotonérgicas e noradrenérgicas. Tem maior afinidade pelo transportador de serotonina do que outros antidepressivos da mesma classe, o que resulta em maior inibição da recaptura da serotonina quando comparada à imipramina, à nortriptilina ou à amitriptilina. As primeiras séries de casos mostrando tratamentos bem-sucedidos de pacientes com TOC com a clomipramina foram publicadas nos anos 1960. Na década de 1990, vários ensaios duplos-cegos, controlados com placebo, demonstraram a eficácia da clomipramina no TOC, independente da presença de depressão comórbida (Fineberg & Gale, 2005). Com o surgimento dos ISRS, a clomipramina perdeu terreno no tratamento de primeira linha do TOC em razão de seu perfil de efeitos colaterais. Entretanto, nos pacientes que não respondem a dois ISRS, é recomendada uma tentativa de tratamento com a clomipramina em doses de 50 a 300mg/dia (Fontenelle et al., 2007).

Os principais efeitos colaterais da clomipramina são: visão turva, boca seca, constipação intestinal, hipotensão postural, tremores de extremidades, sudorese, ganho de peso (via aumento do apetite por carboidratos), sedação, retenção urinária, redução da libido e retardo ejaculatório/anorgasmia (Potter et al., 1998). Como todos os tricíclicos, em altas doses pode causar convulsões, bloqueios de condução cardíaca e arritmias ventriculares. É contraindicada em casos de glaucoma de ângulo fechado e na presença de bloqueio de ramo esquerdo ou outros problemas de condução cardíaca. Por outro lado, não é contraindicada durante a amamentação (Flament et al., 1997).

INIBIDORES SELETIVOS DA RECAPTURA DA SEROTONINA

Diversos estudos controlados com placebo demonstraram a eficácia dos seguintes ISRS no tratamento do TOC: fluvoxamina (Goodman et al., 1989, 1996; Jenike et al., 1990; Hollander et al., 2003a); fluoxetina (Tollefson et al., 1994; Jenike et al., 1997; Geller et al., 2001); sertralina (March et al., 1998; Kronig et al., 1999); paroxetina (Wheadon et al., 1993; Zohar & Judge, 1996; Hollander et al., 2003b; Geller et al., 2004); citalopram (Pato, 1999; Montgomery et al., 2001) e escitalopram (Dougherty et al., 2009; Figee & Denys, 2009; Fineberg et al., 2007).

Uma metanálise recente (Soomro et al., 2008) investigou a eficácia dos ISRS no tratamento do TOC. Incluiu 17 estudos controlados com placebo, com mais de 3.000 participantes, tendo comprovado a eficácia dos ISRS a partir da sexta semana de tratamento, de acordo com a redução dos escores da escala YBOCS. Não houve superioridade de nenhum ISRS sobre outro, e as diferenças se relacionaram apenas aos efeitos colaterais.

A Tabela 36.1 relaciona os medicamentos de primeira linha para o TOC disponíveis no Brasil.

Embora todos os ISRS tenham como característica principal a inibição da recaptura da serotonina, diferenças farmacodinâmicas e farmacocinéticas podem resultar em eficácia e tolerabilidade diferentes entre indivíduos. Em ordem decrescente de potência da inibição da recaptura da serotonina na fenda sináptica estão o escitalopram, citalopram, sertralina, paroxetina, fluvoxamina e fluoxetina. Esses medicamentos diferem também na potência de inibição da recaptura de dopamina e noradrenalina.

TABELA 36.1 ■ Medicamentos de primeira linha para o TOC disponíveis no Brasil

Nome do princípio ativo	Doses recomendadas
Clomipramina	75 a 250mg/dia
Fluoxetina	20 a 80mg/dia
Fluvoxamina	100 a 300mg/dia
Sertralina	50 a 200mg/dia
Paroxetina	20 a 60mg/dia
Citalopram	20 a 60mg/dia
Escitalopram	10 a 20mg/dia

Os efeitos colaterais mais comuns dos ISRS são: náusea, cefaleia, sonolência, insônia e nervosismo (os dois últimos mais frequentes com a fluoxetina). Em doses maiores podem ocorrer aumento da sudorese e tremores de extremidades. Podem ocorrer também ganho de peso, redução da libido e anorgasmia. A longo prazo, o uso dos ISRS está associado à osteoporose e, eventualmente, à síndrome da secreção inapropriada do hormônio antidiurético (Flament et al, 1997). A paroxetina, em função de sua ação anticolinérgica, pode levar à constipação intestinal, enquanto os outros ISRS têm maior propensão para causar diarreia, em especial a sertralina.

A síndrome serotonérgica pode ocorrer quando um ISRS ou a clomipramina são utilizados em associação com outros agentes serotonérgicos. Para o diagnóstico dessa síndrome, que é potencialmente grave e pode exigir cuidados intensivos, é necessária a apresentação de três dos seguintes sintomas: rebaixamento do nível de consciência (confusão mental), agitação psicomotora, mioclonias, hiper-reflexia, sudorese excessiva, calafrios, tremores grosseiros de extremidades, diarreia, incoordenação e febre (Math & Janardhan, 2007).

A síndrome da descontinuação dos antidepressivos caracteriza-se por sintomas que aparecem de 1 a 10 dias após a retirada brusca do medicamento. Os sintomas mais frequentes são: tonturas, parestesias, sintomas gastrointestinais, sintomas gripais, alterações do sono e sintomas psíquicos, como ansiedade, nervosismo e agitação (Cordás & Moreno, 2008).

Concluindo, apesar de haver controvérsias em relação à eficácia comparativa da clomipramina e dos ISRS, comparações *head-to-head* (diretas) sugerem eficácia semelhante entre a clomipramina e a fluoxetina (Lopez-Ibor et al., 1996), a clomipramina e a paroxetina (Bisserbe et al., 1997; Zohar & Judge, 1996) e a clomipramina e a fluvoxamina (Mundo et al., 2000). Assim, a escolha do tratamento farmacológico vai depender dos medicamentos disponíveis e dos respectivos perfis de efeitos colaterais.

OUTROS FÁRMACOS PARA O TRATAMENTO DO TOC

Venlafaxina

Estudos iniciais de relatos de caso, ensaios clínicos abertos e estudos duplos-cegos comparando a venlafaxina, um ISRSN, com os ISRS, mostraram que ela pode ser uma alternativa aos ISRS no tratamento inicial do TOC (Denys et al., 2003), assim como em pacientes que não respondem aos ISRS (Albert et al., 2002; Hollander et al., 2003). O único ensaio clínico controlado com placebo não encontrou melhora significativa com a venlafaxina no tratamento do TOC, embora limitações metodológicas possam ter influenciado esse resultado (Albert et al., 2002). A venlafaxina parece ser tão eficaz quanto a clomipramina, com a vantagem de oferecer maiores segurança e tolerabilidade (Albert et al., 2002). No entanto, estudos duplo-cegos controlados com placebo são necessários para reafirmar sua indicação no tratamento do TOC (Phelps & Cates, 2005). Recentemente, Denys et al. (2007) publicaram um estudo de farmacogenética no TOC, relatando que a maioria dos pacientes que respondem ao tratamento com venlafaxina era portadora do genótipo S/L (alelos curto e longo) para o polimorfismo no gene 5-HTTLPR, enquanto a maioria dos que responderam ao tratamento com paroxetina era portadora do genótipo G/G para um polimorfismo no gene 5-HT$_{2A}$. Os efeitos colaterais mais frequentes da venlafaxina são náusea, tontura e sonolência. Com doses acima de 225mg/dia observam-se tremores, sudorese e hipertensão arterial (em 7% dos casos). Esta última pode também ocorrer com doses menores, porém mais raramente.

Mirtazapina

A mirtazapina é, principalmente, um antagonista de receptores α$_2$-adrenérgicos e também antagoniza os receptores 5-HT$_2$, 5-HT$_3$ e H$_1$, com baixa afinidade pelos receptores 5-HT$_1$. Em 2001, um estudo não demonstrou eficácia significativa da mirtazapina como monoterapia em 10 pacientes com TOC durante 10 semanas (Koran, 2001). Já em pacientes com depressão comórbida, a mirtazapina adicionada aos ISRS resultou em melhora significativa (Carpenter, 1999, 2002). Em 2005, um estudo com 30 pacientes, aberto, seguido de descontinuação duplo-cega, avaliou a mirtazapina como monoterapia no TOC em doses de até 60mg/dia. Cerca de 50% dos pacientes responderam à mirtazapina e, após randomização para descontinuação, o fármaco foi superior ao placebo (Koran et al., 2005). Apesar do resultado positivo, não foram publicados outros ensaios com a mirtazapina depois de 2005.

OUTROS MEDICAMENTOS

Entre os inibidores da monoaminoxidase (IMAO), a fenelzina mostrou-se eficaz no tratamento do TOC em um estudo inicial (Vallejo et al., 1992), mas menos eficaz do que a fluoxetina e não superior ao placebo em estudo posterior (Jenike et al., 1997).

Estudos com antidepressivos tricíclicos (ADT) como a nortriptilina (Thorén et al., 1980), a imipramina (Volavka et al., 1985) e a desipramina (Zohar & Insel, 1987) não mostraram eficácia no tratamento de pacientes com TOC.

Um estudo recente, avaliando o uso da bupropiona (300mg/dia), um agente dopaminérgico e noradrenérgico, em 12 pacientes com TOC, mostrou piora dos sintomas obsessivo-compulsivos (SOC) em oito pacientes e melhora dos SOC em quatro pacientes (Vulink et al., 2005).

Finalmente, o inositol, precursor de segundo mensageiro, mostrou-se superior ao placebo em um estudo de *crossover* com 13 pacientes (Fux et al., 1996), mas esse resultado não se manteve em estudo posterior com 10 pacientes, duplo-cego e controlado por placebo (Fux et al., 1999). Já um estudo duplo-cego, controlado por placebo, com a erva-de-são-joão em monoterapia para o TOC não mostrou diferença entre a substância ativa e o placebo (Kobak et al., 2005).

TRATAMENTO PSICOTERÁPICO DO TOC

Em face das evidências de eficácia equivalente para o tratamento farmacológico e psicoterápico de pacientes com TOC não resistentes ao tratamento (Foa et al., 2005), consideramos pertinente a inclusão de um item sobre o tratamento psicoterápico de primeira linha para o TOC.

Os tratamentos psicoterápicos de primeira linha para o TOC são a exposição com prevenção de respostas (EPR) e a TCC (Bandelow et al., 2008).

O tratamento de EPR consiste na apresentação contínua e prolongada a estímulos geradores de ansiedade, juntamente com a prevenção de respostas compulsivas, o que produz a redução do estado autonômico, ou seja, da ansiedade. Para isso, costuma-se fazer uma lista dos sintomas e organizá-la hierarquicamente a partir do grau de ansiedade em relação a cada estímulo e respectivo comportamento (Marks, 1987). A psicoeducação é imprescindível nesse momento, para que a lista inclua tanto os sintomas significativos como os mais simples e que causam menos desconforto. Isso porque o primeiro estímulo ao qual o paciente deve ser exposto é o que produz menor ansiedade para ele. No entanto, há situações em que é sugerido o início pela exposição a algum estímulo significativo ao paciente, com o objetivo de controlar um sintoma mais incômodo desde o início. Em ambos os casos, a escolha por um sintoma mais leve ou por um mais significativo, a ideia é que seja possível garantir a adesão ao tratamento. Além disso, quando a resposta de enfrentamento possibilita acesso a reforçadores naturais, aumenta-se a chance de efetividade e adesão à técnica (Vermes & Zamignani, 2002; Zamignani & Banaco, 2005).

Costuma-se registrar o grau de ansiedade em períodos de tempo durante a sessão, para se verificar a redução da ansiedade ao longo da exposição, e só é indicada a passagem para um estímulo seguinte quando o anterior não produziu mais ansiedade significativa (Marks, 1987). Desse modo, a exposição é feita gradualmente em relação ao grau de ansiedade do paciente, e a habituação aos estímulos menos ansiogênicos costuma produzir uma redução no grau de ansiedade para os estímulos que costumavam causar desconforto maior (Marks, 1987). É importante ressaltar que o uso de álcool ou benzodiazepínicos impede que a redução da ansiedade se dê pelo contato prolongado ao estímulo aversivo, invalidando o procedimento (Wielenska, 2001). Entre os fatores limitadores do procedimento de EPR encontram-se: a não aceitação do tratamento (Foa et al., 1983), o abandono do tratamento (Kobak et al., 1998), a substituição dos rituais que foram alvo da EPR por outros rituais (Foa & Steketee, 1977) e o retorno do ritual ou aparecimento de novos rituais após o procedimento (Foa, 1979).

Para alguns pesquisadores (Araújo et al., 1996), as crenças (obsessões ou regras) muito rígidas e os temores podem restringir a adesão ao tratamento com EPR. Diante disso, técnicas cognitivas, associadas ou não à EPR, também foram propostas para o tratamento do TOC (Salkovskis, 1985, 1999; Salkovskis et al., 1989; Van Oppen et al., 1994). Como consequência, surgiram os protocolos de TCC, incluindo a técnica comportamental da EPR e técnicas cognitivas, como questionamento socrático, experimentos comportamentais e lembretes.

Muitos estudos vêm sendo desenvolvidos para verificar a eficácia desses procedimentos quando aplicados uma vez por semana, duas vezes por semana ou intensivamente, ou ainda quando aplicados individualmente ou em grupo. Embora algumas pesquisas não tenham encontrado diferenças entre os procedimentos aplicados uma ou mais vezes na semana (Abramowitz et al., 2003; Storch et al., 2008), há quem associe a frequência intensiva com maior redução dos sintomas (Foa et al., 2005). Com relação ao fato de ser aplicada em grupo em vez de individualmente, foi sugerido que a EPR individual pode ser mais eficaz que a TCC em grupo (McLean et al., 2001).

Quanto aos fatores preditivos do prognóstico, rápida resposta ao tratamento (Marks et al., 1975), maior intensidade de melhora (De Haan et al., 1997) e maior remissão dos sintomas durante o tratamento (Braga et al., 2005) foram associadas com a manutenção do sucesso terapêutico a longo prazo. Já a existência de dois ou mais diagnósticos psiquiátricos adicionais aumenta a gravidade do quadro, dificultando o prognóstico e reduzindo a resposta ao tratamento (da Silva, 2009).

RECOMENDAÇÕES FINAIS

Concluímos este capítulo sobre o tratamento convencional do TOC com as seguintes recomendações:

1. A psicoeducação e a "biblioterapia" devem ser utilizadas tanto para os pacientes com TOC como para seus familiares, uma vez que as principais manifestações clínicas e formas de tratamento do TOC são desconhecidas pela população em geral. O conhecimento sobre o transtorno por parte dos pacientes e familiares pode ser de grande ajuda na resposta terapêutica (Leong et al., 2009). Por exemplo, os comportamentos de adaptação dos familiares aos sintomas obsessivo-compulsivos (acomodação familiar) são comuns e, além de desgastantes emocionalmente, podem contribuir para a manutenção dos sintomas (Calvocoressi et al., 1995).

2. Para o tratamento farmacológico do TOC constituem opções de primeira linha os antidepressivos inibidores da recaptura da serotonina, que podem ser seletivos (ISRS – fluoxetina, sertralina, fluvoxamina, paroxetina, citalopram e escitalopram) ou não seletivos, como a clomipramina (tricíclico). Estudos recentes indicam também a eficácia da venlafaxina, um inibidor seletivo da serotonina e da noradrenalina (Fontenelle et al., 2007). Apesar de ser o medicamento de referência no tratamento do TOC, a clomipramina tem mais efeitos colaterais, principalmente anticolinégicos, e é menos segura do que os ISRS, sendo por isso indicada atualmente como segunda escolha (doses entre 75 e 250mg/dia) (Fontenelle et al., 2007). Os efeitos colaterais mais comuns dos ISRS são: náusea, cefaleia, insônia ou sonolência, nervosismo, sudorese, tremores, ganho de peso, redução da libido e anorgasmia (Math & Janardhan Reddy, 2007). Portanto, a escolha do medicamento para o tratamento do TOC deve se pautar em seus respectivos efeitos colaterais, e as doses médias necessárias são, em geral, mais altas do que as recomendadas para os transtornos depressivos (Ackerman & Greenland, 2002; Fontenelle et al., 2007).

3. A resposta aos medicamentos não é imediata, e costuma demorar algumas semanas, em geral começando após 1 mês de tratamento. Assim, deve-se aguardar pelo menos 12 semanas com a dose máxima (ou a máxima tolerada) de determinado medicamento antes de se tentar outro, quando a resposta ao primeiro é parcial. Caso a resposta seja nula em até 6 semanas, recomenda-se a troca do medicamento (Fontenelle et al., 2007).

4. A resposta aos tratamentos de primeira linha para o TOC costuma ser parcial. Aproximadamente dois terços dos pacientes respondem com pelo menos 60% de redução dos sintomas. Embora a remissão completa não seja a regra, as taxas de resposta acima de 40% já podem significar melhora significativa na qualidade de vida, pois os sintomas passam a tomar menos tempo e incomodar e interferir menos no dia a dia (Math & Janardhan Reddy, 2007). Os seguintes fatores foram associados com pior resposta aos tratamentos de primeira linha para o TOC: presença de obsessões sexuais e religiosas, sintomas de colecionamento, predomínio de compulsões, presença de outras comorbidades psiquiátricas (p. ex., depressão, fobia social, transtorno de tiques e alguns transtornos da personalidade), juízo crítico prejudicado, início precoce dos sintomas, curso crônico e maior gravidade dos sintomas, pior adaptação social e alto grau de acomodação familiar aos sintomas (Ferrão et al., 2006; Raffin et al., no prelo).

5. A abordagem psicoterápica de primeira escolha no tratamento do TOC é a TCC (Foa et al., 2005). Recomenda-se a exposição sistemática e repetida aos estímulos temidos, com a prevenção dos rituais compulsivos, associados à abordagem cognitiva, que consiste na modificação das crenças errôneas subjacentes aos sintomas (Salkovskis, 1999). Vale lembrar que tanto a TCC individual como em grupo se mostraram eficazes no TOC (Anderson & Rees, 2007). A terapia em grupo, além de apresentar boa relação custo-benefício e poder ser oferecida a um maior número de portadores, diminui o isolamento e favorece a aprendizagem social, assim como o compartilhamento de experiências semelhantes. No entanto, é contraindicada em casos muito graves ou na presença concomitante de transtornos psicóticos ou transtornos da personalidade (Anderson & Rees, 2007). Finalmente, ao se indicar a TCC, é importante considerar que muitos pacientes não aderem ou não seguem as orientações terapêuticas corretamente, prejudicando a resposta. Pior resposta tem sido relatada em pacientes com sintomas mais graves e pior crítica em relação a eles, co-ocorrência de sintomas depressivos moderados ou graves, traços esquizotípicos de personalidade e falta de motivação para o tratamento (Mataix-Cols et al., 2002).

6. Quanto a se iniciar o tratamento do TOC por TCC ou medicamentos, as evidências sugerem equivalência de eficácia das duas modalidades de tratamento para pacientes com TOC que recebem um primeiro tratamento. Portanto, pode-se propor apenas a TCC para casos leves ou moderados, em que o paciente se mostre motivado para a psicoterapia. Já em casos mais graves, com pior capacidade crítica ou sintomas depressivos relevantes associados, é recomendado desde o início o uso de medi-

camentos, sempre que possível em combinação com a TCC (Foa et al., 2005; POTS study, 2004).

7. O tratamento farmacológico do TOC é de longo prazo, fazendo-se uma manutenção por pelo menos 1 a 2 anos após a melhora dos sintomas. Depois desse período, recomenda-se a retirada lenta e gradual do medicamento (25% da dose a cada 2 meses). No caso de duas ou mais recaídas, deve-se manter o tratamento medicamentoso indefinidamente, principalmente se o paciente não receber TCC concomitante (Bandelow et al., 2008).

REFERÊNCIAS

Abramowitz JS, Franklin ME, Schwartz SA, Furr JM. Symptom presentation and outcome of cognitive-behavioral therapy for obsessive-compulsive disorder. J Consul Clin Psychology 2003; 71(6):1049-57.

Ackerman DL, Greenland S. Multivariate meta-analysis of controlled drug studies for obsessive-compulsive disorder. J Clin Psychopharmacol 2002; 22(3):309-17.

Albert U, Aguglia E, Maina G, Bogetto F. Venlafaxine versus clomipramine in the treatment of obsessive-compulsive disorder: a preliminary single-blind, 12-week, controlled study. J Clin Psychiatry 2002; 63(11):1004-9.

Anderson RA, Rees CS. Group versus individual cognitive behavioural treatment for obsessive–compulsive disorder: a controlled trial. Behav Res Ther 2007; 45:123-37.

Araujo LA, Ito LM, Marks IM. Early compliance and other factors predicting outcome of exposure for obsessive-compulsive disorder. Br J Psychiatry 1996; 169:747-52.

Bandelow B, Zohar J, Hollander E, Kasper S, Möller HJ; WFSBP Task Force on Treatment Guidelines for Anxiety, Obsessive-Compulsive and Post-Traumatic Stress Disorders. World Federation of Societies of Biological Psychiatry (WFSBP) guidelines for the pharmacological treatment of anxiety, obsessive-compulsive and post-traumatic stress disorders - first revision. World J Biol Psychiatry 2008; 9(4):248-312.

Bisserbe J, Lane R, Flament M; the Franco-Belgian OCD Study Group. A double-blind comparison of sertraline and clomipramine in outpatients with obsessive-compulsive disorder. Eur Psychiatry 1997; 12(2):82-93.

Bloch MH, Landeros-Weisenberger A, Kelmendi B, Coric V, Bracken MB, Leckman JF. A systematic review: antipsychotic augmentation with treatment refractory obsessive-compulsive disorder. Mol Psychiatry 2006; 11(7):622-32.

Braga DT, Cordioli AV, Niederauer K, Manfro GG. Cognitive-behavioral group therapy for obsessive-compulsive disorder: a 1-year follow-up. Acta Psychiatr Scandinavica 2005; 112(3):180-6.

Calvocoressi L, Lewis B, Harris M et al. Family accommodation in obsessive compulsive disorder. Am J Psychiatry 1995; 152:441-3.

Cordás TA, Moreno RA (orgs.) Condutas em psiquiatria: consulta rápida. Porto Alegre: Artmed, 2008.

Carpenter LL, Jocic Z, Hall JM, Rasmussen SA, Price LH. Mirtazapine augmentation in the treatment of refractory depression. J Clin Psychiatry 1999; 60(1):45-9.

Carpenter LL, Yasmin S, Price LH. A double-blind, placebo-controlled study of antidepressant augmentation with mirtazapine. Biol Psychiatry 2002; 51(2):183-8.

da Silva, CB. Estudo comparativo de efetividade da terapia cognitivo-comportamental em grupo e dos inibidores seletivos de recaptação da serotonina em pacientes com transtorno obsessivo-compulsivo: um ensaio clínico pragmático. (tese). São Paulo (SP), Universidade de São Paulo; 2009.

de Haan E, van Oppen P, van Balkom AJ, Spinhoven P, Hoogduin KA, Van Dyck R. Prediction of outcome and early vs. late improvement in OCD patients treated with cognitive behaviour therapy and pharmacotherapy. Acta Psychiatr Scandinavica 1997; 96(5):354-61.

Denys D, van der Wee N, van Megen HJ, Westenberg HG. A double blind comparison of venlafaxine and paroxetine in obsessive-compulsive disorder. J Clin Psychopharmacol 2003; 23(6):568-75.

Denys D, Van Nieuwerburgh F, Deforce D, Westenberg HG. Prediction of response to paroxetine and venlafaxine by serotonin-related genes in obsessive-compulsive disorder in a randomized, double-blind trial. J Clin Psychiatry 2007; 68(5):747-53.

Dougherty DD, Jameson M, Deckersbach T et al. Open-label study of high (30 mg) and moderate (20 mg) dose escitalopram for the treatment of obsessive-compulsive disorder. Int Clin Psychopharmacol 2009; 24(6):306-11.

Ferrão YA, Shavitt RG, Bedin NR et al. Clinical features associated to refractory obsessive-compulsive disorder. J Affect Disord 2006; 94(1-3):199-209.

Figee M, Denys D. New pharmacotherapeutic approaches to obsessive-compulsive disorder. CNS Spectr 2009; 14(2 Suppl 3):13-23.

Fineberg NA, Gale TM. Evidence-based pharmacotherapy of obsessive-compulsive disorder. Int J Neuropsychopharmacol 2005; 8(1):107-29.

Fineberg NA, Tonnoir B, Lemming O, Stein DJ. Escitalopram prevents relapse of obsessive-compulsive disorder. Eur Neuropsychopharmacol 2007; 17(6-7):430-9.

Flament MF, Bisserbe JC. Pharmacologic treatment of obsessive-compulsive disorder: comparative studies. J Clin Psychiatry 1997; 58(Suppl 12):18-22.

Foa E, Grayson J, Steketee G, Doppelt H, Turner R, Latimer P. Success and failure in the behavioral treatment of obsessive-compulsives. J Consult Clin Psychology 1983; 51(2):287-97.

Foa EB, Liebowitz MR, Kozak MJ et al. Randomized, placebo-controlled trial of exposure and ritual prevention, clomipramine, and their combination in the treatment of obsessive-compulsive disorder. Am J Psychiatry 2005; 162(1):151-61.

Foa EB, Steketee G. Emergent fears during treatment of three obsessive compulsives: symptom substitution or deconditioning? J Behav Ther Exp Psychiatry 1977; 8:353-8.

Foa EB. Failure in treating obsessive-compulsives. Behav Res Therapy 1979; 17:169-76.

Fontenelle LF, Nascimento AL, Mendlowicz MV, Shavitt RG, Versiani M. An update on the pharmacological treatment of obsessive-compulsive disorder. Expert Opin Pharmacother 2007; 8(5):563-83.

Fux M, Levine J, Aviv A, Belmaker RH. Inositol treatment of obsessive-compulsive disorder. Am J Psychiatry 1996; 153(9):1219-21.

Fux M, Benjamin J, Belmaker RH. Inositol versus placebo augmentation of serotonin reuptake inhibitors in the treatment of obsessive-compulsive disorder: a double-blind cross-over study. Int J Neuropsychopharmacol 1999; 2(3):193-5.

Geller DA, Hoog SL, Heiligenstein JH et al. Fluoxetine Pediatric OCD Study Team. Fluoxetine treatment for obsessive-compulsive disorder in children and adolescents: a placebo-controlled clinical trial. J Am Acad Child Adolesc Psychiatry 2001; 40(7):773-9.

Geller DA, Wagner KD, Emslie G et al. Paroxetine treatment in children and adolescents with obsessive-compulsive disorder: a randomized, multicenter, double-blind, placebo-controlled trial. J Am Acad Child Adolesc Psychiatry 2004; 43(11):1387-96.

Goodman WK, Price LH, Rasmussen SA et al. The Yale-Brown obsessive compulsive scale: I. development use and reliability. Arch Gen Psychiatry 1989a; 46:1006-11.

Goodman WK, Price LH, Rasmussen SA et al. The Yale-Brown obsessive compulsive scale: II. validity. Arch Gen Psychiatry 1989b; 46:1012-6.

Goodman WK, Price LH, Rasmussen SA, Delgado PL, Heninger GR, Charney DS. Efficacy of fluvoxamine in obsessive-compulsive disorder. A double-blind comparison with placebo. Arch Gen Psychiatry 1989; 46(1):36-44.

Goodman WK, Kozak MJ, Liebowitz M, White KL. Treatment of obsessive-compulsive disorder with fluvoxamine: a multicentre, double-blind, placebo-controlled trial. Int Clin Psychopharmacol 1996; 11(1):21-9.

Hollander E, Stein DJ, Kwon JH et al. Psychosocial function and economic costs of obsessive-compulsive disorder. CNS Spectrums 1998; 3 (supl 1):48-58.

Hollander E, Koran LM, Goodman WK et al. A double-blind, placebo-controlled study of the efficacy and safety of controlled-release fluvoxamine in patients with obsessive-compulsive disorder. J Clin Psychiatry 2003; 64(6):640-7.

Jenike MA, Hyman S, Baer L et al. A controlled trial of fluvoxamine in obsessive-compulsive disorder: implications for a serotonergic theory. Am J Psychiatry 1990; 147(9):1209-15.

Jenike MA, Baer L, Minichiello WE, Rauch SL, Buttolph ML. Placebo-controlled trial of fluoxetine and phenelzine for obsessive-compulsive disorder. Am J Psychiatry 1997; 154(9):1261-4.

Kobak K, Greist J, Jefferson J, Katzelnick D, Henk H. Behavioral versus pharmacological treatments of obsessive compulsive disorder: a meta-analysis. Psychopharmacology (Berl) 1998; 136(3):205-16.

Kobak KA, Taylor LV, Bystritsky A et al. St John's wort versus placebo in obsessive-compulsive disorder: results from a double-blind study. Int Clin Psychopharmacol 2005; 20(6):299-304.

Koran LM, Quirk T, Lorberbaum JP, Elliott M. Mirtazapine treatment of obsessive-compulsive disorder. J Clin Psychopharmacol 2001; 21(5):537-9.

Koran LM, Gamel NN, Choung HW, Smith EH, Aboujaoude EN. Mirtazapine for obsessive-compulsive disorder: an open trial followed by double-blind discontinuation. J Clin Psychiatry 2005; 66(4):515-20.

Kronig MH, Apter J, Asnis G et al. Placebo-controlled, multicenter study of sertraline treatment for obsessive-compulsive disorder. J Clin Psychopharmacol 1999; 19(2):172-6.

Leong J, Cobham VE, de Groot J, McDermott B. Comparing different modes of delivery: a pilot evaluation of a family-focused, cognitive-behavioral intervention for anxiety-disordered children. Eur Child Adolesc Psychiatry 2009; 18(4):231-9.

Lopes AC, de Mathis ME, Canteras MM, Salvajoli JV, Del Porto JA, Miguel EC. Atualização sobre o tratamento neurocirúrgico do transtorno obsessivo-compulsivo. Rev Bras Psiquiatr 2004; 26(1):62-6.

López-Ibor Jr JJ, Saiz J, Cottraux J et al. Double-blind comparison of fluoxetine versus clomipramine in the treatment of obsessive-compulsive disorder. Eur Neuropsychopharmacol 1996; 6:111-8.

March JS, Biederman J, Wolkow R et al. Sertraline in children and adults with obsessive-compulsive disorder: a multicenter randomized controlled trial. JAMA 1998; 280(20)1752-6.

Marks IM, Hodgson R Rachman S. Treatment of chronic obsessive-compulsive neurosis by in vivo exposure: a two year follow-up and issues in treatment. Br J Psychiatry 1975; 127:349-64.

Marks IM. Fears, phobias and rituals. London: Oxford University Press, 1987.

Mataix-Cols D, Marks IM, Greist JH, Kobak KA, Baer L. Obsessive-compulsive symptom dimensions as predictors of compliance with and response to behaviour therapy: results from a controlled trial. Psychother Psychosom. 2002; 71(5):255-62.

Math SB, Janardhan Reddy YC. Issues in the pharmacological treatment of obsessive-compulsive disorder. Int J Clin Pract 2007; 61(7):1188-97.

McLean P, Whittal M, Thordarson D et al. Cognitive versus behavior therapy in the group treatment of obsessive-compulsive disorder. J Consult Clin Psychology 2001; 69:205-14.

Kasper S, Stein DJ, Bang Hedegaard K, Lemming OM. Citalopram 20 mg, 40 mg and 40 mg are all effective and well tolerated compared with placebo in obsessive-compulsive disorder. Int Clin Psychopharmacol 2001; 16(2):75-86.

Mundo E, Maina G, Uslenghi C. Multicentre, double-blind, comparison of fluvoxamine and clomipramine in the treatment of obsessive-compulsive disorder. Int Clin Psychopharmacol 2000; 15(2):69-76.

Niederauer KG, Braga DT, Souza FP et al. Qualidade de vida em indivíduos com transtorno obsessivo-compulsivo: revisão da literatura. Rev Bras Psiquiatria 2008; 29(3):271-8.

Pato MT. Beyond depression: citalopram for obsessive-compulsive disorder. Int Clin Psychopharmacol 1999; 14(Suppl):19-26.

Pediatric OCD Treatment Study. Cognitive-behavior therapy, sertraline, and their combination for children and adolescents with obsessive-compulsive disorder: the Pediatric OCD Treatment Study (POTS) randomized controlled trial. JAMA 2004; 292:1969-76.

Phelps NJ, Cates ME. The role of venlafaxine in the treatment of obsessive-compulsive disorder. Ann Pharmacother, 2005; 39(1): 136-40.

Potter WZ, Manji HK, Rudorfer MV. Tricyclics and tetracyclics. In: The American Psychiatric Press Textbook of Psychopharmacology. 2. ed. 1998:199-218.

Raffin AL, Guimarães JF, Ferrão YA, Cordioli AV. Predictors of response to group cognitive-behavioral therapy in the treatment of obsessive-compulsive disorder. Eur Psychiatry, no prelo.

Ramos-Cerqueira ATA, Torres AR, Torresan RC et al. Emotional burden in caregivers of patients with obsessive-compulsive disorder. Depress Anxiety 2008; 25:1020-7.

Ravizza L, Barzega G, Bellino S, Boetto F, Maina G. Drug treatment of obsessive-compulsive disorder (OCD): long-term trial with clomipramine and selective serotonin reuptake inhibitors (SSRis). Psychopharmacol Bull 1996; 23(1):167-73.

Salkovskis PM, Westbrook D. Behavior therapy and obsessional ruminations: can failure be turned into success? Behav Res Therapy 1989; 27(2):149-60.

Salkovskis PM. Obsessional-compulsive problems: a cognitive-behavioural analysis. Behav Res Therapy 1985; 23(5):571-83.

Salkovskis PM. Understanding and treating obsessive-compulsive disorder. Behav Res Therapy 1999; 37:S29-S52.

Soomro GM, Altman D, Rajagopal S, Oakley-Browne M. Selective serotonin re-uptake inhibitors (SSRIs) versus placebo for obsessive compulsive disorder (OCD). Cochrane Database Syst Rev 2008; (1):CD001765.

Stengler-Wenzke K, Trosbach J, Dietrich S et al. Coping strategies used by relatives of people with obsessive-compulsive disorder. J Adv Nurs 2004; 48:35-42.

Storch EA, Merlo LJ, Lehmkuhl H et al. Cognitive-behavioral therapy for obsessive-compulsive disorder: a non-randomized comparison of intensive and weekly approaches. J Anxiety Disorder 2008; 22(7):1146-58.

Thorén P, Asberg M, Cronholm B, Jörnestedt L, Träskman L. Clomipramine treatment of obsessive-compulsive disorder. I. A controlled clinical trial. Arch Gen Psychiatry 1980; 37(11):1281-5.

Tollefson G, Rampey A, Potvin JH et al. A multi-center investigation of fixed-dose fluoxetine in the treatment of obsessive-compulsive disorder. Arch Gen Psychiatry 1994; 51:559-67.

Torres AR, Shavitt RG, Miguel EC. Medos, dúvidas e manias. Orientações para pessoas com transtorno obsessivo-compulsivo e seus familiares. Editora Artmed, 2001.

Torres AR, Prince MJ, Bebbington PE et al. Treatment seeking by individuals with obsessive-compulsive disorder from the British Psychiatric Morbidity Survey of 2000. Psychiatric Services 2007; 58:977-82.

Vallejo J, Olivares J, Marcos T, Bulbena A, Menchón JM. Clomipramine versus phenelzine in obsessive-compulsive disorder. A controlled clinical trial. Br J Psychiatry 1992; 161:665-70.

Van Oppen P, Arntz A. Cognitive therapy for obsessive-compulsive disorder. Behav Res Therapy 1994; 33:79-87.

Vermes JS, Zamignani DR. A perspectiva analítico-comportamental no manejo do comportamento obsessivo-compulsivo: estratégias em desenvolvimento. Rev Bras de Ter Comp Cogn 2002; 4(2):135-49.

Volavka J, Neziroglu F, Yaryura-Tobias JA. Clomipramine and imipramine in obsessive-compulsive disorder. Psychiatry Res 1985; 14(1):85-93.

Vulink NC, Denys D, Westenberg HG. Bupropion for patients with obsessive-compulsive disorder: an open-label, fixed-dose study. J Clin Psychiatry 2005; 66(2):228-30.

Wheadon DE, Bushnell WD, Steiner M. A fixed dose comparison of 20, 40 or 60 mg paroxetine to placebo in the treatment of obsessive-compulsive disorder. In: American College Of Neuropsychopharmacology Meeting, Honolulu, Hawai, 1993. Proceedings. Honolulu, 1993

Wielenska RC. Terapia comportamental do transtorno obsessivo-compulsivo. Rev Bras Psiquiatria 2001; 23:62-4.

Zamignani DR, Banaco RA. Um panorama analítico-comportamental sobre os transtornos de ansiedade. Rev Bras de Ter Comp Cogn 2005; 7(1):77-92.

Zohar J, Insel TR. Obsessive-compulsive disorder: psychobiological approaches to diagnosis, treatment, and pathophysiology. Biol Psychiatry 1987; 22(6):667-87.

Zohar J, Judge R. Paroxetine versus clomipramine in the treatment of obsessive-compulsive disorder. OCD Paroxetine Study Investigators. Br J Psychiatry 1996; 169(4):468-74.

Tratamento do Transtorno Obsessivo-Compulsivo Resistente

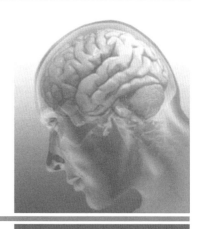

Ygor Arzeno Ferrão • Cristina Belotto da Silva
Antonio Carlos Lopes • Roseli Gedanke Shavitt
Eurípedes Constantino Miguel

37

IMPORTÂNCIA DO ESTUDO DO TRANSTORNO OBSESSIVO-COMPULSIVO RESISTENTE/REFRATÁRIO

Aspectos socioeconômicos e da qualidade de vida

Considerado uma das dez doenças médicas que mais causam morbidade a seus portadores (Murray & Lopez, 1996), o transtorno obsessivo-compulsivo (TOC) é responsável por importantes custos financeiros aos sistemas públicos de saúde. Estimam-se custos totais relacionados ao TOC como superiores a US$ 8 bilhões/ano, sendo US$ 2,1 bilhões/ano relacionados a custos diretos com o tratamento (Hollander et al., 1998).

Além do impacto financeiro, a deterioração da qualidade de vida dos pacientes e familiares parece óbvia. Alguns estudos sobre a qualidade de vida de pacientes portadores de TOC revelaram interferência de moderada a grave nos relacionamentos familiares e sociais e na capacidade de estudo e trabalho, além de redução da autoestima e do estímulo à ideação suicida (Koran, 2000). Contudo, não existem estudos utilizando metodologia adequada sobre o impacto social das formas mais graves ou refratárias aos tratamentos disponíveis.

Assim sendo, portadores de TOC com resposta inadequada aos tratamentos convencionais merecem atenção especial, em virtude de sua prevalência, gravidade, sofrimento gerado nos portadores e cuidadores e pelos custos sociais significativos.

Conceitos de TOC resistente, TOC refratário e TOC respondedor

Apesar das consagradas abordagens psicoterápicas e farmacológicas (p. ex., inibidores da recaptura da serotonina – IRS), estima-se que aproximadamente 40% a 60% dos pacientes com TOC melhorem dos seus sintomas, 20% a 40% não obtenham resposta adequada e cerca de 20% sejam refratários a quaisquer estratégias terapêuticas (Perse, 1988; Rasmussen & Eisen, 1997).

Os critérios de refratariedade ao tratamento não estão consolidados na literatura científica; alguns os definem unicamente a partir de má resposta a apenas um único antidepressivo. Turón e Salgado, em 1995, definiram TOC resistente ou refratário ao tratamento como "aquele quadro que, havendo sido corretamente diagnosticado, não respondeu à ação farmacológica dos antidepressivos serotonérgicos (clomipramina e inibidores seletivos da recaptura da serotonina [ISRS] ou aos inibidores da monoaminoxidase (IMAO), associados a uma técnica bem definida de terapia comportamental. As medicações devem ter sido utilizadas em doses e por tempo recomendados, e a terapia comportamental deve ter sido bem realizada pelo paciente".

Rauch e Jenike, em 1993, diferenciaram pacientes "resistentes" de pacientes "refratários" ao tratamento. Os resistentes teriam se submetido a um ensaio com alguma terapia de primeira linha, sem resposta satisfatória, enquanto os refratários não responderiam adequadamente a exaustivos tratamentos administrados de maneira adequada.

A partir de uma revisão crítica dos critérios existentes na literatura e com o objetivo de compararem um grupo de pacientes com TOC respondedores aos tratamentos convencionais a um grupo de pacientes refratários, Ferrão e cols. (2005) construíram uma proposta operacional para os critérios de resposta ao tratamento e de refratariedade, os quais são descritos na Tabela 37.1. Esses critérios foram parcialmente validados em estudo posterior. Nesse estudo, pacientes que preencheram esses critérios de gravidade também apresentaram pior gravidade de sintomas obsessivo-compulsivos medidos pela *Yale-Brown Obsessive-Compulsive Scale* (Y-BOCS) (Goodman et al., 1989a, 1989b), pior gravidade de sintomas depressivos e ansiosos medidos pelas escala de Hamilton (Hamilton, 1959, 1967) e de Beck para depressão (Beck et al., 1961) e ansiedade (Beck et al., 1988) e pior qualidade de vida medida pela escala *The Medical Outcomes Study 36-Item Short-Form Health Survey* (MOS SF-36) (Ware & Gandek,1998). Segundo esses critérios, de acordo com os índices da Y-BOCS, os pacientes refratários mostraram melhora média próximo a 10%, e os respondedores, próximo a 50% (Ferrão, 2004).

ORIGEM DA RESISTÊNCIA/REFRATARIEDADE AO TRATAMENTO

Os fatores mais associados à não resposta terapêutica no TOC são escolha inadequada de fármacos ou dose e tempo de medicações insuficientes. Alterações na absorção ou no metabolismo hepático de certos pacientes também podem comprometer a eficácia farmacológica. Falta de engajamento ao tratamento e o despreparo de terapeutas em utilizar técnicas comportamentais apropriadas podem colaborar para os índices de não resposta. Ainda, em países subdesenvolvidos ou em desenvolvimento, a deficiência no acesso ao tratamento talvez seja outro fator que colabore com a refratariedade.

Outras causas podem estar ligadas diretamente às características de expressão do transtorno, refletindo, por exemplo, suas características neurobiológicas e genéticas (características intrínsecas do TOC). Por último, existem ainda características secundárias ou que são extrínsecas à fenomenologia descritiva do TOC, como o envolvimento familiar. Esses aspectos podem interagir na manutenção dos sintomas, apesar da instituição de tratamentos adequados, e serão discutidos em maior detalhe a seguir.

ASPECTOS INTRÍNSECOS DA EXPRESSÃO CLÍNICA DO TOC

Goodman e cols. (1993) sugeriram que o TOC se manifesta como uma síndrome com múltiplos fatores etiológicos, o que poderia contribuir para a porcentagem referida de casos que não respondem aos tratamentos convencionais. Como essa heterogeneidade etiológica provavelmente se reflete em heterogeneidade clínica do TOC, acredita-se que certas características clínicas poderiam predizer quais alternativas terapêuticas seriam mais indicadas para cada caso.

Moreno e cols. resumiram a literatura quanto a fatores de bom ou mau prognóstico de pacientes com TOC (Tabela 37.2).

Além disso, para alguns sintomas adicionais, como tiques e sintomas psicóticos, a adição de neurolépticos pode ser considerada preditiva de resposta a tratamentos específicos. A porcentagem de resposta, de acordo com a presença ou não de tiques, é de 21% e 52%, respectivamente (Ferrão et al., 2006).

ASPECTOS EXTRÍNSECOS À FENOMENOLOGIA DESCRITIVA DO TOC

Características secundárias ou que são extrínsecas à fenomenologia descritiva do TOC também podem estar re-

TABELA 37.1 ■ Critérios de resposta e de refratariedade aos tratamentos convencionais para pacientes com transtorno obsessivo-compulsivo

Respondedor ao tratamento	Refratário ao tratamento
1. Mais de 40% de melhora na escala *Yale-Brown Obsessive-Compulsive Scale* (Y-BOCS) após tratamentos adequados 2. Melhor ou muito melhor na escala de Impressão Clínica Global após tratamentos adequados 3. Ter respondido a umas das terapêuticas recomendadas para TOC, seja farmacológica, psicoterápica ou combinadas 4. Ter mantido o nível de melhora por pelo menos 1 ano	1. Menos de 25% de melhora na escala Y-BOCS após tratamentos adequados 2. Não mais do que melhora mínima na escala de Impressão Clínica Global no final de tratamentos adequados convencionais 3. Ter usado ao menos 3 inibidores da recaptura da serotonina (clomipramina, fluoxetina, fluvoxamina, sertralina, paroxetina e citalopram), sendo um necessariamente a clomipramina, pelo período de 16 semanas, em dose máxima recomendada ou tolerada 4. Ter passado por um programa de terapia cognitivo-comportamental (exposição com prevenção de resposta) de, no mínimo, 20 horas, ou ter participado por algum tempo e não ter tido engajamento 5. Ter usado pelo menos duas terapias farmacológicas potencializadoras (como benzodiazepínicos, buspirona, outro inibidor da recaptação da serotonina ou neurolépticos), sem resposta satisfatória 6. Consenso de especialistas em TOC sobre a refratariedade

Fonte: Ferrão et al., 2004.

TABELA 37.2 ■ Preditores clínicos de resposta à terapêutica em pacientes com transtorno obsessivo-compulsivo

Fatores de bom prognóstico	Fatores de mau prognóstico
Sintomas leves Curta duração dos sintomas Quadro atípico Ausência de sintomas motores (tiques) Curso intermitente Resposta terapêutica inicial completa	Idade de início na infância ou adolescência (Início precoce) Persistência dos sintomas após o início na infância Gravidade dos sintomas mesmo após 5 semanas com clomipramina Tiques Predominância de compulsões Presença de fenômenos sensoriais Presença de obsessões de colecionamento, somáticas e religiosas Juízo crítico pobre

Adaptada livremente de Moreno e cols., 1995.

lacionadas ao grau de resposta aos tratamentos, como, por exemplo:

- Comorbidades clínicas e psiquiátricas (transtornos de humor ou de ansiedade, uso e abuso de substâncias psicoativas, retardo mental, transtorno de personalidade etc.).
- Acomodação familiar, ou seja, o funcionamento da família disponibilizando condições para a manutenção ou exacerbação dos sintomas obsessivo-compulsivos.
- Aspectos genéticos: história familiar de TOC, tiques e de outros transtornos psiquiátricos. A ocorrência de sintomas obsessivo-compulsivos em familiares de pacientes com TOC pode, de certo modo, ser um aspecto mantenedor dos sintomas no paciente ou um modelo de comportamentos potencialmente aprendidos. Por outro lado, aspectos genéticos, como a resposta a determinados fármacos (se um familiar com TOC respondeu a determinado medicamento, o paciente terá mais chances de também obter resposta satisfatória), parecem ser um fator intrínseco do TOC.

ESTRATÉGIAS NO TRATAMENTO DO TOC RESISTENTE/REFRATÁRIO

Estratégias farmacológicas

Troca de medicação

Se, mesmo após o tempo de uso adequado, em dose máxima recomendada ou tolerada pelo paciente, uma das medicações serotonérgicas de primeira linha não tiver obtido o resultado desejado conforme indicado na Tabela 37.1, pode-se proceder à troca da medicação, passando-se a outro fármaco serotonérgico. Recomenda-se que um desses agentes terapêuticos seja necessariamente a clomipramina e que não se desista antes de serem tentados três medicamentos serotonérgicos.

Potencialização dos IRS

Existem diversas possibilidades de potencialização dos IRS. A escolha do fármaco potencializador, muitas vezes, pode ser orientada pelas comorbidades psiquiátricas associadas.

Potencialização com medicamentos dopaminérgicos

A combinação de um IRS a neurolépticos consiste na estratégia de potencialização com mais evidências científicas no tratamento do TOC. Neurolépticos típicos, como a pimozida (McDougle et al., 1990) e o haloperidol (McDougle et al., 1994), mostraram-se eficazes em alguns pacientes com TOC associado a tiques, sugerindo que esse tipo de sintoma poderia ser um fator preditivo para a resposta com esse tipo de associação. Já a potencialização com neurolépticos atípicos, como a risperidona (Hollander et al., 2002), a olanzapina (Hollander et al., 2002) e a quetiapina (Denys et al., 2004; Hollander et al., 2002), teve efeitos positivos para pacientes com TOC independentemente da presença de tiques, sugerindo que essa abordagem pode ser útil em indivíduos resistentes sem esse tipo de sintoma. A ziprasidona (não estudada formalmente no TOC), a amisulprida e o aripiprazol, embora ainda não apoiados por estudos metodologicamente adequados, são alternativas potenciais em situações de refratariedade. Por outro lado, tanto a clozapina como a risperidona podem exacerbar sintomas obsessivo-compulsivos em pacientes esquizofrênicos (Baker et al., 1992).

Potencialização serotonérgica

Estudos de combinações da clomipramina com um ISRS mostram resultados positivos. A associação da fluoxetina (Simeon et al., 1990), sertralina (Ravizza et al., 1996), fluvoxamina (Koran et al., 1996) e citalopram (Pallanti et al., 1999) aumenta a biodisponibilidade da clomipramina. Embora essas combinações constituam boas opções de tratamento de pacientes com TOC resistente, deve ser considerado o risco de ocorrência de efeitos colaterais resultantes das interações farmacocinéticas, como convulsões e efeitos cardíacos, quando esse tipo de estratégia eleva os metabólitos da clomipramina a níveis tóxicos. Nesse sentido, recomenda-se a dosagem sérica da clomipramina e da desmetilclomipramina (a soma de ambas não deve ser maior do que 450ng/mL). Além disso, sugere-se o acompanhamento do intervalo QTc do eletrocardiograma (especialmente em indivíduos com mais de 40 anos ou história prévia de problemas cardíacos), da pressão arterial e da frequência cardíaca, além da observação de possíveis mioclonias. Nesses casos, a associação de agentes anticonvulsivantes (p. ex., benzodiazepínicos como o clonazepam) pode ser interessante.

Outros agentes potencializadores

Outros agentes potencializadores da transmissão serotonérgica pareceram promissores em estudos abertos iniciais, mas não tiveram sua eficácia comprovada, como triptofano, lítio, buspirona, clonazepam, pindolol e trazodona (Hollander et al., 2002). Existe um estudo controlado em andamento associando triptofano e pindolol, associação esta que se mostrou promissora em estudo-piloto aberto (Blier, comunicação pessoal).

Potencialização com agentes não consagrados no tratamento do TOC

Diferentes opções de potencialização de ISR com medicamentos não consagrados vêm sendo empregadas, embora em estudos com baixo nível de evidência. Citam-se, por exemplo, o uso de antagonistas opioides (naloxona, naltrexona), agonistas opioides (tramadol, morfina), gabapentina e hormônios gonadais (Hollander et al., 2002).

OUTROS TRATAMENTOS FARMACOLÓGICOS E NÃO FARMACOLÓGICOS PARA O TOC RESISTENTE

Administração parenteral de clomipramina e citalopram

Tanto Fallon e cols. (1998) como Koran e cols. (1998) evidenciaram resultados positivos da clomipramina endovenosa (EV) em pacientes com TOC resistente. Fallon e cols. (1998) mostraram que 21% dos pacientes com clomipramina EV e nenhum do grupo placebo mostraram resposta adequada. Já Koran (1998) comparou a clomipramina EV em doses crescentes com pulsos de clomipamina EV em doses mais altas (150 a 200mg) e observaram um efeito mais rápido e marcante com a segunda estratégia. Esse efeito é decorrente da maior biodisponibilidade da clomipramina em relação a seu metabólito noradrenérgico desmetilclomipramina ao se eliminar a primeira passagem do medicamento pelo metabolismo hepático (Koran et al., 1998), mecanismo semelhante ao descrito quando da associação entre ISRS e clomipramina e também gerando a necessidade da monitoração mencionada. Pallanti e cols. (1999) obtiveram resultados análogos utilizando a administração EV do citalopram em 39 pacientes resistentes aos ISRS por via oral.

Eletroconvulsoterapia

Apesar de relatos isolados de eficácia em pacientes portadores do TOC, eletroconvulsoterapia não tem demonstrado ser efetiva no tratamento dos sintomas obsessivo-compulsivos de maneira isolada, embora possa tornar-se ferramenta importante em casos nos quais existam comorbidades com quadros graves de depressão e, principalmente, risco de suicídio (Jenike & Rauch, 1994; Strassnig et al., 2004).

Estimulação eletromagnética transcraniana

Relatos de casos empregando a estimulação magnética transcraniana repetitiva (EMTr) no tratamento do TOC sugeriam inicialmente algum benefício, especialmente quando do emprego de altas frequências de estimulação em córtex pré-frontal dorsolateral (CPDL) (Greenberg et al., 1997). Por outro lado, ensaios clínicos randomizados com a EMTr no CPDL não têm demonstrado eficácia, quando comparada à estimulação placebo (Sachdev et al., 2007). Um estudo com resultados positivos sugere que estimulações na área motora suplementar estariam associadas a algum grau de melhora de sintomas (Mantovani et al., 2009). Até o presente momento, no entanto, não está estabelecido qual o verdadeiro papel da EMTr no tratamento do TOC.

ESTRATÉGIAS PSICOSSOCIAIS

A exposição com prevenção de respostas (EPR) e a terapia cognitivo-comportamental (TCC) com ênfase em EPR são consideradas as intervenções de psicoterapia de primeira escolha para o tratamento do TOC. No entanto, é sabido que pacientes com TOC resistente ao tratamento com medicamentos de primeira linha costumam apresentar redução dos sintomas limitada também à EPR e à TCC (Tolin et al., 2004). Em pacientes resistentes ao tratamento farmacológico e com altas taxas de comorbidades psiquiátricas, a TCC atinge redução dos sintomas em torno de 12% após 6 meses de tratamento e de 19% após 1 ano (Tundo et al., 2007), resultados distantes dos obtidos com casos menos complexos, cuja redução dos sintomas pode chegar a 87%.

Diante desse quadro, intervenções complementares têm sido estudadas a fim de potencializar os ganhos dos tratamentos psicoterápicos de primeira linha para o TOC, como o uso de D-cicloserina juntamente às EPR, a abordagem motivacional, a análise funcional de contingências que costumam manter os comportamentos obsessivo-compulsivos e a orientação familiar.

Estratégia medicamentosa para aumentar o impacto de estratégias psicológicas (potencialização com D-cicloserina)

O glutamato, um dos mais importantes aminoácidos excitatórios do sistema nervoso central (SNC), exerce um papel relevante na plasticidade sináptica e atua em funções como aprendizagem e memória. A D-cicloserina, um agonista parcial de receptores de glutamato do tipo N-metil-D-aspartato (NMDA), facilita os processos de aprendizagem (Davis & Myers, 2002; Ledgerwood et al., 2003, 2005; Norberg et al., 2008; Parnas et al., 2005; Richardson et al., 2004; Walker et al., 2002).

Recentemente, pesquisas com animais identificaram que os ratos que recebem D-cicloserina associada à exposição a estímulos ansiogênicos, conhecido como treino de extinção, apresentam redução maior de comportamentos que indicam ansiedade do que os ratos que receberam apenas o treino de exposição. Além disso, foi identificado também que apenas a ingestão desse fármaco, sem a exposição, não produz efeito, sugerindo que a ação não consiste em atenuar a ansiedade, mas facilitar os mecanismos neurais, o que possibilita uma aprendizagem mais rápida do que apenas pela experiência (Walker et al., 2002).

Até o momento, foi verificado que a D-cicloserina potencializa o efeito de terapia de exposição em sujeitos com fobias específicas (Ressler et al., 2004) e fobia social (Hofmann et al., 2006). Com relação ao TOC, alguns estudos têm procurado verificar a eficácia desse medicamento juntamente à EPR (Kushner et al., 2007; Storch et al., 2007; Wilhelm et al., 2008).

Entre esses, a intervenção que obteve melhores resultados para o TOC até o momento (Wilhelm et al., 2008) utilizou inicialmente psicoeducação a respeito do transtorno e planejamento do tratamento, seguida de duas sessões de EPR por semana ao longo de 5 semanas, e a ingestão de 100mg de D-cicloserina ou placebo 1 hora antes do início das sessões de terapia. Os pacientes que receberam o medicamento obtiveram diminuição da ansiedade significativamente maior do que os pacientes que haviam ingerido placebo no meio do tratamento e melhora também significativamente maior dos sintomas depressivos após o tratamento. Esses dados indicam que o uso da D-cicloserina parece acelerar também os resultados da EPR para o TOC. Embora ao final do tratamento não houvesse diferença significativa na diminuição da ansiedade entre os pacientes que ingeriram a D-cicloserina e os que ingeriram placebo, a diferença encontrada no meio do tratamento mostra que os pacientes com D-cicloserina respondem mais rapidamente à EPR.

Assim, o uso da D-cicloserina poderia facilitar a aceitação e adesão ao tratamento ao prover resultados mais rápidos utilizando EPR em pacientes mais resistentes.

O uso dessa medicação parece promover resultados satisfatórios quando ingerida 1 hora antes do treino de exposição, mais do que quando ingerida com mais tempo antecedendo, como no ensaio clínico no qual foi ingerida 4 horas antes e não obteve diferença significativa de diminuição de ansiedade entre o grupo que ingeriu o fármaco e o que ingeriu placebo (Storch et al., 2007). Nas pesquisas conduzidas com animais, os mais importantes resultados foram obtidos quando a D-cicloserina era ingerida imediatamente antes ou imediatamente depois do treino (Ledgerwood et al., 2003).

Além disso, modelos animais sugerem que o receptor de NMDA pode ficar dessensibilizado após exposição prolongada à D-cicloserina (Boje et al., 1993), o que talvez indique que altas doses de D-cicloserina podem diminuir o efeito na diminuição do medo quando comparadas a doses menores, como de 100mg.

Assim, até o momento foi verificado que a ingestão em torno de 100mg de D-cicloserina um pouco antes da EPR pode facilitar a habituação a estímulos ansiogênicos, acelerando o aprendizado e, possivelmente, proporcionando maior adesão a uma intervenção que costuma apresentar alta recusa e desistência em virtude de seu grau de aversão.

Abordagem motivacional

Recentemente, muitos tratamentos psiquiátricos focados na redução de sintomas têm utilizado a entrevista motivacional (EM) para aumentar aderência ao tratamento e os resultados. A EM consiste em algumas entrevistas, antes da intervenção propriamente dita, que procuram arranjar contingências que favoreçam a aceitação ao tratamento e a decisão de mudança de comportamentos. Pretende-se ajudar o indivíduo a explorar e resolver sua ambivalência (estado produzido por contingências concorrentes ou ainda que produza tanto reforçadores como punidores ao mesmo tempo), procurando um curso de ação apropriado ao momento pessoal e que seja passível de execução (Miller & Rollnick, 1991).

O entendimento, por parte do próprio paciente, de como tem se comportado possibilita levantar estratégias alternativas, como de resolução de problemas, fazer escolhas entre comportamentos anteriores que têm proporcionado sofrimento e novas formas de solucioná-los.

Para garantir maior aceitação da EPR no tratamento do TOC, tem sido pesquisada a utilização da EM antes do tratamento com EPR. Em uma intervenção utilizando quatro sessões de intervenção de prontidão (uma forma de EM) ou lista de espera nos pacientes que haviam recusado EPR (Malby & Tollin, 2005), a intervenção de prontidão proporcionou significativamente mais pacientes que aceitaram a EPR (86%) do que a lista de espera (20%). Além disso, os pacientes que receberam a intervenção de prontidão obtiveram maior redução dos sintomas do TOC quando comparados com os pacientes que inicialmente aceitaram a EPR. No entanto, a desistência do tratamento foi alta (50%) mesmo entre os pacientes que haviam passado pela intervenção de prontidão.

Em estudo mais recente, utilizando EM para a adesão à EPR quando havia recusa (Simpsom et al., 2008), os autores descreveram as intervenções utilizadas para cada caso e obtiveram, além da redução dos sintomas do TOC (com excelente resposta para alguns casos – Y-BOCS < 12), um aumento da qualidade de vida entre os pacientes.

ANÁLISE FUNCIONAL OU DE CONTINGÊNCIAS DOS COMPORTAMENTOS OBSESSIVO-COMPULSIVOS E DELINEAMENTO DE INTERVENÇÕES INDIVIDUALIZADAS

A análise do comportamento contribuiu muito para o entendimento das respostas obsessivo-compulsivas a partir da contingência de fuga-esquiva, o que promoveu o desenvolvimento da EPR. No entanto, essa ciência pode contribuir igualmente para a análise de outras contingências que podem também controlar esses padrões de comportamento, como é o caso do reforçamento social, da esquiva de tarefas e de condições de privação e estimulação aversiva (Vermes & Zamignani, 2002).

As respostas de ansiedade, apesar de serem respostas eliciadas (reflexas a estímulos aversivos), são também comportamentos operantes, no sentido de que englobam respostas que modificam o ambiente (Zamignani & Banaco, 2005). Como uma das propriedades de qualquer comportamento, inclusive dos reflexos, é que ele pode ser afetado por suas consequências, essa modificação pode passar a controlar emissões futuras desse mesmo comportamento (Catania, 1999).

Assim, além da eliminação da estimulação aversiva, resultante da realização de compulsão, há várias outras consequências que podem exercer controle operante sobre as respostas obsessivo-compulsivas. Alguns reforçadores sociais importantes, como a atenção, e a retirada de eventos aversivos diferentes das obsessões, como a diminuição da demanda de tarefas, podem ter esse papel (Queiroz et al., 1981; Vermes & Zamignani, 2002). Muitas vezes, o déficit de habilidades importantes, como as sociais, pode estar relacionado com os comportamentos obsessivo-compulsivos, seja como consequência das limitações que o transtorno gera nas atividades do paciente, seja como condição anterior ao transtorno, o que pode facilitar sua instalação (Banaco, 1997). Nessa última condição, os comportamentos obsessivo-compulsivos podem ser seguidos de atenção social ou esquiva de situações sociais aversivas, e essa consequência pode passar a controlar também a emissão futura das respostas do TOC.

Como alternativa para dar conta das outras variáveis de controle dos comportamentos obsessivo-compulsivos, a análise do comportamento propõe a análise funcional desses comportamentos. A análise funcional consiste na identificação de relações entre os eventos ambientais e as ações do organismo (Meyer, 2003). Para identificar essas relações é necessário especificar a ocasião em que a resposta ocorre, a própria resposta e suas consequências. Nesse caso, tanto as condições ambientais que precedem como as que sucedem o comportamento estão relacionadas a sua manutenção. Assim, são identificadas a função do comportamento e suas condições mantenedoras. Os dados podem ser obtidos por meio do relato verbal e pela observação direta dos comportamentos do paciente e organizados para que se identifiquem as variáveis independentes (antecedentes e consequências) e dependentes (respostas) (Skinner, 1953). Uma vez a análise definida, Sturmey (1996) acredita que algumas estratégias possam ser traçadas, as quais podem ser baseadas nas respostas, nas consequências e/ou nos antecedentes da contingência. A estratégia pode ainda estar relacionada à história de vida, programada para modificação de enfrentamentos atuais, ou ainda visar a modificações taxonômicas, como é o caso da EPR.

Assim, para os casos mais complexos pode ser necessária uma avaliação inicial da queixa, levando-se em conta não apenas os sintomas do transtorno, mas a funcionalidade dos comportamentos em questão, para que sejam traçados os elementos necessários para o tratamento desse paciente. Diante desse quadro, o terapeuta é capaz de traçar um planejamento do que é preciso trabalhar com cada paciente, como o treino de habilidades sociais, o treino de resolução de problemas e a aquisição de comportamentos novos que propiciem mais reforçadores – por meio de modelagem e reforçamento diferencial de comportamentos alternativos aos obsessivo-compulsivos.

Além disso, uma vez que a família (ou alguns familiares) do paciente com TOC pode ser uma fonte na manutenção dos sintomas (Ferrão, 2004), muitas vezes é necessário o atendimento familiar. Vermes e Zamignani (2002) apontam que o trabalho com a família pode potencializar as intervenções e sugerem elementos no trabalho, como a orientação familiar, a atribuição à família da tarefa de coletar dados, participando do tratamento, a orientação aos familiares para buscar e estabelecer condições que previnam respostas ansiosas e promovam respostas alternativas e a alteração do padrão de relacionamento familiar.

CIRURGIA EM CASO DE TRANSTORNO OBSESSIVO-COMPULSIVO

O tratamento cirúrgico de transtornos mentais iniciou-se com os estudos pioneiros de Egas Moniz sobre a lobotomia, em 1936. Desde então, diferentes transtornos mentais passaram a ser operados, entre eles o TOC, que talvez apresentasse os melhores resultados em termos de redução de sintomas. Por outro lado, tanto a lobotomia como técnicas similares (como a leucotomia pré-frontal) produziam importantes efeitos colaterais e alterações cognitivas e de personalidade. Após 1947, com o advento das primeiras neurocirurgias estereotáxicas, muitos dos efeitos colaterais e sérias complicações observadas nas neurocirurgias abertas para tratamento de transtornos mentais foram significativamente reduzidos, levando ao abandono progressivo das leucotomias abertas tradicionais (Lopes et al., 2004).

Acredita-se que, mediante o emprego de técnicas cirúrgicas, alças neurais relacionadas à patogênese dos sintomas do TOC sejam desconectadas. Diferentes estudos de neuroimagem funcional (PET, SPECT) no TOC sugerem alterações (principalmente hiperatividade) em áreas cerebrais, particularmente nos giros corticais orbitofrontais, núcleo caudado, giro do cíngulo e tálamo (mediodorsal). Acredita-se que essas regiões cerebrais estejam interligadas, formando um circuito corticoestriado-talamocortical (Lopes et al., 2004). O princípio do tratamento cirúrgico do TOC está em desconectar esse circuito em algum de seus pontos.

Até o momento, foram descritos na literatura sete diferentes técnicas cirúrgicas estereotáxicas para tratamento do TOC: a capsulotomia anterior (Mindus et al., 1994), a cingulotomia (Ballantine et al., 1967), a tractotomia do subcaudado (Knight, 1964), a leucotomia límbica (Kelly et al., 1966), a talamotomia central lateral com palidotomia anterior medial (Jeanmonod et al., 2003), a estimulação encefálica profunda (EEP) do núcleo subtalâmico (Mallet et al., 2008) e a EEP do núcleo acumbente (Sturm et al., 2003). A capsulotomia, por sua vez, pode ser realizada ou mediante neurocirurgia estereotáxica, ou segundo EEP, ou mediante radiocirurgia *gamma-knife*.

Em termos de eficácia clínica, foram descritas melhoras globais pós-operatórias nas técnicas ablativas de capsulotomia anterior, cingulotomia, tractotomia do subcaudado, leucotomia límbica e talamotomia/palidotomia, variando, respectivamente, entre 56% e 100%, 27% e 57%, 33% e 67%, 61% e 69% e 62,5% dos casos operados (Lopes et al., 2004). Vale ressaltar que na última técnica o número de pacientes operados é bastante reduzido. Ainda não é possível determinar estatisticamente se um procedimento é mais eficaz do que os demais.

Com relação à piora sintomática, a capsulotomia não demonstrou piora de sintomas, o que não ocorreu com a cingulotomia (7% a 30% dos casos), a tractotomia (0% a 5%) do subcaudado e a leucotomia límbica (6% a 13%).

Os eventos adversos variam conforme a técnica, mas geralmente incluem convulsões isoladas (2,7% a 5,2% dos casos), *delirium* pós-operatório (0,3% a 8,8%) e cefaleia (até 4,4%). Complicações cirúrgicas mais graves foram pouco frequentes, como hemorragia intracerebral (0,7% a 4,4% dos casos operados por cingulotomia ou capsulotomia por termolesão) ou neuroinfecção (apenas um caso, na leucotomia límbica). Há descrições isoladas de indução de mania ou hipomania (0,3% a 0,7% dos casos). Os eventos clínicos adversos mais frequentes foram aumento de peso (0,5% a 3,4% dos casos, à exceção da capsulotomia), cansaço (5,5% a 6,6%, na capsulotomia e tractotomia do subcaudado) e retenção urinária (2,7%, na cingulotomia). Houve um caso de embolia aérea (cingulotomia) e um de broncopneumonia (tractotomia do subcaudado). Somente um paciente entre 382 operados pela tractotomia do subcaudado faleceu por complicações cirúrgicas. Na técnica de radiocirurgia (capsulotomia), o evento adverso mais comum foi cefaleia. Por outro lado, a radiocirurgia evita complicações neurológicas mais graves (hemorragia e infecção) (Lopes et al., 2004).

Déficits neuropsicológicos isolados, em testes específicos, foram observados em até 4,4% dos casos. Alterações de lobo frontal, como apatia, lentidão mental, irritabilidade e desinibição de comportamentos, estiveram presentes, respectivamente, em 0,3% a 9,9%, 4,6%, 3,1% (tractotomia do subcaudado) e 0,3% a 3,3% dos casos (Lopes et al., 2004).

A partir da capsulotomia anterior por raios gama original, desenvolveu-se na Universidade de Brown um aprimoramento da técnica, com lesões menores e menor perfil de eventos adversos, denominada capsulotomia ventral por raios gama (Lopes, 2007; Rasmussen et al., 2001). Com base nessa técnica de radiocirurgia *gamma knife*, está em desenvolvimento atualmente no Brasil o primeiro ensaio clínico randomizado e duplo-cego de uma neurocirurgia ablativa em psiquiatria, com duplas lesões ventrais no braço anterior da cápsula interna (Lopes, 2007). Resultados preliminares pré-ensaio clínico indicam melhora clínica em 60% dos casos. Observou-se um perfil de eventos adversos relativamente benigno, caracterizado principalmente por episódios de cefaleia, vertigem, alterações de peso e episódios de náuseas/vômitos (Lopes et al., 2009). Casos isolados de apatia crônica e formação de cisto cerebral são eventualmente observados (Greenberg et al., 2009).

Outro aprimoramento técnico recente consiste na estimulação encefálica profunda, na qual eletrodos são inseridos mediante neurocirurgia em determinadas áreas cerebrais, sendo posteriormente conectados a um neuroestimulador, cuja função é inibir ou estimular eletricamente o tecido nervoso subjacente ao polo do eletrodo. Suas vantagens sobre outros procedimentos neurocirúrgicos incluem o fato de ser um procedimento reversível e de o estímulo (a partir de marca-passos implantados no tórax) poder ser ajustado de acordo com as alterações sintomáticas e a progressão da doença. Um estudo multicêntrico com a EEP no braço anterior da cápsula interna sugere que 10 entre 26 pacientes (38%) submetidos a esse procedimento apresentam redução significativa de sintomas após 1 ano de tratamento (Greenberg et al., 2008). Os efeitos adversos mais graves foram convulsões (um em 26 casos operados), hemorragia intracerebral (dois casos), infecção no local da incisão cirúrgica (um caso) e depleção da bateria (com piora psiquiátrica, em quatro casos). Quanto à EEP de núcleo subtalâmico, seis entre oito pacientes (75%) mostraram redução significativa de sintomas após o procedimento ativo *versus* três entre oito pacientes (38%) submetidos a EEP-placebo (Mallet et al., 2008). Observaram-se eventos adversos graves em 11 de 16 pacientes operados, sendo os mais significativos um caso de hemorragia intracerebral acompanhado de paralisia de um dedo e dois casos de infecção intracerebral. Quanto à EEP de núcleo acumbente, apenas um estudo preliminar sugere melhora clínica entre três de quatro pacientes operados (Sturm et al., 2003). Em nosso meio, os fatores limitantes para a adoção da EEP no tratamento do TOC incluem o alto custo do procedimento, assim como dificuldades técnicas associadas à logística do procedimento (necessidade de visitas periódicas para regulagem da estimulação em centros altamente especializados) e sobrecarga ao paciente (necessidade de cirurgias periódicas anuais para troca da bateria do neuroestimulador).

Finalmente, vale ressaltar que a cirurgia é indicada única e exclusivamente nos casos com comprovada refratariedade a tratamentos medicamentosos e psicoterápicos, segundo critérios internacionalmente estabelecidos. Todos os pacientes devem assinar um termo de consentimento autorizando a cirurgia. Preferencialmente, um comitê independente de especialistas deve analisar a indicação cirúrgica nesses casos.

CONSIDERAÇÕES FINAIS

Concluindo, o TOC é um transtorno frequente e heterogêneo. Apesar de a maioria dos pacientes responder aos tratamentos preconizados (TCC, IRS ou TCC associada a IRS), uma porcentagem substancial desses pacientes torna-se resistente a essas abordagens e uma porcentagem menor (mas ainda significativa) é refratária a todos os tratamentos disponíveis. Esses pacientes sofrem significativamente com seus sintomas, os quais causam um impacto importante no funcionamento familiar. Para esses casos existem diferentes abordagens psicoterápicas e farmacológicas, algumas ainda com maior e menor evidência quanto a sua eficácia. Para os casos refratários a todas as abordagens convencionais, existem diversas técnicas neurocirúrgicas. Neste capítulo discutimos ainda diversos fatores associados com má resposta ao tratamento. Estudos futuros serão importantes no sentido de verificar se estratégias voltadas para esses fatores e intervenções precoces podem ajudar em uma melhor evolução dos sintomas.

Agradecimentos

O Dr. Eurípedes Constantino Miguel recebeu apoio financeiro da Fundação de Amparo à Pesquisa do Estado de São Paulo (FAPESP) (processo: 99/12205-7) e do Conselho Nacional de Desenvolvimento Científico e Tecnológico (CNPQ), Brasil (processo #521369/96-7) para a realização deste trabalho.

REFERÊNCIAS

Baker RW, Chengappa KN, Baird JW et al. Emergence of obsessive compulsive symptoms during treatment with clozapine. J Clin Psychiatry 1992; 53(12):439-42.

Ballantine HT, Cassidy WL, Flanagan NB. Stereotactic anterior cingulotomy for neuropsychiatric illness and intractable pain. J Neurosurg 1967; 26:488-95.

Banaco RA. Auto-regras e patologia comportamental. In: Zamignani DR, (org.) Sobre comportamento e cognição. Santo André: Arbytes, 1997:80-8.

Beck AT, Brown G, Epstein N et al. An inventory for measuring clinical anxiety. J Consult Clin Psychol 1988; 56:893-7.

Beck AT, Ward CH, Mendelson M et al. An inventory for measuring depression. Arch Gen Psychiatry 1961; 4:53-63.

Boje KM, Wong G, Skolnick P. Desensitization of the NMDA receptor complex by glycinergic ligands in cerebellar granule cell cultures. Brain Res 1993; 603:207-14.

Catania AC. Aprendizagem: comportamento, linguagem e cognição. Trad. Deisy das Graças de Souza et al. 4 ed. Porto Alegre: Artes Médicas Sul, 1999.

Davis M, Myers KM. The role of glutamate and gamma- aminobutyric acid in fear extinction: clinical implications for exposure therapy. Biol Psychiatry 2002; 52:998-1007.

Denys D, de Geus F, van Megen HJ et al. A double-blind, randomized, placebo-controlled trial of quetiapine addition in patients with obsessive-compulsive disorder refractory to serotonin reuptake inhibitors. J Clin Psychiatry 2004; 65(8):1040-8.

Fallon BA, Liebowitz MR, Campeas R et al. Intravenous clomipramine for obsessive-compulsive disorder refractory to oral clomipramine. Arch Gen Psychiatry 1998; 55:918-24.

Ferrão YA. Características clínicas do transtorno obsessivo-compulsivo refratário aos tratamentos convencionais. Tese (doutorado) – Faculdade de Medicina da Universidade de São Paulo. Departamento de Psiquiatria. 2004. 130p.

Ferrão YA, Shavitt RG, Bedin NR et al. Clinical features associated to refractory obsessive-compulsive disorder. J Affect Disord 2006; 94(1-3):199-209.

Goodman WK, McDougle CJ, Barr LC et al. Biological approaches to treatment-resistant obsessive-compulsive disorder. J Clin Psychiatry 1993; 54(6)suppl:16-26.

Goodman WK, Price LH, Rasmussen S et al. The Yale-Brown Obsessive-Compulsive Scale: development, use and reliability. Arch Gen Psychiatry 1989a; 46:1006-11.

Goodman WK, Price LH, Rasmussen S et al. The Yale-Brown Obsessive-Compulsive Scale: validity. Arch Gen Psychiatry 1989b; 46:1012-6.

Greenberg BD, Gabriels LA, Malone DA Jr et al. Deep brain stimulation of the ventral internal capsule/ventral striatum for obsessive-compulsive disorder: worldwide experience. Mol Psychiatry 2008 May 20. [Epub ahead of print]

Greenberg BD, George MS, Martin JD et al. Effect of prefrontal repetitive transcranial magnetic stimulation in obsessive-compulsive disorder: a preliminary study. Am J Psychiatry 1997; 154(6):867-9.

Greenberg BD, Rauch SL, Haber SN. Invasive circuitry-based neurotherapeutics: stereotactic ablation and deep brain stimulation for OCD. Neuropsychopharmacol Rev 2009 Sep 16, [Epub ahead of print]

Hamilton M. Development of a rating scale for primary depressive illness. British Journal of Social and Clinical Psychology 1967; 6(4):278-96.

Hofmann SG, Meuret AE, Smits JA et al. Augmentation of exposure therapy with D-cycloserine for social anxiety disorder. Arch Gen Psychiatry 2006; 63:298-304.

Hollander E, Bienstock CA, Koran LM et al. Refractory obsessive-compulsive disorder: state-of-the-art treatment. J Clin Psychiatry 2002; 63 Suppl 6:20-9.

Hollander E, Stein DJ, Kwon JH et al. Psychosocial function and economic costs of obsessive-compulsive disorder. CNS Spectrums 1998; 3(5 Suppl. 1):48-58.

Jeanmonod D, Schulman J, Ramirez R et al. Neuropsychiatric thalamocortical dysrhythmia: surgical implications. Neurosurg Clin N Am 2003; 14(2):251-65.

Jenike MA, Rauch SL. Managing the patient with treatment-resistant obsessive compulsive disorder: current strategies. J Clin Psychiatry 1994; 55 Suppl:11-7.

Kelly D, Walter CJS, Sargant W. Modified leucotomy assessed by forearm blood flow and other measurements. Brit J Psychiatry 1966; 112:871-81.

Knight GC. The orbital cortex as an objective in the surgical treatment of mental illness: the development of a stereotactic approach. Br J Surg 1964; 51:114-24.

Koran L. Quality of life in obsessive-compulsive disorder. Psych Clin North Am 2000:509-17.

Koran LM, McElroy SL, Davidson JR et al. Fluvoxamine versus clomipramine for obsessive-compulsive disorder: A double-blind comparison. J Clin Psychopharmacol 1996; 16:121-9.

Koran LM, Pallanti S, Paiva RS et al. Pulse loading versus gradual dosing of intravenous clomipramine in obsessive-compulsive disorder. Eur Neuropsychopharmacol 1998; 8(2):121-6.

Kushner MG, Kim SW, Donahue C et al. D-cycloserine augmented exposure therapy for obsessive-compulsive disorder. Biol Psychiatry 2007; 62:835-8.

Ledgerwood L, Richardson R, Cranney J. Effects of D-cycloserine on extinction of conditioned freezing. Behav Neurosci 2003; 117(2):341-9.

Ledgerwood L, Richardson R, Cranney J. D-Cycloserine facilitates extinction of learned fear: effects on reacquisition and generalized extinction. Biol Psychiatry 2005; 57:841-7.

Lopes AC, de Mathis ME, Canteras MM et al. Atualização sobre o tratamento neurocirúrgico do transtorno obsessivo-compulsivo Rev Bras Psiquiatr 2004; 26(1):62-6.

Lopes AC, Greenberg BD, Norén G et al. Treatment of resistant obsessive-compulsive disorder with ventral capsular/ventral striatal gamma capsulotomy: a pilot prospective study. J Neuropsychiatry Clin Neurosci 2009; 21 (4 Fall), in press.

Lopes AC. Capsulotomia ventro-capsular e ventro-estriatal por raios gama no transtorno obsessivo-compulsivo: avaliação inicial da eficácia e perfil de eventos adversos [tese]. São Paulo: Faculdade de Medicina, Universidade de São Paulo, 2007. 277p.

Mallet L, Polosan M, Jaafari N et al. Subthalamic nucleus stimulation in severe obsessive-compulsive disorder. N Engl J Med 2008; 359(20):2121-34.

Maltby N, Tolin DF. A brief motivational intervention for treatment refusing OCD patients. Cogn Behav Ther 2005; 34(3):176-84.

Mantovani A, Simpson HB, Fallon BA et al. Randomized sham-controlled trial of repetitive transcranial magnetic stimulation in treatment-resistant obsessive-compulsive disorder. Int J Neuropsychopharmacol 2009 Aug 20. [Epub ahead of print]

McDougle CJ, Goodman WK, Leckman JF et al. Haloperidol addition in fluvoxamine-refractory obsessive-compulsive disorder. Arch Gen Psychiatry 1994; 51:302-8.

McDougle CJ, Goodman WK, Price LH et al. Neuroleptic addition in fluvoxamine-refractory obsessive-compulsive disorder. Am J Psychiatry 1990; 147(5):652-4.

Meyer SB. Análise funcional do comportamento. In: Costa CE, Luzia JC, Sant'anna HHN (Org.) Primeiros passos em análise do comportamento e cognição. Santo André: ESETec. 2003:75-91.

Miguel EC, Ferrão YA, do Rosário MC et al.; and Brazilian Research Consortium on Obsessive-Compulsive Spectrum Disorders. The Brazilian Research Consortium on Obsessive-Compulsive Spectrum Disorders: recruitment, assessment instruments, methods for the development of multicenter collaborative studies and preliminary results. Rev Bras Psiquiatr 2008; 30(3):185-96.

Miller WR, Rollnick S. Motivational interviewing: preparing people to change addictive behavior. New York: Guilford Press, 1991.

Mindus P, Rasmussen SA, Lindquist C. Neurosurgical treatment for refractory obsessive-compulsive disorder: implications for understanding frontal lobe function. J Neuropsychiatry Clin Neurosci 1994; 6(4):467-77.

Moreno AC, Calo JJP, Pinero MV et al. Evolución y respuesta terapéutica en el Transtorno Obsesivo-Compulsivo. Actas Luso esp Neurol Psiquiatr Cienc Afines 1995; 23(1):9-19.

Murray CL, Lopez AD. The global burden of diseases: a comprehensive assesment of mortality and disability from diseases. Cambridge, Harvard University Press, 1996.

Norberg MM, Krystal JH, Tolin DF. A meta-analysis of D-cycloserine and the facilitation of fear extinction and exposure therapy. Biol Psychiatry 2008; 63(12):1118-26.

Pallanti S, Quercioli L, Paiva RS et al. Citalopram for treatment-resistant obsessive-compulsive disorder. Eur Psychiatry 1999; 14(2):101-6.

Parnas AS, Weber M, Richardson R. Effects of multiple exposures to D-cycloserine on extinction of conditioned fear in rats. Neurobiol Learn Mem 2005; 83(3):224-31.

Perse T. Obsessive-compulsive disorder: a treatment review. J Clin Psychiatry 1998; 49(2):48-55.

Queiroz LODS, Motta MA, Madi MBP, Sossai DL, Boren JJ. A functional analysis of obsessive-compulsive problems with related therapeutic procedures. Behaviour Research and Therapy 1981; 19:377-88.

Rasmussen S. Anterior gamma capsulotomy for intractable OCD. 5th International Obsessive Compulsive Disorder Conference; March/April 2001; Sardinia, Italy.

Rasmussen SA, Eisen JL. Treatment strategies for chronic and refractory obsessive-compulsive disorder. J Clin Psychiatr 1997; 58(Suppl. 13):9-13.

Rauch SL, Jenike MA. Management of treatment resistant obsessive-compulsive disorder: concepts and strategies. Textbook from the Proceedings of the 1st IOCDC, 1993.

Ravizza L, Barzega G, Bellino S et al. Drug treatment of obsessive-compulsive disorder (OCD): long-term trial with clomipramine and selective serotonin reuptake inhibitors (SSRIs). Psychopharmacol Bull 1996; 32(1):167-73.

Ressler KJ, Rothbaum BO, Tannenbaum L et al. Cognitive enhancers as adjuncts to psychotherapy: use of D-cycloserine in phobic individuals to facilitate extinction of fear. Arch Gen Psychiatry 2004; 61:1136-44.

Richardson R, Ledgerwood L, Cranney J. Facilitation of fear extinction by D-cycloserine: theoretical and clinical implications. Learn Mem 2004; 11(5):510-6.

Sachdev PS, Loo CK, Mitchell PB et al. Repetitive transcranial magnetic stimulation for the treatment of obsessive compulsive disorder: a double-blind controlled investigation. Psychol Med 2007; 37:1645-9.

Simeon JG, Thatte S, Wiggins D. Treatment of adolescent obsessive-compulsive disorder with a clomipramine-fluoxetine combination. Psychopharmacol Bull 1990; 26(3):285-90.

Simpson HB, Zuckoff A, Page JR, Franklin ME, Foa EB. Adding motivational interviewing to exposure and ritual prevention for obsessive-compulsive disorder: an open pilot trial. Cognitive Behaviour Therapy 2008; 37(1):38-49.

Skinner BF. Science and human behavior. New York: Macmillan, 1953.

Storch EA, Merlo LJ, Bengtson M et al. D-cycloserine does not enhance exposure-response prevention therapy in obsessive-compulsive disorder. Int Clin Psychopharmacol 2007; 22:230-7; correction, 22:312

Strassnig M, Riedel M, Müller N. Electroconvulsive therapy in a patient with Tourette's syndrome and co-morbid obsessive compulsive disorder. World J Biol Psychiatry 2004; 5(3):164-6.

Sturm V, Lenartz D, Koulousakis A et al. The nucleus accumbens: a target for deep brain stimulation in obsessive-compulsive- and anxiety-disorders. J Chem Neuroanat 2003; 26(4):293-9.

Sturmey P. Functional analysis in clinical psychology. Chichester: John Wiley & Sons, 1996.

Tundo A, Salvati L, Busto G, Spigno D, Falcini R. Addition of cognitive-behavioral therapy for nonresponders to medication for obsessive-compulsive disorders: a naturalistic study. J Clin Psychiatry 2007; 68:1552-6.

Turón VJ, Salgado P. Estrategias terapéuticas en el trastorno obsesivo-compulsivo refractario. Estados obsesivos. 2 ed. Barcelona: Masson, 1995.

Vermes JS, Zamignani DR. A perspectiva analítico-comportamental no manejo do comportamento obsessivo-compulsivo: estratégias em desenvolvimento. Revista Brasileira de Terapia Comportamental e Cognitiva 2002; 4(2): 135-49.

Walker DL, Ressler KJ, Lu K-T, Davis M. Facilitation of conditioned fear extinction by systemic administration of intra- amygdala infusions of D-cycloserine as assessed with fear- potentiated startle in rats. J Neurosci 2002; 22(6):2343-51.

Wilhelm S, Buhlmann U, Tolin DF et al. Augmentation of behavior therapy with d-cycloserine for obsessive-compulsive disorder. Am J Psychiatry 2008; 165:335-41.

Zamignani DR, Banaco RA. Um panorama analítico-comportamental sobre os transtornos de ansiedade. Revista Brasileira de Terapia Comportamental e Cognitiva. 2005; 7(1):77-92.

Tratamento Farmacológico dos Transtornos Alimentares

José Carlos Appolinário • Angélica M. Claudino
Josué Bacaltchuck

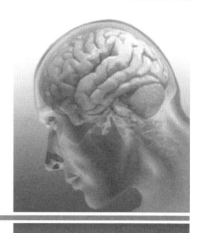

INTRODUÇÃO

Os transtornos alimentares (TA) constituem um grupo de síndromes psiquiátricas caracterizadas por comportamentos alimentares e de controle de peso pouco saudáveis. Na seção dedicada aos TA, o DSM-IV-TR (American Psychiatric Association, 2000) define três categorias diagnósticas principais: a anorexia nervosa (AN), a bulimia nervosa (BN) e os transtornos alimentares sem outras especificações (TASOE). Indivíduos com AN se recusam ou são incapazes de manter pelo menos 85% do peso corporal mínimo e têm um medo mórbido de engordar. Existem dois tipos de AN – o tipo restritivo e o tipo compulsão alimentar/purgação. Indivíduos com BN experimentam episódios de compulsão alimentar (ingestão de grande quantidade de comida, em curto intervalo de tempo, associada ao sentimento de perda do controle), seguidos por métodos compensatórios para controle do peso. O DSM-IV-TR requisita pelo menos dois episódios de compulsão alimentar por semana por 3 meses consecutivos para o diagnóstico de BN e descreve dois tipos de BN, que são definidos a partir dos mecanismos compensatórios utilizados. Indivíduos com o subtipo purgativo usam o vômito autoinduzido, laxativos, diuréticos ou enemas; os do subtipo não purgativo utilizam exercício físico excessivo ou jejuns. Uma alteração na percepção da forma e peso corporais é a alteração psicopatológica comum a todos os TA. Considerado uma forma de TASOE, o transtorno da compulsão alimentar periódica (TCAP) – em inglês, *binge eating disorder* (BED) – tem seus critérios diagnósticos incluídos no apêndice B do DSM-IV-TR. A característica principal desse transtorno também é o episódio de compulsão alimentar periódica, porém os pacientes com TCAP não se engajam em comportamentos compensatórios para controle do peso, o que os diferencia daqueles indivíduos com BN (Claudino & Borges, 2002). Alguns dos aspectos diagnósticos aqui descritos encontram-se em estudo e discussão e poderão, em breve, sofrer alterações na nova versão da classificação psiquiátrica americana (DSM-V), como a necessidade de amenorreia como critério diagnóstico para AN, a frequência e duração dos episódios de compulsão alimentar, a possível inclusão do TCAP como categoria de TA, entre outras (Attia & Roberto, 2009; Wilson & Sysko, 2009; Wonderlich et al., 2009).

O tratamento dos TA geralmente exige uma abordagem multidisciplinar envolvendo intervenções nutricionais e psicoterápicas, sendo a farmacoterapia, geralmente, uma terapêutica complementar (Treasure et al., 2009). Nas últimas décadas, a área do tratamento farmacológico dos TA atravessou um rápido desenvolvimento e foi publicado um grande número de investigações relativas à farmacoterapia da AN, da BN e do TCAP (Appolinário & Bacaltchuck, 2002). Entretanto, como será visto a seguir, esse desenvolvimento não foi homogêneo nos três tipos de TA. Conta-se, atualmente, com vários estudos farmacológicos na BN e, mais recentemente, a investigação de medicamentos para tratamento de TCAP também aumentou. No entanto, os estudos testando fármacos em AN seguem em ritmo mais lento, apesar de algumas poucas publicações nos últimos anos (Treasure et al., 2009). Apesar de a intervenção farmacológica mostrar-se útil no manuseio clínico dos TA, certas questões mantêm-se em aberto, como sua eficácia a longo prazo, e mais estudos serão necessários para esclarecer o real papel dos fármacos na abordagem aos pacientes.

A seguir, será apresentado um resumo das principais evidências relacionadas à eficácia das intervenções farmacológicas no tratamento da AN, da BN e do TCAP. Logo após a apresentação das evidências, serão feitas algumas considerações sobre a utilização de fármacos na prática clínica do profissional envolvido com o cuidado aos pacientes com TA.

FARMACOTERAPIA DA ANOREXIA NERVOSA

Existe um consenso de que a terapêutica nutricional, voltada para a restauração e estabilização do peso corporal, é a estratégia terapêutica fundamental no tratamento da AN devendo, no entanto, estar sempre associada às psicoterapias de diversas modalidades (APA, 2006; Hay et al., 2008). Muito embora a utilização de fármacos na AN se faça necessária na prática clínica, a terapia medicamentosa da AN permanece controversa até os dias de hoje. Em função de um conjunto de variáveis associadas à doença (p. ex., riscos clínicos) e das dificuldades no recrutamento e na manutenção de pacientes em estudos, os ensaios clínicos controlados com fármacos na AN foram poucos até a atualidade, em sua maioria envolvendo um número pequeno de pacientes. Além do mais, vários fármacos que se mostraram promissores em estudos abertos iniciais se revelaram ineficazes quando testados em estudos controlados, como agentes antidepressivos, antipsicóticos, ciproeptadina, zinco, cisaprida e outros (Appolinário & Bacaltchuck, 2002; Claudino et al., 2008).

O uso de fármacos no tratamento da AN encontra-se respaldado por um conjunto de achados neurobiológicos, psicopatológicos e clínicos associados com essa condição. Conta-se, atualmente, com evidências bastante sugestivas de que alterações de função serotonérgica contribuem para alterações do apetite, do humor e do controle de impulsos, entre outras características observadas em pacientes com TA. Assim, podem ser citados os achados de redução nos níveis do ácido 5-hidróxi-indolacético (5-HIA$_A$, metabólito da serotonina) no liquor de pacientes anoréticos com baixo peso e níveis aumentados deste em pacientes com peso normal após 6 meses do tratamento. Estudos de neuroimagem revelam aumento de receptores pós-sinápticos 5-HT$_{1A}$ e redução de receptores 5-HT$_{2A}$ no estágio agudo da doença e após recuperação nutricional, e receptores dopaminérgicos D$_2$ parecem estar elevados após recuperação (Kaye, 2008; Kaye et al., 2009). Esses achados poderiam, eventualmente, explicar a presença de alguns aspectos patológicos, como a obsessividade, a inflexibilidade, o perfeccionismo, a ansiedade e a inibição, traços de temperamento ligados à evitação de danos que as pacientes manifestam em suas condutas (Kaye, 2008; Kaye et al., 2009). As alterações da imagem corporal, consideradas por alguns autores correspondentes a uma alteração de pensamento e/ou sensoperceptiva, levaram ao emprego de agentes antipsicóticos na AN (Powers & Santana, 2004). As alterações do apetite conduziram à utilização de alguns medicamentos orexígenos nesse transtorno (Halmi et al., 1986), entre outras tentativas. No entanto, ainda não se pode considerar que fortes evidências apoiam o uso de medicamentos em AN em qualquer fase, e novos medicamentos, com diferentes mecanismos de ação, ainda precisam ser investigados (Crow et al., 2009).

A farmacoterapia na AN pode ser considerada em dois momentos: na fase aguda e na fase de manutenção. Na fase aguda, ela visa favorecer a recuperação de peso e reduzir os sintomas nucleares da AN, como fobia de peso, distorção de imagem corporal, preocupação obsessiva com comida e comportamentos compulsivos (contagem calórica, exercícios, rituais alimentares) e sintomas bulímicos. Outro aspecto a ser contemplado nessa fase consiste no tratamento da sintomatologia associada: depressiva, ansiosa e obsessiva (não relacionada a questões de corpo e comida especificamente). Na fase de manutenção, o alvo principal é evitar recaídas, com piora dos sintomas nucleares e diminuição do peso.

Antidepressivos

O emprego dos antidepressivos no tratamento da AN encontra várias justificativas. Os pacientes com esse diagnóstico têm maior probabilidade de desenvolver sintomas depressivos, obsessivos e bulímicos (Fontenelle et al., 2002). Alguns autores relataram a ocorrência de disfunção no sistema serotonérgico na AN (Kaye, 2008) e em outros transtornos psiquiátricos, nos quais se comprovou a eficácia de agentes serotonérgicos (Morgan, 2002). Existe uma elevada comorbidade entre AN e depressão e entre AN e transtorno obsessivo-compulsivo ao longo da vida (Halmi et al., 2005). Além disso, estudos em famílias sugerem um risco aumentado de depressão maior em parentes de primeiro grau de pacientes com TA (Fontenelle et al., 2002). Por fim, pode ser considerado também que alguns fármacos antidepressivos levam a ganho de peso.

Os agentes mais explorados em estudos abertos em AN são os inibidores seletivos da recaptação de serotonina (ISRS) (fluoxetina, citalopram e sertralina). De modo geral, em estudos abertos, esses agentes demonstraram ser bem tolerados e ter um efeito positivo na recuperação e manutenção de peso, além de melhorarem o humor (de Zwaan & Roerig, 2003). Uma revisão sistemática avaliou a eficácia de antidepressivos em fase aguda de AN, e apenas quatro ensaios clínicos controlados por placebo foram incluídos (três envolvendo tricíclicos e um testando fluoxetina) (Claudino et al., 2006). De modo geral, esses ensaios clínicos não revelaram diferenças estatísticas ou clinicamente relevantes em relação ao placebo, embora autores como Halmi et al. (1986) tenham encontrado um efeito discreto da amitriptilina sobre o tempo necessário para alcançar a meta de peso. Ressaltam-se, também, os achados de mais efeitos colaterais e de risco cardiovascular aumentado (aumento de intervalo QT) com o uso de antidepressivos tricíclicos em pacientes desnutridas.

A falta de eficácia dos antidepressivos na fase aguda da AN pode estar relacionada ao estado de desnutrição, levando à redução dos níveis de metabólitos de serotonina no liquor (como anteriormente mencionado) e à baixa ingestão de triptofano, precursor de serotonina. Esse aspecto levou à investigação de antidepressivos em pacientes com peso já recuperado, para prevenir recaídas. Dois ensaios clínicos controlados por placebo investigaram a fluoxetina para prevenir recaídas em pacientes, levando a resultados controversos: Kaye et al. (2001) testaram a fluoxetina em 35 pacientes com peso próximo ao normal após deixarem o tratamento hospitalar e encontraram uma taxa significativamente menor de recaídas (com incremento de peso e redução de sintomas anoréxicos) entre os pacientes que permaneciam em uso da fluoxetina após 1 ano de tratamento; no entanto, em estudo maior (93 pacientes) e utilizando melhor metodologia, a fluoxetina não aumentou a eficácia da terapia cognitivo-comportamental na redução de recaídas ao longo de 1 ano de tratamento (Walsh et al., 2006). Assim, outros estudos parecem ser necessários para esclarecer a indicação de antidepressivos também em fase de manutenção.

Antipsicóticos

As justificativas para o uso de antipsicóticos na AN se baseiam nos achados de disfunções dopaminérgicas na AN (Bosanac et al., 2005; Kaye, 2008) e na concepção de que eles possam agir em algumas distorções de imagem corporal (considerados correlatos de alterações sensoperceptivas), interpretações bizarras do peso que alcançam proporções delirantes (correlatos de alterações do pensamento) e "vozes que mandam não comer" (possíveis alucinações ou alterações de pensamento), além de agitação psicomotora e agressividade (Powers & Santana, 2004). Seu efeito sobre sintomas comórbidos (p. ex., obsessivos) e sobre o peso corporal (aumento) também é alvo de interesse no uso dessas substâncias. A clorpromazina foi o primeiro agente antipsicótico a ser usado na AN, tendo sido avaliada em algumas séries de casos na década de 1960. Logo a seguir, alguns antagonistas dopaminérgicos, como a pimozida e a sulpirida, foram testados em ensaios controlados (de Zwann & Roerig, 2003). Em geral, nenhum desses agentes mostrou-se eficaz tanto em relação ao peso corporal como em relação às atitudes e comportamentos anoréxicos.

A introdução de novos agentes antipsicóticos na última década, conhecidos como atípicos, despertou novo interesse pelo uso de antipsicóticos na AN, em função do perfil mais benigno de efeitos colaterais desses agentes e de seu maior espectro de eficácia sobre outros sintomas, como os obsessivos, depressivos e os sintomas negativos da esquizofrenia. Até o momento, alguns estudos testaram a olanzapina, a risperidona e a quetiapina em relatos de casos, série de casos e em ensaios clínicos abertos, em sua maioria envolvendo pacientes com comorbidades (sintomas obsessivo-compulsivos, personalidade *borderline* e agitação) e antecedentes de hospitalizações (Powers et al., 2007; Powers & Santana, 2004; Newman-Toker, 2000). Resultados preliminares se mostraram positivos, em sua maioria, sobre o ganho de peso, sobre sintomas anoréxicos nucleares, assim como sobre o medo mórbido de engordar e distorções de imagem corporal. A olanzapina é o fármaco mais testado em estudos randomizados e controlados. Um pequeno estudo randomizado inicial comparou a eficácia da olanzapina e da clorpromazina em 15 pacientes e revelou maior redução de ruminações anoréxicas, consideradas sintomas nucleares da AN (Mondraty et al., 2005) com a olanzapina. Dois ensaios clínicos controlados por placebo posteriores, envolvendo também amostras pequenas (30 e 34 indivíduos), com duração de 10 a 12 semanas, sugerem que a olanzapina possa ter um papel em fase aguda de AN, entre eles na redução de obsessividade relacionada ao transtorno (Bissada et al., 2008; Brambilla et al., 2007) e no aumento do ritmo de ganho de peso (Bissada et al., 2008). Esses achados ainda precisam ser corroborados por mais estudos.

Zinco

Esse agente vale a pena ser avaliado isoladamente em função do interesse despertado inicialmente por sua potencial utilização nessa condição clínica. As bases para sua utilização na AN encontram-se no paralelismo descrito entre os sintomas de pacientes com deficiência de zinco (perda de peso, mudanças no apetite, amenorreia e sintomas depressivos) e aqueles observados na AN. Embora não exista uma medida universalmente aceita de zinco em humanos, especula-se que sua suplementação em AN possa estar indicada em razão de uma deficiência de zinco poder estar presente nesses casos secundariamente ao processo de inanição, no qual a ingestão e a absorção do zinco podem estar diminuídas, assim como em decorrência de grande atividade física observada em muitos afetados. A deficiência de zinco pode afetar a neurotransmissão cerebral (em especial serotonérgica e gabaérgica) e favorecer um padrão inadequado de alimentação (Birmingham & Gritzner, 2006). Dos três ensaios clínicos existentes, apenas um estudo do zinco (Birmingham et al., 1994) evidencia um efeito positivo desse elemento no incremento da taxa de ganho de peso em mulheres hospitalizadas.

Outros agentes

Diversos outros agentes foram estudados na AN, porém sem comprovação de efeitos benéficos e, eventualmente, com efeitos maléficos; entre eles, podem ser citados os estudos controlados, porém isolados, testando medicamentos como naltrexona, tetra-hidrocanabinol, clonidina e hormônio de crescimento (GH) (de Zwaan & Roerig, 2003). O lítio foi testado em um único estudo com pequeno número de pacientes e por curto período de tempo, revelando discreto aumento no peso. A ciproeptadina (um agente antagonista serotonérgico com leves efeitos anticolinérgicos e anti-histamínicos) foi testada com base em sua possível utilidade para aumentar o apetite (orexígeno) e induzir ganho de peso. Dos três estudos controlados com a ciproeptadina, apenas um deles (Halmi et al., 1986) detectou maior eficiência terapêutica em reduzir o tempo necessário para alcançar o peso adequado (no subgrupo restritivo da AN apenas). No entanto, a ciproeptadina tem sido pouco utilizada na prática clínica em AN. Agentes procinéticos foram utilizados visando a queixas de empachamento e saciedade precoce em AN. Cisaprida, metoclopramida e domperidona demonstraram melhoras no tempo de esvaziamento gástrico em anoréticas em curto prazo, porém sem efeitos sobre o ganho de peso. A cisaprida foi retirada do mercado nos EUA em função de efeitos cardíacos fatais (American Psychiatric Association Work Group on Eating Disorders, 2000).

Farmacoterapia da anorexia nervosa: princípios gerais

Nenhuma diretriz de tratamento dos TA lista algum medicamento que tenha alcançado bom nível de evidência de eficácia até aqui, de modo que o tratamento farmacológico na AN deve ser ponderado em cada caso, observando-se que aspecto da sintomatologia motiva prioritariamente sua utilização. Os agentes antidepressivos podem ser utilizados visando à redução dos sintomas depressivos e obsessivos associados. Embora tenha sido descrita certa propensão à perda pondesal com ISRS em voluntários e pacientes deprimidos, de modo geral os ISRS não parecem contraindicados em pacientes com AN em função dos riscos de favorecer a perda de peso em pacientes já abaixo do peso. Entre os antidepressivos, os ISRS apresentam um perfil de efeitos adversos mais seguro, o que representa uma característica útil, especialmente quando os pacientes estão abaixo do peso. Deve-se introduzir gradualmente a medicação, buscando-se doses semelhantes às utilizadas para depressão. Em virtude da reconhecida indicação da fluoxetina na BN, deve-se considerar o uso desse fármaco em pacientes com AN do tipo bulímico, por vezes em doses mais elevadas do que as usuais para depressão (60mg/dia, se tolerada). Além do uso na fase aguda, os ISRS podem ser considerados na prevenção de recaídas, especialmente para pacientes que mantêm sintomatologia depressiva, obsessiva ou bulímica. Sugere-se sua utilização durante o primeiro ano pós-recuperação de peso, período em que as recaídas são mais comuns. Deve-se ter muito cuidado com o risco de uso abusivo desses agentes pelas pacientes com AN com a finalidade de tentar controlar o apetite.

Os antipsicóticos podem ser considerados em pacientes extremamente resistentes ao tratamento, agitados, com importante obsessividade (ruminações anoréxicas) ou com graves distorções de autoimagem ou outros sintomas com características psicóticas. Na prática clínica utiliza-se, a princípio, dose baixa de neurolépticos atípicos, como a olanzapina (2,5 a 10mg/dia), a risperidona (0,5 a 2mg/dia) ou a quetiapina (50 a 300mg/dia), conforme a tolerância. Podem também ser considerados para utilização durante a fase inicial da reabilitação nutricional (fase aguda), especialmente para pacientes que demonstram colaborar com o tratamento, porém encontram grandes dificuldades por aumento de ansiedade nos momentos que antecedem e durante as refeições, apesar de estarem sendo encorajados a enfrentá-las, em especial quando esse aspecto parece impedir a recuperação nutricional. Os agentes ansiolíticos (p. ex., bromazepam, 1,5 a 3mg, alprazolam, 0,25 a 0,5mg, ou clonazepam, 0,25 a 0,5mg, cerca de 30 a 45 minutos antes das refeições principais) são outra opção nesses casos. Para essa indicação recomenda-se o uso pelo menor tempo possível, considerando-se os riscos de dependência física. Medicamentos antieméticos, como a metoclopramida, são utilizados em pacientes que se queixam de empachamento e sensação de plenitude gástrica. A metoclopramida pode ser utilizada na dose de 10mg VO 15 minutos antes das refeições, por curto período de tempo. Alguns especialistas recomendam a suplementação de zinco (15 a 45mg/dia), apesar das dificuldades em se avaliar o *status* do zinco no organismo. Vitaminas do complexo B e ferro também podem ser suplementados se parecem deficientes durante o processo de realimentação. Especial atenção deve ser dada ao fósforo durante os estágios iniciais da realimentação, quando os riscos de hipofosfatemia são maiores, e alimentos ricos em fósforo (produtos lácteos) devem ser priorizados. Em pacientes com história de AN e amenorreia por mais de 6 meses, a suplementação de vitamina D e cálcio também deve ser considerada (Claudino et al., 2008; Treasure et al., 2009).

Vários aspectos relacionados ao comportamento dos pacientes com AN devem ser considerados adicionalmente. Deve-se atentar para os riscos de esses pacientes negligenciarem o uso de medicações em função de resistência ao tratamento. Em pacientes com sintomas purgativos (vômitos autoinduzidos), os medicamentos devem ser dados em horários distantes de refeições em que costumam purgar, em refeições comumente mais bem aceitas, ao deitar, ou ainda realizando-se monitoração dos comportamentos por pelo menos 2 horas após o uso da medicação. Em função de mudanças na composição de proteínas e gordura corporais, alterando significativamente a farmacocinética e levando a faixas terapêuticas mais estreitas (e a maiores riscos de efeitos colaterais e toxicidade em doses mais baixas de medicamentos), recomenda-se maior cuidado no uso de medicamentos nesses pacientes.

FARMACOTERAPIA DA BULIMIA NERVOSA

Como na AN, o tratamento farmacológico da BN faz parte da estratégia geral de tratamento desse transtorno (Appolinário & Bacaltchuck, 2002). A farmacoterapia da BN visa à redução e/ou à remissão dos episódios de CAP e dos comportamentos compensatórios para controle do peso corporal, como os vômitos autoinduzidos, e o tratamento dos sintomas comórbidos (depressão, impulsividade). A farmacoterapia na BN está pautada também em achados neurobiológicos envolvendo neurotransmissores cerebrais, como anteriormente exposto, e em achados clínicos. Alterações em sistemas serotonérgicos e dopaminérgicos em estudos de neuroimagem (tomografia por emissão de pósitrons – PET) na BN sugerem uma associação aos comportamentos alimentares observados e a possíveis traços de personalidade que se mantêm após a recuperação (p. ex., ansiedade, evitação de danos), como os níveis aumentados de ligação a receptores 5-HT$_{1A}$ (Kaye, 2008).

Diferente da AN, a farmacoterapia da BN é uma área em expansão e que conta com vários estudos randomizados controlados e metanálises, possibilitando um nível de evidência alto para a farmacoterapia nesse transtorno (Hay & Bacaltchuk, 2008; Shapiro et al., 2007). De modo destacado, os antidepressivos são os fármacos mais estudados e utilizados na prática clínica. Diversos medicamentos já foram avaliados como potenciais agentes terapêuticos no tratamento da BN, incluindo naltrexona, lítio, d-fenfluramina, difenil-hidantoína e L-triptofano (Zhu & Walsh, 2002).

Antidepressivos

Independente da presença ou da ausência de sintomas depressivos, várias classes de antidepressivos (tricíclicos, ISRS, inibidores da monoaminoxidase [IMAO], bupropiona e trazodona) foram avaliadas em ensaios clínicos randomizados comparativos com placebo na BN (Bacaltchuck et al., 2000). Esses medicamentos demonstraram, pelo menos em curto prazo (estudos com duração de 3 meses), eficácia na redução da gravidade dos sintomas bulímicos. De maneira geral, um conjunto de evidências (metanálises) sugere que cada um deles pode reduzir a frequência do comportamento bulímico em 50% a 60% em um intervalo de 6 a 8 semanas (Bacaltchuck et al., 2000). No entanto, as taxas de remissão de comportamentos bulímicos são baixas (em torno de 20%) e a aceitação de tratamento com antidepressivos pode estar dificultada em casos de monoterapia (não associada à psicoterapia) (Bacaltchuk & Hay, 2003). Entre todos os antidepressivos, a fluoxetina é o de primeira escolha.

Ela é a única medicação aprovada pelo Food and Drug Administration (FDA) até o momento, com uso preconizado na dose de 60mg/dia. Sua aprovação ocorreu em virtude da demonstração de sua eficácia em dois ensaios duplo-cegos, com duração de 9 semanas (Fluoxetine Bulimia Nervosa Collaborative Group, 1992; Goldbloom & Olmsted, 1993) e em um terceiro com duração de 16 semanas (Goldstein et al., 1995). Este último foi um estudo multicêntrico envolvendo 400 pacientes ambulatoriais, no qual os autores relataram uma redução significativamente maior no número de episódios de compulsão alimentar/purgação entre os pacientes em uso de 60mg de fluoxetina, comparados aos pacientes em uso de placebo (redução de 50% *versus* 21%) (Goldstein et al., 1995). Os efeitos colaterais mais frequentes foram tremor, insônia e náusea, com leve intensidade. Além de tratar os sintomas típicos da doença (compulsão alimentar, purgações, preocupações com peso e forma corporal), a fluoxetina promove redução dos sintomas de ansiedade e de depressão. Atualmente, também contamos com alguns ensaios randomizados com outros ISRS, como a sertralina (Milano et al., 2004), a fluvoxamina (Milano et al., 2005c; Schmidt et al., 2004) e o citalopram (Milano et al., 2005a). Apesar de terem uma base menor de evidências, na prática clínica, essas medicações servem como boas alternativas ao tratamento preconizado com a fluoxetina, principalmente nos casos de intolerância aos efeitos colaterais desse medicamento. De modo diferente da fluoxetina, esses ISRS são prescritos no tratamento da BN em doses semelhantes às indicadas para depressão. Estudos de prevenção de recaídas em BN são poucos e limitados por altas taxas de abandono (Fitcher et al., 1996; Romano et al., 2002). Esses estudos, no entanto, sugerem um efeito da continuação de IRSS (fluoxetina, fluvoxamina) na prevenção de recaídas pelo menos a curto prazo (3 meses) e potencialmente a mais longo prazo (1 ano, fluoxetina).

Com relação à bupropiona, seu uso na BN encontra-se contraindicado por ter sido associado a risco elevado de convulsões em pacientes com esse diagnóstico. Além disso, deve-se atentar para o fato de que os antidepressivos tricíclicos apresentam risco adicional de toxicidade em pacientes com BN, implicando a necessidade de cuidados na prescrição para pacientes com risco potencial de suicídio. Os IMAO devem ser evitados em pacientes que apresentem padrão de alimentação e de purgação caótico, em virtude dos riscos relacionados a complicações clínicas, como crises hipertensivas (Hay & Bacaltchuck, 2003).

Anticonvulsivantes

Estudos iniciais com o uso de fenitoína e carbamazepina demonstraram mínimos efeitos em número reduzido de pacientes avaliados (de Zwann & Roerig, 2003). Atualmente, o topiramato emergiu como potencial agente terapêutico no tratamento da BN. O topiramato é um agente neuroterapêutico de largo espectro, aprovado como terapia adjuvante no tratamento da epilepsia parcial em adultos. Seu mecanismo de ação não é completamente conhecido, mas várias ações em diversos sistemas biológicos têm sido atribuídas ao topiramato. Ele aumenta a atividade do ácido γ-aminobutírico (GABA), bloqueia os canais de sódio voltagem-dependentes, antagoniza os receptores do glutamato (AMPA e cainato) e inibe a anidrase carbônica.

Estudos testando o topiramato em BN observaram melhora da sintomatologia relacionada à preocupação com o peso, com o desejo de comer compulsivamente e o de provocar as purgações. Parece também reduzir a fissura por carboidratos, aumentar a saciedade e estabilizar o humor. Em estudo controlado e randomizado, comparando topiramato (100mg/dia) com placebo, Hoopes et al. (2003) obtiveram 25% de remissão dos sintomas ao final de 10 semanas, comparadas a 12% com placebo. Um segundo ensaio clínico randomizado avaliou a eficácia de topiramato (250mg/dia) em BN e encontrou 33,7% dos participantes apresentando redução de sintomas bulímicos/purgativos maior do que 50%, comparados a 3,3% no grupo placebo, também em 10 semanas de tratamento (Nickel et al., 2005). Os pacientes também apresentaram perda de peso maior com topiramato (em torno de 3,8kg) e melhores escores de qualidade de vida. O principal problema com esse agente parece residir em sua tolerabilidade, e seu perfil de segurança ainda necessita de melhor investigação em BN. Comprometimento das funções cognitivas, sonolência e parestesias são efeitos descritos com topiramato.

O comprometimento das funções cognitivas e o risco potencial para formação de cálculos renais precisam ser mais bem avaliados em pacientes utilizando topiramato, assim como a perda de peso, quando esta não é o alvo do tratamento.

Outros agentes

Vários ensaios clínicos controlados publicados tentaram investigar o potencial uso de outros agentes no tratamento da BN. As utilizações do L-triptofano (precursor da serotonina), da dexfenfluramina (agonista serotonérgico) e da naltrexona (antagonista opioide) não se mostraram mais eficazes do que placebo na redução dos episódios de CAP das pacientes bulímicas. Estudos envolvendo o carbonato de lítio também demonstraram não haver evidências de eficácia.

Uma possível opção de tratamento alternativo, embora pouco respaldada por forte evidência, é a ondansetrona, um inibidor periférico dos receptores de serotonina do tipo 5-HT_3, normalmente utilizado para o tratamento de náusea induzida por antineoplásicos. Um estudo controlado e randomizado mostrou redução de 50% dos episódios de TCAP e aumento de 33% das refeições não seguidas de purgação, sem maiores efeitos sobre outros sintomas da BN (Faris, 2003).

Farmacoterapia da bulimia nervosa: princípios gerais

A utilização de medicação não é obrigatória de imediato, podendo-se optar pela abordagem psicoterápica, inicialmente. Os antidepressivos são mais eficazes do que placebo na redução de episódios de CAP e de manobras purgativas. Os ISRS são os mais seguros dentre os antidepressivos. A fluoxetina é a medicação de primeira escolha, em doses de 60 a 80mg/dia. O uso alternativo dos outros ISRS pode ser feito em caso de intolerância ou não resposta à fluoxetina. Assim, pacientes que não respondem a um antidepressivo podem responder a outro agente usado sequencialmente. Atualmente, o uso do topiramato deve ser considerado como alternativa a antidepressivos e, eventualmente, à ondansetrona (Tabela 39.1). O topiramato também pode ser associado a antidepressivos, em especial em pacientes que apresentam multi-impulsividade. A opção por topiramato também está indicada para indivíduos que apresentam BN e transtorno de humor bipolar.

O tratamento medicamentoso deve ser instituído pelo período mínimo de 6 meses, pois a interrupção precoce da medicação pode estar acompanhada de recaída em 30% a 45% dos casos. Caso nenhuma resposta seja observada após 2 a 3 meses de tratamento, é importante identificar se a ingestão da medicação ocorre pouco antes dos episódios de vômito (orientações serão necessárias quanto à tomada da medicação); a troca de medicação deve ser feita se descartada essa possibilidade.

FARMACOTERAPIA DO TRANSTORNO DA COMPULSÃO ALIMENTAR

O tratamento do TCAP deve contemplar três aspectos importantes dessa síndrome: o comportamento alimentar alterado, ou seja, os episódios de CAP, os sintomas psicopatológicos frequentemente associados ao transtorno e o excesso de peso. Como nos outros transtornos alimentares, aqui também o tratamento farmacológico faz parte de um conjunto amplo de estratégias terapêuticas. Atualmente, várias classes de fármacos vêm sendo investigadas no tratamento do TCAP. As medicações estudadas incluem: antidepressivos, agentes antiobesidade e anticonvulsivantes (Appolinário & McElroy, 2004). O uso dessas classes de agentes acha-se respaldado no papel de neurotransmissores no controle do apetite e na saciedade, mas também nas evidências de estudos utilizando algumas dessas medicações em patologias associadas, por exemplo, para tratar obesidade. Atualmente, contamos com revisões sistemáticas que apoiam a indicação de agentes em TCAP e descrevem efetividade moderada dos fármacos em geral, a curto prazo, na redução da frequência e da remissão de episódios de CAP (Brownley et al., 2007; Reas & Grilo, 2008; Vocks et al., 2009). Uma metanálise revelou maior remissão de episódios de CAP em TCAP com fármacos (incluindo as três classes de agentes) comparados a placebo (48,7% *versus* 28,5%, respectivamente) (Reas & Grilo, 2008).

Antidepressivos

O uso de antidepressivos no tratamento do TCAP baseia-se em pelo menos dois conjuntos de evidências. Em primeiro lugar, antidepressivos de diversas classes farmacológicas têm demonstrado eficácia no tratamento da BN, uma condição clínica extremamente relacionada com o TCAP. Em segundo lugar, indivíduos com TCAP apresentam elevada prevalência de transtornos do humor associados (Fontenelle et al., 2003; McElroy et al., 2006).

Os ISRS constituem a classe de agentes antidepressivos mais estudada nos pacientes com TCAP. Além de estudos abertos, contamos atualmente com alguns ensaios clínicos randomizados e controlados por placebo empregando diferentes ISRS (fluvoxamina, sertralina, fluoxetina, citalopram e escitalopram) e revisões sistemáticas com metanálises reunindo os ensaios clínicos controlados (Guedjikova et al., 2008; Reas & Grilo, 2008; Stefano et al., 2008; Vocks et al., 2009).

De modo geral, os estudos com esses agentes envolveram amostras pequenas e tiveram curta duração (6 a 24 semanas). Em sua maioria, apresentaram resultados similares, quando foram comparados os grupos (placebo e agente ativo), mostrando redução significativa dos episódios de CAP, porém perdas de peso corporal de menor impacto clínico, à exceção da sertralina (McElroy et al., 2000). Os estudos que testaram a fluoxetina por tempo maior (16 a 24 semanas), no entanto, não revelaram diferenças na remissão de episódios de CAP ou de redução peso entre o agente ativo e o placebo (Devlin et al., 2005; Grilo et al., 2005b). Quanto aos sintomas depressivos, com exceção da fluoxetina, as diferenças observadas entre os dois grupos (placebo e agente ativo) não foram, em geral, estatisticamente significativas. Provavelmente, esse achado se deve ao fato de esses estudos incluírem pacientes com baixos escores nas escalas de sintomas depressivos e que não apresentam o diagnóstico de depressão na avaliação basal (Appolinário & McElroy, 2004; Guerdjikova et al., 2008).

Com o objetivo de melhor examinar os efeitos dos antidepressivos, em especial dos ISRS, nos sintomas do TCAP, algumas metanálises compilaram resultados de diversos estudos e investigaram a eficácia desses agentes em relação ao placebo (Carter et al., 2003; Reas & Grilo, 2008; Stefano et al., 2008; Vocks et al., 2009). De modo geral, a magnitude do efeito de antidepressivos em TCAP é comparável à observada com os ISRS no tratamento de pacientes com transtorno depressivo maior. Três metanálises encontraram maior eficácia de ISRS, comparados a placebo, na remissão de episódios de CAP a curto prazo (em torno de 40% com antidepressivos *versus* cerca de 25% para o grupo placebo), porém o impacto no peso e nos sintomas depressivos não se mostrou tão evidente (Reas & Grilo, 2009; Stefano et al., 2008; Vocks et al., 2009). Aparentemente, a maior perda de peso parece estar ligada à remissão completa de episódios de CAP no final do tratamento (Devlin et al., 2005).

Além dos ISRS, um outro agente antidepressivo, a venlafaxina, foi recentemente avaliado. A venlafaxina, semelhante ao agente antiobesidade sibutramina, tem como mecanismo de ação o bloqueio da recaptação da serotonina e da noradrenalina. Em uma série de casos com 35 pacientes portadores de TCAP e com sobrepeso ou obesidade, os autores relataram redução significativa dos episódios de CAP e do peso corporal (Malhotra, 2002).

Agentes antiobesidade

O uso de agentes antiobesidade no tratamento do TCAP se fundamenta em algumas evidências, a saber: a compulsão alimentar está ligada a alterações da regulação do comportamento alimentar (por aumento do apetite e redução da saciedade); o TCAP está frequentemente associado com sobrepeso, obesidade e depressão, e alguns agentes antiobesidade reduzem o apetite, aumentam a saciedade e induzem a perda de peso, podendo também reduzir sintomas depressivos (Appolinário & McElroy, 2004).

Três agentes antiobesidade foram investigados em pacientes com TCAP até o momento; no entanto, um deles, a d-fenfluramina, foi retirado do mercado por sua associação com lesão valvular cardíaca e hipertensão pulmonar. O segundo agente, a sibutramina, é um inibidor da recaptação da serotonina e da noradrenalina e que parece induzir perda de peso, primariamente por aumento da saciedade e secundariamente prevenindo o declínio do gasto energético que normalmente se segue à perda de peso. Sua eficácia para induzir perda inicial de peso com subsequente manutenção a longo prazo encontra-se bem estabelecida em obesidade. Os eventos adversos da sibutramina são frequentemente leves e transitórios, e incluem boca seca, obstipação e insônia. Elevações da pressão arterial e da frequência cardíaca têm sido relatadas, o que pode levar à contraindicação do medicamento em pacientes com risco cardiovascular aumentado. No entanto, ao contrário da fenfluramina e da d-fenfluramina, ela não induz a liberação de serotonina e não tem sido implicada no desenvolvimento de doença valvular cardíaca.

Até o momento, um estudo aberto (Appolinário et al., 2002) e três ensaios clínicos randomizados e controlados por placebo (Appolinário et al., 2003; Milano et al., 2005b; Wifley et al., 2008) foram conduzidos para avaliar a eficácia da sibutramina em pacientes obesos com TCAP. De modo geral, a sibutramina foi considerada eficaz e bem tolerada, sendo boca seca e obstipação os eventos adversos mais frequentemente observados. Em estudo inicial (Appolinário et al., 2003), corroborado pelos estudos subsequentes, o uso de sibutramina levou a redução significativa na frequência de episódios de CAP e maior redução da gravidade destes. Appolinário e cols. (2003) descreveram perda de peso (–7,4kg) importante e significativa, comparada com um pequeno ganho de peso no grupo placebo (+1,4kg), em 12 semanas de tratamento apenas, além de redução de sintomas depressivos em escalas. Em estudo mais recente, com duração de 24 semanas e envolvendo 304 indivíduos obesos com TCAP, Wifley e cols. relataram taxas de remissão de episódios de CAP de 58,7% com sibutramina, comparados a 42,8% com placebo. Em metanálise que agregou os resultados desses dois estudos, observou-se uma média maior (43,4%) de indivíduos tratados com sibutramina alcançando abstinência de episódios de CAP em relação àqueles tomando placebo (35,5%) (Reas & Grilo, 2008). Concluindo, os efeitos da sibutramina podem atingir os três domínios principais da síndrome do TCAP: a compulsão alimentar, o peso corporal e os sintomas depressivos relacionados.

O terceiro agente utilizado para obesidade e testado em obesos com TCAP é o orlistate, um inibidor da enzima lipase. Dois ensaios clínicos controlados por placebo testaram sua eficácia em intervenções combinadas e encontraram maior redução de sintomatologia alimentar e de episódios de CAP e de peso. Inicialmente, Golay e cols. (2005) utilizaram o orlistate por 24 semanas associado a uma dieta alimentar com leve restrição calórica e obtiveram uma redução de 7,4% do peso com orlistate *versus* 2,3% com placebo. Grilo e cols. (2005a) combinaram o orlistate ou placebo a um manual baseado em técnicas cognitivo-comportamentais por 12 semanas e revelaram maior remissão de episódios de CAP (64% *versus* 36%) e maior perda de peso (perda > 5%: 36% *versus* 8%) no grupo droga. No entanto, apenas a perda de peso se manteve maior no seguimento de 3 meses.

Anticonvulsivantes

Várias evidências sugerem que os agentes anticonvulsivantes podem ser eficazes no tratamento do TCAP. Sabemos, por exemplo, que alguns anticonvulsivantes são eficazes nos episódios maníacos (valproato de sódio e carbamazepina) ou depressivos (lamotrigina) do transtorno bipolar do humor e que o TCAP, além de sua associação com o transtorno depressivo maior, também pode ocorrer em pacientes com transtorno bipolar. Além disso, certos anticonvulsivantes têm se mostrado eficazes em outras condições psiquiátricas que, frequentemente, ocorrem em conjunto com o TCAP, particularmente condições caracterizadas por comportamentos ou traços de personalidade impulsivos. Alguns desses agentes, com aparente indicação na BN associada a transtorno bipolar, apresentaram limitações em seu uso no tratamento do TCAP em função de efeitos colaterais de aumento do apetite e ganho de peso (Appolinário & McElroy, 2004).

Por fim, alguns anticonvulsivantes, especialmente o topiramato e a zonisamida (o último ainda não disponível no mercado brasileiro), têm sido associados com anorexia e perda de peso em pacientes epilépticos e têm demonstrado potencial para induzir perda de peso terapêutica em indivíduos com obesidade em estudos duplo-cegos, controlados com placebo. Os eventos adversos mais comuns do topiramato em pacientes com TCAP são parestesias, boca seca, dor de cabeça e dispepsia. Embora raros, alguns efeitos adversos podem ser graves, como a litíase renal e o glaucoma agudo de ângulo estreito.

Até o momento, três estudos controlados avaliaram a eficácia do topiramato comparada a placebo no tratamento de pacientes obesos com TCAP. Em todos eles, os autores observaram redução dos episódios de CAP e/ou maior remissão destes, assim como perdas de peso corporal de impacto clínico. O primeiro envolveu 61 pacientes tratados com dose média de 213mg/dia por 14 semanas (McElroy et al., 2003a). O segundo e maior estudo envolveu 394 pacientes com TCAP grave (> 3 episódios de CAP/semana) por 16 semanas, em uma dose média de 300mg/dia. Neste último, 58% dos pacientes tratados com o topiramato não mais apresentavam episódios de CAP após as 16 semanas de duração do estudo, comparados a 28% dos pacientes que receberam o placebo. A média de perda de peso observada com o topiramato foi de 4,5kg contra 0,2kg de ganho de peso no grupo placebo (McElroy et al., 2007b). O terceiro estudo comparou o efeito de topiramato ou placebo combinados à terapia cognitivo-comportamental em 73 pacientes por 21 semanas. A adição de topiramato levou a maior remissão de episódios de CAP (84% *versus* 61%) no final do estudo e a maior taxa de perda de peso (–6,8kg *versus* 0,9kg) do que a adição de placebo. Um estudo de extensão do primeiro estudo citado, com 42 semanas de duração, aberto e não controlado, sugere a manutenção dos efeitos do topiramato sobre o comportamento de compulsão alimentar e perda de peso a longo prazo, apesar da alta taxa de abandono nesse estudo (McElroy et al., 2004). Esses dados sugerem que o topiramato pode ser bem tolerado por pacientes com TCAP, particularmente se iniciado em baixas doses e aumentado gradualmente, de acordo com a resposta terapêutica e os efeitos adversos.

A zonisamida, agente anticonvulsivante com propriedades semelhantes às do topiramato, foi testada inicialmente em estudo aberto (McElroy et al., 2004) e posteriormente em estudo controlado e randomizado por 16 semanas em obesos com TCAP (McElroy et al., 2006). Embora tenha sido observada eficácia do fármaco tanto na redução de episódios de CAP como na perda de peso corporal, seus efeitos adversos não se mostraram bem toleráveis e seu uso nessa indicação é limitado.

Outros agentes

A atomoxetina, um inibidor seletivo da recaptação de noradrenalina que se acha comumente associado a perda de peso, foi testado em um único ensaio clínico randomizado, em esquema flexível de dose (40 a 120mg/dia) por 10 semanas (McElroy et al., 2007a). Seu uso esteve associado a maior redução de episódios de CAP (remissão em 70% daqueles em uso do medicamento *versus* 32% naqueles com placebo) e perda de peso, com efeitos adversos relativamente bem tolerados. Mais estudos são necessários para indicação de seu uso em obesos com TCAP.

Farmacoterapia do transtorno da compulsão alimentar: princípios gerais

Os ISRS são, atualmente, os agentes de primeira escolha em função de uma maior base de evidências quanto a sua eficácia Apresentam perfil de tolerabilidade favorável e fácil titulação. O esquema terapêutico deve seguir as diretrizes aprovadas para o tratamento do transtorno depressivo maior e da BN. A fluoxetina pode ser usada nas doses de 60 a 80mg/dia (padronizadas para BN). No entanto, para a utilização dos outros ISRS, recomendam-se doses semelhantes às utilizadas para depressão (Tabela 38.1). Os aumentos da dose devem ser graduais, a cada 2 ou 3 semanas, levando-se em conta a evolução dos episódios de CAP e dos sintomas psicopatológicos e os efeitos colaterais. Depois de 4 semanas utilizando-se a dose máxima recomendada e não havendo boa resposta terapêutica, deve-se tentar um outro ISRS. Quando há boa resposta terapêutica, recomenda-se a continuação do tratamento por, pelo menos, 6 a 12 meses.

O topiramato pode ser uma boa opção para pacientes que não respondem ou não toleram os ISRS e para pacientes com transtorno bipolar ou labilidade de humor. Para que ele seja mais bem tolerado, deve-se começar com a dose de 25mg/dia, administrada à noite, para minimizar os efeitos colaterais. Essa dose deve ser aumentada lentamente em 25mg a cada semana até o máximo de 200 a 400mg/dia.

A sibutramina, na dose de 15mg/dia, representa outra opção para pacientes que não respondem aos ISRS e que não apresentam comorbidades psiquiátricas importantes. A sibutramina é um agente relativamente seguro, porém pode provocar elevações da pressão arterial e da frequência cardíaca. Não deve ser usada em pacientes com doença coronariana, insuficiência cardíaca congestiva, arritmias cardíacas e acidente vascular encefálico.

Por fim, o orlistate pode ser considerado opção terapêutica em indivíduos obesos com TCAP, especialmente se associado a intervenções psicológicas ou comportamentais que abordem o comportamento alimentar compulsivo. Deve ser tomada na dose de 120mg três vezes ao dia (antes das refeições principais), associada à orientação quanto à dieta alimentar, evitando-se a ingestão de alimentos muito gordurosos em virtude de possíveis efeitos colaterais (p. ex., diarreia, dificuldades de controle da evacuação). Desconforto abdo-

TABELA 38.1 ■ Estratégias farmacológicas para o manejo de pacientes com transtornos alimentares

	Estratégias farmacológicas com maior base de evidências
Anorexia nervosa	Considerar o uso da fluoxetina 60mg/dia em pacientes com peso recuperado (85% do peso mínimo esperado) Considerar o uso de olanzapina 2,5 a 10mg/dia para os pacientes com peso muito baixo, com importantes ruminações anoréxicas (pensamentos obsessivos), resistentes ao tratamento ou apresentando grande ansiedade antecedendo refeições Considerar uso transitório de benzodiazepínicos para os sintomas de ansiedade e fóbicos associados com a alimentação Considerar o uso de gliconato de zinco (100 mg/dia) Evitar tricíclicos e antipsicóticos que aumentam o intervalo QTc
Bulimia nervosa	Considerar um dos seguintes (e considerar esquemas sequenciais se os agentes forem ineficazes ou não tolerados): Fluoxetina (60mg/dia) Sertralina (até 100mg/dia) Fluvoxamina (até 150mg/dia) Imipramina (até 300mg/dia) Trazodona (até 400mg/dia) Topiramato (até 250mg/dia) Ondansetrona (24mg/dia em seis tomadas diárias) Evitar bupropiona e IMAO em razão dos efeitos adversos específicos em pacientes com BN; cuidado ao se utilizarem tricíclicos em virtude do risco aumentado de arritmia cardíaca (pacientes purgadoras)
Transtorno da compulsão alimentar periódica	Considerar um dos seguintes (e considerar esquemas sequenciais se os agentes forem ineficazes ou não tolerados): Fluoxetina (20 a 80mg/dia) Fluvoxamina (50 a 300mg/dia) Sertralina (50 a 200mg/dia) Sibutramina (15mg/dia) – pacientes obesos Topiramato (50 a 200mg/dia) Orlistate (120mg, antes das refeições principais) – pacientes obesos

minal e flatulência são queixas mais comuns com orlistate, e deve-se atentar para má-absorção de vitaminas lipossolúveis, pois o fármaco inibe sua absorção, estando, portanto, indicada sua reposição (pelo menos 2 horas antes ou depois da refeição).

REFERÊNCIAS

American Psychiatric Association. Practice guidelines for the treatment of patients with eating disorders. Practice Guidelines for the Treatment of Psychiatric Disorders. 3rd ed. Arlington, Virginia: American Psychiatric Association, 2006:1097-222.

American Psychiatric Association. Diagnostic and statistical manual of mental disorders, Forth Edition, Text Revised, DSM-IV. American Psychiatric Association, Washington, DC, 2000.

Appolinário JC, Bacaltchuk J. Tratamento farmacológico dos transtornos alimentares. Rev Bras Psiquiatr 2002; 24(supl III):54-9.

Appolinário JC, Fontenelle LF, Papelbaum M et al. Topiramate use in obese patients with binge eating disorder: an open study. Can J Psychiatry 2002a; 47:271-3.

Appolinário JC, Godoy-Matos A, Fontenelle LF et al. An open-label trial of sibutramine in obese patients with binge-eating disorder. J Clin Psychiatry 2002b; 63:802-6.

Appolinário JC, Bacaltchuk J, Claudino AM et al. A randomized, double-blind, placebo-controlled study of sibutramine in the treatment of binge-eating disorder. Arch Gen Psychiatry 2003; 60(11):1109-16.

Appolinário JC, McElroy SL. Pharmacological approaches in the treatment of binge eating disorder. Curr Drug Targets 2004; 5(3):301-7.

Attia E, Roberto CA. Should amenorrhea be a diagnostic criterion for anorexia nervosa? Int J Eat Disord 2009; 42(7):581-9.

Bacaltchuk J, Hay P. Antidepressants versus placebo for people with bulimia nervosa. Cochrane Database Syst Rev 2003 (4):CD003391.

Bacaltchuk J, Hay P, Mari JJ. Antidepressants versus placebo for the treatment of bulimia nervosa: a systematic review. Austr N Zeal J Psychiatry 2000; 34:310-7.

Birmingham CL, Goldner EM, Bakan R. Control trial of zinc supplementation and anorexia nervosa. Int J Eat Disord 1994; 15:251-5.

Birmingham CL, Gritzner S. How does zinc supplementation benefit anorexia nervosa? Eat Weight Disord 2006; 11(4):e109-11.

Brambilla F, Garcia CS, Fassino S et al. Olanzapine therapy in anorexia nervosa: psychobiological effects. Int Clin Psychopharmacol 2007; 22(4):197-204.

Bissada H, Tasca GA, Barber AM, Bradwejn J. Olanzapine in the treatment of low body weight and obsessive thinking in women with anorexia nervosa: a randomized, double-blind, placebo-controlled trial. Am J Psychiatry 2008; 165:1281-8.

Bosanac P, Norman T, Burrows G, Beumont P. Serotonergic and dopaminergic systems in anorexia nervosa: a role for atypical antipsychotics? Aust N Z J Psychiatry 2005; 39(3):146-53.

Brownley KA, Berkman ND, Sedway JA, Lohr KN, Bulik CM. Binge eating disorder treatment: a systematic review of randomized controlled trials. Int J Eat Disord 2007; 40(4):337-48.

Carter WP, Hudson JI, Lalonde JK et al. Pharmacologic treatment of binge eating disorder. Int J Eat Disord 2003; 34 Suppl:S74-88.

Claudino AM, Bacaltchuk J, Hay P. Pharmacotherapy for eating disorders. in: interventions for body image and eating disorders. evidence and practice. Paxton SJ & Hay PJ (eds.) Melbourne, Austrália: IP Communications, 2009:184-216.

Claudino AM, Borges MBF. Critérios diagnósticos para os transtornos alimentares: conceitos em evolução. Rev Bras Psiquiatr 2002; 24 [suppl.3]:7-12.

Claudino AM, Hay P, Lima MS, Bacaltchuk J, Schmidt U, Treasure J. Antidepressants for anorexia nervosa. Cochrane Database Syst Rev 2006; (1):CD004365.

Crow SJ, Mitchell JE, Roerig JD, Steffen K. What potential role is there for medication treatment in anorexia nervosa? Int J Eat Disord 2009; 42(1):1-8.

de Zwaan M, Roerig J. Pharmacological treatment of eating disorders: a review. In: Maj M., Halmi K, López-Ibor JJ & Sartorius N. (eds.) Eating disorders. New York: John Wiley & Sons 2003:223-5.

Devlin MJ, Goldfein JA, Petkova E et al. Cognitive behavioural therapy and fluoxetine as adjuncts to group behavioural therapy for binge eating disorder. Obes Res, June 2005 June; 13(6):1077-88.

Faris PL, Kim SW, Meller WH, Hofbauer RD. Effect of decreasing afferent vagal activity with ondansetron on symptoms of bulimia nervosa: a randomized, double-blind trial. Lancet 2000; 355:792-7.

Fitcher MM, Kruger R, Rief W, Holland R, Dohne J. Fluvoxamine in prevention of relapse in bulimia nervosa: Effects on eating specific psychopathology. J Clin Psychopharmacol 1996; 16:9-18.

Fluoxetine Bulimia Nervosa Collaborative Study Group. Fluoxetine in the treatment of Bulimia Nervosa: a multi-center, placebo-controlled, double-blind trial. Arch Gen Psychiatry 1992; 49:139-47.

Fontenelle LF, Cordas TA, Sassi E. Transtornos alimentares e os espectros do humor e obsessivo-compulsivo. Rev Bras Psiquiatr 2002; 24 [suppl.3]:24-8.

Fontenelle LF, Vítor Mendlowicz M, de Menezes GB et al. Psychiatric comorbidity in a Brazilian sample of patients with binge-eating disorder. Psychiatry Res 2003; 15:119(1-2):189-94.

Kaye W. Neurobiology of anorexia and bulimia nervosa. Physiol Behav 2008; 22:94(1):121-35.

Kaye WH, Fudge JL, Paulus M. New insights into symptoms and neurocircuit function of anorexia nervosa. Nat Rev Neurosci 2009; 10(8):573-84.

Goldbloom DS, Olmsted MP. Pharmacotherapy of bulimia nervosa with fluoxetine: assessment of clinically significant attitudinal change. Am J Psychiatry 1993; 150(5):770-4.

Goldstein DJ, Wilson MG, Thompson VL et al. Long-term fluoxetine treatment of bulimia nervosa. Fluoxetine Bulimia Nervosa Research Group. Br J Psychiatry 1995; 166(5):660-6.

Guerdjikova AI, McElroy SL, Kotwal R et al. High-dose escitalopram in the treatment of binge-eating disorder: a placebo-controlled monotherapy trial. Hum. Psychopharmacol Clin Exp 2008; 23:1-11.

Grilo CM, Masheb RM, Salant SL. Cognitive behavioural therapy guided self-help and orlistat for the treatment of binge eating disorder: a randomized, double-blind, placebo-controlled trial. Biol Psychiatry 2005a; 57(10):1193-201.

Grilo CM, Masheb RM, Wilson GT. Efficacy of cognitive behavioral therapy and fluoxetine for the treatment of binge eating disorder: a randomized double-blind placebo-controlled comparison. Biol Psychiatry 2005b; 57(3):301-9.

Halmi KA, Eckert E, LaDu TJ et al. Anorexia nervosa: Treatment efficacy of cyphoheptadine and amitriptyline. Arch Gen Psychiatry 1986; 43:177-81.

Hay PJ, Bacaltchuk J. Bulimia nervosa. Clinical evidence (Online). June 12, p. pii: 1009, 2008.

Hay PPJ, Bacaltchuk J, Byrnes RT, Claudino AM, Ekmejian SS, Yong PY. Individual psychotherapy in the outpatient treatment of adults with anorexia nervosa (review). 2 ed. Cochrane Database Syst Rev, 1: CD003909, 2008.

Hoopes SP, Reimherr FW, Hedges DW et al. Treatment of bulimia nervosa with topiramate in a randomized, double-blind, placebo-controlled trial, part 1: improvement in binge and purge measures. J Clin Psychiatry 2003; 64(11):1335-41.

Kaye W. Neurobiology of anorexia and bulimia nervosa. Physiol Behav 2008 Apr 22; 94(1):121-35.

Kaye WH, Nagata T, Weltzin TE et al. Double-blind placebo-controlled administration of fluoxetine in restricting and purging-type anorexia nervosa. Biol Psychiatry 2001; 49:644-52.

Malhotra S, King KH, Welge JA, et al. Venlafaxine treatment of binge-eating disorder associated with obesity: a series of 35 patients. J Clin Psychiatry 2002; 63(9):802-6.

McElroy SL, Arnold LM, Shapira NA et al. Topiramate in the treatment of binge eating disorder associated with obesity: a randomized, placebo-controlled trial. Am J Psychiatry 2003; 160(2):255-61.

McElroy SL, Casuto LS, Nelson EB et al. Placebo-controlled trial of sertraline in the treatment of binge eating disorder. Am J Psychiatry 2000; 157(6):1004-6.

McElroy SL, Guerdjikova A, Kotwal R et al. Atomoxetine in the treatment of binge-eating disorder: a randomized placebo-controlled trial. J Clin Psychiatry 2007a; 68(3):390-8.

McElroy SL, Hudson JI, Capece JA, Beyers K, Fisher AC, Rosenthal NR; Topiramate Binge Eating Disorder Research Group. Topiramate for the treatment of binge eating disorder associated with obesity: a placebo-controlled study. Biol Psychiatry 2007b; 1;61(9):1039-48.

McElroy SL, Kotwal R, Guerdjikova AI et al. Zonisamide in the treatment of binge eating disorder with obesity: a randomized controlled trial. J Clin Psychiatry 2006; 67(12):1897-906.

McElroy SL, Kotwal R; Hudson JI et al. Zonisamide in the treatment of binge-eating disorder. J Clin Psychiatry 2004; 65(1):50-6.

McElroy SL, Kotwal R, Keck PE Jr. Comorbidity of eating disorders with bipolar disorder and treatment implications. Bipolar Disord 2006; 8(6):686-95.

McElroy SL, Shapira NA, Arnold LM et all Topiramate in the long-term treatment of binge-eating disorder associated with obesity. J Clin Psychiatry 2004; 65(11):1463-9.

Milano W, Petrella C, Capasso A. Treatment of bulimia nervosa with citalopram: a randomized controlled trial. Biomedical Res 2005a; 16:85-7.

Milano W, Petrella C, Casella A et al. Use of sibutramine, an inhibitor of the reuptake of serotonin and noradrenaline, in the treatment of binge-eating disorder: a placebo-controlled trial. Adv Ther 2005b; 22(1):25-31.

Milano W, Petrella C, Sabatino C et al. Treatment of bulimia nervosa with sertraline: a randomized controlled trial. Adv Ther 2004; 21(4):232-7.

Milano W, Siano C, Petrella C, Capasso A. Treatment of bulimia nervosa with fluvoxamine: a randomized controlled trial. Adv Ther 2005c; 22(3):278-83.

Mondraty N, Birmingham CL, Touyz S et al. Randomized controlled trial of olanzapine in the treatment of cognitions in anorexia nervosa. Australas Psychiatry 2005; 13(1):72-5.

Morgan CM, Vecchiatti IR, Negrão AB. Etiologia dos transtornos alimentares: aspectos biológicos, psicológicos e sócio-culturais. Rev Bras Psiquiatr 2002; 24 [suppl.3]:18-23.

Newman-Toker J. Risperidone in anorexia nervosa. J Am Acad Child Adolesc Psychiatry 2000; 39(8):941-2.

Nickel C, Tritt K, Muehlbacher M et al. Topiramate treatment in bulimia nervosa patients: a randomized, double-blind, placebo-controlled trial. Int J Eat Disord 2005; 38(4):295-300.

Powers PS, Bannon Y, Eubanks R, McCormick T. Quetiapine in anorexia nervosa patients: An open label outpatient pilot study. Int J Eat Disord 2007; 40(1):21-6.

Powers PS, Santana C. Available pharmacological treatments for anorexia nervosa. Expert Opin Pharmacother 2004; 5(11):2287-92.

Powers PS, Santana CA, Bannon YS. Olanzapine in the treatment of anorexia nervosa: an open label trial. Int J Eat Disord 2002; 32:146-54.

Reas DL, Grilo CM. Review and meta-analysis of pharmacotherapy for binge-eating disorder. Obesity 2008; 16(9):2024-38.

Romano SJ, Halmi KA, Sarkar NP, Koke SC, Lee JS. A placebo-controlled study of fluoxetine in continued treatment of bulimia nervosa after successful acute fluoxetine treatment. Am J Psychiatry 2002; 159(1):96-102.

Schmidt U, Cooper PJ, Essers H et al. Fluvoxamine and graded psychotherapy in the treatment of bulimia nervosa: a randomized, double-blind, placebo-controlled, multicenter study of short-term and long-term pharmacotherapy combined with a stepped care approach to psychotherapy. J Clin Psychopharmacol 2004; 24(5):549-52.

Shapiro JR, Berkman ND, Brownley KA et al. Bulimia nervosa treatment: a systematic review of randomized controlled trials. Int J Eat Disord 2007; 40(4):321-36.

Stefano SC, Bacaltchuk J, Blay SL, Appolinário JC. Antidepressants in short-term treatment of binge eating disorder: systematic review and meta-analysis. Eat Behav 2008; 9(2):129-36.

Treasure J, Claudino AM, Zucker N. Eating Disorders. Lancet 2009 Nov 18. (online ahead of print)

Vocks S, Tuschen-Caffier B, Pietrowsky R, Rustenbach SJ, Kersting A, Herpertz S. Meta-analysis of the effectiveness of psychological and pharmacological treatments for binge eating disorder. Int J Eat Disord 2009 April 28.

Wilfley DE, Crow SJ, Hudson JI et al. Efficacy of sibutramine for the treatment of binge eating disorder: a randomized multicenter placebo-controlled double-blind study. Am J Psychiatry 2008; 165(1):51-8.

Wilson GT, Sysko R. Frequency of binge eating episodes in bulimia nervosa and binge eating disorder: Diagnostic considerations. Int J Eat Disord 2009; 42(7):603-10.

Wonderlich SA, Gordon KH, Mitchell JE, Crosby RD, Engel SG. The validity and clinical utility of binge eating disorder. Int J Eat Disord 2009; 42(8):687-705.

Zhu AJ, Walsh, BT. Pharmacologic treatment of eating disorders. Can J Psychiatry 2002; 47(3):227-34.

Tratamento Farmacológico da Esquizofrenia

André Carvalho Caribé de Araújo Pinho
André Luiz Andrade Abrahão • Eduardo Pondé de Sena
Irismar Reis de Oliveira

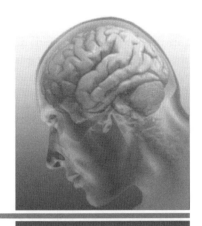

INTRODUÇÃO

A psicofarmacologia moderna da esquizofrenia começou com a identificação das propriedades da clorpromazina, no início dos anos de 1950, na França. Observava-se, desde então, a capacidade do fármaco de aliviar sintomas psicóticos e proporcionar o tratamento de pacientes cronicamente hospitalizados em regime ambulatorial. Desse modo, o sucesso terapêutico da clorpromazina estimulou a pesquisa e o desenvolvimento de novos psicotrópicos (Ban, 2007).

A seguir, com o surgimento dos antipsicóticos atípicos (AA), transformaram-se ainda mais as expectativas do tratamento medicamentoso. Mais ainda, o maior conhecimento da psicopatologia na esquizofrenia tem proporcionado também o melhor tratamento. De fato, Stahl (2009) divide os sintomas da esquizofrenia em cinco grupos: sintomas positivos, negativos, cognitivos, depressivos e ansiosos e agressivos/hostis.

A eficácia em sintomas positivos é um pré-requisito básico para um fármaco ser chamado de antipsicótico, porém um efeito nas outras quatro dimensões com os novos medicamentos dessa classe, chamados atípicos, tem sido demonstrado, e talvez possa diferenciá-los entre si. A ressocialização, a manutenção da autoestima, da identidade profissional e social e do resgate do papel familiar, a qualidade de vida, o aumento da longevidade e a preservação das funções sexuais passaram a ser novos objetivos que vão além da não hospitalização do paciente.

Outro objetivo, além do controle ambulatorial dos pacientes, passou a ser a intervenção precoce. Wyatt (2001) mostrou que um longo período com sintomas sem tratamento leva a um pior prognóstico. Alguns autores propõem o tratamento ainda antes da fase aguda, nos pródromos da doença, ou em pacientes com grande risco de desenvolver quadros psicóticos, mas os critérios para essa intervenção, seu custo-benefício e eficácia ainda estão em fase de pesquisa (Koning, 2009).

Embora a eficácia da farmacoterapia na esquizofrenia seja inquestionável e o leque de sintomas-alvo tenha se ampliado com fármacos com menos efeitos colaterais, esse tipo de abordagem terapêutica na esquizofrenia ainda tem se mostrado mais paliativo do que curativo (Baldessarini, 2005). Além disso, a esquizofrenia, desde sua causalidade até seu tratamento, é um típico problema transdisciplinar e, portanto, não se restringe à abordagem psicofarmacológica. Sua causalidade complexa pressupõe a interação de fatores de risco, fazendo emergir o quadro psicopatológico e neurofisiológico, que é mais intenso e complexo do que a soma linear das partes.

Assim, também a abordagem transdisciplinar, quando coordenada, produz um efeito terapêutico que é mais intenso e complexo do que a eficácia das técnicas implementadas isoladamente. Bressi, em 2008, mostrou em um estudo controlado sobre terapia familiar sistêmica (TFS), que o grupo de pacientes submetidos a essa técnica demonstrou melhor aderência ao tratamento, menos recaídas e idas ao pronto-socorro, se comparado ao grupo-controle sem essa terapia.

ANTIPSICÓTICOS TÍPICOS × ATÍPICOS

Após a descoberta da clorpromazina, outros antipsicóticos, chamados típicos (AT), convencionais ou de primeira geração foram desenvolvidos e testados no tratamento da esquizofrenia. Durante a década de 1970 foi amplamente reconhecido que a característica farmacológica essencial de todos os antipsicóticos é sua capacidade de bloquear os receptores dopaminérgicos D_2. Essa ação é responsável não apenas pela eficácia dos AT, como também pela maioria de seus efeitos colaterais indesejáveis.

As ações terapêuticas dos AT decorrem do bloqueio dos receptores D_2 especificamente na via dopaminérgica mesolímbica. Infelizmente, com essa classe de antipsicóticos não é possível bloquear apenas os receptores D_2 da via mesolímbica, pois esses medicamentos encontram afinidade por receptores D_2 em outras vias dopaminérgicas, como a mesocortical, a nigroestriatal e a tuberoinfundibular, gerando, além da ação terapêutica, uma série de efeitos colaterais característicos em cada uma dessas vias. Além disso, na via mesocortical, a estimulação, e não o bloqueio, seria o efeito farmacológico desejado para reverter a hipofrontalidade.

Com exceção da clozapina, que já havia sido desenvolvida anteriormente, a partir da década de 1990, uma nova classe de antipsicóticos foi criada; os chamados atípicos, ou de segunda geração. A característica comum dessa classe de medicamentos é sua capacidade de antagonismo serotonérgico-dopaminérgico. A serotonina tem importante influência sobre a dopamina, porém diferente em cada uma das quatro vias dopaminérgicas e dependendo da atuação em receptores serotonérgicos $5-HT_{1A}$ ou $5-HT_{2A}$.

Os atípicos possibilitam que o bloqueio dopaminérgico predomine sobre a liberação de dopamina na tão importante disputa, na qual é essencial que isso ocorra para tratar os sintomas positivos, isto é, na via mesolímbica. Contudo, o oposto está ocorrendo na via mesocortical; quando o atípico é administrado, ocorre liberação da dopamina, e consequentemente os sintomas negativos melhoram, e não o contrário, como acontece com os típicos.

Nas vias nigroestriatal e tuberoinfundibular, a liberação da dopamina também ganha na disputa sobre o bloqueio da dopamina, em extensão suficiente para reduzir os efeitos extrapiramidais, e também a hiperprolactinemia, levando à eliminação desses efeitos colaterais incapacitantes, em comparação com o que ocorre com a administração dos AA.

O antagonismo serotonérgico-dopaminérgico é um conceito-chave para explicar algumas das ações clínicas atípicas de vários AA, porém não é uma explicação suficiente para todas as propriedades desses agentes terapêuticos únicos, visto que não existem dois agentes atípicos com propriedades farmacológicas idênticas (Stahl, 2009).

Atualmente, em virtude de suas vantagens farmacológicas e terapêuticas, principalmente na melhora dos sintomas negativos, qualidade de vida e tolerabilidade, muitos autores consideram os AA a primeira linha no tratamento da esquizofrenia (Leucht, 2009; Martin, 2006).

A serotonina, quando ativa os receptores $5-HT_{2A}$, inibe a liberação de dopamina. Portanto, um antagonista $5-HT_{2A}$ vai impedir essa inibição, predominando a liberação de dopamina. Esse efeito compensa o efeito antagonista D_2. Em alguns lugares predomina a inibição, em outros a liberação. Esse seria o principal mecanismo de ação de um atípico, porém existem outros três. O segundo é a rápida dissociação dos receptores D_2, possibilitando que os receptores fiquem livres para serem estimulados também pela dopamina endógena em algumas horas do dia, sem comprometer o efeito antipsicótico. O terceiro é o agonismo parcial D_2, no qual a função dopaminérgica é diminuída, mas não bloqueada totalmente. O quarto é o agonismo parcial de $5-HT_{1A}$. O autorreceptor $5-HT_{1A}$, pré-sináptico, quando ativado, bloqueia a liberação de serotonina para o receptor $5-HT_{2A}$, pós-sináptico. Funciona como um antagonista 2_A. Desse modo, o agonismo parcial $5-HT_{1A}$ vai ser sinérgico e potencializar o efeito do antagonismo $5-HT_{2A}$.

Nem todos os atípicos usam os quatro mecanismos, e o fato de um medicamento apresentar mais mecanismos de atuação não indica necessariamente que terá mais eficácia. Vale lembrar que no cérebro só encontramos dopamina e serotonina agindo em todos os receptores, sem afinidade específica. O cérebro não possui um agonista $5-HT_{2A}$ ou um antagonista D_2. Intervir nesse complexo sistema é bastante difícil, pois seu funcionamento ainda tem elementos desconhecidos.

A via glutamatérgica tem sido estudada, e novos fármacos com ação nessas vias estão sendo testados. Uma via glutamatérgica sai dos neurônios piramidais corticais e vai para o tronco cerebral. Através de interneurônios gabaérgicos na área tegumentar ventral, essa via vai interagir com a via dopaminérgica mesolímbica. O glutamato age nos receptores N-metil-D-aspartato (NMDA) dos interneurônios, levando à liberação de ácido γ-aminobutírico (GABA) e à inibição da via dopaminérgica. Assim, agentes que fossem agonistas glutamatérgicos, com ação nos receptores NMDA, teriam uma ação antipsicótica. Um exemplo contrário é a ação de um antagonista glutamaérgico NMDA, como a fenciclidina (PCP), que vai inibir a ação do GABA e liberar a via dopaminérgica mesolímbica. Isso pode explicar os sintomas psicóticos sentidos quando um indivíduo saudável usa esse medicamento. Curiosamente, a PCP causa, além de sintomas alucinógenos, retraimento social e falta de motivação para novas ações. Além disso, disfunções na atividade glutamatérgica estão ligadas à neurodegeneração e a um filtro de informações sensoriais do tálamo. Enfim, o glutamato atuando nos receptores NMDA está ligado a várias funções, cujas alterações podem explicar sintomas da esquizofrenia.

Sabemos que os mecanismos endógenos apresentam várias vias de autorregulação e mudam de intensidade de acordo com as exigências circunstanciais do ambiente. Sabemos que o núcleo celular participa decodificando o DNA e produzindo a proteína mais desse ou daquele receptor, porém a interação de todos esses sistemas e sua adaptabilidade ainda exigem esforços para sua plena compreensão. Em farmacologia, tenta-se controlar ou reverter os efeitos de uma patologia. No entanto, o medicamento age também em sítios diferentes do desejado, produzindo novas interações e efeitos colaterais. Os fármacos não dispõem ainda de um controle inteligente para sua situação, o que talvez possa ser alcançado com a nanotecnologia.

TRATAMENTO DO EPISÓDIO AGUDO

O episódio psicótico agudo é caracterizado por sintomas psicóticos graves, incluindo alucinações, delírios e desorganização do pensamento. O objetivo principal nessa fase é resolver ou reduzir essa sintomatologia. Todas as medicações antipsicóticas são comprovadamente eficazes no tratamento dos sintomas positivos da esquizofrenia e são indicadas nas psicoses de primeiro episódio, bem como nas exacerbações agudas de episódios recorrentes da esquizofrenia crônica (Dixon et al., 1995). Os antipsicóticos devem ser prontamente instituídos, uma vez que a intervenção precoce aumenta as chances de melhora terapêutica e diminui a morbidade em longo prazo (Lieberman et al., 1996; Loebel et al., 1992; Wyatt, 1991).

A dose do antipsicótico pode ser titulada de acordo com sua tolerabilidade, objetivando alcançar rapidamente a faixa terapêutica. O uso de doses altas de ataque, bem como doses além das consideradas terapêuticas, tem sido associado a maiores incidência e intensidade de efeitos adversos, sem benefícios adicionais ao paciente. Durante o período de latência para o efeito antipsicótico das medicações, devem ser disponibilizados ao paciente atendimento médico especializado e um ambiente seguro e de suporte (Falkai et al., 2006). Sedativos benzodiazepínicos também podem ser usados, desde que não exista o relato do uso de drogas ou álcool.

TRATAMENTO DE MANUTENÇÃO

Na fase de manutenção, os sintomas psicóticos diminuem, mas o paciente encontra-se, ainda, em risco de recaída. Fatores de risco para recaída incluem estressores psicossociais, uso abusivo de substância, diminuição ou retirada prematura do antipsicótico ou o próprio curso natural da doença. Os objetivos do tratamento de manutenção são: conservação ou melhora da remissão sintomatológica, melhora da qualidade de vida, reintegração social e prevenção de recaída (Siegfreid et al., 2001).

Os sintomas, se presentes nessa fase, tendem a ser relativamente estáveis e menos graves do que durante o episódio agudo. Nesse caso, a apresentação clínica pode ser predominantemente caracterizada por sintomatologia negativa ou por sintomas positivos e negativos atenuados. O tratamento de manutenção, por longo prazo, para prevenção de recidivas foi demonstrado em uma grande quantidade de estudos, conforme revisão de Davis (1975). Ademais, os pacientes que recaem tomando medicação parecem ter sintomas mais leves e uma maior magnitude de melhora, em comparação com aqueles que interrompem o uso do antipsicótico (Bartko et al., 1987).

Pensando que estamos tratando de uma doença crônica, a duração do uso da medicação deve ser prolongada. Após um único episódio psicótico pode-se pensar em suspender a medicação após 2 anos de tratamento com o paciente assintomático e socializado. Após mais de uma crise, esse período se prolonga para 5 anos. A dose de manutenção pode ser mais baixa do que a usada no quadro agudo (Kissling, 1991). Para otimizar a resposta ao tratamento e diminuir o risco de recaídas, as medidas farmacológicas devem ser complementadas por intervenções psicossociais.

TRATAMENTO DO PRIMEIRO EPISÓDIO PSICÓTICO

Os pacientes no primeiro episódio de esquizofrenia são, em geral, mais responsivos ao tratamento e necessitam de menor dose de medicação do que os pacientes crônicos (Lieberman et al., 1993, 1996). Esse grupo tende a apresentar maiores taxas de melhora do episódio psicótico agudo e taxas menores de recaídas durante o tratamento de manutenção (Lieberman et al., 1996). A maior parte desses pacientes terá, contudo, uma recidiva dentro de 3 anos do episódio inicial (Lieberman et al., 1993). Em 10% dos casos com síndromes psicóticas serão encontradas alterações orgânicas e, consequentemente, um exame de imagem, como a ressonância nuclear magnética, estará indicado para se fazer o diagnóstico diferencial, em uma síndrome psicótica, entre um quadro orgânico e a esquizofrenia (Woolley & McGuire, 2005).

TRATAMENTO DA ESQUIZOFRENIA RESISTENTE

A definição de resistência ao tratamento antipsicótico não é consensual. Contudo, são considerados resistentes ao tratamento os pacientes que falham em responder a dois ensaios clínicos de 4 a 6 semanas de duração de monoterapia com dois AA ou a dois ensaios, sendo um deles com um AT; apresentam sintomas psicóticos persistentes apesar do tratamento; cursam com comportamento violento não responsivo ao tratamento, ou persistência importante dos sintomas negativos e cognitivos (American Psychiatric Association, 1997; Elkis, 2007).

A resistência ao tratamento está presente em 10% a 15% dos pacientes no início da esquizofrenia. Durante o curso da doença, 30% a 60% dos pacientes tornam-se parcialmente responsivos ou completamente não responsivos ao tratamento (Lieberman, 1999; Lieberman et al., 1993).

No presente, a clozapina é considerada o tratamento de escolha para os pacientes resistentes, embora estudos recentes tenham apontado que outros agentes atípicos (p. ex., risperidona, olanzapina) possam ser também efetivos nessa população específica (Bondolfi et al., 1998; Breier et al., 1999; Elkis, 2007; Wirshing et al., 1999). Apesar de a clozapina ser o tratamento de escolha para esquizofrenia resistente, sabe-se que 30% dos pacientes não respondem completamente a ela. Esses pacientes são conhecidos como resistentes à clozapina ou portadores de esquizofrenia super-refratária (Henna Neto & Elkis, 2007). Para esse grupo de pacientes, utilizam-se estratégias de potencialização da clozapina, como associação com outro antipsicótico e a eletroconvulsoterapia. No entanto, ainda há poucos estudos com evidências de eficácia com essas intervenções (Cipriani, 2009; Elkis, 2007).

Vale ressaltar que pacientes que são tão intolerantes ao tratamento com qualquer medicamento antipsicótico disponível e que não podem ter um tratamento adequado com qualquer agente dessa classe são considerados intolerantes aos antipsicóticos, mas não portadores de esquizofrenia resistente.

ADESÃO AO TRATAMENTO

A adesão dos pacientes é algo importante, porém, de algum modo, negligenciado nos regimes terapêuticos. Weiden & Olfson (1995) estimaram que a não adesão ao tratamento nos EUA contribui para 40% do custo anual da re-hospitalização de pacientes com múltiplos episódios de esquizofrenia. A adesão aos AA é melhor em razão da menor quantidade de efeitos colaterais. A adesão ao tratamento deve ser trabalhada com o paciente e sua família, desde o primeiro episódio. Em alguns casos de dificuldade no uso de medicações orais, seja pela não aceitação do paciente, seja pela dificuldade do controle familiar sobre o uso regular da medicação, pode-se optar pelo uso de antipsicóticos injetáveis de ação prolongada, como o haloperidol decanoato e a pipotiazina, e mais recentemente a risperidona de ação prolongada (Shirakawa, 2007).

TRATAMENTO FARMACOLÓGICO E EQUIPE INTERDISCIPLINAR

O paciente, quando tratado por uma equipe formada por profissionais variados, é avaliado de diferentes pontos de vista, o que pode levar os membros da equipe a divergências com relação à farmacoterapia. Apesar de a decisão sobre esse assunto caber ao médico, comentários feitos diretamente ao paciente ou a seus familiares podem comprometer a adesão ao tratamento. No entanto, também é verdade que a avaliação do paciente em diferentes contextos fornece ao médico dados novos para a avaliação da eficácia da medicação. De modo geral, a equipe deve discutir internamente suas divergências e ter um discurso unificado para os pacientes e familiares. O paciente medicado em excesso ou com baixas doses terá dificuldades em participar das atividades de psicoterapia ou de terapia ocupacional.

EFEITOS COLATERAIS

Os antipsicóticos, em geral, têm ampla variedade de efeitos colaterais. Os medicamentos convencionais diferem marcadamente dos agentes atípicos no que diz respeito ao espectro de efeitos colaterais, o que reflete suas diferenças quanto às propriedades farmacológicas (Siegfried et al., 2001).

Efeitos no sistema nervoso central

Transtornos do movimento induzidos por medicamentos

Os sintomas extrapiramidais são efeitos adversos comumente provocados pelos antipsicóticos. O início desses efeitos pode ocorrer agudamente ou após exposição prolongada aos medicamentos antipsicóticos. Síndromes extrapiramidais agudas incluem parkinsonismo, distonia, acatisia e discinesias agudas, que se desenvolvem precocemente no tratamento. Mais tardiamente, outros efeitos extrapiramidais (p. ex., discinesia tardia) podem surgir após a exposição crônica aos antipsicóticos (Casey, 1991).

O seguimento de pacientes em uso de medicação antipsicótica deveria incluir avaliações regulares para a observação de síndromes extrapiramidais e discinesia tardia. Várias escalas têm sido utilizadas para a avaliação dos efeitos dos antipsicóticos na indução de distúrbios do movimento: a escala de Simpson-Angus (1970) para sintomas extrapiramidais, a escala de Barnes (1989), específica para acatisia, e a escala de movimentos voluntários anormais (Guy, 1976), para avaliação de discinesia tardia.

Estima-se que 50% a 90% dos pacientes que recebem tratamento com AT agudamente desenvolvem algum efeito colateral extrapiramidal (American Psychiatric Association, 1997; Casey, 1991, 1999). Um estudo prospectivo de pacientes esquizofrênicos no primeiro episódio psicótico tratados com AT relatou ocorrência de sintomas extrapiramidais em 62% deles nos primeiros 2 meses de tratamento (Chakos et al., 1992).

Distonias

A distonia aguda apresenta-se com rigidez muscular, contração espástica de grupos musculares ou posturas anormais. Ocorre logo após o início da terapia antipsicótica ou rapidamente após o aumento da dose (Casey, 1996a). Aproximadamente 90% dos casos ocorrem dentro dos primeiros 3 dias de tratamento (Casey, 1999). As reações distônicas tendem a ser súbitas, frequentemente dramáticas na aparência, e extremamente desconfortáveis para os pacientes. Podem ocorrer em várias regiões do corpo, mais comumente nos olhos, no pescoço e no tronco (Rupniak, 1986). A mais séria e potencialmente fatal reação distônica é o espasmo envolvendo laringe e faringe, que pode levar à obstrução das vias aéreas. A maioria das reações distônicas é autolimitada, durando poucas horas (Siegfreid et al., 2001).

Os fatores de risco para reação distônica aguda incluem: história de reação distônica prévia, idade, gênero masculino, uso de antipsicótico de alta potência, altas doses da medicação e administração parenteral (American Psychiatric Association, 1997; Haddad, 2008).

As reações distônicas agudas respondem prontamente à administração parenteral de anticolinérgicos. Após a reversão da distonia, um tratamento com antiparkinsonianos orais deve ser feito por, pelo menos, 2 semanas (Casey & Keepers, 1988).

A distonia tardia ocorre em 3% dos pacientes tratados com antipsicóticos e é com frequência diagnosticada erroneamente como outro transtorno do movimento, incluindo discinesia tardia (Van Harten & Kahn, 1999). Aproximadamente metade dos casos aparece dentro dos primeiros 5 anos de exposição aos agentes antipsicóticos, com 20% dos casos surgindo no primeiro ano dessa exposição (Kang et al., 1988). A distonia tardia é distinta da discinesia tardia por não ter predominância feminina, ter idade de início mais precoce e por poder ser aliviada por agentes anticolinérgicos (Van Harten & Kahn, 1999). Embora possa afetar qualquer área do corpo, os grupos musculares mais afetados são os da face e do pescoço (American Psychiatric Association, 1997; Burke et al., 1982).

A distonia tardia é difícil de ser tratada. Se o antipsicótico necessita ser continuado, a mínima dose requerida deveria ser usada, ou considerada a mudança para um AA. A clozapina é o único atípico que comprovadamente melhora os movimentos distônicos. Benzodiazepínicos, agentes depletores de dopamina e anticolinérgicos também têm sido utilizados no tratamento desse transtorno do movimento (Van Harten & Kahn, 1999). Para as distonias focais, a toxina botulínica pode ser considerada tratamento alternativo (American Psychiatric Association, 1997; Van Harten & Kahn, 1999). Se a distonia não remitir, deve-se considerar o tratamento com a clozapina ou outro atípico (American Psychiatric Association, 1997).

Parkinsonismo

Esse tipo de sintoma extrapiramidal é assim denominado por ser fenomenologicamente similar aos sintomas de rigidez, tremor, acinesia e bradicinesia encontrados na doença de Parkinson. A fisiopatologia envolvida no parkinsonismo parece relacionar-se a alteração no balanço entre a dopamina e a acetilcolina nos gânglios da base (Siegfried et al., 2001).

O parkinsonismo induzido por medicamentos ocorre em pelo menos 50% dos indivíduos tratados com agentes antipsicóticos, e mais de 90% dos casos ocorrem nas primeiras 10 semanas de tratamento (Janicak et al., 1997). Pacientes idosos constituem o grupo de maior risco para o desenvolvimento de parkinsonismo. Muitas vezes, torna-se difícil a distinção entre depressão e sintomas negativos de parkinsonismo (Van Putten & May, 1978). A resposta à redução da medicação antipsicótica ou ao uso de antiparkinsonianos pode distinguir o parkinsonismo da depressão ou dos sintomas negativos da esquizofrenia. Contudo, depressão pode coexistir com parkinsonismo. Além disso, nos casos graves, o parkinsonismo deve ser distinguido da catatonia (American Psychiatric Association, 1997; Janicak et al., 1997; Van Putten & May, 1978).

Estratégias iniciais de tratamento incluem redução da dose do antipsicótico ou mudança para um atípico ou para um antipsicótico de baixa potência (Casey, 1996a). Pode-se considerar o uso de medicação antiparkinsoniana, a exemplo de anticolinérgicos, como benzitropina, triexifenidil ou biperideno (American Psychiatric Association, 1997; Haddad, 2008).

Acatisia

Acatisia é a experiência subjetiva de inquietação, tensão interna e desconforto. Aspectos motores característicos incluem agitação psicomotora, movimentos rítmicos dos membros inferiores, como cruzar as pernas e bater pés, além de movimentos de balanço de tronco, quando sentado, e andar no mesmo lugar, quando de pé. A acatisia geralmente ocorre dentro de dias ou semanas após o início do tratamento com antipsicótico ou após elevação de suas doses (American Psychiatric Association, 1997; Fleischhacker et al., 1990; Miller et al., 1997). O diagnóstico da acatisia pode ser difícil, pois essa condição clínica frequentemente varia em severidade no decorrer do tempo e pode ser confundida com quadros ansiosos ou agitação psicótica (Bratti, 2007).

A acatisia também pode manifestar-se após a redução da dose do anticolinérgico que estava sendo utilizado para o tratamento de sintomas extrapiramidais e ocorre em 20% a 25% dos pacientes em uso de antipsicóticos, sendo causa frequente de não adesão ao tratamento. Nos casos graves, a acatisia pode ser tão desconfortável que o paciente se torna disfórico, agressivo ou apresenta risco de suicídio (American Psychiatric Association, 1997; Bratti, 2007).

Na tentativa de diminuir a acatisia, deve-se tentar a redução da dose do antipsicótico. Se essa medida falhar, cabe o uso de agente betabloqueador lipofílico, como o propranolol. Se outros sintomas extrapiramidais estão presentes, pode ser preferível o uso de anticolinérgicos. Benzodiazepínicos, como o lorazepam e o clonazepam, são agentes de segunda linha (American Psychiatric Association, 1997).

A acatisia pode ser efeito adverso persistente em um subgrupo de pacientes (Burke et al., 1989). A acatisia tardia pode responder aos mesmos agentes utilizados na acatisia aguda. A reserpina tem sido usada com algum sucesso (Yassa et al., 1989).

Discinesias

Os movimentos discinéticos podem ser classificados em quatro tipos: espontâneos, de retirada, agudos ou tardios. Discinesias espontâneas foram relatadas em mais de 20% dos pacientes esquizofrênicos não tratados (Fenton et al., 1994). Discinesias de retirada ocorrem quando da redução da dose ou da interrupção do antipsicótico, mas geralmente se resolvem em 1 ou 2 meses e não exigem tratamento (American Psychiatric Association, 1997).

A síndrome do coelho, assim denominada em razão dos movimentos periorais finos e rápidos que se assemelham à mastigação desse animal, é frequentemente considerada uma forma de discinesia (Casey, 1992). Tende a ocorrer com tratamento prolongado e pode estar presente em até 4% dos pacientes que não estejam em tratamento adjuvante com agentes anticolinérgicos (Yassa & Lal, 1986).

Profilaxia das síndromes extrapiramidais

No passado, os anticolinérgicos eram utilizados rotineiramente em associação aos AT de alta potência para prevenir o aparecimento de síndromes extrapiramidais. Mais recentemente, o uso de medicação anticolinérgica profilática tem sido controverso. Miller et al. (1997) sugerem que baixas doses e titulação vagarosa dos antipsicóticos podem evitar o desenvolvimento de efeitos colaterais extrapiramidais.

Síndrome neuroléptica maligna

A síndrome neuroléptica maligna é uma condição grave induzida pelo uso de antipsicóticos. Instala-se de maneira rápida, usualmente no início do tratamento, podendo ser fatal em cerca de 5% a 20% dos casos (American Psychiatric Association, 1997). Os critérios do DSM-IV incluem rigidez muscular e hipertermia associadas ao uso de medicação antipsicótica. Outros aspectos associados a essa síndrome incluem instabilidade autonômica, leucocitose, alterações do nível de consciência e elevação da creatininafosfocinase (PK) (American Psychiatric Association, 1997).

A síndrome neuroléptica maligna pode ocorrer com qualquer antipsicótico, inclusive com os atípicos (Filice et al., 1998; Hasan & Buckley, 1998). As taxas de prevalência variam entre 0,001% e 1% dos pacientes tratados com antipsicóticos (Caroff & Mann, 1993). Os fatores de risco propostos incluem: (a) episódio prévio de síndrome neuroléptica maligna; (b) idade mais jovem; (c) uso de antipsicóticos de alta potência; (d) titulação rápida da dose; (e) administração parenteral (IM); (f) desidratação; (g) agitação; (h) uso concomitante de certas medicações, como o lítio; (i) doença afetiva ou neurológica prévia (American Psychiatric Association, 1997; Caroff & Mann, 1993). Nesses casos, os antipsicóticos ou medicações que possam estar contribuindo potencialmente com os sintomas devem ser suspensos. Deve-se providenciar suporte clínico adequado para o paciente e, se necessário, internação em unidade de cuidados intensivos. Medicações como bromocriptina, amantadina e dantroleno são usadas com eficácia no tratamento da síndrome neuroléptica maligna. Em casos refratários ou graves pode ser necessária a utilização da eletroconvulsoterapia como recurso terapêutico (Haddad, 2008; Lucca, 2008; Reulbach, 2007)

Convulsões

Os AT e a clozapina abaixam o limiar convulsivo; sendo assim, outros atípicos devem ser priorizados em casos de sintomas psicóticos associados a epilepsia. Vale ressaltar que a comorbidade entre esquizofrenia e epilepsia ocorre em 7% dos pacientes ambulatoriais e em até 27% dos pacientes em centros especializados para tratamento de epilepsia. Outro aspecto relevante é que os antiepilépticos podem acelerar o metabolismo dos antipsicóticos; assim, doses mais altas de antipsicóticos podem ser necessárias em quadros de epilepsia associada à esquizofrenia (Guarnieri et al., 2004).

Efeitos cardiovasculares

Hipotensão ortostática

Hipotensão ortostática é o efeito colateral cardiovascular mais comum dos antipsicóticos. Ocorre com os agentes convencionais e também com a risperidona, a quetiapina, a olanzapina e a clozapina, sendo mais comum nos primeiros dias de tratamento ou quando se aumenta a dosagem do fármaco. A maioria dos pacientes desenvolve tolerância a esse efeito após 4 a 6 semanas de tratamento (Young et al., 1998).

Taquicardia

Taquicardia pode ocorrer em virtude do efeito anticolinérgico do antipsicótico ou em consequência da hipotensão ortostática (taquicardia reflexa). Cerca de 25% dos pacientes em uso de clozapina terão aumento de 10 a 15 batimentos por minuto (Lieberman, 1998). A maioria dos pacientes desenvolverá tolerância a esse efeito colateral. Caso a taquicardia persista, deve-se obter um eletrocardiograma. Redução da dose, titulação mais vagarosa ou uso de betabloqueadores como atenolol ou propranolol podem ser necessários (Lieberman, 1998; Young et al., 1998).

Alterações eletrocardiográficas

Alterações eletrocardiográficas podem ser vistas após o uso de muitos antipsicóticos. Tanto antipsicóticos de baixa como de alta potência podem determinar alterações do intervalo QT (Casey, 1997). As alterações do intervalo QT têm sido associadas à ocorrência de arritmia potencialmente fatal do tipo *torsades des pointes* (Janicak et al., 1997). O mecanismo fisiopatológico parece ser mediado por alterações de canais iônicos no coração (Casey, 1996b).

Entre os AA, a ziprasidona está associada a prolongamento do intervalo QT, que é breve e não atinge duração de 500ms, em que se observam arritmias potencialmente fatais. Interessante notar que a ziprasidona causa menos alteração do intervalo QT do que o antipsicótico tioridazina (Herz & Marder, 2002).

Efeitos endócrinos

Ganho de peso

O ganho de peso é um problema para muitos pacientes com esquizofrenia. Um estudo demonstrou que mulheres com esquizofrenia tinham um índice de massa corpórea maior do que controles, embora os índices de massa corpórea dos homens com esquizofrenia fossem similares aos dos controles (Allison et al., 1999a). Outro estudo demonstrou que indivíduos com esquizofrenia têm dietas mais ricas em gordura e fazem menos exercício físico do que os controles (Brown et al., 1999).

Em relação aos AT, os antipsicóticos de segunda geração têm a vantagem de causar menos efeitos extrapiramidais. Além disso, têm maior efeito nos sintomas negativos da esquizofrenia. Entretanto, apesar das vantagens em relação aos convencionais, verificou-se que o uso dos atípicos está associado a aumento importante de peso e alterações metabólicas, como dislipidemias, diabetes e síndrome metabólica. Essas alterações metabólicas aumentam significativamente o risco de morte por doenças cardiovasculares, as quais são uma das principais causas de mortalidade nos pacientes com esquizofrenia (Elkis, 2008).

A metanálise de Allison et al. (1999b) demonstrou ganhos de peso em 10 semanas de 4,45kg para a clozapina, 4,15kg para a olanzapina, 2,10kg para a risperidona e 0,04kg para a ziprasidona. Elevação acima de 4kg pode representar ganho superior a 5% do peso total, o que está associado a aumento da morbidade e da mortalidade (Tabela 39.1).

Hiperprolactinemia

Estudos recentes mostram uma ligação entre hiperprolactinemia de longa duração e osteoporose, fraturas do quadril e até câncer da mama. Estudos mostram aumento de 20% a 42% no risco para câncer de mama em mulheres esquizofrênicas e de 16% para usuárias de antipisicóticos antagonistas dopaminérgicos. Queixas de amenorreia também são comuns em pacientes esquizofrênicas medicadas com antagonistas dopaminérgicos. A risperidona e a amissulprida apresentam taxas de hiperprolactinemia em mulheres de 80% a 90%. Essas taxas são maiores do que as encontradas entre os AT. A olanzapina produz taxas mais baixas do que os típicos. A quetiapina e o aripiprazol têm as menores taxas, e a clozapina raramente induz hiperprolactinemia (Bushe et al., 2008).

Disfunção sexual

A disfunção sexual é uma importante causa de não adesão ao tratamento, principalmente em pacientes masculinos. Entretanto, algumas vezes, em pacientes internados em manicômios judiciários ou em grandes clínicas com equipes de enfermagem reduzidas e alto risco de contaminação por doenças sexualmente transmissíveis (DST), esse efeito colateral pode diminuir o risco de transmissão de DST e de ocorrência de abusos sexuais (Murray et al., 2002).

Os principais fatores de risco encontrados para homens nos estudos de associação de disfunção sexual e antipsicóticos são idade avançada, altos níveis de depressão, doses maiores de medicação e presença de efeitos colaterais colinérgicos e adrenérgicos. Quando os pacientes apresentam hiperprolactinemia, os outros fatores de risco deixam de fazer diferença e ela sozinha passa a ser a causa principal da disfunção sexual. Nas mulheres, a hiperprolactinemia parece ser a causa principal (Murray et al., 2002).

A troca de medicação por fármacos com menor risco de produzir hiperprolactinemia muitas vezes é eficaz. Apesar de não produzir hiperprolactinemia, a clozapina, em razão dos efeitos colaterais adrenérgicos e colinérgicos, não é uma boa opção para as disfunções sexuais. A sildenafila e outros agentes inibidores da fosfodiesterase também são eficazes. É importante que o psiquiatra pergunte sobre a sexualidade de seu paciente, pois esse é um aspecto importante para a ressocialização.

TABELA 39.1 ■ Antipsicóticos atípicos e ganho de peso

Antipsicótico atípico	Risco de ganho de peso
Clozapina	+++
Olanzapina	+++
Risperidona/paliperidona	++
Quetiapina	++
Ziprasidona	+/−
Aripiprazol	+/−

Adaptada de Stahl (2009).

CONSIDERAÇÕES FINAIS

A esquizofrenia é uma doença crônica e incapacitante que exige tratamento por tempo prolongado. Desse modo, torna-se necessário o conhecimento da farmacocinética e da farmacodinâmica dos medicamentos disponíveis, assim como a adequação do tratamento multidisciplinar.

REFERÊNCIAS

Allison DB, Fontaine KR, Heo M et al. The distribution of body mass index among individuals with and without schizophrenia. J Clin Psychiatry 1999a; 60(4):215-20.

Allison DB, Mentore JL, Heo M et al. Antipsychotic-induced weight gain: a comprehensive research synthesis. Am J Psychiatry 1999b; 156:1686-96.

American Psychiatric Association. Practice guideline for the treatment of patients with schizophrenia. Am J Psychiatry 1997; 154 (Suppl 4):1-63.

Baldessarini RJ. Farmacologia dos transtornos psicóticos: uma perspectiva sobre os atuais desenvolvimentos. In: Maj M, Sartorius N. Esquizofrenia. 1 ed., Porto Alegre: Artmed, 2005.

Ban TA. Fifty years chlorpromazine: a historical perspective. Neuropsychiatr Dis Treat 2007 Aug; 3(4):495-500.

Barnes, TR. A rating scale for drug induced akathisia. Br J Psychiatry 1989; 154:672-6.

Bartko G, Maylath E, Herczeg I. Comparative studies of schizophrenic patients relapsed on and off medication. Psychiatry Res 1987; 22:221-7.

Bondolfi G, Dufour H, Patris May JP et al. Risperidone versus clozapine in treatment-resistant schizophrenia: a randomized double-blind study. The Risperidone Study Group. Am J Psychiatry 1998; 155:499-504.

Bratti IM, Kane JM, Marder SR. Am J Psychiatric 2007; 164:11 1648-54.

Breier A, Hamilton S. Comparative efficacy of olanzapine and haloperidol for patients with treatment-resistant schizophrenia. Biol Psych 1999; 45:103-11.

Bessi C, Manenti S, Frongia P et al. Systemic family therapy in schizophrenia: a randomized clinical trial of effectiveness. Psychoter Psychosom 2008; 77:43-9.

Brown CS, Markowitz JS, Moore TR et al. Atypical antipsychotics: Part II: Adverse effects, drug interactions, and costs. Ann Pharmacother 1999; 33:210-7.

Bushe C, Shaw M, Peveler RC. A Review of association between antipsychotic use and hiperprolactinemia. J Psychofarmacol 2008; 22(2):46-55.

Burke RE, Fahn S, Jankovic J et al. Tardive dystonia: late-onset and persistent dystonia caused by antipsichotic drugs. Neurology 1982; 32:1335-46.

Burke RE, Kang UJ, Jankovic J et al. Tardive akathisia: an analysis of clinical features and response to open therapeutic trials trials. Mov Disord 1989; 4:157-75.

Caroff SN, Mann SC. Neuroleptic malignant syndrome. Med Clin North Am 1993; 77:185-202.

Casey DE, Keepers GA. Neuroleptic side effects: acute extrapyramidal syndromes and tardive dyskinesia. In: Casey DE, Christensen AV (eds.) Psychopharmacology: current trends. Berlin: Springer-Verlag, 1988.

Casey DE. Neuroleptic drug-induced extrapyramidal syndromes and tardive dyskinesia. Schizophr Res 1991; 4:109-20.

Casey DE. The rabbit syndrome. In: Joseph AB, Young R (eds.). Movement disorders in neurology and neuropsychiatry. Boston: Blackwell, 1992.

Casey DE. Extrapyramidal syndromes: epidemiology, pathophysiology and the diagnostic dilemma. CNS Drugs 1996a; 5(suppl 1):1-12.

Casey DE. Side effect profile of new antipsychotic agents. J Clin Psychiatry 1996b; 57(suppl 11):40-5.

Casey DE. The relationship of pharmacology to side effects. J Clin Psychiatry 1997; 58(suppl 10):55-62.

Casey DE. Tardive dyskinesia and atypical antipsychotic drugs. Schizophr Res 1999; 35(suppl):S61-6.

Chakos MH, Mayerhoff DI, Loebel AD et al. Incidence and correlates of acute extrapyramidal symptoms in first episode of schizophrenia. Psychopharmacol Bull 1992; 28:81-6.

Cipriani A, Boso M, Barbui C. Clozapine combined with different antipsychotic drugs for treatment resistant schizophrenia. Cochrane Database Syst Rev 2009 Jul 8;(3):CD006324.

Davis JM. Overview: maintenance therapy in psychiatry I. Schizophrenia. Am J Psychiatry 1975; 132:1237-45.

Dixon L, Weiden P, Delahanty J et al. Prevalence and correlates of diabetes in national schizophrenia samples. Schizophr Bull 2000; 26:903-12.

Elkis H, Gama C, Suplicy H et al. Consenso Brasileiro sobre antipsicóticos de segunda geração e distúrbios metabólicos. Rev Bras Psiquiatr mar 2008; 30(1):77-85.

Elkis H, Meltzer HY. Esquizofrenia refratária. Rev Bras Psiquiatr out 2007; 29(supl.2):S41-S47.

Falkai P, Wobrock T, Lieberman J et al. Diretrizes da Federação Mundial das Sociedades de Psiquiatria Biológica para o tratamento biológico da esquizofrenia. Parte 1. Rev Psiquiatr Clín (São Paulo) 2006; 33(supl.1):7-64.

Fenton WS, Wyatt RJ, McGlashan TH. Risk factors for spontaneous dyskinesia in schizophrenia. Arch Gen Psychiatry 1994; 51:643-50.

Filice GA, McDougall BC, Ercan-Fang N et al. Neuroleptic malignant syndrome associated with olanzapine. Ann Pharmacother 1998; 32:1158-9.

Fleischhacker WW, Roth SD, Kane JM. The pharmacologic treatment of neuroleptic-induced akathisia. J Clin Psychopharmacol 1990; 10:12-21.

Gaulin BD, Markowitz JS, Caley CF et al. Clozapine-associated elevation in serum triglycerides. Am J Psychiatry 1999; 156:1270-2.

Guarnieria R, Hallakb J, Walza R, Velascoa T et al. Tratamento farmacológico das psicoses na epilepsia. Rev Bras Psiquiatr 2004; 26(1):57-61.

Guy W. ECDEU. Assessment manual for psychopharmachology. US Dept. Health, Education, and Welfare Publication (ADM) 76-338. Rockville, MD: National Institute of Mental Health, 1976.

Haddad PM, Dursun SM. Neurological complications of psychiatric drugs: clinical features and management. Hum Psychopharmacol 2008 Jan; 23 Suppl 1:15-26.

Hasan S, Buckey P. Novel antipsychotics and the neuroleptic malignant syndrome: a review and critique. Am J Psychiatry 1998; 155:1113-6.

Henna Neto J, Elkis H. Clinical aspects of super-refractory schizophrenia: a 6-month cohort observational study. Rev Bras Psiquiatr 2007 Sep; 29(3):228-32.

Herz MI, Marder SR. Schizophrenia. Comprehensive treatment and management. Philadelphia: Lippincott Williams & Wilkins, 2002. 308p.

Janicak PG, Davis JM, Preskorn SH et al. Principles and practice of psychopharmacotherapy. 2 ed., Baltimore: Williams & Wilkins: Baltimore, 1997.

Kang UJ, Burke RE, Fahn S. Tardive dystonia. In: Fahn S, Marsden CD, Calne DB (eds.) Advances in neurology. Vol. 50. Dystonia 2. New York: Raven, 1988.

Koning MB, Bloemen OJ, van Amelsvoort TA et al. Early intervention in patients at ultra high risk of psychosis: benefits and risks. Acta Psychiatr Scand 2009 Jun; 119(6):426-42.

Lara DR, Abreu PB. Psicose aguda. In: Quevedo J, Schmitt R, Kapczinski F (eds.) Emergências psiquiátricas. 2 ed. Porto Alegre: Artmed, 2008.

Leucht S, Corves C, Arbter D, et al Second-generation versus first-generation antipsychotic drugs for schizophrenia: a meta-analysis. Lancet 2009 Jan 3; 373(9657):31-41.

Lieberman JA, Jody D, Geisler S et al. Time course and biological correlates of treatment response in first-episode schizophrenia. Arch Gen Psychiatry 1993; 50:369-76.

Lieberman JA, Koreen AR, Cahkos M et al. Factors influencing treatment response and outcome in first-episode schizophrenia: implications for understanding the pathophisiology of schizophrenia. J Clin Psychiatry 1996; 57(Suppl 9):5-9.

Loebel AD, Lieberman JA, Alvir JM, Mayerhoff DI, Geisler SH, Szymansky SR. Duration of psychosis and outcome in first-episode schizophrenia. Am J Psychiatry 1992; 149:1183-8.

Lucca G, Romano Silva MA, Quvedo J. Intoxicação e efeitos adversos graves dos psicofármacos. In: Quevedo J, Schmitt R, Kapczinski F (eds.) Emergências psiquiátricas. 2 ed. Porto Alegre: Artmed, 2008.

Martin JLR Pérez V, Sacristán M et al. Meta-analysis of drop-out rates in randomised clinical trials, comparing typical and atypical antipsychotics in the treatment of schizophrenia. Eur Psychiatry 2006 Jan; 21(1):11-20.

Miller CH, Hummer M, Oberbauer H et al. Risk factors for the development of neuroleptic-induced akathisia. Eur Neuropsychopharmacol 1997; 7:51-5.

Murray R, Smith S, O'Keane V. Sexual dysfunction in patients taking conventional antipsychotic medication. Brit J Psychiatry 2002; 181:49-55.

Osser DN, Najarian DM, Dufresne RL. Olanzapine increases weight and serum triglyceride levels. J Clin Psychiatry 1999; 60:767-70.

Reulbach U, Dutsch C, Bierman T et al. Managing an effective treatment of neuroleptic malignant syndrome. Crit Care 2007; 11(1):R4.

Rupniak NM, Jenner P, Marsden CD. Acute dystonia induced by neuroleptic drugs. Psychopharmacology (Berl) 1986; 88:403-19.

Shirakawa I. Adesão na prática clínica. In: Shirakawa I. Esquizofrenia – Adesão ao tratamento. São Paulo: Casa Editorial Lemos, 2007.

Siegfreid SL, Fleischhacker W, Lieberman JA. Pharmacological treatment of schizophrenia. In: Lieberman JA, Murray RM (eds.). Comprehensive care of schizophrenia. A textbook of clinical management. London: Martin Dunitz, 2001:59-94.

Stahl SM. Stahl's essential psychopharmacology neuroscientific basis and practical applications. 3 ed., Cambridge University Press, 2009.

Simpson GM, Angus JW. A rating scale for extrapyramidal side effects. Acta Psychiatr Scand, Suppl 1970; 212:9-11.

Van Harten PN, Kahn RS. Tardive dystonia. Schizophr Bull 1999; 25:741-8.

Van Putten T, May PR. "Akinetic depression" in schizophrenia. Arch Gen Psychiatry 1978; 35:1101-7.

Weiden PJ, Olfson M. Cost of relapse in schizophrenia. Schizophr Bull 1995; 21:419-29.

Woolley J, McGuire P. Neuroimage in schizophrenia – What does it tell the clinician? Advances in Psychiatry Treatment 2005; 11:195-202.

Wirshing DA, Marshall BD Jr, Green FM et al. Risperidone in the treatment-refractory schizophrenia. Am J Psychiatry 1999; 156:1374-9.

Wyatt RJ, Henter L. Rationale for study of early intervention. Schizophr Res 2001; 51:69-76.

Yassa R, Lal S. Prevalence of the rabbit syndrome. Am J Psychiatry 1986; 143:656-7.

Yassa R, Nair V, Iskandar H. A comparison of severe tardive dystonia and severe tardive akathisia. Acta Psychiatr Scand 1989; 80:155-9.

Young CR, Bowers MB Jr, Mazure CM. Management of the adverse effects of clozapine. Schizophr Bull 1998; 24:381-90.

Esquizofrenia Refratária e Super-Refratária

Monica Kayo • Vivian Yuri Hiroce
Ivson Tassell • Helio Elkis

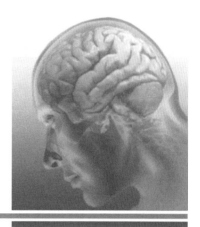

INTRODUÇÃO

Na história da terapêutica psiquiátrica, a introdução dos antipsicóticos representa, indiscutivelmente, um de seus maiores avanços. A descoberta da clorpromazina, o primeiro dos antipsicóticos de primeira geração (APG), nos anos 1950, trouxe uma grande esperança para o tratamento da esquizofrenia, possibilitando a redução da intensidade dos sintomas psicóticos, a diminuição dos períodos de hospitalização e o retorno dos pacientes ao convívio social. No entanto, desde o início do uso da clorpromazina observou-se que um grupo de pacientes permanecia sintomático, sendo, por isso, considerado refratário ou resistente às fenotiazinas (Itil et al., 1966).

No entanto, a definição de esquizofrenia refratária (ER) é até hoje problemática, na medida em que a esquizofrenia é, por definição, uma doença crônica (Hassen et al., 2004) e estudos de longo prazo mostram que 80% a 90% dos pacientes desenvolvem algum tipo de disfunção social ou ocupacional (Meltzer, 1990). Por outro lado, erroneamente, a cronicidade é confundida com refratariedade e, por isso, alguns autores utilizaram parâmetros como número de internações sofridas pelos pacientes ou tipo de evolução da doença para definir refratariedade (Henna, 1999). Essa concepção, evidentemente, não faz sentido, pois cronicidade não é sinônimo de refratariedade, e podemos citar como exemplo as doenças crônicas, como diabetes ou hipertensão, que, apesar de sua cronicidade ou nível de gravidade, respondem ao tratamento. Por essas razões, tornou-se necessário o desenvolvimento de critérios operacionais ou algoritmos para definição de ER.

Além da confusão entre os conceitos de cronicidade e refratariedade, é necessário também definir o que se entende por resposta ao tratamento, conceito que se distingue do de remissão, bem como do de recuperação. Resposta ao tratamento corresponde a uma redução da gravidade dos sintomas, sendo esta avaliada por algum tipo de escala. Remissão significa ausência quase completa de sintomatologia por determinado período de tempo e recuperação, a ausência de doença por um período prolongado. Por exemplo, considera-se que houve remissão na artrite reumatoide quando há ausência de fadiga, mínima rigidez matinal, ausência de dores e inchaço das articulações e hemossedimentação normal e, de modo análogo, no caso da esquizofrenia, a remissão é atualmente definida como um período mínimo de 6 meses em que os sintomas psicóticos, de desorganização e negativos tenham atingido pequena gravidade clínica (Andreasen et al., 2005) (correspondendo aos níveis ≤ 3 nos respectivos sintomas da Escala Breve de Avaliação Psiquiátrica [BPRS – *Brief Psychiatric Rating Scale*] [Overall & Gorham, 1962] ou na Escala das Síndromes Positiva e Negativa [PANSS – *Positive and Negative Syndrome Scale*] [Kay et al., 1987]).

Assim, o conceito de ER não está associado ao de remissão, mas sim ao de resposta, isto é, diminuição da gravidade sintomatológica a partir de um determinado nível estabelecido previamente ao início da observação (nível de base ou *baseline*).

DEFINIÇÕES OPERACIONAIS DE ER

Segundo as definições atuais, a ER implica a persistência de sintomas psicóticos, mesmo na presença de certo número de tratamentos adequados. Alguns autores propõem que outras dimensões sintomáticas, como as esferas negativa e cognitiva e a habilidade em retornar ao funcionamento pré-mórbido, deveriam ser incluídas na definição. Portanto, uma divisão dicotômica na definição de ER é inadequada, sendo necessariamente multidimensional (Elkis, 2007).

Alguns autores tentaram construir definições operacionais com base em uma única dimensão, como redução de sintomas, com escalas desenvolvidas pelos próprios autores (Elkis, 2007). Por exemplo, Csernansky et al. (1983) desenvolveram uma escala de 10 itens para avaliar a gravidade de sintomas como delírios, alucinações e comportamento bizarro, com níveis de gravidade de 0 (ausência) a 4 (importante). May et al. (1988) construíram uma escala bidimensional com seis níveis de resistência, avaliados pela gravidade dos sintomas e pela adaptação social. Brenner e Merlo (1995) desenvolveram uma escala baseada na combinação de três outras escalas: a CGI (Impressão Clínica Global – Guy, 1976), a BPRS (Overall & Gorham, 1962; Romano & Elkis, 1996) e uma Escala de Habilidades de Vida Independente, a ILSS (*Independent Living Skills Survey* – Bressan e Elkis, 2007). Assim, os graus de resposta e resistência à esquizofrenia eram avaliados desde o grau 1, onde há completa ausência de doença e funcionamento normal (CGI = 1; BPRS = 2; ILSS = habilidade total de funcionamento), até o grau 7, o de mais grave comprometimento (CGI = 7; BPRS = 50; ILSS = todas as áreas de funcionamento comprometidas) (Bressan & Elkis, 2007).

Hoje, essas escalas são consideradas de valor histórico, pois representaram as primeiras tentativas de definição operacional de critérios para esquizofrenia refratária, além de possibilitar a avaliação de sua gravidade. No entanto, de acordo com pesquisa no PubMed até o ano de 2009, essas escalas pouco foram utilizadas em ensaios clínicos para definir pacientes com esquizofrenia refratária.

O critério operacional mais utilizado de definição de ER em estudos clínicos é o de Kane et al. (1988), que tornou possível a seleção de pacientes com ER para o estudo que introduziu a clozapina no arsenal terapêutico da esquizofrenia, abrindo caminho para o surgimento dos antipsicóticos de segunda geração (ASG). O critério de Kane é tridimensional, o que significa que, para ser considerado refratário, o paciente necessita preencher os seguintes critérios ou dimensões: (1) histórico: antecedentes de não resposta ou resposta pobre a tratamentos anteriores com dois antipsicóticos em doses e períodos adequados; (2) atual (psicopatológico): o paciente deve apresentar determinado nível de gravidade psicopatológica avaliada pela BPRS e pela CGI (Guy, 1976); e (3) prospectivo (confirmatório): após tratamento com haloperidol, o paciente deve apresentar redução da gravidade sintomatológica (BPRS) e clínica (CGI) em comparação com os valores obtidos no início da observação (*baseline*). Detalhes desse critério encontram-se na Tabela 40.1.

TABELA 40.1 ■ Critérios de Kane et al.,1988 (a partir de Elkis, 2007)

Dimensão	Descrição
Histórica	Mau funcionamento psicossocial nos últimos 5 anos. História de três tratamentos com pelo menos dois antipsicóticos de classes químicas diferentes, em dosagens equivalentes a 1.000mg de clorpromazina, sem resposta satisfatória
Atual	Avaliação psicopatológica pela BPRS (níveis de gravidade de 1 a 7) mínima de 45 pontos, com gravidade mínima de 4 em pelo menos dois dos itens "psicóticos" da BPRS (alucinações, delírios, desconfiança e desorganização conceitual). CGI maior ou igual a quatro (moderadamente doente).
Prospectiva	Ausência de melhora após 6 semanas de tratamento com haloperidol (60mg/dia ou mais). Melhora definida como redução de 20% do BPRS em comparação ao nível de gravidade obtido no critério "Atual". Redução do CGI para 3 ou menos ou BPRS total menor ou igual a 35

BPRS: Escala Breve de Avaliação Psiquiátrica (*Brief Psychiatric Rating Scale*); CGI: Impressão Clínica Global (*Clinical Global Impression*).

CARACTERÍSTICAS CLÍNICAS DA ESQUIZOFRENIA REFRATÁRIA

Em geral, estima-se que a prevalência da ER seja de, no mínimo, 30% (Kane, 1996). Hegarty et al. (1994), em metanálise de 300 trabalhos que avaliaram a resposta aos diversos tratamentos ao longo do século XX, concluíram que somente 40% dos pacientes alcançaram remissão de sua sintomatologia.

Por outro lado, um estudo de pacientes de primeiro episódio mostrou que cerca de 20% dos pacientes não responderam ao tratamento com antipsicóticos convencionais após 1 ano de tratamento (Lieberman, 1993).

Em termos psicopatológicos, Alves et al. (2005) usaram a BPRS-versão ancorada (Romano & Elkis, 1996) para identificar as dimensões psicopatológicas dessa escala em 90 pacientes com esquizofrenia refratária. Os autores identificaram quatro dimensões, muito semelhantes àquelas encontradas em pacientes não refratários: negativa/desorganização, excitação, positiva e depressiva.

Em termos de variáveis demográficas, Meltzer et al. (1997) compararam pacientes com esquizofrenia refratária *versus* não refratária e observaram uma idade de início menor (diferença média de 2 anos) nos pacientes com esquizofrenia refratária, bem como uma predominância significativa do sexo masculino em pacientes com ER. Da mesma maneira, Henna e Elkis (1999) observaram que, em comparação aos responsivos, os pacientes com ER mostram predomínio do sexo masculino em sua distribuição por gênero, maior número de hospitalizações e idade de início do transtorno por volta dos 17 anos (em torno dos 20 anos). Esses achados foram confirmados por Castro e Elkis (2007) em estudo retrospectivo, no qual observaram que os pacientes que foram tratados com clozapina (refratários) apresentavam média de idade de início da doença em torno de 18 anos, significativamente menor do que a dos pacientes não refratários tratados com risperidona (21 anos) ou haloperidol (23 anos).

TRATAMENTO DA ER

Desde o final dos anos 1970 e durante os anos 1980, foram feitas tentativas terapêuticas para o tratamento da ER, como o uso de endorfinas (Verhoeven et al., 1979), prostaglandinas (Vaddadi et al., 1986), lítio (Lerner et al., 1988) e antipsicóticos de primeira geração (Huang et al., 1987). Vários ensaios clínicos com antipsicóticos de nova geração foram realizados, visando ao tratamento da ER, a saber: três com risperidona *versus* típicos (Jeste et al., 1997; Smith et al., 1996; Wirshing et al., 1999), quatro com risperidona *versus* clozapina (Bondolfi et al., 1998; Flynn et al., 1998; Lindenmayer et al., 1998; Wahlbeck et al., 2000), dois com olanzapina (Breier & Hamilton, 1999; Lindenmayer et al., 2002) e um com quetiapina (Sacchetti et al., 2004).

No entanto, de longe, mais de 30 estudos mostram que o antipsicótico de melhor eficácia para o tratamento da ER é a clozapina, o que é demonstrado em três metanálises (Chakos et al., 2001; Davis et al., 2003; Wahlbeck et al., 1999) e uma revisão sistemática (Taylor & Duncan-McConnell, 2000). Somente uma metanálise, de certo modo, contestou esses resultados, criticando vieses metodológicos dos ensaios clínicos, como a heterogeneidade e a duração dos estudos, a psicopatologia inicial dos pacientes, o ano da publicação ou o patrocínio, porém, mesmo assim, encontrou um tamanho de efeito de 0,44, favorecendo a clozapina sobre os típicos no tratamento da ER (Moncrieff, 2003).

Desse modo, várias diretrizes de tratamento, como a da Associação Psiquiátrica Americana (Lehman et al., 2004) ou o *Schizophrenia Patient Outcomes Research Team* (PORT) (Lehman et al., 2004), ou algoritmos de tratamento, como o *Texas Medication Algorithm Project* (TMAP) (Miller et al., 2004) ou o *International Pharmacological Algorithm Project* (IPAP) (www.ipap.org), definiram que, após falha em dois a três tratamentos de pelo menos 4 a 6 semanas com antipsicóticos (típicos ou atípicos), o paciente passa a ser definido como refratário e é elegível para tratamento com clozapina, cujas doses usuais giram em torno de 300mg/dia, mas podem alcançar até 900mg/dia.

Como exemplo, apresentamos na Figura 40.1 o algoritmo do IPAP, de cuja elaboração participamos, e que é amplamente utilizado como guia para o tratamento da esquizofrenia. Esse algoritmo mostra que um paciente portador de esquizofrenia deve ser tratado em regime de monoterapia com antipsicóticos convencionais ou de segunda geração pelo período de 4 a 6 semanas. Se houver resposta, o paciente deve ser mantido com o antipsicótico com o qual respondeu, caso contrário, deve ser tratado novamente por um período também de 4 a 6 semanas, também com antipsicóticos de primeira ou segunda geração em monoterapia. Caso responda, deve ser mantido com o antipsicótico ao qual respondeu, porém, se o paciente não respondeu a esse segundo tratamento, é considerado refratário e, assim, elegível para tratamento com clozapina.

Clozapina

A clozapina é um antipsicótico de segunda geração (ASG) da classe dos dibenzodiazepínicos. No início da década de 1970, a clozapina foi introduzida nos EUA em uma série de estudos clínicos. Entretanto, foi retirada do mercado norte-americano em 1974, após a ocorrência de uma série de casos de agranulocitose na Finlândia, alguns deles fatais (Idänpään-Heikkilä et al., 1977). Em 1990, após rigoroso estudo conduzido por Kane et al. (1988), a clozapina foi aprovada nos EUA para o tratamento da esquizofrenia refratária. A clozapina foi descrita como "atípica" em seu lançamento, pois, diferente dos outros antipsicóticos existentes na época de sua introdução no mercado, ela praticamente não causava efeitos colaterais extrapiramidais. Além de seu uso na esquizofrenia refratária, a clozapina é indicada para o tratamento de comportamento suicida recorrente em pacientes com esquizofrenia ou transtorno esquizoafetivo, e no tratamento de psicoses em pacientes com doença de Parkinson.

Como iniciar e manter o tratamento com clozapina

Após a orientação de pacientes e familiares, devem ser realizados exames físico, laboratorial e eletrocardiográfico.

Os exames laboratoriais devem incluir, além do hemograma, avaliação de colesterol e triglicérides. O hemograma inicial, incluindo contagem de plaquetas, fornece informações importantes para o acompanhamento de alterações que ocorrerem após a introdução da clozapina.

Caso o paciente esteja utilizando outro antipsicótico, dois procedimentos podem ser adotados, de acordo com o julgamento clínico: a diminuição gradual do medicamento, enquanto se introduz a clozapina, no decorrer de 2 semanas, até sua retirada, ou a retirada total do antipsicótico em uso antes da introdução da clozapina.

É recomendável evitar o uso de benzodiazepínicos no início do tratamento e utilizá-lo com cautela mesmo depois de período maior de tratamento com clozapina. Medicamentos anticolinérgicos, como o biperideno, também devem ser evitados, porque potencializam os efeitos colaterais anticolinérgicos da clozapina.

Esquizofrenia Refratária e Super-Refratária

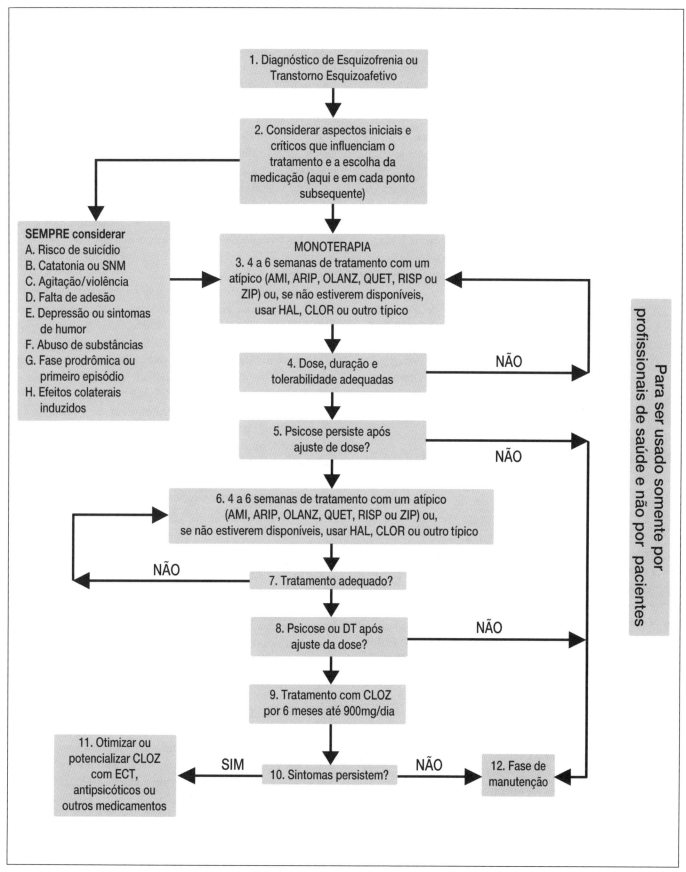

FIGURA 40.1 ■ Algoritmo de tratamento da esquizofrenia – *International Psychopharmacology Algorithm Project* (IPAP) (www.ipap.org).
(AMI: amissulprida; ARIP: aripiprazol; CLOR: clorpromazina; CLOZ: clozapina; DT: discinesia tardia; HAL: haloperidol; OLANZ: olanzapina; QUET: quetiapina; RISP: risperidona; SNM: síndrome neuroléptica maligna; ZIP: ziprasidona.)

De acordo com as recomendações do fabricante, os exames hematológicos devem ser semanais nas primeiras 18 semanas e quinzenais após esse período, pois cerca de 75% dos casos de agranulocitose ocorrem nas primeiras 18 semanas. Não se deve iniciar o tratamento em pacientes com nível de leucócitos menor do que 3.500/mm^3 ou de neutrófilos menor do que 2.000/mm^3.

Deve-se iniciar o tratamento com dose baixa, não mais do que um ou dois comprimidos de 25mg no primeiro dia de tratamento. A dose deve ser ajustada individualmente, e o aumento da dose deve ser bastante lento, não mais do que 25 a 50mg a cada 2 dias. O aumento da dose deve ser lento para melhorar a tolerabilidade, minimizando a hipotensão e o risco de convulsões. A faixa terapêutica costuma situar-se entre 300 e 600mg/dia, mas essa dose pode variar de acordo com cada paciente. A dose máxima de 900mg/dia não deve ser ultrapassada.

O tratamento com clozapina deve ser descontinuado imediatamente se a contagem dos glóbulos brancos for inferior a 3.000/mm^3 ou se a contagem de neutrófilos for inferior a 1.500/mm^3 durante as 18 primeiras semanas de tratamento, ou se a contagem de leucócitos for inferior a 2.500/mm^3 ou a contagem de neutrófilos inferior a 1.000/mm^3 após as primeiras 18 semanas de tratamento.

Fatores preditivos de resposta à clozapina

Clínicos

Alguns autores investigaram os fatores associados à resposta à clozapina em estudos de coorte e observaram que são preditivos de boa resposta níveis altos de psicopatologia, gênero feminino, idade de início precoce do transtorno e maior escolaridade (Ciapparelli et al., 2000, 2003, 2004). No entanto, outros autores, em estudos de coorte semelhantes, obtiveram resultados opostos, observando que os pacientes que respondem melhor à clozapina são aqueles que no início do tratamento têm menores níveis de gravidade psicopatológica e menor gravidade de sintomas negativos e de sintomas extrapiramidais (Umbricht et al., 2002).

Laboratoriais

Embora não haja unanimidade entre os trabalhos, os níveis plasmáticos iguais ou superiores a 400 ou mesmo 500ηg/mL estão associados a boa resposta clínica, sendo esses níveis influenciados pelo uso de nicotina (Schulte, 2003).

Genéticos

Já está bem estabelecido que fatores genéticos influenciam a resposta a medicações antipsicóticas, e muita atenção tem sido dada aos estudos de biologia genética, visando a progressos em uma terapêutica individualizada na esquizofrenia. A maioria dos estudos farmacogenéticos em esquizofrenia avaliou a resposta ao tratamento por meio da técnica com genes candidatos, que podem estar relacionados com a farmacodinâmica (estudos com receptores nos quais os medicamentos atuam e segundos mensageiros) e com a farmacocinética (estudos que visam às enzimas que metabolizam os medicamentos, barreira hematoencefálica e barreira intestinal). Além disso, outro foco de atenção são os possíveis *loci* de suscetibilidade para esquizofrenia (Nnadi & Malhotra, 2007).

Com relação à resposta à clozapina, há interesse especial nos genes que codificam os receptores D_2 de dopamina e receptores de serotonina ($5\text{-}HT_{2A}$), com polimorfismos genéticos descritos dos receptores dopaminérgicos D_2, D_3 e D_4 e receptores HT_{2a}, $5\text{-}HT_{2c}$ e $5\text{-}HT_6$ de serotonina (Mancama et al., 2002).

Os receptores de glutamato e noradrenalina também foram investigados, porém ainda com dados inconsistentes com relação aos preditores genéticos de resposta ao tratamento com clozapina (Chung & Remington, 2005).

Recentemente, foi demonstrada associação de alelos do receptor D_1 de dopamina à atividade metabólica do córtex pré-frontal de pacientes responsivos à clozapina.

As variações genéticas que alteram as propriedades farmacocinéticas das enzimas do sistema do citocromo P450 que metabolizam a clozapina (1A2, 3A4 e com uma contribuição menor da 2D6) ainda devem ser investigadas (Mancama et al., 2002). A variabilidade na apresentação dos efeitos colaterais da clozapina também está relacionada a variantes genéticas e pode indicar futuras direções nos estudos.

Neuroimagem

Antigos estudos com pneumoencefalografia (Cazzullo, 1963) ou tomografia computadorizada (TC) (Weinberger et al., 1980) mostravam uma relação inversa entre graus de dilatação ventricular e resposta ao tratamento, porém Friedman et al., em uma metanálise dos trabalhos com TC publicados entre 1980 e 1989, não observaram relação entre essas variáveis (Friedman et al., 1992).

Os estudos modernos com ressonância magnética (RM) que relacionam anormalidades cerebrais e resposta ao tratamento podem ser classificados em duas categorias: retrospectivos, que relacionam alterações cerebrais a medidas de desfecho e prospectivos, ou caso-controle, que relacionam a resposta a tratamento a anormalidades cerebrais. Nos estudos retrospectivos, a dilatação ventricular está associada a mau prognóstico (Staal et al., 1999), e nos prospectivos a dilatação ventricular está associada à resposta aos antipsicóticos convencionais, enquanto a atrofia cortical mostra-se relacionada à resposta aos atípicos (Crosthwaite & Reveley, 2000).

Poucos estudos controlados usaram definições claras de esquizofrenia refratária (Lawrie et al., 1995, 1997), porém, de modo consistente, três estudos com TC (Friedman et al., 1991; Honer et al., 1995; Konicki et al., 2001) e um com RM (Arango et al., 2003) mostraram uma relação entre atrofia pré-frontal e resposta à clozapina. Por outro lado, estudos com tomografia com emissão de fóton único (*single photon emission tomography* – SPECT) (Molina Rodriguez et al., 1996; Rodriguez et al., 1997) e com tomografia por emissão de pósitrons (*positron emission tomography* – PET) (Molina et al., 2003) observaram associação entre diminuição da atividade metabólica de regiões pré-frontais e resposta à clozapina.

Um estudo que avaliou pacientes refratários antes e após 8 semanas de tratamento com clozapina por meio de espectroscopia por RM e SPECT mostrou que uma maior razão perfusão frontal/tálamo se correlacionou com uma melhor resposta à clozapina (Ertugrul et al., 2009); os pacientes desse estudo apresentaram melhora cognitiva com a clozapina, que se correlacionou com maior taxa de perfusão frontal/tálamo e frontal/caudado. Aparentemente, a maior perfusão das regiões frontais em relação às regiões do tálamo e caudado está relacionada a melhor resposta à clozapina (Ertugrull et al., 2009; Molina Rodriguez et al., 1996), mas isso ainda não pode ser afirmado de maneira conclusiva, por causa das limitações metodológicas dos estudos feitos até hoje.

Esquizofrenia super-refratária

Estima-se que cerca de 30% dos pacientes que são tratados com clozapina não respondem adequadamente, ou seja, permanecem com sintomatologia psicótica, apesar de tratados com doses e período adequados. Esses pacientes são denominados respondedores incompletos ou "super-refratários" (Elkis & Meltzer, 2007; Henna & Elkis, 2007).

Em termos de caracterização desses pacientes com resposta parcial à clozapina, Henna (2004) observou que, quando comparados aos refratários, os primeiros apresentam maior gravidade psicopatológica, com predominância de sintomas negativos, enquanto Avrichir (2004) identificou que esses pacientes também apresentam maior gravidade em termos de sintomas de negativos, o que se reflete em piores níveis de qualidade de vida. Um estudo de coorte de 6 meses mostrou que os pacientes super-refratários, apesar do tratamento, mantêm níveis significativamente maiores de gravidade psicopatológica do que os pacientes responsivos ou refratários (Henna & Elkis, 2007)

Em termos do tratamento desses casos, o que pode ser visto pelo algoritmo do IPAP no ponto 11 (Figura 10.1), recomenda-se a adição de outros medicamentos ou tratamentos biológicos à clozapina, quando há resposta parcial a esse antipsicótico. No entanto, essas medidas de potencialização da clozapina, tanto com antipsicóticos típicos como atípicos antidepressivos, estabilizadores do humor ou eletroconvulsoterapia, não provaram com segurança ser superiores ao uso da clozapina isoladamente, pois não foram objeto de estudos controlados (Buckley et al., 2001).

Por exemplo, em termos da adição de um segundo antipsicótico à clozapina, estudos controlados com placebo revelaram resultados contraditórios no que tange ao benefício da adição da risperidona para o tratamento de pacientes com resposta parcial à clozapina (Anil Yagcioglu et al., 2005; Josiassen et al., 2005). Recentemente, uma metanálise mostrou que a adição de um segundo antipsicótico não traz benefícios aos pacientes que respondem parcialmente à clozapina (Barbui et al., 2009; Cipriani et al., 2009).

A adição de memantina, um antagonista não competitivo de receptores de glutamato, mostrou-se útil em promover a melhora de sintomas positivos e negativos em pacientes com esquizofrenia refratária em uso de clozapina, de acordo com um pequeno estudo duplo-cego controlado com placebo (de Lucena et al., 2009).

O anticonvulsivante lamotrigina parece ser um tratamento adjuvante benéfico em pacientes com esquizofrenia super-refratária, como mostra uma revisão sistemática feita por Tiihonen et al. (2009). De acordo com essa metanálise, a lamotrigina promoveu melhora dos sintomas positivos e negativos. É importante observar, porém, que os estudos não foram feitos a longo prazo, por isso não foi possível avaliar se esse efeito benéfico da lamotrigina se mantém ao longo do tempo.

Recentemente, um estudo com estimulação magnética transcraniana mostrou que essa terapêutica foi mais eficaz do que o placebo em pacientes que respondiam parcialmente à clozapina (Rosa et al., 2007).

Em termos de intervenções psicossociais, Barretto et al. (2009) realizaram com pacientes super-refratários um estudo de 21 semanas, em que a terapia cognitivo-comportamental (TCC) foi comparada ao placebo (*befriending*), e verificaram uma superioridade da TCC na melhora da psicopatologia geral, a qual se manteve durante os 6 meses de seguimento após a intervenção.

REFERÊNCIAS

Alves TM, Pereira JC, Elkis H. The psychopathological factors of refractory schizophrenia. Rev Bras Psiquiatr 2005 Jun; 27(2):108-12.

Andreasen N, Carpenter W, Kane J, Lasser R, Marder S, Weinberger D. Remission in schizophrenia: proposed criteria and rationale for consensus. Am J Psychiatry 2005; 162:441-9,

Anil Yagcioglu AE, Kivircik Akdede BB et al. A double-blind controlled study of adjunctive treatment with risperidone in schizophrenic patients partially responsive to clozapine: efficacy and safety. J Clin Psychiatry 2005; 66(1):63-72.

Arango C, Breier A et al. The relationship of clozapine and haloperidol treatment response to prefrontal, hippocampal, and caudate brain volumes. Am J Psychiatry 2003; 160(8):1421-7.

Avrichir BS. Sintomas negativos na esquizofrenia refratária e super-refratária. Tese de doutorado apresentada na Faculdade de Medicina da Universidade de São Paulo, São Paulo, 2004.

Barbui C, Signoretti A, Mulè S, Boso M, Cipriani A. Does the addition of a second antipsychotic drug improve clozapine treatment? Schizophr Bull 2009; 35(2):458-68.

Barretto EM, Kayo M, Avrichir BS et al. A preliminary controlled trial of cognitive behavioral therapy in clozapine-resistant schizophrenia. J Nerv Ment Dis 2009; 197(11):865-8.

Bondolfi G, Dufour H et al. Risperidone versus clozapine in treatment resistant chronic schizophrenia: a randomized double-blind study. The Risperidone Study Group. Am J Psychiatry 1998; 155(4):499-504.

Breier A, Hamilton SH. Comparative efficacy of olanzapine and haloperidol for patients with treatment-resistant schizophrenia. Biol Psychiatry 1999; 45(4):403-11.

Brenner HD, Merlo MCG. Definition of therapy-resistant schizophrenia and its assessment. Eur Psychiatry 1995; 10(suppl 1):7S-10S.

Bressan RA, Elkis H. Esquizofrenia refratária. São Paulo: Segmento Farma, 2007.

Buckley P, Miller A et al. When symptoms persist: clozapine augmentation strategies. Schizophr Bull 2001; 27(4):615-28.

Cazzullo CL. Biological and clinical studies on schizophrenia related to pharmacological treatment. Rec Adv Biol Psychiatry 1963; 5:114-43.

Chakos M, Lieberman J et al. Effectiveness of second-generation antipsychotics in patients with treatment-resistant schizophrenia: a review and meta-analysis of randomized trials. Am J Psychiatry 2001; 158(4):518-26.

Chung C, Remington G. Predictors and markers of clozapine response. Psychopharmacology (Berl) 2005; 179(2):317-35.

Ciapparelli A, Dell'Osso L et al. Clozapine for treatment-refractory schizophrenia, schizoaffective disorder, and psychotic bipolar disorder: a 24-month naturalistic study. J Clin Psychiatry 2000; 61(5):329-34.

Ciapparelli A, Dell'Osso L et al. Clozapine in treatment-resistant patients with schizophrenia, schizoaffective disorder, or psychotic bipolar disorder: a naturalistic 48-month follow-up study. J Clin Psychiatry 2003; 64(4):451-8.

Ciapparelli A, Ducci F et al. Predictors of response in a sample of treatment-resistant psychotic patients on clozapine. Eur Arch Psychiatry Clin Neurosci 2004; 254(5):343-6.

Cipriani A, Boso M, Barbui C. Clozapine combined with different antipsychotic drugs for treatment resistant schizophrenia. Cochrane Database Syst Rev 2009; l8;(3):CD006324.

Crosthwaite CG, Reveley MA. Structural imaging and treatment responce in schizophrenia. In: Reveley MA, William Deakin JF. The psychopharmacology of schizophrenia. London: Arnold 2000:89-108.

Davis JM, Chen N et al. A meta-analysis of the efficacy of second-generation antipsychotics. Arch Gen Psychiatry 2003; 60(6):553-64.

De Lucena D, Fernandes BS et al. Improvement of negative and positive symptoms in treatment-refractory schizophrenia: a double-blind, randomized, placebo-controlled trial with memantine as add-on therapy to clozapine. J Clin Psychiatry 2009; 70(10):1416-23.

Castro AP, Elkis H. Rehospitalization rates of patients with schizophrenia discharged on haloperidol, risperidone or clozapine. Rev Bras Psiquiatr 2007; 29(3):207-12.

Csernansky JG, Yesavage JA, Maloney W et al. The treatment response scale: a retrospective method of assessing response to neuroleptics. Am J Psychiatry 1983; 40(9):1210-3.

Elkis H. Treatment-resistant schizophrenia. Psychiatr Clin N Am 2007; 30:511-33.

Elkis H, Meltzer H. Esquizofrenia refratária. Rev Bras Psiquiatr 2007; 29 Suppl 2:S41-7.

Ertugrul A, Volkan-Salanci B et al. The effect of clozapine on regional cerebral blood flow and brain metabolite ratios in schizophrenia: relationship with treatment response. Psychiatry Res 2009; 174(2):121-9.

Flynn SW, MacEwan GW et al. An open comparison of clozapine and risperidone in treatment-resistant schizophrenia. Pharmacopsychiatry 1998; 31(1):25-9.

Friedman L, Knutson L et al. Prefrontal sulcal prominence is inversely related to response to clozapine in schizophrenia. Biol Psychiatry 1991; 29(9):865-77.

Friedman L, Lys C et al. The relationship of structural brain imaging parameters to antipsychotic treatment response: a review. J Psychiatry Neurosci 1992; 17(2):42-54.

Guy W. ECDEU Assessment Manual of Psychopharmacology Publication No.ADM- 76-336. Rockville, Maryland: US Dept. of Health, Education and Welfare, 1976.

Haasen C, Lambert M, Perro C, Naber D. Troca de medicamentos antipsicóticos em pacientes refratários. In: Marder S (ed.) Tratamento da esquizofrenia com antipsicóticos: estratégias para trocas. São Paulo: Science Publishing Brasil 2004:1-11,

Heinrichs DW, Hanlon TE, Carpenter WT Jr. The Quality of Life Scale: an instrument for rating the schizophrenic deficit syndrome. Schizophr Bull 1984; 10:388-98.

Henna JN. Esquizofrenia refratária a tratamento antipsicótico – Caracterização clínica e fatores preditivos. Dissertação de Mestrado apresentada na Faculdade de Medicina da Universidade de São Paulo, São Paulo, 1999.

Henna J, Elkis H Predictors of response and outcome in treatment resistant versus non treatment resistant schizophrenic patients. Schizopr Res 1999; 36 (1/3):281-2.

Henna JN. Esquizofrenia super-resistente a tratamento antipsicótico: aspectos clínicos. Tese de Doutorado apresentada na Faculdade de Medicina da Universidade de São Paulo, São Paulo, 2004.

Henna Neto J, Elkis H. Clinical aspects of super-refractory schizophrenia: a 6-month cohort observational study. Rev Bras Psiquiatr 2007; 29(3):228-32.

Honer WG, Smith GN et al. Regional cortical anatomy and clozapine response in refractory schizophrenia. Neuropsychopharmacology 1995; 13(1):85-7.

Huang CC, Gerhardstein RP et al. Treatment-resistant schizophrenia: controlled study of moderate- and high-dose thiothixene. Int Clin Psychopharmacol 1987; 2 (1):69-75.

Idanpaan-Heikkila J, Alhava E et al. Agranulocytosis during treatment with chlozapine." Eur J Clin Pharmacol 1977; 11(3):193-8.

Itil TM, Keskiner A, Fink, M Therapeutic studies in therapy-resistant schizophrenic patients. Comprenh Psychiatry 1966; 7:488-93

Jeste DV, Klausner M et al. A clinical evaluation of risperidone in the treatment of schizophrenia: a 10-week, open-label, multicenter trial. ARCS Study Group. Assessment of Risperdal in a Clinical Setting. Psychopharmacology (Berl) 1997; 131(3):239-47.

Josiassen RC, Joseph A et al. Clozapine augmented with risperidone in the treatment of schizophrenia: a randomized, double-blind, placebo-controlled trial. Am J Psychiatry 2005; 162(1):130-6.

Kane J, Hognifeld G, Singer J, Meltzer HY. Clozapine for the treatment-resistant schizophrenic. A double-blind comparison with chlorpromazine. Arch Gen Psychiatry 1988; 45:789-96,

Kane J. Treatment-resistant schizophrenic patients. J Clin Psychiatry 1996; 57 (suppl. 9):35-40.

Kay SR, Fiszbein A et al. The positive and negative syndrome scale (PANSS) for schizophrenia. Schizophr Bull 1987; 13(2):261-76.

Konicki PE, Kwon KY et al.. Prefrontal cortical sulcal widening associated with poor treatment response to clozapine. Schizophr Res 2001; 48(2-3):173-6.

Lawrie SM, Ingle GT et al. Magnetic resonance imaging and single photon emission tomography in treatment-responsive and treatment-resistant schizophrenia. Br J Psychiatry 1995; 167(2):202-10.

Lawrie SM, Abukmeil SS et al. Qualitative cerebral morphology in schizophrenia: a magnetic imaging study and systematic literature review. Schizophr Res 1997; 25:155-66.

Lehman AF, Kreyenbuhl J et al. The Schizophrenia Patient Outcomes Research Team (PORT): updated treatment recommendations 2003. Schizophr Bull 2004; 30(2):193-217.

Lehman AF, Lieberman JA et al. Practice guideline for the treatment of patients with schizophrenia, second edition. Am J Psychiatry 2004; 161(2 Suppl):1-56.

Lerner Y, Mintzer Y et al. Lithium combined with haloperidol in schizophrenic patients. Br J Psychiatry 1988; 153:359-62.

Lieberman JA. Prediction of outcome in first-episode schizophrenia. J Clin Psychiatry 1993; 54 Suppl:13-7.

Lindenmayer JP, Czobor P et al. Olanzapine in refractory schizophrenia after failure of typical or atypical antipsychotic treatment: an open-label switch study. J Clin Psychiatry 2002; 63(10):931-5.

Lindenmayer JP, Iskander A et al. Clinical and neurocognitive effects of clozapine and risperidone in treatment-refractory schizophrenic patients: a prospective study. J Clin Psychiatry 1998; 59(10):521-7.

Mancama D, Arranz MJ et al. Genetic predictors of therapeutic response to clozapine: current status of research. CNS Drugs 2002; 16(5):317-24.

May PRA, Dencker SJ, Hubbard JW. A systematic approach to treatment resistance in schizophrenic disorders. In: Dencker SJ, Kulhanek F (eds.) Treatment resistance in schizophrenia. Braunschweig (Germany): Viewag Verlag 1988:22-3.

Meltzer HY. Commentary: defining treatment refractoriness in schizophrenia. Schizophr Bull 1990; 16:563-5.

Miller AL, Crismon ML et al. The Texas medication algorithm project: clinical results for schizophrenia. Schizophr Bull 2004; 30(3):627-47.

Molina Rodriguez V, Montz Andree R et al. SPECT study of regional cerebral perfusion in neuroleptic-resistant schizophrenic patients who responded or did not respond to clozapine. Am J Psychiatry 1996; 153(10):1343-6.

Molina V, Reig S et al. Anatomical and functional cerebral variables associated with basal symptoms but not risperidone response in minimally treated schizophrenia. Psychiatry Res 2003; 124:163-75.

Moncrieff J. Clozapine v. conventional antipsychotic drugs for treatment-resistant schizophrenia: a re-examination. Br J Psychiatry 2003; 183:161-6.

Nnadi CU, Malhotra AK. Individualizing antipsychotic drug therapy in schizophrenia: the promise of pharmacogenetics. Curr Psychiatry Rep 2007; 9 (4):313-8.

Overall J, Gorham D. The Brief Psychiatric Rating Scale. Psychol Rep 1962; 10:799-812.

Potkin SG, Basile VS et al. D1 receptor alleles predict PET metabolic correlates of clinical response to clozapine. Mol Psychiatry 2003; 8(1):109-13.

Rodriguez VM, Andree RM et al. Fronto-striato-thalamic perfusion and clozapine response in treatment-refractory schizophrenic patients. A 99mTc-HMPAO study. Psychiatry Res 1997; 76(1):51-61.

Rosa MO, Gattaz WF, Rosa MA et al. Effects of repetitive transcranial magnetic stimulation on auditory hallucinations refractory to clozapine. J Clin Psychiatry 2007; 68(10):1528-32.

Romano F, Elkis H. Tradução e adaptação de um instrumento de avaliação psicopatológica das psicoses: a escala breve de avaliação psiquiátrica – versão ancorada (BPRS-A). J Bras Psiq 1996; 45:43-9.

Sacchetti E, Panariello A et al. Quetiapine in hospitalized patients with schizophrenia refractory to treatment with first-generation antipsychotics: a 4-week, flexible-dose, single-blind, exploratory, pilot trial. Schizophr Res 2004; 69(2-3):325-31.

Schulte P. What is an adequate trial with clozapine?: therapeutic drug monitoring and time to response in treatment-refractory schizophrenia. Clin Pharmacokinet 2003; 42:607-18.

Smith RC, Chua JW et al. Efficacy of risperidone in reducing positive and negative symptoms in medication-refractory schizophrenia: an open prospective study. J Clin Psychiatry 1996; 57(10):460-6.

Staal WG, Hulshoff Pol HE et al. Outcome of schizophrenia in relation to brain abnormalities. Schizophr Bull 1999; 25(2):337-48.

Taylor DM, Duncan-McConnell D. Refractory schizophrenia and atypical antipsychotics. J Psychopharmacol 2000; 14(4):409-18.

Tiihonen J, Wahlbeck K et al. The efficacy of lamotrigine in clozapine-resistant schizophrenia: a systematic review and meta-analysis. Schizophr Res 2009; 109(1-3):10-4.

Umbricht DS, Wirshing WC et al. Clinical predictors of response to clozapine treatment in ambulatory patients with schizophrenia. J Clin Psychiatry 2002; 63(5):420-4.

Vaddadi KS, Gilleard CJ et al. A controlled trial of prostaglandin E1 precursor in chronic neuroleptic resistant schizophrenic patients. Psychopharmacology (Berl) 1986; 88(3):362-7.

Verhoeven WM, van Praag HM et al. Improvement of schizophrenic patients treated with [des-Tyr1]-gamma-endorphin (DTgammaE). Arch Gen Psychiatry 1979; 36(3):294-8.

Wahlbeck K, Cheine M et al. Evidence of clozapine's effectiveness in schizophrenia: a systematic review and meta-analysis of randomized trials. Am J Psychiatry 1999; 156(7):990-9.

Wahlbeck K, Cheine M et al. Risperidone versus clozapine in treatment-resistant schizophrenia: a randomized pilot study. Prog Neuropsychopharmacol Biol Psychiatry 2000; 24(6):911-22.

Weinberger DR, Bigelow LB et al. Cerebral ventricular enlargement in chronic schizophrenia. An association with poor response to treatment. Arch Gen Psychiatry 1980; 37:11-3.

Wirshing DA, Marshall BD Jr. et al. Risperidone in treatment-refractory schizophrenia. Am J Psychiatry 1999; 156(9):1374-9.

Psicofarmacoterapia na Infância e Adolescência

Ivete Gianfaldoni Gattás • Ana Carolina Pasquariello Alfani
Cristhian Luis Moraes Sandim • Fabio Pinato Sato
Marcos Tomanik Mercadante • Maria Conceição do Rosário

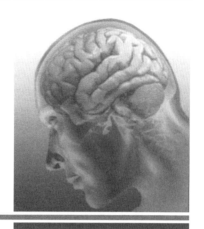

INTRODUÇÃO

A psicofarmacologia pediátrica é um campo relativamente novo, assim como a própria psiquiatria da infância e adolescência. A publicação de Charles Bradley, em 1937, relatando os efeitos da administração da benzedrina (sulfato de anfetamina racêmico) em 30 crianças com alterações do comportamento, é, em geral, considerada o início da psicofarmacologia pediátrica. A partir dessa publicação, surgiram alguns relatos de casos de crianças e/ou adolescentes em uso de psicofármacos, e a partir da década de 1980 começaram a ser publicados estudos sistematizados.

Até hoje, o número de ensaios clínicos realizados com crianças e adolescentes é pequeno. Sendo assim, sabe-se pouco sobre a vulnerabilidade desse grupo de indivíduos aos efeitos colaterais dos medicamentos, principalmente sobre sua utilização em longo prazo. Diante das dificuldades inerentes aos estudos experimentais em crianças, muito do que se sabe sobre possíveis efeitos adversos tem sido extrapolado dos ensaios clínicos com adultos. Por conta desse número reduzido de estudos, no final da década de 1990 o Instituto Nacional de Saúde Mental dos Estados Unidos (NIMH) iniciou um programa de incentivos à realização de estudos que avaliassem os diversos aspectos da psicofarmacoterapia nessa faixa etária.

O tratamento medicamentoso é uma alternativa importante do planejamento terapêutico para crianças e adolescentes com transtornos mentais. Tem como objetivo diminuir comportamentos mal-adaptados e prejuízos a curto e longo prazos, assim como promover comportamentos adaptativos em áreas importantes para essa faixa etária, como no desempenho escolar. Na grande maioria dos casos, o tratamento farmacológico precisa estar associado a um conjunto de intervenções que compõem o planejamento terapêutico, como intervenções psicossociais, educacionais e psicoterapêuticas.

O objetivo principal deste capítulo é apresentar algumas peculiaridades da psicofarmacoterapia na infância e adolescência e as características principais dos medicamentos mais utilizados nessas faixas etárias.

PLANEJAMENTO TERAPÊUTICO

O planejamento terapêutico, incluindo as propostas medicamentosas, só deve ser estabelecido após a realização de um processo diagnóstico cuidadoso e abrangente, levando em consideração as peculiaridades da investigação clínica na infância e adolescência.

Uma dessas peculiaridades é o fato de que na maioria das vezes quem procura atendimento não é o paciente, mas seus pais ou responsáveis. É necessário discernir entre o que eles apresentam como motivo da consulta e o que realmente ocorre com o paciente, pois a queixa principal deles pode estar constituída de queixas secundárias e deslocada do problema principal (Brasil, 2000).

A anamnese envolve a identificação do problema principal, dados da história, que incluem a investigação sobre os contextos familiar e social, sobre os antecedentes patológicos (individuais e familiares), sobre o desempenho da criança em diversos ambientes (como escola, amigos e outros familiares) e sobre o grau de seu sofrimento psíquico ou o prejuízo em áreas comprometidas. Principalmente em adolescentes, deve-se pesquisar o uso de álcool ou drogas ilícitas. Deve ser realizado exame físico completo (incluindo pulso, temperatura, pressão arterial, altura e peso), além do exame psíquico. Durante a entrevista da criança podem ser usados jogos ou técnicas de desenho para obtenção de dados. É importante a solicitação de exames laboratoriais, como hemograma completo, dosagens de eletrólitos plasmáticos e provas de função tireoidiana, hepática e renal. Dependendo do quadro, solicita-se, antes da introdução da medicação, eletrocardiograma, em virtude do risco de cardiotoxicidade de algumas medicações, e/ou eletroencefalograma, em razão da diminuição do limiar convulsivo com a administração de outras medicações, como alguns antipsicóticos, antidepressivos ou lítio. Durante essas investigações iniciais, é importante lembrar de registrar as queixas somáticas, estereotipias, maneirismos e tiques para que, posteriormente, não sejam confundidos com efeitos colaterais ou adversos das medicações. Deve-se também mapear as áreas "saudáveis" ou "pontos positivos" da criança e do adolescente, como suas qualidades, os comportamentos adequados para seu funcionamento e as atividades nas quais têm melhor desempenho.

Todos esses dados devem ser então analisados à luz da idade cronológica e do nível de desenvolvimentos motor, cognitivo e emocional. O planejamento terapêutico (incluindo estratégias de psicoeducação, psicoterapias e tratamento medicamentoso) deve então ser discutido com os pais ou responsáveis e incluir a participação da criança ou adolescente de maneira apropriada à sua compreensão.

Para o tratamento farmacológico é importante determinar objetivos específicos, de acordo com os sintomas-alvo, pois isso possibilita melhor controle da eficácia da substância psicoativa e do tempo de tratamento e a individualização deste para cada criança. O sintoma relacionado ao quadro sindrômico determina a escolha do tipo de intervenção farmacológica. Por exemplo, o sintoma "hiperatividade" pode estar presente no transtorno de déficit de atenção e hiperatividade (TDAH), nos transtornos invasivos do desenvolvimento (TID), na deficiência mental, nos transtornos do humor, nos transtornos de ansiedade ou em situações reativas ao ambiente. Para cada um desses quadros, o sintoma "hiperatividade" poderá ter uma abordagem terapêutica diferente.

Em alguns casos é importante explicar para a família que a medicação não resolve o problema de base (p. ex., em casos de autismo), mas que seu uso pode melhorar alguns sintomas específicos e aumentar a qualidade de vida do paciente e de seus familiares. Deve-se explicar também que cada medicação tem um tempo específico para iniciar seu efeito, que isso pode levar alguns dias, e que não se deve interromper abruptamente o uso de determinadas substâncias. Essas informações simples melhoram a adesão da família e da criança ao tratamento. Outra informação importante para os pais refere-se à existência de transtornos em comorbidade com o quadro principal, e a presença de mais de um diagnóstico pode influenciar a resposta à medicação, o prognóstico e a evolução do quadro.

Considerando que o tratamento da maioria dos transtornos mentais durará muito tempo, o tratamento medicamentoso deve ser o mais específico possível, sendo necessário ponderar se a relação risco/benefício potencial do agente psicoativo justifica seu emprego e se outros recursos foram devidamente explorados.

Em resumo, a escolha da medicação é influenciada pela gravidade dos sintomas, pelo diagnóstico principal, pela presença de comorbidades, pela idade, pelas condições clínicas do paciente, pelo uso concomitante de outras medicações e pela adesão e compreensão dos familiares. É importante ressaltar que crianças e adolescentes, em comparação com adultos, respondem de maneira diferente aos medicamentos psicotrópicos, o que se deve a características de farmacocinética e farmacodinâmica, além dos fatores associados ao ambiente.

Farmacocinética

Pouco se sabe sobre a farmacocinética das medicações psicotrópicas nas crianças. Em geral, a resposta pode variar com a idade, o peso, o sexo, o estado da doença, as etapas do desenvolvimento e a capacidade de absorção, a distribuição, o metabolismo e a excreção dos medicamentos de cada uma delas. Alguns dos fatores que afetam a biodisponibilidade e a absorção encontram-se descritos a seguir.

Os poucos estudos sugerem que a absorção pode ser mais rápida em crianças do que nos adultos, necessitando doses por quilograma maiores do que as dos adultos para alcançarem níveis plasmáticos e efeitos comparáveis. Uma absorção mais rápida implica flutuações maiores dos níveis plasmáticos extremos, apesar de não afetarem, em geral, os níveis médios (Vinks & Walson, 2003).

Distribuição

Após serem absorvidas, as substâncias são distribuídas nos espaços intra e extravasculares. A distribuição pode ser influenciada pelo tamanho dos depósitos de tecido adiposo e dos compartimentos corporais de água, pelo débito cardíaco, perfusão sanguínea regional, pressão de perfusão dos órgãos, permeabilidade das membranas celulares, pelo equilíbrio ácido-básico e pela ligação às proteínas plasmáticas e teciduais. Cada um desses fatores poderá mudar durante o desenvolvimento, resultando em alterações na distribuição e, consequentemente, em seu efeito farmacológico (Vinks & Watson, 2003).

Um dos principais fatores de mudança é a proporção relativa da água corporal total e da água extracelular, que diminui gradualmente com a idade. Assim, as crianças podem ter volumes de distribuição maiores (associados a menores concentrações plasmáticas) para os medicamentos que se distribuem principalmente na água corpórea, como o lítio (Fetner & Geller, 1992).

Os fármacos altamente lipofílicos (a maioria dos neurolépticos e antidepressivos) têm sua distribuição afetada de acordo com o volume de tecido adiposo, que costuma ser maior nas crianças e vai sendo alterado com o desenvolvimento (Fetner & Geller, 1992).

Metabolismo

A maioria dos fármacos é lipossolúvel e, para que sejam excretados de modo eficiente, precisam ser metabolizados até compostos mais hidrofílicos. As enzimas que catalisam essas reações metabólicas são encontradas mais abundantemente no fígado e nas paredes do intestino delgado, músculo esquelético, rins e pulmões (Vinks & Watson, 2003).

As crianças, comparadas com os adultos, têm maior capacidade de metabolização hepática e maior filtragem glomerular. O metabolismo hepático é muito mais rápido até os 6 anos de idade, e aproximadamente duas vezes maior do que o do adulto entre 6 e 10 anos de idade. A partir dos 15 anos, esse metabolismo torna-se equivalente ao de adultos (Bourin & Couetoux du Tertre, 1992). Durante a adolescência, não é incomum observar-se aumento da concentração plasmática de medicamentos durante um tratamento com doses fixas. A competição dos hormônios gonadais pelos sistemas enzimáticos microssomais do fígado tem sido proposta como possível explicação para esse fenômeno (Morselli & Pippenger, 1982).

Portanto, estimulantes, antipsicóticos e substâncias tricíclicas são eliminados com maior velocidade pelas crianças do que pelos adultos; o lítio pode ser eliminado mais rapidamente, e elas podem ter maior capacidade de armazenar medicamentos em tecido adiposo. Em vista da rápida eliminação dos medicamentos pelas crianças, a meia-vida de muitos remédios pode ser mais curta, e pode ser necessária uma maior dosagem por quilograma de peso.

Excreção

Os rins são os órgãos mais importantes para a excreção dos medicamentos. Mesmo que a maturação dos mecanismos de excreção renal não esteja completa ao nascer, acredita-se que a partir de 1 ano de idade a taxa de filtragem glomerular e os mecanismos tubulares de excreção alcancem os níveis dos adultos (Briant, 1978). Durante a infância e a adolescência, os três mecanismos envolvidos na excreção renal (filtragem glomerular, secreção tubular por mecanismo de transporte e reabsorção) são semelhantes aos encontrados na idade adulta (Vinks & Walson, 2003).

Farmacodinâmica

Os mecanismos de resposta aos psicofármacos são mediados por ligação de uma ou mais moléculas-alvo, comumente receptores, canais iônicos, enzimas ou moléculas carreadoras. As evidências iniciais sugerem que crianças podem ter diferentes distribuições de moléculas-alvo, além do fato de que o desenvolvimento cerebral, incluindo a maturidade das alças neuronais, provavelmente continua até a idade adulta. Exemplo disso é o sistema das catecolaminas, que não se encontra plenamente desenvolvido até a idade adulta (Anderson & Cook, 2000).

A maturação do controle cardíaco autonômico pode ter importante influência na cardiotoxicidade relatada por crianças em uso de alguns psicotrópicos. A modulação vagal aumenta a taxa cardíaca durante a primeira década de vida, com picos durante a segunda década para, então, declinar gradualmente até a sexta década. A modulação simpática segue um padrão similar. No entanto, podem ser observadas variações consideráveis na maturação autonômica mesmo entre indivíduos com idades semelhantes, o que implica diferentes repercussões nos efeitos do uso de psicofármacos (Anderson & Cook, 2000).

TRATAMENTO FARMACOLÓGICO

Recomenda-se o início do tratamento medicamentoso com doses baixas. Esse cuidado é necessário porque a farmacocinética varia não só com a idade, mas também entre indivíduos com a mesma idade, a partir de diferenças genéticas e biológicas individuais. O início cauteloso propicia que os efeitos colaterais sejam mínimos ou inexistentes. As modificações nas dosagens dos medicamentos devem ser baseadas nas respostas clínicas do paciente.

É sempre importante lembrar que todos os medicamentos produzem efeitos adversos, e muitos deles são apenas características da composição farmacológica, sendo tão previsíveis quanto seus efeitos terapêuticos. Os efeitos colaterais podem ocorrer quase que imediatamente (p. ex., uma reação distônica aguda) ou demorar anos para aparecer (p. ex., discinesia tardia). O conhecimento amplo dos mais frequentes e importantes efeitos adversos desempenha papel decisivo na seleção das medicações ou na escolha do esquema posológico.

A partir da anamnese, da observação direta da criança, do exame físico, dos resultados de testes laboratoriais ou psicométricos, o clínico deve identificar os sintomas-alvo e coletar dados objetivos sobre esses sintomas e outros aspectos comportamentais, antes e no transcorrer do tratamento. Para isso, devem ser usadas escalas de avaliação dos sintomas e inventários de comportamento, tais como a *Child Behavior Checklist* (CBCL) (Achenbach, 1991). Sempre que possível e necessário, esses instrumentos de avaliação devem ser preenchidos pela criança ou adolescente, seus pais ou responsáveis e professores. Essa monitoração objetiva é importante, principalmente, para crianças mais jovens, que podem ter dificuldades para relatar possíveis efeitos colaterais.

Concluindo, a etiologia de praticamente todos os transtornos mentais é múltipla. Cada caso deve ser individualmente avaliado, levando-se em conta os benefícios potenciais e os riscos de um medicamento específico. É preciso ter cautela no emprego de substâncias psicoativas, pois as consequências a longo prazo para o desenvolvimento de crianças e adolescentes são conhecidas apenas parcialmente. Entretanto, quando uma doença mental está retardando ou comprometendo o desenvolvimento do paciente, a medicação eficaz pode contribuir para a retomada de um desenvolvimento pleno, com socialização normal e preservação da autoestima. A seguir, serão apresentadas algumas características das principais classes de medicamentos utilizados na infância e adolescência.

Psicoestimulantes

Em 1950, Charles Bradley publicou suas descobertas relativas ao uso de anfetaminas para tratamento de hiperatividade e impulsividade em crianças (Barkley, 2008). Nos últimos 60 anos, os estimulantes do sistema nervoso central (SNC) têm se mostrado os medicamentos mais estudados na infância, revelando sua eficácia no tratamento do TDAH (AACAP, 2001).

Os psicoestimulantes aprovados pelo Food and Drug Administration (FDA) são: metilfenidato, anfetaminas e pemolina de magnésio. No Brasil, até o momento, encontra-se disponível apenas o metilfenidato, de curta e longa ação. Portanto, serão apresentadas a seguir apenas considerações gerais sobre o uso do metilfenidato em crianças e adolescentes com TDAH.

Metilfenidato

Desde que a produção do metilfenidato se iniciou, em 1957, mais de 200 ensaios clínicos foram conduzidos usando essa substância (Connor, 2006) e, a partir desses resultados, ele se tornou a medicação de escolha no tratamento do TDAH.

Seu efeito benéfico na disfunção do *span* atencional baseia-se no bloqueio seletivo do transportador da dopamina pré-sináptica no estriado e áreas frontais, levando a aumento da dopamina extracelular. Isso também causa um bloqueio no transportador da noradrenalina no sistema noradrenérgico (Solanto et al., 2001).

Os efeitos benéficos da medicação incluem: melhora da concentração, diminuição da impulsividade, diminuição dos comportamentos agressivos e/ou antissociais, diminuição da hiperexcitabilidade e redução da agitação motora.

No Brasil, encontramos o metilfenidato em três formas de apresentação: liberação imediata (1 a 2 horas), liberação prolongada intermediária (6 a 8 horas) e liberação prolongada de longa ação (10 a 12 horas).

O metilfenidato é tomado oralmente, e a escolha da forma de apresentação depende da rotina da criança. O processo de titulação determina a dose ótima para cada indivíduo, ou seja, a dose com a qual se obtém o máximo de efeito com o mínimo de efeitos colaterais. As doses recomendadas estão entre 0,3 e 2mg/kg/dia (10 a 80mg/dia), divididas em duas a quatro tomadas diárias, dependendo da formulação (Gattás et al., 2010).

A apresentação de liberação imediata apresenta pico de ação entre 1 e 2 horas, desaparecendo em 4 horas. As doses são divididas em intervalos de pelo menos 3,5 a 4 horas, sendo a terceira dose do dia (quando necessária) normalmente utilizada para minimizar o efeito-rebote, e costuma ser metade daquela utilizada na primeira dose (Greenhill et al., 1999). As formulações de liberação imediata têm como desvantagens a necessidade de múltiplas administrações durante o dia, a diminuição da aderência ao tratamento e o aumento das taxas do fenômeno de rebote após o fim da ação da medicação.

As formulações de ação intermediária (de 6 a 8 horas) ou de longa ação (cerca de 10 a 12 horas) podem ser adequadas para aquelas crianças cuja meta de duração de ação seja limitada às horas na escola. Mesmo com medicações de longa ação, alguns pacientes necessitam de duas doses por dia, com o objetivo de minimizar o efeito-rebote.

Alguns dos efeitos colaterais mais comuns são: insônia, sensação de ansiedade, irritabilidade, depressão, perda do apetite, boca seca, dores de cabeça, dores abdominais e aumento de frequência cardíaca e da pressão arterial.

Com relação à insônia, sabe-se que muitas crianças portadoras de TDAH apresentam dificuldade para adormecer mesmo antes do início do uso de estimulantes. Diante dessas questões, deve-se realizar cuidadosa avaliação inicial sobre o sono e, posteriormente, manter esse parâmetro sob seguimento.

A respeito da possibilidade de retardo do crescimento após a introdução de estimulantes, as pesquisas sugerem que poderia ser secundário à diminuição do apetite, o que acarretaria diminuição da ingestão de proteínas e desaceleração da curva de crescimento. No entanto, estudos têm demonstrado que essa diminuição na velocidade de crescimento pode ser compensada posteriormente (Spencer et al., 1996).

Há controvérsia se há piora dos tiques com o uso de metilfenidato. Muitos estudos de caso e estudos controlados relataram piora dos tiques em crianças que utilizaram estimulantes (Scahill et al., 1999). Aproximadamente 10% das crianças com história pregressa de tiques manifestarão esse tipo de sintoma durante o tratamento com estimulante, e algumas poderão apresentar piora do quadro. Apesar disso, os estudos mais recentes com crianças portadoras de TDAH e tiques têm sugerido que nem sempre ocorre piora dos tiques quando essas crianças são submetidas ao tratamento com psicoestimulantes (Erenberg, 2005). Diante desses dados, deve-se considerar o monitoramento cuidadoso de crianças com tiques quando submetidas ao tratamento com estimulantes. Uma revisão recente sobre o tema concluiu que os psicoestimulantes são igualmente efetivos, melhorando os sintomas de TDAH, independente da presença de tiques (Erenber, 2005).

Os estimulantes podem exacerbar psicoses e não devem ser prescritos em pacientes em condições psicóticas ou com vulnerabilidade conhecida à psicose (Randal & Ross, 2006; Shatha & Nevyne, 2009).

Desordens epilépticas não contraindicam o uso de metilfenidato, desde que estejam sob controle. Um crescente número de estudos atesta a segurança do metilfenidato em crianças com anormalidades eletroencefalográficas e desordens epilépticas (Eilens & Spencer, 2003).

Nos pré-escolares, é frequente a ocorrência maior de efeitos colaterais com o uso do metilfenidato. De fato, o metilfenidato não está aprovado pelo FDA para uso em crianças nessa faixa etária, embora alguns estudos sugiram que possa ser útil (Manos et al., 1999). Portanto, recomenda-se seu uso a partir dos 6 anos de idade. É possível uma criança menor não ter boa resposta ao metilfenidato e mostrar bom efeito terapêutico anos mais tarde, provavelmente em função de modificações evolutivas do SNC (Gattás et al., 2010).

Algumas contraindicações ao uso do metilfenidato são: doença arterial coronária, doenças cardíacas estruturais, história de arritmias, glaucoma, hipertensão não tratada e uso de inibidor da recaptação da monoaminoxidase (IMAO) (Wilens & Spencer, 2000).

Apesar da alta taxa de resposta, alguns pacientes não apresentam melhora significativa dos sintomas. Algumas razões para essa falha no tratamento com metilfenidato são: erro de diagnóstico, presença de transtornos comorbidos, mascarando os sintomas de TDAH, doses não ajustadas para o paciente e uso inadequado da medicação, chegando inclusive a ser usada por outras pessoas da família (Greydanus, 2005).

Antidepressivos

Os antidepressivos (AD) são agentes bastante heterogêneos, podendo ser divididos de acordo com as classes (p. ex., IMAO, heterocíclicos e inibidores seletivos da recaptação de serotonina [ISRS]) ou de acordo com sua ação farmacológica (p. ex., agentes serotonérgicos, noradrenérgicos, dopaminérgicos e antagonistas α_2-adrenorreceptores). Em crianças e adolescentes, os AD mais usados são os tricíclicos (ADT) e os ISRS. Mais recentemente, a bupropiona tem sido introduzida para essa faixa etária, principalmente para o tratamento de TDAH (Tabela 41.1).

Os ADT incluem as aminas terciárias (amitriptilina, clomipramina, doxepina, imipramina e trimipramina) e as secundárias (desipramina, nortriptilina e protriptilina). Seu mecanismo de ação se baseia no bloqueio dos sítios de transporte de serotonina e noradrenalina, diminuindo a recaptura dessas aminas no neurônio pré-sináptico e aumentando a concentração delas na fenda sináptica.

As aminas terciárias têm grande afinidade pelos transportadores de serotonina, e as aminas secundárias primariamente bloqueiam a recaptação de noradrenalina. Alguns efeitos colaterais associados ao uso de ADT são: boca seca, obstipação, sonolência excessiva, pesadelos, tremores, diplopia, *rash* cutâneo, hipotensão postural, efeitos cardiovasculares e até confusão mental (Birmaher et al., 2002). Dos efeitos cardiovasculares, o potencial cardiotóxico é o mais relevante. Sugere-se a realização de eletrocardiograma (ECG) antes do início do uso de ADT para afastar problemas na condução cardíaca, além da realização periódica de ECG durante o tratamento (Birmaher et al., 2002). Apesar dos relatos de oito casos de morte súbita de crianças em uso de ADT, é importante ressaltar que algumas dessas crianças estavam usando doses altas, inclusive acima do limite recomendado, e que em outros casos as crianças estavam fazendo uso de outras medicações além do ADT (Birmaher et al., 2002).

Os ISRS utilizados atualmente compreendem as seguintes substâncias: fluoxetina, paroxetina, sertralina, citalopram, fluvoxamina e escitalopram. A maioria dessas substâncias

TABELA 41.1 ■ Antidepressivos comumente usados no tratamento de patologias psiquiátricas da infância e adolescência

Nome genérico	Dose média	Meia-vida	Metabolização
Imipramina e desipramina*	2,5 a 5mg/kg/dia	12 horas	Hepática com metabólitos ativos
Clomipramina	1,5 a 3mg/kg/dia	21 a 31 horas	Hepática com metabólitos ativos
Fluoxetina	20mg/dia	24 a 72 horas	Hepática com metabólitos ativos
Fluvoxamina	100mg/dia	15 horas	Hepática com metabólitos inativos
Paroxetina	20mg/dia	20 horas	Hepática com metabólitos inativos
Sertralina	75mg/dia	25 horas	Hepática com metabólitos inativos

* Não disponível no Brasil.

tem alto grau de seletividade no bloqueio da captação neuronal de serotonina e, por isso, elas podem ser consideradas agentes serotonérgicos. Os efeitos colaterais mais comumente associados a seu uso são: náusea, vômitos, diarreia, epigastralgia, irritabilidade, insônia, ansiedade e, por vezes, sonolência (Gary & Rosenbaum, 1998).

Quanto aos IMAO, as únicas apresentações disponíveis no Brasil são a tranilcipromina e a moclobemida. Alguns dos efeitos colaterais associados a seu uso são: náusea, vômitos, cefaleia, hipotensão postural e crises hipertensivas secundárias ao chamado efeito queijo (maior absorção de tiramina dos alimentos, em decorrência do bloqueio da MAO-A no trato gastrointestinal) (Krishnan, 1998). Em virtude desse risco, associado à obrigatoriedade de uma dieta alimentar, o uso de IMAO, principalmente na infância e adolescência, torna-se bastante restrito (ver capítulo de IMAO neste livro).

Recentemente, têm surgido preocupações sobre a possível associação entre o uso de ISRS e o aumento do risco de suicídio em crianças e adolescentes. Em junho de 2003, o FDA lançou um aviso contra o uso de paroxetina para depressão na infância. A partir desse aviso, a agência reguladora de medicações da Inglaterra suspendeu o uso de todos os ISRS (exceto a fluoxetina) para tratamento de depressão em pacientes com menos de 18 anos de idade. Em março de 2004, o FDA anunciou que as bulas de 10 antidepressivos (ISRS, além de nefazodona, venlafaxina e outros não ISRS) deveriam conter um aviso sobre o risco de suicídio (FDA, 2004). Essas decisões causaram grande impacto na mídia e forçaram a discussão entre os pesquisadores (Rados, 2005). A partir desses alertas, alguns estudos foram realizados e, atualmente, acredita-se que o tratamento deva ser rigorosamente acompanhado, mas não se deve deixar de prescrever esses fármacos quando houver indicação para isso (Hammad et al., 2006). Atualmente, o FDA recomenda o monitoramento de pacientes semanalmente, durante as 4 primeiras semanas após o início de um antidepressivo, e então a cada 2 semanas pelas próximas 8 semanas. Além disso, a combinação de psicoterapia e medicação parece tanto adicionar benefícios como reduzir riscos de comportamento suicida em adolescentes (McVoy & Findling, 2009).

Indicações gerais dos antidepressivos

O uso dos AD durante a infância e a adolescência tem várias indicações, principalmente para os tratamentos dos transtornos depressivos, TDAH, enurese, transtornos alimentares e transtornos de ansiedade, incluindo o transtorno obsessivo-compulsivo (TOC).

Para o tratamento dos sintomas depressivos, apesar de existirem vários estudos demonstrando a eficácia dos antidepressivos em crianças e adolescentes, alguns pesquisadores sugerem seu uso apenas em casos moderados ou graves e preconizam o início do tratamento sempre com técnicas psicoterápicas nos casos leves (Martin et al., 2000).

Evidências baseadas em estudos e modelos em primatas sugerem que a plena maturação do sistema noradrenérgico é posterior à do serotonérgico durante o desenvolvimento do SNC (Goldman-Rakic & Brown, 1982; Murrin et al., 1985). Essas evidências corroboram os achados de estudos que mostram que os ISRS são superiores ao placebo (Emslie, 1997), enquanto os ADT têm mostrado eficácia inferior ou igual ao placebo (Hazell et al., 2000, 2002) no tratamento dos episódios depressivos na infância. O FDA libera apenas a imipramina e a fluoxetina após os 10 anos de idade para o tratamento da depressão infantil.

Para o tratamento do TDAH, os ADT são considerados agentes de segunda ou terceira escolha, nos casos em que os pacientes não responderam bem ao metilfenidato, apresentam comorbidade com sintomas depressivos, sintomas ansiosos ou tiques e/ou síndrome de Tourette (ST). A imipramina e a desipramina (não disponível no Brasil) têm sido os ADT mais estudados para o tratamento de TDAH. A dose utilizada não deve ultrapassar 5mg/kg/dia e, em geral, os pacientes respondem a doses bem abaixo desse limite (Amitai & Frischer, 2006).

Para o tratamento da enurese, tem sido sugerido o uso dos ADT associado à abordagem comportamental, envolvendo algumas estratégias, como limitação da ingesta hídrica e reforço positivo. O FDA aprovou a imipramina para o tratamento de enurese, a partir dos 5 anos de idade, em doses variando, geralmente, de 10 a 50mg/dia (dosagem única ou dividida em duas ou até três tomadas).

A bupropiona tem se mostrado eficaz na redução de sintomas de TDAH, quando comparada a placebo. Para o tratamento de sintomas depressivos, apenas dois estudos abertos, com reduzido número de pacientes, mostraram resultados significativos (Pappadopoulos et al., 2004). É um antidepressivo atípico com mecanismo de ação parcialmente inibitório da recaptação da noradrenalina e da dopamina. A dosagem preconizada é de 3 a 6mg/kg/dia em duas tomadas. Seus efeitos colaterais mais frequentes são: boca seca, náusea, cefaleia, insônia, constipação intestinal e tremor. Também podem ocorrer acatisia, tontura, taquicardia e *rush* cutâneo. A bupropiona pode exacerbar tiques e provocar convulsões em doses maiores, principalmente acima de 300 a 450mg/dia (Pappadopoulos et al., 2004).

Entre os transtornos de ansiedade na infância e adolescência, o mais estudado do ponto de vista farmacológico, com ensaios clínicos cuidadosamente desenhados, demonstrando a eficácia dos ISRS em seu tratamento, é o TOC. O FDA aprovou três ISRS para o tratamento de TOC pediátrico: a fluoxetina (Geller et al., 2001), a sertralina (Cook et al., 2001; POTS, 2004) e a fluvoxamina (Riddle et al., 2001). A clomipramina, tricíclico com ação inibidora não seletiva na recaptação de serotonina, também é aprovada pelo FDA para tratamento de crianças com TOC. Outros ISRS também parecem ser eficazes no tratamento do TOC e são utilizados nessa faixa etária.

Em geral, inicia-se o tratamento com doses mais baixas (p. ex., fluoxetina 10mg/dia) para diminuir a frequência e a intensidade dos efeitos colaterais que podem surgir nos primeiros dias de terapia com AD, como cefaleia, tontura, náusea, vômito, epigastralgia, insônia ou sonolência. De acordo com as diretrizes da APA (2007), recomenda-se aumentar semanalmente a dose até alcançar a dose-alvo da medicação, ou até a dose máxima tolerada pelo paciente.

O início de ação das medicações é mais demorado para o TOC do que para depressão e, por essa razão, a dose máxima tolerada pelo paciente deve ser mantida por pelo menos 12 semanas para avaliação da resposta àquele antidepressivo (em geral, considera-se resposta satisfatória no TOC quando o indivíduo tem melhora de pelo menos 30% na gravidade dos sintomas) (Rosario et al., 2008).

Caso o indivíduo não apresente nenhuma resposta após um ensaio adequado com um ISRS, recomenda-se: (1) trocar por outro ISRS ou (2) trocar por clomipramina. Se, por outro lado, o indivíduo tiver uma resposta apenas parcial ao ISRS, recomenda-se: (1) aumentar a dose do ISRS até o máximo tolerado pelo paciente; (2) intensificar a terapia cognitivo-comportamental (TCC); (3) trocar por outro ISRS; (4) trocar por clomipramina; (5) potencializar o antidepressivo com um antipsicótico típico ou atípico em dose baixa ou moderada, estratégia especialmente recomendada em caso de comorbidade com transtornos de tiques (McDougle et al., 1994); (6) se o indivíduo já tiver tentado pelo menos dois ISRS e clomipramina, tentar associar um ISRS com a clomipramina, com monitoramento clínico e cardíaco rigoroso (APA, 2007).

O objetivo do tratamento deve ser a diminuição da gravidade dos sintomas e de sua interferência no funcionamento do paciente, bem como ajudar a melhorar sua autoestima e qualidade de vida. Parâmetros clínicos de gravidade incluem o tempo gasto com os sintomas obsessivo-compulsivos (SOC), a interferência nas atividades escolares e em seu cotidiano, o sofrimento subjetivo da criança, e mesmo dos pais. Pode-se, também, utilizar escalas de avaliação de sintomas. A *Yale-Brown Obsessive-Compulsive Scale* (Y-BOCS) (Goodman et al., 1989) é a mais utilizada, possuindo uma versão adaptada para crianças, a *Children Yale-Brown Obsessive-Compulsive Scale* (CY-BOCS) (Scahill et al., 1997). Além disso, pode-se utilizar uma escala que atribui escores para as diferentes dimensões de sintomas do TOC, a *Dimensional Yale-Brown Obsessive-Compulsive Scale* (DY-BOCS) (Rosário-Campos et al., 2006).

O tratamento farmacológico bem-sucedido deve ser mantido por pelo menos 18 meses, nas doses necessárias para alcançar a remissão, para posterior avaliação da possibilidade de redução lenta da dose ou retirada da medicação. Após a suspensão do medicamento, a taxa de recaída tende a ser alta, apesar de diminuir com a associação com TCC (Pato et al., 1988).

Para o tratamento dos outros transtornos de ansiedade, as medicações mais utilizadas atualmente são os ISRS, apesar de os resultados ainda serem inconclusivos. Birmaher et al. (2003) avaliaram os efeitos da fluoxetina em 74 crianças com diagnóstico de transtorno de ansiedade generalizada (TAG), transtorno de ansiedade de separação (TAS) ou fobia social. Esses autores relataram que, apesar da melhora significativa, cerca de 50% dos pacientes ainda apresentavam três ou mais sintomas de ansiedade ao final do estudo. Relataram também que 44% dos pacientes apresentaram sintomas gastrointestinais (comparados a 22% do grupo placebo) e que cinco pacientes (6,8%) abandonaram o estudo em razão dos efeitos colaterais de desinibição e inquietação psicomotora.

Outro ensaio clínico randomizado, avaliando 128 crianças e adolescentes com TAG, TAS ou fobia simples, relatou que a fluvoxamina foi significativamente mais eficaz para reduzir sintomas de ansiedade do que placebo. Esse estudo sugere doses máximas de 250mg/dia para crianças menores 12 anos e 300mg/dia para crianças maiores de 12 anos (The Research Unit on Pediatric Psychopharmacology Anxiety Study Group, 2001).

Além dessas indicações, os ISRS têm sido utilizados também para tratar crianças e adolescentes com transtornos alimentares, tricotilomania, comportamentos de autoagressão, comportamentos ritualizados, repetitivos e estereotipias de crianças com retardo mental e/ou transtornos globais do desenvolvimento (Brasil, 2000).

Concluindo, na infância e adolescência, a regra básica para o uso de qualquer antidepressivo é sempre começar com doses baixas e aumentá-las lentamente. Em crianças menores, deve-se também tentar fracionar a dose, em até três vezes, dependendo da dosagem diária. A retirada da medicação também deve ser feita de modo gradual, em geral diminuindo-se cerca de 25% da dose a cada 2 meses.

Estabilizadores do humor

Os estabilizadores do humor são medicamentos utilizados na prevenção e no tratamento dos transtornos do humor e esquizoafetivos. Atualmente, os seguintes fármacos são preconizados: carbonato de lítio, carbamazepina, oxcarbazepina, valproato de sódio e divalproato de sódio (Wagner, 2004).

Carbonato de lítio

O lítio é um elemento sólido, membro do grupo 1A dos metais alcalinos, e é o único estabilizador do humor que se aproxima dessa definição. Tem indicação bem estabelecida nos tratamentos de transtorno bipolar do humor (TBH) (em todas as suas apresentações clínicas) e transtorno esquizoafetivo e para potencializar efeitos dos AD no tratamento do transtorno depressivo (Lenox et al., 1998). No entanto, o FDA apenas libera o uso de lítio na infância, para crianças com mais de 12 anos de idade, para o tratamento agudo ou profilático do TBH (Samrty & Findling 2007).

O lítio não apresenta propriedades de ligação às proteínas plasmáticas nem metabólitos. É excretado quase que totalmente pelos rins. O nível sérico para a fase aguda de mania deve estar entre 0,8 e 1,2mEq/L, e na fase de manutenção, entre 0,6 e 0,8mEq/L. Apresenta, portanto, um índice terapêutico estreito, entre 0,5 e 1,5mEq/L (Jefferson et al., 1987).

Apesar de não ser liberado pelo FDA, o tratamento com litioterapia pode ser iniciado com 50 a 100mg/dia, para crianças entre 5 e 12 anos, e até 900mg/dia (ou 30mg/kg/dia), para crianças a partir dos 12 anos de idade. As concentrações séricas devem ser as mesmas dos adultos, lembrando que o estado de equilíbrio é atingido em 5 dias e que a depuração renal na infância é maior do que em adultos. Os efeitos colaterais tendem a ser mais intensos na infância e incluem ganho de peso, atividade psicomotora diminuída, sedação, irritabilidade, tremores, tonturas, ataxia, confusão mental, dor abdominal, náuseas, vômitos, diarreia e poliúria (McVoy & Findling, 2009).

Anticonvulsivantes

Os anticonvulsivantes têm eficácia comprovada no tratamento de diversas patologias psiquiátricas no adulto. O ácido valproico/divalproato de sódio e a carbamazepina/oxcarbazepina são os anticonvulsivantes de escolha para o tratamento do TBH e dos transtornos dos impulsos. Todos os anticonvulsivantes citados têm hepatotoxicidade aumentada, principalmente em crianças com menos de 10 anos de idade e que estejam utilizando outros anticonvulsivantes. Provocam diversos efeitos colaterais, incluindo aumento do apetite e ganho de peso, náuseas, sedação, tremores finos, tonturas, diplopia e ataxia (Smarty & Findling, 2007).

Antipsicóticos

Os antipsicóticos apresentam indicações bastante precisas para seu uso na infância e adolescência. Podem ser divididos em duas grandes classes: típicos (AT) e atípicos (AA). Embora seu mecanismo de ação não esteja totalmente claro, os AT agem, predominantemente, no sistema dopaminérgico, bloqueando principalmente os receptores pós-sinápticos de tipo D_2, levando a uma diminuição na atividade dopaminérgica global. Em geral, 60% a 70% do bloqueio nos receptores D_2 em função da ação dos AT é suficiente para a produção do efeito antipsicótico esperado (Allen, 2000).

Enquanto os AT exercem a maior parte de seu bloqueio por meio dos receptores D_2, os atípicos atuam mediante diferentes mecanismos. Os AA apresentam maior afinidade pelos receptores de serotonina, exercendo, assim, ação regulatória sobre os neurônios dopaminérgicos de maneira indireta (Owens, 1998). Para maiores detalhes, sugerimos a consulta aos capítulos específicos sobre antipsicóticos – Capítulos 23 e 24.

Existem alguns AT liberados pelo FDA para o uso em crianças com menos de 12 anos de idade. Entre eles encontram-se: clorpromazina, tioridazina, trifluoperazina, pimozida e haloperidol. Os antipsicóticos têm indicação para o tratamento da esquizofrenia e outras psicoses, síndrome de Tourette e comportamentos auto/heteroagressivos presentes em algumas patologias, como os transtornos invasivos do desenvolvimento (autismo, autismo atípico, síndrome de Asperger, síndrome de Rett) e deficiência mental.

Os AA têm sido cada vez mais utilizados em crianças e adolescentes, considerando que a eficácia e a segurança deles mostram-se superiores às dos antipsicóticos convencionais em adultos. Entretanto, ainda são poucos os estudos em crianças e adolescentes que comprovem sua eficácia definitiva e segurança em longo prazo, e seu uso nesse grupo etário é guiado, principalmente, pela experiência baseada em adultos (Chang-Shannnon et al., 2004; Findling et al., 2004).

O atípico mais estudado até o momento para crianças e adolescentes e, portanto, com mais dados comprovando sua eficácia e segurança, é a risperidona. Ensaios placebo-controlados sustentam o uso a curto prazo da risperidona para o tratamento da agressividade em jovens portadores de transtornos disruptivos do comportamento (Findling et al., 2000; Reyes et al., 2006), incluindo aqueles com prejuízo cognitivo significativo (Buitelaar et al., 2001; van Bellinghen et al., 2001). A risperidona tem se mostrado também um tratamento efetivo tanto para sintomas positivos como negativos na esquizofrenia e em sintomas de mania em pacientes com TBH (Bishop et al., 2008). Outros atípicos têm sido apontados como eficazes no tratamento de diversas patologias psiquiátricas na infância e adolescência, como psicoses, TBH, transtornos invasivos do desenvolvimento e síndrome de Tourette, além de serem potencialmente úteis em retardo mental, transtorno de conduta e TDAH grave (Cheng-Shannon, 2004).

Estudos abertos e outros controlados com placebo demonstraram que clozapina, risperidona, olanzapina, quetiapina, ziprasidona e aripiprazol têm sido úteis no tratamento de agressividade, comportamentos auto e heteroagressivos e irritabilidade em crianças e adolescentes com autismo e outros TID (Mac Dougle et al., 2008).

Uma revisão avaliou as indicações e reações adversas do uso da olanzapina em crianças e adolescentes portadores de agressividade ou transtornos psiquiátricos, como esquizofrenia, TAB, anorexia nervosa, TID e tiques, comparada a outras medicações (haloperidol, risperidona e clozapina). Os autores relataram que, independente do quadro tratado, a olanzapina mostrou-se tão efetiva quanto a risperidona e mais efetiva do que o haloperidol na diminuição dos sintomas. Entretanto, quando comparada à clozapina, a olanzapina mostrou-se menos efetiva. Os autores também relataram que o uso da olanzapina levou a maior aumento de enzimas hepáticas e aumento de glicemia tanto em comparação com a risperidona como com o haloperidol (Frémaux et al., 2007).

Outro estudo demonstrou a superioridade da clozapina em relação ao haloperidol no controle de sintomas positivos e negativos de 21 pacientes com esquizofrenia (Kumra et al., 1996). Entretanto, de acordo com outra pesquisa, quando se avalia a relação risco/benefício, outras medicações (olanzapina, quetiapina, risperidona e ziprasidona) apresentam-se como mais favoráveis do que a clozapina (Jensen et al., 2007).

Apesar dos estudos mencionados, apenas alguns AA têm aprovação do FDA para uso pediátrico. Entre eles, podem ser citados a risperidona e o aripiprazol, para tratamento da esquizofrenia, a partir dos 13 anos idade, a risperidona e o aripiprazol, para tratamento de pacientes com TBH tipo I, mania ou episódo misto, a partir dos 10 anos de idade, a risperidona, para irritabilidade associada a TID, a partir dos 5 anos de idade, e a clozapina, para esquizofrenia refratária, a partir dos 16 anos de idade.

Crianças e adolescentes em uso de AA parecem apresentar risco maior do que adultos para eventos adversos, como sintomas extrapiramidais, aumento da prolactinemia, sialorreia, sedação, ganho de peso e efeitos metabólicos (Correl, 2008).

É importante ressaltar que alguns dos efeitos colaterais ainda não totalmente investigados nessa faixa etária incluem alterações da condução cardíaca, ganho de peso, hiperprolactinemia e anormalidades da função hepática, além de agranulocitose e síndrome neuroléptica maligna. O ganho substancial de peso em crianças e adolescentes tem importantes implicações em termos de saúde pública, dado o aumento do risco a longo prazo para problemas endócrinos e cardiovasculares (Correll et al., 2008).

Manuais de consenso para monitoramento de consequências metabólicas dos AA recomendam monitoramento periódico de linha de base de índice de massa corpórea (IMC), pressão arterial, glicemia e lipidemia (American Diabetes Association et al., 2004.

Uma parte importante do tratamento de crianças e adolescentes com antipsicóticos consiste no trabalho de psicoeducação deles e de seus familiares sobre os benefícios e riscos das medicações. Por exemplo, deve-se proporcionar à família e aos jovens usuários de AA informações sobre os riscos metabólicos e encorajá-los a adotar um estilo de vida mais saudável, com dieta e exercícios físicos (Correll et al., 2008).

Benzodiazepínicos

Os primeiros benzodiazepínicos (BZD) foram sintetizados em meados da década de 1950 por Sternbach, em Nova Jersey, EUA. A denominação que esses medicamentos receberam se deve ao fato de sua estrutura central consistir em um anel de benzeno fundido com um de sete membros de 1,4-diazepina (Ballenger, 1995). Apesar de o FDA liberar a maioria dos BZD para uso no tratamento dos transtornos de ansiedade, muitos estudos ainda precisam ser realizados para comprovar sua eficácia e tolerabilidade na infância e adolescência.

Suas principais indicações para uso são: transtorno do pânico, transtorno de ansiedade de separação, terror noturno e quadros de ansiedade generalizada. Seus principais efeitos colaterais são: sedação excessiva, lentificação psicomotora e comportamentos de desinibição, também conhecidos como efeitos paradoxais.

O clonazepam é o mais estudado nessa faixa etária, com dose que frequentemente varia de 0,25 a 2mg/dia, com possibilidade de aumento para 4mg/dia. Considerando que o uso prolongado de BZD pode predispor aos efeitos de tolerância e dependência, é necessária extrema cautela ao prescrevê-los nessa faixa etária. Em casos de extrema necessidade, deve-se prescrevê-los em doses baixas e pelo menor tempo possível.

Betabloqueadores e clonidina

Os agentes adrenérgicos, seletivos ou não, são amplamente usados no tratamento de crianças e adolescentes, visando à diminuição da agitação psicomotora ou ansiedade, as quais muitas vezes acabam por desencadear comportamentos auto e/ou heteroagressivos, secundários a outras patologias psiquiátricas (Tabela 41.2). Em sua maioria, não são liberados pelo FDA, mas têm indicações já bem estabelecidas para uso, sendo a síndrome de Tourette e o TDAH suas indicações principais. Também são usados para o tratamento da ansiedade e agitação psicomotora inespecífica.

Seus efeitos colaterais principais são: sedação, hipotensão, cefaleia, tontura, broncoespasmo e reações alérgicas específicas.

A clonidina e a guanfacina são as mais utilizadas em crianças e adolescentes. A clonidina é um agente anti-hipertensivo de ação central, agonista dos receptores α_2-noradrenérgicos, inibindo a liberação endógena de noradrenalina no cérebro. Em geral, a dose inicial é de 0,05mg, ao dormir, ou 0,025mg/dia divididos em quatro doses por dia. Os aumentos devem ser gradativos, chegando até 0,3mg/dia. Crianças menores de 5 anos podem precisar de doses de início e manutenção mais baixas. A retirada precisa ser lenta e gradativa, em virtude do risco de síndrome de abstinência (com inquietação psicomotora, cefaleia, agitação e aumento da pressão arterial). A guanfacina tem uso similar ao do clonidina, porém com menos efeitos colaterais e meia-vida maior. Seu uso não é recomenda-

TABELA 41.2 ■ Agentes adrenérgicos

Nome genérico	Ação	Pico de concentração (h)	Meia-vida (h)	Metabolização, excreção
Clonidina	Alfa-2	1 a 3	8 a 12	35% hepática e 65% renal
Propranolol	Não seletivo	1 a 1,5	4	hepática
Atenolol	Beta-1 Beta-2 em altas doses	2 a 4	6 a 7	renal
Guanfacina*	Alfa-2	1 a 4	17	renal

*Não comercializada no Brasil.

do em crianças com menos de 12 anos de idade, tendo em vista que a segurança e a eficácia nessa faixa etária não foram estabelecidas. A guanfacina pode ser iniciada com dose de 0,5mg/dia com incrementos de 0,5mg a cada 3 dias, de acordo com a resposta clínica, até um máximo de 4mg/dia (Gattás et al., 2010).

CONSIDERAÇÕES FINAIS

O tratamento farmacológico na infância e adolescência corresponde a apenas um dos recursos disponíveis. Antes de sua introdução, é necessário realizar um exame abrangente e minucioso, uma vez que a avaliação psiquiátrica na infância pode ser comprometida pela interação com a psicopatologia do ambiente da criança e seu processo de desenvolvimento. É necessária a coleta de dados de fontes diferentes de informação. Escalas de avaliação complementam a entrevista clínica para a determinação do diagnóstico principal, possíveis comorbidades e nível de gravidade dos sintomas-alvo. Após a avaliação, é importante ter em mente que as medicações são uma forma de tratamento poderosa e eficaz, com potencial de melhorar de maneira significativa as vidas de inúmeras crianças e suas famílias.

Grandes progressos têm sido alcançados na última década com o surgimento de medicações mais eficazes e com menos efeitos colaterais, além da conscientização de que existem diferenças na farmacocinética de acordo com as faixas etárias. Entretanto, a prática clínica da psicofarmacologia pediátrica é limitada pela relativa falta de ensaios clínicos controlados nessa faixa etária. Portanto, existe uma demanda crescente para a realização de estudos específicos em crianças e adolescentes. Existe também uma demanda para a realização de estudos específicos com a população brasileira, para que seja possível avaliar possíveis diferenças culturais que possam fazer com que os sintomas sejam entendidos de maneiras distintas, levando a diagnósticos e intervenções diferentes.

REFERÊNCIAS

Achenbach TM. Manual for the child behavior checklist/4-18 and 1991 profile. Burlington: University of Vermont, Department of Psychiatry, 1991.

Allen MH. Managing the agitated psychotic patient. J Clin Psychiatric 2000; 61(14):1-20.

American Academy of Child and Adolescent Psychiatry. Summary of the practice parameter for the use of stimulant medications in the treatment of children, adolescents and adults. J Am Acad Child Adolesc Psychiatry 2001; 40:1246-53.

American Diabetes Association; American Psychiatry Association; American Association of Clinical Endocrinologists, North American Association for the Study of Obesity. Consensus development conference on antipsychotic drugs and obesity and diabetis. Diabetes Care 2004; 27:596-601.

Amitai Y, Frischer H. Excess fatality from desipramine in children and adolescents. J Am Acad Child Adoles Psychiatry 2006; 45:54-60.

Anderson GM, Cook EH. Pharmacogenetics. Promise and potential in child and adolescent psychiatry. Child Adolesc Psychiatr Clin N Am 2000; 9(1):23-42.

Ballenger JC. Benzodiazepines. In: Schatzberg AF, Nemeroff CB (ed.) The American Psychiatric Press textbook of psychopharmacology. 2 ed. Washington, DC: American Psychiatric Press, 1995:215-24.

Birmaher B, Axelson DA, Monk K et al. Fluoxetine for the treatment of childhood anxiety disorders. J Am Acad Child Adolesc Psychiatry 2003; 42(4):415-23.

Birmaher B, Arbelaez C, Brent D. Course and outcome of child and adolescent major depressive disorder. Child Adolesc Psychiatr Clin N Am 2002; 11(3):619-37.

Bourin M, Couetoux du Tertre A. Pharmacokicetics of psychotropic drugs in children. Clinical Neuropharmacology 1992; 159(1):224A-5A.

Bradley C. The behaviour of children receiving Benzedrine. Am J Psychiatry 1937; 94:577-85.

Brasil HHA. Princípios gerais do emprego de psicofármacos. Rev Bras Psiquiatr 2000; 22(suppl 2):40-1.

Briant RH. An introduction to clinical pharmacology. In: Werry JS. Pediatric psychopharmacology: the use of behavior modifying drugs in children. New York: Bruner/Mazel, 1978:3-28.

Buitelaar JR. A randomized controlled trial of risperidone in the treatment of aggression in hospitalized adolescent with subaverage cognitive abilities. J Clin Psychiatry 2001; 62:239-48.

Cheng-Shannon J, McGough JJ, Pataki C, McCracken JT. Second-generation antipsychotic medications in children and adolescents. J Child Adolesc Psychopharmacol 2004; 14(3):372-94.

Correll CU. Tardive dyskinesia and new antipsychotics. Curr Opn Psychiatry 2008; 21:151-6.

Correll CU. Assessing and maximizing the safety and tolerability of antipsychotics used in the treatment of children and adolescents. J Clin Psych 2008; 69:26-36.

Emslie GJ, Rush AJ, Weinberg WA et al. Double-blind, randomized, placebo-controlled trial of fluoxetine in children and adolescents with depression. Arch Gen Psychiatry 1997; 54(11):1031-7.

Erenberg G. The relationship between Tourrette syndrome, attention-deficit hyperactivity disorder and stimulants medication: a critical review. Semin Pediatr Neurol 2005; 12(4):217-21.

Fetner HH, Geller B. Lithium and tricyclic antidepressants. Psychiatry Clin North Am 1992; 15:223-4.

Findling RL, McNamara NK. A double blind pilot study of risperidone in the treatment of conduct disorder. J Am Acad Child Adol Psychiatry 2000; 39:509-16.

Fontanella BJB. Ansiedade social e abuso de propranolol: relato de caso. Rev Bras Psiquiatr 2003; 25(4):228-30.

Gattás IG, Nunes APR, Reis AT, Santos SN, Rosario MC. Tratamento farmacológico de crianças e adolescentes com TDAH. In: Louzã MR (Ed.) TDAH ao longo da vida. Porto Alegre: Artmed, 2010:275-92.

Gomes M, Vilanova L C P. Transtorno de déficit de atenção-hiperatividade na criança e no adolescente: diagnóstico e tratamento. Rev Neurociências 1999; 7(3):140-4.

Gary DT, Rosembaum JF. Selective serotonin reuptake inhibitors: In: Schatzberg AF, Nemeroff CB (eds.) The American Psychiatric Press textbook of psychopharmacology. 2 ed. Washington, DC: American Psychiatric Press, 1998:219-38.

Goldman-Rakic PS, Brown RM. Postnatal development of monoamine content and synthesis in the cerebral cortex of rhesus monkeys. Brain Res 1982; 256(3):339-49.

Greenhill LL, Halperin JM, Abikoff H. Stimulant medications. J Am AC Child Adolesc Psych 1999; 38(5):503-12.

Greydanus DE. Psychopharmacology of ADHD in adolescents: Quo Vadis? Psychiatric Times 2003b; 20:5-9.

Greydanus DE. Pharmacologic treatment of attention-deficit hyperactivity disorder. Indian Journal of Pediatrics 2005; 72(11): 953-60.

Greydanus DE, Sloane MA, Rappley MD. Psychopharmacology of ADHD in adolescents. Adol Med 2002; 13:599-624.

Greydanus DE, Pratt HD, Rappley MD et al. Attention-deficit/hyperactivity disorder in children and adolescents: interventions for a complex costhy clinical conundrum. Pediat Clin North Am 2003a; 50:1049-92.

Hazell P, O'Connell D, Heathcote D, Henry D. Tricyclic drugs for depression in children and adolescents. Cochrane Database Syst Rev 2000; 3:CD002317.

Hazell P, O'Connell D, Heathcote D, Henry D. Tricyclic drugs for depression in children and adolescents. Cochrane Database Syst Rev 2002; 2:CD002317.

Jefferson JW, Greist JH, Ackerman DL. Lithium encyclopedia for clinical practice. Washington, DC: American Psychiatric Press, 1987.

Kapczinski F, Cordioli AV, Kruter B, Knijnik DZ. Tratamento farmacológico da fobia social: diretrizes e algoritmo. In: Psicofármacos: consulta rápida. Porto Alegre: Artmed, 2005:367.

Krishnan KRR. Monoamine oxidase inhibitors. In: Schatzberg AF, Nemeroff CB (eds.) The American Psychiatric Press textbook of psychopharmacology. 2 ed. Washington, DC: American Psychiatric Press, 1998:239-50.

Kumra S, Frazier JA, Jacobsen LK et al. Childhood-onset schizophrenia: a double-blind clozapine-haloperidol comparison. Arch Gen Psychiatry 1996; 53(12):1090-7.

Lenox RH, Manji HK. Lithium. In: Schatzberg AF, Nemeroff CB (eds.) The American Psychiatric Press textbook of psychopharmacology. 2 ed. Washington, DC: American Psychiatric Press, 1998:379-429.

Manos MJ, Short EJ, Findling RL. Differential effectiveness of methylphenidate and Adderall in school-age youths with ADHD. J Am Acad Child Adolesc Psychiatry 1999; 38(7):813-9.

Mc Voy M, Findling R. Child and adolescent psychopharmacology update. Psychiatr Clin N Am 2009; 32:111-33

Morselli PL, Pippenger CE. Drug disposition during development. In: Applied therapeutic drug monitoring. Washington, DC: American Association of Clinical Chemistry 1982:63-70.

Martin A, Kaufman J, Charney D. Pharmacotherapy of early-onset depression: update and new directions. Child Adolesc Psychiatr Clin N Am 2000; 9(1):135-57.

Murrin LC, Gibbens DL, Ferrer JR. Ontogeny of dopamine, serotonin and spirodecanone receptors in rat forebrain-an autoradiographic study. Brain Res. 1985; 355(1):91-109.

Owens MJ, Risch C. Atypical Antipsychotics. In: Schatzberg AF, Nemeroff CB (eds.) The American Psychiatric Press textbook of psychopharmacology. 2 ed. Washington, DC: American Psychiatric Press, 1998:323-48.

Pappadopulos EA, Guelzow BT, Wong C, Ortega M, Jensen PS. A review of the growing evidence base for pediatric psychopharmacology. Child Adolesc Psychiatric Clin N Am 2004; 13:817-55.

Rados C. Safeguards for children taking antidepressants strengthened. FDA Consum 2005; 39(1):18-9.

Randal G, Ross MD. Psychotic and maniac like symptoms during stimulant treatment of attention-deficit hyperactivity disorder. Am J Psychiatry 2006; 163:1149-52.

Reyes M. A randomized, double-blind, placebo controlled study of risperidone maintenance treatment in childen and adolescents with disruptive behavior disorders. Am J Psychiatry 2006; 163:402-19.

Rosario MC, Alvarenga P, De Mathis MA, Leckman JF. Obsessive compulsive disorder in childhood. In: Banaschewski T, Rohde LA (eds.) Biological child psychiatry – recent trends and developments. Adv Biol Psychiatry. Basel: Karger, 2008; 24:82-94.

Rosario-Campos MC, Miguel EC, Quatrano S et al. The Dimensional Yale-Brown Obsessive-Compulsive Scale (DY-BOCS): an instrument for assessing obsessive-compulsive symptom dimensions. Mol Psychiatry 2006; 11(5):495-504.

Scahill L, Chappel PB, King RA, Leckman JF. Pharmacologic treatment of tic disorders. Child Adolesc Psychiatr Clin N Am 1999; 9(1):99-117.

Sikich L, Hamer RM, Bashford RA, Sheitman BB, Lieberman JA. A pilot study of risperidone, olanzapine, and haloperidol in psychotic youth: a double-blind, randomized, 8-week trial. Neuropsychopharmacology 2004; 29(1):133- 45.

Smarty S, Findling R. Psychopharmacology of pediatric bipolar disorder: a review. Psychopharmacology 2007; 191:39-54.

Solanto MV, Arnster AF, Castellanos FX. The neuroscience of stimulant drug action in ADHD. London: Oxford University Press 2001:355-79.

Spencer T, Biederman AJ, Wilens T, Harding M, O'Donnnell D, Griffin S. Pharmacology of ADHD across the life cycle. J Acad Child Adolesc Psychiatry 1996; 35(4):409-32 (review).

The Research Unit on Pediatric Psychopharmacology Anxiety Study Group. Fluvoxamine for the treatment of anxiety disorders in children and adolescents. N Engl J Med 2001; 344(17): 1279-85.

U.S. Food and Drug Administration. Talk paper: FDA statement regarding the antidepressant Paxil for pediatric population. Disponível em: http://www.fda.gov/bbs/topics/ANSWERS/2003/ ANS01230.html. Acessado em julho de 2004.

Van Bellinghen M. Risperidone in the treatment of behavioral disturbances in children and adolescents with borderline intellectual functioning: a double-blind, placebo-controlled pilot trial. J Child Adol Psychiatry 2001; 11:5-13.

Vinks AA, Walson PD. Pharmacokinetics I: developmental principles. In: Martin A, Scahill L, Charney DS, Leckman JF (eds.) Pediatric psychopharmacology: principles and practice. New York: Oxford University Press 2003:44-53.

Wagner KD. Diagnosis and treatment of bipolar disorder in children and adolescents. J Clin Psychiatry 2004; 65(15):30-4.

Wilens TE, Spencer TJ. The stimulants revisited. Child and Adolescent Psychiatric Clinics of North America 2000; 9:573-603.

Farmacoterapia do Alcoolismo e dos Transtornos Relacionados ao Uso de Substâncias Psicoativas

Esdras Cabus Moreira

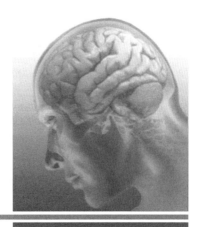

42

INTRODUÇÃO

O *Manual Diagnóstico e Estatístico de Transtornos Mentais* (DSM-IV-TR, 2002) define a dependência química como "um padrão mal adaptativo de uso de substância, levando a comprometimento ou sofrimento clinicamente significativo". Recentemente, a definição dos transtornos por uso de substância tem evoluído no sentido de dar menos ênfase aos aspectos ligados à tolerância ou à abstinência da substância para um foco nas adaptações neurobiológicas associadas ao comportamento compulsivo de busca e de consumo dessas substâncias (Kozlowski, 2004; Yucel, 2004).

Os estudos neurobiológicos em animais e humanos têm demonstrado alterações cerebrais associadas ao uso de substâncias. Mesmo não sendo suficientes para um entendimento mais completo do fenômeno, esses estudos possibilitam a formulação de modelos etiológicos mais precisos e o desenvolvimento de novas intervenções farmacológicas e psicossociais.

A maioria dos usuários de substâncias não desenvolve um uso patológico, pois características individuais ou contextuais funcionam como fatores de proteção contra um uso indevido. Da mesma maneira, a eficácia das intervenções psicofarmacológicas depende da concomitância de intervenções sociais e psicológicas que redefinam a relação entre os fatores de risco e os fatores de proteção em favor dos últimos, promovendo padrões de consumo menos prejudiciais ao sujeito e à comunidade (objetivo das estratégias de redução de danos) ou que promovam a abstinência.

Ao tratarmos apenas a intoxicação aguda ou a síndrome de abstinência a uma substância, não estamos tratando a dependência química. O fundamental é a intervenção nos mecanismos, biológicos e comportamentais, que levam à recaída e à manutenção crônica de seu uso. Neste capítulo são apresentadas as principais intervenções farmacológicas utilizadas na tentativa de redução do consumo de quatro substâncias psicoativas: álcool, nicotina, maconha e cocaína.

MODELO NEUROBIOLÓGICO PARA A DEPENDÊNCIA DE AGENTES PSICOATIVOS

Os estudos de neuroimagem e de neuropsicologia têm mostrado diferenças no funcionamento cerebral de usuários crônicos de substâncias (Bolla, 2002; Lubman, 2004; Self, 2004; Volkow, 2004). A compulsão para seu uso estaria associada à disfunção de áreas específicas do cérebro, bem como de determinadas atividades neuropsicológicas (Lubman, 2004).

A maioria das substâncias ativa o circuito dopaminérgico mesolímbico no mesencéfalo, que está associado à capacidade dessas substâncias de promoverem dependência (WHO, 2004). Esse circuito, também conhecido como circuito de recompensa cerebral, é formado por neurônios dopaminérgicos que comunicam a área tegmentar ventral (no mesencéfalo) com o estriado ventral (principalmente com o núcleo acumbente), amígdala, núcleo septal, córtex pré-frontal e córtex cingulado. Essas associações estão envolvidas no reforço positivo associado a atividades como alimentação, orgasmo sexual e conquistas intelectuais e esportivas. As substâncias endógenas que naturalmente estimulam as áreas relacionadas à recompensa incluem as endorfinas, a anandamida, a acetilcolina e a dopamina. Diferentes dessas substâncias, as drogas que levam ao abuso e dependência liberam dopamina de maneira explosiva no núcleo acumbente e em suas projeções nas áreas relacionadas às emoções, à memória e aos comportamentos de planejamento e de execução (Lubman, 2004; Stahl, 2008).

Como o consumo de drogas ocorre associado a outros estímulos (locais onde ocorre o consumo, situações sociais específicas, pessoas que costumam usar em conjunto etc.), estes adquirem, na ausência da droga, um valor de incentivo, de motivação, evocando expectativas de sua viabilidade. Definido como aprendizado associativo, esse fato possibilita a recaída, pois desencadeia fissura e compulsão para o uso da substância. Encontra-se associado a uma série de regiões límbicas e corticais, como, por exemplo, córtex orbitofrontal, amígdala basolateral e núcleo acumbente. Pode persistir por meses, após a interrupção da droga.

Contudo, o circuito de recompensa cerebral não consegue explicar a persistência de uma motivação intensa e contínua pelo uso de drogas mesmo na presença de situações adversas, que reduzem ou eliminam seus efeitos prazerosos (danos físicos, disfunção social, conflitos familiares, problemas com a polícia etc.). Está sendo sugerido que os estímulos ambientais e intrapsíquicos associados ao uso crônico de substâncias adquirem uma capacidade aumentada de incentivo, sensibilizando neurônios dopaminérgicos no núcleo acumbente e reduzindo o controle inibitório dos comportamentos de busca por drogas. Essa redução ocorre em virtude das disfunções em regiões do córtex frontal (córtex cingulado anterior e córtex orbitofrontal) envolvidas no controle dos comportamentos associados à recompensa (Robinson, 2000). A redução do controle inibitório seria explicada pela diminuição da ativação das populações de células do córtex pré-frontal, alterando o controle dos impulsos e levando à ausência de julgamento e avaliação do risco, características definidoras da dependência química (Weiss, 2005). O mesmo ocorreria na adolescência, como parte normal do desenvolvimento, onde os sistemas cognitivos de controle dos impulsos apresentariam uma maturação mais lenta, tornando o adolescente vulnerável a comportamentos de risco, entre eles o uso indevido de substâncias psicoativas (Steinberg, 2007).

Tendo como base essas considerações, é possível entender a lógica geral da utilização dos fármacos descritos a seguir no controle do desejo intenso de uso de drogas, de sua utilização compulsiva e das recaídas. Basicamente, estaremos buscando sustâncias que possam inibir a compulsão, reduzir o reforço positivo das drogas e diminuir a frequência de recaídas e a quantidade da substância ingerida. Essas substâncias devem agir modificando a neurotransmissão em diferentes regiões cerebrais, relacionadas aos efeitos diretos das drogas ou aos estados de abstinência imediata ou protraída.

FARMACOTERAPIA PARA A DEPENDÊNCIA DE AGENTES PSICOATIVOS

Álcool

O alcoolismo é considerado uma doença crônica. Dos pacientes que tentam interromper o uso do álcool, observa-se que, após 1 ano, um terço se mantém abstêmio e um terço volta a beber de maneira moderada. O outro terço apresenta recaída para um padrão de consumo anterior ao tratamento. Atualmente, três substâncias são utilizadas para o tratamento do alcoolismo: dissulfiram, acamprosato e naltrexona. Uma quarta substância, o topiramato, tem se mostrado promissora no controle da fissura e do comportamento compulsivo de busca e uso da droga. Seja qual for a droga utilizada, os resultados são sempre melhores com a associação de uma dessas quatro substâncias à psicoterapia e às técnicas de prevenção de recaída.

O dissulfiram não afeta sistemas neurobiológicos, embora sua ação inibitória da dopamina-β-hidroxilase afete sistemas dopaminérgicos e noradrenérgicos, o que pode ajudar em sua ação terapêutica (Garbutt, 2009). Seu uso exige cuidados em razão da possibilidade de reações severas e fatais em sua interação com o álcool. Quando administrado sozinho, é relativamente não tóxico, mas como inibe a enzima aldeído-desidrogenase, aumenta a concentração do acetaldeído, substância que resulta da oxidação do álcool pela álcool-desidrogenase. Quando a bebida alcoólica é utilizada na presença do dissulfiram, a concentração plasmática do acetaldeído pode ser 10 vezes maior do que a encontrada no metabolismo normal do álcool (Brunton, 2008).

Ao utilizar diariamente o dissulfiram, o paciente, ao beber, apresenta em 5 a 10 minutos sintomas de intoxicação pelo acetaldeído: reação de desconforto e pânico, além de rubor facial, hipotensão, taquicardia, dor precordial, dificuldade respiratória, fraqueza, visão borrada, náusea, suores, vômitos e confusão (2008). O conhecimento da possibilidade dessa reação ou sua ocorrência levam à aversão ao uso de bebida alcoólica.

Os efeitos adversos com o medicamento são comuns (acne, urticária, lassidão, tremores, cefaleia, distúrbios gastrointestinais leves, neuropatia periférica e psicose) e há redução da eliminação de outras substâncias, como benzodiazepínicos (com exceção do lorazepam, oxazepam e temazepam) e tricíclicos (imipramina e desipramina). O dissulfiram não deve ser administrado antes de 12 horas após a última ingestão de álcool. A dose diária inicial é de 500mg na primeira e segunda semanas, seguida pela dose de manutenção de 250mg ao dia. A dose diária de manutenção situa-se entre 125 e 500mg e não deve ser superior a 500mg ao dia. Deve ser utilizado, preferencialmente, pela manhã. Deve ser lembrado que a meia-vida do dissulfiram é de 60 a 120 horas e que a restauração da aldeído-desidrogenase é lenta, ou seja, a sensibilidade ao álcool pode persistir por até 14 dias após a última dose. A reação à interação com o álcool varia de indivíduo para indivíduo. Há casos de depressão respiratória, colapso cardiovascular, infarto do miocárdio, convulsões e morte. O medicamento nunca deve ser utilizado sem o conhecimento do paciente (Baber, 1999; Hobbs, 1996; Sadock, 2004).

A eficácia do dissulfiram é provavelmente reduzida pela dificuldade de adesão dos pacientes, sugerindo que ele deva ser administrado sob supervisão constante, para se evitarem os comportamentos evasivos (Garbutt, 2009).

Ao contrário do dissulfiram, o acamprosato e a naltrexona não alteram as propriedades farmacológicas ou farmacocinéticas do álcool. Não há relatos de tolerância, dependência ou síndrome de abstinência com esses fármacos. Ambos são bem tolerados pelos pacientes. O acamprosato regulariza a neurotransmissão dependente dos receptores NMDA do glutamato, alterada nos usuários crônicos do álcool e na síndrome de abstinência. A naltrexona age inibindo os receptores opioides associados ao sistema de recompensa da droga. As diferenças no mecanismo de ação das duas substâncias tornam possível sua utilização em diferentes aspectos do consumo do álcool e são a base para sua utilização conjunta, em alguns estudos (Mason, 2003).

O acamprosato (acetil-homotaurinato de cálcio) tem se mostrado eficaz no aumento do tempo de abstinência nos pacientes em fases iniciais de abstinência. É possível que também seja eficaz nos pacientes que ainda não se tornaram abstinentes. Naqueles que recaem, reduz a quantidade e a frequência do uso de bebida alcoólica. A repetida eficácia do acamprosato em estudos europeus não é replicada pelos estudos americanos. Seus resultados não demonstram diferença na manutenção da abstinência entre o acamprosato e o placebo (Garbutt, 2009; Kranzler, 2006).

O aumento do tempo de abstinência e a redução do consumo durante as recaídas são os principais objetivos das intervenções farmacológicas em casos de alcoolismo. O acamprosato parece interagir com receptores de aminoácidos excitatórios do tipo N-metil-D-aspartato (NMDA) (receptores do glutamato), como também com receptores metabotrópicos. O glutamato parece ser responsável pelo grande aumento na excitabilidade durante a síndrome de abstinência do álcool. A ação inibitória do acamprosato nesses receptores seria responsável por uma resposta excitatória atenuada na abstinência e por um possível efeito sobre a ação neurotóxica do aumento da neurotransmissão glutamatérgica (Kiritzé-Topor, 2004).

Desde o início de sua comercialização, em 1989, não há relato de nenhuma reação prejudicial à saúde. O efeito adverso mais comum é a diarreia. Os estudos clínicos têm mostrado alta adesão ao acamprosato. A dose padrão é de 2g/dia (dois comprimidos, três vezes ao dia). Contudo, os ensaios americanos têm utilizado 3g/dia, e parece haver uma relação linear entre a dose e a resposta (Mason, 2004).

A naltrexona age no cérebro bloqueando a ação dos opioides exógenos (p. ex., heroína, morfina, codeína) e endógenos (endorfinas), reduzindo a ação dessas substâncias na liberação da dopamina no SNC. O mesmo mecanismo é atribuído ao antagonista opioide, o nalmefeno, também utilizado no alcoolismo. O álcool, como todas as outras drogas, com exceção dos benzodiazepínicos (p. ex., diazepam), cria dependência em seus usuários ao provocar aumento da dopamina no sistema de recompensa cerebral (sistema mesolímbico). Esse efeito é responsável pela sensação de prazer, reforçando positivamente o uso dessa substância. Ao reduzir a liberação da dopamina, mediante o bloqueio da ação das endorfinas, a naltrexona reduz a sensação de prazer pelo uso do álcool. O uso diário da naltrexona pelo alcoolista, na dose de 50mg, reduz a fissura pelo álcool e a chance de recaída para um uso intenso do álcool e pode aumentar a probabilidade de abstinência completa. Em alguns casos, torna possível um uso moderado do álcool em virtude de sua ação na redução da quantidade consumida. Pode também ser um agente eficaz na população de indivíduos com esquizofrenia e uso abusivo de álcool (Petrakis, 2004).

A naltrexona é rapidamente absorvida pelo trato gastrointestinal e, em decorrência do metabolismo de primeira passagem, apenas 60% do fármaco atinge a circulação. A concentração máxima ocorre em 1 hora após uso, e sua meia-vida é de 1 a 3 horas. Seu metabólito ativo, 6β-naltrexol, tem meia-vida de 13 horas. Uma dose simples da naltrexona pode bloquear os receptores opioides por 72 horas. A dose recomendada para o tratamento do alcoolismo é de 50mg/dia, e parece que sua eficácia na redução da fissura pelo álcool pode ser aumentada pelo uso concomitante de antidepressivos bloqueadores da recaptação de serotonina. É importante que os níveis de transaminases sejam monitorados mensalmente, nos 6 primeiros meses de uso, e sempre que houver a suspeita de dano hepático. Os efeitos da naltrexona não permanecem, cessado seu uso. O mesmo não parece ocorrer com o acamprosato, que mantém sua ação por mais tempo depois de ser descontinuado.

Alguns estudos mostraram a eficácia da combinação do acamprosato com a naltrexona (Kiefer, 2003, 2004). A administração conjunta dos dois medicamentos aumentou a velocidade e a extensão da absorção do acamprosato, resultando em concentrações sanguíneas 25% maiores. Não houve, entretanto, modificação na farmacocinética da naltrexona e de seu metabólito 6β-naltrexol. Esses resultados mostraram que essa combinação aumentava o tempo de abstinência. Em estudo recente, envolvendo 1.383 pacientes dependentes do álcool (estudo COMBINE), foi comparada a eficácia na redução do consumo da associação do manejo clínico do paciente ao uso de placebo, de naltrexona, de acamprosato ou de acamprosato combinado à naltrexona. O grupo que recebeu naltrexona, mas não o que recebeu acamprosato, mostrou tempo maior para a ocorrência do primeiro episódio de uso intenso do álcool. A combinação de naltrexona oral com acamprosato não mostrou vantagens, comparada ao grupo que só recebeu naltrexona (Garbutt, 2009).

A naltrexona de liberação prolongada, na dose intramuscular de 380mg, foi aprovada nos EUA, possibilitando o bloqueio dos receptores opioides por, aproximadamente, 1 mês. Como a naltrexona oral, mostrou redução do consumo pesado do álcool e aumento do tempo de abstinência. Não se sabe se a formulação parenteral é mais eficaz do que a formulação oral (Roozen, 2007).

É provável que os pacientes com história familiar de alcoolismo e início precoce do consumo indevido respondam melhor à naltrexona. Por outro lado, o alcoolista com início mais tardio do problema (entre 30 e 50 anos de idade), que começaram como bebedores moderados para diminuir a ansiedade e o estresse, tendem a responder fracamente à naltrexona (Miller, 2008).

Efeitos adversos importantes afetam 15% dos pacientes tratados com a naltrexona. Os mais comuns são náusea e cefaleia. Apresenta hepatotoxicidade dose-dependente (causa elevação reversível de transaminases em doses superiores a 300mg/dia) e é contraindicada em pacientes com dano hepático significativo. No estudo COMBINE, que utilizou doses diárias de 100mg de naltrexona (acima da dose padrão de 50mg/dia), ocorreu aumento acima de cinco vezes o valor normal da aspartato aminotransferase (AST) e da alanina aminotransferase (ALT) em 2% dos pacientes. Na maioria das vezes, seus níveis retornaram ao normal, uma vez descontinuado o uso do medicamento (Garbutt, 2009). Há relato de interação com anti-inflamatórios não esteroides. Não deve ser utilizada em usuários de opioides em função do risco de precipitação de síndrome de abstinência.

O topiramato, em doses de até 300mg/dia, foi mais efetivo do que placebo na redução e na promoção da abstinência entre alcoolistas (Johnson, 2003). É possível que sua ação na redução da fissura (*craving*) pelo álcool e na manutenção da abstinência esteja relacionada à sua atividade agonista em receptores do ácido γ-aminobutírico do tipo A (GABA$_A$) e antagonista em receptores glutamatérgicos. A ativação dos receptores GABA$_A$ levaria a uma diminuição da liberação da dopamina no mesencéfalo, reduzindo o efeito de recompensa do álcool. A inibição da ação do glutamato reduziria os efeitos adversos relacionados à excitação da neurotransmissão glutamatérgica em usuários crônicos e durante a síndrome de abstinência.

Parece que sua efetividade não varia conforme a idade de início do alcoolismo, como parece ocorrer com a naltrexona (possivelmente mais eficaz no alcoolismo de início precoce). O alcoolismo de início precoce está associado à história familiar e a comportamento antissocial e seria mediado por funções serotonérgica e opioide. Como o topiramato age por outra via, facilitando a função do GABA por meio do receptor GABA$_A$, seria útil nos indivíduos com início precoce e também nos de início tardio do alcoolismo. Por conta da diferença no mecanismo de ação, é possível que os estudos futuros corroborem seu uso em associação com outras medicações, como a naltrexona e o acamprosato.

O topiramato é rapidamente absorvido pelo trato gastrointestinal e tem meia-vida de 21 horas. Aproximadamente dois terços da dose são excretados na urina sem mudanças, juntamente com metabólitos ativos. Entre seus efeitos adversos encontram-se sedação, tontura, lentificação motora, déficit de memória e concentração, parestesias, perda de peso, psicose, depressão e, no caso de uso crônico, litíase renal. Pode aumentar a concentração da fenitoína em 25% e do ácido valproico em 11%. A carbamazepina e a fenitoína reduzem sua concentração em 40% a 50%, bem como o ácido valproico, em 14% (Sadock, 2004). O ajuste da dose deve ser lento. Inicia-se com 25mg na primeira semana, acrescentando 25mg a cada semana (administrar a dose total em duas tomadas) até a dose de 100mg. A partir de então, administram-se acréscimos semanais de 50mg até a dose máxima diária de 300mg. Em virtude da natureza experimental dos dados, recomenda-se cuidado no uso do topiramato em caso de dependência do álcool.

Agentes dopaminérgicos, como a tiaprida (antagonista de receptor dopaminérgico D$_2$), e antipsicóticos atípicos (clozapina, aripiprazol e olanzapina) têm mostrado resultados interessantes na diminuição do consumo do álcool e na promoção da abstinência. Entretanto, mais estudos são necessários para a comprovação da eficácia dessas substâncias.

A vareniclina, agonista parcial de receptores nicotínicos, utilizada no tratamento do tabagismo, reduziu a hiperatividade do sistema de recompensa e levou à redução do consumo de álcool em ratos. É possível que essa ação se deva ao impedimento do aumento exagerado do estímulo dos receptores da acetilcolina pelo influxo da nicotina e, possivelmente, do álcool. Outro candidato ao arsenal terapêutico da dependência do álcool, a ondansetrona, bloqueador dos receptores 5-HT$_3$, provocou a redução do uso de álcool em dois estudos realizados em alcoolistas de início precoce (Miller, 2008).

Por fim, o baclofeno, agonista de receptores GABA$_B$, mostrou-se eficaz no aumento das taxas de abstinência em dependentes de álcool em três ensaios controlados por placebo, na dose de 30mg/dia. Entretanto, os resultados ainda são contraditórios (Garbutt, 2009).

Tabaco

As doenças relacionadas ao tabaco matam 200.000 pessoas por ano, no Brasil. Esse número tende a aumentar nos próximos 30 anos, tornando o tabagismo a maior causa prevenível de morbidade e mortalidade, posição que ocupa hoje nos países desenvolvidos. Mata mais do que AIDS, álcool, acidentes de carro, drogas ilícitas, assassinatos e suicídio, juntos (Steinberg, 2007). O tabagismo é responsável por 30% das mortes por câncer, 90% das mortes por câncer de pulmão, 25% das mortes por doença coronariana e 85% das mortes por doença pulmonar obstrutiva crônica. Nas mulheres, o uso do tabaco leva a menopausa precoce, diminuição da fertilidade, baixo peso dos bebês expostos intraútero às substâncias do tabaco e maior mortalidade perinatal.

A fumaça do cigarro contém 4.700 substâncias tóxicas, e sua fase particulada contém a nicotina e o alcatrão, que concentra 43 substâncias cancerígenas. A nicotina é a substância que leva à dependência ao tabaco. Sua ação no cérebro é imediata após a inalação (10 segundos), sendo eliminada pelo organismo em 1 a 2 horas. Essa rápida ação no SNC e a rápida eliminação facilitam o comportamento aditivo.

É provável que o prazer ligado ao uso do cigarro esteja, em parte, relacionado à liberação, pela nicotina, de dopamina em estruturas cerebrais na área mesolímbica, responsável pelo reforço positivo da maioria das substâncias psicoativas que levam à dependência. A rápida absorção da nicotina e sua presença em quantidades elevadas no cérebro são os fatores cruciais para promoção e sustentação da dependência da nicotina (Hatsukami, 2008).

A farmacoterapia para a dependência de nicotina eleva as taxas de abstinência em cerca de duas a três vezes. Considerando a eficácia dessas intervenções farmacológicas, os protocolos ingleses e americanos para o tratamento do tabagismo preconizam que todos os fumantes devem receber farmacoterapia, com atenção especial na indicação para aqueles com condições médicas especiais, para os que fumam menos de 10 cigarros ao dia, para mulheres grávidas ou amamentando e para os adolescentes (Hatsukami, 2008). O sucesso dos tratamentos atuais para os adolescentes é limitado. As taxas de abstinência com a farmacoterapia são menores, quando comparadas às do adulto. Diante disso, as intervenções psicossociais devem ser tentadas inicialmente para esse grupo populacional (Colby, 2007; Curry, 2009).

As terapias de primeira escolha incluem a reposição de nicotina, a utilização de bupropiona ou o uso da vareniclina. Como segunda escolha encontram-se a clonidina e a nortriptilina. A terapia de substituição de nicotina objetiva manter alguns de seus efeitos, ao mesmo tempo que reduz o potencial de dependência, por utilizar outro sistema de liberação da nicotina, como também objetiva evitar os efeitos tóxicos da queima do tabaco.

A utilização da goma de mascar contendo nicotina, na dose de 2mg, aumenta a chance de abstinência após 1 ano e sua eficácia parece ser ainda maior na dose de 4mg (para quem fuma mais de 24 cigarros ao dia) (Pbert, 2004). O uso prolongado da goma de mascar, por mais de 14 semanas, parece ser mais eficaz do que o uso entre 6 e 14 semanas. O uso do adesivo por mais de 14 semanas, associado ao da goma de mascar, quando necessária, parece produzir um efeito importante nas taxas de abstinência, principalmente quando o risco de recaídas é maior e é alta a fissura pelo cigarro. As taxas de abstinência da goma de mascar ao longo dos 6 primeiros meses estão entre 19% e 38% para a de 2mg e entre 13 e 44% para a de 4mg. Os efeitos adversos mais comuns são: dor em mandíbula, lesão em boca e dispepsia. É relativamente contraindicada em indivíduos com disfunção temporomandibular (e contraindicada quando severa) e na presença de coroas dentárias, insuficiências renal ou hepática moderadas, hipertireoidismo ativo e doença vascular periférica (Pbert, 2004).

O adesivo de nicotina deve ser utilizado na dose de 21mg entre 4 e 6 semanas, seguido da dose de 14mg por 2 semanas e finalizando com o uso do adesivo de 7mg por mais 2 semanas. As taxas de abstinência ao longo de 6 meses encontram-se entre 10% e 54%. Parece que o uso mais prolongado do adesivo de 21mg pode resultar em menores taxas de recaída e que o dobro da dose seria mais eficaz para tabagistas com uso pesado do cigarro, embora com efeito pequeno (Hatsukami, 2008). Além de reduzir os sintomas de abstinência, o adesivo transdérmico pode dessensibilizar os receptores nicotínicos, resultando na redução do reforço positivo pelo uso do cigarro. As reações adversas mais comuns são: reação local em pele, sonhos vívidos e distúrbio no sono. É relativamente contraindicado, como também a goma de mascar, em caso de insuficiências renal e hepática moderadas ou severas, hipertireoidismo ativo e doença vascular periférica. É contraindicado em indivíduos com afecção dermatológica que possa ser exacerbada pelo uso do adesivo (Institute of Medicine, 2001; Pbert, 2004). A goma de mascar e o adesivo não devem ser usados nas primeiras 6 semanas do infarto agudo do miocárdio, em angina instável, nas arritmias cardíacas sérias, na hipertensão não controlada e na úlcera péptica em atividade.

O adesivo de nicotina e a goma de mascar podem ser iniciados ainda durante o uso do cigarro ou no primeiro dia de interrupção do uso de tabaco. O uso do adesivo por aqueles que não estão preparados ou que não querem parar pode reduzir o consumo do tabaco em 50% ou mais. Embora com resultado controverso em relação à redução dos riscos, a redução do uso utilizando a terapia de reposição de nicotina (TRN) é um facilitador da abstinência. O uso do adesivo antes da interrupção do cigarro pode dobrar a taxa de abstinência. O pré-tratamento com a nicotina tem se mostrado bem tolerado e efetivo tanto para fumantes leves como para os pesados (Buchhalter, 2008; Shiffman, 2008). Não parece haver diferenças na eficácia entre as diferentes formas de TRN, com exceção da maior eficácia da goma de mascar de 4mg para fumantes mais pesados (Hatsukami, 2008).

O antidepressivo bupropiona tem mostrado eficácia superior à das TRN, como também eficácia na prevenção de recaídas mediante um uso mais prolongado. Parece ser mais eficaz em populações específicas, como mulheres, negros e naqueles com alto grau de dependência da nicotina. Com relação ao ganho de peso e aos sintomas depressivos que podem surgir ou serem agravados após a interrupção do cigarro, a bupropiona apresenta vantagens em relação a outras terapias. Há menor ganho de peso com seu uso, quando comparado ao placebo, nas semanas iniciais e, possivelmente, após períodos mais prolongados de abstinência. Seu mecanismo de ação é pouco compreendido. Pensava-se que agiria como inibidor da recaptação pré-sináptica da dopamina. Contudo, sua concentração no SNC, provavelmente, não promove efeitos significativos na inibição na recaptação da dopamina. É provável que o mecanismo de ação da bupropiona, na redução do reforço positivo causado pelo uso do tabaco, envolva o antagonismo dos receptores nicotinérgicos neuronais (Lerman, 2005; Sadock, 2004). Sua eficácia não está relacionada à presença de transtorno depressivo.

A bupropiona é bem absorvida pelo trato gastrointestinal. Seu pico de concentração se dá em 2 horas após ingestão oral e em 3 horas nos preparados de liberação lenta. Sua meia-vida é de 12 horas, podendo variar de 8 a 40 horas (Sadock, 2004). Deve ser iniciada na dose de 150mg ao dia, 8 a 10 dias antes da interrupção do uso do cigarro, elevando-se a dose para 300mg no quarto dia de uso. É utilizada por 8 a 10 semanas, em média. Pacientes com história de convulsão ou com patologias que reduzem o limiar de convulsão não devem utilizar a bupropiona (risco de ocorrência de 0,1% em doses acima de 400mg). História de transtorno alimentar (bulimia nervosa e anorexia nervosa) também contraindica seu uso, bem como o uso atual ou recente de inibidores da monoaminoxidase (IMAO), o infarto do miocárdio recente (menos de 6 semanas) e a angina instável. Os efeitos adversos mais comuns são cefaleia, insônia, queixas respiratórias e náusea. Podem ocorrer obstipação e queixa de boca seca, além de perda de peso (em 25% dos pacientes) e aumento da libido (Lerman, 2005; Sadock, 2004).

A vareniclina é um fármaco desenvolvido tendo como base a cistina, um alcaloide natural que, como agonista parcial dos receptores nicotínicos α4β2, teve seu uso iniciado na Bulgária nos anos 1970, de onde se difundiu para toda a Europa. Desenvolvida em 1997, a vareniclina é um agonista parcial seletivo do receptor acetilcolínico α4β2. Ao imitar a ação da nicotina, causa liberação moderada de dopamina na região mesolímbica, reduzindo os sintomas de abstinência e a satisfação pelo ato de fumar (Cahill, 2009).

Na dose de 2mg/dia, mais do que dobra a chance de abstinência por 6 meses ou mais, tendo eficácia maior do que a bupropiona ou a TRN. O efeito adverso mais comum é a náusea, que ocorre em 30% a 40% dos pacientes, mas que na maioria dos casos reduz com o tempo de uso.

Em fevereiro de 2008, o órgão que regula os medicamentos nos EUA, o Federal Drug Administration (FDA), informou a população sobre uma possível associação da vareniclina com aumento da alteração de comportamento, agitação, humor deprimido, ideação e comportamento suicidas. Apesar de raros, esses sintomas devem ser monitorados e os pacientes devem ser alertados sobre os riscos de sintomas neuropsiquiátricos (Cahill, 2009).

Um estudo brasileiro (Costa, 2002) avaliou a eficácia da nortriptilina no tratamento do tabagismo em 144 fumantes. Esses pacientes foram divididos em dois grupos: o primeiro grupo recebeu placebo e o segundo utilizou nortriptilina. A utilização do placebo ou nortriptilina foi decidida de maneira aleatória, sem o conhecimento do paciente e do médico que o atendeu durante os 42 dias do ensaio clínico. Nos indivíduos que receberam o antidepressivo, observou-se uma taxa de abstinência do cigarro (26,5%), após 3 meses, maior do que a do grupo que utilizou placebo (5,3%). Essa diferença se manteve após 6 meses. Isso corrobora o achado dos estudos internacionais da eficácia da nortriptilina no tratamento do tabagismo.

A clonidina, agonista do autorreceptor adrenérgico α_2, diminui a atividade e a taxa de disparo da noradrenalina no *locus coeruleus*. Por seu efeito de sedação, pode ser indicada para aqueles pacientes com aumento expressivo da ansiedade ou agitação, quando interrompem o uso do cigarro (Hatsukami, 2008).

O baclofeno, agonista seletivo do receptor $GABA_B$, tem apresentado evidências clínicas de que possa ser útil na dependência da nicotina, embora o único estudo clínico existente não tenha observado sua eficácia na redução do consumo de cigarros ou nas taxas de fissura pela nicotina (Cousins, 2001).

A fluoxetina tem mostrado evidências na facilitação da interrupção do uso de tabaco em razão de seus efeitos nos sintomas depressivos desencadeados pela abstinência da nicotina ou nos sintomas depressivos anteriores à parada do cigarro, que estariam sendo automedicados pelo uso da nicotina. É possível que os inibidores seletivos de recaptação de serotonina sejam eficazes em grupos específicos de fumantes (Lerman, 2004).

Um tratamento futuro do tabagismo será a utilização de vacinas antinicotina. A produção de níveis altos de anticorpos IgG específicos para a nicotina levaria à ligação da nicotina a seu anticorpo, diminuindo seu acesso rápido aos receptores cerebrais e o prazer relacionado à droga. Atualmente, três vacinas estão em estudo clínico de fase II (TA-NIC, NicVAX e NicQb). Todas foram bem toleradas nos ensaios de fase I, sem reatividade cruzada com neurotransmissores endógenos ou outras moléculas sinalizadoras. A Nic-VAX estimulou níveis altos de anticorpos em animais, apresentando boa afinidade pela nicotina e baixa reatividade cruzada a seus metabólitos maiores (cotinina e óxido-N-nicotina). Em humanos, aqueles com as maiores respostas de formação de anticorpos obtiveram maiores taxas de interrupção espontânea do cigarro. Altos níveis de anticorpos estão relacionados positivamente com a cessação do tabagismo (Orson, 2008).

Maconha

A maconha é uma mistura seca das folhas, caule, sementes e flores da *Cannabis sativa*. Essa planta contém mais de 400 componentes, incluindo 60 canabinoides, substâncias próprias ao gênero *Cannabis*. A farmacologia dos canabinoides é pouco conhecida. Um deles, o delta-9-tetra-hidrocanabinol (THC), é considerado o modificador do estado mental dos usuários. Quanto maior a concentração de THC na maconha, maior seu efeito nas emoções, percepção e funções cognitivas. Essa concentração é modificada alterando-se a forma de cultivo da planta ou por manipulação genética.

Quando a pessoa fuma um cigarro de maconha, o THC rapidamente alcança o cérebro, além de outros órgãos e tecidos do organismo. No cérebro, o THC liga-se aos receptores canabinoides do tipo CB1, presentes em áreas cerebrais responsáveis pela memória, prazer, percepção do tempo, funções cognitivas e coordenação dos movimentos corporais. Existe, ainda, o receptor CB2, não encontrado no cérebro, mas em outros locais do corpo, inclusive em células do sistema imunológico. A ação da maconha nesses receptores CB2, acoplando-se a eles, explica os resultados positivos da substância no tratamento de náusea e de vômitos em pacientes sob quimioterapia e no controle dos espasmos musculares da esclerose múltipla. Também são detectados efeitos na redução da dor, anorexia, pressão intraocular, insônia, ansiedade, depressão, epilepsia e asma.

O uso da maconha pode provocar euforia, com diminuição do alerta, da ansiedade e da tensão emocional. A droga, quando fumada, atinge o cérebro em 10 segundos. Seu efeito pode durar mais de 2 horas. Paradoxalmente, a maconha pode causar reações de ansiedade, irritabilidade, ataques de pânico e paranoia. Seu uso recreacional não parece levar a dano físico ou mental. Contudo, em usuários vulneráveis à psicose, aumenta o risco de sua ocorrência. Seu uso intenso e diário está associado a baixo nível educacional e de renda, como também a dano em vias aéreas. Não há evidências de que seu uso diário e prolongado determine neurotoxicidade (WHO, 2004). A maconha pode levar a dependência e abstinência.

Até o presente momento, apenas um estudo randomizado, controlado com placebo, foi realizado para a avaliação de uma intervenção farmacoterápica para a maconha. O estudo comparou a resposta ao divalproato de sódio, que não se mostrou mais eficaz do que o placebo no tratamento da dependência (McRae-Clark, 2009). Evidências indiretas apontam para uma possível ação da fluoxetina na redução da frequência de uso da maconha, principalmente em pacientes deprimidos. Entretanto, outro antidepressivo, a bupropiona, pode piorar os sintomas de abstinência da maconha, aumentando a irritabilidade e a inquietação. A perda da motivação e os sintomas depressivos foram maiores nos pacientes tratados com a bupropiona (Lynskey, 2005).

Uma outra linha de intervenção enfatiza a ação dos medicamentos nos sintomas de abstinência gerados pela interrupção do uso crônico e pesado da maconha. São eles: irritabilidade, ansiedade, inquietação, mudanças de apetite e distúrbios do sono (Budney, 2004). O controle farmacológico desses sintomas poderia facilitar a interrupção do uso de *cannabis*. Atualmente, os resultados mais promissores são vistos com a utilização do THC oral na dose de 10mg, cinco vezes ao dia (McRae-Clark, 2009). Ocorre redução da fissura e dos sintomas de abstinência, sem a presença de efeitos de intoxicação. Finalmente, com base na associação dos receptores CB1 com os efeitos comportamentais, motores, cardiovasculares e cognitivos da maconha, pensa-se na utilização de antagonistas CB1 no bloqueio dos efeitos dos canabinoides (McRae, 2003).

Cocaína

Em meados do século XIX, a cocaína foi isolada da planta *Erythroxolon coca*. Suas folhas, entretanto, já eram mascadas, na América do Sul, para reduzir os problemas relacionados à altitude e ao cansaço. O sal da cocaína é solúvel em água, o que possibilita seu uso de modo endovenoso ou por inalação. Entretanto, o alcaloide da cocaína, também conhecido como base-livre ou *crack*, é insolúvel em água, mas é solúvel em álcool, acetona e éter. O aquecimento da base-livre converte a cocaína em um vapor estável que pode ser inalado. A base-livre e o *crack* são formas químicas iguais da cocaína, que resultam de técnicas diferentes de obtenção. A base-livre é feita dissolvendo-se a cocaína em água, adicionando amônia como base e o éter como solvente. O *crack* é o produto do aquecimento de bicarbonato de sódio e cocaína (Boghdadi, 1997).

A cocaína é utilizada como droga estimulante e euforizante. Farmacologicamente, a cocaína tem alta afinidade por locais de transporte da dopamina, serotonina e noradrenalina, inibindo a recaptação dessas aminas em neurônios pré-sinápticos. Seus efeitos comportamentais (p. ex., euforia, redução da fadiga, estimulação psicomotora) se devem mais à ação de inibição de recaptação da dopamina. A influência da cocaína no sistema serotonérgico pode justificar a ação da fluoxetina em reduzir a autoadministração de cocaína em roedores.

Com base na ação da cocaína no sistema dopaminérgico, algumas estratégias foram pensadas envolvendo substâncias que direta ou indiretamente são antagonistas ou agonistas de sua ação. Contudo, agonistas como a bromocriptina e a pergolida ou antagonistas como o haloperidol não se mostraram eficazes. Este último pode aumentar os sintomas de abstinência, como a disforia. Não houve resultado satisfatório com o uso de olanzapina e risperidona, embora o aripiprazol (antagonista parcial de receptores D_2 e 5-HT_{1A}) tenha mostrado resultado promissor em estudo com indivíduos esquizofrênicos dependentes de cocaína.

A bupropiona não se mostrou eficaz no controle da utilização da cocaína (Smith, 1999) e o metilfenidato parece ter efeito na redução do uso da cocaína, mediado pela melhora dos sintomas de déficit de atenção e hiperatividade, presentes em parte dos usuários. Outro psicoestimulante, a dextroanfetamina, utilizada em doses de 30 a 60mg/dia, mostrou redução do uso da cocaína em estudo clínico randomizado (Karela, 2008).

Algumas evidências apontam para a eficácia do dissulfiram (por sua inibição da enzima dopamina β-hidroxilase, que converte dopamina em noradrenalina) na redução do uso da cocaína (Kosten, 2004). Estudos clínicos randomizados, controlados com placebo, mostraram seu efeito na redução do uso da cocaína em pacientes dependentes, mas sem história de uso abusivo de álcool. Como o dissulfiram inibe o metabolismo da cocaína, a administração das duas substâncias pode aumentar a concentração plasmática da cocaína, elevando o risco de efeitos cardiovasculares danosos. Portanto, o dissulfiram deve ser utilizado em pacientes bastante motivados para a abstinência, com boa saúde cardiovascular e suporte social para detecção precoce de recaídas (Karela, 2008).

O topiramato pode ser eficaz no tratamento da dependência da cocaína. Um pequeno estudo mostrou aumento dos indivíduos em abstinência com doses de 200mg/dia (Kampman, 2004). A utilização do topiramato tem como base sua ação gabaérgica. Os neurônios gabaérgicos possivelmente funcionam como moduladores do sistema dopaminérgico mesolímbico, e sua atuação reduz a autoadministração de cocaína em vários modelos animais. Ademais, o topiramato antagoniza a transmissão glutamatérgica mediante os efeitos em receptores AMPA. A inibição de neurônios glutamatérgicos pré-frontais em ratos reduz o comportamento de busca da cocaína. Esses achados fazem do topiramato um candidato para o tratamento da dependência da cocaína.

Dois outros anticonvulsivantes se mostram promissores na redução do uso da cocaína, em estudos iniciais: a tiagabina e a vigabatrina. Além de sua ação ansiolítica, a tiagabina reduziu o uso da cocaína quando utilizada na dose de 24mg/dia. O mesmo efeito foi visto com a vigabatrina em três estudos abertos, embora sua utilização cause risco de efeitos colaterais oftalmológicos, não observados nos estudos preliminares (Karela, 2008).

Estudos clínicos preliminares mostraram que o baclofeno, na dose de 20 a 40mg, reduziu a fissura pela cocaína em pacientes dependentes. Estudo randomizado e duplo-cego com 70 pacientes também mostrou redução do uso pesado de cocaína com a utilização de doses de 60mg/dia. Além de sua provável redução da fissura pela cocaína, o baclofeno tem efeitos ansiolítico e antidepressivo leves, facilitando o manejo de comorbidades, frequentes nesses pacientes (Shoptaw et al., 2003).

Finalmente, a modafinila, uma substância estimulante utilizada no tratamento do excesso de sono, como na narcolepsia, tem se mostrado eficaz na redução dos sintomas da abstinência da cocaína: hipersônia, letargia, humor disfórico, déficit cognitivo e aumento do apetite. Pacientes que receberam uma dose de 400mg/dia dessa substância apresentaram redução no uso da cocaína. Deve-se ter atenção nos casos de pacientes com prolapso de válvula mitral ou hipertrofia ventricular esquerda, em virtude do risco de dor precordial ou alterações isquêmicas no ECG. Mais estudos são necessários para a confirmação de sua utilidade clínica (2008).

Uma nova estratégia para o tratamento da dependência da cocaína consiste no desenvolvimento de anticorpos anticocaína (imunoterapia), que impediriam a entrada da droga no cérebro. Resultados iniciais com a utilização da vacina em ratos mostraram eficácia em reduzir o comportamento de busca da droga e o número de infusões da cocaína, mesmo mantendo-se o uso diário da droga. Não houve alteração da resposta de recompensa associada à alimentação. O uso inicial em humanos (estudos de fase II) mostrou a detecção de anticorpos após 28 dias e após duas doses da vacina. A resposta, entretanto, foi máxima após a terceira dose e permaneceu nesse nível por 4 meses. A imunoterapia parece funcionar melhor em indivíduos motivados. Induz a formação de anticorpos específicos para a cocaína, seu metabólito norcocaína e o derivado ativo cocaetileno. Não reconhece outros psicoestimulantes (Orson, 2008; WHO, 2004).

CONSIDERAÇÕES FINAIS

Apesar das inúmeras substâncias candidatas a contribuírem para o arsenal terapêutico no tratamento da dependência e do abuso de cocaína e do *crack*, ainda não há evidências fortes sobre sua eficácia, como as vistas no tratamento do tabagismo. Fatores sociais e a ilegalidade dessas substâncias são barreiras importantes para a adesão do paciente aos tratamentos farmacológicos e para a obtenção de suportes social e familiar adequados. O estigma relacionado ao uso das substâncias ilícitas, principalmente ao uso da cocaína e do *crack*, dificulta a procura por atendimento. Políticas que criminalizam os usuários, ao intensificarem o estresse cotidiano, provavelmente reduzem a eficácia das intervenções farmacológicas.

Sejam quais forem os desenvolvimentos futuros do tratamento psicofarmacológico, sua efetividade na população estará sempre na dependência do aprimoramento de intervenções psicossociais sensíveis aos aspectos relacionados ao gênero e às diferenças culturais, bem como à natureza crônica e heterogênea do fenômeno. A transposição para uma prática clínica do conhecimento acumulado ao longo dos últimos anos e nos anos vindouros exigirá um esforço de profissionais e da sociedade para a redução do estigma associado à dependência química e para a ampliação do acesso dos indivíduos às formas mais humanas e modernas de tratamento.

REFERÊNCIAS

Baber WS, O'Brien CP. Pharmacotherapies. In: McCrady BS & Epstein EE (eds.) Addictions. Oxford: Oxford University Press, 1999.

Boghdadi MS, Henning RJ. Cocaine:pathophysiology and clinical toxicology. Heart & Lung 1997; 26:466-83.

Bolla KI, Brown K, Eldreth D et al. Dose-related neurocognitive effects of marijuana use. Neurology 2002; 59(9):1337-43.

Brunton L, Parker K, Blumenthal D, Buxton I. Goodman & Gilman's Manual of pharmacology and therapeutics. New York: Mc Graw Hill, 2008.

Buchhalter AR, Fant RV, Henningfield JE. Novel pharmacological approaches for treating tobacco dependence and withdrawal: current status. Drug 2008; 68(8):1067-88.

Budney AJ, Hughes JR, Moore BA et al. Review of the validity and significance of cannabis withdrawal syndrome. Am J Psychiatry 2004; 161:1967-77.

Cahill K, Stead L, Lancaster T. A preliminary benefit-risk assessment of varenicline in smoking cessation. Drug Safety 2009; 32(2):119-35.

Colby SM, Gwaltney CJ. Pharmacotherapy for adolescent smoking cessation. JAMA 2007; 298(18):2182-4.

Costa CL, Younes RN, Lourenço MTC. Stopping smoking: a prospective, randomized, double-blind study comparing nortriptyline to placebo. Chest 2002; 122(2):403-8.

Cousins MS, Stamat HM, De Wit H. Effects of a single dose of baclofen on self-reported subjective effects and tobacco smoking. Nicotine Tob Res 2001; 3:123-9.

Curry SJ, Mermelstein RJ, Sporer AK. Therapy for specific problems: youth tobacco cessation. Annual Review of Psychology 2009; 60:229-55.

DSM-IV-TR – Manual diagnóstico e estatístico de transtornos mentais. 4 ed. Porto Alegre: Artmed, 2002.

Garbutt JC. The state of pharmacotherapy for the treatment of alcohol dependence. Journal of Substance Abuse Treatment 2009; 36 (Suppl 1):S15-S23.

Hatsukami DK, Stead LF, Gupta PC. Tobacco addiction. Lancet 2008; 371:2027-38.

Hobbs WR, Rall TW, Verdoorn TA. Hypnotics and sedatives; ethanol. In: Hardman JG, Limbird LE (eds.) Goodman & Gilman's The pharmacological basis of therapeutics. 9 ed. Nova York: McGraw-Hill, 1996.

Institute of Medicine. Clearing the smoke: assessing the science base for tobacco harm reduction. Washington: National Academic Press, 2001.

Johnson BA, Ait-Daoud N, Bowden CL et al. Oral topiramate for treatment of alcohol dependence: a randomised controlled trial. Lancet 2003; 361:1677-85.

Kampmam KM, Pettinati H, Lynch KG et al. A pilot trial of topiramate for the treatment of cocaine dependence. Drug and Alcohol Dependence 2004; 75:233-40.

Karela L, Gorelick D, Weinstein A et al. New treatments for cocaine dependence: a focused review. International Journal of Neuropsychopharmacology 2008; 11:425-38.

Kiefer F, Wiedemann K. Combined therapy: what does acamprosate and naltrexone combination tell us? Alcohol & Alcoholism 2004; 39(6):542-47.

Kiefer F, Jahn H, Tarnaske T. Comparing and combining naltrexone and acamprosate in relapse prevention of alcoholism a double-blind, placebo-controlled study. Arch Gen Psychiatry 2003; 60(1):92-9.

Kiritzé-Topor P, Huas D, Rosenzweig C et al. A pragmatic trial of acamprosate in the treatment of alcohol dependence in primary care. Alcohol & Alcoholism 2004; 39(6):520-7.

Lynskey M, Lukas SE. Cannabis. In: Kranzler HR, Ciraulo DA (eds.) Clinical manual of addiction psychopharmacology. Washington: American Psychiatry Publishing, 2005.

Kranzler HR, Koob G, Gastfriend DR, Swift RM, Willenbring ML. advances in the pharmacotherapy of alcoholism: challenging misconceptions. Alcoholism: Clinical and Experimental Research 2006; 30(2):272-81.

Kosten TR, Sofuoglu M. Stimulants. In: Galanter M, Kleber HD (eds.) Textbook of substance abuse treatment. 3 ed. Washington: American Psychiatric Publishing, 2004.

Kozlowski LT, Edwards BQ. Breaking up with your drug can be hard to do, but is it mainly because compulsive behavior involves specific brain regions? Addiction 2004; 99:1503-7.

Lerman C, Patterson F, Berrettini W. Treating tobacco dependence: state of the science and new directions. J Clin Oncol 2005; 23 (2):311-23.

Lubman DI, Yucel M, Pantelis C. Addiction a condition of compulsive behavior? Neuroimaging and neuropsychological evidence of inhibitory dysregulation. Addiction 2004; 99:1491-502.

Mason BJ. Acamprosate and naltrexone treatment for alcohol dependence: an evidence-based risk-benefits assesment. European Neuropsychopharmacology 2003; 13:469-75.

McRae AL, Budney AJ, Brady KT. Treatment of marijuana dependence: a review of the literature. Journal of Substance Abuse and Treatment 2003; 24:369-76.

McRae-Clark AL, Price KL. Women and marijuana dependence. In: Brady KT, Back SE, Greenfield SF (eds.) Women & addiction: a comprehensive handbook. New York: The Guilford Press, 2009.

Miller G. Tackling alcoholism with drugs. Science 2008; 320:168-70.

Orson FM, Kinsey BM, Singh AK, Wu Y, Gardner T, Kosten TR. Substance abuse vaccines. Ann NY Acad Sci 2008; 1141:257-69.

Pbert L, Ockene JK, Reiff-Hekking S. Tobacco. In: Galanter M, Kleber HD (eds.) Textbook of substance abuse treatment. 3 ed. Washington: American Psychiatric Publishing, 2004.

Robinson TE, Berridge KC. The psychology and neurobiology of addiction: an incentive-sensitization view. Addiction 2000; 95:S91-117.

Roozen HG, Waart R, Brink W. Efficacy and tolerability of naltrexone in the treatment of alcohol dependence: oral versus injectable delivery. Eur Addict Res 2007; 13:201-6.

Sadock BJ, Sadock VA. Concise textbook of clinical psychiatry. Philadelphia: Lippincott Williams & Wilkins, 2004.

Self DW. Regulation of drug-taking and seeking behaviors by neuroadaptations in the mesolimbic dopamine system. Neuropharmacology 2004; 47:242-55.

Shiffman S, Ferguson SG. Nicotine patch therapy prior to quitting smoking: a meta-analysis. Addiction 2008; 103:557-63.

Shoptaw S, Yang X, Rotheram-Fuller EJ et al. Randomized placebo-controlled trial of baclofen for cocaine dependence. Prelimary effects for individuals with chronic patterns of cocaine use. J Clin Psychiatry 2003; 64:1440-8.

Smith MP, Hoepping A, Johnson KM et al. Dopaminergic agents for the treatment of cocaine abuse. DDT 1999; 4:322-32.

Stahl SM. Sthl's Essential psychopharmacology: neuroscientific basis and practical applications. New York: Cambridge University Press, 2008.

Steinberg L. Risk taking in adolescence. New Perspectives from Brain and Behavioral Science 2007; 16(2):55-9.

Volkow ND, Fowler JS, Wang GJ. The addicted human brain viewed in the light of imaging studies: brain circuits and treatment strategies. Neuropharmacology 2004; 47:3-13.

Weiss F. Neurobiology of craving, conditioned reward and relapse. Current Opinion in Pharmacology 2005; 5:9-19.

World Health Organization. Neuroscience of psychoactive substance use and dependence. Geneva, WHO, 2004.

Yucel M, Lubman DI, Pantelis C. Disinhibition, impulsivity: what's the difference, why does it matter and what is the role of context? Addiction 2004; 99:1503-7.

Emergências Psiquiátricas

Aline Santos Sampaio • André Caribé
Dimitri Gusmão Flores • Lucas de Castro Quarantini
Eduardo Pondé de Sena

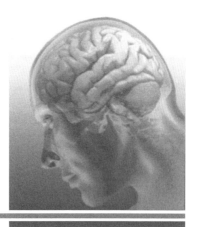

INTRODUÇÃO

Emergência psiquiátrica é definida como qualquer situação de natureza psiquiátrica que resulte em risco de vida ou lesão grave para o paciente ou para outros, necessitando de uma intervenção terapêutica imediata.

AVALIAÇÃO DE TRANSTORNOS DE COMPORTAMENTO NA UNIDADE DE EMERGÊNCIA

A avaliação do paciente em emergência psiquiátrica deve priorizar a estabilização da condição aguda, enfocando o sintoma predominante e a avaliação do quadro principal. Algumas situações demandam rápida estabilização, como comportamento violento ou suicida e condições clínicas que resultem em alteração de comportamento, como hipoglicemia, meningite ou outras causas de *delirium*.

A avaliação inicial deve determinar se o paciente tem um problema clínico grave que necessite de abordagem imediata, se a alteração de comportamento pode estar sendo causada por um problema clínico ou efeito de substâncias, se o paciente representa um risco para si próprio ou para outras pessoas e se a contenção é necessária. Em um paciente com primeira manifestação de um quadro psiquiátrico, é imprescindível uma avaliação clínica a fim de descartar potenciais causas orgânicas. Para pacientes crônicos pode ser mais importante determinar em que ponto houve falha do sistema terapêutico, possibilitando a descompensação.

Algumas características indicam organicidade, como início agudo dos sintomas, idade avançada, presença de anormalidade orgânica atual conhecida, abuso significativo de substâncias, alucinações não auditivas, sintomas neurológicos, alteração de fala, tremores, alteração de marcha, alterações no exame do estado mental, como diminuição no nível de consciência, desorientação, comprometimento da memória, da concentração, da atenção e de outras funções cognitivas, e características catatônicas (mutismo, negativismo, combatividade, rigidez, flexibilidade cérea, ecopraxia, ecolalia) (Spode et al., 2001).

Após a estabilização do quadro e a avaliação de riscos potenciais, a equipe da unidade de emergência deve encaminhar o paciente para atendimento no nível de assistência necessário (internação em unidade hospitalar, ambulatório etc.).

Agitação psicomotora

Diante de um indivíduo potencialmente violento, muitas vezes o tratamento antecede o diagnóstico definitivo. A abordagem ao paciente que sugere um potencial violento necessita ser feita com cautela em uma atitude não ameaçadora, próximo à equipe treinada para contenção. O médico deve se posicionar distante do paciente, evitando contato visual excessivo ou movimentos bruscos, mantendo postura e tom de voz firmes, porém não desafiadores. De modo ideal, deve-se estar em um local que não ameace o paciente e não bloqueie sua saída ou a do médico. A equipe de apoio deve estar por perto, e o paciente deve ser avisado de que um comportamento muito violento poderá resultar em contenção.

Pacientes com comportamento agressivo não fazem parte de um grupo homogêneo, mas alguns fatores de risco associados têm aspectos comuns. Uma história pregressa de comportamento violento é considerada importante preditor de risco futuro, assim como ser do sexo masculino, jovem, ter baixo nível sociocultural, pouco suporte familiar, baixa tolerância a frustrações, baixa autoestima ou apresentar alguns dos seguintes diagnósticos: síndrome cerebral orgânica (incluindo intoxicações), transtorno de personalidade, psicoses e dependência química (Gomes et al., 2008).

Apesar do desenvolvimento de medicações para controlar a agitação, a contenção física continua sendo uma prática necessária nessa situação e deve ser usada com indicação precisa, buscando sempre a intervenção menos danosa, a fim de assegurar a integridade do paciente e dos que o cercam. Ao implementar a decisão de conter um paciente violento, a equipe deve agir de modo rápido, bem planejado e com força suficiente para controlar totalmente a situação, o que exige pelo menos cinco assistentes treinados. Todo serviço de emergência ou unidade psiquiátrica deve dispor de um quarto de isolamento com faixas de contenção apropriadas e maca fixa. Após a contenção, devem ser complementados a avaliação clínica e psiquiátrica e o exame físico, o paciente deve ser mantido sob observação, e devem ser adotados cuidados com hidratação e sinais vitais.

Dados importantes na avaliação do paciente com quadro de agitação ou agressividade incluem a determinação de seu estado mental antes do evento, a natureza do precipitante, ambientes físico e social nos quais ocorre o comportamento, as maneiras pelas quais esse comportamento era aliviado e possíveis ganhos primários ou secundários relacionados à agitação ou à agressividade. Se a agitação ou a agressividade ocorrerem no contexto de um distúrbio mental, deve-se enfatizar a revisão da história psiquiátrica, o uso e a adesão às medicações, o uso de drogas e fatores de descompensação. Fatores clínicos frequentemente associados a comportamento violento são: intoxicação, traumatismo cranioencefálico e distúrbios metabólicos.

Muitas vezes, o tratamento exige uma abordagem ampla com intervenções farmacológicas, comportamentais e psicodinâmicas, envolvendo o paciente e a família (Rund, 2004).

Tratamento farmacológico

Benzodiazepínicos, antipsicóticos e a combinação desses são os medicamentos mais utilizados no controle da agitação e da agressividade nas unidades de emergência (Lukens et al., 2006). As estratégias mais recentes enfatizam o uso de antipsicóticos atípicos em formulações intramusculares de ação rápida, como a ziprasidona, a olanzapina e o aripiprazol. A maioria dos estudos realizados com essas medicações evidencia resultados semelhantes aos dos antipsicóticos típicos no controle da agitação, porém com menos efeitos colaterais. Tem-se buscado também, com a utilização desses medicamentos, evitar a sedação excessiva, pois esta atrasa uma avaliação mais completa da condição clínica e do estado mental do paciente (Cañas, 2007).

Não existem evidências robustas que fundamentem as diretrizes para o tratamento da agitação em emergências psiquiátricas (Allen, 2002). Estudos randomizados controlados ou revisões sistemáticas são limitados. Também não houve diferença na eficácia entre lorazepam 4mg e a combinação de haloperidol 10mg com clorpromazina 25 a 50mg via intramuscular, mas houve início mais rápido da sedação no grupo que usou a combinação (Alexander et al., 2004). Battaglia et al. (1997) e Bieniek et al. (1998) também sugerem maior benefício na associação entre haloperidol e lorazepam sobre o haloperidol isolado ou o lorazepam isolado.

Deve-se estar atento, no uso de neurolépticos, a efeitos colaterais, como a acatisia, que podem agravar a inquietação, a agitação, a impulsividade e elevar o risco de o paciente cometer suicídio. Antipsicóticos de segunda geração produzem menores taxas de acatisia, quando comparados com o haloperidol, mesmo quando este é usado em doses baixas (Bratti et al., 2007).

O uso de medicações antipsicóticas ou benzodiazepínicos para sedação da agitação psicomotora deve ser limitado a um período de até 4 semanas. Depois disso, o diagnóstico deve ser avaliado e alterado o plano de tratamento, usando as medicações recomendadas para cada caso.

Antipsicóticos

A administração intramuscular dos antipsicóticos resulta em pico de concentração plasmática por volta de 30 minutos, enquanto a administração oral leva de 1 a 4 horas (Marder, 1998). Existe uma redução dos níveis plasmáticos até cerca de 50% após a primeira passagem hepática, quando da administração oral. Os antipsicóticos devem ser evitados em caso de suspeita de *delirium* anticolinérgico, pois eles podem ter efeitos colaterais anticolinérgicos que agravem o quadro. Além disso, muitas vezes, o uso de antipsicóticos típicos é combinado com medicações anticolinérgicas para reduzir os sintomas extrapiramidais (SEP) colaterais.

O *haloperidol* é uma das medicações mais utilizadas para agitação ou agressividade na emergência por ser um neuroléptico com ação antipsicótica potente e ter poucos efeitos cardiovasculares, em comparação com outros antipsicóticos. O início da ação do haloperidol intramuscular varia entre 30 e 60 minutos. A dose habitualmente usada varia de 5 a 20mg. Orienta-se a repetição da dose de 5mg periodicamente a cada 1 ou 2 horas até alcançar a tranquilização, como uma forma de utilizar a mínima dose necessária. Baldessarini et al. (1988) indicaram que uma dose única de 7,5 a 10mg pode produzir todos os efeitos imediatos esperados do medicamento, e uma dose maior poderia causar efeitos adversos mais frequentemente. O haloperidol pode agravar a intoxicação por alguns medicamentos (p. ex., fenciclidina [PCP]) e causar distonia aguda ou outros SEP no início do tratamento. No Brasil é muito comum a utilização intramuscular (IM) do haloperidol associado à prometazina na agitação psicomotora. Em recente metanálise, Satterthwaite et al. (2008) verificaram que, em relação aos SEP, a utilização de haloperidol com prometazina é semelhante à dos antipsicóticos de segunda geração (atípicos). Em outro estudo, Huf et al. (2007) mostraram benefício em relação a menor tempo de sedação e efeitos colaterais da combinação de haloperidol (5 a 10mg IM) e prometazina (50mg IM) sobre o haloperidol (5 a 10mg IM) isolado.

O droperidol é uma butirofenona de alta potência utilizado desde a década de 1970 para tranquilização rápida em pacientes violentos e psicóticos, para o tratamento de vômitos refratários e como adjuvante em anestesia geral (Kao et al., 2003). Estudos duplo-cegos controlados demonstraram eficácia do droperidol em pacientes agitados (Knott et al., 2006; Martel et al. 2005; Resnick & Burton, 1984; VanLeeuwen et al., 1977). O droperidol encontra-se disponível no Brasil apenas na forma injetável, com rápida absorção intramuscular, tendo início de ação mais precoce, efeito mais curto, melhor eficácia nos primeiros 30 minutos e menor incidência de SEP, quando comparado ao haloperidol (Thomas et al., 1992). Apesar de o risco cardiovascular do droperidol ter sido avaliado apenas com relatos de caso, além da existência de vários trabalhos que demonstram a segurança da medicação (Hatzakorzian et al., 2006; Kao et al., 2003; Nuttall et al., 2007), seu uso foi suspenso na Europa em razão do risco de prolongamento do QTc, potenciais arritmias e morte súbita (Currier & Trenton, 2002).

O acetato de zuclopentixol também é usado para tranquilização de emergência, porém não foi demonstrada superioridade em relação aos antipsicóticos convencionais (Gibson et al., 2004).

Outra alternativa seria a *clorpromazina*, um antipsicótico fenotiazínico alifático, com baixa potência D_2 e maior atividade anticolinérgica. Apesar das características sedativas da clorpromazina, o haloperidol parece ter eficácia superior (Allen, 2000), com início de ação mais rápido (Marder, 1998), em doses equivalentes, no manejo de pacientes agitados. Pode ser administrado via oral, até 900mg duas a três vezes por dia, ou IM (30 a 150mg/dia). A clorpromazina leva a menos efeitos extrapiramidais do que o haloperidol, porém tem mais efeitos anticolinérgicos e autonômicos, podendo levar a hipotensão grave, sendo seu uso menos indicado em emergência (Nordstrom, 2007).

Benzodiazepínicos

Os benzodiazepínicos também podem ser indicados para o controle da agitação, principalmente quando a etiologia suspeita envolve uma redução na transmissão gabaérgica, como na intoxicação por algumas substâncias psicoativas (Yildiz, 2003). Também são usados em combinação com antipsicóticos a fim de potencializar os efeitos sedativos, reduzir a dose necessária dos antipsicóticos para atingir a tranquilização e diminuir a incidência de SEP. O uso de benzodiazepínicos está associado a sedação excessiva, confusão, desinibição, ataxia e depressão respiratória (Allen, 2000).

O *lorazepam* intramuscular é muito utilizado no tratamento da agitação aguda de maneira eficaz e, diferente da maioria dos benzodiazepínicos, é rapidamente absorvido por essa via (Bick & Hannah, 1986; Rund et al., 2006). Tem via de administração flexível (oral, intramuscular, sublingual, endovenosa), início de ação rápido, dentro de 15 a 30 minutos, e meia-vida mais breve (6 a 20 horas), evitando sedação excessiva por aumento dos níveis plasmáticos. Com frequência, é usado em combinação com o haloperidol para tranquilização rápida de pacientes psicóticos agitados, sendo recomendado como abordagem farmacológica de escolha por alguns autores (Battaglia et al., 1997).

O *clonazepam* é um benzodiazepínico potente com rápido início de ação e meia-vida longa. Benazzi et al. (1992) conseguiram alcançar a tranquilização rápida em 92% dos pacientes dentro de 1 hora após administração IM de 4 a 5mg de clonazepam. Em doses mais baixas (de 0,5 a 2mg), pode ser um agente suplementar no tratamento antipsicótico.

O *diazepam* intramuscular tem absorção lenta e errática. Sua meia-vida longa e efeitos colaterais importantes em doses maiores do que 50mg ao dia, como sedação, ataxia e disartria, limitam seu uso para agitação em unidade de emergência (Currier & Trenton, 2002).

No Brasil, o *midazolam* é bastante utilizado para agitação por via IM. Um estudo controlado randomizado, comparando midazolam com a combinação de haloperidol (10mg) e prometazina (25 a 50mg) IM, verificou que o midazolam induziu significativamente a tranquilização e a sedação mais rapidamente do que a combinação (Alexander, 2004).

Antipsicóticos atípicos

Os antipsicóticos atípicos têm perfil de efeitos colaterais mais favorável, o que é interessante na prática de emergências psiquiátricas, com maior tranquilização e menor sedação, porém o custo dessas medicações é ainda um fator que limita seu uso.

A *risperidona* em apresentação líquida tem biodisponibilidade mais rápida do que o comprimido. Currier e Simpson (2001) encontraram eficácia equivalente para o tratamento da agitação psicótica da risperidona líquida oral (2mg) combinada com lorazepam oral (2mg), comparado com a combinação de haloperidol (5mg) e lorazepam (2mg) IM. Em estudo recente, Hatta et al. (2008) compararam a olanzapina em tabletes orodispersíveis *versus* a risperidona em solução líquida e constataram eficácia semelhante das medicações no controle da agitação aguda em pacientes psicóticos. Deyn et al. (2006), em artigo de revisão, demonstraram a eficácia e a relativa tolerabilidade da risperidona no tratamento da agitação e comportamento agressivo em crianças, adultos e idosos.

A *olanzapina* é um antipsicótico atípico com ação histaminérgica importante, que seria benéfica no manejo de pacientes agitados em situação de emergência. Evidências de três ensaios clínicos bem desenhados indicam que a formulação IM da olanzapina tem eficácia comparável à do haloperidol em pacientes com agitação associada à esquizofrenia (Wright, 2004) ou do lorazepam em pacientes com agitação maníaca, apresentando início de ação mais rápido (Wagstaff et al., 2005). Ela apresentou menos efeitos extrapiramidais e mais efeitos autonômicos, se comparada ao haloperidol, ainda não havendo evidências suficientes que atestem sua superioridade em relação aos antipsicóticos típicos (Wagstaff et al., 2005). Estudos abertos, observacionais, também demonstram o benefício do uso da olanzapina IM no controle da agitação em diversos quadros psiquiátricos, como esquizofrenia, transtorno esquizoafetivo, transtorno bipolar e transtorno de personalidade *borderline* (Caine et al., 2006; Centorrino et al., 2007; Damsa et al., 2007). A olanzapina teve eficácia comparável à combinação de haloperidol com prometazina intramuscular, com menos efeitos colaterais, porém seu efeito foi menos sustentado, necessitando reavaliação e dose adicional dentro de 4 horas (Huf et al., 2009).

A *quetiapina* está disponível apenas sob a forma de comprimido, e doses de 100 a 200mg inicialmente podem ter um efeito sedativo em pacientes com agitação moderada que aceitem medicação por via oral (Currier & Trenton, 2002).

A *ziprasidona* tem uma formulação injetável que se mostrou efetiva para agitação, incluindo agitações graves e aquelas relacionadas à intoxicação por álcool ou outras substâncias, sem apresentar alterações eletrocardiográficas associadas a seu uso (Preval et al., 2005). Relatos do uso em adolescentes (Hazaray et al., 2004; Jangro et al., 2009) e em pacientes com doença de Parkinson (Oechsner & Korchounov, 2005) também mostraram segurança e eficácia. As doses mais eficazes para o controle da agitação foram de 10 a 20mg (Daniel et al., 2001; Lesem et al., 2001). Existem, entretanto, poucas evidências de superioridade em relação a outros tratamentos mais acesssíveis.

A eficácia do *aripiprazol* oral já foi demonstrada no controle dos sintomas da esquizofrenia, incluindo a agitação psicomotora. Em setembro de 2006, a agência regulatória de medicamentos, o *Food and Drug Administration* (FDA), aprovou o uso do aripiprazol intramuscular para controle de agitação aguda em pacientes com esquizofrenia, transtorno esquizoafetivo e transtorno bipolar do humor. É uma medicação bem tolerada e que apresenta poucos efeitos colaterais (Sanford et al., 2008). Em estudo duplo-cego, placebo-controlado, Andrezina et al. (2006) demonstraram superioridade do aripiprazol (9,5mg IM) sobre o placebo e eficácia semelhante à do haloperidol (6,5mg IM) no controle da agitação aguda em pacientes esquizofrênicos e com transtorno esquizoafetivo. Comparado com o lorazepam (2mg IM), o aripiprazol (9,75 a 15mg IM) demonstrou eficácia semelhante, porém com a vantagem de não apresentar sedação excessiva (Zimbroff et al., 2007). Essa apresentação ainda não se encontra disponível no Brasil.

Ácido valproico

Pacientes com mania ou estado misto agudos podem também receber doses repetidas de ácido valproico até 20 a 30mg/kg/dia, associadas a benzodiazepínicos ou antipsicóticos (p. ex., olanzapina 15mg/dia). Devem ser avaliados função hepática, amilase, hemograma e história de sangramentos, bem como suspensos gradualmente os antidepressivos em uso (APA, 2002).

Depressão e suicídio

A associação entre o quadro clínico de depressão maior e o comportamento suicida tem sido amplamente descrita. Esses achados foram confirmados em diferentes desenhos metodológicos e em populações distintas (Chachamovich et al., 2009).

O transtorno depressivo afeta de 10% a 20% da população geral e entre 20% e 50% dos pacientes atendidos em cuidados primários. Com frequência, os pacientes buscam um serviço clínico geral pouco antes de cometer suicídio. Muitas vezes, é difícil para o clínico avaliar o potencial suicida na unidade de emergência, em virtude de o paciente não explicitar sua ideação, ou em decorrência da falta de tempo, treino e do excesso de prioridades do emergencista.

Pacientes deprimidos podem procurar uma avaliação médica por diversas queixas clínicas vagas, como fadiga, perda de peso, cefaleia, mal-estar e dor lombar. Em geral, admitem uma sensação de diminuição da autoestima e do bem-estar mental e/ou físico. Diante dessas pistas, pode-se questionar sobre perda de interesse e prazer, falta de energia e de apetite, alteração do sono e da capacidade de concentração, diminuição na produtividade (estudo, trabalho), previsão pessimista do futuro, irritabilidade e pensamentos recorrentes de morte. Em pacientes com algum risco, o médico deve perguntar diretamente sobre suicídio como:

- "Alguma vez você já se sentiu tão mal que chegou a pensar em se matar?";
- "Atualmente você tem pensado em fazer algo contra si próprio?";
- "Você já pensou de que forma faria isso?" etc.

Ao contrário do que muitas pessoas imaginam, perguntar diretamente sobre suicídio não estimula o ato, mas dá a oportunidade ao paciente para discutir abertamente pensamentos que o incomodam e de abordá-los de modo a protegê-lo. Uma atitude compreensiva e acolhedora facilita o vínculo terapêutico (Hockeberger, 2001). A detecção e o tratamento adequado de pessoas acometidas por transtornos mentais, notadamente a depressão, a partir de atendimento em serviços gerais de saúde parece ser a maneira mais efetiva de prevenir o suicídio (Chachamovich et al., 2009)

São fatores de risco para completar o suicídio: história de tentativas prévias, principalmente se houver escalonamento na letalidade das tentativas (em crianças, o grau de letalidade não prediz o risco); história familiar de suicídio; estar fisicamente doente; ser homem; ter mais de 45 anos de idade; morar sozinho; asseguramento de que não receberia socorro nas tentativas.

Pacientes com alto risco de suicídio deverão permanecer em observação na emergência, longe de possíveis armas, materiais perfurocortantes e medicações. Em geral, esses pacientes precisarão ser admitidos em unidade psiquiátrica. Caso seja necessária transferência, o paciente deverá ser acompanhado por familiar ou membro da equipe.

Pacientes com risco moderado são aqueles que apresentaram uma crise importante, mas que responderam bem ao manejo inicial e contam com um suporte familiar adequado, podendo manter acompanhamento psiquiátrico ambulatorial.

Antes de o paciente ser liberado da unidade de emergência, deve ser verificado se todos os requisitos a seguir foram satisfeitos:

- Os problemas clínicos do paciente não necessitam de internação.
- O paciente não tem potencial suicida, não está intoxicado, demenciado ou psicótico.
- O evento precipitante da crise foi identificado; foi realizada uma consulta psiquiátrica (ao menos pelo telefone) e a internação não foi recomendada.
- O paciente tem acompanhamento ambulatorial agendado para breve (o serviço de emergência deve auxiliar o paciente a fazê-lo).
- O paciente concorda em retornar à unidade de emergência caso volte a ter intenções suicidas fortes.
- Existe suporte social e familiar.
- A supervisão das medicações será de responsabilidade da família.
- Potenciais armas estarão fora do alcance do paciente.

Pacientes de baixo risco são aqueles que apresentam comportamentos autolesivos mínimos que acontecem em situações de crise claramente definidas, sem outras características de risco após avaliação psiquiátrica cuidadosa. Nesses casos, na maioria das vezes, suportes social e psicológico são suficientes (Hockeberger, 2001).

No tratamento de manutenção, estudos mostram que o lítio está associado a um efeito protetor contra o comportamento suicida nos transtornos afetivos, principalmente no transtorno bipolar (Baldessarini et al., 2006; Gershon et al., 2009).

Em adolescentes que tentaram suicídio, melhoras significativas no funcionamento são obtidas quando eles são mantidos em tratamento psicoterápico, independente do método (Donaldson et al., 2005).

O uso de benzodiazepínicos em pacientes com ideação suicida deve ser cuidadoso, haja vista que eles podem reduzir os mecanismos inibitórios do comportamento, de modo semelhante ao etanol, predispondo a atos impulsivos (Neale & Smith, 2007).

Abordagem de outras síndromes psiquiátricas na unidade de emergência

Esquizofrenia

Razões comuns para o paciente com esquizofrenia ir à unidade de emergência incluem piora dos sintomas psicóticos, como resposta a um agente estressor ou a não adesão às medicações, comportamento suicida, comportamento violento (muitas vezes relacionado a delírios paranoides) e efeitos extrapiramidais de medicações antipsicóticas. Além da abordagem do sintoma principal, deve-se avaliar o fator de descompensação, não raramente uma condição clínica (p. ex., dor, infecção). Seu quadro de prejuízo no julgamento e desorganização pode levar a descuido com problemas clínicos e exposição a riscos de violência e maus-tratos. Assim, deve-se dar atenção ao estado físico desses indivíduos e avaliar a necessidade de internação.

Transtorno psicótico breve

Alguns indivíduos desenvolvem um quadro psicótico agudamente após exposição a uma experiência extremamente traumática. Labilidade emocional, confusão, comportamento e discurso bizarros são comuns. A duração dos sintomas psicóticos não ultrapassa 4 semanas. Deve ser diferenciado, cautelosamente, de uma psicose orgânica em virtude das características comuns de início abrupto e sintomatologia exuberante.

Demência

Trata-se de um transtorno global do funcionamento cognitivo envolvendo memória, abstração, juízo, personalidade e outras funções corticais, como linguagem. Em geral, tem início insidioso, e os familiares podem não perceber o déficit cognitivo, procurando tratamento apenas quando ocorre alteração do comportamento ou sintomas psiquiátricos mais evidentes. Sintomas depressivos, ansiosos ou psicóticos podem ocorrer, obscurecendo o déficit cognitivo. Por essa razão, em um paciente idoso que inicia um quadro psiquiátrico, o prejuízo cognitivo global deve ser avaliado com testagem direta como o Miniexame do Estado Mental. É necessário estar atento para uma avaliação clínica adequada e descartar causas reversíveis de demência, como transtornos metabólicos, endócrinos, polifarmácia e depressão. Os antipsicóticos, principalmente os atípicos, são utilizados há vários anos no tratamento de agitação, agressividade e psicose dos pacientes com demência. No entanto, até a presente data, nenhum medicamento foi aprovado pelo FDA para tratar essa condição. Os estudos trazem resultados conflitantes sobre o benefício do uso dos antipsicóticos, e também de outros fármacos, como os inibidores de colinesterase, no tratamento das alterações de comportamento na demência (Salzman et al., 2008; Yaffe, 2007).

Delirium

Um transtorno também caracterizado por prejuízo cognitivo global, o *delirium* apresenta alteração do nível de consciência, flutuação do estado de vigília ao estupor, redução da percepção do ambiente externo (dificuldade de sustentar a atenção) e alteração da sensopercepção. Distingue-se da demência por um curso agudo, com rápida deterioração, gravidade flutuante ao longo do dia, com mudanças extremas na atividade psicomotora, da agitação intensa ao estupor dentro de horas. A prevalência de *delirium* na admissão hospitalar varia de 14% a 24%, condição que deve ser particularmente suspeitada em idosos. *Delirium* é sintoma em aproximadamente 10% a 30% dos pacientes idosos que procuram o serviço de emergência (Agostine & Inouye, 2003), principalmente naqueles com mais de 85 anos de idade. Como o *delirium* está muito frequentemente associado a fatores orgânicos, uma avaliação física cautelosa é mandatória. Traumatismos encefálicos, lesões expansivas no sistema nervoso central (SNC), infecções e intoxicações podem manifestar-se com *delirium*. Avaliação laboratorial, tomografia computadorizada de crânio ou ressonância magnética de encéfalo e eletroencefalograma podem ser úteis no diagnóstico e na avaliação etiológica do quadro (Caine & Lyness, 1999). *Delirium* deve ser interpretado com uma disfunção grave do SNC com alta mortalidade, comparável à de pacientes com infarto agudo do miocárdio ou sepse grave (APA, 1999). Consequentemente, o tratamento deve ser direcionado não apenas para o controle dos sintomas do *delirium*, mas também buscando resolver a alteração clínica que possa estar levando ou contribuindo para isso. Um estudo randomizado realizado em pacientes internados com fratura de quadril sugere a adoção de um conjunto de intervenções, com 10 itens, diante de um paciente com *delirium*: oferta de oxigênio para o cérebro, balanço hidroeletrolítico, manejo da dor, redução do uso de agentes psicoativos, atenção ao funcionamento do intestino e da bexiga, nutrição, mobilização precoce, prevenção de complicações no pós-operatório, estímulo ambiental apropriado e tratamento dos sintomas do *delirium* (Marcantonio, 2001). Desse modo, a dose de medicações sedativas ou outros psicotrópicos deve ser reduzida, se possível. Ambiente calmo e livre de estímulos excessivos pode contribuir para a redução da agitação. Muitas vezes, é necessária a instituição de tratamento psicofarmacológico nos pacientes nos quais a alteração de comportamento impõe riscos a eles próprios ou a outras pessoas ou impede o manejo clínico. As bases fisiopatológicas no *delirium* ainda não estão bem definidas, mas evidências sugerem que a deficiência colinérgica e um excesso de ativação dopaminérgica contribuem para o desencadeamento do *delirium*. O tratamento medicamentoso deve ser instituído com o objetivo de trazer o paciente o mais próximo possível de seu estado basal de consciência, e não com intuito de promover sedação ou apenas suprimir a agitação (Canineu et al., 2008). Os antipsicóticos são os medicamentos de escolha na abordagem medicamentosa do *delirium*. Entre eles, o haloperidol é a que apresenta mais estudos que embasam sua utilização (Canineu et al., 2008). Com relação ao uso dos antipsicóticos atípicos, existem estudos mostrando os benefícios da risperidona, da olanzapina e da quetiapina como alternativas seguras no tratamento medicamentoso do *delirium* (Lonergan et al., 2007; Rea et al., 2007). Estudos vêm sendo realizados com agentes anticolinesterásicos, usados no tratamento das demências, para o tratamento do *delirium*, levando em conta a semelhança da fisiopatologia entre esses quadros. Deve-se evitar o uso de benzodiazepínicos, antipsicóticos de baixa potência ou outros sedativos, exceto em indicações precisas (como no *delirium* associado à abstinência de álcool ou do ácido γ-hidroxiaminobutírico, ou associado a convulsões). Não houve benefício no uso de valproato no tratamento da agitação em pacientes portadores de demência (Lonergan & Luxenberg, 2009).

Deve-se atentar para pacientes em cuidados intensivos que tenham recebido altas doses de lorazepam parenteral em razão da possível toxicidade do veículo propilenoglicol, podendo causar disfunção renal e acidose metabólica hiperosmolar (Cook, 2004).

Transtorno de pânico (TP)

O ataque de pânico consiste no aparecimento súbito e extremo de ansiedade e pavor, acompanhados por sinais autonômicos, como palpitações, taquicardia, taquipneia, opressão torácica, tontura, sudorese e tremor, que podem se superpor a sintomas de patologias orgânicas. Os pacientes podem apresentar medo intenso de morrer ou de enlouquecer, muitas vezes procurando atendimento de emergência nessas ocasiões. Esses pacientes utilizam o serviço médico com uma frequência bem mais elevada do que aqueles que não apresentam TP. Estudos sugerem que a presença de ataques de pânico pode piorar o prognóstico cardiovascular em cardiopatas e, possivelmente, contribuir para a taxa de mortalidade aumentada nesses pacientes, uma vez que ataques de pânico, mesmo em pacientes com condições cardiovasculares estáveis, e em uso de medicação, provocam uma alteração na perfusão sanguínea. Outras condições cardiovasculares menos agudas, como a hipertensão arterial, também estão associadas ao TP. Embora muito comentada, parece não haver evidências suficientes que estabeleçam uma associação entre prolapso da válvula mitral e TP (Sardinha et al., 2009).

O TP é mais comum na terceira década, sendo raramente encontrado em idosos. A combinação de sintomas físicos e cognitivos, início rápido, pico dos sintomas por volta dos 10 minutos e resolução por volta dos 60 minutos, recorrência dos sintomas e ansiedade acerca de outras crises completam o diagnóstico.

O TP é diagnosticado em cerca de 33% a 59% dos pacientes que se apresentam com dor torácica, 25% a 50% dos que apresentam sintomas vestibulares e em 33% dos que apresentam sintomas gastrointestinais.

O conjunto de sintomas que compõem um ataque de pânico pode ser o mesmo nas crises seguintes ou pode variar de um ataque para outro.

Para pacientes sem diagnóstico prévio de TP que apresentam uma combinação de sintomas consistente com ataques de pânico será necessária uma avaliação clínica apropriada para determinar se existe uma causa clínica subjacente para o ataque de pânico. O diagnóstico diferencial é extenso, incluindo manifestações de sobrecarga adrenérgica, e o diagnóstico de TP deve ser feito com base na exclusão de causas orgânicas.

Um paciente com diagnóstico prévio de TP que se apresenta na unidade de emergência com o mesmo conjunto de sintomas dos ataques anteriores provavelmente está tendo um novo ataque de pânico, não sendo indicada uma nova investigação. Nesse caso, é mais benéfico que o emergencista reconheça os sintomas como secundários ao transtorno psiquiátrico e não reforce a crença do paciente de que há algo errado com seu organismo, reencaminhando-o para o psiquiatra que o acompanha. Para pacientes com diagnóstico prévio de TP, mas que se apresentem com uma combinação de sintomas diferente do usual, devem ser realizados uma história e exame físico adequados para determinar se essa é uma nova apresentação de um ataque de pânico. Pode ser necessária uma avaliação mais extensa, caso o médico suspeite de alguma condição clínica subjacente (Zun, 1997).

Transtorno de ansiedade generalizada

Nesse transtorno, os sintomas físicos ocorrem de maneira mais crônica: tensão e dor musculares generalizadas, sintomas gastrointestinais, cardiovasculares e neurológicos também acompanham o quadro, podendo fazer com que o paciente procure avaliação médica.

Transtorno de estresse agudo (TEA) e transtorno de estresse pós-traumático (TEPT)

Trata-se de uma reação de ansiedade e um estressor psicossocial grave. Os sintomas envolvem lembranças intrusivas repetidas do evento, embotamento emocional e graus variáveis de ansiedade e depressão.

A avaliação inicial deve acontecer simultaneamente ao suporte psicológico. Cuidados médicos, nutrição, controle da dor e ambiente protegido podem oferecer uma experiência de segurança ao paciente. Nos casos de violência doméstica, o envolvimento da polícia e do serviço social precisa ocorrer para garantir a segurança do paciente e evitar a repetição do trauma. Em casos de vítimas de estupro, deve ser feito contato com a polícia e realizada profilaxia medicamentosa para HIV e contracepção de emergência. Devem ser avaliados o potencial de auto ou heterolesão, sintomas psicóticos e persecutórios e disponibilidade de armas. A maioria dos pacientes poderá seguir tratamento ambulatorial (APA, 2004).

Não existe abordagem farmacoterápica específica que auxilie comprovadamente a prevenção do desenvolvimento do TEA ou TEPT em indivíduos de risco. Estudos recentes tentam verificar o benefício da utilização de medicações betabloqueadoras na prevenção do TEA e TEPT em populações de risco, porém os resultados ainda não são animadores. Mcghee et al. (2009) compararam o uso de propranolol *versus* placebo em soldados que sofreram queimaduras graves em operações no Iraque e não verificaram diferença entre os grupos em relação à prevalência de TEPT. Stein et al. (2007), em estudo duplo-cego controlado com placebo, também não encontraram diferença em relação a sintomas depressivos ou TEPT em pacientes admitidos em unidades de trauma que fizeram uso de propranolol, gabapentina ou placebo.

Os antidepressivos inibidores seletivos da recaptação de serotonina (ISRS) são a primeira escolha no tratamento farmacológico do TEA e do TEPT; tricíclicos e inibidores do monoaminoxidase (IMAO) também são úteis. Os benzodiazepínicos podem ser usados como sintomáticos para reduzir a ansiedade e melhorar o sono, mas sem eficácia comprovada. Intervenção psicoterápica (*debriefing*) imediatamente após o trauma mostrou-se efetiva na prevenção do desenvolvimento de TEPT e TEA (APA, 2004).

Transtorno factício, simulação, transtorno conversivo/dissociativo

Fazem parte de um espectro no qual os sintomas do paciente são falsos, inventados ou muito exagerados, de maneira voluntária (no transtorno factício e simulação) ou como a expressão involuntária de um conflito psicológico (transtorno conversivo ou dissociativo).

Transtorno factício

O transtorno factício é classificado, de acordo com os sintomas referidos pelo paciente, em psicológicos (alucinações, ideação suicida, perda de memória) ou físicos (síndrome de Münchausen). Pacientes com Münchausen inventam histórias bizarras e frequentemente fantásticas e aceitam procedimentos invasivos, muitas vezes dolorosos, para atingir o objetivo: ser um paciente admitido no hospital. Parece não haver ganho secundário, o que os distingue dos pacientes com simulação. Pacientes com Münchausen podem provocar sinais de doenças, como misturar açúcar na urina ou no sangue, ou mesmo induzindo um estado patológico em si próprios, como injetar material exógeno no sangue para produzir febre e infecção. São geralmente homens de meia-idade que têm história de peregrinação pelos hospitais, com passado de diversas internações e procedimentos médicos e conhecimento amplo da rotina hospitalar, mas com inconsistência de detalhes médicos. A extensão e a gravidade dos sintomas são frequentemente desproporcionais aos achados físicos. Pacientes com Münchausen podem apresentar pseudologia fantástica mesmo para outros assuntos além de sua doença. Têm características de hostilidade, dependência, pouco controle dos impulsos e uma história de comportamentos autodestrutivos. Quando confrontados, geralmente reagem com comportamento hostil e querelante e abandonam o hospital antes da alta. Os sintomas podem contemplar diversos aparelhos e simular diversas patologias.

Quando os pais falsificam uma doença nos filhos, isso é chamado transtorno factício por procuração, ou síndrome de Münchausen por procuração (MP). MP descreve o abuso no qual o cuidador, geralmente a mãe, é motivado pelo desejo de assumir o papel de doente por intermédio de seu filho ou de buscar a atenção da equipe hospitalar e deve ser tratado como abuso infantil. Serviços de proteção à criança devem ser acionados, está indicada a internação hospitalar da criança para sua proteção (Dubin & Smith, 2001).

Münchausen deve ser diferenciado de doenças orgânicas, simulação e dos três quadros nos quais a produção dos sintomas não organicamente baseados não é voluntária: transtornos de conversão e de somatização e hipocondria. Na ausência de evidência contrária, o clínico deve considerar uma base orgânica para os sintomas. Um delineamento preciso da história médica do paciente é, muitas vezes, o dado mais útil. Confirmar a história de outras internações, relatórios de alta e resultados de exames prévios e o contato com instituições também são importantes.

Se a síndrome de Münchausen é suspeitada, mas não confirmada, o médico deve tratar o paciente de maneira diferenciada (p. ex., evitando largas doses de morfina em pacientes com dor precordial persistente e eletrocardiograma normal). Quando a síndrome de Münchausen é confirmada, o paciente deve ser manejado com o objetivo de melhorar os sintomas. O médico deve escolher confrontar o paciente de maneira acolhedora e não ameaçadora, apesar de o estabelecimento de uma aliança terapêutica de confiança ser pouco provável. Pacientes com diagnóstico de síndrome de Münchausen também podem ficar fisicamente doentes. Os procedimentos aos quais eles se submetem para sustentar os sintomas criados podem predispor a complicações clínicas reais. Se houver dúvida no diagnóstico, e se os sintomas apresentados tiverem indicação de internação, o paciente deverá ser internado para melhor avaliação. O médico deve oferecer a opção de acompanhamento psiquiátrico, embora este seja recusado na maioria das vezes.

Simulação

Simulação é a apresentação voluntária e consciente de um sintoma psicológico ou físico falso e/ou exagerado na busca de um objetivo conhecido. Esses objetivos geralmente incluem esquivar-se de obrigações, obter abrigo ou substâncias controladas e compensação financeira ou legal. Simuladores podem inventar ou exagerar sintomas. Podem apresentar-se à emergência com diversos sintomas de diferentes aparelhos e, na maioria das vezes, se esquivam de investigação mais invasiva.

Pacientes com problemas psiquiátricos de base podem simular exacerbações de humor, transtornos do pensamento e da sensopercepção para conseguir hospitalização ou outros ganhos. Cerca de 25% das visitas a serviços de emergência psiquiátrica podem representar simulação (Dubin & Smith, 2001).

Simulação deve ser suspeitada no paciente que dramatiza os sinais e sintomas, reage excessivamente ao exame físico, não coopera com a avaliação diagnóstica, não comparece quando chamado para exames ou reluta em aceitar um prognóstico favorável. À avaliação clínica, não existe gravidade compatível com o que é relatado pelo paciente ou não há correlação com substrato anatomofisiológico. Se for suspeitado comportamento de busca de drogas, devem ser revisados os dados da história médica ou feito contato com outras unidades de emergência que possam revelar uma repetição de comportamentos anteriores semelhantes.

O diagnóstico de simulação raramente pode ser feito com absoluta certeza. É importante documentar a suspeita para que outros médicos estejam atentos a evitar satisfazer as demandas do paciente por completo. As unidades de emergências circunvizinhas devem ser alertadas.

Transtornos somatoformes

Nesses quadros, os sintomas dos pacientes não são conscientemente provocados nem voluntários, não podem ser explicados por uma causa orgânica e não ocorrem no contexto de depressão ou quadro delirante.

Transtorno de somatização

Alguns pacientes têm diversos sintomas clínicos e uma longa história de investigação médica sem identificação do problema orgânico. Os sintomas podem envolver diversos aparelhos e flutuar ao longo do tempo. Da mesma maneira que o transtorno conversivo, o diagnóstico conclusivo de transtorno de somatização não deve ser feito com base em uma visita à unidade de emergência, mas pode ser importante para uma referência futura, uma vez que os pacientes recorrem com frequência a esse tipo de atendimento.

Hipocondria

O paciente apresenta medo quanto à possibilidade de ter uma doença e, apesar do reasseguramento, ele interpreta erroneamente sensações corporais normais como condições patológicas. Pode estar associado a transtornos de ansiedade. Após avaliação clínica do paciente e exclusão de causas orgânicas, o paciente deve ser encaminhado para acompanhamento psiquiátrico.

Transtorno dissociativo

Esse quadro é ainda muito pouco conhecido, no qual a alteração central diz respeito à perda de integração normal da identidade e consciência. Ocorre com maior frequência em situações de estresse, podendo ou não ser recorrente, e raramente é permanente. É de difícil diferenciação com quadros de simulação (Dubin & Smith, 2001).

É importante diferenciá-lo de quadros neurológicos, como amnésia global transitória, na qual o doente, geralmente de meia-idade, tem perda das memórias de curto e longo prazo e não se lembra de dados pessoais (nome, idade, endereço), provavelmente uma consequência de alterações vasculares nos lobos temporais, e paramnésia reduplicativa, na qual o paciente se percebe em dois lugares diferentes, e que é secundária a lesão frontal. Nesses casos, avaliação neurológica e exame de imagem são imprescindíveis. O tratamento é semelhante ao do transtorno conversivo.

Transtorno conversivo

Pacientes com transtorno conversivo se apresentam com sintomas que não estão sob controle voluntário e não podem ser explicados por mecanismos fisiopatológicos de uma doença conhecida. São tidos como manifestações inconscientes de conflitos psicológicos, pois frequentemente são precedidos por um estresse psicológico agudo. Os sintomas mais frequentes são: perdas de funções neurológicas (amaurose, afonia, pseudocrises convulsivas, paralisia, anestesia, visão em túnel, transtornos da marcha, "coma" arresponsivo e amnésia) (Moore, 2004).

O transtorno conversivo geralmente tem início súbito. O sinal clássico de *la belle indiference*, uma atitude de despreocupação relativa diante da seriedade dos sintomas, não tem importância diagnóstica. O diagnóstico depende da demonstração de que os sintomas não são secundários a um mau funcionamento orgânico. É importante que o médico tenha em mente que o paciente não está tentando enganar a equipe ou que está fingindo.

Pacientes com arresponsividade não orgânica frequentemente não permitem que o braço erguido pelo avaliador e solto sobre sua face caia bruscamente sobre ela, desviando-o do choque com um movimento delicado. Também resistem frequentemente à abertura manual das pálpebras pelo avaliador, e quando abertas, elas se fecham brusca e ativamente. Pacientes com amaurose não orgânica apresentam grande habilidade em evitar obstáculos e lesões.

Apresentações não neurológicas são menos comuns: vômitos persistentes e pseudociese (falsa gestação).

Deve-se evitar dar o diagnóstico de transtorno conversivo em qualquer paciente com sintomas vagos. Mais de 30% dos pacientes que receberam diagnóstico de transtorno conversivo tiveram, posteriormente, esclarecido um diagnóstico orgânico que explicava os sintomas.

Os pacientes devem ser tratados com respeito e cordialidade, não sendo benéfico dizer que seus sintomas são falsos ou inventados por eles; pode ser dito que, apesar de os sintomas estarem presentes, eles não parecem ser manifestação de uma doença séria.

Os sintomas podem ser aliviados por sugestão. O médico deve procurar identificar possíveis conflitos que levaram ao aparecimento do sintoma. Hipnose pode ajudar nessa identificação. A entrevista com amobarbital ou benzediazepínicos pode ser útil no manejo de pacientes arresponsivos ou com alguns outros quadros conversivos (Dubin & Smith, 2001). Uma avaliação neurológica é importante na diferenciação da patologia orgânica. Se o diagnóstico é incerto e os sintomas podem significar alguma patologia grave, é indicada internação hospitalar.

Transtornos induzidos por substâncias

Síndrome de abstinência

Acompanha a suspensão ou redução do uso da substância de abuso, ocorrendo um quadro específico, a depender da substância em questão.

Dependência física é pré-requisito para o desenvolvimento da síndrome de abstinência. A maioria dos episódios está relacionada com longos períodos de abuso e história de episódios de abstinência prévios. A dose, a duração do efeito, a frequência da administração e o tipo da substância também contribuem com a gravidade do quadro. A apresentação clinica é bastante variável. Os pacientes podem negar o uso de substâncias inicialmente ou ter outras condições médicas prioritárias, secundárias ou não a complicações pelo uso de substâncias, dificultando o diagnóstico da síndrome de abstinência, que muitas vezes se desenvolve no ambiente hospitalar.

A abstinência alcoólica é a síndrome mais comum no ambiente de emergência, podendo resultar em manifestações graves. Assim como a abstinência por outros sedativos, ela é caracterizada por estimulação simpática intensa. Os mecanismos possíveis são: um estado hiperadrenérgico como resultado de falta de oposição ao sistema compensatório do SNC à ação depressora do etanol; mudanças nas atividades gabaérgica, glutamatérgica e dopaminérgica; *up-regulation* nos receptores NDMA do glutamato (Tabela 43.1).

A abstinência por opioides pode também envolver aumento na descarga simpática, porém menos intensa do que a do etanol e por um mecanismo diferente. A diminuição na ligação de opioides exógenos aumenta a liberação de catecolaminas no *locus coeruleus*, porém uma descarga catecolaminérgica importante não é observada durante a abstinência (Tabela 43.1).

Serviços de tratamento, grupos de apoio e acompanhamento psiquiátrico devem ser oferecidos a todos os pacientes com história de abuso ou dependência de drogas.

Efeitos adversos por medicações psicotrópicas

Efeitos colaterais dos antipsicóticos

Sintomas extrapiramidais são geralmente relacionados a mudanças na medicação ou em sua dosagem. Apesar de serem incômodos para o paciente, raramente há risco de vida. A medicação do paciente pode precisar ser ajustada, o que pode ser feito pelo psiquiatra que o acompanha.

Acatisia, uma sensação subjetiva de inquietação motora, ocorre em cerca de 20% dos pacientes tratados com antipsicóticos típicos e, algumas vezes, associada a parkinsonismo grave. Apesar de ser muito mais frequente com os típicos, a acatisia pode ocorrer também com antipsicóticos atípicos, como olanzapina, ziprasidona e aripiprazol. Além disso, sua incidência é maior em pacientes com transtorno bipolar do que em pacientes com esquizofrenia (Kane, 2009). As mulheres são mais afetadas do que os homens. Os pacientes podem sentir-se inquietos, tensos e nervosos, não conseguindo ficar sentados ou parados, e tendem a alternar o peso do corpo entre os pés ou andar pelo local. Os sinais vitais se mantêm preservados. Podem ser observados movimentos

TABELA 43.1 ■ Manifestações clínicas e manejo terapêutico dos sintomas de abstinência de etanol, benzodiazepínicos/hipnóticos/sedativos e opioides

Substância	Manifestações	Manejo
Etanol Manifestações leve: Início: 6 a 8h	Tremor, ansiedade, insônia, anorexia, náuseas, vômitos, taquicardia, hipertensão, irritabilidade, hiper-reflexia, estado mental preservado	Avaliar padrão de uso com história objetiva (familiares). Monitoração cardíaca, padrão respiratório, glicemia, afastar outras causas de convulsão, TCE, enzimas hepáticas, eletrólitos, volume corpuscular médio (VCM) Tratamento: Tiamina 100mg+glicose 50g+hidratação, EV – inicialmente Tiamina 300mg/dia BZD: diazepam, clordiazepóxido ou lorazepam (idosos e hepatopatas) em doses repetidas a cada 20 a 60min, de acordo com a sintomatologia (comum necessitar doses muito altas) Convulsões sem resposta ao BZD: pentobarbital (100mg, EV, a cada 10min até 600mg), fenobarbital Evitar: fenitoína, simpaticolíticos (podem mascarar deterioração clínica), neurolépticos de baixa potência (predispõem a convulsões)
Manifestações moderadas: 20% a 25% dos pacientes Início: 48h	Convulsões, alucinações (maioria visuais, zoopsias) ou alucinose alcoólica	
Manifestações graves: 5% dos pacientes com abstinência, 30% se houver convulsões Início: 48 a 72h Duração: dias a meses (Laranjeira et al., 2000)	*Delirium tremens*: alteração do sensório (delírios, alucinações, confusão, agitação) e instabilidade autonômica (taquicardia, taquiarritmias, hipertensão, hipertermia, taquipneia, midríase, sudorese). Cinco a 35% de mortalidade (por desidratação e hipertermia)	
BZD/hipnóticos/sedativos Início: 1 semana (Bosse, 2001)	Semelhante ao etanol, geralmente apenas manifestações leves. Manifestações graves podem ocorrer após administração de flumazenil	Trocar por benzodiazepínico de meia-vida longa, retirada gradual
Opioides (Baltieri, 2002)	Leves: lacrimejamento, rinorreia, sudorese, bocejos, ansiedade, inquietação, disforia, piloereção, midríase Moderadas/graves: vômitos, dor abdominal, diarreia e desidratação. Abstinência neonatal pode cursar com agitação grave e convulsões Tardias (por até 6 meses): hipotensão, bradicardia, fadiga, inapetência, insônia, fissura. A gravidade e o tempo de curso dependem da farmacocinética do opioide	*Clonidina* 0,1 a 0,2mg a cada 4 a 6h, monitorar pressão arterial *Metadona* (pacientes hospitalizados, com sintomatologia moderada/grave): 5 a 25mg VO ou IM, até 150mg/dia. Reduzir 5mg/dia até retirada *Benzodiazepínicos*: sedação não específica Curso benigno. Alta assim que tolerar alimentação, podendo manter o uso de clonidina

sem finalidade, especialmente nos membros inferiores, frequentemente mudando o corpo de posição. Tremores e movimentos mioclônicos podem ser observados.

Os pacientes que desenvolvem acatisia após uma única dose do neuroléptico devem ser reassegurados de que os sintomas irão resolver-se dentro de 24 horas. Podem ser administrados difenidramina ou lorazepam. Os pacientes que precisem manter o tratamento com neurolépticos podem necessitar da redução da dose, da troca por um agente de baixa potência ou da associação de outras medicações para a acatisia. Benzodiazepínicos, benztropina, clonidina, propranolol e barbitúricos de curta ação têm mostrado moderada eficácia (McCormick & Manoguerra, 2001). Em recente estudo duplo-cego, controlado por placebo, Poyurovsk et al. (2006) sugerem que a mirtazapina em baixas doses (15mg) foi tão efetiva quanto o propranolol (80mg) no tratamento da acatisia induzida por antipsicóticos.

Reações distônicas raramente têm risco de vida, mas a dor e o desconforto fazem com que o paciente procure o serviço de emergência. Distonias agudas aparecem no início do tratamento, sendo reversíveis com a diminuição da dose ou a retirada do antipsicótico. Distonia primária, movimentos anormais que ocorrem espontaneamente, na ausência de tratamento farmacológico, é um diagnóstico em separado com a mesma apresentação clínica. A distonia provavelmente resulta de uma anormalidade da função neurotransmissora dos gânglios da base. Alguns mecanismos específicos têm sido propostos, como bloqueio dos receptores dopaminérgicos, atividade colinérgica excessiva ou a combinação de bloqueio dopaminérgico e ativação colinérgica no sistema nigroestriatal. Oitenta e cinco por cento das distonias se iniciam nos primeiros 4 dias de terapia. Pacientes com menos de 15 anos de idade, história familiar de desenvolvimento de distonia e história de uso abusivo de álcool ou cocaína têm maior risco de desenvolver distonia (Tabela 43.2).

Movimentos distônicos são geralmente contínuos, repetitivos, de torção, variando em velocidade e sustentados por segundos a minutos. Podem começar com uma contração focal e se espalhar por contiguidade, tornando-se segmentares. Distonia generalizada se refere ao acometimento de membros inferiores e outra parte do corpo, acometendo ou não o tronco. O prognóstico é excelente para distonias secundárias a substâncias, quando corretamente tratadas. Falência cardiorrespiratória e morte podem ocorrer durante a contração involuntária. Reações distônicas podem ser confundidas com tétano, conversão histérica e convulsões. Em crianças, pode parecer uma manifestação de encefalite ou meningite (Tabela 43.2).

A administração de uma medicação anticolinérgica rapidamente resolve os sintomas: prometazina (Fenergan®) 25mg, repetidos a cada 45 minutos até três a quatro doses – para crianças com mais de 2 anos de idade, a dose injetável é de 1mg/kg até 25mg (deve ser evitado o uso em crianças com menos de 2 anos); difenidramina (Benadryl®) 50 a 100mg para adultos e 1 a 2mg/kg para crianças, EV, seguidos por 12,5 a 50mg oral três a quatro vezes ao dia por 3 dias, e mesilato de benztropina (Cogentin®) 1 a 2mg para adultos e 0,02 a 0,05mg/kg para crianças maiores de 3 anos, EV, seguidos pela mesma dose via oral duas vezes ao dia por 3 dias, são usados mais frequentemente nos EUA. A benztropina tem menos efeitos colaterais e início de ação mais rápido do que a difenidramina. No Brasil, o biperideno (Akineton®) é o mais utilizado, estando disponível no mercado também o triexifenidil (Artane®). A administração endovenosa é preferível. Os sintomas cedem cerca de 2 a 15 minutos depois da administração. Pode ocorrer tontura como efeito colateral dos anticolinérgicos (McCormick & Manoguerra, 2001).

Síndrome neuroléptica maligna (SNM)

A SNM é caracterizada por hipertermia, rigidez muscular importante, instabilidade autonômica, alteração do nível de consciência e elevação da creatinofosfocinase sérica. Ocorre mais comumente nos pacientes que vêm recebendo antagonistas potentes do receptor dopaminérgico D_2 estriatal, mas pode ocorrer em pacientes que não usam neurolépticos, mas sim antidepressivos, anticonvulsivantes, benzodiazepínicos, outros hipnóticos (Zopiclone®) ou lítio. Neurolépticos atípicos, inclusive a clozapina, podem desencadear SNM (Hasan & Burkley, 1998). Apesar de a função dopaminérgica diminuída ter um papel central na fisiopatologia da SNM, o papel da serotonina não está muito claro. Por definição, a SNM envolve o uso de neurolépticos, mas um grande número de casos com apresentação semelhante à SNM têm

TABELA 43.2 ■ Localização e manifestações dos movimentos involuntários causados pelo uso de antipsicóticos

Região	Movimentos mais comuns	Movimentos menos comuns
Face superior	Blefarospasmo e crises oculógiras	
Oromandibular	Mandibular, lingual, faringe	
Cervical	Torcicolo, movimentos de sacudir a cabeça	Retrocolo, anterocolo
Tronco	Movimentos de torção	Lordose, escoliose, cifose, torcipelve, opistótono

sido relatados com agentes não neurolépticos. Ainda é controverso se esses casos seriam pacientes com síndrome serotonérgica (SS) que tiveram uma apresentação distinta. A serotonina tem efeito inibitório na liberação de dopamina na substância *nigra*.

A SNM está relacionada a mortalidade de 5% a 30%, necessitando de suporte intensivo assim que haja suspeita diagnóstica.

Os antipsicóticos ou medicações que possam estar contribuindo potencialmente com os sintomas devem ser suspensos, mesmo antes do diagnóstico definitivo. Pacientes que vinham em uso de anticolinérgicos não devem suspendê-los bruscamente, apesar de seu uso poder confundir o quadro clínico, principalmente quando existe hipertermia. É aconselhada uma redução gradual na dose, nesses casos. Em casos leves, eles podem ser úteis para atenuar os sintomas extrapiramidais.

É necessária a monitoração de sinais vitais, nível de creatinofosfocinase (CPK), eletrólitos, função renal, oximetria, sintomas extrapiramidais, bem como hidratação parenteral adequada e controle da diurese. Métodos de resfriamento externo devem ser implementados logo que haja hipertermia importante. Se distonia e rigidez importante interferirem na capacidade de deglutição e expansão torácica, serão necessárias entubação e ventilação mecânica, bem como sondagem nasogástrica.

O tratamento da hipertermia com antitérmicos não apresenta resultados, em função da origem central da hipertermia na SNM. Hipovolemia, rigidez, imobilização e hipertermia predispõem a tromboembolismo. Cuidados de reposicionamento no leito, fisioterapia e profilaxia com anticoagulantes podem ser úteis para prevenir essa complicação. Alguns autores sugerem esquema de anticoagulação plena durante quadro agudo (Van Harten & Van Agtmael, 1995), o que tem aceitação controversa, uma vez que expõe o paciente a mais riscos (Fink & Francis, 1996).

Agentes dopaminérgicos

A bromocriptina e outros agentes dopaminérgicos, dantroleno e benzodiazepínicos são as abordagens farmacológicas com evidência de eficácia nesse transtorno, sendo a bromocriptina e o dantroleno os mais estabelecidos na SNM de moderada a grave.

A bromocriptina é um agonista dopaminérgico capaz de reduzir a duração e diminuir a mortalidade da SNM em 50%. Disponível apenas na forma oral, é administrada via sonda nasogástrica (SNG), inicialmente na dose de 2,5 a 5mg, três vezes ao dia, podendo ser aumentada até 30 a 45mg/dia (Susman, 2001).

Levodopa e a combinação de carbidopa/levodopa estão associadas à diminuição dos sinais extrapiramidais, e existem relatos de resolução da SNM com seu uso.

O uso de amantadina no tratamento da catatonia induzida por neurolépticos é identificado desde 1977, sendo comprovada uma redução estatisticamente significativa na mortalidade da SNM. Administrada por via oral ou SNG, de 200 a 400mg/dia em doses divididas, pode ser usada como tratamento adjuvante.

Os agentes dopaminérgicos têm o potencial de desencadear ou exacerbar quadros psicóticos (Susman, 2001).

O dantroleno de sódio é um relaxante muscular com ação direta sobre a musculatura esquelética, bloqueando o fluxo de cálcio intracelular. Ele reduz a produção de calor, bem como a capacidade de contração, sendo capaz de reduzir o tempo de resolução dos sintomas e a taxa de mortalidade. Tem início de ação rápido, podendo ser administrado via oral ou endovenosa em doses de 1 a 4mg/kg/dia. Também usado na hipertermia maligna, condição clínica associada ao uso de agentes anestésicos, tem um risco significativo de toxicidade hepática (Susman, 2001).

Benzodiazepínicos têm sido associados a melhora clínica em pacientes com componente catatônico, mas também existem relatos de melhora na agitação, hipertermia e rigidez. Presume-se que o mecanismo envolvido seja um aumento indireto na atividade da dopamina mediante a interferência no GABA. Podem ser administrados via oral ou parenteral, com cautela na monitoração da função respiratória.

O uso da eletroconvulsoterapia (ECT) na SNM tem sido associado a rápida melhora tanto da síndrome como do quadro psicótico subjacente nos pacientes avaliados. Evidências na literatura sustentam o potencial benefício, mas a maioria dos autores coloca a ECT como segunda alternativa, quando o tratamento medicamentoso não tem resultado. Assim como a eficácia em reverter os sintomas na doença de Parkinson, o mecanismo de ação pode ser um aumento na liberação de dopamina. Nos pacientes com SNM que apresentam rabdomiólise, a ECT produz o risco de desenvolver-se hipercalemia, e o uso de succinilcolina predispõe a arritmias; nesse caso, recomenda-se a administração de outro relaxante muscular. A ECT também é usada no tratamento da catatonia letal e outros quadros catatônicos (Susman, 2001).

No acompanhamento de manutenção, o uso de antipsicóticos, se imprescindível, deve ser avaliado com cautela. Doses mais baixas e agentes com menor risco de efeitos extrapiramidais, como clozapina e quetiapina, são preferíveis.

Catatonia

A catatonia é definida como uma síndrome psicomotora que pode apresentar características motoras hipocinéticas e hipercinéticas, bem como anormalidades do comportamento, e pode ocorrer por uma condição médica, neurológica ou psiquiátrica. Cerca de 8% a 15% dos pacientes admitidos com quadros agudos apresentavam características catatônicas. A maioria dos quadros catatônicos avaliados na unidade de emergência é secundária a patologias orgânicas. Estudos mostram que quadros catatônicos agudos são diferentes da catatonia na esquizofrenia. A catatonia que ocorre na esquizofrenia tem características predominantes de postura rígida, estereotipias, maneirismo e perseveração, enquanto na catatonia aguda prevalecem o estupor, o mutismo e o negativismo. A resposta ao tratamento também difere, visto que os benzodiazepínicos se mostram capazes de reverter, mesmo que transitoriamente, quadros catatônicos de etiologia orgânica ou psiquiátrica, exceto os relacionados à esquizofrenia, indicando que talvez eles tenham uma base fisiopatológica diferente.

Em virtude da associação com esquizofrenia e das semelhanças sintomatológicas com acinesia e rigidez parkinsonianas e com a SNM, é sugerido que as vias dopaminérgicas possam ter uma importância central. As vias glutamatérgicas também são aventadas como possíveis locais de envolvimento nessa patologia. Existam alguns relatos de melhora de síndrome catatônica, com predominância de sintomas motores e livres de tratamento antipsicótico, com infusão de amantadina, um antagonista NDMA (Kornhuber et al., 1993). Esses achados podem sugerir que as vias glutamatérgicas na área suplementar motora e no córtex motor possam estar hipofuncionantes e levar às alterações comportamentais da catatonia. Na catatonia, postula-se a ocorrência de diminuição da liberação de GABA na região frontal, que por sua vez diminuiria a inibição do glutamato, levando a uma hiperfunção glutamatérgica frontoestriatal. Essa hipótese estaria de acordo com a eficácia terapêutica do lorazepam na catatonia, o que levaria a uma *down-regulation* do glutamato frontoestriatal. Uma hiperfunção glutamatérgica frontoestriatal levaria, por vias gabaérgicas, ao aumento da função glutamatérgica nas vias do núcleo subtalâmico ao glóbulo pálido interno, resultando, assim como na doença de Parkinson, em acinesia. Também é levantada como influência importante na síndrome catatônica a hipótese de disfunção gabaérgica em áreas do cingulado anterior e alterações em outros receptores glutamatérgicos (p. ex., Ampa, cainato, NDMA) (Northoff et al., 1997).

Gingrich et al. (1998) relataram um caso de catatonia induzida por cocaína e remitida após a administração de lorazepam. Também tem sido descrita maior incidência de SNM em pacientes usuários de cocaína que receberam neurolépticos (5,1%), quando comparados a pacientes que não os utilizavam. A síndrome de hipertermia, *delirium* e rabdomiólise que acompanha o uso de cocaína se sobrepõe a vários critérios diagnósticos da SNM. Esse achado sugere que o risco aumentado no desenvolvimento de SNM entre pacientes com catatonia ou uso de cocaína pode estar relacionado a alterações do sistema dopaminérgico (Gingrich, 1998). Rosebush e Mazurek (1996) descreveram uma série de casos de pacientes entre 53 e 88 anos de idade que iniciaram quadro catatônico durante a descontinuação do uso de benzodiazepínicos, com rápida remissão após sua reintrodução, sugerindo que o quadro catatônico pode ser uma das manifestações da síndrome de abstinência dos benzodiazepínicos.

Uma condição frequentemente superponível à SNM é a catatonia letal que envolve alterações da termorregulação e rigidez, podendo levar à morte (Longhurst, 1995). Alguns autores defendem que a catatonia letal seria uma forma mais rara da SNM, que responde bem à ECT (Carroll & Taylor, 1997).

O tratamento mais conhecido para a catatonia é a ECT, com efeitos terapêuticos na catatonia retardada ou agitada, bem como no tratamento das patologias psiquiátricas de base. Barbitúricos também parecem ter efeitos benéficos em quadros catatônicos.

Resultados satisfatórios têm sido relatados com uso de benzodiazepínicos, como o lorazepam, via intramuscular ou endovenosa, na dose de 0,5 a 2mg. São preferíveis como primeira opção em função do melhor perfil de segurança e da tolerabilidade. Os respondedores podem seguir com o uso de benzodiazepínicos por via oral no tratamento de manutenção. Alguns autores sugerem um teste terapêutico com lorazepam endovenoso, sempre que seu uso não for contraindicado, nos casos de catatonia, por ocorrer resposta rápida, mesmo que parcial (Koek et al., 1999).

Existem relatos de catatonia tratada com amantadina, bromocriptina, dantroleno, zolpidem, biperideno, lítio, carbamazepina, uso combinado de reserpina e hormônio tireoidiano (Komori et al., 1997), clomipramina, fluoxetina e estimulação magnética transcraniana. O tratamento com antipsicóticos é considerado ineficaz (Fish, 1964) e pode piorar o quadro (Ungvari et al., 2001), porém existem relatos de melhora com risperidona (Cook et al., 1996), clozapina e aripiprazol (Strawn et al., 2007).

Como o quadro catatônico é heterogêneo e pode ser decorrente de diversas causas, a avaliação diagnóstica, incluindo exame neurológico, é fundamental para investigação de possíveis causas orgânicas, principalmente em pacientes com primeira manifestação catatônica, início abrupto, déficits neurológicos focais e alteração do nível de consciência.

Hidratação e nutrição via sonda nasogástrica devem ser instituídas se o paciente não se alimenta espontaneamente.

Síndrome serotonérgica (SS)

A SS é uma reação idiossincrásica, causada por uma substância ou, mais frequentemente, pela combinação de substâncias que aumentem a neurotransmissão central da serotonina. A estimulação de receptores pós-sinápticos específicos ($5\text{-}HT_{1A}$ e $5\text{-}HT_2$) é necessária para a expressão completa dessa síndrome.

A SS é clinicamente muito similar à SNM, e alguns autores têm sugerido que as duas síndromes devem resultar de um desequilíbrio dos sistemas serotonina/dopamina no SNC (Heard et al., 2001). As duas síndromes apresentam alterações no tônus muscular, na temperatura, no sistema nervoso autonômico e no estado mental.

Os mecanismos que podem levar ao aumento da neurotransmissão serotonérgica são: aumento na produção de serotonina (L-triptofano); aumento na liberação de serotonina (anfetaminas e derivados, cocaína); inibição da recaptação de serotonina em neurônios pré-sinápticos (ISRS, tricíclicos, trazodona, nefazodona, dextrometorfano, meperidina, tramadol); inibição do metabolismo serotonérgico (IMAO, selegilina); e estimulação direta de receptores pós-sinápticos (buspirona). Modelos animais da síndrome serotonérgica sugerem que ela ocorra primariamente por estimulação de receptores pós-sinápticos 5-HT$_{1A}$. A estimulação de receptores 5-HT$_2$, apesar de menos importante do que a de 5-HT$_{1A}$, está provavelmente envolvida na explicação da SS. Outros neurotransmissores, como dopamina, podem estar envolvidos na gênese desse transtorno (Rund & Hutzler, 2004).

A maioria dos casos ocorre em doses terapêuticas, e apenas cerca de 13% ocorrem associados à *overdose*. A síndrome é caracterizada por alterações na cognição, no comportamento e nas atividades autonômica e muscular. O grau de intensidade da alteração em cada área é altamente variável. Usualmente, inicia-se em curto período após a introdução de um agonista serotonérgico potente, podendo ser agravada ou precipitada pela adição de um segundo agente serotonérgico. O diagnóstico de SS na emergência é muito difícil em razão de sua sintomatologia inespecífica. Casos leves são atribuídos a outros problemas médicos ou psiquiátricos e casos graves são frequentemente diagnosticados erroneamente como SNM. Sem o diagnóstico apropriado, há o risco de agravar-se o quadro com a administração de outros agentes serotonérgicos.

Os fármacos de maior potência para desencadear SS são: amitriptilina, citalopram, clomipramina, dexfenfluramina, dextromorfano, fenfluramina, fluvoxamina, imipramina, isocarboxazida, L-triptofano, 5-hidroxitriptofano, lítio, NMDA, meperidina, moclobemida, pargilina, paroxetina, fenelzina, selegilina, sertralina, tramadol, tranilcipromina e venlafaxina.

Os medicamentos de média potência incluem: trazodona, sumatriptan, *Hipericum perforatum*, nortriptilina, mirtazapina, nefazodona, mescalina, LSD, levodopa, doxepina, desipramina, cocaína, buspirona e anfetamina.

SS tem sido relatada com sibutramina, um inibidor seletivo da recaptação de 5-hidroxitriptamina (5-HT, serotonina), noradrenalina e dopamina, usada em tratamentos para redução de peso e que apresenta um potencial de interações medicamentosas graves (inclusive com anestésicos usados em cirurgia bariátrica) (Giese & Neborky, 2001).

Os fármacos de menor propensão para desencadear SS são: amantadina, bromocriptina, bupropiona, carbamazepina, cisaprida, codeína, pentazocina, pergolida e reserpina.

Os sintomas mais comumente associados à SS são: rigidez muscular mais proeminente nos membros inferiores, hipertermia, usualmente moderada, hipertensão ou hipotensão, sendo a primeira duas vezes mais comum e associada a melhor prognóstico. Podem ocorrer também confusão mental, desorientação, agitação e coma, sudorese, taquicardia sinusal, taquipneia, midríase com pupilas não reativas, mioclonias, hiper-reflexia, tremor, hiperatividade e ataxia. Menos comumente podem ocorrer sintomas de ansiedade, hipomania, letargia, insônia, alucinações, tontura, *rash* cutâneo, diarreia, sialorreia, nistagmo, sinal de Babinski, trismo e opistótono (Rund & Hutzler, 2004).

Tratamento

O tratamento inicial da SS inclui descontinuação de todos os medicamentos serotonérgicos e cuidados de suporte. Todos os pacientes devem ser tratados em unidade hospitalar, devendo os mais graves ser assistidos em unidades de terapia intensiva. Aproximadamente 25% dos pacientes irão necessitar de intubação orotraqueal e suporte ventilatório. A maioria dos pacientes melhora significativamente dentro de 24 horas. Contudo, a SS está associada a uma taxa de 11% de mortalidade.

Ainda não há um consenso quanto ao tratamento da SS. A ciproeptadina (Periatin®) parece ser o agente antisserotonérgico mais eficaz em seres humanos (Graudins et al., 1998; Mills, 1997). A dose inicial é de 4 a 8mg, via oral, podendo ser repetida a cada 2 horas, se não houver resposta. Deve-se descontinuar seu uso se, após administração de 16mg, não houver resposta. Os pacientes que respondem à ciproeptadina devem manter a dose de 4mg a cada 6 horas por 48 horas, para prevenir recorrência. O uso de agonistas dopaminérgicos, como bromocriptina, não parece ter função no tratamento de pacientes com SS, podendo inclusive aumentar os níveis de serotonina. Dantroleno (0,5 a 2,5mg/kg EV a cada 6 horas, no máximo 10mg/kg por 24 horas ou 50 a 100mg a cada 12 horas por via oral) é um relaxante muscular inespecífico, usado ocasionalmente na SS. Pacientes com rigidez muscular, convulsões e hipertermia devem ser monitorados cuidadosamente em virtude do risco de rabdomiólise e acidose metabólica. Uma vez que o paciente se recupere da SS, é preferível evitar o uso futuro de agentes serotonérgicos. Metissergida, propranolol, clorpromazina e metoclopramida mostraram benefícios em estudos em animais e relatos de caso. Benzodiazepínicos podem diminuir a gravidade da síndrome, mas não eliminam seus sintomas (Rund & Hutzler, 2004).

Intoxicação ou envenenamento

Ocorre por exposição a uma substância que afeta o funcionamento de algum dos sistemas do organismo. Pode acontecer em uma situação ocupacional, ambiental, recreacional, medicinal ou intencional.

Diversas substâncias produzem alterações de comportamento com prejuízo da crítica, percepção, atenção, controle emocional ou atividade psicomotora, sem que o paciente tenha características de um *delirium*, alucinose ou outro transtorno mental orgânico.

Em vigência de um quadro psiquiátrico novo, deve-se avaliar uma possível intoxicação.

Screening *toxicológico*

Tem pouco uso na unidade de emergência em função da pouca acurácia e da necessidade de intervenções clínicas antes do resultado. Mesmo quando realizado em tempo hábil, não produz impacto significativo no manejo desses pacientes (Tenenbein, 2009). A maioria dos casos pode ser bem conduzida com o suporte básico; os quadros de intoxicação menos comuns vão precisar de testes específicos. O *screening* toxicológico é útil no caso de suspeita de intoxicação por substâncias entorpecentes em crianças, quando devem ser prontamente notificadas as autoridades legais para sua proteção contra possível abuso (Hack & Hoffman, 2004).

Esvaziamento gástrico

A lavagem orogástrica é um dos procedimentos mais comumente usados em emergência, chegando a reduzir cerca de 35% a 56% da substância ingerida, em caso de ingestão recente (< 1 hora), de substâncias que levem a risco de vida, em pacientes com via aérea segura, substâncias não cáusticas ou que não tenham maior potencial prejudicial aos pulmões (como derivados do petróleo).

Carvão ativado

Age adsorvendo a substância na luz intestinal, tornando-a menos disponível para a absorção pelo organismo. É dado na dose de 1g/kg em adultos, sendo a primeira dose geralmente dissolvida em uma substância catártica, como sorbitol ou citrato de magnésio, para reduzir o tempo de trânsito intestinal (sorbitol a 70% – 1g/kg – ou citrato de magnésio a 10% – 250mg para adultos e 4mL/kg para crianças). Doses subsequentes de carvão ativado podem ser dadas em intervalos de 1 a 4 horas na dose de 0,25 a 0,50mg/kg. O carvão ativado não deve ser dado em caso de suspeita de perfuração gástrica, que pode ser uma complicação da lavagem orogástrica (Hack & Hoffman, 2004).

Irrigação entérica

Indicada para diminuir o tempo de trânsito intestinal, principalmente para substâncias não adsorvidas pelo carvão ativado, pode ser útil em caso de intoxicação por metais pesados, ferro, lítio, formulações de liberação lenta, bem como para a ingestão de corpos estranhos.

Em adultos são usados 2L/h da solução de polietilenoglicol via oral ou por tubo nasogástrico, e em crianças usam-se 50 a 250mL/h ou o quanto seja tolerado. É contraindicado em pacientes com suspeita de obstrução intestinal, ausência de movimentos peristálticos ou que apresentavam diarreia previamente (Hack & Hoffman, 2004).

Manipulação do pH urinário

Substâncias eliminadas pela alcalinização urinária são: ácido 2,4-diclorfenoxiacético, fluoridro, isoniazida, meforbarbital, metotrexato, fenobarbital, primidona, antibióticos quinolônicos, ácido salicílico e urânio.

A alcalinização urinária pode ser alcançada pela administração venosa de bicarbonato de sódio (1 a 2mEq/kg a cada 3 ou 4 horas). Essa conduta deve ser feita com monitoração dos níveis eletrolíticos para evitar, principalmente, a hipocalemia.

A acidificação urinária tem efeitos colaterais graves, como mioglobinúria e necrose tubular renal, não sendo usada na prática clínica (Hack & Hoffman, 2004).

Remoção extracorpórea de toxinas

- **Hemodiálise:** é um método de remoção extracorpórea de substâncias ou toxinas que também pode ser útil na correção de distúrbios hidroeletrolítcos. A hemodiálise pode ser útil no estágio inicial da intoxicação por metanol, etilenoglicol, salicilatos e lítio. Também pode ser usada para quelação de metais pesados.
- **Hemoperfusão:** é realizada através de um contato direto do sangue com um sistema adsorvente. Nessa técnica, a eliminação da substância não é limitada pelo seu peso molecular, como no caso da hemodiálise. Podem ocorrer complicações, como trombocitopenia, hipoglicemia e hipocalcemia, hipotermia e embolização do carvão.
- **Hemofiltração:** pode ser útil para moléculas com alto volume de distribuição, transferência intercompartimental lenta ou ligação tissular extensa. Principalmente utilizada para solutos com alto peso molecular, como toxinas ligadas a proteínas plasmáticas transportadoras.

Antídotos

São substâncias que aumentam a dose necessária para um efeito tóxico de uma substância ou podem agir favoravelmente em caso de envenenamento. Alguns antídotos são também tóxicos e devem ser usados apenas quando indicado (Hack & Hoffman, 2004).

Intoxicação por psicofármacos (Tabela 43.3)

Intoxicação por lítio

Os íons de lítio são completamente absorvidos no trato gastrointestinal e distribuídos no espaço extracelular, pelo sangue e, então, mais vagarosamente para os tecidos, incluindo o órgão de maior toxicidade: o cérebro. Após uma *overdose* de lítio, o paciente pode parecer bem inicialmente, apesar do elevado nível sérico, mas pode começar a apresentar piora quando o nível sérico cai, enquanto está ocorrendo a absorção tissular. A hemofiltração e a hemodiálise são mais efetivas nas fases de distribuição, quando a substância ainda está disponível no compartimento intravascular. O lítio é inteiramente eliminado por excreção renal, filtrado e reabsorvido no túbulo proximal, assim como o sódio. O lítio pode ser nefrotóxico por si.

A apresentação clínica depende da dose, do tempo da ingestão e de outros problemas clínicos, como insuficiência renal ou desidratação. A intoxicação pode ser aguda (apenas uma dose), aguda no curso de uma terapia crônica ou crônica, que pode ser a mais deletéria em razão da maior distribuição tissular. Alterações eletrocardiográficas são inespecíficas e podem ocorrer mesmo em pacientes com níveis terapêuticos de lítio. O cérebro é o verdadeiro órgão-alvo na intoxicação. Falência cardiovascular ocorre geralmente como resultado de uma toxicidade grave do SNC.

Logo após intoxicação aguda, o paciente cursa com náuseas e vômitos importantes. Mais tarde, ele pode desenvolver rigidez muscular indolor, tremor, mioclonia, hiper-reflexia e confusão mental.

Diante da suspeita de intoxicação por lítio, deve-se investir em hidratação agressiva com solução salina, monitoração de eletrólitos e função renal, da diurese, bem como de seu nível sérico. Pacientes que apresentem sinais neurológicos ou complicações clínicas (insuficiência renal, desidratação) em virtude da intoxicação devem ser admitidos em unidades de cuidado intensivo.

Deve-se evitar o uso de xarope de ipeca em função do pequeno benefício na remoção da substância e porque os vômitos podem ser sinais da intoxicação. O carvão ativado não adsorve o lítio, só estando indicado em caso de coingestão com outros medicamentos. A lavagem gástrica também tem benefícios no caso de ter sido ingerida grande quantidade da substância. Sulfonato de sódio poliestireno (Kayexalato®) é uma resina usada no tratamento da hipercalemia que parece prevenir a absorção do lítio e auxiliar sua remoção após absorção. Apesar de evidências experimentais, sua eficácia clínica não é comprovada, devendo ser reservada para casos de intoxicação maciça em pacientes muito graves. As doses também não estão bem estabelecidas – usam-se cerca de 15 a 50g, via oral ou por tubo nasogástrico a cada 4 a 6 horas. O Kayexalato® pode causar náuseas, vômitos, constipação intestinal e hipocalemia. Irrigação enteral é recomendada para descontaminação gastrointestinal de lítio. A hemodiálise é o método mais eficaz de descontaminação e prevenção da absorção do lítio pelo cérebro. Como a redistribuição é relativamente lenta, a melhora clínica ocorre depois da queda do nível sérico, apesar da hemodiálise, o que pode levar de dias a semanas para a resolução da intoxicação.

Podem ocorrer sequelas neurológicas permanentes (p. ex., encefalopatia) pela intoxicação por lítio. Não se sabe se hemodiálise tardia pode prevenir essas sequelas.

Pacientes em terapia crônica podem manifestar toxicidade mesmo em doses terapêuticas, enquanto outros pacientes podem estar assintomáticos mesmo com níveis de 5 a 8mEq/L após intoxicação aguda (Kulig, 2001).

Ácido valproico (AVP)

O AVP tem absorção rápida em todas as formulações orais e seu pico plasmático ocorre entre 1 e 4 horas após a ingestão. Sua distribuição é maior no plasma e no espaço extracelular, e ele tem alta taxa de ligação plasmática em níveis terapêuticos. Em concentrações maiores do que 100µg/mL, ocorre saturação dessas proteínas, elevando-se muito a circulação do agente livre. O AVP é metabolizado pelo fígado e eliminado na urina. Pode ser tóxico tanto após intoxicação aguda como durante o uso crônico. Pode ocorrer hepatotoxicidade fatal com o uso crônico, hiperamonemia e hiperglicemia (por inibição de enzimas envolvidas no metabolismo intermediário, independentemente da hepatotoxicidade). Pancreatite aguda é rara. Os sintomas predominantes da intoxicação estão principalmente relacionados ao SNC. Tontura, confusão mental e oscilação do estado mental são os mais comuns. O paciente pode evoluir para o coma com potencial depressão respiratória. Convulsões, movimentos mioclônicos, miose com pouca reatividade à luz e sintomas gastrointestinais, como náuseas, vômitos e diarreia, também têm sido observados. Hipotensão e alteração cardiorrespiratória são raras.

Toxicidade durante o uso crônico inclui alteração do estado mental, tontura, confusão e esquiva social. Náuseas, vômitos e dor abdominal também podem ocorrer. Elevação das enzimas hepáticas, necrose hepatocelular e hepatite colestática fatal são raras. Trombocitopenia e alteração da agregação plaquetária têm sido relatadas.

Na avaliação, devem ser pesquisados a quantidade de AVP ingerido, o tempo da ingestão e outras substâncias ingeridas, além de ser necessário interrogar sobre patologias orgânicas prévias. O exame físico deve focar no aparelho neurológico. Devem ser realizadas monitoração cardiorrespiratória e oximetria de pulso. Dosagens quantitativas seriadas de AVP sérico devem ser obtidas em caso de intoxicação aguda, além da monitoração de eletrólitos, enzimas hepáticas, função renal e gasometria arterial, em pacientes sintomáticos. Para pacientes em uso crônico devem ser investigados, também, hemograma e função hepática.

O tratamento inicial deve ser com suporte de funções vitais. Carvão ativado é o método de escolha para prevenir absorção de AVP, podendo ser usadas doses repetidas. Lavagem

TABELA 43.3 ■ Sinais e sintomas clínicos da intoxicação por fármacos diversos e seu manejo terapêutico

Agentes	Sinais mais frequentes	Sinais e sintomas acessórios	Intervenções recomendadas
Opioides (heroína, morfina)	Depressão do SNC, miose, depressão respiratória	Hipotermia, bradicardia, hepetite aguda; falência respiratória pode levar a morte	Ventilação e naloxona (0,1 a 2mg EV, repetir se necessário)
Simpatomiméticos (cocaína e anfetaminas)	Agitação psicomotora, midríase, sudorese, taquicardia, hipertensão, hipertermia	Convulsões, rabdomiólise, infarto do miocárdio, falência cardíaca, podendo chegar à morte	Resfriamento, sedação com benzodiazepínicos, hidratação
Colinérgicos (inseticidas organofosforados ou carbamatos)	Salivação, lacrimejamento, sudorese, náuseas e vômitos, aumento da diurese, diarreia, fasciculações musculares, fraqueza, aumento da produção mucosa	Bradicardia, miose/midríase, convulsões, falência respiratória, paralisia	Proteção de vias aéreas e ventilação, atropina, pralidoxima
Anticolinérgicos (escopolamina, atropina)	Alteração do estado mental, midríase, pele e mucosas secas, retenção urinária, diminuição dos movimentos peristálticos, hipertermia	Convulsões, arritmias, rabdomiólise, morte	Fisostigmina (exceto para tricíclico), sedação com benzodiazepínicos, resfriamento, cuidados de suporte
Salicilatos (aspirina)	Alteração do estado mental, alcalose respiratória, acidose metabólica, hiperpneia, taquicardia, sudorese, náuseas e vômitos	Febre baixa, cetonúria; hepatite aguda pode levar à morte	Correção de distúrbios eletrolíticos, vitamina K, alcalinização da urina, hemodiálise, hidratação
Hipoglicemiantes (insulina e sulfonilureias)	Alteração do estado mental, sudorese, taquicardia, comportamento bizarro, convulsões, hipertensão	Paralisia, fala empastada	Solução glicosada endovenosa, medidas frequentes da glicemia capilar, octreotida, glucagon
Benzodiazepínicos	Sonolência, obnubilação, fala empastada, confusão, ataxia, alteração da coordenação e função intelectual, coma	Reações paradoxais, incluindo agitação, ansiedade, agressividade, comportamento hostil e *delirium*	Lavagem gástrica, carvão ativado e monitoração clínica são suficientes. Flumazenil (0,2mg/min, EV, até 3mg) indicação restrita; pode precipitar convulsão
Lítio	Náuseas e vômitos importantes, rigidez muscular indolor, tremor, mioclonia e hiper-reflexia, confusão mental	Alterações eletrocardiográficas, insuficiência renal, desidratação, encefalopatia irreversível	Hidratação agressiva, controle hidroeletrolítico, hemodiálise (não se liga ao carvão ativado), irrigação enteral. Sulfonato de sódio poliestireno (Kayexalato®)
Ácido valproico	Tontura, confusão mental, oscilação do estado mental	Coma, depressão respiratória. Convulsões, movimentos mioclônicos, miose com pouca reatividade à luz, náuseas, vômitos e diarreia	Suporte de funções vitais. Carvão ativado em doses repetidas. Lavagem gástrica (com 30min a 1h da ingestão), irrigação enteral (se comprimidos revestidos)
Carbamazepina (CBZ)	Inquietação, confusão, agitação e agressividade, tontura, ataxia com nistagmo e diplopia, náuseas e vômitos, tremor, movimentos coreoatetóticos e hemibalismo.	Em intoxicações mais graves: obnubilação, coma e depressão respiratória, hipotensão (precedida por hipertensão) e alterações do ritmo cardíaco, pupilas fixas e o olhar desconjugado, convulsões, atividade occipital anormal, íleo adinâmico, hipotermia e edema pulmonar, hiponatremia pelo efeito antidiurético	Monitoração do nível de CBZ. Cautela na administração de fluidos em virtude do efeito antidiurético da CBZ. Carvão ativado (independente do tempo de ingestão) em doses repetidas. Hemoperfusão se necessário

Emergências Psiquiátricas

Antipsicóticos	Leves: náuseas e vômitos, ataxia, confusão, letargia, fala empastada, taquicardia, hipotensão ortostática, sinais anticolinérgicos, hiper-reflexia, alterações eletrocardiográficas. Moderados: coma com depressão respiratória, hipotensão sistólica, miose (ou midríase mais raramente), hipotermia ou hipertermia, agitação paradoxal, *delirium*, taquipneia, sialorreia (com clozapina). Graves: coma com reflexos profundos abolidos, apneia, arritmias cardíacas, edema pulmonar	Na intoxicação por loxapina não há efeitos cardíacos, mas podem ocorrer convulsões prolongadas, levando à rabdomiólise. A recuperação ocorre dentro de muitas horas ou dias. Mortalidade de 5% a 10% por edema cerebral, pulmonar, CIVD, insuficiência renal e complicações infecciosas	Suporte de funções vitais, estabilização cardiológica. Convulsões são tratadas intensivamente para prevenir rabdomiólise (BZD, fenitoína, barbitúrico, pancurônio). Diurese forçada e alcalinização da urina (mioglobinúria). Carvão ativado e lavagem gástrica. Fisostigmina para o *delirium* (se condução cardíaca preservada)
Antidepressivos tricíclicos	Inicialmente: taquicardia, hipertensão leve, ou hipotensão. Posteriormente: hipotensão grave, bradicardia, choque cardiogênico. Íleo paralítico, retenção urinária, agitação, coreoatetose, ataxia, coma, mioclonia, convulsões, estado de mal epiléptico. Alterações da condução cardíaca (taquiarritmias supraventriculares, arritmias ventriculares, *torsades des pointes*)	A gravidade máxima ocorre entre 2 e 6h da intoxicação. Outros efeitos anticolinérgicos menos comuns são: midríase, pele quente e ruborizada e mucosas secas. Pneumonia aspirativa, síndrome da angústia respiratória do adulto (SARA), rabdomiólise e síndrome compartimental são potenciais complicações	Monitoração cardíaca contínua, oximetria de pulso e acesso venoso. Convulsões: BZD associado a uma dose de bicarbonato de sódio (acidose metabólica pela convulsão). Sem resposta: paralisia muscular, fenobarbital (18mg/kg) ou propofol. Alterações da condução cardíaca: bicarbonato de sódio (adultos, 1 ou 2 ampolas ou 1 mEq/kg em crianças), inclusive como profilático. Se refratárias: bretílio e lidocaína. Descontaminação: lavagem gástrica, carvão ativado em dose única. São contraindicados: flumazenil e fisostigmina (potencial de assistolia)
ISRS	Geralmente assintomáticos ou taquicardia discreta, hipertensão, hipotensão ortostática, taquipneia, tontura, sonolência, letargia, tremor, sudorese e vômitos	Raramente, convulsões ou alterações eletrocardiográficas. Se ocorrer SS, geralmente é discreta a moderada. Poucos relatos de morte	Suporte clínico. Convulsões são autolimitadas e cessam sem tratamento específico
IMAO (irreversíveis)	Início: 6 a 12h da ingestão. Leves: inquietação ou letargia, disartria, náuseas, cefaleia, ataxia, tremor, nistagmo, incoordenação ou hiper-reflexia. Moderados: confusão, alucinação, desorientação, sudorese importante, *delirium* agitado, mutismo, sialorreia, diarreia, mioclonias, fasciculações, trismo, movimentos de retorcer-se e alterações leves a moderadas de funções autonômicas. Graves: coma, midríase fixa, olhar de "pingue-pongue", reflexos patológicos, rigidez generalizada, convulsões, febre alta, alterações importantes de funções autonômicas, arritmias e morte	Podem ocorrer ainda: convulsão, pneumonia aspirativa, SARA, rabdomiólise, IRA, acidose metabólica e CIVD, principalmente relacionados com grau e duração da hipertermia	Suporte de funções vitais, carvão ativado, BZD para agitação, hiperatividade neuromuscular e convulsões. Resfriamento, bloqueio neuromuscular com agentes não despolarizantes. Hipertensão grave – fentolamina (5 a 10mg, EV), ou nitroprussiato de sódio. Hipotensão – infusão volêmica e aminas pressoras de efeito direto (adrenalina e noradrenalina). Evitar bretílio
IMAO (reversíveis)	Intoxicações mais graves são caracterizadas por depressão do SNC, taquicardia, hipertensão e midríase	Parecem ter um curso benigno. Não houve relatos de fatalidades mesmo com doses de 20,5g de moclobemida	Semelhante ao manejo da intoxicação por IMAO irreversíveis

Adaptada de Hack & Hoffman (2004) e Mokhlesi et al. (2003).

gástrica deve ser reservada para pacientes comatosos em 30 minutos a 1 hora após a ingestão. Para pacientes que tenham ingerido grande quantidade de comprimidos revestidos de liberação entérica, a irrigação enteral pode ser útil. Remoção extracorpórea não é usada rotineiramente. Hemodiálise e hemoperfusão são usadas em adultos que ingeriram cerca de 75g de valproato ou tenham nível sérico de 1.262µg/mL. Diurese forçada é ineficaz.

Pacientes que ingeriram formulações de absorção rápida devem ser monitorados por 6 horas, e os que ingeriram formulações de liberação lenta devem ser monitorados por 8 a 10 horas após a ingestão. Se os níveis reduzirem sem manifestações clínicas, os pacientes podem ser liberados após esse período.

A maioria dos pacientes recupera-se completamente. Sequelas são raras, apesar de haver relatos de alterações visuais permanentes (Gaar, 2001).

Carbamazepina (CBZ)

A carbamazepina tem taxa de absorção errática, com pico de concentração entre 4 e 8 horas em doses terapêuticas e entre 24 e 72 horas em doses maciças. A CBZ é em grande parte metabolizada em 10,11-epóxi-carbamazepina, que tem propriedades tóxicas e anticonvulsivantes, sendo excretada como glicuronídio na urina.

Após uma superdosagem, uma toxicidade significativa é esperada após a ingestão de 20 a 30mg/kg em adultos que não usavam CBZ, e há risco de vida com doses acima de 140mg/kg. Ingestão acima de 20g tem sido associada a resultado fatal. Pacientes que usavam CBZ cronicamente, em razão da indução do metabolismo, podem sobreviver após ingestão de 640mg/kg, até 80g. Nesses pacientes, a meia-vida da CBZ se prolonga para cerca de 19 horas.

A manifestação clínica da intoxicação por CBZ envolve SNC, olhos e aparelhos cardiovascular e locomotor. Os sintomas iniciais incluem inquietação, confusão, agitação e agressividade, tontura, ataxia, nistagmo, diplopia, náuseas e vômitos. Quando a toxicidade aumenta, obnubilação, coma e depressão respiratória podem ocorrer. Hipotensão (precedida por hipertensão), alterações do ritmo cardíaco, pupilas fixas e olhar desconjugado podem ser vistos em casos de intoxicações graves. Achados motores anormais incluem tremor, movimentos coreoatetóticos, hemibalismo e reflexos inicialmente hiperativos com mioclonia e convulsões. Atividade occipital anormal, íleo adinâmico, hipotermia e edema pulmonar e hiponatremia, em virtude do efeito antidiurético, podem ainda ocorrer. Pacientes idosos podem ter bradicardia e bloqueio atrioventriclar, algumas vezes progredindo para síncope de Adams-Stokes ou ritmo ventricular. Intoxicação crônica pode resultar em hipocalemia e hiponatremia. Pacientes com intoxicação grave muitas vezes necessitam de mais de 1 semana para a recuperação completa.

A avaliação na unidade de emergência deve incluir sinais vitais, exames pupilar e neurológico, ruídos hidroaéreos e monitoração cardíaca. Em pacientes sintomáticos, devem ser obtidos eletrocardiograma, glicemia e eletrólitos. Medidas frequentes do nível de CBZ são mandatórias até que o paciente esteja assintomático ou que os níveis tenham diminuído abaixo de 10mg/L. Pode ocorrer piora súbita em pacientes que vinham melhorando por retomada da absorção intestinal, após resolução do íleo paralítico.

Deve haver cautela na administração de fluidos em razão do efeito antidiurético da CBZ.

Carvão ativado é o tratamento de escolha, devendo ser administrado a todos os pacientes com ingestão significativa, independente do tempo de apresentação. Doses repetidas têm melhor eficácia, devendo ser dadas aos pacientes com ingestão significativa ou níveis acima de 20mg/L, até que as concentrações do fármaco sejam iguais ou inferiores aos níveis terapêuticos. Diurese forçada, hemodiálise e diálise peritoneal não têm benefícios. Hemoperfusão pode ser considerada em casos com sintomatologia grave apesar de múltiplas doses de carvão ativado.

Pacientes com elevação dos níveis plasmáticos de CBZ, sintomatologia importante e alteração eletrocardiográfica devem ser admitidos em unidade de cuidados intensivos (Sivilotti, 2001).

Inibidores da monoaminoxidase (IMAO)

A interação com fármacos ou alimentos é o problema mais comum, podendo cursar com cefaleia, hipertensão, taquicardia ou bradicardia reflexa, sudorese, agitação, hipertonicidade, hiper-reflexia com mioclonia, rigidez, convulsões e coma. Podem ocorrer hipertermia, hemorragia intracraniana e morte. A toxicidade ocorre de 30 a 90 minutos após a ingestão da amina simpatomimética, durando cerca de algumas horas.

A superdosagem de um IMAO não seletivo irreversível geralmente tem sintomatologia inicial pobre. O início da toxicidade se manifesta em 6 a 12 horas depois da ingestão, com pico entre 24 e 48 horas, e pode durar de 72 a 96 horas. Durante a fase latente, o paciente pode se apresentar bem ou com sedação leve. A intoxicação é caracterizada por alteração do comportamento, da cognição, das funções autonômicas e da atividade neuromuscular. Toxicidade leve inclui inquietação ou letargia, disartria, náuseas, cefaleia, ataxia, tremor, nistagmo, incoordenação ou hiper-reflexia. Sintomas moderados incluem confusão, alucinação, desorientação, sudorese, *delirium* agitado, mutismo, sialorreia, diarreia, mioclonias, fasciculações, trismo, movimentos de retorcer-se e alterações leves a moderadas de temperatura, pulso, frequência respiratória e pressão arterial. Sinais e sintomas graves são caracterizados por coma arresponsivo, midríase fixa, olhar de "pingue-pongue", reflexos patológicos, rigidez generalizada, convulsões, febre alta, taquipneia importante, ou depressão respiratória, taquicardia sinusal ou bradicardia importantes, arritmias cardíacas malignas, hipotensão e morte. Podem ocorrer ainda: convulsão, pneumonia aspirativa, síndrome da angústia respiratória do adulto (SARA), rabdomiólise, insuficiência renal aguda, acidose metabólica, coagulação intravascular disseminada (CIVD), condições essas relacionadas com o grau e a duração da hipertermia.

Com relação aos IMAO reversíveis, quando usados isoladamente, a intoxicação aguda parece ter um curso benigno. Não houve relatos de fatalidades mesmo com doses de 20,5g de moclobemida. Intoxicações mais graves são caracterizadas por depressão do SNC, taquicardia, hipertensão e midríase. Pacientes com intoxicação crônica por IMAO podem apresentar insônia, tremores, hiperidrose, agitação, comportamento hipomaníaco, alucinações, confusão e convulsões. A ingestão combinada de outras substâncias é mais perigosa e pode levar à SS.

Diante da suspeita de intoxicação por IMAO, é necessário avaliar ECG, níveis de eletrólitos, glicose, função renal e ingesta conjunta de acetaminofeno e salicilatos. Diante de sinais de intoxicação, devem ser avaliados hemograma completo, tempos de protrombina e tromboplastina parcial, CPK, cálcio, magnésio, função hepática e análise urinária. O exame do líquor e a tomografia computadorizada de crânio estão indicados para avaliar diagnóstico diferencial de hemorragia intracraniana, meningite e encefalite. A dosagem dos níveis do IMAO geralmente não está disponível e não se correlaciona com a gravidade clínica, podendo haver falso-positivo para anfetaminas no *screening*.

Suporte de funções vitais, carvão ativado, benzodiazepínicos para quadros de agitação, hiperatividade neuromuscular e convulsões e piridoxina para convulsões são medidas terapêuticas no caso de intoxicação pelo inibidor da MAO hidrazina. Resfriamento rápido com método evaporativo é essencial para minimizar os efeitos da hipertermia. Se essas medidas não forem eficientes, pode-se fazer um bloqueio neuromuscular com agentes não despolarizantes.

Hipertensão grave pode ser tratada com fentolamina (5 a 10mg, EV), também útil no caso de interação alimentar, ou nitroprussiato de sódio. Hipotensão deve ser tratada com infusão volêmica e aminas pressoras de efeito direto (adrenalina e noradrenalina), já que a dopamina e a fenilefrina podem precipitar crise hipertensiva nesses pacientes.

As alterações eletrocardiográficas devem ser tratadas segundo os protocolos de suporte cardíaco avançado, devendo ser evitado o uso de bretílio por um efeito inicial liberador de catecolaminas. Diurese, acidificação urinária, hemodiálise e hemoperfusão não têm benefícios em caso de intoxicação por IMAO. Todos os pacientes com suspeita de intoxicação por IMAO devem permanecer em observação por 24 horas em ambiente monitorado. Pacientes sintomáticos e com alteração de sinais vitais devem ser admitidos em UTI (Mills, 2001).

Antipsicóticos

Efeitos colaterais extrapiramidais podem ocorrer dentro de dias ou mais tardiamente durante a terapia antipsicótica. Efeitos iniciais incluem discinesia, acatisia e parkinsonismo. Efeitos tardios incluem discinesia tardia, distonia tardia e o "sinal do coelho" (tremor perioral focal). Hipotensão (inicialmente ortostática e sistólica) e miose (mais comum com clorpromazina) parecem ser secundárias a um bloqueio α-adrenérgico periférico, bem como a um efeito central. As fenotiazinas têm efeito anestésico local e antiarrítmico, depressor do miocárdio, semelhante à quinidina. Com frequência, produzem alterações eletrocardiográficas em doses terapêuticas (mais comumente com tioridazina). Muitos antipsicóticos baixam o limiar convulsivo. Os neurolépticos têm ampla faixa terapêutica e pico de concentração entre 2 e 4 horas. Tendem a se acumular no cérebro e cruzam facilmente a placenta. A tioridazina é a mais relacionada a casos fatais em função do efeito na condução cardíaca (Linden, 2001). Em recente revisão sistemática sobre os efeitos cardiovasculares após *overdose* de antipsicóticos atípicos (aripiprazol, risperidona, olanzapina, ziprasidona, quetiapina), os autores concluíram que os efeitos cardiovasculares mais comuns foram: hipotensão moderada, taquicardia sinusal e prolongamento do intervalo QT. Prolongamento do QRS foi muito incomum após *overdose* de ziprasidona e risperidona, mas surgiu com frequência em casos de intoxicação por quetiapina. Nessa revisão, não foi verificado nenhum caso de arritmia ventricular ou toxicidade cardíaca grave após intoxicação com antipsicóticos atípicos (Tan 2009).

A eliminação se dá por metabolismo hepático. Os efeitos tóxicos ocorrem por atividade farmacológica exagerada, incluindo depressão do SNC e respiratória e, ocasionalmente, *delirium*. As doses tóxicas não estão bem estabelecidas, mas considera-se que a dose máxima terapêutica leve a efeitos colaterais, e cinco a dez vezes essa dose, à intoxicação.

Casos leves incluem náuseas, vômitos, ataxia, confusão, letargia, fala empastada, taquicardia, hipotensão ortostática ou diastólica, sinais anticolinérgicos, hiper-reflexia e alterações eletrocardiográficas. Sinais e sintomas moderados incluem coma leve com depressão respiratória e hipotensão sistólica, miose (ou midríase mais raramente), hipotermia ou hipertermia, agitação paradoxal, *delirium* e taquipneia. Sialorreia pode seguir-se à intoxicação por clozapina. Em casos graves, ocorrem coma com perda dos reflexos profundos, apneia, arritmias cardíacas e edema pulmonar. Na intoxicação por loxapina, os efeitos cardíacos não são vistos, mas podem ocorrer convulsões prolongadas, levando à rabdomiólise. A toxicidade se inicia dentro de 1 a 2 horas, com máximo efeito em 2 a 6 horas após a ingestão. Os sintomas são semelhantes, a despeito da idade ou de a intoxicação ser aguda ou crônica. Uma apresentação semelhante à SNM pode ocorrer na intoxicação por antipsicóticos.

A avaliação na emergência deve incluir um ECG de base, hemograma, eletrólitos, função renal e glicemia. Gasometria arterial e radiografia de tórax estão indicadas nos pacientes mais graves. Como as fenotiazinas são radiopacas, uma radiografia de abdome pode auxiliar a identificação da medicação ingerida, apesar de achados negativos não excluírem a presença da substância no organismo. Pacientes com hipertermia e convulsões devem ser avaliados quanto a rabdomiólise, cálcio, fósforo, magnésio e coagulograma. Todos os pacientes precisam de monitoração cardíaca e respiratória e acesso venoso. Hipotensão é inicialmente tratada com cristaloides, noradrenalina e altas doses de dopamina, se refratária. Convulsões são tratadas com benzodiazepínicos (lorazepam 0,05mg/kg, EV, ou diazepam 0,1mg/kg, EV) inicialmente, seguidos por fenitoína (18mg/kg EV, em até 50mg/min) e, caso necessário, um barbitúrico (amobarbital 10 a 15mg/kg, EV, em até 100mg/min, ou fenobarbital 20mg/kg, EV, em até 30mg/min). Convulsões refratárias podem necessitar de bloqueador neuromuscular não despolarizante para prevenir a rabdomiólise (pancurônio 0,06 a 0,1mg/kg, EV, ou vencurônio 0,08 a 0,1mg/kg, EV), mantendo o tratamento para a convulsão mesmo após a paralisia. Diurese forçada e alcalinização da urina podem prevenir insuficiência renal por mioglobina. Fisostigmina pode auxiliar o controle do *delirium* nos pacientes com condução cardíaca preservada. Taquicardia ventricular sustentada deve ser tratada com lidocaína, sempre estando atento à necessidade de correção eletrolítica. Ritmo instável deve ser tratado com cardioversão.

Após a estabilização, o tratamento deve focar-se na descontaminação gástrica. Carvão ativado e lavagem gástrica são os métodos preferidos. Métodos de remoção extracorpórea não apresentaram benefícios. A recuperação ocorre dentro de muitas horas ou dias. A mortalidade é de 5% a 10%, em virtude de edema cerebral, pulmonar, CIVD, insuficiência renal e complicações infecciosas. Pacientes assintomáticos após *overdose* devem ser observados por 6 horas, e os sintomáticos devem permanecer em observação até a recuperação. Aqueles com alteração dos sinais vitais e da função renal e com sintomatologia importante devem ser encaminhados à unidade de cuidados intensivos (Linden, 2001).

Antidepressivos tricíclicos

Os antidepressivos cíclicos são responsáveis por 20% das fatalidades por intoxicação ocorridas nos EUA. Um único comprimido pode ter efeitos tóxicos sérios em crianças pequenas. São altamente lipofílicos, rapidamente absorvidos e distribuídos pelos tecidos. Sua meia-vida geralmente é maior do que 24 horas. Pode ocorrer diminuição da motilidade intestinal, retardando o esvaziamento gástrico em caso de *overdose*. A maioria dos pacientes que recebem suporte adequado se recupera dentro de 2 a 3 dias. As doses terapêuticas são em torno de 5mg/kg, e toxicidade é observada a partir de 10mg/kg, com 15mg/kg causando manifestações graves e potencialmente fatais. Mesmo pacientes em doses terapêuticas podem manifestar toxicidade. Síndrome serotonérgica, interação com outras medicações, metabolizadores lentos, doença cardiovascular ou do SNC prévias e início do uso com doses terapêuticas altas aumentam o risco.

Os efeitos tóxicos cardiovasculares e no SNC resultam de uma característica quinina-*like* que leva a alterações de condução cardíaca e ações simpatomiméticas, simpatolíticas e anticolinérgicas. Os pacientes podem inicialmente apresentar-se taquicárdicos e com hipertensão leve, ou hipotensos. Quando ocorre metabolização da noradrenalina, o estado de depleção da catecolamina pode levar a hipotensão grave, bradicardia e, finalmente, choque cardiogênico.

Com frequência, ocorrem silenciamento dos ruídos hidroaéreos, íleo paralítico e retenção urinária. Outros efeitos anticolinérgicos menos comuns são: midríase, pele quente e ruborizada e mucosas secas. Outras alterações podem surgir, como agitação, coreoatetose, ataxia, coma, mioclonia, convulsões, estado de mal epiléptico e alterações da condução cardíaca (taquiarritmias supraventriculares, arritmias ventriculares, *torsades des pointes*). Pneumonia aspirativa, síndrome da angústia respiratória do adulto, rabdomiólise e síndrome compartimental são complicações potenciais.

O potencial para rápida deterioração exige monitoração cardíaca contínua, oximetria de pulso e acesso venoso. O estado mental deve ser avaliado a cada 15 minutos e a duração do intervalo QRS, a cada 30 minutos. Um alargamento dos últimos 40ms do intervalo QRS fala a favor de intoxicação por tricíclicos.

Apesar de os antidepressivos tricíclicos não produzirem alterações bioquímicas, uma avaliação laboratorial padrão de eletrólitos e da função renal deve ser realizada nos pacientes com alteração do estado mental ou do ECG. Testes toxicológicos e níveis séricos não são úteis no diagnóstico e no manejo.

Convulsões devem ser tratadas com benzodiazepínicos endovenosos. Como elas produzem rapidamente uma acidose metabólica que pode comprometer ainda mais o funcionamento cardíaco, uma dose de bicarbonato de sódio é recomendada no tratamento. Paralisia muscular com agentes de ação curta deve ser considerada em casos de não resposta, assim como fenobarbital (18mg/kg) ou propofol. Hipotensão deve ser tratada com cristaloides (20ml/kg) e aminas pressoras, como dopamina e noradrenalina, se necessário.

Alterações da condução cardíaca têm boa resposta à administração de bicarbonato de sódio (uma ou duas ampolas em adultos, ou 1mEq/kg em crianças), inclusive como profilático. Deve-se ter cautela para não elevar o pH acima de 7,55, o que pode causar hipernatremia e hipocalcemia. Em arritmias refratárias, bretílio e lidocaína são indicados.

A descontaminação gastrointestinal deve incluir lavagem gástrica e carvão ativado em dose única. Anticorpos específicos antitricíclicos têm eficácia em estudos com animais, mas ainda não estão disponíveis para humanos. Remoção extracorpórea não tem benefícios. Está contraindicado o uso de flumazenil (pode precipitar convulsões) e de fisostigmina (potencial de assistolia). Os sintomas anticolinérgicos podem persistir por dias, e a fisostigmina pode ser útil na fase de manutenção.

A gravidade máxima ocorre entre 2 e 6 horas após a intoxicação. Pacientes que desenvolvem coma, hipotensão, convulsões ou arritmias devem ser internados em unidade intensiva. Um paciente que permaneça assintomático após 6 horas de observação pode ser liberado, enquanto aquele que desenvolva sintomatologia leve deve permanecer monitorado por mais tempo (Burkhart, 2001).

Benzodiazepínicos

Os benzodiazepínicos são agentes frequentes de intoxicação acidental ou intencional. Apesar de estarem relacionados a raros casos de morte, podem aumentar a morbidade e a mortalidade em caso de *overdose* quando combinados com outras substâncias. Os casos de mortalidade por intoxicação por benzodiazepínicos estão relacionados a agentes de ação curta (triazolam, alprazolam, temazepam). São rapidamente absorvidos pela via gastrointestinal e são muito lipofílicos.

A apresentação clínica não é específica. Efeitos no SNC incluem sonolência, obnubilação, fala empastada, confusão, ataxia, alteração da coordenação e da função intelectual e coma. Indivíduos idosos são mais suscetíveis.

Reações paradoxais, incluindo agitação, ansiedade, agressividade, comportamento hostil e *delirium*, são menos comuns. O mecanismo ainda não está claro, mas pode ser secundário ao efeito desinibitório dos benzodiazepínicos. Outros efeitos menos comuns são cefaleia, náuseas, vômitos, dor precordial, artralgias, diarreia e incontinência. Depressão respiratória e hipotensão estão geralmente relacionadas à administração parenteral e à coingestão de outras substâncias. O uso de propilenoglicol como diluente na administração parenteral está associado a maior risco de alterações cardiorrespiratórias (Bosse, 2001).

O flunitrazepam e o gama-hidroxibutirato (GHB), um hipnótico não benzodiazepínico, metabólito endógeno do GABA, podem levar o indivíduo a um quadro comatoso 1 a 2 horas após a ingesta, acordando espontaneamente após 4 horas com amnésia anterógrada. O uso desses compostos para facilitar atos de violência sexual é conhecido. A intoxicação pelo GHB pode levar a reações graves, como bradicardia, coma e morte (Schears, 2001).

Cuidados de suporte são suficientes para o manejo da intoxicação por benzodiazepínicos e incluem: lavagem gástrica, carvão ativado e monitoração do padrão respiratório e do nível de consciência. O uso do flumazenil pode reduzir a necessidade de suporte ventilatório, bem como auxiliar o diagnóstico. Sua meia-vida é de cerca de 1 hora, geralmente menor do que a do benzodiazepínico. A dose recomendada é de 0,2mg/min, EV, até que seja alcançada resposta ou total de 3mg.

Flumazenil pode desencadear convulsões em paciente dependente de benzodiazepínicos ou que usa benzodiazepínicos para controlar crises epilépticas, bem como na coingestão com substâncias que baixam o limiar convulsivo. Também é contraindicado em pacientes com aumento da pressão intracraniana ou TCE grave (Bosse, 2001).

REFERÊNCIAS

Agostini JV, Inouye SK. Delirium. In: Hazzard WR, Blass JP, Halter JB, Ouslander JG, Tinetti ME (eds.) Principles of geriatric medicine and gerontology. 5 ed. New York: McGraw-Hill, 2003: 1503-15.

Alexander J, Thartyan P, Adams C, John T, Mol C, Philip J. Rapid tranquilisation of violent or agitated patients in a psychiatric emergency setting: pragmatic randomised trial of intramuscular lorazepam v. haloperidol plus prometazine. Brit Psychiatry 2004; 185(7):63-9.

Allen MH. Managing the agitated psychotic patient. J Clin Psychiatry 2000; 61(14):11-20.

American Psychiatric Association. Practice guideline for the treatment of patients with delirium. Am J Psychiatry 1999; 156(Suppl):1-20.

American Psychiatric Association. Acute stress disorder and posttraumatic stress disorder: practice guideline, 2004. Disponível on-line em: www.psych.org/cme.

American Psychiatry Association. Treating bipolar disorder: a quick reference guideline, 2002, disponível on-line em: www.psych.org/cme.

Andrezina R, Josiassen RC et al. Intramuscular aripiprazole for the treatment of acute agitation in patients with schizophrenia or schizoaffective disorder: a double-blind, placebo-controlled comparison with intramuscular haloperidol. Psychopharmacology (Berl) 2006 Oct; 188(3):281-92. Epub 2006 Sep 5.

Baldessarini RJ, Tondo L, Davis P et al. Decreased risk of suicides and attempts during long-term lithium treatment: a meta-analytic review. Bipolar Disord 2006 Oct; 8(5PT2):625-39.

Baltieri DA. Opiáceos: abuso e dependência. In: Laranjeira R et al. (coord.) Usuários de substâncias psicoativas: abordagem, diagnóstico e tratamento. 2 ed. São Paulo: Conselho Regional de Medicina do Estado de São Paulo/Associação Médica Brasileira, 2003.

Bratti MI, Kane MJ, Marder RS. Chronic restlessness with antipsychotics. Am J Psychiatric 2007; 164(11):1648-54.

Battaglia J, Moss S, Rush J et al. Haloperidol, lorazepam, or both for psychotic agitation? A multicenter, prospective, doble-blind, emergency depertment study. Am J Emerg Med 1997; 15(4):335-40.

Benazzi F, Mazoli M, Rossi E. Benzodiazepines and acute psychotic agitation. Can J Psychiatry 1992; 37:732-3.

Bieniek SA, Ownby RL, Penalver A, Dominguez RA. A double-blind study of lorazepam versus the combination of haloperidol

and lorazepam in managing agitation. Pharmacotherapy 1998; 18(1):57-62.
Bosse GM. Benzodiazepines. In: Harwood-Nuss A, Wolfson AB, Lindu CH, Shepherd SM, Stenklyft PH (eds.) Clinical practice of emergency medicine. 3 ed. Lipincott Williams & Wilkins, 2001.
Burkhart KK. Antidepressant poisoning. In: Harwood-Nuss A, Wolfson AB, Lindu CH, Shepherd SM, Stenklyft PH (eds.) Clinical practice of emergency medicine. 3 ed. Lipincott Williams & Wilkins, 2001.
Burns MJ. Monoamine oxidase inhibitor poisoning. In: Harwood-Nuss A, Wolfson AB, Lindu CH, Shepherd SM, Stenklyft PH (eds.) Clinical practice of emergency medicine. 3 ed. Lipincott Williams & Wilkins, 2001.
Caine ED. Clinical perspectives on atypical antipsychotics for treatment of agitation. J Clin Psychiatry 2006; 67(Suppl 10):22-31.
Caine ED, Lyness JM. Dellirium, dementia and amnestic and other cognitive disorders. In: Kaplan HI, Saddok BJ. Comprehensive textbook of psychiatry. 6 ed. Williams & Wilkins, 1999:854-923.
Cañas F. Management of agitation in the acute psychotic patient – Efficacy without excessive sedation. Eur Neuropsychopharmacol 2007 Mar; 17(Suppl 2):S108-14.
Canineu PR, Canineu RFB, Canineu PRB. Tratamento Farmacológico do delirium. In: Santos FS. Delirium – Uma síndrome mental orgânica. São Paulo: Atheneu, 2008.
Carroll BT, Taylor RE. The nondichotomy between lethal catatonia and neuroleptic malignant syndrome. J Clin Psychopharmacol 1997; 17(3):235-6.
Centorrino F, Meyers A et al. An observational study of the effectiveness and safety of intramuscular olanzapine in the treatment of acute agitation in patients with bipolar mania or schizophrenia/schizoaffective disorder. Hum Psychopharmacol Clin Exp 2007; 22:455-62.
Chachamovich E, Stefanello S, Botega N, Tyrecki G. Quais são os recentes achados clínicos sobre a associação entre depressão e suicídio? Rev Bras Psiquiatr 2009; 31(Suppl I):S18-25.
Cook IA. Guideline wath: Practice guideline for treatment of patients with dellirium. Arlington, VA: American Psychiatric Association, 2004. Disponível on-line em http://www.psych.org/psych_pract/treatg/pg/prac_guide.cfm.
Cook Jr, EH, Olson K, Pliskin N. Response of organic catatonia to risperidone. Arch Gen Psychiatry 1996; 53(1):82-3.
Currier GW, Simpson GM. Risperidone liquid concentrate and oral lorazepam versus intramuscular haloperidol and intramuscular lorazepam for treatment of psychotic agitation. J Clin Psychiatry 2001; 61(3):153-7.
Currier GW, Trenton A. Pharmacological treatment of psychotic agitation. CNS Drugs 2002; 16(4):219-28.
Damsa C, Adam E et al. Intramuscular olanzapine in patients with borderline personality disorder: na observational study in a emergency room. Gen Hosp Psychiatry 2007 Jan-Feb; 29(1):51-3.
Daniel DG, Potkin SG, Reeves KR, Swift RH, Harrigan EP. Intramuscular (IM) ziprasidone 20 mg is effective in reducing acute agitation associated with psychosis: a double-blind, randomized trial. Psychopharmacology (Berl) 2001 May; 155(2):128-34.
Deyn PPD, Buitelaar J. Risperidone in the management of agitation and aggression associated with psychiatric disorders. Eur Psychiatry 2006 Jan; 21(1):21-8. Epub 2006 Jan 18.
Donaldson D, Spirito A, Esposito-Smythers C. Treatment for adolescents following a suicide attempt: results of a pilot trial. J American Academy of Child & Adolescent Psychiatry Feb 2005; 44(2):113-20.
Dubin J, Smith M. Factitious illness, malingering, and conversion disorder. In: Harwood-Nuss A, Wolfson AB, Lindu CH, Shepherd SM, Stenklyft PH (eds.) Clinical practice of emergency medicine. 3 ed, 2001, cap. 232.
Fink M, Francis A. Treating the syndrome before the complication. Am J Psychiatry 1996; 153(10):1371.
Fish FJ. The influence of tranquilizers on the Leonhard schizophrenic syndromes. Encephale 1964; 53:245-9.
Gaar GG. Valproate poisoning. In: Harwood-Nuss A, Wolfson AB, Lindu CH, Shepherd SM, Stenklyft PH (eds.) Clinical practice of emergency medicine. 3 ed. Lipincott Williams & Wilkins, 2001.
George M. Bosse. Benzodiazepines. In: Tintinalli JE, Kelen GP, Stapczinski JS (eds.) Emergency medicine: a comprehensive study guide. 6 ed. McGraw-Hill, 2004.
Gershon S, Chengappa KNR, Malhi GS. Lithium specificity in bipolar illness: a classic agent for the classic disorder. Bipolar Disord 2009; 11(Suppl. 2):34-44.
Gibson RC, Fenton M, Coutinho ES, Campbell C. Zuclopenthixol acetate in the treatment of acute schizophrenia and similar serious mental illness. Cochrane Database Sysr Rev, 2004; (3) CD000525.
Giese SY, Neborsky RBA. Serotonin syndrome: potential consequences of Meridia combined with demerol or fentanyl. Plast Reconstr Surg 2001; 107(1):293-4.
Gingrich JA, Rudnick-Levin F, Almeida C, Innes L, Schneier H. Cocaine and catatonia. Am J Psychiatry 1998; 155(11):1629.
Gomes FA, Giglio LMF, Kunz M, Kapczinski F. Agressividade e agitação psicomotora. In: Quevedo J, Schmitt R, Kapczinski F (eds.) Emergências psiquiátricas. 2 ed. Porto Alegre: Artmed, 2008.
Graudins A, Stearman A, Chan B. Treatment of the serotonin syndrome with cyproheptadine. J Emerg Med 1998; 16:615.
Hack JB, Hoffman RS. General management of poisoned patients. In: Tintinalli JE, Kelen GP, Stapczinski JS (eds.) Emergency medicine: a comprehensive study guide. 6 ed. McGraw-Hill, 2004.
Hatta K, Kawabata T et al. Olanzapine orally disintegrating tablet vs. risperidone oral solution in the treatment of acutely agitated psychotic patients. Gen Hosp Psychiatry 2008 Jul-Aug; 30(4):367-71.
Hasan S, Buckley P. Novel antipsychotics and the neuroleptic malignant syndrome: a review and critique. Am J Psychiatry 1998; 155(8):1113-6.
Hatzakorzian R, Shan W, Li Pi et al. The Management of severe emergence agitation using droperidol. Anaesthesia 2006 Nov; 61(11):1112-5.
Hazaray E, Ehret J, Posey DJ, Petti TA, McDougle CJ. Intramuscular ziprasidone for acute agitation in adolescents. J Child Adolesc Psychopharmacol 2004 Fall; 14(3):464-70.
Heard K, Daly FFS, O'Malley G, Rosen N. Respiratory distress after use of droperidol for agitation. Ann Emerg Med Sep 1999; 34(3):410-11.
Herrera JN, Sramek JJ, Costa JF et al. High potency neuroleptics and violence in schizophrenics. J Nerv Ment Dis 1998; 176:558-61.
Hockberger RS, Yang R. Depression and suicide. In: Harwood-Nuss A, Wolfson AB, Lindu CH, Shepherd SM, Stenklyft PH (eds.) Clinical practice of emergency medicine. 3 ed. Lipincott Williams & Wilkins, 2001.
Huf G, Coutinho ESF, Adams CE. Rapid tranquillisation in psychiatric emergency settings in Brazil: pragmatic randomized controlled trial of intramuscular haloperidol versus intramuscular haloperidol plus promethazine. BMJ 2007 Oct 27; 335(7625):869.

Huf G, Coutinho ES, Adams CE. Haloperidol plus promethazine for agitated patients – a systematic review. Rev Bras Psiquiatr 2009 Sep; 31(3):265-70.

Jangro WC, Preval H et al. Convetion intramuscular sedatives versus ziprasidone for severe agitation in adoleslents : case-control study. Child Adolesc Psychiatry Ment Health 2009 Mar 12; 3(1):9.

Kane JM, Fleischhacker WW, Hansen L et al. Akathisia: an updated review focusing on second-generation antipsychotics. J Clin Psychiatry 2009 May; 70(5):627-43.

Kao LW, Kirk MA et al. Droperidol, QT prolongation, and sudden death: whats is the evidence? Ann Emerg Med 2003 Apr; 41(4):546-58.

Knott JC, Taylor DM, Castle DJ. Randomized clinical trial comparing intravenous midazolam and droperidol for sedation of the acutely agitated patient in the emergency department. Ann Emerg Med 2006 Jan; 47(1):61-7. Epub 2005 Aug 18.

Koek RJ, Mervis JR. Treatment-refractory catatonia, ECT, and parenteral lorazepam. Am J Psychiatry 1999; 156(1):160-1.

Komori T, Nomaguchi M, Kodama S, Takigawa M, Nomura J. Thyroid hormone and reserpine abolished periods of periodic catatonia: a case report. Acta Psychiatrica Scandinavica 1997; 96(2):155-6.

Kornhuber J, Weller M, Riederer P. Glutamate receptor antagonists for neuroleptic malignant syndrome and akinetic hyperthermic Parkinsonian crisis. J Neural Transm Park Dis Dement Sect 1993; 6:63-72.

Kulig KW. Lithium poisoning. In: Harwood-Nuss A, Wolfson AB, Lindu CH, Shepherd SM, Stenklyft PH (eds.) Clinical practice of emergency medicine. 3 ed. Lipincott Williams & Wilkins, 2001.

Laranjeira R, Nicastri S, Jerônimo C, Marques AC. Consenso sobre a síndrome de abstinência do álcool (SAA) e seu tratamento. Rev Bras Psiquiatr 2000; 22(2):62-71.

Larner A J, Smith SC, Farmer SF. "Non-neuroleptic malignant" syndrome. J Neurol, Neurosurg and Psychiatry 1998; 65(4):613.

Lesem MD, Zajecka JM, Swift RH, Reeves KR, Harrigan EP. Intramuscular ziprasidone, 2 mg versus 10 mg, in the short-term management of agitated psychotic patients. J Clin Psychiatry 2001 Jan; 62(1):12-8.

Linden CH. Neuroleptic poisoning. In: Harwood-Nuss A, Wolfson AB, Lindu CH, Shepherd SM, Stenklyft PH (eds.) Clinical practice of emergency medicine. 3 ed. Lipincott Williams & Wilkins, 2001.

Lonergan E, Britton Am, Luxenberg J, Wyller T. Antipsychotics for delirium. Cochrane Database Syst Rev. 2007 Apr 18;(2):CD005594.

Lonergan E, Luxenberg J. Valproate preparations for agitation in dementia. Cochrane Database Syst Rev. 2009 Jul 8;(3):CD003945.

Longhurst JG. Neuroleptic malignant syndrome. Brit J Psychiat 1995; 166(4):537-8.

Lukens TW, Wolf SJ et al. Clinical policy: critical issues in the diagnosis and management of the adult psychiatric patient in the emergency department. Ann Emerg Med 2006 Jan; 47(1):79-99.

Marcantonio ER, Flacker JM, Wright J, Resnick NM. Reducing delirium after hip fracture: a randomized trial. J Am Geriatr Soc 2001; 49:516-22.

Marder SR. Antipsychotic medications. In: Schatzberg AF, Nemeroff CB (eds.) The American Psychiatric Press Texbook of Psychopharmacology. 2 ed., Washington, DC: American Psychiatric Press, 1998:309-21.

Martel M, Sterzinger A et al. Management of acute undifferentiated agitation in the emergency department: a randomized double-blind trial of droperidol, ziprasidone, and midazolam. Acad Emerg Med dec 2005; 12(12):1167-72.

McCormick MA, Manoguerra AS. Dystonic reactions. In: Harwood-Nuss A, Wolfson AB, Lindu CH, Shepherd SM, Stenklyft PH (eds.) Clinical practice of emergency medicine. 3 ed. Lipincott Williams & Wilkins, 2001.

Mcghee LL, Maani CV, Garza TH et al. The effect of propranolol on posttraumatic stress disorder in burned service members. J Burn Care Res 2009 Jan-Feb; 30(1):92-7.

Mills KC. Monoamine oxidase inhibitors. In: Harwood-Nuss A, Wolfson AB, Lindu CH, Shepherd SM, Stenklyft PH (eds.) Clinical practice of emergency medicine. 3 ed. Lipincott Williams & Wilkins, 2001.

Mills KC. Serotonin syndrome: A clinical update. Crit Care Clin 1997; 13:763.

Moore GP, Jackimczyk KC. Conversion disorder. In: Tintinalli JE, Kelen GP, Stapczinski JS (eds.) Emergency medicine: a comprehensive study guide. 6 ed. McGraw-Hill, 2004.

Neale G, Smith AJ. Self-harm and suicide associated with benzodiazepine usage. Br J Gen Pract 2007; 57(538):407-8.

Nordstrom K, Allen MH. Managing the acutely agitated and psychotic patient. CNS Spectr 2007; 12:10 (Suppl 17):5-11.

Northoff G, Eckert J, Fritze J. Glutamatergic dysfunction in catatonia? Successful treatment of three acute akinetic catatonic patients with the NMDA antagonist amantadine. J Neurol, Neurosurg & Psychiatry 1997; 62(4):404-6.

Nuttall GA, Eckerman KM et al. Does low-dose droperidol administration increase the risk of drug-induced QT prolongation and torsades de pointes in the general surgical population? Anesthesiology Oct 2007; 107:531-6.

Oechsner M, Korchounov A. Parenteral ziprasidone: a new atypical neuroleptic for emergency treatment of psychosis in Parkinson's disease? Hum Psychopharmacol 2005 Apr; 20(3):203-5.

Poyurovsk M, Pashinian A, Weizman R et al. Low-dose mirtazapine: a new option in the treatment of antipsychotic-induced akathisia. a randomized, double-blind, placebo- and propranolol-controlled trial. Biol Psychiatry 2006 Jun 1; 59(11):1071-7.

Preval H, Klotz SG, Southard R, Francis A. Rapid-acting IM ziprasidone in a psychiatric emergency service: a naturalistic study. Gen Hosp Psychiatry 2005 Mar-Apr; 27(2):140-4.

Rea RS, Battistone S, Fong JJ, Devlin JW. Atypical antipsychotics versus haloperidol for treatment of delirium in acutely ill patients. Pharmacotherapy 2007 Apr; 27(4):588-94.

Resnick M, Burton BT. Droperidol vs. haloperidol in the initial management of acutely agitated patients. J Clin Psychiatry 1984; 45:298-9.

Rosebush PI, Mazurek MF. Catatonia after benzodiazepine withdrawal. J Clin Psychopharmacol 1996; 16:315-9.

Rund DA, Hutzler JC. Behavioral disorders: emergency assessment. In: Tintinalli JE, Kelen GP, Stapczinski JS (eds.) Emergency medicine: a comprehensive study guide. 6 ed. McGraw-Hill, 2004.

Rund DA. Behavioral disorders: clinical features. In: Tintinalli JE, Kelen GP, Stapczinski JS (eds.) Emergency medicine: a comprehensive study guide. 6 ed. McGraw-Hill, 2004.

Rund DA, Ewing JD et al. The use of intramuscular benzodiazepines and antipsychotic agents in the treatment of acute agitation or violence in the emergency department. J Emerg Med 2006 Oct; 31(3):317-24.

Salzman C, Jeste D, Meyer RE et al. Elderly patients with dementia-related symptoms of severe agitation and aggression: consensus statement on treatment options, clinical trials methodology, and policy. J Clin Psychiatry 2008 Jun; 69(6):889-98.

Sanford M, Scott LJ. Intramuscular aripiprazole: a review of its use in the management of agitation in schizophrenia and bipolar I disorder. CNS Drugs 2008; 22(4):335-52.

Sardinha A, Nardi AE, Zin WA. Ataques de pânico são realmente inofensivos? O impacto cardiovascular do transtorno de pânico. São Paulo: Rev Bras Psiquiatr. Mar 2009; 31(1).

Satterthwaite TD, Wolf DH et al. A meta-analysis of the risk of acute extrapyramidal symptoms with intramuscular antipsychotics for treatment of agitation. J Clin Psychiatry 2008; 69(12):1869-79.

Schears RM. Nonbenzodiazepines hypnosedatives. In: Tintinalli JE, Kelen GP, Stapczinski JS (eds.) Emergency medicine: a comprehensive study guide. 6 ed. McGraw-Hill, 2004.

Sivilotti MLA. Carbamazepine poisoning. In: Harwood-Nuss A, Wolfson AB, Lindu CH, Shepherd SM, Stenklyft PH (ed). Clinical practice of emergency medicine. 3 ed. Lipincott Williams & Wilkins, 2001.

Spode A, Fleck MPA. Avaliação do paciente na emergência. In: Kapczinski F, Quevedo J, Schmitt R, Chachamovich E (eds.) Emergências psiquiátricas. Porto Alegre: Artmed, 2001.

Stein MB, Kerridge C Dimsdale JE, Hoyt DB. Pharmacotherapy to prevent PTSD: results from a randomized controlled proof-of-concept trial in physically injured patients. J Trauma Stress 2007 Dec; 20(6):923-32.

Strawn JR, Delgado SV. Successful treatment of catatonia with aripiprazole in an adolescent with psychosis. J Child Adolesc Psychopharmacol 2007 Oct; 17(5):733-5.

Susman VL. Clinical management of neuroleptic malignant syndrome. Psychiatr Q 2001; 72(4):325-36.

Tan HH, Hoppe J, Heard K. A systematic review of cardiovascular effects after atypical antipsychotic medication overdose. Am J Emerg Med 2009 Jun; 27(5):607-16.

Tenenbein M. Do you really need that emergency drug screen? Clin Toxicol (Phila). 2009 Apr; 47(4):286-91.

Thomas H, Schuartz E, Petrilli R. Droperidol versus haloperidol for chemical restraint of agitated and combative patients. Ann Emerg Med 1992; 21(4):407-13.

Tondo L, Hennen J, Baldessarini RJ. Lower suicide risk with long-term lithium treatment in major affective illness: a meta-analysis. Acta Psychiatr Scand 2001; 104(3):163-72.

Ungvari GS, Kau LS, Wai-Kong T, Shing NF. The pharmacological treatment of catatonia: an overview. Eur Arch Psychiatry Clin Neurosci 2001; 251(suppl 1): I/31-I/34.

Van Harten PN, Van Agtmael MA. Complete anticoagulation for treatment of neuroleptic malignant syndrome? Am J Psychiatry 1995; 152(7):1103-4.

VanLeeuwen AM, Molders J, Sterkmans P et al. Droperidol in acutely agitated patients. J Nerv Ment Dis 1977; 164(4):280-3.

Wax P. Withdrawal syndromes. In: Harwood-Nuss A, Wolfson AB, Lindu CH, Shepherd SM, Stenklyft PH (eds.) Clinical practice of emergency medicine. 3 ed. Lipincott Williams & Wilkins, 2001.

Wright P, Lindborg SR, Birkett M et al. Intramuscular olanzapine and intramuscular haloperidol in acute schizophrenia: antipsychotic efficacy and extrapyramidal safety during the first 24 hours of treatment. Can J Psychiatry 2003 Dec; 48(11):716-21.

Wagstaff AJ, Easton J, Scott LJ. Intramuscular olanzapine: a review of its use in the management of acute agitation. CNS Drugs 2005; 19(2):147-64.

Yaffe K. Treatment of neuropsychiatric symptoms in patients with dementia. N Engl J Med 2007 Oct 4; 357(14):1441-3.

Yildiz A, Sachs GS, Turgay A. Pharmacological management of agitation in emergency settings. Emerg Med J 2003; 20(4):339-46.

Zimbroff D, Marcus RN, Manos G et al. Management of acute agitation in patients with bipolar disorder. Efficacy and safety of intramuscular aripiprazole. J Clin Psychopharmacol 2007 Apr; 27(2):171-6.

Zun LS. Panic disorder: diagnosis and treatment in emergency medicine. Ann Emerg Med 1997; 30(1):92-6.

Uso de Psicofármacos em Idosos: Ansiolíticos e Hipnóticos

Melissa Guarieiro Ramos • Cláudia Hara
Fábio Lopes Rocha

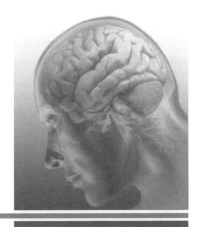

44

INTRODUÇÃO

Os transtornos de ansiedade são os transtornos psiquiátricos mais frequentes no idoso. Estima-se que, em comunidade, entre 1,2% e 14% dos idosos com mais de 60 anos apresentem algum transtorno de ansiedade. Em populações clínicas, a prevalência é estimada em até 28%. Entre os transtornos de ansiedade, o mais comum nos idosos é o transtorno de ansiedade generalizada (3,7% a 7,1% em comunidade). Ansiedade está relacionada a desconforto e sofrimento, redução na qualidade de vida, aumento do risco de incapacidade e aumento da mortalidade (Bryant et al., 2008).

Insônia é, também, um problema comum entre os idosos. A prevalência é estimada em 20% a 48% dos idosos em comunidade. Está associada a redução na qualidade de vida, aumento do risco de quedas, sensação crônica de cansaço, redução na atenção, aumento do risco de institucionalização e, possivelmente, aumento da mortalidade (Rocha et al., 2002).

Os antidepressivos são considerados a terapêutica farmacológica de primeira escolha para os transtornos de ansiedade no idoso. Com relação à insônia, os hipnóticos não benzodiazepínicos (HNB) são os mais recomendados. Em função da sensibilidade dos idosos aos efeitos colaterais dos psicofármacos e da possibilidade de interações medicamentosas, abordagens não farmacológicas são preconizadas sempre que possível (Fetveit, 2009; Hendriks et al., 2008). Particularmente, a terapia cognitivo-comportamental tem sido considerada terapêutica de primeira linha na abordagem da insônia nos idosos (Sivertsen & Nordhus, 2007).

Mesmo considerando a importância da abordagem não farmacológica, neste capítulo será discutida a terapêutica psicofarmacoterápica dos quadros de ansiedade e da insônia no idoso, com ênfase nos benzodiazepínicos (BZD), nos HNB (zolpidem, zaleplona, zopiclona, eszopiclona) e em outros agentes úteis, como ansiolíticos ou hipnóticos (rameltcon, buspirona). Os antidepressivos serão discutidos em profundidade em capítulo específico.

BENZODIAZEPÍNICOS

Essa classe de medicamentos é reconhecida por seu rápido início de ação ansiolítica e hipnótica. As características farmacológicas dos BZD mais utilizados na prática clínica são apresentadas na Tabela 44.1.

O emprego de BZD em indivíduos idosos envolve particularidades farmacológicas. De modo geral, a população geriátrica é mais sensível aos efeitos colaterais dos BZD em virtude das alterações farmacocinéticas e farmacodinâmicas associadas ao processo de envelhecimento (Greenblatt et al., 1991). As principais alterações farmacocinéticas relacionadas ao envelhecimento incluem distribuição, metabolização e excreção desses fármacos. Os BZD são completamente absorvidos pelo trato gastrointestinal. Sua absorção é retardada pela administração concomitante de antiácidos e alimentos e aumenta com a ingestão associada de álcool. Todos os BZD são lipofílicos e seu volume de distribuição aumenta com a idade. Assim, em dose única, os fármacos mais lipofílicos (p. ex., diazepam) têm rápido início de ação e efeito de curta duração em razão de sua rápida distribuição e penetração nos tecidos cerebral e adiposo, já os agentes menos lipofílicos (p. ex., lorazepam) têm início de ação mais lento e tempo de ação prolongado. Em doses múltiplas, outras variáveis farmacocinéticas podem concorrer para o acúmulo de BZD (ver adiante).

Com base em suas vias metabólicas, os BZD podem ser divididos em dois grupos:

- **BZD metabolizados por vias oxidativas (alprazolam, clonazepam, clordiazepóxido, diazepam, flurazepam, triazolam):** esses fármacos são convertidos em metabólitos ativos e têm meia-vida longa, com exceção do triazolam, cujos metabólitos são inativos e têm meia-vida curta. Como as reações oxidativas hepáticas tendem a ser mais prolongadas e o *clearance* renal reduzido em idosos, essas alterações farmacocinéticas resultam em acúmulo desses fármacos no organismo e aumento de sua meia-vida. Assim, os BZD desse grupo potencialmente causam mais efeitos colaterais em idosos, como sedação diurna e alterações psicomotoras. Em geral, o emprego desses BZD nessa população deve ser evitado e seu uso não é recomendado em pacientes com comprometimento das funções hepática e renal (Greenblatt et al., 2004).

- **BZD conjugados por glicuronidação (lorazepam, oxazepam, temazepam):** esses BZD são totalmente inativados por conjugação hepática direta, não apresentam metabólitos ativos e têm meia-vida de curta a intermediária. Como a via metabólica hepática de conjugação não é afetada pelo processo de envelhecimento, a meia-vida desses fármacos permanece inalterada. São, assim, os BZD de escolha em idosos.

Com relação à farmacodinâmica, os idosos apresentam maior sensibilidade aos BZD em virtude das alterações relacionadas ao processo de envelhecimento que ocorrem nos sítios de ligação desses fármacos aos receptores ácido γ-aminobutírico (GABA$_A$) do sistema nervoso central (SNC). Essas alterações respondem pela maior incidência de efeitos colaterais, como aumento da sedação, perda de memória, desinibição e quedas em idosos em uso desses fármacos. Além disso, doenças do SNC (p. ex., doença de Parkinson, demência e acidente vascular encefálico), hipoalbuminemia e insuficiência renal crônica se associam a alterações farmacocinéticas e/ou farmacodinâmicas, acarretando maior risco de reações adversas.

Os efeitos colaterais mais comuns relacionados ao uso de BZD são sonolência, fadiga, fraqueza, prejuízo da coordenação motora e alterações cognitivas. A gravidade desses efeitos é dose-dependente e seu impacto é maior em idosos fragilizados. Com o aumento da dose, aumenta o risco de sedação excessiva, fraqueza, ataxia, disartria, incoordenação, déficits cognitivos, confusão e exacerbação da depressão do humor. Em particular, indivíduos idosos tratados com BZD têm maior risco de sofrer quedas, especialmente com o uso de fármacos com meia-vida longa e durante a primeira semana de uso (Ray et al., 2000), bem como de se envolver em acidentes automobilísticos (Hemmelgarn et al., 1997).

O uso em longo prazo dessa classe de medicamentos está associado também a potenciais complicações, como sonolência diurna excessiva, declínio cognitivo, confusão mental, alterações psicomotoras, redução das habilidades para desempenho das atividades de vida diária, depressão, síndromes amnésticas, problemas respiratórios, abuso, dependência e síndrome de abstinência (Gray et al., 2006). Em virtude

TABELA 44.1 ■ Características farmacológicas e dose diária média de benzodiazepínicos

Ação	Fármaco	t½ (h)	Metabólitos ativos	Ação ansiolítica	Ação hipnótica	Potência	Dose diária média (mg) Adultos	Dose diária média (mg) Idosos
Curta	Midazolam	1 a 10	Sim	+	+++	NA	7,5 a 15	3,75 a 7,5
	Triazolam	1,7 a 5	Sim	+	+++	NA	0,125 a 0,25	0,065 a 0,125
Intermediária	Alprazolam	12 a 20	Não	++	+	Alta	0,5 a 6,0	0,25 a 3,0
	Bromazepam	8 a 30	Sim	++	+	Alta	3 a 6	1,5 a 3,0
	Lorazepam	10 a 20	Não	+++	++	Alta	1 a 6	0,5 a 3,0
Longa	Clordiazepóxido	7 a 25	Sim	++	ND	Baixa	25 a 100	5 a 50
	Clonazepam	18 a 56	Sim	++	+	Alta	1 a 8	0,5 a 4,0
	Diazepam	20 a 90	Sim	+++	++	Média	5 a 30	2 a 15
	Flurazepam	40 a 114	Sim	+	+++	Média	15 a 30	7,5 a 15
	Nitrazepam	15 a 48	Não	+	+++	Alta	5 a 10	2,5 a 5

Atividade: + fraca, ++ moderada, +++ forte. NA: não se aplica. ND: não disponível.

dessas complicações, em geral não se recomenda o uso de BZD por mais de algumas poucas semanas.

Os efeitos amnésticos relacionados aos BZD envolvem prejuízo na aquisição de informações e na consolidação e/ou armazenamento da memória (Greenblatt et al., 1992). A magnitude desses efeitos depende da dose do fármaco e de sua concentração plasmática. Idosos parecem ser mais sensíveis a esses efeitos amnésticos, mesmo com a administração de uma única dose. O uso crônico de BZD também pode se associar a déficits na sustentação da atenção e do processamento visuoespacial, os quais são insidiosos e não reconhecidos pelo paciente (Ashton, 1995). Essas alterações cognitivas podem ser revertidas com a redução ou descontinuação do BZD.

Pacientes idosos com demência, lesão cerebral ou retardo mental têm chance maior de apresentar reações paradoxais com a administração de BZD. Essas reações paradoxais são alterações comportamentais, manifestadas usualmente pelo aumento da irritabilidade, agressividade, hipercinesia e agitação (Rothschild et al., 1992). São mais comumente observadas com o início do uso do BZD e tendem a ceder com a continuidade do tratamento.

O uso simultâneo de diversos fármacos aumenta o risco de reações adversas aos BZD. As interações envolvendo BZD são mediadas, principalmente, pelo sistema enzimático CYP3A4 do citocromo P450, para o qual os fármacos alprazolam, clonazepam, diazepam, midazolam e triazolam são substratos (Tabela 44.2).

Como princípio geral, recomenda-se o uso de doses mais baixas de BZD em pacientes idosos em virtude da maior sensibilidade aos efeitos terapêuticos e tóxicos dessas substâncias. Deve-se iniciar com um terço da dose empregada em adultos e prosseguir com ajuste lento. Como estratégia adicional, se necessário, pode-se fracionar a dosagem em duas a três vezes ao dia.

O uso prolongado de BZD é frequente entre idosos. Quadros de dependência podem ocorrer em até um terço dos pacientes que fazem seu uso contínuo por 4 ou mais

TABELA 44.2 ■ Interações farmacológicas com fármacos ansiolíticos e sedativo-hipnóticos

Ansiolíticos/Hipnóticos	Interação farmacológica	Efeitos potenciais
Todos os ansiolíticos e sedativos	Outros depressores do SNC	Aumento da depressão do SNC
Todos os BZD	Antiácidos	Retardam o início de ação (absorção reduzida)
	Agentes anticolinérgicos	Aumento do déficit cognitivo
	Clozapina	Sedação, hipotensão, depressão respiratória
	L-dopa	Reduz a eficácia do L-dopa
	Simpatomiméticos	Antagonismo dos efeitos dos BZD
Buspirona	IMAO	Hipertensão
Todos BZD oxidados metabolicamente pela CY3A4 (alprazolam, clonazepam, diazepam, midazolam, triazolam) Zolpidem Zopiclona Eszopiclona	Cetoconazol e antifúngicos relacionados, nefazodona, fluvoxamina, fluoxetina, eritromicina, claritromicina, cimetidina, dissulfiram, amiodarona, isoniazida, suco de *grapefruit*, ritonavir	Elevação dos níveis dos BZD e dos HNB (inibição das enzimas CYP3A4)
	Carbamazepina Rifampicina Fenitoína Dexametasona Erva-de-são-joão Consumo crônico de álcool (sem cirrose) Ritonavir	Redução dos níveis dos BZD e dos HNB (indução das enzimas CYP3A4)
Ramelteon	Cetoconazol e antifúngicos relacionados, fluvoxamina, ciprofloxacina, doxiciclina, eritromicina, claritromicina, cimetidina	Elevação dos níveis do ramelteon (inibição das enzimas CYP1A2)
	Rifampicina	Redução dos níveis do ramelteon (indução das enzimas CYP1A2)
Trazodona	Varfarina	Redução dos efeitos anticoagulantes

semanas (Schweizer & Rickels, 1998). Fatores de risco entre os idosos para uso prolongado e dependência de BZD são: isolamento social, dores crônicas, condições médicas que necessitam de múltiplos medicamentos, depressão e dependência de álcool (Fernandez & Cassagne-Pinel, 2001). O risco aumenta com a idade. Em geral, a dependência a BZD pode ser mais problemática entre idosos em função de sua maior sensibilidade aos efeitos adversos desses fármacos.

Abstinência pode ocorrer após a suspensão abrupta do uso de BZD ou com uma súbita e significativa redução da dose usada por pacientes com dependência. Particularmente em idosos, confusão e desorientação, com ou sem alucinações, são os sintomas predominantes de abstinência a BZD (Bogunovic & Greenfield, 2004). Outros sintomas que compõem essa síndrome de abstinência são agitação, ansiedade, disforia, aumento da percepção de estímulos sensoriais, distúrbios da percepção, despersonalização, confusão, *delirium* e convulsões.

Na retirada de um BZD, após a obtenção dos objetivos iniciais, preconiza-se a redução gradual da dosagem (25% da dose a cada semana), visando à prevenção de sintomas-rebote, da recorrência dos sintomas ansiosos e da síndrome de abstinência após a descontinuação do tratamento.

Nos casos de uso crônico e dependência, o BZD em uso deve ser substituído por outros de ação mais prolongada, como diazepam ou clonazepam. A dose inicial deve corresponder a 50% a 75% da posologia anterior, sendo gradativamente reduzida na proporção de 10% a 20% por semana até a suspensão completa. Em geral, qualquer paciente idoso que esteja em uso contínuo de BZD por mais de 6 meses é candidato à retirada gradual (Lader et al., 2009). Essa retirada gradual da medicação não está associada a aumento significativo de prejuízos do sono ou sintomas de abstinência e, positivamente, há evidências de que essa intervenção resulte em melhora de alguns aspectos da memória de trabalho, atenção e do processamento visuoespacial após 6 a 10 meses da suspensão do BZD (Curran et al., 2003).

HIPNÓTICOS NÃO BENZODIAZEPÍNICOS

Esse grupo é composto pelos novos hipnóticos: zaleplona, zolpidem e zopiclona. O eszopiclona, enantiômero racêmico ativo da zopiclona, também compõe esse grupo, mas até o momento não é comercializado no Brasil.

Em termos farmacodinâmicos, o zolpidem e, em menor intensidade, a zaleplona ativam seletivamente as subunidades α_1 dos receptores $GABA_A$ e são, por isso, potentes hipnóticos (Dolder et al., 2007). Já a zopiclona e a eszopiclona demonstram pouca seletividade em sua ligação às diferentes subunidades dos receptores $GABA_A$, como os BZD e, assim, têm também uma ação ansiolítica adicional àquela hipnótica. Esses dois últimos fármacos são, portanto, uma opção interessante para os idosos com insônia e ansiedade.

De modo geral, todos os HNB são absorvidos rápida e extensivamente quando administrados via oral e têm rápido início de ação, variável entre 45 e 90 minutos. Cada um desses fármacos tem um perfil farmacocinético único e difere quanto à biodisponibilidade, ao volume de distribuição e à meia-vida de eliminação (Tabela 44.3) (Dolder et al., 2007).

Para os HNB, as alterações farmacocinéticas relacionadas ao processo de envelhecimento interferem essencialmente no metabolismo desses fármacos. O metabolismo hepático e extra-hepático contribui substancialmente para o *clearance* sistêmico e pré-sistêmico de todos os HNB. Como o *clearance* da maioria desses hipnóticos é altamente dependente do metabolismo hepático catalisado pelas enzimas CYP3A4 (zaleplona, zolpidem, zopiclona, eszopiclona) do citocromo P450, com a redução do metabolismo de fármacos relacionada com o envelhecimento, a biodisponibilidade oral desses hipnóticos tende a aumentar e a meia-vida de eliminação de cada hipnótico é duplicada comparativamente àquela esperada para adultos jovens. Em virtude desses aspectos, para pacientes idosos, recomenda-se iniciar o uso dos HNB (zolpidem, zopiclona, eszopiclona) com metade da dose recomendada para adultos jovens. O uso de HNB em pacien-

TABELA 44.3 ■ Características farmacocinéticas dos hipnóticos não benzodiazepínicos e dose diária média

Fármaco	$t_{máx}$ (h)	$t_{½}$ (h)	Excreção urinária (%)[a]	Metabolismo	Metabólitos ativos	Dose diária média (mg) Adultos	Dose diária média (mg) Idosos
Zaleplona	0,75 a 1	1	< 1	Aldeído-oxidase (>), CYP3A4	Não	5 a 10	5
Zolpidem	1,5	2,5	< 1	CYP3A4	Não	5 a 20	5
Zopiclona	1,5	5,5	< 10	CYP3A4	Sim	3,75 a 15	3,75 a 7,5
Eszopiclona	1,5	6,5	< 10	CYP3A4	Sim	1 a 3	0,5 a 1,5
Ramelteon	0,75 a 1	1,5	< 0,1	CYP1A2	Sim	8	4-8

[a] Percentual da droga não metabolizada excretada na urina.
$t_{máx}$: tempo gasto para alcançar a concentração sérica máxima após ingesta oral.

tes sabidamente com comprometimento da função hepática deve ser criterioso (Gaillot et al., 1987).

Em particular, a zaleplona tem sua biodisponibilidade reduzida pelo extenso metabolismo intestinal e hepático de primeira passagem, catalisados primariamente pela aldeído-oxidase, uma enzima não CYP, e secundariamente pela CYP3A4. Por passar por significativo metabolismo de primeira passagem, reduções nessa etapa metabólica observadas em idosos poderiam alterar a biodisponibilidade oral desse fármaco. Entretanto, a zaleplona é provavelmente o HNB menos afetado por essas alterações em razão de a maior parte de seu metabolismo ocorrer através de uma via não CYP. Uma outra característica favorável é o fato de seus metabólitos não terem atividade farmacológica significativa, o que torna seu uso também seguro em idosos com déficits da função renal. Esse fármaco é o de meia-vida mais curta (1 hora), é rapidamente eliminado e, portanto, tem poucos efeitos adversos residuais após o uso de uma única dose ao dormir. Em virtude dessas características, a zaleplona é um agente seguro e particularmente útil para idosos com insônia inicial.

Já o zolpidem, a zopiclona e a eszopiclona são eliminados mais lentamente do que a zaleplona, característica que os torna eficazes também no tratamento da insônia intermediária e terminal, mas se associam a maior incidência de sedação residual. Embora os metabólitos da zopiclona e da eszopiclona, mas não do zolpidem e da zaleplona, sejam ativos farmacologicamente, não é necessária a redução da dose desses fármacos para idosos com função renal reduzida.

De modo geral, os HNB estão associados a relativamente poucas interações com outros fármacos. Considerando-se ainda que esses fármacos são usados por curto prazo ou apenas se necessário, essas interações têm sua repercussão clínica minimizada. Como interações potencialmente relevantes (Hesse et al., 2003), destaca-se a intensificação das ações hipnóticas desses fármacos quando usados concomitantemente com fármacos de propriedades gabaérgicas (p. ex., ácido valproico, barbitúricos, BZD). Como já mencionado, os HNB são metabolizados via CYP3A4 e interações clínicas importantes podem ocorrer quando um inibidor (p. ex., itraconazol, eritromicina) ou indutor (p. ex., rifampicina, carbamazepina) potentes da atividade da CYP3A4 são administrados concomitantemente (Tabela 44.2).

Os efeitos colaterais mais comuns dos HNB em idosos são cefaleia, sonolência e tonteira. Comparativamente aos BZD, os HNB apresentam melhor perfil de efeitos colaterais e melhor tolerabilidade para o tratamento da insônia em idosos. Esses fármacos estão associados a menor risco de quedas e fraturas comparativamente aos BZD, mas ainda podem resultar em efeitos negativos no balanço, na marcha e no equilíbrio (Alain et al., 2005). Habilidades para dirigir também podem ficar comprometidas durante o período de ação do fármaco. As evidências atuais ainda são divergentes quanto ao potencial risco de tolerância e de alterações da função cognitiva ou da *performance* psicomotora associadas aos HNB (Alain et al., 2003; Fairweather et al., 1992).

Diversos efeitos psiquiátricos induzidos pelos HNB têm sido descritos, como ideias delirantes, alucinações (Markowitz & Brewerton, 1996) e *delirium* (Wong et al., 2005). Atividades não usuais durante o sono são descritas, como comer ou pintar. Excepcionalmente, os HNB podem piorar a insônia ou causar excitabilidade.

OUTROS AGENTES ANSIOLÍTICOS OU HIPNÓTICOS

Melatonérgicos

O ramelteon é um hipnótico que apresenta um perfil farmacológico diferente dos HNB, pois é um potente agonista de receptores melatonérgicos MT_1 e MT_2. Esse fármaco representa uma alternativa terapêutica para os idosos que não toleram os efeitos adversos gabaérgicos associados aos demais hipnóticos já mencionados. No Brasil, até o momento, o ramelteon não é comercializado.

Em idosos, o ramelteon é rapidamente absorvido após ingestão oral e alcança seu pico de concentração sérica em 1 a 2 horas (Tabela 44.3). Sua biodisponibilidade oral é expressivamente reduzida pelo metabolismo intestinal e hepático de primeira passagem, catalisado pelas isoenzimas CYP1A2 (Dolder et al., 2007). Em virtude das alterações farmacocinéticas próprias do envelhecimento, uma redução, ainda que pequena, da atividade metabólica acarreta importante aumento das concentrações séricas do ramelteon. Por esse fato, recomenda-se iniciar o uso do ramelteon em idosos com metade da dose (4mg) indicada para adultos (8mg). Seu uso deve ser evitado em idosos com comprometimento da função hepática. As interações farmacológicas relevantes do ramelteon com outros fármacos estão relacionadas às isoenzimas CYP1A2 e são descritas na Tabela 44.2.

Buspirona

A buspirona é um fármaco ansiolítico em doses acima de 15mg/dia. Seu mecanismo de ação não é bem definido, mas parece envolver ações nos sistemas dopaminérgicos do SNC e nos receptores serotonérgicos.

As alterações relacionadas ao envelhecimento não afetam os parâmetros farmacocinéticos e farmacodinâmicos da buspirona (Mahmood & Sahajwalla, 1999). Esse fármaco é rapidamente absorvido via oral, sofre importante metabolismo de primeira passagem, atinge seu pico de concentração em 1 hora e sua meia-vida de eliminação é de 2,5 horas. A buspirona é metabolizada pelas isoenzimas CYP3A4 e convertida em metabólito ativo. Em pacientes com insuficiência renal, sua concentração plasmática máxima é duplicada; naqueles com insuficiência hepática, fica 15 vezes maior. Em virtude desses aspectos, as dosagens da buspirona devem ser ajustadas quando prescritas para idosos com comprometimento da função renal ou hepática. Suas interações farmacológicas relevantes ocorrem com agentes indutores e inibidores das enzimas CYP3A4. Seus efeitos colaterais mais comuns são cefaleia, náusea, tontura e, raramente, insônia. Esse fármaco não está associado a sedação, déficit cognitivo, alterações psicomotoras ou desinibição em idosos. Seu tratamento geralmente é iniciado com 5mg via oral, três vezes ao dia. Melhora clínica pode ser observada dentro de 7 a 10 dias após o início do tratamento. Recomenda-se o aumento de sua dose em 5mg a cada 2 a 4 dias até alcançar sua melhor dose terapêutica, até a dose máxima de 60mg/dia.

TRATAMENTO FARMACOLÓGICO DOS TRANSTORNOS ANSIOSOS NO IDOSO

Estudos naturalísticos mostram que aproximadamente metade dos idosos com algum transtorno de ansiedade recebe a prescrição de um BZD ou de um antidepressivo. Essas medicações são utilizadas por tempo prolongado. Ao final de 9 anos, 35% dos idosos com algum transtorno de ansiedade permaneciam em uso de antidepressivo e 50% permaneciam em uso de BZD (Benítez et al., 2008).

Entretanto, os estudos de avaliação da eficácia de tratamentos para os transtornos de ansiedade em idosos são escassos. Na maioria das vezes, os resultados de estudos envolvendo adultos são generalizados para indivíduos idosos. Além dos BZD, da buspirona e dos antidepressivos, outros medicamentos estudados em idosos com ansiedade incluem os antipsicóticos atípicos (Morinigo et al., 2005) e os anticonvulsivantes (Montgomery et al., 2008). O transtorno de ansiedade mais estudado em idosos é o transtorno de ansiedade generalizada (TAG). Em transtorno do pânico, existem apenas dois estudos em idosos, ambos abertos, com número muito pequeno de pacientes e diversas outras limitações metodológicas (Sheikh et al., 1999, 2004).

Benzodiazepínicos

Existem três ensaios randomizados e controlados com BZD (oxazepam, *ketazolam* e *alpidem*) em idosos, sendo dois deles com TAG e um envolvendo idosos com "neurose ansiosa" (Wetherel et al., 2005). Nesses ensaios, os BZD mostraram-se mais eficazes do que o placebo.

Embora sejam eficazes no tratamento dos transtornos de ansiedade, os BZD não são considerados tratamento de primeira linha em idosos: primeiramente, em razão da frequente comorbidade de transtornos de ansiedade e transtorno depressivo nessa faixa etária, necessitando-se, portanto, de um tratamento com ação ansiolítica e antidepressiva; em segundo lugar, em virtude do maior risco de uso de BZD em função dos efeitos colaterais, particularmente prejuízo cognitivo, comprometimento psicomotor, sedação, quedas e fraturas.

Buspirona

A buspirona é um tratamento eficaz no tratamento do TAG, embora exista apenas um estudo com idosos (Bohm et al., 1990). Por apresentar perfil de efeitos colaterais diferente dos BZD, a buspirona pode ser preferível em idosos com transtornos respiratórios obstrutivos crônicos e apneia obstrutiva relacionada ao sono.

Antidepressivos

Os antidepressivos consistem na classe de medicamentos de primeira escolha no tratamento dos transtornos ansiosos em idosos, principalmente em função da alta comorbidade de transtornos ansiosos e transtornos depressivos nessa faixa etária.

Não existem evidências sobre qual seria a melhor classe de antidepressivos para idosos com transtornos de ansiedade. A escolha do antidepressivo deve seguir os mesmos princípios aplicados para a escolha do tratamento para depressão nessa população.

Até o momento, dois antidepressivos foram estudados por meio de ensaios clínicos randomizados e controlados em idosos com TAG. Citalopram, em um estudo, e duloxetina, em quatro estudos, mostraram eficácia em idosos com TAG (Davidson et al., 2008). Em termos retrospectivos, a venlafaxina de ação prolongada também mostrou ser tratamento eficaz e bem tolerado em idosos com TAG.

TRATAMENTO FARMACOLÓGICO DA INSÔNIA NO IDOSO

Nos pacientes idosos insones devem ser distinguidas alterações do sono relacionadas à senilidade da insônia primária e as da insônia secundária a doenças clínicas, como dispneia paroxística noturna (na insuficiência cardíaca congestiva), infecções, síndromes dolorosas e *delirium*. Deve-se, ainda, diferenciar a insônia primária das queixas de insônia associadas a outros quadros psiquiátricos, como transtornos depressivos e ansiosos. Os hipnóticos estão indicados nos casos em que a insônia primária resulte em prejuízos no funcionamento psicossocial. Também podem ser empregados em associação a antidepressivos no período inicial do tratamento dos transtornos depressivos e ansiosos.

Em uma metanálise de 24 ensaios clínicos randomizados (2.417 pacientes), conduzida por Glass et al. (2005), foi avaliado o impacto do tratamento farmacológico da insônia em idosos (> 60 anos). As intervenções avaliadas incluíram qualquer tratamento farmacológico para insônia, administrados por pelo menos cinco noites consecutivas, e contando com BZD, HNB e anti-histamínicos. De modo geral, esses fármacos sedativo-hipnóticos se associaram a melhora significativa da qualidade do sono e do tempo total de sono e redução da frequência de despertares noturnos. Entretanto, a magnitude desses benefícios foi relativamente pequena, quando considerado o aumento de duas a cinco vezes no risco de incidência de eventos adversos cognitivos e psicomotores (principalmente ataxia e quedas). Esses dados ressaltam a necessidade de cuidados adicionais quando se indica uma intervenção psicofarmacoterápica para o tratamento da insônia em idosos.

Benzodiazepínicos

Os BZD suprimem os estágios 3, 4 e REM e prolongam o estágio 2 do sono. Clinicamente, reduzem o tempo de latência do sono e os despertares noturnos. Os BZD podem ser divididos em três grupos: longa ação, ação intermediária e curta ação. O uso de BZD no tratamento da insônia em idosos foi revisado na metanálise conduzida por Grass et al. (2005). As evidências demonstram que os BZD se associam a significativa melhora da qualidade do sono (subjetivamente avaliada), aumento do tempo total de sono e redução do número de despertares noturnos, quando comparados ao placebo. Entretanto, esses fármacos estão associados a elevada incidência de efeitos colaterais.

Quando indicados para tratamento da insônia no idoso, os BZD devem ser empregados pelo menor período de tempo possível, devendo-se evitar seu uso por mais de 2 ou 3 semanas de tratamento (NIH, 2005). Recomenda-se iniciar com um terço da dose empregada em adultos e prosseguir com titulação lenta. Os pacientes devem ser encorajados a limitar seu uso a duas ou três noites por semana. Pacientes idosos em uso dessas medicações devem ser monitorados quanto ao risco de desenvolvimento de sedação diurna, alterações da coordenação motora e aumento do risco de quedas (Cumming & Le Couteur, 2003; Landi et al., 2005). Pacientes idosos em uso de BZD a longo prazo estão mais propensos a desenvolver estados confusionais no pós-operatório (Kudoh et al., 2004). Na escolha do BZD, deve-se conciliar o tipo de insônia à sua meia-vida. BZD de meia-vida curta, como o midazolam e o triazolam, são indicados para as insônias iniciais, enquanto os agentes de ação intermediária (alprazolam, bromazepam, lorazepam, temazepam) são também úteis no tratamento das insônias intermediárias e terminais. Recomenda-se não usar BZD de longa ação (p. ex., clonazepam, diazepam, flurazepam, nitrazepam) em idosos em virtude do risco de acúmulo expressivo desses fármacos, fato que resulta em aumento importante dos riscos de sedação diurna, letargia, quedas e prejuízos cognitivos e psicomotores (McLeod et al., 1997; Ray et al., 2000).

Hipnóticos não benzodiazepínicos

O uso de HNB no tratamento da insônia em idosos foi avaliado em 24 ensaios clínicos, sendo 14 placebo-controlados (Dolder et al., 2007; Walsh et al., 2008). A zopiclona foi o fármaco mais investigado (10 ensaios), seguida por zolpidem (9), zaleplona (4) e eszopiclona (1). De maneira global, todos os HNB demonstraram eficácia modesta na melhora de diversas variáveis do sono de pacientes idosos com insônia, comparativamente ao placebo. Os efeitos positivos mais significativos foram na redução subjetiva do tempo de latência do sono, seguida da melhora da qualidade do sono e, menos expressivamente, no aumento do tempo total de sono. Conforme as evidências disponíveis, os HNB são eficazes na melhora do início do sono e, especialmente quando empregados em doses maiores, melhoram o tempo total de sono. Em termos de eficácia, doses menores do zolpidem (5mg) e da zopiclona (5mg) são similares às doses maiores (10mg e 7,5mg, respectivamente), quando empregadas no tratamento da insônia em idosos. Em razão da ausência de ensaios comparando os diferentes HNB, não há evidências se existem diferenças quanto à eficácia entre esses fármacos. Conforme os dados disponíveis, os HNB são pelo menos tão eficazes quanto os BZD no tratamento da insônia, são mais bem tolerados por idosos e se associam a menor risco de desenvolvimento de tolerância e dependência. Essa classe também não se associa a insônia de rebote com a interrupção de seu uso (Montplaisir et al., 2003; Wortelboer et al., 2002). Para idosos, considerando suas vantagens farmacocinéticas, a zaleplona é uma boa opção para tratamento da insônia inicial e para idosos com déficits da função renal e hepática. A zopiclona e a eszopiclona podem também ser úteis em idosos com sintomas ansiosos e insônia.

Antidepressivos

Diversos antidepressivos apresentam propriedades hipnótico-sedativas. São eles: amitriptilina, mirtazapina e trazodona. Há poucos estudos sobre a eficácia dos antidepressivos no tratamento da insônia em idosos.

A amitriptilina é algumas vezes prescrita como indutor do sono, particularmente quando há sintomas depressivos associados. Entretanto, pacientes idosos são particularmente sensíveis a seus efeitos colaterais anticolinérgicos, como taquicardia, retenção urinária, constipação intestinal, déficit cognitivo, confusão, sedação e *delirium*. Em virtude do risco elevado de eventos adversos, seu uso deve ser evitado em idosos (Curtis et al., 2004).

Há evidências sobre os efeitos da mirtazapina, um antidepressivo noradrenérgico e serotonérgico específico, na melhora do sono em pacientes com depressão (Roose et al., 2003). Não há estudos relativos à sua eficácia no tratamento da insônia em idosos. Nessa população, os efeitos colaterais mais comuns com o uso desse fármaco são: sonolência excessiva, quedas e lesões acidentais.

Os benefícios da trazodona no sono são mediados por seu antagonismo aos receptores 5-HT$_2$. A trazodona, em pequenas doses, na prática clínica é usada no tratamento da insônia. Entretanto, não há ensaios clínicos randomizados sobre a eficácia desse fármaco no tratamento da insônia (Mendelson, 2005). Evidências preliminares sugerem que a trazodona possa ser eficaz quando a agitação ou a depressão contribuem para a insônia, ou quando a insônia é causada por um antidepressivo estimulante (Kaynak et al., 2004).

Anti-histamínicos

Fármacos como a difenidramina e a prometazina têm propriedades sedativas. Em virtude de seus efeitos anticolinérgicos, do risco potencial de causar *delirium* e do risco de comprometimento significativo do funcionamento diário, mesmo quando administrados em pequenas doses, o uso desses fármacos para tratamento da insônia em idosos deve ser evitado (Agostini et al., 2001).

Antipsicóticos

Alterações do sono e agitação são alterações potencialmente coexistentes em idosos, sendo frequentes entre aqueles com demência e/ou institucionalizados. Nesse contexto, os antipsicóticos podem ser empregados. Entretanto, doses elevadas dessas medicações se associam a efeitos colaterais como sedação excessiva, distúrbios de marcha e risco elevado de quedas. Em virtude de evidências recentes apontando para o risco aumentado de mortalidade e eventos cerebrovasculares com o uso de antipsicóticos em idosos com demência, o uso desses fármacos deve ser restrito a graves alterações de comportamento que não melhoraram com outras abordagens (Kalapatapu & Schimming, 2009).

Melatonérgicos

A eficácia do ramelteon, agente agonista melatonérgico, foi avaliada em dois ensaios sobre o tratamento da insônia primária crônica em idosos. No estudo de Roth et al. (2006), doses de 4 e 8mg de ramelteon foram superiores ao placebo na melhora da latência do sono. O ensaio de Roth et al. (2007) demonstrou não só sua redução significativa na latência do sono, mas também aumento do tempo total de sono e maior eficácia do sono. Nesses estudos não foram evidenciadas alterações cognitivas ou psicomotoras no dia seguinte. Também não foram descritos insônia de rebote ou sintomas de retirada com a interrupção do ramelteon.

CONSIDERAÇÕES PARA A PRÁTICA CLÍNICA

Antes da prescrição de psicofármacos para um paciente idoso, deve-se realizar uma anamnese completa, incluindo detalhado histórico psiquiátrico e exame físico minucioso. Essas medidas tornam possível a identificação de possíveis causas orgânicas para os sintomas apresentados pelo paciente e o estabelecimento de um panorama de seu estado clínico. Particularmente, quando se intenciona prescrever um BZD, devem ser investigados os antecedentes de uso abusivo de álcool, de BZD e de outras substâncias psicoativas. Nesse contexto, há algumas questões essenciais a serem consideradas antes da prescrição de psicofármacos para idosos (Tabela 44.4) (Avorn & Gurwitz, 1995). É importante descrever e documentar claramente o sintoma-alvo a ser tratado, considerar as intervenções não farmacológicas disponíveis e revisar os potenciais efeitos colaterais do psicofármaco que se intenciona prescrever. Deve-se também definir quais critérios serão utilizados, e quando, para a avaliação da eficácia terapêutica.

Como princípio geral, idosos são mais sensíveis aos efeitos terapêuticos e tóxicos dos psicofármacos e, portanto, recomenda-se o uso de doses mais baixas e pelo menor tempo possível. Como parâmetro geral, pode-se iniciar com um terço da dose empregada em adultos e prosseguir com seu ajuste lento. É fundamental identificar as possíveis interações medicamentosas do psicofármaco prescrito com outras medicações de indicação clínica ou psiquiátrica.

TABELA 44.4 ■ Questões essenciais antes de se prescrever um psicofármaco para um paciente idoso

Qual é o sintoma-alvo a ser tratado?
Esse fármaco é necessário?
Existem terapias não farmacológicas disponíveis?
Qual é a menor dose terapêutica indicada?
A interrupção de algum outro fármaco usado pelo paciente poderia reduzir os sintomas?
Esse fármaco tem algum efeito colateral que é mais provável de ocorrer com um paciente idoso?
Essa é a escolha mais custo-efetiva?
Por meio de qual critério, e quando, os efeitos desse tratamento deverão ser reavaliados?

CONSIDERAÇÕES FINAIS

Os transtornos ansiosos e as queixas de insônia são frequentes entre os idosos. Alterações farmacocinéticas e farmacodinâmicas, comorbidades clínicas e o uso de vários medicamentos tornam os idosos mais suscetíveis a apresentarem efeitos colaterais importantes com o uso de psicofármacos. Desse modo, sempre que possível, esses problemas devem ser abordados por meio de métodos não farmacológicos ou associação entre farmacoterapia e métodos não farmacológicos. Entre eles, a terapia cognitivo-comportamental tem se mostrado eficaz em curto e longo prazo. Entretanto, nem sempre a abordagem não farmacológica é acessível. Outras vezes, o idoso pode não responder a essas abordagens ou pode preferir o tratamento medicamentoso. Nesse caso, os antidepressivos para os transtornos de ansiedade e os HNB para a insônia são os medicamentos mais recomendados para uso nessa faixa etária. Quando os BZD forem empregados, deve-se optar por aqueles de metabolismo menos complexo e com menor risco de acúmulo no organismo; o uso deve ser pelo período mais breve possível.

REFERÊNCIAS

Agostini JV, Leo-Summers LS, Inouye SK. Cognitive and other adverse effects of diphenhydramine use in hospitalized older patients. Arch Intern Med 2001; 161:2091-7.

Allain H, Bentu-Ferr D, Polard E et al. Postural instability and consequent falls and hip fractures associated with use of hypnotics in the elderly: a comparative review. Drugs Aging 2005; 22:749-65.

Allain H, Bentu-Ferr D, Tarral A et al. Effects on postural oscillation and memory functions of a single dose of zolpidem 5mg, zopiclona 3.7mg and lormetazepam 1mg in elderly healthy subjects: a randomized, cross-over, double-blind study versus placebo. Eur J Clin Pharmacol 2003; 59:179-88.

Ashton H. The treatment of benzodiazepine dependence. Addiction, 1994; 89(11):1535-41.

Avorn J, Gurwitz JH. Drugs in the nursing home. Ann Intern Med 1995; 123:195-204.

Benítez CI, Smith K, Vasile RG et al. Use of benzodiazepines and selective serotonin reuptake inhibitors in middle-aged and older adults with anxiety disorders: a longitudinal and prospective study. Am J Geriatr Psychiatry 2008; 16(1):5-13.

Bohm C, Robinson DS, Gammans RE. Buspirone therapy for elderly patients with anxiety or depressive neurosis. J Clin Psychiatry 1990; 51(7):309.

Bryant C, Jackson H, Ames D. The prevalence of anxiety in older adults: methodological issues and a review of the literature. J Affect Disord Aug 2008; 109(3):233-50.

Cumming RG, Le Couteur DG. Benzodiazepines and risk of hip fractures in older people: a review of the evidence. CNS Drugs 2003; 17:825-37.

Curran HV, Collins R, Fletcher S et al. Older adults and withdrawal from benzodiazepine hypnotics in general practice: effects on cognitive function, sleep, mood and quality of life. Psychol Med 2003; 33(7):1223-37.

Curtis LH, Ostbye T, Sendersky V et al. Inappropriate prescribing for elderly Americans in a large outpatient population. Arch Intern Med 2004; 164:1621-5.

Davidson J, Allgulander C, Pollack MH et al. Efficacy and tolerability of duloxetine in elderlypatients with generalized anxiety disorder: a pooled analysis of four randomized, double-blind, placebo-controlled studies. Hum Psychopharmacol 2008; 23:519-26.

Dolder C, Nelson M, McKinsey J. Use of non-benzodiazepine hypnotics in the elderly: are all agents the same? CNS Drugs 2007; 21(5):389-405.

Fairweather DB, Kerr JS, Hindmarch I. The effects of acute and repeated doses of zolpidem on subjective sleep, psychomotor performance and cognitive function in elderly volunteers. Eur J Pharmacol 1992; 43:597-601.

Fernandez L, Cassagne-Pinel C. Benzodiazepine addiction and symptoms of anxiety and depression in elderly subjects. Encephale 2001; 27(5):459-74.

Fetveit A. Late-life insomnia: a review. Geriatr Gerontol Int 2009; 9(3):220-34.

Gaillot J, Le Roux Y, Houghton GW et al. Critical factors for pharmacokinetics of zopiclone in the elderly and in patients with liver and renal insufficiency. Sleep 1987; 10:7-21.

Glass J, Lanctôt KL, Herrmann N et al. Sedative hypnotics in older people with insomnia: meta-analysis of risks and benefits. BMJ 2005; 19; 331(7526):1169.

Gray SL, LaCroix AZ, Hanlon JT et al. Benzodiazepine use and physical disability in community-dwelling older adults. J Am Geriatr Soc 2006; 54:224-30.

Greenblatt D, Harmatz JS, Shapiro L et al. Sensitivity to triazolam in the elderly. N Engl J Med 1991; 324:1326-31.

Greenblatt DJ, Harmatz JS, von Moltke LL et al. Age and gender effects on the pharmacokinetics and pharmacodynamics of triazolam, a cytochrome P450 3A substrate. Clin Pharmacol Ther 2004; 76:467-79.

Hendriks GJ, Oude Voshaar RC, Keijsers GP et al. Cognitive-behavioural therapy for late-life anxiety disorders: a systematic review and meta-analysis. Acta Psychiatr Scand 2008; 117(6):403-11.

Hesse LM, von Moltke LL, Greenblatt DJ. Clinically important drug interactions with zopiclone, zolpidem, and zaleplon. CNS Drugs 2003; 17:513-32.

Kalapatapu RK, Schimming C. Update on neuropsychiatric symptoms of dementia: antipsychotic use. Geriatrics 2009; 64(5):10-8.

Kaynak H, Kaynak D, Gozukirmizi E et al. The effects of trazodone on sleep in patients treated with stimulants antidepressants. Sleep Med 2004; 5:15-20.

Kudoh A, Takase H, Takahira Y et al. Postoperative confusion increases in elderly long-term benzodiazepine users. Anesth Analg 2004; 99:1674-8.

Lader M, Tylee A, Donoghue J. Withdrawing benzodiazepines in primary care. CNS Drugs 2009; 23(1):19-34.

Landi F, Onder G, Cesari M et al. Psychotropic medications and risk for falls among community-dwelling frail older people: an observational study. J Gerontol A Biol Sci Med Sci 2005; 60(5):622-6.

Mahmood I, Sahajwalla C. Clinical pharmacokinetics and pharmacodynamics of buspirone, an anxiolytic drug. Clin Pharmacokinet 1999; 36(4):277-87.

Markowitz JS, Brewerton TD. Zolpidem-induced psychosis. Ann Clin Psychiatry 1996; 8:89-91.

McLeod PJ, Huang AR, Tamblyn RM et al. Defining inappropriate practices in prescribing for elderly people: a national consensus panel. CMAJ 1997; 156(3):385-91.

Mendelson WB. A review of the evidence for the efficacy and safety of trazodone in insomnia. J Clin Psychiatry 2005; 66(4):469-76.

Montgomery S, Chatamra K, Pauer L et al. Efficacy and safety of pregabalin in elderly people with generalised anxiety disorder. Br J Psychiatry 2008; 193(5):389-94.

Morinigo A, Blanco M, Labrador J et al. Risperidone for resistant anxiety in elderly persons. Am J Geriatr Psychiatry 2005; 13(1):81-2.

NIH (National Institutes of Health). National Institutes of Health State of the Science Conference statement on manifestations and management of chronic insomnia in adults, 2005 Jun 13-15, Sleep 2005; 28 (9):1049-57.

Ray WA, Thapa PB, Gideon P. Benzodiazepines and the risk of falls in nursing home residents. J Am Geriatr Soc 2000; 48(6):682-5.

Rocha FL, Uchoa E, Guerra HL, Firmo JO, Vidigal PG, Lima-Costa MF. Prevalence of sleep complaints and associated factors in community-dwelling older people in Brazil: the Bambuí Health and Ageing Study (BHAS). Sleep Med 2002; 3(3):231-8.

Roose SP, Nelson JC, Salzman C. Open-label study if mirtazapine orally disintegrating tablets in depressed patients in the nursing home. Curr Med Res Opin 2003; 19(8):737-46.

Roth T, Seiden D, Sainati S et al. Effects of ramelteon on patient-reported sleep latency in older adults with chronic insomnia. Sleep Med 2006; 7(4):312-8.

Roth T, Seiden D, Wang-Weigand S et al. A 2-night, 3-period, crossover study of ramelteon's efficacy and safety in older adults with chronic insomnia. Curr Med Res Opin 2007; 23(5):1005-14.

Rothschild AJ. Disinhibition, amnestic reactions, and other adverse reactions secondary to triazolam: a review of the literature. J Clin Psychiatry 1992; 53:s69-79.

Sheikh JI, Lauderdale SA, Cassidy EL. Efficacy of sertraline for panic disorder in older adults: a preliminary open-label trial. Am J Geriatr Psychiatry 2004; 12(2):230.

Sheikh JI, Swales PJ. Treatment of panic disorder in older adults: a pilot study comparison of alprazolam, imipramine, and placebo. Int J Psychiatry Med 1999; 29(1):107-17.

Sivertsen B, Nordhus IH. Management of insomnia in older adults. Br J Psychiatry 2007; 190:285-6.

Walsh JK, Soubrane C, Roth T. Efficacy and safety of zolpidem extended release in elderly primary insomnia patients. Am J Geriatr Psychiatry 2008; 16(1):44-57.

Wetherel JL, Lenze EJ, Stanley MA. Evidence-based treatment of geriatric anxiety disorders. Psychiatr Clin N Am 2005; 28: 871-96.

Wong CP, Chiu PK, Chu LW. Zopiclone withdrawal: an unusual cause of delirium in the elderly. Age Ageing 2005; 34(5):526-7.

Uso de Psicofármacos em Idosos: Antidepressivos e Antipsicóticos

Jerson Laks • Leonardo Lessa
Valeska Marinho

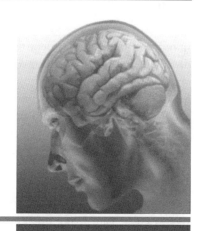

45

INTRODUÇÃO

Os idosos, se comparados a indivíduos adultos jovens, apresentam algumas características biológicas que influenciam a farmacocinética e a farmacodinâmica dos medicamentos. De modo simples e geral, pode-se dizer que há redução na água corporal, maior proporção de gordura e menor massa muscular, menos força inotrópica e menor volume de filtração glomerular no idoso. Todas essas alterações tomadas em conjunto, além das alterações próprias do cérebro no processo de envelhecimento, tornam possível dizer como aforismo que: "Nos idosos, todos os psicofármacos devem ser prescritos de um quarto até a metade da dose prescrita em jovens." Este capítulo tem por objetivo apresentar a psicofarmacoterapia de depressão, psicose e agitação no idoso, com e sem demência.

TRATAMENTO DA DEPRESSÃO

As recomendações do National Institute of Mental Health (NIMH) para avaliação da eficácia de tratamento da depressão no idoso incluem o exame dos resultados em sete domínios diferentes. A eficácia do tratamento não deve ser baseada apenas em padrões de resposta que considerem a remissão dos sintomas em relação à linha de base. É importante ressaltar que os sintomas devem apresentar remissão total para que o tratamento possa ser considerado satisfatório. A remissão total dos sintomas, no entanto, não deve ser a única variável clínica avaliada para determinação de resposta. O *status* psiquiátrico, o *status* físico, as limitações funcionais e o nível de independência nas atividades cotidianas, a qualidade de vida, o funcionamento cognitivo, a rede de apoio social e a intensidade de luto também devem ser levados em consideração.

O consumo de antidepressivos vem aumentando de modo consistente em idosos, tendo ultrapassado em número de prescrições outras medicações psicotrópicas, até mesmo as de benzodiazepínicos e hipnóticos (Egberts et al., 1997; Huszonek et al., 1993; Pincus et al., 1998). No Canadá, no período de 1993 a 1997, a proporção de idosos usando antidepressivos saltou de 9,3% para 11,5% e a prescrição de tricíclicos declinou de 79% para 43,1%, enquanto o uso de inibidores seletivos de recaptação de serotonina (ISRS) subiu de 9,3% para 45,1%. A transição dos hábitos de prescrição foi responsável por 61% do aumento dos ISRS, já que o aumento da população idosa e a prevalência de usuários de antidepressivos responderam por apenas 20% desse aumento (Mamdani et al., 2000). A mudança no perfil de prescrições reflete a maior tolerabilidade e menos contraindicações ao uso de ISRS. Os tricíclicos, considerados substâncias padrões no tratamento do transtorno depressivo, são com frequência contraindicados nesse grupo etário. Em homens idosos hospitalizados, as contraindicações relativas ou absolutas para seu uso alcançavam 85% dos pacientes (Newhouse et al., 2000). O estudo dos ISRS em jovens sugere menor risco de complicações e, consequentemente, maiores segurança de uso e efetividade (eficácia, evolução favorável e menos complicações) do tratamento. No entanto, faltam estudos comparativos a longo prazo para uma avaliação do custo-benefício desses medicamentos em contraposição aos antigos antidepressivos em idosos.

A comorbidade entre depressão e doenças físicas gerais nos idosos é alta e implica a necessidade de ao menos um tipo diferente de medicamento de controle para doenças ou disfunções crônicas usado em associação com antidepressivos. A interação medicamentosa deve ser considerada para que todos os medicamentos possam ser utilizados em doses adequadas e com o mínimo de efeitos indesejáveis. Nesse sentido, é importante considerar a meia-vida dos antidepressivos e seu potencial de interação com o sistema citocromo P450.

Existe uma discussão sobre a contribuição de aspectos orgânicos, como lesões vasculares na substância branca periventricular, para o surgimento de depressão em idosos e para a refratariedade dos sintomas ao tratamento. Para alguns autores, como Alexopoulos et al. (2008), essa seria a principal característica distintiva da depressão geriátrica comparada a depressão em jovens. Um estudo duplo-cego que incluiu idosos com diagnóstico de depressão maior, os quais foram submetidos a tratamento com escitalopram, evidenciou que a cronicidade dos sintomas e a resistência ao tratamento estavam fortemente associadas a um estado neurológico caracterizado por lesões vasculares em áreas límbicas, frontais, subcorticais e do neostriatum (Alexopoulos et al., 2008).

Na prática clínica, o uso de agentes antidepressivos para o tratamento da depressão em idosos tem respaldo teórico limitado. Os ensaios clínicos com novos agentes são realizados, em geral, com adultos jovens, de meia-idade ou idosos relativamente saudáveis. Os poucos estudos disponíveis com idosos apresentam variáveis metodológicas que vão desde os critérios diagnósticos utilizados (queixas depressivas × síndrome depressiva) até a falta de uniformização, o pequeno número das amostras e o pouco tempo de estudos longitudinais. Nos ensaios clínicos, frequentemente, são utilizadas amostras selecionadas, nas quais não se observa comorbidade com doenças clínicas ou neurológicas, bem como referência quanto à diferenciação da depressão em subtipos.

Tricíclicos

O médico procura, em sua prática clínica, o medicamento que ofereça a máxima eficácia com o menor potencial de efeitos colaterais e complicações possíveis. Assim, entre os agentes tricíclicos, a evidência teórica e prática deve recair sobre a escolha de substâncias com menor efeito anticolinérgico e sobre o aparelho cardiovascular. De todos os antidepressivos tricíclicos, a nortriptilina é o que tem sido mais consistente e completamente estudado em idosos. Outra qualidade que lhe confere mais segurança para sua utilização nessa população é a possibilidade de se obterem informações fidedignas sobre níveis plasmáticos e suas correlações com dosagem terapêutica e efeitos colaterais. É um antidepressivo heterocíclico do subgrupo das aminas secundárias, portanto com menores efeitos colaterais e melhor tolerabilidade no uso em idosos, se comparado aos antidepressivos tricíclicos do subgrupo das aminas terciárias, como a imipramina e a amitriptilina. Seu metabólito hidroxilado, a 10-hidróxi-nortriptilina, atravessa a barreira hematoencefálica mais facilmente do que a nortriptilina e é mais encontrado em idosos do que em pessoas mais jovens em razão das características do metabolismo do idoso. Comparando-se o composto principal com o metabólito, aparecem características relevantes para o tratamento de pacientes geriátricos: sua potência de inibição de recaptação de noradrenalina é a metade da verificada com a nortriptilina; o volume de distribuição é menor; a meia-vida é mais curta (8 horas); tem menos propriedades anticolinérgicas muscarínicas, e causa menos arritmias do que a nortriptilina. No entanto, é importante salientar que a concentração plasmática de nortriptilina não leva em consideração a de seu metabólito hidroxilado; além disso, podem ocorrer efeitos colaterais com níveis plasmáticos dentro dos limites esperados em virtude da concentração da 10-hidróxi-nortriptilina. Os efeitos sobre a pressão arterial (hipotensão postural) e a sedação e sobre o ritmo cardíaco são leves e bem menores do que os das aminas terciárias, enquanto os efeitos anticolinérgicos são moderados, mas ainda assim bem menores do que se observa com os tricíclicos do grupo das aminas terciárias. À medida que se eleva a dose de nortriptilina, aumenta a resposta até um ponto em que a curva começa a declinar. A janela terapêutica é de 60 a 260ng/mL. Em idosos, os níveis plasmáticos não devem exceder 150ng/mL. O início do tratamento com dosagens menores costuma facilitar a tolerabilidade do paciente aos efeitos colaterais e permite ainda que se proceda a uma avaliação mais criteriosa da necessidade de aumento das doses de acordo com a resposta terapêutica obtida.

Efeitos no tratamento agudo

Um estudo comparativo demonstrou que idosos "jovens" (60 a 75 anos) beneficiam-se tanto da nortriptilina como os pacientes de meia-idade, embora de modo mais lento. Do total de pacientes idosos, 78,4% tiveram remissão durante a fase aguda do tratamento com concentrações plasmáticas de nortriptilina de 80 a 120ng/mL, comparados com 69,6% dos pacientes de meia-idade com nível plasmático de 225ng/mL de imipramina e desipramina (Reynolds et al., 1996). Por outro lado, a taxa de recaída durante a terapia de continuação foi maior nos idosos. Esse resultado é contrastante com o de trabalhos anteriores que davam a ideia de que os idosos teriam maior resistência ao tratamento psicofarmacológico da depressão, talvez pelo fato de os estudos não terem contado com monitoração plasmática. Assim, não seria uma questão de resistência específica do idoso, mas sim de dose terapêutica a ser atingida. A capacidade de predizer a recuperação da depressão é mais evidente após a quinta semana de tratamento. As principais características dos pacientes que têm remissão total em relação aos que têm remissão parcial são: idade mais jovem, menor pontuação na escala de Hamilton, menos problemas de personalidade e duração mais longa do episódio-índice. Assim, somente após a quinta semana de tratamento em doses efetivas é possível definir com mais clareza a necessidade de continuar com a estratégia em andamento, modificá-la, aumentando a dose, ou alterá-la por completo.

Com relação aos principais efeitos colaterais observados com a nortriptilina comparados com placebo, não houve ganho de peso ou hipotensão ortostática importantes, e os sintomas somáticos residuais da própria depressão podem, muitas vezes, ser incorretamente identificados como efeitos colaterais (Reynolds et al., 1995). Os sintomas residuais mais frequentes são anedonia, ansiedade, dificuldade em conciliar o sono e energia e, até mesmo por serem de pequena intensidade, podem ser expressos como queixas de impotência, mal-estar indefinido com queixas gástricas ou torácicas ou cansaço excessivo.

Efeitos no tratamento de manutenção

A comparação de pacientes deprimidos tratados em manutenção por 1 ano com nortriptilina somente, nortriptilina e psicoterapia interpessoal, um outro grupo somente com psicoterapia interpessoal e placebo e outro somente com placebo apresentou os seguintes resultados: 80% dos que foram tratados com nortriptilina tiveram remissão total, com ou sem psicoterapia, e 50% dos que tiveram psicoterapia e placebo apresentaram o mesmo resultado. O grupo com placebo apresentou resposta em apenas 20% dos pacientes. Embora a combinação de nortriptilina com psicoterapia interpessoal não tenha sido superior ao uso da nortriptilina por si só, os índices de qualidade de vida dos pacientes que receberam essa combinação demonstraram diferenças a favor dessa estratégia de tratamento. As concentrações plasmáticas de nortriptilina durante a manutenção foram plenas, entre 80 e 120ng/mL (Reynolds et al., 1999). Há nítida superioridade de resposta quando se prescreve a nortriptilina, contudo também chama a atenção, nesse estudo, a boa resposta com terapia interpessoal com uso de placebo, principalmente quando se leva em consideração que ela era ministrada mensalmente, enquanto a nortriptilina era mantida em dose plena. Quando se comparam níveis plasmáticos de 40 a 60ng/mL com 80 a 120ng/mL durante 3 anos de tratamento de manutenção, os idosos deprimidos do primeiro grupo apresentam mais sintomas subsindrômicos de depressão mensurados pela escala de Hamilton, enquanto o grupo com concentrações plasmáticas maiores apresenta mais obstipação como efeito colateral (Reynolds et al., 1999). É preferível, portanto, utilizar a dose plena e lidar clinicamente com esse leve efeito colateral, uma vez que os sintomas "leves" de depressão pioram significativamente a qualidade de vida, além de aumentarem a possibilidade de recorrência a longo prazo.

Os pacientes com depressão tardia associada a sintomas psicóticos têm mais episódios de recaída e recorrentes do que os com depressão sem psicose ao longo de 2 anos com doses plenas de antidepressivos (Flint & Rifat, 1998). Embora existam várias questões a serem discutidas na metodologia desse estudo, é de senso comum entre os clínicos que os casos com psicose costumam ser mais graves, necessitando de tratamento conjunto com antipsicóticos e/ou estabilizadores do humor. Contam de novo a favor da nortriptilina a possibilidade de controle das doses em relação aos efeitos colaterais de modo mais próximo e seu perfil menos anticolinérgico do que o dos demais tricíclicos.

Uso de inibidores de recaptação de serotonina, bupropiona e inibidores duplos de recaptação de serotonina e noradrelalina

De maneira geral, a meia-vida dos antidepressivos é de aproximadamente 24 horas, o que possibilita que a maioria dessas substâncias possa ser administrada em estudos clínicos uma vez ao dia (Preskorn, 1997). Alguns dos antidepressivos novos e/ou atípicos que têm meia-vida mais curta do que 24 horas são a bupropiona, a fluvoxamina, a nefazodona e a venlafaxina. Como a prescrição em frequências de mais de uma vez ao dia é menos prática e menos confortável tanto para o usuário direto como para o cuidador, formulações com absorção mais prolongada possibilitam a obtenção de concentrações plasmáticas estáveis e eficazes por um período maior do que em suas preparações iniciais, como é o caso da venlafaxina e da bupropiona.

A fluoxetina é o antidepressivo com meia-vida mais prolongada do que 24 horas, com 2 a 4 dias de meia-vida, e conta também com um metabólito ativo, a norfluoxetina, cuja meia-vida varia de 7 a 15 dias. Isso significa dizer que, uma vez atingida a dose estável, o clínico deve estar atento ao fato de que os efeitos dessa substância não podem ser rapidamente revertidos e que, ao mesmo tempo, pode-se inclusive tentar prescrevê-la em dias alternados, nos casos em que os efeitos colaterais devam ser mais bem controlados. Por outro lado, a síndrome de retirada de antidepressivos, intimamente relacionada ao comportamento da meia-vida desses compostos, tende a ser mais intensa com a paroxetina e com o citalopram do que com a fluoxetina, para citar dois exemplos.

Os ISRS são a classe mais investigada, sendo a maioria dos estudos duplo-cegos comparativos de ISRS com tricíclicos e com outros ISRS. Os estudos com fluoxetina, paroxetina, citalopram e sertralina demonstram eficácia igual à dos tricíclicos com menor potencial de efeitos colaterais (Bondareff et al., 2000; Roose et al., 1994; Tollefson et al., 1995), apresentando resultados superiores em medidas de eficácia secundária, como função cognitiva, memória e qualidade de vida (Bondareff et al., 2000). A eficácia e a tolerabilidade dos ISRS parecem não diferir entre as substâncias da classe (Newhouse et al., 2000; Schneider, 1999).

A escolha do antidepressivo também pode ser influenciada por características como velocidade no início da resposta e comorbidade com sintomas ansiosos. A venlafaxina apresentou início de ação mais rápido nos idosos, quando comparada a ISRS em estudos controlados, sugerindo que antidepressivos de ação dual possam apresentar velocidade de resposta mais rápida também em idosos. Em estudo aberto multicêntrico com idosos com mais de 65 anos que receberam venlafaxina em doses de até 150mg/dia ao longo de 1 ano, Dierick (1996) encontrou resposta clínica em 67% dos pacientes no segundo mês de tratamento e 64% no terceiro mês, sem alterações significativas em sinais vitais, ECG e exames laboratoriais, concluindo que a venlafaxina é segura e eficaz nessa população. Em outro estudo aberto de fase de manutenção com venlafaxina durante 24 meses, Amore et al. (1997) encontraram recorrência em 20% dos pacientes sem eventos adversos significativos, sugerindo que a venlafaxina também é segura e eficaz no tratamento a longo prazo para depressão. A comparação entre grupos de pacientes deprimidos tratados por mais de 1 ano com paroxetina demonstrou efeito superior na remissão dos sintomas, com manutenção da melhora clínica e da qualidade de vida e menos recorrência sintomática, em relação ao uso de placebo (Dombrovski et al., 2007). Nesse mesmo estudo, não foram observadas diferenças significativas quanto ao uso de psicoterapia interpessoal de frequência mensal e o manejo clínico nos grupos que usaram paroxetina ou placebo.

No caso da bupropiona e da nefazodona, os resultados são discrepantes e as doses ainda não estabelecidas para idosos. A trazodona apresentou resultados semelhantes aos da fluoxetina, amitriptilina e mirtazapina em estudo com pequeno número de pacientes (Falk et al., 1989). A mirtazapina, em estudo randomizado, duplo-cego, multicêntrico com 115 idosos entre 60 e 85 anos, demonstrou eficácia semelhante à da amitriptilina nas avaliações de eficácia com a escala de Hamilton e *Montgomery-Asberg Depression Rate Scale* (MADRS), porém com eficácia inferior de acordo com a *Clinical Global Impression* (CGI). A frequência de eventos adversos foi semelhante nos dois grupos (Hoyberg et al., 1996).

A duloxetina, recentemente lançada, tem um estudo de sua aplicação em idosos com depressão (Raskind, 2005). Pacientes com depressão unipolar com média de idade de 72 anos (n = 411) foram randomizados para duloxetina 60mg/dia (n = 207) ou placebo (n = 104) por 8 semanas. Os pacientes tratados com duloxetina apresentaram melhora estatisticamente significativa em relação ao grupo placebo em todas as medidas de depressão e também melhora da cognição em cinco testes neuropsicológicos aplicados. A tolerabilidade do medicamento foi boa, sem diferenças em relação à observada em adultos jovens.

TRATAMENTO DA DEPRESSÃO NAS DEMÊNCIAS E NA DOENÇA DE PARKISON

Embora haja uma tendência crescente para o uso de ISRS nas depressões em geral e nos quadros demenciais que cursam com depressão associada, esses medicamentos não são de todo isentos de efeitos colaterais e/ou indesejáveis. Eles podem ocasionar náuseas e vômitos, aumento da ansiedade e acatisia, entre outros sintomas. Em especial, o aumento da ansiedade e a acatisia podem suscitar algumas dúvidas importantes quanto aos procedimentos a serem seguidos, pois podem ser confundidos com piora da sintomatologia demencial e eventuais aumentos de dose que, muitas vezes, agravam ainda mais esses sintomas.

Nos casos de depressão com doença de Parkinson, os ISRS devem ser utilizados com mais cautela ainda, em razão de seus efeitos sobre o sistema extrapiramidal, que tão frequentemente ocasionam acatisia (APA, 1997).

TRATAMENTO DA AGITAÇÃO E DA PSICOSE

O manejo de agitação e da psicose em sujeitos idosos com e sem demência é um aspecto importante na rotina dos atendimentos em psiquiatria geriátrica. As informações sobre os psicofármacos disponíveis até o momento não possibilitam estabelecer com precisão as doses adequadas aos idosos; além disso, os eventos adversos variam bastante entre as diferentes classes de medicamentos e também individualmente entre os sujeitos em uso. Os ensaios clínicos disponíveis não fornecem evidência suficiente para afirmar a superioridade de qualquer composto. Os antipsicóticos de segunda geração têm sido mais estudados nos idosos, porém as populações dos estudos apresentam menos comorbidades do que os pacientes habitualmente encontrados nos atendimentos, trazendo à tona inúmeras questões de aspecto prático.

A escolha do medicamento ideal recai sobre as poucas evidências disponíveis acerca de eficácia e dos eventos adversos. Não há, até o momento, nenhum antipsicótico, típico ou atípico, aprovado pelo FDA ou pela ANVISA para uso em idosos com demência ou outras psicoses. Os medicamentos habitualmente considerados de primeira escolha para agitação e transtornos de conduta no idoso são os antipsicóticos e, portanto, são também as substâncias mais usadas para esses casos. Em geral, são prescritos em dose única, à noite, promovendo sedação noturna e diminuindo a agitação durante o dia.

Os antipsicóticos típicos e de baixa potência apresentam forte efeito anticolinérgico. Podem ocasionar sedação, hipotensão postural (que aumenta o risco de quedas e fraturas) e arritmias, estando também mais associados com o desenvolvimento de *delirium*. Por sua vez, os antipsicóticos de alta potência e com forte ação antipsicótica causam, com mais frequência, síndromes extrapiramidais, como parkinsonismo, acatisia, acinesia e discinesia tardia.

Os antipsicóticos de nova geração apresentam melhor relação eficácia/eventos adversos em relação aos antipsicóticos convencionais e podem desempenhar papel importante no controle do comportamento agitado e da psicose em idosos. Os efeitos colaterais, especialmente os extrapiramidais, como parkinsonismo, distonia e discinesia tardia, são consideravelmente menos frequentes com essas substâncias. O perfil de eventos adversos difere entre as substâncias, dependendo do efeito sobre receptores adrenérgicos, muscarínicos ou histaminérgicos, e incluem sedação, hipotensão ortostática, efeitos anticolinérgicos, ganho ponderal e, possivelmente, síndrome metabólica com alguns compostos.

Problemas hematológicos e associados com toxicidade cardiológica estão associados com alguns compostos e, em função de sua potencial gravidade, limitam a prescrição dessas substâncias em idosos. O FDA lançou uma carta de aviso ("*Warn Letter*") quanto ao uso de neurolépticos atípicos, em especial sobre a risperidona, a olanzapina e a quetiapina, em idosos com risco de doença vascular cerebral e diabetes (Food and Drug Administration, 2003). Problemas hematológicos, incluindo agranulocitose, são sabidamente associados ao uso da clozapina. Sua prescrição deve ser restrita apenas a pacientes cuidadosamente selecionados e com acompanhamento laboratorial regular. Alterações na onda T verificadas no ECG e prolongamento do intervalo QTc (com prolongamento da despolarização e repolarização ventricular) podem ser um fator de risco para arritmias cardíacas, particularmente *torsades des pointes*. Os idosos são possivelmente mais vulneráveis a esse evento sendo, portanto, pouco recomendável o uso de substâncias como tioridazina, pimozida e ziprasidona nesse grupo.

CONSIDERAÇÕES FINAIS

Como observamos, as evidências clínicas e de pesquisa para o tratamento psicofarmacológico da depressão e da psicose no idoso devem seguir regras de procedimento que levem em consideração os perfis de efeitos colaterais e do metabolismo próprio da pessoa idosa.

Doses iniciais de um quarto do total prescrito para adultos jovens evitam a ocorrência de efeitos indesejáveis e podem apresentar a eficácia almejada. Outrossim, em virtude de muitas medicações não apresentarem indicações aprovadas por órgãos regulatórios (em nosso caso a ANVISA), todo o cuidado é aconselhável em seu manejo clínico.

REFERÊNCIAS

Alexopoulos GS, Murphy CF, Gunning-Dixon FM et al. Microstructural white matter abnormalities and remission of geriatric depression. Am J Psychiatry 2008; 165:238-44.

American Psychiatric Association. Practice guideline for the treatment of patients with Alzheimer's disease and other dementias of late life. Am J Psychiatry 1997; 154:1-39.

Bondareff W, Alpert M, Friedhoff AJ et al. Comparison of sertraline and nortryptiline in the treatment of major depressive disorder in late life. Am J Psychiatry 2000; 157:729-36.

Dierick M. An open-label evaluation of the long-term safety of oral venlafaxine in depressed elderly patients. Ann Clin Psychiatry 1996; 8:169-78.

Dombrovski AY, Lenze EJ, et al. Maintenance treatment for old-age depression preserves health-related quality of life: a randomized, controlled trial of paroxetine and interpersonal psychoterapy. J Am Geriatr Soc 2007; 5:1325-32.

Egberts AC, Leufkens HG, Hofman A et al. Incidence of antidepressant drug use in older adults and association with chronic diseases: the Rotterdam Study. Int Clin Psychopharmacol 1997; 12:217-23.

Falk WE, Rosenbaum JF, Otto MW et al. Fluoxetine versus trazodone in depressed geriatric patients. J Geriatr Psychiatry Neurol 1998; 2:208-14.

Flint AJ, Rifat SL. Two-year outcome of psychotic depression in late life. Am J Psychiatry 1998; 155:178-83.

Food and Drug Administration. 2003 safety alert – Seroquel (quetiapine fumarate). Disponível em:http://www.fda.gov/medwatch/SAFETY/2004/safety04.htm#seroquel. Acessado em 13/05/2004.

Food and Drug Administration. 2003 safety alert – Zyprexa (olanzapine). Disponível em: http://www.fda.gov/medwatch/SAFETY/2004/zyprexa.htm Acessado em 13/05/2004 .

Food and Drug Administration. 2003 safety alert – Risperdal (risperidone). Disponível em: www.fda.gov/medwatch/SAFETY/2003/risperdal.htm Acessado em 13/05/2004.

Hoyberg OJ, Maragakis B, Mullin J et al. A double-blind multicentre comparison of mirtazapine and amitriptyline in elderly depressed patients. Acta Psychiatr Scand 1996; 93:184-90.

Hszonek JJ, Dewan MJ, Koss M et al. Antidepressant side effects and physician prescribing patterns. Ann Clin Psychiatry 1993; 5:7-11.

Laks J, Engelhardt E. Reports in pharmacological treatments in geriatric psychiatry – are there anything new or just adding to old evidence?

Mamdani MM, Parikh SV, Austin PC et al. Use of antidepressant among elderly subjects: trends and contributing factors. Am J Psychiatry 2000; 157:360-7.

Newhouse PA, Krishnan KR, Doraiswamy PM et al. A double-blind comparison of sertraline and fluoxetine in depressed elderly outpatients. J Clin Psychiatry 2000; 61:559-68.

Pincus HA, Tanielian TL, Marcus SC et al. Prescribing trends in psychotropic medications: primary care, psychiatry, and other medical specialties. JAMA 1998; 279:526-31.

Preskorn SH. Pharmacokinetics of antidepressants: why and how they are relevant to treatment. J Clin Psychiatry Suppl 1997; 54:S14-S34.

Raskin J, Wiltse C, Dinkel J et al. Duloxetine versus placebo in the treatment of elderly patients with major depressive disorder. Poster International College of Geriatric Psychoneuropharmacology, Basel, Switzerland; October 14-17, 2004.

Reynolds CF, Frank E, Perel JM et al. Nortriptyline side effects during double-blind randomized placebo-controlled maintenance therapy in elderly depressed patients. Am J Geriatr Psychiatry 1995; 3:1170-5.

Reynolds CF, Frank E, Kupfer DJ et al. Treatment outcome in recurrent major depression: a post hoc comparison of elderly ("young old") and midlife patients. Am J Psychiatry 1996; 153:1288-92.

Reynolds CF, Perel JM, Frank E et al. Three-year outcomes of maintenance nortriptyline treatment in late-life depression: a study of two fixed plasma levels. Am J Psychiatry 1999; 156:1177-81.

Roose SP, Glassman AH, Attia E et al. Comparative efficacy of selective serotonin reuptake inhibitors and tricyclics in the treatment of melancholia. Am J Psychiatry 1994; 151:1735-9.

Schneider LS. Treatment of depression in late life. Dial Clin Neurosc 1999; 1:113-24.

Street JS, Clark WS, Gannon KS et al. Olanzapine treatment of psychotic and behavioral symptoms in patients with Alzheimer disease in nursing care facilities: a double-blind, randomized, placebo-controlled trial. The HGEU Study Group. Arch Gen Psychiatry 2000; 57:968-76.

Tratamento Farmacológico do Parkinsonismo e Antiparkinsonianos

Henrique Ballalai Ferraz • Mônica Gonçalves Ribeiro

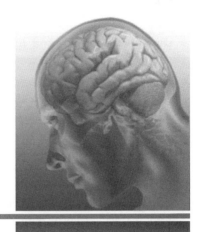

INTRODUÇÃO

O parkinsonismo é uma síndrome clínica que apresenta como manifestações quatro componentes básicos: tremor, bradicinesia, rigidez e instabilidade postural. No entanto, nem sempre esses quatro achados estão presentes em todos os pacientes. Torna-se necessária a presença de pelo menos dois deles para caracterizar a síndrome parkinsoniana. No entanto, apenas um dos sinais pode ser encontrado e predominar por longo tempo. O início da doença geralmente é unilateral, embora, na maioria dos casos, ambos os lados estejam envolvidos com sua progressão (Colcher & Simuni, 1999):

- **Tremor:** um dos achados mais característicos da doença, aparece principalmente em repouso, melhorando com os movimentos voluntários do segmento afetado. Acomete mais frequentemente as extremidades (mãos: polegar e indicador), mas pode atingir também a cabeça, o queixo, os lábios e os membros inferiores. Sua frequência varia de quatro a seis ciclos por segundo. É exacerbado durante a marcha e pela emoção, desaparecendo durante o sono. Pode estar ausente em alguns casos, principalmente nos estágios iniciais da doença.
- **Bradicinesia:** aparece sob a forma de lentidão e pobreza dos movimentos, com dificuldade de iniciá-los. O paciente desenvolve dificuldade na escrita e evolui com micrografia. Encontra-se com diminuição da expressão facial e do piscar dos olhos, adquirindo um olhar fixo (máscara facial). Apresenta também diminuição dos gestos corporais, podendo surgir alterações da marcha com diminuição dos movimentos automáticos e ausência do balanço dos braços ao caminhar (marcha em bloco).
- **Rigidez muscular:** observa-se aumento do tônus muscular. O paciente apresenta-se com os membros superiores rígidos, tronco fletido e encurvado para a frente, caminhando com passos curtos e arrastados, como se fosse uma peça em monobloco. Ocorre resistência aos movimentos passivos, geralmente de maneira intermitente, constituindo o fenômeno da roda dentada.
- **Instabilidade postural:** é consequência da perda dos reflexos de adaptação postural, levando ao aparecimento de retro e propulsão, contribuindo para o aumento da frequência de quedas nessa população.

A esses sinais cardinais podem somar-se outros achados:

- **Sintomas autonômicos:** pele excessivamente gordurosa, sialorreia e distúrbios vasomotores (hipotensão ortostática).
- **Alterações emocionais:** maior tendência a depressão, ansiedade e melancolia.
- **Alterações da voz:** redução do volume e da inflexão, tornando-a monótona, sem entonação, com períodos de pausa e hesitação.
- **Espasmos dolorosos:** caracterizados por cãibras.

O parkinsonismo pode ser dividido em grupos, conforme sua etiologia:

1. Primário ou idiopático (doença de Parkinson).
2. Parkinsonismo *plus,* no qual existem outros achados neurológicos: (a) atrofia de múltiplos sistemas; (b) paralisia

supranuclear progressiva; (c) degeneração corticobasal; (d) demência com corpúsculos de Lewy.

3. Secundário ou adquirido: (a) infecções: parkinsonismo pós-encefalítico, síndrome da imunodeficiência adquirida, neurocisticercose e outras; (b) toxinas: manganês, monóxido de carbono, 1-metil-4-fenil-1,2,3,6-tetra-hidropiridina (MPTP), organofosforados, metanol e outras; (c) medicamentos: antipsicóticos, reserpina, alfametildopa, meperidina, metoclopramida, cinarizina, flunarizina, lítio, amiodarona, inibidores seletivos da recaptação de serotonina, ácido valproico, ciclosporina, diltiazem, verapamil, anlodipina, nifedipina e outros; (d) vascular – doença vascular encefálica; (e) trauma – traumatismo cranioencefálico (TCE); (f) tumores do sistema nervoso central (SNC); (g) distúrbios metabólicos (hipoparatireoidismo); (h) doença de Machado-Joseph; (i) calcificação dos gânglios da base; (j) hidrocefalia de pressão normal; (k) doença de Wilson; (l) doença de Huntington.

A doença de Parkinson primária ou idiopática foi descrita por James Parkinson, em 1817, com o nome de paralisia agitante *(shaking palsy)*. É a causa mais frequente de parkinsonismo. Um estudo epidemiológico brasileiro demonstrou que a prevalência da doença de Parkinson pode chegar a 3,3% da população de adultos com mais de 65 anos de idade (Barbosa et. al, 2005). A doença é progressiva e incapacitante (Sonsalla, 2004; Young, 1999). Trata-se de doença neurodegenerativa que apresenta comprometimento, principalmente, dos gânglios da base, especificamente do sistema dopaminérgico nigroestriatal, que contém 80% da dopamina presente no cérebro.

A degeneração de neurônios da substância negra leva a uma deficiência da inervação dopaminérgica nos gânglios da base. Os gânglios da base formam parte do chamado sistema extrapiramidal e estão envolvidos na regulação da atividade motora (regulação do tônus muscular e dos movimentos automáticos e voluntários). A dopamina é o neurotransmissor produzido pelos neurônios da *pars compacta* da substância negra. O corpo estriado é rico em acetilcolina e dopamina. A acetilcolina tem efeito excitatório, enquanto a dopamina é inibitória. Estima-se que ocorra uma perda de mais de 60% dos neurônios nigroestriatais para que surjam os sinais motores da doença de Parkinson. A tomografia por emissão de pósitrons (PET) ou a tomografia por emissão de fóton único (SPECT) com marcador para enzimas ou proteínas pré-sinápticas pode ser útil para demonstrar a deficiência dopaminérgica no estriado, mas não há parâmetros suficientes no presente momento para qualificá-los como marcadores biológicos para o diagnóstico da doença (Felício et al., 2008).

O achado neuropatológico da doença de Parkinson consiste na identificação dos corpúsculos de Lewy, que são inclusões citoplasmáticas eosinofílicas encontradas na substância negra do mesencéfalo. Esses corpúsculos são formados em sua maior parte por filamentos de uma proteína denominada α-sinucleína. Não se conhece exatamente o processo etiopatogênico que culmina na formação dos agregados proteicos.

A etiopatogenia da doença de Parkinson permanece obscura, sendo atualmente aceita como uma doença de causa multifatorial. Identificaram-se mutações de alguns genes e fala-se do papel de toxinas endógenas ou exógenas associadas à predisposição genética. Segundo alguns autores, fatores genéticos tornariam alguns indivíduos mais suscetíveis a neurotoxinas exógenas ou endógenas, contribuindo, dessa maneira, com a etiopatogenia da doença de Parkinson. A esses fatores poderia somar-se o papel do estresse oxidativo e da disfunção mitocondrial, resultando em metabolismo aberrante, com formação de compostos endógenos tóxicos, responsáveis pelo dano progressivo e a morte dos neurônios dopaminérgicos (Jenner, 1996; Owen et al., 1997; Schapira, 1995).

Até o momento, não existem exames laboratoriais ou de neuroimagem estrutural ou funcional que sejam o padrão-ouro para o diagnóstico da doença de Parkinson. Esses exames podem ser úteis no diagnóstico diferencial entre a doença de Parkinson idiopática e outras síndromes parkinsonianas. O diagnóstico tem sido feito com base na história clínica e no exame físico, buscando-se os achados cardinais da doença e tentando excluir achados sugestivos de parkinsonismo secundário. Análises retrospectivas têm demonstrado que os achados clínicos que melhor predizem as alterações patológicas da doença de Parkinson idiopática são o tremor em repouso, a assimetria com um lado mais afetado do que o outro e a boa resposta à levodopa (Olanow, 2001).

Em 1982, na Califórnia, um grupo de jovens viciados em drogas desenvolveu subitamente sintomas parkinsonianos. A causa foi relacionada com a substância MPTP, que foi encontrada como contaminante de uma preparação que pretendia ser um análogo da meperidina. A MPTP provoca lesão total da substância negra, com destruição irreversível dos neurônios dopaminérgicos nigroestriatais, produzindo estado semelhante à doença de Parkinson. Isso acontece porque a monoaminoxidase tipo B (MAO-B) transforma a MPTP em MPP, produto tóxico que se acumula dentro dos neurônios dopaminérgicos da substância negra, destruindo-os (Parkinson Study Group, 1989).

Desenvolveu-se um modelo animal com primatas, injetando-se MPTP e observando-se parkinsonismo irreversível. Quando foi dada selegilina, inibidor seletivo da MAO-B, evitou-se a neurotoxicidade induzida pela MPTP. Isso se deveu ao fato de a selegilina impedir que a MAO transformasse a MPTP em MPP. Especulou-se que substâncias como a MPTP poderiam estar disseminadas em nosso ambiente e que a exposição repetida a pequenas quantidades dessas substâncias seria um dos fatores etiológicos no desenvolvimento da doença de Parkinson (Parkinson Study Group, 1989).

É importante ressaltar que o principal diagnóstico diferencial da doença de Parkinson é com o parkinsonismo medicamentoso. O clínico precisa manter-se atento ao histórico de exposição a substâncias antes de concluir pelo diagnóstico de doença de Parkinson idiopática. Entre os principais fármacos relacionados ao parkinsonismo, temos os antipsicóticos típicos (butirofenonas, fenotiazínicos ou tioxantênicos) ou atípicos (risperidona, olanzapina, entre outros), que bloqueiam os receptores pós-sinápticos da dopamina e causam sintomas nos idosos. Também a reserpina é capaz de produzir a síndrome parkinsoniana, depletando a dopamina dos neurônios pré-sinápticos. Também estão relacionados ao parkinsonismo medicamentoso a cinarizina e a flunarizina (antivertiginosos) e o valproato de sódio.

PRINCÍPIOS GERAIS DO TRATAMENTO

O objetivo principal do tratamento é a autonomia do paciente, ou seja, este deve ser mantido independente o maior tempo possível. A terapia deve ser individualizada, com escolha da medicação adequada a cada paciente, e o esquema posológico será reavaliado e reajustado periodicamente a fim de atingir-se o equilíbrio perfeito entre o alívio dos sintomas e a prevenção de reações adversas indesejáveis.

Até pouco tempo atrás havia um debate a respeito do tempo de início do tratamento medicamentoso, pois muitas vezes os pacientes oligossintomáticos e não incapacitados eram deixados sem tratamento até que os sintomas progredissem e os incapacitassem. Como o tratamento está associado a efeitos adversos a curto e longo prazo, o objetivo era poupar por mais tempo o uso dos medicamentos. Entretanto, nos últimos anos têm havido evidências, a partir de ensaios clínicos, de que o tratamento precoce dos pacientes pode atenuar o ritmo de progressão dos sintomas. O estudo ELLDOPA, divulgado em 2004, em parkinsonianos em fase inicial de sintomas comparou três braços de tratamento com doses diferentes de levodopa com um grupo que recebeu apenas placebo. Após um período de 40 semanas, todos os quatro braços tiveram a medicação ou o placebo suspensos. Após 2 semanas de *wash-out*, os escores motores dos pacientes que receberam tratamento ativo com levodopa estavam muito melhores dos que os dos pacientes que receberam apenas o placebo (Fahn et al., 2004). O estudo TEMPO, avaliando o efeito da rasagilina, uma inibidora da enzima MAO-B, detectou que, se os pacientes que recebiam placebo tinham o agente ativo adicionado após 6 meses, nunca atingiam o mesmo nível de melhora dos sintomas motores, quando comparados com os que recebiam o agente ativo desde o princípio (Parkinson Study Group, 2004). Tende-se a admitir que o tratamento precoce ativa mecanismos compensatórios nos núcleos da base e proporciona uma melhor evolução do quadro (Shapira & Obeso, 2009). A tendência atual é de tratar todos os pacientes desde o início do diagnóstico. O debate se dirige para a escolha de qual antiparkinsoniano é o ideal para cada fase da doença.

Até o momento, os medicamentos utilizados no tratamento do parkinsonismo são apenas sintomáticos, uma vez que nenhum deles faz desaparecer a degeneração neuronal. A escolha da medicação depende da etapa da doença em que se encontra o paciente e a terapêutica pode, e deve, ser mudada de acordo com a progressão e com os efeitos colaterais que venham a surgir (Rascol et al., 2002).

Não se deve esquecer que, além do tratamento farmacológico, existem medidas de extrema importância, como exercícios físicos, terapia ocupacional, psicoterapia e suporte familiar. Antes de abordarmos os fármacos propriamente ditos, devemos esclarecer a etiologia do parkinsonismo e, se este for secundário, tratar a causa básica. Por exemplo, deve-se evitar contato com substâncias tóxicas e suspender medicamentos.

A maior parte deste capítulo diz respeito ao tratamento do parkinsonismo idiopático (doença de Parkinson).

CLASSIFICAÇÃO DOS ANTIPARKINSONIANOS

Os antiparkinsonianos podem ser classificados em:

1. Precursores da dopamina (levodopa).
2. Anticolinérgicos (biperideno, triexifenidil, benztropina).
3. Inibidor da monoaminoxidase tipo B (selegilina, rasagilina).
4. Agonistas dopaminérgicos (bromocriptina, lisurida, pergolida, pramipexol, apomorfina, ropinirole).
5. Amantadina.
6. Inibidores da COMT (tolcapone, entacapone).

Levodopa

Após a descoberta de que a doença de Parkinson estava associada à perda de dopamina do corpo estriado, foram feitas tentativas de tratamento mediante sua reposição. No entanto, como a dopamina é incapaz de atravessar a barreira hematoencefálica, não pode ser administrada como tratamento. Contudo, a levodopa, precursor imediato da dopamina, atravessa a barreira hematoencefálica e se converte em dopamina.

Em 1967, foram obtidos os primeiros resultados terapêuticos com a mistura racêmica do composto. Em seguida, observou-se que a forma levógira da dopa é o componente realmente eficaz.

A levodopa é bem absorvida no intestino delgado. Após administração oral, as concentrações plasmáticas da levodopa atingem seu pico após 1 hora e a meia-vida plasmática é curta, em torno de 90 minutos. No sangue periférico, a levodopa é metabolizada pela dopadescarboxilase (DDC) e pela catecol-O-metiltransferase (COMT), convertendo-se respectivamente em dopamina e 3-O-metildopa (3OMD). A levodopa é rotineiramente administrada em combinação com um inibidor da dopadescarboxilase (benserazida ou carbidopa) para bloquear a conversão periférica da levodopa em dopamina. A administração isolada da levodopa faz com que esta seja quase totalmente descarboxilada prematuramente na periferia, transformando-se em dopamina, restando, assim, apenas quantidade muito pequena de levodopa para penetrar no SNC. Com isso, seriam necessárias doses cada vez mais elevadas de levodopa para a obtenção do efeito mínimo no cérebro, o que aumentaria significativamente os efeitos colaterais da dopamina na corrente sanguínea (náuseas, vômitos e efeitos cardiovasculares).

A terapia combinada (levodopa + inibidor da dopadescarboxilase) tem as seguintes vantagens:

1. Aumento da concentração plasmática de levodopa.
2. Diminuição da dose necessária de levodopa em aproximadamente 75%.
3. Diminuição dos efeitos adversos, como náuseas, vômitos e efeitos cardiovasculares.
4. A dose terapêutica pode ser alcançada mais rapidamente com menos efeitos colaterais.
5. Evita-se ou diminui-se o antagonismo da levodopa pela piridoxina.

Agentes que bloqueiam os receptores da dopamina, como os antipsicóticos (fenotiazinas, butirofenonas etc.), aqueles que depletam as reservas centrais de dopamina, como a reserpina, e outros fármacos, como fenitoína, papaverina e metoclopramida, diminuem a eficácia da levodopa. Quando esta é usada isoladamente, sem inibidores da descarboxilase, seu efeito pode ser diminuído pela ação da piridoxina (vitamina B$_6$). Isso se deve ao aumento da descarboxilação periférica da levodopa, induzida pela piridoxina.

O uso concomitante da levodopa com inibidor da monoaminoxidose (IMAO) não seletivo, como a fenelzina e a isocarboxazida, pode levar a crise hipertensiva. Por isso, os IMAO devem ser suspensos pelo menos 14 dias antes do uso da levodopa. Exceção se faz ao inibidor seletivo da MAO-B (selegilina), que tem sido utilizado no tratamento da doença de Parkinson, como veremos mais adiante.

Os anticolinérgicos podem diminuir a absorção da levodopa, uma vez que retardam seu esvaziamento gástrico.

Toxicidade e efeitos colaterais

Embora tenha sido levantada a possibilidade da suposta toxicidade da levodopa durante muito tempo, atualmente admite-se que não há qualquer evidência consistente a esse respeito (Agid, 1998; Fahn, 1997, 1998).

Os *efeitos gastrointestinais* dominam o quadro no início do tratamento. Os pacientes podem apresentar anorexia, náuseas, vômitos e desconforto epigástrico na fase inicial. Esses sintomas podem ser aliviados com o uso de pequenas doses no início do tratamento, aumento progressivo da posologia e administração concomitante aos alimentos. Esses efeitos indesejáveis, na maioria dos pacientes, desaparecem após alguns dias. Caso seja necessária a utilização de antiemético, é possível lançar mão da domperidona, que se tem mostrado segura nessa população.

Os *efeitos cardiovasculares* são pouco frequentes, porém uma variedade de arritmias cardíacas têm sido descritas (fibrilação atrial, taquicardia sinusal, extrassístoles ventriculares). Deve-se estar atento aos pacientes com arritmias cardíacas prévias. O uso de betabloqueadores pode controlá-las. Aproximadamente 30% dos pacientes apresentam hipotensão ortostática no início do tratamento. Esta, na maioria das vezes, é assintomática e desaparece com a continuidade do tratamento.

Alterações mentais podem surgir em 15% dos pacientes, constituindo-se de agitação, confusão mental, alucinações, ideias paranoides, sonhos vívidos, hipomania, depressão, conduta hipersexual e psicoses.

As *complicações motoras* frequentemente ocorrem em pacientes recebendo tratamento com levodopa por período mais prolongado (Fahn, 1992). Elas são mais comuns nos indivíduos mais jovens e ocorrem com frequência bem menor em pacientes que iniciaram seus sintomas após os 70 anos de idade (Gershanik, 1993; Kostic et al., 1991; Wagner et al., 1996). O uso crônico de levodopa está associado a uma série de complicações motoras, que incluem discinesias e flutuações motoras. Atualmente, essas complicações parecem estar relacionadas com eventos pré e pós-sinápticos, incluindo a estimulação pulsátil anormal dos receptores dopaminérgicos. Dois fatores contribuem para a estimulação pulsátil desses receptores: perda de terminais dopaminérgicos estriatais, que se acentua com o avanço da doença, com consequente perda de sua capacidade de estocar dopamina e controlar sua liberação, e a administração intermitente de levodopa, a qual apresenta meia-vida muito curta (Chase, 1998; Chase & Blanchet, 1998; Chase et al., 1993).

As discinesias são movimentos involuntários anormais que podem aparecer em muitos pacientes logo após os primeiros meses de tratamento com a levodopa. São movimentos bucolinguais, caretas, oscilações da cabeça e outros movimentos coreiformes ou distônicos dos braços, pernas ou tronco. As discinesias podem aparecer no período *off*, no pico de dose, ou ser bifásicas (início e final do efeito). As discinesias do período *off* geralmente são representadas pela distonia dolorosa do pé e têm sido abordadas com o uso de agonistas dopaminérgicos e inibidores da catecol-O-metil-transferase (ICOMT). A distonia matinal se constitui em um subgrupo de discinesia do período *off* que responde bem à administração de levodopa ao acordar e cuja incidência pode diminuir quando se usa levodopa de liberação prolongada ou agonista dopaminérgico antes de o paciente deitar-se.

As discinesias de pico de dose, como o nome indica, surgem no pico de concentração da levodopa e seu tratamento consiste em reduzir cada dose da medicação, o que se torna bastante complicado com a progressão da doença, a qual se associa à piora acentuada do parkinsonismo. Muitos pacientes preferem permanecer com as discinesias ao estado *off* de acinesia. Uma estratégia para esses casos é a utilização de agonistas dopaminérgicos na tentativa de reduzir a dose diária de levodopa sem causar piora do parkinsonismo. A amantadina também pode ser utilizada, demonstrando melhora em muitos pacientes (Stocchi et al., 1997).

As discinesias bifásicas são aquelas de tratamento mais complicado. Surgem em pacientes com doença mais avançada, os quais apresentam discinesias no início do período *on* e quando estão entrando no período *off*, ficando livre delas durante o pico da dose da levodopa. A utilização de ICOMT, assim como de agonistas dopaminérgicos, pode minimizar o problema em uma parcela dos pacientes.

Quando as discinesias são muito intensas, incapacitam o paciente e não melhoram com a abordagem farmacológica, indica-se cirurgia funcional.

As flutuações motoras constituem-se de alternância entre períodos de mobilidade e função motora relativamente bons (períodos *on*), nos quais o paciente apresenta resposta às medicações, e períodos de prejuízo da função motora (períodos *off*), nos quais o paciente responde pouco ou não responde ao tratamento. Na fase inicial da doença, a resposta à levodopa costuma ser estável e durar bem mais do que 4 horas, apesar de a meia-vida desta ser mais curta (60 a 90 minutos). Com o avanço da doença, a duração da resposta é encurtada progressivamente, aproximando-se da meia-vida da levodopa. Esse encurtamento da duração do efeito da levodopa é denominado fenômeno *wearing-off*. A primeira estratégia para abordagem desse fenômeno consiste em aumentar o número de doses da levodopa nas 24 horas sem, necessariamente, aumentar a dose total diária. Na prática, entretanto, esses pacientes podem necessitar de medicação a cada 2 horas ou menos, o que se torna um grande transtorno para sua vida e a de seus cuidadores. Os agonistas dopaminérgicos e os ICOMT podem ser usados na tentativa de contornar esse problema (Djaldetti & Melamed, 1998).

Outra flutuação motora é a latência prolongada da levodopa, que está associada à sua absorção gastrointestinal irregular, juntamente com a dificuldade de sua passagem pela barreira hematoencefálica e a diminuição da capacidade de armazenamento de dopamina no SNC. Para melhorar a absorção da levodopa aconselha-se diminuir a ingestão de proteínas em proximidade com o horário de tomada da levodopa. De preferência, essa deve ser usada com o estômago vazio. Uma medida prática consiste em fazer uso da dose de levodopa 1 hora antes ou 2 horas após os alimentos.

Atualmente, conta-se também com a levodopa solúvel, que possui latência de início de ação reduzida e, consequentemente, efeito mais rápido. Se o paciente estiver em uso de levodopa de liberação prolongada, é possível encurtar sua latência associando-a com levodopa de liberação imediata.

Por fim, o paciente pode apresentar outro tipo de flutuação motora, denominada fenômeno *on-off* (liga-desliga). Essas flutuações são imprevisíveis e parecem estar relacionadas com alterações farmacodinâmicas secundárias ao estímulo intermitente dos receptores dopaminérgicos. Seu tratamento pode ser feito com agonistas dopaminérgicos, com ICOMT e associações entre eles.

Contraindicações e precauções

A levodopa deve ser evitada em pacientes com insuficiências renal, cardíaca e hepática graves, bem como na presença de psicoses, glaucoma de ângulo fechado, melanoma maligno, convulsão, gravidez e amamentação. Deve ser usada com cautela nos pacientes com hipotensão ortostática, diabetes e úlcera péptica.

Deve-se ter cuidado em relação aos idosos, uma vez que estes não toleram doses elevadas. A suspensão abrupta da levodopa tem riscos importantes que devem ser evitados, a menos que se trate de intoxicação grave.

Uso clínico e posologia

A levodopa, em combinação com um inibidor periférico da dopadescarboxilase, é o agente padrão mais eficaz no tratamento do parkinsonismo. Todos os sintomas podem ser melhorados. A eficácia é maior, entretanto, quando há acinesia e rigidez e menor quando ocorrem tremores e alterações da marcha.

A levodopa não impede a progressão da doença de base, porém melhora substancialmente os sintomas, diminuindo a morbidade e a mortalidade dos pacientes. Em virtude da série de efeitos colaterais que surgem com seu uso, principalmente com a terapia prolongada, deve-se iniciá-la somente quando os pacientes apresentam sintomas parkinsonianos que interfiram em suas atividades diárias. O estudo ELLDOPA, conduzido nos EUA, relaciona o potencial da levodopa para induzir flutuações motoras e discinesias, no início da doença, com a dose administrada do medicamento. A utilização de doses baixas de levodopa em monoterapia parece ter menor potencial para produzir essas complicações, em comparação com doses maiores (Fahn, 1999).

O tratamento deve ser iniciado com pequenas doses, as quais devem ser ajustadas cuidadosamente, a fim de obter-se a melhor resposta com o mínimo de efeitos colaterais. A dose deve ser aumentada lentamente e o paciente atentamente observado. Caso apareça qualquer reação adversa, deve-se diminuí-la. Em geral, o tratamento é iniciado com 100mg de levodopa, aumentando-se subsequentemente a dose, dependendo da resposta terapêutica e dos efeitos colaterais que o paciente apresente. O aumento da dose deve ser a intervalos de 3 dias ou mais, a fim de reduzir os efeitos colaterais. A dose usual de levodopa, nos estágios iniciais da doença, é de 300 a 400mg/dia, administrados em doses divididas durante o dia. Os pacientes em fases mais avançadas da doença necessitam de dosagens maiores. No início do tratamento, aproximadamente 80% dos pacientes melhoram e 20% restabelecem sua função normal. Entretanto, à medida que a doença avança, a resposta ao tratamento se deteriora.

No Brasil, a levodopa é comercializada tanto associada à benserazida como à carbidopa. Dispomos de apresentações de liberação padrão e de liberação lenta. A levodopa de liberação lenta apresenta latência de início de ação prolongada e necessita ser utilizada em doses 20% a 30% mais altas para a obtenção das mesmas respostas clínicas que a levodopa padrão. A associação da levodopa com benserazida também é encontrada sob a forma solúvel para ser diluída em água, o que reduz a latência do início de ação do fármaco.

As preparações de levodopa com liberação controlada em tese seriam indicadas nos casos de flutuações da resposta terapêutica, pois esse tipo de liberação possibilitaria a administração de doses mais espaçadas, diminuindo os períodos *off*. Na prática, todavia, não observamos um efetivo prolongamento do tempo de efeito da levodopa, talvez em decorrência de uma absorção muito irregular desses preparados de ação prolongada. Alguns pacientes realmente podem se beneficiar dessas preparações e as temos prescrito como opção para a última dose de levodopa do dia, na tentativa de evitar períodos *off* no meio da noite e as distonias precoces da manhã (distonia de período *off*).

Anticolinérgicos

A acetilcolina está envolvida na doença de Parkinson. Age nos interneurônios estriatais (núcleo caudado e putâmen), onde exerce função excitatória. Ao mesmo tempo, a dopamina age nos neurônios nigroestriatais, exercendo ação inibitória. Apesar de os neurônios colinérgicos não estarem lesados na doença de Parkinson, a diminuição da dopamina faz com que haja hiperatividade funcional do sistema colinérgico. É desse desequilíbrio entre a ação da dopamina e a da acetilcolina que surge a sintomatologia do parkinsonismo. Logo, outra forma de tratamento para o parkinsonismo é a diminuição da atividade colinérgica, a fim de reequilibrar esses sistemas excitatório (colinérgico) e inibitório (dopaminérgico).

Os anticolinérgicos têm sido utilizados desde 1940, e ainda encontram-se disponíveis em nosso meio o triexifenidil e o biperideno.

Após administração oral, o produto sofre rápida e quase completa absorção intestinal. Suas concentrações plasmáticas máximas são alcançadas entre 1 e 2 horas após dose oral, e a meia-vida de eliminação está entre 10 e 12 horas.

Inibem diretamente o sistema parassimpático central e periférico. Na doença de Parkinson, a diminuição da dopamina (inibitória) libera o sistema excitatório (colinérgico), cujo mediador químico é a acetilcolina. Os anticolinérgicos agem bloqueando os receptores colinérgicos nos gânglios da base. Assim, o bloqueio dos receptores situados nos interneurônios estriatais explica sua ação antiparkinsoniana.

Seus efeitos colaterais podem ser potencializados por todos os produtos que apresentam propriedades atropínicas, como os antiespasmódicos, antidepressivos tricíclicos com atividade anticolinérgica, bem como os fenotiazínicos e anti-histamínicos.

Toxicidade e efeitos colaterais

A maioria dos efeitos colaterais dos anticolinérgicos está relacionada com o bloqueio da atividade colinérgica central e periférica exercido por esses fármacos. Podem ser observadas midríase com turvação da visão, boca seca, anidrose, hipertermia, taquicardia, hipotensão postural, obstipação, urgência e retenção urinária. Confusão mental, alucinações, sonolência e psicose ocorrem com mais frequência nos pacientes com mais de 70 anos de idade e são determinadas pela ação antimuscarínica central.

A intoxicação aguda traduz-se por taquicardia com midríase paralítica, astenia, cefaleia e, sobretudo, alucinações e agitação, podendo evoluir para coma.

Contraindicações e precauções

Os anticolinérgicos estão contraindicados nos pacientes com megacólon, adenoma prostático e glaucoma de ângulo fechado. Pacientes com hipertrofia prostática podem desenvolver retenção urinária, assim como os pacientes com obstipação podem formar fecalomas. Não devem ser usados em pacientes com comprometimento cognitivo, história de confusão mental, alucinações e delírios, assim como naqueles mais idosos.

Uso clínico e posologia

Os anticolinérgicos foram os agentes mais eficazes no tratamento do parkinsonismo durante vários anos. Entretanto, com o aparecimento de outros medicamentos, deixaram de exercer o papel principal para se tornarem coadjuvantes. Sua eficácia é bem menor do que a da levodopa. Seu uso tem sido reservado para os pacientes que se encontram no início da doença, oligossintomáticos, com menos de 60 anos de idade, com função cognitiva preservada e, principalmente, se o tremor é o sintoma predominante. Também são usados naqueles que não toleram ou não respondem à levodopa. Apresentam maior efeito sobre o tremor e pequeno valor sobre os outros achados parkinsonianos, como rigidez, bradicinesia e alterações dos reflexos posturais. São também empregados como tratamento coadjuvante com a levodopa ou os agonistas dopaminérgicos, pois observam-se efeitos sinérgicos benéficos nos pacientes. Constituem agentes de escolha no parkinsonismo induzido por medicamentos. Devem ser iniciados com a menor dose possível e o aumento deve ser gradual, até a melhora dos sintomas ou o surgimento de efeitos colaterais indesejáveis.

O triexifenidil deve ser empregado na dose de 1mg de 12 em 12 horas e aumentado progressivamente a cada 3 a 5 dias, até a dose de 6 a 8mg/dia. O biperideno deve ser iniciado com 2mg/dia, divididos em duas tomadas, aumentando-se lentamente até 8mg/dia, divididos em três tomadas.

Os anticolinérgicos não devem ser suspensos abruptamente, pois existe o risco de efeito-rebote e de piora do parkinsonismo.

Estudos recentes têm demonstrado que pacientes que tenham utilizado anticolinérgico para os sintomas motores têm risco aumentado para o desenvolvimento de demência associada à doença de Parkinson no futuro. Esta, associada a seu perfil de efeitos adversos a curto prazo, é uma das razões que explicam o declínio do uso dos anticolinérgicos na doença de Parkinson.

Selegilina

Vários experimentos têm demonstrado a importância da selegilina ou do deprenil no tratamento da doença de Parkinson. O principal deles foi desenvolvido com a substância MPTP. Observou-se que os usuários de medicamentos contendo essa substância desenvolveram parkinsonismo irreversível. Estudos posteriores com primatas revelaram que a selegilina protegia os animais dos efeitos do MPTP. Os macacos tratados com selegilina, antes de receberem o MPTP, não desenvolveram parkinsonismo, enquanto todos aqueles que receberam MPTP, sem estar sob a proteção da selegilina, desenvolveram o distúrbio.

Ensaios clínicos duplo-cegos, controlados, realizados com pacientes parkinsonianos não tratados anteriormente (Parkinson Study Group, 1989, 1993), demonstraram que a selegilina pode retardar o início de incapacidade e a progressão de sinais e sintomas motores em comparação com placebo.

Embora alguns autores tenham sugerido que a selegilina apresente ação neuroprotetora, avaliações posteriores mostraram que esse achado provavelmente se devia a seu leve efeito sintomático sobre a doença. Desse modo, a selegilina não é indicada para essa função.

A selegilina é um inibidor seletivo da MAO-B que inibe a degradação intraneural de dopamina no sistema nigroestriatal e bloqueia a recaptação dessa substância. A MAO-B é uma das enzimas que degradam a dopamina no cérebro. Sua absorção é rápida após administrarção oral, em torno de 30 minutos. Seu pico máximo ocorre em cerca de 2 horas.

Toxicidade e efeitos colaterais

O paciente pode apresentar secura da boca, náuseas, vômitos, vertigem, insônia, cãibras, hipotensão ortostática e arritmias cardíacas. Também aumenta o risco de aparecimento de discinesias e problemas neuropsiquiátricos, principalmente em idosos. Estes decorrem da potencialização da ação dopaminérgica da levodopa pela selegilina.

O grupo de pesquisa sobre a doença de Parkinson do Reino Unido descreveu aumento do número de mortes em pacientes que receberam a associação de levodopa com selegilina, comparados com os pacientes tratados apenas com a levodopa. Embora esses achados não tenham sido confirmados por outros estudos, como essa associação propicia o aparecimento de hipotensão postural sintomática, seu uso deve ser avaliado com muita cautela em pacientes com problemas cardiovasculares e em idosos (Parkinson's Disease Research Group of the United Kingdom, 1995).

Contraindicações e precauções

A selegilina está contraindicada na gravidez e nas pacientes que estão amamentando. Deve-se ter cuidado com seu uso em pacientes com insuficiência renal ou hepática grave, afecções do sistema cardiovascular, glaucoma de ângulo fechado, tireotoxicose e presença de psicoses. Deve-se ter cuidado com a associação de selegilina com ISRS, pois pode induzir síndrome serotonérgica ou crise hipertensiva.

Uso clínico e posologia

A selegilina tem sido utilizada na tentativa de aumentar a resposta da levodopa ao inibir a degradação da dopamina. Pode ser usada isoladamente no início da doença, pois apresenta efeito sintomático leve. É mais eficaz, porém, como coadjuvante da levodopa. Quando se utiliza a selegilina em associação com a levodopa, deve-se diminuir a dose desta em até 30%. Em um grande estudo controlado por placebo (Parkinson Study Group, 1989), o uso da selegilina retardou significativamente a necessidade do emprego de levodopa em cerca de 9 meses. O valor da selegilina é limitado nos pacientes com doença avançada. A selegilina pode ser usada para melhorar o fenômeno do encurtamento do efeito da dose de levodopa, porém, como existem estratégias mais eficazes e mais bem toleradas, principalmente para os pacientes idosos, seu emprego com essa finalidade não é frequente. Alguns pacientes apresentando os bloqueios motores da marcha (*freezings*) podem se beneficiar da adição de selegilina ao tratamento.

O tratamento deve ser iniciado com 2,5mg duas vezes ao dia, aumentando-se lentamente, até alcançar a dose total de 10mg/dia, dividida em duas tomadas. Não se observa benefício com doses superiores a 10mg/dia. Como a selegilina pode causar insônia, não deve ser prescrita após o início da tarde.

A rasagilina é outro inibidor da MAO-B que ainda não está liberada para uso no Brasil, mas há evidências de que seu perfil de eficácia e tolerabilidade supere o da selegilina.

Agonistas dopaminérgicos

Esses medicamentos exercem efeitos mediante a estimulação direta dos receptores dopaminérgicos. São divididos em ergolínicos e não ergolínicos. Atualmente, dispomos de bromocriptina, lisurida, pergolida, pramipexol, apomorfina, piribedil, cabergolina e ropinirol. Apesar de diferirem em suas propriedades farmacocinéticas, esses fármacos são muito semelhantes em sua eficácia clínica.

Estudos têm apontado os agonistas dopaminérgicos como eficazes em monoterapia para controle dos sintomas motores no início do tratamento (Factor, 1999). Além disso, tem sido demonstrado que complicações motoras associadas ao tratamento com levodopa estão reduzidas de maneira significativa nos pacientes que iniciam terapia com esses fármacos. Sua utilização como coadjuvante da levodopa melhora o parkinsonismo e diminui as discinesias e flutuações motoras nos pacientes com doença de Parkinson avançada (Rinne, 1987, 1989).

Bromocriptina

A bromocriptina foi inicialmente introduzida para o tratamento da disfunção hipofisária e foi o primeiro agonista dopaminérgico a ser aprovado no tratamento da doença de Parkinson, desde a década de 1970. Derivado ergolínico com potente ação agonista dos receptores da dopamina, estimula os receptores dopaminérgicos do SNC, sistema cardiovascular, eixo hipotálamo-hipofisário e trato gastrointestinal e inibe a secreção do hormônio da hipófise anterior. Rapidamente absorvida pelo trato gastrointestinal, após administração oral, atinge concentração plasmática máxima em 1 a 3 horas. Sua meia-vida é de 4 a 6 horas.

Seus efeitos colaterais relacionam-se com o aumento da atividade dopaminérgica. No início do tratamento, alguns pacientes podem apresentar náuseas, vômitos, tontura, fadiga, hipotensão ortostática, obstipação, sonolência e secura da boca. A hipotensão é o efeito colateral inicial mais significativo. A hepatotoxicidade é rara e resolve-se com a suspensão do medicamento. Podemos também observar fenômeno de Raynaud e eritromelalgia nas extremidades dos membros inferiores, que desaparecem com a suspensão do medicamento. Trata-se de edema vermelho e quente dos membros inferiores, associado a vasculopatia infiltrativa mononuclear da pele.

A bromocriptina provoca efeitos colaterais psiquiátricos semelhantes aos encontrados com o uso da levodopa.

Contraindicações e precauções

A bromocriptina deve ser prescrita com cuidado nos pacientes com história de psicoses, doença cardiovascular grave, infarto do miocárdio recente, úlcera péptica e patologia vascular periférica. Derrame pleural e fibrose retroperitoneal podem ser observados quando o medicamento é usado em grandes doses e por tempo prolongado.

Uso clínico e posologia

Apesar de demonstrar eficácia semelhante à dos outros agonistas dopaminérgicos, sua utilização está limitada em razão do perfil de efeitos colaterais.

A bromocriptina deve ser iniciada sempre com alimentos, empregando-se pequenas doses (1,25mg/dia) à noite, com o paciente deitado para evitar fenômeno de primeira dose (hipotensão súbita). O aumento das doses deve ser feito lentamente (meio comprimido por semana) até atingir 15 a 30mg/dia, divididos em três tomadas. Os pacientes com doença leve geralmente respondem à dose de 15 a 30mg/dia. Em fases mais avançadas, podem exigir 50 a 100mg/dia. Quando em combinação com outros fármacos, doses menores costumam ser eficazes.

Agentes dopaminérgicos ergolínicos

São derivados da bromocriptina com efeitos muito parecidos e com um perfil de tolerabilidade um pouco melhor, mas que foram retirados do uso clínico em função da descrição de diversos casos de degeneração valvar cardíaca grave. Entre os ergolínicos encontram-se a lisurida, a pergolida e a cabergolina. A cabergolina permanece no mercado e pode ser útil para a doença de Parkinson, mas sua indicação de bula atual é para adenoma de hipófise.

A cabergolina é rapidamente absorvida pelo trato gastrointestinal e tem meia-vida de 65 horas, o que torna possível sua administração em dose única diária. Recomendam-se doses de 0,5 a 5mg/dia, iniciando-se com 0,25mg/dia. Seu uso é limitado em função do maior custo, quando comparado com os dos outros agonistas dopaminérgicos.

Pramipexol

Agonista dopaminérgico do tipo aminobenzotiazol e não derivado do *ergot*, apresenta elevadas seletividade e afinidade pela subfamília D_2 (D_2, D_3 e D_4) e principalmente pelo receptor D_3. As propriedades agonistas dopaminérgicas do pramipexol são consequência de sua ligação com esses receptores, estimulando-os.

Sua absorção é rápida e completa após administração oral, porém pode diminuir com a ingestão de alimentos. Atinge concentrações plasmáticas máximas entre 1 e 3 horas e meia-vida de eliminação longa, variando de 8 a 12 horas, de acordo com a idade do paciente.

Toxicidade e efeitos colaterais

Foram relatados os seguintes efeitos colaterais: náuseas, obstipação, tontura, sonolência, insônia, astenia, alucinações, hipotensão postural, cefaleia, confusão e discinesias. A administração do pramipexol com alimentos pode diminuir as náuseas. Por não ser derivado do *ergot*, não apresenta efeitos colaterais próprios desse grupo, como fibrose retroperitoneal e pulmonar, fenômeno de Raynaud e eritromelalgia.

Quando o pramipexol é utilizado concomitantemente com a levodopa, recomenda-se diminuição da dose de levodopa, a fim de evitar efeitos colaterais dopaminérgicos, principalmente discinesias.

Contraindicações e precauções

O pramipexol está contraindicado apenas nos pacientes que apresentam hipersensibilidade ao medicamento ou a qualquer componente de sua fórmula. Deve-se ter cuidado com seu uso em associação com a levodopa, necessitando-se diminuir a dosagem desta para evitar discinesias e alucinações.

Nos pacientes com doença renal, a dose deve ser ajustada, pois sua eliminação é predominantemente renal. Como há diminuição do *clearance* renal com a idade, pode ser necessário ajuste posológico nos idosos.

Como não existem estudos controlados em mulheres grávidas, seu uso só se justifica nessa população quando os benefícios são muito superiores aos potenciais riscos para o feto. Não deve ser usada durante o aleitamento, pois inibe a secreção de prolactina.

Uso clínico e posologia

O pramipexol está indicado como monoterapia na fase inicial da doença de Parkinson idiopática ou em associação com outros medicamentos nas fases mais avançadas da doença (Dooley & Markham, 1998; Waters, 2002). A posologia recomendada para iniciar o tratamento é de 0,375mg/dia, dividida em doses de 0,125mg três vezes ao dia. Essa dosagem deve ser ajustada gradualmente até a obtenção do efeito terapêutico desejado, levando-se em conta os efeitos colaterais. O aumento deve ser realizado a cada 7 a 10 dias. A dose mínima eficaz situa-se em torno de 1,5mg/dia, sendo possível chegar ao máximo de 4,5mg/dia.

Nos pacientes com insuficiência renal, deve-se iniciar o tratamento com doses menores (0,125mg duas vezes ao dia ou uma vez ao dia, dependendo da função renal). O aumento da dose deve ser mais lento e com monitoração do *clearance* de creatinina, sendo possível manter apenas uma ou duas doses diárias, de acordo com a função renal.

A interrupção do tratamento deve ser gradual, no decorrer de 1 semana.

Amantadina

A amantadina foi introduzida inicialmente como agente antiviral para proteção contra a influenza A. No entanto, em 1969, foi descoberto seu benefício na doença de Parkinson. Esse efeito foi notado quando esse fármaco foi usado em um paciente parkinsoniano, para prevenção da influenza, observando-se, paralelamente, acentuada melhora dos sintomas extrapiramidais.

Seu mecanismo de ação ainda não está bem estabelecido. Acredita-se que ela exerça sua função aumentando a liberação e o bloqueio da recaptação de dopamina e estimulando seus receptores. Parece ter também propriedades anticolinérgicas.

Após administração oral, a amantadina é rápida e totalmente absorvida em nível intestinal. Seus níveis séricos máximos são alcançados em 1 a 4 horas. Tem duração de ação relativamente longa, com meia-vida plasmática entre 9 e 15 horas, a qual é multiplicada por dois nos pacientes idosos.

A amantadina potencializa a ação dos anticolinérgicos, podendo induzir reação psicótica aguda. Pode exacerbar discinesias induzidas pela levodopa.

Toxicidade e efeitos colaterais

Em comparação com a levodopa e os anticolinérgicos, a amantadina é relativamente desprovida de efeitos colaterais. Quando esses existem, são geralmente leves, transitórios e reversíveis. A hipotensão ortostática é frequente, porém habitualmente moderada e não obriga à suspensão do tratamento. Os transtornos digestivos são pouco importantes, sendo as náuseas e os vômitos muito menos frequentes do que com a levodopa.

Distúrbios tróficos dos membros inferiores e, mais raramente, dos membros superiores ocorrem em um sexto dos casos. Trata-se de edema duro, localizado primeiro na região maleolar, de onde se difunde para todo o pé e para a perna. Acompanha-se de livedo *(livedo reticularis)* nas pernas, nas coxas e até mesmo no antebraço. Sua aparição deve levar à diminuição da dose de amantadina e, algumas vezes, à sua suspensão.

As manifestações psiquiátricas são mais frequentes em idosos, mas podem ocorrer em qualquer faixa etária, quando são utilizadas doses elevadas, podendo regredir com a diminuição dessas. Trata-se de estado confusional, com alucinações visuais e auditivas, agitação psicomotora, hipomania, pesadelos e insônia.

A associação com levodopa não aumenta os efeitos colaterais, exceto os psiquiátricos.

Contraindicações e precauções

A amantadina é contraindicada na gravidez e durante a amamentação. Deve ser usada com cautela em pacientes com epilepsia, pois pode diminuir o limiar de convulsão, assim como naqueles com cardiopatia e insuficiência renal. Deve-se evitar o uso em pacientes com sinais de demência ou de alucinações visuais.

Uso clínico e posologia

A amantadina é menos eficaz do que os agonistas dopaminérgicos e a levodopa. Pode ser útil como monoterapia nas fases iniciais da doença de Parkinson. Age principalmente nos três sinais cardinais do Parkinson, ou seja, tremor, rigidez e acinesia. Na fase avançada, é útil para reduzir as discinesias induzidas pela levodopa.

De modo geral, não há necessidade de titulação da dose da amantadina, prescrevendo-se a dose inicial de 200mg/dia em duas tomadas e a dose-limite de 300mg/dia, dividida em três tomadas. Nos pacientes mais idosos, recomenda-se a utilização de doses menores.

INIBIDORES DA COMT

A dopadescarboxilase (DDC) e a catecol-O-metil-transferase (COMT) são as enzimas mais importantes do catabolismo da levodopa. Esta é rapidamente catabolizada na periferia pela DDC e pela COMT. Essas enzimas convertem a levodopa em dopamina e 3-O-metildopa, reduzindo a biodisponibilidade da levodopa. Por isso, as preparações de levodopa usadas no tratamento da doença de Parkinson passaram a ser associadas a inibidores da DDC (benserazida e carbidopa) em suas preparações. Após essa administração continuada da levodopa com os inibidores da DDC, o catabolismo principal da levodopa passou a ser realizado pela COMT, dando origem à 3-O-metildopa. Inibindo-se a COMT, é possível prolongar a meia-vida da levodopa no plasma e no cérebro (Fahn, 1998).

Uma das medidas para aumentar e prolongar os efeitos da levodopa consiste em prevenir sua degradação pelas enzimas metabolizadoras. Na ausência de inibidor da DDC, como a carbidopa, 70% da levodopa sofrem descarboxilação enzimática e 10% são O-metilados pela COMT para formar 3-O-metil-dopa (3-OMD). Logo, quando a levodopa é administrada concomitantemente com carbidopa ou benserazida, o catabolismo pela COMT é a via principal.

Dois inibidores reversíveis da COMT estão disponíveis no mercado: a entacapona e a tolcapona.

Tolcapona

A tolcapona é um inibidor reversível da COMT, central e periférico, que age aumentando a biodisponibilidade da levodopa extra e intracerebral.

É rapidamente absorvido por via oral, e essa absorção é retardada pelos alimentos. Após administração oral, apresenta biodisponibilidade de aproximadamente 65%. A tolcapona tem meia-vida curta, de aproximadamente 1 a 2 horas.

A tolcapona pode alterar a farmacocinética de agentes metabolizados pela COMT, como, por exemplo, o rimeterole, a isoprenalina, a adrenalina, a noradrenalina, a dopamina, a dobutamina, a alfametildopa e a apomorfina. Por isso, deve-se avaliar a necessidade de diminuição das doses desses compostos quando forem administrados concomitantemente com a tolcapona.

A tolcapona também pode interferir com medicamentos que sofrem ação da enzima do citocromo P450 do tipo 2C9, em virtude de sua afinidade por essa enzima. Como exemplo desses fármacos, temos a varfarina, cujo uso associado à tolcapona exige monitoração mais cuidadosa dos parâmetros de coagulação.

Toxicidade e efeitos colaterais

Os efeitos colaterais mais frequentes são: anorexia, náuseas, diarreia, dispepsia, hipotensão postural, tontura, cefaleia, transtornos do sono e discinesias; destes, a diarreia foi responsável pela interrupção do tratamento em 5% dos pacientes. As discinesias podem ser diminuídas com a redução da dose de levodopa em torno de 20% a 30% no início do tratamento. Também pode ser relatada a descoloração temporária da urina.

Outro efeito colateral importante é a disfunção hepática, sendo necessária a monitoração periódica das transaminases durante o uso da tolcapona. Há relatos de aumento nas transaminases em 1% a 3% dos pacientes tratados com a tolcapona, e já foram descritos casos de hepatite fulminante. Recomenda-se a checagem das transaminases antes do início do tratamento e a cada 2 semanas durante os primeiros 12 meses.

Contraindicações e precauções

A tolcapona está contraindicado em pacientes com hipersensibilidade a esse medicamento, assim como em pacientes com evidência de doença hepática ou aumento das transaminases, história prévia de síndrome neuroléptica maligna, rabdomiólise não traumática e discinesias graves.

A tolcapona não deve ser administrado em associação com IMAO não seletivos (p. ex., fenelzina ou tranilcipromina), ou IMAO-A e IMAO-B, simultaneamente, pois funcionam como inibidores não seletivos da MAO. Os IMAO-B seletivos, como a selegilina, não devem ser usados em doses maiores do que 10mg/dia associados à tolcapona, pois, acima dessas doses, também podem perder a seletividade.

Uso clínico e posologia

Em virtude do risco de hepatite aguda potencialmente fatal, a tolcapona não deve ser considerado terapia de primeira linha. Seu uso está indicado como coadjuvante da levodopa na doença de Parkinson, apenas no manejo de pacientes que apresentem flutuações de resposta e não tenham obtido melhora satisfatória com outras terapêuticas.

A tolcapona deve ser administrado por via oral, começando-se com 100mg três vezes ao dia. Sua primeira dose deve ser administrada juntamente com a primeira dose diária da levodopa e as doses seguintes da tolcapona administradas 6 e 12 horas após a primeira dose desse medicamento.

No início da terapia com a tolcapona, os pacientes podem necessitar de ajuste na dose da levodopa, principalmente quando esta for superior a 600mg/dia, ou quando os pacientes apresentarem discinesias de moderadas a graves. Quando esse ajuste é necessário, a redução média da dose diária da levodopa encontra-se em torno de 30%. Se o paciente não obteve melhora e o benefício esperado justifica os riscos de hepatotoxicidade com doses mais elevadas, a posologia da tolcapona poderá ser aumentada para 200mg três vezes ao dia, não excedendo a dose máxima de 600mg/dia, pois não se demonstrou aumento da eficácia acima dessas doses. Lembrar que, quando se aumenta a dose da tolcapona, pode ser necessária nova diminuição na posologia da levodopa.

Caso seja necessário interromper o uso da tolcapona, deve-se avaliar a necessidade do aumento das doses diárias da levodopa para evitar quadro semelhante à síndrome neuroléptica maligna.

Entacapona

A entacapona inibe a COMT perifericamente, aumentando, de modo dose-dependente, os níveis plasmáticos de levodopa e diminuindo seu metabolismo para 3-O-metildopa, quando associado com a levodopa (Holm & Spencer, 1999). A entacapona não atravessa a barreira hematoencefálica e, portanto, não age na COMT em nível central.

A absorção oral da entacapona é rápida e não é afetada pelos alimentos. Sua meia-vida é de 1 a 2 horas.

Interações medicamentosas

Além das interações medicamentosas já referidas para a tolcapona, em razão da limitada experiência na utilização da entacapona concomitante aos inibidores seletivos da MAO-A ou aos antidepressivos tricíclicos, não se recomenda essa associação.

Toxicidade e efeitos colaterais

São semelhantes aos efeitos descritos para a tolcapona, com exceção da hepatotoxicidade, pois não há evidências de que a entacapona cause qualquer toxicidade hepática significativa. Portanto, não há exigência de monitoração da função hepática durante o tratamento.

A entacapona é contraindicada em pacientes com hipersensibilidade a seus componentes, assim como em pacientes com comprometimento hepático e feocromocitoma. Quando administrada com a selegilina, a dose desta não deve exceder 10mg/dia.

O uso da entacapona está contraindicado em associação com inibidores não seletivos da MAO-A e da MAO-B (p. ex., fenelzina, tranilcipromina), assim como seu uso com um IMAO-A e IMAO-B concomitante.

O uso na gravidez e na lactação é contraindicado.

Uso clínico e posologia

A entacapona está indicada como coadjuvante da levodopa no tratamento de pacientes com doença de Parkinson e flutuações motoras. Sua posologia é de um comprimido de 200mg associado com cada dose de levodopa. A dose máxima diária é de 1.400mg/dia.

Como já ressaltado em relação à tolcapona, pode ser necessário o ajuste na posologia da levodopa no início do tratamento com a entacapona. Esse ajuste pode consistir na redução de aproximadamente 30% da dose da levodopa.

Atualmente, dispomos em nosso meio de apresentações que associam a entacapona com a levodopa e a carbidopa em um mesmo comprimido.

CONSIDERAÇÕES FINAIS

A despeito da eficácia dos medicamentos antiparkinsonianos, especialmente da levodopa, o tratamento é meramente sintomático e não impede que a doença siga seu curso progressivo. Além disso, os antiparkinsonianos aqui mencionados tratam apenas os sintomas motores da doença que são de fato incapacitantes, mas não os únicos. Na doença de Parkinson, os sintomas não motores, como depressão, demência e fadiga, são importantes e devem ser abordados pelo clínico.

No manejo dos sintomas motores tendemos a utilizar três critérios para a escolha do medicamento. São eles: a idade do paciente, o grau de incapacitação e se está ativo profissionalmente. Nos pacientes com mais de 70 anos de idade, há preferência pela levodopa sobre os demais medicamentos, pois o perfil de tolerabilidade é melhor para essa faixa etária e a expectativa de vida é mais curta sendo, portanto, menores as chances de ocorrerem efeitos adversos de longo prazo.

Nos pacientes com grau de incapacitação significativo, mesmo os mais jovens, prefere-se também utilizar a levodopa. Nos pacientes mais jovens sem incapacitação, a tendência é de se utilizar a selegilina ou a amantadina. Quando já há algum grau de incômodo com os sintomas ou uma incapacitação leve, prescrevem-se os agonistas dopaminérgicos (pramipexol).

Se o paciente está ativo profissionalmente e tem seu emprego ameaçado em decorrência dos sintomas motores, são preferidos os medicamentos mais eficazes, como a levodopa ou os agonistas dopaminérgicos, analisando-se caso a caso.

REFERÊNCIAS

Agid, Y. Levodopa: is toxicity a myth? Neurology 1998; 50:858-63.

Barbosa MT, Caramelli P, Maia DA et al. Parkinsonism and Parkinson's disease in the elderly. A community-based survey in Brazil – The Bambui study. Mov Disord 2006; 21:800-8.

Chase TN, Mouradian MM, Engber TM. Motor response complications and the function of striatal efferent systems. Neurology 1993; 43(suppl 6):S23-S27.

Chase TN, Oh JD, Blanchet PJ. Neostriatal mechanisms in Parkinson's disease. Neurology 1998; 51(suppl 2):S30-S35.

Chase TN. The significance of continuous dopaminergic stimulation in the treatment of Parkinson's disease. Drugs 1998; 55:1-9.

Colcher A, Simuni T. Clinical manifestations of Parkinson's disease. Med Clin North Am 1999; 83:327-47.

Djaldetti R, Melamed E. Management of response fluctuations: practical guidelines. Neurology 1998; 51 (suppl. 2):S36-S40.

Dooley M, Markham A. Pramipexol: revisão de sua utilização no tratamento da doença de Parkinson inicial e avançada. Drugs & Aging 1998; 12:495-514.

Factor SA. Dopamine agonists. Med Clin North Am 1999; 83:415-43.

Fahn S. Adverse effects of levodopa. In: Olanow CW, Lieberman AN (eds.) The scientific basis for the treatment of parkinson's disease. Carnforth, England: Parthenon Publishing Group, 1992.

Fahn S. Fetal-tissue transplants in Parkinson's disease. N Eng J Med 1992; 327:1589-90.

Fahn S. Inibição da COMT no tratamento da doença de Parkinson. Neurology 1998; 50:S1-S2.

Fahn S. Levodopa-induced neurotoxicity: does it represent a problem for the treatment of Parkinson's disease? CNS Drugs 1997; 8:376-93.

Fahn S. Parkinson disease, the effect of levodopa, and the ELLDOPA trial. Earlier vs Later L-DOPA. Arch Neurology 1999; 56:529-35.

Fahn S. Welcome news about levodopa, but uncertainty remains. Ann Neurol 1998; 43:551-4.

Felicio AC, Shih MC, Godeiro-Junior C, Andrade LAF, Bressan RA, Ferraz HB. Molecular imaging studies in Parkinsons's disease. Reducing diagnostic uncertainty. Neurologist 2009; 15:6-16.

Gershanik OS. Early-onset parkinsonism. In: Jankovic J, Tolosa E (eds.) Parkinson's disease and movement disorders. 2 ed. Baltimore: Williams & Wilkins, 1993.

Hauser RA, Zesiewicz TA. Management of early Parkinson's disease. Med Clin North Am 1999; 83:393-414.

Holm KJ, Spencer CM. Entacapone: revisão de sua utilização na doença de Parkinson. Drugs 1999; 58:159-77.

Jenner P. Oxidative stress in Parkinson's disease and other neurodegenerative disorders. Pathol Biol 1996; 44:57-64.

Koller, W.C. Treatment of early Parkinson's disease. Neurology 58:S79-S86, 2002.

Kostic V, Przedborski S, Flaster E, Sternic N. Early development of levodopa-induced dyskinesias and response fluctuations in young-onset Parkinson's disease. Neurology 1991; 41:202-5.

Miyasaki JM, Martin W, Suchowersky O, Weiner WJ, Lang AE. Practice parameter initiation of treatment for Parkinson's disease: An evidenced-based review: Report of the quality standards subcommittee of the American Academy of Neurology. Neurology 2002; 58:11-7.

Olanow CW, Watts RL, Koller WC. An algorithm (decision tree) for the management of Parkinson's disease (2001): Treatment guidelines. Neurology 2001; 56 (suppl. 5):S1-S75.

Owen AD, Schapira AHV, Jenner P, Marsden CD. Indices of oxidative stress in Parkinson's disease, Alzheimer's disease and dementia with Lewy bodies. J Neural Transm 1997; 51:S167-S173.

Parkinson Study Group. Effect of deprenyl on the progression of disability in early Parkinson's disease. N Eng J Med 1989; 321:1364-71.

Parkinson Study Group. Effects of tocopherol and deprenyl on the progression of disability in early Parkinson's disease. N Eng J Med 1993; 328:176-83.

Parkinson Study Group. Pramipexol vs levodopa as initial treatment for Parkinson's disease: A randomized controlled trial. JAMA 2000; 284:1931-8.

Rascol O, Goetz C, Koller W, Poewe W, Sampaio C. Treatment interventions for Parkinson's disease: An evidence-based assessment. Lancet 2002; 359:1589-98.

Rieder, CRM, Rotta, FT. Antiparkinsonianos. In: Fuchs FD, Wannmacher L, Ferreira MBC. Farmacologia Clínica: Fundamentos da Terapêutica Racional, 3ª ed. Guanabara Koogan, 2004.

Rinne UK. Early combination of bromocriptine and levodopa in the treatment of Parkinson's disease: a 5-year follow-up. Neurology 1987; 37:826-8.

Rinne UK. Lisuride, a dopamine agonist in the treatment of early Parkinson's disease. Neurology 1989; 39:336-9.

Rinne UK. Early dopamine agonist therapy in Parkinson's disease. Mov Disord 1989; 4(suppl 1):S86-S94.

Silver DE, Ruggieri S. Initiating therapy for Parkinson's disease. Neurology 1998; 50 (suppl. 6):S18-S22.

Schapira AHV. Oxidative stress in Parkinson's disease: review. Neuropathol Appl Neurobiol 1995; 21:3-9.

Sonsalla PK. Drugs used in neurodegenerative disorders. In: Craig CR, Stitzel R. Modern pharmacology with clinical applications. 6 ed. Philadelphia: Williams & Wilkins, 2004.

Stocchi F, Nordera G, Marsden CD. Strategies for treating patients with advanced Parkinson's disease with disastrous fluctuations and dyskinesias. Clin Neuropharmacol 1997; 20:95-115.

Wagner ML, Fedak MN, Sage JI, Mark MH. Complications of disease and therapy: a comparison of younger and older patients with Parkinson's disease. Ann Clin Lab Sci 1996; 26:389-95.

Waters CH. Diagnosis and management of parkinson's disease. 3 ed. West Islip, USA: Professional Communications, 2002.

Young R. Update on Parkinson's disease. Am Family Physician 1999; 59:2155-67.

Tratamento das Demências

Orestes V. Forlenza • Ivan Aprahamian
Wagner F. Gattaz

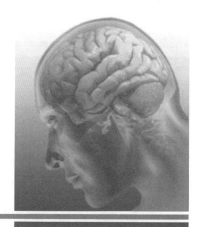

INTRODUÇÃO

As síndromes demenciais são caracterizadas pela presença de déficit progressivo nas funções cognitivas, com maior ênfase na perda de memória, e que resulta em comprometimento ou interferência nas atividades sociais e ocupacionais. Além dos déficits mnésticos, outras funções cognitivas (linguagem, funções executivas, praxias, habilidades visuoespaciais) podem ser acometidas em graus variáveis, a depender da etiologia e do estágio evolutivo da síndrome demencial. Também podem ser observadas perturbações do humor, do comportamento e da personalidade, manifestações psicóticas (delírios e alucinações), bem como alterações dos ritmos circadianos e sintomas neurológicos, de acordo com o tipo e a localização da lesão cerebral causadora da demência.

As demências podem ter inúmeras etiologias, como mostrado na Tabela 47.1. A doença de Alzheimer (DA) é a forma mais comum (55%), seguindo-se, na população brasileira, a demência vascular (DV) e as formas mistas (DA associada a DV) como responsáveis por 9% e 14,4% dos casos de demência, respectivamente (Herrera et al., 2002). Estudos realizados em outros meios identificaram prevalências mais elevadas de DV (20%) e de demência de Lewy (20%), com apenas 5% dos casos representados pelas outras formas de demência (Galton & Hodges, 1999).

O diagnóstico diferencial deve, primeiramente, identificar os quadros potencialmente reversíveis, de etiologias diversas, como alterações metabólicas, intoxicações, infecções, deficiências nutricionais, ou lesões cerebrais passíveis de tratamento cirúrgico. Nesses casos, a abordagem terapêutica deve ser prontamente instituída e deve ter como objetivo primário reverter os fatores causais. Esses casos correspondem, contudo, a uma pequena parcela dos casos de demência. As demências degenerativas primárias e as formas sequelares da doença cerebrovascular representam, juntas, mais de 90% das síndromes demenciais na prática clínica. Destacam-se aqui a doença de Alzheimer, a demência vascular, a demência por corpúsculos de Lewy, a demência frontotemporal e as demências subcorticais. Embora sejam condições usualmente irreversíveis, o correto diagnóstico etiológico carrega implicações terapêuticas e prognósticas, particularmente quando o tratamento é instituído precocemente.

DOENÇA DE ALZHEIMER

A DA é a principal causa de declínio cognitivo em adultos, sobretudo idosos, representando mais da metade dos casos de demência. A idade é o principal fator de risco: sua prevalência passa de 0,7% dos 60 aos 64 anos de idade para cerca de 40% nos grupos etários de 90 a 95 anos. Isso revela a magnitude do problema no Brasil, onde já vivem cerca de 15 milhões de indivíduos com mais de 60 anos de idade.

A DA caracteriza-se por distúrbio progressivo da memória e outras funções cognitivas, afetando o funcionamento ocupacional e social. O transtorno da memória afeta os processos de aprendizado e evocação. Ocorre diminuição na aquisição de novas informações, com piora progressiva até que não haja mais nenhum aprendizado novo. Embora haja uma certa preservação da memória remota em estágios iniciais, a perda de memória torna-se global na evolução da DA. O indivíduo torna-se progressivamente incapaz de desempenhar atividades da vida diária (trabalho, lazer, vida social) e de cuidar de si próprio (cuidar do próprio asseio pessoal,

TABELA 47.1 ■ Principais etiologias das demências

Tipo	Exemplo
Degenerativas	Doença de Alzheimer Demência com corpúsculos de Lewy Doença de Parkinson Demência frontotemporal Doença de Huntington Paralisia supranuclear progressiva
Vasculares	Demência por múltiplos infartos Leucodistrofia subcortical difusa Vasculites (p. ex., lúpus eritematoso sistêmico) CADASIL[1]
Traumáticas	Demência pugilística Traumatismo cranioencefálico Hematoma subdural
Lesões cerebrais focais	Tumores cerebrais Esclerose múltipla Hidrocefalia de pressão normal (HPN)
Infecciosas	Neurossífilis (paralisia geral progressiva) Neurocisticercose, sarcoidose Meningoencefalites (criptocócica, tuberculosa, fúngica) Encefalites víricas (AIDS, herpes simples) Priônicas (doença de Creutzfeldt-Jakob)
Toxicometabólicas	Demência alcoólica Intoxicação por metais pesados (chumbo, mercúrio, arsênico) Tireoidopatias, hiperparatireoidismo Distúrbios hipofisários-adrenais Estados pós-hipoglicêmicos Encefalopatia hepática progressiva crônica Deficiências vitamínicas: tiamina (B_1), niacina (B_3), cobalamina (B_{12}), ácido fólico
Anóxicas	Intoxicação por monóxido de carbono Anóxia aguda (arritmias cardíacas, parada cardiorrespiratória)

[1]CADASIL: *cerebral autossomal dominant arteriopathy with subcortical infarcts and leukoencephalopathy.*

vestir-se, alimentar-se), passando a depender de um cuidador. Na doença avançada observa-se a tríade *afasia*, *apraxia* e *agnosia*, caracterizada pela perda significativa da linguagem, da capacidade de desempenhar tarefas e de nomear pessoas e objetos. Alterações psíquicas e comportamentais, como psicose, alterações do humor e do sono, agitação psicomotora e agressividade, estão presentes em até 75% dos casos, em algum estágio da evolução da demência, causando grande desgaste para os cuidadores e necessitando de intervenções farmacológicas pontuais.

O tratamento da DA envolve estratégias farmacológicas e intervenções psicossociais para o paciente e seus familiares. Estas últimas não serão abordadas neste capítulo. No campo do tratamento farmacológico, inúmeras substâncias psicoativas têm sido propostas para preservar ou restabelecer a cognição, o comportamento e as habilidades funcionais do paciente com demência. Contudo, os efeitos dos medicamentos aprovados para o tratamento da DA limitam-se a retardo na evolução natural da doença, promovendo apenas melhora temporária do estado funcional do paciente.

O tratamento farmacológico da DA pode ser definido em quatro níveis: (1) terapêutica específica, que tem como objetivo reverter processos fisiopatológicos que conduzem à morte neuronal e à demência; (2) abordagem profilática, que visa retardar o início da demência ou prevenir declínio cognitivo adicional, uma vez deflagrado o processo; (3) tratamento sintomático, que visa restaurar, ainda que parcial ou provisoriamente, as capacidades cognitivas, as habilidades funcionais e o comportamento dos pacientes portadores de demência; e (4) terapêutica complementar, que busca o tratamento das manifestações não cognitivas da demência, como depressão, psicose, agitação psicomotora, agressividade e distúrbio do sono.

Inibidores das colinesterases

Os inibidores das colinesterases (I-ChE) são os principais medicamentos licenciados para o tratamento específico da DA. Seu uso baseia-se no pressuposto déficit colinérgico que ocorre na doença e visa ao aumento da disponibilidade sináptica de acetilcolina, mediante inibição de suas principais enzimas catalíticas, a acetil e a butirilcolinesterase. Têm efeito sintomático discreto sobre a cognição, algumas vezes beneficiando também certas alterações não cognitivas da demência.

Os I-ChE podem ser classificados com base na reversibilidade e na duração da inibição das colinesterases (Tabela 47.2). Tacrina, galantamina e donepezil são inibidores reversíveis da acetilcolinesterase de duração curta, intermediária e longa, respectivamente. A inibição da enzima tem duração intermediária para o inibidor pseudoirreversível (ou lentamente reversível) rivastigmina* e longa para o inibidor irreversível metrifonato. Este último teve seus estudos clíni-

---

*A inibição das colinesterases pela rivastigmina é classificada como pseudoirreversível, uma vez que ocorre dissociação temporal entre seus parâmetros farmacocinéticos e farmacodinâmicos: a interação da enzima com a rivastigmina, na fenda sináptica, leva à formação de um produto de clivagem fenólico com atividade farmacológica mínima e rápida excreção e de um complexo carbamilado com a enzima, que impede a hidrólise da acetilcolina, por inibição competitiva e duradoura, porém reversível. Com isso, os efeitos inibidores perduram após a eliminação da droga-mãe e seus metabólitos, reduzindo assim os riscos de interações medicamentosas.

cos descontinuados em virtude de sua toxicidade. Tacrina e rivastigmina inibem também a butirilcolinesterase, o que pode resultar em maior incidência de efeitos colaterais periféricos; por outro lado, a butirilcolinesterase também está envolvida na maturação das placas neuríticas, e sua inibição pode representar benefícios adicionais ao tratamento.

A resposta aos I-ChE é heterogênea, com alguns pacientes se beneficiando muito e outros (cerca de 20%), muito pouco. Estudos controlados por placebo mostram que os benefícios são geralmente observados a partir de 12 a 18 semanas e, possivelmente, desaparecem 6 a 8 semanas após a interrupção do tratamento (Jann, 1998). Os estudos que avaliaram a eficácia dos I-ChE mostraram, de maneira consistente, que sua administração a pacientes com DA leve ou moderada resulta em benefícios discretos, mas significativos em relação aos grupos não tratados, sobre a cognição, o comportamento e as capacidades funcionais. Dois estudos de metanálise recentemente publicados atestam os benefícios sintomáticos dos I-ChE (Lanctôt et al., 2003; Rockwood, 2004).

Dada a ausência de preditores clínicos ou biológicos de eficácia, justifica-se a prescrição de um inibidor da colinesterase para todos os pacientes com diagnóstico de DA leve ou moderada, desde que não haja contraindicações para seu uso. Evidentemente, o manejo racional dessas medicações envolve também a decisão do momento de interrompê-las. Os medicamentos antidemência devem ser descontinuados nos seguintes casos: (1) quando o paciente adere mal ao tratamento; (2) se a deterioração cognitiva mantém-se no mesmo ritmo prévio, após 3 a 6 meses de tratamento; (3) quando há rápida deterioração após período inicial de estabilização; ou (4) se, após período de interrupção do tratamento, constata-se que o fármaco não está mais proporcionando benefícios (Lovestone et al., 1997). Em todos esses casos, deve-se pesar a relação custo-benefício do tratamento. Os resultados de um grande estudo multicêntrico realizado nos EUA questionaram essa relação, uma vez que os pacientes tratados com donepezil, embora apresentassem indícios de melhora cognitiva discreta, não evoluíram de maneira diferente dos indivíduos não tratados quanto à progressão para incapacitação funcional e institucionalização (Courtney et al., 2004). Entretanto, recente metanálise dos estudos envolvendo tratamento com inibidores de acetilcolinesterase e/ou memantina demonstrou resultados favoráveis tanto em avaliação global, analisada pelo cuidador, como em nível cognitivo, avaliado pela escala ADAS-Cog (Raina et al., 2008).

Os estudos iniciais com a tacrina documentaram sua eficácia em pacientes com DA e lançaram os alicerces da terapia de reposição colinérgica na DA. Contudo, o uso da tacrina está associado a risco elevado de hepatotoxicidade, observada em 30% a 50% dos casos. A necessidade de monitoração da função hepática, ao lado da maior dificuldade posológica (quatro tomadas diárias), fez com que a tacrina caísse em desuso.

Os I-ChE de segunda geração (donepezil, rivastigmina, galantamina) apresentam propriedades farmacológicas semelhantes, muito embora algumas características farmacocinéticas e farmacodinâmicas os diferenciem entre si. Os efeitos dos I-ChE ocorrem em uma janela terapêutica de 30% a 60% de inibição da enzima, promovendo aumento da disponibilidade sináptica de acetilcolina. Esses percentuais são geralmente atingidos com as doses terapêuticas usuais (Tabela 47.3), com eventual piora em níveis mais altos de inibição. Os perfis de efeitos colaterais desses medicamentos são também semelhantes, apresentando, em geral, boa tolerabilidade. Podem acarretar efeitos colaterais importantes, resultantes da hiperativação colinérgica periférica, como: (1) efeitos adversos gastrointestinais: náuseas, vômitos, diarreia, anorexia, dispepsia, dor abdominal, aumento da secreção ácida; (2) cardiovasculares: oscilação da pressão arterial, síncope, arritmia, bradicardia; (3) e outros sintomas, como tonturas, cefaleia, agitação, insônia, cãibras, sudorese e aumento da secreção brônquica.

TABELA 47.2 ■ Características gerais dos inibidores das colinesterases

	Tacrina	Donepezil	Rivastigmina	Galantamina
Disponível no ano	1993	1997	1998	2000
Classe química	Acridina	Piperidina	Carbamato	Alcaloide fenantreno
Seletividade cerebral	Não	Sim	Sim	Sim
Tipo de inibição da colinesterase	Reversível	Reversível	Pseudoirreversível	Reversível
Modulação alostérica de receptor nicotínico	Não	Não	Não	Sim
Enzimas inibidas[1]	AChE BuChE	AChE	AChE BuChE	AChE

[1]AChE: acetilcolinesterase; BuChE: butirilcolinesterase.

TABELA 47.3 ■ Farmacologia dos inibidores das colinesterases

Fármaco	Dosagem (mg/dia)	Meia-vida de eliminação	Posologia diária	Metabolização e eliminação
Tacrina	40 a 160	Curta (3 a 4h)	4 tomadas	Hepática (CYP1A2) Risco de hepatotoxicidade
Donepezil	5 a 10	Intermediária (7h)	dose única	Hepática (CYP 2D6 e 3A4) Excreção renal (agente intacto)
Rivastigmina	6 a 12	Curta* (1 a 2h)	2 tomadas	Sináptica + excreção renal (baixo risco de interações)
Galantamina	12 a 24	Longa (70h)	2 tomadas	Hepática (CYP 2D6 e 3A4)

CYP: isoenzima do citocromo P450.
*No caso da rivastigmina, ocorre dissociação entre a meia-vida de eliminação e a meia-vida de inibição, em torno de 10 horas.

Com a intenção primária de melhorar a tolerabilidade dos inibidores de acetilcolinesterase, foi desenvolvida uma forma transdérmica de rivastigmina. As apresentações em adesivos de 4,6mg e 9,5mg têm a equivalência das cápsulas de 3 a 6mg duas vezes ao dia. O transdérmico tem a comodidade de ser administrado a cada 24 horas. A melhora da tolerância nessa apresentação se deve à estabilidade da biodisponibilidade do fármaco (Cummings et al., 2007). Observa-se menor incidência de náusea e vômito no seguimento de pacientes (Grossberg et al., 2009).

Memantina

A justificativa para o uso da memantina na DA reside em seus efeitos sobre a neurotransmissão glutamatérgica que, assim como a colinérgica, encontra-se alterada nessa doença. O glutamato é o principal neurotransmissor excitatório cerebral, particularmente em regiões associadas às funções cognitivas e à memória, como o córtex temporal e o hipocampo. A memantina é um antagonista não competitivo de receptores N-metil-D-aspartato (NMDA), promovendo sua ativação fisiológica durante os processos de formação da memória, porém bloqueando a abertura dos canais e sua ativação patológica. Essas propriedades conferem à memantina uma ação neuroprotetora contra a ativação excitotóxica de receptores de glutamato.

A segurança clínica do uso da memantina foi demonstrada por meio de estudos clínicos controlados por placebo com mais de 500 pacientes portadores de demência leve ou moderada (Pantev et al., 1993). Doses diárias entre 20 e 30mg proporcionaram benefícios sobre as funções cognitivas, motoras e comportamentais. Os efeitos colaterais mais comumente relatados em pacientes recebendo memantina foram diarreia, vertigens, cefaleia, insônia, inquietação, excitação e cansaço (Jarvis & Figgitt, 2003).

A absorção da memantina no trato gastrointestinal leva ao pico de disponibilidade sérica entre 3 e 8 horas. São necessárias duas tomadas (10mg) para completar a dose diária usual de 20mg. A eliminação é fundamentalmente renal, não interferindo com enzimas do citocromo P450. Portanto, não são esperadas interações farmacocinéticas nesse nível. A coadministração da memantina e I-ChE é possível, com baixíssimos riscos de interações medicamentosas (Jarvis & Figgitt, 2003).

Winblad e Portis (1999) avaliaram a eficácia clínica e a tolerabilidade da memantina em 166 pacientes internados portadores de demência primária de moderada e grave, incluindo os diagnósticos de DA e demência vascular. Utilizando-se de medidas funcionais, em vez de cognitivas, os autores concluíram que o tratamento com memantina (10mg/dia por 12 semanas) proporcionou, independentemente da etiologia da demência, benefícios funcionais e comportamentais, reduzindo a dependência de cuidados assistenciais. Mais recentemente, Reisberg et al. (2003) comprovaram a eficácia clínica da memantina no tratamento de pacientes portadores de DA de moderada a grave. Nesse estudo multicêntrico norte-americano, de desenho duplo-cego e controlado por placebo, 181 de 252 pacientes recrutados em 32 centros concluíram 28 semanas de tratamento com memantina (20mg/dia) ou placebo. Os pacientes que receberam memantina não apresentaram efeitos adversos significativamente superiores aos do grupo placebo, e a taxa de descontinuação de tratamento foi maior nos pacientes do grupo placebo (42 contra 29 no grupo memantina). Os pacientes que receberam memantina apresentaram uma evolução mais favorável do que os pacientes do grupo placebo de acordo com os escores das escalas de avaliação clínica e funcional, levando os autores a concluir que a terapêutica antiglutamatérgica é capaz de reduzir a deterioração cognitiva e funcional em pacientes portadores de demência de moderada a grave (Reisberg et al., 2003).

Outro estudo, randomizado, duplo-cego, placebo-controlado, comparou a eficácia e a segurança da memantina entre 403 pacientes, 201 portadores de demência de Alzheimer de leve a moderada, em 42 centros americanos. Após 24 semanas, os usuários de memantina apresentaram melhores medidas cognitivas (ADAS-Cog), globais (CIBIC-Plus), comportamentais (INP) e funcionais (ADCS-ADL). A memantina apresenta eficácia e segurança em pacientes com quadros mais leves de DA (Peskind et al. 2006).

Em pacientes com DA de moderada a grave recebendo doses estáveis de I-ChE, o tratamento combinado com memantina, além de seguro e bem tolerado, pode favorecer desfechos mais favoráveis em parâmetros cognitivos, funcionais e comportamentais, sustentando a indicação do tratamento combinado (Tariot et al., 2004).

Em recente revisão envolvendo seis estudos publicados, totalizando 1.826 pacientes, a memantina demonstrou benefício nos domínios cognitivo, comportamental e funcional em pacientes com DA de moderada a grave (Emre et al., 2008). Outro estudo, utilizando a mesma população, enfatizou o efeito favorável do medicamento na síndrome comportamental e psicológica da demência. Nos usuários da memantina, tanto o escore final do Inventário Neuropsiquiátrico como seus itens delírios, alucinações, agitação/agressividade e irritabilidade foram menores nesses pacientes em 12 e 24 semanas (Gauthier & Cummings, 2008).

Outras abordagens terapêuticas

Inúmeros outros fármacos foram propostos nos últimos anos para o tratamento ou a prevenção da DA. São, em sua maioria, agentes indicados para o tratamento de outras condições clínicas, que se mostraram também capazes de modificar determinados processos da fisiopatologia da DA. É o caso dos antioxidantes, dos anti-inflamatórios, das estatinas e da reposição estrogênica. Com base em evidências produzidas a partir de modelos laboratoriais e animais, algumas das quais reforçadas por estudos epidemiológicos preliminares, essas substâncias seriam capazes de modificar o processo patogênico da DA, retardando seu início ou sua evolução (in t' Veld et al., 2001; Sano et al., 1997). Contudo, o suposto benefício dessas abordagens citadas não foi confirmado por estudos controlados ou estudos epidemiológicos de longa duração (Aisen et al., 2003; Shumaker et al., 2003). Além disso, revisões sistemáticas sobre o uso dessas abordagens não sustentaram sua indicação na DA (Birks & Flicker, 2003; Tabet & Feldmand, 2003; Zandi et al., 2005).

Também apoiados por evidências experimentais de neuroproteção, os extratos de ginkgo-biloba também foram propostos como medida terapêutica para a DA. Alguns ensaios clínicos com o EGb761 em pacientes com DA mostraram benefícios modestos (LeBars et al., 2002), também identificados por estudos de metanálise (Birks et al., 2002). Entretanto, outros estudos apresentaram resultados inconsistentes, questionando seu uso no tratamento da DA.

Outras substâncias com suposta ação no SNC, como melatonina, vasodilatadores, bloqueadores de canais de cálcio e nootrópicos, embora largamente prescritos na prática clínica, não têm sua eficácia demonstrada por métodos científicos. Devem, portanto, ser evitados, para evitar e polifarmácia e os gastos desnecessários com o tratamento.

Perspectivas futuras

O tratamento curativo para a DA ainda é utópico. As terapias pesquisadas atualmente estão voltadas para a modificação do curso da doença, ou seja, atuando sobre sua fisiopatologia e retardando sua evolução. Entre os alvos terapêuticos, destaca-se o combate à proteína β-amilóide por meio de imunizações, modulação ou inibição enzimática, antifibrilação, quelantes de metais, entre outros. Entretanto, agentes contra mecanismos inflamatórios, oxidantes, de excitotoxicidade, de hiperfosforilação da proteína tau, também estão sendo desenvolvidos. Esses medicamentos têm sido agrupados em três grandes grupos: antiamiloide, neuroprotetor e restaurador.

As terapêuticas antiamiloides têm como pressuposto teórico a hipótese da cascata do amiloide. Nesse modelo, o acúmulo de β-amiloide é um evento precoce e obrigatório na patogênese da DA. À deposição de formas tóxicas do peptídeo β-amiloide em tecidos cerebrais seguem-se sua agregação e polimerização sob a forma de placas (senis), levando à distrofia dos neurônios adjacentes, ao colapso do citoesqueleto e à formação dos emaranhados neurofibrilares. Somam-se reações de estresse oxidativo e mecanismos inflamatórios, com ativação da micróglia e de fatores do complemento. Desse modo, ocorre a conversão das placas senis em placas neuríticas.

Os fármacos com propriedades antiamiloide, ainda em experimentação, podem ser agrupados em três categorias: (1) inibidores da fibrilogênese, (2) inibidores da formação e (3) promotores da depuração do β-amiloide (De Felice & Ferreira, 2002). Entre os inibidores da fibrilogênese do β-amiloide, podem ser citados o quelante de metais clioquinol e o tramiprosato (Alzhemed®). Essas substâncias têm em comum a propriedade de reduzir a transformação de formas solúveis do β-amiloide em polímeros betapreguedos insolúveis. Os resultados de um primeiro estudo duplo-cego com o Alzhemed® indicaram que ele é bem tolerado em todas as doses empregadas e sua administração por três meses proporcionou, em um padrão dose-dependente, a redução dos títulos de β-amiloide no líquido cefalorraquidiano (Geerts, 2004). Em estudos clínicos de fase III, com resultados antecipadamente apresentados, o tramiprosato não demonstrou impacto clínico relevante. Os inibidores das secretases bloqueiam a ação de enzimas proteolíticas envolvidas na clivagem amiloidogênica da proteína precursora do amiloide (APP), reduzindo assim a formação do β-amiloide. As duas principais enzimas-alvo, nessa estratégia, são a β-secretase (BACE) e a γ-secretase. Siemers e cols. (2004) apresentaram, na XIX Conferência Internacional sobre

Doença de Alzheimer e Transtornos Relacionados, na Filadélfia, nos EUA, os resultados de estudo de fase I, controlado por placebo, com 37 adultos saudáveis submetidos por 14 dias ao tratamento com o inibidor da γ-secretase LY450139A. Os voluntários não apresentaram eventos adversos importantes no período do estudo, e o tratamento resultou em redução dose-dependente dos níveis plasmáticos de β-amiloide. Dados sobre a eficácia e a segurança a longo prazo, evidentemente, são necessários para a continuação desses estudos preliminares. Contudo, o tarenflurbil, um modulador da mesma enzima, apesar de demonstrar um perfil favorável na terapêutica da DA em estudo de fase II (Wilcock et al., 2008), não confirmou sua eficácia em fase III, segundo dados apresentados em congresso recente.

Substâncias que favorecem a remoção do β-amiloide dos tecidos cerebrais representam a terceira estratégia antiamiloide em estudo. Aqui se destaca a imunoterapia da DA (Schenk et al., 1999) que, após fase inicial promissora, teve os estudos clínicos interrompidos em função de eventos adversos graves. O primeiro estudo de fase I com voluntários portadores de DA atestou o potencial imunogênico de múltiplas administrações parenterais da vacina NA 1792, que corresponde a agregados de Aβ-42 com o adjuvante QS-21. A partir daí foram iniciados os estudos de fase IIA nos EUA e na Europa, para determinação da segurança, da tolerabilidade e da eficácia da imunoterapia com β-amiloide no tratamento da DA. Trezentos e setenta e dois pacientes portadores de DA de leve ou moderada foram randomizados para receber múltiplas doses intramusculares do composto AN1792 ou placebo, em uma razão de 4:1, no início do estudo e depois de 1, 3, 6, 9 e 12 meses. Os estudos foram interrompidos em 2002 em função da ocorrência de meningoencefalite em uma parcela significativa (6%) dos voluntários tratados com a vacina (Check, 2002). Em três dos quatro pacientes que foram a óbito em decorrência dessa complicação, foram observadas reduções substanciais dos depósitos de β-amiloide em tecidos cerebrais, tornando possível admitir preliminarmente a eficácia da imunoterapia na reversão da patologia relacionada ao β-amiloide na DA (Orgozogo et al., 2003).

DEMÊNCIA VASCULAR

A DV corresponde à segunda forma mais comum de demência, se consideradas as formas puras. Há evidências de que fenômenos patogênicos da doença cerebrovascular podem coexistir com os da DA, caracterizando as síndromes demenciais mistas (DA+DV) que, segundo algumas estimativas, podem superar, em prevalência, as formas puras de DV. A idade de início da DV é anterior à da DA, e os homens são mais acometidos do que as mulheres.

As características clínicas que dão suporte ao diagnóstico de DV, que compõem o escore de Hachinski, são: início abrupto, evolução em degraus, curso flutuante, confusão noturna, preservação relativa da personalidade, depressão, queixas somáticas, incontinência emocional, história de hipertensão arterial, antecedentes de acidente vascular encefálico, evidência de aterosclerose, além de sintomas e sinais neurológicos focais (Hachinski et al., 1975). Contudo, a diferenciação clínica entre DA e DV, especialmente em estágios iniciais, pode ser difícil.

A DV pode ser classificada, segundo o tipo e a localização das lesões isquêmicas, em: (1) demência por grandes infartos córtico-subcorticais; (2) infartos lacunares; (3) infartos em localização estratégica (giro angular, tálamo, prosencéfalo basal, territórios das artérias cerebrais anterior e posterior); (4) doença de pequenos vasos (leucodistrofia subcortical difusa, doença de Binswanger). Ainda a depender da localização predominante das lesões, a DV pode originar síndromes demenciais corticais ou subcorticais. A investigação pela ressonância magnética possibilita melhor compreensão dos padrões de lesão cerebral por DV, além de promover o estabelecimento de seus mecanismos causais. Por exemplo, infartos múltiplos e extensos sugerem a ocorrência de fenômenos tromboembólicos recorrentes de provável origem cardíaca. Infartos lacunares ou lesões estratégicas sugerem a ocorrência de hipertensão arterial mal controlada. Nesses casos, observa-se tipicamente a evolução "em degraus" da síndrome demencial. A lenta progressão das lesões isquêmicas subcorticais observadas na doença de pequenos vasos pode produzir um quadro clínico semelhante ao da DA.

O tratamento da DV envolve primariamente o controle de fatores de risco modificáveis para doença cardiovascular, identificando as situações de alto risco (Tabela 47.4), como: (1) controle efetivo da hipertensão arterial; (2) tratamento das arritmias cardíacas e valvopatias; (3) endarterectomia de carótida, em casos de estenose superior a 70%; (4) controle das dislipidemias e do diabetes melito; (5) tratamento da obesidade; (6) combate ao sedentarismo; (7) cessação do tabagismo e redução do consumo de álcool; (8) melhoria dos hábitos alimentares e do estilo de vida; (9) tratamento de transtornos psiquiátricos subjacentes (depressão e transtornos de ansiedade).

Na vigência de infartos cerebrais ou de isquemias transitórios, intervenções precoces podem reduzir a extensão das lesões e dos déficits cognitivos. Há evidências de benefícios com o uso de agentes neuroprotetores, como a pentoxifilina, os bloqueadores de canais de cálcio, os antagonistas de receptores N-metil-D-aspartato (memantina) e os antioxidantes.

Na profilaxia de novos episódios isquêmicos, o tratamento da hipertensão arterial é imperativo nos casos de pressão diastólica igual ou superior a 110mmHg. Há evidências de benefícios no tratamento da hipertensão leve em pacientes de risco (PA diastólica entre 90 e 110mmHg e PA

TABELA 47.4 ■ Fatores de risco para demência vascular

Fatores de risco	
Sociodemográficos[1]	Idade Sexo Raça/etnia
Aterogênicos	Hipertensão arterial Doença coronariana Diabetes melito Dislipidemias Tabagismo Obesidade Sedentarismo
Doenças cardiovasculares	Fibrilação atrial Prolapso de valva mitral Arteriopatia periférica
Genéticos	Polimorfismo apolipoproteína E, CADASIL[2]
Cerebrais	Número, volume, localização das lesões Infartos estratégicos e silenciosos Atrofia cerebral preexistente Alterações periventriculares
Outros fatores	Hiperfibrinogenemia Anticorpos anticardiolipina Alcoolismo Depressão e transtornos ansiosos

[1]Maior risco em indivíduos com idade avançada (60 anos) do sexo masculino e em negros e asiáticos.
[2]CADASIL: *cerebral autosomal dominant arteriopathy with subcortical infarct and leukoencephalopathy.*

sistólica acima de 160mmHg). A adequação do tratamento anti-hipertensivo deve ser cuidadosa, evitando-se a hipotensão e seus efeitos deletérios sobre o suprimento sanguíneo cerebral.

O uso de antiagregantes plaquetários está indicado nos casos de alto risco cardiovascular, como aqueles com antecedentes de episódios isquêmicos transitórios ou infartos não hemorrágicos prévios. A dose recomendada de aspirina varia entre 75 e 325mg/dia. Como alternativas na terapia antiplaquetária, podem ser utilizados a ticlopidina ou fármacos similares. Em situações de maior risco de fenômenos embólicos, como ocorre na fibrilação atrial, recomenda-se o uso de anticoagulantes orais (American Psychiatric Association, 1997).

Alguns medicamentos têm sido propostos na terapêutica específica da DV, com resultados pouco consistentes, entre eles os vasodilatadores, como os mesilatos do *ergot* e outros alcaloides. O uso da pentoxifilina, um agente hemorregulador, tem sido associado a benefícios modestos sobre a cognição de pacientes com DV. Outras substâncias foram avaliadas em função de um suposto efeito neuroprotetor na DV, entre elas a propentofilina, os bloqueadores de canais de cálcio, os extratos de ginkgo-biloba e os antagonistas de receptores N-metil-D-aspartato (memantina) (Mant, 1996).

Embora os benefícios alcançados com os agentes neuroprotetores sejam questionáveis, estudos recentes com a memantina têm sugerido um potencial efeito estabilizador da doença. Além disso, os inibidores da acetilcolinesterase têm sido também empregados no tratamento da DV e da demência mista (DA+DV), com benefícios discretos sobre a cognição (Erkinjuntti et al., 2004). Em uma revisão sistemática da literatura, a eficácia e a segurança tanto de inibidores de acetilcolinesterase como da memantina foram avaliadas para o tratamento da demência vascular (3.093 pacientes englobados). Ambos os fármacos demonstraram benefícios estatisticamente discretos, com questionamento de sua utilidade na prática clínica, no tratamento de pacientes com demência vascular leve a moderada. Desse modo, a conduta com esses dois grupos de medicamentos para a demência de causa vascular deve ser individualizada (Kavirajan & Schneider, 2007). A médio e longo prazo, faz-se necessário o tratamento das complicações psiquiátricas da DV, bem como a adoção de intervenções não farmacológicas, como as práticas de reabilitação neuropsicológica.

DEMÊNCIA COM CORPÚSCULOS DE LEWY

Pouco reconhecida há algumas décadas, a demência com corpúsculos de Lewy (DLB) figura entre as síndromes demenciais mais prevalentes em idosos. Anteriormente, a DLB era classificada entre as formas variantes da doença de Parkinson, ou como formas atípicas da DA, uma vez que o perfil de déficits cognitivos sugere comprometimento tanto cortical como subcortical. Além dos déficits de memória, observa-se comprometimento das funções executivas e visuoespaciais, com progressão mais rápida da demência em comparação com a DA. As três características clínicas que dão suporte ao diagnóstico clínico da DLB são: (1) flutuações do desempenho cognitivo, especialmente da atenção e do alerta; (2) alucinações visuais (tipicamente bem definidas); (3) parkinsonismo espontâneo (rigidez e bradicinesia). Manifestações associadas, que dão suporte ao diagnóstico, são: (a) ocorrência de quedas repetidas e inexplicáveis, síncopes ou perda transitória da consciência; (b) sensibilidade a neurolépticos; e (c) ocorrência de delírios sistematizados.

Em se tratando de uma demência com acometimento do sistema colinérgico, o tratamento da DLB baseia-se no uso de I-ChE. As taxas de resposta e a magnitude do efeito são usualmente superiores aos observados com esses compostos no tratamento da DA, havendo evidências de benefícios sobre as manifestações psicóticas (delírios e alucinações) observadas em pacientes com DLB. Contudo, existe considerável variabilidade na resposta terapêutica (McKeith et al., 2004). Recentemente, o uso da memantina em DLB tem apresentado bons resultados tanto em tolerabilidade (Levin et al., 2009) como em benefício global avaliado pela escala CIBIC-Plus, envolvendo um pequeno número de pacientes (Aarsland et al., 2009). Maiores estudos randomizados, duplo-cegos e controlados com placebo são necessários. O uso da levodopa pode trazer benefícios sobre as alterações motoras dos pacientes com DLB. Contudo, podem também exacerbar os sintomas psicóticos, de modo que seu emprego deve ser feito com grande cautela. Para o manejo das alterações psíquicas e comportamentais na DLB, deve-se dar preferência aos benzodiazepínicos ou aos antipsicóticos atípicos (risperidona, olanzapina, clozapina, quetiapina). Os neurolépticos típicos devem ser evitados, em razão do alto risco de induzirem piora acentuada do parkinsonismo e da cognição, com risco do desenvolvimento de síndrome neuroléptica maligna.

DEMÊNCIA FRONTOTEMPORAL

A demência frontotemporal (DFT), também conhecida como complexo de Pick, corresponde a um conjunto de doenças degenerativas primárias caracterizadas por atrofia focal dos lobos frontais e temporais. Estima-se que a DFT responda por 10% a 15% dos casos de demência degenerativa, ocorrendo principalmente após os 40 anos de idade, com igual incidência em homens e mulheres. Também pertencem ao complexo DFT a afasia progressiva não fluente e a demência semântica (Neary et al., 1998). Isso reflete a heterogeneidade clínica da DFT, que resulta do acometimento dos lobos frontal e temporal em graus variáveis, bem como do envolvimento distinto dos hemisférios cerebrais e suas respectivas manifestações neuropsíquicas.

Na DFT, os prejuízos cognitivos começam tipicamente nas funções executivas, mas podem também envolver a linguagem. O comprometimento da memória é tardio, e não é uma característica dominante da DFT. Nas formas da DFT com acometimento seletivo dos lobos frontais e temporais anteriores, os pacientes podem manifestar comprometimento da memória episódica nos estágios iniciais da doença. Contudo esses pacientes exibem importantes alterações comportamentais, que são úteis no diagnóstico diferencial. Essas alterações incluem mudanças precoces na conduta social, desinibição, rigidez e inflexibilidade mentais, hiperoralidade, comportamento estereotipado e perseverante, exploração incontida de objetos no ambiente, distraibilidade, impulsividade, falta de persistência e perda precoce da crítica. O início dos sintomas antes dos 65 anos de idade, uma história familiar positiva em parentes de primeiro grau e a presença de paralisia bulbar, acinesia, fraqueza muscular e fasciculações (doença do neurônio motor) dão suporte ao diagnóstico.

O tratamento da DFT tem sido negligenciado pelas pesquisas com novos medicamentos. Diferentemente das demências hipocolinérgicas anteriormente citadas, os estudos controlados não apoiam a indicação de I-ChE na DFT. O tratamento da DFT destina-se fundamentalmente ao controle das alterações comportamentais. Nesse contexto, os psicofármacos são as medicações de escolha, que devem ser definidas caso a caso. Há indícios da superioridade da trazodona nos sintomas depressivos e na agitação. Nos casos que cursam com inibição psicomotora e apatia, os psicoestimulantes (metilfenidato) podem ser empregados (Lebert, 2004).

TRATAMENTO DAS PERTURBAÇÕES COMPORTAMENTAIS NAS DEMÊNCIAS

O tratamento efetivo da DA e outras demências é apenas em parte representado pela abordagem com agentes antidemência. As demências são doenças crônicas e progressivas, em que manifestações cognitivas e não cognitivas ocorrem ao longo dos anos de evolução. As alterações do ciclo sono-vigília, do humor e do comportamento podem ser particularmente graves e incapacitantes em alguns casos, impondo sofrimento para os doentes e sobrecarga para seus cuidadores. O tratamento das perturbações comportamentais e psíquicas é essencial no manejo clínico das demências (Flint & van Reekum, 1998; Lovestone et al., 1997). Nesses casos, a administração de sedativo-hipnóticos, antidepressivos, antipsicóticos, anticonvulsivantes ou lítio faz-se necessária.

A prescrição concomitante de agentes antidemência e outros psicofármacos deve ser uma prática rotineira no manejo de pacientes com demência. O clínico deve, portanto, estar apto a prescrevê-las com segurança. Os I-ChE (donepezil, rivastigmina, galantamina) e a memantina foram inicialmente introduzidos para o tratamento dos sintomas cognitivos dos quadros demenciais, principalmente a DA. Entretanto, seus benefícios se estendem além dessa primeira indicação. Eles podem promover a estabilização e diminuir a intensidade dos sintomas da síndrome comportamental e psicológica da demência, além de diminuir a incidência de novos sintomas. Dessa maneira, devem ser considerados agentes de primeira escolha ou como adjuntos aos antipsicóticos e antidepressivos nesse tratamento.

Perturbações do humor afetam uma porcentagem considerável de indivíduos com DA em algum ponto da evolução da síndrome demencial. Humor depressivo é observado em até 40% a 50% dos pacientes, enquanto transtornos depressivos acometem algo em torno de 10% a 20% dos casos. Depressão pode manifestar-se em todas as fases da doença, e a comorbidade resulta em comprometimento funcional maior. Alguns estudos relataram prevalência maior de depressão nas fases de demência leve, enquanto outros constataram-na quando a demência era grave. Quadros de apatia desenvolvem-se em até 50% dos pacientes com demência em estágio inicial ou intermediário; esses sintomas podem ser facilmente confundidos com depressão. Ansiedade em pacientes com demência pode ocorrer isoladamente ou em associação com outros transtornos psicológicos e comportamentais. Preocupações excessivas com relação a finanças, futuro, saúde – e à própria memória – são indícios de quadros ansiosos. Outros transtornos comuns em pacientes com demência são os delírios e alucinações e os distúrbios de identificação, do comportamento locomotor (perambulação), da alimentação e do sono. Quadros de agitação psicomotora e heteroagressividade física e verbal, muitas vezes acompanhados de reações catastróficas e sintomas afetivos, podem criar situações dramáticas, exigindo a hospitalização.

As manifestações psicóticas devem ser abordadas com neurolépticos típicos ou atípicos, sempre com baixas dosagens e reavaliações periódicas. Recomenda-se o uso da risperidona (1 a 2mg/dia) ou olanzapina (5 a 10mg/dia), podendo-se recorrer aos neurolépticos típicos na impossibilidade da obtenção destes (haloperidol 1 a 2mg/dia, trifluperazina 2 a 5mg/dia), evitando-se as fenotiazinas com ação anticolinérgica pronunciada (Tariot, 1996).

Estados depressivos e ansiosos exigem o uso de antidepressivos. Uma vez que a maioria dos medicamentos disponíveis apresenta perfis de eficácia e latência de resposta semelhantes, a escolha do antidepressivo depende muito mais de seu perfil de tolerabilidade (farmacocinética, efeitos colaterais, potencial de interações medicamentosas), das condições clínicas associadas (doenças físicas associadas; fármacos prescritos concomitantemente) e características individuais do paciente (história pregressa ou familiar de depressão; resposta prévia favorável a determinado antidepressivo) (Flint, 1998). Os inibidores seletivos da recaptação da serotonina são usualmente os agentes de primeira opção no tratamento da depressão em idosos com demência, por serem medicamentos seguros e bem tolerados, além de apresentarem maior facilidade posológica. Em situações especiais, devem ser considerados os potenciais terapêuticos de outros fármacos (bupropiona, venlafaxina, reboxetina) ou mesmo dos medicamentos tradicionais (tricíclicos e tetracíclicos). Determinados efeitos colaterais podem ser úteis em alguns casos: por exemplo, quando se deseja sedação, são preferíveis medicamentos como trazodona, nortriptilina ou mirtazapina. Se, ao contrário, deseja-se a ativação, deve-se optar por fluoxetina, bupropiona, reboxetina ou desipramina.

No controle da agitação intensa ou dos distúrbios de sono, antidepressivos sedativos como a trazodona (50 a 100mg/dia) ou a mirtazapina (15 a 45mg/dia) podem ser utilizados. Os hipnóticos zolpidem e zopiclone são mais seguros do que os benzodiazepínicos convencionais. Estes devem ser usados com extrema cautela e por períodos reduzidos, em função dos efeitos deletérios sobre a cognição e à dificuldade de descontinuação após o uso prolongado.

Como consequência do processo de senescência, pacientes idosos desenvolvem modificações metabólicas e redução de reservas funcionais, o que lhes confere maior sensibilidade a certos efeitos colaterais. A prescrição de psicofármacos para o controle das alterações não cognitivas da DA deve ser dirigida a metas bem definidas e mantida por períodos curtos e suficientes para o controle dos sintomas. O uso concomitante de outras medicações, bem como a presença de doenças clínicas, impõe, respectivamente, o risco de interações medicamentosas e de toxicidade. Desse modo, o conhecimento das particularidades farmacocinéticas e farmacodinâmicas de cada substância é necessário para uma prescrição mais exata e segura. Casos refratários às medidas terapêuticas iniciais ou pacientes portadores de comorbidades clínicas complexas podem necessitar da avaliação do especialista em psiquiatria geriátrica.

REFERÊNCIAS

Aarsland D, Ballard C, Walker Z et al. Memantine in patients with Parkinson's disease dementia or dementia with Lewy bodies: a double-blind, placebo-controlled, multicentre trial. Lancet Neurol 2009; 8(7):613-8.

Aisen PS, Schafer KA, Grundman M et al. Effects of rofecoxib or naproxen vs placebo on Alzheimer disease progression: a randomized controlled trial. JAMA 2003; 289(21):2819-26.

American Psychiatric Association. Practice Guidelines for the Treatment of Patients with Alzheimer's Disease and Other Dementias of Late Life. Washington. DC: American Psychiatric Association, 1997.

Birks J, Flicker L. Selegiline for Alzheimer's disease. Cochrane Database Syst Rev 2003; 1:CD000442.

Birks J, Grimley EV, Van Dongen M. Ginkgo biloba for cognitive impairment and dementia (Cochrane Review). In: Cochrane Library (ISSN 1464-780X). Cochrane Database Syst Rev 2002; 4:CD003120.

Check E. Nerve inflammation halts trial for Alzheimer's drug. Nature 2002; 415 (6871):462.

Courtney C, Farrell D, Gray R et al. Long-term donepezil treatment in 565 patients with Alzheimer's disease (AD2000): randomised double-blind trial. Lancet 2004; 363(9427):2105-15.

Cummings J, Lefèvre G, Small G, Appel-Dingemanse S. Pharmacokinetic rationale for the rivastigmine patch. Neurology 2007; 69(4 Suppl 1):S10-3.

De Felice FG, Ferreira ST. Beta-amyloid production, aggregation, and clearance as targets for therapy in Alzheimer's disease. Cell Mol Neurobiol 2002; 22(5-6):545-63.

Emre M, Mecocci P, Stender K. Pooled analyses on cognitive effects of memantine in patients with moderate to severe Alzheimer's disease. J Alzheimers Dis 2008; 14(2):193-9.

Erkinjuntti T, Roman G, Gauthier S et al. Emerging therapies for vascular dementia and vascular cognitive impairment. Stroke 2004; 35(4):1010-7.

Flint AJ. Choosing appropriate antidepressant therapy in the elderly. A risk-benefit assessment of available agents. Drugs Aging 1998; 13(4):269-80.

Flint AJ, van Reekum R. The pharmacologic treatment of Alzheimer's disease: a guide for the general psychiatrist. Can J Psychiatry 1998; 43(7):689-97.

Galton CJ, Hodges JR. The spectrum of dementia and its treatment. J R Coll Phys Lond 1999; 33(3):234-9.

Gauthier S, Loft H, Cummings J. Improvement in behavioural symptoms in patients with moderate to severe Alzheimer's disease by memantine: a pooled data analysis. Int J Geriatr Psychiatry 2008; 23(5):537-45.

Geerts H. NC-531 (Neurochem). Curr Opin Investig Drugs 2004; 5(1):95-100.

Grossberg G, Sadowsky C, Fröstl H et al. Safety and tolerability of the rivastigmine patch: results of a 28-week open-label extension. Alzheimer Dis Assoc Disord 2009; 23(2):158-64.

Hachinski VV, Illif LD, Zihkla E et al. Cerebral blood flow in dementia. Arch Neurol 1975; 32:632-7.

Herrera E Jr, Caramelli P, Silveira AS, Nitrini R. Epidemiologic survey of dementia in a community-dwelling Brazilian population. Alzheimer Dis Assoc Disord 2002; 16(2):103-8.

in t' Veld BA, Ruitenberg A, Hofman A et al. Nonsteroidal antiinflammatory drugs and the risk of Alzheimer's disease. N Engl J Med 2001; 345:1515-21.

Jann M.V. Pharmacology and clinical efficacy of cholinesterase inhibitors. Am J Health Syst Pharm 1998; 55(Suppl 2):S22-5.

Jarvis B, Figgitt DP. Memantine. Drugs Aging 2003; 20(6):465-76.

Kavirajan H, Schneider LS. Efficacy and adverse effects of cholinesterase inhibitors and memantine in vascular dementia: a meta-analysis of randomised controlled trials. Lancet Neurol 2007; 6(9):782-92.

Lanctôt KL, Herrmann N, Yau KK et al. Efficacy and safety of cholinesterase inhibitors in Alzheimer's disease: a meta-analysis. CMAJ 2003; 169(6):557-64.

Le Bars PL, Velasco FM, Ferguson JM et al. Influence of the severity of cognitive impairment on the effect of the Gnkgo biloba extract EGb 761 in Alzheimer's disease. Neuropsychobiology 2002; 45(1):19-26.

Lebert F. Treatment of frontotemporal dementia. Psychol Neuropsychiatr Vieil 2004; 2(1):35-42.

Levin OS, Batukaeva LA, Smolentseva IG, Amosova NA. Efficacy and safety of memantine in Lewy body dementia. Neurosci Behav Physiol 2009; 39(6):597-604.

Lovestone S, Graham N, Howard R. Guidelines on drug treatments for Alzheimer's disease. Lancet 1997; 350:752-68.

Mant J. Prevention of stroke. In: Lawrence M, Neil A, Mant D, Fowler G (eds.) Prevention of cardiovascular disease. Oxford: Oxford University Press, 1996:162-74.

McKeith I, Mintzer J, Aarsland D et al. Dementia with Lewy bodies. Lancet Neurol 2004; 3(1):19-28.

Neary D, Snowden JS, Gustafson L et al. Frontotemporal lobar degeneration: a consensus on clinical diagnostic criteria. Neurology 1998; 51:1546-54.

Orgogozo JM, Gilman S, Dartigues JF et al. Subacute meningoencephalitis in a subset of patients with AD after Abeta42 immunization. Neurology 2003; 61(1):46-54.

Pantev M, Ritter R, Görtelmeyer R. Clinical and behavioural evaluation in long-term care patients with mild to moderate dementia under Memantine treatment. Zeitschrift für Gerontopsychologie und –psychiatrie 1993; 6:103-17.

Peskind ER, Potkin SG, Pomara N et al. Memantine treatment in mild to moderate Alzheimer disease: a 24-week randomized, controlled trial. Am J Geriatr Psychiatry 2006; 14(8):704-15.

Raina P, Santaguida P, Ismaila A et al. Effectiveness of cholinesterase inhibitors and memantine for treating dementia: Evidence review for a clinical practice guideline. Ann Inter Med 2008; 148:379-97.

Reisberg B, Doody R, Stoffler A et al. Memantine in moderate-to-severe Alzheimer's disease. N Engl J Med 2003; 348(14):1333-41.

Rockwood K. Size of the treatment effect on cognition of cholinesterase inhibition in Alzheimer's disease. J Neurol Neurosurg Psychiatry 2004; 75(5):677-85.

Sano M, Ernesto C, Thomas RG. A controlled trial of selegiline, alpha-tocopherol, or both as treatment for Alzheimer's disease. The Alzheimer's Disease Cooperative Study. N Engl J Med 1997; 336:1216-22.

Schenk D, Barbour R, Dunn W et al. Immunization with amyloid-beta attenuates Alzheimer-disease-like pathology in the PDAPP. Nature 1999; 400 (6740):173-7.

Shumaker SA, Legault C, Rapp SR et al. Estrogen plus progestin and the incidence of dementia and mild cognitive impairment in postmenopausal women: the Women's Health Initiative Memory Study: a randomized controlled trial. JAMA 2003; 289(20):2651-62.

Siemers E, Dean RA, Satterwhite J et al. Safety, tolerability, and changes in plasma and cerebrospinal fluid amyloid beta concentrations after administration of a functional gamma-secretase inhibitor in healthy volunteers. Neurobiol Aging 2004; 25(S2):569.

Tabet N, Feldmand H. Ibuprofen for Alzheimer's disease. Cochrane Database Syst Rev 2003; 2:CD004031.

Tariot PN, Farlow MR, Grossberg GT et al. Memantine treatment in patients with moderate to severe Alzheimer disease already receiving donepezil: a randomized controlled trial. JAMA 2004; 291(3):317-24.

Tariot PN. Treatment strategies for agitation and psychosis in dementia. J Clin Psychiatry 1996; 57(Suppl 14):21-9.

Wilcock GK, Black SE, Hendrix SB et al. Efficacy and safety of tarenflurbil in mild to moderate Alzheimer´s disease: a randomized phase II trial. Lancet Neurol 2008; 7:483-93.

Winblad B, Poritis N. Memantine in severe dementia: results of the 9M-Best Study Benefit and efficacy in severely demented patients during treatment with memantine. Int J Geriatr Psychiatry 1999; 14(2):135-46.

Zandi PP, Sparks DL, Khachaturian AS et al. Do statins reduce risk of incident dementia and Alzheimer disease? The Cache County Study. Arch Gen Psychiatry 2005; 62(2):217-24.

Insônia e Seu Tratamento

Gisele Minhoto • Dirceu Zorzetto Filho

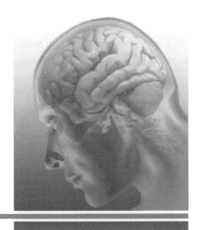

48

INTRODUÇÃO

Este capítulo abordará aspectos gerais do sono e o diagnóstico e tratamento do transtorno de sono mais comum na prática médica, a insônia.

SONO NORMAL

O sono é uma alteração normal do nível de consciência. Pode-se dizer que é um estado complexo de processamento cerebral ativo, em que há um estado reversível de ruptura com a percepção, sem que ocorra resposta ao ambiente. Ele é sabidamente um processo universal e essencial para a sobrevivência; entretanto, ainda é motivo de muita pesquisa.

O sono noturno tem a duração de aproximadamente 6 a 8 horas no adulto. Ocorre periodicamente, obedecendo a um ritmo circadiano. Dentro do período de sono, há a presença de quatro a seis ciclos de sono REM (do inglês *rapid eye moviment* – movimento rápido dos olhos) e sono não REM (NREM).

O exame padrão para avaliação do sono é a polissonografia, a qual é realizada em um local específico – laboratório do sono – que deve ter condições adequadas para sua realização, ou seja: (a) equipamento para realização do exame (polissonígrafo); (b) quarto confortável, com controle de luz, calor (ar condicionado frio e quente) e barulho (isolamento acústico); (c) cama ampla e confortável; (e) banheiro; (d) câmera de vídeo com infravermelho (possibilitando a visualização do paciente enquanto dorme); (f) equipamento de pressão positiva para tratamento de distúrbios respiratórios do sono, e (g) equipe profissional médica e técnica.

O exame deve ter a duração de uma noite, procurando seguir o horário de sono do paciente. Após o registro do sono, é feita a divisão deste em estágios do sono – o estagiamento do sono. Esse estagiamento é feito pela avaliação, em páginas de 30 segundos, do registro do eletroencefalograma (EEG), eletrooculograma (EOG) e eletromiograma de mento (EMG).

CARACTERÍSTICAS POLISSONOGRÁFICAS DOS ESTÁGIOS DO SONO

Até 2007, o sono era dividido em cinco estágios: estágio 1, estágio 2, estágio 3, estágio 4 e REM, seguindo o *Manual de Estagiamento de Sono*, publicado em 1968 por Rechtschaffen e Kales. A partir desse ano, a Academia Americana de Medicina do Sono (American Academy of Sleep Medicine) publicou um novo manual de estagiamento. O sono passou a ser dividido nos estágios N1, N2 e N3, formando o sono NREM e o sono REM (estágio R).

O *estágio N1* é o estágio de transição entre a vigília e o sono. A atividade alfa (8 a 13Hz), presente no EEG da vigília, dá lugar a ondas theta (4 a 7Hz) e onda aguda do vértex; no EOG é observado o movimento lento dos olhos, e no EMG do mento ocorrerá a diminuição do tônus muscular (AASM, 2007).

O *estágio N2* apresenta no EEG o padrão de onda em fuso do sono (12 a 14Hz), com duração menor ou igual a 0,5 segundo, e complexo K, que consiste em uma onda de grande amplitude com duração menor ou igual a 0,5 segundo (AASM, 2007). Esse é um estágio superficial do sono. A musculatura do mento apresenta-se relaxada, e não ocorrem movimentos oculares.

O estágio N3 também pode ser chamado de sono profundo ou sono de ondas lentas. Tem como característica a presença de ondas com frequência de 0,5 a 2Hz, com uma amplitude maior do que 75μV. Esse ritmo deve estar presente em pelo menos 20% de uma página de 30 segundos. Não há presença de movimento dos olhos e a musculatura do queixo, em geral, está mais relaxada do que no estágio N2 (AASM, 2007).

O *sono REM* apresenta movimentação rápida dos olhos, que aparece como uma onda aguda conjugada e irregular, observada no EOG. No EMG de mento observa-se o menor tônus da musculatura do mento em comparação com os demais estágios do sono. O EEG mostra ondas, com frequência de 2 a 6Hz, de forma serrilhada (dente de serra) (AASM, 2007). Em função de a atonia muscular e a atividade cerebral serem semelhantes à vigília, o sono REM pode também ser chamado de sono paradoxal, não sendo classificado como superficial ou profundo.

A Classificação Internacional dos Transtornos de Sono (CITS) teve sua última revisão no ano de 2005, e a insônia passou a ser a primeira das oito diferentes categorias diagnósticas.

INSÔNIA

A insônia é o transtorno de sono mais frequente na população em geral, assim como entre os pacientes atendidos nos serviços de Atenção Primária à Saúde. Ela pode ser definida de três formas: (1) dificuldade em iniciar o sono; (2) dificuldade em manter o sono; (3) acordar mais cedo do que o esperado. Há uma quarta característica usualmente acrescentada à sua definição, que é a queixa de sono não reparador ou de qualidade de sono ruim, levando ao comprometimento diurno (AASM, 2005, 2007). Essa última passou a ser considerada dentro da definição de insônia por ter grande impacto na habilidade de manter o desempenho no trabalho, nas relações sociais, e por poder contribuir para uma variedade de distúrbios psiquiátricos e/ou psicológicos, incluindo transtornos do humor e de ansiedade.

Historicamente, a insônia era classificada como primária ou secundária a outra condição médica ou a transtornos psiquiátricos, ou ainda a outros transtornos do sono. Entretanto, a dificuldade de compreensão de que possíveis mecanismos estariam relacionados à presença da insônia e, desse modo, não ser possível uma conclusão sobre sua natureza e associação ou relação de causa e efeito, levou a questionar se ela era realmente secundária. Assim, em junho de 2005, o National of Mental Health (NIH) e o Office of Medical Applications of Research do NIH Institute organizaram uma reunião de um grupo de especialistas para discutir as manifestações e o manejo da insônia crônica em adultos. O objetivo dessa reunião era discutir a definição, o diagnóstico, a classificação, as possíveis etiologias, a incidência, os fatores de risco, as consequências, as comorbidades e a segurança, eficácia e eficiência dos tratamentos na insônia crônica (NIH, 2005). Para ser considerada insônia crônica é necessário que a insônia tenha uma duração de no mínimo 30 dias.

A partir dessa reunião, passou-se a considerar a insônia como comórbida com outras condições e não mais secundária como antes. O termo comorbidade passou a ser usado por sugerir a presença de uma ou mais doenças ou transtornos associados a uma condição primária, sem que com isso implique causalidade ou associação causa-efeito. A principal associação da insônia ocorre com os transtornos psiquiátricos, sendo esse o mais consistente achado presente em todos os estudos nos últimos 30 anos (Vgontzas, 2005). Essa mudança de visão decorre de uma maior compreensão da natureza dessas associações e de sua causalidade. Um outro ponto levantado por esse grupo é o risco de que a insônia, sendo considerada secundária, pudesse ser subtratada (NIH, 2005). No entanto, quando não é possível reconhecer um fator que tenha desencadeado a insônia, esta é chamada de insônia primária (NIH, 2005).

As principais comorbidades da insônia incluem transtornos psiquiátricos, em especial depressão e dependência química, doenças cardiopulmonares e condições somáticas, incluindo quadros dolorosos, que levam a um sono fragmentado. Outros transtornos do sono também podem contribuir para a insônia, como, por exemplo, síndrome de apneia obstrutiva do sono, síndrome das pernas inquietas ou transtorno do movimento periódico de membros.

Os pacientes que têm insônia apresentam mais absenteísmo no trabalho do que as pessoas que dormem bem. Esse fato aumenta os custos para a sociedade (Hillman et al., 2006; Virginie et al., 2006). Outros fatores que aumentam os custos com a insônia incluem a maior procura de atendimentos assistenciais e o maior risco de acidentes que esses pacientes apresentam (Léger et al., 1999, 2002).

CLASSIFICAÇÃO

Segundo a Classificação Internacional dos Transtornos do Sono (AASM, 2005), a insônia pode ser dividida nas seguintes categorias diagnósticas:

1. Insônia de ajustamento (insônia aguda).
2. Insônia psicofisiológica.
3. Insônia paradoxal.
4. Insônia idiopática.
5. Insônia decorrente de transtornos mentais.
6. Inadequada higiene do sono.
7. Insônia comportamental da infância.
8. Insônia decorrente de drogas e substâncias.
9. Insônia decorrente de condições médicas.

10. Insônia inespecífica: não relacionada a substâncias ou condição fisiológica conhecida.
11. Insônia inespecífica: fisiológica (orgânica).

PREVALÊNCIA

A prevalência da insônia varia muito entre os estudos, porque são usadas diferentes definições e por não haver uma sistematização diagnóstica. Alguns estudos sugerem que entre 10% e 40% da população em geral apresenta queixa de sono de má qualidade, dependendo dos critérios usados e do país onde o estudo foi feito (Léger et al., 2000; NIH, 2005; Ohayon et al., 1997a, 1997b; Simon et al., 1997).

As mulheres estão mais predispostas a apresentar insônia, principalmente após a menopausa, mas ainda não estão claros os fatores que levam a essa diferença (NIH, 2005; Zhang & Wing, 2006). Da mesma maneira, há grande prevalência de insônia em idosos, independente da presença de condições clínicas (NIH, 2005; Zhang & Wing, 2006). Pacientes com doenças clínicas e/ou transtornos psiquiátricos e pessoas divorciadas, separadas e viúvas, em comparação com pessoas casadas, têm maior prevalência de insônia (NIH, 2005; Zhang & Wing, 2006).

O consumo de cigarro, álcool, café e algumas drogas lícitas ou ilícitas pode estar associado à presença de insônia.

CRITÉRIOS DIAGNÓSTICOS

O diagnóstico da insônia pode ser feito por meio de uma detalhada entrevista clínica, levando-se em consideração, principalmente, a história e a queixa do paciente. Da mesma maneira, é de vital importância investigar as características pré-mórbidas do sono, queixas específicas do sono, cronologia do problema, fatores que aliviam ou que pioram e a resposta a tratamentos prévios. Para a avaliação da insônia o paciente deve ser observado em uma perspectiva de 24 horas, incluindo comportamentos, condições e fatores ambientais, bem como a regularidade de horas de sono entre os dias. As atividades diurnas devem ser avaliadas, em particular a atividade física, o horário de trabalho e a presença de sonolência e de cochilos diurnos. Também é importante participar da entrevista a pessoa que dorme com o paciente, uma vez que ele pode não perceber sintomas que ocorrem durante o sono. A história médica e psiquiátrica e o exame físico são importantes para avaliação de doenças comórbidas, assim como a história de medicações e substâncias como, por exemplo, consumo de cafeína, álcool e drogas de abuso.

Outros métodos que podem ser usados para o diagnóstico da insônia incluem *diário do ciclo sono-vigília* com informações de no mínimo 2 semanas, feito sob a forma de texto ou de gráfico. Nele o paciente deve marcar as horas de sono, despertares e informações sobre seu dia, podendo estabelecer padrões de sono e as variações entre os dias (Lineberger et al., 2006).

A *actigrafia* é um método objetivo que registra, por meio de um dispositivo que contém um sensor de movimento colocado no pulso do paciente, a atividade muscular, possibilitando inferir momentos de vigília (maior atividade muscular) e sono (redução da atividade muscular). Ela pode ser útil para avaliar as variações dos horários de sono e a resposta ao tratamento. Entretanto, a actigrafia ainda não está validada para avaliação de insônia crônica (Buysse, 2006).

A *polissonografia*, como já salientado, é o padrão-ouro de avaliação do sono e de seus transtornos, embora não seja usada de rotina para a avaliação da insônia crônica. Ela tem sido recomendada em casos em que haja suspeita de situações clínicas ou outros transtornos do sono, como apneia obstrutiva do sono, movimento periódico de membros ou parassonias (Buysse, 2005; NIH, 2005).

TRATAMENTO

O objetivo do tratamento da insônia é melhorar a qualidade e a quantidade de sono, assim como otimizar o desempenho diurno das atividades que estão prejudicadas por sua presença. É muito importante o reconhecimento de condições comórbidas que, com frequência, estão relacionadas à insônia. Da mesma maneira, não se pode esquecer de abordar com o paciente medidas de higiene do sono.

O tratamento deve ser avaliado de modo objetivo, por meio de medidas de sono, como o tempo acordado após o adormecer, a latência de sono, o número de despertares, o tempo ou a eficiência de sono, a associação positiva da cama com o sono e a diminuição da ansiedade a ele relacionada (Schutte-Rodin et al., 2008). Assim, o paciente deve manter o registro do diário de sono por um período prolongado (até 6 meses). É fundamental o acompanhamento frequente do paciente para observar a estabilidade e a resolução do quadro, assim como o risco de recaída. No caso de o tratamento ter se mostrado ineficaz, devem ser combinadas outras formas de tratamento comportamentais e farmacológicas, além de reavaliada a presença de outras doenças comórbidas (Schutte-Rodin et al., 2008).

Tratamento não farmacológico

O tratamento comportamental para a insônia tem como objetivo regular o sono, restabelecendo tanto o ritmo circadiano sono-vigília como o processo homeostático do sono. Este último nada mais é do que a pressão do sono por sua privação – todos os dias, normalmente, o fato de estar acordado durante o dia leva a uma pressão para adormecer à noite.

A abordagem não farmacológica do tratamento da insônia procura diminuir o alerta na cama, promover horários regulares para dormir, acordar e levantar, corrigir condicionamentos negativos para o sono e mudar maus hábitos, crenças e expectativas sobre o sono.

Intervenções psicológicas e comportamentais são uma opção de tratamento eficaz para o tratamento da insônia crônica, primária ou associada a condições médicas e psiquiátricas. Nesse tipo de tratamento, os resultados permanecem ao longo do tempo (Morin et al., 2006). Entretanto, o tempo para o início da resposta a essa abordagem de tratamento é maior do que para o início com o tratamento farmacológico. Assim, a associação dessas duas abordagens é uma boa opção, pois promove melhora rápida, além de a medicação ser utilizada por menos tempo e com resultados mais duradouros.

Higiene do sono

Trata-se de uma intervenção psicoeducacional, na qual o paciente é orientado verbalmente e por escrito sobre medidas básicas do sono e de sua higiene, como, por exemplo, estabelecer horários regulares de sono, tanto para dormir como para acordar, não ir para a cama sem sono e tentar adormecer, assim como não ficar controlando no relógio o tempo que está acordado; não passar o dia preocupado com o sono; evitar a ingestão de estimulantes (cafeína); diminuir o consumo de cigarro, principalmente à noite; evitar o consumo de bebidas alcoólicas e excesso de líquidos antes do horário de dormir; ingerir comida leve no jantar, procurando jantar até 2 horas antes do horário de dormir; realizar atividade física regular, terminando antes de 3 a 4 horas do horário de dormir, e cuidar das condições do quarto de dormir quanto a conforto, temperatura e ruídos.

Terapia de controle de estímulos

Tem o intuito de associar o quarto e a cama com o início rápido do sono e sua consolidação, assim como estabelecer um ritmo sono-vigília adequado e proporcionar privação de sono diurna para facilitar o início do sono (homeostase). Os pacientes com insônia, muitas vezes, passam muitas horas acordados na cama, o que é desaconselhado; assim, são fornecidas orientações ao paciente de que a cama só deve ser usada para dormir e para atividade sexual; que ele deve ir para cama apenas quando estiver com sono e, se não conseguir dormir após aproximadamente 20 minutos, deve levantar-se e ir para outro ambiente, procurar fazer alguma atividade relaxante e só retornar para cama quando se sentir sonolento; manter horário fixo para acordar, mesmo nos finais de semana, independentemente da quantidade de sono obtida; não cochilar ou deitar durante o dia; retirar televisão, aparelhos de som e computador do quarto; utilizar despertador, independente de acordar sozinho, mas posicionar o relógio de modo a não controlar o horário; fazer uma agenda, antes de sentir sono, com as preocupações, pendências e afazeres para o dia seguinte; não criar falsas expectativas quanto à melhora imediata com o tratamento.

Terapia de restrição de tempo na cama e de sono

Assim como a terapia de controle de estímulos, essa técnica também visa consolidar o sono. Nela o paciente é orientado quanto ao tempo em que deve permanecer na cama. Esse tempo é determinado com base nas informações do diário de sono do paciente, de modo que ele permaneça na cama a quantidade de horas que realmente dorme. Cria-se no início uma leve privação de sono, para facilitar o adormecer e a variabilidade entre as noites.

Intenção paradoxal

O objetivo dessa técnica é reduzir a ansiedade antecipatória associada ao medo de não conseguir dormir. A instrução que é dada ao paciente é para ele ir para cama e permanecer acordado, sem tentar adormecer. Esse pensamento para muitos pacientes promove uma diminuição da ansiedade em razão da não necessidade de adormecer.

Técnicas de relaxamento

O paciente com insônia apresenta um nível de alerta elevado, fisiológico e cognitivo; assim sendo, as técnicas de relaxamento são utilizadas para diminuir esse alerta e a tensão física e mental. Várias técnicas de relaxamento podem ser usadas, como, por exemplo, relaxamento progressivo, *biofeedback* e meditação.

Terapia cognitivo-comportamental (TCC)

Esse tipo de terapia tem um tempo limitado e definido, entre quatro e oito sessões. O paciente em TCC tem um papel ativo, sendo encorajado a ser responsável por seu tratamento. As intervenções têm um papel educacional, objetivando mudanças no comportamento por meio de mudanças cognitivas. Tem como foco, principalmente, os fatores que estão mantendo a insônia, chamados de fatores perpetuantes, além dos fatores que podem tê-la desencadeado. Os pacientes com insônia preocupam-se muito com suas consequências e com o dia seguinte, o que aumenta a tensão e a ansiedade relacionadas ao sono. Referem, ainda, presença de pensamentos indesejáveis e negativos no horário de dormir. Assim, a TCC busca neutralizar essas crenças, pensamentos e preocupações, ajudando o paciente a ter uma visão mais realista sobre o sono, seu tratamento, as consequências da insônia e as mudanças de comportamento necessárias.

Tratamento farmacológico

O tratamento farmacológico deve ser associado, sempre que possível, à TCC. A escolha da classe do fármaco deve basear-se no padrão do sintoma, no objetivo do tratamento, na resposta a tratamentos anteriores, no custo, nas condições comórbidas, nas contraindicações, na interação com outras medicações em uso e nos efeitos colaterais, entre outros (Schutte-Rodin et al., 2008).

Entre os principais grupos de medicações usadas para o tratamento da insônia estão os hipnóticos benzodiazepínicos (BZD), os novos hipnóticos, também chamados de não benzodiazepínicos, os antidepressivos com ação sedativa e a medicação fitoterápica (Witmans, 2005).

Hipnóticos agonistas seletivos de receptores GABA$_A$ (não benzodiazepínicos)

Diferentemente dos BZD, essas substâncias atuam de maneira seletiva no receptor benzodiazepínico, apresentando maior afinidade pela subunidade α_1 e estabelecendo um efeito hipnótico mais seletivo. Essa classe de fármacos compreende: (a) imidazopiridina (zolpidem e zolpidem MR); (b) ciclopirrolonas (zopiclona e eszopiclona) e (c) pirazolopirimidina (zalepona).

Zolpidem

É o hipnótico de escolha para o tratamento da insônia, com nível de recomendação padrão (Tabelas 48.1 e 48.2). O primeiro agonista α_1 seletivo desenvolvido passou a ser utilizado a partir de 1990.

O zolpidem é rapidamente absorvido no trato gastrointestinal, tendo maior absorção com o estômago vazio. Sua metabolização é hepática, não apresenta metabólitos ativos e tem eliminação renal. Sua meia-vida é curta, de 2,5 horas, e o pico de concentração plasmática ocorre 1,6 hora após a ingestão. Sua biodisponibilidade é de 65% a 70%.

A dose terapêutica remendada é de 5 a 10mg sempre ao deitar. No idoso e no paciente com insuficiência renal ou hepática, a dose deve ser de 5mg (Diretrizes para o Diagnóstico e Tratamento da Insônia, no prelo; Drover, 2004). O tempo de uso recomendado das medicações hipnóticas é de no máximo 30 dias, mas vários estudos têm demonstrado que o zolpidem pode ser usado por períodos maiores, mantendo-se eficaz e seguro (Perlis et al., 2004; Scharf et al., 1994).

Segurança e efeitos colaterais. O zolpidem mostra ser uma medicação segura e tem como efeitos colaterais amnésia e distúrbios gastrointestinais.

Abuso, dependência e tolerância. Em função do perfil do zolpidem e do menor risco de desenvolver dependência e tolerância, vários estudos foram realizados para avaliar seu uso intermitente (quando necessário). Essa forma de administração torna possível sua utilização mais segura e racional a longo prazo. O médico e o paciente avaliam juntos em quais noites o paciente normalmente precisa da medicação, e este utilizará a medicação apenas nessas noites. Isso possibilita que o paciente, nas noites em que não faz uso da medicação, use as técnicas não farmacológicas (comportamentais). Com essa forma de prescrição, não se observou aumento do número de comprimidos ingeridos, podendo esse número até mesmo diminuir, sem o risco de haver insônia de rebote, mesmo com o uso a longo prazo (Cluydts et al. 1998; Hajak et al., 2003; Parrino et al., 2008; Perlis et al., 2004; Walsh et al., 2000).

Efeitos sobre o sono. Na polissonografia, o zolpidem diminui a latência do sono e o número de despertares e aumenta o tempo total de sono e a qualidade de sono, não sendo observadas alterações na arquitetura normal do sono (porcentagem e distribuição dos estágios de sono) (Cluydts et al., 2002; Parrino et al., 2008; Roerhs et al., 2005).

Assim, o zolpidem é indicado no tratamento de insônia crônica, principalmente quando há dificuldade em iniciar o sono (insônia inicial), em função de sua meia-vida.

A formulação do zolpidem de liberação prolongada (Zolpidem MR – ainda não disponível no Brasil) tem seu papel no tratamento dos pacientes com insônia inicial, na de manutenção ou com despertar precoce, reduzindo o número de despertares, em função da existência de duas partes em sua formulação: uma com liberação imediata e outra prolongada, mantendo as concentrações plasmáticas entre 3 e 6 horas após a ingestão, sem a ocorrência de efeitos residuais (Roerhs et al., 2005).

TABELA 48.1 ■ Tipos de estudos

1	Estudos randomizados bem desenhados com baixos erros alfa e beta ou estudos de metanálise com ensaios controlados e randomizados com resultados homogêneos
2	Estudos randomizados com altos erros alfa e beta
3	Estudos controlados não randomizados do tipo caso-controle realizados prospectivamente
4	Estudos controlados não randomizados do tipo relato de caso realizados retrospectivamente
5	Estudos com casos clínicos ou consenso de especialistas

TABELA 48.2 ■ Nível de recomendação

Termo	Definição
Padrão	Conduta clínica robusta comprovada por estudos do tipo 1 e 2 que apresentam alto nível de evidência
Recomendado	Conduta clínica com nível de evidência moderada, comprovada por estudos tipo 2 ou consenso com estudos tipo 3
Opcional	Conduta clínica incerta que engloba estudos com nível insuficiente de evidência, inconclusivos ou conflitantes ou ausência de consenso de especialistas

Zaleplon (não disponível no Brasil)

O zaleplon apresenta nível de recomendação padrão (ver Tabelas 48.1 e 48.2) para o tratamento da insônia e, assim como o zolpidem, apresenta um perfil seletivo de ligação com a subunidade α_1 do receptor $GABA_A$. Rapidamente absorvida no trato gastrointestinal, apresenta pico de concentração plasmática 1 hora após a ingestão. Sua metabolização é hepática, e não apresenta metabólitos ativos. Sua eliminação é renal. Em virtude de sua meia-vida ser de aproximadamente 1 hora, sua indicação principal é para indução do sono, podendo ser usada no meio da noite, quando o paciente pode dormir por até 4 horas, sem que haja efeito residual. Quando se utilizam doses menores do que 20mg, observa-se a boa indução do sono, mas sem efeito na manutenção do sono. Entretanto, com doses de 20mg, observa-se rápida indução do sono, e a polissonografia mostra também aumento da duração do sono e diminuição do número de despertares (Elie et al., 1999; Fry et al., 2000). Assim como o zolpidem, com o uso do zaleplon não foi observada alteração na arquitetura do sono (Fry et al., 2000). Não provoca dependência ou insônia de rebote (Elie et al., 1999; Walsh et al., 2000).

Zopiclona

A zopiclona é um hipnótico que apresenta nível de recomendação padrão (ver Tabelas 48.1 e 48.2) para o tratamento da insônia. Atua não somente na subunidade α_1, mas também na subunidade α_2 do receptor $GABA_A$. Ela é absorvida no trato gastrointestinal, apresentando pico de concentração plasmática entre 0,5 e 2 horas após a ingestão. Sua metabolização é hepática, e apresenta um metabólito ativo, mas com pequena ação farmacológica. Tem eliminação renal. A dose recomendada é de 3,7 a 7,5mg. Em função de sua meia-vida (5,3 horas), pode apresentar efeitos residuais no dia seguinte (Staner et al., 2005).

Eszopiclona (não disponível no Brasil)

A eszopiclona é um isômero da zopiclona. Tem nível de recomendação padrão (ver Tabelas 48.1 e 48.2) para o tratamento da insônia. A dose recomendada varia de 1 a 3mg ao deitar (Staner et al., 2005).

Indiplom (não disponível no Brasil)

O indiplom é uma pirazolopirimidina seletiva à subunidade α_1 do receptor $GABA_A$. Considerado indicado para o tratamento da insônia, apresenta formulação de liberação imediata e outra de liberação controlada, indicadas para insônia inicial e de manutenção, respectivamente.

Benzodiazepínicos (opcionais)

Os BZD agem sobre o neurotransmissor GABA. O GABA é o principal neurotransmissor inibitório. O receptor GABA é um canal de cloro e está presente em grande quantidade e amplamente distribuído no SNC. As medicações hipnóticas (BZD) atuam como agonistas do receptor GABA, principalmente no sub-receptor $GABA_A$.

O receptor $GABA_A$ apresenta subunidades α, β e γ. A subunidade α, por sua vez, também apresenta subunidades. Os BZD ligam-se de maneira inespecífica às subunidades α_1 e α_2 do receptor $GABA_A$ pós-sináptico e a qualquer subunidade γ. A ligação do neurotransmissor GABA ao receptor $GABA_A$ levará à abertura do canal de cloro e, por conseguinte, ao aumento da corrente iônica, que hiperpolarizará o neurônio, gerando uma neurotransmissão inibitória. Por sua vez, a ligação do BZD ao receptor benzodiazepínico no receptor $GABA_A$ potencializará o efeito da ligação do GABA nesse receptor, o que levará a maior abertura do receptor e, consequentemente, maior entrada de cloro.

Os BZD ligam-se a diferentes subunidades, podendo apresentar, além do efeito hipnótico, outras ações farmacológicas, como ação anticonvulsivante, miorrelaxante, ansiolítica e amnéstica. Diante disso, para a escolha de uma medicação hipnótica deve-se eleger um fármaco com o perfil predominantemente indutor do sono.

A eficácia dos BZD em curto prazo já foi comprovada em uma grande quantidade de estudos randomizados e controlados, embora sejam escassos os estudos controlados que avaliem a eficácia dessas medicações a longo prazo.

Farmacocinética e farmacodinâmica

Os BZD são absorvidos pelo trato gastrointestinal e são lipossolúveis. Ligam-se a proteínas plasmáticas e são metabolizados no fígado por enzimas do citocromo P450, particularmente CYP3A4 e CYP2C19. Cruzam a barreira hematoencefálica, estando presentes no líquido cefalorraquidiano e na barreira placentária, e são secretados no leite materno. A eliminação dos BZD é renal.

De acordo com sua meia-vida de eliminação, podem ser divididos em: (a) BZD de ação rápida (< 6 horas); (b) BZD de ação intermediária (entre 6 e 24 horas) e (c) BZD de ação longa (> 24 horas) (para mais detalhes, ver Capítulo 27).

Segurança e efeitos colaterais

Os BZD são medicações seguras quando usados nas doses recomendadas.

Os efeitos colaterais mais frequentes são: (a) sedação residual, principalmente com os BZD de meia-vida intermediária e longa; (b) comprometimento da memória, podendo ocasionar amnésia anterógrada; (c) em idosos, podem aumentar o risco de queda; (d) depressão respiratória; (e) insônia de rebote pode ocorrer em caso de descontinuação e com os fármacos de meia-vida curta, ocasionando insônia no meio da noite, e (f) confusão mental.

Contraindicações

Os BZD são contraindicados em indivíduos com dependência ao álcool e outras drogas, na gravidez e na amamentação. Também não devem ser usados por indivíduos que tenham necessidade de acordar rapidamente ou que necessitem tomar decisões rápidas.

Seu uso deve ser feito com cautela em idosos, pacientes com insuficiência renal, hepática ou pulmonar e em pacientes que apresentem transtornos respiratórios do sono.

Abuso, dependência e tolerância

Tolerância pode ocorrer com o uso prolongado, o que, entretanto, não acontece com todos os pacientes. Os BZD apresentam risco de abuso e dependência, principalmente em usuários crônicos. A dependência pode ser tanto física como psicológica, o que poderá dificultar a retirada da medicação; assim, a suspensão dos BZD deve ser feita com acompanhamento, sendo lenta e gradual. Na retirada podem ocorrer insônia de rebote, recidiva da insônia e aparecimento de ansiedade.

Efeitos sobre o sono

A polissonografia mostra que os BZD reduzem a latência do sono, aumentam o tempo total de sono (TTS), diminuem o estágio N3 e podem diminuir o sono REM, além de aumentar a atividade de fuso do sono.

Antidepressivos

Os antidepressivos sedativos não têm aprovação formal para o tratamento da insônia, mas sua prescrição é mais frequente que a das medicações benzodiazepínicas e não benzodiazepínicas (Compton-McBride et al., 2004). Existem poucos estudos comprovando a eficácia dessas medicações para o tratamento da insônia. Devem ser usados, principalmente, quando há comorbidade com depressão/ansiedade ou quando não há resposta a outros tratamentos. Nesses casos, podem ser usados em baixa dosagem (dose menor do que a antidepressiva) (Schutte-Rodin et al., 2008). Os antidepressivos mais frequentemente prescritos para insônia são a trazodona, os tricíclicos e a mirtazapina.

Trazodona (recomendada). A trazodona é um antidepressivo inibidor de recaptação de serotonina e antagonista de serotonina 2A (5-HT_{2A}). Seu efeito sedativo pode ser proveniente de sua ação de antagonista de 5-HT_{2A} e, principalmente, por bloquear receptores de histamina.

Na maioria dos estudos que avaliaram a trazodona para o tratamento da insônia, o número de participantes era pequeno e o tratamento ocorreu por curto tempo. Além disso, os pacientes apresentavam comorbidade com depressão. Os efeitos colaterais: da trazodona são sedação no dia seguinte, tontura, cefaleia, hipotensão ortostática e, mais raramente, priapismo. A associação da trazodona, em baixa dose, com outros antidepressivos menos sedativos para tratar pacientes com insônia e depressão é muito frequente. Na polissonografia tem sido observada pouca alteração na arquitetura do sono, não causando, como os demais antidepressivos, diminuição significativa do sono REM. Entretanto, assim como outros antidepressivos, diminui a latência do sono, o número de despertares e o tempo acordado após o adormecer, melhorando a continuidade do sono. Sua meia-vida é de aproximadamente 7 horas.

Doxepina (recomendada). A doxepina é um antidepressivo tricíclico com ação antagonista dos receptores H_1 e H_2 da histamina, o que provoca sedação. Mostra-se eficaz para o tratamento da insônia em doses de 1 a 6mg à noite, não apresentando efeitos residuais. Um estudo com a doxepina para tratamento de insônia primária mostrou melhora subjetiva da qualidade do sono, do tempo total de sono e da eficiência do sono. Nesse mesmo estudo, com avaliação objetiva por meio de polissonografia, foi observada melhora no tempo total de sono e na eficiência do sono, mas sem alteração na latência do sono (Hajak et al., 2001). A meia-vida da doxepina é de 8 a 24 horas. Apresenta praticamente os mesmos efeitos colaterais da amitriptilina.

Mirtazapina (recomendada). A mirtazapina apresenta forte ação sedativa por sua ação anti-histamínica H_1. Seus efeitos colaterais são: sedação, aumento de peso e tontura. No sono, aumenta o tempo total de sono e diminui a latência de sono e o tempo acordado após o adormecer. A dose recomendada para o tratamento de insônia é de 7 a 15mg, mas novamente os estudos realizados foram feitos com população de pacientes com insônia e depressão (Benca, 2006). Sua vida-média é de 20 a 40 horas.

Amitriptilina (recomendada). A amitriptilina é um antidepressivo tricíclico que apresenta efeitos sedativos por sua ação antagonista do receptor H_1. Apresenta efeito sedativo imediato, mas que diminui após algumas semanas. A dose recomendada para indução do sono é menor do que a dose antidepressiva, isto é, 12,5 a 50mg. Atua sobre o sono aumentando o tempo total de sono, a porcentagem de estágio N2 e a latência de sono REM e diminuindo a latência de sono e a porcentagem de sono REM. Apresenta meia-vida longa e tem um metabólito ativo, a nortriptilina, podendo, assim, ter efeito residual. Seus efeitos colaterais são: sonolência, tontura, confusão, visão turva, boca seca, obstipação, retenção urinária, arritmias, hipotensão ortostática e aumento de peso. Pode ainda induzir exacerbação da síndrome das pernas inquietas, do movimento periódico de membros e do transtorno comportamental do sono REM.

Agomelatina. É um antidepressivo com ação agonista de receptores da melatonina 1 e 2 e antagonista de receptores serotonérgicos 5-HT_{2C}. Por ser um agonista melatonérgico, pode atuar como regulador no ciclo vigília-sono dos pacientes com depressão (Fuchs et al., 2006; Montgomery et al., 2006; Rouillon, 2006). Na dose de 25 a 50mg, reduz a latência do sono e o número de despertares, melhora a qualidade do sono e aumenta o estágio N3 do sono (Guilleminault, 2005; Quera Salva et al., 2005; Rouillon, 2006).

Outros fármacos

Valeriana (opcional)

A valeriana tem sido usada pela população em geral como hipnótico, mas existem poucos dados sobre esse efeito. Parece apresentar efeito modesto sobre o sono e a qualidade de vida do paciente, podendo ser usada em pacientes com insônia leve. A valeriana apresenta poucos efeitos colaterais (semelhante a placebo), com sonolência residual mínima e sem apresentar insônia de rebote (Morin et al., 2005). Na avaliação do sono observa-se que a valeriana diminui a latência do sono sem alterar a porcentagem dos estágios do sono, e quando o faz, aumenta a porcentagem do estágio N3 e do sono REM.

Anti-histamínicos

Os anti-histamínicos são popularmente usados para tratar insônia, mas não existem estudos a respeito de seu efeito sobre o sono.

Melatonina

A melatonina é um neuro-hormônio produzido sob controle do núcleo supraquiasmático. A serotonina é convertida em melatonina. A produção de melatonina ocorre nos períodos escuros e é reduzida com o envelhecimento. A melatonina exógena ainda não está aprovada como agente hipnótico pelas agências regulatórias. Os estudos têm mostrado que ela tem um papel na sincronização do ritmo vigília-sono, muito mais do que ação hipnótica (Mundey, 2005).

Agonistas do receptor de melatonina

O ramelteon (não disponível no Brasil) é um novo hipnótico aprovado nos EUA para o tratamento da insônia crônica. É um agonista com elevada seletividade para receptores de melatonina MT_1 e MT_2 (Kato et al., 2005). A dose recomendada é de 8mg à noite. Rapidamente absorvido (0,75 a 0,94 hora), apresenta meia-vida de 1,3 hora. Em função de sua meia-vida curta, o Ramelteon é indicado exclusivamente para o tratamento da insônia inicial (Greemblatt et al., 2007; Karim et al., 2006; Roth et al., 2005). Em pacientes com insônia primária crônica não é eficaz para tratamento da insônia de manutenção (DeMicco et al., 2006; Ebert et al., 2006; Erman et al., 2006; Hirai et al., 2005; Mini et al., 2007; Zammit et al., 2005). Mostra-se seguro em relação a efeitos cognitivos no dia seguinte, bem como não provoca insônia de rebote quando da retirada após uso crônico. Não mostra ter potencial de abuso ou dependência (DeMicco et al. 2006; Erman et al., 2006; Roth et al., 2005).

A Tabela 48.3 mostra níveis de evidência das medicações no tratamento da insônia.

TABELA 48.3

Classe	Nível de evidência
Hipnóticos não benzodiazepínicos	
Zolpidem, zaleplon, zopiclona	Padrão
Antidepressivos sedativos	
Trazodona, doxepina, mirtazapina, amitriptilina	Recomendado
Benzodiazepínicos	Opcional
Fitoterápicos	
Valeriana	Opcional

CONSIDERAÇÕES FINAIS

A insônia é muito frequente na população em geral, mas nem sempre o paciente refere-se a ela na consulta de maneira espontânea. A anamnese é muito importante para avaliação diagnóstica e deve abordar aspectos não só do sono, mas também do dia a dia do paciente. O diário de sono é muito útil para o diagnóstico e para o acompanhamento do tratamento. A polissonografia deverá ser realizada quando houver suspeita da presença de outros transtornos do sono ou quando o tratamento adequado falhar. Atualmente, a insônia é considerada uma entidade clínica e não mais um sintoma; assim sendo, deve ser tratada como tal, usando-se medicação pelo tempo que for necessário.

O tratamento pode ser não farmacológico e farmacológico, devendo-se, sempre que possível, associar os dois, o que se revela mais eficaz. O tratamento não farmacológico visa diminuir o alerta e a ansiedade relacionada à insônia, além de orientar quanto a medidas de higiene do sono. O tratamento farmacológico pode ser feito com medicações especificamente hipnóticas ou cujo efeito colateral seja de promover o sono, como os não benzodiazepínicos, os antidepressivos sedativos e os benzodiazepínicos.

REFERÊNCIAS

American Academy of Sleep Medicine. International Classification of Sleep Disorders, 2nd ed.: Diagnostic and Coding Manual. Westchester, IL: American Academy of Sleep Medicine, 2005.

American Academy of Sleep Medicine. The AASM Manual for Scoring Sleep and Associatrd Events: Rules, Terminology and Technical

Specifications. 1 ed.: Westchester, IL: American Academy of Sleep Medicine, 2007.

Benca R. Insomnia. In: Avidan AY, Zee PC. Handbook of sleep medicine. Philadelphia: Lippincott Williams & Wilkins, 2006.

Buysse D. Definition, diagnosis, classification, and etiology of chronic insomnia. J Clin Sleep Med 2005; 1(4):e452-3.

Buysse DJ, Young T, Edinger JD et al. Clinicians' use of the International Classification of Sleep Disorders: results of a national survey. Sleep 2003; 26:48-51.

Cluydts R, Heyde K, De Volder I. Polysomnographic findings during non-continuous administration of Zolpidem. Sleep Med Reviews 2002; 6(Suppl 1):S13-S19.

Cluydts R, Peeters K, de Bouyalsky I, Lavoisy J. Comparison of continuous versus intermittent administration of Zolpidem in chronic insomniacs: a double-blind, randomized pilot study. J Int Med Research 1998; 26:13-24.

Compton-McBride S, Schweitzer P, Wash J. Most commonly used drugs to treat insomnia in 2002. Sleep 2004; 27(suppl):A255.

Elie R, Ruthe E, Farr I et al. Sleep latency is shortened during 4 weeks of treatment with zaleplon, a novel nonbenzodoazepine hypnotic. Zaleplon Clinc Study Group. J Clin Psychiatry 1999; 60:536-44.

Erman M, Zammit G, Rubens R et al. A polysomnographic placebo-controlled evaluation of the efficacy and safety of eszopiclone relative to placebo and zolpidem in the treatment of primary insomnia. J Clin Sleep Med 2008; 4(3):229-34.

Fry J, Scharf M, Mangano R et al. Zalepon improves sleep without producing rebound effects in outpatients with insomnia. Zaleplon Clinical Study Group. Int Clin Psychopharmacol 2000; 15(3):141-52.

Godet-Cayré V, Pelletier-Fleury N, Le Vaillant M et al. Insomnia and absenteeism at work. who pays the cost? Sleep 2006; 29(2):179-84.

Hajak G, Cluydts R, Allain H et al. The challenge of chronic insomnia: is non-nightly hypnotic treatment a feasible alternative? Eur Psychiatry 2003; 18(5):201-19.

Hajak G, Rodenbeck A, Voderholzer U et al. Doxepin in the treatment of primary insomnia: a placebo-controlled, double-blind, polysomnographic study. J Clin Psychiatry 2001; 62(6):453-63.

Hillman DR, Murphy AS, Pezzullo, L. The economic cost of sleep disorder. Sleep 2006; 29(3):299-305.

Léger D, Guilleminault C, Bader G et al. Medical and socio-professional impact of insomnia. Sleep 2002; 25:625-9.

Léger D, Guilleminault C, Dreyfus JP et al. Prevalence of insomnia in a survey of 12,778 adults in France. J Sleep Res 2000; 9:35-42.

Léger D, Lévy E, Paillard M. The direct costs of insomnia in France. Sleep 1999; 22(Suppl 2):394-401.

Lineberger MD, Carney CE, Edinger JD, Means MK. Defining insomnia: quantitative criteria for insomnia severity and frequency. Sleep 2006; 29(4):479-85.

Morin CM, Bootzin RR, Buysse DJ et al. Psychological and behavioral treatment of insomnia: update of the recent evidence (1998-2004). Sleep 2006; 29(11):1398-414.

Morin CM, Koetter U, Bastien C et al. Valerian-Hops Combination and Diphenhydramine for Treating Insomnia: a randomized placebo-controlled clinical trial. Sleep 2005; 28(11).

Mundey K, Benloucif S, Harsanyi K et al. Phase. Dependent Treatment of Delayed Sleep Phase Syndrome with Melatonin. Sleep 2005; 28(10):1271-8.

NIH State of the Science Conference Statement on Manifestations and Management of Chronic Insomnia in Adults Statement. J Clin Sleep Med 2005; 1(4):412-21.

Ohayon MM, Caulet M, Guilleminault C. How a general population perceives its sleep and how this relates to the complaint of insomnia. Sleep 1997a; 20:715-23.

Ohayon MM, Caulet M, Priest R, Guilleminault C. DSM-IV and ICSD-90 insomnia symptoms and sleep dissatisfaction. Br J Psychiatry 1997b; 171:382-8.

Parrino L, Smerieri A, Giglia F et al. Polysomnographic study of intermittent zolpidem treatment in primary sleep maintenance insomnia. Clin Neuropharmacology 2008; 31(1):40-50.

Perlis ML, MacCall WV, Krystal AD, Walsh JK. Long-term, non-nightly administration of zolpidem in the treatment of patients with primary insomnia. J Clin Psychiatry 2004; 65(8):1128-37.

Pinto Junior LR, Alves RSC, Caixeta EC. Diretrizes para o diagnóstico e tratamento da insônia. Rio de Janeiro: Elsevier, 2009.

Roerhs T, Soubrane C, Roth T. Zolpidem modified-release objectivity and subjectively improves sleep maintenance and retains the characteristics of standard zolpidem on sleep initiation and duration in elderly patients with primary insomnia. Sleep 2005; (28):A244.

Scharf MB, Roth T, Vogel GW, Walsh JK. A multicenter placebo-controled study evaluating zolpidem in the treatment of chronic insomnia. J Clin Psychiatry 1994; 55:192-9.

Schutte-Rodin S, Broch L, Buysse D et al. M. Clinical Guideline for the Evaluation and Management of Chronic Insomnia in Adults. J Clin Sleep Med 2008; 4(5):487-504.

Simon GE, VonKorff M. Prevalence, burden and treatment of insomnia in primary care. Am J Psychiatry 1997; 154:1417-23.

Staner L, Ertle S, Boeijinga P et al. Next-day residual effects of hypnotics in DSM-IV primary insomnia: a driving simulator study with simultaneous electroencephalogram monitoring. Psychopharmacology 2005; 181:790-8.

Vgontzas, NA. The diagnosis and treatment of chronic insomnia in adults Sleep 2005; 28(9):1047-8.

Walsh JK, Roth T, Randazzo A et al. Eight weeks of non-nightly use of zolpidem for primary insomnia. Sleep 2000; 23(8):1087-96.

Witmans M. Systematic review of the efficacy and safety of drug treatments and combination treatments in the management of chronic insomnia in adults. J Clin Sleep Med 2005; 1(4):e488-9.

Zhang B, Wing YK. Sex differences in insomnia: a meta-analysis. Sleep 2006; 29(1):85-93.

Tratamento Farmacológico da Enxaqueca

Mario Fernando Prieto Peres • Andre Leite Gonçalves
Marcelo Masruha Rodrigues • Giancarlo Lucchetti

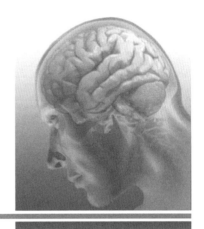

INTRODUÇÃO

A cefaleia é uma das queixas mais comuns em consultórios neurológicos e é a dor mais comumente relatada aos médicos de família. Nos EUA, é responsável por cerca de 10 milhões de visitas ao neurologista por ano e tem prevalência de 6% em homens e 15% a 17% em mulheres, com somente 3% a 5% dessa população recebendo tratamento preventivo. No Brasil, estudo epidemiológico recentemente publicado (Queiroz et al., 2009) mostra que a prevalência de enxaqueca é de 15,2% na população em geral, acometendo mais mulheres, pessoas com maior nível educacional e aquelas que não praticam exercícios físicos com frequência. Somente 8% recebem tratamento correto.

O tratamento das cefaleias começa com um diagnóstico adequado, identificando suas causas primárias e secundárias. Uma vez realizado o diagnóstico de cefaleia primária, os pacientes se beneficiarão de uma explicação completa acerca de sua patologia. Muitos pacientes com cefaleia recorrente se preocupam com condições secundárias que poderiam estar deflagrando sua dor de cabeça, como, por exemplo, tumores cerebrais e/ou aneurismas cerebrais, as quais devem ser esclarecidas.

A enxaqueca varia amplamente em frequência, gravidade e quanto ao impacto na qualidade de vida do paciente. Um plano de tratamento deve considerar não somente o diagnóstico do paciente, como seus sintomas e qualquer outra condição ou comorbidade coexistente, mas também suas expectativas, necessidades e objetivos (BHS, 2002). O paciente necessita ser informado dos objetivos do tratamento, dos componentes do plano de tratamento, da necessidade de seguimento em longo prazo e sobre os efeitos colaterais das medicações. Com base nesses aspectos, a Sociedade Brasileira de Cefaleia (SBCe) designou um Comitê Ad Hoc com o propósito de estabelecer consenso sobre o tratamento profilático e da crise de enxaqueca (BHS, 2000, 2002). O Comitê baseou-se em evidências da literatura médica mundial e na experiência pessoal dos integrantes, respeitando a realidade dos medicamentos existentes em nosso meio. A apreciação das evidências disponíveis na literatura teve como base as recomendações:

- **Classe I:** evidência proporcionada por pelo menos um ensaio clínico bem desenhado, randomizado, com grupo-controle.
- **Classe II:** evidência proporcionada por pelo menos um estudo clínico do tipo caso-controle ou estudos de coorte.
- **Classe III:** evidência proporcionada por especialistas ou estudos não randomizados ou relato de casos.

TRATAMENTO DA ENXAQUECA

Comorbidades

Comorbidade consiste na presença de duas ou mais patologias cuja associação é mais comum do que uma eventualidade. Condições que ocorrem em pacientes com enxaqueca com maior prevalência são o acidente cerebrovascular e a epilepsia, mas principalmente as comorbidades de ordem psiquiátrica, como os transtornos do humor (depressão, espectro bipolar) e os transtornos de ansiedade. Essas comorbidades devem ser abordadas, assim como os sintomas associados, como, por exemplo, náuseas e vômitos.

Os pacientes com enxaqueca devem ser educados a respeito de sua condição e encorajados a participar de seu próprio tratamento mediante o preenchimento adequado do diário da dor, estabelecendo desse modo a frequência, a intensidade e a duração da dor, bem como a presença de sintomas associados, como aura ou náuseas e vômitos. Os fatores desencadeantes também poderão ser identificados por meio do diário. Uma vez iniciado o programa de tratamento, o diário poderá ser utilizado para mostrar a eficácia do tratamento agudo e preventivo (Dalessio, 1987).

O plano de tratamento da enxaqueca deve seguir os seguintes passos:

1. Educar e encorajar o paciente.
2. Prevenir os ataques, evitando fatores desencadeantes.
3. Usar tratamentos não farmacológicos, como relaxamento, *biofeedback*, adequação do estilo de vida (ter sono adequado, fazer exercícios físicos e parar de fumar).
4. Tratamento da dor na fase aguda: aliviar sintomas e impedir a progressão da dor.
5. Terapia preventiva para reduzir a frequência, a intensidade e a duração da dor.
6. Usar terapias alternativas quando apropriado.
7. Reavaliação periódica e reconsiderar o plano de tratamento.

Como evitar os fatores desencadeantes

Pacientes com enxaqueca são fisiológica e talvez psicologicamente hiper-responsivos a estímulos externos, incluindo alterações hormonais, fatores dietéticos, mudanças ambientais, estímulos sensoriais e estresse (Saper, 1983). Pouco ou muito sono, jejum prolongado, menstruação, álcool, aditivos alimentares, luz e claridade e odores têm sido relatados como provocadores de crises de enxaqueca em indivíduos suscetíveis. O fato de esses estímulos estarem associados à cefaleia não prova a causalidade ou elimina a necessidade de considerar outras etiologias. O paciente com enxaqueca pode ser sensível a um ou outro fator desencadeante em determinadas épocas. Vários fatores ocorrendo com uma proximidade temporal podem provocar a crise de enxaqueca mais facilmente do que um único fator isoladamente. Van den Berg e cols. (1987) observaram, em pacientes com enxaqueca, que 85% tinham um ou mais fatores desencadeantes na crise de enxaqueca. Os desencadeantes mais prevalentes foram alimentos específicos (44%), menstruação (49%), bebidas alcoólicas (51%) e estresse (48,8%). Como os eventos comuns ocorrem frequentemente, a associação entre cefaleia e exposição à substância pode ser mera coincidência. Nesses casos, a restrição dietética específica e individualizada está indicada apenas para pacientes com desencadeantes alimentares comprovados (classe II de evidência).

Tratamento não farmacológico

As intervenções comportamentais benéficas para pacientes com enxaqueca incluem exercício físico, alimentação regular e manutenção adequada do sono e da rotina diária (Saper, 1983). O fenômeno cronobiológico pode ter importante papel em provocar a enxaqueca. Os pacientes com enxaqueca são menos capazes de se ajustar a mudanças em estímulos externos esperados como, por exemplo, os horários de refeição, o estresse ou os períodos de descansar e despertar.

Técnicas não farmacológicas, como relaxamento e *biofeedback*, são úteis em determinados pacientes (classe II de evidência) (BHS, 2002). *Biofeedback* e relaxamento também servem para engajar pacientes na terapia comportamental. Essas técnicas são especialmente úteis em crianças, mulheres grávidas e em indivíduos nos quais o estresse é um desencadeante importante e há impossibilidade do uso de medicações. Durante a crise, o paciente deve evitar estímulos sensoriais desconfortáveis e, se possível, retirar-se para um quarto escuro e silencioso. A terapia cognitivo-comportamental é particularmente recomendada quando coexistem nível elevado de estresse, altos níveis de ansiedade, oscilações do humor e irritabilidade (classe II de evidência). A acupuntura pode ter algum papel no tratamento dos pacientes com enxaqueca, mas ainda não há evidências suficientes que comprovem seu uso isolado no tratamento da enxaqueca, embora estudos recentes mostrem bons resultados. Deve ser utilizada como tratamento adjunto (classe II de evidência). Outras terapias alternativas, como psicoterapia e fisioterapia, são recomendadas em casos selecionados (classe III de evidência). A homeopatia não é recomendada na profilaxia da enxaqueca (classe I de evidência). Um bom plano de exercícios físicos é fundamental para bons resultados no tratamento preventivo, devendo-se iniciar paulatinamente, quando o paciente não está acostumado com atividades físicas, e chegar em 3 meses a atividades por mais de três vezes por semana, evitando sobrecargas na musculatura cervical.

Outras medidas, como a prática de ioga, meditação, laserterapia, relaxamentos e digitopressão (massagem, shiatsu), podem ser úteis, apesar do baixo grau de evidência científica.

Tratamento medicamentoso da enxaqueca

O tratamento deve contemplar a crise em si e a prevenção. O conceito mais importante deve ser sempre o preventivo, mas um bom plano de tratamento para as crises deve ser estabelecido.

A medicação para crise de enxaqueca pode ser específica ou inespecífica. As medicações inespecíficas são utilizadas para controle da dor e dos sintomas associados à enxaqueca, enquanto as medicações específicas atuam somente na enxaqueca e não terão ação em outros transtornos dolorosos.

As medicações para a cefaleia aguda incluem anti-inflamatórios não esteroides e analgésicos, antieméticos, opioides, corticosteroides e agonistas dopaminérgicos. Medicações específicas incluem a ergotamina, a di-hidroergotamina (DHE) e os agonistas seletivos dos receptores de 5-HT$_1$ (triptanos) (BHS, 2000). O tratamento agudo do paciente com enxaqueca deve ser individualizado. A formulação e a via de administração devem se basear na gravidade da crise, no quão rápido ela evolui, na preferência do paciente, na presença ou ausência de náuseas e/ou vômitos e na necessidade de melhora rápida. O uso de antieméticos deve ser considerado nos pacientes com náusea, já que este é um dos sintomas mais debilitantes da enxaqueca (Silberstein, 1997). Se não houver melhora, deve-se iniciar com medicação parenteral ou supositório ou *spray* nasal. Caso não haja náuseas ou vômitos, deve ser avaliado se a dor é de leve a moderada ou de moderada a grave e iniciado tratamento específico. As Tabelas 49.1 a 49.3 mostram as medicações que podem ser usadas no tratamento da cefaleia de leve a forte intensidade e seu nível de evidência científica.

Cafeína, analgésicos, anti-inflamatórios e antieméticos

No tratamento agudo da enxaqueca de leve a moderada intensidade recomenda-se o uso de analgésicos, com ou sem cafeína, ou anti-inflamatórios não esteroides (AINE). A combinação de analgésicos pode aumentar a analgesia (McQuay et al., 1989) e a associação de cafeína aumenta não só a analgesia da dipirona, da aspirina e do paracetamol, bem como do ibuprofeno, como tem em si um efeito analgésico (Ward et al., 1991).

A cafeína atua como antagonista competidor dos receptores de adenosina em diferentes áreas na circulação periférica e no córtex cerebral. A adenosina tem ação inibitória e depressiva tanto no cérebro como no organismo em geral, pois promove a inibição da liberação de noradrenalina, predominantemente, no sistema nervoso simpático. Desse modo, a cafeína aumenta a liberação de noradrenalina e a taxa de ativação espontânea dos neurônios noradrenérgicos, levando a estimulação cardíaca, aumento da pressão arterial por vasoconstrição cerebral e redução da mobilidade intestinal (Snyder, 1984).

Além disso, aumenta a liberação de dopamina no SNC ao inibir a liberação de adenosina, principalmente a partir de seu uso crônico (Michaelis et al., 1979; Waldeck, 1971).

O uso excessivo de cafeína, crônico ou agudo (p. ex., consumo diário de 500mg ou mais) leva ao cafeinismo com eventual toxicidade. Os sintomas incluem inquietação, insônia, rubor facial, contração muscular, taquicardia, perturbações gastrointestinais (p. ex., dores abdominais), tensão, pensamento e fala acelerados e desorganizados e, algumas vezes, exacerbação de uma ansiedade preexistente ou estados de pânico, depressão e esquizofrenia.

Estudos controlados de AINE e analgésicos comuns mostraram que aspirina, diclofenaco, ibuprofeno, ácido tolfenâmico e o naproxeno sódico foram efetivos no tratamento agudo da enxaqueca e superiores a placebo no alívio da dor. Em três estudos, a combinação de paracetamol e aspirina com cafeína foi significativamente mais efetiva no alívio da dor do que o placebo (Lipton et al., 1998). Anti-inflamatórios inibidores da COX-2, como o rofecoxibe, o celecoxibe e o valdecoxibe, mostram-se eficazes no tratamento da crise de enxaqueca. Os AINE atuam inibindo a síntese de prostaglandinas nos neurônios cerebrais, aumentando a reabsorção de catecolaminas e serotonina nos neurônios e bloqueando a produção de serotonina em resposta a estímulos nociceptivos.

Em pacientes com sintomas associados, como náuseas e/ou vômitos, recomenda-se associar o uso de antieméticos/procinéticos, como a metoclopramida e a domperidona, e caso haja necessidade, pode-se usar a ondansetrona. Preferencialmente, usa-se a metoclopramida por seus efeitos antiemético e analgésicos associados, o que potencializa o efeito dos analgésicos.

Relaxantes musculares

Quando ocorre intensa contratura da musculatura cervical e pericraniana, podem ser associados relaxantes musculares como a tizanidina, a ciclobenzaprina, a tiocolchicosídeo e o carisoprodol. A Tabela 49.1 mostra as dosagens e o nível de evidência dos analgésicos utilizados no tratamento da enxaqueca de fraca intensidade.

Ergotamina e di-hidroergotamina

Os derivados da ergotamina podem ser utilizados nos quadros de enxaqueca de moderada a forte intensidade (Tabela 49.2), nos quais os analgésicos não levam a melhora satisfatória, ou se eles produzem efeitos colaterais significativos (Silberstein & Young, 1995). Alguns autores preferem iniciar com o uso de triptanos em vez de derivados da ergotamina em muitos pacientes (Silberstein & Groadsby, 2002). A ergotamina, disponível nas preparações sublingual, oral e supositório, atua em receptores de 5-HT (5-hidroxitriptamina), dopamina e noradrenalina, com ação vasoconstritora, principalmente, no leito carotídeo. Em modelos animais, a ergotamina promoveu o extravasamento dural de plasma após estimulação do gânglio trigeminal e bloqueou as vias trigeminovasculares centrais. O nível de evidência para a eficácia da ergotamina no tratamento da crise de enxaqueca é baixo. Existem somente alguns ensaios randomizados, placebo-controlados, para avaliar a eficácia dos derivados da ergotamina no tratamento aguda da enxaqueca. A vantagem do uso dessas substâncias é a baixa taxa de recorrência de cefa-

Tratamento Farmacológico da Enxaqueca

TABELA 49.1 ■ Tratamento da crise fraca

Fármaco	Dose/Posologia	Classe	Nível de recomendação
Ácido acetilsalicílico	1.000mg VO; repetir 2 a 4h após s/n máximo/dia 3g ou	Classe I	Nível A
Paracetamol	1.000mg VO; repetir 2 a 4h após s/n máximo/dia 3g ou	Classe I	Nível A
Naproxeno sódico	750 a 1.250mg VO; repetir 2 a 4h após s/n máximo/dia 1.650mg ou	Classe I	Nível A
Ibuprofeno	800 a 1.200mg VO; repetir 2 a 4h após s/n máximo/dia 1.600mg ou	Classe I	Nível A
Diclofenaco de sódio	50 a 100mg VO; repetir 2 a 4h após s/n máximo/dia 200mg ou	Classe I	Nível A
Ácido tolfenâmico	200 a 400mg VO; repetir 2 a 4h após s/n máximo/dia 600mg ou	Classe I	Nível B
Dipirona	500mg VO; repetir 2 a 4h após s/n máximo/dia 2g ou	Classe III	Nível B
Todos podem ser associados ou precedidos	Metoclopramida 10 a 20mg VO ou 20mg supositório ou 10IM, EV, SC	Classe I	Nível B
	Domperidona 20 a 30mg VO	Classe I	Nível B
Outras opções	Isometepteno 65mg + Cafeína 100mg + e Dipirona 300mg VO	Classe III	Nível B

VO: via oral; s/n: se necessário; h: horas; g: gramas; mg: miligramas.

TABELA 49.2 ■ Tratamento da crise moderada

Fármaco	Dose/Posologia	Classe	Nível de recomendação
Ácido acetilsalicílico*	1.000mg VO; repetir 2 a 4h após s/n máximo/dia 3g ou	Classe I	Nível A
Ácido tolfenâmico*	200 a 400mg VO; repetir 2 a 4h após s/n máximo/dia 600mg ou	Classe I	Nível A
Clonixinato de lisina*	250mg VO; repetir 2 a 4h após s/n máximo/dia 500mg ou	Classe I	Nível A
Tartarato de ergotamina*	1 a 2mg VO; repetir 1 a 2h s/n máximo/dia 4mg ou	Classe I	Nível A
DHE*	0,5mg em cada narina; repetir 15min após s/n máximo/dia 2mg ou	Classe I	Nível A
Sumatriptano	50 a 100mg VO, 20mg IN; repetir em caso de recorrência máximo/dia 200mg ou	Classe I	Nível A
Naratriptano	2,5mg VO; repetir s/n máximo/dia 5mg ou	Classe I	Nível A
Zolmitriptano	2,5 a 5mg VO; repetir s/n máximo/dia 7,5mg ou	Classe I	Nível A
Rizatriptano	5 a 10mg VO, 10mg disco dispersível sobre a língua, s/n, máximo/dia 20mg ou	Classe I	Nível A
Triptanos	Em caso de recorrência frequente de cefaleia, associar ácido tolfenâmico 200mg ou naproxeno sódico 550mg VO	Classe II	Nível A

*Associar metoclopramida parenteral na vigência de vômito.
IN: via intranasal; DHE: mesilato de di-hidroergotamina.

leia (< 20%) em alguns pacientes. Essas substâncias devem ser evitadas em pacientes com crises prolongadas de enxaqueca ou com recorrência regular, pois podem induzir cefaleia por abuso rapidamente e em baixas dosagens. Seu uso deve ser limitado a 10 dias por mês.

Para crises isoladas, os pacientes podem usar comprimidos de 1 a 2mg e repeti-los após 1 a 2 horas, até o máximo de 4mg/dia. A di-hidroergotamina (DHE), não encontrada no mercado brasileiro, deve ser importada em caso de necessidade, e pode ser administrada por via intramuscular (IM), subcutânea (SC), retal e endovenosa (EV) com doses de 1mg IM ou EV e máximo de 3mg/dia. O *spray* nasal mostrou-se eficaz em monoterapia e pode ser usado com dosagem de 0,5mg em cada narina e repetido após 15 minutos, com dosagem máxima de 2mg/dia. A DHE 2mg via retal também mostrou-se eficaz, assim como o tartarato de ergotamina via oral (Tabela 49.2).

Deve-se evitar o uso em mulheres grávidas, pacientes com hipertensão arterial não controlada, sepse, insuficiência renal ou hepática e naqueles pacientes com doença vascular periférica, cerebral e/ou coronária. Náusea é um efeito colateral comumente observado com a ergotamina, porém é menos comum com a DHE. Outros efeitos colaterais são parestesias, vertigem, dor precordial e, raramente, vasoespasmo arterial e coronário.

Triptanos

O primeiro agonista seletivo dos receptores $5HT_{1B/1D}$ da serotonina foi o sumatriptano, seguido por zolmitriptano, naratriptano e rizatriptano. Outros triptanos desenvolvidos foram o almotriptano, o eletriptano e o frovatriptano, os quais não se encontram disponíveis para uso no Brasil.

O sumatriptano é o triptano mais conhecido, usado e estudado. Seu metabolismo se dá no fígado através da MAO_A e, portanto, deve ser contraindicado em pacientes que fazem uso de inibidores da monoaminoxidase (MAO). Os triptanos atuam promovendo a constrição direta de vasos intracranianos dilatados via receptores $5-HT_{1B}$, suprimindo a produção de neuropeptídeos (principalmente CGRP) nas terminações de nervos periféricos ao redor dos vasos sanguíneos, inibindo a transmissão central do núcleo trigeminal caudal e promovendo a inibição periférica das fibras nervosas aferentes trigeminais que inervam os vasos e a porção da dura-máter sensível à dor, por meio de receptores $5-HT_{1B/D}$, ou pela combinação desses mecanismos.

O sumatriptano está disponível em preparações subcutânea de 6mg, com rápido início de ação, *spray* nasal com 20mg, comprimidos de 25, 50 ou 100mg e, em alguns países, supositório com 25mg. Estudos controlados por placebo mostraram que sumatriptano SC (6mg), em formulação oral e *spray* nasal é efetivo no controle da dor (Ferrari et al., 2001; Silberstein, 2000). O sumatriptano alivia cefaleia, náusea, fotofobia e fonofobia e restaura a condição clínica do paciente. Aproximadamente 80% dos pacientes relatam alívio da dor com uma dose inicial de sumatriptano SC e cerca de 60% dos pacientes com o sumatriptano por via oral. A dor recorre em aproximadamente um terço dos indivíduos, e as recorrências respondem bem a uma segunda dose de triptano ou a uma combinação de analgésicos. Os efeitos colaterais incluem dor no local da injeção, calor local, queimação, bem como vertigem, mal-estar, fadiga, dor cervical, disforia e dor torácica. Esses geralmente ocorrem em 45 minutos após a tomada da medicação. Recomenda-se realizar um eletrocardiograma antes do início do uso de triptanos (Silberstein & Groadsby, 2002), os quais não devem ser usados por pacientes portadores de doença coronariana, angina de Prinzmetal, hipertensão arterial sistêmica não controlada e enxaqueca vertebrobasilar.

Os triptanos são seguros e eficazes no tratamento das crises de enxaqueca de moderada a forte intensidade (Tabela 49.3). As evidências atuais não embasam seu uso na fase de aura de enxaqueca (Bates et al., 1994). São a primeira opção de escolha a ser considerada nos pacientes com crises de enxaqueca de moderada a forte intensidade e que não apresentem contraindicações a esses medicamentos. Em razão da dificuldade de uso de medicações por via oral nos pacientes com náuseas e vômitos, o sumatriptano, nas formas SC e

TABELA 49.3 ■ Tratamento da crise forte

Fármaco	Dose/Posologia	Classe
Dipirona*	1.000mg EV diluídos em SF 0,9% máximo/dia 2g ou	Classe III
Clonixinato de lisina*	200mg EV diluídos em 20mL SF 0,9% máximo/dia 500mg	Classe III
Sumatriptano	6mg SC ou 20mg IN, ou 50 a 100mg VO ou	Classe I
Rizatriptano	5 a 10mg VO, 10mg disco dispersível sobre a língua ou	Classe I
Zolmitriptano	2,5 a 5mg VO ou	Classe I
Indometacina*	100mg IR; repetir 1h s/n máximo/dia 200mg ou	Classe II
Clorpromazina	0,1 a 0,7mg/kg IM ou EV diluído em SF 0,9%, repetir até 3 vezes nas 24h ou	Classe I
Dexametasona*	4mg EV; repetir 12 a 24h s/n ou	Classe II
Haloperidol	5mg IM ou EV diluídos em SF 0,9%	Classe II
Triptanos	Em caso de recorrência frequente de cefaleia, associar ácido tolfenâmico 200mg VO ou naproxeno sódico 550mg VO	Classe II

*Associar metoclopramida parenteral na vigência de vômito.
SC: via subcutânea; IM: via intramuscular; IR: intrarretal; EV: via endovenosa; SF: soro fisiológico; IN: via intranasal.

intranasal, se configura como boa opção terapêutica. Iniciar o tratamento com triptano é boa alternativa quando a dor é de moderada a forte intensidade ou quando o paciente não respondeu ao uso de AINE ou à combinação de analgésicos simples.

Tratamento adjunto

Náuseas e vômitos podem ser sintomas tão desagradáveis quanto a própria enxaqueca. A gastroparesia e o aumento no tempo de esvaziamento gástrico diminuem a eficácia das medicações fornecidas por via oral (Silberstein & Dalessio, 2001). Desse modo, recomenda-se o uso de medicações que atuam como pró-cinéticos e antieméticos, como a metoclopramida e a domperidona, de modo a aumentar a absorção oral das medicações. A prometazina e a ondansetrona, um antagonista seletivo de receptor $5-HT_3$, podem ser usadas em pacientes que não toleram ou têm efeitos colaterais com a metoclopramida.

Corticosteroides

Estudos têm sugerido que corticosteroides são efetivos no tratamento da enxaqueca. O mecanismo pelo qual os corticosteroides exercem seu efeito na enxaqueca é incerto. A hidrocortisona e a metilprednisolona podem ser administradas EV da seguinte maneira: 100mg correndo em solução salina por 10 minutos de 6 em 6 horas com redução em cascata nos dias subsequentes. A dexametasona pode ser administrada EV ou IM, iniciando-se com dose de 8 a 20mg, divididos em quatro tomadas, e rápida retirada em 2 ou 3 dias. Dexametasona oral, na dose de 1,5 a 4mg de 12 em 12 horas por 2 dias, com retirada em 3 dias, provou ser útil no pacientes com enxaqueca prolongada.

Outros medicamentos

Há pouca evidência de que a aplicação EV de ácido valproico, na dose de 300 a 800mg, seja eficaz também na crise de enxaqueca, porém mais estudos são necessários.

O tramadol, associado ao paracetamol, também se mostrou eficaz na crise de enxaqueca, mas seu uso não é recomendado, pois não há estudos controlados disponíveis para recomendar o uso de opioides (Evers et al., 2009).

Tratamento preventivo

Os pacientes tratados durante uma crise de enxaqueca devem ser avaliados quanto à possibilidade de utilização de medicações preventivas. Os objetivos da terapêutica preventiva são: (a) reduzir a frequência, a duração e a intensidade dos ataques, (b) melhorar a resposta ao tratamento das crises e (c) diminuir a incapacidade.

O tratamento preventivo pode ser:

- **Sintomático:** utilizado quando se conhece o desencadeante da cefaleia, como, por exemplo, exercício físico, atividade sexual ou um claro fator premonitório que indique cefaleia. Desse modo, os pacientes são orientados a utilizar o agente sintomático antes que a dor inicie, como no caso da enxaqueca induzida pelo exercício, em que podem ser utilizados 25 a 50mg de indometacina de 1 a 2 horas antes da atividade física.

- **Prevenção a curto prazo:** utilizada quando o paciente será submetido a um fator desencadeante por tempo determinado, como, por exemplo, menstruação e deslocamento para altas altitudes. O paciente é instruído a utilizar as medicações durante o período de maior risco de cefaleia. No caso da enxaqueca menstrual, pode-se utilizar AINE ou naratriptano.

- **Prevenção a longo prazo:** utilizada diariamente por meses para diminuir a frequência dos ataques de enxaqueca. As indicações para um tratamento a longo prazo estão resumidas na Tabela 49.4.

As medicações preventivas podem ser divididas em grandes grupos, incluindo betabloqueadores, antidepressivos, antagonistas de canal de cálcio, antagonistas serotonérgicos, anticonvulsivantes e AINE (BHS, 2002; Silberstein & Lipton, 1994) (Tabela 49.4).

As medicações preventivas devem ser iniciadas com baixas dosagens e aumentadas graduadas até que o efeito desejado seja obtido, que o paciente tenha efeitos colaterais ou que a dose ideal do medicamento tenha sido atingida. Em estudos clínicos controlados, a eficácia do tratamento é observada, geralmente, após 4 semanas de tratamento e seus benefícios podem continuar a aumentar por até 3 meses de tratamento. Dessa maneira, não é incomum um paciente ser tratado com uma medicação preventiva nova por 1 a 2 semanas e abandonar o tratamento, alegando falta de eficácia, por não ter sido informado quanto ao tempo para início de ação. Para obtenção do máximo aproveitamento da medicação preventiva, o paciente não deve fazer uso abusivo de analgésicos e/ou derivados da ergotamina, assim como contraceptivos orais, terapia de reposição hormonal ou agentes vasodilatadores, como a nitroglicerina ou a nifedipina, podem interferir no tratamento.

A enxaqueca pode melhorar com o tempo independente do tratamento, e se ela estiver bem controlada, pode ser iniciada a retirada lenta e gradual da medicação preventiva. Muitos pacientes podem continuar a apresentar melhora mesmo na fase de retirada da medição e podem não necessitar das mesmas dosagens anteriormente utilizadas, provendo um melhor risco-benefício.

TABELA 49.4 ■ Eficácia e efeitos adversos dos fármacos mais utilizados na profilaxia de enxaqueca

Fármaco	Posologia em mg/dia	Eficácia	Efeitos adversos	Contraindicação relativa	Indicação relativa	Classe	Nível de evidência
Propranolol	40 a 240	4+	2+	Asma, DPOC, IAC, depressão, diabetes, BAV	Hipertensão, angina, taquicardia	Classe I	Nível A
Metoprolol	50 a 200	4+	2+	Asma, DPOC, IAC, depressão, diabetes, BAV	Hipertensão, angina, taquicardia	Classe I	Nível A
Amitriptilina	12,5 a 75	4+	2+	Mania, retenção urinária	Dor crônica, depressão, ansiedade, insônia	Classe I	Nível B
Venlafaxina	75 a 150	2+	2+	Hipertensão, insuficiência hepática, mania	Depressão, ansiedade	Classe II	Nível B
Flunarizina	5 a 10	3+	3+	Parkinsonismo		Classe I	Nível A
Metisergida	2 a 6	4+	4+	Angina, doença vascular periférica	Hipotensão ortostática	Classe I	Nível C
Pizotifeno	1,5 a 3	2+	3+	Obesidade		Classe II	Nível C
Ácido valproico/ divalproato	500 a 1.500	3+	3+	Distúrbios de coagulação, doença hepática	Mania, epilepsia, ansiedade	Classe I	Nível A
Gabapentina	300 a 2.400	2+	1+	Distúrbios de coagulação, doença hepática	Mania, epilepsia, ansiedade	Classe I	Nível C
Topiramato	25 a 200	3+	2+	Cálculo renal	Mania, epilepsia, ansiedade	Classe II	Nível A

DPOC: doença pulmonar obstrutiva crônica; IAC: insuficiência arterial crônica; BAV: bloqueio atrioventricular.
Níveis de evidência:
A: metanálises/estudo controlado randomizado.
B: estudos não randomizados/coorte/transversal.
C: opinião de especialistas/relatos de casos.

As mulheres com risco de engravidar devem ser colocadas em tratamento anticonceptivo adequado antes de iniciarem medicações preventivas para enxaqueca.

Durante a gestação, o uso de medicações preventivas deve ser evitado, e somente serão indicadas após a avaliação do risco-benefício nos casos graves. Se mesmo assim houver necessidade de tratamento preventivo, as pacientes e seus parceiros devem ser informados dos potenciais riscos para o feto.

MEDICAÇÕES

Betabloqueadores

Os betabloqueadores têm sido usados no tratamento da enxaqueca desde a década de 1980 (Diener et al., 2000) e atualmente são os medicamentos mais usados para a prevenção de enxaqueca. Entretanto, o mecanismo de ação exato ainda não é conhecido. Autores acreditam que sua ação esteja envolvida no bloqueio do mecanismo β_1-mediado, o que levaria à diminuição da liberação de noradrenalina (Frediani et al., 2008).

Gray e cols. (1999) analisaram 74 estudos controlados com betabloqueadores para prevenção da enxaqueca e observaram que o propranolol, o nadolol, o atenolol, o metoprolol e o timolol são efetivos. Como a eficácia relativa dos betabloqueadores não foi bem estabelecida, pode-se optar por escolher um betabloqueador com base em sua β-seletividade, conveniência da formulação do fármaco, efeitos colaterais e reação individual de cada paciente (Silberstein & Dalessio, 2001; Silberstein & Lipton, 1994).

O propranolol é o fármaco mais utilizado em nosso meio, porém o atelonol e o nadolol se constituem em boa opção terapêutica em virtude de sua longa meia-vida e seu perfil favorável de efeitos colaterais. Como os betabloqueadores podem causar efeitos colaterais cognitivos, como sonolência, fadiga, letargia, distúrbios do sono, pesadelos, depressão, distúrbio de memória, confusão mental e alucinações, é recomendado evitar seu uso em pacientes com depressão e queixas de fadiga. A diminuição da tolerância ao exercício físico limita seu uso por atletas. Efeitos colaterais menos comuns incluem impotência, hipotensão ortostática, bradicardia e piora de doença muscular intrínseca. Os betabloqueadores são especialmente úteis em pacientes com comorbidades como angina, taquicardia e hipertensão. Eles são relativamente contraindicados em pacientes com insuficiência arterial crônica, bloqueios atrioventriculares, asma, doença pulmonar obstrutiva crônica, doença de Raynaud e diabetes melito (nível de evidência A para propranolol e metoprolol).

Antidepressivos

Os antidepressivos mais utilizados na prevenção da enxaqueca são os tricíclicos. Entre esses, podem ser citados a amitriptilina, a nortriptilina e a imipramina. A amitriptilina é o único antidepressivo com suporte consistente na literatura para a prevenção da enxaqueca. Seu mecanismo de ação baseia-se na inibição de receptores noradrenérgicos e serotonérgicos que levam a maior controle da atividade nociceptiva e bloqueio de canais de sódio, inibindo a sensibilização periférica (Frediani et al., 2008). Os outros agentes da classe não foram bem estudados e seu uso se baseia em relatos não controlados e na experiência clínica.

A amitriptilina pode ser usada em pacientes que apresentam distúrbio do sono ou depressão associados. Entretanto, seu perfil de segurança não é bom, especialmente nos idosos e cardiopatas, podendo levar a ganho de peso, sintomas anticolinérgicos e sonolência excessiva.

Em pacientes com depressão, podem ser ainda utilizados os inibidores seletivos da recaptação de serotonina, como, por exemplo, a fluoxetina e a sertralina, que não têm evidência de ação positiva, mas outros da classe, como escitalopram, citalopram e paroxetina, apresentam melhores respostas para cefaleia (Evers et al., 2009). Outra classe com resultados positivos é a dos inibidores da recaptação de serotonina e noradrenalina, representada pela venlafaxina, que conta com alguns estudos com resultados positivos, porém sem estudos em larga escala que comprovem sua eficácia. A desvenlafaxina e a duloxetina têm potencial terapêutico nas cefaleias, embora não sejam estudadas sistematicamente.

Recentemente, a agomelatina, novo antidepressivo com ação em receptores da melatonina, tem mostrado bons resultados (experiência pessoal). Como há vasta evidência na literatura apontando para o papel da melatonina na fisiopatolgia da enxaqueca e outras cefaleias, a agomelatina precisa ser mais bem estudada para confirmação de seu potencial terapêutico (nível de evidência B: amitriptilina e venlafaxina).

Bloqueadores de canal de cálcio

Apresentam mecanismo de ação relacionado à inibição de enzimas dependentes de cálcio envolvidas na biossíntese de prostaglandinas responsáveis pela dilatação dos vasos cerebrais (Frediani et al., 2008).

Constituem um grupo heterogêneo de medicações, das quais somente a flunarizina tem comprovada ação antienxaqueca (Tabela 49.4). Seus efeitos colaterais incluem sintomas de parkinsonismo e piora dos sintomas de depressão, além de intenso ganho de peso. Por isso, e sendo a maioria dos pacientes com enxaqueca mulheres com frequentes comorbidades, como transtornos do humor, a flunarizina acaba sendo a opção menos utilizada na prática clínica. O verapamil é uma opção utilizada em pacientes com enxaqueca e que apresentem hipertensão associada, arritmias e ou contraindicações ao uso de betabloqueadores, porém sua ação mais eficaz não é na enxaqueca, e sim na cefaleia em salvas (nível de evidência A: flunarizina).

Neuromoduladores

Os agentes antiepilépticos (AAE) vêm sendo recomendados para a profilaxia da enxaqueca em razão de diversos estudos duplo-cegos, controlados por placebo, que demonstraram a eficiência desses medicamentos para essa finalidade.

A diminuição na neuroexcitabilidade neuronal em várias áreas encefálicas e mecanismos periféricos têm sido apontados como mecanismos de ação para esses medicamentos. Estudos com topiramato demonstraram que ele foi capaz de inibir neurônios do complexo trigeminocervical após estimulação do seio sagital superior e de inibir a dilatação dos vasos da duramáter induzidas pelo óxido nítrico (Frediani et al., 2008).

Valproato de sódio ou divalproato (DVPA)

Estudos bem controlados mostraram que o valproato e o DVPA são efetivos no controle da enxaqueca. O mecanismo de ação do valproato na enxaqueca pode estar relacionado à facilitação da neurotransmissão gabaérgica (Chapman et.al., 1982; Rimmer & Richens, 1985). O valproato aumenta a atividade GABA dentro do cérebro por inibição de sua degradação, estimulando a síntese e a produção e aumentando diretamente seu efeito pós-sináptico.

Outros efeitos colaterais relatados são: alterações cognitivas, hepatotoxicidade e pancreatite. O valproato provou ser seguro e eficaz com baixa dosagem, de 500 a 1.000mg/dia, e a formulação ER torna possível uma tomada ao dia (Freitag, 2003; Mathew et al., 1995). A formulação prolongada, ou *extend release (ER)*, mostrou ser tão eficaz quanto a formulação padrão, porém com taxas de efeitos colaterais comparáveis às de placebo. É importante monitorar a função hepática nos pacientes em tratamento com valproato e fazer o seguimento para monitoração dos efeitos colaterais e ajuste da dose, se necessário. Em estudo de longo prazo com o DVPA (Mathew et al., 1995; Silberstein & Collins, 1999), os efeitos colaterais mais frequentes foram: náusea (42%), infecção (39%), alopecia (31%), tremor (28%), astenia (25%), dispepsia (25%) e sonolência (25%). Outros efeitos colaterais relatados são: alterações cognitivas, hepatotoxicidade e pancreatite (nível de evidência A: ácido valproico).

Gabapentina/pregabalina

Poucos estudos controlados abordaram o uso da gabapentina na prevenção de enxaqueca. Mathew e cols. (2001), utilizando dosagens de 1.200 e 1.600mg, mostraram eficácia em relação ao placebo (taxa de resposta de 36% para gabapentina contra 14% de resposta ao placebo). Os efeitos colaterais mais frequentes foram: vertigem, tontura e sonolência.

A pregabalina pode ser usada, embora não haja estudos sobre seu uso em caso de enxaqueca, mas sim em fibromialgia. Como a comorbidade enxaqueca e fibromialgia é prevalente, especialmente em pacientes com enxaqueca crônica, essa medicação pode ser útil nesse contexto (nível de evidência C: gabapentina).

Topiramato

O topiramato é um fármaco com ação inibitória na anidrase carbônica, rapidamente absorvido e com meia-vida de 21 horas. Está associado a perda de peso, o que representa uma relativa vantagem do medicamento, tendo em vista que o ganho de peso é uma das principais causas de abandono dos tratamentos profiláticos para enxaqueca. Shuaib e cols. (1999) estudaram pacientes com enxaqueca crônica que não obtiveram resposta com tratamentos preventivos e que melhoraram com topiramato. Nesse estudo, cerca de 30% dos pacientes apresentaram melhora significativa na frequência de enxaqueca durante 3 a 9 meses de seguimento. Edwards e cols. (2000), em estudo preventivo duplo-cego e controlado por placebo, observaram diferenças estatisticamente significativas (p = 0,0035) na porcentagem de respondedores (pacientes com redução > 50% na frequência de enxaqueca em 28 dias), sendo a taxa de 46,7% para o grupo do topiramato e de 6,7% para placebo. Diversos outros estudos bem desenhados e com amostras grandes de pacientes demonstram resultados favoráveis ao uso do topiramato.

Usualmente, inicia-se o topiramato com uma dose de 15 a 25mg/dia à noite e aumenta-se semanalmente até a dose de 100 a 200mg/dia, dividida em duas tomadas diárias. Os efeitos adversos incluem perda de peso, formigamentos e alterações cognitivas (que podem ser controladas por aumento lento e gradual da medicação). Deve ser usado com cautela em pacientes com cálculo renal.

O topiramato, assim como o divalproato, pode ser especialmente útil em pacientes com epilepsia associada, ansiedade, depressão ou transtorno bipolar (Silberstein et al., 2006). Com exceção do ácido valproico e do fenobarbital, vários AAE podem interferir com a eficácia dos contraceptivos orais, e as pacientes devem ser orientadas e notificadas (nível de evidência A: topiramato).

AGENTES SEROTONÉRGICOS

Metisergida

A metisergida, potente antagonista dos receptores 5-HT$_2$ (serotonina), é um agente efetivo na prevenção da enxaqueca, porém apresenta muitos efeitos colaterais, como náuseas, vômitos, desconforto abdominal, epigastralgia, diarreia ou obstipação, cãibras, insônia, sensação de irrealidade, confusão mental, alucinações, ansiedade, depressão, astenia, artralgia, ganho de peso, vasoconstrição periférica, claudicação arterial intermitente dos membros inferiores, angina de peito e fibroses de serosas e valvares (Curran & Lance, 1964; Silberstein, 1998). Para prevenir essa complicação recomenda-se um intervalo livre de 4 semanas após 6 meses de uso da metisergida. A metisergida não é muito utilizada em nosso meio em razão de seu potencial de efeitos colaterais (nível de evidência C: metisergida).

Pizotifeno

Derivado da benzocicloeptadina, o pizotifeno é estruturalmente semelhante à ciproeptadina e aos tricíclicos. Tem meia-vida de 23 horas e pode ser dado em uma única dose à noite. O pizotifeno é um antagonista 5-HT$_2$ e da histamina-1 com efeitos colaterais de aumento de apetite e de ganho de peso e sonolência. Provou ser eficaz em estudos controlados por placebo (Capildeo & Rose, 1982; Speight & Avery, 1972). O pizotifeno, na dose de 2 a 3mg/dia, é tão efetivo quanto a flunarizina, 10mg/dia. Ele é frequentemente utilizado na dose de 0,5 a 1,5mg/dia em adolescentes, porém adultos podem necessitar de doses maiores do que 3mg. O pizotifeno não tem interação com outros medicamentos para o tratamento da enxaqueca, como a ergotamina e os triptanos. Entretanto, seus efeitos colaterais são muito importantes, razão pela qual seu uso é restrito (Evers et al., 2009) (nível de evidência C: pizotifeno).

Anti-inflamatórios não esteroides (AINE)

Nos estudos comparativos com o placebo, o ácido acetilsalicílico (AAS) não confirmou ser melhor do que o placebo. Entretanto, em alguns estudos de coorte, a dose de 200 a 300mg de AAS reduziu a frequência de crises de enxaqueca (Buring et al.,1990; Peto et al., 1988).

Já o naproxeno e o ácido tolfenâmico mostraram eficácia em alguns estudos placebo-controlados mais antigos (Bellavance & Meloche, 1990; Mikkelsen & Falk, 1982).

Em virtude do perfil de segurança no uso crônico desses medicamentos, principalmente em decorrência de hemorragias do trato gastrointestinal e nefropatias, seu uso crônico não é recomendado (nível de evidência B: naproxeno; nível de evidência C: AAS).

Outros medicamentos

Alguns anti-hipertensivos, como lisinopril e candesartana, tiveram resultados promissores na profilaxia de enxaqueca em estudos placebo-controlados (Schrader et al., 2001; Tronvik et al., 2002). Entretanto, mais estudos são necessários para replicar esses achados.

Altas doses de riboflavina (400mg) e coenzima Q10 também mostraram eficácia em estudos placebo-controlados (Sandor et al., 2005; Schoenen et al., 1998), aguardando a replicação dos achados.

Entre os fitoterápicos, o *Petasites hybridus* demonstrou eficácia em dois estudos placebo-controlados, enquanto o *Tanacetum parthenium* demonstrou resultados conflitantes (Evers et al., 2009) (nível de evidência C: lisinopril, candesartana, riboflavina, coenzima Q10 e *Tanacetum parthenium*).

NOVOS TRATAMENTOS

Toxina botulínica

Silberstein et al. (2000) avaliaram e eficácia e a segurança da aplicação de toxina botulínica tipo A (Botox®) em regiões pericranianas para o tratamento preventivo da enxaqueca crônica. O estudo evidenciou melhora estatisticamente significativa com redução na média da frequência dos episódios de enxaqueca de moderada a forte intensidade, aumento dos episódios de leve intensidade, diminuição de fotofobia e melhora na qualidade de vida. Mais estudos precisam ser publicados para melhor definição do papel exato da toxina botulínica no tratamento preventivo da enxaqueca.

Melatonina

O papel biológico da melatonina nas cefaleias se dá em diversos aspectos (Dawson & van den Heuvel, 1998). A melatonina exerce uma série de efeitos que podem ser relevantes para o conhecimento do mecanismo das cefaleias. Ela potencializa o efeito inibitório do GABA no sistema nervoso central (Stankov et al., 1992), e várias medicações gabaérgicas vêm sendo usadas com sucesso na profilaxia da enxaqueca, como o topiramato, o divalproato e a gabapentina.

A melatonina modula os receptores de serotonina (Eison et al., 1995), e esse neurotransmissor é reconhecidamente importante na fisiopatologia da enxaqueca. A melatonina inibe também a síntese de prostaglandinas (Leach & Thorburn, 1980), atuando com efeito anti-inflamatório, além de exercer papel inibitório na síntese do óxido nítrico (Noda et al., 1999), o qual atualmente vem sendo implicado com muita ênfase na fisiopatologia da enxaqueca.

A literatura sobre cefaleia e melatonina converge ao apontar baixos níveis desse hormônio em pacientes com enxaqueca (Claustrat et al., 1997, 1989), enxaqueca menstrual (Brun et al., 1995; Murialdo et al., 1994), enxaqueca crônica (Peres et al., 2001) e cefaleia em salvas (Chazot et al., 1984; Leone & Bussone, 1993; Leone et al., 1995; Waldenlind et al., 1987, 1994).

Brum e cols. (1995) demonstraram níveis significativamente mais baixos de melatonina em pacientes com enxaqueca do que em controles, mediante a dosagem urinária da 6-sulfatoximelatonina (metabólito da melatonina excretado na urina).

Em estudo aberto publicado em 2004 (Peres et al., 2004), o uso da melatonina 3mg mostrou-se eficaz no tratamento preventivo da enxaqueca. Dos 34 pacientes que foram avaliados, 78,1% apresentaram resposta clínica, definida por redução maior do que 50% na frequência das crises. A resposta completa, com diminuição de 100% das crises, foi observada em 25% dos pacientes.

Por não apresentar efeitos colaterais, a melatonina constitui-se em boa opção no tratamento da enxaqueca, podendo ser associada ou não a outras medicações. Mais estudos precisam definir o papel da melatonina no tratamento das cefaleias e comorbidades.

CONSIDERAÇÕES FINAIS

O tratamento da enxaqueca pode ser agudo e preventivo. O conceito fundamental do tratamento é a profilaxia, e diversas opções encontram-se disponíveis para o tratamento da enxaqueca. Comorbidades psiquiátricas, efeitos colaterais das medicações e a preferência do paciente podem nortear a escolha do tratamento preventivo. O tratamento agudo deve ser feito com a estratégia de intervenção precoce, com a cautela de evitar-se o uso abusivo de medicações.

REFERÊNCIAS

Bates D, Ashford E, Dawson R et al. Subcutaneous sumatriptan during the migraine aura. Sumatriptan Aura Study Group. Neurology 1994 Sep; 44(9):1587-92.

Bellavance AJ, Meloche JP. A comparative study of naproxen sodium, pizotyline and placebo in migraine prophylaxis. Headache 1990; 30:710-5.

BHS. Brazilian Headache Society. Recommendations for prophylactic treatment of migraine: Consensus of the Sociedade Brasileira de Cefaleia. Arq Neuropsiquiatr 2002 Mar; 60(1):159-69.

BHS. Brazilian Headache Society. Guidelines for the treatment of migraine crisis. Consensus of the Sociedade Brasileira de Cefaleia. Ad Hoc Committee. Arq Neuropsiquiatr 2000 Jun; 58(2A):371-89.

Brun J, Claustrat B, Saddier P, Chazot G. Nocturnal melatonin excretion is decreased in patients with migraine without aura attacks associated with menses. Cephalalgia 1995 Apr; 15(2):136-9; discussion 79.

Buring JE, Peto R, Hennekens CH. Low-dose aspirin for migraine prophylaxis. JAMA 1990; 264:1711-3.

Capildeo R, Rose FC. Single-dose pizotifen, 1.5 mg nocte: a new approach in the prophylaxis of migraine. Headache 1982 Nov; 22(6):272-5.

Chapman A, Keane PE, Meldrum BS, Simiand J, Vernieres JC. Mechanism of anticonvulsant action of valproate. Prog Neurobiol 1982; 19(4):315-59.

Chazot G, Claustrat B, Brun J, Jordan D, Sassolas G, Schott B. A chronobiological study of melatonin, cortisol growth hormone and prolactin secretion in cluster headache. Cephalalgia 1984 Dec; 4(4):213-20.

Claustrat B, Brun J, Geoffriau M, Zaidan R, Mallo C, Chazot G. Nocturnal plasma melatonin profile and melatonin kinetics during infusion in status migrainosus. Cephalalgia 1997 Jun; 17(4):511-7; discussion 487.

Claustrat B, Loisy C, Brun J, Beorchia S, Arnaud JL, Chazot G. Nocturnal plasma melatonin levels in migraine: a preliminary report. Headache 1989 Apr; 29(4):242-5.

Curran DA, Lance JW. Clinical trial of methysergide and other preparations in the management of migraine. J Neurol Neurosurg Psychiatry 1964 Oct; 27:463-9.

Dalessio DJ. Wolff's headache and other head pain. 5 ed. Oxford: Oxford University Press, 1987.

Dawson D, van den Heuvel CJ. Integrating the actions of melatonin on human physiology. Ann Med 1998 Feb;30(1):95-102.

Diener HC, Brune K, Gerber WD et al. Therapy of migraine attack and migraine prophylaxis. Nervenheilkunde 2000; 19:335-45.

Edwards KR GM, Shea P et al. A double-blind, randomized trial of topiramate versus placebo in the prophylatic treatment of migraine headache with and without aura. Cephalalgia 2000; 20:316.

Eison AS, Freeman RP, Guss VB, Mullins UL, Wright RN. Melatonin agonists modulate 5-HT2A receptor-mediated neurotransmission: behavioral and biochemical studies in the rat. J Pharmacol Exp Ther 1995 April; 273(1):304-8.

Evers S, Afra J, Frese A et al.; European Federation of Neurological Societies. EFNS guideline on the drug treatment of migraine – revised report of an EFNS task force. Eur J Neurol 2009 Sep; 16(9):968-81.

Ferrari MD, Roon KI, Lipton RB, Goadsby PJ. Oral triptans (serotonin 5-HT(1B/1D) agonists) in acute migraine treatment: a meta-analysis of 53 trials. Lancet 2001 Nov 17; 358(9294):1668-75.

Frediani F, Villani V, Casucci G. Peripheral mechanism of action of antimigraine prophylactic drugs. Neurol Sci 2008 May; 29 Suppl 1:S127-30.

Gray RN GR, Mc Crory DC et al. Drug treatments for the prevention of migraine headache. In: Research AfHCPa, editor.: National Technical Information Service, 1999.

Freitag FG. Divalproex in the treatment of migraine. Psychopharmacol Bull 2003; 37 Suppl 2:98-115.

Leach CM, Thorburn GD. A comparison of the inhibitory effects of melatonin and indomethacin on platelet aggregation and thromboxane release. Prostaglandins 1980 Jul; 20(1):51-6.

Leone M, Bussone G. A review of hormonal findings in cluster headache. Evidence for hypothalamic involvement. Cephalalgia 1993 Oct; 13(5):309-17.

Leone M, D'Amico D, Moschiano F, Fraschini F, Bussone G. Melatonin versus placebo in the prophylaxis of cluster headache: a double-blind pilot study with parallel groups. Cephalalgia 1996 Nov; 16(7):494-6.

Leone M, Lucini V, D'Amico D et al. Twenty-four-hour melatonin and cortisol plasma levels in relation to timing of cluster headache. Cephalalgia 1995 Jun; 15(3):224-9.

Lipton RB, Stewart WF, Ryan RE, Jr., Saper J, Silberstein S, Sheftell F. Efficacy and safety of acetaminophen, aspirin, and caffeine in alleviating migraine headache pain: three double-blind, randomized, placebo-controlled trials. Arch Neurol 1998 Feb; 55(2):210-7.

Mathew NT, Saper JR, Silberstein SD et al. Migraine prophylaxis with divalproex. Arch Neurol 1995 Mar; 52(3):281-6.

Mathew NT, Rapoport A, Saper J et al. Efficacy of gabapentin in migraine prophylaxis. Headache 2001 Feb; 41(2):119-28.

McQuay HJ, Carroll D, Watts PG, Juniper RP, Moore RA. Codeine 20 mg increases pain relief from ibuprofen 400 mg after third molar surgery. A repeat-dosing comparison of ibuprofen and an ibuprofen-codeine combination. Pain 1989 Apr; 37(1):7-13.

Mikkelsen BM, Falk JV. Prophylactic treatment of migraine with tolfenamic acid: a comparative double-blind crossover study between tolfenamic acid and placebo. Acta Neurol Scand 1982; 66:105-11.

Michaelis ML, Michaelis EK, Myers S. Adenosine modulation of senaptosomal dopamine release. Life Sciences 1979; 24:2083-92.

Murialdo G, Fonzi S, Costelli P et al. Urinary melatonin excretion throughout the ovarian cycle in menstrually related migraine. Cephalalgia 1994 Jun; 14(3):205-9.

Noda Y, Mori A, Liburdy R, Packer L. Melatonin and its precursors scavenge nitric oxide. J Pineal Res 1999 Oct; 27(3):159-63.

Peres MF, Sanchez del Rio M, Seabra ML et al. Hypothalamic involvement in chronic migraine. J Neurol Neurosurg Psychiatry 2001 Dec; 71(6):747-51.

Peres MF, Zukerman E, da Cunha Tanuri F, Moreira FR, Cipolla-Neto J. Melatonin, 3 mg, is effective for migraine prevention. Neurology 2004 Aug 24; 63(4):757.

Peto R, Gray R, Collins R, Wheatly K, Hennekens C, Jamrozik K. Randomised trial of prophylactic daily aspirin in male British doctors. BMJ 1988; 296:313-6.

Queiroz LP, Peres MF, Piovesan EJ, Kowacs F, Ciciareli MC, Souza JA, Zukerman E. A nationwide population-based study of migraine in Brazil. Cephalalgia 2009; 29(6):642-9.

Rimmer EM, Richens A. An update on sodium valproate. Pharmacotherapy 1985 May-Jun; 5(3):171-84.

Sandor PS, di Clemente L, Coppola G et al. Efficacy of coenzyme Q10 in migraine prophylaxis: a randomized controlled trial. Neurology 2005; 64:713-5.

Saper JR. Headache disorders: current concepts in treatment strategies. Bristol: J. Wright PSG, 1983.

Schoenen J, Jacquy J, Lenaerts M. Effectiveness of highdose riboflavin in migraine prophylaxis – a randomized controlled trial. Neurology 1998; 50:466-70.

Shuaib A AF, Muratoglu M, Kochanski P. Topiramate in migraine prophylaxis: a pilot study. Cephalalgia 1999; 19:379.

Schrader H, Stovner LJ, Helde G, Sand T, Bovim G. Prophylactic treatment of migraine with angiotensin converting enzyme inhibitor (lisinopril): randomised placebo-controlled, crossover trial. BMJ 2001; 322:19-22.

Snyder SH. Adenosine as a mediator of the behavioral effects of xanthines. In: Dews PB (ed.). Caffeine: perspectives from recent research. Berlin: Springer-Verlag, 1984:129-41.

Silberstein SD. Preventive treatment of migraine: an overview. Cephalalgia 1997 Apr; 17(2):67-72.

Silberstein S, Mathew N, Saper J, Jenkins S. Botulinum toxin type A as a migraine preventive treatment. For the BOTOX Migraine Clinical Research Group. Headache 2000 Jun; 40(6):445-50.

Silberstein SD, Young WB. Safety and efficacy of ergotamine tartrate and dihydroergotamine in the treatment of migraine and status migrainosus. Working Panel of the Headache and Facial Pain Section of the American Academy of Neurology. Neurology 1995 Mar; 45(3 Pt 1):577-84.

Silberstein SL RB, Goadsby PJ. Headache in clinical practice. 2 ed. London: MD, 2002.

Silberstein SD. Methysergide. Cephalalgia 1998 Sep; 18(7):421-35.

Silberstein SD, Loder E, Forde G, Papadopoulos G, Fairclough D, Greenberg S. The impact of migraine on daily activities: effect of topiramate compared with placebo. Curr Med Res Opin 2006 Jun; 22(6):1021-9.

Silberstein SD. Practice parameter: evidence-based guidelines for migraine headache (an evidence-based review): report of the Quality Standards Subcommittee of the American Academy of Neurology. Neurology 2000 Sep 26; 55(6):754-62.

Silberstein SD LR, Dalessio DJ. Wolff's headache and other head pain. 7 ed. New York: Oxford University Press, 2001.

Silberstein SD, Lipton RB. Overview of diagnosis and treatment of migraine. Neurology 1994 Oct; 44(10 Suppl 7):S6-16.

Silberstein SD, Collins SD. Safety of divalproex sodium in migraine prophylaxis: an open-label, long-term study. Long-term Safety of Depakote in Headache Prophylaxis Study Group. Headache 1999 Oct; 39(9):633-43.

Speight TM, Avery GS. Pizotifen (BC-105): a review of its pharmacological properties and its therapeutic efficacy in vascular headaches. Drugs 1972; 3(3):159-203.

Stankov B, Biella G, Panara C et al. Melatonin signal transduction and mechanism of action in the central nervous system: using the rabbit cortex as a model. Endocrinology 1992 April 1; 130(4):2152-9.

Tronvik E, Stovner LJ, Helde G, Sand T, Bovim G. Prophylactic treatment of migraine with an angiotensin II receptor blocker. A randomized controlled trial. JAMA 2002; 289:65-9.

Van den Bergh V, Amery WK, Waelkens J. Trigger factors in migraine: a study conducted by the Belgian Migraine Society. Headache 1987 Apr; 27(4):191-6.

Waldeck B. Some effects of caffeine aminophylline om the turnover of catecholamines im the braim. J Pharm Pharmacol 1971; 23:824-30.

Waldenlind E, Ekbom K, Wetterberg L et al. Lowered circannual urinary melatonin concentrations in episodic cluster headache. Cephalalgia 1994 Jun; 14(3):199-204.

Waldenlind E, Gustafsson SA, Ekbom K, Wetterberg L. Circadian secretion of cortisol and melatonin in cluster headache during active cluster periods and remission. J Neurol Neurosurg Psychiatry 1987 Feb; 50(2):207-13.

Ward N, Whitney C, Avery D, Dunner D. The analgesic effects of caffeine in headache. Pain 1991 Feb; 44(2):151-5.

SITES RELACIONADOS

1. Sociedade Internacional de Cefaleia (http://www.i-h-s.org/)
2. Sociedade Brasileira de Cefaleia (http://www.sbce.med.br/index.asp)
3. Cephalalgia (http:// www.blackwellpublishing.com/journals/cha/)
4. Neurology (http://www.neurology.org/)
5. Headache: The Journal of Head and Face Pain (http://www.blackwellpublishing.com/journals/hed/)
6. Academia Brasileira de Neurologia (http://www.abneuro.org)
7. Centro de Cefaleia São Paulo (www.cefaleias.com.br)
8. American Headache Society (http://www.americanheadachesociety.org/)
9. The British Association for the Study of Headache (BASH) (http://www.bash.org.uk/)

Tratamento Farmacológico da Dor

Manoel Jacobsen Teixeira • Luiz Biela
William Gemio Jacobsen Teixeira

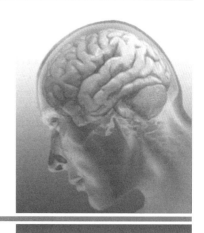

50

INTRODUÇÃO

A dor, como outras sensações conscientes, apresenta três dimensões fundamentais: a sensitivo-discriminativa, a afetivo-motivacional e a cognitivo-avaliativa.[170] Pode decorrer da sensibilização dos receptores periféricos e das vias e centros nervosos relacionados à nocicepção no sistema nervoso central (SNC) ou sistema nervoso periférico (SNP), da hipoatividade do sistema supressor de dor e da reoganização sináptica no SNC. Pode ser agravada por emoções e variações ambientais. Seu tratamento deve contemplar métodos e procedimentos multimodais (modalidades terapêuticas farmacológicas e não farmacológicas, incluindo os procedimentos de medicina física e de reabilitação, psicoterápicos, neuroanestésicos e de neurocirurgia funcional), multipontuais (procedimentos que atuam em vários pontos da cadeia da nocicepção, supressão da dor ou comportamento psíquico) e multi e interdisciplinares (profissionais atuando em várias especialidades), e deve fundamentar-se nos diagnósticos fisiopatológico, etiológico e fisiopatológico, ou seja, na avaliação das causas, nos mecanismos e nas repercussões da dor e também prevenir a recorrência e eliminar os fenômenos perpetuantes[66] (Tabela 50.1). Há recomendações especiais para prevenção e tratamento das dores agudas e das dores crônicas, nociceptivas, neuropáticas, de natureza incerta ou psicogênica.[199]

O tratamento deve considerar as necessidades e a compreensão dos doentes, as características dos ambientes em que o tratamento é realizado, as condições farmacodinâmicas e farmacocinéticas e as vias mais adequadas para a administração dos fármacos, os limites e contraindicações dos tratamentos e a duração das intervenções.[276]

TABELA 50.1 ■ Modalidades de tratamento de acordo com a fisiopatologia da dor

Nocicepção	Neuropática	Psicogênica
Analgésicos simples ou anti-inflamatórios não esteroides ou esteroides	Psicotrópicos Anticonvulsivantes	Psicotrópicos Psicoterapia Cirurgia psiquiátrica
Opioides Psicotrópicos Medicina física Psicoterapia	Opioides Medicina física Psicoterapia	
Interrupção de vias nervosas	Estimulação do SNP ou SNC	
Infusão de fármacos no SNC	Lesão de núcleos	
Estimulação do SNP ou SNC	Infusão de fármacos no SNC	

O objetivo primordial do tratamento da dor aguda é sua eliminação enquanto o da dor crônica é sua minimização e, especialmente, a melhora da qualidade de vida.[73]

TRATAMENTO FARMACOLÓGICO

As classes dos medicamentos analgésicos e adjuvantes habitualmente utilizados no tratamento e/ou profilaxia da dor são relacionadas na Tabela 50.2.

Os analgésicos simples, os anti-inflamatórios não esteroides (AINE) e os opioides são os medicamentos mais utilizados no tratamento da dor aguda por nocicepção.

Tratamento Farmacológico da Dor

TABELA 50.2 ■ Medicamentos analgésicos e adjuvantes utilizados no tratamento da dor

Analgésicos
Analgésicos simples
Anti-inflamatórios não esteroides
Opioides
Adjuvantes
Corticosteroides
Antidepressivos
Neurolépticos
Anticonvulsivantes
Miorrelaxantes
Inibidores da reabsorção óssea
Ansiolíticos
Anestésicos locais
Anestésicos gerais
Agonistas ou antagonistas adrenérgicos
Agonistas ou antagonistas serotonérgicos
Bloqueadores dos canais de cálcio
Hormônios
Depletores de neurotransmissores
Bloqueadores do fluxo axonal
Bloqueadores da placa motora

A seleção dos fármacos deve ser realizada com base nos três degraus da escada e tem como fundamento a intensidade da dor sentida, mensurada com o uso da escala visual numérica (EVN) ou visual analógica (EVA):

- **Primeiro degrau:** dor de fraca a moderada (EVN ou EVA 1 a 3 ou 1 a 4) deve ser tratada com analgésicos simples não opioides e AINE combinados com adjuvantes, quando indicado.

- **Segundo degrau:** dor moderada (EVN ou EVA 4 a 7 ou 5 a 7) ou não aliviada com o primeiro degrau deve ser tratada com analgésicos opioides fracos (codeína, oxicodona, proproxifeno, tramadol) e não opioides (dipirona, paracetamol, naproxeno, ibuprofeno, celecoxibe etc.) e adjuvantes (antidepressivos, neurolépticos, anticonvulsivantes, corticosteroides etc., quando indicados).

- **Terceiro degrau:** dor intensa (EVN ou EVA 8 a 10) ou não aliviada com o degrau anterior deve ser tratada com opioides fortes (p. ex., morfina, metadona, fentanila, bupernorfina, hidromorfona etc.) associados aos fármacos dos degraus anteriores e adjuvantes, quando indicados.

As prescrições devem ser adaptadas às necessidades de cada caso e respeitar a farmacocinética e as contraindicações de cada agente. Apesar das controvérsias, a administração deve ser realizada por períodos regulares e não sob demanda. Os medicamentos devem ser preferentemente de baixo custo, de fáceis aquisição e administração e prescritos segundo escala crescente de potência. O conhecimento das vias mais convenientes de administração e dos efeitos colaterais é fundamental para que o tratamento seja satisfatório. Alguns efeitos colaterais são dependentes da dose e outros, da natureza do fármaco. Alguns desses efeitos podem ser aliviados com medidas medicamentosas ou físicas específicas.[66] Quando há a necessidade de medicar a gestante, é importante a avaliação dos riscos potenciais para o feto. Para isso, a classificação desenvolvida pelo Food and Drug Administration (FDA), utilizada para estratificar o risco do uso dos fármacos quanto às anomalias fetais, é de grande utilidade[276] (Tabela 50.3).

Para avaliação dos resultados do tratamento, são recomendadas a execução de estudos controlados, randomizados e duplamente cegos e a estimativa do risco relativo da redução ou aumento da expressão de determinado tipo de fenômeno e do número de doentes necessários para tratar (NNT) de modo a proporcionar alívio, por exemplo, de 50% da dor inicial (NNT = 1/proporção de doentes com, pelo menos, 50% da redução da dor original – proporção de doentes com alívio de, pelo menos, 50% da dor original com placebo). Quando os valores do NNT situam-se entre 2 e 5, o efeito analgésico é considerado satisfatório. Os efeitos adversos são calculados em função do número necessário para causar adversidades, seguindo-se a mesma sistemática para o cálculo do NNT.[166]

Beneficiam menos os doentes com dor neuropática. Os antidepressivos e os neurolépticos são empregados no tratamento da dor crônica em geral. Esses e os anticonvulsivantes antineurálgicos são os mais empregados no tratamento da dor neuropática. Corticosteroides, miorrelaxantes, anestésicos locais e gerais, fármacos que atuam no sistema nervoso neurovegetativo, ansiolíticos, bloqueadores seletivos de canais iônicos, medicamentos que interferem no metabolismo ósseo e depletores de neurotransmissores excitatórios, entre outros, são indicados em casos especiais.[276]

As bases atuais do tratamento da dor foram propostas pela Organização Mundial da Saúde (OMS) em 1986. Propôs-se a utilização de grupos de medicamentos destinados ao tratamento da dor oncológica em escala crescente em termos de potência, além de outros procedimentos (medicina física, intervenções psiquiátricas, psicológicas, anestésicas e neurocirúrgicas), que se tornou conhecida como escada analgésica da OMS.[304]

TABELA 50.3 ■ Classificação do Food and Drug Administration (FDA) de risco de uso de medicamentos analgésicos ou adjuvantes durante a gestação

A	Estudos controlados em gestantes não demonstraram risco para o feto. Há risco baixo de teratogenicidade
B	Estudos em animais não demonstraram risco de teratogenicidade, mas não há estudos em humanos com o fármaco, ou há estudos em animais que demonstraram risco fetal mas estudos controlados em humanos não demonstraram o risco
C	Estudos demonstraram risco fetal em animais e não há estudos em humanos
D	Há evidência de risco fetal em humanos, mas o benefício do uso do fármaco pode tornar seu uso aceitável, apesar do risco
X	O uso do fármaco é proibido

VIAS DE ADMINISTRAÇÃO DE FÁRMACOS

Os medicamentos podem ser empregados pelas vias oral (VO), retal (VR), intramuscular (IM), endovenosa (EV), subcutânea (SC), transdérmica (TD), nasal (VN), sublingual (SL), transmucosa oral, inalatória, epidural, intratecal, intra-articular e nos troncos nervosos.[276,277]

A VO é mais natural e a mais recomendada. Apresenta como desvantagens a irregularidade da absorção e o período de tempo prolongado necessário para alcançar o máximo nível sérico nos casos em que é necessária a analgesia imediata; o início da ação é alentecido e a duração da ação mais prolongada do que com as vias parenterais, exceto a TD. Pela VO, a medicação pode sofrer metabolização por enzimas presentes no trato digestivo e sujeita-se ao fenômeno de primeira passagem pelo fígado. Isso significa que, geralmente, as doses devem ser maiores do que as utilizadas pelas vias parenterais. Os picos de concentração plasmática não são tão agudos como os observados com a administração injetável, o que previne adversidades, inclusive a depressão respiratória e a psicodependência observadas com opioides. Havendo impossibilidade do uso da VO ou intolerância, deve-se preferir as vias VR ou TD.[276]

A VR pode ser alternativa à VO, mas a adesão dos doentes é menor, há irregularidade na absorção, o início da ação é alentecido e a eficácia analgésica altera-se em virtude da presença de fezes e da ocorrência de exoneração intestinal. Por essa via não ocorre efeito da primeira passagem pelo fígado, mas a biodisponibilidade varia amplamente. As doses empregadas por VO e VR são semelhantes.[276]

A via TD possibilita administração contínua e prolongada com pequenas flutuações da concentração plasmática, sem o efeito do metabolismo de primeira passagem, o que a torna ideal para o tratamento prolongado, pois a adesão ao tratamento é melhor e os efeitos adversos menos intensos. É excelente alternativa para doentes que não podem receber medicamentos por VO em função de êmese, anormalidades do trânsito digestivo, disfagia, odinofagia, má-absorção ou utilização da VO para administração de muitos medicamentos.[73] Não é, entretanto, indicada para o tratamento da dor aguda. A via TD pode ser passiva (convencional) ou ativa (iontoforese). O método de iontoforese acelera a penetração transcutânea de agentes ionizáveis a favor de gradiente elétrico; a dose pode ser ajustada modificando-se a intensidade da corrente, de modo que pode ser utilizada para administração controlada pelo doente (ACP). A absorção da apresentação injetável é mais rápida quando o volume injetável é menor. A absorção pode ser modificada por massageamento ou aplicação de calor na região da aplicação.[276]

A administração tópica é apropriada quando é necessária a ação localizada da medicação. AINE, antidepresivos tricíclicos, anestésicos locais, opioides e capsaicina são, entre outros, os fármacos mais utilizados por essa via.[276]

A VN é alternativa para doentes que não podem utilizar a VO ou a VR. Utiliza superfície com elevada perfusão e extensa área de absorção (180cm^2) e é apropriada para administração de medicamentos lipossolúveis. Possibilita a absorção sem efeito do metabolismo de primeira passagem. A calcitonina e a levorfanol são os medicamentos mais utilizados por VN.[187,277]

A via SL é alternativa para doentes que não podem ingerir ou não podem receber medicação injetável. É especialmente indicada para tratar a dor aguda. O medicameto não sofre o metabolismo de primeira passagem; a absorção é melhor quando o pH não é ionizável e a lipossolubilidade é moderada. A buprenorfina é utilizada por essa via.[187]

A via transmucosa oral possibilita que a fentanila apresentada como pirulitos aplicados sob a língua ou próximo à mucosa jugal seja absorvida e não sofra os efeitos de primeira passagem pelo fígado.[187]

A via inalatória é útil quando ocorre dispneia em fases terminais das doenças. A nebulização ultrassônica possibilita que opioides sejam nebulizados e alcancem os bronquíolos, onde são mais bem absorvidos.[276]

A via EV é indicada para substâncias hidrossolúveis e a IM, para as hidro ou lipossolúveis.[276]

A via IM deve ser evitada devido ao desconforto do traumatismo das injeções, à grande variabilidade do período de tempo necessário para o início da ação, à magnitude de ação e ao grau da analgesia induzida; não alivia a dor em cerca de metade das ocasiões. A absorção por via IM pode ser errática em tecidos edemaciados em virtude da má perfusão; a absorção na região glútea é mais lenta nas mulheres do que nos homens, e a no músculo deltoide é mais rápida do que no glúteo. Os volumes administrados por via IM devem ser pequenos, pois a injeção pode causar dor e/ou necrose no local da injeção. Deve ser considerada quando é necessário o aporte parenteral e há dificuldade para acesso venoso. As injeções devem ser realizadas imediatamente após a instalação da dor. Durante, pelo menos, as três primeiras doses, os doentes devem ser monitorados para acessar a eficácia e a duração de analgesia, quantificar os efeitos colaterais e reajustar as doses.[187]

A via EV não sofre variação quanto ao período de tempo necessário para alcançar o pico plasmático e a dose necessária para atingi-lo; o início de ação é rápido e resulta em alívio imediato da dor, o que a torna ideal quando há necessidade de analgesia imediata ou quando a VO não pode ser empregada em razão do bloqueio do trânsito digestivo, má-absorção, vômitos, disfagia ou utilização da VO para administração de muitos fármacos. A precocidade dos efeitos de pico facilita a titulação do agente analgésico para atender às necessidades individuais; o rápido declínio na concentração sérica reduz o período de tempo durante o qual efeitos adversos eventualmente se manifestam. Para realização da infusão contínua e para evitar os picos de concentração plasmática devem ser empregadas bombas de infusão elétricas ou elastoméricas.[276]

A via SC é útil para administração de volumes pequenos de solução. O edema torna a absorção imprevisível em razão da má perfusão.[187]

O doente que sente a liberdade comprometida para funções básicas pode ser beneficiado com a ACP, que consiste no uso de bomba para infusão contínua de medicamentos pelas vias SC, EV ou peridural e que também possibilite a autoadministração (pelos próprios doentes) de doses adicionais de analgésicos, a velocidades, quantidades, intervalos e duração de tempo preestabelecidos e seguros quando a dor recorre. O procedimento minimiza os efeitos das variações farmacocinéticas dos medicamentos em ambientes em que a assistência de enfermagem é insatisfatória, o que implicaria retardo entre o momento da instalação da dor e o fornecimento dos analgésicos. A ACP deve ser reservada para os doentes nos quais as capacidades intelectual e de compreensão sejam suficientes para promover a autoadaptação da administração com segurança.[187]

Quando o fármaco não é eficaz por via sistêmica ou instala-se tolerância, as vias peridural e subaracnóidea ou intraventricular podem ser utilizadas, visto proporcionarem analgesia mais prolongada e com doses inferiores às sistêmicas, pois a medicação é administrada na proximidade do local onde ocorre sua ação.[143] Além disso, não há efeito de primeira passagem pelo fígado. São indicadas para o tratamento da dor localizada em regiões delimitadas do corpo. Não comprometem o estado mental nem acarretam as adversidades dos analgésicos utilizados por via sistêmica. Estão indicadas em casos de dor intensa e rebelde ou quando há tolerância ou contraindicação para o uso de medicações por via sistêmica.[187]

A administração intracavitária ou intra-articular de opioides e anestésicos locais é eficaz no tratamento da dor após cirurgias ortopédicas ou torácicas.[187]

Opioides (fentanila, morfina, sufentanila) podem ser associados aos anestésicos locais utilizados para bloqueios tronculares ou venosos regionais. A analgesia pode ser melhorada ou prolongada com a adição de agonistas α_2-adrenérgicos (clonidina).[187]

FARMACOCINÉTICA

A absorção dos medicamentos é necessária para sua atuação no organismo. A medicação deve cruzar pelo menos uma membrana para alcançar seu local de ação. O peso molecular, a ionização, a conformação da molécula, a constante de ionização, a solubilidade lipídica relativa e outras propriedades físicas ou químicas das membranas e dos agentes e o pK_A, ou seja, o pH em que 50% do agente encontra-se ionizado, interferem no mecanismo de absorção dos fármacos.[276]

A biodisponibilidade absoluta refere-se à fração de determinado fármaco que, administrado por outras vias, alcança a concentração comparável à da via EV. A biodisponibilidade relativa compara a biodisponibilidade absoluta de duas doses, enquanto a biodisponibilidade fisiológica compara o efeito de determinado medicamento. O volume de distribuição refere-se ao volume do fármaco distribuído nos compartimentos do corpo, ou seja, nos compartimentos vascular (5% do peso corpóreo), intercelular (15% do peso corpóreo) ou intracelular (30% do peso corpóreo). A biodisponibilidade depende da apresentação (sólida ou líquida) e do modo da administração, por VO ou IM, da velocidade de veiculação do medicamento para o local onde ocorre sua absorção (estômago repleto ou vazio) e da concentração das proteínas plasmáticas.[276]

Os medicamentos aquosos são mais bem absorvidos por VO; seguem-se as soluções oleosas, as suspensões e as apresentações sólidas. As cápsulas de gelatina dissolvem-se mais rapidamente, enquanto os comprimidos com velocidade baixa de dissolução são absorvidos mais lentamente. A apresentação de alguns AINE de liberação entérica possibilita sua dissolução no intestino delgado, o que evita a irritação gástrica pelo contato direto. O alentecimento da absorção pode ser proporcionado envolvendo-se os comprimidos ou cápsulas com cera ou álcool alifático de elevado peso molecular, o que promove a hidratação da superfície de revestimento e a liberação do medicamento através da capa de gelatina que o recobre, ou com a apresentação como partículas revestidas com material inerte, que são liberadas no intestino ou ligadas a partículas de resina de troca iônica.[27,276]

Compostos hidrossolúveis distribuem-se tanto no compartimento intracelular como no extracelular. Compostos lipossolúveis distribuem-se nos três compartimentos. A concentração no local de ação é influenciada pela distribuição nos compartimentos corpóreos. Esta ocorre em duas fases separadas: na primeira, ou fase precoce, o medicamento distribui-se na circulação sanguínea, ou seja, em regiões altamente vascularizadas, como coração, fígado, rim e encéfalo. Na segunda fase, há difusão lenta nos tecidos menos perfundidos, como vísceras, tegumentos, músculos, gordura e ossos.[276]

Os medicamentos ácidos ligam-se à albumina e os básicos, a outras proteínas plasmáticas. Os medicamentos não lipossolúveis não cruzam facilmente as barreiras teciduais e apresentam pequenos volumes de distribuição; os intensamente lipossolúveis difundem-se rapidamente em locais de ação e distribuem-se em outros tecidos, como músculos ou gordura. A deposição na gordura faz com que os medicamentos tenham liberação prolongada em virtude de sua recirculação.[276]

Biotransformação refere-se a alterações estruturais que um agente sofre em razão da ação enzimática. A maioria das substâncias lipossolúveis é biotransformada em compostos polares hidrofílicos para ser eliminada.[28]

ANALGÉSICOS ANTI-INFLAMATÓRIOS NÃO ESTEROIDES (AINE)

Os AINE constituem grupo de fármacos com estrutura química variada, que podem exercer atividades analgésica, antipirética, uricosúrica, anti-inflamatória,[6] antitrombótica arterial e venosa[42] e profiláticas do câncer colorretal e da doença de Alzheimer. A eficácia analgésica manifesta-se em casos de dor de intensidade fraca ou média resultante do acometimento visceral (dismenorreia, cólica intestinal, cólica renal), tegumentar, óssea (metástases), muscular e/ou articular (artrites) em função de afecções inflamatórias, discinéticas, traumatismo e/ou câncer.[10] Excetuando-se as cefaleias e a síndrome complexa de dor regional, são pouco eficazes em casos de dor neuropática.[274]

Os AINE inibem a ciclo-oxigenase (COX), enzima que catalisa a conversão do ácido araquidônico em endoperóxidos cíclicos instáveis intermediários (prostaglandinas, prostaciclinas) envolvidos no processo inflamatório e na sensibilização das unidades dolorosas centrais e periféricas. Inibem também a liberação e a captura (reduzem a concentração) de ácidos graxos livres pelos leucócitos (diclofenaco), a migração, a quimiotaxia e a ativação leucocitária (especialmente dos neutrófilos) para o local da agressão (butazolidina, indometacina), a síntese de mucopolissacarídeos e de superóxidos (feprazona) e a liberação de prostaglandinas (PG) hipotalâmicas induzidas pelo pirogênio endógeno (fenômeno associado à vasodilatação).[14,23] Estabilizam as membranas lisossômicas (cetoprofeno), antagonizam a bradicinina (cetoprofeno), desacoplam a fosforilação oxidativa nos hepatócitos e nas cartilagens (indometacina), interferem com a formação de autoanticorpos mediada pelas PG envolvidas nos processos inflamatórios (indometacina), liberam corticosteroides (aspirina), aumentam as ligações hidrofóbicas e reduzem a embebição tecidual (edema). Muitos AINE (fenilbutazona, piroxicam, ibuprofeno, indometacina, diclofenaco e, possivelmente, o acetaminofeno e outras pirazolonas) são varredores de radicais livres de oxigênio e inibem a produção de ânions superóxidos pelos polimorfonucleares.[42] Sua ação analgésica deve-se também à redução da concentração de PG e de outros metabólitos do ácido araquidônico na medula espinal e à produção de 12-HBETE, mediador da analgesia induzida pelos opioides no tronco encefálico. É provável que os AINE não ácidos inibam a dor em razão de sua ação quase que exclusiva na medula espinal e em outras regiões do SNC, onde alcançam concentração elevada em virtude da facilidade com que cruzam a barreira hematoneural. É necessária a inibição tanto da COX-1 como da COX-2 para o alívio da dor aguda. O efeito antitérmico dos AINE parece ser decorrente da inibição das PG no hipotálamo[274] (Figura 50.1).

A inibição da produção de PG depende da potência e da concentração tecidual dos AINE. A maioria inibe tanto a COX-1 constitutivamente presente nos tecidos e relacionada à regulação das funções renal, plaquetária e proteção das mucosas gástrica e intestinal como a COX-2 constitutivamente presente no SNC e no aparelho urogenital, onde produz quantidades variadas de eicosanoides (PG) para manter a função, além da COX-2 induzida pelo processo inflamatório e expressada nos macrófagos e outras células dos tecidos inflamados. A inibição da COX-1 é a razão da ocorrência das complicações relacionadas ao aparelho digestivo, aos rins e às plaquetas. A síntese das diferentes COX parece ser regulada por cromossomos diferentes, apresenta expressões diferentes e insere-se como homodímeros nas membranas do retículo endoplasmático da maioria das células. Em alguns órgãos, a atividade da COX-1 e da COX-2 parece ser regulada por hormônios (estrógenos, progestágenos).[274]

Classificação e indicações

Os AINE diferem entre si quanto à farmacocinética, à potência anti-inflamatória e aos efeitos colaterais. Podem ser classificados como enzimáticos (parenzyme) e não enzimáticos (aspirina), como predominantemente analgésicos com pouca ou nenhuma ação anti-inflamatória (dipirona, paracetamol), como moderados anti-inflamatórios (ácido mefenâmico, diclofenaco, celecoxibe, rofecoxibe, parecoxibe), como potentes analgésicos e anti-inflamatórios (indometacina, butazona),[42] como ácidos (salicilatos, derivados dos ácidos antranílico, enólico, acético, propiônico e indolacético) e não ácidos (paracetamol, fenazona, dipirona), como inibidores seletivos da COX-2 (nimesulida, meloxicam), específicos do COX-2 (celecoxibe, rofecoxibe, parecoxibe, valdecoxibe)

Tratamento Farmacológico da Dor

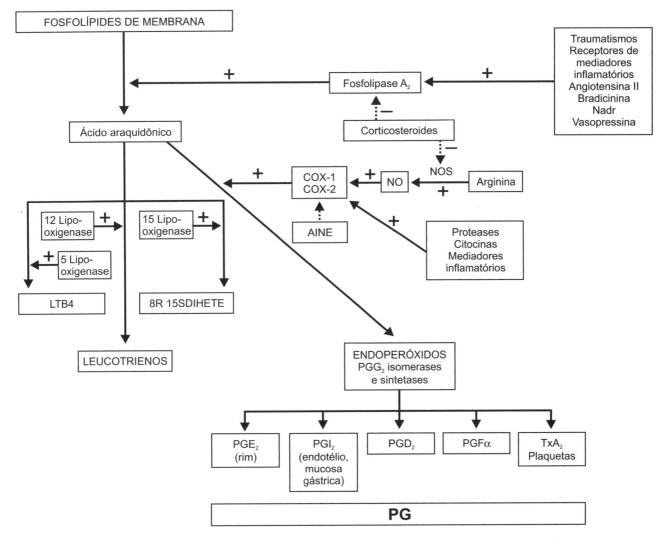

FIGURA 50.1 ■ Mecanismos de produção de leucotrienos e prostaglandinas e locais de ação dos corticosteroides e AINE.

ou não seletivos de COX-2 (derivados do ácido antranílico, do ácido enólico, do ácido acético, do ácido propiônico e do ácido indolacético). Alguns apresentam meias-vidas longas (butazona, oxicanas, coxibes), mas a maioria tem meias-vidas curtas (aspirina).[6,14,23] A meia-vida dos AINE no líquido sinovial é paralela à do plasma. Alguns apresentam baixa potência e eliminação rápida, incluindo os salicilatos (aspirina, ácido salicílico) e os derivados do ácido arilpropiônico (ibuprofeno) ou do ácido antranílico (ácido mefenâmico). Alguns apresentam potência elevada e eliminação rápida, incluindo os derivados do ácido arilpiônico (flurbiprofeno, cetoprofeno) e os indolacéticos (indometacina). Outros apresentam potência intermediária e velocidade de eliminação intermediária, incluindo os salicilatos (diflunizal), os derivados do ácido arilpropiônico (naproxeno) ou do ácido arilacético (nabumetona) e outros, potência elevada e eliminação lenta, incluindo as oxicanas (meloxicam, piroxicam, tenoxicam).[274]

Alguns são administrados uma (oxicanas) ou duas vezes (ácido propiônico) ao dia e outros, quatro a seis vezes (derivados do ácido acético).[274] As vias VO, VR, IM, EV, SL, TD (por iontoforese, adesivos) ou tópicas são as mais utilizadas. As doses são padronizadas para cada fármaco, mas a resposta e a tolerabilidade variam entre os doentes. O tratamento deve ser iniciado com doses baixas, as quais devem ser elevadas de acordo com as necessidades, até ser alcançado o efeito analgésico desejado. Apresentam efeito-teto, ou seja, doses acima das máximas recomendadas não resultam em melhora adicional da sintomatologia, mas elevam a frequência de complicações.[42] Medicamentos da mesma classe farmacológica parecem ter a mesma potência analgésica; portanto, as interações são aditivas.[73,223] Quando a melhora com fármacos de um grupo é insatisfatória, recomenda-se a utilização de AINE de outros grupos farmacológicos. Os AINE exercem ação aditiva (nos mesmos locais) com outros AINE e sinérgica de acordo com a atuação em mecanismos diferentes e em locais distintos, podendo haver sua associação com opioides (acetaminofeno com codeína, aspirina com propoxifeno, diclofenaco com codeína, acetaminofeno com tramal), medicamentos adjuvantes (cafeína acentua a inibição da COX) e medicina física. Na maioria das vezes, o enantiômero S é inibidor mais potente da COX do que o enantiômero R.[274]

Os AINE são metabolizados no fígado e excretados pelos rins (piroxicam, fenilbutazona, diclofenaco) ou rins e fezes (indometacina, sulindaco, ácido mefenâmico).[19] Pequena quantidade é conjugada em outros tecidos. Apenas 40% do metabolismo da nabumetona ocorre no fígado. Sua ativação ou inativação pelo fígado deve-se à conjugação a radicais sulfúricos ou glicurônicos que retornam ao plasma. Alguns de seus metabólitos são ativos (fenacetina).[42] A excreção urinária livre ou conjugada é aumentada com alcalinizantes urinários. A absorção intestinal é reduzida com a ingestão de alimentos, leite e carvão ativado.[42] A maioria distribui-se passivamente: a concentração plasmática é maior do que nos tecidos. Os AINE lipossolúveis atuam mais intensamente no SNC. O pKa da maioria dos AINE varia de 3 a 5. Os AINE ácidos alcançam concentrações elevadas na circulação sanguínea, fígado, baço e medula óssea. Ligam-se às proteínas séricas e cruzam o endotélio vascular, alcançando elevada concentração nos compartimentos extracelulares com pH baixo.[274]

Interagem com vários outros fármacos. Seus níveis séricos são aumentados quando associados à probenecida e reduzidos com a aspirina e os corticosteroides (ibuprofeno, piroxicam, indometacina).[187] Inibem a atividade dos bloqueadores β e α-adrenérgicos porque inibem a síntese das PG nos vasos e rins (ibuprofeno, indometacina).[187,223] Aumentam o efeito hipotensor da nitroglicerina, a toxicidade do lítio, do metotrexato, do ácido valproico, das sulfonamidas e das fonilureias (pirazolônicos, aspirina, ácido mefenâmico), aumentam a atividade dos anticoagulantes orais (indometacina), hormônios tireoidianos e digoxina (pirazolônicos) e potencializam o efeito hipoglicemiante da insulina.[223]

Na Tabela 50.4 estão apresentados os AINE mais frequentemente utilizados em nosso meio.

O ácido acetilsalicílico (aspirina), em doses elevadas, apresenta ação anti-inflamatória e uricosúrica;[42] em doses baixas, reduz a excreção de ácido úrico. É indicado no tratamento das crises de enxaqueca e das cólicas menstruais e como antitérmico. Inibe a atividade da COX, mas não a da peroxidase da COX-1. Apresenta dois componentes: o ácido acético, que é liberado antes, durante e após sua absorção, e o ácido salicílico. O ácido acetilsalicílico é inibidor mais potente da COX do que o ácido salicílico. A aspirina é convertida em salicilato (70%) aproximadamente 30 minutos após sua absorção. A absorção por VR é mais lenta do que por VO. Parece haver associação entre o uso de salicilatos, disfunção mitocondrial, febre (gripe, varicela) e a síndrome de Reye em crianças (após o período de quadro viral, instalam-se edema cerebral e disfunção hepática, que persistem durante 1 a 4 dias). A liberação do acetato da aspirina acetila o radical serina-530 do centro ativo da COX-1 e das COX-2 e as inativa irreversivelmente, mesmo na dose de 100mg/dia. Urticária e angioedema são observados em 3,8% dos indivíduos que a utilizam, especialmente naqueles que apresentam urticária crônica ou broncoespasmo ou a tétrade rinite, polipose nasal, asma e sinusite, condição relacionada à inibição da COX e do metabolismo do ácido araquidônico para outras vias, incluindo a de via lipo-oxigenase, que aumenta a produção dos leucotrienos (NTP_4, LTC_4, LTT_4, LTE_4), que por sua vez causam broncoespasmo, aumento da permeabilidade das mucosas, da síntese de secreções e do efluxo de elementos tóxicos nos tecidos.[274]

O diflunisal apresenta meia-vida de 8 a 12 horas e sofre aumento gradual na concentração com uso contínuo. Não exerce ação antipirética (não cruza a barreira hematoencefálica). É menos irritante para o trato gastrointestinal e interfere menos com a função plaquetária do que a aspirina.[187]

O ibuprofeno, o flurbiprofeno e o cetoprofeno apresentam biodisponibilidade elevada por VO. São empregados no tratamento das doenças reumáticas.[274]

O flurbiprofeno é um dos AINE mais potentes do grupo do ácido propiônico.[187]

O ibuprofeno apresenta eliminação rápida, mesmo em doentes com comprometimento moderado ou intenso das funções hepática ou renal. É útil no tratamento da dor inflamatória aguda e no tratamento das afecções reumáticas, mas não exerce efeito uricosúrico.[274]

O naproxeno é rapidamente absorvido pelo trato intestinal. A absorção é comprometida por alimentos, hidróxido de alumínio ou de magnésio e bicarbonato de sódio. A meia-vida é longa, o que melhora a adesão ao tratamento. É muito empregado no tratamento da enxaqueca. É mais tóxico e causa mais efeitos adversos digestivos e no SNC do que o ibuprofeno. Pode, raramente, causar lesões hepáticas.[274]

O cetoprofeno é utilizado como analgésico no tratamento das cólicas menstruais e da enxaqueca e como anti-inflamatório no tratamento de doenças reumáticas. Inibe a ação da bradicinina. Exerce também atividade antipirética. É rapidamente absorvido pelo trato gastrointestinal. Liga-se intensamente às proteínas plasmáticas e cruza a membrana sinovial. Seus efeitos colaterais são pouco frequentes. Causa lesões gastrointestinais que implicam a suspensão do tratamento em 5% dos usuários.[274]

O ácido mefenâmico atua como antagonista do receptor de PGE_2 e é utilizado no tratamento da dor inflamatória discreta, dismenorreia e da dor causada por lesão de partes moles. Em doses elevadas, acarreta efeitos adversos, especialmente no SNC e no aparelho digestivo, e anemia hemolítica. Não é uricosúrico.[42]

O diclofenaco é utilizado no tratamento de doenças reumáticas. A biodisponibilidade por VO (50% a 60%) é baixa;

o fenômeno de primeira passagem pelo fígado é intenso e pode ser o responsável pela hepatopatia resultante de seu uso. Apresenta relação da inibição de COX-2/COX-1 favorável. Reduz a migração dos leucócitos dos locais de inflamação e interfere com a ação da L-selectina, envolvida na aderência dos leucócitos ao endotélio ativado, propriedade essa também compartilhada pela aspirina, a indometacina e o cetoprofeno. Acarreta aumento das aminotransferases hepáticas em cerca de 15% dos doentes e pode causar hepatite. As aminotransferases hepáticas devem ser avaliadas durante as primeiras semanas de uso. O tratamento deverá ser descontinuado quando a anormalidade persistir ou quando ocorrerem os primeiros sinais de comprometimento hepático.[187]

A indometacina é um dos inibidores mais potentes da COX. Apresenta biodisponibilidade elevada, efeito anti-inflamatório intenso e risco maior de efeitos indesejáveis. É bem absorvida pelo trato gastrointestinal, atingindo pico de concentração plasmática em 30 minutos a 4 horas após a administração. A ligação proteica é de 99%.[42] Sua administração com a alimentação reduz a velocidade de absorção, mas não a quantidade absorvida.[274] A penetração no SNC é rápida e atinge concentração no líquido cefalorraquidiano (LCR) 2 horas após administrada por via IM.[187] É muito eficaz no tratamento da doença reumática, da dor óssea, das cólicas e da febre. Como uricosúrica, é utilizada no tratamento da gota. Aproximadamente 20% dos indivíduos apresentam intolerância à indometacina. Pode causar pancreatite, hepatite, cefaleia, depressão, psicose, alucinações, suicídio, depressão da medula óssea e anemia aplástica. Em razão de seus efeitos colaterais, não deve ser usada durante período superior a 2 semanas.[274]

A butazolidina bloqueia intensamente a COX e não é uricosúrica.[187]

O sulindaco é menos tóxico do que a indometacina. É pró-droga e resulta em metabólito reversível que exerce atividade anti-inflamatória 500 vezes superior ao agente original. Aproximadamente 90% do medicamento são absorvidos após a administração oral. Sua ligação proteica é de aproximadamente 93%. Todas as suas apresentações sofrem recirculação entero-hepática.[185] É metabolizado no fígado, e 50% excretados na urina e 30% recuperados nas fezes.[185] Sua meia-vida é de 7,8 horas, e a de seus metabólitos ativos, de 16 a 18 horas.[83]

O cetorolaco é um analgésico potente que exerce ação anti-inflamatória moderada. Seus efeitos colaterais limitam seu uso a períodos de tempo curtos. Seu efeito ocorre, em parte, no SNC, interferindo na liberação de opioides endógenos e na síntese de óxido nítrico (NO). É indicado no tratamento da dor crônica discreta ou moderada ou da dor aguda e intensa (cólica renal, enxaquecas, crises da anemia falciforme, dor pós-operatória). Apresenta alta biodisponibilidade por VO e é absorvido rapidamente. A ligação proteica é de 90% a 99% e a meia-vida, de 4 a 6 horas.[274]

A tolmetina apresenta potência anti-inflamatória intermediária entre a da aspirina e a da fenilbutazona e bom efeito antipirético e analgésico. É utilizada no tratamento da artrite reumatoide, osteoartrite e espondilite anquilosante. É absorvida rapidamente após administração VO. A ligação plasmática proteica é de 99%,[7] e a meia-vida de eliminação é de 2,1 a 6,8 horas. É metabolizada pelo fígado a metabólitos inativos, e sua excreção ocorre por via renal.[7] Seus efeitos colaterais são discretamente superiores aos da aspirina e menos significativos do que os da fenilbutazona. Causa edema periférico, retenção de sódio e hipertensão arterial.[187]

Os derivados benzotiazinas (oxicanas) apresentam meia-vida prolongada e potência anti-inflamatória elevada. O meloxicam, o piroxicam e o tenoxicam apresentam metabolismo lento e grau elevado de circulação entero-hepática; a meia-vida prolongada os torna inadequados no tratamento da dor aguda e úteis no tratamento da poliartrite crônica e da dor no doente com câncer. A duração prolongada de sua ação e a potência elevada são as razões da ocorrência de complicações gastrointestinais e nefréticas.[274]

O piroxicam apresenta alguma especificidade na inibição da COX-1, o que o torna especialmente tóxico. A absorção gastrointestinal é completa e não sofre a influência de alimentos e de antiácidos. É apresentado também por via SL. É indicado no tratamento da artrite e da dor musculoesquelética. Os efeitos colaterais gastrointestinais manifestam-se 40% das vezes e podem ser intensos o bastante para implicar a suspensão de seu uso em 10% dos casos.[274]

O tenoxicam é absorvido completamente pelo trato gastrointestinal, mas a absorção pode ser comprometida por alimentos. É um dos AINE menos lipofílicos; causa poucas complicações neurológicas. Penetra satisfatoriamente no tecido sinovial, o que explica sua elevada atividade anti-inflamatória em doenças reumáticas crônicas. Apresenta efeitos semelhantes aos do piroxicam.[187]

O meloxicam é inibidor seletivo da COX-2 e exerce alguma atividade inibitória da COX-1. Metabolizado no fígado, seus metabólitos são excretados na urina ou na bile. É empregado no tratamento das doenças reumáticas. Parece causar poucos efeitos colaterais gastrointestinais e renais.[187]

O etidolaco inibe a COX-1 e a COX-2 e a síntese da bradicinina. É utilizado no tratamento da artrite reumatoide, osteoartrite, tendinite e da bursite e como uricosúrico, no tratamento da gota. É bem tolerado; causa pouca irritação gastrointestinal por ser mínimo seu efeito na síntese de PGE_2 e na PGI_2 na mucosa gástrica.[187]

A fenilbutazona, além dos efeitos analgésico, anti-inflamatório e antitérmico, inibe a síntese do sulfato de condroi-

TABELA 50.4 ■ AINE mais empregados em nosso meio para o tratamento da dor

Nome farmacológico	Potência	Início (min)	Pico (h)	Duração (h)	Meia-vida (h)	Dose/dia	Dose-teto/dia (mg)
Salicilatos							
Ácido acetilsalicílico	1	5 a 30	0,5 a 2	3 a 7	0,25	300 a 1.000mg (5 a 10mg/kg) 4-6×	6.000
Diflunisal	3,5 a 13	< 60	2 a 3	3 a 7	8 a 20	Ataque: 1.000mg Manutenção: 200 a 500mg 2-3×	1.500
Derivados do ácido antranílico/femanatos							
Ácido mefenâmico	3	30 a 60	1 a 3	3 a 7	3 a 4	Ataque: 500g (10mg/kg) Manutenção: 250 a 500mg (5mg/kg) 4×	1.250
Ácido tolfenâmico			2 a 8		2	400 a 600mg	
Derivados do ácido enólico/oxicanas							
Droxicam							20
Piroxicam	3	30 a 60	1 a 5	48 a 72		10 a 20mg (0,4 a 0,8mg/kg) 1 a 2×	30
Derivados pirazolônicos							
Metamizol						500 a 2.000mg (10 a 15mg/kg) 4×	6.000
Fenilbutazona	20	15 a 30	1 a 5	4 a 6	50 a 100	Ataque: 100 a 200mg (6 a 12mg/kg) 3-4× Manutenção: 50 a 100mg (2 a 8mg/kg) 3-4×	600
Oxifenilbutazona		15 a 30	1 a 2h	4 a 6	Dias	Ataque: 100 a 200mg (6 a 12mg/kg) 3-4× Manutenção: 50 a 100mg (2 a 8mg/kg) 3-4×	400
Feprazona		120	6			Ataque: 200mg 3×	
Bumadizona						100 a 300mg 1× 220 a 440mg	
Derivados indolacéticos							
Indometacina	20	15 a 30	1 a 3	4 a 6	2 a 3	25 a 50mg (0,5 a 1mg/kg) 2-4×	200
Sulindaco	20	15 a 30	1 a 2	3 a 4	7 a 18	150 a 200mg (3 a 4mg/kg) 2×	400
Glucametacina						140mg (1,5mg/kg) 2×	
Benzidamina						50mg 3-4×	30
Derivados do ácido acético							
Aceclofenaco						100 a 200mg 2×	
Cetorolaco			0,5 a 1		5,4	10mg 4-6×	
Diclofenaco	15	15 a 30	1 a 3	4 a 6	1 a 2	25 a 75mg (2 a 4mg/kg) 2-4×	200
Fenclofenaco						100 a 200mg 1×	
Fentiazaco						300mg 2×	

Tratamento Farmacológico da Dor

Derivados do ácido propiônico					
Ibuprofeno	1	< 30	2 a 4	6 a 8	2	200 a 800mg (8 a 20mg/kg) 2-3×	3.200
Cetoprofeno	20	15 a 30	1 a 2	3 a 4	1 a 35	50 a 200mg (0,5 a 1mg/kg) 2-3×	300
Fenoprofeno		60 a 120				300 a 600mg 3-4×	3.200
Flurbifrofeno						200 a 300mg	
Naproxeno	3	30 a 60	1 a 2	3 a 7		500mg (10mg/kg) 2×; 250mg (5mg/kg) 3×	1.500
Derivados do aminofenol							
Acetofenitidina			1 a 2				
N-para-aminofenol (paracetamol)	1	5 a 30	0,5 a 2	3 a 7	1 a 4	Ataque (pediatria): 25 a 30mg/kg Ataque (adulto): 500mg (6 a 12mg/kg) Manutenção (pediatria): 80mg/kg/dia Manutenção (adulto): 500 a 750gm 4×	4.000
Derivado sulfonanilídico							
Nimesulida			1 a 2			50 a 100mg (2,5mg/kg) 2×	400mg/adultos 5mg/kg/crianças
Coxibes							
Celecoxibe						200 a 400mg 1-2×	800mg
Rofecoxibe			2h			12,5 a 25mg	50mg
Outros							
Etodoloaco						400 a 600mg	
Nabumetona						1.000 a 2.000mg	1.500
Tolmetina sódica						800 a 1.200mg	2.000
Clorixilato de lisina						1,25mg 3-4×	750

Potência: comparada à aspirina; cap: cápsula; amp: ampola; comp: comprimido; dr: drágea; env: envelope; sol: solução; susp: supositório; susp: suspensão.

tina e de mucopolissacarídeos nas cartilagens e desacopla a oxidação fosforilativa. Pode ser utilizada por intervalos curtos de tempo no tratamento da gota, artrite reumatoide, espondilite anquilosante e crises agudas de osteoartrite do quadril e do joelho.[274]

A oxifenilbutazona é metabólito da fenilbutazona e exerce atividades anti-inflamatória, analgésica e antitérmica. Causa menos irritação gástrica do que a fenilbutazona.[274]

A nabumetona não é ácida e exerce uma fraca inibição da COX, apresentando alguma seletividade para a COX-2. Já seus metabólitos são inibidores potentes da COX. É excretada como metabólito ativo na urina. Causa pouca agressão à mucosa gastrointestinal. Pode causar dor abdominal, dispepsia, diarreia e flatulência.[187]

A nimesulida exerce fraca inibição da COX-1. Inibe o metabolismo oxidativo dos neutrófilos, a peroxidação dos radicais livres, o fator de necrose tumoral α e o fator de ativação plaquetário.[187]

Os agentes não ácidos (fenazona, acetaminofeno, dipirona) exercem apenas atividade analgésica, mas não anti-inflamatória. Apresentam pK_a próximo à neutralidade, ligam-se fracamente a proteínas plasmáticas, distribuem-se de modo quase que homogêneo no corpo e cruzam facilmente as barreiras, incluindo a hematoencefálica.[274]

O acetaminofeno é fraco inibidor da COX, da síntese das PG, da sintetase do NO e da hiperalgesia induzida pelo glutamato no receptor N-metil-D-aspartato (NMDA) dos tecidos e, especialmente, do SNC. Atua também nos sistemas serotonérgicos espinais. É indicado no tratamento da febre, da dor discreta ou moderada, como a cefaleia, e em outras dores em crianças e adultos, especialmente quando ocorrem reações adversas com a aspirina, dipirona ou AINE, ou em crianças e adolescentes sob risco de ocorrência de síndrome de Reye com o uso de aspirina no tratamento da febre.[310] Apenas 20% do acetaminofeno ligam-se às proteínas. É absorvido especialmente no intestino delgado. Pequena proporção é absorvida pela parede gástrica e grande contingente é absorvido por difusão passiva no intestino delgado; a velocidade de absorção depende do esvaziamento gástrico. Age sinergicamente com a aspirina e a cafeína. Cerca de 4% são metabolizados pelo citocromo P450 a N-acetil-p-benzoquinoneimina (NAPQI), substância tóxica que se liga covalentemente ao DNA e às proteínas estruturais das células parenquimatosas do fígado e do rim, onde intermediários ativos são produzidos. As lesões causadas pelo acetaminofeno decorrem da ação desse metabólito altamente reativo que normalmente é conjugado à glutationa, formando conjugados de cisteína e ácido mercaptúrico. Doses elevadas depletam a glutationa de suas reservas, resultando na formação de maior quantidade desses conjugados, que se acumulam e causam necrose hepática centrolobular que, em casos graves, pode progredir para insuficiência hepática fulminante.[130] A necrose hepática pode ser antagonizada pela administração precoce de N-acetilcisteína ou glutationa, que ativam os mecanismos de desintoxicação. Em doses elevadas, causa também nefrotoxicidade, trombocitopenia e meta-hemoglobinemia.[274]

A dipirona é hidrossolúvel e apresenta potência analgésica elevada e baixa frequência de efeitos colaterais; a ocorrência de agranulocitose é baixa (1 caso para 1.000.000 de procedimentos terapêuticos). A taxa de abandono com a dipirona é de 15%.[274]

Os AINE inibidores seletivos (meloxicam, nimesulida) ou específicos (celecoxibe, parecoxibe, etoricoxibe) da COX-2[215] são não ácidos que causam menos complicações, especialmente pépticas e coagulopatias, do que os demais AINE convencionais. É possível que os AINE seletivos ou específicos da COX-2 exerçam menos atividade analgésica porque são lipofílicos, o que limita sua difusão para o SNC. Os inibidores seletivos de COX-2 são utilizados no tratamento da dor aguda, da dismenorreia e de várias condições reumáticas, incluindo a artrite reumatoide e a osteoartrite. Seus efeitos colaterais são discretos. Cruzam a barreira hematoencefálica, sendo potencialmente eficazes na prevenção da doença de Alzheimer. Há evidências de que comprometam a função renal.[274]

O viminol, na dose de 50 a 100mg (três a quatro vezes ao dia), é bem tolerado. Apresenta efeito sedativo leve. Eventualmente, pode acarretar sensação de empachamento epigástrico e náuseas. Potencializa o efeito hipnótico dos barbitúricos.[220,274]

Na Tabela 50.5 são apresentadas as potências inibitórias da COX-1 e da COX-2 de alguns AINE.

TABELA 50.5 ■ Potência inibitória da COX (*in vitro*)

IC_{50} (µM)	COX-1	COX-2
Indometacina	0,1	1
Naproxeno	32	235
Ibuprofeno	38	117
Aspirina	145	180
Diclofenaco	0,03	0,01
Etodolaco	>100	54
Nabumetone	82	>1.000
Piroxicam	679	662
Meloxicam	1.300	1.700
Celecoxibe	15	0,04

Administração e efeitos adversos

A absorção dos AINE é rápida no trato digestivo proximal e pode ocorrer também no estômago, onde o pH é baixo. Também podem ser absorvidos através das mucosas, o que possibilita o emprego de muitos por VR ou SL. Na maioria dos casos, a concentração sérica é satisfatória; esta eleva em minutos, ocorrendo pico em 2 horas e redução a seguir, dependendo da meia-vida de cada AINE. A ligação proteica é elevada (90% a 99%).[274] Na Tabela 50.6 são apresentados alguns aspectos da farmacocinética dos AINE.

Os AINE exercem efeitos adversos relacionados ao metabolismo, aos aparelhos digestivo, respiratório e geniturinário e aos sistemas hematopoético, imunológico e SNC.[42,187,223] Alteram o metabolismo dos carboidratos e modificam as anormalidades metabólicas preexistentes (diabetes).[274]

Entre as repercussões digestivas do uso dos AINE citam-se: empaixamento pós-prandial, epigastralgia, náuseas, vômitos, estomatite, sialoadenite (fenilbutazona), pancreatite (sulindaco), gastrite, úlcera péptica, sangramento gastrointestinal, coloproctite aguda (ácido mefenâmico, aspirina), diarreia com esteatorreia (femanatos), elevação das enzimas hepáticas (salicilatos, diclofenaco), insuficiência hepática e icterícia.[19] O fato de os AINE ácidos concentrarem-se em algumas estruturas é o motivo da ocorrência de alguns efeitos adversos no trato gastrointestinal (doença péptica), no aparelho circulatório, nas plaquetas e nos rins. Os AINE antagonizam as ações da gastrina e da pepsina. A toxicidade gástrica é o efeito colateral mais comum dos AINE. As hemorragias gastrointestinais e úlceras pépticas são algumas de suas adversidades mais graves e comuns. Ocorrem doenças pépticas em 15% a 25% dos doentes que utilizam AINE. É provável que o efeito gastropático dos AINE deva-se a vários mecanismos. A proteção gástrica envolve vários fenômenos, que incluem a adequada perfusão vascular, a renovação de epitélio celular, os fosfolipídios ativos de superfície, a produção de muco, a secreção de bicarbonato e de mediadores, incluindo as PG, os radicais sulfidrila, a interleucina-1 e os neuropeptídeos. A PG_2 e a PGI_2 protegem a mucosa do estômago, reduzem a secreção gástrica, causam vasodilatação e estimulam a secreção de muco (que atua como barreira física) e a secreção do bicarbonato duodenal (que neutraliza o excesso ácido). A PGI_2 inibe a adesão dos neutrófilos ao endotélio vascular, evento importante para a proteção da mucosa. Os AINE são solúveis em ácidos orgânicos fracos; quando ionizados no pH baixo da luz intestinal; penetram na parede hidrolipídica e na superfície das células que revestem a mucosa. A inibição da COX-1 compromete a síntese de PGE_2 relacionada à secreção de muco, bicarbonato de sódio e ácido clorídrico, produz alterações na permeabilidade das membranas, aumenta o influxo de hidrogênio nas células (do que resulta lesão tecidual), lesa as mitocôndrias e causa desacoplamento da oxidação fosforilativa e redução da formação de ADP, que resultam em perda da integridade das junções intercelulares estreitas e permitem o refluxo de peptina e do ácido na camada protetora de muco. Esses fenômenos justificam algumas das complicações gastroduodenais. A ocorrência de úlcera associada ao uso de AINE é maior quando há histórico prévio de doença péptica, úlcera, infecção gástrica pelo *Helicobacter pylori* e uso de anticoagulantes ou de álcool.[119] Recomenda-se o tratamento antibiótico do *H. pylori* em doentes que se submeterão a tratamento prolongado com AINE. As lesões hepáticas são muito raras e, geralmente, discretas. Alguns compostos são mais hepatotóxicos por sofrerem oxidação, provavelmente na estrutura fenólica, do que resulta a formação de metabólitos reativos. AINE que causam lesões hepáticas, como o diclofenaco, podem produzir radicais reativos durante a biotransformação e devem ser prescritos com cautela em doentes com história prévia de disfunção hepática. A superdosagem de AINE, especialmente de fenacetina e de acetaminofen, pode causar disfunção hepática. A necrose hepática (aminofenol) decorre da ação antagônica à N-acetilcisteína.[274]

Atuando no sistema hematopoético, os AINE podem causar leucopenia, anemia hemolítica e aplástica (fenamatos, dipirona), agranulocitose (dipirona), comprometimento da função plaquetária e/ou trombocitopenia (ibuprofeno).[42]

A ação dos AINE no SNC resulta em insônia, diaforese, anormalidades visuais, parestesias, tonturas, cefaleia, borramento visual (indometacina), ansiedade, desorientação, confusão mental, sonolência, letargia, *delirium*, psicose, convulsões e coma.[14,19,23] A cefaleia, as tonturas e a confusão mental são mais intensas nos idosos. Há referência à ocorrência de depressão e paranoia em doentes tratados com AINE, sendo necessária cautela com seu uso em doentes com afecções psiquiátricas ou que os usem abusivamente. Há controvérsias sobre ocorrências de alterações da memória em usuários de AINE. É provável que os AINE reduzam a prevalência ou alenteçam a instalação da doença de Alzheimer ao inibirem a COX-2 na micróglia. Algumas dessas manifestações talvez se devam à inibição da COX-3 presente no SNC. Neurotoxicidade, caracterizada pela ocorrência de zumbidos, tonturas e nistagmo, é comum (salicilatos, naproxeno, ibuprofeno).[274]

As mais expressivas das complicações respiratórias são a dispneia e a cianose decorrentes da broncoconstrição, que se manifestam mais comumente em doentes com afecções inflamatórias respiratórias proximais, representadas por asma e pólipos nasais, condições associadas ao acúmulo de células produtoras de PG na mucosa respiratória. O bloqueio da COX (indometacina, aspirina) e o aumento da oferta de substratos para a via da lipo-oxigenase causam pseudoalergia.[194] Os AINE podem causar edema agudo do pulmão (salicililatos) e pneumonite (naproxeno, ibuprofeno).[274]

TABELA 50.6 ■ Farmacocinética e farmacodinâmica dos AINE

Grupo farmacológico	Nome farmacológico	$T_{1/2}$ plasmático	Ligação proteica	Distribuição	Atividade	Analgesia	Ação anti-inflamatória	Ação antipirética
Salicilatos	Aspirina	20min	80%		AAA	+++	+++	+++
	Diflunisal	8 a 12h	98% a 99%		AAU	+++	++	+
Derivados do ácido antranílico	Ácido mefenâmico	2 a 40h	90%	–	AAA	++	++	+
	Ácido flufenâmico					+++	++	+
Oxicanas	Piroxicam	14 a 160h (≅50)	>99%	LS (semelhante à plasmática)	AAA	+++	+++	+
	Tenoxicam	25 a 175h	>99%					
Derivados pirazolônicos	Dipirona	–	20% a 25%	–	AA	++++	-	++++
	Fenilbutazona	50 a 65h (100)	98%	LS	AAU	++	++++	++
	Oxifenilbutazona	50 a 60 h	98%	LS	AAU	++	+++	++
Derivados do indol	Indometacina	3 a 5h	99%	Ciclo EH	AAA	+++	+++++	+++
	Sulindaco	7 a 18h	95%	Plac/L	AAA	+++	+	+++
Derivados do ácido fenilacético	Diclofenaco	1 a 2h	99%	LS	AAA	+++	+++	+++
	Nabumetona	20 a 24h		LS		+++	+++	++
Derivados do ácido propiônico	Ibuprofeno	2 a 4h	99%	Plac/L/LS	AAA	+++	+++	+++
	Naproxeno	13 a 28h	99%	Plac/L	AAA	+++	+++	++
	Cetoprofeno	1,1 a 4h	99%		AAA	++	+++	+
Derivados do aminofenol	Paracetamol	1,5 a 2,5h	5% a 50%	–	AA	++	+++	-
	Fenacetina	1,5 a 2h	20% a 50%	–	AA	+	+++	-
Coxibes	Celecoxibe	9 a 15h	97%	–		+	+++	-
	Rofecoxibe	12h				++	+++	++
Outros	Etodolaco					+++	+++	++
	Tolmetina sódica					++	+++	++

Abreviações: AAA: analgésico, anti-inflamatório, antipirético; EH: entero-hepático; L: leite; LS: líquido sinovial; Plac: placenta; U: uricosúrico.

Entre as complicações cardiocirculatórias dos AINE citam-se: hipertensão arterial, palpitações, taquicardia, arritmias, insuficiência cardíaca congestiva (ICC) e cardite (fenilbutazona). Os AINE são nefrotóxicos. As PG são importantes para a manutenção hemodinâmica renal. Os AINE podem causar vasoconstrição das arteríolas aferentes e eferentes e contração mesangial, o que resulta em redução da filtração glomerular, condição agravada pela hipotensão arterial (redução do volume circulante causada por diuréticos, hemorragias, sepse, edema, ICC, cirrose hepática e síndrome nefrótica). A insuficiência renal vasoconstritiva aguda é a causa mais comum da nefrotoxicidade decorrente do uso de AINE, a qual é reversível quando a medicação é interrompida e o volume circular é restaurado. A PGE_2 opõe-se ao efeito concentrador urinário. Os AINE reduzem a concentração de PG, aumentam a concentração urinária e causam retenção hídrica, hiponatremia e retenção de Na^+ (em 10% a 25% dos doentes). Esse mecanismo pode ser relacionado aos efeitos tubulares ou vasculares indiretos. O volume plasmático pode aumentar em até 50%, resultando em sobrecarga cardíaca e edema (butazolidina).[42] O edema parece ser mais importante em doentes com maior propensão a apresentá-lo, como ocorre em casos de ICC, cirrose hepática e síndrome nefrótica. Os prostanoides regulam o tônus vascular e modulam a vasoconstrição e o efeito antinatriurético de hormônios pressóricos, especialmente do sistema renina-angiotensina. A PGE_2 e a PGI_2 apresentam atividade hipertensiva e a PGH_2 e o tromboxono A, atividade hipotensiva. A PGE_2 é vasodilatador potente; os prostanoides causam vasodilatação arteriolar e os leucotrienos, constrição. Nessas condições, ou em casos de insuficiência renal, pode ocorrer resistência ao efeito dos diuréticos, incluindo os de ação tubular, do que resultam hiponatremia e edema. A retenção hídrica pode causar hipertensão arterial e resultar em palpitações e agravamento ou geração de ICC. Hematúria, cistite, necrose tubular, acidose metabólica, aumento da concentração de Ca^{++}, K^+ e da creatinina plasmática e, menos frequentemente, nefrite intersticial, síndrome nefrótica (indometacina, fenoprofeno) e insuficiência renal são as complicações renais e urinárias mais significativas relacionadas ao uso de AINE; em parte, estas são relacionadas à inibição da COX-1.[274]

A inibição da contração do miométrio durante a gestação depende do equilíbrio entre fatores inibitórios e excitatórios, incluindo a progesterona, a PGI_2 e o NO. Ocorre aumento da PG mediada pela COX-2 no líquido amniótico durante a gestação a termo, antes do início da contração miometrial. O ducto arterioso mantém-se permeável graças à ação da PG. Com o uso de inibidores de COX-2 pode haver prolongamento da gestação e fechamento precoce do ducto arterioso.[274]

Prurido, urticária, hiperemia cutânea e reações cruzadas são as anormalidades dermatológicas mais comuns decorrentes do uso dos AINE;[187] febre (ibuprofeno), lúpus eritematoso (fenilbutazona, ibuprofeno), vasculites (fenilbutazona, indometacina, naproxeno), lesões oculares (ácido propiônico, ibuprofeno), síndrome de Stevens-Johnson, síndrome de Lyell e choque anafilático são menos frequentes. A frequência desses eventos é semelhante à que ocorre com a penicilina. A aspirina associa-se ao desenvolvimento da síndrome de Reye (icterícia, anormalidades neurológicas, edema cerebral), especialmente em crianças com gripe ou varicela.[187,223]

A maioria dos AINE inibe temporariamente (24 horas) a agregação plaquetária.[91] As plaquetas contêm COX-1. A PG e o tromboxano (TX) são ativadores das plaquetas. A prostaciclina (PGI_2) e o NO são produzidos no endotélio em resposta à ativação plaquetária. A PGI_2 previne a adesão plaquetária, mas não sua aderência ao endotélio. Os AINE inibem a atividade de plaquetas e vasodilatadores. Os AINE inibem a coagulação por inibirem a produção de $TX-A_2$, mas não alteram o tempo de protrombina e de coagulação. Existem controvérsias a respeito da ocorrência de sangramentos perioperatórios em doentes tratados com AINE. Deve-se aguardar, sempre que possível, 1 semana de intervalo entre a interrupção do uso da aspirina e horas ou dias em relação aos outros AINE para a indicação de operações com risco de hemorragia.[274]

Os coxibes e os AINE não seletivos (ibuprofeno, diclofenaco, indometacina) aumentam o risco de infarto do miocárdio e dos fenômenos trombóticos. A PGI_2 produzida pela célula endotelial graças à ação da COX causa relaxamento da célula muscular lisa e vasodilatação e inibe a agregação das plaquetas via ação nos receptores IP. As plaquetas contêm apenas COX-1, que converte o ácido araquidônico em $TX-A_2$, potente agente pró-agregante e vasoconstritor. A inibição seletiva da COX-2 pelos coxibes reduz relativamente a produção endotelial de PGI_2 sem alterar a produção de $TX-A_2$ pelas plaquetas, do que resulta desequilíbrio na ação entre esses dois prostanoides e desencadeamento de risco aumentado de eventos trombóticos cardiovasculares.[169]

Os agentes não acídicos, como o acetaminofeno e a dipirona, não apresentam propriedades anti-inflamatórias, não comprometem a função renal e plaquetária e não acarretam toxicidade gastrointestinal. A dipirona é segura mesmo em dosagem elevada.[27] A toxicidade com acetaminofeno pode resultar em insuficiência hepática, quando ele é usado repetidamente em doses elevadas. Doses baixas também podem ser tóxicas em doentes depletados em glicogênio, em razão de dieta, anorexia, disfunção hepática ou uso de drogas hepatotóxicas (alcoolismo). Meta-hemoglobinemia e anemia hemolítica raramente são observadas.[274]

Na Tabela 50.7 são apresentados alguns dos efeitos colaterais dos AINE.

TABELA 50.7 ■ Efeitos adversos dos AINE

Agente	Dispepsia	Sangramento	Hematopoese	Nefrotoxicidade	Hepatotoxicidade	Alergia	Hipersensibilidade	Neurotoxicidade	Risco na gestação
Salicilatos									
Aspirina	+++	+++	plaquetas	+	++	+++	+++	zumbido	C até 150mg D > 150mg
Diflunisal	+	0	plaquetas	++	+++	+	–		C
Para-aminofenóis									
Acetaminofeno	0	0	discreta	++	+++	0	0		B
Indolacéticos									
Indometacina	+++	++	plaquetas	++	++	+	++	cefaleia, psicose	NR
Sulindaco	++	+	plaquetas	+	+	++	+	cefaleia, psicose	NR
Zomepiraco	+	+	discreta	+	+	++++	+++	sonolência, cefaleia	
Etodolaco	++	+	plaquetas	+	+	+	+	cefaleia	C
Pirazolonas									
Fenilbutazona	+++	+++	anemia plástica	++	++	+	+++	vertigem, insônia, turvação visual, euforia	
Oxifenilbutazona	++	++	depressão medular	++	++	+	+++	discreta	
Fenamatos									
Ácido mefanâmico	+++	++	anemia hemofilítica	++	+	+	+	cefaleia, tonturas	
Derivados do ácido acético									
Tolmetina	+++	++	plaquetas	+	+	+	+	ansiedade, insônia, sonolência	C
Cetorolaco	+++	++	plaquetas	++	+	+	+	cefaleia, tonturas, ansiedade, sonolência, parestesias	
Diclofenaco	++	++	anemia hemolítica	++	++	+	++	sonolência, tonturas	B
Derivados do ácido propiônico									
Ibuprofeno	++	+	plaquetas	+	+	+	+	cefaleia, tonturas	B D no 3º trimestre
Naproxeno	+++	++	plaquetas	+	+	+	+	cefaleia, sonolência, tonturas, fadiga	B/D
Fenoprofeno	+	+	plaquetas	+	+	+	++	zumbido, tonturas, fadiga	NR
Cetoprofeno	+	+	plaquetas	+	++	+	+	cefaleia, tonturas, sonolência	
Derivados de benzotinzina									
Piroxicam	++	+	plaquetas	+	+	+	+	insônia	C
Alcanonas									
Nabumetona	+	+		+	+	+	+	tonturas, cefaleia	C

*0: sem efeito; +: efeito mínimo; ++: efeito moderado; +++: efeito intenso; ++++: efeito máximo; NR: não relatado.

Cuidados e contraindicações

Cuidados especiais devem ser adotados no tratamento de hepatopatas, nefropatas, hipertensos arteriais, gestantes e em doentes com ICC ou com história de reação alérgica aos AINE.[19] Em virtude da possibilidade de sangramento gastrointestinal, a prescrição exige cuidado em doentes com hipoprotrombinemia, plaquetopenia, disfunção hepática, avitaminose K e doença péptica prévia ou ativa (gastrite, úlcera péptica). Alimentos, leite e antiácidos parecem reduzir a ocorrência ou o agravamento da doença péptica decorrente do uso dos AINE. Os antiácidos de contato comprometem a absorção dos AINE e não evitam, apenas minimizam seus efeitos deletérios no trato digestivo, pois esses são em parte decorrentes de sua ação sistêmica. Os protetores da mucosa gastroduodenal (sucralfato), os bloqueadores dos receptores H_2 (ranitidina) e os inibidores da bomba de prótons (omeprazol) (10 a 20mg três vezes ao dia) e os análogos das PG da mucosa gástrica, como o misoprostol (100 a 200mg quatro vezes ao dia), exercem efeito protetor gastroduodenal satisfatório.[187] Recomenda-se o tratamento do *H. pylori* em casos de necessidade de tratamento prolongado. Diante do risco de doença péptica, o acetaminofeno, a dipirona e os coxibes são os AINE mais recomendados. Os AINE devem ser evitados durante o terceiro trimestre da gestação, pois podem causar fechamento precoce do ducto arterioso, hipertensão pulmonar neonatal, morte fetal e prolongamento da gestação. São contraindicados em doentes com história de pólipos nasais, edema angiogênico e broncoespasmo. A metabolização e a excreção dos AINE são alentecidas nos idosos, sendo necessárias a prescrição de doses menores, avaliações mais frequentes das funções renal e hepática e a preferência por fármacos com meias-vidas mais curtas.[187] Em idosos e doentes com comprometimento das funções renal e hepática, a dose deve ser reduzida a um terço ou à metade. Os sinais e sintomas de doenças infecciosas podem ser mascarados em função da ação antitérmica dos AINE. São recomendadas pesquisa de sangue oculto fecal (a cada 2 semanas) e monitoração hematológica, hepática e renal (dosagem da creatinina e de eletrólitos séricos, exame de urina) a cada 4 ou 8 semanas em doentes sob tratamento prolongado com AINE.[274]

Intoxicação

Os AINE devem ser suspensos ou suas doses reduzidas em casos de intoxicação. Deve-se também realizar reposição hídrica e eletrolítica, corrigir as anormalidades do equilíbrio ácido-básico, providenciar suporte ventilatório e cardiocirculatório, induzir vômitos com xarope de ipeca, forçar a ingestão de água, realizar lavagem gástrica, administrar carvão ativado, induzir diurese alcalina forçada ($NaHCO_3$, furosemida) e realizar hemodiálise.[187]

Recomendações

São fatores de risco para a toxicidade digestiva com os AINE:[169]

- Idade superior a 60 anos, especialmente quando do uso de AINE de ação prolongada (piroxicam, tenoxicam, fenilbutazona).
- Necessidade de uso crônico ou prolongado de AINE (> 30 dias consecutivos).
- Histórico recente de intolerância gastrointestinal aos AINE.
- Histórico de doença ulceropéptica documentada por endoscopia digestiva alta.
- Histórico de complicações da doença ulceropéptica (perfuração, estenose e hemorragia/anemia).
- Associação de AINE com corticosteroides, anticoagulantes ou AA.
- Infecção por *H. pylori*.
- Alcoolismo.

Em casos de risco de doença péptica, recomendam-se os coxibes.

São fatores de risco para a toxicidade cardíaca ou renal:[169]

- Idade superior a 60 anos (especialmente para os AINE de duração prolongada).
- Hipertensão arterial, especialmente a descompensada.
- Insuficiência cardíaca, especialmente quando descompensada.
- Insuficiência renal, especialmente quando descompensada.
- Hipovolemia pós-operatória ou desidratação aguda.
- Uso associado de corticosteroides, antimicrobianos (aminoglicosídeos), hipotensores (inibidores da ECA ou betabloqueadores) e/ou diuréticos.

São fatores de risco para toxicidade pró-trombótica cárdio e cerebrovasculares dos coxibes:[169]

- Insuficiência coronariana (angina e infarto agudo do miocárdio [IAM]), insuficiência cerebrovascular (isquemia transitória ou acidente vascular encefálico [AVE]) ou insuficiência arterial periférica.
- Uso do parecoxibe no período pós-operatório do tratamento da insuficiência coronariana aguda ou crônica acutizada.
- Hipertensão arterial, hiperlipidemia, diabetes melito e tabagismo.

- Hipertensão arterial descompensada (principalmente com o uso de etoricoxibe).
- Uso contínuo e prolongado de coxibes durante mais de 1 ano.

Priorizar a utilização dos coxibes na presença de fatores de risco para toxicidade digestiva e hematológica:

- Idade superior a 60 anos.
- Uso crônico ou prolongado (> 30 dias).
- Histórico de intolerância digestiva aos AINE.
- Histórico de doença ulceropéptica crônica não agudizada (gastrite ou úlcera) documentada por endoscopia digestiva ou suas complicações (hemorragia, anemia, perfuração ou estenose).
- Uso concomitante de fármacos anticoagulantes e corticosteroides.
- Alcoolismo.
- Uso profilático concomitante de AAS em doses baixas.
- Presença de sangramento, epistaxe ou equimose e de alterações da hemostasia, especialmente em cirurgias de grande porte.

Recomenda-se:[169]

- Prescrever AINE de qualquer geração na dose mínima eficaz e durante o mínimo período de tempo para o tratamento da dor ou inflamação aguda ou crônica.
- Não utilizar AINE na vigência de doença ulceropéptica aguda ou crônica acutizada documentada por endoscopia digestiva.
- Priorizar o uso de coxibes na presença dos fatores de risco para toxicidade digestiva e na ausência de fatores de risco vasculares pró-trombóticos.
- Não utilizar o celecoxibe em doses maiores do que 400mg/dia e por períodos contínuos superiores a 1 ano ou etoricoxibe na dose de 120mg/dia durante período superior a 8 dias consecutivos; doses de 60 ou 90mg/dia do etoricoxibe devem ser utilizadas durante o período máximo de 1 ano.
- Monitorar periodicamente a pressão arterial e as funções renal e hepática nos doentes com mais de 60 anos de idade e/ou em uso crônico (> 30 dias consecutivos) de AINE.
- Priorizar a prescrição de hipotensores antagonistas de cálcio nos hipertensos.
- Não interromper o uso profilático de AAS em baixas doses nos doentes com risco pró-trombótico cárdio ou cerebrovascular elevado que utilizam AINE não coxibes.
- Utilizar inibidores de bombas de prótons nos doentes tratados com AINE não específicos e quando houver histórico de doença péptica em doentes tratados com coxibes.
- Erradicar o *H. pylori* em doentes tratados com AINE durante período de tempo prolongado (> 30 dias consecutivos).
- Não utilizar AINE de qualquer geração na vigência de hipertensão arterial, insuficiência cardíaca ou insuficiência renal descompensadas.
- Utilizar coxibes nos doentes com sangramento, epistaxe, equimose ou alterações da hemostasia em cirurgias de grande porte.
- Não utilizar coxibes em doentes com insuficiência coronariana (angina ou IAM), insuficiência cerebrovascular (isquemia transitória e AVE) e insuficiência arterial periférica, ou nos que fazem uso profilático de AAS em doses baixas.
- Não utilizar coxibes continuamente por mais de 1 ano.

OPIOIDES

Os opioides referem-se a todos os agonistas da morfina que podem ser antagonizados pelos seus antagonistas, como a naloxona. Compreendem compostos semelhantes à morfina, como os alcaloides do ópio, os com gêneros sintéticos e semissintéticos e os peptídeos endógenos que habitualmente atuam nos opioides receptores.[275]

Apesar de a morfina e seus derivados serem amplamente utilizados no tratamento da dor decorrente do câncer e em condições de dor aguda e intensa, existem controvérsias a respeito de seu uso em condições de dor crônica no doente sem câncer.[270]

Mecanismos de ação

Os analgésicos opioides ligam-se a um ou mais receptores opioides ligados à proteína G, nos tecidos (musculatura lisa), no SNP e em diversas áreas do SNC, substância cinzenta periaquedutal mesencefálica, núcleo caudado, amígdala), que modulam as atividades sensitiva, motora e psíquica.[48,274] O sistema nervoso neurovegetativo simpático, os monócitos, os linfócitos e os macrófagos também apresentam receptores opioides. Os efeitos farmacológicos desses agentes dependem da natureza e das características dos receptores a que se ligam[274] (Tabela 50.8).

Os analgésicos opioides modulam a liberação da dopamina nos núcleos da base e no tronco encefálico (ligam-se receptores opioides da substância periaquedutal mesencefálica em doses menores que as necessárias para o mesmo efeito na substância gelatinosa da medula espinal), ativam o sistema inibitório rostrocaudal, que modula a aferência nociceptiva

Tratamento Farmacológico da Dor

TABELA 50.8 ■ Natureza do receptor opioide e efeitos relacionados à sua ativação[113]

Efeito/receptor	μ₁	μ₂, OP3, MOR	δ₁, δ₂, OP1, DOR	κ₁, OP2, KOR	κ₂	κ₃	Sigma ε
Analgesia	Supraespinal	Espinal	Espinal modulação da analgesia μ	Espinal		Supraespinal	–
Depressão respiratória		++		+			Estimula respiração
Atividade muscular							Hipertonia
Pupila		Constrição		Miose			Dilatação
Motilidade gastrointestinal		↓		–			–
Espasmogênese da musculatura lisa		++		–			–
Diurese				++			
Efeito comportamental		Euforia ++ sedação		Disforia + sedação	Reduzido potencial de abuso		Disforia ++ Efeito psicomimético
Cardiocirculatório		++					Estimula efeito vasomotor
Dependência física		++		+			–
Prurido		++					
Náuseas e vômitos		++					

na medula espinal, e ligam-se a receptores opioides, onde exercem analgesia do corno posterior da substância cinzenta da medula espinal (CPME), assim como no sistema límbico, onde modificam as reações emocionais à dor, tornando-a mais tolerável, e no córtex cerebral, interferindo nos processamentos cognitivos associados à dor.[274] O receptor OP₂ (κ₁) está envolvido na modulação da dor visceral ou causada por estímulos químicos e no fenômeno de retirada da morfina; induz analgesia espinal, sedação, miose e inibição do hormônio antidiurético. O receptor OP₃ ou μ é subclassificado em μ1 e μ2 e μ3. A ligação dos opioides aos receptores μ1 proporciona analgesia supraespinal e dependência, e a ligação aos receptores μ2, analgesia espinal, miose, depressão respiratória, sedação, inibição da motilidade gastrointestinal e bradicardia. O receptor orfamina, nociceptina ou ORL1 está presente na medula espinal. O receptor sigma está relacionado a disforia, *delirium* e hiperatividade. O receptor delta relaciona-se à analgesia e à euforia.[274]

Os receptores opioides localizam-se nas terminações das fibras C, especialmente os localizados na lâmina I do CPME; há predominância de receptores μ na substância gelatinosa, seguindo-se os receptores δ e κ. A estimulação dos receptores κ e δ resulta em hiperpolarização das terminações nervosas na medula espinal e em redução da liberação de neurotransmissores excitatórios (substância P e outros neuropeptídeos), principalmente em decorrência da inibição dos canais de Ca^{++} dependentes de voltagem. As membranas pós-sinápticas contêm receptores opioides ligados aos canais de K^+ que, quando ativados, aumentam o fluxo de K^+ para o espaço extracelular, estabilizando a membrana neuronal, que se torna menos sensível à ação de neurotransmissores. A ação dos neurotransmissores opioides nos receptores ligados à proteína G inibitória resulta na formação de segundos mensageiros relacionados à adenilciclase.[274] No SNP, os receptores opioides reduzem a liberação dos neurotransmissores algiogênicos (colecistocinina, substância P) e são silenciosos até que sejam ativados por substâncias inflamatórias. Linfócitos T e B, monócitos e macrófagos contêm RNA mensageiro para pró-opiomelanocortina e pró-encefalina e receptores opioides μ, δ e κ em sua superfície, fenômeno que sugere que sintetizem opioides. Os receptores μ₃ são seletivos para morfina nas células imunitárias. Os agonistas δ atuam de modo autócrino e parácrino. Os receptores κ estão presentes nos tecidos e no SNC nas células com funções imunitárias; os agonistas κ modulam tanto as reações imunitárias como as celulares.[274]

A ação periférica dos opioides pode ser observada após a administração tópica (pele, mucosa), intradérmica, bloqueios nervosos (plexo braquial, femoral, intercostal venoso regional, interpleural), peritoneal e intra-articular (joelho, ombro). Essa é a razão da aplicação de opioides localmente nos tecidos, durante procedimentos operatórios.[34] Os opioides podem atuar como citocinas e regular a função dos granulócitos mononucleares. A α-endorfina e as encefalinas atuam como hormônios endócrinos quando secretadas na circulação sistêmica e podem influenciar a atividade dos tecidos periféricos envolvidos na defesa e na imunidade.[274]

A morfina inibe a liberação de colecistocinina (CCK)[54] e de outros neurotransmissores nos neurônios intrínsecos do CPME. Ocorre redução da eficácia dos opioides em algumas condições neuropáticas, paralelamente ao aumento da produção de CCK nos aferentes primários, quando ocorrem degeneração dos aferentes C e depleção dos receptores opioides pré-sinápticos. A morfina reduz menos a hiperatividade dos neurônios de segunda ordem quando ocorre ativação dos receptores NMDA pelos aminoácidos excitatórios envolvidos na sensibilização neuronal.[48,61] A reação aos opioides parece ser resgatada quando se administram antagonistas dos receptores CCK.[48]

Os receptores μ modulam o sistema dopaminérgico mesolímbico e modificam o comportamento. A euforia é atribuída à atividade dos receptores μ e, talvez, dos receptores δ. A disforia é atribuída à ativação dos receptores Σ e κ ou ao desbalanço entre a atividade dos receptores μ e κ. No hipotálamo, os opioides reduzem a reação à estimulação aferente sistêmica e aos estressores; reduzem a temperatura corpórea agudamente e a elevam cronicamente. A miose é resultante da ativação dos receptores μ e κ do núcleo de Edinger-Westphal e elevam a liberação do hormônio antidiurético. A tolerância aos exercícios também se modifica. Em doses terapêuticas, reduzem discretamente a atividade dos hormônios hipofisários; em doses elevadas, reduzem os hormônios luteinizante e folículo-estimulante, o ACTH e a β-endorfina por mecanismos relacionados à redução da liberação de fatores de liberação hormonal do hipotálamo. A naloxona altera a liberação de muitos hormônios hipofisários, aumenta a liberação dos hormônios luteinizante e folículo-estimulante e reduz a liberação de prolactina e do hormônio de crescimento e do hormônio antidiurético naloxona. A depressão respiratória se deve à ação dos opioides nos receptores μ, κ e Σ; estes reduzem tanto a velocidade da ventilação como o volume corrente e, deste modo, a ventilação/minuto. Reduzem a reação dos centros respiratórios bulbares ao CO_2.[274] A dor, em parte, contrapõe-se à depressão respiratória causada pelos opioides. Quando a dose é titulada gradualmente, a depressão respiratória não se manifesta. Pode ocorrer depressão respiratória quando são realizados procedimentos analgésicos e são mantidas as doses originais quando há apneia do sono, doença pulmonar obstrutiva crônica ou obesidade mórbida ou após cirurgias abdominais, condições em que a respiração proporcionada pela musculatura intercostal torna-se comprometida pelos opioides. A tosse pode ser deprimida em virtude da sua ação direta do centro da tosse no bulbo. Em doentes com asma, podem precipitar crises de broncoespasmo em razão, talvez, da liberação de histamina, da depressão respiratória e da redução da umidificação das secreções. Os opioides causam náuseas e vômitos por agirem diretamente na zona quimiorreceptora do bulbo; o aumento do tônus dos esfíncteres também contribui para o vômito. Em doses terapêuticas, não alteram a função do miocárdio em indivíduos sadios; em coronariopatas tratados com doses terapêuticas, reduzem o consumo de oxigênio, o trabalho cardíaco, a pressão do ventrículo esquerdo e a pressão diastólica.[274]

Além de para a terapia da dor, são indicados no tratamento de tosse, diarreia, choque séptico, isquemia encefálica e desconforto respiratório em doentes com doença respiratória obstrutiva crônica e em doentes com câncer avançado, condições em que são empregadas doses menores do que as necessárias para o tratamento da dor.[274]

A latência da ação do opioide depende, fundamentalmente, da diferença de sua concentração entre o sangue e o encéfalo. Outros fatores, como proporção da droga livre e não ionizada e lipossolubilidade, não se correlacionam com a latência. A lipossolubilidade determina a velocidade e a extensão de acesso dos opioides aos receptores. Outros fatores menos importantes são: o peso molecular, a ligação às proteínas e o grau de ionização do opioide.[187]

A potência pode modificar-se de acordo com a duração e a via de administração. Quando a morfina é usada de maneira prolongada, sua eficácia aumenta em virtude do acúmulo de metabólitos ativos. A biodisponibilidade e a eficácia do opioide por via EV são diferentes das observadas com outras vias (VO, espinal, VR etc.).[274]

A ação analgésica, euforia, supressão da tosse, náusea, vômito, obstipação, miose, disforia, sedação e depressão respiratória relacionados aos opioides correlacionam-se com a dose administrada.[187]

Classificação

Os opioides podem ser classificados de diversas maneiras:

- Quanto à origem podem ser:
  - Naturais ou opiáceos
    - Derivados fenantreno: morfina, codeína
    - Derivados benzilisoquinonas: papaverina

- Semissintéticos (modificação simples da molécula de morfina):
  - Derivados da morfina: oximorfona, hidromorfona, heroína
  - Derivados da tebaína: buprenorfina, oxicodona, etorfina
- Sintéticos (totalmente sintetizados):
  - Morfinanos: levofarnol, nalbufina, naloxona, naltrexona
  - Fenileptilaminas: metadona, propoxifeno
  - Fenilpiperidinas: meperidina, alfentanila, fentanila, sufentanila
  - Benzomorfanos, pentazocina, ciclazocina

■ Quanto à estrutura, podem ser: fenantrenos, fenilpiperidinas, fenileptilaminas, benzomorfanos ou morfinanos
  - Quanto à eficácia analgésica, podem ser:
    - Fracos, indicados para o tratamento da dor: codeína, tramadol, propoxifeno
    - Potentes, para o tratamento da dor moderada ou intensa: morfina, metadona, oxicodona, fentanila[306,308]
  - Quanto à farmacodinâmica, são classificados segundo
    - Afinidade por receptores: μ, δ, e κ
    - Efeitos: agonistas, antagonistas, agonistas parciais, agonistas-antagonistas
  - Quanto à farmacocinética, podem ter duração de efeito curta ou prolongada

Na Tabela 50.9 estão apresentados os opioides mais utilizados em nosso meio.

A conversão de um opioide em outro deve respeitar as tabelas de equivalência[53] (Tabelas 50.10 a 50.12).

Os opioides são mais eficazes no tratamento da dor prolongada, em peso e contínua do que da dor aguda ou em cólica. Podem ser empregados pelas vias VO, VR, SL, IM, EV, SC, TD, epidural, intratecal, intra-articular e nos troncos nervosos.[189,74] A maioria, por via sistêmica, apresenta efeito de curta duração. Fármacos de ação prolongada (metadona) ou preparados de liberação controlada (morfina, tramadol, oxicodona, fentanila) promovem analgesia de até 72 horas[247] (Tabela 50.13).

O tratamento deve ser iniciado com doses baixas, administradas a intervalos fixos e adaptadas a cada caso.[247] Doses suplementares devem ser utilizadas sempre que ocorrer dor, a despeito da medicação analgésica rotineira. A dose noturna deve ser duplicada para evitar o despertar devido à dor.[73] Após a instituição do tratamento com fármacos de curta duração, a analgesia basal deve ser mantida com preparados de liberação lenta ou de ação prolongada.[194] Associados aos anestésicos locais durante bloqueios do SNP, ocupam os receptores de morfina nas terminações nervosas livres e amplificam a ação anestésica.[274]

A VO é a via preferencial para uso prolongado. A maioria dos opioides apresenta boa absorção por VO. Como a medicação utilizada por VO sujeita-se ao fenômeno de primeira passagem no fígado, pode sofrer metabolização por enzimas presentes no trato digestivo. As doses por VO devem ser maiores do que aquelas por vias parenterais. Os opioides por VO são disponibilizados como apresentações de liberação imediata e liberação controlada. As apresentações de liberação controlada não devem ser violadas, pois a medicação passará a ser imediatamente disponível para absorção. Na impossibilidade do uso da VO para doentes que necessitam de tratamento prolongado, deve-se preferir a VR ou a TD. A via TD é alternativa para doentes que não podem utilizar VO. Possibilita a administração contínua e prolongada dos opioides com pequenas flutuações da concentração plasmática; não é indicada para o tratamento da dor aguda.[97] A formulação disponível atualmente por via TN é o butorfanol, agente agonista-antagonista misto, rapidamente absorvido pela mucosa nasal e indicado para tratar a cefaleia aguda. A via SL é alternativa para opioides com baixa biodisponibilidade por VO (buprenorfina) em doentes que não podem utilizar a via parenteral. A medicação deve ser moderadamente lipossolúvel e não estar ionizada no pH da boca para que o efeito seja adequado.[274]

A via SC é útil para tratar a dor aguda e a crônica. Para a infusão contínua ou intermitente por via EV em metade ou dois terços da dose utilizada por VO, deve ser dividida por 24 e a injeção intermitente realizada com seringas ou bombas. A intervalos predeterminados, a dose deve ser reajustada para melhorar o grau de analgesia e reduzir os efeitos adversos. O tramadol, a morfina, a meperidina, a buprenorfina, a fentanila, a sufentanila, a alfentanila, a metadona e a nalbufina são os opioides mais empregados pela via parenteral.[274]

Quando o fármaco não é eficaz por via sistêmica ou instala-se tolerância, as vias peridural, subaracnóidea ou intraventricular podem ser utilizadas, visto proporcionarem analgesia mais prolongada com doses inferiores às sistêmicas sem a indução de alterações sensitivas ou motoras pelos anestésicos locais administrados pelas mesmas vias.[61,80,83,99] Por via peridural, a morfina é usada na dose de 2 a 5mg (0,03mg/kg) a cada 12 horas; a fentanila, na dose de 50 a 100μg (1 a 2μg/kg) a cada 4 ou 6 horas e a sufentanila, na dose de 25μg a cada 4 ou 6 horas. Como a medicação é injetada em local próximo ao local de sua ação (receptores pré e pós-sinápticos das lâminas II e V do CPME, principalmente nas fibras C e, em pequeno grau, nas fibras A-δ) e não há necessidade de passagem por barreiras, pequenas doses são suficientes para a analgesia, o que é muito útil, particularmente, com os opioides hidrofílicos, como a morfina, que cruza as barreiras com dificuldade.[289]

TABELA 50.9 ■ Principais agentes e características farmacodinâmicas e farmacocinéticas dos opioides utilizados no Brasil[111]

Nome farmacológico/ Receptor	Dose	Início (min)	Pico (min)	Duração (h)	Meia-vida (h)	Dose-teto/Dia
Agonistas fracos						
Cloridrato de tramadol μ +; δ +; κ + Nadr; 5-HT	VO, IM, EV 50 a 100mg (0,75 a 5mg/kg) 4-6× Peridural 20 a 100mg/dia Espinal 10 a 40mg/dia		30 a 90	4 a 6		400mg
Tramadol liberação controlada Tramadol TD						
Fosfato de codeína μ +; δ +; κ +	VO/IM 30 a 60mg (0,5 a 1mg/kg) 4-6×	VO/IM 15 a 30	30 a 120	2 a 6	2,5 a 3	240mg
Napsilato de propoxifeno	VO 50 a 100mg 4-6×	VO 15 a 60	120 a 360	4 a 6	3,5	390mg
Agonistas potentes						
Sulfato de morfina μ +++; δ +; κ₁ ++; κ₃+	VO 10 a 60mg (0,3mg/kg) 6-8× Liberação controlada 30 a 100mg 2×	VO 15 a 60	30 a 90 VO 120	VO 2 a 7 VO 8 a 12 IM 3 a 5	2 a 3,5	Não há 2,6mg/kg/h

Cloridrato de morfina
μ +++; δ +; κ ++
	IM/SC 2,5 a 20mg (0,05 a 2mg) 6-8×
	EV 2,5 a 15mg (0,05 a 0,2mg/kg)
	Intra-articular 0,5 a 1mg (diluir em lidocaína a 0,25%)
	Epidural bolo 2 a 5mg (40 a 100μg/kg)
	Infusão 0,1 a 1mg/kg (2 a 20μg/kg/h)
	Espinal 0,1 a 1mg (2 a 20μg/kg)
	ACP-EV
	  Bolo 0,5 a 3mg (10 a 60μg/kg)
	  Infusão 0,5 a 2mg (15 a 40μg/kg/h)
	  Lock out 5 a 20min
	ACP-epidural
	  Bolo 0,1mg (2μg/kg)
	  Infusão 0,4mg/kg (8μg/kg/h)
	  Lock out 10min
		IM 1 a 5
		EV < 1
		SC 15 a 30
		Epidural/ espinal 15 a 60
			SC 50 a 90
			IM 30 a 60
			EV 5 a 20
			Epidural/ espinal 90
				EV/SC 2 a 7
				Epidural/ espinal 6 a 24
						Não há

Meperidina/petidina
μ ++; δ +; κ +
	IM/SC 50 a 150mg (0,75-3mg/kg) 6 a 8×
	EV 25 a 100mg (0,5 a 2mg/kg) 6 a 8×
	Epidural
	  Bolo 50 a 100mg (1 a 2mg/kg)
	  Infusão 10 a 20mg (0,2 a 0,4mg/kg)/h
	Espinal
	  Bolo 10 a 50mg 0,2 a 1mg (4 a 20μg/kg)
	  Infusão 5 a 10mg (0,1 a 0,2mg/kg)/h
		IM 1 a 5
		EV < 1
		Epidural/ espinal 2 a 12
			IM 30 a 60
			EV 5 a 20
			Epidural/ espinal 30
				EV/IM 2 a 4
				Epidural/ espinal 1 a 8
					2 a 3h	1g
						(0,5mg/kg/h)

Tratamento Farmacológico da Dor

Metadona μ+++ Inibidor NMDA	VO/IM/SC Inicial 2,5 a 10mg (0,05 a 0,1mg/kg) 3-4× Manutenção 5 a 20mg (0,1 a 0,4mg/kg) 2-4× Abstinência 15 a 40mg/dia Epidural Bolo 1 a 5mg (0,02 a 0,1mg/kg) ACP Bolo 0,5 a 3mg (0,01 a 0,06mg/kg) Infusão 0,5 a 10mg (0,015 a 0,20mg/kg/h) Lock out 10 a 20min	VO 30 a 60 EV < 1 IM 1 a 5 Epidural 5 a 10	VO 30 a 120 EV 5 a 20 IM 30 a 60 Epidural 60 a 240	VO 4 a 12 EV/IM 4 a 8 Epidural 6 a 10	15 a 30h	120mg
Oxicodona HCl μ+++; δ+ *oxicodona de liberação controlada*	VO 5mg 4× VO 10 a 80mg 2×	VO 37	60 60	4 a 6 12	2 a 3h –	> 700mg
Citrato de fentanila μ +++; δ +	EV 0,1mL/kg 25 a 100ug (0,7 a 2μg/kg) Epidural Bolo 50 a 100ug (1 a 2μg /kg) Infusão 25 a 60μg (0,5 a 1μg/kg)/h Espinal 5 a 20μg (0,1 a 0,4μg/kg) ACP Bolo 15 a 75μg (0,3 a 1,5μg/kg) Infusão 15 a 100μg (0,3 a 1,5μg/kg)/h Lock out 3 a 10min	EV < 0,5 IM < 8 Epidural/ espinal 4 a 10 Espinal 4 a 10	EV 5 a 15 IM < 15 Epidural/ espinal <30	EV/IM 0,5 a 1 Epidural/ espinal 1 a 2	7,7min	0,01mg/kg/h
	Inicial 25 a 100μg/h Manutenção 25 a 100μg/h	TD 12 a 18h		TD 72		
Cloridrato de alfentanila μ ++; δ +; κ +	IM/EV 250 a 500μg (5 a 10μg/kg) Epidural Bolo 500 a 1.000μg (10 a 20μg/kg) Infusão 100 a 250μg (2 a 5μg/kg)/h	EV 1 a 2 IM <5 Epidural 5 a 15	EV 1 a 2 IM 15 Epidural 30	EV 0,15 a 0,5 IM 10,15 a 0,5 Epidural 4 a 8	1,4min	
Citrato de sufentanila μ +++; δ +; κ₁+	EV/IM 10 a 30μg (0,2 a 0,6μg/kg) Epidural Bolo 10 a 50μg (0,2 a 1μg/kg) Infusão 5 a 30μg (0,1 a 0,6μg/kg)/h Espinal 0,02 a 0,08μg ACP Bolo 2 a 10μg (0,04 a 0,2μg/kg)/h Infusão 2 a 20μg (0,04 a 0,4μg/kg)/h	EV 1 a 3 Epidural/ espinal 4 a 10	EV 3-5 Epidural/ espinal < 30	EV 0,3 a 1 IM 2 a 4 Epidural/ espinal 2 a 4	0,4 a 3,1min	8μg/kg
Hidromorfona	Dor VO 2 a 4mg 4 a 6× Tosse VO 0,5 a 1mg 6-8×	VO 15 a 20	30 a 60	2 a 4		

(Continua)

TABELA 50.9 ■ Principais agentes e características farmacodinâmicas e farmacocinéticas dos opioides utilizados no Brasil[111] (*continuação*)

Nome farmacológico/ Receptor	Dose	Início (min)	Pico (min)	Duração (h)	Meia-vida (h)	Dose-teto/Dia
Agonistas parciais						
Cloridrato de buprenorfina Agonista parcial μ +++ Antagonista κ₁ ++	EV/IM/SL 0,3 a 0,6mg (4 a 12μg/kg) 3-4× Epidural 0,15 a 0,30mg	EV < 1 IM 15 Epidural 30	SL 120 a 360 EV 5 a 20 IM 30 a 60 Epidural 60	EV/IM/SL 6 a 8 Epidural/ espinal 4 a 10		1,8mg
Cloridrato de nalorfina Antagonista μ +++ Agonista parcial κ ++; κ₃ +++; δ++ Agonista σ +	IM/EV 10 a 15mg 1-3×/10 a 15min					45mg
Agonistas-antagonistas						
Cloridrato de nalbufina Agonista κ ++ Antagonista μ +	EV/IM/SC 5 a 10mg (0,1 a 0,3mg/kg) 6-8× Epidural 2 a 5mg (40 a 100μg/kg) Espinal 1mg (4 a 20μg/kg) ACP Bolo 1 a 5mg (0,2 a 0,1mg/kg) Infusão 5 a 15μg/kg (10 a 15μg/kg)/h *Lock out* 5 a 15 min	EV 2 a 3 IM/SC < 15	EV 5 a 15 IM 30 a 60	EV/IM/SC 3 a 6 Epidural/ espinal 6 a 24	5	120mg
Antagonistas centrais e periféricos						
Naloxona κ Antagonista μ +++; δ ++; κ₁ ++, κ₃++	Reversão dos efeitos adversos dos morfínicos EV/IM/SC 0,1 a 0,8mg (1 a 5μg/kg) EV infusão 50 a 250μg (1 a 5μg/kg)/h Depressão respiratória EV/IM/SC 0,1 a 2mg (10 a 100μg/kg) 2-3/2-3min até 10mg ACP Infusão 5 a 15μg/kg/h *Lock out* 3 a 10min Choque séptico EV 30μg/kg Infusão 30 a 200μg /kg/h	EV 1 a 2 IM/SC 2 a 5	EV/IM/SC 5 a 15	EV/IM/SC 1 a 4		20mg
Naltrexona Antagonista μ++; δ+; κ₁+++; κ₃++ Antagonistas periféricos			IM 30 a 120	24	10	
Metilnaltrexona Antagonista μ	Reversão da obstipação IM/SC/VO 0,1 a 0,3mg/kg					
Alvimopan Antagonista μ	Reversão da obstipação VO 0,5 a 1mg 1-2×/dia					2mg

ACP: analgesia controlada pelo doente; IM: intramuscular; EV: endovenoso; min: minuto; SC: subcutâneo; SL: sublingual; TD: transdérmico; VO: via oral.

Tratamento Farmacológico da Dor

TABELA 50.10 ■ Equivalência de doses para fármacos opioides segundo a via de administração[111]

Agente	VO	IM	SC (mg)	
Morfina (sulfato)	30 (uso crônico) a 60 (uso agudo) Liberação rápida ou lenta	10 a 15		Metabólito ativo (morfina-6-glicuronídeo)
Alfentanila	–	0,5 a 1		
Buprenorfina	(SL) 0,2	0,3 a 0,6	0,2	Início lento de ação Inativada por VO devido ao efeito de primeira passagem
Codeína (fosfato)	200	130		Pró-droga metabolizada no fígado (morfina e outros opioides ativos)
Fentanila (citrato)	–	0,1		
Hidromorfona	7,5	0,1		
Metadona	20	8 a 10		Nenhum metabólito ativo
Meperidina (HCl)	200 a 300	75 a 100		Metabólito ativo (norpetidina)
Nalbufina (HCl)	–	10 a 20		
Oxicodona (HCl)	30	–		
Propoxifeno (HCl)	32 a 130	–		
Propoxifeno (napsilato)	332	–		
Sufentanila (HCl)	–	0,02		
Tramadol	150	100		

Equivalência de dose em relação a 10mg de morfina por via IM.

TABELA 50.11 ■ Equivalência de doses de fentanila TD e de morfina IM e VO

Morfina IM (mg/dia)	Morfina VO (mg/dia)	Fentanila transdérmica (µg/h)
<23	<135	25
23 a 37	135 a 224	50
38 a 52	225 a 314	75
53 a 67	315 a 404	100
68 a 82	405 a 494	125
83 a 97	495 a 584	150
98 a 112	585 a 674	175
113 a 127	675 a 764	200
128 a 142	765 a 854	225
143 a 157	855 a 944	250
158 a 172	945 a 1.034	275
173 a 187	1.035 a 1.124	300

TABELA 50.12 ■ Fator de conversão para oxicodona

Opioide atual	Via parenteral	Via oral
Buprenorfina	75	37,5 (sublingual)
Codeína		0,15
Meperidina	0,4	0,1
Metadona	3	1,5
Morfina	3	0,5
Nalbufina	3	–
Oxicodona	–	1
Tramadol	0,2	0,10

TABELA 50.13 ■ Parâmetros farmacocinéticos dos opioides

	Volume de distribuição (L/kg)	Depuração (mL/min/kg)	Meia-vida (min)	Coeficiente de partição
Morfina	2,8	15,5	134	1
Metadona	3,4	1,6	23h	115
Alfentanila	0,9	7,6	94	130
Fentanila	4,6	21,0	186	820
Sufentanila	2,5	11,3	149	1.750
Buprenorfina	2,8	17,2	184	10.000
Meperidina	2,6	12,0	180	21
Nalbufina	4,8	23,1	222	

Os opioides são também empregados isoladamente ou em associação com anestésicos locais por via periférica para analgesia. No plexo braquial, usa-se a fentanila na dose de 50 a 100µg (1 a 2µg/kg); no interior da cavidade do joelho, a morfina é usada na dose de 1 a 2mg e a fentanila, na dose de 50 a 100µg, diluídos em volume de 10mL; para o bloqueio venoso regional, deve-se associar um opioide (fentanila, sufentanila) ao anestésico local para prolongar a duração da analgesia.[274]

Na Tabela 50.14 são apresentados os efeitos e aspectos relacionados a cada via de administração.

A analgesia pode ser melhorada ou prolongada com a adição de agonistas α_2-adrenérgicos (clonidina).[274]

Denomina-se afinidade a atração do opioide pelo receptor e eficácia, a capacidade que o opioide tem de provocar efeito após sua ligação com determinada porcentagem de receptores. Os opioides podem ser classificados como agonistas completos, agonistas parciais e antagonistas. Os agonistas completos apresentam eficácia elevada e exercem ação agonista intensa. Podem necessitar da ocupação de apenas pequena porcentagem dos receptores disponíveis para ter o máximo de resposta farmacológica. Os agonistas puros se ligam ao receptor, mas não o ativam (não apresentam atividade intrínseca); são exemplos desses agentes a morfina e seus análogos estruturalmente relacionados e frequentemente sintetizados a partir dela (acetilmorfina, codeína). Os agonistas parciais nalorfina e levornofana são compostos que necessitam da ocupação mais completa dos receptores (75% a 100%) para produzir a resposta máxima. Embora muitos opioides agonistas parciais proporcionem efeitos agonistas, podem também competir com ou deslocar os agonistas puros dos locais de ligação e reduzir o efeito agonista completo. Desse modo, os agonistas parciais podem atuar como agonistas ou antagonistas na dependência das condições em que são utilizados. Como eles atuam em subtipos diferentes de receptores opioides, é possível que um composto que exerça efeito agonista em um subtipo de receptor exerça um efeito agonista parcial ou antagonista em outro. Esses opioides são classificados como agonistas antagonistas. Os antagonistas (naloxona)

TABELA 50.14 Vias recomendadas de administração de opioides sistêmicos em diferentes condições clínicas

	Venosa	**Subcutânea**	**Transdérmica**	**Sublingual**
Vômito	++	++	++	++
Obstrução intestinal	++	++	++	++
Disfagia	++	++	++	++
Confusão	++	++	++	–
Coagulopatia	+	–	++	++
Edema generalizado	++	++	–	++
Alteração frequente de doses	++	++	–	++
Titulação inicial	++	++	-	++

bloqueiam o receptor e revertem a analgesia induzida pelos opioides.[274]

Opioides fracos

O fosfato de codeína, o dextropropoxifeno e o tramadol são os fármacos desse grupo disponíveis no Brasil. Os opioides fracos apresentam teto de analgesia; doses mais elevadas resultam em efeitos adversos, especialmente representados por sonolência, náuseas e vômitos. Devem, portanto, ser prescritos em associação com analgésicos não opioides.[274]

O fosfato de codeína (metilmorfina) é fraco agonista opioide, que apresenta cerca de um décimo da potência analgésica da morfina. Resulta da substituição do grupo metila no carbono 3 da molécula da morfina, o que limita o efeito da primeira passagem no metabolismo hepático, proporcionando boa eficácia após sua administração por VO. Apresenta efeito béquico e obstipante intenso e efeito emetizante moderado, o que pode limitar seu emprego.[184,187] Frequentemente é utilizado para tratar a dor moderada ou fraca aguda, traumática ou não, e a dor crônica oncológica e não oncológica, tanto na população infantil como na adulta. Pode ser utilizado por VO, VR, IM ou SC, mas não por via EV, devido ao potencial de induzir liberação de histamina e causar complicações, incluindo apneia e hipotensão arterial. Por VO, o efeito analgésico ocorre após 20 minutos, sendo máximo em 60 a 120 minutos. A eficácia VO/parenteral é de aproximadamente 2/3; a biodisponibilidade VO é de 40% a 60% (12% a 84%).[187] É menos potente do que a morfina, mas apresenta relação de biodisponibilidade VO/parenteral maior do que aquela. Como exerce potente efeito depressor no reflexo de tosse, é provável que haja receptores distintos de codeína no tronco encefálico. Aproximadamente um terço da dose analgésica é necessário para o tratamento da tosse. Não há evidências de existência de efeito-teto. Após a absorção, é primariamente metabolizada no fígado por glicuronidação à codeína-6-glicuronida e, em menor extensão, à norcodeína, morfina, morfina-3-glicuronida, normorfina e morfina-3-glicuronida. A eliminação renal inalterada é muito pequena mesmo em doentes com insuficiência renal; a dose deve ser reduzida de 25% nos doentes com *clearance* de creatinina de 10 a 50mL/min e de 50% nos com *clearance* de 10mL/min. É pró-droga; a ação depende de sua conversão a morfina. Aproximadamente 2% a 10% da codeína administrada é desmetilada no fígado para formar morfina. Seu principal metabólito, a codeína-6-glicuronida, também se liga fracamente aos receptores μ. A codeína por si própria não apresenta atividade analgésica em animais nos quais a desmetilação é bloqueada ou em seres humanos com pouca capacidade de metabolizá-la em razão da deficiência do CYP2-D6 e do CYP3A3/4.[274] O polimorfismo desse sistema enzimático implica variação da porcentagem de indivíduos que se beneficiam da analgesia com a codeína. Cerca de 4% a 12% da população não apresentam CYP2D6. Indivíduos que usam inibidores do CYP2D6, como a quinidina, a cimetidina, as fenotiazinas, o haloperidol, o ritonavir, a fluoxetina, a paroxetina e outros inibidores seletivos de recaptação de serotonina, podem não converter a codeína à morfina e, portanto, não usufruem ou usufruem muito pouco de seus efeitos analgésicos.[104] O efeito analgésico aumenta com o tabagismo, o que se deve, provavelmente, à indução enzimática. A adição de codeína ao paracetamol aumenta em 5% o efeito analgésico. O limite de dose que causa efeitos adversos é superior a 2,5mg/kg de peso corpóreo. Apresenta pouca afinidade pelos receptores opioides e, desse modo, produz menos frequentemente menos intensidade da dependência física. Pode alentecer o esvaziamento gástrico, aumentar a pressão na árvore biliar e causar náuseas e vômitos em menor proporção do que os demais opioides. Muitas vezes, é erroneamente identificada como causadora de alergia, efeito devido, possivelmente, a seu preservativo, o metabissulfito de sódio.[274]

O propoxifeno é derivado sintético da metadona apresentado para uso VO. Exerce atividade analgésica graças a seu isômero dextrógero (dextropropoxifeno). Apresenta afinidade pelo receptor μ, semelhantemente ao que ocorre com a codeína; além disso, inibe o receptor NMDA. Apresenta, por via parenteral, 1/10 e, por VO, 1/54 da potência da morfina. Sofre intensa transformação durante a primeira passagem pelo fígado, ou seja, o risco de toxicidade aumenta quando o doente apresenta hepatopatia grave. Seu principal metabólito, o norpropoxifeno, é também analgésico, mas cruza a barreira hematoencefálica menos intensamente. Tanto o dextropropoxifeno como o norpropoxifeno apresentam concentrações plasmáticas estáveis cinco a sete vezes maiores após a primeira dose. O propoxifeno apresenta também ação anestésica local potente e deprime a condução cardíaca (como a lidocaína). Há aumento da concentração plasmática de propoxifeno e de norpropoxifeno em caso de insuficiência renal. Não é dialisável, e sua ligação proteica é intensa. Seu volume de distribuição é grande, a meia-vida é longa (8 a 24 horas) e a biodisponibilidade é de 40%. O uso prolongado deve ser evitado em idosos. Causa menos náuseas, vômitos, sonolência, xerostomia, obstipação e depressão respiratória do que a morfina, especialmente durante o início do tratamento.[94] Não é béquico, apresenta potência analgésica e adversidades menos intensas do que a codeína, porém a duração de seu efeito é mais prolongada. É útil no controle da síndrome de abstinência em narcodependentes; apresenta baixo poder indutor de dependência. O norpropoxifeno exerce efeito anestésico local e alentece a condução cardíaca (prolonga o PRI e o QRS). O tabagismo altera sua eficácia, interagindo e aumentando o nível sérico e a toxicidade da carbamazepina. Associado ao acetaminofen, acentua o efeito hipotrombinêmico dos dicumarínicos.[223]

O tramadol é opioide sintético (4-fenilpiperidina) que atua nos receptores opioides (forma dextrógira cerca de 20 vezes mais específica para os receptores μ), aumenta a liberação de serotonina (5-HT) e inibe a recaptação de noradrenalina (Nadr) e de 5-HT e a sensibilização dos receptores NMDA no SNC. A biodisponibilidade por VO é de 70%. Apresenta potência analgésica semelhante à da codeína. É disponibilizado para uso pelas vias VO, VR, IM, EV, SC, TD, peridural, intratecal e intraventricular.[274] A absorção é rápida e completa após administração por VO; a concentração plasmática máxima ocorre em aproximadamente 2 horas. Sua meia-vida plasmática é de cerca de 6 a 7 horas, seu volume de distribuição é de 2,5 a 3,4L/kg e sua ligação proteica é de 20%. É convertido no fígado em O-desmetil-tramadol, que é duas a quatro vezes mais potentes do que o tramadol. Biotransformações ulteriores resultam em metabólitos inativos excretados pelos rins; 30% do medicamento são excretados inalterados. O tramadol e seus metabólitos têm meia-vida de eliminação aumentada em até duas a três vezes em doentes com insuficiência hepática grave. É espasmogênico na musculatura lisa, mas causa menos náuseas do que a codeína e o efeito obstipante é pouco importante. Como efeitos adversos citam-se: xerostomia, irritabilidade, cefaleia, náuseas, vômitos, diaforese e tonturas; em doses tóxicas, é convulsivante. Seu efeito é parcialmente antagonizado com a naloxona.[97] Não deve ser associado a inibidores da monoaminoxidase (IMAO). Sua meia-vida reduz-se de 33% a 50% quando combinado à carbamazepina e eleva-se de 20% a 25% quando associado à cimetidina. A dose deve ser reduzida em hepatopatas, nefropatas e em idosos com mais de 75 anos de idade.[274]

Opioides potentes

São indicados para tratar doentes cuja dor não melhora com o uso de opioides fracos. A morfina é o opioide agonista de escolha. Os demais são usados quando ela não está disponível ou quando causa efeitos colaterais intoleráveis. As diferenças entre os opioides potentes são fundamentadas pela afinidade pelos receptores, a lipossolubilidade e as meias-vidas plasmáticas. A maioria apresenta início de ação em cerca de 20 a 30 minutos após a administração por VO.[187]

Agonistas puros

A morfina é um dos principais constituintes ativos do ópio. O sulfato e o cloridrato de morfina são apresentados como suspensões, supositórios, comprimidos ou como ampolas para uso por VO, VR, IM, SC, EV, nasal, perineural, intracavitária, intra-articular, epidural, intratecal ou intraventricular.[36,58,115,189,214,277] Por VO, é absorvida no intestino delgado. A biodisponibilidade por VO é baixa (aproximadamente 25%) em virtude da intensa biotransformação decorrente do efeito da primeira passagem pelo fígado. Não apresenta dose-teto; o limite de dose é aquele que proporciona alívio da dor ou que resulta em efeitos colaterais incontroláveis ou intoleráveis. Quando administrada regularmente, a potência por VO em relação às vias SC, IM ou EV torna-se 1 para 2 ou 1 para 3. Após administração por via EV, a morfina é rapidamente distribuída nos tecidos e órgãos. Aproximadamente 96% a 98% são retirados do plasma após 10 minutos. O volume de distribuição inicial da morfina é pequeno, mas o volume total é relativamente grande, em virtude da intensa captação tissular. Por ser hidrofílica, sua distribuição ocorre em tecidos não gordurosos, especialmente na musculatura esquelética. Isso significa que a concentração plasmática não guarda relação direta com a atividade farmacológica. A concentração no líquido cefalorraquidiano é máxima em 15 a 30 minutos após a administração por via EV, como consequência da dificuldade da passagem pela barreira hematoencefálica; a redução da concentração também é lenta. A absorção é rápida após injeção IM ou SC. A principal via de metabolização da morfina é a glicuronidação hepática. Seus principais metabólitos são: a morfina 3-glicuronídeo (M-3G) e a morfina 6-glicuronídeo (H-6-G) (apresenta ação analgésica significativa). A desmetilação é de 5%, resultando em normorfina e em pequena quantidade de codeína. A glicuronidação raramente é comprometida em casos de lesão hepática. A morfina é bem tolerada em hepatopatias; nessas eventualidades, a meia-vida pode aumentar e a dose necessária deve ser dividida em três a quatro vezes ao dia.[89] A morfina também é metabolizada em outros órgãos, especialmente no SNC.[89] A duração de sua ação é de 4 a 5 horas e sua meia-vida de eliminação é menor do que a da fentanila. É excretada como glicuronídeo (70% a 90%), normorfina (5% a 10%) ou inalterada (10%). A excreção ocorre principalmente via urina; 7% a 10% por via biliar. É bem tolerada em casos de lesão renal, pois não há modificação do *clearance* ou da meia-vida. A M-6-G pode acumular-se em doentes com insuficiência renal, resultando em efeito exagerado. A alfentanila potencializa o efeito analgésico da morfina.[52,71,97] Quando os doentes utilizam opioides fracos, a substituição é realizada com 10mg de morfina por VO a cada 4 horas ou 30mg de morfina de ação prolongada a cada 12 horas. Doses maiores podem ser necessárias quando o doente utiliza opioides potentes. Em idosos, deve-se iniciar o tratamento com doses menores (5mg 4/4h) para prevenir sonolência, confusão mental e instabilidade pressórica. Doses adicionais devem ser administradas em casos de recorrência da dor. O aumento da dose deve ser realizado a cada 1 a 2 dias, quando necessário. A dose noturna deve ser dobrada para que o doente não desperte com dor. Em doses elevadas (2 a 3mg/kg), a morfina pode induzir intensa analgesia e comprometer reações neurovegetativas ante estímulos intensos. A dose limite é aquela que proporciona alívio da dor sem ocorrência de efeitos adversos intoleráveis. Quando a dose de morfina de ação curta mantém-se estável, a de ação prolongada deve ser instituída e administrada a cada 12 horas. A morfina de ação prolongada pode não ser apropriada em doentes que apresentam vômitos, diarreia ou ileostomia. Cuidados especiais devem ser adotados no tratamento de doentes com comprometimento ventilatório, asma, aumento da pressão intracraniana, insuficiência hepática ou insuficiência renal. Alodínia e hiperalgesia podem ocorrer quando a morfina, a M-3-G, a M-6-G ou a normorfina são administradas nos ventrículos encefálicos de animais; a M-3-G é centenas de vezes mais potente do que a morfina em relação a esses efeitos. A metadona, a fentanila, a alfentanila e a sufentanila não acarretam hiperexcitabilidade, mesmo em doses elevadas.[79] A naloxona exagera essas anormalidades. É provável que receptores não opioides devam estar relacionados à hiperexcitabilidade neuronal, como a estriquinina, antagonista de glicina, que medeia a inibição pós-sináptica nos neurônios do CPME e produz efeito semelhante; assim, é possível que a morfina e os seus metabólitos inibam a ação da glicina.[256] É possível também que o bissulfito de Na^+, preservativo utilizado nas ampolas de morfina, seja, em parte, responsável por esses efeitos.[289]

A meperidina (petidina) é um opioide sintético que apresenta um oitavo da potência da morfina, quando administrada parenteralmente. É indicada nos casos em que o efeito muscarínico da morfina é indesejável, especialmente no tratamento da dor aguda. Apresenta propriedades anestésicas locais e depressoras do miocárdio e discreto efeito vagolítico e espasmogênico.[97] Proporciona efeito antimuscarínico, não causa constrição pupilar, não apresenta efeito béquico, é menos obstipante e causa menos espasmo da musculatura lisa (trato biliar, esfíncter de Oddi) e prurido e mais vômitos e hipotensão arterial do que a morfina. Aumenta a frequência cardíaca. Por VO, apresenta cerca de um terço da potência em relação às vias SC ou IM. Ocorre pico de concentração plasmática 1 ou 2 horas após administração VO. A absorção por VO é bastante irregular em relação à da morfina. Apresenta biodisponibilidade de aproximadamente 45% a 75% em função de seu extenso metabolismo na primeira passagem pelo fígado. Cerca de 60% são ligados às proteínas plasmáticas. Absorvida lentamente após a administração VO, atinge concentração plasmática máxima 2 horas depois. Após a injeção IM a absorção é bastante variável, o que pode causar analgesia inadequada. Após administração VO, a meperidina é rápida e amplamente (mais do que a morfina) distribuída nos tecidos durante 30 a 45 minutos. A meia-vida plasmática da meperidina é de 3 a 4 horas, e sua ação é curta (2 a 4 horas). Muito pouco da meperidina é excretado sem alteração; a meperidina é hidrolisada a ácido peptidínico, que é parcialmente conjugado ou n-desmetilado a normeperidina, que pode ser hidrolisada a ácido norpetidínico e conjugado. Cerca de um terço é identificado na urina como derivado n-desmetilado. A normeperidina também pode sofrer hidrólise e transformar-se em ácido normeperidínico. Os metabólitos ácidos são inativos e são eliminados inalterados ou conjugados na urina. Menos de 5% são excretados sem metabolização através da urina. A meia-vida de eliminação da meperidina é de 3 a 4,4 horas. A normeperidina apresenta meia-vida de eliminação de aproximadamente 15 a 40 horas e pode ser detectada na urina 3 dias após a administração de meperidina. A excreção é maior quando a urina é ácida. A administração prolongada resulta em acúmulo de normeperidina, substância que estimula o SNC e causa tremores, mioclonias, agitação, convulsões e prurido, principalmente quando há insuficiência renal.[121,194] O fenobabital e a clorpromazina aumentam a produção de normeperidina.[274] Os idosos são mais sensíveis à meperidina em razão da redução das proteínas, de modo que as manifestações farmacodinâmicas são mais intensas. A meperidina é contraindicada em doentes com insuficiência renal ou hepática devido ao risco de acúmulo de seus metabólitos.[127] Diferindo do que ocorre com a morfina ou outros opioides potentes, a meperidina interage com os IMAO e causa síndrome serotonérgica, que se traduz por aumento na concentração de 5-HT no encéfalo, condição que pode ser fatal. A meperidina causa taquicardia e redução da contratilidade miocárdica. Ocorrem efeitos inotrópicos negativos, geralmente, com doses superiores a 2 a 2,5mg/kg. Causa midríase, enquanto os outros opioides causam miose.[187,274]

A metadona é agonista μ e bloqueador dos canais de NMDA e da recaptação de 5-HT. É bastante utilizada nos programas de reabilitação ou em doentes que necessitam tratamento prolongado com opioides. É eficaz no tratamento da dor neuropática em razão de sua ação nos receptores NMDA. Não é recomendada para analgesia obstétrica em virtude de seu período de ação prolongado (risco de depressão respiratória neonatal). É utilizada para desintoxicação ou manutenção temporária da analgesia quando se objetiva a supressão de outros opioides. Na forma levógira é responsável por quase todos os seus efeitos analgésicos. A forma dextrógira apresenta efeito béquico. Causa menos dependência, menos euforia e sedação do que a maioria dos outros opioides. Doentes que apresentam muitos efeitos adversos com a morfina (sonolência, *delirium*, náuseas, vômitos) frequentemente apresentam boa reação à metadona em doses baixas. É agente básico e lipofílico, absorvido por qualquer via de administração. É rapidamente absorvida pelo trato gastrointestinal; sua potência por VO é aproximadamente metade da via IM. Por via IM, é mais potente do que a morfina. Após dose única, o início de analgesia é similar com ambas as vias. A via SC deve ser evitada em virtude da toxicidade cutânea. O uso repetido a torna três vezes mais potente do que a morfina e a duração da analgesia, 1,5 a duas vezes maior.[121,187] Apresenta meia-vida prolongada (30 a 40 horas), decorrente da intensa ligação proteica e da pequena capacidade do fígado de metabolizá-la. A biodisponibilidade por VO é de 80%. Não apresenta metabólitos ativos. Liga-se à albumina e a outras proteínas plasmáticas e tissulares (60% a 90%), o que explica seus efeitos cumulativos e a prolongada meia-vida plasmática (12 a 18 horas após administração isolada VO). Como consequência, ocorre seu acúmulo, porque o período de tempo para atingir a concentração plasmática eficaz é prolongado (dias para metadona e horas para morfina) e, muitas vezes, é administrada em intervalos menores do que a meia-vida. A analgesia dura de 6 a 12 horas ou, às vezes, até mais. O nível plasmático estabiliza-se em 2 a 3 semanas. A biotransformação ocorre no fígado e gera metabólitos inativos. Metade da excreção é urinária e metade fecal e biliar, mas pode ser encontrada no suor e na saliva; cerca da metade é excretada integralmente pelos rins. O comprometimento renal ou hepático não altera seu *clearance*. É indicada em doentes com insuficiência renal (6 a 10mg) que apresentam sonolência ou *delirium* com a morfina e M-6-G. A dose prescrita deve corresponder a um décimo da dose da morfina por VO, quando esta se situa em 300mg, ou de 30mg, quando for superior a 300mg em programas de substituição. A dose proposta deve ser administrada sob demanda, mas não mais frequentemente do que a cada 3 horas; após o sexto dia, deve-se avaliar a dose utilizada nos 2 dias precedentes e administrá-la a cada 12 horas. Se doses de resgate forem ainda necessárias com muita frequência, a dose da metadona deve ser elevada de um terço a metade e reajustada, em função das necessidades. A desintoxicação em dependentes de narcóticos é iniciada com a dose de 15 a 40mg/dia, devendo ser diminuída gradualmente, a cada 1 ou 2 dias, até ser suspensa. A síndrome de abstinência à metadona é qualitativamente similar à da morfina, porém de instalação mais tardia (24 a 48 horas após a última dose), o curso é mais prolongado e os sintomas menos graves.[121,187,223]

A oxicodona é potente opioide semissintético derivado da tebaína. É agonista κ e μ com propriedades semelhantes, mas com menos efeitos colaterais do que a morfina, especialmente em relação a náuseas. Apresenta também efeito ansiolítico e causa menos liberação de histamina do que a morfina. Promove alívio da dor moderada ou intensa decorrente de síndromes dolorosas musculoesqueléticas, neuropáticas, pós-operatórias e câncer. O efeito analgésico deve-se à própria oxicodona e não à oximorfona, seu metabólito. A concentração plasmática eleva-se em cerca de 50% em doentes com insuficiência renal, podendo resultar em mais sedação. Parenteralmente, apresenta três quartos da potência da morfina. É dez vezes mais potente do que a codeína. Sua biodisponibilidade por VO é de 60% a 87%, ou seja, duas vezes maior do que a da morfina, provavelmente em virtude do grupamento metóxi em seu carbono-3. Isso significa que, por VO, a oxicodona é cerca de um quinto a duas vezes mais potente do que a morfina.[128] A formulação da oxicodona de liberação controlada apresenta mecanismo de absorção bifásico: inicialmente, o princípio ativo é rapidamente liberado e absorvido, seguindo-se fase de liberação prolongada. A meia-vida de absorção é de aproximadamente 0,6 hora na primeira fase (38% da dose disponível) e de 6,9 horas na segunda fase (62% da dose disponível). Seu início de ação é rápido, e a duração de ação é prolongada, o que torna possível sua administração a cada 12 horas. Seu perfil farmacodinâmico é constante e previsível. A ingestão de alimento parece não alterar a farmacocinética. A dose pode ser aumentada até atingir analgesia adequada e individualizada. É metabolizada no fígado por desmetilação e conjugação catalisadas pelo CYP2D6. Foi observada relação entre o efeito analgésico e a concentração plasmática da oxicodona em doentes com comprometimento da função hepática sem correlação com a de oximorfona.[158] A oxicodona, bem como seus metabólitos, é eliminada por via renal, nas formas livre e conjugada. A meia-vida de eliminação após administração VO da formulação de liberação controlada é de aproximadamente 4,5 horas.

É mais potente do que a morfina, e a relação da dose com a de morfina varia de 1:2 a 3:4.[274]

A hidromorfona é derivado cetônico hidrogenado da morfina e sete vezes mais potente do que esta. Exerce efeito analgésico e béquico. Inibe a liberação de bradicinina nos tecidos de substância P na medula espinal e de dopamina nos núcleos da base. É disponibilizada para uso pelas vias VO, EV, IM, SC, VR e epidural e também disponibilizada em preparados de liberação controlada por VO (OROS).[187]

O citrato de fentanila é potente agonista μ. Em geral, é utilizado durante procedimentos anestésicos. Setenta e cinco a 125 vezes mais potente do que a morfina, apresenta rápido início de ação e duração de efeito curta. É empregada para analgesia prolongada em regime ambulatorial ou hospitalar via bombas de infusão em cateteres peridurais ou como adesivos para administração TD.[52,187,194] A fentanila TD é apresentada como adesivos que devem ser trocados a cada 3 dias. A quantidade de fentanila liberada do adesivo é proporcional à área da superfície, sendo liberados 25μg/h a partir de 10cm². A via TD é indicada no tratamento da dor crônica, mas não da dor aguda,[97,99] quando há impossibilidade da via enteral ou ocorrência de efeitos adversos incontroláveis (obstipação, náuseas, vômitos, adesão insatisfatória com a VO) com os opioides convencionais; não é indicada em doentes que necessitam de titulação rápida da medicação em função da possibilidade de ocorrência de dor não controlada. A adoção da via TD deve ser precedida da administração de morfina por VO ou parenteral para aferição da eficácia e da tolerância aos opioides e determinação da dose apropriada. A fentanila TD proporciona analgesia com duração de até 72 horas; o equilíbrio plasmático é observado em 36 a 48 horas após a aplicação do adesivo. O tempo necessário para atingir o efeito analgésico varia de 3 a 23 horas. Após a remoção do adesivo, a meia-vida de eliminação plasmática é de cerca de 24 horas. O adesivo deve ser aplicado no tegumento do membro superior ou do tronco não inflamado, não irradiado, seco e glabro e que não tenha sido submetido à tricotomia. O próximo adesivo deve ser aplicado em regiões não submetidas ao tratamento durante os 3 a 6 dias precedentes. Quando há febre, ocorre aumento de sua absorção. O calor pode acelerar sua absorção. Quando a analgesia não é observada após 48 horas, a dose deve ser elevada; os próximos adesivos devem conter dose adicional de 25μg/h. Há doentes que necessitam ter o adesivo trocado a cada 2 dias. Sua lipossolubilidade elevada possibilita uma analgesia segmentar satisfatória em casos de analgesia por via espinal, por ligar-se aos lipídios do compartimento epidural. Doentes que fazem uso de codeína ou dextropropoxifeno em doses iguais ou superiores a 240mg devem iniciar o tratamento com dose de 25μg/h. Quando se faz a conversão da morfina para a fentanila TD, pode ocorrer síndrome de retirada, que deve ser tratada com a administração de doses de resgate de morfina durante alguns dias. A dose de morfina previamente utilizada deve ser mantida pelo menos durante as primeiras doses, e a dose de resgate, em mg, deve ser de aproximadamente a metade da do adesivo em μg. A fentanila causa bradicardia, mas não prurido, e é menos obstipante do que a morfina. A administração TD pode prolongar os efeitos indesejáveis durante até 18 horas, sendo a depressão respiratória mais prolongada do que a analgesia.[54,187]

O cloridrato de alfentanila é menos potente do que a fentanila. Apresenta início de ação rápido, duração de efeito curta e metade da meia-vida da fentanila. É utilizado por via intratecal ou epidural no tratamento prolongado da dor em doentes com câncer e insuficiência renal ou que se tornam agitados com outros opioides. Acumula-se no sangue. Sua meia-vida é intermediária entre a da alfentanila e a da sufentanila; a meia-vida prolonga-se à medida que a concentração plasmática se eleva. A eritromicina reduz seu *clearance*. Causa menos sedação do que a meperidina e a fentanila. Não causa prurido.[187]

O citrato do sufentanila é 700 vezes mais potente do que a morfina, cinco a sete vezes mais potente do que a fentanila por via parenteral e dois a cinco vezes mais potente do que a morfina por via epidural ou intratecal. Por via epidural ou intratecal, proporciona analgesia segmentar.[141] Pode produzir bradicardia via estimulação do núcleo vagal no bulbo. Não causa prurido.[274]

Agonistas parciais

A buprenorfina é opioide semissintético derivado da tebaína. É altamente lipofílica e agonista parcial μ, agonista δ e antagonista κ, 30 vezes mais potente do que a morfina administrada por via IM.[97] Pode ser utilizada pelas vias SL, VO, EV, IM, SC, TD ou espinal. É indicada para o tratamento da dor causada por câncer e da lombalgia,[82] transtornos álgicos e da síndrome da dependência a opioides. A afinidade ao receptor μ é extremamente elevada (50 vezes superior à da morfina). A dissociação lenta dos receptores μ é responsável pela analgesia prolongada, pela dificuldade da reversão de seus efeitos pelos antagonistas opioides μ e δ e pela possibilidade de induzir dependência física. A via SL deve ser a preferencial, pois sua biodisponibilidade por VO é baixa. Essa via possibilita maior eficácia do fármaco porque evita o efeito da primeira passagem pelo fígado.[194,223] Dissocia-se lentamente do receptor, e sua concentração plasmática não guarda relação com a atividade analgésica. A meia-vida de eliminação da buprenorfina é de 3 a 5 horas. A duração de efeito é prolongada porque liga-se intensamente ao receptor. A taxa de ligação às proteínas plasmáticas é de 96%. Deve ser inicialmente prescrita a cada 4 ou 6 horas e, a seguir, a cada 6 horas, e ulteriormente, a cada 12 horas e mesmo a cada 24 horas com o passar dos dias. Apresenta dose-teto (3 a 5mg), equivalente a 180 a 200mg de morfina por VO a cada 24 horas. Inibidores de proteases (ritoanavir, indinavir, saquinavir) e metadona podem acarretar acúmulo de buprenorfina, que é n-desalquilada pela CYP3A3/4. O uso concomitante de fentanila proporciona analgesia satisfatória e prolongada com pouca possibilidade de depressão respiratória. A naloxona, em doses convencionais, não induz abstinência quando administrada em doentes sob tratamento prolongado com a buprenorfina. Causa mais sedação e menos euforia, náuseas e vômitos e menos alentecimento do trânsito intestinal do que a morfina. Não aumenta a pressão na árvore biliar e nos ductos pancreáticos.[187] Pode causar náuseas, vômitos, obstipação, diaforese e depressão respiratória. Os vômitos são mais comuns após sua administração por via SL do que por via IM. Pode induzir síndrome de abstinência quando administrada a doentes sob uso prolongado de morfina.[274] Em doses baixas, a buprenorfina e a morfina são aditivos em seus efeitos, mas, em doses elevadas, pode ocorrer antagonismo. Pode alterar discretamente a frequência cardíaca, a pressão arterial, o volume circulatório e o débito cardíaco. A depressão respiratória causada pela buprenorfina não é revertida com a naloxona, mas sim com o doxapram.[187] Em caso de síndrome de retirada de buprenorfina, devem ser administrados agonistas opioides e benzodiazepínicos.[274]

Agonistas-antagonistas

A nalorfina, em baixas concentrações, antagoniza a maioria dos efeitos da morfina e, em concentrações elevadas, apresenta efeito analgésico que mimetiza o da morfina, porque o antagonismo nos receptores μ é acoplado à ação agonista parcial nos receptores δ e κ. O aumento da dose resulta em redução dos efeitos antinociceptivos. Parece proporcionar menor tolerância aos efeitos antinociceptivos dos outros opioides. Não exerce efeito antagônico em relação aos agonistas parciais.[121,187] Náuseas e sedação são as razões mais frequentes da interrupção de seu uso. A síndrome de retirada resultante de seu uso é menos intensa do que com a morfina e pode ser retardada de 2 dias a 2 semanas e persistir durante 7 dias. A ação no receptor κ causa disforia, sedação e diurese, que a tornam inadequada para analgesia. Aumenta a frequência cardíaca e pode causar dependência física e precipitar síndrome de retirada em dependentes de morfina ou de heroína.[274]

A nalbufina é opioide agonista-antagonista. Age como agonista nos receptores κ e como antagonista de receptores μ. Apresenta potência analgésica semelhante à da morfina e um quarto da potência antagonista da nalorfina. Não é indicada no tratamento da dor intensa. Reverte a depressão respiratória e o prurido causados pelos agonistas morfínicos, mantendo analgesia satisfatória. A nalbufina é quimicamente relacionada à oximorfona e à naloxona comercializada para uso parenteral. Sua biodisponibilidade por VO é de apenas 10%; sofre metabolismo extenso de primeira passagem. A metabolização hepática produz glicuronídeo conjugado e inativo. A excreção fecal é a principal via de eliminação. Apenas 7% da droga são excretados inalteradamente na urina. A meia-vida de eliminação da nalbufina é de 3 a 6 horas. Quando há tolerância à morfina, reduz a analgesia.[121,187,194] Deprime pouco a respiração e causa menos dependência física e maior efeito psicomimético do que a morfina.[145] Depressão respiratória, obstipação, náuseas, vômitos e dependência decorrentes de seu uso são mediados pelos receptores μ. Causa sedação e pode causar disforia. Em contraste com outros agonistas κ, a nalbufina não altera o ritmo cardíaco, a pressão arterial e a pressão de artéria pulmonar.[274]

Antagonistas

A naloxona, derivada da oximorfina, é potente antagonista competitivo opioide puro. Exerce atividade agonista insignificante. Apresenta grande afinidade pelo receptor μ em baixas concentrações (< 15nM). Em concentrações elevadas, antagoniza os receptores ε e κ e reverte o efeito dos opioides analgésicos. Ocorre antagonismo parcial quando as doses são muito baixas. A relação de potência VO/parenteral é de 1/50, porque é quase completa e rapidamente metabolizada a glicuronídeo no fígado e excretada pelos rins antes de atingir a circulação sistêmica. Reverte a analgesia, o espasmo das vias biliares, o prurido, a depressão respiratória, a obstipação, inclusive por VO, a sedação, a hipotensão arterial e a vasodilatação causada pelos agonistas opioides e os efeitos psicomiméticos e disfóricos dos agonistas-antagonistas (nalbufina).[121,187,223] Não reverte a depressão respiratória causada pela buprenorfina. Atua também como adjuvante no tratamento da superdosagem da captoprila e da clonidina e no tratamento da dor central decorrente do AVE. É também eficaz no tratamento do AVE, dos traumatismos espinais e encefálicos e do choque séptico (causado pela liberação de encefalinas endógenas que exercem potente efeito vasodilatador) e constitui instrumento para o diagnóstico de dependência física. Como sua meia-vida é curta (30 a 45 minutos), doses repetidas são frequentemente necessárias. Reverte a depressão respiratória, o prurido, a retenção urinária, as náuseas e os vômitos sem reverter a analgesia proporcionada pelo uso da morfina por via intraespinal. A injeção rápida pode causar náuseas e vômitos, os quais são prevenidos quando é administrada durante 2 a 3 minutos. Podem ocorrer taquicardia, hipertensão arterial, edema pulmonar e/ou arritmia cardíaca (em virtude da fibrilação ventricular por aumento da atividade do sistema nervoso neurovegetativo simpático). A reversão dos efeitos colaterais dos opioides pode associar-se à recorrência da dor e ao aparecimento de sintomas de retirada em doentes com dependência física. Pode precipitar convulsões, especialmente durante o tratamento com meperidina. Não induz depressão respiratória, constrição pupilar ou efeito psicomimético e não exerce atividade farmacológica na ausência de opioides.[223,274]

A naltrexona apresenta efeito agonista opioide muito discreto. É duas vezes mais potente do que a naloxona em indivíduos dependentes de morfina; a duração de sua ação é de aproximadamente 24 horas. Aumenta a letargia e a sonolência em doentes tratados com fenotiazinas. Seu uso em gestantes deve ser cauteloso, pois exerce efeito embriocida em animais. Durante seu uso, a pressão arterial necessita ser monitorada. A dose deve ser reduzida em idosos, hipovolêmicos, bem como em doentes com IAM, angina instável, hipertensão intracraniana ou que estejam usando outros sedativos ou narcóticos. Reversão da analgesia e aumento da atividade do SNS na dependência da dose e da velocidade da injeção (taquicardia, hiper ou hipotensão arterial, edema pulmonar, arritmias cardíacas), náuseas, vômitos, diaforese e síndrome de retirada (em doentes sob tratamento com opioides) são adversidades de seu uso.[121,187,223]

A metilnaltrexona não cruza a barreira hematoencefálica e é utilizada VO, EV e SC (8mg/2 dias) para o tratamento da obstipação decorrente do uso de opioides. Possivelmente, é útil para tratar a retenção urinária e o prurido decorrentes do uso de opioides, sem reverter a analgesia, assim como a obstipação essencial (potencialmente decorrente de hiperexpressão de receptores na musculatura colônica).

Recomendações

A codeína, o tramadol de liberação prolongada, a morfina de liberação controlada, a hidromorfona de liberação controlada, a metadona, a oxicodona de liberação controlada e a fentanila TD são apropriados para o tratamento prolongado da dor decorrente ou não do câncer. Recomendam-se o acompanhamento intensivo dos doentes e o cumprimento das normas convencionais de prescrição dos opioides.[165,274]

Os fármacos opioides são metabolizados no fígado e excretados pelo rim e o fígado. Devem ser usados com cautela, e a dose inicial deve ser reduzida em idosos, debilitados, hepatopatas, nefropatas, em doentes com afecções tireoidianas, suprarrenais, abdominais agudas, hipertrofia prostática, estenose uretral, hipertensão intracraniana e/ou arritmias cardíacas.[223] Cuidado especial é necessário quando administrados a doentes com crises agudas de asma, doença pulmonar obstrutiva, diminuição da reserva respiratória, hipoxia, hipercapnia, tratamento concomitante com sedativos e narcóticos ou condições que predisponham à depressão respiratória. A hipotensão arterial (redução da resistência vascular periférica) limita seu uso em doentes hipovolêmicos ou com tendência à hipotensão arterial ou com hipotensão decorrente do uso de fenotiazinas ou anestésicos.[97] O comprometimento das funções mentais pode interferir com o desempenho do doente durante a execução de tarefas que exijam atenção. Cruzam a placenta e são excretados no leite, podendo causar dependência física na criança que está sendo gerada ou amamentada. Doentes com insuficiência renal ou hepática, ou que recebam doses elevadas de opioides, podem apresentar convulsões e mioclonias.[121]

Potencializam os efeitos depressores no SNC e nos aparelhos cardiocirculatório e respiratório dos sedativos, álcool, anestésicos voláteis, neurolépticos, antidepressivos tricíclicos, anti-histamínicos, barbitúricos, benzodiazepínicos, IMAO, clonidina e similares, particularmente nos idosos.[97] Os níveis plasmáticos e os efeitos farmacológicos dos opioides são aumentados com antidepressivos (fluoxetina) e cimetidina (inibidores do citocromo P450) e diminuídos com fenitoína e rifampicina (indutores do citocromo P450). O *clearance* é acelerado com alcalinizantes urinários, havendo risco de síndrome de retirada.[97] Podem ocorrer, muitas vezes, reações fatais (hipertermia, hipertensão, convulsões) quando a meperidina é associada a IMAO ou isoniazida, ou quando estes tenham sido usados em até 2 semanas antes do tratamento.[121,187,223] A associação de opioides com adrenalina no compartimento intratecal ou peridural pode resultar em aumento dos efeitos colaterais, como náuseas. A meperidina não deve ser combinada na via de infusão EV com aminofilina, diazepam, furosemida, heparina, hidrocortisona, sulfato de magnésio, prednisona, fenitoína e/ou bicarbonato de sódio devido ao risco de interação farmacêutica. São desaconselhadas as associações de agonistas com agonistas-antagonistas (nalbufina) e agonistas parciais (buprenorfina) em virtude do desencadeamento de sintomas de retirada e de reversão parcial da analgesia. Quando se opta por essa prescrição, esses últimos devem inaugurar o esquema medicamentoso e não ser sequenciais aos opioides agonistas.[73,194]

Efeitos colaterais

Alguns dos efeitos secundários dos opioides podem ou não ser convenientes em algumas circunstâncias. O efeito béquico é útil em casos de tosse rebelde (codeína) e obstipante (bloqueio de atividade propulsora intestinal pela codeína), em casos de diarreia.[73] Outras reações adversas observadas durante o tratamento ou como manifestações de intoxicação envolvem: anormalidades neurológicas, gastrointestinais, cardiocirculatórias, respiratórias, urinárias ou imunológicas. Sonolência, sedação, desorientação, euforia, disforia, *delirium*, tonturas, sensação de fraqueza, cefaleia, insônia, agitação, desmaios, síncopes, convulsões (meperidina), rigidez muscular (morfina, metadona, propoxifeno), incluindo a da parede torácica (ação na substância negra ou estriado), miose (ativação do núcleo de Edinger-Westphal), mialgia, borramento visual, lacrimejamento e anorexia são suas principais complicações neurológicas. Xerostomia, aumento do tônus da musculatura lisa, depressão da motilidade gastrointestinal (redução da peristalse longitudinal das contrações segmentares não propulsivas, aumento do tônus esfincteriano), prolongamento do período de esvaziamento gástrico (comprometimento da absorção das medicações administradas VO e aumento do risco de refluxo esofágico), redução da secreção do ácido clorídrico e das secreções biliar e pancreática, redução da propulsão no intestino delgado, especialmente do duodeno e com maior intensidade em relação ao íleo, aumento da absorção de água e da viscosidade do quimo (devido ao prolongado período de permanência no intestino delgado), obstipação intestinal (redução das contrações propulsoras no cólon por ação no SNC e no trato gastrointestinal), espasmos e aumento da pressão no trato biliar (em virtude da constrição ou do espasmo do esfíncter de Oddi), condição mais comum e mais intensa com fentanila, seguindo-se a meperidina e a morfina, e que pode persistir durante 2 a 12 horas, náuseas, vômitos (ativação da área postrema) e cólicas abdominais são suas principais complicações gastroenterológicas. Piloereção, rubor facial e diaforese são comuns. Palpitações, arritmias cardíacas, bradicardia e hipotensão arterial (liberação de histamina, vasodilatação das arteríolas periféricas e veias) e choque hipovolêmico (estimulação ou depressão de várias estruturas no SNC envolvidas na regulação cardiovascular) são complicações cardiocirculatórias (dependentes da dose) e constituem risco para uso em doentes com *cor pumonale* ou edema pulmonar. Obstrução nasal, bocejos, laringoespasmo, depressão respiratória, apneia e broncoespasmo com consequente aumento da pressão intracraniana são as complicações respiratórias com seu uso. A depressão respiratória é incomum em doentes que fazem uso prolongado de morfina; pode, entretanto, manifestar-se em doentes virgens de tratamento ou em voluntários tratados em laboratórios de dor. Mesmo o hábito de duplicar a dose à noite para o doente não despertar não aumenta o risco de depressão respiratória ou de morte durante o sono.[230] A dose que deprime a respiração sucede a que compromete o alerta. A ocorrência de sonolência sinaliza para a possibilidade de depressão respiratória. Após a realização de procedimentos destinados ao tratamento da dor, é recomendável redução de 25% ou mais da dose prévia de opioides, pois é a dor que contribui para estimular a respiração nos doentes. O aumento do tônus e da amplitude da contração do ureter, a urgência urinária (aumento do tônus da musculatura detrussora da bexiga), a retenção urinária e a redução da libido e da potência sexual (redução da contração uterina e prolongamento do trabalho de parto) são as complicações genitais mais comuns do uso de opioides. Alterações da imunidade, induzindo maior frequência de linfadenopatias, complicações infecciosas (aumento de expressão por imunodeficiência a vírus) e progressão de doenças oncológicas, reativação do herpes simples após administração epidural ou espinal da morfina e modificação da atividade dos elementos imunocompetentes envolvidos nas imunidades celular e humoral e na diferenciação das células-tronco pluripotentes das linhagens mieloide e linfoide, reduzindo ou bloqueando a proliferação dos timócitos em resposta à interleucina-2 ou a mitógenos através de células T, podem também advir de seu uso. Os opioides não reduzem a sobrevida dos doentes; a sobrevida aparentemente prolonga-se devido ao fato de a dor estar controlada e ocorrer melhora do sono, do repouso, do apetite e do volume de ingesta e do aumento das atividades físicas.[289] Prurido, geralmente na região dorsal (mediado por receptor μ espinal e causado por liberação de histamina, PG, SP, peptídeos, opioides, 5-HT, interleucinas), urticária, urticária hemorrágica e outras erupções cutâneas (liberação de histamina pelos mastócitos) são frequentes, especialmente em gestantes, quando a via espinal é empregada. Trombocitopenia, síndrome de secreção inadequada do hormônio antidiurético, edema e acidoses metabólica e respiratória são outras complicações possíveis com seu uso. Os opioides em doses analgésicas adequadamente tituladas não alteram as funções psicomotoras. O fenômeno de tolerância pode ocorrer em qualquer doente que faz uso de opioides durante mais de 2 semanas; depende do fármaco, da dose, da frequência e da via de administração. A via EV e a espinal predispõem mais ao desenvolvimento precoce de tolerância. A tolerância à analgesia desenvolve-se mais lentamente em indivíduos que usam ACP do que a infusão contínua, sendo devida à distribuição da droga, às modificações da velocidade do metabolismo resultantes da indução enzimática, às alterações farmacodinâmicas, às alterações na densidade de receptores ou nos números relativos de múltiplos receptores e à sua ação nos receptores NMDA, δ, κ e NO. O uso prolongado de opioides pode implicar a necessidade de aumento discreto e lento da dose. Durante períodos prolongados, não há necessidade de aumento da dose em alguns doentes; frequentemente, esta pode ser reduzida ou suspensa. De acordo com Brescia (1992),[20] em 5% dos doentes há necessidade do aumento de mais de 10% da dose, em 81% a dose se mantém estável e em 14% os opioides podem ser descontinuados. Muitas vezes, o aumento da dose é justificado pela progressão da doença, e não pela instalação de tolerância.[217] Isso significa que opioides podem ser usados durante períodos prolongados de tempo em doentes com ou sem câncer. Dependência física (a suspensão da medicação causa bocejos, lacrimejamento, espirros, agitação, tremor, insônia, febre, taquicardia e hiperatividade neurovegetativa simpática) é comum. A dependência psíquica (comportamento caracterizado por uso compulsivo da medicação, uso da medicação para outros fins que não o alívio da dor, apesar das consequências adversas e preocupação com a aquisição das drogas) é rara (2% a 18% dos casos em doentes que utilizam opioides para o tratamento da dor) e parece ser mais frequente naqueles que fazem ou fizeram uso deles com finalidade recreacional.[194,270] Coma, parada cardíaca e morte são raros.[74,194] Os opioides podem causar irritação, dor e endurecimento tecidual no local das injeções. Os efeitos adversos manifestam-se mais frequentemente em doentes virgens de tratamento.[121,187,194,223]

A obstipação intestinal é tratada com laxantes, representados por soluções salinas (sulfato de magnésio, leite de magnésia, enema de fosfato de sódio), osmóticos (lactulose, glicerina), estimulantes do peristaltismo (fenolftaleína, bisacodil, antracenos, óleo de rícino, docusato por VR), lubrificantes (óleo mineral) e, quando necessário, com formadores de massa, ou seja, ingestão de fibras (metilcelulose, mucinoide, farelo), aumento da ingestão de líquidos, cisaprida e uso de naloxona VO. As náuseas e os vômitos são controlados com hidroxizina, haloperidol, proclorperazina, metoclopramida, escopolamina etc. Em 50% dos doentes, há necessidade de medicação antiemética. O aumento da pressão no trato biliar pode ser aliviado com o uso de naloxona, relaxantes da musculatura lisa (nitroglicerina 0,6mg SL) ou nitrato de amila. O prurido é tratado com anti-histamínicos (difenidramina) e antagonistas opioides (naloxona, nalbufina). A retenção urinária é tratada com redução da dose, manobras de esvaziamento vesical, sondagem vesical, betanecol e ou naloxona. A confusão mental pode ser controlada mediante a redução da dose. A oxicodona deve ser utilizada em substituição à morfina quando ocorre déficit cognitivo, *delirium* ou mioclonias. A metadona é o agente de escolha em doentes que apresentam hiperexcitabilidade induzida por opioides. A sonolência é tratada com redução da dose e administração de metilfenidato ou naloxona. A hipotensão arterial pode ser tratada com a infusão EV de fluidos e, quando necessário, com agonistas α-adrenérgicos. Agonistas opioides pioram o choque em virtude de sepse, hipovolemia ou lesão espinal, enquanto doses elevadas de naloxona melhoram o quadro. A depressão respiratória implica a necessidade de suspensão ou redução da dose da medicação e instituição de vigilância intensiva. Quando a frequência respiratória é inferior a 8 por minuto e o doente está inconsciente e/ou cianótico, a naloxona (400µg/10mL soro fisiológico) deve ser administrada à velocidade de 0,5mL (20µg) EV a cada 2 minutos, até que a respiração se torne satisfatória. Doses ulteriores podem ser necessárias porque a naloxona exerce ação mais curta do que a morfina e outros opioides. A tolerância é fenômeno natural, compensado com a elevação gradual da dose e da frequência de administração; doses mais elevadas, muitas vezes, significam progressão da doença ou instalação de afecções associadas, mais do que manifestação de tolerância propriamente dita.[74,187,223] Para reduzir essa possibilidade, recomenda-se o uso associado de opioides com medicações adjuvantes (AINE, antidepressivos) e outras modalidades analgésicas.[74] Em caso de síndrome de retirada, os antagonistas (naloxona, naltrexona) devem ser evitados, os agonistas opioides e os benzodiazepínicos devem ser administrados e o tratamento da abstinência instituído. Para a prevenção da síndrome de abstinência, a dose do opioide deve ser reduzida lentamente (25% a cada 2 ou 3 dias) até sua suspensão completa e agonistas α_2-adrenérgicos (clonidina) devem ser prescritos. A possibilidade de abuso com a buprenorfina é menor do que com a codeína ou a morfina, sendo tratada com a substituição do fármaco pela metadona e com medidas de apoio. Quando os efeitos adversos não são passíveis de controle, outros fármacos devem ser prescritos ou utilizadas outras modalidades terapêuticas.[187,223]

Em casos de intoxicação, recomendam-se descontinuação ou redução da medicação, assistência ventilatória e cardiocirculatória, administração de naloxona (0,4 a 2mg EV a cada 2 ou 3 minutos; dose máxima de 10 a 20mg), correção das anormalidades hidroeletrolíticas, proteção das vias áreas contra vômitos, indução de vômitos com xarope de ipeca, ingestão de água, lavagem gástrica e administração de carvão ativado (quando houver ingestão da medicação). Como o efeito da metadona é prolongado (36 a 48 horas), repetidas doses de naloxona (durante 1 a 3 horas) podem ser necessárias. A depressão respiratória causada pela buprenorfina não cede com a naloxona, mas sim com o doxapram (0,5 a 1,5mg/kg EV a cada 5 minutos; dose máxima de 2mg/kg). As complicações decorrentes da associação com IMAO podem ser tratadas com hidrocortisona e clorpromazina EV (para controle da hipertensão arterial).[121,187,223]

Eficácia

A eficácia dos opioides em doentes não oncológicos foi avaliada a partir da melhora das diferentes síndromes dolorosas no tratamento, da durabilidade da resposta, do potencial de tolerância analgésica e da adequação da medicação à terapia específica das situações causais. Ensaios sem grupos-controle demonstraram que morfina e derivados, especialmente os agonistas fracos (codeína, propoxifeno, tramadol), são eficazes no tratamento prolongado de doentes com neuropatias e afecções que comprometem o aparelho locomotor. A eficácia da hidrocodeína, da buprenorfina e da morfina em condições similares e durante períodos de tempo prolongados foi demonstrada em doentes com dor não oncológica sem que ocorressem adversidades. Foi também observado que a morfina utilizada em ambiente domiciliar reduz significativamente a necessidade de procura por unidades de emergência dos indivíduos que apresentam dor decorrente de surtos de anemia falciforme.[72,156,168,245,252,307]

A melhora da dor não significa melhora da função. Alguns autores observaram que a morfina proporciona melhora da dor, mas não da qualidade funcional dos doentes com algias musculoesqueléticas. Outros observaram que a codeína e o propoxifeno, administrados durante algumas semanas, proporcionam melhora da dor e da função em número consistente de casos.[274] A adesão ao tratamento pode ser insatisfatória em razão dos efeitos adversos. Foram observadas melhora pouco significativa da dor após o tratamento com codeína e frequência elevada de não adesão ao tratamento em virtude dos efeitos colaterais desses opioides em doentes com artrite.[133] Conclui-se, portanto, que alguns doentes que utilizam opioides durante curtos períodos de tempo apresentam evolução favorável, mas não está determinado se seu emprego é seguro ou eficaz a longo prazo.[274]

Tolerância, pseudotolerância, dependência, pseudovício e vício

Há indícios de que as reações dos doentes variam amplamente, de acordo com as características individuais, o agente utilizado e a natureza das síndromes dolorosas. A resposta à medicação é caracterizada pelo grau de analgesia induzida com doses teoricamente equivalentes dos opioides e em relação às adversidades com seu uso.[182] Muitos doentes apresentam balanço favorável de analgesia em relação aos efeitos adversos; outros apresentam eficácia terapêutica limitada e toxicidade antes do desenvolvimento da analgesia. A resposta é menor em função de dor neuropática, dor incidental em virtude de procedimentos, déficit de funções cognitivas, estresse psicológico e uso de doses relativamente altas de opioides, e não necessariamente em razão do tipo de opioide prescrito.[159] Também foram implicados fatores genéticos nas respostas e nas adversidades de alguns opioides.[274]

Com a exceção de alguns casos isolados de edema pulmonar que ocorreram em doentes utilizando altas doses de opioides para tratar dor oncológica,[25] não há registro de outras complicações graves com eles.[134,136,289] Os efeitos relacionados à ativação e à natureza dos receptores opioides estão apresentados na Tabela 50.15.

Ocorre tolerância aos efeitos adversos aos opioides, exceção feita à obstipação.[274] Ocasionalmente, ocorrem alterações das funções cognitivas, sedação ou náuseas, tornando impossível a manutenção do tratamento. Em 10% a 20% dos doentes tratados prolongadamente com metadona ocorrem obstipação, insônia, redução do desempenho sexual e, em porcentagem maior, diaforese abundante.[135,189] Alterações das funções cognitivas são observadas em doentes tratados de dor crônica[216,245] e em psicodependentes,[101,228] o que é mais expressivo quando diazepínicos são utilizados.[274]

É possível que muitos doentes apresentem alteração cognitiva durante algum tempo sem perceber.[24] Lesões encefálicas prévias e o uso concorrente de medicações hipnóticas e sedativas também podem contribuir para a ocorrência dessas complicações. A função cognitiva pode alterar-se em doentes com câncer avançado, quando há necessidade do aumento progressivo da dose de opioide durante dias, mas não naqueles que necessitam de aumento tardio da dose ou que usam metadona.[211] Os doentes sem alterações cognitivas devem ser encorajados a exercer plenamente suas atividades.

TABELA 50.15 ■ Principais efeitos dos medicamentos opioides[127]

Agentes	Analgesia	Humor	Sedação	Êmese	Tosse	Depressão respiratória	FC	PA	Peristalse	Vias biliares	Constrição brônquica	Tônus ureteral	Tônus vesical	Liberação de histamina	Risco na gestação
Agonistas															
Morfina	++++	+= -	+++	+++	---	+++	= -	= -	---	++	+++	++	+++	++++	C/D
Codeína	++	= +	+	+	---	+	?	----	-	+	?	?	?	++++	C
Oxicodona	+++	+ =-	+++	+++	---	+++	= -	= -	---	++	+++	++	+++	++++	B/D
Meperidina	+++	++	++	++	--	++++	= +	---	--	+++	?	+	+	0	B/D
Fentanila	++++	++	++++	---	----	+++	---	---	++++	?	=	0	0	0	
Agonistas-antagonistas ou agonistas parciais															
Buprenorfina	+++	+ -	+++	+++	---	+++	= -	---	++	?	?	?	?	0	
Nalbufina	++	--	++++	--	?	++	= -	+ -	-	?	?	?	?	?	

Em caso de comprometimento da função cognitiva, deve-se suspender o exercício das atividades que exijam atenção (o ato de dirigir veículos ou lidar com máquinas) e evitar o uso de psicotrópicos, incluindo o álcool.[187]

Apesar de em alguns trabalhos o uso de opioide ter sido associado a maior grau de comprometimento de desempenho reabilitacional, outros sugeriram que pode haver melhora funcional, paralelamente à melhora do conforto, durante o tratamento com opioides. Portanto, há populações heterogêneas de doentes com dor crônica que respondem de modo variado aos opioides.[270] Doentes em tratamento em centros de dor crônica ou muito tensos desenvolvem mais problemas relacionados ao uso dos opioides.[35,36,40,88,168]

Tolerância e dependência

O potencial de ocorrência de uso abusivo de opioides ainda é a maior preocupação da maioria dos médicos, dos doentes, das famílias e das entidades relacionadas com a regulação de seu uso e a legislação a seu respeito.[39,270]

O termo tolerância refere-se ao fenômeno pelo qual a exposição a uma substância resulta em redução de sua eficácia e necessidade do emprego de doses mais elevadas para manter o mesmo grau de analgesia, efeito usual com medicamentos competitivos com os neurotransmissores naturais, como os opioides.[256] A alteração na fisiologia dos receptores e na atuação dos neurotransmissores está envolvida em sua manifestação.[58] A necessidade de aumento rápido da dose de opioides não ocorre com frequência elevada. Há estabilização da dose, geralmente após alguns dias de uso, e esta se mantém constante e eficaz por período de tempo prolongado.[35,36,72,101,168,171,189,231,249] O aumento da dose pode relacionar-se com a progressão do processo que gerou a dor ou com a deterioração do estado físico ou psicológico.[25,159] A simples exposição ao opioide não induz necessariamente a instalação de tolerância com magnitude suficiente para causar aumento marcante da dose.[69]

A dependência física consiste na resposta fisiológica caracterizada pelo desenvolvimento da síndrome de retirada que se segue à descontinuação abrupta do tratamento, quando existe redução substancial da dose de medicação, ou quando é a administrado um antagonista.[114,211] Existe risco potencial de síndrome de retirada em doentes tratados com doses repetidas de opioides durante alguns dias. A dependência física não significa que o doente é "dependente" ou viciado. O estigma associado à expressão dependente pode resultar em constrangimento para o doente e sua família e tendência para redução da prescrição de opioides. A dependência física não deve ser considerada um problema clínico em indivíduos que utilizam opioides para analgesia e não implica a necessidade de redução da dose quando outros procedimentos que eliminam a causa da dor[98] ou outros programas terapêuticos[22] estão sendo implementados. A retirada súbita de opioides, após seu uso repetido, pode induzir comportamentos mal adaptados que perpetuam a piora clínica.[40,228]

O conceito de vício tem como base a avaliação de indivíduos que abusam de drogas.[270] Essa definição pode não se aplicar a doentes tratados com medicamentos com riscos potenciais de uso abusivo, quando são prescritos com finalidade terapêutica. O vício deve ser considerado anormalidade crônica caracterizada como uso compulsivo de substância, resultando em dano físico, psicológico e/ou social do indivíduo que a consome e na manutenção desse agente apesar de seu potencial lesivo.[211] Essa definição é útil, mas exige mais detalhes para sua aplicação com finalidade clínica. Vício é processo psicológico e comportamental que envolve fenômenos aberrantes: perda de controle sobre o uso da droga, uso compulsivo da droga e continuação do uso, apesar de seus efeitos adversos. O diagnóstico de vício é relativamente simples nos indivíduos que se envolvem em atividades ilegais ou que apresentam comportamentos anormais. A ocorrência de vício deve ser questionada em doentes que desenvolvem comportamentos aberrantes, mas não extremos ou ilícitos. Nos doentes com câncer, essa condição é cognominada de pseudoadição,[287] ou seja, consiste em comportamentos aberrantes que se manifestam em condições de dor incontrolável e que cedem quando a dor é controlada.[301,311]

São sugestivos de dependência de substâncias: venda das medicações prescritas, prescrições forjadas, roubo ou empréstimo de drogas de outras pessoas, uso injetável de formulações utilizadas por VO, obtenção de prescrições de indivíduos não médicos, uso concorrente e abusivo de álcool ou outras substâncias ilícitas, elevação múltipla das doses ou outras ações não compatíveis com a terapia, apesar do alerta, ocorrência de vários episódios de perda das prescrições, deterioração da capacidade de trabalho e do desempenho no ambiente familiar ou na sociedade, aparentemente relacionados ao uso da droga e à resistência à modificação da terapêutica por recomendação médica. Os comportamentos que sugerem menor possibilidade de dependência de substâncias são: repulsa pela necessidade do aumento de dose, redução natural do uso de droga quando há redução do sintoma, requisição de drogas específicas, necessidade eventual de doses maiores ou não adequação à terapia proposta em poucas ocasiões, uso não indicado da droga para o tratamento de outros sintomas e o relato de efeitos psíquicos não identificados pelo clínico.[72,73]

Cerca de um quarto dos dependentes teve contato com a medicação que causou dependência durante o tratamento de afecções clínicas.[215,216] Há elevada recorrência de uso de opioides em indivíduos viciados desintoxicados.[235,286] A desintoxicação de doentes que utilizam opioides para tratamento da dor é geralmente mais fácil do que daqueles indivíduos dependentes de drogas por outras razões.[22] Isso sugere que o comportamento de ambas as populações é diferente.

Parece haver também fatores ambientais para a ocorrência de dependência psíquica. Soldados americanos envolvidos na Guerra do Vietnã que se tornaram dependentes quando atuavam nos campos de batalha apresentaram menor frequência de recidiva após programa de desintoxicação ao retornar aos EUA do que indivíduos dependentes de drogas que não se ausentaram dos EUA.[219,235] Personalidades psicopáticas são mais prevalentes em doentes dependentes,[110] o que sugere que as anormalidades psíquicas são fatores que predispõem à ocorrência da dependência.[114,122,157] Os dependentes geralmente apresentam mais efeitos eufóricos com opioides, fenômeno incomum em doentes sob tratamento da dor. Além disso, as alterações do humor que ocorrem após a administração de opioides em doentes ou voluntários normais são representadas, mais frequentemente, por disforia.[115,122]

A ocorrência de dependência psíquica em doentes que usam opioides para tratar da dor aguda é inferior a 1%[270,274] e frequentemente nula em doentes tratados da dor de natureza variada em ambiente hospitalar,[211] como queimaduras,[163] mucosite[73] ou cefaleia,[168] durante intervalos curtos de tempo para o tratamento. Traços genéticos envolvidos nos mecanismos neurais podem estar relacionados com a dependência. Embora a prevalência de uso abusivo de medicamentos nos doentes encaminhados para tratamento de dor tenha sido considerada elevada e situar-se em torno de 33%,[22] quando definições mais estritas de dependência são utilizadas, a frequência dessa condição varia de 3,2% a 18,9%[69,72] em clínicas especializadas no tratamento da dor, onde a frequência de aberrações comportamentais é naturalmente elevada.[129,176] A gênese da adição não reside apenas nas propriedades dos medicamentos, mas também na ação de fatores fisiológicos, psicológicos e sociais. Anormalidades da personalidade e o convívio com ambiente familiar caótico ou social desfavorável podem ser fatores condicionantes importantes para o desenvolvimento de dependência.[131,274] O risco de dependência pela administração de opioides em doentes sem história prévia de uso abusivo de drogas é baixo. Embora a história prévia de dependência química seja encarada como fator de risco, é possível que a população com história de dependência química seja heterogênea.[216-219] Muitos doentes que entram em contato com medicações psicoativas para tratamento médico ou recreacional durante a juventude têm baixo risco de vício durante a terapêutica clínica.[192]

A monitoração dos usuários de opioides é prudente. Deve-se considerar que há risco de dependência em doentes que tenham história prévia de dependência de drogas e naqueles que apresentem anormalidades do caráter ou problemas sociais. Embora não existam estudos adequados, há evidências que indicam a existência de população de doentes com dor crônica não relacionada ao câncer que apresenta desempenho favorável durante período de tempo prolongado de uso de opioides.[69,72,73]

MEDICAMENTOS ADJUVANTES

Os medicamentos adjuvantes são representados por fármacos originalmente utilizados para outras finalidades que não o tratamento da dor, mas que atuam melhorando o rendimento do tratamento analgésico, o desempenho afetivo-motivacional, o apetite e o sono dos doentes.[74] Incluem-se, entre eles, os corticosteroides, os antidepressivos, os neurolépticos, os ansiolíticos, os anticonvulsivantes, os psicoestimulantes, os moduladores adrenérgicos, os anestésicos locais, os inibidores da reabsorção óssea, os inibidores do fluxo axonal, os inibidores dos receptores NMDA ou dos canais de Ca^{++} etc.[275]

Corticosteroides

Os glicocorticoides são utilizados no tratamento da dor associada a lesões traumáticas, inflamatórias e/ou neoplásicas do SNP (síndrome complexa de dor regional, neuralgia herpética, hérnias discais)[146] ou do SNC (meningoencefalite, tumores, hemorragias meníngeas),[74,194] da dor associada a doenças inflamatórias ou neoplásicas sistêmicas (especialmente metástases ósseas),[187] na profilaxia da neuralgia pós-herpética,[274] no tratamento da asma brônquica, em reações alérgicas, na pneumonia aspirativa, na prevenção da rejeição de órgãos etc.[187] Adicionalmente, apresentam efeito orexígeno e euforizante.[26,146,223] Reduzem a excitabilidade dos neuromas, a permeabilidade vascular, a formação do edema, a deposição de fibrina e do colágeno, a atividade fagocítica, a proliferação capilar e fibroblástica e a cicatrização. Inibem a fosfolipase A_2, que catalisa a síntese do ácido araquidônico, molécula necessária para a síntese das PG e dos leucotrienos.[274]

Podem ser empregados por VO (dexametasona, deflazacort, prednisolona), IM (dexametasona, betametasona, metilprednisolona), EV, intralesional (hidrocortisona, acetato de metilprednisolona, betametasona, dexametasona) e epidural (acetato de metilprednisolona, dexametasona).[187]

O succinato sódico de metilprednisolona é utilizado por via epidural ou perirradicular no tratamento das lombalgias e das lombociatalgias, apesar das controvérsias.[274]

O metabolismo é hepático.[187,223] O uso deve ser cauteloso no tratamento do herpes oftálmico em razão do risco de perfuração ocular. A administração prolongada causa síndrome de Cushing (fácies em lua, obesidade, hipertensão arterial, osteoporose, diabetes).[163] Durante o tratamento prolongado, doses suplementares devem ser administradas em situações estressantes. A descontinuidade do tratamento deve ser gradual;[3] a suspensão súbita pode causar síndrome de retirada, caracterizada por insuficiência suprarrenal aguda, febre, hipotensão arterial, dispneia, tonturas, sensação de desmaio e hipoglicemia.[23] O *clearance* é aumentado com fenitoína, fenobarbital, efedrina e rifampicina. Os corticosteroides alteram a resposta dos agonistas β-adrenérgicos e anticoagulantes orais, interagem com agentes anticolinesterásicos (neostigmina), agravam a sensação de fraqueza em doentes com miastenia grave, acentuam a perda de K+, se associados aos diuréticos (tiazidas, furosemida), e reduzem a atividade dos toxoides. Devem ser usados com cuidado em doentes com hipertensão arterial, insuficiência cardíaca congestiva (ICC), tendência a doença tromboembólica, hipotireoidismo, cirrose hepática, miastenia grave, úlcera péptica, doença diverticular dos cólons, colite ulcerativa inespecífica, psicose, convulsões e/ou doenças micóticas e virais.[187] No início do tratamento, podem exacerbar a dor. O deflazacort apresenta menos efeito glicocorticosteroide e mantém propriedades anti-inflamatórias similares às dos glicocorticosteroides.[274]

São efeitos adversos desses fármacos: arritmias cardíacas, hipertensão arterial, tromboembolismo, ICC, agitação psíquica, hipomania, síndrome psicótica, convulsões, aumento da pressão intracraniana, aracnoidite, petéquias, síndrome semelhante ao lúpus eritematoso, amenorreia, comprometimento do crescimento, hiperglicemia, descompensação do diabetes melito, retenção de água e Na+, hipocalemia, acidose metabólica, hipocalcemia, indução ou agravamento da doença péptica (gastrite, úlcera, hemorragia digestiva, perfuração gastrointestinal), pancreatite, reação sanguínea leucemoide, lesões dermatológicas (acne, eritemas, víbices), alentecimento da cicatrização das feridas, balanço nitrogenado negativo, fraqueza, miopatia, necrose asséptica da cabeça do fêmur e do úmero, osteoporose e predisposição para a ocorrência de infecções.[187,274]

Os corticosteroides mais empregados no Brasil estão relacionados na Tabela 50.16.

Antidepressivos

Os antidepressivos (AD) são úteis no tratamento da dor, especialmente crônica, neuropática ou nociceptiva,[229] depressão neurótica e endógena, ansiedade, pânico,[295] fobias, enurese noturna, úlcera péptica e alterações do apetite,[188] e na profilaxia da enxaqueca.[187] Exercem ação sedativa, ansiolítica, miorrelaxante e anti-inflamatória.[94] Normalizam o ritmo do sono (prolongam a fase 4), melhoram o apetite e estabilizam o humor.[296] Depressão e dor crônica apresentam interfaces neuroquímicas superponíveis, incluindo a redução da atividade serotonérgica no SNC.[149]

TABELA 50.16 ■ Corticosteroides mais empregados no Brasil[117]

Nome farmacológico	Equivalência de dose	Potência anti-inflamatória glicocorticoide	Potência mineralocorticoide	Dose
Ação curta				
Cortisona	25	0,8	2	
Hidrocortisona	20	1	2	Variada
Ação intermediária				
Succinato sódico de metilprednisolona	4	5	0	EV regional 80mg EV/IM 10 a 250mg (0,3 a 30mg/kg) 4-6x/ dia Epidural 40 a 80mg/3 sem Intra-articular 40 a 80mg/1 a 5 sem
Prednisolona	5	4	0,8	VO 5 a 60mg/dia
Prednisona	5	4	1	VO 5 a 50mg 2-4x/dia
Triamcinolona	4	5	0	
Ação prolongada				
Betametasona	0,6 a 0,75	20 a 30	0	VO 0,2 a 8mg (0,17 a 0,25mg/kg)/dia IM (0,02 a 0,125mg/kg)/dia
	0,75	20 a 30	0	EV/IM/VO Ataque 16mg Manutenção 4 a 8mg 4x/dia
Dexametasona	6			VO 7,5 a 90mg/dia
Deflazacort				6 a 90mg (0,22 a 1,65mg/kg)/dia

AD podem ser classificados como AD tricíclicos (ADT), AD heterocíclicos, AD inibidores seletivos de recaptação de serotonina (ISRS) ou de noradrenalina ou da recaptação de serotonina e noradrenalina (ISRSN) ou inibidores da monoaminoxidase (IMAO).[275]

O efeito analgésico dos AD é atribuído ao bloqueio da recaptação de 5-HT (clomipramina) ou Nadr (maprotilina), ou de ambas (imipramina),[293] nas vias supressoras de dor que, a partir do tronco encefálico, projetam-se nas unidades neuronais do CPME e nas estruturas modulatórias encefálicas envolvidas na modulação da dor e do humor.[4] O aumento das monoaminas nas sinapses inibe a nocicepção no tálamo,[4] tronco encefálico[233] e medula espinal.[207] Agudamente, os ADT e os IMAO aumentam os níveis sinápticos de dopamina, Nadr e/ou 5-HT. A administração crônica estabiliza central e perifericamente os receptores de monoaminas e altera a atividade dos comoduladores espinais e encefálicos das monoaminas como a sP e os peptídeos semelhantes ao fator de liberação de corticotrofina e o ácido δ-aminobutírico (GABA).[302] Os ISRS não proporcionam analgesia tão satisfatória[148] como os ADT e os ISRSN.[167] O efeito analgésico independe da modificação do humor. Além disso, manifesta-se entre o quarto e o quinto dia após o uso, enquanto o efeito antidepressivo ocorre após a terceira semana.[174] Apesar de o efeito psicotrópico ser importante no doente com dor, ele não deve estar relacionado com a eficácia analgésica, a qual é superior à de outros psicotrópicos, incluindo os benzodiazepínicos.[275]

Antidepressivos tricíclicos

O bloqueio da recaptura da Nadr, 5-HT e dos receptores de histamina (H) H_1, adrenérgicos e colinérgicos justifica a maior eficácia dos ADT em relação aos ISRS ou ISRSN no tratamento da dor. Os ADT aumentam os níveis sinápticos de dopamina, Nadr e/ou 5-HT. Admite-se que seu efeito analgésico independa da ação nas unidades serotonérgicas e noradrenérgicas do SNC,[187] incluindo o bloqueio dos receptores de histamina, os canais de Ca^{++}, de Na^+ e NMDA, a sintetase das PG[138] e a atividade de diversos receptores,[16,64,174] incluindo os de glutamato. Exercem efeito anti-inflamatório,[31] reduzem a sensibilidade dos receptores β-adrenérgicos centrais, acentuam os efeitos dos opioides e da adenosina,[100] a ligação aos receptores de morfina[14] (do que resultam o aumento da eficácia dos opioides e a indução de tolerância em animais de experimentação), inibem a degradação das encefalinas no SNP, elevam os níveis sinápticos de dopamina, alteram a atividade de outros neurotransmissores moduladores da dor, como a sP, o TRH e o GABA,[64,174,187] induzem a liberação de peptídeos endógenos e atuam nos receptores opioides δ[100] e na proteína G[84] (eficácia analgésica reduzida com naloxona).[275]

Muitos doentes com dor apresentam mais depressão e anormalidades afetivas familiares em relação aos sem dor.[62] A ocorrência de depressão,[147] história familiar de afecções depressivas, ausência do uso prévio de analgésicos e ausência de indução de depressão com o teste da dexametasona (resultados controversos)[177] e o aumento nos níveis de MHPG no LCR associado ao aumento da ansiedade[295] predizem o resultado do tratamento. Quando a depressão precede ou coincide com a instalação da dor crônica, a melhora com ADT e IMAO é mais expressiva do que quando a depressão se instala após o início da dor. A analgesia é menos satisfatória em doentes que apresentam anormalidades psicocomportamentais, história familiar de afecções dolorosas e aumento dos níveis de E-10-OH-nortriptilina, metabólito inativo da amitriptilina.[177]

A amitriptilina é o ADT mais utilizado no tratamento da dor,[12] especialmente no doente ansioso, deprimido e agitado.[88] A nortriptilina, seu metabólito ativo, apresenta menos efeitos colaterais (especialmente hipotensão ortostática) do que a amitriptilina, a imipramina e a clomipramina e é mais bem tolerada em idosos. Seus efeitos sedativos, anticolinérgicos e anti-histamínicos são moderados. Doentes com baixos níveis de Nadr no SNC reagem melhor do que doentes com deficiência de 5-HT.[187] A imipramina é especialmente indicada no doente deprimido; a clomipramina, no doente obsessivo;[11] a imipramina e a nortriptilina, quando há ansiedade, bulimia, narcolepsia, pânico, úlcera péptica e enurese, e a nortriptilina, em casos de náuseas e prurido.[11,187]

O tratamento deve ser iniciado com doses baixas (12,5 a 25mg/dia), que devem ser elevadas, em função das necessidades, até 200mg/dia.[174,187,223] Doses menores são eficazes em doentes com cefaleia. Podem ser utilizados por via EV (clomipramina, maprotilina).[174] Doses mais elevadas de ADT proporcionam mais alívio da dor do que doses baixas.[160] Recomenda-se a avaliação periódica de seus níveis séricos, que devem ser mantidos em 0,5 a 1,2mmol/L. Há grande variedade na concentração plasmática dos ADT nos doentes diante da mesma dose, em virtude da variação genética da CY-2D6 do citocromo P-450, enzima que oxida e inativa os ADT. Cerca de 7% a 10% dos caucasianos e 1% dos asiáticos apresentam mutação nas duas cópias do gene 2-D6 e podem apresentar níveis plasmáticos dez vezes maiores do que os da população, sendo, portanto, maus metabolizadores. Muitos apresentam níveis intermediários de metabolismo em razão das mutações em um ou em ambos os genes; alguns apresentam duplicações do mesmo gene e são metabolizadores muito rápidos. Fluoxetina, paroxetina e quinidina inibem a enzima 2-D6 e convertem metabolizadores rápidos em metabolizadores lentos. Após o primeiro mês de tratamento, é possível reduzir a dose.[275] Recomenda-se a descontinuação progressiva do ADT quando há manutenção da melhora durante 3 a 6 meses. Quando o esquema terapêutico é estabelecido, a dose deve ser única e noturna para melhorar a adesão ao tratamento e reduzir a expressão dos efeitos colaterais; em doentes com grande vulnerabilidade aos efeitos adversos, ou que apresentem desorientação noturna ou hipotensão arterial, é recomendável o fracionamento das doses. Quando ocorre efeito colateral com ADT com atividade serotonérgica expressiva (amitriptilina), devem ser prescritos AD com atividade noradrenérgica mais intensa (imipramina, nortriptilina, maprotilina ou ISRSN). Em doentes com sintomas depressivos menores ou sem depressão, desde que não haja contraindicações, a associação de ADT com neurolépticos é útil; haloperidol, clorpromazina e propericiazina são os mais empregados. A tri-iodotironina (25 a 50µg/dia)[98] pode melhorar a eficácia antidepressiva nos doentes deprimidos que não melhoram com ADT.[98] O L-triptofano (2 a 4g/dia) apresenta propriedades analgésicas isoladamente ou em associação com ADT.[44] É possível que a associação de amitriptilina com fluoxetina seja superior a cada um desses agentes em doentes com fibromialgia.[95] Quando o resultado não é satisfatório após 3 semanas, deve-se realizar dosagem sérica para aferição da adesão ao tratamento. Quando o alívio não é observado com doses de 100 a 120mg/dia, o nível plasmático deve ser determinado 24 horas após a última dose; quando for inferior a 50 a 100µg/mL, o doente deve ser considerado metabolizador rápido ou apresentando complacência baixa. Nesse caso, deve-se considerar o aumento da dose. Quando não há melhora, apesar da dose adequada, a medicação deve ser reduzida para 25mg/dia e outras medidas devem ser adotadas.[275]

Os ADT são mais eficazes do que o placebo no tratamento de neuropatia diabética, neuralgia pós-herpética, cefaleia tipo tensão, enxaqueca, dor facial atípica, dor musculoesquelética e dor decorrente do câncer.[275] A eficácia dos ADT no tratamento da lombalgia é mais expressiva nos doentes que apresentam lesão das raízes nervosas.[275] Doentes com fibromialgia melhoram com baixas doses de amitriptilina. Os resultados são menos expressivos em doentes com osteoartrose e artrite reumatoide.[275] A amitriptilina foi superior ao naproxeno e ao placebo no alívio da dor e da fadiga associadas à fibromialgia.[94] A amitriptilina[225] e a imipramina[161] foram eficazes no tratamento da dor da artrite, enquanto a amitriptilina[95] e a clomipramina foram eficazes no tratamento da fibromialgia e a imipramina[123] no tratamento da fibromialgia e da lombalgia. Por via tópica, em virtude de sua ação bloqueadora dos canais de Na^+, são eficazes no tratamento da dor neuropática segmentar, especialmente quando há alodinia, em doentes com neuralgia pós-herpética, neuralgia diabética, neuropatias traumáticas e da dor nas zonas reflexas das síndromes dolorosas miofasciais.

O abandono do tratamento é inferior a 10%, geralmente ocorrendo em 4% dos casos.[173] Durante o período de 9 a 36 meses, 57% de 104 doentes com dor não oncológica tratados com ADT apresentaram melhora significativa da dor e mantiveram a medicação e 31% abandonaram o tratamento. Durante 21 a 28 meses, cerca de um quarto dos doentes se manteve melhor ou sem dor, mas ainda sob tratamento, enquanto um décimo havia descontinuado a medicação, mantendo o alívio. O efeito analgésico dos ADT pode ser melhorado com o uso concomitante de opioides, AINE, anticonvulsivantes,[90] neurolépticos[275] e/ou outras medidas analgésicas. Há evidências de que a associação de ADT com gabapentina, mexiletina, opioides e clonidina pode reduzir a dor crônica de 20% a 25% em relação ao placebo.[275]

A elevação gradual da dose previne a ocorrência de complicações, mas pode tornar o início da ação tardio, especialmente nos indivíduos metabolizadores rápidos. Além da avaliação cardiovascular e de outras condições que possam ser agravadas com o tratamento, deve ser realizado questionamento sobre o uso de outros agentes que interferem na atividade do citocromo P450 2-D6 (paroxetina, fluoxetina, quinidina) ou que possam acentuar a hipotensão ortostática (diuréticos, anti-hipertensivos, nitratos).[275] Ocorrem hipotensão paradoxal e potencialização do bloqueio neuromuscular quando associados aos antibióticos polipeptídicos. Há risco de hipertermia (síndrome anticolinérgica) quando associados aos anticolinérgicos (atropina, fenotiazinas e hormônios tireoidianos).[187] Os níveis séricos e os efeitos tóxicos aumentam com o uso de aspirina, cloranfenicol, metilfenidato, quinidina, fluoxetina, cimetidina, ranitidina, haloperidol, clorpromazina e álcool.[223] Aumentam os efeitos pressóricos e cardíacos dos simpatomiméticos (isoproterenol, fenilefrina, Nadr, adrenalina, anfetamina) e os níveis séricos e a toxicidade da glicosamina e dos anticoagulantes dicumarínicos. Reduzem os níveis séricos e os efeitos farmacológicos da levodopa e da fenilbutazona e a eficácia do bretílio. O tabagismo, os corticosteroides e os barbitúricos reduzem sua concentração sérica. Exercem efeito mais rápido e há aumento das reações adversas quando associados à tiroxina. Quando associados ao triptofano, ao dextrometorfano e aos anoréticos, podem ocorrer crises serotonérgicas, caracterizadas como mioclonias, hiper-reflexia, tremor, aumento do tônus muscular, febre, diaforese, diarreia, *delirium* ou coma, que normalmente desaparecem com a descontinuidade do uso. Crises hipertensivas ou convulsivas fatais podem manifestar-se quando associados aos IMAO. Deve-se aguardar mais de 2 semanas após suspensão dos IMAO para o início do tratamento com ADT. A eliminação é hepática e renal.[223] Em doentes geriátricos ou com comprometimento das funções hepática e renal, a dose deve ser reduzida a um terço ou à metade. Cruzam a placenta e são excretados no leite, devendo-se ter cuidado com gestantes e nutrizes.[11,187,223]

Devem ser usados com cautela em doentes com diabetes melito, anorexia nervosa, anormalidades cardiovasculares, tireoidopatias, síndromes convulsivas, ou quando a atividade anticolinérgica possa ser danosa (retenção urinária, prostatismo, glaucoma de ângulo fechado) e em doentes que exerçam atividades que exijam alerta.[60] Em caso de sonolência diurna, recomenda-se redução na dose, a administração em horário mais precoce ou a substituição do fármaco. Reduzem o limiar das síndromes convulsivas. Não devem ser indicados em doentes com doença tubular renal, infarto do miocárdio, miastenia grave, anormalidades da condução cardíaca e durante os primeiros meses da gravidez.[11,187]

Bloqueiam os receptores colinérgicos muscarínicos (xerostomia, constipação intestinal, retenção urinária, exacerbação do glaucoma de ângulo fechado, aumento da frequência cardíaca, *delirium*), α_1-adrenérgicos (hipotensão ortostática com consequentes quedas e fraturas) e histaminérgicos (sedação, ganho de peso) e inibem a enzima ATPase Na^+-K^+ (alentecimento da condução intraventricular cardíaca). A maior sensibilidade dos idosos a esse perfil de efeitos colaterais limita seu uso em doentes geriátricos. Depositam-se na musculatura cardíaca, causando cardiotoxicidade, estabilizam as membranas dos feixes de condução e alteram a condução cardíaca. Aumentam os intervalos AH (condução proximal) e HV (condução distal), traduzidos por alongamento do PRI e alargamento do QRS do eletrocardiograma. Atuam como os antiarrítmicos do tipo 1-A (quinidina) e causam arritmias quando em superdosagem ou quando associados a outros antiarrítmicos. Os efeitos cardiovasculares são mais intensos quando há anormalidades da condução cardíaca (QRS > 110ms) ou isquemia miocárdica e incluem alterações do ritmo e da condução cardíaca e a hipotensão ortostática. O aumento da frequência cardíaca (geralmente 5 a 10bpm) deve-se à ação anticolinérgica e não é causa de complicações, a menos que haja previamente ICC ou coronariopatia. Podem causar taquicardia sinusal ou arritmias complexas em até 18% dos doentes deprimidos ou com isquemia miocárdica.[38] A hipotensão ortostática é causada pelo bloqueio α_1-adrenérgico e é exacerbada em idosos, na vigência de diabetes melito, ICC e do uso de medicações anti-hipertensivas e vasodilatadoras. Não devem ser prescritos em cardiopatas com bloqueio de ramo e durante a recuperação do infarto do miocárdio. Aguda e cronicamente, podem causar anormalidades do sono e dos sonhos, acatisia, ansiedade, horripilações, cefaleia, tonturas, náuseas, vômitos, coriza, mal-estar e mialgia. A sedação é decorrente do bloqueio dos receptores H e é mais expressiva com a amitriptilina e a imipramina do que com a nortriptilina. Para preveni-la, a dose deve ser reduzida ou modificado o horário da administração. O aumento do apetite e o ganho de peso em função do bloqueio dos receptores de histamina são mais expressivos com a amitriptilina.[223] Os efeitos anticolinérgicos (xerostomia, obstipação, retenção urinária) são mais evidentes com a amitriptilina e a imipramina e menos com a nortriptilina. Podem causar fibrose intersticial e atrofia do néfron. Causam cefaleia em 3% dos casos, náuseas e vômitos em 6%, letargia e sensação de fraqueza generalizada em 6% e tremor intenso em 1%. Podem retardar ou inibir o orgasmo em ambos os sexos, em virtude do aumento da atividade 5-HT no SNC e nos receptores 5-HT_2, que inibem a ejaculação. Não causam dependência. Há tolerância aos efeitos sedativos e anticolinérgicos, mas não aos analgésicos.[106] Podem desencadear episódios de mania em doentes com transtorno bipolar e induzir suicídio em doentes com depressão. *Delirium* ocorre em 8% a 13% dos doentes e sonolência, em 3% a 28%, especialmente em idosos.[105]

A descontinuidade do uso dos ADT pode desencadear sintomas de retirada, incluindo náuseas, vômitos, cefaleia, mal-estar, acatisia, hipomania, anormalidades do sono e pesadelos, que surgem 24 a 48 horas após a última dose e podem permanecer durante 1 mês. São prevenidos com a redução gradual da dose em 2 semanas.[106]

A taxa de abandono é de 0 a 2% em casos de dor aguda e de 5% em casos de dor crônica.[223]

Entre as manifestações da intoxicação aguda, citam-se: excitação ou depressão do SNC, sonolência, fadiga, confusão mental, cefaleia, *delirium*, hipo ou hiper-reflexia, mioclonias, ataxia, disartria, movimentos coreicos, síndrome parkinsoniana, convulsões, coma, polirradiculoneuropatia, hiperpirexia, aumento do apetite, hipotermia, hipotensão postural, hipertensão arterial, anormalidades da função cardíaca, bloqueio da condução atrioventricular, alargamento do QRS, arritmias cardíacas, taquicardia, morte súbita, depressão respiratória, lesões pulmonares, cianose, retenção urinária, nictúria paradoxal, polaciúria, insuficiência renal, ginecomastia, redução ou aumento da libido, secreção inadequada de hormômio antidiurético, retenção hídrica, ressecamento das mucosas, midríase, borramento visual, aumento da pressão intraocular, prurido, urticária, fotossensibilidade, anemia, trombocitopenia, leucopenia, eosinofilia, púrpura, agranulocitose, alentecimento do trânsito esofagogastroduodenal, obstipação intestinal, icterícia, náuseas, vômitos, diarreia, disfunção hepática, acidose metabólica e/ou respiratória, prurido, urticária e/ou lesões cutâneas bolhosas. Não existe relação entre o nível sérico e o urinário, o grau de intoxicação e a eficácia.[11,187,223]

Inibidores seletivos da recaptura de serotonina (ISRS)

Os ISRS bloqueiam seletivamente a recaptação da 5-HT, exercem pequena afinidade pelos receptores adrenérgicos, colinérgicos e histaminérgicos e não estabilizam membranas, o que os torna bem tolerados em cardiopatas. São empregados para tratar doentes com depressão grave, depressão melancólica, anormalidades do apetite, dor oncológica ou não e na profilaxia da enxaqueca, quando há intolerância ou contraindicação aos ADT.[11] Apresentam propriedades antinociceptivas (fluoxetina) não bloqueadas pela naloxona.[243] Alguns modificam a concentração espinal de endorfinas em indivíduos com dor crônica.[124]

Apenas 4% dos doentes abandonam o tratamento com ISRS. Os ISRS, entretanto, são menos eficazes no tratamento da dor do que os ADT.[11]

Os ISRS diferem entre si quanto à farmacocinética, às meias-vidas e aos metabólitos ativos.[275]

A fluoxetina é útil no tratamento de doentes letárgicos, ansiosos ou com excitação psicomotora. São necessárias doses elevadas em doentes com sintomas compulsivos. Deve ser administrada pela manhã, para evitar a insônia. Apresenta meia-vida prolongada (2 a 4 dias). Seu metabólito ativo, a norfluoxetina, apresenta meia-vida de 7 a 15 dias. A meia-vida prolongada pode ser inconveniente em geriatria. São seus efeitos adversos: náuseas (23,5%), nervosismo (21,3%), acatisia ou outras anormalidades extrapiramidais, anorgasmia ou insônia, quedas, alentecimento do ritmo cardíaco, perda de peso e hiponatremia.[3,95,148,275]

A trazodona bloqueia a recaptação de 5-HT, antagoniza e subsensibiliza o receptor 5-HT$_2$ e subsensibiliza os receptores α_2-adrenérgicos pré-sinápticos. Não reduz o limiar convulsivo, bloqueia a ação anti-hipertensiva da clonidina e pode causar hipotensão ortostática, arritmia cardíaca, priapismo, disfunção erétil e impotência. A meia-vida curta (3 a 9 horas) exige várias administrações diárias.[225,275]

A nefazodona bloqueia os receptores 5-HT$_2$ e inibe a recaptação de serotonina. Não causa disfunção sexual. As reações adversas mais comuns são: sonolência, tontura, fraqueza, xerostomia e náuseas. A meia vida-curta (2 a 4 horas) exige mais de uma tomada diária.[275]

A bupropiona é aminocetona (feniletilamina), que apresenta semelhança estrutural com a anfetamina. Não causa sedação ou disfunção sexual, mas pode aumentar o orgasmo vaginal. Pode causar erupção cutânea e, em altas doses, redução do limiar epileptogênico. Deve ser usada com cautela em nefropratas ou hepatopatas (acúmulo de metabólitos potencialmente tóxicos).[275]

A paroxetina é muito eficaz no tratamento da depressão, da ansiedade e da agitação psicomotora. Os efeitos colaterais mais frequentes são náuseas e cefaleia. Somente 2% dos doentes abandonam o tratamento.[275]

A sertralina causa pouca sonolência, xerostomia, obstipação e ataxia, porém mais queixas gastrointestinais e insônia.[275]

O citalopram melhora a ansiedade e a depressão e é bem tolerado, mesmo em idosos.[275]

A trazodona e a fluoxetina apresentam efeito analgésico semelhante ao das doses baixas de amitriptilina.[225] A trazodona não beneficia doentes com lombalgia.[275] O citalopram não é eficaz no tratamento da fibromialgia. Alguns ISRS parecem melhorar menos a dor decorrente de artrite, fibromialgia, lombalgia e outras condições do que a fluoxetina.[95] Alguns estudos revelaram que o efeito dos ISRS foi incerto em casos de artrite.[225]

Os ISRS são inibidores de enzimas oxidativas hepáticas, reduzem o metabolismo de outras substâncias e interagem com outros agentes psicotrópicos, antiarrítmicos, anticonvulsivantes, cisaprida, terbutamida e anticoagulantes; elevam os níveis séricos, determinando toxicidade para fenitoína, ADT, diazepínicos e carbamazepina.[275] A paroxetina e a fluoxetina são os inibidores mais potentes do citocromo P450 2D6 hepático. A fluoxetina é o único que inibe a 2D6 durante período superior a 1 mês. A sertralina e o citalopram apresentam menos efeito inibidor enzimático. Fluoxetina, paroxetina e quinidina elevam a concentração dos ADT e de outros medicamentos metabolizados pelo citocromo 2D6, incluindo a dextrometorfano, a mexiletina, os antiarrítmicos, os antipsicóticos, os bloqueadores β-adrenérgicos etc. Os efeitos extrapiramidais dos antipsicóticos podem ser aumentados e a concentração da glicose alterada em diabéticos. A glicemia pode aumentar ou diminuir. Há risco de hipertermia e de convulsões, quando associados a fármacos serotonérgicos (clomipramina, triptofano) ou IMAO. Associados aos IMAO, podem causar síndrome serotonérgica, caracterizada por alterações do estado mental, mioclonia, hiperreflexia, inquietação, diaforese, tremores e horripilações. Os níveis séricos podem ser aumentados com inibidores H$_2$ (cimetidina) e reduzidos com indutores enzimáticos (fenitoína, fenobarbital, rifampicina). Podem aumentar a tendência de sangramento, quando associados a anticoagulantes orais.[11,275]

Apresentam perfil mais favorável de efeitos colaterais do que os ADT porque não causam efeitos anticolinérgicos, antiadrenérgicos e anti-histaminérgicos, ou seja, não causam efeitos cardíacos, hemodinâmicos, prostáticos, oculares, gastrointestinais, sedação ou ganho de peso. Os efeitos adversos mais comuns incluem náuseas, vômitos, diarreia, dispepsia, anorexia, anormalidades do movimento, sintomas extrapiramidais, insônia, cefaleia, ansiedade, nervosismo, acatisia, tremor, anormalidades do EEG e redução do limiar convulsígeno. Devem ser utilizados com cautela em gestantes e nutrizes. A anorgasmia pode ocorrer nas mulheres e nos homens, nos quais ocorre retardo de ejaculação. A síndrome da retirada é menos expressiva com a fluoxetina porque sua meia-vida é prolongada. Síndrome serotonérgica pode decorrer da associação de ISRS com triptofano, dextrometrofano ou anoréticos. A superdosagem caracteriza-se por agitação, nervosismo, náuseas, vômitos, diarreia, convulsões, hipomania, *delirium*, mania, hiporreflexia, mioclonias, anormalidades extrapiramidais, depressão do SNC (sonolência, arreflexia, hipotonia), depressão respiratória, hiperpirexia, cianose, hipotensão arterial, arritmias cardíacas, insuficiência hepática, icterícia, diarreia, borramento visual, midríase, hipertensão intraocular, prurido, urticária, petéquias, fotossensibilidade, anemia, trombocitopenia, eosinofilia, agranulocitose, disúria, urgência miccional, retenção urinária, aumento ou redução da libido, impotência sexual, ginecomastia, amenorreia e/ou dismenorreia.[1,29,35] Agitação, hipomania, amnésia, vertigens, taqui ou braquicardia e hipertensão arterial resultam do bloqueio da recaptura de 5-HT.[275]

Inibidores seletivos da recaptura de serotonina e noradrenalina

O cloridrato de duloxetina (referido como duloxetina neste protocolo) é potente e bem balanceado inibidor da recaptação de 5-HT e de Nadr *in vitro* e *in vivo*. Não sendo heterocíclico, não apresenta as limitações de tolerabilidade e de segurança desses compostos. A dupla inibição da recaptação de 5-HT e Nadr melhora o resultado do tratamento e reduz o tempo de melhora em casos de transtorno depressivo maior. A inibição dupla da recaptação melhora a eficácia nos sintomas físicos da depressão, incluindo os dolorosos.[275]

A desvenlafaxina foi aprovada para o tratamento de adultos com transtorno depressivo maior. É o principal metabólito da venlafaxina. Sua biodisponibilidade é de cerca de 80%. Seu metabolismo é principalmente através da conjugação e meno via CYP3A4. Cetoconazol pode aumentar suas concentrações. Cerca de 45% são excretados inalterados na urina. Pode causar elevação da pressão arterial, dos triglicérides e do colesterol LDL e aumentar o tempo de sangramento.[142]

A mirtazapina bloqueia o autorreceptor α_2-adrenérgico, estimula a liberação neuronal de Nadr e aumenta a transmissão serotonérgica (bloqueio dos heterorreceptores α_2), a atividade dos neurônios serotonérgicos da rafe e a liberação de 5-HT. Sua meia-vida prolongada (20 a 40 horas) torna possível tomada única diária. Não inibe isoenzimas do citocromo P450, o que resulta em pouca interação medicamentosa. Seus principais efeitos colaterais são: aumento do apetite, ganho de peso, tontura e xerostomia. A taxa de abandono é de 23% em tratamento que dura de 1 a 7 meses.[275]

Inibidores da MAO (IMAO)

A fenelzina e a tranilcipromina são inibidores irreversíveis e não seletivos da monoaminoxidase (MAO) A e B; a atividade da MAO só retorna após nova síntese enzimática. São pouco utilizados no tratamento da dor. Os IMAO devem ser prescritos para doentes com sintomas depressivos que não melhoram com ADT. O tratamento é mais satisfatório quando há insônia atípica (hipersônia), aumento do apetite e do peso, pânico, fobia e despersonalização. Não alteram a condução nervosa cardíaca e apresentam menos efeitos anticolinérgicos do que os ADT.[275,290]

São eficazes no tratamento da síndrome da fadiga crônica; associados ao triptofano, parecem ser superiores aos IMAO e à amitriptilina no tratamento da fibromialgia. A associação de L-triptofano (0,5 a 1g/três vezes ao dia) com fenelzina foi superior ao uso da fenelzina ou da amitriptilina no tratamento da fibromialgia.[275]

Crises serotonérgicas podem ocorrer quando associados a alimentos contendo tiramina (amina simpatomimética), bebidas que contenham elementos simpatomiméticos e em doentes que fazem uso de anestésicos ou de narcóticos, especialmente de meperidina. Interagem com simpatomiméticos, causando hipertensão arterial grave, arritmias, bradicardia reflexa, cefaleia, hemorragias cerebrais, convulsões e morte. Os ADT devem ser suspensos durante 2 semanas antes do uso de IMAO. O tratamento da crise hipertensiva é realizado com bloqueadores α-adrenérgicos (fentolamina 5 a 10mg EV) ou nitroprussiato de sódio EV.[11]

Causam hipotensão ortostática comparável aos ADT (após 3 a 4 semanas de tratamento), pois interferem na síntese da Nadr nas terminações nervosas e comprometem a transmissão adrenérgica periférica. Podem causar retenção urinária, hipotensão ortostática (6% dos casos), hepatotoxicidade grave (causa icterícia em 4%), agitação, exacerbação de mania ou esquizofrenia, impotência (4%), insônia (16%) e cefaleia (3%).[141,290]

Os IMAO seletivos e reversíveis, ao término de sua atividade, possibilitam que a MAO retorne à atividade normal em 24 horas. Entretanto, estes não apresentam efeitos analgésicos. A moclobemida exerce ação preferencial na MAO-A, responsável pela metabolização das monoaminas ligadas à depressão e ao controle da pressão arterial. Seus principais efeitos colaterais são náuseas, anormalidades do sono e hepatotoxicidade. Causa menos hipotensão ortostática, disfunção sexual e ganho de peso e interage menos com aminas simpatomiméticas de ação indireta ou mista e com alimentos contendo tiramina do que os IMAO clássicos. Pode ser associada com dose baixa de simpatomiméticos; não há necessidade de intervalo para ser substituída por inibidores de recaptação de 5-HT.[150,275]

Na Tabela 50.17 estão apresentados os AD mais utilizados em nosso meio e nas Tabelas 50.18 e 50.19, alguns de seus efeitos e afinidades pelos receptores.

Neurolépticos

Os neurolépticos apresentam atividade ansiolítica, antiemética e sedativa,[174,195] alteram a percepção da dor e controlam os transtornos psicóticos.[153,187] São indicados no tratamento dos doentes com anormalidades psiquiátricas ou com dor associada à ansiedade, ou com agitação psicomotora ou insônia que não melhoram com o uso de benzodiazepínicos e durante a fase de suspensão do uso de opioides.[288] As fenotiazinas e as butirofenonas são geralmente prescritas em associação aos analgésicos e aos AD no tratamento da dor crônica de doentes que não melhoram com ADT, da dor disestésica e lancinante decorrente de neuropatias e da dor resultante do espasmo uretral.[29,275] São eficazes no tratamento da artrite, da síndrome dolorosa miofascial e de outras condições musculoesqueléticas.[19] Associados à medicina física, melhoram doentes com síndrome dolorosa miofascial.[275] A associação de ADT com fenotiazinas melhora o resultado do tratamento da cefaleia, da dor associada ao câncer, da artrite e das neuropatias,[174,195,267] talvez porque iniba a degradação dos ADT e melhore os níveis circulantes de ADT.[116] A associação com ADT é indicada em casos de ineficácia de cada um desses agentes isoladamente. Proporcionam instalação rápida da analgesia.[174] A taxa de abandono do tratamento é de 2% dos doentes tratados com neurolépticos e ADT.[275]

Os neuropositivos exibem atividade serotonérgica fraca e exercem ações anti-histamínica, gangliopégica, bloqueadora α_1-adrenérgica (vasodilatação, hipotensão arterial, hipotermia), anticolinérgicas periférica e central (retenção urinária, aumento da pressão ocular, obstipação), bloqueadoras dopaminérgicas nos núcleos da base (síndrome parkinsoniana, discinesias) e no sistema comportamental (apatia, indiferença afetiva) e histaminérgica. Alguns inibem a ligação da naloxona e da metaencefalina nos receptores opioides.[259] O bloqueio dos receptores D_2 gera síndrome parkinsoniana e justifica sua ação antipsicótica.[11,197] Parece haver relação entre a efetividade analgésica e o bloqueio adrenérgico e muscarínico.[275] Causam sedação, efeitos anestésicos locais e relaxantes musculares.[201] A melhora da dor não está necessariamente relacionada com o controle das anormalidades psiquiátricas.[275]

As fenotiazinas, as tioxantenas, as piperidinas e as butirofenonas são muito usadas no tratamento da dor. As fenotiazinas são preferíveis às butirofenonas, em virtude dos intensos efeitos antidopaminérgicos destas.[275]

Os alifáticos (clorpromazina, levomepromazina, propericiazina) são bons analgésicos, mas causam mais sedação e hipotensão postural e menos efeitos extrapiramidais do que as butirofenonas.[275]

A flufenazina exerce fraca ação anticolinérgica, antiemética e sedativa. Em dose elevada, apresenta efeito similar ao da quinidina e ação anestésica local.[11,187]

O haloperidol apresenta similaridade isomórfica com a meperidina e a morfina[151] e antagoniza o efeito do ácido glutâmico no sistema extrapiramidal. Apresenta fraca ação anticolinérgica, bloqueadora α_2-adrenérgica e gangliopégica e intenso efeito bloqueador dopaminérgico. O efeito antiemético é mediado pelo bloqueio dos receptores dopaminérgicos na zona do gatilho do vômito no bulbo. Produz menos sedação, hipotensão arterial e hipotermia do que as fenotiazinas. É mais eficaz no tratamento da ansiedade associada às psicoses do que na situacional. Acentua os efeitos anti-hipertensivos da guanetidina e o bloqueio neuromuscular dos antibióticos polipeptídicos. Associado à adrenalina, causa hipotensão paradoxal. A hipotensão induzida pelo haloperidol é potencializada por mefentermina, adrenalina e diuréticos tiazídicos.[29,187,223]

Os neurolépticos atípicos como a clozapina, a risperidona e as benzamidas modificadas (tiaprida, sulpirida) também são adjuvantes na analgesia.[192] O efeito antinociceptivo da risperidona é antagonizado pela naloxona e por bloqueadores específicos μ e κ.[247] A tiaprida exerce efeito analgésico com pouco efeito sedativo e extrapiramidal.[272] Esses medicamentos são indicados especialmente em doentes parkinsonianos. Após o terceiro mês de uso, os neurolépticos devem ser descontinuados.[275]

Em doses terapêuticas, os neurolépticos não interferem com a respiração, mas podem potencializar o efeito depressor respiratório de outros depressores do SNC (barbitúricos, opioides, anestésicos).[275] Reduzem o metabolismo hepático e aumentam os níveis séricos e a toxicidade dos ADT e da fenitoína.[187] Reduzem a biodisponibilidade do lítio e o efeito anti-hipertensivo da guanetidina. A adrenalina, os diuréticos tiazídicos e o propranolol potencializam seu efeito.[11]

Devem ser usados com cuidado em doentes geriátricos, glaucomatosos, prostáticos ou epilépticos e em crianças com doenças agudas. São contraindicados em parkinsonianos. Seus efeitos anticolinérgicos agravam o glaucoma e a retenção urinária decorrente do prostatismo ou das neuropatias.[197] Devem ser evitados durante a gestação e a amamentação. Se houver necessidade de seu uso durante a gestação, considerar que, com exceção da clorpromazina, mais bem estudada durante essas condições, não há contraindicação absoluta para os demais neurolépticos; durante a gestação, podem reduzir os receptores de dopamina no neonato, aumentar o colesterol e, talvez, alterar o comportamento. São seguros no segundo e terceiro trimestres. A risperidona parece ser relativamente segura na gestação, mas há a necessidade de mais estudos.[247] O haloperidol e as fenotiazinas são excretados no leite; não há dados a respeito da pimozida. Deve-se evitar nutrir lactentes com leite materno de usuárias de neurolépticos.[275]

São complicações de seu uso: sedação, sonolência, síndrome psicótica, confusão mental, fenômenos extrapiramidais (síndrome parkinsoniana), redução do limiar convulsivo, hipotensão arterial, taqui ou bradicardia, síncopes, retenção urinária, urticária, fotossensibilização, agranulocitose, anemia hemolítica, laringo e/ou broncoespasmo, hipersalivação, diarreia, náuseas, vômitos, hiperglicemia, anormalidades visuais e síndrome neuroléptica maligna (rigidez muscular, alteração do estado mental, instabilidade neurovegetativa). Ocorrem discinesias tardias em até 40% dos doentes que o usam durante períodos superiores a 12 meses.[275] Alguns (flufenazina) aumentam a frequência de efeitos extrapiramidais, incluindo as discinesias tardias,[8] efeito proporcional à dose utilizada (podem ocorrer com o uso de doses pequenas) e mais comum em idosos e em casos de lesões encefálicas ou que apresentam doença de Parkinson.[92] As discinesias são mais comuns em crianças,

TABELA 50.17 ■ AD mais empregados no Brasil para o tratamento da dor[117]

Nome farmacológico	Dose	Dose de manutenção (dia)	Início	Pico (h)	Estabilização	Dose máxima (dia)	Risco na gestação	Lactação
Aminas terciárias								
Amitriptilina	Dor 10 a 25mg (0,2 a 0,5mg/kg) Depressão 25 a 100mg (1,5 a 2mg/kg)	10 a 150mg (0,2 a 3mg/kg)	<5 dias 1 a 2 sem	6	2 a 4 sem	300mg	D	Compatível
Imipramina	Dor 25 a 100mg (0,5 a 3,0mg/kg) Depressão 25 a 200mg (0,5 a 4mg)	25 a 150mg (0,5 a 3mg/kg)	<5 dias 1 a 2 sem	2	2 a 4 sem	300mg	D	
Clomipramina	Dor 25 a 100mg Depressão 50 a 100mg	25 a 150mg 50 a 250mg	<5 dias 2 a 3 sem	2,5		250mg		
Aminas secundárias								
Nortriptilina	Dor 10 a 50mg (0,5 a 1mg/kg) Depressão 50 a 100mg (1 a 2mg/kg)	10 a 50mg (0,2 a 3mg/kg) 50 a 150mg (1 a 3mg/kg)	<5 dias 1 a 2 sem	4 a 5	2 a 4 sem	150mg	B	Compatível
Heterocíclicos								
Maprotinina	Dor 25 a 50mg Depressão 50 a 75mg	25 a 150mg 50 a 150mg	<5 dias	8 a 24	3 a 4 sem	300mg		
Tetracíclicos								
Mianserina	30 a 90mg			1 a 3		200mg		
Atípicas (ISRS) inibidores seletivos de recaptura de 5-HT								
Amineptina	200mg	100 a 200mg	3 a 5 dias		10 a 20 dias			
Citalopram	20mg	20 a 40mg			5 a 6 sem	60mg	C	
Fluoxetina	Dor 5 a 20mg (0,1 a 0,4mg/kg) Depressão 5 a 60mg (0,1 a 1mg/kg)	5 a 60mg (0,1 a 1mg/kg) 5 a 20mg (0,1 a 0,4mg/kg) 50 a 80mg	<5 dias 1 a 3 sem	6 a 8	4 sem	80mg	C	

Tratamento Farmacológico da Dor

Sertralina					
Paroxetina	20mg	20 a 50mg	< 5 dias	4 a 10	3 a 4 sem	60mg	C
Mirtazapina	15mg	15 a 45mg		1 a 3	2 a 4 sem	45mg	C
Tianeptina	50mg	50 a 100mg		4 a 10	2 a 4 sem	200mg	
Inibidores seletivos de recaptura de Nadr							
Reboxetina	4 a 10mg					10mg	
Inibidores seletivos de recaptura de 5-HT e de Nadr							
Desvenlafaxina	50mg	50 a 100mg				100mg	
Duloxetina	30mg	60 a 90mg				120mg	
Nefazodona	200mg	200 a 600mg				600mg	
Venlafaxina	37,5mg	37,5 a 150mg		1 a 4		375mg	C
IMAO	25 a 37,5mg	25 a 37,5mg				37,5mg	
Tranilcipromina	10 a 20mg	10 a 30mg	5 a 10 dias	2,5		45mg	
Moclobemida	100mg	100 a 300mg		1		600mg	

min: minutos; sem: semanas.

TABELA 50.18 ■ Perfil dos antidepressivos quanto aos efeitos e às afinidades pelos receptores[50]

Nome farmacológico	Analgesia	Ansiólise	Sedação	Insônia	Efeitos anticolinérgicos	Hipotensão ortostática	Náusea	Cardiotoxicidade	Nadr	5-HT	DA	α_1	α_2	H_1	Musc
Amitriptilina	+++	+++	+++	–	+++	+++	++	+++	++	++/+++	+	+++	+/–	++++	++++
Citalopram	+	–	–	+	–/++	–	+	–	–	+++	–	–	–	–	–
Clomipramina	–	++	++	–	++	++	++	++	+	++++	–	++	0	+	++
Fluoxetina	–	0	+	+++	–	–	++	–	–	++++	+	–	–	–	–
Imipramina	+++	++	++	–	++/+++	++/+++	++	+++	++	++/+++	+	++	0	+	++
Maprotilina	–	+	+	–	++	++	++	+++	+++	+	–	+	0	+++	+
Mianserina	–	++	+++	–	–	–	–	–	++	–	+	++	0	+++	–
Mirtazapina	–	0	++	–	++	++	–	–	←	←	←	–	–		
Moclobemida	–	0	–	–	++	+	–	–	–	←	←				
Nortriptilina	+++	+	+	–	+	++	++	++/+++	++/+++	++	+	+	0	+	++
Paroxetina	+	0	–	–	–	++	–	–	–	+++/++++	–	–	–	–	–
Sertralina	–	0	–	–	–	++	–	+++	–	+++	–	–	–	–	–
Tianeptina	–	++	+	–	–	–	++	–	–	*	–	–	–	–	–
Tranilcipromina	–	+	+	–	+	+++	++	–	–	←	←	–	–	–	–
Venlafaxina	?	0	–/+	–	–	–/++	++	–/+++	++/+++	++	+	–	–	–	–

↑: aumenta níveis séricos; DA: dopamina; Nadr: noradrenalina; α_1: receptor α_1-adrenérgico; α_2: receptor α_2-adrenérgico; Musc: receptores muscarínicos; 5-HT: serotonina; 0: não disponível.

TABELA 50.19 ■ Propriedades de inibição da recaptação de Nadr, 5-HT e dopamina dos AD

Agente	Noradrenalina	Serotonina	Dopamina
Amitriptilina	4,20	1,50	0,04
Bupropiona	0,04	0,01	0,16
Fluoxetina	0,36	8,30	0,06
Imipramina	7,70	2,40	0,02
Paroxetina	3,00	136,00	0,06
Sertralina	0,45	29,00	0,04
Venlafaxina	0,48	2,60	Não disponível

enquanto as síndromes parkinsonianas predominam nos idosos.[187] A clozapina e a risperidona apresentam atividade bloqueadora dopaminérgica e serotonérgica, mas causam menos efeitos extrapiramidais e discinesias tardias do que os demais neurolépticos.[5] Alteram o EEG e prolongam o intervalo QT do ECG (efeito antiarrítmico semelhante ao da quinidina). Apresentam efeitos aditivos anticolinérgicos com a atropina e são orexígenos.[197]

Em casos de intoxicação, recomendam-se a redução ou a descontinuidade da medicação e assistência ventilatória e cardiocirculatória. A hipotensão arterial é tratada com vasoconstritores (dopamina, Nadr; a adrenalina pode causar hipotensão paradoxal). Os efeitos extrapiramidais são tratados com anticolinérgicos (benztropina, 1 a 2mg duas a três vezes ao dia, VO; triexifenidil, 5 a 15mg/dia VO), com antagonistas H_1 (difenidramina 25mg/dia EV/VO) e com agonistas dopaminérgicos (L-dopa). As síndromes convulsivas são prevenidas com a redução da dose.[53] A síndrome neuroléptica maligna é tratada com dantroleno (1 a 2,5mg/kg quatro vezes ao dia ou 2,5 a 10mg três vezes ao dia EV por até 2 dias) e bromocriptina (2,5 a 5mg três vezes ao dia).[11,187,197]

Na Tabela 50.20 estão apresentados os neurolépticos mais utilizados em nosso meio, e na Tabela 50.21, a intensidade relativa de alguns de seus efeitos.

Anticonvulsivantes

A carbamazepina, a oxcarbazepina, a difenil-hidantoína (DFH), o clonazepam, o ácido valproico, o valproato de sódio, o divalproato, a lamotrigina, a vigabatrina, o topiramato, a gabapentina e a pregabalina são indicados no tratamento da dor paroxística que acompanha as neuropatias periféricas e centrais, assim como das convulsões e das síndromes psicóticas.[44,195,226,240,268,275]

A carbamazepina alentece a recuperação da atividade dos canais de Na^+ dependentes de voltagem resistentes e sensíveis à TTX nos neurônios dos gânglios sensitivos.[242] Inibe a somatostatina e exerce efeito antagonista nas bombas de Ca^{++}, possivelmente por atuar como antagonista não competitivo dos receptores NMDA.[223,275] Deprime a transmissão sináptica nos circuitos polissinápticos do tronco encefálico e a potencialização pós-sináptica da medula espinal.[81] É o medicamento mais eficaz no tratamento da neuralgia do trigêmeo (resultados iniciais excelentes em 40% a 100% dos doentes)[43,123] e de outras neuralgias paroxísticas.[236,268] A porcentagem de melhora aumenta quando associada à DFH e à mefenesina. É também empregada no tratamento das convulsões e do transtorno bipolar. Pode aumentar a concentração sérica dos ADT em regimes combinados.[90] Os efeitos colaterais são representados por tremores, vertigens, sonolência, confusão mental, hiper ou hipotensão arterial, bradicardia, erupção eritematosa, esfoliativa ou descamativa, leucopenia, neutropenia, anemia aplástica, alterações das provas de função hepática, icterícia obstrutiva, diarreia, epigastralgia, obstipação intestinal e/ou anormalidades da acomodação visual.[187,268] Ocorre erupção cutânea em 2% a 5% dos casos, um sinal premonitório de depressão da medula óssea.[227]

A oxcarbamazepina estabiliza a membrana neural via bloqueio de canais de sódio dependentes de voltagem e redução das correntes dos canais de Ca^{++} dependentes de voltagem. É quase totalmente absorvida por VO. Seu metabólito 10-hidroxicarbazepina ou licarbazepina é responsável por seus efeitos farmacológicos; 40% se ligam a proteínas, principalmente à albumina. Ao contrário da carbamazepina (cujo epóxido causa neurotoxicidade), não resulta na produção de epóxido durante seu metabolismo. É bem tolerada e considerada com menos interações medicamentosas do que a carbamazepina e é menos tóxica do que a fenitoína e a carbamazepina. Pode causar sedação, tontura, cefaleia, diplopia, náusea, erupção cutânea e hiponatremia e menos complicações hematológicas, hepáticas e dermatológicas do que a carbamazepina.[21]

A DFH estabiliza as membranas axonais, deprime a transmissão sináptica no núcleo do trato espinal do nervo trigêmeo, reduz a potenciação pós-tetânica na medula espinal e no gânglio estrelado de animais, bloqueia a condutância ao Na^+ nos canais de Na^+ dependentes de voltagem re-

TABELA 50.20 ■ Neurolépticos mais empregados no Brasil para o tratamento da dor

Nome farmacológico	Início	Pico	Duração	Dose/dia	Risco na gestação
Alifáticos					
Clorpromazina	EV 30min VO 30 a 60min	VO 2 a 3h	IM 3 a 4h VO 4 a 6h	25 a 100mg (0,25 a 1mg/kg) 4-6×	C
Levomepromazina				10 a 100mg 3-4×	
Propericiazina				10 a 50mg 3-4×	
Piperidinas					
Tioridazina		2 a 4h 6 a 8h		Ataque: 10 a 200mg Manutenção: 25 a 50mg 3-4×	
Tioridazina *liberação retardada*					
Piperazinas					
Flufenazina	1h	Variável	6 a 8h	Ataque: 0,5 a 10mg (0,01 a 0,02mg/kg) 3-4× Manutenção: 1 a 3mg (0,01 a 0,04mg/kg) 3-4×	
Tioxantenas					
Tiotixeno				Ataque: 0,3 a 30mg Manutenção: 5 a 5mg 2-3×	
Butirofenonas					
Droperidol				EV 1,5 a 20mg Epidural/espinal 2,5mg	
Haloperidol	VO 1 a 2h IM 10 a 30min	30 a 45min	12 a 38h	0,5 a 5mg (0,01 a 0,2mg/kg) 2-4×	C
Pimozida		2 a 4h		1-3mg 2-3×	
Heterocíclicos					
Benzamidas modificadas					
Sulpirida				50 a 100mg 2-4×	
Tiaprida				100mg 2-4×	
Dibenzoxazepina					
Clozapina	0,3 a 4h	7h	12h	50 a 100mg 2-3×	
Benzisoxazole					
Risperidona				2 a 6mg	C

TABELA 50.21 ■ Intensidade relativa de alguns efeitos colaterais dos neurolépticos

Agente/Efeito	Extrapiramidal	Sedação	Anticolinérgicos	Cardíacos	Hipotensão arterial
Fenotiazinas					
Clorpromazina	++	+++	+++	++	+++
Propericiazina	+	+++	+	++	++
Perfenazina	+++	+	++	+	+
Tioridazina	+	+++	+++	+	++
Trifluoperazina	+++	+	+		+
Piperazinas					
Flufenazina	+++	++	++	+	+
Tioxantenas					
Tiotixeno	+++	+	+	+	+
Butirofenonas					
Droperidol	+++	++	++	+	++
Haloperidol	+++	+	+	+	+++
Pimozida	++	+	+	+++	++
Benzisoxazole					
Risperidona	+	+	+	+	+
Benzamidas modificadas					
Sulpirida	+	+	+	–	–
Outras					
Clozapina	–	+++	+++	+++	+

sistentes e sensíveis à TTX dos neurônios,[242] interfere com a propagação dos potenciais de ação no SNP e no SNC[250] e inibe a liberação de somatostatina. A atividade neural é estabilizada pelo bloqueio do influxo e pelo aumento do efluxo dos íons Na^+.[223,250] Reduz o automatismo, a duração do potencial de ação, a velocidade de condução e o período refratário efetivo nas fibras cardíacas.[223] É eficaz no tratamento das dores neuropáticas lancinantes (neuralgia do trigêmeo, neuralgia pós-herpética), arritmias ventriculares resistentes à lidocaína (prolongamento do intervalo QT do ECG), síndromes comiciais[187] etc. O efeito analgésico pode ser aumentado quando combinada com outros anticonvulsivantes e AD.[226] Em doses muitas vezes pouco toleradas, proporciona controle inicial da neuralgia do trigêmeo em 31% a 70% dos doentes.[18,268] Cruza a placenta e pode determinar anormalidades congênitas,[103] devendo ser evitada em gestantes e em nutrizes. Interage, elevando as concentrações, com diazepam, cloranfenicol, dissulfiram, tolbutamida, salicilatos, halotano, cimetidina, álcool, sulfonamidas e clordiazepóxido.

Os níveis séricos da DFH podem estar reduzidos com o uso crônico de álcool, reserpina e/ou carbamazepina. A absorção por VO é reduzida na presença de antiácidos que contenham Ca^{++}. Reduz o efeito dos corticosteroides, anticoagulantes orais, quinidina, digitoxina e furosemida.[187] Pode comprometer o alerta. Os efeitos tóxicos manifestam-se, geralmente, em concentrações superiores a 20μg/mL e se caracterizam pela ocorrência de nistagmo, vertigens (61%), ataxia, agitação, irritabilidade, disartria, diplopia, coma, náuseas, vômitos, hiperglicemia, parada respiratória, dermatite esfoliativa, síndrome de Stevens-Johnson, hiperplasia gengival e epidérmica e hirsutismo.[187,223] Os efeitos adversos são intoleráveis em 14% dos casos. A hiperplasia gengival é prevenida com higiene oral rigorosa (escovação dentária). Recomenda-se monitoração do nível sérico para aferição adequada da relação dose/efeito terapêutico.[268] Em casos de intoxicação, recomendam-se redução ou descontinuação da medicação, suporte cardioventilatório, indução da êmese, lavagem gástrica, uso de carvão ativado e hemodiálise. A exsanguineotransfusão é necessária em alguns casos, especialmente em crianças.[187,223] A administração deve ser suspensa em casos de erupção cutânea.[287]

O clonazepam eleva a atividade gabaérgica e proporciona alívio da dor em cerca de 25% dos doentes com neuralgia do trigêmeo resistente à carbamazepina.[44,255] Reduz a atividade da levodopa; os barbitúricos e as hidantoínas aceleram a metabolização do clonazepam. Entre os efeitos indesejáveis citam-se: fadiga, depressão respiratória, incontinência urinária, hipotonia muscular e anormalidades visuais e da coordenação motora. Pode aumentar a secreção brônquica. Raramente causa reações paradoxais de excitação, irritabilidade e agressividade. Manifesta-se sonolência em 88% dos casos, instabilidade da marcha em 80% e confusão mental em 8%. Pode comprometer o alerta e causar dependência, especialmente em indivíduos com predisposição prévia. Pode ocorrer síndrome de retirada (diaforese, espasmos musculares e abdominais, alterações perceptivas, *delirium*, convulsões etc.) com sua suspensão abrupta.[146,152] Os efeitos colaterais dependem da dose e da idade, sendo mais comuns em idosos, e são incapacitantes em 36% dos casos.[44,268]

O ácido valproico e o valproato de sódio são eficazes no tratamento das neuralgias paroxísticas, síndromes convulsivas (pequeno mal, ausências complexas), síndromes psicóticas, febre recorrente em crianças e na profilaxia da enxaqueca.[187,223] Aumentam a concentração do GABA porque reduzem seu catabolismo ao inibirem a GABA-transferase e aumentarem sua síntese, via ativação da desidrogenase do ácido glutâmico. Inibem também a condutância ao K^+, os canais de Na^+ dependentes de voltagem e os canais de Ca^{++}. Atravessam a placenta e são excretados no leite, devendo ser evitados em gestantes e nutrizes. A eliminação é hepática e renal.[223] Potencializam o efeito depressor sobre o SNC do álcool, dos sedativos, dos AD e de outros anticonvulsivantes.[187] Aumentam o efeito dos anticoagulantes cumarínicos, os efeitos antiplaquetários dos salicilatos e os níveis séricos e a toxicidade do fenobarbital, da primidona e da fenitoína. O efeito tóxico e o nível sérico do ácido valproico/valproato são aumentados com o uso concomitante de salicilatos. O clonazepam associado ao ácido valproico aumenta o risco de crises de ausência. O ácido valproico/valproato podem comprometer o alerta; devem ser usados com cautela em doentes que exerçam atividades que exijam crítica.[187,223] Como manifestações adversas citam-se: hipotensão arterial, colapso cardiovascular, depressão atrial e ventricular, fibrilação ventricular, alterações visuais, asterixe, ataxia, confusão mental, tonturas, tremores, cefaleia, enurese, fraqueza muscular, fadiga, neuropatia periférica, náuseas, vômitos, indigestão, diarreia, obstipação, hipersalivação, cólicas abdominais, hepatopatia, lúpus eritematoso, erupções cutâneas, prurido, alopecia, síndrome de Stevens-Johnson, trombocitopenia, petéquias, prolongamento do tempo de sangramento, leucopenia, coma e morte.[187] Em caso de intoxicação, recomendam-se descontinuação ou redução da medicação, suporte ventilatório e cardiocirculatório, indução da êmese, lavagem gástrica e carvão ativado. A hemodiálise e a hemotransfusão podem ser necessárias. A naloxona pode reverter os efeitos depressores do ácido valproico/valproato, muitas vezes à custa da reversão do efeito anticonvulsivante.[103] O divalproato causa menos adversidades do que o valproato.[13,275]

A vigabatrina, inibidor irreversível da GABA-transaminase nas células gliais e nos neurônios pré-sinápticos, aumenta a concentração do GABA no SNC; o GABA facilita a penetração intracelular do Cl^- e hiperpolariza a membrana neuronal. É excretada pelo rim; a metabolização hepática é mínima. Reduz os níveis séricos da fenitoína.[275] O uso deve ser cauteloso em doentes com antecedentes de psicopatia, e a dose deve ser reduzida em idosos. Agressividade, psicose, sonolência, fadiga, náuseas, nervosismo, irritabilidade, depressão, cefaleia, confusão mental, comprometimento da memória, diplopia e aumento do peso são os efeitos adversos descritos com seu uso.[11]

O topiramato bloqueia os canais Na^+ dependentes de voltagem e os receptores cainato e AMPA glutamatérgicos, aumenta a atividade dos receptores $GABA_A$ e da anidrase carbônica e interage com receptores não benzodiazepínicos. A eliminação é renal, e a ligação proteica é pequena. É eficaz no tratamento da dor neuropática, da obesidade mórbida, dos transtornos bipolares e das epilepsias e na profilaxia da enxaqueca. Entre seus efeitos colaterais citam-se: nefrolitíase, fadiga, tontura, ataxia, alterações da linguagem, náuseas e redução do peso.[275]

A lamotrigina suprime a liberação de aminoácidos excitatórios (glutamato, aspartato, acetilcolina), exerce atividade gabaérgica e bloqueia os canais de Na^+ dependentes de voltagem e os canais de Ca^{++}. É eficaz no tratamento da dor neuropática, incluindo a dor central e a cefaleia tipo SUNCT, e de outras condições álgicas.[275,299]

A gabapentina é aminoácido estruturalmente relacionado ao GABA que não interage com receptores gabaérgicos. Não é convertida a GABA ou a agonistas do GABA e não inibe a captura ou a degradação de GABA. Reduz a liberação de neurotransmissores, incluindo o ácido glutâmico, graças ao desvio de seu metabolismo para a síntese de GABA, do que resulta bloqueio da sensibilização de receptores NMDA. Modula a subunidade α-2-δ dos canais de Ca^{++}. Exerce efeito antipsicotrópico, apresenta potente efeito analgésico em casos de neuralgias e da síndrome fibromiálgica e é profilática da enxaqueca e melhora o padrão do sono.[138] Não se liga às proteínas plasmáticas, não interage com outros medicamentos, não é metabolizada, não induz nem inibe as enzimas hepáticas que metabolizam os medicamentos e é excretada integralmente na urina. Sua biodisponibilidade é de 60%. Em doses mais elevadas, a fração da dose absorvida é diminuída.

Os efeitos adversos mais frequentes são: sonolência, tontura, ataxia, fadiga, nistagmo, cefaleia, tremores, náuseas, vômitos e diplopia.[251,275]

Na Tabela 50.22 estão descritos os anticonvulsivantes antineurálgicos mais utilizados em nosso meio, na Tabela 50.23, suas principais características farmacocinéticas, na Tabela 50.24, seus mecanismos de ação, e na Tabela 50.25, seus principais efeitos adversos e interações medicamentosas.

Miorrelaxantes

São indicados no tratamento sintomático da espasticidade secundária à lesão do SNC quando há hiperatividade α e δ e como adjuvantes no tratamento da dor decorrente dos espasmos musculares; a ciclobenzaprina e o carisoprodol são úteis no tratamento da fibromialgia.[275]

Os neurotransmissores excitatórios (glutamato, aspartato, sP) dos aferentes primários e os neurotransmissores inibitórios liberados pelos interneurônios (GABA, glicina) ou pelas vias rostrocaudais monoaminérgicas reflexas (Nadr, 5-HT, dopamina) regulam o tônus muscular, pois controlam a atividade dos motoneurônios. Alguns miorrelaxantes atuam diretamente nos músculos, onde inibem a liberação de Ca^{++} (dantroleno) para seu interior, enquanto outros atuam nos circuitos multissinápticos segmentares e suprassegmentares do SNC, ligando-se a receptores do complexo GABA (diazepam), receptores $GABA_B$ (baclofeno), α_2-adrenérgicos, ou aos presentes nas unidades reticuloespinais.[33,87,275]

A tizanidina é derivado imidazolínico que atua como agonista α_2-adrenérgico na medula espinal, diminuindo a liberação do aspartato dos interneurônios excitatórios. É eficaz no tratamento da dor decorrente de espasmos musculares (lombalgia, cervicalgia) e da espasticidade resultante de lesões do SNC (esclerose múltipla, lesões medulares etc.) e nos quadros dolorosos associados a espasmo muscular (lombalgia e cervicalgia). Atingindo pico plasmático por VO em 1 a 2 horas, aproximadamente 30% se ligam às proteínas plasmáticas e sua meia-vida é de 3 a 5 horas. É metabolizada, principalmente, no fígado e eliminada pela urina. Seus efeitos colaterais incluem cansaço, sonolência, náuseas, vômitos, obstipação, insônia, xerostomia e hipotensão arterial. Mais raramente, podem ocorrer sintomas gastrointestinais e aumento de transaminases. Precauções devem ser adotadas quanto ao uso em doentes cardiopatas ou com insuficiência hepática ou renal.[33,87,275]

A flupirtina, além de miorrelaxante, é analgésica (potência intermediária entre o paracetamol e a morfina). Parece atuar na medula espinal e no encéfalo, onde inibe a síntese de PG e aumenta a atividade noradrenérgica. É indicada no tratamento da dor de origem musculoesquelética e reumática. O efeito é máximo em 30 minutos por VO e mantém-se durante 3 a 5 horas; a meia-vida é de 10 horas; 84% se liga às proteínas plasmáticas. É metabolizada no fígado e excretada na urina e na bile. Sonolência, cefaleia, vertigens, alterações visuais, epigastralgia, diarreia, xerostomia, náuseas, vômitos, obstipação, diaforese, reações cutâneas e aumento das enzimas hepáticas, da bilirrubina, do urobilinogênio e das proteínas na urina podem decorrer de seu uso. Deve ser evitada em doentes que exerçam tarefas que exijam crítica, em gestantes e em lactentes. Potencializa o efeito do álcool e dos psicofármacos e modifica a atividade dos anticoagulantes. Não deve ser associada ao acetaminofeno. A dose deve ser reduzida nos doentes com insuficiência renal e em idosos.[33,87,275]

A ciclobenzaprina atua em circuitos polissinápticos do tronco encefálico e da medula espinal. É eficaz no tratamento da lombalgia aguda e da fibromialgia; melhora os espasmos musculares, a dor e as anormalidades eletromiográficas em doentes com cervicalgia de modo mais expressivo do que o diazepam. Apresenta efeito sedativo e indutor do sono por mecanismos semelhantes aos da amitriptilina.[285] É contraindicada em doentes com glaucoma, retenção urinária, hipertireoidismo, ICC, isquemia miocárdica, arritmias cardíacas, bloqueio de ramo cardíaco ou outras anormalidades de condução cardíaca e em doentes que fazem uso de IMAO. Pode induzir suicídio em doses elevadas.[33,81,275,285]

O carisoprodol bloqueia os circuitos multineuronais do tronco encefálico e da medula espinal.[285] Exerce efeito sedativo e é eficaz no tratamento da lombalgia aguda, mas não da dor causada por disfunção temporomandibular e da espasticidade decorrente de doenças do SNC. Sua ação ocorre 30 minutos após sua administração e dura de 4 a 6 horas; apresenta meia-vida de 8 horas e a excreção é renal. É metabolizado no fígado a meprobamato. Atinge níveis no leite materno de até quatro vezes o nível plasmático. Deve-se reduzir a dose em doentes com insuficiências renal e hepática. É contraindicado em casos de hipersensibilidade ao carisoprodol, meprobamato, ebutamato e tibamato e em doentes com porfiria intermitente aguda. Não deve ser usado em nutrizes ou doentes que usam psicotrópicos. Fraqueza, impotência funcional, tonturas, vertigem, soluços, insônia, depressão, taquicardia, síncopes, eritema, asma, náuseas e vômitos são adversidades observadas com seu uso.[7] Pode induzir dependência ao meprobamato; a suspensão pode causar síndrome de retirada, caracterizada como dor abdominal, insônia, tremor, cefaleia e náuseas.[33,275]

A orfenadrina é relaxante muscular que exerce atividade anti-histamínica, relaxante muscular, noradrenérgica e serotonérgica central e atividade anticolinérgica muscarínica central e periférica. É indicada no tratamento da dor musculoesquelética. Pode ser associada a outras medicações em doentes com doença de Parkinson, pois apresenta efeito anticolinérgico. Sua meia-vida é de 13 horas por VO e de 16 horas

TABELA 50.22 ■ Anticonvulsivantes mais empregados no Brasil para o tratamento da dor[117]

Nome farmacológico	Início (dias)	Pico (horas)	Meia-vida	Duração	Dose habitual/dia	Dose máxima/dia	Risco na gestação	Lactação
Carbamazepina	3 a 4	2 a 8	12 a 18h	25 a 65	< 6 anos – ataque 25 a 50mg/kg 2× aumento 20mg/kg 6 a 12 anos – ataque 5mg/kg 2× aumento 10mg/kg > 12 anos – ataque 200mg 2× aumento 200mg Manutenção: 200 a 400mg (1mg/kg) 3-4× (600 a 1.200mg/dia)	3g	D	Atravessa para o leite compatível
Oxcarbazepina		4			300 a 2.700mg/dia iniciar 150mg/dia manutenção 300 a 600mg 3×/dia	2.700mg		
Difenil-hidantoína	3 a 5	VO 4 a 12		VO 10 a 15 EV 1 a 2	Ataque 100 a 150mg (2 a 3mg/kg) 3-4× aumento 25 a 50mg (0,5mg/kg) 300 a 400mg/dia	1g (5mg/kg)	C	Não atravessa com leite recomendado
Clonazepam	VO (0,3 a 0,5)	VO 1 a 2	20 a 40h	6 a 10	Ataque 0,5mg (0,01 a 0,03mg/kg) aumento 0,5 a 1mg manutenção 1,5 a 10mg (0,5 a 2mg) 2-3× 1,5 a 20mg/dia	20mg	C	Incompatível
Ácido valproico	3 a 5	1 a 4	6 a 18h	5 a 20	250 a 500mg (1,5 a 5mg/kg) 1-3× 50mg		D	Incompatível
Valproato de sódio	3 a 5	1 a 4		5 a 20	250 a 500mg (1,5 a 5mg/kg) 1-3× 50mg	3g		
Divalproato					2 a 3 × 15			
Lamotrigina	1 a 2	2 a 3	24 a 30h	5 a 7	100 a 200mg 2× 500 a 700mg/dia	400mg	C	Sem dados
Gabapentina			5 a 13h		Ataque: 300mg (5mg/kg) 1× Manutenção: 300 a 600mg (5mg/kg) 3×	3.600mg	C	Sem dados
Pregabalina		1	6,3h		Ataque: 75mg 2× Manutenção: 75 a 300mg 2×	600mg	C	Secretado no leite sem estudos fundamentados
Topiramato			18 a 24h	12	Ataque: 25g 2× Manutenção: 100 a 200mg 2× 200 a 800mg/dia	1.000mg	C	
Vigabatrina			5 a 8h		1,5 a 2,5g (45mg/kg) 1-2× 2.000 a 3.000mg/dia	4g		

Tratamento Farmacológico da Dor

TABELA 50.23 ■ Local de eliminação e considerações farmacológicas especiais dos anticonvulsivantes

Fármaco	Eliminação	Efeito em outros medicamentos	Efeito de outros medicamentos
Carbamazepina	> 95% hepática	Indutor	Induzida ou inibida; metabólito ativo
Fenitoína	> 90% hepática	Indutor	Absorção pode ser alterada ou ser deslocada da ligação proteica; inibida ou induzida
Fenobarbital	75% hepática, 25% renal	Indutor	Inibido ou induzido
Gabapentina	100% renal	Nenhum	Nenhum
Lamotrigina	90% hepática	Nenhum	Inibida ou induzida
Oxcarbazepina	45% renal, 45% hepática	Leve indutor; contraceptivos orais, inibidor específico do CYP2C19, do GUT	Pró-droga; metabolizada a derivado mono-hidróxido; induzida
Pregabalina	98% renal	Nenhum	Nenhum
Topiramato	30% a 50% hepática, 50% a 70% renal	Específico inibidor (CYP2C19), induz contraceptivos orais	Induzida
Valproato	> 95% hepática	Inibidor pode deslocar ligação proteica	Pode ser deslocado da ligação proteica; inibido ou induzido
Vigabatrina	100% renal	Reduz fenitoína	Nenhum

TABELA 50.24 ■ Mecanismos de ação dos anticonvulsivantes

Agente antiepiléptico	Antagonismo do glutamato	Potencialização do GABA	Bloqueio dos canais de NA^+	Bloqueio dos canais de Ca^+
Topiramato	X	X	X	X
Carbamazepina			X	
Gabapentina				X
Pregabalina				X
Lamotrigina			X	X
Benzodiazepínicos		X		
Fenitoína			X	
Vaproato			X	
Vigabatrina		X		
Barbitúricos		X		

por via IM; 95% ligam-se às proteínas plasmáticas; é metabolizada no fígado e eliminada na urina. Pode desencadear quadros confusionais em idosos. O uso de álcool diminui seu efeito da droga (ação no metabolismo hepático). Deve ser empregada com cuidado em casos de síndrome pilórica, prostáticos e glaucomatosos.[7] Obstipação, xerostomia, retenção urinária, astenia, fadiga, sonolência, *delirium*, confusão mental, hipotensão arterial, taquicardia sinusal, borramento visual e hipertensão intraocular em doentes com glaucoma de ângulo fechado podem decorrer de seu uso.[87,275]

O baclofeno atua no receptor $GABA_B$ das lâminas I e IV do CPME, hiperpolariza as terminações centrais dos aferentes primários via aumento da condutância do K^+ e inibe os canais de Ca^{++} e a liberação de aminoácidos excitatórios (glutamato) e os reflexos mono e polissinápticos na medula espinal. É utilizado no tratamento da espasticidade decorrente de doenças do SNC (esclerose múltipla), da doença de Parkinson, das distonias focais (torcicolo espasmódico, blefaroespasmo, distonia oromandibular), da neuralgia do trigêmeo, da cefaleia, da neuralgia pós-herpética e da dor em

TABELA 50.25 ■ Efeitos colaterais, interações medicamentosas dos anticonvulsivantes

Fármaco	Efeitos colaterais		Interações medicamentosas	
	Dependentes da dose	Idiossincrasia	Eleva nível sérico	Reduz nível sérico
Carbamazepina	Náusea, ataxia, sonolência, mal-estar TGI, diplopia	Rash cutâneo, discrasia sanguínea, disfunção hepática	Eritromicina, isoniazida, propoxifeno, ácido valproico, lamotrigina	Fenitoína, fenobarbital, anticoncepcionais orais, lamotrigina
Oxcarbazepina	Hiponatremia dose-dependente, náuseas, tonturas, ataxia e cefaleia			Felodipina, verapamil, anticoncepcionais orais (estrógenos)
Fenitoína	Ataxia, nistagmo, sonolência, hiperalgesia gengival, hirsutismo, fácies grosseira, polineuropatia, osteomalacia, anemia megaloblástica	Rash cutâneo, discrasia sanguínea, disfunção hepática, febre, hiperplasia, gengival	Benzodiazepínicos, cloranfenicol, dissulfiram, etanol, sulfonamidas, trimetoprima, varfarina, isoniazida	Carbamazepina, fenobarbital, piridoxina, estrógeno, anticoncepcionais orais, lamotrigina
Valproato/divalproato	Mal-estar TGI, tremor, sonolência, ganho de peso, perda de cabelo	Disfunção hepática, trombocitopenia	Fenobarbital	Carbamazepina fenitoína
Lamotrigina	Náuseas, sonolência, tremor, ataxia, inquietação, visão turva, diplopia, efeito de rebote	Rash cutâneo	Pouca interação medicamentosa, valproato aumenta risco de rash cutâneo (introduzir 25mg em dias alternados e aumentar mais lentamente)	Carbamazepina, ácido valproico
Gabapentina	Sonolência, ataxia, náuseas, fadiga, cefaleia, tremores, nistagmo, diplopia, vertigem, borramento visual		Não é metabolizada e não interage com proteínas plasmáticas; não causa interações medicamentosas antiácidos < absorção em 25%	
Pregabalina	Sonolência, tonturas, edema periférico		Não é metabolizada e não interage com proteínas plasmáticas; não causa interações medicamentosas	
Topiramato	Perda de peso, dificuldade de concentração e memória, comprometimento da fluência verbal, fadiga, sonolência e aumento na incidência de cálculos renais (1,5%)	Nefrolitíase	Carbamazepina	Anticoncepcionais orais (etinilestradiol)
Vigabatrina	Psicose?	Diminuição do campo visual	Não é metabolizada	Fenitoína

outras dores neuropáticas.[33,45,82] A forma levógira é mais eficaz do que a dextrógira.[6] Pode ser utilizado VO ou intratecal. Por VO, é rapidamente absorvido e tem meia-vida plasmática de 3 a 4 horas; por via intratecal espinal, melhora a espasticidade e a dor neuropática, especialmente a resultante de lesões espinais, principalmente agudas. O efeito antiespástico inicia-se horas ou dias após a administração, mas o momento de pico é muito variado; em bolo, por via intratecal, o efeito antiespástico dura 4 horas. Sua associação com carbamazepina, antidepressivos e difenil-hidantoína melhora o resultado do tratamento da dor neuropática.[45,46] É excretado pelo rim, em grande parte inalterado. Pode acentuar o efeito depressor no SNC do álcool, barbituratos, narcóticos e anestésicos voláteis.[33] Idosos apresentam menor tolerância a seus efeitos colaterais, que incluem xerostomia, sonolência, insônia, tonturas, fraqueza, ataxia, náuseas, vômitos, comprometimento da atenção, confusão mental e crises convulsivas (em epilépticos). Pode aumentar a desidrogenase láctica.[45,46,82] A superdosagem pode cursar com taquicardia, palpitações, hipotensão arterial, angina, vertigem, tontura, excitação, cefaleia, *delirium*, euforia, disartria, convulsões, síncope, borramento visual, estrabismo, mialgias, dispneia, depressão respiratória, salivação, obstipação intestinal, diarreia, disageusia, dor abdominal, erupção cutânea, prurido e coma.[82,187,268] O tratamento das complicações inclui a lavagem gástrica, o uso de carvão ativado e a indução de vômito com ipeca.[187] A retirada deve ser gradual, exceto em casos de reações adversas graves, devido ao risco de *delirium*, convulsões e agravamento da espasticidade.[84,275]

O dantroleno melhora a espasticidade porque age diretamente no mecanismo de acoplamento observado durante a excitação e contração, aparentemente ao reduzir a quantidade de Ca^{++} liberada pelo retículo sarcoplasmático dos músculos. É utilizado por via EV no tratamento da espasticidade e da síndrome neuroléptica maligna e da hipertermia maligna, síndrome transmitida hereditariamente de modo dominante e desencadeada com o uso de bloqueadores neuromusculares e anestésicos inalatórios. Seu efeito colateral mais importante é a fraqueza muscular; pode também causar euforia, tonturas, sonolência, fadiga e diarreia. Ocorre hepatotoxicidade em 0,1% a 0,2% dos doentes tratados durante 60 dias ou mais.[87,275]

A toxina botulínica impede que a acetilcolina atue nos receptores muscarínicos; estes causam aumento do Ca^{++} intracelular e ativam a contração muscular. É mais eficaz nas fibras musculares do tipo I (lentas) do que do tipo II (rápidas). É empregada no tratamento de espasticidade, distonia, especialmente a localizada na região cervical, cãibra do escrivão, hiperidrose, sialorreia e transtornos esfincterianos e proporciona melhora da dor associada à espasticidade,[24] à distonia, hérnias discais, amiotrofia neurálgica, dor decorrente da doença de Parkinson, síndrome do músculo piriforme, síndrome do pronador *teres* e dor no membro superior causada por disfunção dos músculos escalenos anterior, médio ou posterior.[196]

Não é eficaz no tratamento da fibromialgia.[196]

Na Tabela 50.26 estão relacionados os miorrelaxantes mais empregados em nosso meio para tratar a dor.

TABELA 50.26 ■ Miorrelaxantes mais usados para o tratamento da dor no Brasil[7]

Nome farmacológico	Dose diária	Dose máxima
Carisoprodol	1.400mg	
Baclofeno	VO 10 a 80mg Intratecal: Bolo – 25 a 75µg Infusão – 3 a 8µg/h	150mg
Flupirtina	100 a 400mg	600mg
Ciclobenzaprina	20 a 40mg	60mg
Orfenadrina	5 a 100mg	400mg
Tizanidina	2 a 24mg	36mg

Carbonato de lítio

O carbonato de lítio é indicado na prevenção da enxaqueca e da cefaleia em salvas[8] e no tratamento dos transtornos bipolares. Apresenta efeito estabilizador de membranas relacionado à redução da atividade catecolaminérgica mediada, possivelmente, pelos sistemas enzimáticos que aumentam o transporte do Na^+ através das membranas neuronais.[30] Melhora a disponibilidade da 5-HT no encéfalo, modifica as ligações centrais adrenérgicas, dopaminérgicas, gabaérgicas e dos opioides e inibe a produção central e periférica de adenilciclase e de seus receptores mediadas pelo AMPc, incluindo a induzida pela PGE.[29] É eficaz, associado à amitriptilina, no tratamento da síndrome do ombro doloroso[275] e no tratamento das cefaleias em salvas, em doses semelhantes às necessárias para o tratamento do transtorno bipolar.[198] Isoladamente ou em combinação com ADT ou neurolépticos, é útil no tratamento da dor associada a transtornos afetivos bipolares e à depressão unipolar recorrente.[275]

A melhora ocorre em 1 a 3 semanas. A dose varia de 300 a 600mg, três a quatro vezes ao dia, e deve ser menor nos idosos. É excretado no leite materno. Interage com antitireoidianos e iodetos de cálcio e de potássio; pode potencializar os efeitos hipotireoidianos desses agentes. Os AINE podem aumentar seus efeitos tóxicos e diuréticos, podendo resultar em toxicidade grave. Recomenda-se a ingestão de quantidade aumentada de NaCl e de líquidos. Associado ao haloperidol, pode causar neurotoxicidade (síndromes extrapiramidais) irreversível.[11,30]

Pode causar anormalidades funcionais, tireoidianas, cardíacas, neuromusculares, neurotróficas, dermatológicas e congênitas.[50]. Entre as reações adversas citam-se: poliúria, polidipsia, diarreia, náuseas, tremor, sonolência, confusão mental, taquicardia, irregularidade do pulso, hipotensão arterial, dispneia e hipotireoidismo. O hipotireoidismo induzido pelo lítio normalmente melhora com o uso de hormônios tireoidianos, e o tremor pode ser controlado com propranolol.[275] Recomendam-se a realização periódica de sua dosagem sérica e a aferição da creatinina, dos eletrólitos, do hemograma, do ECG e da função tireoidiana, além do exame de urina e da dosagem do volume urinário de 24 horas. A administração deve ser mais frequente em doentes que fazem uso de diuréticos, carbamazepina e AINE. É contraindicado durante a gestação, uma vez que pode causar síndrome de Ebstein.[50,275]

A taxa de abandono é inferior a 3%.[275]

Ansiolíticos

Os ansiolíticos apresentam efeito sedativo, ansiolítico, anticonvulsivante e miorrelaxante. São eficazes no tratamento da ansiedade, fobia, insônia inicial, espasmos musculares, mioclonia, espasticidade e convulsões.[140,187,222] Ligam-se aos receptores diazepínicos localizados na região do complexo receptor do $GABA_A$, facilitando a penetração intracelular do Cl^-, gerando hiperpolarização e reduzindo a excitabilidade neuronal.[222,223] A ativação dos receptores benzodiazepínicos altera os efeitos da Nadr, 5-HT, dopamina e GABA.[107] Sua ação é cortical e, em parte, no sistema límbico e na medula espinal. Inicialmente, prolongam a fase 2 e reduzem a duração das fases 3 e 4 do sono.[222] A aplicação intratecal gera analgesia em virtude do aumento da atividade opioide e da ação nos receptores NMDA e, menos intensamente, da atividade dos receptores benzodiazepínicos.[213] A administração intracraniana não promove analgesia, mas abole a hipalgesia e antagoniza o efeito antinociceptivo da morfina, talvez em função da ativação dos receptores $GABA_A$ e NMDA.[87,202] É possível que o uso prolongado de benzodiazepínicos altere a atividade serotonérgica e a função dos receptores benzodiazepínicos.[275]

O diazepam apresenta meia-vida longa (> 20 horas), o alprazolam, o lorazepam e o clordiazepóxido, meias-vidas intermediárias (6 a 20 horas), e o midazolam, o triazolam e o flurazepam, meias-vidas curtas (< 6 horas).[223] Como indutores do sono, o lorazepam, o flunitrazepam, o furazepam, o triazolam e o midazolam são os mais empregados; como ansiolíticos, o alprazolam, o cloxazolam, o bromazepam e a buspirona, e como miorrelaxante, o diazepam.[11,222] Apenas o clonazepam apresenta efeito antineurálgico.[103]

Podem ser usados durante período de tempo curto (4 semanas ou menos) para controlar a ansiedade, espasmos musculares e a insônia que frequentemente se associam à dor aguda ou que se manifestam durante a exacerbação da dor aguda ou crônica.[117] São eficazes no tratamento da lombociatalgia aguda quando há espasmo muscular.[117,140]

O alprazolam apresenta propriedades antidepressivas e eficácia particular no tratamento das anormalidades do pânico.[65,187,222]

O diazepam é útil no tratamento da espasticidade, mas não no tratamento da dor resultante dos espasmos da musculatura cervical.[117,275]

O midazolam apresenta efeito rápido com duração curta e menos reações locais e mais efeito amnéstico do que o diazepam; a potência sedativa é três a quatro vezes maior do que a do diazepam. É usado por via intratecal no tratamento da lombalgia e da espasticidade.[187,222,223]

A buspirona atua como agonista $5\text{-}HT_{1A}$ parcial no sistema límbico, no hipocampo, no mesencéfalo e no hipotálamo e alivia a ansiedade sem causar muita sedação, sonolência ou amnésia. É especialmente indicada quando há déficit de concentração.[222,223]

O flumazenil é antagonista do receptor de benzodiazepina e bloqueia o efeito inibitório do diazepam sobre a morfina.[87]

Os diazepínicos produzem sedação relacionada à dose. São metabolizados e eliminados pelos rins e pelo fígado.[187,222] Não apresentam efeito analgésico primário. O limiar da dor eleva-se em virtude do controle da ansiedade e da agitação. Devem ser usados com cautela em doentes com glaucoma de ângulo fechado,[187,222,223] em idosos ou quando são utilizadas outras medicações depressoras do SNC. Não devem ser prescritos para crianças com menos de 12 anos de idade. Doentes com insuficiência respiratória crônica são muito sensíveis à ação dos diazepínicos (podem ocorrer sedação excessiva e hipoventilação).[187] Os efeitos depressores sobre o SNC e circulatórios são acentuados com álcool, opioides, sedativos, barbituratos, fenotiazinas, IMAO e anestésicos voláteis.[187,222,223] São contraindicados em casos de hipersensibilidade aos diazepínicos. Podem comprometer as atividades que exijam alerta. Pode manifestar-se tolerância aguda, especialmente com diazepínicos com meias-vidas curtas (triazolam).[222,223]

Podem causar reação de retirada, caracterizada como hiperatividade neurovegetativa, tremor, sudorese, insônia, taquicardia, hipertensão arterial sistólica e, raramente, convulsões. Deprimem o SNC, acentuam a hostilidade, pervertem o ritmo do sono, inibem a liberação de 5-HT, podem causar dependência psíquica somática e comprometimento da cognição, aumentar a percepção da dor e causar depressão, o que limita seu uso em doentes com dor crônica.[275] Entre suas reações adversas destacam-se: síndrome vagovagal, hiper ou hipotensão arterial, bradi ou taquicardia, complexos prematuros ventriculares, sedação, tontura, fraqueza, depressão, agitação, amnésia, euforia, histeria, psicose, *delirium*, movimentos tônico-clônicos, agitação psíquica, modificação do apetite, borramento visual, erupção cutânea, urticária, prurido, bronco ou laringoespasmo, apneia, hipoventilação, salivação, sensação de sabor ácido na boca, sensação de frio ou de calor no local da injeção etc. As manifestações tóxicas caracterizam-se como depressão respiratória, apneia, hipotensão arterial, confusão mental, convulsões e coma.[187,222,223] A injeção intra-arterial resulta em vasoespasmo e gangrena. Os efeitos adversos são mais intensos em idosos e em doentes com lesões encefálicas. Podem causar depressão aguda em 18% dos doentes.[187] Há abandono do tratamento em 5% dos casos.[275]

Em caso de intoxicação, a medicação deve ser descontinuada ou a dose reduzida, os suportes circulatório e ventilatório instituídos, a reversão do efeito farmacológico induzida com flumazenil (0,2 a 2mg EV), a êmese induzida com xarope de ipeca e a lavagem gástrica e a administração de carvão ativado realizadas quando a medicação tiver sido ingerida. A hemodiálise não é útil. A hiperatividade da síndrome de retirada pode ser controlada com barbituratos. O tratamento do vasoespasmo decorrente da injeção intra-arterial deve ser realizado com injeção intra-arterial de fentolamina (5 a 10mg diluídos em 10mL de soro fisiológico) e com bloqueio do sistema nervoso neurovegetativo simpático.[187,222,223]

Na Tabela 50.27 são relacionados os ansiolíticos mais empregados em nosso meio.

Psicoestimulantes

A dextroanfetamina e a metanfetamina (anfepramona) potencializam o efeito analgésico dos opioides, combatem seus efeitos sedativos e exercem ação antidepressiva.[74,126] Tolerância e dependência manifestam-se rapidamente com esses fármacos.[124]

O metilfenidato é estimulante do SNC derivado das anfetaminas e atua como potente inibidor da recaptação de catecolamina e aumenta a dopamina no nível no encéfalo; é menos eficaz na ação sobre a Nadr. Bloqueador relativamente específico dos transportadores de dopamina no estriado, exerce pouca ação na recaptação do transportador de 5-HT. Utilizado no tratamento da hiperatividade e do déficit da atenção e no tratamento da narcolepsia e da sonolência resultante da ação dos opioides,[195] é apresentado em comprimidos de liberação rápida ou controlada. É contraindicado em epilépticos. A taxa de ligação às proteínas é de 10% a 30%, e a maior parte de sua excreção se dá através da urina.[126]

O mazindol parece apresentar efeito analgésico.[71] Taquicardia, insônia, agitação e acidentes cardiocirculatórios são descritos com esse fármaco.[223]

A modafinila proporciona alívio da sonolência e da fadiga crônica.[275] Sua biodisponibilidade por VO é de 40% a 65% e sua meia-vida de eliminação é de 12 a 15 horas. É eliminada mediante metabolismo hepático e excretada na urina; menos de 10% da dose é excretada inalterada. A eliminação é alentecida em hepatopatas, nefropatas e em idosos. Induz a atividade do CYP2B6 e do CYP3A4 e interage com o metabolismo do etinilestradiol e do triazolam. Pode causar cefaleia, náuseas, nervosismo, ansiedade e insônia.[234]

Na Tabela 50.28 estão apresentados os psicoestimulantes mais empregados no Brasil.

Anti-histamínicos

Os anti-histamínicos apresentam efeitos sedativo, antiemético, anticolinérgico, antialérgico, antiespasmódico, orexígeno e anestésico local.[86,187] Podem proporcionar melhora da dor, especialmente em doses elevadas, e prevenção da enxaqueca (pizotifeno, ciproeptadina).[187] A ação tranquilizante e sedativa decorre da depressão da atividade subcortical do SNC. O efeito antiemético resulta da ação anticolinérgica central e depressora do SNC e é útil durante as crises de cefaleia.[275] Acentuam os efeitos sedativo e analgésico dos opioides e controlam a êmese induzida por esses fármacos.[187]

A hidroxizina apresenta atividade analgésica intrínseca, sendo muito útil no tratamento da ansiedade associada às síndromes dolorosas crônicas. Cruza a placenta e acumula-se no leite materno.[187]

A prometazina é derivado fenotiazínico bloqueador do receptor H_1. Exerce ação sedativa moderada, anticolinérgica e anticinetótica. Em doses elevadas, apresenta efeito antipsicótico.[86,187,223]

Os anti-histamínicos podem comprometer a crítica. Devem ser evitados em gestantes e em nutrizes. Interagem com álcool, sedativos, barbitúricos, narcóticos, anestésicos voláteis e anticolinérgicos (atropina). Ocorre efeito hipotensor paradoxal quando associados à adrenalina.[187] Hiper ou hipotensão arterial, taqui ou bradicardia, sensação de opressão torácica, sedação, tonturas, alentecimento do discurso, cefaleia, ataxia, desinibição, tremores, convulsões, náuseas, diarreia e petéquias podem ser observados com seu uso.[187] Ocorre aumento do apetite, o que pode ser útil em certas circunstâncias e constituir adversidade em outras. Em doses tóxicas, causam sedação excessiva e hipotensão arterial. O uso por via IM pode resultar em dor, necrose tecidual e abscesso. A injeção intra-arterial pode causar trombose e gangrena.[275]

Os efeitos colaterais devem ser tratados com a descontinuação ou redução da dose e com assistência cardiocirculatória. Em casos de intoxicação estão indicadas a indução da êmese com ipeca, a ingestão de água, a lavagem gástrica e a administração de carvão ativado. Recomenda-se a administração de fenilefrina, Nadr ou metaraminol em casos de hipotensão arterial. A adrenalina deve ser evitada.[86,187]

TABELA 50.27 ■ Ansiolíticos mais utilizados no Brasil[117]

Nome farmacológico	Início (min) EV	Início (min) VO/IM	Pico (min) EV	Pico (min) VO	Duração EV (min)	Duração VO/IM (h)	Dose	Dose máxima/dia	Metabólitos ativos
Benzodiazepinas									
Clonazepam		20-60		1-2h		6-10h	Inicial: 0,5mg (0,01-20mg 0,03mg/kg) 3× manutenção (0,5-6mg) 3×		
Clorazepato		30-60							Não
Clordiazepóxido		5		15min		20-80	10-20mg 2-3× (0,1-0,2mg/kg)	100mg	
Diazepam	<2	15-60	3-4	1h	15	2-6	VO sedação 5-10 mg/1× Antiespástico 5-10mg (0,15-0,3mg/kg) 6× EV 0,1-0,2mg/kg	60mg	Sim
Estazolam		15-30							Não
Cloxazolam							1-2mg 2-4×	12mg	
Lorazepam		20-30		2h		6-10	0,5-3mg (0,02-0,08mg/kg) 2-3×	10mg	
Bromazepam				1-4h		12	1,5-3mg 1-3×	12mg	
Clobazam							10-30mg	30mg	
Alprazolam		20-30		1-2h		6-10	0,25-1mg 3×	4mg	
Midazolam	0,5	5-15	3-5	15-30min	15-80	2-6	VO 20-40mg (0,5-2mg/kg) IM 2,5-10mg (0,05-0,2mg/kg) EV 0,5-5mg (0,025-1mg/kg)	1mg/kg/h	Sim
Nitrazepam		30-60							Não
Flunitrazepam		15-30				6-8	1-2mg	6mg	Sim
Triazolam							0,25-0,5mg		
Flurazepam		30-60		15-20		7-8	15-30mg		Sim
Agentes atípicos									
Buspirona						4	20-30mg	60mg	
Ciclopirrolona									
Zopiclona		20-30		60		5	3,5-7,5mg		Sim
Imidazopiridina									
Zolpidem		20-30		40			10-20mg	20mg	Não
Antagonistas									
Flumazenil							EV 0,2-2mg		

min: minutos; h: horas.

Tratamento Farmacológico da Dor

TABELA 50.28 ■ Psicoestimulantes disponíveis no Brasil[117]

Nome farmacológico	Dose/dia	Pico (horas)
Anfepramona	75mg >12 anos	
Mazindol	1-2mg 1-3×	
Metilfenidato Metilfenidato de liberação controlada	0,1-1,6 mg/kg 10mg 3-4×	2h 6-8h
Modafinila	100-400mg	2-4

Na Tabela 50.29 estão relacionados os medicamentos anti-histamínicos mais utilizados em nosso meio.

Anestésicos locais (AL)

Os AL, por via sistêmica, são utilizados no tratamento da enxaqueca, da dor neuropática, do prurido e das arritmias ventriculares.[187,223,232,240] Os bloqueios anestésicos de raízes ou troncos nervosos somáticos e neurovegetativos e as anestesias EV regionais são úteis no tratamento das neuralgias focais ou segmentares.[309] Os AL estabilizam as membranas neuronais e bloqueiam os canais de Na⁺ resistentes à TTX, inibindo o fluxo de Na⁺ necessário para a deflagração dos potenciais de ação, incluindo os hiperexcitáveis em neuromas dolorosos[63] presentes nas fibras nociceptivas amielínicas e em condições inflamatórias.[187,223] Administrados por via EV, geram analgesia central em razão da ação anestésica local, da inibição da liberação central de neurotransmissores (sP, ATP) dos aferentes primários nociceptivos, do bloqueio central das unidades do sistema nervoso neurovegetativo simpático e da inibição de reflexos vasoconstritores induzidos pela dor.[187,232]

São antiarrítmicos do grupo 1-b. A lidocaína suprime o automatismo cardíaco, aumenta o período refratário efetivo, encurta a duração do potencial de ação e diminui a velocidade máxima da despolarização. Os AL em doses terapêuticas não alteram a pressão arterial, a contratilidade miocárdica e a frequência cardíaca. A administração repetida pode resultar em acúmulo do fármaco. Vias de administração especiais podem ser utilizadas quando da impossibilidade da via EV; a via endotraqueal possibilita a administração de AL diluídos a 50%. Níveis plasmáticos elevados podem produzir vasoconstrição e reduzir o fluxo sanguíneo em várias regiões do organismo.[275]

A prilocaína apresenta potência semelhante à da lidocaína, porém é menos tóxica. É metabolizada no fígado, gerando ortotoluidina, que oxida a hemoglobina, transformando-a em meta-hemoglobina. Quando a dose excede 600mg, a concentração de meta-hemoglobina pode atingir níveis que causam cianose e comprometimento da capacidade de transporte de oxigênio.[187,232]

O EMLA (emulsão de óleo, água, prilocaína a 2,5% e lidocaína a 2,5%) é utilizado no tratamento da dor associada a mononeuropatias e polineuropatias periféricas (neuralgia pós-herpética, neuralgia diabética) e para anestesia tegumentar durante a execução de procedimentos cirúrgicos de pequeno porte no tecido celular subcutâneo. A penetração tecidual e a ação sistêmica dos anestésicos são aceleradas com o aumento da temperatura corpórea na área de aplicação. O início, a profundidade e a duração da anestesia dependem da duração da aplicação. Esta tende a aumentar durante as primeiras 3 horas após o início do tratamento. Não deve ser aplicado em mucosas, tegumento inflamado ou lesado ou em superfícies com áreas superiores a 2.000cm².[187,239]

A mexiletina é utilizada por VO e exerce atividade anestésica, antiarrítmica e analgésica em dores lancinantes de origem neuropática (neuralgia do trigêmeo, outras neuralgias da face, neuralgia pós-herpética, neuralgia diabética).[72] Apresenta propriedades farmacológicas semelhantes às da quinidina e da procainamida. Atravessa a barreira placentária e é eliminada no leite materno.[187]

A lidocaína, por via EV, é utilizada para analgesia em doentes com dor neuropática (até 500mg/250mL de soro fisiológico, 5mg/kg/h, 8,35mg/min, 60 minutos).[68]

A duração e a qualidade da anestesia regional podem ser magnificadas com a adição de adrenalina, agonistas α_2-adrenérgicos (clonidina) e opioides à solução.[187,309] A alca-

TABELA 50.29 ■ Relação dos anti-histamínicos utilizados como adjuvantes no tratamento ou profilaxia da dor no Brasil[117]

Nome farmacológico	Dose	Início	Pico	Duração	Gestação	Lactação
Prometazina	VO/EV/IM 12,5-50mg	IM/VO 15-30min; EV 2-5min	EV/IM/VO <2h	EV/IM/VO 2-8h		
Ciproeptadina	4mg (0,125mg/kg) 3-6×	30-60min		8-12h		
Pizotifeno	0,5-1,5mg 3×		1h		?	Compatível
Hidroxizina	50-100mg (1-2mg/kg) 3-4×	15-30min	2-3h	4-6h		

h: horas; min: minutos.

linização aumenta a velocidade de instalação e a duração da anestesia local ou regional (1mL de bicarbonato de sódio a 8,4% em 10mL de solução anestésica). Os níveis séricos da mexiletina são reduzidos com o uso concomitante de fenitoína, fenobarbital e rifampicina e aumentados com a teofilina. A absorção gastrointestinal é diminuída com narcóticos, atropina, hidróxido de magnésio e alumínio.[187,223] Podem ocorrer efeitos aditivos no coração, quando associados ao propranolol ou à quinidina. A meta-hemoglobinemia é complicação grave que se manifesta quando a prilocaína é associada a fármacos meta-hemoglobinizantes (sulfonamidas, acetaminofeno, corantes de anilina, mesocaína, dapsona, nitratos, nitritos, nitrofurantoína, nitroglicerina, nitroprussiato, fenacetina, fenobarbital, fenitoína, quinino). Acentuam o bloqueio neuromuscular dos curares. Betabloqueadores e cimetidina reduzem seu *clearance*. Os benzodiazepínicos, os barbituratos e os anestésicos voláteis elevam o limiar convulsivante dos AL.[187,223,232]

A eliminação da lidocaína ocorre por via hepática. Devem ser usados com cautela em idosos, hipotensos e em doentes com ICC ou com comprometimento da função hepática e em gestantes. São contraindicados em doentes com choque cardiogênico ou com bloqueio cardíaco de segundo e terceiro graus. Devem ser evitados em doentes com história de alergia aos AL ou em crianças com menos de 1 mês de idade. A desinsuflação do manguito deve ser realizada gradualmente após a realização dos bloqueios EV regionais.[187,223,232]

Náuseas, vômitos, diarreia, dor abdominal, hipotensão arterial, braquicardia, bloqueio da condução cardíaca, arritmias cardíacas, palidez cutânea, colapso circulatório, depressão respiratória, broncoespasmo, confusão mental, tonturas, tremores, alentecimento do discurso, dormência perioral, parestesias, ansiedade, sonolência, inquietação, euforia, convulsões, borramento visual, diplopia, hipoacusia, zumbidos, nistagmo, eritema, edema, urticária, prurido, edema angioneurótico, reações anafiláticas, meta-hemoglobinemia, leucopenia e agranulocitose são manifestações tóxicas desses fármacos. Podem ocorrer aracnoidite, comprometimento da função vesical e déficits motores e sensitivos permanentes ou temporários, quando a via intratecal é utilizada, especialmente com solução hiperbárica de lidocaína a 5%.[187,232]

As complicações devem ser tratadas com a suspensão ou redução da medicação, suporte ventilatório e cardiocirculatório e acidificação urinária. Devem ser prescritos benzodiazepínicos (diazepam 0,025 a 0,2mg/kg EV; midazolam 0,25 a 1mg/kg EV) ou barbitúricos (tiopental sódico 0,5 a 2mg/kg EV) para controle das convulsões e oxigenoterapia. A meta-hemoglobinemia é tratada com azul de metileno (1 a 2mL/kg EV por 5 minutos); quando os AL tiverem sido ingeridos, a êmese induzida é indicada.[187,223,232,309]

Na Tabela 50.30 estão relacionados os AL mais empregados em nosso meio.

Antagonistas dos receptores NMDA

A cetamina é anestésico dissociativo que atua como antagonista não competitivo do receptor NMDA ao bloquear a fenciclidina, local de ação dos aminoácidos excitatórios e dos neuropeptídeos.[59,60] Administrada por via EV na dose de 0,6 a 5mg/kg, reduz a sensibilidade, produz analgesia e amnésia e paralisa os movimentos sem comprometer totalmente a consciência.[223] Por via EV (0,15 a 1mg/kg), por via IM ou SC (2,5 a 5mg/kg), por VO (50 a 60mg/5 a 6mg/kg) ou epidural caudal (0,5mg/kg), alivia a dor no membro fantasma e a neuralgia pós-herpética e atua como analgésico preventivo.[36] Sofre intensa metabolização hepática, quando administrada por VO; apenas 20% da droga atingem níveis terapêuticos. O restante é transformado em metabólito ativo, a norcetamina. Sua ação por via IM inicia-se em 3 a 4 minutos e por via EV, em menos de 30 segundos. O pico de ação por VO ocorre em 30 minutos, por via IM, em 5 a 20 minutos, e por via EV, em 1 minuto. A duração do efeito por via IM é de 15 a 20 minutos, por via EV, de 5 a 15 minutos, e por via epidural, de 4 horas. Proporciona aumento da pressão arterial e da frequência cardíaca, mas a respiração não é afetada, mesmo em doses anestésicas. A longo prazo podem ocorrer complicações, incluindo hepatopatia, úlcera gástrica e déficit da memória. Durante a recuperação da anestesia, podem manifestar-se movimentos involuntários e experiências sensoriais especiais, representados por *delirium* e irritabilidade. Os efeitos adversos parecem ser menos expressivos em crianças.[223] O diazepam por via EV é indicado quando ocorre excitação exagerada.[275]

O dextrometorfano é antagonista do canal iônico associado ao receptor NMDA, agonista dos receptores sigma-1 e antagonista da recaptura de 5-HT e dos canais de Na^+. É primariamente metabolizado pelo citocromo P450 2D6, o que torna muito variável sua concentração. A dose, de 10 a 240mg/dia, é dividida em três a quatro vezes; na dose de 400mg/dia parece ser eficaz no tratamento da neuralgia diabética. O início de ação ocorre em 15 a 20 minutos. Como aumenta a concentração da 5-HT no SNC, pode causar síndrome serotonérgica, quando associado a agentes serotonérgicos, como a paroxetina e a fluoxetina e os IMAO. Pode desencadear mania em doentes com anormalidades de transtornos bipolares.[275]

A amantadina, por via EV, parece ser eficaz no tratamento da neuralgia pós-operatória. A memantina parece também ser eficaz no tratamento da dor associada às neuropatias.[275]

Agonistas e antagonistas adrenérgicos

Acentuam a ação de anticolinérgicos e antagonizam a ação de alguns anti-hipertensivos (α-metildopa, guanetidina).[275] Os antagonistas $α_1$-adrenérgicos (prazosina),[1] os agonistas α$_2$-adrenérgicos (clonidina) e os betabloqueadores (propranolol, metoprolol)[253] são profiláticos da enxaqueca, incluindo a presente nos doentes hipertensos e na infância, aliviam a dor em casos de síndrome complexa de dor regional[146,191,253] e o tremor induzido por catecolaminas, bloqueiam a inibição da desgranulação de mastócitos promovida pelas catecolaminas e exercem ação na função plaquetária.[89,187]

Os bloqueadores β-adrenérgicos propranolol, metoprolol, timolol, nadolol e atenolol são eficazes na profilaxia da enxaqueca; reduzem, pelo menos, 50% da frequência das crises de enxaqueca com e sem aura em cerca de 60% a 80% dos casos.[186,244] Os mecanismos de ação na prevenção das crises de enxaqueca são: inibição da liberação de Nadr (bloqueio pré-sináptico dos receptores β) e redução do ritmo de atividade dos neurônios do *locus coeruleus*. Doentes com hiperatividade catecolaminérgica central apresentam mais frequentemente melhora profilática da enxaqueca com os betabloqueadores. Não há correlação entre sua eficácia e a seletividade pelos receptores β. Tanto o propranolol (betabloqueador não seletivo) como o atenolol (seletivo para receptores β$_1$) são eficazes.[15,47,186] A variação contingente negativa (VCN), que é um potencial cerebral negativo lento, relacionado a evento registrado no couro cabeludo durante a execução de tarefas simples, como reação a estímulos de alarme, é significativamente aumentada e sua habituação reduzida nos doentes com enxaqueca não tratada e nos doentes com cefaleia tipo tensão e retorna ao normal após a profilaxia com betabloqueadores.[186] Os betabloqueadores reduzem o ritmo sinusal, o ritmo da despolarização espontânea dos marca-passos ectópicos, reduzem a condução dos potenciais nos átrios e no nó atrioventricular e prolongam seu período refratário funcional. Não causam hipotensão arterial em normotensos, porém reduzem a pressão arterial nos hipertensos. Interferem na circulação sanguínea via redução da contratilidade miocárdica e do débito cardíaco, reduzem a secreção de renina, reduzindo as concentrações de angiotensina, alteram a atividade do sistema nervoso neurovegetativo simpático por ação no SNC, alteram a sensibilidade dos barorreceptores e a atividade periférica dos neurônios adrenérgicos e aumentam a biossíntese das PG. A interrupção abrupta de alguns betabloqueadores pode produzir uma síndrome de retirada, caracterizada como hiperatividade simpática, que pode exacerbar sintomas coronarianos e aumentar a pressão arterial a níveis mais altos do que os níveis pré-tratamento. A dose deve ser progressivamenete reduzida em 10 a 14 dias. O uso de betabloqueadores em doentes com hipertensão arterial pode acarretar comprometimento hepático e resultar em encefalopatia hepática. Os betabloqueadores variam quanto à lipossolubilidade, à seletividade para os receptores β$_1$-adrenérgicos, à ocorrência de atividade agonista parcial ou simpatomimética intrínseca e às propriedades estabilizadoras da membrana. Agentes sem atividade simpatomimética intrínseca reduzem inicialmente o débito cardíaco e aumentam reflexamente a resistência vascular periférica, sem alterar a pressão arterial final. Fármacos com atividade simpatomimética intrínseca produzem menos efeito na frequência cardíaca e no débito cardíaco e a queda da pressão arterial; causam redução da resistência vascular periférica abaixo dos níveis pré-tratamento, provavelmente via estimulação de receptores β$_2$ que determinam vasodilatação. Podem causar discreta redução do fluxo plasmático renal e do ritmo de filtração glomerular. Os bloqueadores β$_2$-adrenérgicos atuam também no músculo liso dos brônquios, sem repercussão na função pulmonar dos indivíduos normais; podem causar broncoconstrição nos doentes com asma ou doença pulmonar obstrutiva crônica. Os betabloqueadores reduzem a frequência cardíaca e a contratilidade miocárdica, efeito este ainda maior quando o sistema nervoso simpático está ativado, como durante o exercício físico. A resistência periférica aumenta como resultado do bloqueio de receptores β vasculares e dos reflexos simpáticos compensatórios que ativam os receptores β-adrenérgicos vasculares. Com o uso prolongado, a resistência periférica retorna ao normal. Exercem também atividade estabilizadora de membrana; sua ação no tecido de condução cardíaco é similar à dos anestésicos locais.[187,275]

O propranolol é antagonista puro com igual afinidade pelos receptores β$_1$ e β$_2$ (não seletivo) e não ativa receptores β-adrenérgicos, sendo útil na profilaxia da enxaqueca e no tratamento da neuralgia do trigêmeo e da síndrome complexa de dor regional. Bloqueia os receptores β$_1$-adrenérgicos, reduzindo a frequência e o débito cardíaco, e os receptores β$_2$, aumentando a resistência vascular periférica e coronariana e inibindo o espasmo dos vasos piais do encéfalo.[187] Acentua a depressão miocárdica dos anestésicos inalatórios e injetáveis, o efeito vasoconstritor da adrenalina e os efeitos da digoxina e dos miorrelaxantes não despolarizantes e despolarizantes. Aumenta os níveis séricos de clorpromazina, cimetidina, halotano, digoxina e morfina e reduz os níveis de indutores enzimáticos (fenitoína, fenobarbital, rifampicina).[275] Apresenta efeito aditivo com as catecolaminas (reserpina) e os bloqueadores de canais de Ca^{++}, acentua os efeitos inotrópicos negativos da cetamina, antagoniza o efeito cardioestimulante e broncodilatador dos simpatomiméticos, induz hipoglicemia e prolonga o efeito hipoglicêmico da insulina e a elevação do K$^+$ plasmático em resposta à sulccinilcolina. É contraindicado em doentes com choque cardiogênico, bradicardia sinusal, bloqueio atrioventricular, ICC não devida à taquiarritmia e quando há histórico de asma brônquica. Deve ser usado com cautela em diabéticos ou em doentes sob tratamento com digoxina ou bloqueadores dos canais de Ca^{++}. Existe risco de isquemia ou de infarto do miocárdio em casos de doença coronariana e de hipertensão de rebote, quando suspenso abruptamente. A adrenalina pode causar aumento súbito da

Tabela 50.30 ■ Anestésicos locais mais utilizados no Brasil[117]

Nome farmacológico	Nervo periférico e percutânea	Gânglio estrelado	Plexo celíaco	EV regional	Espinal	Epidural	Sistêmico EV	Pleural	Dose máxima individual
Curta duração									
Cloroprocaína	< 40mL				50-100mg (0,5-5%)	Bolo 200-750mg (1,5-2mg/kg) 10-25mL/2% Infusão 20-30mL/h (20mg/kg)	10-20mg/kg		1000 mg s/adr (12mg/kg) c/adr (15mg/kg)
Duração	0,5-1h				0,5-1h	0,5-1h	30min		
Média duração									
Lidocaína	1-60mL/ 0,5-5mg/kg (0,5; 2%)	10-20mL/1%	20-25mL/1%	MMSS 200-300mg (40-60mL/2%) MMII 250-300mg (100-120mL/ 0,25%)	50-100mg (0,5-5%)	Bolo 20-30mL/1% 200-400mg (7-9mg/kg) Infusão 6-12ml/h (0,2-0,25mL/ kg)/1-2%/h	50-300mg (1,5mg/kg)/1%		800mg (7mg/kg)
Duração	1-3h c/adr 2-6h			1-2h	0,5-1h	1-3h			
Ropivacaína	1-100mL 0,2%					Bolo 10-20mL 0,2% Infusão 4-14mL/h			Epidural 40mg Nervo periférico 200mg
Duração	2-6h					0,5-1,5h			

Tratamento Farmacológico da Dor

Longa duração							
Tetracaína	0,5-1mg/kg				5-20mg (0,4mg/kg)		3mg/kg
Duração	3-4h				0,5-3h		
Bupivacaína	<150mg/ (0,25-0,5%)	25-50mg 10-20mL/ 0,25%	25-50mg (0,4-1mL/kg) (0,25%)	75-250mg (0,5-0,75mL/kg)	10-20mL (0,25-0,5mg/kg)	50-150mg (1,5-2,5mg/kg) 20-25mL/0,25%-0,5%	50-150mg	Bolo 100mg (0,4mL/kg- 0,25-0,5%)	225mg (2-3,5mg/kg)
Bupivacaína associações	1,5-6h c/adr 8-24h				2-4h	1,5-5h	3-10h	
Mistura eutética de lidocaína 2,5%/prilocaína								60g/2.000cm²

adr: adrenalina, c: com; s: sem; máx: máxima.

pressão arterial e da frequência do pulso.[187] Seus efeitos adversos são representados por bradicardia, hipotensão arterial, bloqueio atrioventricular, ICC, angina, choque cardiogênico, arritmias cardíacas, assistolia, trombose mesentérica, hipoglicemia, hipercalemia, depressão do SNC, fadiga, desorientação, tonturas, déficit da memória, convulsões, náuseas, vômitos, pancreatite, agranulocitose, púrpura trombocitopênica e não trombocitopênica, broncoespasmo, dispneia, tosse e artralgia.[223] Suas doses iniciais devem ser baixas (40mg/dia), devendo ser aumentadas gradualmente, até alcançar, conforme cada caso, 240mg/dia, e respeitando-se a variação da pressão arterial e da frequência cardíaca. Não existe antídoto específico; em caso de intoxicação, a medicação deve ser descontinuada e o suporte cardioventilatório, o tratamento sintomático, a indução da êmese com ipeca, a lavagem gástrica e o uso do carvão ativado devem ser instituídos. A bradicardia é tratada com atropina (1 a 2mg EV), isoproterenol (0,02 a 0,15mg/kg/min EV) e/ou com a implantação de marca-passo cardíaco. O glucagon (5 a 10mg/EV seguido da dose de 1 a 5mg/h em infusão contínua) controla a bradicardia e a hipotensão arterial. O bicarbonato de sódio (0,5 a 1mEq/kg EV, repetidamente, quando necessário) auxilia o controle das anormalidades da condução cardíaca.[89,187,223]

O metoprolol e o atenolol apresentam mais afinidade por receptores β_1 do que β_2 (são antagonistas β_1-seletivos, embora a seletividade não seja absoluta). Alguns betabloqueadores (pindolol e acebutolol) ativam parcialmente β-receptores na ausência de catecolaminas. No entanto, a atividade intrínseca dessas substâncias é menor do que a dos agonistas completos, como o isoproterenol; esses agonistas parciais têm atividade simpatomimética intrínseca. O metoprolol, bloqueador β_1-adrenérgico cardíaco seletivo, também inibe os receptores β_2 em altas doses. O efeito profilático na enxaqueca é, em parte, devido à inibição da vasodilatação.[275]

A guanetidina, por infusão EV regional (técnica de Bier), é útil no tratamento da síndrome complexa de dor regional porque bloqueia os neurônios adrenérgicos, depleta as reservas e inibe a liberação da Nadr nas terminações nervosas.[89,108,146] A recuperação desses efeitos é lenta, e o efeito é prolongado. Não cruza a barreira hematoencefálica e não atua no SNC.[89] São complicações de seu uso: hipotensão arterial, síncopes, bradicardia, tonturas, borramento visual, diarreia, dispneia, sensação de fraqueza, náuseas, vômitos, retenção urinária, hipoglicemia, edema e congestão nasal. O efeito bradicardizante acentua-se quando associada a digoxina, anestésicos inalatórios e agentes depletores de catecolaminas (reserpina). O efeito hipotensor acentua-se com diuréticos, álcool e outros hipotensores. É contraindicada em doentes com feocromocitoma ou ICC.[89,187]

A clonidina acentua os efeitos dos opioides e dos AL. Por via intratecal, exerce atividade analgésica. Atua no receptor α_2-adrenérgico nos neurônios do CPME, onde exerce propriedades analgésicas. Age pré-sinapticamente nos receptores acoplados aos canais de K^+, resultando em aumento da condutância extracelular do K^+ e induzindo estabilidade neuronal.[49,262]

A tizanidina é agonista α_2-adrenérgico que, por via intratecal, reverte a alodinia e a hiperpatia resultantes de neuropatia. Exerce moderado efeito miorrelaxante.[275]

Na Tabela 50.31 estão apresentados os agonistas e os bloqueadores adrenérgicos mais utilizados para o tratamento da dor em nosso meio.

Bloqueadores de canais de cálcio

Os canais de Ca^{++} presentes no encéfalo e no SNP são classificados como L, N, P, Q, R, T.[200] Os bloqueadores dos canais de Ca^{++} exercem ação antianginosa, antiarrítmica supraventricular, anti-hipertensiva,[89] profilática da enxaqueca e da cefaleia em salvas e analgésica em casos de dor isquêmica e síndrome complexa de dor regional.[146] O verapamil, por via epidural, reduz o consumo analgésico de doentes após a execução de cirurgias abdominais. Age predominantemente em canais de Ca^{++} dependentes de voltagem, inibindo a penetração do Ca^{++} nas fibras musculares lisas, incluindo as dos vasos cerebrais e do músculo cardíaco, e bloqueia a vasoconstrição induzida por agonistas que utilizam os canais de Ca^{++} dos receptores β-adrenérgicos.[154] A potência bloqueadora dos subtipos de receptores do 5-HT é essencial para a analgesia.[89,154,223] As benzotiazepinas (diltiazem), as difenilpiperazinas (flunarizina) e as difenilaquilaminas (verapamil) parecem ser efetivas na profilaxia da enxaqueca,[258] enquanto as di-hidropiridinas (nimodipina e nifedipina) parecem não atuar.[154,204]

A nimodipina, o verapamil e o diltiazem apresentam propriedades antinociceptivas.[154,087,204] Interferem na liberação de 5-HT presentes nas terminações nervosas serotonérgicas; apresentam afinidade pelo receptor 5-HT$_2$. Interferem também na inflamação neurogênica vascular e no início e na propagação da depressão alastrante via inibição das enzimas dependentes Ca^{++} envolvidas na formação das PG e na prevenção da hipoxia neuronal. Reduzem o consumo de analgésicos de doentes após a execução de cirurgias abdominais. A potência bloqueadora dos subtipos de receptores da serotonina é essencial para a analgesia.[75,89,154] A nifedipina e o diltiazem são mais potentes do que o verapamil.[75,187] A flunarizina é bloqueador do canal de Ca^{++} não seletivo que se distribui preferencialmente no tecido adiposo e cruza a barreira hematoencefálica. Sua meia-vida é de 7 a 10 dias. É degradada metabolicamente por desalquilação oxidativa. Parece proteger as células cerebrais contra dano isquêmico, eleva o limiar de excitabilidade na depressão alastrante e influencia a liberação de neurotransmissores (dopamina, metionina-encefalina).[10,11] Pode causar anormalidades extra-

Tratamento Farmacológico da Dor

TABELA 50.31 ■ Agonistas e bloqueadores adrenérgicos utilizados no Brasil para o tratamento ou profilaxia da dor

Nome farmacológico	Dose	Início (min)	Pico	Duração	Gestação	Lactação
Agonistas α-2						
Clonidina	Desintoxicação da morfina: 0,1-0,3 mg VO 3-4×/dia Profilaxia da cefaleia: 0,1mg VO 2-4×	30-60	2-4h	VO 8h Espinal 3-4h		

	Analgesia espinal
	Epidural
	  Bolo 150-500μg
	  Contínua 10-40μg (0,2-0,8μg/kg) h
	Espinal
	  Bolo 15-150μg					

Depletores de noradrenalina						
Guanetidina	VO 25-50 mg(0,2mg/kg) dia EV (Bier) diluída em lidocaína e soro fisiológico Membro superior 20mg Membro inferior 30mg (10-25mg/kg)	5-10	10min	3-6 sem		
Reserpina	VO 0,25-2mg (5-20μg/kg) dia					
Bloqueadores α₁-adrenérgicos						
Prazosina	1-5mg 2×		2h			
Bloqueadores β-adrenérgicos						
β₁ (cardíaca) β₂ (periférica)	25-100mg 1×	VO < 30		24h	C	Compatível
Propranolol β₁, β₂	VO 20-80mg 1-4×	EV < 2	4-5 sem	VO 6-12h EV 1-6h	C	Compatível
Metoprolol		< 15	4-6 sem	5-8h	B	Compatível
					C	Compatível

min: minutos; h: horas; sem: semanas.

piramidais, sonolência, depressão e aumento do apetite. A dose de 5 a 10mg/dia deve ser mantida durante 2 a 5 meses. O diltiazem e o verapamil são também úteis na profilaxia da cefaleia orgásmica.[258,261,278] Os bloqueadores dos canais de Ca^{++} do tipo L, como a nimodipina, reduzem a necessidade de morfina em doentes com câncer. Os bloqueadores dos canais do tipo T são mais eficazes em condições inflamatórias e atenuam a fase tardia, mas não a precoce, da reação à formalina. Os canais tipo N localizam-se nas terminações centrais das fibras aferentes e são importantes no desenvolvimento da hiperexcitabilidade espinal e da hiperalgesia.[189] O intervalo entre o início da administração e o início do efeito na profilaxia das crises de enxaqueca é prolongado (semanas). Os bloqueadores dos canais de Ca^{++} acentuam os efeitos dos relaxantes musculares despolarizantes e não despolarizantes.[187] Apresentam efeito aditivo depressor cardiovascular quando associados a anestésicos voláteis, anti-hipertensivos, diuréticos, inibidores da enzima conversora da angiotensina e vasodilatadores. Reduzem a eficácia e a neurotoxicidade do lítio e o *clearance* da cimetidina. Podem deslocar as ligações dos anticoagulantes orais, hidantoinatos, salicilatos, sulfonamidas e sufonilureias das proteínas circulantes. Aumentam a toxicidade da digoxina, da benzodiazepina, da carbamazepina, dos hipoglicemiantes orais e, possivelmente, da teofilina e da quinidina. Podem ocorrer alterações da condução atrioventricular e braquicardia, quando utilizados concomitantemente com bloqueadores β-adrenérgicos, e hipotensão arterial e bradicardia, quando associados à bupivacaína. O uso concomitante de verapamil por via EV com dantroleno pode resultar em colapso cardiocirculatório.[5] Devem ser evitados em doentes com ICC, bloqueio atrioventricular, doença do nó sinusal, *flutter*, fibrilação atrial, bradicardia, hipotensão arterial ou obstipação intestinal importante.[87,187] Entre seus efeitos adversos citam-se: hipotensão arterial, palpitações, taquicardia, insuficiência respiratória, broncoespasmo, superficialização da respiração, congestão nasal e torácica, edema periférico, cefaleia, tonturas, ansiedade, *delirium*, psicoses, náuseas, diarreia, obstipação, rigidez articular, prurido, urticária, febre, diaforese e horripilações.[1,5,8] Em caso de intoxicação, a medicação deve ser descontinuada ou a dose reduzida, os suportes ventilatório e cardiocirculatório instituídos e a indução da êmese e o tratamento sintomático realizados. Cloreto de Ca^{++} a 10% (500 a 1.000mg EV), gliconato de Ca^{++} a 10% (500 a 2.000mg EV), isoproterenol, noradrenalina, atropina e implante de marca-passo cardíaco são recomendados para o tratamento da depressão miocárdica.[89,187]

Os bloqueadores dos canais de Ca^{++} mais utilizados em nosso meio para o tratamento e profilaxia da dor estão relacionados na Tabela 50.32.

Agonistas e antagonistas de serotonina

Existem, pelo menos, 14 receptores de 5-HT; alguns são observados nos neurônios sensitivos, incluindo HT_{1A}, $5HT_2$, $5HT_3$ e $5HT_4$. Os agonistas $5-HT_{1b/1d}$ causam constrição carotídea, inibição das terminações nervosas trigeminais dos vasos cranianos e da dura-máter e inibição dos neurônios trigeminais do complexo trigeminocervical. Os receptores $5HT_{2a}$ são envolvidos nos mecanismos periféricos que resultam na hiperalgesia.[284] O sistema trigeminovascular é sensitivo e vasodilatador. As fibras nervosas distais originadas do gânglio trigeminal contêm substância P, CGRP e neurocinina-A, que são liberados quando o gânglio é estimulado. Esse efeito é bloqueado pela di-hidroergotamina e pelos triptanos.[131,263] As células trigeminocervicais podem ser inibidas por di-hidroergotamina, naratriptano, rizatriptano e zolmitriptano.[96]

Os triptanos são potentes constritores dos grandes vasos e dos vasos piais[32] do encéfalo. Entretanto, não alteram o fluxo sanguíneo cerebral de repouso nos animais.[118] Sua ação preferencial é na circulação craniana, pois é inexistente ou escassa a presença dos receptores $5-HT_{1b/1d}$ nos demais leitos vasculares, particularmente na circulação coronariana.[118] Os triptanos (sumatriptano, zolmitriptano, naratriptano, rizotriptano) são agonistas dos receptores $5-HT_{1B}$ e $5-HT_{1D}$, que se concentram nas regiões do núcleo do complexo nuclear trigeminal, reduzem a vasodilatação meníngea, causam vasoconstrição seletiva e de curta duração nas anastomoses arteriovenosas no território das artérias carótidas (mais intensamente das artérias durais do que das cerebrais e temporais) e previnem o extravasamento plasmático dural mediado pela ativação de autorreceptores $5-HT_{1b/1d}$ das fibras sensitivas, sem alterar marcadamente o fluxo sanguíneo encefálico, diminuindo a inflamação neurogênica.[92,93] O complexo trigeminocervical tem receptores aos quais se ligam o sumatriptano[32] no gato, na cobaia e em seres humanos e o zolmitriptano no gato.[93] Os triptanos são eficazes no tratamento das crises agudas moderadas ou graves de enxaqueca e de cefaleia em salvas e reduzem a ocorrência de náuseas, vômitos e fonofobia em casos de enxaqueca. A recorrência da cefaleia ocorre em 30% a 40% dos doentes em 24 horas.[92] Parecem ser úteis no tratamento inicial das cefaleias causadas por uso abusivo de analgésicos. O naraptriptano tem biodisponibilidade maior do que o sumatriptano e meia-vida e ação mais prolongadas, do que resulta baixa taxa de recorrência.[75] O rizatriptano atua mais precocemente nas crises (30 minutos

TABELA 50.32 ■ Bloqueadores de canais de Ca^{++} mais utilizados no Brasil para o tratamento ou profilaxia da dor

Nome farmacológico	Dose para profilaxia da cefaleia	Início	Pico	Duração
Difenilpiperazina				
Flunarizina	10mg/dia			
Fenialquilamina				
Verapamil	80-120mg 3×	30min	1,2-2h	3-7h
1,4-di-hidropiridina				
Nifedipina		20min	30min	4-12h
Nimodipina	VO 30mg 2× EV 15µg/kg/h			8-9h

após a ingestão) e é bem tolerado.[96] Os triptanos promovem analgesia sem alterar significativamente a frequência cardíaca, a pressão arterial e a frequência respiratória.[92] Seu uso deve ser cauteloso em doentes com comprometimento renal ou hepático, e eles são contraindicados nos doentes que sofreram IAM, AVE ou que apresentam doença coronariana, hipertensão arterial grave ou não controlada, em doentes com doenças vasculares periféricas, hepatopatia, nefropatia, angina de Prinzmetal ou enxaqueca vertebrobasilar ou hemiplégica. Como manifestações adversas de seu uso citam-se: hipertensão arterial, angina de peito, vasoespasmo coronariano, periférico ou entérico, arritmias cardíacas, palpitações, ataxia, dispneia, broncoespasmo, depressão respiratória, cianose, tonturas, mal-estar, ataxia, sonolência, sensação de fraqueza, disaugesia, convulsões, hemorragia encefálica e alterações visuais. A intoxicação é caracterizada pela ocorrência de náuseas, vômitos, acidose metabólica, hiperglicemia, hipotensão arterial, bradicardia ou bloqueio de ramo de segundo e terceiro graus. Os efeitos adversos cardiovasculares são mais expressivos quando usados concomitantemente ou até 24 horas após a administração dos alcaloides do *ergot*.[75] É contraindicada sua associação com IMAO ou outros agonistas 5-HT$_{1B/1D}$. A cimetidina prolonga seu período de ação e a associação com ISRS resulta em fraqueza, hiper-reflexia e incoordenação motora.[75]

A ergotamina é alcaloide que atua como agonista parcial ou antagonista dos receptores de serotonina 5-HT$_1$ e de dopamina e exerce ação vasoconstritora nos vasos periféricos e pericranianos e ação depressora nos centros vasomotores centrais e inibitória na recaptação da Nadr.[70] Em doses elevadas, exerce efeito bloqueador α-adrenérgico e causa vasodilatação. É utilizada por VO, IM, nasal, retal, SL ou inalatória para o tratamento e profilaxia da enxaqueca e da cefaleia em salvas e para estimular a contração uterina.[2,210,80] O tartarato de ergotamina é absorvido lenta e incompletamente pelo trato gastrointestinal. O pico da concentração no plasma ocorre em 2 horas. A administração concomitante de cafeína promove aumento de sua absorção gastrointestinal. Por via retal, os níveis séricos são superiores aos proporcionados por VO. A ergotamina é metabolizada no fígado, e 90% de seus metabólitos são excretados na bile, enquanto o restante é sequestrado em outros tecidos. Ocorre outro pico de absorção 20 horas após sua administração, o que leva à possibilidade de acúmulo da substância, quando novas doses são administradas em curto prazo. Deve ser administrada o mais precocemente na crise, para que sua eficácia seja máxima, ou seja, quando se manifestam os fenômenos premonitórios. Seus efeitos colaterais são representados pelo agravamento de náuseas e vômitos, o que pode comprometer o uso VO. Doses excessivas (> 15mg/dia) podem causar insuficiência vascular periférica. Pode possibilitar o desenvolvimento da cefaleia crônica diária; a ergotamina não deve ser utilizada mais do que duas vezes por semana; preferencialmente, deve-se manter intervalo mínimo de 4 dias entre duas administrações sucessivas. Recomendam-se doses máximas de até 6mg/dia e de 10 a 12mg/semana por VO, sem repetição da dose no dia seguinte, quando a cefaleia não desaparecer. A di-hidroergotamina é derivada da ergotamina e apresenta as mesmas características de absorção, espectro de ação, doses terapêuticas e efeitos colaterais desta. É disponibilizada para uso por via parenteral e inalatória nasal. Pode alterar a contração uterina, especialmente no útero gravídico. Os efeitos na pressão arterial são muito variados, mas geralmente pouco expressivos nas doses habituais.[75] Acentuam a hipotensão causada pelo propranolol.[190] A eritromicina aumenta sua concentração sérica.[187] São contraindicados nos doentes com história de hipersensibilidade, doença vascular periférica (tromboangiite obliterante, aterosclerose, doença de Raynaud, tromboflebite, outras arterites), afecções hepáticas ou renais, doença coronariana, hipertensão arterial, insuficiência hepática ou renal, infecção ativa, gravidez e aleitamento, hipertensão arterial importante, hipertireoidismo, desnutrição ou porfiria.[190] Os efeitos tóxicos caracterizam-se como depressão, fraqueza nos membros inferiores, parestesias, convulsões, cefaleia, *delirium*, prurido, hiper ou hipotensão arterial, taqui ou bradicardia, dor torácica, espasmo coronariano, dor abdominal, diarreia, náuseas, vômitos, doença intestinal isquêmica, vasoespasmo periférico, gangrena, vasoconstrição renal, insuficiência renal, choque e morte.[187]

Os derivados do *ergot* utilizados na profilaxia da enxaqueca são a metisergida, a metilergonovina e o maleato de ergonovina. A metisergida é agonista/antagonista do receptor 5-HT$_2$, muito útil na prevenção da enxaqueca rebelde aos demais métodos profiláticos, cefaleia em salvas e síndrome carcinoide. Nas doses de 2 a 10mg/dia, é eficaz para profilaxia da enxaqueca em mais de 60% dos casos.[99,263] Cãibras, dores musculares, *delirium*, insônia, náuseas, vômitos, reações cutâneas, edema, vasoconstrição, dor torácica e abdominal, hipotermia, dormência nas extremidades, apneia, derrame pleural, sopro cardíaco e fibrose retroperitoneal e pericárdica são as complicações descritas com seu uso. Sua superdosagem caracteriza-se pela ocorrência de cefaleia, agitação, hiperatividade, náuseas, vômitos, dor abdominal, midríase, taquicardia, cianose e vasoespasmo periférico (extremidades frias). Sua administração prolongada pode causar fibrose retroperitoneal, endocárdica e pleural, mais como resultado da reação idiossincrástica do que do efeito relacionado à dose. Recomenda-se pausa no tratamento a cada 3 meses. É contraindicada durante a lactação e a gravidez e em doentes com anormalidades vasculares, hipertensão arterial grave, doença coronariana, cardiopatias valvulares, flebite, fibrose pulmonar, colagenoses etc. Recomenda-se não empregá-la prolongadamente (> 6 meses). O tratamento da intoxicação inclui a indução da êmese, a lavagem gástrica, o uso de carvão ativado, o controle da hiperatividade (diazepam) e o tratamento do vasoespasmo periférico com vasodilatadores (nitroprussiato de sódio).[75]

Na Tabela 50.33 são relacionados os agonistas e antagonistas serotonérgicos mais empregados em nosso meio e na Tabela 50.34, as propriedades farmacocinéticas e a eficácia dos triptanos.

Inibidores da reabsorção óssea

Os inibidores da reabsorção óssea são indicados na prevenção e no tratamento das metástases ósseas ou da osteopenia.[275]

TABELA 50.33 ■ Antagonistas e agonistas de 5-HT comercializados no Brasil

Nome farmacológico	Dose	Pico de ação	Dose-teto/dia
Agonistas-HT$_{1B/1D}$ (triptanas)			
Naratriptano	VO 2,5mg/2h		7,5mg
Rizatriptano	VO 5-10mg/2h		10-30mg
Sumatriptano	SC 6mg/2h VO 50-100mg/2h	1-1,5h	SC 12mg VO 300mg
Zolmitriptano	VO 2,5-5mg/2h	1-1,5h	10mg
Antagonistas 5HT$_2$			
Metisergida	VO 1-2mg/2-3×		8mg
Antagonistas 5HTs			

Tartarato de ergotamina	Profilaxia da cefaleia
	  2mg/14d
	  VO/SL
	Crise de cefaleia
	  ataque 2mg 30/30min
	  manutenção 1-2mg
		6mg	10mg

Mesilato de di-hidroergotamina	0,5mL 15/15min	2mg	

TABELA 50.34 ■ Propriedades dos triptanos

	Suma (VO)	Riza	Zolmi	Nara	Ele	Frova	Almo
T$_{1/2}$ (horas)	2	2-3	3	6	5	25	3
Biodisponibilidade	14%	40-45%	40%	63-74%	50%	24-30%	80%
T máx. (horas)	2	1	2,5	2-3	Almo	2-4	2-3
Excreção	MAO	MAO	p450				
			MAO	Renal	P450	Renal 50%	p450
							MAO
Recorrência		30-40%	20-37%	25%	25%	8-10%	?
Interações	IMAO	IMAO	IMAO		IMAO		IMAO
		Propranolol	Propranolol				
Eficácia em 2 horas	58%	71%	64%	48%	65%	45%	70-80%
Eficácia em 4 horas				60-74%		60-70%	

A calcitonina exerce atividades anti-inflamatória, inibitória da atividade osteoclástica, redutora do Ca^{++} sérico e analgésica no SNC.[34,146] Eficaz no tratamento da síndrome complexa de dor regional,[32] exerce ação profilática em casos da osteopenia e, por via intratecal, é adjuvante da analgesia proporcionada por opioides.[34]

Bisfosfonatos são análogos estruturais do pirofosfato que se ligam ao componente mineral dos ossos e impedem a formação do cristal de hidroxiapatita e a agregação do cristal,[275] inibindo a reabsorção e a mineralização óssea. Previnem fraturas patológicas e novas metástases ósseas do câncer de mama e do mieloma múltiplo e a osteoporose, tratam a doença de Paget, a síndrome complexa da dor regional, a osteopenia e a osteoporose,[155] reduzem a hipercalcemia e a hipercalciúria e melhoram a função e a dor.[275] As metástases ósseas liberam citocinas (interleucina 1, fator de crescimento transformante α, peptídeo relacionado ao paratormônio, fator de necrose tumoral) que estimulam os osteoclastos a reabsorverem a matriz óssea.[223] O pamidronato reduz as complicações (fraturas, compressão da medula espinal) e a dor em 30% a 50% dos doentes com mieloma múltiplo e câncer de próstata.[275] São malabsorvidos pelo trato gastrointestinal, especialmente na presença de alimentos contendo Ca^{++}, Fe^{++}, Mg^{++} e antiácidos que quelam os bisfosfonatos.[187] Por VO, devem ser administrados em jejum. O desaparecimento do bisfosfonato da circulação é rápido, e o volume de distribuição aproxima-se do volume de fluido extracelular (26% do peso corporal) após sua administração por via EV. Não são metabolizados; são excretados quase que exclusivamente pela urina, aparentemente por secreção tubular. A retenção pelo tecido ósseo é proporcional à taxa de renovação óssea, sendo aumentada nos pontos onde há intensa remodelação óssea.[30] Intolerância gastrointestinal (náuseas, vômitos), hipofosfatemia, hipocalcemia, elevação da fosfatase alcalina, redução do paratormônio sérico, proteinúria e insuficiência renal aguda são seus principais efeitos colaterais.[155,275]

A plicamicina alivia a dor do câncer de mama metastático sem relação com a reparação da lesão. É mielotóxica e hepatotóxica.[275]

O nitrato de gálio é inibidor da reabsorção óssea que interfere no tamanho e na organização dos cristais de hidroxiapatita, tornando-os menos solúveis e, portanto, menos reabsorvíveis.[275]

Na Tabela 50.22 são apresentados os inibidores da reabsorção óssea disponíveis no Brasil.

Capsaicina

A capsaicina é alcaloide que, apresentado como creme nas concentrações de 0,025% a 0,075% e aplicado três a cinco vezes ao dia, proporciona alívio das sensações de queimor e de choque em doentes com neuralgia do trigêmeo, neuralgia diabética ou pós-herpética ou artralgias.[187,239] Seu mecanismo de ação está relacionado com a depleção e o bloqueio do reacúmulo de sP nas terminações nervosas cutâneas e articulares; administrada sistemicamente a animais, resulta na depleção de peptídeos de todas as fibras aferentes de pequeno calibre, sem alterar os neurônios calibrosos e as fibras neurovegetativas.[187] O início da ação ocorre em 14 a 28 dias após a aplicação. A duração do efeito varia de 3 e 6 horas.[239] A aplicação gera queimor regional, às vezes difícil de ser tolerada, especialmente durante o início do tratamento. Essa sensação é prevenida quando a aplicação é realizada com frequência superior a três vezes ao dia. Deve ser evitado o contato com os olhos e com locais onde há lesão tegumentar. Como adversidades de seu uso são citados o queimor, o eritema e o prurido.[187,239]

Dopamina e agonistas dopaminérgicos

A L-dopa e os agonistas dopaminérgicos (bromocriptina) são úteis no tratamento da dor causada por metástases ósseas, especialmente das neoplasias de mama ou de próstata. Náuseas, vômitos, empaxamento epigástrico e disforia são os efeitos colaterais mais comuns desses fármacos.[275]

Cafeína

A cafeína é xantina que exerce ação vasoconstritora cerebral e estimulante central. Em geral, é utilizada em associação aos AINE (100 a 250mg a cada 4 horas).[275]

Anticolinesterásicos

A ativação do sistema colinérgico concorre para o alívio da dor. Os anticolinesterásicos (prostigmina) parecem melhorar a dor causálgica. Entretanto, causam muitos efeitos colaterais.[246]

CONSIDERAÇÕES FINAIS

Várias classes de fármacos são utilizadas com finalidade analgésica. A dor deve ser tratada segundo escala ascendente de potência analgésica. Os analgésicos anti-inflamatórios, os psicotrópicos, os anticonvulsivantes e os miorrelaxantes, associados ou não aos opioides de baixa ou elevada potência, são as classes medicamentosas mais utilizadas no tratamento da dor. Os corticosteroides, os bloqueadores da atividade osteoclástica e os tranquilizantes menores são indicados em casos especiais. A prescrição deve ser adequada às necessidades e respeitadas a farmacodinâmica e a farmacocinética de cada medicamento e as contraindicações peculiares a cada caso. As medicações devem ser preferencialmente de baixo custo e de fácil aquisição. A administração deve ser regular, e não apenas por demanda. A via enteral deve ser priorizada.

Alguns efeitos colaterais são dependentes da dose e outros, da natureza dos agentes; alguns dos efeitos podem ser minimizados com medidas medicamentosas ou físicas específicas. O tratamento antiálgico deve ser instituído imediatamente após as primeiras manifestações da dor, pois não compromete o resultado das avaliações e previne a cronificação da dor. O desenvolvimento de AINE que inibem seletiva ou especificamente a COX-2, de antidepressivos que atuam seletivamente na recaptação de 5-HT e Nadr, de neurolépticos mais específicos, e de miorrelaxantes de ação prolongada e de apresentações de derivados opioides de ação ou liberação prolongada foi o avanço que tornou a analgesia mais eficaz e segura em doentes com dor.

REFERÊNCIAS

1. Abram SE, Lightfoot RW. Treatment of long-standing causalgia with prazosin. Reg Anesth 1981; 6:79-81.
2. Ala-Hurulla, Myllia VV, Arveia P, Heikkila K. Systemic availability of ergotamine tartarate after oral, rectal and intramuscular administration. Europ J Clin Pharmacol 1979; 15:51-6.
3. Alcoff J, Jones E, Rust P, Newman R. Fluoxetine prophylaxis of migraine. Headache 1982; 32:101-4.
4. Andersen E, Dafny N. An ascending serotonergic pain modulation pathway from the dorsal raphe nucleus to the parafascicularis nucleus o the thalamus. Brain Res 1983; 269:57-67.
5. Andrew HG. Clinical relationship of extrapyramidal symptoms and tardive dyskinesia. Can J Psychiat 1994; 39 (Suppl 2):S57-S80.
6. Antman EM, Bennett JS, Daugherty A, Furberg C, Roberts H, Taubert KA. Use of nonsteroidal antiinflammatory drugs: an update for clinicians: a scientific statement from the American Heart Association. Circulation 2007; 115:1634-42.
7. Appel PW, Gordon NB. Digit-symbol performance in methadone-treated ex-heroin addicts. Am J Psychiatr 1976; 133:1337-40.
8. Arkinstall W, Goughnour B, Babul N, Harsanyi Z, Darke AC. Efficacy of controlled-release codeine in chronic non-malignant pain: a randomized, placebo-controlled clinical trial. Pain 1995; 62:169-78.
9. Arner S, Meyerson BA. Lack of analgesic effect of opioids on neuropathic and idiopathic form of pain. Pain 1988; 33:11-23.
10. Auriel, Hausdorff, Giladi N. Methylphenidate for the treatment of parkinson disease and other neurological disorders.Clin Neuropharmacol 2009; 32:75-81.
11. Baldessarini RJ. Drugs and the treatment of psychiatric disorders. In: Gilman AF, Rall TW, Nies AS, Taylor P (eds.) The pharmacolocial basis of therapeutics, 8 ed. New York: Pergamon Press, 1990:383-435.
12. Beaver WT. Combination analgesics. Am J Med 1984; 77:38.
13. Bialer, Meir. Extended-release formulations for the treatment of epilepsy. CNS Drugs 2007; 21:765-74.
14. Biegon A, Samuel D. Interaction of tricyclic antidepressants with opiate receptors. Biochem Pharmacol 1980; 29:460-2.
15. Borgesen SE, Lang Nielsen J. Prophylatic treatment of migraine with propranolol. Acta Neurol Scand 1974; 50:651-6.
16. Botney M, Fields HZ. Amitriptyline potenciates morphine analgesia in a direct action on the central nervous system. Ann Neurol 1983; 13:160-4.
17. Bradley JJ. Severe localized pain associated with the depressive syndrome. Br J Psychiatry 1963; 109:741-5.
18. Braham J, Saia A. Phenytoin in the treatment of trigeminal and other neuralgias. Lancet 1960; 2:892-3.
19. Breivik H, Slordahl J. Beneficial effects of flupenthixol for osteoarthritic pain of the hip: a double blind cross-over comparison with placebo. Pain 1984; 2(Suppl):52-4.
20. Brescia FJ, Portenoy RK, Ryan M et al. Pain, opioid use and surgical in hospitalized patients with advanced cancer. J Clin Oncol 1992; 10:149-55.
21. Bring, Ensom. Does oxcarbazepine warrant therapeutic drug monitoring?: a critical review. Clin Pharmacokinetic 2008; 47:767-78.
22. Brodner RA, TAUB A. Chronic pain exacerbated by long-term narcotic use in patients with nonmalignant disease: clinical syndrome and treatment. Mt. Sinai J Med 1978; 45:233-7.
23. Brookoff D, Palomano R. Treating sickle cell like cancer pain. Ann Intern Med 1992; 116:364-68.
24. Bruera E, MacMillan K, Hanson JA et al. The cognitive effects of the administratrion of narcotics analgesics in patients with cancer pain. Pain 1989; 39:13-6.
25. Bruera E, Miller MJ. Non-cardiogenic pulmonary edema after narcotic treatment for cancer pain. Pain 1989; 39:297-300.
26. Bruera E, Roca E, Cedaro L. Action of oral methylprednisolone in terminal cancer patients: A prospective randomized duble blind study. Cancer Treat Rep 1985; 69:751-4.
27. Brune K, Zeilhofer HU. Antipyretic (non-narcotic) analgesics. In: Wall PD, Melzack R (eds.) Textbook of pain. Vol. 4, Edinburgh: Churchill Livingstone, 1999:1139-53.
28. Buckley FP, Sizemore WA, Charlton JE. Medication management in patients with chronic non-malignant pain. A review of the use a drug withdrawal protocol. Pain 1986; 26:153-66.
29. Budd K. Psychotropic drugs in the treatment of chronic pain. Anaesthesia 1978; 33:531-4.
30. Bunney WE, Garland MA. Lithium and its possible modes of action. In: Post RM, Ballenger JC. Neurobiology of mood disorders, London: Williams & Wilkins, 1984:731-43.
31. Butler SH, Weil-Fugazza J, Godefroy F, Besson JM. Reduction of arthritis and pain behavior following chronic administration of amitriptyline or imipramine in rats with adjuvant-induced arthritis. Pain 1985; 23:159-75.
32. Buzzi MG, Moskowitz MA. The antimigraine drug, sumatriptan (GR 43175), seletively blocks neurogenic plasma extravasation from blood vessels in dura mater. Br J Pharmacol 1990; 99:202-6.
33. Cedarbaum JM, Schleifer LS. Drugs for Parkinson's disease, spasticity, and acute muscle spams. In: Gilman AF, Rall TW, Nies AS, Taylor P(eds.) The pharmacological basis of therapeutics. 8 ed. New York: Pergamon Press, 1990:463-84.
34. Candelehi S, Romualdi P, Spadaro C et al Studies on the antinociceptive effect of intrathecal salmon calcitonin. Peptides 1985; 6:273-6.
35. Chabal C, Jacobson L, Chaney EF et al. Narcotics for chronic pain: yes or no? A useless dichotomy. APS 1992; 1:276-81.
36. Chapman CR, Hill HF. Prolonged morphine self-administration and addiction liability: evaluation of two theories in a bone marrow transplant unit. Cancer 1989; 63:1636-44.
37. Childers MK. Use of botulinum toxin type a in pain management: a clinical's guide. Missouri Academy Information Systems: 1999, 127p.
38. Chutka DS. Cardiovascular effects of the antidepressants: recognition and control. Geriatrics 1990; 61:67.
39. Clark HW, See KL. Opioids, chronic pain and the law. J Pain Symptom Manage 1993; 8:297-305.

40. Cochin J, Kornetsky C. Development and loss of tolerance to morphine in the rat after single and multiple injections. J Pharm Exp Ther 1964; 145:1-20.
41. Cooper JR, Czechowicz DJ, Petersen RC et al. Prescription drug diversion control and medical practice. JAMA 1992; 268:1306-10.
42. Cossermelli W, Pastor EH. Antiinflamatórios não esteróides e doenças reumatológicas. São Paulo: Rev Med 1995; 50:115-24.
43. Costa AL. O G-32883 no tratamento sintomático da trigeminalgia. Arq Neuropsiquiatria (São Paulo) 1965; 23:279-82.
44. Court JE, Kase CS. Treatment of tic doloureux with a new anticonvulsant (clonazepan). J Neurol Neurosurg Psychiatry 1976; 39:297-9.
45. Cutting DA, Jordan CC. Alternative approaches to analgesia: baclofen as a model compound. Br J Pharmacol 1975; 54: 171-9.
46. Dallessio DJ. Trigeminal neuralgia. A practical approach to treatment. Drugs 1982; 24:248-55.
47. Diamond S, Medina JL. Doublé blind study of propranolol for migraine prophylaxis. Headache 1982; 22:268-71.
48. Dickenson AH, Sullivan AF. Electrophysiological studies on the effects of intrathecal morphine on nociceptive neurones in the rat dorsal horn. Pain 1986; 24:211-22.
49. Davis KD, Treede RD, Raja SN et al. Topical application of clonidine relieves hyperalgesia in patients with sympathetically mantained pain. Pain 1991; 47:309-17.
50. Dipalma J. Lithium toxicity. AFP Clin Pharmacol 1987; 36:225-8.
51. Dole VP. Narcotic addiction, physical dependence and relapse. N Engl J Med 1972; 286:988-92.
52. Donner BM, Zenz M, Strumpf M, Raber M. Long-term treatment of cancer pain with transdermal fentanyl. J Pain Sympton Manage 1988; 15:168-75.
53. Donner BM, Zenz M, Tryba M, Strumpf M. Direct conversion from oral morphine to transdermal fentanyl: a multicenter study in patients with cancer pain. Pain 1996; 64:527-34.
54. Dourish CT, Hawley D, Iverson SD. Enhancement of morphine analgesia and prevention of morphine tolerance by cholecystokin antagonist L-364, 718. Eur J Pharm 1988; 147:469-72.
55. Dundee JW, Love WJ, Moore J. Alterations in response to somatic pain associated with anaesthesia. XV further studies with phenothiazine derivates and similar drugs. Br J Anaesth 1963; 35:597-609.
56. Eckhardt K, Li S, Ammon S, Schanzle G et al. Same incidence of adverse drug events after codeine administration irrespective of the genetically determined differences in morphine formation. Pain 1998; 76:27-33.
57. Education on Palliative and End-of-life Care – EPEC, 1999, módulo 4: Pain Manage. Julho, 2007.
58. Edwards WT. Optimizing opioid treatment of postoperative pain. J Pain Symptom Manage 1990; 5:S24-S36.
59. Eide PK. Ketamine produces specific types of pain relief. Pain 1997; 72:290-1.
60. Eide PK, Jorum E, Stubhaug A et al. Relief of post-herpetic neuralgia with the N-methyl-D-aspartic acid receptor antagonist ketamine: a double-blind, cross-over comparison with morphine and placebo. Pain 1994; 58:347-54.
61. Elliott K, Minami N, Kolesnikov Y et al. The NMDA receptor antagonists, LY274614 and MK-801, and the nitric oxide synthase inhibitor, NG-nitro-L-arginine, attenuate analgesic tolerance to the mu-opioid morphine but not to kappa opioids. Pain 1994; 56:69-75.
62. Engel GZ. Pyschogenic pain and the pain-prone patient. Am J Med 1959; 26:899-918.
63. England JD, Happel LT, Kline DG et al. Sodium channel accumulation in humans with painful neuromas. Neurology 1996; 47:272-6.
64. Feinmann C. Pain relief by antidepressants: possible modes of action. Pain 1985; 23:1-8.
65. Fernandez F, Frank A, Holmes VF. Analgesic effect of alprazolam in patients with chronic organic pain of malignant origin. J Clin Psychopharmacol 1987; 7:167-9.
66. Ferreira KASL, Teixeira MJ. Princípios gerais de tratamento da dor. In: Alves Neto O, Costa CMD, Siqueira JTS (Eds.) Dor – Princípios e prática. Porto Alegre: Artmed Editora, 2009:943-56.
67. Ferrer-Brechner T, Ganz P. Combination therapy with ibuprofen and methadone for chronic cancer pain. Am J Med 1984; 77:78-83.
68. Fields HL, Rowbotham MC, Devor M. Excitability blockers: anticonvulsants and low concentration local anaesthetics in the treatment of chronic pain. In: Dickenson A, Besson JM (eds.) The Pharmacology of Pain. Berlin: Springer, 1997:93-116.
69. Finlayson RD, Maruta T, Morse BR et al. Substance dependence and chronic pain: experience with treatment and follow-up results. Pain 1986; 26:175-80.
70. Fields HL. Sources of variability in the sensation of pain. Pain 1988; 33:195-220.
71. Fishbain DA, Cole B, Cutler RB, Lewis J, Rosomoff HL, Fosomoff RS. Is pain fatiguing? A structured evidence-based review. Pain Med 2003; 4:51-62.
72. Fishbain DA, Rosomoff HL, Rosomoff RS. Drug abuse, dependence, and addiction in chronic pain patients. Clin J Pain 1992; 8:77-85.
73. Foley KM. Analgesic drug therapy in cancer pain: Principles and practice. Med Clin North Am 1987; 71:207.
74. Foley KM, Macaluso C. Adjuvant analgesics in cancer pain management. In: Aronoff GM (ed.) Evaluation and treatment of chronic pain. 2 ed. Baltimore: Williams & Wilkins, 1992:340-8.
75. Fortini I, Teixeira MJ
76. France RM, Krishnan KRR. Psychotropic drugs in chronic pain. In: France RM, Krishnan KRR (eds.) Chronic pain. Washington: American Psychiatric Press, 1988:343-6.
77. France RD, Urban BJ, Keefe FJ. Long-term use of narcotic analgesics in chronic pain. Soc Sci Med 1984; 19:1379-82.
78. Frank RG, Kashani JH, Parker JC et al. Antidepressants analgesia in rheumatoid arthritis. J Rheum 1988; 15:1632-8.
79. Frenk H, Watkins LR, Mayer DJ. Differential behavioral effects induced by intrathecal microinjection of opiates: comparison of convulsive and cataleptic effects produced by morphine, methadone, and D-ala^2-methionine-enkephalinamide. Brain Res 1984; 299:31-42.
80. Friedman AP. Ergotamine tartarate: its history, action and proper use in the treatment of migraine. NY ST J Med 1959; 59:2359-66.
81. Fromm GH, Killian JM. Effect of some anticonvulsant drugs on the spinal trigeminal nucleus. Neurology (Minneap) 1967; 17:275-80.
82. Fromm GH, Terrence CF, Chattha AF, Glass JD. Baclofen in trigeminal neuralgia: its effect on the spinal trigeminal nucleus: a pilot study. Arch Neurol 1980; 37:768-71.
83. Nishi DE, Paulus HE. Aspirin and other nonsteroidal anti-inflammatory drugs. In: McCarty DJ, Koopman WJ (org.). Arthritis and allied conditions. 12 ed. Philadelphia: Lea & Febiger, 1993:567-602.
84. Galeotti N, Bartolini A, Ghelardini C. Effect of pertussis toxin on morphine, diphenhydramine, baclofen, clomipramine and psysitigmine antinociception. Eur J Pharmacol 1996; 308:125-33.
85. Galer BS, Coyle N, Pasternak GW et al. Individual variability in the response to different opioids: report of five cases. Pain 1992; 49:87-91.

86. Garrison JC. Histamine, bradykinin, 5- hydroxytryptamine, and their antagonists. In: Gilman AF, Rall TW, Nies AS, Taylor P (eds.) The pharmacolocial basis of therapeutics. 8 ed. New York: Pergamon Press, 1990:575-99.
87. Gear RW, Levine JD, Gordon NC et al. Benzodiazepine mediated antagonism of opioid analgesia. Pain 1997; 71:25-9.
88. Gelembert AJ. New perspetives on the use of tricyclic antidepressants. J Clin Psychiatry 1989; 50 (Suppl):3.
89. Gerber JG, Nies AS. Antihypertensive agents and the drug therapy of hypertension. In: Gilman AF, Rall TW, Nies AS, Taylor P (eds.) The pharmacologcial basis of therapeutics 8 ed. New York: Pergamon Press, 1990:784-813.
90. Gerson GR, Jones RB, Luscombe DK. Studies on the concomitant use of carbamazepine and clomipramine for the relief of postherpetic neuralgia. Post Grad Med J 1977; 53 (Suppl 4):104-9.
91. Gingras M. A clinical trial of Tofranil in rheumatic pain in general practice. J Int Med Res 1976; 4 (Suppl 2):41-9.
92. Goadsby PJ. Serotonin 5 HT1b/1d receptor agonists in migraine. Comparative pharmacology and its therapeutic implications. CNS Drugs 1998; 4:271-86.
93. Goadsby PJ, Knigt YE. Direct evidence for central sites of action of zolmitriptan (311 C90): na autoradiographic study in cat. Cephalalgia 1997; 17:153-8.
94. Goldenberg DL, Felson DT, Dinerman H. A randomized controlled trial of amitriptyline and naproxen in the treatment of patients with fibromyalgia. Arth Rheum 1986; 29:1371-7.
95. Goldenberg D, Schmid C, Ruthazer R et al. A randomized double-blind crossover trial of fluoxetine and amitriptyline in the treatment of fibromyalgia. Arthr Rheum 1996; 39:1852-9.
96. Goldstein J, Ryan R, Jiang K et al. ANS the Rizatriptan Protocol 046 study group. Headache 1998; 38:737-47.
97. Goldstein JL, Silverstein FE, Agrawal MN et al. Reduced risk of upper gastrointestinal ulcer complication with celecoxib, a novel COX-2 inhibitor. Am J Gastroenterol 2000; 95:1681-90.
98. Goodwin RK, Prange AJ, Post RM et al. Potentiation of antidepressant effect by L-triiodothyronine in tricyclic nonresponders. Am J Psychiatry 1982; 139:34-8.
99. Graham JR. Methysergide for prevention of migraine. N Engl J Med 1964; 270:60-72.
100. Gray A, Spencer P, Sewell R. The involvment of the opioidergic system in the antinociceptive mechanism of action of antidepressant compounds. Brit J Pharmacol 1998; 124:669-74.
101. Gritz ER, Shiffman SM, Jarvik ME et al. Physiological and psychological effects of methadone in man. Arch Gen Psychiatry 1975; 32:237-42.
102. Hanks G, Cherny N. Opiod nalagesic therapy. In: Doyle D, Hanks G, MacDonald N. Oxoford textbook of palliative medicine. 2 ed. Oxford: Oxford University Press, 2003:331-54.
103. Haertzen CA, Hooks NT. Changes in personality and subjective experience associated with the chronic administration and withdrawal of opiates. J Nerv Ment Dis 1969; 148:606-14.
104. Haffen E, Paintaud G, Berard M, Masuyer C, Bechtel Y, Bechtel PR. On the assessment of drug metabolism by assays of codeine and its main metabolites. *Ther Drug Monitoring 2000; 22(3):258-65.*
105. Hall RCW, Beresford TP. Tricyclic antidepressants in treatment of the elderly. Geriatrics 1984; 39:81-93.
106. Halle MH, Del Medico VJ, Dilsaver SC. Symptoms of major depression: acute effect of withdrawing antidepressants. Acta Psychiat Scand 1991; 83:238-9.
107. Hamlin C, Gold MS. Anxiolytics: predicting response/maximizing efficacy. In: Gold MS, Lydiard RB, Carman JS (eds.) Advances in psychopharmacology: predicting and improving treatment response. Boca Raton: CRC Press, 1984:238-44.
108. Hannington-Kiff JG. Intravenous regional sympathetic block with guanetidine. Lancet 1974; 2:1019-20.
109. Hart FD. The use of psychotropic drugs in rheumatology. J Int Med Res 1976; 4:15-9.
110. Hendler N, Cimini CMAT et al. A comparison of conngitive impairment due to benzodiazepines and to narcotics. Am J Psychiatry 1980; 137:828-30.
111. Hertz A. Opiates, opioids and their reception in the modulation of pain. Acta Neurochir (Suppl) 1987; 38:36-40.
112. Hill CS. Relationship among cultural, educational and regulatory agency influence on optimum cancer pain treatment. J Pain Symptom Manage 1990; 5:S37-S45.
113. Hill CS. Influence of regulatory agencies on the treatment of pain and standards of medical practice for the use of narcotics. Pain Digest 1991; 1:7-12.
114. Hill HE, Haertzen CA, Glaser R. Personality characteristics of narcotic addicts as indicated by the MMPI. J Gen Psychol 1960; 62:127-39.
115. Hill HF, Chapman CR, Kornell JA et al. Self-administration of morphine in bone marrow transplant patients reduces drug requirement. Pain 1990; 40:121-9.
116. Hirschowitz J, Bennett JA, Zemlan FP et al. Thioridazine effect on desipramine plasma levels. J Clin Psychopharmacol 1983; 3:376-9.
117. Hollister LE, Conley FK, Britt RH et al. Long-term use of diazepam. J Am Med Assoc 1981; 246:1568-70.
118. Humphrey PPA, Feniuk W, Marriott AS. Preclinical studies on the anti-migraine drug, sumatriptan. Eur neurol 1991; 31:282-90.
119. Insel PA. Analgesic-antipyretics and antiinflamatory agents; drugs employed in the treatment of rheumatoid arthritis and gout. In: Gilman AF, Rall TW, Nies AS, Taylor P (eds.) The Pharmacological Basis of Therapeutics, 8 ed. New York: Pergamon Press, 1990:638-81.
120. Jaffe JH, Martin WR. Opioid analgesics and antagonists. The Pharmacological Basis of Therapeutics. 7 ed. New York: Macmillan 1985:491-531.
121. Jaffe JH, Martin WR. Opioid Analgesics and Antagonists. The Pharmacological Basis of Therapeutics. 8 ed. New York: Pergamon Press 1990:485-521.
122. Jarvik LF, Simpson JH, Guthrie D et al. Morphine, experimental pain and psychological reactions. Psychopharmacology 1981; 75:124-31.
123. Jenkins DG, Ebbutt AF, Evans CD. Imipramine in treatment of low back pain. J Int Med Res 1976; 4(Suppl 2):28-40.
124. Johansson F, Von Knorring L, Sedvall G et al. Changes in endorphins and 5-hydroxyndoleacetic acid in cerebrospinal fluid as a result of treatment with a serotonin reuptake inhibitor (zimelidine) in chronic pain patients. Psychiat Res 1980; 2:167-72.
125. Jörkman R. Central antinociceptive effects of non-steroidal antiinflammatory drugs and paracetamol: experimental studies in the rat. Acta Anaesthesiol Scand 1995; 39(suppl 103S):1-44.
126. Joshi JH. Amphetamine therapy for enhancing the comfort of terminally ill patients (PTS) with cancer. Proc Am Soc Clin Oncol 1982; 1:c-213.
127. Kaiko RF, Foley KM, Grabinski PY et al. Central nervous system excitatory effects of meperidine in cancer patients. Ann Neurol 1983; 13:180-5.
128. Kaiko RF, Laccuture P, Hopf K, Brown J et al. Analgesic onset and potency of oral controlled-release (CR) oxycodone and controlled-release morphine. Clin Pharmacol Ther 1996; 59:130.

129. Kanner RM, Foley KM. Patterns of narcotic drug use in a cancer pain clinic, Ann NY: Acad Sci 1981; 362:161-72.
130. Kanter MZ. Comparison of oral and i.v. acetylcysteine in the treatment of acetaminophen poisoning. *Am J Health-System Pharm* 2006; 63(19):1821-7.
131. Kaube H, Hoskin KL, Goadsby PJ. Activation of the trigeminovascular system by mechanical distension of the superior sagital sinus in the cat. Cephalalgia 1992; 12:133-6.
132. Kearney PM, Baigent C, Godwin J et al. Do selective cyclo-oxygenase-2 inhibitors and traditional non-steroidal anti-inflammatory drugaas increase the risk of atherothrombosis? Meta-analysis of randomised trials. BMJ. 2006; 332(7553):1302-8.
133. Kjaersgaard-Andersen P, Nafei A, Skov O et al. Codeine plus paracetamol versus paracetamol in longer-term treatment of chronic pain due to osteorthritis of the hip. A randomised double-blind, multi-centre study. Pain 1990; 43:309-18.
134. Kreek MJ. Medical safety and effects of methadone in tolerant indivuals. JAMA 1973; 223:665-8.
135. Kreek MJ. Medical complications in methadone patients. Ann NY Acad Sci 1978; 311:110-34.
136. Kreek, MJ, Dodes S, Knes S et al. Long-term methadone maintenance therapy: effects on liver function. Ann Intern Med 1972; 77:598-602.
137. Kreek MJ, Schecter AJ, Gutjahr CL et al. Methadone use in patients with chronic renal disease. Drug and alcohol dependence 1980; 5:197-205.
138. Krupp P, Wesp M. Inhibition of prostaglandin synthetase by psychotropic drugs. Experientia 1975; 31:330-1.
139. Kurata TH, Nogawa AN. Meta-analysis of risk factors for peptic ulcer. Nonsteroidal anti-inflammatory drugs, Helicobacter pylori and smoking. J Clin Gastroenterol 1997; 24(1):2-17.
140. Lasagna I. The role of benzodiazepines in nonpsychiatric medical practice. Am J Psychiat 1977; 134:656-8.
141. Lascelles RG. Atypical facial pain and depression. Br J Psychiatry 1966; 122:651-9.
142. Laustsen, Carrillo, Johnson, Jessica, Smith C. Drug approvals: ,08 in review. Nurse Pract 2009; 34(2):25-34.
143. Leavens ME, Hill CS Jr., Cech DA, Weyland JB, Weston JS. Intrathecal and intraventricular morphine for pain in cancer patients: Initial study. J Neurosurg 1982; 56:241-5.
144. Lee R, Spencer PSJ. Antidepressants and pain: a review of the pharmacological data supporting the use of certain tricyclis in chronic pain. J Intern Med Res 1977; 5 (Supll 1):146-56.
145. Lewis Jr. Evaluation of new analgesics: Butorphanol and nalbuphine. JAMA 1980 ; 243:1465-7.
146. Lin TY. Distrofia simpático-reflexa e causalgia. Estudo clínico e terapêutico Dissertação (Mestrado). São Paulo: Faculdade de Medicina da Universidade de São Paulo, 1995:299.
147. Loldrup D, Langemark M, Hansen HJ et al. Clomipramine and mianserin in chronic idiopathic pain syndrome. Psychopharmacology 1989; 99:1-7.
148. Lynch AS, Max MB, Muir J et al. Efficacy of antidepressants in relieving diabetic neuropathy pain. Amitriptyline vs desipramine, and fluoxetine vs placebo. Neurology 1990; 40 (Supll 1):437.
149. Magni G. On the relationship between chronic pain and depression when there is no organic lesion. Pain 1987; 31:1-21.
150. Magni G, Andreoli F, Arduino C et al. Modifications of [H]$_3$ imipramine binding sites in platelets of chronic pain patients treated with mianserin. Pain 1987; 30:311-20.
151. Maltbie AA, Cavernar JO, Sullivan JL et al. Analgesia and haloperidol: a hypothesis. J Clin Psychiatry 1979; 40:323-6.
152. Mandaus L, Blonberg R, Hammer E. Long term epidural morphine analgesia. Acta Anaesthesiol Scand 1982; 74 (Suppl.):149.
153. Marder SR, Putten TV. Antipsychotic Medications, In: Schatzberg AF, Nemeroff CB. Textbook of Psychopharmacology, Washington: American Psychiatric Press 1995:247-61.
154. Markley HG. Verapamil and Migraine Prophylaxis: Mechanisms and Efficacy. Am J Med 1991; 90:48S-53S.
155. Martens, Mark GMD, Shaw H. Maximizing Effectiveness of Bisphosphonate Therapy for Osteoporosis. South Med J 2008; 101:824-30.
156. Maruta T. Prescription drug-induced organic brain syndrome. Amer J Psychiatry 1978; 135:376-7.
157. Maruta T, Swanson DW. Psychiatric consultation in the chronic pain patients. Mayo Clin Proc 1977; 52:793-6.
158. Maruta T, Swanson DW. Problems with the use of oxycodone compound in patients with chronic pain. Pain 1981; 11:389-96.
159. Maruta T, Swanson DW, Finlauyson RE. Drug abuse and dependency in patients sith chronic pain. Mayo Clin. Proc 1979; 54:241-4.
160. Max MB, Gilron IH. Antidepressants, muscle relaxants, and N-methyl-D-aspartate receptor antagonists. In: Loeser JD, Butler S, Chapman CR, Turk DC. Bonica's Management of Pain, 3 ed. Philadelphia: Williams & Wilkins, 2001; 85:1710-62.
161. McDonald Scott WA. The relief of pain with an antidepressant in arthritis. Practitioner 1969; 202:802-7.
162. McNairy SL, Maruta T, Ivnik RJ et al. Prescription medication dependence and neuropsychologic function. Pain 1984; 18:169-77.
163. McQuay HJ, Bullingham RES, Moore RA. Acute opiate tolerance in man. Life Sci 1981; 28:2513-7.
164. McQuay HJ, Bullingham RES, Paterson GMC et al. Clinical effects of buprenorphine during and after surgery. Br J Anaesth 1980 ; 52:1013-9.
165. McQuay H, Moore A. Paracetamol with and without codeine in acute pain. In: *An evidence-based resource for pain relief*. Oxford (UK): Oxford University Press 1998:60.
166. McQuay HJ, Moore RA. Methods of therapeutic trials. In: Wall PD, Melzack R (eds.) Textbook of Pain. Vol 4. New York: Edinburgh Churchill Livingstone 1999:1125-38.
167. McQuay HJ, Moore RA, Wissen PJ et al. A systematic review of antidepressants in neuropathic pain. Pain 1996; 68:217-27.
168. Medina JL, Diamond S. Drug dependency in patients with chronic headache. Headache 1977; 17:12-4.
169. Meirelles ES, Fuller R, Silva CAA, Lin TY, Teixeira MJ, Georgi DA, Chinzon D, Godinho LCG, Garcia MLB. Protocolo clínico para a prescrição dos antiinflamatórios não esteróides (AINES), outubro de 2006, São Paulo, Divisão de Farmácia do Hospital das Clínicas da Faculdade de Medicina da Universidade de São Paulo.
170. Melzack R, Wall PD. Pain mechanisms: a new theory. Science 1965; 150:971-9.
171. Mercadante S, Maddaloni S, Roccella S et al. Predictive factors in advanced cancer pain treated only by analgesics. Pain 1992; 50:151-5.
172. Mercadante S, Salvaggio L, Dardanoni G et al. Dextropropoxyphene versus morphine in opioid-naive cancer patients with pain. J Pain Symptom Manage 1998; 15:76-81.
173. Monks RC. Tardive dyskinesia with low dose neuroleptic therapy. Modern Med 1980; 35:519.
174. Monks R, Merskey H. Psychotropic drugs. In: Wall PD, Melzack R (eds.) Textbook of Pain. Edinburgh: Churchill Livingstone 1999:1155-86.
175. Munglani R, Hill RG. Other drugs including sympathetic blockers. In: Wall PD, Melzack R (eds.) Textbook of Pain. Edinburgh: Churchill Livingstone 1999:1233-50.

176. Moulin DE, Iezzi A, Amireh R et al. Randomised traial of oral morphine for chronic non-cancer pain. Lancet 1996; 347:143-7.
177. Nappi G, Sandrini G, Granella F et al. A new 5-HT$_2$ antagonist (ritanserin) in the treatment of chronic headache with depression. A double-blind study vs amutriptyline. Headache 1990; 30:439-44.
178. Nathan IK, Musselman DL, Schatzberg AF, Nemeroff CB. Biology of mood disorders. In: Schatzberg AF, Nemeroff CB (eds.) Textbook of Psychopharmacology. Washington: American Psychiatric Press 1995:439-77.
179. Nathan PW. Chlorprothixene (Taractan) in post herpetic neuralgia and other severe chronic pain. Pain 1978; 5:367-71.
180. Nebe J, Vanegas H, Scaible HG. Spinal application of ω-conotoxin GIVA, na-N-type calcium channel antagonist, attenuates enhancement of dorsal spinal neuronal responses caused by intraarticular injection of mustrad oil in the rat. Exp Brain Res 1998; 120:61-9.
181. Nemeroff CB, DeVane CL, Pollack BG. Newer antidepressants and the cytichrone P450 system. Am J Psychiatry 1996; 153:331-40.
182. Newman RG. The need to redefine addiction. N Engl J Med 1983; 18:1096-8.
183. Niemann JT, Bessen HA, Hothstein RJ, Maks MM. Electrocardiographic criteria for tricyclic antidepressant cardiotoxicity. Am J Cardiol 1986; 57:1154-9.
184. Nikolaus T, Zeyfang A. Pharmacological Treatments for Persistent Non-Malignant Pain in Older Persons. *Drugs Aging* 2004; 21:19-41.
185. Nishihara KK, Furst DE. Aspirin and other nonsteroidal antiinflammatory drugs. In: Koopman WJ (ed.) Arthritis and Allied Conditions: A Textbook of Rheumatology. 13 ed. Balitmore: Williams & Wilkins, 1997:611-54.
186. Olsson JE, Behring HC, Forsman et al. Metoprolol and propranolol in migraine prophylaxis: a double blind multicenter study. Acta Neurol Scand 1984; 70:160-8.
187. Omoigui S. The Pain Drugs Handbook. St Louis: Mosbi 1995. 603 p.
188. Orsulak PJ, Waller D. Antidepressant drugs: additional clinical uses. Family Pract 1989; 28:209-16.
189. Onofrio BM, Yaksh TL. Long-term pain relief produced by intrathecal morphine infusion in 53 patients. J Neurosurg 1990; 72:200-9.
190. Orton DA, Rochardson RJ. Ergotamine absorption and toxicity. Post Grad Med J 1982; 58:6-11.
191. Owens JC. Causalgia. Am Surg 1957; 23:636-42.
192. Owens MJ, Risch SC. Atypical Antipsychotics. In: Schalzberg AF, Nemeroff CB. Textbook of Psychopharmacology. Washington: The American Psychiatric Press 1995:263-80.
193. Paoli F, Darcourt G, Corsa P. Note préliminaire sur l'action de l'imipramine dans états doulourerux. Rev Neurol 1960; 102: 503-4.
194. Patt RB. Control of pain associated with advanced malignancy. Evaluation and Treatment of Chronic Pain. 2 ed. Baltimore: Williams & Wilkins, 1992:313-39.
195. Patt RB. Control of pain associated with advanced malignancy. In: Aronoff. 1992:313-39.
196. Paulson GW, Gill W. Botulinum toxin is unsatisfactory therapy for fibromyalgia. Mov Disorder 1996; 11:459.
197. Peabody CA, Warner D, Whiteford HA et al. Neuroleptics and elderly. Am Geriat Soc 1987; 35:233-8.
198. Pearce JMS. Chronic migraneous neuralgia, a variant of cluster headache. Brain 1980; 103:149-59.
199. Peng WL, Wu GJ, Sun WZ, Chen JC, Huang AT. Multidisciplinary management of cancer pain: a longitudinal retrospective study on a cohort of end-stage cancer patients. J Pain Symptom Manage 2006; 32:444-52.
200. Perez-Reyes E, Cribbs LL, Daud A et al. Molecular characterisation of a neuronal low-voltage-cativivated T-type calcium channel. Nature 1998; 391:896-900.
201. Petts HV, Pleuvry BJ. Interactions of morphine and methotrimeprazine in mouse and man with respect to analgesia, respiration and sedation. Br J Anaest 1983; 55:437-41.
202. Pick GG. Antinociceptive interaction between alprazolam and opioids. Brain Res Bull 1997; 42:239-43.
203. Proudfit HK. Pharmacological evidence for the modulation of nociception by noradrenergic neurons. In: Field HL, Besson JM. Pain modulation. Progress in Brain Research, Amsterdam: Elsevier, 1988:357-70.
204. Peroutko SJ, Banghart SB, Allen GS. Relative potency and selectivity of calcium antagonists used in the treatment of migraine. Headache 1984; 24:55-8.
205. Petts HV, Pleuvry BJ. Interactions of morphine and methotrimeprazine in mouse and man with respect to analgesia, respiration and sedation. Br J Anaest 1983; 55:437-41.
206. Pick GG. Antinociceptive interaction between alprazolam and opioids. Brain Res Bull 1997; 42:239-43.
207. Proudfit HK. Pharmacological evidence for the modulation of nociception by noradrenergic neurons. In: Field HL, Besson JM. Pain modulation. Progress in Brain Research, Amsterdam: Elsevier, 1988:357-70.
208. Peroutko SJ, Banghart SB, Allen GS. Relative potency and selectivity of calcium antagonists used in the treatment of migraine. Headache, 1984; 24:55-8.
209. Perrin VI. Clinical pharmacokinetics of ergotamine in migraine and cluster headache. Clin Pharmacokinet, 1985; 10:334-52.
210. Perry S, Heidrichi G. Management of pain during debridement: a survey of U.S. burn units. Pain. 1982; 13:167-280.
211. Petts HV, Pleuvry BJ. Interactions of morphine and methotrimeprazine in mouse and man with respect to analgesia, respiration and sedation. Br J Anaest 1983; 55:437-41.
212. Pick GG. Antinociceptive interaction between alprazolam and opioids. Brain Res Bull 1997; 42:239-43.
213. Plummer JL, Cherry DA, Cousins MJ et al. Long-term spinal administration of morphine in cancer and non-cancer pain: a retrospective study. Pain, 1991; 44:215-20.
214. Portenoy RK. Practical aspects of pain control in the patient with cancer. Pain Control in the Patient with Cancer, Atlanta: American Cancer Society 1989. p. 7-32.
215. Portenoy RK. Chronic opioid therapy for nonmalignant pain: from models to practice. APSJ, 1992; 1:285-8.
216. Portenoy RK. Tolerance to opioid analgesics: clinical aspects. Cancer Surv, 1994; 21:49-65.
217. Portenoy RK, Foley KM. Chronic use of opioid analgesics in nonmalignant pain: report of 38 cases. Pain, 1986; 25:171-86.
218. Porter J, Jick H. Addiction rare in patients treated with narcotics. N Engl J Med 1980; 302:123.
219. Pr Vade-Mécum. São Paulo: Soriak, 1997. 1056 p.
220. Proudfit HK. Pharmacological evidence for the modulation of noception by noradrenergic neurons. In: Field HL, Besson JM (eds.) Pain modulation. Progress in Brain Research, Amsterdam: Elsevier, 1988. p. 357-70.
221. Rall TW. Hypnotics and Sedatives: Ethanol. In: Gilman AF, Rall TW, Nies AS, Taylor P (eds.) The Pharmacological Basis of Therapeutics, 8. ed. New York: Pergamon Press 1990. p. 345-82.
222. Rang HP, Dale MM. Pharmacology.Edinburgh: Churchill Livingstone, 1991. 955 p.
223. Raft D, Toomey T, Gregg JM. Behavior modification and haloperidol in chronic facial pain. South Med J 1979; 72: 155-9.

224. Rani PU, Shobha JC, Rao TR et al. An evaluation of antidepressants in rheumatic pain conditions. Anesth Analg, 1996; 83:371-5.
225. Raskin NH, Levinson SA, Hoffman PM et al. Pos-tympathectomy neuralgia: amelioration with diphenylhydantoin and cabamazepine. Am J Surg 1974; 128:75-8.
226. Rasmussen P, Rüshed J. Facial pain treated with carbamazepine (Tegretol). Acta Neurol Scand 1970; 46:385-340.
227. Rayport M. Experience in the management of patients medically addicted to narcotics. JAMA, 1954; 156:684-91.
228. Regalado RG. Anafranil in the Management of Long-Term Pain: A Preliminary Report. J Int Med Res 1976; 4:54-5.
229. Regnard CFB, Badger C. Opioids, sleep and the time of death. Palliative Med 1987; 1:107-10.
230. Rinaldi RC, Steindler EM, Wilford BB et al. Clarification and standardization of substance abuse terminology. JAMA 1988; 259:555-7.
231. Ritchie JM, Grene NM. Local Anesthetics – General Pharmacology of local anesthetics. In: Gilman AF, Rall TW, Nies AS, Taylor P (eds.) The Pharmacological Basis of Therapeutics. 8. ed, New York: Pergamon Press 1990. p. 311-31.
232. Roberts MHT. 5 Hydroxytryptamine and antinociception. Neuropharmacology 1984; 23:1529-36.
233. Robertson Jr P, Hellriegel ET. Clinical pharmacokinetic profile of modafinil. Clin Pharmacokinetics 2003; 42:123-37.
234. Robins LN, Davis DH, Nurco DN. How permanent was Vietnam drug addiction. Amer J Publ Health 1974; 64:38-43.
235. Rockliff BW, Davis EW. Controlled sequential trial of carbamezepine in the trigeminal neuralgia. Arch Neurol 1966; 15:129-36.
236. Roose SP, Glassman AH, Giardina EGV, Walsh BT, Woodring SRMA, Bigger JT. Tricyclic antidepressants in depressed patients with cardiac conduction disease. Arch Gen Psychiatry 1987; 44:273-5.
237. Rounsaville BH, Novelly RA, Kleber HD et al. Neurophychological impairment in opiate addicts: risk factors. NY: Acad Sci 1981; 362:79-90.
238. Rowbotham MC. Topical agents for post-herpetic neuralgia. In: Watson CPN (ed.) Herpes zoster and Postherpetic Neuralgia. Amsterdam: Elsevier, 1993. p. 185-203.
239. Rowbotham MC, Petersen KL. Anticonvulsants and local anesthetic drugs. In: Loeser JD, Butler S, Chapman CR, Turk DC (eds.) Bonica's Management of Pain. 3. ed, Philadelphia: Williams & Wilkins, 2001. p. 1727-35.
240. Rumore MM, Schlichting DA. Clinical efficacy of antihistamines as analgesics. Pain 1986; 25:7-22.
241. Rush AM, Elliot JR. Phenytoin and carbamazepine: differential inhibition of sodium currents in small cells adult rat dorsal root ganglia. Neurosc Lett 1997; 226:95-8.
242. Sandrini G, Alfonsi E, Derysky C et al. Evidence for serotonin-S$_2$ receptor involvement in analgesia in human. Eur J Pharmacol 1986; 130:311-4.
243. Schoenen J, Maertens DE, Noordhout A, Timsit-Berthies M, Timsit M. Contingent negative variation and efficacy of beta-blocking agents in migraine. Cephalalgia 1986; 6:220-33.
244. Schofferman J. Long-term use of opioid analgesics for the treatment of chronic pain of nonmalignant origin. J Pain Symptom Manage 1993; 8:279-88.
245. Schott GD, Loh L. Anticholinesterase drugs in the treatment of chronic pain. Pain, 1984; 20:201-6.
246. Schreiber S, Pick GG, Wizman R et al. Argumentation of opioid induced antinoceiception by the atypical drug risperidone in mice. Neurosc: Lett, 1977; 228:25-8.
247. Schung SA, Zech GS, Jung H et al. A long-term survery of morphine in cancer pain patients. J Pain Symptom Manage 1992; 7:259-66.
248. Sees KL, Clark HW. Opioid use in the treatment of chronic pain: assessment of addiction. J Pain Symptom Manage 1993; 8:257-64.
249. Selger ME. The effect of phentoin on the action potential of a vertebrate spinal neuron. Brain Res 1979; 171:511-2.
250. Shimoyama M, Shimoyama N, Inturrisi CE et al. Gabapentin enhances the antinociceptive effects of spinal morphine in the rat tail-flick test. Pain 1997; 72:375-82.
251. Simpson DD, Savage LJ, Lioyd MR. Follow-up evaluation of treatment of drug abuse during 1969 to 1972. Arch Gen Psychiatry 1979; 36:772-80.
252. Simpson G. Propranolol for causalgia and Sudeck atrophy, (letter) – JAMA 1974; 227:327.
253. Sjogren P, Banning A. Pain, sedation and reaction time during long-term treatment of cancer patients with oral and epidural opioids. Pain 1989; 39:5-12.
254. Smirne S, Sinatra MG. Il clonazepam nelle syndrome dolorose del distratto cefalico. Rev Neurol 1979; 49:140-50.
255. Smith GD, Smith MT. Morphine-3-glucoronide: evidence to support its putative role in the development of tolerance to the antinociceptive effects of morphine in the rat. Pain 1995; 62:51-60.
256. Smoller B. The use of dexamethasone suppression test as a marker of efficacy in the treatment of a myofascial syndrome with amitriptyline. Pain 1984; 2 (Suppl.):S250.
257. Solomon GD, Scott AFC. Verapamil and propranolol in migraine: a double-blind, crossover study. Headache 1986; 26:325.
258. Somoza E. Influence of neuroleptics on the binding of metenkephalin, morphine and dihydromorphine to synaptosome-enriched fractions of rat brain. Neuropharmacology 1978; 17:577-81.
259. Songer DA, Schulte H. Venlafaxine for the treatment of chronic pain. Am J Psychiatry 1996; 153:737.
260. Sorensen OS, Hansen H, Olesen J. A placebo-controlled, double blind, cross-over trial of flunarizine in common migraine. Cephalalgia 1986; 6:7-14.
261. Stone LS, Broberger C, Vulchanova L et al. Differential distribution of α_{-2A} and α_{-2C} adrenergic receptor immunoreactivity in the rat spinal cord. J Neurosci 1998; 18:5928-37.
262. Southwell N, Williams JD, Mackenzie I. Methysergide in the prophylaxis of migraine. Lancet 1964; 1:523-4.
263. Stanila JK, Simpson GM. Drugs to Treat Extrapyramidal Side Effects. In: Schalzberg AF, Nemeroff CB (eds.) Textbook of Psychopharmacology, Washington: The American Psychiatric Press, 1995. p. 281-99.
264. Stone LS, Broberger C, Vulchanova L et al. Differential distribution of α_{-2A} and α_{-2C} adrenergic receptor immunoreactivity in the rat spinal cord. J Neurosci 1998; 18:5928-37.
265. Taub A. Relief of post-herpetic neuralgia with psychotropic drugs. J Neurosurg 1973; 39:235-9.
266. Taub A, Collins WF Jr. Observation on the treatment of denervation dysesthesia with psychotropic drugs. Postherpetic neuralgia, anaesthesia dolorosa, peripheral neuropathy. In: Bonica JJ (ed.) Advances in Neurology, New York: Raven Press 1974. p. 309-16.
267. Teixeira MJ. A rizotomia percutânea por radiofreqüência e a descompressão vascular do nervo trigêmeo no tratamento das algias faciais. Dissertação (Mestrado), São Paulo Faculdade de Medicina da Universidade de São Paulo, 1984.

268. Teixeira MJ. A lesão do trato de Lissauer e do corno posterior da medula espinal e a estimulação elétrica do sistema nervoso central para o tratamento da dor por desaferentação. Tese (Doutor). São Paulo: Faculdade de Medicina da Universidade de São Paulo, 1990.
269. Teixeira MJ. Controvérsias no uso de morfínicos no tratamento da dor não-oncológica. Anais do III Simbidor - Simpósio Internacional de Dor. São Paulo: Centro de Convenções Rebouças, 1997. p. 2-9.
270. Teixeira MJ, Fortini
271. Teixeira MJ, Fortini
272. Teixeira MJ, Oliveira Jr. JO, Seguchi HH. Tratamento da neuralgia pós-herpética com o tiapride. Arq Bras Neurocirurg 1982; 1:195-202.
273. Teixeira MJ, Teixeira WGJ. Analgésicos antiinflamatórios não esteroidais. In: Teixeira MJ, Yeng LT, Kaziama HHS (eds.) Dor: Síndrome dolorosa miofascial e dor músculo-esquelética. São Paulo: Editora Roca, 2006. p. 427-36.
274. Teixeira MJ, Teixeira WGJ. Opióides no tratamento da dor não relacionada ao câncer. In: Teixeira MJ, Yeng LT, Kaziama HHS (eds.) Dor: Síndrome dolorosa miofascial e dor músculo-esquelética. São Paulo: Editora Roca, 2006. p. 437-58.
275. Teixeira MJ, Valle LBS, Teixeira WGJ. Medicação adjuvante no tratamento da dor músculo-esquelética. In: Teixeira MJ, Yeng LT, Kaziama HHS (eds.) Dor: Síndrome dolorosa miofascial e dor músculo-esquelética. São Paulo: Editora Roca, 2006. p. 483-508.
276. Tennant FS, Uelman GF. Narcotic maintenance for chronic pain: medical and legal guidelines. Postgrad Med 1983; 73:81-94.
277. Thipphawong JB, Babul N, Morishige RJ et al. Analgesic Efficacy of Inhaled Morphine in Patients after Bunionectomy Surgery. Anesthesiology 2003; 99:693-700.
278. Thomas M, Behari M, Ahuja GK. Flunarizine in migraine prophylaxis: an Indian trial. Headache 1991; 31:613-5.
279. Thompson P, Bingham S, Andrews P et al. Morphine-6-glucoronide: a metabolite of morphine with greater emetic potency than morphine in the ferret. Brit J Pharmacol 1992; 106:3-8.
280. Thurel C, Bardin T, Boccard E. Analgesic efficacy of an association of 500 mg paracetamol plus 30 mg codeine versus 400 mg paracetamol plus 30 mg dextropropoxyphene in repeated doses for chronic lower back pain. Curr Ther Res 1991; 50:463-73.
281. Tfelt-Hansen P. Efficacy of beta-blocking drugs in migraine: a critical review. Cephalalgia 1986; 6 (suppl 5):15-24.
282. Tjölsen A, Lund A, Hole K. Antinociceptive actions of spinal nonsteroidal anti-inflammatory agents on the formalin test in the rat. J Pharmacol Exp Ther 1992; 263:136-46.
283. Tokunaga A, Saika M, Senba E. $5HT_{2A}$ receptor subtype is involved in the thermal hyperalgesic echanisms of serotonin in the periphery. Pain 1998; 76:349-55.
284. Tonnenssen TI. Pharmacology of dugs used in the treatment of fibromyalgia and myofascial pain. In: Vaeroy H, Merskey H (eds.) Progress in Fibromyalgia and Myofascial Pain, Amsterdam: Elsevier, 1993. p. 173-88.
285. Turner JA, Calsyn DA, Fordyce WE et al. Drug utilization pattern in chronic pain patients. Pain 1982; 12:357-63.
286. Twycross RG. Clinical experience with diamorphine in advanced malignant disease. Int J Clin Pharmacol Ther Toxicol 1974; 9:184-98.
287. Twycross RG. Non-narcotic, corticosteroid and psychotropic drugs. In: Twycross RG, Ventafridda V. The Continuing Care of Terminal Cancer Patients. Oxford: Pergamon 1979. p. 126-8.
288. Twycross RG. Opioids. Textbook of Pain. Edinburgh: Livingstone, 1999. p. 1187-214.
289. Tyber MA. Towards rational therapy wit monoamine oxidase inhibitors. Br J Psychiatry 1976; 128:354-60.
290. Urban BJ, France RD, Steinberger DL et al. Long-term use of narcotic-antidepressant medication in the management of phantom limb pain. Pain 1986; 24:191-7.
291. Vallaint GE. A 20-year follow-up of New York narcotic addicts. Arch Gen Psychiatry 1973; 29:237-41.
292. Vrethem M, Thorel LH, Lindstrom T et al. A comparison of amitriptyline and maprotiline in the treatment of painful polyneuropathy in diabetics and mondiabetics. Clin J Pain 1997; 13:313-28.
293. Wainio A, Ollila J, Martikainen E et al. Driving ability in cancer patients receiving long-term morphine analgesia. Lancet 1995; 346: 667-70.
294. Ward N, Bloom VL, Fawcett J et al. Urinary 3-methoxy-4-hydroxyphenethylene glycol in the prediction of pain and depression relief with doxepin. Preliminary findings. J Nerv Mental Dis 1983; 171:55-8.
295. Ward NG, Bloom VZ, Friedel RO. The effectiveness of tricyclic antidepressants in the treatment of coexisting pain and depression. Pain 1979; 7:331-41.
296. Ward N, Bokan JA, Philips M et al. Antidepressants in concomitant chronic back pain and depression: doxepin and desipramine compared. J Clin Psychiatry 1984; 45:54-9.
297. Watson CPN, Evans RJ, Reed K et al. Amitriptyline versus placebo in postherpetic neuralgia. Neurology (NY) 1982; 32:671-3.
298. Webb J, Kamali F. Analgesic effects of lamotrigine and phenytoin on cold induced pain: a cross over, placebo controlled study in healthy volunteers. Pain 1998; 76:357-63.
299. Weis O, Sriwatanakul K, Weintraub M. Treatment of post-herpetic neuralgia and acute herpetic pain with amitriptyle and perphenazine. SA Med J 1982; 62:274-5.
300. Weissman DE, Haddox JD. Opioid pseudoaddiction – an iatrogenic syndrome. Pain 1989; 36:363-6.
301. Willner P. Antidepressants and serotonergic neurotransmission: an integrative review. Psychopharmacology 1985; 85:387-404.
302. Whitcomb DC, Block GD. Association of acetaminophen toxicity when fasting and ethanol. JAMA. 1994; 272:1845-50.
303. WHO – World Health Organization. Alivio del dolor en el cancer. Geneve World Health Organization, 1987.
304. Wlok GJ, Van Vuren JP. Comparison off a standard ibuprofen treatment regimen with a new ibuprofen/paracetamol/codeine combination in chronic osteoarthritis. South Afr Med J 1987; 1(Suppl):1-6.
305. World Health Organization – Cancer Pain Relief, Geneve: WHO, 1986.
306. World Health Organization, Cancer Pain Relief and Palliative Care, Geneve: World Health Organization, 1990.
307. World Health Organization – Cancer Pain Relief, with a guide to opioid availability. Geneve: WHO, 1996.
308. Wurm WH. Role of diagnostic and therapeutic nerve blocks in the management of pain. In: Aronoff GM. Evaluation and Treatment of Chronic Pain. 2 ed. Baltimore: Williams & Wilkins, 1992. p. 218-28.
309. Zhang WY, Li Wan Po A. Analgesic efficacy of paracetamol and its combination with codeine and caffeine in surgical pain – a meta-analysis. J Clin Pharm Ther 1996.
310. Zens M. Morphine myths: sedation, tolerance, addiction. Postgrad Med J 1991; 67:S100-S102.
311. Zenz M, Strumpf M, Tryba M. Long-term opioid therapy in patients with chronic nonmalignant pain. J Pain Symptom Manage 1992; 7:69-77.
312. Zeigler DK, Hurwitz A, Hassanein RS et al. Migraine prophylaxis. A comparison of propranolol and mitriptyline. Arch Neurol 1987; 44:486-9.

Psicofarmacologia Durante a Gravidez e a Lactação

Amaury Cantilino • Everton Botelho Sougey

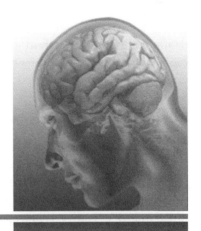

51

INTRODUÇÃO

Em decorrência das rápidas mudanças físicas e psicossociais, a gestação e o puerpério podem complicar o curso de doenças preexistentes, além de poderem servir de palco de estreia para diversas condições médicas. A procura por profissionais de saúde é maior durante essa fase, tornando-a uma grande oportunidade para detecção e tratamento de transtornos psiquiátricos. Embora muitas grávidas e lactantes precisem de intervenções farmacológicas, clínicos ficam intimidados com sua prescrição por falta de informação sobre a segurança dessas medicações em relação à mãe e, sobretudo, ao bebê. O objetivo deste capítulo é prover dados que possam esclarecer as particularidades relacionadas ao uso de psicofármacos durante a gravidez e a lactação.

Antes de qualquer apresentação, é preciso alertar o leitor de que a grande maioria das informações nessa área é derivada de relatos de casos ou de estudos retrospectivos de caso-controle. Já existe um razoável número de estudos prospectivos de coorte, mas ensaios clínicos bem controlados para pesquisar a segurança de psicofármacos na gravidez e na lactação não têm sido realizados por questões éticas (ACOG, 2008).

GRAVIDEZ E TRANSTORNOS PSIQUIÁTRICOS

Apesar de a gestação ser tipicamente considerada um período de bem-estar emocional, o mito de que protegeria ou abrandaria transtornos psiquiátricos vem sendo destruído. A prevalência de depressão na gravidez, por exemplo, é da ordem de 7,4%, 12,8% e 12,0% para o primeiro, segundo e terceiro trimestres, respectivamente (Bennet et al., 2004). O transtorno obsessivo compulsivo (TOC) tende a ser precipitado ou exacerbado nesse período (Altshuler et al., 2000; Zambaldi et al., no prelo). Estudos retrospectivos sugeriam que mulheres com transtorno do pânico apresentavam melhora durante a gestação, contudo estudos prospectivos mostraram que a maioria continua experimentando sintomas clinicamente significativos. Mulheres com transtorno bipolar estão particularmente predispostas a recaídas caso as medicações de manutenção sejam retiradas na gravidez (Viguera et al., 2000). Além disso, alterações fisiológicas da gravidez, como aumento da volemia, do metabolismo hepático e da excreção renal, podem fazer com que mulheres tratadas com psicofármacos tenham recaídas no terceiro trimestre em razão da diminuição dos níveis plasmáticos dessas substâncias.

RISCOS DE TRANSTORNOS PSIQUIÁTRICOS NÃO TRATADOS

Estão surgindo evidências de que os transtornos psiquiátricos e o estresse materno podem afetar o curso da gravidez e o desenvolvimento da criança. Depressão não tratada e estresse grave estão associados com alterações na função placentária, parto prematuro, crescimento fetal diminuído, complicações perinatais e possíveis problemas de comportamento nas crianças em longo prazo. A depressão na gravidez pode ser um fator de risco para o desenvolvimento adverso da cognição e da linguagem nessas crianças. Mulheres com esquizofrenia apresentam chance maior de terem ruptura placentária e bebês com baixo peso e anomalias cardiovasculares congênitas (Cott & Wisner, 2003; Jablensky et al., 2005).

Os sintomas psiquiátricos podem afetar a gravidez por seus efeitos no estado emocional e no funcionamento global da mulher. Assim, interferem na sua habilidade ou inclinação para obter cuidados pré-natais apropriados e no potencial para se envolver em comportamentos de risco.

RISCOS DOS PSICOFÁRMACOS NA GRAVIDEZ

A ponderação relativa aos riscos da exposição às medicações *versus* o impacto de uma doença não tratada nos resultados obstétricos e no desenvolvimento infantil torna-se um grande dilema para o clínico e a paciente. O que ambos precisam saber é que não existe escolha livre de risco. Todos os psicofármacos disponíveis e seus metabólitos atravessam a placenta, principalmente por difusão simples. Os riscos para o concepto em relação ao uso dessas medicações durante a gravidez incluem: (1) teratogênese estrutural (malformações congênitas); (2) teratogênese comportamental (sequelas neurocomportamentais em longo prazo); e (3) toxicidade perinatal (sintomas de intoxicação ou de abstinência de medicações administradas próximo ao parto).

É interessante observar que estudos comparativos podem correlacionar melhor o uso de determinados medicamentos a algumas complicações. Por exemplo, a incidência de malformações congênitas na população geral é de cerca de 3%; portanto, o fato de uma criança ter sido exposta a uma medicação no útero e ter uma malformação não significa que esse evento está relacionado à droga. Para que haja suspeita de associação com o evento, a droga deve aumentar a incidência daquela malformação específica ou apresentá-la numa frequência maior do que a esperada em estudos comparativos.

Um outro aspecto a ser observado é que a formação básica dos diversos órgãos do sistema se dá no início da gravidez, estando quase completa na 12ª semana após a concepção. No entanto, raramente as pacientes descobrem que estão grávidas antes de 6 a 8 semanas, período no qual passos críticos para o desenvolvimento já devem ter ocorrido.

O Food and Drug Administration (FDA) classifica as medicações em cinco categorias quanto ao risco teratogênico:

- **A** – Estudos adequados e bem controlados em mulheres grávidas não mostraram aumento no risco de anormalidades para o feto em nenhum trimestre da gestação.
- **B** – Estudos em animais não revelaram qualquer evidência de dano para o feto; contudo, não há dados adequados e bem controlados em mulheres grávidas. Estudos em animais mostraram algum efeito adverso, mas pesquisas adequadas e bem controladas em mulheres grávidas não demonstraram risco para o feto em nenhum trimestre.
- **C** – Estudos em animais mostraram algum efeito adverso e não há estudos adequados e bem controlados em mulheres grávidas, ou nenhum estudo foi conduzido em animais e não há estudos adequados e bem controlados em mulheres grávidas.
- **D** – Estudos adequados e bem controlados ou estudos observacionais em mulheres grávidas demonstraram risco para o feto. Contudo, os benefícios da terapia podem pesar mais do que os riscos potenciais.
- **X** – Medicação contraindicada na gravidez. Estudos adequados em animais ou em mulheres grávidas, ou relatos investigativos, demonstraram evidência positiva de anormalidades fetais que claramente pesam mais do que qualquer possível benefício para a paciente.

A maioria dos autores que trabalham em psiquiatria perinatal não considera essa classificação útil como guia terapêutico para o clínico. Falsas interpretações de nível de risco podem acontecer se for entendido que este cresce da categoria A até a X. Argumenta-se que, em algumas situações, medicações da categoria C, para as quais existem informações referindo baixo risco para humanos, podem ser preferíveis às da categoria B, que não foram estudadas em humanos. Além disso, essa classificação cria a impressão de que fármacos dentro de uma mesma categoria apresentam o mesmo risco reprodutivo. Por exemplo, o FDA classifica a maioria dos antidepressivos na categoria C, contudo a segurança entre eles varia claramente dentro dessa mesma categoria. Assim, a classificação do FDA tende a ser substituída por descrições que sumarizam e interpretam os dados disponíveis a respeito de riscos de toxicidade e teratogênese (American Academy of Pediatrics, 2000). Partindo desse pressuposto, para avaliar o risco relacionado às diversas classes de psicofármacos ao longo deste capítulo, o leitor deve ficar mais atento às informações contidas no corpo do texto do que às tabelas que expõem a classificação do FDA.

RELAÇÃO ENTRE PSICOFÁRMACOS E LACTAÇÃO

O puerpério tem sido reconhecido há bastante tempo como um período de vulnerabilidade para o aparecimento e o agravamento de transtornos psiquiátricos (Cantilino & Sougey, 2004). O tratamento medicamentoso deve ser considerado tanto no intuito de aliviar sintomas como de evitar internamentos ou suicídio. A grande maioria dos psicofármacos é excretada no leite materno, já que eles têm baixo peso molecular e alta lipossolubilidade. Uma vez que nessa fase já se pode interromper a amamentação, a exposição do bebê às medicações é uma escolha.

Em comparação com crianças alimentadas com leite artificial, as crianças alimentadas de leite materno durante os primeiros 6 meses de vida apresentam menor chance de terem doenças respiratórias, imunológicas e gastrointestinais.

A amamentação também traz benefícios psicológicos, uma vez que tende a aumentar a interação mãe-bebê. Uma vez que a amamentação é considerada uma norma biológica, a quebra dessa norma deve ser uma decisão cuidadosa.

CONCENTRAÇÃO DOS FÁRMACOS NO LEITE E TRANSFERÊNCIA PARA O PLASMA DO BEBÊ

Diversos fatores afetam a concentração dos fármacos no leite materno (Chavez & Lamournier, 2004; Malone et al., 2004):

- **Nível plasmático do fármaco na mãe:** ao contrário do que muitos possam acreditar, os fármacos não se depositam no leite materno e permanecem lá indefinidamente. Se em determinado momento o nível plasmático aumenta, a concentração no leite também aumenta e vice-versa.
- **Tempo de meia-vida:** medicações de meia-vida longa mantêm níveis circulantes por maior tempo no sangue materno e, consequentemente, no leite.
- **Lipossolubilidade:** agentes lipossolúveis tendem a se concentrar mais no leite, o qual é gorduroso. Psicofármacos são frequentemente encontrados em concentrações maiores no leite materno do que no plasma da mãe.
- **Ligação proteica:** os fármacos circulam no plasma tanto na forma livre como ligados a proteínas. Apenas a droga livre é transferida para o leite. Medicações com alta ligação proteica (>90%) são preferíveis porque haverá menos quantidade disponível para ser transferida.
- **Tempo de pós-parto:** os fármacos entram no leite primariamente por difusão entre os vasos sanguíneos e os ácinos nas mamas. Durante os primeiros 4 dias de pós-parto, existem grandes aberturas entre as células epiteliais nos ácinos mamários. Isso ocorre para permitir a entrada de proteínas maternas benéficas para o bebê, mas também facilita a transferência de medicação. Após o quarto dia, o aumento dos níveis de prolactina e a diminuição dos de progesterona dilatam e intumescem as células epiteliais, fechando as aberturas entre elas e fazendo com que a passagem do medicamento para o leite diminua. Por essa razão, precaução maior deve ser tomada no pós-parto imediato em relação ao pós-parto tardio.

Uma vez que a medicação tenha sido ingerida pelo recém-nascido (RN), alguns outros fatores afetam sua transferência para o plasma do bebê (Malone et al., 2004):

- **Funções renal e hepática do RN:** recém-nascidos, sobretudo pré-termo, têm capacidade diminuída para metabolizar, filtrar e excretar medicações. A maturidade hepática mais adequada é atingida a partir de 2 semanas, e a filtração renal torna-se equivalente à do adulto a partir de 2 meses de idade em um RN a termo. Drogas que são aceitáveis na lactação para RN a termo (nascidos entre 37 e 42 semanas de gestação) podem não ser toleradas por bebês prematuros.
- **Aleitamento materno exclusivo:** é difícil medir em mL a quantidade de leite que um lactente recebe durante uma mamada, mas a norma padrão é que ele requeira 150mL/kg/dia de leite. Assim, um lactente de 5 semanas que está em aleitamento materno exclusivo provavelmente será exposto a uma quantidade de fármaco maior do que um bebê de 9 meses que mama apenas três vezes por dia.

Um conceito importante a ser entendido é a razão leite-plasma (L/P). Esta é a concentração do fármaco no leite materno dividida pela concentração do fármaco no plasma da mãe. Esse valor é usualmente apresentado em um número decimal. Uma razão L/P menor do que 1,0 indica que a transferência da medicação para o leite é pequena, o que é preferível. Uma razão L/P maior do que 1,0 indica que o medicamento deve estar presente no leite materno em níveis maiores do que no plasma da puérpera. A razão L/P é útil na estimativa relativa da quantidade de medicação no leite. Entretanto, uma razão maior do que 1,0 preocupa quando a concentração da droga no plasma materno é muito baixa ou quando o agente não é absorvido pelo lactente.

A dose recebida pelo lactente pode ser calculada por meio do conhecimento da concentração do fármaco no leite e do volume de leite consumido:

$$\text{Dose absoluta no lactente} = \text{concentração no leite} \times \text{volume consumido}$$

A determinação precisa dessas variáveis é muito difícil de ser obtida, razão pela qual se utiliza uma estimativa. A concentração dos fármacos no leite pode ser obtida a partir de estudos clínicos, e o volume de leite consumido é considerado como sendo de aproximadamente 150mL/kg/dia (se em aleitamento exclusivo).

A porcentagem da dose materna (dose relativa no lactente) é a estimativa da porcentagem da dose materna recebida pelo lactente através do leite. Arbitrariamente, recomenda-se que esse valor seja de no máximo 10% para que o fármaco seja considerado seguro (Chaves et al., 2004).

Todas essas variáveis citadas têm importância maior para a avaliação da segurança de fármacos ainda pouco estudados. Para as medicações com grande número de relatos de acompanhamento de RN expostos, são mais úteis os níveis séricos do medicamento no plasma dos RN e o perfil de eventos adversos nesses lactentes em curto e longo prazos.

Categorias de risco na lactação

Hale (2002) desenvolveu um sistema de gradação de segurança para fármacos durante a lactação chamado categorias de risco na lactação. Esse sistema vem sendo recentemente muito utilizado como diretriz para prescrição. A seguir, essas categorias estão sumarizadas:

- **L1** – droga que foi estudado em um grande número de mulheres na lactação em estudos controlados, sem qualquer aumento observado de efeitos adversos nos lactentes.
- **L2** – medicamento que foi estudado em um número limitado de mulheres na lactação, sem aumento de efeito adverso nos lactentes.
- **L3** – não há estudos controlados em mulheres na lactação ou estudos controlados mostraram mínimos efeitos dos fármacos nos lactentes, sem ameaça à vida.
- **L4** – medicamento com evidência de risco para o lactente ou para a produção de leite, mas cujos benefícios para a lactante podem torná-lo aceitável a despeito do risco para o lactente.
- **L5** – estudos em mulheres na lactação demonstraram que há risco significativo de dano para o lactente, que supera claramente qualquer possível benefício para a lactante.

AS DIVERSAS CLASSES DE PSICOFÁRMACOS NA GRAVIDEZ E NA LACTAÇÃO

A decisão quanto ao uso de psicofármacos durante a gravidez e a lactação deve ser embasada no conhecimento dos possíveis benefícios para a mãe e nas informações sobre os potenciais riscos para o concepto. Algumas dessas informações relevantes são resumidas a seguir com base nas revisões de American Academy of Pediatrics (2000), Cott et al. (2003), Einarson (2009), Gjerdingen (2003), Iqbal et al. (2001), Malone et al. (2004), Moretti (2009), Newport et al. (2009), Viguera et al. (2009), Yonkers et al. (2009), além de outros artigos de relevância citados ao longo do texto.

Antidepressivos

Em razão do seu impacto negativo sobre a gestação e o concepto, a depressão e os transtornos de ansiedade na gravidez tendem a ser tratados com psicofármacos. A gravidez não protege a mulher desses transtornos nem de possíveis recaídas. Não raramente um clínico pode deparar com uma paciente com história de depressão, em uso de antidepressivo, e eutímica, quando recebe o exame positivo de gravidez. Cohen et al. (2004) observaram prospectivamente 32 mulheres nessa situação, as quais optaram por descontinuar o fármaco. Dessas, 75% tiveram recaídas durante a gravidez, mais comumente aquelas no primeiro trimestre e aquelas com história de depressão mais crônica. Também é importante considerar que a depressão e a ansiedade na gravidez são fortes fatores de risco para o desenvolvimento de depressão pós-parto (Williams, 2005).

Recentemente, um estudo comparou 199 grávidas em uso inibidores seletivos de recaptação de serotonina (ISKS) com 5.532 grávidas sem uso dessas medicações quanto ao aparecimento de doença hipertensiva específica da gravidez (DHEG). O grupo de expostas teve hipertensão gestacional numa taxa de 19,1%, enquanto o grupo-controle apresentou DHEG numa taxa de 9,0% (Toh et al., 2009). Novas pesquisas nesse sentido são necessárias, no entanto, para distinguir entre o que pode ter sido efeito do ISRS e o que pode ser causado pelo transtorno de humor de base.

É importante o conhecimento de que os antidepressivos têm sido utilizados há décadas e que poucas medicações em toda a medicina foram tão estudadas na gravidez quanto eles. Ainda assim, nenhuma malformação clinicamente significativa parece estar consistentemente associada a seu uso. No final de 2005, uma grande polêmica foi criada em razão de um achado do sistema de farmacovigilância da GlaxoSmithKline sugerindo aumento da chance de malformações em bebês expostos à paroxetina no primeiro trimestre, sobretudo anomalias cardíacas, o que motivou o FDA a reclassificá-la nas suas categorias de segurança. Logo após a divulgação desse relato, pesquisadores coletaram dados de serviços de informação em teratologia de vários países e chegaram à conclusão de que não havia diferença nas taxas dessa malformação entre o grupo de expostos à paroxetina e o grupo de não expostos (Einarson et al., 2008). A controvérsia quanto à relação entre paroxetina e malformações congênitas, no entanto, persiste. Para fomentar ainda mais essa contenda, recentemente uma coorte dinamarquesa envolvendo vários ISRS sugeriu um aumento da chance de defeitos de septos cardíacos relacionados ao uso de sertralina e citalopram, mas não de paroxetina (Pedersen et al., 2009). A sertralina e o citalopram, em estudos anteriores, não se mostraram teratogênicos. As inconsistências persistem.

Uma outra discussão foi gerada a partir de estudos que sugeriram associação entre uso de ISRS a partir da 20ª semana de gestação e hipertensão pulmonar persistente nos neonatos (HPPN) (Chambers et al., 2006). Contudo, o fato de apenas 3,7% dos neonatos com HPPN terem sido expostos a um ISRS, somado ao fato de ser a HPPN uma condição rara, que afeta aproximadamente 0,19% dos RN, faz com que autores considerem que algo que é estatisticamente significativo nesse caso pode não ter relevância clínica (Newport et al., 2009).

A maior quantidade de estudos na gravidez foi realizada com os *antidepressivos tricíclicos* (ADT), a *fluoxetina* e a *sertralina*. Em virtude do maior número de estudos mostrando segurança, facilidade posológica e baixo perfil de efeitos colaterais, grande parte dos autores sugere que o antidepressivo de escolha na gravidez deveria ser a fluoxetina. Os outros ISRS e a *bupropiona* também não parecem causar malformações. Nada sugere que haja um aumento de defeitos congênitos quando da exposição a antidepressivos mais novos, como *venlafaxina*, *mirtazapina* e *escitalopram*, mas os estudos ainda são proporcionalmente em pequeno número (Einarson et al., 2004; Newport et al., 2009). Ainda não existem dados sobre a *duloxetina*, contudo um grande estudo de coorte está atualmente em andamento (Einarson 2009, em comunicação pessoal).

Sintomas e complicações neonatais parecem estar associados à exposição a antidepressivos no final da gravidez. Esses sintomas em geral são leves e transitórios, e podem ocorrer em virtude dos efeitos diretos dos resíduos das medicações sobre o bebê ou da síndrome de retirada. A diminuição na dose dos fármacos nos últimos dias de gravidez poderia evitar esses sintomas, mas colocaria a mãe em risco de recaída. Existem relatos de que o tratamento com ADT ao longo da gravidez pode ocasionar síndrome de retirada no neonato, com mioclonias e convulsões transitórias, taquipneia, taquicardia, irritabilidade e sudorese profusa. Pode haver constipação intestinal e retenção urinária em decorrência de efeitos anticolinérgicos. ISRS podem ocasionar hipotonia, dificuldade para alimentação, hipoglicemia, hipotermia e agitação. Escore de Apgar mais baixo tem sido associado ao uso de fluoxetina no terceiro trimestre. É importante frisar, no entanto, que ainda não está bem estabelecido se esses sintomas de toxicidade neonatal descritos ocorrem em razão dos antidepressivos ou da depressão, já que existem importantes dificuldades operacionais para o controle de variáveis nas metodologias empregadas. Isso também vale para a associação entre parto prematuro e antidepressivos.

Alguns antidepressivos deveriam ser evitados na gravidez. Os inibidores da monoaminoxidase (IMAO) podem exacerbar a hipertensão específica da gravidez e interagir com fármacos tocolíticos, que são usados para inibir o trabalho de parto. A frequência de convulsões é maior nas grávidas que recebem maprotilina, quando comparadas àquelas que usam outros tricíclicos (American Academy of Pediatrics, 2000).

Crianças expostas a ADT e ISRS intraútero foram estudadas até os 7 anos de idade e nenhuma diferença foi observada em uma extensa bateria de medidas do neurodesenvolvimento. O coeficiente de inteligência, o desenvolvimento de linguagem, o temperamento, o humor, o nível de atividade e o comportamento não foram diferentes daqueles encontrados em crianças não expostas (Newport et al., 2009).

Durante a lactação, devem ser preferidas nortriptilina, sertralina e paroxetina, pois cada uma delas foi estudada em bom número de casos, sem efeitos relevantes observados no lactente. Essas três medicações apresentam, em geral, níveis

TABELA 51.1 ■ Riscos relacionados ao uso de antidepressivos na gravidez e na lactação segundo o FDA e a classificação de Hale

Segundo o FDA:
Categoria C – citalopram, escitalopram, fluoxetina, fluvoxamina, sertralina, clomipramina, tranilcipromina, bupropiona, duloxetina, mirtazapina, trazodona, venlafaxina
Categoria D – paroxetina, amitriptilina, imipramina, nortriptilina

Segundo a classificação de Hale para a lactação:
L2 – nortriptilina, paroxetina, sertralina
L3 – demais ISRS, demais tricíclicos e venlafaxina

plasmáticos extremamente baixos ou indetectáveis no RN (Gjerdingen, 2003). Os demais ADT e a venlafaxina mostram também níveis baixos ou indetectáveis no RN e ausência de efeitos adversos, mas o número de estudos ainda é baixo. A fluoxetina pode atingir níveis plasmáticos altos no RN, causando vômitos, diarreia, cólicas e diminuição do sono. Um estudo sugeriu que a fluoxetina via leite materno pode causar diminuição da curva de peso-crescimento, com uma média de 392g a menos no sexto mês (Tabela 51.1).

Antipsicóticos

Os antipsicóticos são medicações largamente prescritas na clínica durante a gravidez e a lactação, já que são utilizados frequentemente em distúrbios crônicos e de início precoce na vida, como a esquizofrenia e o transtorno bipolar. Abrir mão do seu uso nessas condições colocaria a mãe em risco acentuado de recaída de transtornos graves, podendo interferir nos cuidados pré-natais ou resultar em dano direto ao feto.

A despeito de ocasionarem reações extrapiramidais no neonato, os antipsicóticos de alta potência são preferíveis na gravidez, a fim de minimizar efeitos anticolinérgicos, hipotensivos e anti-histaminérgicos. As preparações de longa ação (*depot*) devem ser evitadas no intuito de limitar a duração de qualquer efeito tóxico no neonato.

Haloperidol e trifluoperazina não apresentaram efeitos teratogênicos nem em estudos com animais nem em humanos. Os agentes de potência mais baixa, como a clorpromazina, muitas vezes são utilizados para tratar hiperêmese gravídica e têm sido citados como teratogênicos por alguns autores, quando utilizados entre a quarta e a décima semana de gravidez. No entanto, esse dado é controverso, uma vez que há estudo envolvendo cerca de 20.000 mulheres expostas e demostrando não haver associação dessas substâncias com mortalidade neonatal ou anomalias importantes, quando fatores como idade materna, uso de outras medicações e idade gestacional foram controlados. Estudos em humanos não encontraram evidências de anormalidades comportamentais, emocionais ou cognitivas em crianças aos 4 anos que foram expostas no útero a essas medicações.

Sinais associados à exposição a antipsicóticos típicos de baixa potência no terceiro trimestre incluem taquicardia, disfunção gastrointestinal, sedação e hipotensão. Dependendo do grau de exposição, esses efeitos persistem por alguns dias. Sinais extrapiramidais associados a doses maternas mais altas de agentes de alta potência incluem hiperatividade, reflexos tendinosos hiperativos, tensão muscular e movimentos anormais. Esses sinais podem persistir por meses. Sinais adicionais são tremores, alterações na sucção, arqueamento das costas e choro agudo.

As medicações utilizadas para tratamento das reações extrapiramidais também são alvo de pesquisas. Observou-se aumento de malformações associadas ao uso de difenidramina no segundo mês. Quanto à prometazina, estudos sugerem que em doses terapêuticas oferece risco consideravelmente pequeno, contudo há leve aumento de malformações orofaciais e polidactilia, sobretudo em doses mais altas (Bártfai et al., 2008). Os dados envolvendo biperideno e amantadina são em número insuficiente para qualquer avaliação. Como regra geral, sugere-se que essas medicações sejam evitadas ou utilizadas na menor dose possível.

Mulheres com transtornos psicóticos crônicos, em geral, apresentam fertilidade diminuída em relação a controles. Isso ocorre parcialmente em decorrência da hiperprolactinemia secundária ao uso de antipsicóticos típicos. O uso de antipsicóticos atípicos como a clozapina e a olanzapina, que não apresentam esse efeito, pode ter aumentado essa taxa de fertilidade ao longo dos últimos anos. Sabe-se que um dos principais efeitos dessas substâncias é o aumento de peso, e obesidade na gravidez tem se mostrado um fator de risco para defeitos no tubo neural em bebês. Além disso, pacientes esquizofrênicos, tanto do sexo masculino como do sexo feminino, tendem a apresentar níveis séricos de folato mais baixo do que a população geral, o que também aumenta a chance de defeitos no tubo neural. Um risco aumentado desses defeitos em bebês expostos a antipsicóticos atípicos foi sugerido por uma associação entre ganho de peso e deficiência de folato. Assim, é aconselhável a suplementação de folato com altas doses (p. ex., 4mg/dia) para mulheres em uso de antipsicóticos atípicos que desejem engravidar (Howard et al., 2004; Koren et al., 2002).

Os dados relacionados aos antipsicóticos atípicos durante a gravidez mostram que não parece haver aumento de taxas de malformações, abortamento espontâneo ou parto prematuro quando há exposição a olanzapina, risperidona, clozapina ou quetiapina. No entanto, o número de mulheres acompanhadas até o momento é proporcionalmente muito menor do que o encontrado para os típicos. Por meio de estudos que avaliam o quanto do medicamento ultrapassa a barreira placentária, observa-se que a quetiapina tem a menor taxa reportada de passagem pela placenta entre todos os psicofármacos já estudados, sendo a concentração plasmática no concepto de 23% daquela encontrada na mãe. Relatos com a ziprasidona, o aripiprazol e a paliperidona ainda são raros e não permitem avaliação (Newport et al., 2009).

TABELA 51.2 ■ Riscos relacionados ao uso de antipsicóticos na gravidez e na lactação segundo o FDA e a classificação de Hale

Segundo o FDA:
Todos os antipsicóticos estão classificados na **categoria C**
Segundo a classificação de Hale para a lactação:
L2 – haloperidol
L3 – demais antipsicóticos

Apesar de os fabricantes das medicações sugerirem que se evite o uso desses fármacos na lactação, a maioria dos casos não mostra sinais de toxicidade ou de atraso no desenvolvimento. Quando os antipsicóticos típicos de alta potência são necessários no pós-parto, a interrupção da amamentação não se justifica na maioria das vezes, desde que haja observação atenta quanto aos possíveis efeitos no neonato. Não foram observados eventos adversos nem níveis plasmáticos detectáveis em RN expostos à olanzapina. Mães em uso de clozapina devem ser orientadas a não amamentar; embora não exista relato de agranulocitose em lactentes expostos a essa medicação, seu risco teórico limita o uso (Tabela 51.2).

Benzodiazepínicos

Os benzodiazepínicos são utilizados para múltiplas indicações em psiquiatria, destacando-se os transtornos de ansiedade, sobretudo por terem muitas vezes caráter crônico. Nesses casos, procura-se evitar seu uso na gravidez, já que outras possibilidades terapêuticas (p. ex., terapia cognitivo-comportamental e ISRS) mostram-se eficazes e mais seguras. Caso eles sejam necessários, sugere-se que sejam usados na menor dose e no tempo mais curto possíveis.

Estudos de caso-controle mostraram um aumento do risco de fendas orofaciais (p. ex., fenda palatina, lábio leporino) associado à exposição pré-natal ao diazepam. Esse risco parece ser maior do que na população geral, mas o risco absoluto é muito baixo, observando-se um aumento de 6 em 10.000 para 7 em 10.000. Um estudo prospectivo de 276 bebês expostos ao alprazolam no primeiro trimestre não encontrou evidência de aumento de malformações, comparados com a população geral. Um grande estudo de coorte que envolveu cerca de 2.000 mulheres expostas a benzodiazepínicos na gravidez concluiu haver um número um pouco maior do que o esperado de piloroestenose e atresias do trato digestivo e nenhuma evidência de aumento de malformações orofaciais. Considera-se que o potencial teratogênico relacionado aos benzodiazepínicos é muito baixo (Wilkner et al., 2007).

Especial atenção deve ser dada à toxicidade neonatal, que pode ser intensa em conceptos expostos aos benzodiazepínicos no final da gestação. Hipotonia e sedação são frequentes, especialmente com o lorazepam. O clonazepam pode levar a apneia, cianose, letargia e hipotonia. É descrita uma síndrome relacionada à toxicidade neonatal causada pelo uso de quaisquer dessas medicações, composta por hipotermia, letargia, esforço respiratório débil e dificuldade de sucção logo após o nascimento. Há também a possibilidade de uma síndrome de abstinência neonatal, com inquietação, hipertonia, reflexos aumentados, tremores, apneia, diarreia e vômitos, descrita sobretudo em conceptos que foram expostos ao alprazolam. No manejo da grávida em uso de algum benzodiazepínico, sugere-se a diminuição gradual da dose no final da gestação, quando possível, para evitar esses problemas.

Estudos longitudinais para avaliação de efeitos cognitivos e comportamentais da exposição intrauterina aos benzodiazepínicos geram controvérsias. Há relatos de retardo do desenvolvimento mental e psicomotor em crianças com 2 anos de idade que foram expostas a essas substâncias no útero. Contudo, outros estudos contradizem esse achado. Estudos em animais mostram mais consistentemente déficits nas capacidades de memória e de aprendizado em longo prazo.

Os benzodiazepínicos também deveriam ser evitados na lactação, embora não haja contraindicação para seu uso, especialmente se for em doses baixas. Sonolência e reflexo de sucção diminuído podem aparecer em lactentes expostos a essas medicações e que já estavam expostos no útero; quando expostos apenas no pós-parto, aparentemente apresentam menor potencial de efeito adverso. Sugere-se que os agentes de meia-vida mais curta (p. ex., alprazolam, lorazepam) sejam mais seguros na lactação desde que sejam usados por pouco tempo, intermitentemente, em doses baixas, e iniciados após a primeira semana de pós-parto; no entanto, caso sejam usados em doses mais altas e cronicamente, podem provocar letargia. Análises mostram que as concentrações do alprazolam no leite materno são muito baixas e provavelmente não resultariam em efeitos no lactente. Sempre que um bebê estiver exposto a um benzodiazepínico, ele deve ser monitorado quanto a depressão do SNC e apneia. Os benzodiazepínicos podem provocar síndrome de abstinência quando utilizados cronicamente e interrompidos bruscamente (Hale, 2002) (Tabela 51.3).

TABELA 51.3 ■ Riscos relacionados ao uso de benzodiazepínicos na gravidez e na lactação segundo o FDA e a classificação de Hale

Segundo o FDA:
C – clonazepam
D – alprazolam, clordiazepóxido, diazepam, loraxepam
X – estazolam, flurazepam

Segundo a classificação de Hale para a lactação:
L3 – alprazolam, lorazepam, clonazepam
L4 – diazepam

Os dados sobre os agonistas parciais dos benzodiazepínicos, como zopiclone e zolpidem, são muito escassos e não permitem avaliação.

Estabilizadores do humor

O transtorno bipolar pode colocar uma mulher grávida e seu bebê em risco significativo, pois leva a considerável comprometimento no funcionamento, estando associado a: hospitalização prolongada, ideação suicida, perda de emprego e do suporte social, além de má nutrição, parto prematuro, falta de cooperação com os cuidados pré-natais e risco aumentado de psicose puerperal. O risco de recaída quando da interrupção do tratamento com o lítio, por exemplo, chega a 52% ao longo das 40 semanas de gravidez. Das mulheres que descontinuam o tratamento na gravidez e mantêm-se estáveis, 70% passam a apresentar o quadro patológico no puerpério (Viguera et al., 2000); ou seja, espera-se que apenas uma em cada seis mulheres com esse transtorno, e que estejam sem tratamento farmacológico, mantenha-se estável ao longo do ciclo grávido-puerperal. Em contraponto, as medicações mais comumente utilizadas para seu tratamento apresentam alguns riscos relevantes para uso nesse período, o que faz com que o tratamento do transtorno bipolar durante a gravidez e a lactação seja um dos maiores desafios clínicos da prática psiquiátrica.

Lítio

Estudos retrospectivos realizados nos anos 1970 sugeriam que a exposição ao lítio estava associada a aumento de 400 vezes no risco de doença cardíaca congênita. Particularmente, haveria suscetibilidade maior para uma malformação conhecida por anomalia de Ebstein. Hoje se sabe que a teratogênese relacionada ao lítio é relativamente modesta; nos estudos preliminares mencionados havia um forte viés de seleção nos registros. O risco de RN expostos ao lítio no primeiro trimestre apresentarem anomalia de Ebstein foi revisado, então, com estudos controlados, e foi encontrada taxa de 0,05% (Cohen et al., 1991). Essa taxa é dez vezes maior do que na população geral, mas menor do que o risco inicialmente apresentado em virtude dos vieses de registros voluntários (Weinstein & Goldfield, 1975). Embora dados recentes sugiram que a incidência dessa anomalia seja muito baixa, sugere-se a realização de uma ultrassonografia em torno da 20ª semana de gestação nas mães que utilizaram lítio no primeiro trimestre com o objetivo de detectar possíveis malformações cardiovasculares, além de ecocardiografia e eletrocardiograma nos RN logo após o parto. As concentrações séricas do lítio devem ser monitoradas mensalmente no início da gravidez e semanalmente próximo ao parto. Deve-se evitar dieta pobre em sal e depleção sódica para prevenir toxicidade pelo lítio. Ao mesmo tempo, sabe-se que o *clearance* de lítio aumenta de 50% a 100% na gravidez, retornando ao normal após o parto. Também, após o parto, a mudança rápida dos fluidos maternos em razão da intensa sudorese e da perda do líquido amniótico e de sangue ocorrida no parto pode aumentar marcadamente os níveis de lítio na mãe, e cuidado especial deve ser tomado em relação à posologia e à hidratação (Cott & Wisner, 2003; Iqbal et al., 2001).

Quando o lítio é utilizado no segundo e terceiro trimestres, pode ocasionar bócio no neonato com hipotireoidismo. Caso a mãe tenha usado doses tóxicas, o RN pode apresentar cianose, hipotonia, bradicardia, hepatomegalia, inversão da onda T no eletrocardiograma, cardiomegalia, sangramento gastrointestinal e convulsões. A maioria desses efeitos é autolimitada e tende a se resolver entre a primeira e a segunda semana. A retirada do lítio entre 24 e 48 horas antes do parto resulta em redução de 0,28mEq/L na concentração plasmática materna (e presumivelmente também na fetal). Consequentemente, em partos programados, caso seja possível clinicamente, recomenda-se a suspensão do tratamento nessas 24 a 48 horas (Newport et al., 2005).

O lítio está presente no leite numa concentração de aproximadamente 40% da encontrada no soro materno. Assim, há possibilidade de intoxicação lítica se o RN apresentar hidratação inadequada ou infecção. Eventos adversos, como letargia, hipotonia, hipotermia, cianose, alterações no eletrocardiograma e nos hormônios tiroidianos, acontecem com relativa frequência. O uso do lítio durante a lactação é desencorajado e sugere-se que, quando houver estrita necessidade ou desejo da mulher de amamentar, haja rigoroso monitoramento dos níveis plasmáticos do RN.

Valproato

Em comparação com o lítio, os efeitos teratogênicos associados a *valproato* ocorrem mais frequentemente. O *valproato* pode ocasionar retardo no crescimento intrauterino, displasia óssea, deficiência de ossos longos e dígitos, sindactilia, anormalidades craniofaciais e defeitos cardíacos. Além disso, relatos de casos sugerem aumento da frequência de autismo após exposição ao valproato no terceiro trimestre. Mulheres em uso dessa medicação estão sob risco aumentado, sobretudo, de terem bebês com defeitos do tubo neural; a taxa de espinha bífida é cerca de 15 vezes maior em neonatos que foram expostos. Isso ocorre provavelmente porque essa medicação tem efeito antagonista no metabolismo do ácido fólico. O clínico deve considerar a suplementação de 5mg por dia de ácido fólico quando do planejamento da gravidez. Pode-se até ponderar que, dadas as altas taxas de malformações relacionadas ao *valproato* e a frequente ocorrência de gravidez não planejada, o ácido fólico deveria ser administrado de rotina às mulheres em idade reprodutiva em uso dessa medicação. Grávidas em uso de *valproato* podem se submeter a ultrassonografia dirigida a defeitos do tubo neural na 20ª semana. O nível materno de alfafetoproteína sérica também pode ser um indicador de malformações desse tipo. No intuito de minimizar os efeitos da deficiência de fatores da coagulação provocada pelo valproato, a qual pode provocar hemorragia intracerebral no RN, recomenda-se a administração de 10 a 20mg de vitamina K por via oral nas mães que estejam usando essa medicação a partir da 36ª semana de gestação; também o RN deve receber 1mg de vitamina K intramuscular ao nascimento. Este último procedimento já é feito de rotina nas maternidades brasileiras.

Quanto à lactação, seu uso parece ser seguro, dadas as baixas taxas de eventos adversos reportadas nos RN.

Carbamazepina

A carbamazepina está associada aos mesmos riscos relacionados com o valproato; contudo, em muitos casos, com menores frequência e gravidade. Por exemplo, defeitos do tubo neural são mais frequentes em neonatos expostos à carbamazepina do que na população geral, mas esta taxa é a metade daquela observada com o valproato. Os mesmos cuidados recomendados para gestantes em uso de valproato devem ser adotados naquelas em uso de *carbamazepina*.

Seu uso na lactação também parece relativamente seguro, embora existam raros relatos de caso de hiperexcitabilidade e hepatite colestática em lactentes expostos. Assim, icterícia e alterações sono-vigília devem ser monitoradas.

Lamotrigina

Dados de segurança relacionados à lamotrigina na gravidez têm surgido em grande número recentemente. O risco global de malformações em neonatos expostos parece ser igual ao da população geral, exceto se a lamotrigina foi utilizada em doses acima de 200mg/dia ou associada a alguma outra medicação teratogênica. Não há relato de toxicidade neonatal. Também não há relato de eventos adversos significativos nos RN expostos durante a lactação. Esses fatores fazem com que a lamotrigina seja considerada uma medicação relativamente segura para uso durante a gravidez e a lactação.

Oxcarbazepina

Uma pesquisa com cerca de 250 casos estudados sugere que a oxcarbazepina, quando utilizada em monoterapia, não parece aumentar o risco de malformações. Outros estudos são necessários, contudo, para uma melhor avaliação dos riscos relacionados a essa medicação durante a gravidez e a lactação. O mesmo vale para os outros anticonvulsivantes não mencionados neste texto (Tabela 51.4).

TABELA 51.4 ■ Riscos relacionados ao uso de estabilizadores do humor na gravidez e na lactação segundo o FDA e a classificação de Hale

Segundo o FDA:
Categoria C – carbamazepina, gabapentina, lamotrigina, oxcarbazepina, topiramato
Categoria D – lítio, valproato
Segundo a classificação de Hale para a lactação:
L2 – carbamazepina, valproato
L3 – oxcarbazepina
L4 – lítio

RECOMENDAÇÕES GERAIS

O clínico deve discutir com a paciente sobre os riscos e benefícios das medicações durante a gravidez e a lactação de maneira que ela possa ajudar na escolha do tratamento. Também é válido que os familiares e o obstetra da paciente possam ser incluídos na discussão. O médico deve saber que as categorias do FDA para uso de medicações na gravidez podem ser falhas. O tratamento deve considerar as informações clínicas publicadas. O psiquiatra pode relatar à paciente as limitações dos estudos, inclusive a escassez de pesquisas prospectivas e controladas, além da carência de dados sobre possíveis sequelas neurocomportamentais. Sugere-se que essa discussão e a decisão do tratamento sejam cuidadosamente documentadas em prontuário.

Alguns princípios gerais regem o planejamento terapêutico nessa fase (Chavez, 2004; Friedman & Polifka, 1998).

1. Avaliar se a terapia medicamentosa pode ser substituída eficazmente por psicoterapia.
2. Considerar a gravidade do transtorno, história pessoal e familiar de evolução da doença.
3. Preferir fármacos já estudados e sabidamente mais seguros.
4. Preferir tratamentos com monoterapia, evitando combinações de fármacos. Os efeitos de combinação de agentes são menos conhecidos.
5. Ter atenção não só aos efeitos teratogênicos, mas também à toxicidade neonatal, considerando diminuição da dose no final da gravidez, se possível.
6. Caso tenha havido necessidade de aumentar a dose ao longo da gravidez, deve-se retornar às doses pré-gravídicas após o parto.
7. Avaliar possibilidade de administrar a medicação a partir do segundo trimestre de gravidez. Durante o primeiro trimestre de gravidez, ocorre praticamente toda a organogênese.
8. Usar a menor dose e pelo menor tempo possível, uma vez que, na maior parte das vezes, os riscos são dependentes da dose, mas não deixar a mulher exposta a subdoses, o que seria danoso para ela e para o bebê.
9. Todos os RN expostos a medicações no útero ou através de leite materno devem ser monitorados quanto a efeitos tóxicos.
10. Escolher medicamentos que passem minimamente para o leite durante a lactação.
11. Programar horário de administração do fármaco à mãe, evitando que o período de concentração máxima no sangue e no leite materno coincida com o horário da amamentação. Em situações nas quais a programação de posologia é flexível, a mãe pode ser orientada a tomar sua medicação imediatamente antes ou após a amamentação, reduzindo, assim, a exposição do bebê.

REFERÊNCIAS

ACOG (American College of Obstetricians and Gynecologists). ACOG Practice Bulletin: Clinical management guidelines for obstetrician-gynecologists. Use of psychiatric medications during pregnancy and lactation. Obstet Gynecol 2008; 111(4):1001-20.

Altshuler LL, Hendrick V, Cohen LS. An update on mood and anxiety disorders during pregnancy and the postpartum period. Prim Care Companion J Clin Psychiatry 2000; 2(6):217-22.

American Academy of Pediatrics, Committee on Drugs. Use of psychoactive medication during pregnancy and possible effects on the fetus and newborn. Pediatrics 2000; 105(4):880-7.

Bártfai Z, Kocsis J, Puhó EH, Czeizel AE. A population-based case-control teratologic study of promethazine use during pregnancy. Reprod Toxicol 2008; 25(2):276-85.

Bennett HA, Einarson A, Taddio A et al. Prevalence of depression during pregnancy: systematic review. Obstet Gynecol 2004; 103(4):698-709.

Burke KC, Burke JD Jr, Já DS et al. Comparing age at onset of major depression and other psychiatric disorders by birth cohorts in five US community populations. Arch Gen Psychiatry 1991; 48(9):789-95.

Cantilino A, Sougey EB. Depressão pós-parto: diagnóstico. Neurobiologia, 2004; 67(2).

Chambers CD, Hernandez-Diaz S, Van Marter LJ et al. Selective serotonin-reuptake inhibitors and risk of persistent pulmonary hypertension of the newborn. N Engl J Med 2006; 354(6):579-87.

Chaves RG, Lamounier JA. Uso de medicamentos durante a lactação. J Pediatr (Rio de Janeiro) 2004; 80(5 Suppl):S189-98.

Cohen LS, Nonacs RM, Bailey JW et al. Relapse of depression during pregnancy following antidepressant discontinuation: a preliminary prospective study. Arch Women Ment Health 2004; 7(4):217-21.

Cohen LS, Friedman JM Jefferson JW, et al. A reevaluation of risk of in utero exposure to lithium. JAMA 1991; 271(2):146-50.

Cott AD, Wisner KL. Psychiatric disorders during pregnancy. Int Rev Psychiatry 2003; 15(3):217-30.

Einarson A. Risks/safety of psychotropic medication use during pregnancy – Motherisk Update 2008. Can J Clin Pharmacol 2009; 16(1):e58-65.

Einarson A, Koren G. New antidepressants in pregnancy. Can Fam Physician 2004; 50:227-9.

Einarson A, Pistelli A, DeSantis M, et al. Evaluation of the risk of congenital cardiovascular defects associated with use of paroxetine during pregnancy. Am J Psychiatry 2008; 165:749-52.

Friedman JM, Polifka JE. The effects of neurologic and psychiatric drugs on the fetus and nursing infant. Baltimore: The Johns Hopkins University Press, 1998.

Gjerdingen D. The effectiveness of various postpartum depression treatments and the impact of antidepressant drugs on nursing infants. J Am Board Fam Pract 2003; 16(5):372-82.

Hale TW. Medications and mothers' milk. Amarillo, TX: Pharmasoft Medical Pub, 2002.

Howard L, Webb R, Abel K. Safety of antipsychotic drugs for pregnant and breastfeeding women with non-affective psychosis. BMJ, 2004; 329(7472):933-4.

Iqbal MM, Gundlapalli SP, Ryan WG et al. Effects of antimanic mood-stabilizing drugs on fetuses, neonates, and nursing infants. South Med J 2001; 94(3):304-22.

Jablensky AV, Morgan V, Zubrick SR et al. Pregnancy, delivery, and neonatal complications in a population cohort of women with schizophrenia and major affective disorders. Am J Psychiatry 2005; 162(1):79-91.

Koren G, Cohn T, Chitayat D et al. Use of atypical antipsychotics during pregnancy and the risk of neural tube defects in infants. Am J Psychiatry 2002; 159(1):136-7.

Malone K, Papagni K, Ramini S et al. Antidepressants, antipsychotics, benzodiazepines, and the breastfeeding dyad. Perspect Psychiatr Care 2004; 40(2):73-85.

Moretti M. Psychotropic drugs in lactation – Motherisk Update 2008. Can J Clin Pharmacol 2009; 16(1):e49-57.

Newport DJ, Fernandez SV, Juric S et al. In: Schatzberg AF, Nemeroff CB. Textbook of Psychopharmacology. 4 ed. Washington: American Psychiatric Publishing, 2009.

Newport DJ, Viguera AC, Beach AJ et al. Lithium placental passage and obstetrical outcome: implications for clinical management during late pregnancy. Am J Psychiatry 2005; 162(11):2162-70.

Pedersen LH, Henriksen TB, Vestergaard M et al. Selective serotonin reuptake inhibitors in pregnancy and congenital malformations: population based cohort study. BMJ 2009; 339:b3569.

Toh S, Mitchell AA, Louik C et al. Selective serotonin reuptake inhibitor use and risk of gestational hypertension. Am J Psychiatry 2009; 166(3):320-8.

Viguera AC, Nonacs R, Cohen LS et al. Risk of recurrence of bipolar disorder in pregnant and nonpregnant women after discontinuing lithium maintenance. Am J Psychiatry 2000; 157(2): 179-84.

Viguera AC, Varkula M, Donovan K et al. Managing health outcomes of women with schizophrenia during pregnancy and breastfeeding. In: Meyer JM, Nasrallah HA. Medical illness and schizophrenia. 2 ed. Washington: American Psychiatric Publishing, 2009.

Weinstein MR, Goldfield M. Cardiovascular malformations with lithium use during pregnancy. Am J Psychiatry 1975; 132(5): 529-31.

Williams CE. Review: depression and anxiety during pregnancy are strong indicators of postpartum depression. Evid Based Ment Health 2005; 8(1):21.

Wikner BN, Stiller CO, Bergman U, Asker C, Källén B. Use of benzodiazepines and benzodiazepine receptor agonists during pregnancy: neonatal outcome and congenital malformations. Pharmacoepidemiol Drug Saf 2007; 16(11):1203-10.

Yonkers KA, Wisner KL, Stewart DE et al. The management of depression during pregnancy: a report from the American Psychiatric Association and the American College of Obstetricians and Gynecologists. Gen Hosp Psychiatry 2009; 31(5):403-13.

Zambaldi CF, Cantilino A, Montenegro AC et al. Postpartum obsessive-compulsive disorder: prevalence and clinical characteristics. Compr Psychiatry 2009; 50(6):503-9.

Psicofarmacologia em Pacientes com Doenças Clínicas

Letícia Maria Furlanetto

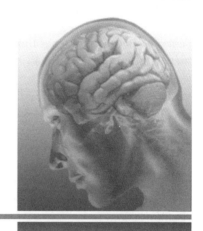

52

INTRODUÇÃO

Este tema é importante porque um mesmo psicotrópico, nas doses seguras para indivíduos saudáveis, quando usado nos pacientes clínicos, pode levar a prejuízo da doença de base, interações medicamentosas e toxicidade, ou, então, podem ser necessárias doses maiores para atingir os mesmos efeitos. Isso se deve ao grande número de medicações usadas e às lesões físicas existentes nesses pacientes, que levam a interações medicamentosas e alterações na farmacocinética desses medicamentos. O estudo dos tópicos a seguir pode ajudar a evitar o aumento do sofrimento e dos riscos nesse grupo, por meio da escolha adequada dos psicotrópicos e do ajuste das doses, diminuindo o risco de toxicidade e interações, mas ainda mantendo a eficácia.

CONSIDERAÇÕES GERAIS

Diagnósticas

Queixas de ansiedade, distúrbios do sono, choro fácil, tristeza, inapetência e agitação são motivos frequentes para a prescrição de psicotrópicos. Contudo, nas pessoas com doenças físicas e, sobretudo, naquelas que estão internadas no hospital geral existem múltiplas causas para sintomas depressivos, ansiosos e para a agitação (Furlanetto, 2000). Há de se ter muito cuidado com o diagnóstico diferencial quanto à origem dos sintomas, pois estes podem ser decorrentes das várias medicações utilizadas nesse contexto ou da condição médica. Como exemplos, podem ser citados embolia pulmonar, hipoxia, anemia, arritmias cardíacas, hiperparatireoidismo, hipo/hipertireoidismo e o uso de corticoide, aminofilina, captopril, meperidina, salbutamol, fluoroquinolonas etc. Esses sintomas também podem estar sendo causados ou agravados em decorrência da internação propriamente dita (medos, solidão, ruídos, odores, tipo de comida, tipo de local para dormir) (Botega et al., 2002). Por isso, antes da prescrição de qualquer psicofármaco, é importante haver o questionamento sobre a etiologia dos sintomas. Muitas vezes, a causa é múltipla e não se sabe ao certo o quanto cada fator está contribuindo para aquela situação, mas pode-se saber qual(ais) medida(as) pode(m) trazer benefício para aquele paciente em particular.

Farmacocinética

Em pacientes com doenças físicas, ocorrem alterações na biodisponibilidade, no volume de distribuição, na ligação proteica e na eliminação das medicações.

Pode haver redução da absorção de psicotrópicos por meio da redução da motilidade, da perfusão ou da função gastrointestinal. Nos pacientes com insuficiência renal, a absorção pode ser afetada em virtude do excesso de ureia e por mudanças nos níveis de gastrina. A deficiência de vitamina D ou o edema intestinal também podem reduzir a absorção de determinadas substâncias. O uso de antiácidos ou de cálcio pode formar complexos inabsorvíveis, o que diminui ainda mais a absorção de alguns psicotrópicos. Já no paciente com cirrose hepática há aumento da biodisponibilidade dos fármacos devido ao *shunt* portossistêmico, que evita o efeito da primeira passagem (Beliles, 2000; Cohen et al., 2004; Crone & Gabriel, 2004).

O volume de distribuição envolve os efeitos da diluição ou da concentração das medicações no organismo. Uma pessoa caquética tem menos fluido, menor massa corporal e menor volume de distribuição. Consequentemente, um paciente que está caquético terá maior concentração sérica da medicação do que uma pessoa não caquética, com uma mesma dose. Por outro lado, a dose pode ter de ser aumentada quando o edema periférico expande o volume de distribuição. Este fato acontece especialmente no caso das substâncias hidrofílicas e daquelas ligadas às proteínas plasmáticas, uma vez que estas serão distribuídas em um compartimento líquido maior, produzindo menor concentração da droga (Beliles, 2000).

A ligação proteica também influencia a distribuição dos medicamentos. Há aumento da fração livre de psicotrópicos, que é a fração farmacologicamente ativa, no caso de a ligação às proteínas plasmáticas ser reduzida. Isso pode ocorrer quando há aumento da perda ou diminuição da capacidade de ligação às proteínas, como nos casos da proteinúria e uremia excessiva, verificados na insuficiência renal (Cohen et al., 2004). Esse fenômeno ocorre também quando há insuficiência hepática e nos estados consumptivos em geral por hipoalbuminemia decorrente de diminuição da produção ou aumento do catabolismo dessas proteínas (Crone & Gabriel, 2004). Por outro lado, pacientes em uso de estrogênio podem ter aumento das proteínas de ligação aos hormônios tireoidianos, diminuindo a fração livre de T_4 e levando a hipotireoidismo clínico, apesar de os níveis totais desses hormônios apresentarem-se dentro da faixa normal (Arafah, 2001). Nesse caso, pode haver piora dos sintomas depressivos com diminuição da função tireoidiana, mas a solução para esse problema não é aumentar o antidepressivo, e sim o hormônio tireoidiano.

A eliminação das medicações depende de metabolização e excreção. A maior parte dos psicotrópicos, exceto o lítio, sofre metabolização hepática e excreção renal. O metabolismo hepático pode ser afetado por: (1) fluxo hepático; (2) inibição por competição entre os fármacos nos sistemas enzimáticos; e (3) indução enzimática direta por medicações. Assim, não só as doenças hepáticas podem alterar o metabolismo das medicações, mas, também, a doença renal, a cardíaca e os próprios psicotrópicos. Alguns inibidores seletivos da recaptação de serotonina (ISRS) inibem o citocromo P450 e levam a aumento nos níveis de várias medicações clínicas, e, no sentido inverso, a carbamazepina, por meio da indução enzimática, acarreta diminuição dos níveis e perda de eficácia de algumas medicações. A excreção renal dos fármacos consiste em uma combinação de filtração glomerular, secreção tubular e reabsorção tubular. Sabe-se, por exemplo, que o lítio compete com o sódio na reabsorção tubular e, portanto, pode ser menos excretado se houver redução desta competição. Dessa maneira, pode haver aumento dos níveis séricos do lítio em virtude do aumento da reabsorção em pacientes com hiponatremia, levando a intoxicação (Sadock

TABELA 52.1 ■ Mudanças farmacocinéticas nas doenças em estágio terminal (renal, hepática, cardíaca e pulmonar)

	Absorção	Distribuição	Metabolismo	Excreção
Renal	↓	↑[a]	↑↓	↓[b]
Hepática	↑↓[c]	↑[d]	↓[e]	–
Cardíaca	↓	↓[f]	↓	↓
Pulmonar	↓	–	↑↓[g]	↓

Fonte: Crone & Gabriel, 2004.
[a] Por redução da ligação proteica e aumento do líquido extracelular.
[b] Impacto limitado nas medicações psicotrópicas, exceto o lítio e a gabapentina.
[c] Biodisponibilidade aumentada de fármacos (p. ex., tricíclicos) quando tem *shunt*, por diminuição do metabolismo de primeira passagem.
[d] Por redução da ligação proteica e pela ascite.
[e] A oxidação é a primeira a ser afetada, mas a conjugação tende a se manter nos estágios iniciais da cirrose.
[f] Volume de distribuição reduzido em virtude da vasoconstrição decorrente de descarga simpática, na insuficiência cardíaca congestiva.
[g] Aumento da depuração hepática observada na fibrose cística.

& Sadock, 2002). A Tabela 52.1 descreve as principais alterações farmacocinéticas encontradas nas doenças em estágio terminal de acordo com os órgãos afetados (rim, fígado, coração e pulmão).

Como visto, a presença de alguma disfunção física leva a alterações na farmacocinética dos psicotrópicos, seja diretamente, seja por alterar as funções de outros órgãos, ou mesmo por interações entre as medicações usadas. Esse fato demonstra como é impossível, nesse caso, a avaliação isolada de uma alteração. Contudo, para fins didáticos, serão apresentados a seguir alguns aspectos importantes em determinados problemas clínicos.

Renais

- **Insuficiência renal:** nessa condição, a ureia acumulada aumenta o pH gástrico e reduz a absorção de determinadas substâncias. Por outro lado, ocorre acúmulo dos metabólitos hidroxilados dos tricíclicos, levando a maior sensibilidade aos efeitos colaterais, apesar dos níveis séricos normais da substância original, o que demanda um ajuste mais conservador das doses nesse grupo. A ziprasidona deveria ser evitada nos pacientes com doença renal em estágio terminal, uma vez que esta medicação prolonga o intervalo QT (Cohen et al., 2004). Nesse caso, o risco de arritmias fatais é maior quando ocorrem distúrbios eletrolíticos, que são frequentes na insuficiência renal.

- **Hemodiálise:** pacientes renais frequentemente fazem diálise. Alguns fármacos e seus metabólitos são mais "dialisáveis" (eliminados mais facilmente através dessa via), o que altera sua concentração plasmática. De modo geral, qualquer agente com peso molecular inferior a 500 dáltons é dialisável. Existe uma relação inversa entre o peso molecular e a dialisabilidade de um fármaco e uma relação também inversa entre a ligação proteica e a dialisabilidade. Quanto maiores forem o peso molecular e a ligação proteica, menos o fármaco será eliminado através da diálise (Sefer & Degoricija, 2003). O carbonato de lítio é excretado pelo rim e é totalmente dialisável, pois é de baixo peso e não se liga às proteínas plasmáticas. Sugere-se que, caso seja necessária a prescrição de lítio, este possa ser usado em dose única de 300 a 600mg imediatamente após a sessão de hemodiálise e que os níveis séricos sejam verificados 2 a 3 horas após (Stoudemire & Moran, 2002). As Tabelas 52.2 a 52.4 detalham as características dos antidepressivos, dos ansiolíticos e dos antipsicóticos, respectivamente, nos pacientes com doença renal.

Hepáticos

Na cirrose hepática, ocorrem alterações no fluxo intra-hepático, limitação enzimática, hipoalbuminemia, aumento das bilirrubinas e ascite. Esses fatores levam a várias alterações na farmacocinética dos agentes. A redução do fluxo sanguíneo intra-hepático ocorre em razão da mudança na arquitetura no fígado, que leva a aumento da resistência e provoca a formação de circulação colateral, constituindo, com o passar de tempo, a formação de um *shunt* que desloca uma parte da circulação por fora do fígado e leva à diminuição ou à ausência do metabolismo de primeira passagem. Dessa maneira, uma mesma dose produz um pico inicial maior do que o esperado. Além disso, o uso de doses continuadas também mostra concentrações plasmáticas aumentadas por causa da insuficiente metabolização. Quando ocorre aumento das bilirrubinas, essas substâncias competem pelos sítios de ligação de fármacos com proteínas plasmáticas, deslocando-os de suas ligações. Este fato, juntamente com a diminuição da produção de albumina, leva à diminuição da ligação proteica dos fármacos, aumentando a quantidade da substância livre, que é a ativa. A ascite apresenta em sua composição albuminas e outras proteínas que se ligam a fármacos e sequestram-nos para um outro espaço extravascular. Sendo assim, a concentração plasmática tende a ser menor, quando comparada com a mesma dose em pacientes sem ascite (Beliles, 2000).

No paciente com insuficiência hepática, deve-se ter muito cuidado para evitar precipitar ou agravar a encefalopatia hepática. Assim, medicações sedativas e/ou que fazem bloqueio de receptores H_1 e/ou com efeitos anticolinérgicos são as mais problemáticas (Gleason & Yates, 2001). Como exemplos, podem ser citados os benzodiazepínicos, os tricíclicos, as fenotiazinas, a mirtazapina, a nefazodona, a trazodona, a clozapina e a olanzapina. Nos pacientes com cirrose causada pela dependência ao álcool é fundamental o diagnóstico diferencial entre abstinência dessa substância e outras causas para o *delirium*, que incluem hematoma subdural, infecções e deficiência de tiamina (síndrome de Wernicke).

No caso de abstinência de álcool, o uso de benzodiazepínico está indicado e sugere-se a utilização do lorazepam (Cordioli, 2000). Esse benzodiazepínico é metabolizado por conjugação, que demora a ser alterada na cirrose hepática. Estudos recentes demonstram que a buspirona, um ansiolítico não benzodiazepínico que não é eficaz na abstinência de álcool, tem sua meia-vida aumentada em até 16 vezes em pacientes cirróticos (Crone & Gabriel, 2004). Psicotrópicos que já demonstraram hepatotoxicidade foram: a nefazodona, a trazodona, os tricíclicos, os inibidores da monoaminoxidase (IMAO), a fluoxetina, a paroxetina, a fluvoxamina, o ácido valproico, a carbamazepina, o topiramato, a clorpromazina, a clozapina e a risperidona (casos raros e reversíveis) (Cordioli, 2000; Gleason & Yates, 2001; Selim, 1999; Stoudemire & Moran, 2002). Alguns antipsicóticos podem levar a aumentos (de mais de três vezes) transitórios nas concentrações séricas das transaminases, como a quetiapina e a olanzapina. Em geral, esse fenômeno não tem importância clínica, contudo essas medicações devem ser usadas com cautela por pacientes com doença hepática (Sadock & Sadock, 2002).

Cardiovasculares

- **Insuficiência cardíaca congestiva (ICC):** em virtude da ICC, ocorre diminuição da perfusão de tecidos e órgãos, o que leva a uma série de mecanismos adaptativos hormonais e autonômicos que promovem vasoconstrição, juntamente com retenção de sódio e água. O edema periférico, a congestão visceral, a acidose e a hipoxia secundária à ICC terminam por alterar a farmacocinética dos agentes. Desse modo, alterações no pH gástrico, assim como no fluxo, na motilidade e na permeabilidade intestinal, levam à redução da absorção oral de medicamentos. Por outro lado, a biodisponibilidade das medicações pode estar aumentada em razão do edema e da hipoxia observados no fígado, que reduzem o efeito da primeira passagem. A absorção por via intramuscular pode estar diminuída por causa da redistribuição do fluxo para os órgãos vitais, como o cérebro e o coração. Assim, chegam maiores concentrações de psicotrópicos ao cérebro e ao coração, aumentando as chances de ocorrerem efeitos adversos (p. ex., depressão respiratória, hipotensão). Além disso, as disfunções hepática e renal que acompanham a ICC também contribuem para reduzir a eliminação dos fármacos. Dessa maneira, é importante pensar sobre qual via de administração seria a mais adequada e atentar para a dose dos psicotrópicos, tendo em mente esses conceitos (Beliles, 2000).
- **Arritmias:** antidepressivos tricíclicos têm propriedades quinidiniformes que podem aumentar o intervalo P-R, a duração do QRS e o intervalo QT e "achatar" a onda T ao ECG. Dessa maneira, podem causar alterações no

TABELA 52.2 ■ Características dos antidepressivos nos pacientes com doença renal

Medicação	Metabólitos ativos?	Dose típica no adulto	% de ligação proteica na função renal normal	Meia-vida na função renal normal (h)	Dose na doença renal em estágio terminal	Meia-vida na doença renal em estágio terminal (h)	Removido pela diálise?	Comentários
ISRS*								
Citalopram	Sim	20-60mg/dia	~80%	33-37	10-60mg/dia	43-49	Não	Efeitos mínimos da doença renal terminal na cinética do citalopram
Fluoxetina	Sim	20mg/dia	95%	1-4 dias (norfluoxetina: 7-15 dias)	20mg/dia	1,8 dia	Não	Sem alterações significativas dos níveis séricos na insuficiência renal[†]
Sertralina	Não	50-200mg/dia	~98%	24	50-200mg/dia	42-96	Minimamente	Mudanças mínimas na cinética. Ocorre redução dos níveis séricos na hemodiálise
Fluvoxamina	Não	100-300mg/dia	~80%	15-22	100-300mg/dia	Semelhante à normal	Não	Fabricante recomenda doses iniciais menores[†]
Paroxetina	Não	20-60mg/dia	~95%	17-25	10-30mg/dia	11-55		Redução na dose recomendada[†]
TRICÍCLICOS								
Amitriptilina	Sim	75-300mg/dia		32-40	‡	32-40	Não	Ver nota de rodapé
Clomipramina	Sim	100-250mg/dia	97%	19-37	‡			Dados escassos
Imipramina	Sim	75-300mg/dia	85%	6-20	‡		Não	Ver nota de rodapé
Nortriptilina	Sim	75-150mg/dia	93%	18-93	‡§	15-66	Não	Dosagem sérica de 50-150µg/L é a eficaz
OUTROS ANTIDEPRESSIVOS								
Bupropiona	Sim	100mg 8/8h	~85%	10-21		100mg/dia a 100mg 8/8h		Risco de crises convulsivas com níveis elevados
Maproptilina	Sim	75-150mg/dia		48-51	37,5-100mg/dia			
Mirtazapina	Sim	15-45mg/dia	85%	20-40	7,5-22,5mg/dia			Depuração reduzida em +/- 50% na doença renal
Nefazodona	Sim	50-150mg 12/12h ou 24/24h	> 99%	3-5 (metabólito 2,5)	50-150mg 12/12h ou 24/24h	3-5,8 (metabólito 4,4)	Minimamente	Risco grave de hepatotoxicidade e de interações medicamentosas
Trazodona	Sim	50-400mg/dia	~90%	4-11				
Venlafaxina	Sim	37,5-225mg/dia (liberação lenta)	~30%	4 (O-desmetil-venlafaxina: 4)	37,5-122,5mg/dia (liberação lenta)	6-11 (O-desmetil-venlafaxina: 9)	Não	

Adaptada de Cohen et al., 2004.
OBS.: algumas medicações não têm estudos relativos às informações apresentadas nesta tabela e, por isso, alguns espaços foram deixados em branco.
* ISRS: inibidores seletivos da recaptação da serotonina.
[†] Recomenda-se muita cautela, pois podem interagir com diversas medicações (p. ex., β-bloqueadores, antiarrítmicos) por inibição do citocromo P450 2D6.
[‡] Ajuste de dose mais conservador devido ao acúmulo de metabólitos hidroxilados, levando a uma maior sensibilidade aos efeitos colaterais.
[§] Janela terapêutica: níveis séricos maiores podem levar à perda de efeito.

Psicofarmacologia em Pacientes com Doenças Clínicas

TABELA 52.3 ■ Características dos ansiolíticos nos pacientes com doença renal

Medicação	Metabólitos ativos?	Dose típica no adulto	% de ligação proteica na função renal normal	Meia-vida na função renal normal (h)	Dose na doença renal em estágio terminal	Meia-vida na doença renal em estágio terminal (h)	Removido pela diálise?	Comentários
Alprazolam	Sim	0,25-0,5mg 3×/dia	80%	9-19	0,25-0,5mg 3×/dia	9-19	Minimamente removido	Aumento da fração livre na insuficiência renal em estágio terminal; pequenas diferenças nos pacientes em diálise
Buspirona	Sim	5mg 3×/dia	86%	0,5-2,5 (metabólito ativo: 6,3)	5mg 3×/dia	1-5 (metabólito ativo: 9)	Não	Grande variabilidade. Na insuficiência renal em estágio terminal pode ser necessária a redução na dose em 25%-50%
Clordiazepóxido	Sim	15-100mg/dia	90%-98%	5-30	7,5-50mg/dia			Diminuição da ligação proteica, aumento da depuração na doença renal
Clonazepam	Não	0,5mg 3×/dia	85%	18-80	0,5mg 3×/dia*		Não	
Diazepam	Sim	5-40mg/dia	98%	92 (metabólito ativo: 57,3)	5-40mg/dia	37 (metabólito ativo: 36,1)	Não	Aumento da fração livre do diazepam e do desmetil-diazepam na insuficiência renal em estágio terminal
Lorazepam	Não	1-2mg 2 a 3×/dia	85%	9-16	0,5-2mg 2×/dia	32-70	Não	Fabricante não recomenda o uso na insuficiência renal em estágio terminal
Midazolam	Sim	1,25mg EV, podendo ser aumentada a dose de acordo com a resposta	95%	1-12	1,25mg EV, podendo ser aumentada a dose de acordo com a resposta	1-12 (metabólito ativo: 50,4-76,8)		Possível aumento do efeito devido à diminuição da ligação proteica
Zaleplom	Não	5-20mg/dia	~60%	1	Possível ajuste para 5-10mg/dia			Sem necessidade de ajuste na dose na insuficiência renal leve a moderada, de acordo com o fabricante. Não foi estudada na insuficiência renal em estágio terminal
Zolpidem	Não	10mg/dia	92%	2-3	Reduzir a dose em 50%	4-6		Aumento da fração livre na insuficiência renal

Adaptada de Cohen et al., 2004.
OBS.: algumas medicações não têm estudos relativos às informações apresentadas nesta tabela e, por isso, alguns espaços foram deixados em branco.
* O paciente idoso e/ou aqueles com várias comorbidades e que fazem uso de diversas medicações podem se beneficiar com doses menores.

TABELA 52.4 ■ Características dos antipsicóticos nos pacientes com doença renal

Medicação	Metabólitos ativos?	Dose típica no adulto	% de ligação proteica na função renal normal	Meia-vida na função renal normal (h)	Dose na doença renal em estágio terminal	Meia-vida na doença renal em estágio terminal (h)	Removido pela diálise?	Comentários
TÍPICOS								
Clorpromazina	Sim	50-400mg/dia		11-42		11-42		Predispõe a *delirium*
Haloperidol	Sim	1-2mg 8/8h a 12/12h*	90%	14-26	1-2mg 8/8h a 12/12h*	Semelhante à meia-vida na função renal normal		< 1% excretado na urina
Tioridazina	Sim	50-800mg/dia		21-24				Prolonga intervalo QTc
ATÍPICOS								
Aripiprazol	Sim	10-30mg/dia	>99%	75-146	10-30mg/dia	Aumento de 36% na meia-vida do aripiprazol e de 53% para seu metabólito		Interações significativas com outros fármacos metabolizados pelo citocromo 2D6 ou 3A4
Clozapina	Sim	12,5-450mg	97%	8-12				Aumentar a dose gradualmente, avaliando a clínica; evitar níveis séricos >400µg/L
Olanzapina	Sim	5-20mg/dia	93%	32-38	5-20mg/dia	32-38		De acordo com o fabricante, não é necessário o ajuste da dose na insuficiência renal
Quetiapina	Sim	150-750mg/dia divididos (2-3× dia)	83%	6	150-750mg/dia divididos (2 a 3× dia)			De acordo com o fabricante, não é necessário o ajuste da dose na insuficiência renal
Risperidona	Sim	1-3mg 12/12h	~90%	3-30 (metabólito: 19)	0,5-1,5mg 12/12h	Metabólito: 25		Depuração reduzida em 60% na insuficiência renal
Ziprazidona	Não	20-80mg 12/12h	99%	7	10-80mg 12/12h			Caso a depuração da creatinina esteja entre 10 e 60mL/min, não há necessidade de ajuste da dose, de acordo com o fabricante. As flutuações nos níveis dos eletrólitos na diálise podem aumentar o risco cardíaco

Adaptada de Cohen et al., 2004.
OBS.: algumas medicações não têm estudos relativos às informações apresentadas nesta tabela e, por isso, alguns espaços foram deixados em branco.
* Nos pacientes com *delirium* já pode haver benefício com 0,5mg/dia.

ECG em níveis séricos terapêuticos em pacientes com retardos da condução preexistentes (p. ex., bloqueio atrioventricular), agravando-os. Além disso, um intervalo QT prolongado constitui uma contraindicação relativa ao tratamento com antidepressivos tricíclicos, em virtude do risco de arritmias ventriculares malignas (*torsades des pointes*). O risco aumenta muito quando o intervalo QT é maior do que 0,44 segundo. Esses pacientes podem estar assintomáticos e podem ser detectados unicamente por meio de eletrocardiograma (ECG) de rotina. O intervalo QT pode estar, também, aumentado pelo uso de medicações antiarrítmicas com efeitos quinidínicos do tipo IA. Em pacientes sem cardiopatias, prolongamentos perigosos do intervalo QT (>0,44 segundo) ocorrem mais comumente em situações que envolvem doses excessivas e/ou quando há combinação com medicações com efeitos semelhantes. O haloperidol tem sido identificado como uma causa rara de taquiarritmias ventriculares (*torsades des pointes*) quando usado pela via endovenosa e em doses altas, sobretudo nos pacientes com baixos níveis de potássio, magnésio e/ou com alterações hepáticas e cardíacas (Roose, 2003; Stoudemire & Moran, 2002).

O lítio pode levar a alterações no ECG que lembram as da hipocalemia (achatamento ou inversão da onda T) por causa da substituição do potássio intracelular por essa medicação. Uma vez que o lítio diminui a atividade de marca-passo do nodo sinusal, essa substância pode provocar disritmias sinusais, bloqueio cardíaco e episódios de síncope. Portanto, o lítio é contraindicado em pessoas com doença do nodo sinusal (Sadock & Sadock, 2002).

Pacientes com arritmias cardíacas frequentemente necessitam usar anticoagulantes orais. Os ISRS potencialmente podem deslocar as proteínas plasmáticas e aumentar a fração livre da varfarina. Clinicamente, entretanto, os ISRS não parecem interferir com os efeitos da varfarina. Entretanto, sabe-se que a paroxetina e a fluoxamina podem aumentar os níveis da séricos da varfarina em virtude da inibição da isoenzima citocromo P450 2C9, que metaboliza esse anticoagulante. Além disso, assim, os ISRS também aumentam a anticoagulação (medida por meio do índice RNI – relação normatizada internacional) quando associadas à varfarina, aos IMAO e aos tricíclicos. Embora a maioria dos ISRS não aumente as concentrações da varfarina, medicações dessa classe podem aumentar o tempo de sangramento por meio de redução dos estoques da serotonina plaquetária. Dessa maneira, é importante verificar o tempo de sangramento, antes de qualquer procedimento cirúrgico. Relatos de caso sugerem que a trazodona, quando associada à varfarina, pode levar à diminuição da anticoagulação (Crone & Gabriel, 2004).

- **Doença coronariana e infarto agudo do miocárdio (IAM):** em relação ao tratamento da depressão pós-IAM, a medicação que vem sendo mais estudada é a sertralina. Um estudo randomizado duplo-cego multicêntrico, realizado em 369 pacientes ambulatoriais com infarto agudo do miocárdio recente e depressão maior, mostrou segurança e eficácia da sertralina nesse grupo (Glassman et al., 2002). Outra pesquisa mais recente com pacientes com doença coronariana revelou que a associação de citalopram com manejo clínico semanal foi superior no tratamento da depressão maior, quando comparada ao manejo clínico mais placebo ou terapia interpessoal (Lespérance, 2007).

- **Hipertensão arterial:** a venlafaxina pode elevar a pressão arterial diastólica em cerca de 5% a 13% dos pacientes, quando usada em doses maiores do que 200 a 225mg/dia, mas em pacientes com propensão preexistente à hipertensão esse efeito pode ocorrer em doses mais baixas. Aumentos na pressão arterial (PA) também foram observados em alguns pacientes que estavam fazendo uso da desvenlafaxina, particularmente com doses maiores (Liebowitz et al., 2008). A bupropiona também pode elevar a PA. Essas medicações podem ser usadas em pacientes hipertensos, contanto que o monitoramento da PA seja mais frequente (Roose, 2003).

- **Hipotensão arterial:** substâncias que fazem bloqueio dos receptores α-adrenérgicos (tricíclicos, trazodona e antipsicóticos de baixa potência, como clorpromazina, tioridazina e levomepromazina) causam hipotensão postural, e isso pode ser problemático para pacientes que têm outras causas potenciais para esse fenômeno, como os que apresentam ICC ou aqueles que já apresentam alterações neurogênicas pelo diabetes. Além disso, existe um sinergismo por interação farmacodinâmica entre os anti-hipertensivos e alguns psicofármacos. O fabricante aconselha que o antidepressivo milnaciprano não seja administrado a pacientes em uso de digitálicos pelo risco de acentuar a incidência de hipotensão postural (Cohen et al., 2004). O uso de antipsicóticos de baixa potência (clorpromazina e levomepromazina) por via intramuscular pode levar à hipotensão por causa do bloqueio dos receptores α-adrenérgicos. Nesse caso, os sintomas muitas vezes podem ser aliviados orientando-se o paciente a deitar-se com os pés mais elevados do que a cabeça e depois a movimentar as pernas como se estivesse pedalando. Em raras ocasiões, agentes de expansão de volume ou vasoconstritores podem estar indicados. Nesse caso, está contraindicado o uso da adrenalina, uma vez que os receptores α-adrenérgicos estão bloqueados e os β-adrenérgicos, que são vasodilatadores, estão intocados. Essa medicação, ao estimular os receptores β-adrenérgicos, leva a uma piora paradoxal da hipotensão. Por isso, estão indicados os vasoconstritores β-adrenérgicos puros, como a noradrenalina e o metaraminol (Sadock & Sadock, 2002).

Respiratórios

- **Doença broncopulmonar obstrutiva crônica (DBPOC):** queixas de ansiedade são muito frequentes nos pacientes com DBPOC. Como já ressaltado, é fundamental o diagnóstico correto da origem desses sintomas. Várias medicações usadas para essa condição precipitam sintomas de ansiedade e depressão (p. ex., broncodilatadores, aminofilina e corticoides). Além disso, cabe lembrar que um paciente com hipoxia pode ter inquietação antes mesmo de apresentar cianose. Esse diagnóstico se torna mais importante ainda quando é lembrado que esses pacientes retêm CO_2 cronicamente e apresentam maior risco de ter depressão respiratória com o uso de benzodiazepínicos, porque esses psicotrópicos reduzem a resposta da ventilação à hipoxia, que é o estímulo remanescente (Stoudemire & Moran, 2002). Outro grupo que também apresenta alto risco é o dos pacientes com apneia do sono (a cessação periódica da ventilação durante o sono) causada por obstrução ou insuficiência central. Deve ser dada especial atenção ao risco de alguns benzodiazepínicos levarem a prejuízo cognitivo, precipitando confusão mental, assim como alterações de memória, ataxia e alterações do humor. Por isso, quando possível, de acordo com a indicação, deve-se priorizar o uso de outras classes de medicações que podem trazer benefícios, como os ISRS. Entretanto, um benzodiazepínico pode ser necessário. Nesse caso, são importantes a redução da dose e o uso de medicações sem metabólitos ativos e que não sejam metabolizadas por oxidação, já que essa via é primeiramente afetada com o avançar da idade. O lorazepam, em vez de ser oxidado, é metabolizado principalmente por conjugação e apresenta meia-vida intermediária (9 a 16h), sendo por isso o benzodiazepínico mais utilizado no paciente com doenças físicas. A buspirona, um ansiolítico não benzodiazepínico, parece ter vantagens em pacientes com doenças pulmonares crônicas porque não deprime a resposta ventilatória, problema observado com os benzodiazepínicos (Stoudemire & Moran, 2002).

Endocrinológicos

- **Diabetes:** algumas medicações estão associadas com ganho de peso e compulsão por doces, podendo induzir ou agravar o diabetes melito. Nesse sentido, são problemáticos os antidepressivos tricíclicos, a mirtazapina, a fenotiazinas, a olanzapina e a clozapina (Sadock & Sadock, 2002).

Recomenda-se a monitoração seriada da glicemia em pacientes diabéticos que iniciam psicofármacos. Medicações que interferem com os citocromos P450 3A4 e 2C9 têm o potencial de diminuir a metabolização de alguns hipoglicemiantes orais e levar à hipoglicemia (p. ex., nefazodona, fluoxetina, fluvoxamina e sertralina). Além disso, a dose de insulina pode necessitar ser reduzida nos pacientes que iniciam o uso de fluoxetina em razão do risco de hipoglicemia. As medicações que mostraram eficácia em estudos do tipo duplo-cego para tratamento da depressão em pacientes diabéticos são a nortriptilina e a fluoxetina (Lustman et al., 1997, 2000). Ambas mostraram melhora do controle glicêmico. Contudo, no estudo da nortriptilina, indivíduos-controle sem depressão tiveram aumento da hemoglobina glicosilada. O autor afima que esse efeito não foi devido a ganho de peso e sugere que possa ter sido causado pela liberação de catecolaminas que ocorre com os tricíclicos.

Diabéticos apresentam sintomas neurogênicos que podem ser agravados por medicações com efeitos anticolinérgicos (retenção urinária, íleo paralítico) ou que bloqueiam os receptores α-adrenérgicos (hipotensão postural). Os efeitos colaterais da fluoxetina (tremor, náusea, sudorese, ansiedade) podem ser confundidos com hipoglicemia (Musselman et al., 2003).

O valproato de sódio pode levar a alterações nos testes de urina para glicose, fazendo com que fiquem falsamente positivos (McHale, 2002).

- **Hipotireoidismo:** o lítio induz hipotireoidismo em 2% a 15% dos pacientes e bócio em 3% a 4% deles. As pessoas com níveis pré-tratamento elevados de hormônio estimulador da tireoide (TSH) têm, provavelmente, maior risco desses efeitos (Stoudemire & Moran, 2002).

Dor

Pacientes com dor geralmente fazem uso de diversas medicações. Assim, o uso de psicofármacos pode levar à somação de efeitos colaterais. Por exemplo, psicofármacos com efeitos anticolinérgicos acentuam a obstipação e a retenção urinária decorrentes do uso de opioides. Pode ocorrer também perda do efeito analgésico de algumas medicações quando há a introdução de psicofármacos que inibem o citocromo P450 2D6 (paroxetina, fluoxetina e fluvoxamina), uma vez que a codeína precisa ser metabolizada em morfina através dessa isoenzima para exercer seu efeito (Lotsch et al., 2002). Além disso, a administração conjunta de paroxetina e tramadol pode precipitar uma síndrome serotonérgica, que compreende: diarreia, instabilidade autonômica com possíveis flutuações dos sinais vitais, tremor, ataxia, mioclonia, convulsões, hipertermia, rigidez, reflexos hiperativos, desorientação e humor instável, podendo chegar até coma, estado de mal epiléptico, colapso cardiovascular e morte (Sadock & Sadock, 2002).

Alguns antidepressivos podem ter efeitos analgésicos em pacientes sem depressão. Parece haver maior eficácia naqueles antidepressivos com dupla ação (noradrenérgica e serotonérgica), seguidos daqueles com perfil noradrenérgico e com eficácia controversa para os ISRS. Os tricíclicos, mesmo em doses mais baixas, mostram eficácia no alívio da dor, sendo os mais testados e usados a amitriptilina e a nortriptilina (amina secundária com menor efeito anticolinérgico e hipotensor). Um estudo duplo-cego controlado mostrou a eficácia da venlafaxina (doses de 150 a 225mg/dia) para reduzir a dor neuropática do diabetes melito (Rowbotham et al., 2004). A duloxetina e a desvenlafaxina mostraram eficácia na redução dos sintomas somáticos (incluindo dor) em pacientes com depressão (Fava et al., 2004; Liebowitz et al., 2008; Wernicke et al., 2009).

Com relação aos ISRS, foram feitas pesquisas com um número pequeno de pacientes, com a paroxetina e o citalopram demonstrando algum benefício, mas seus resultados ainda foram inferiores aos dos tricíclicos (Fishbain et al., 2000). A fluoxetina não reduziu a dor na neuropatia diabética em um estudo (Mendell & Sahenk, 2003).

Neurológicos

- ***Delirium:*** não é infrequente que pacientes com diversas doenças físicas apresentem *delirium*, que pode manifestar-se por meio da inversão do ciclo sono-vigília, com agitação noturna, sonolência diurna, alterações visuais da sensopercepção e disforia, com início súbito e curso flutuante. Na maioria das vezes, a etiologia é múltipla (uso de medicações com efeitos anticolinérgicos, distúrbio hidroeletrolítico, infecções, hipoxia, abstinência etc.) e o tratamento consiste na remoção da causa (Rundel & Wise, 2000). Entretanto, leva algum tempo para que isso ocorra e esses pacientes acabam necessitando de medicação para controle da agitação até que a homeostase neuronal seja restabelecida (mesmo após a normalização de exames ou a retirada de medicação, ainda pode levar dias para que o funcionamento normal se restabeleça). Nesse caso, a medicação mais segura é o haloperidol (excetuando-se os casos de abstinência de álcool, cujo tratamento é feito com benzodiazepínicos), que tem poucos efeitos anticolinérgicos e que já mostra eficácia em doses bem mais baixas do que as usadas em pacientes psiquiátricos (0,5 a 2,0mg/dia). Além disso, menos de 1% do haloperidol é excretado na urina, tendo menor chance de ser acumulado em pacientes com insuficiência renal. Deve-se ter cautela, entretanto, com seu uso endovenoso em altas doses, como visto anteriormente, pelo risco de arritmias (Cohen et al., 2004). Há de se cuidar, também, para não confundir a acatisia, que pode ser decorrente do uso de haloperidol, com a agitação psicomotora decorrente do *delirium*. Nesse caso, o ideal é reduzir a dose do haloperidol e não aumentá-la, o que pioraria a inquietação e a movimentação de membros.

  Os ISRS estão associados ao aparecimento da síndrome da secreção inapropriada do hormônio antidiurético (SSIHAD), levando a acúmulo de líquidos, edema e hiponatremia relativa (Arinzon et al., 2002). Recomenda-se avaliar se houve o aparecimento dessa condição nos pacientes clínicos que iniciaram o uso de ISRS e começaram a ter *delirium* e hiponatremia.

- **Transtornos convulsivos:** em pacientes com transtornos convulsivos é muito importante o diagnóstico diferencial quando do aparecimento de sinais e sintomas "psiquiátricos". Tanto no período que os precede como durante e após as crises podem surgir diversos sintomas que podem decorrer unicamente do quadro neurológico, das medicações anticonvulsivas e/ou de dificuldade de adaptação à doença. Não há relatos de crises induzidas por tricíclicos com níveis séricos dentro da faixa terapêutica. O aumento do risco de crises convulsivas frequentemente está relacionado a altas doses séricas dessas medicações por tentativa de suicídio. As medicações com maior potencial de precipitar crises convulsivas em indivíduos com epilepsia são as fenotiazinas, a clozapina, a bupropiona, a maproptilina, a amoxapina e o metilfenidato (Kanner, 2003; Sadock & Sadock, 2002; Stoudemire & Moran, 2002).

- **Acidente vascular encefálico (AVE):** pacientes no período pós-AVE podem ter várias alterações psiquiátricas, como *delirium*, demência e depressão. Ao serem prescritos psicotrópicos, é fundamental realizar o diagnóstico diferencial e usar medicações que tenham menos efeitos anticolinérgicos, menor risco de causar hipotensão postural e menor risco de precipitar crises convulsivas. Nesse sentido, as fenotiazinas e os benzodiazepínicos podem piorar o declínio cognitivo, precipitando o *delirium* (com consequente aumento da agitação). As medicações que já mostraram eficácia no tratamento da depressão pós-AVE em estudos controlados do tipo duplo-cego foram a nortriptilina, o citalopram e o escitalopram (Robinson, 2003; Robinson et al., 2008). A fluoxetina mostrou resultados controversos (Robinson, 2003).

- **Parkinson:** os tricíclicos (imipramina, desipramina e nortriptilina), talvez por inibirem também a recaptação de dopamina, mostraram eficácia em estudos do tipo duplo-cego na depressão durante a doença de Parkinson. Ainda não existem pesquisas desse tipo com os ISRS. Aconselha-se cautela com os ISRS porque estes vêm sendo associados ao aparecimento ou agravamento de sintomas extrapiramidais (MacDonald et al., 2003). Os antipsicóticos, sobretudo os típicos e potentes, como o haloperidol, também pioram os sintomas parkinsonianos.

- **Polineuropatia periférica e síndrome de Wernicke:** os IMAO podem causar uma deficiência de piridoxina (vitamina B_6), que se manifesta como polineuropatia periférica ou como suscetibilidade a condições neuropáticas por estrangulamento de nervos, como a síndrome do túnel do carpo. Os IMAO também influenciam o metabolismo da tiamina, a vitamina B_1 (diminuindo a transcetolase eritrocitária). Em pacientes desnutridos ou alcoolistas, esse efeito pode teoricamente aumentar a probabilidade de sintomas clínicos de deficiência de tiamina (Stoudemire & Moran, 2002).

Hematológicos

Os ISRS diminuem o armazenamento granular de serotonina nas plaquetas, podendo levar a aumento do tempo de sangramento.

Pacientes com risco de agranulocitose devem evitar o uso de psicofármacos com esse potencial (clozapina, mirtazapina e carbamazepina). Quando essas medicações já estão em uso, é importante a monitoração desse efeito, além da realização de contagem de leucócitos imediata, caso o paciente apresente febre ou outro sinal de síndrome infecciosa. Já o lítio pode aumentar a contagem de leucócitos (Flanagan & Dunk, 2008; Sadock & Sadock, 2002).

Muitos pacientes com doenças onco-hematológicas necessitam quimioterapia. É comum confundir a astenia e a tristeza, que ocorrem somente durante esses períodos e em decorrência da hospitalização, com os transtornos depressivos. O diagnóstico correto é auxiliado pela verificação da história pessoal e familiar de depressão, da intensidade dos sintomas, pelo questionamento ao paciente de se ele está "chateado" consigo mesmo (depressão) ou com a situação (reação de ajustamento), e o quanto esses sintomas são autônomos ou flutuam e aparecem durante as quimioterapias. Muitos desses pacientes têm insônia, não se alimentam em razão de náusea e estão irritadiços pela manhã; nesse caso, frequentemente são confundidos como deprimidos. A insônia e a disforia podem ser sintomas de *delirium* causado pelo uso de várias medicações com efeitos anticolinérgicos, como a metoclopramida, por exemplo. A solução não é iniciar um psicofármaco, e sim trocar a metoclopramida por outra medicação sem tantos efeitos anticolinérgicos, como a ondansetrona.

Pacientes que apresentam síndromes de hipercoagulação podem necessitar de anticoagulantes orais e/ou heparina subcutânea. Nesse grupo é importante a escolha judiciosa do psicofármaco que será utilizado, para evitar a perda da eficácia ou sangramentos indesejados, conforme já citado no item Arritmias.

PROBLEMAS AGRAVADOS POR EFEITOS ANTICOLINÉRGICOS

Pacientes com glaucoma de ângulo fechado, predisposição à retenção urinária consequente à hiperplasia de próstata e obstipação podem ter seus problemas agravados com o uso de psicofármacos que apresentem efeitos anticolinégicos (p. ex., tricíclicos, paroxetina, a clozapina, clorpromazina, tioridazina e levomepromazina) (Stoudemire & Moran, 2002).

Existem relatos de midríase com o uso da duloxetina e da desvenlafaxina. O mecanismo dessa associação ainda não está bem estabelecido. Contudo, nas monografias de ambos os medicamentos é recomendada cautela quando essas medicações são prescritas para pacientes com pressão intraocular elevada ou para aqueles com risco de glaucoma agudo de ângulo fechado.

CONSIDERAÇÕES FINAIS

Os conceitos apresentados são apenas linhas gerais que podem auxiliar o médico na prescrição de psicofármacos para pacientes com doenças físicas. O fato de um psicotrópico não ter sido citado neste capítulo não quer dizer que ele seja livre de riscos neste contexto; isso apenas se refere ao fato de que ainda não foram publicados estudos ou mesmo que ainda não houve tempo suficiente para que a medicação em questão fosse usada por pacientes com doenças físicas, com o consequente aparecimento de efeitos adversos e relatos de caso pertinentes. Os psicotrópicos, de acordo com a classe, mais estudados e que aparentam ser mais seguros, com algumas ressalvas, no paciente com diversas doenças físicas concomitantes, são: ISRS (sertralina, citalopram e escitalopram), tricíclico (nortriptilina), benzodiazepínico (lorazepam) e antipsicótico (haloperidol, exceto por via endovenosa e em doses altas). Há de se ter sempre em mente o risco de interações medicamentosas, já que esses pacientes fazem uso de inúmeras outras medicações para sua condição médica. Nesse sentido, é importante lembrar de alguns psicotrópicos que apresentam maior risco, como paroxetina, fluoxetina, fluvoxamina, nefazodona, IMAO e lítio. Para maiores detalhes sobre interações medicamentosas aconselha-se a leitura do Capítulo 14.

Cabe ressaltar, também, que essas medicações não substituem o contato próximo com o médico assistente, as abordagens psicoterápicas com profissionais experientes na área, nem clarificam assuntos complexos pessoais e/ou familiares e da equipe médica. Nesse contexto, muitas vezes a solução está em buscar o diagnóstico clínico e situacional correto, entender o real motivo do pedido de parecer, reduzir doses, trocar ou retirar medicações, em vez da simples prescrição de psicofármacos.

Considerando-se os múltiplos fatores que interagem nesses pacientes, não é surpreendente que o ajuste da dose envolva tentativa e erro. Em geral, começa-se com doses baixas e vai-se aumentando lentamente, observando de perto os efeitos possíveis de toxicidade. Contudo, o uso de subdoses também pode ser prejudicial, e muitos pacientes podem tolerar e até ter necessidade de doses iguais ou maiores do que as utilizadas em indivíduos saudáveis. Portanto, "a melhor dose" é aquela que ainda é segura, mas que já é suficiente para obter os efeitos esperados do psicotrópico. Há de se lembrar, também, que pode ocorrer o acúmulo dessas substâncias e que muitas vezes pode ser necessária a redução da dose com o tempo. Por isso, o ideal é monitorar contínua e cuidadosamente o uso de psicotrópicos no paciente clínico, desenhando a cada momento o tratamento para cada paciente em particular.

REFERÊNCIAS

Arafah BM. Increased need for thyroxine in women with hypothyroidism during estrogen therapy. N Engl J Med 2001; 344(23): 1743-9.

Arinzon et al. Delayed recurrent SIADH associated with SSRIs. Ann Pharmacother 2002; 36(7):1175-7.

Beliles K, Stoudemire A. Psychopharmacologic treatment of depression in the medically ill. Psychosomatics 1998; 39(3):S2-19.

Beliles KE. Phychopharmacokinetics in the Medically Ill. In: Soudemire G, Fogel BS, Greenberg DB (eds.) Psychiatric Care of the Medical Patient. Oxford, 2000.

Botega NJ, Furlanetto LM, Fráguas Jr R. Depressão no paciente clínico. In: Botega NJ (ed.) Prática psiquiátrica no hospital geral: interconsulta e emergência. Porto Alegre: Artmed Editora, 2002.

Chitturi S, George J. Hepatotoxicity of commonly used drugs: nosteroidal anti-inflammatory drugs, antihypertensives, antidiabetic agents, anticonvulsants, lipi-lowering agents, psuchotropic drugs. Sem Liver Dis 2002; 22(2).

Cohen LM, Tessier EG, Germain MJ et al. Update on psychotropic medication use in renal disease. Psychosomatics 2004; 45(1):34-48.

Cordioli AV. Psicofármacos: consulta rápida. 2 ed. Porto Alegre: Artes Médicas Sul, 2000.

Crone CC, Gabriel GM. Treatment of anxiety and depression in transplant patients: pharmacokinetic considerations. Clin Pharmacokinet 2004; 43(6):361-94.

Fava M, Mallinckrodt CH, Detke MJ, Watkin JG et al. The effect of duloxetine on painful physical symptoms in depressed patients: do improvements in these symptoms result in higher remission rates? J Clin Psychiatry 2004; 65(4):521-30.

Fishbain DA, Cutler R, Rosomoff HL et al. Evidence-based data from animal and human experimental studies on pain relief with antidepressants: a structured review. Pain Med 2000; 1(4):310-6.

Flanagan RJ, Dunk L. Haematological toxicity of drugs used in psychiatry. Hum Psychopharmacol Clin Exp 2008; 23:27-41.

Furlanetto LM. Diagnóstico. In: Fráguas Júnior R, Figueiró JAB (eds.) Depressões em medicina interna e em outras condições médicas. Depressões secundárias. Rio de Janeiro: Atheneu, 2000.

Glassman AH, O'Connor CM, Califf RM et al. Sertraline treatment of major depression in patients with acute MI or unstable angina. JAMA 2002; 288(6):701-9.

Gleason OC, Yates WR. The use of antidepressants in the treatment of patients with hepatitis C. Med Psychiatry 2001; 4:23-8.

Kanner AM. Depression in epilepsy: prevalence, clinical semiology, pathogenic mechanisms, and treatment. Biol Psychiatry 2003; 54(3):388-98.

Lespérance F, Frasure-Smith N, Koszycki D et al. Effects of citalopram and interpersonal psychotherapy on depression in patients with coronary artery disease: the Canadian Cardiac Randomized Evaluation of Antidepressant and Psychotherapy Efficacy (CREATE) trial. JAMA 2007; 297(4):367-79.

Liebowitz MR, Manley AL, Padmanabihan SK et al. Efficacy, safety, and tolerability of desvenlafaxine 50 mg/day and 100 mg/day in outpatients with major depressive disorder. Curr Med Res Opin 2008; 24(7):1877-90.

Lotsch J, Skarke C, Tegeder I et al. Drug interactions with patient-controlled analgesia. Clin Pharmacokinet 2002; 41(1):31-57.

Lustman PJ, Griffith LS, Clouse RE et al. Effects of nortriptyline on depression and glycemic control in diabetes: results of a double-blind, placebo-controlled trial. Psychosom Med 1997; 59(3):241-50.

Lustman PJ, Freedland KE, Griffith LS et al. Fluoxetine for depression in diabetes: a randomized double-blind placebo-controlled trial. Diabetes Care 2000; 23(5):618-23.

McDonald WM, Richard IH, DeLong MR. Prevalence, etiology, and treatment of depression in Parkinson's disease. Biol Psychiatry 2003; 54(3):363-75.

McHale S. Managing depression in physical illness. APT, 2002; 8:297-306.

Mendell JR, Sahenk Z. Clinical practice. Painful sensory neuropathy. N Engl J Med 2003; 348(13):1243-55.

Musselman DL, Betan E, Larsen H, Phillips LS. Relationship of depression to diabetes types 1 and 2: epidemiology, biology, and treatment. Biol Psychiatry 2003; 54(3):317-29.

Robinson RG. Poststroke depression: prevalence, diagnosis, treatment, and disease progression. Biol Psychiatry 2003; 54(3):376-87.

Robinson RG, Jorge RE, Moser DJ et al. Escitalopram and problem-solving therapy for prevention of poststroke depression: a randomized controlled trial. JAMA 2008; 299(20):2391-400.

Roose SP. Treatment of depression in patients with heart disease. Biol Psychiatry 2003; 54(3):262-8.

Rowbotham MC, Goli V, Kunz NR, Lei D. Venlafaxine extended release in the treatment of painful diabetic neuropathy: a double-blind, placebo-controlled study. Pain 2004; 110(3):697-706.

Rundel JR, Wise MG. Consultation Psychiatry, American Psychiatry Press, third edition, 2000.

Sadock BJ, Sadock VA. Manual de Farmacologia Psiquiátrica de Kaplan e Sadock. 3 ed. Porto Alegre: Artmed, 2002.

Sefer S, Degoricija V. About drug dialysability. Acta Clin Croat 2003; 42:257-67.

Selim K, Kaplowitz N. Hepatotoxicity of psychotropic drugs. Hepatology 1999; 29(5):1547-51.

Stoudemire A, Moran MG. Psicofarmacologia em pacientes com doenças clínicas. In: Shatzberg AF, Nemeroff CB (eds.) Fundamentos de Psicofarmacologia Clínica. 1 ed. Rio de Janeiro: Guanabara Koogan, 2002.

Wernicke JF, Prakash A, Kajdasz DK, Houston J. Safety and tolerability of duloxetine treatment of diabetic peripheral neuropathic pain between patients with and without cardiovascular conditions. J Diabetes Complications 2009 Sep-Oct; 23(5):349-59.

Tratamento Farmacológico do Transtorno do Déficit de Atenção/Hiperatividade

Paulo Mattos • Erasmo Barbante Casella

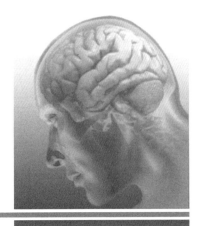

INTRODUÇÃO

Existem diferenças importantes no tratamento de crianças, adolescentes e adultos com transtorno do déficit de atenção e hiperatividade (TDAH). As primeiras são encaminhadas por problemas comportamentais (seja em casa ou na escola) e/ou por dificuldades de aprendizagem; no caso dos adultos, a procura pelo tratamento se dá primariamente pelas dificuldades autoidentificadas de baixa produtividade, desorganização, planejamento deficitário e impulsividade, entre outros. Crianças e adolescentes são trazidos pelos responsáveis, invariavelmente os principais (frequentemente os únicos) informantes sobre o quadro sintomático, sua gravidade e o impacto no cotidiano. Também são os responsáveis que supervisionarão a tomada dos medicamentos e fornecerão o relato acerca da eficácia terapêutica. No caso de adultos, são eles próprios que informam ao médico sobre sintomas, gravidade e impacto, além de administrarem o uso do medicamento e informarem sobre a eficácia percebida.

Indivíduos que recebem o diagnóstico apenas na vida adulta têm histórico frequentemente distinto daqueles que já iniciaram algum tipo de tratamento para o transtorno ainda na infância ou adolescência, tendo estes últimos maior comprometimento funcional em diversas áreas. A presença de comorbidades pode modificar o planejamento terapêutico, bem como sua eficiência.

A psicoeducação é fundamental como estratégia inicial do tratamento do TDAH (Weiss & Weiss, 2004); além da orientação do profissional que acompanha o caso, é recomendável a indicação de publicações destinadas a leigos e de associações de portadores e familiares, como a Associação Brasileira do Déficit de Atenção (www.tdah.org.br). Uma vez que a natureza do transtorno tenha sido abordada com o paciente adulto ou com os pais da criança ou adolescente, cabe ao médico esclarecer a relação entre os sintomas, o comprometimento funcional associado (tanto pretérito como atual), e discutir as expectativas de melhora. No caso de adultos, deve haver invariavelmente uma discussão contemplando as queixas do próprio paciente e as de familiares, que podem ser distintas. Alguns aspectos comuns observados em adultos com TDAH (p. ex., procrastinação, pouca participação na vida familiar, atividades excessivas) podem não ser encarados pelo paciente como um "problema" ou podem ser secundários a um transtorno. Também é necessário esclarecer que os sintomas cardinais podem se manifestar na vida adulta de modo distinto: incapacidade para diminuir uma permanente sobrecarga de trabalho, intolerância ao estresse, términos precoces de relacionamentos ou de projetos pessoais, comportamentos impulsivos etc. Os objetivos do tratamento devem ser cuidadosamente abordados, uma vez que é comum que as queixas principais aludam a sintomas ditos associados ou secundários (p. ex., dificuldades de interação interpessoal ou familiar) que podem depender fortemente de intervenção não medicamentosa. A presença de comorbidades, algo extremamente comum no TDAH, deve ser cuidadosamente investigada, uma vez que exige modificação da estratégia terapêutica.

A terapêutica medicamentosa foi demonstrada como sendo superior em eficácia às estratégias não medicamentosas nos sintomas ditos cardinais (desatenção, hiperatividade e impulsividade), porém essas últimas são indicadas como abordagem complementar em muitos casos. Tais estratégias podem estar indicadas para crianças, adolescentes e adultos, variando em intensidade e tipo de acordo com cada caso e atuando em múltiplas esferas do funcionamento cotidiano por meio de diferentes técnicas e com diversos profissionais. Neste capítulo será abordada exclusivamente a terapêutica farmacológica do TDAH.

HISTÓRICO

Em 1937, Charles Bradley relatou melhora da concentração e diminuição da agitação em crianças com o uso da benzedrina. Essa anfetamina foi utilizada com o objetivo de tratar a cefaleia que ocorria em crianças após a realização de pneumoencefalograma, em virtude de seus efeitos vasoconstritores (Bradley, 1937). Mais de 70 anos depois, apesar do desenvolvimento de conhecimentos a respeito da neurobiologia, da genética e da neuropsicologia do TDAH, os estimulantes permanecem como a primeira opção no tratamento do transtorno, fato único em toda a história da medicina (Conners, 2002). Nos últimos 10 anos surgiram diferentes apresentações farmacêuticas dos estimulantes, como as apresentações orais de longa duração do metilfenidato e de anfetaminas (Lopez et al., 2003; Swanson et al., 2003; Wolraich et al., 2001), a apresentação transdérmica de metilfenidato e mais recentemente da lisina-dextroanfetamina (Biederman et al., 2007; Krishnan et al., 2008). Além disso, outros medicamentos não estimulantes surgiram nos últimos anos, como a atomoxetina (Michelson et al., 2002; Spencer et al., 2002), a guanfacina de ação lenta (Spencer et al., 2009) e mesmo outras em fase de pesquisa, como os agonistas nicotínicos (Wilens et al., 2007).

O primeiro estimulante a ser aprovado pelo órgão regulatório americano (Food and Drug Administration, FDA) para o tratamento de desatenção, hiperatividade e impulsividade foi o metilfenidato, comercializado desde 1957. Apenas na década de 1960, entretanto, foram realizados os primeiros estudos clínicos com metilfenidato e outros estimulantes, e já naquela época os resultados indicavam uma inequívoca melhora não apenas da *cognição* como também do *comportamento* de crianças e adolescentes (Conners, 1963) com o então diagnóstico de "disfunção cerebral mínima", um conceito definido a partir do Consenso de 1960 do National Institute of Mental Health dos EUA. Curiosamente, embora apenas mais recentemente tenha sido sugerida uma "disfunção executiva" no TDAH, já naquela época havia menção específica sobre a melhora de "funções do lobo frontal" com o uso de estimulantes (Conners et al., 1964).

TRATAMENTO FARMACOLÓGICO

A terapêutica farmacológica do TDAH é aquela com maior número de estudos e bases científicas para o tratamento do transtorno. Os estimulantes (metilfenidato e anfetaminas) constituem as medicações de maior eficácia na terapêutica do TDAH e, de modo geral, apresentam resultados semelhantes, embora alguns pacientes possam responder melhor a uma delas (Greenhill et al., 1996; Swanson et al., 1993). Os principais dados farmacocinéticos e relativos a efeitos colaterais das medicações habitualmente utilizadas na terapêutica do TDAH estão assinalados na Tabela 53.1.

TABELA 53.1 ■ Farmacocinética das principais medicações disponíveis no Brasil e que podem ser utilizadas na terapêutica do TDAH

	Nome comercial	Apresentações	Vida média aproximada (horas)	Início da ação	Tamanho de efeito
Metilfenidato liberação imediata	Ritalina®	10mg	4	20-30min	0,8-1,3
Metilfenidato SODAS	Ritalina® LA	10mg, 20mg, 30mg e 40mg	8	30-120min	0,8-1,3
Metilfenidato OROS	Concerta®	18mg, 36mg, 54mg	12	30-120min[1]	0,8-1,3
Atomoxetina[2]	Strattera®	10mg, 18mg, 25mg, 49mg, 60mg	5	Até 10 semanas	0,7
Clonidina*	Atensina®	0,1mg	6	30-60min	0,58
Imipramina*	Tofranil®	10mg, 25mg	6-18	Incerto[3]	0,6
Bupropiona*	Wellbutrim®	150mg	3-4	Incerto	0,6
Modafinila*	Stavigile®	200mg	12-15	20-30min	0,6

* Não constituem medicamentos de primeira linha no tratamento do TDAH e não são aprovados pela ANVISA para o tratamento do TDAH.
[1] Um estudo revelou início mais rápido da apresentação SODAS em relação ao OROS.
[2] Disponível apenas por meio de importação.
[3] Não está claro se o início de ação antidepressiva (que pode chegar a 2 semanas) se associa ao início de ação dos sintomas de TDAH.

Metilfenidato

Farmacocinética e farmacodinâmica

O metilfenidato (MFD) é uma substância racêmica cujo enantiômero ativo é a forma dextrógera (Ding et al., 1997). Após rápida absorção, com ação terapêutica a partir de 20 a 30 minutos e concentração máxima atingida por volta de 1,5 a 2 horas da administração, o MFD é hidrolisado no fígado e 80% do seu conteúdo é transformado no ácido ritalínico, que é prontamente excretado. O restante é metabolizado por hidroxilação para *p*-hidroximetilfenidato, oxoritalínico e oxometilfenidato, todos farmacologicamente inativos (Hoffman & Lefkowitz, 1996), o que limita sua meia-vida a 2 a 3 horas (Kimko et al., 1999); a terapêutica exige, portanto, a administração de duas a três vezes ao dia. As doses devem ser progressivamente aumentadas, sendo a dose habitual de 0,3 a 0,5mg/kg/dose, até o limite de 1mg/kg/dia, com máximo de 60mg/dia, segundo a bula do fabricante (apesar de haver doses superiores a esse limite na literatura disponível; destaca-se recomendação no Reino Unido de dose máxima de 2,1mg/kg/dia, até o máximo de 90mg/dia) (NICE Clinical Guideline, 2008). O MFD de liberação imediata tem diminuído sua participação no mercado de estimulantes em detrimento das apresentações de longa duração no transcorrer dos anos, fenômeno que pode ser creditado em grande parte à maior comodidade posológica.

Existem duas apresentações de longa ação do MFD no Brasil; potencialmente, elas têm como diferencial em relação ao MFD de liberação imediata a necessidade de menor número de tomadas, o que aumenta potencialmente a adesão ao tratamento, além de evitar possíveis situações constrangedoras associadas ao regime de várias tomadas ao dia (na escola, por exemplo). A apresentação SODAS (*spheroidal oral drug absorption system*) utiliza cápsulas com microgrânulos de dois tamanhos diferentes, sendo que 50% deles correspondem ao metilfenidato de liberação imediata. Os outros 50% são liberados após 4 horas da administração, mimetizando a administração de duas doses sequenciais do MFD de curta ação, com um período de ação total de aproximadamente 8 horas. Um estudo farmacocinético demonstrou que o MFD-SODAS determina nível sérico eficaz mais rápido que o MFD-OROS (Lopez et al., 2003), o que pode ter relevância quando é necessário início mais rápido de ação. Os grânulos que atuam num segundo momento são liberados após a entrada do suco gastrointestinal na cobertura dos mesmos. A cápsula do MFD-SODAS pode ainda ser aberta e ingerida misturada a certos alimentos, sem alteração das propriedades farmacodinâmicas, o que é especialmente interessante para crianças com dificuldades de deglutir medicamentos.

O MFD-OROS é apresentado como uma cápsula insolúvel, contendo no seu interior 78% da dose total, que é liberada por um processo de bomba osmótica. A cápsula é dividida internamente em três partes, havendo um orifício em uma das extremidades, contendo no seu interior um polímero osmoticamente ativo que aumenta de tamanho ao ter contato com líquido da cavidade gastrointestinal. A cápsula é coberta externamente com MFD de liberação imediata correspondente a 22% da dose total. Essa formulação foi idealizada para um período de ação aproximado de 12 horas. A concentração sérica do MFD-OROS ao longo do tempo corresponde a uma curva ascendente, com menores flutuações do que as observadas com o MFD-SODAS e com pico plasmático entre 6 e 7 horas da administração (Spencer et al., 2006; Wolraich et al., 2001)

As particularidades das formulações SODAS e OROS parecem determinar considerável heterogeneidade tanto farmacocinética como farmacodinâmica entre elas, não obstante o mesmo princípio ativo. Além disso, existem características específicas de cada paciente no tocante ao tipo de resposta a cada apresentação, mesmo quando são administradas doses bioequivalentes. Cada formulação apresenta vantagens e desvantagens em relação à rapidez de ação, ao momento de pico plasmático e à duração da ação (Swanson et al., 2003). O profissional deve optar inicialmente por uma das formulações disponíveis de acordo com as particularidades de cada paciente no que tange às suas atividades (escolares, profissionais etc.), que implicam diferentes padrões de necessidade de cobertura dos sintomas.

Hipóteses iniciais sugeriam que o MFD exerceria seu efeito terapêutico mediante o bloqueio do transportador de dopamina (DAT) principalmente no estriado, ocasionando um aumento na disponibilidade de dopamina sináptica que, por sua vez, estimularia os autorreceptores e *atenuaria* os aumentos *fásicos* de dopamina (Schweri et al., 1985); alguns autores (Seeman & Mandras, 1998) propuseram que os estimulantes levariam a uma melhor *modulação* da quantidade de dopamina sináptica, em vez de simplesmente aumentar sua disponibilidade. Supõe-se que o metilfenidato tenha outros sítios de ação, uma vez que camundongos *knockout* para o gene do DAT têm seus quadros de hiperatividade motora intensa revertidos pela administração de metilfenidato (Quist & Kennedy, 2001). Vários estudos apontam que o MFD atua também diminuindo a recaptura da NA pelos transportadores; além de estimular receptores D_1 (pela elevação da DA), também haveria estimulação de receptores α2A (pela elevação da NE). Estudos de neuroimagem indicam que o MFD também modifica a transmissão dopaminérgica em outras áreas, como, por exemplo, o córtex parietal (Szobot et al., 2003). Outros estudos mais recentes demonstram que o bloqueio prolongado do DAT *aumenta* a liberação de dopamina pós-estímulo (ao contrário do que as hipóteses anteriores previam), tanto em sua magnitude como na duração (Volkow et al., 2004). Alguns desses estudos também demonstram que o aumento de dopamina induzido por metilfenidato amplifica a *percepção de relevância do estímulo*, aumentando o interesse do indivíduo e, por conseguinte, a atenção. Nos indivíduos com TDAH, rotinas cotidianas não seriam capazes de causar estimulação em vias dopaminérgicas num grau necessário para promover foco nos estímulos relevantes e aumentar os níveis de atenção.

A administração de MFD se associa a aumento do metabolismo cerebral em áreas já anteriormente ativadas pela tarefa que o indivíduo realizava (Volkow, 2002). Também há forte correlação entre a magnitude do aumento de dopamina induzido pelo metilfenidato e o grau de interesse e a motivação pela tarefa (Volkow et al., 2004), indicando que o tratamento é fortemente dependente do engajamento do indivíduo e do contexto ambiental. Mais ainda, a quantidade de dopamina liberada é regulada por diferenças individuais quanto ao disparo de neurônios dopaminérgicos e também pelo grau de estimulação ambiental, o que justificaria a ampla faixa de doses necessárias para se observar resposta terapêutica nos indivíduos com TDAH (Volkow et al., 2004). Esses resultados parecem reforçar a necessidade do emprego de estratégias pedagógicas no ambiente acadêmico.

Uma variação no conjunto de genes de suscetibilidade (vulnerabilidade) ao TDAH pode aparentemente modificar a resposta ao MFD, aspecto importante num transtorno com elevada heterogeneidade fenotípica. A presença de homozigose para o alelo de dez repetições do gene para o DAT, por exemplo, diminui o efeito clínico observado com o uso de metilfenidato (Roman, 2002).

Eficácia e perfil de eventos adversos

Várias revisões e metanálises já foram publicadas sobre o tratamento farmacológico do TDAH, e entre elas se destacam a metanálise inicial de Kavale (1982), a revisão da própria Associação Médica Americana em 1998 (Goldman et al., 1998) em resposta às preocupações do público geral e dos profissionais quanto ao tratamento do TDAH, e a de Van der Oord (2008) sobre a eficácia do MFD, dos tratamentos psicossociais e sua combinação.

Apesar de algumas críticas sobre a metodologia empregada em alguns ensaios clínicos e mesmo nas revisões, o corpo de resultados indica que o MFD apresenta enorme tamanho de efeito (comparação de eficácia em relação ao placebo para o tratamento de uma determinada doença). O tamanho de efeito do MFD variou, nos diversos estudos, de 0,8 a 1,3, consideravelmente superior ao de outras medicações disponíveis, como a clonidina, a bupropiona e a imipramina (em torno de 0,6), e ao da atomoxetina (0,7). O tamanho de efeito igual ou maior do que 0,6 é considerado grande, sendo ainda definido como médio quando entre 0,3 e 0,5 e pequeno se menor do que 0,3.

No nosso meio, foi demonstrado tamanho de efeito semelhante ao relatado na literatura internacional (Szobot et al., 2004). Apesar de as próprias crianças do estudo original de Bradley terem cunhado o termo "pílulas da matemática" (*math pills*, no original) porque se tornavam pela primeira vez capazes de se sentarem quietas e fazer suas contas, o tamanho de efeito no desempenho acadêmico propriamente é algo menor, em torno de 0,4 ou 0,5 (Conners, 2002). É digno de nota o fato de a melhora ser significativamente maior nos *checklists* de professores do que nos de pais, possivelmente em virtude do efeito maior na manhã e no início da tarde, com perda da eficácia quando os pais se reúnem com os filhos em casa, no final da tarde e no início da noite. O tratamento continuado com metilfenidato mantém a maior parte dos efeitos ao longo do tempo; uma discreta perda dos benefícios iniciais é observada tanto no tratamento medicamentoso como no não medicamentoso (em 24 meses), indicando tratar-se da história natural do transtorno em muitos casos (MTA Cooperative Group, 2004).

A literatura sobre o tratamento farmacológico de adultos com MFD indica que o uso de doses subterapêuticas é fator extremamente importante na eficácia do tratamento (Spencer et al., 1996). Numa metanálise (Faraone et al., 2004) contemplando seis estudos duplo-cegos controlados por placebo, o tamanho de efeito do metilfenidato foi semelhante ao observado em crianças (Schachter et al., 2001) e adolescentes (Smith et al., 2000); quando eram utilizadas doses máximas, o tamanho de efeito era ainda maior.

Além da necessidade de emprego de doses adequadas, é extremamente importante definir um esquema posológico de acordo com as diferentes apresentações de MFD existentes comercialmente: o número de tomadas deve ser compatível com a meia-vida de cada apresentação e o período durante o qual é desejado o efeito terapêutico.

As revisões sistemáticas dos eventos adversos do metilfenidato em crianças, adolescentes e adultos revelam um perfil muito seguro (Pastura & Mattos, 2004; Wilens et al., 2002). Os eventos mais comuns são: insônia, hiporexia, perda ponderal, irritabilidade, disforia e cefaleia. Os eventos adversos observados com o MFD são invariavelmente dose-dependentes e em sua maioria diminuem ou desaparecem com o tempo ou a diminuição da dose (Adesman & Morgan, 1999).

Metilfenidato e situações específicas

Existem poucas contraindicações ao uso do MFD em pessoas com TDAH, como a presença de glaucoma, hipertensão não controlada, psicoses, durante a utilização de inibidores da monoaminoxidase (IMAO) ou no período gestacional. Além disso, é importante salientar a possibilidade de interferência no metabolismo da imipramina e da clonidina, podendo ocorrer elevação dos níveis séricos dessas substâncias, potencializando os efeitos cardiovasculares.

A maioria dos estudos com o MFD avaliou a utilização por curtos períodos de tempo, todavia já existem vários outros que apontam para a segurança e os benefícios da medicação por tempo prolongado em pacientes com TDAH, determinando menor número de acidentes, uso abusivo de álcool e/ou drogas ilícitas, melhor rendimento acadêmico e profissional; entre eles destaca-se o estudo de Biederman et al. (2009) com 140 pacientes com TDAH e 120 controles seguidos por um período de 10 anos, havendo evolução significativamente melhor nos pacientes tratados com estimulantes em relação aos que receberam outros tipos de medicamentos (menos transtornos depressivos, ansiosos e disruptivos, como também menos repetição escolar).

MFD e epilepsia

Cerca de um terço dos indivíduos com epilepsia apresenta problemas de atenção e de comportamento, com comprometimento acadêmico, social e profissional. Durante muito tempo acreditou-se que o MFD poderia provocar crises epilépticas em pacientes vulneráveis ou diminuir o limiar convulsivo. O PDR (*Physicians' Desk Reference*) adverte e recomenda que, na presença de crise epiléptica, sua prescrição deveria ser suspensa, apesar de não haver nenhum estudo controlado que demonstre efetivamente essa maior vulnerabilidade. No primeiro estudo com crianças e adolescentes com TDAH e epilepsia que utilizou MFD (McBride et al., 1986) foram avaliadas 20 crianças: oito tinham tido pelo menos uma crise nos 12 meses anteriores e 12 estavam livres de crises há mais de 1 ano, e em ambos os grupos não se observou aumento na frequência das crises epilépticas. Outros estudos foram publicados posteriormente: três retrospectivos, seis prospectivos e dois duplo-cegos controlados (Feldman et al., 1989; Finck et al., 1995; Gonzalez-Heydrich et al., 2004, 2006; Gross-Tsur et al., 1997; Gucuyener et al., 2003; Hemmer et al., 2001; Moore et al., 2002; Semrud-Clickeman et al., 1999; van der Feltz-Cornelis et al., 2006; Wroblewski et al., 1992). Apesar da falta de estudos duplo-cegos e randomizados em pacientes com epilepsia e TDAH, os estudos abertos e a opinião de peritos permitem afirmar que se pode considerar como eficaz e segura a utilização deste estimulante em pacientes com epilepsia controlada; ainda não há evidências que permitam avaliar o uso de MFD em pacientes com epilepsia não controlada, apesar de existirem alguns estudos preliminares.

MFD e crescimento

Um dos estudos mais importantes a respeito da terapêutica do TDAH (*Multimodal Treatment Study* – MTA) analisou inicialmente por 14 meses de modo randomizado e cego 579 pacientes com TDAH, com idades entre 7 e 9 anos (MTA Cooperative Group, 1999). No final desse período foi constatado menor crescimento no grupo dos pacientes tratados com medicação estimulante (em torno de 2,3cm) em relação aos pacientes tratados sem medicação (MTA Cooperative Group, 2004). Possíveis mecanismos aventados para justificar a interferência no crescimento (pelo menos nos primeiros anos de uso) incluem a diminuição do apetite e/ou do sono associada ao MFD e o aumento dos níveis de dopamina em região hipotalâmica. Outra possibilidade seria ainda um crescimento menor de pacientes com TDAH, de modo análogo ao menor tamanho observado de áreas do parênquima encefálico.

Essas crianças permaneceram em seguimento desde o início do estudo, havendo outras duas publicações a respeito do crescimento estatural, referindo menor crescimento nos pacientes medicados com estimulante, em torno de 0,67cm no intervalo entre 14 e 24 meses de seguimento; ao final de 36 meses observou-se crescimento inferior (2cm) nos pacientes medicados (n = 70) em relação aos não medicados (n = 65). Swanson apresentou, no 161º Encontro da Academia Americana de Psiquiatria, em maio de 2008, os resultados não publicados de 10 anos de seguimento desses pacientes e, ao comparar os pacientes que receberam medicação por todo o período em relação aos não medicados todo o tempo, relatou ter sido constatado déficit de crescimento. É importante ressaltar que esses resultados devem ser entendidos com reservas, uma vez que esse estudo deixou de apresentar distribuição adequada dos grupos de pacientes após os 14 meses iniciais, e na avaliação final foram comparados os casos que sempre foram medicados (provavelmente os mais graves) com aqueles nunca medicados (provavelmente os menos graves). Além disso, outros autores não observaram esse tipo de déficit de ganho estatural com o tratamento medicamentoso prolongado em doses habituais (Charach et al., 2006; Kramer et al., 2000), incluindo o estudo de Findling, que, nesse mesmo Encontro, apresentou os resultados de crianças até 12 meses tratadas com metilfenidato de liberação lenta (*patch*), não observando diferenças no crescimento entre o grupo tratado e o não tratado.

A questão de um potencial prejuízo no crescimento estatural de pacientes medicados com MFD não pode ser considerada esclarecida de modo inequívoco; o ideal é que os pacientes sejam monitorados; aqueles que eventualmente apresentem alterações significativas nas curvas de crescimento devem ser avaliados por endocrinologista pediátrico. O médico também deve estar atento ao alvo genético no que diz respeito à altura das crianças.

MFD e risco cardiovascular

Os efeitos cardiovasculares do MFD são habitualmente transitórios; o aumento da concentração sérica logo após o uso oral se associa a elevação da pressão arterial (valor médio em torno de 10mmHg em diferentes estudos) e das frequências cardíaca e respiratória, porém essas alterações não parecem se manter ao longo do tempo (Findling et al., 2001), ao menos na grande maioria dos casos. Embora existam relatos de casos de morte súbita (25 casos no período de 1999 a 2003, sendo 19 crianças) em pacientes fazendo uso de estimulantes, a análise detalhada de dados epidemiológicos demonstrou que sua ocorrência é inferior à esperada na população geral (Berger et al., 2004). Enquanto a incidência de morte súbita em indivíduos em uso de estimulantes é de 0,2 a 0,3 para 100.000, as taxas na população em geral são de 0,1 a 0,6 para 100.000 (adultos) e de 0,8 a 6,2 para 100.000 (crianças). Segundo a Associação Americana de Cardiologia (Vetter et al., 2008), a simples aferição de pressão arterial e da frequência cardíaca é considerada procedimento classe I (evidências científicas ou concordância geral de que um procedimento é benéfico e claramente superior a riscos). A realização de eletrocardiograma é considerada procedimento classe IIa (peso da evidência ou opinião favorecem sua recomendação, porém são necessários estudos adicionais). Ambos os procedimentos são considerados como *sugestão de peritos*, sem evidências obtidas a partir de estudos clínicos ou metanálises. A recomendação de cautela na administração (e a possível necessidade de avaliação prévia por especialista) engloba casos de histórico familiar de morte súbita ou miocardiopatias, histórico pessoal pregresso de arritmias, febre reumática, precordialgia, hipertensão arterial, sopros, tonturas (especialmente durante exercícios físicos), entre outros (Wooltorton et al., 2006). Cumpre ressaltar a necessidade de investigação do uso simultâneo de outros medicamentos, substâncias psicoativas (em particular *ecstasy* e cocaína) e da prática de atividade física extenuante, que podem aumentar o risco cardiovascular.

MFD e efeitos comportamentais

Embora o uso de metilfenidato em bipolares seja teoricamente motivo de preocupação (quanto à possibilidade de deflagrar fases maníacas) (Wilens et al., 2002), não há evidências para contraindicar seu uso nos casos de pacientes bipolares em uso de estabilizador do humor com quadro clínico controlado.

O *rebote comportamental*, definido como aumento dos sintomas na parte da tarde ou início da noite, coincidindo com o término do efeito do medicamento, é mais comum em crianças, sendo mais raramente observado em adultos. Seu manejo é feito modificando-se os intervalos das doses ao longo do dia, de modo que o nível sérico se mantenha o mais estável possível, evitando concentrações muito baixas, ou utilizando-se medicamento de longa ação ou liberação prolongada. A psicose induzida por metilfenidato em doses terapêuticas é extremamente rara (Cherland & Fitzpatrick, 1999). Existe relato anedótico de arterite cerebral (Schteinschnaider et al., 2000), mas considerando-se o número de estudos controlados publicados com metilfenidato (mais de 170), as inferências sobre as causas desse relato único devem ser entendidas com extrema reserva.

Abuso

O potencial de abuso de metilfenidato que determina sua venda controlada parece depender de diferentes variáveis, e entre elas cumpre ressaltar a presença de comorbidades que aumentam potencialmente a predisposição ao abuso. Estudos com amostras de usuários de substâncias psicoativas revelam que cerca de três quartos desses indivíduos apresentam comorbidades psiquiátricas, particularmente o transtorno de conduta, o TDAH e os transtornos do humor (Bukstein et al., 1992). Não está claro, entretanto, se o TDAH pode ser considerado um fator de risco *per se* para o uso se substâncias psicoativas. A euforia ("*high*"), necessária para o efeito reforçador envolvido no desenvolvimento de dependência, é observada quase que exclusivamente com o uso intranasal ou endovenoso de MFD (Kollins et al., 2001). Os medicamentos de ação prolongada dificultam ainda mais esse procedimento em virtude de sua apresentação farmacêutica.

A semelhança do aumento de dopamina no estriado com aquele observado após o uso de cocaína deu origem a uma sugestão na mídia leiga de que o metilfenidato seria uma espécie de "cocaína pediátrica". Entretanto, apenas o uso endovenoso (que exige a separação dos diferentes componentes do comprimido e a maceração da substância ativa, além dos aspectos envolvidos na preparação de seringa, agulha etc.) se associa com o disparo rápido fásico de neurônios dopaminérgicos, fator crítico na determinação do fenômeno do reforço e subsequente abuso. O uso oral, apesar de também bloquear cerca de 60% do DAT (à semelhança da cocaína), se associa a um disparo tônico que não tem efeito reforçador (Swanson, 2003). Estudos autorradiográficos sugerem que as administrações oral e endovenosa promovem diferentes graus de bloqueio de DAT em regiões cerebrais distintas, além de existirem diferentes graus de sensibilidade à ativação dopaminérgica. Alguns autores sugerem que o núcleo *accumbens* (fortemente associado ao fenômeno do reforço e abuso e parte da via mesolímbica) não seria afetado pelo uso oral de metilfenidato (Wightman & Robinson, 2002), fornecendo um suporte teórico à observação clínica de frequência rara de abuso do medicamento por portadores de TDAH.

A preocupação de administrar um medicamento com potencial de abuso a portadores de TDAH que já apresentam prevalência elevada de abuso de substâncias psicoativas (Murphy et al., 2002), embora justificável, tem sido questionada: um estudo de metanálise (Wilens et al., 2003) e um estudo prospectivo (Barkley et al., 2003) demonstraram que o tratamento com metilfenidato reduz as chances de ocorrência do fenômeno de abuso de substâncias psicoativas de modo muito significativo.

Outros estimulantes

Além do MFD, as anfetaminas são considerados medicamentos de primeira linha no tratamento do TDAH. A eficácia da lisina-dextroanfetamina e dos sais de anfetamina também foi avaliada em diversos estudos controlados (Conners et al., 1967; Paterson et al., 1999; Weisler et al., 2005), com taxas de resposta variando de 42% a 70%. Ambas as formulações podem ser utilizadas em crianças, adolescentes e adultos. À semelhança da relação entre dose do MFD e taxa de resposta, doses maiores de sais de anfetamina se associam à resposta mais robusta. O perfil de eficácia e segurança parece similar ao do MFD.

Ao contrário do MFD, as anfetaminas aumentam a disponibilidade de neurotransmissor mesmo na ausência de estímulo (potencial de ação). Tanto as anfetaminas como o metilfenidato são inibidores da monoaminoxidase (MAO), sendo as primeiras mais potentes nesse efeito.

A lisina-dextroanfetamina é convertida após sua ingestão oral a l-lisina e d-anfetamina, sendo esta última a responsável pelo efeito terapêutico (Biederman et al., 2008). A absorção da lisina-dextroanfetamina, bem como sua conversão à forma ativa do medicamento, não parece ser afetada por variações do pH ou mesmo do trânsito gastrointestinal (Krishnan et al., 2008), o que é vantajoso do ponto de vista clínico. O fato de o medicamento ser inativo antes de sua conversão no sistema gastrointestinal impede o abuso por via intranasal ou endovenosa. A meia-vida da lisina-dextroanfeatamina permite dose única diária, o que também é vantajoso na prática clínica.

Medicamentos não pertencentes à classe dos psicoestimulantes

É amplamente conhecido que 25% a 30% dos pacientes não respondem de modo adequado aos estimulantes ou não podem recebê-los em razão de eventos adversos significativos, sendo necessário incluir outros medicamentos no arsenal terapêutico.

Atomoxetina

A atomoxetina é um medicamento não estimulante e sem potencial de abuso, com eficácia demonstrada em vários estudos controlados com crianças, adolescentes e adultos (Spencer et al., 2002; Michelson et al., 2003), sendo aprovado pelo FDA para essas faixas etárias.

A atomoxetina é um potente inibidor da recaptação de noradrenalina, com baixa afinidade por sítios de recaptação de dopamina ou serotonina. A ação na recaptação de noradrenalina, entretanto, pode interferir indiretamente na disponibilidade de dopamina, especialmente no córtex pré-frontal; (Bolden-Watson et al., 1993), embora não ocorra elevação dos níveis de dopamina no núcleo *accumbens* ou no estriado (Michelson et al., 2002). O tamanho de efeito em adultos em dois estudos controlados por placebo foi de 0,35 e 0,40, menor do que aquele observado nos estudos com crianças e adolescentes, que varia em torno de 0,71 (Michelson et al., 2002).

Uma diferença importante no tratamento com atomoxetina em relação àquele com estimulantes é a necessidade de um período maior para que seja observado efeito clinicamente significativo (em torno de 10 semanas), aspecto que deve ser ponderado pelo clínico para que não se interrompa precocemente a terapêutica (Spencer, 2003).

A dose inicial da atomoxetina preconizada é de 0,5mg/kg/dia, devendo ser aumentada até 1,2 a 1,4mg/kg/dia. Em situações especiais, a dose pode ser elevada até 1,8mg/kg/dia, não ultrapassando a dose de 120mg/dia. Apesar de os efeitos clínicos da atomoxetina terem sido demonstrados em um estudo utilizando relatos de pais ao final do dia, com uma dose única diária, o medicamento foi utilizado em duas doses ao dia na maioria dos estudos com crianças, adolescentes e adultos, sendo provavelmente esta a posologia correta, ao menos em adultos (Biederman & Spencer, 2004). Esse aspecto também deve ser levado em consideração quando do emprego clínico do medicamento.

A atomoxetina é metabolizada pelo citocromo CYP2D6, o que indica a necessidade de ajustes de doses quando são simultaneamente empregados inibidores ou estimuladores dessa via enzimática, o que frequentemente ocorre na presença de comorbidade com transtornos do humor (fluoxetina, paroxetina, carbamazepina, ácido valproico etc.). Por outro lado, não apresenta interações com o álcool ou com o MFD, podendo ser utilizada em situações especiais associadamente a essa medicação. A atomoxetina é contraindicada em pacientes com glaucoma ou com lesão hepática.

Outros medicamentos

Antidepressivos

Os algoritmos oficiais para decisão terapêutica apresentam os antidepressivos tricíclicos como segunda ou terceira opção, após tentativa com estimulantes ou nos casos particulares em que existe enurese, apresentando uma taxa muito maior (e potencialmente perigosa) de eventos adversos (Pliska et al., 2000). O eletrocardiograma deve ser realizado antes e durante o uso de tricíclicos em crianças e adolescentes, bem como nos aumentos sucessivos de doses (Silva & Rohde, 2004).

O tamanho de efeito dos tricíclicos é significativamente menor quando comparado ao dos estimulantes (em torno de 0,6) (Spencer et al., 1994). Apesar de terem menor eficácia na terapêutica do TDAH, são consideradas vantagens potenciais uma meia-vida de cerca de 12 horas, ausência de potencial de abuso e ação benéfica sobre o sono e a ansiedade.

Agonistas α-adrenérgicos

A clonidina e a guanfacina (não disponível no nosso meio) são agonistas de receptores adrenérgicos α (1 e 2) e β (1,2 e 3).

Existem três tipos de receptores adrenérgicos α2: 2-A, 2-B e 2-C. Os receptores α2-A estão relacionados à neurotransmissão noradrenégica no córtex pré-frontal, que é associado à capacidade inibitória e à memória operacional. A guanfacina age de modo mais seletivo nos receptores α-2, quando comparada à clonidina, minimizando os efeitos de hipotensão e sonolência. A clonidina atua sobre os receptores α2-A, αB, αC e imidazolínicos. A dose da clonidina é de 3 a 5μg/kg/dia, que deve ser dividida em duas a três vezes ao dia, enquanto a guanfacina tem sido utilizada na dose de 1 a 3mg/dia.

Os agonistas α-adrenérgicos apresentam maior eficácia para situações de impulsividade, hiperatividade e agressividade, sendo pouco efetivos no déficit atencional. Essa classe de medicações pode estar indicada em casos de transtorno do tique (quando grave ou agravado por MFD), alterações de sono e rebote comportamental com o uso de MFD, sendo seu efeito comparável ao dos antidepressivos tricíclicos (Connor et al., 1999). Há relatos de morte súbita em pacientes utilizando clonidina associada ao MFD no tratamento do TDAH, indicando cautela na terapêutica com esses agentes, embora tais eventos não pareçam estar relacionados de modo inequívoco aos medicamentos (Wilens & Spencer, 1999).

Essa classe não está indicada em situações em que há predomínio de sintomas de desatenção, estando contraindicadas em arritmias cardíacas, síncope e histórico de depressão. A suspensão abrupta se associa a risco de desencadeamento de hipertensão arterial.

Bupropiona

A bupropiona é um antidepressivo que apresenta efeitos agonistas dopaminérgicos e noradrenérgicos, tendo modesta eficácia no TDAH, com tamanho de efeito significativamente inferior àquele observado com o uso de estimulantes (Segenreich & Mattos, 2004). Ela está contraindicada em pacientes com epilepsia (por diminuir o limiar de convulsão), anorexia ou bulimia.

Modafinila

A modafinila é uma substância utilizada na terapêutica de transtornos do sono, não relacionada aos psicoestimulantes simpatomiméticos, cuja eficácia no tratamento do TDAH ainda não está plenamente estabelecida. Estudos clínicos revelaram superioridade quando comparada ao placebo em amostras de crianças, adolescentes e adultos, mas a ausência de estudos *head-to-head* com medicamentos de primeira linha não permitem estabelecer claramente o papel da modafinila no tratamento do TDAH (Lindsay et al., 2006), embora o tamanho de efeito seja claramente menor. Os principais eventos adversos são a insônia e a cefaleia, observadas em até 20% dos casos. A modafinila é indutora de várias enzimas CYP, em especial a CYP2C19 e a CYP3A4, o que sugere potencial de interações medicamentosas na prática clínica.

Outras medicações

Outros medicamentos utilizados para o tratamento do TDAH são os inibidores da monoaminoxidase (IMAO), a venlafaxina, os antipsicóticos e os estabilizadores do humor, porém seu uso é restrito a situações muito específicas (em geral, comorbidades ou ausência de resposta aos medicamentos de primeira e segunda escolha). A cafeína, embora melhore a atenção de indivíduos sadios, não parece fazê-lo em portadores de TDAH em níveis diferentes do observado com placebo (Arnold, 2002).

Os estudos disponíveis com a venlafaxina também indicam alguma diferença em relação ao placebo, mas não é possível determinar seu grau de eficácia (Guitman et al., 2001). Os estudos com IMAO, tanto os inibidores da MAO-A (clorgilina), como da MAO-B (pargilina e selegilina) e mistos MAO-A e MAO-B (tranilcipromina), indicaram alguma melhora dos sintomas (Silva & Rohde, 2004). Um estudo aberto com reboxetina, cujo mecanismo de ação é semelhante ao da atomoxetina, revelou diminuição dos sintomas de TDAH em várias escalas de avaliação de sintomas (Ratner et al., 2005), mas não há dados que permitam inferir o tamanho de efeito. Os inibidores seletivos da recaptação de serotonina (ISRS) são empregados apenas para o tratamento de sintomas depressivos e/ou ansiosos significativos que não remitiram com o uso de metilfenidato (Pliska et al., 2000).

Os estabilizadores do humor não parecem ter eficácia no tratamento dos sintomas cardinais do TDAH (desatenção, hiperatividade e impulsividade), mas uma metanálise (Silva et al., 1996), incluindo estudos que utilizaram carbamazepina, demonstrou um efeito maior do que aquele observado com o placebo, indicando a necessidade de mais estudos com metodologia adequada. Seu uso está reservado aos casos de comorbidade com transtorno bipolar do humor (TBH), para tratamento deste último.

Os antipsicóticos típicos foram utilizados em inúmeros estudos anteriores à época de consolidação dos critérios diagnósticos de TDAH, com eficácia demonstrada principalmente em sintomas de hiperatividade. Apesar de estudos controlados posteriores terem demonstrado inferioridade aos estimulantes, a disseminação de seu uso foi significativa em nosso meio. Os antipsicóticos podem estar indicados em casos específicos de comorbidades, dentre elas o retardo mental (em que podem ser usados isoladamente como alternativa ao metilfenidato, com bons resultados sobre os sintomas de TDAH (Correia-Filho et al., 2005), o transtorno de humor bipolar (Pavuluri et al., 2002) e o transtorno de tiques (Pliska et al., 2000).

REFERÊNCIAS

Adesman AR, Morgan A.M. Management of stimulant medications in children with attention-deficit/hyperactivity disorder. Pediatr Clin North Am 1999; 46:945-63.

Arnold E. Contemporary diagnosis and treatment of attention-deficit/hyperactivity disorder. 2 ed. Pennsylvania: Hedth Care Co., 2002.

Baptista-Neto L, Dodds A, Rao S et al. An expert opinion on methylphenidate treatment for attention deficit hyperactivity disorder in pediatric patients with epilepsy. Expert Opinion Invest Drugs 2008; 17:77-84.

Barkley RA, Fischer M, Smallish L, Fletcher K. Does the treatment of attention-deficit/hyperactivity disorder with stimulants contribute to drug use/abuse? A 13-year prospective study. Pediatrics 2003; 111(1):97-109.

Berger S, Utech L, Fran Hazinski M. Sudden death in children and adolescents. Pediatr Clin North Am 2004 Dec; 51(6):1653-77.

Biederman J, Heiligenstein JH, Faries DE et al., for the Atomoxetine ADHD Study Group. Efficacy of atomoxetine versus placebo in school-age girls with attention-deficit/hyperactivity disorder. Pediatrics 2002; 110(6):E75.

Biederman J, Spencer T. Psychopharmacology of adults with attention-deficit/hyperactivity disorder. Primary Psychiatry 2004; 11(7):57-62.

Biederman J, Krishnan S, Zhang Y et al. Efficacy and tolerability of lisdexamfetamine dimesylate (NRP-104) in children with attention-deficit/hyperactivity disorder: a phase III, multi-center, randomized, double-blind, forced-dose, parallel-group study. Clin Ther 2007; 29:450-63.

Biederman J, Monuteaux MC, Spencer T et al. Do stimulants protect against psychiatric disorders in youth with ADHD? A 10-year follow-up study. Pediatrics 2009 Jul; 124(1):71-8.

Bolden-Watson C, Richelson E. Blockade by newly developed antidepressants of biogenic amine uptake into rat brain synaptosomes. Life Sci 1993; 52:1023-9.

Bukstein OG, Glancy LJ, Kaminer Y. Patterns of affective comorbidity in a clinical population of dually diagnosed adolescent substance abusers. J Am Acad Child Adolesc Psychiatry 1992; 31(6):1041-5.

Bradley C. The behavior of children receiving benzedrine. Am J Psychatry 1937; 94:577-85.

Charach A, Figueroa M, Chen S et al. Stimulant treatment over 5 years: effects on growth. J Am Acad Child Adolesc Psychiatry 2006; 45(4):415-21.

Cherland E, Fitzpatrick R. Psychotic side effects of psychostimulants: a 5-year Review. Can J Psychiatry 1999; 44(8):811-3.

Clarke AR, Barry RJ, Bond D et al. Effects of stimulant medication on the EEG of children with ADHD. Psychopharmacology 2002; 164:277-84.

Conners CK, Eisenberg L. The effects of methylphenidate on symptomatology and learning in disturbed children. Am J Psychiatry 1963; 120:458-64.

Conners CK, Eisenberg L, Sharpe L. The effects of methylphenidate on paired-associate learning and Porteus Maze performance in emotionally disturbed children. J Consult Psychology 1964; 28(1):14-22.

Conners CK, Eisenberg L, Barcai A. Effect of dextroamphetamine on children: Studies on subjects with learning disabilities and school behavior problems. Arch Gen Psychiatry 1967; 17(4):478-85.

Conners C. Forty years of methylphenidate treatment in attention-deficit hyperactivity disorder. J Att Disorders 2002; 6 (suppl 1):17-30.

Connor D, Fletcher K et al. A meta-analysis of clonidine for symptoms of attention-deficit hyperactivity disorder. J Am Acad Adolesc Psychiatry 1999; 38:1551-9.

Correia Filho AG, Bodanese R, Silva TL et al. Comparison of risperidone and methylphenidate for reducing ADHD symptoms in children and adolescents with moderate mental retardation. J Am Acad Child Adolesc Psychiatry 2005; 44(8):748-55.

Ding YS, Fowler JS, Volkow ND et al. Chiral drugs: Comparison of the pharmacokinetics of [11C]d-threo and L-threo-methylphenidate in the human and baboon brain. Psychopharmacology (Berl) 1997; 131:71-8.

Faraone SV, Spencer T, Aleardi M et al. Meta-analysis of the efficacy of methylphenidate for treating adult attention-deficit/hyperactivity disorder. J Clin Psychopharmacol 2004; 24(1):24-9.

Feldman H, Crumrine P, Handen BL et al. Methylphenidate in children with seizures and attention deficit disorder. Am J Dis Child 1989;143:1081-6.

Finck S, Metz-LutzMN, Becache E et al. Attention-deficit hyperactivity disorderin epileptic children: a new indication for methylphenidate? Ann Neurol 1995; 38(3):520, abstract.

Findling R.L, Short EJ, Manos MJ. Short-term cardiovascular effects of methylphenidate and adderall. J Am Acad Child Adolesc Psychiatry 2001; 40 (5):525-9.

Findling RL. Effects of Methylphenidate Transdermal System (MTS) on growth in children with ADHD. NR6-027: Presented at APA, May 2008.

Goldman L, Genel M, Bezman RJ, Slanetz PJ. Diagnosis and treatment of attention-deficit hyperactivity disorder in children and adolescents. J Am Med Association 1998; 279 (14):1100-107.

Gonzalez-Heydrich J, Hsin O, Hickory M et al. Comparisons of response to stimulant preparations in pediatric epilepsy. American Academy of Child and Adolescent Psychiatry Meeting, October 2004.

Gonzalez-Heydrich J, Whitney J, Hsin O et al. Efficacy of OROS MPH for Treatment of ADHD Plus Epilepsy. The 53rd Annual Meeting of the American Academy of Child and Adolescent Psychiatry. October, 2006.

Greenhill LL, Abikoff H, Arnold LE et al. Medication tretament strategies in the MTA study: Relevance to clinicians and reserchers. J Am Acad Child Adolesc Psychiatry 1996; 35:1304-13.

Gross-Tsur V, Manor O, van der Meere J et al. Epilepsy and attention deficit hyperactivity disorder: is methylphenidate safe and effective? J Pediatr 1997; 130:670-4.

Gucuyener K, Erdemoglu AK, Senol S et al. Use of methylphenidate for attention-deficit hyperactivity disorder in patients with epilepsy or electroencephalographic abnormalities. J Child Neurol 2003; 18:109-12.

Guitman G, Mattos P et al. O uso da venlafaxina no tratamento do transtorno do déficit de atenção e hiperatividade. Rev Psiq Clin 2001; 28(5):242-7.

Hemmer SA, Pasternak JF, Zecker SG et al. Stimulant therapy and seizure risk in children with ADHD. Pediatr Neurol 2001; 24:99-102.

Hoffman BB, Lefkowitz RJ, Hardman JG et al. Gillman A. Goodman (1996) in Goodman and Gilman's The pharmacological basis of therapeutics, catecholamines, sympathomimetic drugs, and adrenergic receptor antagonists, eds Hardman, J.G., Limbird, L.E., Molinoff, P.B., Ruddon, R.W., Gillman, A. Goodman (McGraw-Hill, New York).

Horrigan JP, Barnhill LJ. Low-dose amphetamine salts and adult attention-deficit/hyperactivity disorder. J Clin Psychiatry 2000; 61(6):414-7.

Kavale K. The efficacy of stimulant drug treatment for hyperactivity: a meta-analysis. J Learn Disabilities 1982; 15:280-9.

Kimko HC, Cross JT, Abernethy DR. Pharmacokinetics and clinical effectiveness of methylphenidate clinical pharmacokinetics. 1999; 14:457-70.

Kollins SH, MacDonald EK, Rush CR. Assessing the abuse potential of methylphenidate in nonhuman and human subjects: a review. Pharmacol Biochem Behav 2001; 68(3):611-27.

Kramer JR, Loney J, Ponto LB et al. Predictors of adult height and weight in boys treated with methylphenidate for childhood behavior problems. J Am Acad Child Adolesc Psychiatry 2000; 39(4):517-24.

Krishnan S, Zhang Y. Relative Bioavailability of Lisdexamfetamine 70-mg Capsules in Fasted and Fed Healthy Adult Volunteers and in Solution: A Single-Dose, Crossover Pharmacokinetic Study. J Clin Pharmacol 2008; 48.

Lindsay SE, Gudelsky GA, Heaton PC. Use of modafinil for the treatament of attention deficit/hyperactivity disorder. Ann Pharmacother 2006; 40(10):1829-33.

Lopez F, Silva R, Pestreich L, Muniz R. Comparative efficacy of two once daily methylphenidate formulations and placebo in children with ADHD across the school Day. Pediatric Drugs 2003; 5 (8):545-55.

Michelson D, Allen AJ, Busner J et al. Once-daily atomoxetine treatment for children and adolescents with attention deficit hyperactivity disorder: a randomized, placebo-controlled study. Am J Psychiatry 2002; 159(11):1896-901.

Michelson D, Adler L, Spencer T et al. Atomoxetine in adults with ADHD: two randomized, placebo-controlled studies. Biol Psychiatry. 2003; 53(2):112-20.

Moore JL, McAuley JW, Long L, Bornstein R. An evaluation of the effects of methylphenidate on outcomes in adult epilepsy patients. Epilepsy Behav 2002; 3: 92-5.

MTA Cooperative Group. Multimodal Treatement Study of Children with ADHD. A 14-month randomized clinical trial of treatment strategies for attention-deficit/ hyperactivity disorder. Arch Gen Psychiatry 1999; 56 (12):11073-86,.

MTA Cooperative Group. National Institute of Mental Health Multimodal Treatment Study of ADHD Follow-up: Changes of Effectiveness and Growth at the end of Treatment. Pediatrics 2004; 113:762-9.

Murphy KR, Barkley RA, Bush T. Young adults with attention deficit hyperactivity disorder: subtype differences in comorbidity, educational, and clinical history. J Nerv Ment Dis 2002; 190(3):147-57.

National Institute of Health and Clinical Excellence. Attention Deficit Hyperacitivity Disorder. Diagnosis and management of ADHD in children, young people and adults. Londres, Inglaterra: NICE Clinical Guideline, 2008:72.

Pastura G, Mattos P. Efeitos colaterais do metilfenidato. Rev Psiq Clin 2004; 31 (2);100-4.

Paterson R, Douglas C, Hallmayer J et al. A randomised, double-blind, placebo-controlled trial of dexamphetamine in adults with attention deficit hyperactivity disorder. Aust N Z J Psychiatry 1999; 33(4):494-502.

Pavuluri M, Naylor M et al. Recognition and treatment of pediatric bipolar disorder. Contemporary Psychiatry 2002; 1:1-10.

Pliska S et al. The Texas children's medication algorithm project: Report of the Texas consensus conference panel on medication treatment of childhood ADHD. J Am Acad Child Adolesc Psychiatry 2000; 39:908-19.

Quist J, Kennedy J. Genetics of childhood disorders. XXIII. ADHD, part 7: The serotonin system. J Am Acad Child Adolesc Psychiatry 2001; 40:253-6.

Ratner S, Naor N et al. Six-week open-label reboxetine treatment in children and adolescents with attention-deficit/hyperactivity disorder. J Am Acad Child Adolesc Psychiatry 2005; 44(5): 428-33.

Roman T. Dopamine transporter gene and response to methylphenidate in attention-deficit/hyperactivity disorder. Pharmacogenetics 2002; 12(6):497-9.

Schachter HM, Pham B, King J et al. How efficacious and safe is short-acting methylphenidate for the treatment of attention-deficit hyperactivity disorder in children and adolescents: a meta-analysis. Can Med Assoc Journal 2001;165 (11):1475-88.

Shteinschnaider A, Plaghos LL, Garbugino S et al. Cerebral arteritis following methylphenidate use. J Child Neurol 2000; 15(4):265-7.

Schubert R. Attention deficit disorder and epilepsy. Pediatr Neurol 2005; 32(1):1-10.

Schweri MM, Skolnick P, Rafferty MF et al. [3H]Threo (+/-)-methylphenidate binding to 3,4-dihydrophenylethylamine uptake sites in corpus striatum: correlation with the stimulant properties of ritalinic acid esters. J Neurochem 1985; 45:1062-70.

Seeman P, Mandras B. Anti-hyperactivity medication: methylphenidate and amphetamine. Mol Psychiatry 1988; 3:386-96.

Segenreich D, Mattos P. Eficácia da bupropiona no tratamento do TDAH. Uma revisão sistemática e análise crítica de evidências. Rev Psiq Clin 2004; 31 (3):117-23.

Semrud-Clickeman M, Wical B. Components of attention in children with complex partial seizures with and without ADHD. Epilepsia 1999; 40:211-15.

Silva F, Rohde L. As outras medicações. In: Rohde L, Mattos P (eds). Princípios e práticas em TDAH. Porto Alegre: Artmed, 2004; (12):175-82.

Silva R, Munoz DM et al. Carbamazepine use in children and adolescents with features of attention-deficit. J Am Acad Child Adolesc Psychiatry 1996; 35(3):352-8.

Smith BH, Waschbusch DA, Willoughby MT, Evans S. The efficacy, safety, and practicality of treatments for adolescents with attention-deficit/hyperactivity disorder (ADHD). Clin Child Fam Psychol Rev 2000; 3(4):243-67.

Spencer et al, Tryciclic antidepressant treatment of children with ADHD and tic disorders. J Am Acad Child Adolsec Psychiatry 1994; 33:1203-4.

Spencer TJ, Biederman J, Harding M et al. Growth deficits in ADHD children revisited: evidence for disorder-associated growth delays? J Am Acad Adolesc Psychiatry 1996; 35 (11):1460-8.

Spencer T, Biederman J, Wilens T et al. Pharmacotherapy of attention-deficit hyperactivity disorder across the life cycle. J Am Acad Child Adolesc Psychiatry 1996; 35 (4):409-32.

Spencer T, Heiligenstein JH, Biederman J et al. Results from 2 proof-of-concept, placebo-controlled studies of atomoxetine in children with attention-deficit/hyperactivity disorder. J Clin Psychiatry 2002; 63(12):1140-7.

Spencer TJ. Efficacy and safety of atomoxetine in adults with ADHD. Poster presented at: 156th Annual Meeting of the American Psychiatric Association; San Francisco, CA. 2003:17-22.

Spencer T, Biederman J, Ciccone PE et al; PET study examining pharmacokinetics, detection and likeability, and dopamine transporter receptor occupancy of short- and long-acting oral methylphenidate. Am J Psychiatry 2006; 163:387-95.

Spencer TJ, Greenbaum M, Ginsberg LD, Murphy WR. Safety and effectiveness of coadministration of guanfacine extended release and psychostimulants in children and adolescents with attention-deficit/hyperactivity disorder. J Child Adolesc Psychopharmacol 2009 Oct; 19(5):501-10.

Swanson JM, McBurnett K, Wigal T et al. Effect of stimulant medication on children with attention deficit disorder: a review of reviews. Except Children 1993; 60:154-62.

Swanson J, Gupta S, Lam A et al. Development of a new once-daily formulation of methylphenidate for the treatment of ADHD: proof of product studies. Arch Gen Psychiatry 2003; 60: 204-11.

Swanson J, Volkow D. Serum and brain concentrations of methylphenidate: implications for use and abuse. Neuroscience and Biobehavioral Reviews 2003; 27:615-21.

Swanson J (apresentação oral). 161º Meeting da Academia Americana de Psiquiatria, maio de 2008.

Szobot CM, Ketzer C, Cunha RD et al. The acute effect of methylphenidate on cerebral blood flow in boys with attention-deficit/hyperactivity disorder. Eur J Nucl Med Mol Imaging 2003; 30(3):423-6.

Szobot C, Ketzer C et al. The acute effect of methylphenidate in brazilian male children and adolescents with ADHD: a randomized clinical trial. J Atten Disord 2004; 8(2):37-43.

van der Feltz-Cornelis CM, Aldenkamp AP. Effectiveness and safety of methylphenidate in adult attention deficit hyperactivity disorder in patients with epilepsy: an open treatment trail. Epilepsy Behav 2006; 8:659-62.

van der Oord S, Prins PJ, Oosterlaan J, Emmelkamp PM. Efficacy of methylphenidate, psychosocial treatments and their combination in school-aged children with ADHD: a meta-analysis. Clin Psychol Rev 2008; 28(5):783-800.

Vetter VL, Elia J, Erickson C et al. American Heart Association Council on Cardiovascular Disease in the Young Congenital Cardiac Defects Committee; American Heart Association Council on Cardiovascular Nursing. Cardiovascular monitoring of children and adolescents with heart disease receiving medications for attention deficit/hyperactivity disorder [corrected]: a scientific statement from the American Heart Association Council on Cardiovascular Disease in the Young Congenital Cardiac Defects Committee and the Council on Cardiovascular Nursing. Circulation 2008; 6;117(18):2407-23.

Volkow N. Relationship between blockade of dopamine transportes by oral methylphenidate and the increases in extracellular dopamine: therapeutic implications. Synapse 2002; 43:181-7.

Volkow N, Wang G et al. Evidence that methylphenidate enhances the saliency of a mathematical task by increasing dopamine in the human brain. Am J Psychiatry 2004; 161:1173-80.

Weisler RH. Safety, efficacy and extended duration of action of mixed amphetamine salts extended-release capsules for the treatment of ADHD. Expert Opin Pharmacother 2005; 6(6):1003-18.

Weiss M, Weiss J. A Guide to the treatment of adults with ADHD. J Clin Psychiatry 2004; [suppl 3]:27-37. 65.

Wightman RM, Robinson DL. Transient changes in mesolimbic dopamine and their association with 'reward'. J Neurochem 2002; 82:721-35.

Wilens T, Spencer T. Combining methylphenidate and clonidine. J Am Acad Child Adolesc Psychiatry 1999; 38: 614-6.

Wilens TE, Spencer TJ, Biederman J. A review of the pharmacotherapy of adults with attention-deficit/hyperactivity disorder. J Atten Disord 2002; 5(4):189-202.

Wilens TE, Faraone SV, Biederman J, Gunawardene S. Does stimulant therapy of attention-deficit/hyperactivity disorder beget later substance abuse? A meta-analytic review of the literature. Pediatrics 2003; 111(1):179-85.

Wilens TE, Decker MW. Neuronal nicotinic receptor agonists for the treatment of attention-deficit/hyperactivity disorder: focus on cognition. Biochem Pharmacol 2007 Oct 15; 74(8):1212-23.

Wolraich M, Greenhill LL, Pelham W et al. Randomized controlled trial of OROS methylphenidate qd in children with attention deficit/hyperactivity disorder. Pediatrics 2001; 108:883-92.

Wooltorton E. Medications for attention deficit hyperactivity disorder: cardiovascular concerns. CMAJ 2006 Jul 4; 175(1):29.

Wroblewski BA, Leary JM, Phelan AM et al. Methylphenidate and seizure frequency in brain-injured patients with seizure disorders. J Clin Psychiatry 1992; 53:86-9.

Psicofármacos e Risco Endócrino-Metabólico

Bruno Geloneze Neto • Christiane Stabe

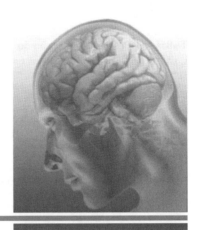

54

INTRODUÇÃO

A obesidade é um crescente problema de saúde pública, apresentando um impacto tanto na expectativa como na qualidade de vida. A quantidade de pessoas com sobrepeso e obesidade atinge proporções epidêmicas em todo o mundo (Haslam et al., 2005; James et al., 2001). A prevalência de obesidade também é maior entre portadores de doenças mentais graves, como a esquizofrenia, que reconhecidamente apresentam aumento na morbimortalidade por causas relacionadas à obesidade (McEvoy et al., 2005), assim como pelo precário acesso aos serviços de saúde básico e preventivo (Meyer, 2007).

Os indivíduos com doença mental severa podem apresentar predisposição à obesidade por fatores biológicos e de estilo de vida, além do fato de necessitarem de tratamento em longo prazo com antipsicóticos, os quais podem promover ganho de peso (Newcomer, 2005). Com o aumento das prescrições de antipsicóticos de segunda geração ou atípicos (AA) nos últimos 10 anos, a associação desses fármacos com o aumento de peso tornou-se um problema iatrogênico de interesse da saúde pública. Esse problema é composto, ainda, pelo fato de as medicações psiquiátricas coprescritas, antidepressivos e estabilizadores de humor, também contribuírem para o ganho de peso (Aronne et al., 2003; Fava, 2000). Além disso, os pacientes com esquizofrenia apresentam déficits cognitivos e funcionais que devem ser levados em consideração na avaliação clínica e na intervenção para obesidade.

Embora a medicina da obesidade esteja sendo atualmente reconhecida como uma subespecialidade, sua aplicação em indivíduos com doença mental grave está apenas no início. Os clínicos que atualmente tratam de doentes mentais são desafiados a conhecer tanto da avaliação e a da prevenção como o tratamento da obesidade e de suas complicações.

OBESIDADE: DEFINIÇÃO E AVALIAÇÃO

A obesidade é considerada uma doença pela Organização Mundial da Saúde (OMS), a qual a define como uma condição na qual o excesso de gordura corporal causa prejuízos à saúde. No entanto, medir a gordura corporal acuradamente é difícil e requer procedimentos e equipamentos especializados e, muitas vezes, de alto custo (Pi-Sunyer, 2000). Na prática clínica, a obesidade é usualmente definida por meio da utilização do índice de massa corpórea (IMC), sendo medida pelo peso (em quilogramas) dividido pela altura (em centímetros) elevada ao quadrado. Além do IMC, a medida da distribuição de gordura é importante porque o acúmulo de gordura na região abdominal do corpo é o principal fator sobre o efeito do aumento de peso na saúde. O tecido adiposo central é entendido atualmente como um órgão endócrino que secreta substâncias (adipocitocinas), as quais possuem efeitos sistêmicos. Dentre as adipocitocinas incluem-se a leptina, o fator de necrose tumoral, a adiponectina, a proteína C reativa, a interleucina-6 e o inibidor do ativador de plasminogênio tipo 1.

A simples medida da circunferência da cintura é a ferramenta mais utilizada na avaliação clínica da adiposidade central (Lemieux et al., 1996). A razão cintura-quadril também é utilizada com esse propósito, mas é uma medida menos favorável por causa das diferenças étnicas e raciais no tamanho dos quadris, o que complica a interpretação (Snijder, 2003). Tanto o IMC (Tabela 54.1) como a circunferên-

TABELA 54.1 ■ Classificação do índice de massa corpórea (IMC) de acordo com o peso

Classificação	IMC (kg/m²) em adultos
Abaixo do peso	Abaixo de 18,5
Peso ideal	Entre 18,5 e 24,9
Sobrepeso	Entre 25,0 e 29,9
Obesidade grau I	Entre 30,0 e 34,9
Obesidade grau II	Entre 35,0 e 39,9
Obesidade grau III	Acima de 40,0

cia da cintura se correlacionam independentemente com desfechos de saúde, mas a circunferência da cintura tem se mostrado um preditor ainda melhor para doenças relacionadas à obesidade. Porém, essas medidas não levam em conta, de modo adequado, o gênero e as diferenças étnicas e raciais na composição e no tipo corpóreo.

A síndrome metabólica, também conhecida como síndrome X ou síndrome da resistência à insulina, consiste em um grupo de marcadores de risco que refletem um estado de resistência à insulina e hiperinsulinemia compensatória, e que apresenta um amplo espectro de consequências. De acordo com a definição do Adult Treatment Panel III da American Heart Association, três ou mais dos cinco critérios que compõem a Tabela 54.2 são necessários para diagnosticar a síndrome metabólica (NCEP, 2001).

A Federação Internacional de Diabetes define síndrome metabólica (International Diabetes Federation [IDF], 2005) inicialmente pelo critério de obesidade abdominal, e mais dois critérios adicionais são necessários para o diagnóstico. Os pontos de corte da circunferência da cintura variam de acordo com o grupo racial ou étnico. No Brasil, a presença de uma população miscigenada e com várias etnias orienta a utilizar o critério para europeus: cintura abdominal > 94cm para homens e > 80cm para mulheres. Por fim, a glicemia de jejum alterada é aceita como > 100mg/dL (IDF, 2005).

Além disso, pelo menos dois dos quatro critérios seguintes devem estar presentes:

- Nível de triglicérides (TG) ≥150mg/dL, ou tratamento específico para essa anormalidade lipídica.
- Colesterol HDL reduzido: <40mg/dL em homens e <50mg/dL, ou tratamento específico para essa anormalidade lipídica.
- Pressão arterial elevada: sistólica ≥130mmHg ou diastólica ≥85mmHg, ou tratamento para hipertensão previamente diagnosticada.
- Elevação da glicose plasmática de jejum ≥100mg/dL, ou diabetes tipo 2 previamente diagnosticado.

A adiposidade central (abdominal) é especificamente associada ao desenvolvimento de resistência à insulina e, consequentemente, a diabetes melito tipo 2, hiperlipidemia (especialmente triglicérides e HDL), doença cardíaca, hipertensão e doença do ovário policístico. Com a presença de obesidade, em geral, as taxas de doenças da vesícula biliar, doenças respiratórias, incluindo apneia do sono, certos casos de câncer (colorretal, de próstata, endometrial, vesicular, cervical, ovariano e mamário), gota e artrite também estão aumentadas (IDF, 2005).

SÍNDROME METABÓLICA E TRANSTORNOS MENTAIS

A relação entre transtornos psiquiátricos e comorbidades com obesidade, dislipidemia e diabetes tem sido cada vez mais avaliada no contexto da síndrome metabólica (SM). Com relação aos transtornos psicóticos, pacientes esquizofrênicos têm maiores prevalências de sobrepeso e obesidade, com distribuição até 3,4 vezes maior de gordura visceral, independentemente de qualquer efeito medicamentoso. Altos níveis de glicose e cortisol plasmático também foram observados nesses pacientes. A elevação crônica de cortisol pode levar a uma pseudossíndrome de Cushing, caracterizada por aumento da gordura visceral, hiperinsulinemia, resistência à insulina, dislipidemias e hipertensão arterial, todos marcadores da SM (Colp, 2005; Keck, 2002).

Quanto aos transtornos de humor, os principais resultados relacionam os sintomas depressivos com componentes da SM, principalmente as alterações da homeostase da glicose e a obesidade. A depressão parece elevar o risco de desenvolvimento de diabetes melito tipo 2 (DM2), enquanto o tipo 1 pode estar biológica e/ou psicologicamente ligado à etiopatogenia da depressão. Além disso, resultados controversos têm

TABELA 54.2 ■ Critérios para diagnóstico da síndrome metabólica segundo ATP III/AHA

Obesidade abdominal (circunferência da cintura)	
Homem	>102cm
Mulher	> 88cm
Triglicérides	≥150mg/dL
HDL colesterol	
Homem	< 40mg/dL
Mulher	< 50mg/dL
Pressão arterial	≥130/85mmHg
Glicemia em jejum	≥110mg/dL

estabelecido a resistência à insulina como fator de proteção para o desenvolvimento da depressão (Colp, 2005).

Com relação à obesidade, é possível notar que esta pode levar à depressão, mas o contrário parece não ser verdadeiro. Talvez esse seja o fator que explique os vários padrões de peso dos portadores de depressão (Colp, 2005; Keck, 2002). Os pacientes com transtorno bipolar apresentam maior prevalência de obesidade que a população geral. Estudos mostram um consumo maior de alimentos ricos em açúcares e carboidratos e prática de atividade física reduzida. No entanto, também não há evidências de que a obesidade possa elevar o risco do desenvolvimento desse transtorno mental (Fava, 2000).

A ligação fisiopatológica comum entre obesidade, diabetes e transtornos do humor pode ser a hipercolesterolemia. Esta é observada tanto em pacientes com diabetes como naqueles que apresentam transtornos bipolar e unipolar (Colp, 2005). Hipercolesterolemia leva à obesidade visceral, a qual é observada em pacientes com depressão grave, e a obesidade visceral leva ao aumento da resistência à insulina e ao DM2 (Thakore, 2002).

Muitos dos medicamentos usados no tratamento desses pacientes podem estar relacionados com a maior prevalência da SM. Alguns antipsicóticos apresentam efeitos colaterais relacionados com essa síndrome, como ganho de peso, hiperglicemia, DM2 e dislipidemias. Esses efeitos adversos também podem ocorrer com o uso de estabilizadores de humor e alguns antidepressivos (Fava, 2000; Colp, 2005).

Ganho de peso

Os estudos que avaliaram o ganho de peso em pacientes em uso de antipsicóticos são numerosos. A obesidade é um efeito colateral frequentemente observado em pacientes tratados com antipsicóticos convencionais de baixa potência (antipsicóticos de primeira geração), com alguns atípicos e com os principais estabilizadores de humor (ADA et al., 2004; Zimmermann, 2003; Wirshing, 2004).

Fontaine et al. (2001) estimaram que, apesar de a clozapina reduzir significativamente o comportamento suicida em pacientes com esquizofrenia, a consequente redução da mortalidade estaria sendo em grande parte anulada pelo aumento dos óbitos secundários às doenças relacionadas ao ganho de peso. Um estudo de seguimento por até 10 anos de uma coorte de 96 pacientes em uso de clozapina observou valores elevados de mortalidade por doenças cardiovasculares (Henderson et al., 2005). Por outro lado, há dados importantes que contradizem a hipótese de que o aumento de peso causado pelos antipsicóticos eleva a mortalidade. Uma análise recente de estudos epidemiológicos realizados nos EUA nas últimas três décadas não confirmou a hipótese de que o ganho de peso levaria necessariamente a aumento da mortalidade (Flegal et al., 2005).

Fatores etiológicos

O ganho de peso induzido por antipsicóticos e estabilizadores de humor é de etiologia multifatorial. Muitos desses fármacos estimulam o apetite e influenciam a preferência por alimentos doces ou gordurosos, o que supõe uma ação direta sobre sistemas metabólicos e centros nervosos ligados ao controle da saciedade e do peso (Zimmerman, 2003). Outros fatores, como a diminuição da atividade física (secundária à sedação provocada por alguns desses fármacos), o aumento da sede, que leva à ingestão excessiva de líquidos ricos em carboidratos, e a recuperação da perda de peso ocasionada pelo transtorno mental, também devem ser considerados (Elmslie et al., 2001; Holt et al., 2004; Sena et al., 2003; Zimmermann, 2003).

Muitos estudos sobre ganho de peso induzido por psicofármacos focaram-se nos sistemas de neurotransmissores no cérebro. A transmissão mediada por receptores adrenérgicos parece estimular o apetite, enquanto aquela mediada por receptores histaminérgicos e dopaminérgicos confere saciedade. A relação com os receptores serotonérgicos é mais complexa, com a estimulação de alguns subtipos levando à saciedade e à perda de peso (Zimmermann, 2005).

O bloqueio de receptores H_1 está envolvido no aumento do apetite e no consequente ganho de peso. Vários antipsicóticos bloqueiam receptores histamínicos, e parece existir relação logarítmica entre a afinidade com esses receptores e o ganho de peso, sendo a olanzapina o fármaco com maior afinidade (Sena et al., 2003; Wirshing, 2004).

O bloqueio dopaminérgico provocado pelos antipsicóticos ocasiona efeitos adversos orexígenos (Akhtar et al., 2004; Holt et al., 2004), seja por ação direta sobre os centros nervosos ligados ao apetite, seja pela hiperprolactinemia secundária. O bloqueio dos receptores serotonérgicos $5-HT_{2C}$ também leva a aumento do apetite. Pesquisas sugerem que pacientes que apresentam alterações em genes que codificam esse receptor $5-HT_{2C}$ estariam mais suscetíveis ao ganho de peso induzido pelos antipsicóticos. Todavia, a ziprasidona, um potente bloqueador desse receptor, não está implicada em ganho importante de peso. Esse paradoxo pode ser explicado pela ação anorexígena compensatória provocada pela inibição da recaptação de noradrenalina (Wirshing, 2004). Por fim, sabe-se que o ganho de peso provocado por antipsicóticos, lítio e ácido valproico ocorre mesmo na presença de níveis elevados de leptina, um hormônio associado à sensação de saciedade. É possível que esses fármacos possam reduzir a sensibilidade do hipotálamo à ação desse hormônio (Arranz et al., 2004; Holt et al., 2004; McIntire et al., 2003; Wirshing, 2004; Zimmermann, 2005).

Quanto aos estabilizadores de humor, outros fatores podem estar envolvidos. Uma ação *insulin-like* provocada pelo lítio na fase inicial do tratamento pode acarretar maior deposição de gordura. Além disso, o edema secundário à retenção de sódio e o hipotireoidismo subclínico também contribuem para o ganho de peso (Garland et al., 1988). Já o mecanismo pelo qual o ácido valproico provoca aumento de peso ainda é pouco conhecido; uma ação no sentido de inibir a oxidação de ácidos graxos pode estar envolvida (Isojärvi et al., 1998).

Antipsicóticos e ganho de peso

A clozapina e a olanzapina são os antipsicóticos que acarretam maior ganho de peso. Uma metanálise conduzida por Allison et al. (1999) estimou a alteração média de peso secundária ao uso de antipsicóticos após 10 semanas de tratamento. Em ordem decrescente, têm-se a clozapina (+3,99kg), a olanzapina (+3,51kg), a tioridazina (+3,49kg), a clorpromazina (+2,10kg), a risperidona (+2,0kg) e o haloperidol (+0,48kg). A flufenazina (+0,43kg) e a ziprasidona (+0,04kg) não demonstraram associação estatisticamente significativa com ganho de peso. A molindona associou-se a discreta perda de peso (–0,81kg). O ganho de peso pode continuar por um período muito superior ao explicitado nesse estudo, chegando a até 46 semanas em pacientes em uso de clozapina (Henderson et al., 2000).

Dados recentes foram apresentados pelo estudo *Clinical Antipsychotic Trials of Intervention Effectiveness* (CATIE). O CATIE, um ensaio clínico independente patrocinado pelo National Institute of Mental Health (NIMH), avaliou, em sua primeira etapa, a efetividade de antipsicóticos por meio da comparação independente de quatro AA (olanzapina, quetiapina, risperidona e ziprasidona) e um antipsicótico tradicional (perfenazina). Nesse estudo, o número de pacientes em uso de olanzapina que apresentaram ganho de peso superior a 7% foi significativamente superior ao daqueles em uso de quetiapina, risperidona, perfenazina e ziprasidona (30% contra, respectivamente, 16%, 14%, 12% e 7%). A média de ganho de peso por mês de tratamento foi de 0,9kg para olanzapina, 0,2kg para quetiapina, 0,2kg para risperidona, –0,1kg para a perfenazina e –0,1kg para a ziprasidona (Lieberman, 2005).

O aripiprazol, não incluído no estudo CATIE e na metanálise anteriormente citada, provavelmente não se associa a ganho de peso significativo. McQuade et al. (2004) avaliaram participantes de um estudo controlado duplo-cego comparando aripiprazol e olanzapina no tratamento da esquizofrenia aguda. O grupo do aripiprazol apresentou perda média de peso de 1,37kg na 26ª semana, contra um ganho de 4,23kg no grupo da olanzapina. Quatorze por cento dos pacientes do grupo do aripiprazol apresentaram ganho de peso ≥ 7% do peso inicial, contra 37% do grupo da olanzapina. Outro estudo aberto com pequeno número de pacientes sugeriu que o aripiprazol pode reverter o ganho de peso ocorrido em pacientes que fizeram uso prévio de outros antipsicóticos (Littrell et al., 2004).

O ganho de peso ocorre também com alguns antipsicóticos de depósito. Silverstone et al. (1988) avaliaram 226 pacientes em uso de decanoato de flufenazina ou decanoato de flupentixol e encontraram prevalência de obesidade quatro vezes maior que a da população em geral.

Estabilizadores de humor e ganho de peso

O ganho de peso também é um efeito importante dos principais estabilizadores de humor. O tratamento a médio e longo prazo com lítio está associado a aumento de peso, chegando a mais de 10kg em 20% dos pacientes (Garland et al., 1988). O ácido valproico também leva a ganho de peso. McIntyre et al. (2003), em estudo transversal aberto com 38 mulheres com transtorno bipolar, concluíram que o ganho de peso ocasionado pelo ácido valproico é semelhante ao ocasionado pelo lítio. O ganho de peso, porém, parece ser menor com a carbamazepina. Estudo retrospectivo conduzido por Corman et al. (1997) constatou ganho de peso superior a 5% em 71% dos pacientes em uso de ácido valproico, contra 43% dos pacientes em uso de carbamazepina. A lamotrigina, anticonvulsivante com alguma ação estabilizadora de humor, não está associada a ganho significativo de peso (Zimmermann et al., 2003).

HIPERGLICEMIA E DIABETES

A constatação de que a elevação dos níveis glicêmicos ou o surgimento de DM2 podem ser secundários ao uso de psicofármacos é demonstrada por diversos estudos (ADA et al., 2004). Embora a maior parte dos casos de hiperglicemia e DM2 provocados por AA esteja associada a ganho importante de peso, um número significativo ocorre em pacientes não obesos. A clozapina e a olanzapina são os principais fármacos associados a esses efeitos adversos. Já os distúrbios no metabolismo da glicose causados pelos principais estabilizadores de humor (lítio e ácido valproico), provavelmente, são secundários ao ganho de peso.

Obesidade prévia ao tratamento, hipertensão arterial, história prévia de distúrbio do metabolismo da glicose e história familiar de DM2 são fatores de risco para o surgimento de DM2 provocado por antipsicóticos. Nos EUA, indivíduos pertencentes a etnias de ascendência hispânica ou africana também apresentam maior risco. A probabilidade de desenvolver DM2 também seria mais elevada em pacientes com diagnóstico de esquizofrenia (Holt et al., 2004; Lamberti et al., 2005). No entanto, um estudo controlado de Arranz et al. demonstrou que a diminuição da sensibilidade à insulina e a hiperinsulinemia detectadas em pacientes com esquizofrenia estariam relacionadas não ao diagnóstico em si, mas ao uso prévio de antipsicóticos. A hiperglicemia associada aos antipsicóticos não parece ser dose-dependente;

é reversível com a cessação do tratamento e tende a recidivar com a reintrodução do fármaco (Arranz et al., 2004).

Fatores etiológicos

A diminuição da sensibilidade à insulina consequente ao aumento da adiposidade visceral é o principal mecanismo pelo qual o excesso de peso leva às disfunções do metabolismo glicídico. Sowell et al. (2002) avaliaram, pelo método de *clamp*, a sensibilidade à insulina em indivíduos saudáveis, utilizando olanzapina, risperidona ou placebo por um período de pouco mais de 2 semanas. Nesse estudo, o aumento da resistência à insulina correlacionou-se com o aumento do IMC. Da mesma forma, Newcomer et al. (2002) compararam a sensibilidade à insulina em pacientes em uso de antipsicóticos e em controles e observaram forte associação entre o aumento da resistência à insulina e o aumento da adiposidade.

No entanto, os efeitos adversos sobre o metabolismo glicídico não podem ser plenamente explicados pelo ganho de peso. Segundo dados do Food and Drug Administration (FDA), 25% dos pacientes em uso de antipsicóticos que desenvolveram DM2 não apresentavam obesidade ou ganho de peso significativo (Newcomer et al., 2004). Howes et al. (2004) acompanharam, por 2,5 meses, 20 pacientes com esquizofrenia em uso de clozapina e encontraram elevações significativas das glicemias de jejum e pós-teste de tolerância à glicose, as quais não se correlacionaram com aumento do IMC. Henderson et al. (2005) avaliaram 36 pacientes com esquizofrenia em uso de AA e demonstraram que olanzapina e clozapina provocam mais resistência à insulina que a risperidona, a despeito de não haver indivíduos obesos na amostra.

Os estabilizadores de humor provavelmente não acarretam efeitos diretos sobre o metabolismo da glicose; estes, quando ocorrem, presume-se que sejam secundários ao ganho de peso (Garland et al., 1988; Isojärvi et al., 1998).

Antipsicóticos, hiperglicemia e diabetes

Entre os AA, a clozapina e a olanzapina são as mais associadas a esse efeito adverso, embora haja relatos, em menor número, envolvendo também a quetiapina e a risperidona (ADA et al., 2004; Newcomer, 2004; Sena et al., 2003). Entre os antipsicóticos convencionais, a clorpromazina e a tioridazina são as que mais se associam a DM2. Segundo dados do FDA, a maioria dos novos casos de DM2 surge nos primeiros 6 meses de tratamento (Newcomer, 2004).

Liebzeit et al. (2001) encontraram 35 relatos de caso de início ou exacerbação de diabetes, sendo 20 associados à clozapina e 15 à olanzapina. Em alguns casos, a apresentação inicial foi na forma de cetoacidose diabética (Liebzeit et al., 2001; Mir et al., 2001). O risco é ainda menor com o haloperidol. Dados do FDA MedWatch revelaram 131 casos de hiperglicemia associada à risperidona contra somente 13 casos de hiperglicemia associada ao haloperidol (Koller et al., 2003). Mackin et al. não encontraram correlação entre sensibilidade à insulina e o tipo de antipsicótico prescrito; no entanto, uma tendência para maior prevalência de hiperglicemia em jejum e DM2 foi constatada em pacientes em uso de atípicos. Henderson et al. (2005), em estudo prospectivo com pacientes em uso de clozapina, estimaram em 43% a incidência de novos casos de DM2 para um período de 10 anos.

Estudos de curto prazo também demonstraram a incidência de hiperglicemia desencadeada pelo aripiprazol como semelhante à do placebo. O uso de aripiprazol poderia, inclusive, melhorar os distúrbios do metabolismo da glicose induzidos por outros antipsicóticos. Littrell et al. (2004) avaliaram dez pacientes com esquizofrenia identificados como resistentes à insulina, cujo antipsicótico foi substituído pelo aripiprazol. Após 16 semanas, 70% dos pacientes apresentaram melhora da resistência à insulina, medida pelo índice HOMA (p = 0,04).

As limitações metodológicas em grande parte dos estudos citados exigem cuidado na avaliação dos resultados demonstrados. O DM2 é, em geral, subdiagnosticado, e estudos em bases de dados não permitem corrigir esse problema. Além disso, não é possível o controle de alguns fatores de confusão, como, por exemplo, uso prévio de outros fármacos. Por fim, a prescrição de AA pode refletir a presença de formas mais graves de psicose – no caso da clozapina – ou o acesso a serviços de saúde de melhor qualidade, onde há maior possibilidade de diagnóstico de DM2 (Holt et al., 2004).

Estabilizadores do humor, hiperglicemia e diabetes

A diminuição da tolerância à glicose após tratamento subcrônico com lítio não foi comprovada por Vestergaard & Schou (1987). Esses autores acompanharam 460 pacientes por até 6 anos e não encontraram elevação significativa de valores glicêmicos, e somente um desses pacientes desenvolveu diabetes. McIntyre et al. (2003) avaliaram, por meio de estudo de corte transversal, mulheres em uso de ácido valproico ou lítio e não encontraram valores de glicemia significativamente diferentes entre si ou da média do intervalo de normalidade.

DISLIPIDEMIAS

A maioria dos trabalhos sobre dislipidemia e psicofármacos diz respeito aos antipsicóticos. Entre esses, novamente a clozapina e a olanzapina são as mais implicadas, com os maiores aumentos no colesterol total, no LDL-colesterol (LDL) e nos triglicerídeos, e com maior diminuição do HDL-colesterol (HDL) (ADA, 2004). Os estudos sobre a quetiapina são contraditórios, principalmente no que diz respeito à elevação da trigliceridemia. A ação deletéria da risperidona sobre o metabolismo lipídico é questionável, havendo dados apontando, inclusive, em sentido contrário. O risco de hiperlipidemia com haloperidol é também questionável. A ziprasidona e o aripiprazol parecem não causar efeitos deletérios sobre o metabolismo lipídico (Simpson et al., 2004). Os estudos são contraditórios no que tange à dislipidemia causada pelos estabilizadores de humor, havendo, inclusive, alguns estudos que apontaram efeitos benéficos em pacientes em uso de ácido valproico ou carbamazepina.

Fatores etiológicos

As dislipidemias secundárias aos antipsicóticos e estabilizadores de humor podem ser, em sua maior parte, explicadas pelo ganho de peso. Todavia, alguns estudos clínicos não encontraram correlação entre ganho de peso e dislipidemia. Essas discrepâncias podem ser explicadas pelas falhas metodológicas desses estudos, como período curto de acompanhamento e ausência de controle para valores iniciais de IMC ou para uso prévio de outros antipsicóticos. Postula-se, porém, a existência de outros mecanismos ainda pouco conhecidos na gênese da dislipidemia associada aos psicofármacos. Em se tratando de antipsicóticos, as alterações no metabolismo lipídico podem estar relacionadas à estrutura de três anéis dos compostos dibenzodiazepínicos (clozapina, quetiapina e olanzapina), de configuração espacial similar ao núcleo fenotiazínico, que também está implicado nos efeitos adversos sobre o metabolismo lipídico (Casey, 2004).

Antipsicóticos e dislipidemias

Distúrbios do metabolismo lipídico estão associados ao uso de antipsicóticos tradicionais ou atípicos, embora nem todos os fármacos estejam implicados nessa associação. Dentre os antipsicóticos tradicionais, os fenotiazínicos são os que acarretam maior risco de dislipidemia. Sasaki et al. (1984) constataram, em estudo transversal controlado, que o uso prolongado de antipsicóticos fenotiazínicos associa-se a níveis de HDL significativamente mais baixos (p < 0,001) e níveis de triglicerídeos significativamente mais elevados (p < 0,05). Os autores relataram também que o uso de fenotiazínicos por apenas 1 semana reduziu em 24% os níveis de HDL.

Em análise dos dados do *Iowa Medical Program*, elevação significativa na taxa de incidência de dislipidemias foi encontrada em pacientes em uso de clozapina, se comparados àqueles em uso de antipsicóticos tradicionais, porém somente para a faixa etária de 20 a 34 anos (RR = 2,4; IC 95% 1,1 a 5,2) (Lund et al,. 2001). No estudo de Lindenmayer et al. (2003), tanto a olanzapina como a clozapina associaram-se à elevação dos níveis de colesterol total, o mesmo não ocorrendo com a risperidona e o haloperidol. Henderson et al. (2005), em acompanhamento de pacientes em uso de clozapina por até 10 anos, encontraram elevação significativa dos triglicerídeos séricos, mas não do colesterol total. Koro et al. (2002) analisaram um banco de dados com mais de 18.000 pacientes com esquizofrenia e constataram que o uso de olanzapina se associou a aumento de quase cinco vezes na incidência de dislipidemia, se comparados ao grupo-controle (OR = 4,65; IC 95% 2,44 a 8,85), e de mais de três vezes, quando a olanzapina foi comparada aos antipsicóticos tradicionais (OR = 3,36; IC 95% 1,77 a 6,39).

O uso de antipsicóticos tradicionais também se associou significativamente à dislipidemia, o mesmo não ocorrendo com o uso de risperidona. Meyer (2002) comparou pacientes em uso de risperidona e olanzapina após 1 ano de tratamento e encontrou elevação do colesterol total e dos triglicerídeos significativamente maior com a olanzapina. No estudo CATIE, as médias de elevação do colesterol total e dos triglicerídeos séricos (ajustados por tempo de exposição ao fármaco) foram de 9,4mg/dL e 40,5mg/dL para a olanzapina, 6,6mg/dL e 21,2mg/dL para a quetiapina, –1,3mg/dL e –2,4mg/dL para a risperidona, 1,5mg/dL e 9,2mg/dL para a perfenazina e –8,2mg/dL e –16,5mg/dL para a ziprasidona. A diferença entre os fármacos foi significativa para ambas as médias, porém não foi informado qual delas respondeu por essa diferença (McEvoy et al., 2005).

Estabilizadores de humor e dislipidemias

Os estudos são discordantes no que tange aos estabilizadores de humor. Efeitos benéficos foram encontrados por alguns autores, principalmente em crianças com epilepsia. Heldenberg et al. (1983) avaliaram crianças epilépticas (n = 33) em uso de anticonvulsivantes (fenobarbital, ácido valproico ou carbamazepina) e concluíram que, se comparadas a controles saudáveis, elas apresentavam níveis mais elevados de HDL. As que estavam em uso de ácido valproico apresentaram também redução dos níveis de LDL. Outro estudo controlado, também com crianças recebendo tratamento anticonvulsivante (n = 208), não detectou alterações significativas nos níveis de HDL e triglicerídeos associadas ao uso de carbamazepina ou ácido valproico. Contudo, no grupo em uso de carbamazepina, houve elevação significativa dos níveis de colesterol total (Franzoni et al., 1992). Calandre et al. (1991) avaliaram 101 pacientes em tratamento anticonvulsivante por, no mínimo, 3 meses. Quando comparados a controles pareados por sexo e idade, os pacientes em uso de ácido valproico (n = 48) apresentaram valores de colesterol total e LDL significativamente mais baixos; já aqueles em uso de carbamazepina (n = 34) apresentaram valores significativamente elevados de HDL e apoliproteína A.

No estudo transversal aberto de McIntyre et al. (2003), com mulheres com transtorno bipolar (TB) em uso de lítio (n = 20) e ácido valproico (n = 18), os níveis de colesterol total, LDL, HDL e triglicerídeos não diferiram significativamente da média do intervalo de normalidade ou entre os dois grupos. Em termos absolutos, o perfil lipídico do grupo em uso de ácido valproico foi pior que o do grupo em uso de lítio. Casey et al. (2003) analisaram um ensaio clínico para avaliar a eficácia da associação de divalproato ao tratamento com risperidona ou olanzapina na esquizofrenia aguda e constataram um efeito protetor sobre a elevação do colesterol total nos grupos que utilizaram a terapia combinada. Todavia, em sentido contrário, Isojärvi et al. (1998) encontraram níveis elevados de triglicerídeos e níveis reduzidos de HDL em mulheres com epilepsia em uso de ácido valproico, se comparadas a controles. A lamotrigina, por sua vez, não se associou a alterações do metabolismo lipídico.

SÍNDROME METABÓLICA (SM)

Os estudos que associam os psicofármacos com a SM são ainda em número escasso. Os existentes dizem respeito somente aos antipsicóticos.

Casey et al. (2004) compararam pacientes em uso de aripiprazol e olanzapina para detectar a incidência ou exacerbação de SM após 16 semanas de tratamento. A ocorrência desses eventos foi de 8,5% (± 1,7%) para aripiprazol *versus* 14,4% (± 1,9%) para olanzapina e, após 1 ano, de 10% (± 1,9) para aripiprazol *versus* 20,05 (± 2,3%) para a olanzapina (RR = 2,1; IC 95% 1,3 a 3,1). Os autores não descreveram os critérios usados para o diagnóstico de SM.

Kato et al. (2004) avaliaram a presença de SM em 48 pacientes com esquizofrenia e, embora tenham encontrado prevalência aumentada de SM, não encontraram associação entre SM e o uso de algum antipsicótico específico. Metade dos pacientes estava em uso de clozapina, 21% em uso de haloperidol, 15% em uso de olanzapina e 15% em uso de risperidona. Mackin et al. (2005), em estudo transversal com 103 pacientes ambulatoriais em uso de antipsicóticos, mostraram que oito deles preenchiam critérios para SM, todos eles em uso de AA. A pressão arterial, um dos critérios para o diagnóstico de SM, não foi medida nesse estudo.

CONSIDERAÇÕES FINAIS

Os efeitos adversos metabólicos ainda são desafios importantes para a psicofarmacologia. A ocorrência de ganho significativo de peso ocorre com frequência em pacientes em uso de clozapina, olanzapina e antipsicóticos tradicionais de baixa potência. Os principais estabilizadores de humor também estão associados a ganho importante de peso. Outros efeitos adversos metabólicos, como hiperglicemia, DM2 e dislipidemias, também ocorrem com os antipsicóticos citados, seja devido ao ganho de peso, seja por prejuízo direto sobre o metabolismo da glicose. A associação entre os estabilizadores de humor e os transtornos do metabolismo da glicose e as dislipidemias é questionável; quando ocorre, parece ser secundária ao ganho de peso.

O FDA recomenda que todo paciente em uso de AA seja monitorado para ocorrência de hiperglicemia ou DM2. Porém, os estudos demonstraram que alguns desses fármacos provocam poucos efeitos adversos metabólicos. Novos antipsicóticos, como a ziprasidona e o aripiprazol, parecem não apresentar efeitos colaterais importantes sobre o peso e sobre o metabolismo glicídico e lipídico. A incidência de DM2 ou de ganho de peso com a risperidona é pequena, se comparada com a da clozapina ou olanzapina. Supõe-se que a risperidona tenha algum efeito benéfico sobre as dislipidemias. O ganho de peso em pacientes em uso haloperidol também é menor, sendo improvável a ocorrência de DM2 secundária a esse fármaco.

É importante que o psiquiatra, ao prescrever essas medicações, conheça seus diferentes perfis de efeitos adversos, para que possa pesar as vantagens e desvantagens do uso de cada uma delas em cada paciente em particular. Atento a esses efeitos colaterais, ele poderá também orientar preventivamente seus pacientes quanto à necessidade de uma dieta saudável e da prática de atividade física e encaminhá-los para tratamento especializado com endocrinologistas e nutricionistas, a fim de compor um atendimento integrado e multidisciplinar.

REFERÊNCIAS

Allison DB, Mentore JL, Heo M et al. Antipsychotic-induced weight gain: a comprehensive research synthesis. Am J Psychiatry 1999; 156(11):1686-96.

American Diabetes Association, American Psychiatric Association, American Association of Clinical Endocrinologists, North American Association for the Study of Obesity. Consensus development conference on antipsychotic drugs and obesity and diabetes. J Clin Psychiatry 2004; 65(2):267-72.

Aronne LJ, Segal KR. Weight gain in the treatment of mood disorders. J CLin Psychiatry 2003; 64 (suppl8):22-9.

Akhtar S, Kelly C, Gallagher A, Petrie JR. Newer antipsychotic agents, carbohydrate metabolism and cardiovascular risk. Br J Diabetes Vasc Dis 2004; 4(5):303-9.

Arranz B, Rosel P, Ramírez N et al. Insulin resistance and increased leptin concentrations in noncompliant schizophrenia patients but not in antipsychotic-naive first-episode schizophrenia patients. J Clin Psychiatry 2004; 65(10):1335-42.

Calandre EP, Rodriguez-Lopez C, Blazquez A, Cano D. Serum lipids, lipoproteins and apolipoproteins A and B in epileptic patients treated with valproic acid, carbamazepine or phenobarbital. Acta Neurol Scand 1991; 83(4):250-3.

Casey DE. Dyslipidemia and atypical antipsychotic drugs. J Clin Psychiatry 2004; 65 (Suppl 18):27-35.

Casey DE, Daniel DG, Wassef AA et al. Effect of divalproex combined with olanzapine or risperidone in patients with an acute exacerbation of schizophrenia. Neuropsychopharmacology 2003; 28(1):182-92.

Colp R. History of Psychiatry. In: Sadock BJ, Sadock VA (eds.) Kaplan & Sadock's Comprehensive Textbook of Psychiatry. 8 ed. Philadelphia: Lippincott Williams & Wilkins; 2005:4013-47.

Corman CL, Leung NM, Guberman AH. Weight gain in epileptic patients during treatment with valproic acid: a retrospective study. Can J Neurol Sci 1997; 24(3):240-4.

Elmslie JL, Mann JI, Silverstone JT et al. Determinants of overweight and obesity in patients with bipolar disorder. J Clin Psychiatry 2001; 62(6):486-91.

Executive summary of the Third Report of the National Cholesterol Education Program (NCEP) Expert Panel on detection, evaluation and treatment of high blood cholesterol in Adults (Adult Treatment Panel (III). JAMA 2001; 285:2486-97.

Fava M. weight gain and antidepressants. J Clin Psychiatry 2000; 61 (suppl11):37-41.

Flegal, KM, Graubard BI, Williamson DF, Gail MH. Excess deaths associated with underweight, overweight and obesity. JAMA 2005; 293(15):1861-7.

Fontaine KR, Heo M, Harringan EP et al. Estimating the consequences of anti-psychotic induced weight gain on health and mortality rate. Psychiatry Res 2001; 101(3):277-88.

Franzoni E, Govoni M, D'Addato S et al. Total cholesterol, high-density lipoprotein cholesterol, and triglycerides in children receiving antiepileptic drugs. Epilepsia 1992; 33(5):932-5.

Garland EJ, Remick RA, Zis AP. Weight gain with antidepressants and lithium. J Clin Psychopharmacol 1988; 8(5):323-30.

Haslam DW, James WPT. Obesity. Lancet 2005; 366:1197-209.

Heldenberg D, Harel S, Holtzman M et al. The effect of chronic anticonvulsivant therapy on serum lipids and lipoproteins in epileptic children. Neurology 1983; 33:510-3.

Henderson DC, Cagliero E, Gray C et al. Clozapine, diabetes mellitus, weight gain, and lipid abnormalities: a five-year naturalistic study. Am J Psychiatry 2000; 157(6):975-81.

Henderson DC, Cagliero E, Copeland PM et al. Glucose metabolism in patients with schizophrenia treated with atypical antipsychotic agents. Arch Gen Psychiatry 2005; 62(1):19-28.

Holt RIG, Peveler RC, Byrne CD. Schizophrenia, the metabolic syndrome and diabetes. Diabet Med 2004; 21(6):515-23.

Howes OD, Bhatnagar A, Gaughran FP et al. A prospective study of impairment in glucose control caused by clozapine without changes in insulin resistance. Am J Psychiatry 2004; 161(2):361-3.

International Diabetes Federation. The IDF consensus worldwide definition of the metabolic syndrome. April 14,:http://www.idf.org/webdata/docs/idf-metasyndrome-definition, 2005.

Isojärvi JI, Rättyä J, Myllylä VV et al. Valproate, lamotrigine, and insulin-mediated risks in women with epilepsy. Ann Neurol 1998; 43(4):446-51.

James PT, Leach R, Kalamara E et al. The worldwide obesity epidemic. Obes res 2001; 9 (suppl 4): 228S-33S.

Kato MM, Currier MB, Gomez CM et al. Prevalence of metabolic syndrome in hispanic and non-hispanic patients with schizophrenia. Prim Care Companion J Clin Psychiatry 2004; 6(2):74-7.

Keck PE, McElroy SL. Drogas antiepilépticas. In: Schatzberg AF, Nemeroff CB (eds.) Fundamentos de psicofarmacologia clínica. Rio de Janeiro: Guanabara Koogan; 2002:178-98.

Koller EA, Cross JT, Doraiswamy PM, Schneider BS. Risperidone-associated diabetes mellitus: a pharmacovigilance study. Pharmacotherapy 2003; 23(6):735-44.

Koro CE, Fedder DO, L'Italien GJ et al. An assessment of independent effects of olanzapine and risperidone exposure on the risk of hyperlipidemia in schizophrenic patients. Arch Gen Psychiatry 2002; 59(11):1021-6.

Lamberti JS, Costea GO, Olson D et al. Diabetes mellitus among outpatients receiving clozapine: prevalence and clinical-demographic correlates. J Clin Psychiatry 2005: 66(7):900-6.

Lemieux S, Prud'homme D, Bouchard C et al. A single threshold value of waist girth identifies normal-weight and overweight subjects with excess visceral adipose tissue. Am J Clin Nutr 1996; 64:685-93.

Lieberman JA, Stroup TS, McEvoy JP et al. Efectiveness of antipsychotic drugs in patients with chronic schizophrenia. N Engl J Med 2005; 353(12):1209-23.

Liebzeit KA, Markowitz JS, Caley CF. New onset diabetes and atypical antipsychotics. Eur Neuropsychopharmacol 2001; 11(1):25-32.

Littrell KH, Petty RG, Hilligoss NM et al. The effect of aripiprazole on insulin resistance in schizophrenia. In: Proceedings of the 157th Annual Meeting of the American Psychiatric Association. New York: APA; 2004. Abstract 602.

Lund BC, Perry PJ, Brooks JM, Arndt S. Clozapine use in patients with schizophrenia and the risk of diabetes, hyperlipidemia and hypertension. Arch Gen Psychiatry 2001; 58(12):1172-6.

Mackin P, Watkinson HM, Young AH. Prevalence of obesity, glucose homeostasis disorders and metabolic syndrome in psychiatric patients taking typical or atypical antipsychotic drugs: a cross-sectional study. Diabetologia 2005; 48(2):215-21.

McEvoy JP, Meyer JM, Goff DC et al. Prevalence of the metabolic syndrome in patients with schizophrenia: baseline results from the Clinical Antipsychotic Trials of Intervenion Effectiveness (CATIE) schizophrenia trial and comparison with national estimates from NHANES III. Schizophr Res 2005; 80:19-32.

McIntyre RS, Mancini DA, Basile VS et al. Antipsychotic-induced weight gain: bipolar disorders and leptin. J Clin Psychopharmacol 2003; 23(4);323-7.

McQuade RD, Stock E, Marcus R et al. A comparison of weight change during treatment with olanzapine or aripiprazole: results from a randomized, double-blind study. J Clin Psychiatry 2004; 65 (Suppl 18):47-56.

Meyer JM. Strategies for the long-term treatment of schizophrenia: real-world lessons from the CATIE trial. J Clin Psychiatry 2007; 68 (suppl 1):28-33.

Meyer JM. A retrospective comparison of weight, lipid, and glucose changes between risperidone- and olanzapine-treated inpatients: metabolic outcomes after 1 year. J Clin Psychiatry 2002; 63(5):425-33.

Mir S, Taylor D. Atypical antipsychotics and hyperglycaemia. Int Clin Psychopharmacol 2001; 16(2):63-73.

Newcomer JW. Second generation (atypical) antipsychotics and metabolic effects: a comprehensive literature review. CNS Drugs 2005; 19 (suppl1):1-93.

Newcomer JW, Haupt DW, Melson AK, Schweiger J. Insulin resistance measured with euglycemic clamps during antipsychotic treatment in schizophrenia [abstract]. Biol Psychiatry 2002; 51:25S.

Newcomer JW. Abnormalities of glucose metabolism associated with atypical antipsychotic drugs. J Clin Psychiatry 2004; 65 (Suppl 18):36-46.

Pi-Sunyer FX. Obesity: criteria and classification. Proc Nutr Soc 2000; 59:505-9.

Sasaki J, Kumagae G, Sata T et al. Decreased concentration of high density lipoprotein cholesterol in schizophrenic patients treated with phenothiazines. Atherosclerosis 1984; 51(2-3):163-9.

Sena EP, Sampaio AS, Quarantini LC, Oliveira IR. Diabetes mellitus e antipsicóticos atípicos. Rev Bras Psiquiatr 2003; 25(4):253-7.

Silverstone T, Smith G, Goodall E. Prevalence of obesity in patients receiving depot antipsychotics. Br J Psychiatry 1988; 153:214-7.

Simpson GM, Glick ID, Weiden PJ et al. Randomized, controlled, double-blind multicenter comparison of the efficacy and tolerability of ziprasidone and olanzapine in acutely ill inpatients with schizophrenia or schizoaffective disorder. Am J Psychiatry 2004; 161(10):1837-47.

Snidjer MB, Dekker JM, Visser M et al. Association of hip and thigh circumferences independent of waist circumference with the incidence of type 2 diabetes: the Hoorn Study. Am J Clin Nutr 2003; 77: 1192-7.

Sowell MO, Mukhopadhyay N, Cavazzoni P et al. Hyperglycemic clamp assessment of insulin secretory responses in normal subjects treated with olanzapine, risperidone, or placebo. J Clin Endocrinol Metab 2002; 87(6):2918-23.

Thakore JH, Mann JN, Vlahos I et al. Increased visceral fat distribution in drug-naïve and drug free patients with schizophrenia. Int J Obes Relat Metab Disord 2002; 26:137-41.

Vestergaard P, Schou M. Does long-term lithium treatment induce diabetes mellitus? Neuropsychobiology 1987; 17(3):130-2.

Wirshing D. Schizophrenia and obesity: impact of antipsychotic medications. J Clin Psychiatry 2004; 65 (Suppl 18):13-26.

Zimmermann U, Kraus T, Himmerich H et al. Epidemiology, implications and mechanisms underlying drug-induced weight gain in psychiatric patients. J Psychiatr Res 2003; 37(3):193-220.

Efeitos Cardiovasculares dos Psicotrópicos

Milena Gross de Andrade • Renério Fráguas Jr.

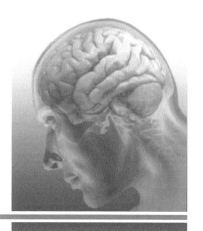

INTRODUÇÃO

Pacientes com transtornos mentais constituem uma população de alto risco para doenças cardiovasculares, apresentando morbidade e mortalidade superiores às da população geral. Isso se deve a diversos fatores: (1) acúmulo de fatores de risco tradicionais, como alterações metabólicas, sobrepeso e obesidade, tabagismo, sedentarismo e fatores dietéticos; (2) efeitos deletérios cardíacos do próprio transtorno mental, como a depressão, que é um fator preditivo para o surgimento e o prognóstico da doença coronariana; (3) e uso de psicotrópicos que apresentam efeitos cardiovasculares adversos (Hannerz et al., 2000).

O objetivo deste capítulo é discutir os principais efeitos adversos que os psicotrópicos podem causar no sistema cardiovascular, sem perder a perspectiva de que essas medicações apresentam eficácia comprovada no manejo dos transtornos mentais, auxiliando o alívio dos sintomas daqueles que sofrem desses males. Na sequência, serão listados os efeitos colaterais cardiovasculares das principais medicações psiquiátricas em uso no Brasil.

Os efeitos adversos cardiovasculares podem ser divididos em efeitos sobre a pressão arterial, sobre o ritmo e a condução cardíaca e sobre o músculo cardíaco.

EFEITOS SOBRE A PRESSÃO ARTERIAL

A hipotensão ortostática é o efeito adverso autonômico mais comum das medicações psiquiátricas. É definida como uma queda da pressão arterial sistólica ≥ 20mmHg ou redução da pressão arterial sistólica abaixo de 90mmHg ao se levantar. Raramente, a hipotensão ortostática pode resultar em síncope cardiogênica, que ocorre quando o sistema nervoso autonômico é incapaz de realizar uma vasoconstrição periférica adequada. Outras complicações da hipotensão ortostática incluem tontura e distúrbios visuais resultantes da hipoperfusão cerebral. Deve-se ficar atento ao risco de quedas, particularmente em idosos.

A hipotensão ortostática ocorre principalmente devido ao antagonismo α_1-adrenérgico exercido por muitas substâncias. É mais comum em pacientes cardíacos (14% a 24%) do que em indivíduos hígidos (0% a 7%). A taxa relatada de lesão consequente a hipotensão ortostática em idosos é de 4% (fraturas, lacerações).

Entre os antidepressivos, os inibidores da monoaminoxidase (IMAO) são os que mais causam hipotensão ortostática, em especial os inibidores irreversíveis, como a tranilcipromina. Esse efeito colateral também é bastante comum entre os tricíclicos, sendo menos comum com a nortriptilina. Os inibidores seletivos da recaptação de serotonina (ISRS) praticamente não causam hipotensão ortostática.

Com relação aos antipsicóticos, 75% dos pacientes queixam-se de hipotensão ortostática, na maior parte dos casos transitória (Stanniland et al., 2000), sendo mais comum quando os antipsicóticos são usados em associação. Antipsicóticos típicos de baixa potência (como a clorpromazina e a tioridazina) causam mais hipotensão ortostática do que os antipsicóticos de média e alta potência. Os antipsicóticos atípicos também estão associados com bradicardia e hipotensão, em especial a clozapina, mas também quetiapina, risperidona e olanzapina.

Para a maioria dos pacientes, será desenvolvida tolerância em relação aos efeitos hipotensores dos psicotrópicos, tendência que não é observada com a tranilcipromina. Por esse motivo, recomenda-se a divisão da dose total da tranilcipromina em três ou quatro tomadas diárias.

Problemas mais graves em relação à regulação da pressão arterial ocorrem após uso intramuscular das medicações ou aumento rápido da dose. Por isso, a dose inicial da medicação deve ser baixa e o aumento, gradual. Caso ocorra hipotensão ortostática, pode-se reduzir temporariamente a dose e, em seguida, voltar ao esquema inicial.

Como medidas para redução do risco de desenvolver hipotensão devem ser evitadas mudanças de postura abruptas, ficar em pé por longos períodos de tempo, exercícios físicos extenuantes e uso de álcool. O uso de meias elásticas para aumentar o retorno venoso periférico pode ser útil em alguns casos.

Caso seja necessário o uso de medicação para controle da hipotensão ortostática, o fármaco mais utilizado é a fludrocortisona (Florinef®), que aumenta a quantidade de sódio na corrente sanguínea. Sua dose inicial é de 0,1mg/dia, com ajustes semanais. O aumento da pressão arterial ocorre de modo gradual, com efeito máximo após 1 a 2 semanas. Apresenta efeitos colaterais importantes, como cefaleia, hipocalemia (50%) e hipomagnesemia (5%), não sendo indicada para pacientes com insuficiência cardíaca congestiva.

Já o aumento da pressão arterial é um efeito cardiovascular menos observado entre os psicotrópicos. As principais medicações responsáveis por esse efeito são os IMAO irreversíveis e os inibidores da recaptação de noradrenalina, em especial a venlafaxina, mas também a reboxetina e a bupropiona.

Como o nome já diz, os IMAO irreversíveis bloqueiam a monoaminoxidase de modo irreversível, ou seja, a função dessa enzima só poderá retornar quando novas enzimas forem sintetizadas na ausência do uso de IMAO, processo que demora em torno de 2 semanas após a interrupção do fármaco. O bloqueio do subtipo A da MAO impede a metabolização de neurotransmissores monoaminérgicos (serotonina, noradrenalina e dopamina). Entre essas aminas, a mais relacionada com o controle da pressão arterial é a noradrenalina. Os IMAO inibem também a metabolização de aminas provenientes da dieta, como a tiramina, fazendo com que a ingestão de alimentos ricos em tiramina possa elevar de modo perigoso a pressão arterial. A tiramina aumenta a liberação de noradrenalina, e o bloqueio da MAO faz com que essa enzima pare de destruí-la, gerando um acúmulo da mesma, com risco de elevação da pressão arterial (Stahl et al., 2002). Esse risco é controlável mediante a restrição desses alimentos, assim como a restrição do uso simultâneo de determinados medicamentos (meperidina, ISRS, fármacos simpatomiméticos). Entre os alimentos a serem evitados estão os queijos e carnes maturados, incluindo salames e salsichas, fígado, cerveja, vinho, vagem, repolho azedo, molho de soja, chocolate, cafeína e iogurte.

Embora de classes diferentes, a venlafaxina, a reboxetina e a bupropiona apresentam em comum o efeito cardiovascular adverso de aumento de pressão arterial. Isso se dá pelo aumento importante da concentração de noradrenalina provocado por esses fármacos. O risco de hipertensão associado à venlafaxina é dose-dependente, haja vista que, em altas doses, sua ação sobre o bloqueio da recaptação da noradrenalina é maior, tendo por isso uso limitado em pacientes com doenças cardíacas. Em estudo realizado com 37 pacientes hígidos tomando altas doses de venlafaxina (dose média de 346,15mg/dia), 12,5% desenvolveram hipertensão após início do tratamento (Mbaya et al., 2007). A reboxetina e a bupropiona apresentam risco menor de hipertensão quando comparadas à venlafaxina, e devem ser usadas com cautela em pacientes com risco cardiovascular.

EFEITOS NA CONDUÇÃO CARDÍACA E ARRITMIAS

O principal marcador de risco de arritmia é o prolongamento do intervalo QT, que corresponde ao tempo existente entre o início da despolarização do ventrículo (onda Q) e o final de sua repolarização (onda T). Como a frequência cardíaca pode alterar o valor de QT, utiliza-se o valor do intervalo QT corrigido pela frequência cardíaca, ou seja, divide-se a medida de QT pela raiz quadrada de RR (QTc). São considerados valores normais de QTc até 430ms para homens e até 450ms para mulheres. Essa diferença entre os gêneros se dá em razão da testosterona, que encurta o QTc masculino a partir da puberdade, voltando a se alargar após os 50-55 anos (Glassman et al., 2001). O prolongamento do intervalo QTc aumenta o risco de fibrilação ventricular e *torsades des pointes* (TdP), podendo levar à morte súbita (Strauss, 2006).

Pacientes com transtornos psiquiátricos apresentam maior risco de desenvolver prolongamento de QTc, tanto pelo uso de psicotrópicos em associação e em altas doses como pelo uso concomitante de álcool e drogas ilícitas. São fatores de risco para prolongamento de QTc: síndrome congênita do QT longo, bradicardia, insuficiência cardíaca, doença isquêmica do coração, sexo feminino, idade avançada, doença do fígado, desbalanço eletrolítico (hipocalemia e hipomagnesemia) e uso de drogas ilícitas, principalmente estimulantes (Justo et al., 2005). Pacientes com anorexia nervosa apresentam sobreposição de fatores de risco e devem ser avaliados cuidadosamente.

O mecanismo de ação mais comum por meio do qual os psicotrópicos provocam o alargamento de QTc é o bloqueio dos canais de potássio do miocárdio, impedindo a saída de potássio e retardando a repolarização ventricular (Mackin, 2007). Entre os antidepressivos, os tricíclicos são mais propensos a causar alargamento de QTc do que os ISRS, particularmente em altas doses ou em casos de superdosagem (Pacher et al., 1999). Os tricíclicos, além de bloquearem os canais de potássio, bloqueiam também os canais de sódio, retardando a entrada desse íon nas células, com atraso na despolarização cardíaca. Entre os tricíclicos, as medicações que estão mais associadas com prolongamento de QTc são a amitriptilina e a imipramina, cujo risco se eleva com o aumento da dose (Liu et al., 2004).

Comparados com pacientes que não estão em uso de antidepressivos, pacientes em uso de tricíclicos apresentam risco aumentado para morte súbita cardiogênica. Esse risco estava diretamente relacionado à dose da medicação: enquanto pacientes que usavam o equivalente a menos de 100mg/dia de amitriptilina não apresentaram aumento do risco (RR, 0,97; IC 95% 0,72 a 1,29), aqueles que usavam o equivalente a 300mg/dia apresentavam risco 2,5 vezes maior de morte súbita cardiogênica (RR, 2,53; IC 95%, 1,04 a 6,12).

Os ISRS costumam causar mais bradicardia do que taquicardia, e isso seria um fator protetor contra o surgimento de arritmias, uma vez que estas geralmente ocorrem após episódio de taquicardia. Entre eles, as medicações que mais apresentam risco de prolongamento de QTc, principalmente em *overdose*, são a fluoxetina e o citalopram, que bloqueiam tanto os canais de potássio como os de cálcio.

Há uma entidade clínica que é associada ao uso de antidepressivos e ao aumento de risco de morte súbita, porém com valores de QTc dentro da normalidade: síndrome de Brugada. Essa síndrome caracteriza-se pela presença de um padrão eletrocardiográfico semelhante a um bloqueio de ramo direito associado a um supradesnivelamento do segmento ST nas derivações V1, V2 e V3. A morte súbita ocorre por taquiarritmia primária, incluindo TdP, geralmente culminando em fibrilação ventricular. Achados consistentes com síndrome de Brugada foram encontrados em *overdose* tricíclicos, fluoxetina, mirtazapina e lítio.

Alguns antipsicóticos estão ainda mais associados com o prolongamento de QTc do que os antidepressivos. Entre os antipsicóticos típicos, aqueles que apresentam maior chance de causar alargamento de QTc são tioridazina, pimozida e droperidol, sendo este último retirado do mercado por esse motivo. Observou-se prolongamento de QTc também com clorpromazina e haloperidol, este último em dose superior a 20mg/dia. Quanto aos antipsicóticos atípicos, aqueles com maior risco de prolongamento de QTc são sertindole (que por esse motivo não recebeu aprovação do FDA), ziprasidona, quetiapina e risperidona.

Em um estudo conduzido por Harrigan et al. em 2004, no qual seis antipsicóticos foram comparados para aferição de seus efeitos sobre o intervalo QTc, observou-se que todos os grupos apresentaram aumento de QTc quando comparados com o eletrocardiograma (ECG) de base. Os valores médios de aumento de QTc foram os seguintes: 30,1ms no grupo da tioridazina 300mg/dia, 15,9ms no grupo da ziprasidona 160mg/dia, 7,1ms no grupo do haloperidol 15mg/dia, 5,7ms no grupo da quetiapina 750mg/dia, 3,6ms no grupo da risperidona 6 a 8mg/dia ou 16mg/dia (dentro do mesmo grupo) e 1,7ms no grupo da olanzapina 20mg/dia.

Além dos dados específicos de cada medicação, observou-se que as associações medicamentosas elevaram significativamente o risco de prolongamento de QTc.

Outro importante marcador de risco de arritmia é a taxa de variabilidade da frequência cardíaca (*heart rate variability* – HRV). Em repouso, indivíduos saudáveis apresentam variações periódicas nos intervalos RR. Esse fenômeno rítmico, conhecido por arritmia sinusal respiratória, corresponde à oscilação da frequência cardíaca observada durante a respiração (cardioaceleração na inspiração, cardiodesaceleração na expiração), mediada pela inervação parassimpática. Assim, psicotrópicos que aumentem a noradrenalina, que é o principal neurotransmissor do sistema nervoso autônomo simpático, reduzem o tônus parassimpático, diminuindo a HRV. A HRV ganhou destaque quando foi identificada como fator prognóstico isolado para sobrevida após ataque cardíaco.

Diversos estudos sugerem uma relação entre emoções negativas (como ansiedade, hostilidade e depressão) e redução da HRV. Entretanto, essa redução pode ser decorrente do efeito de antidepressivos sobre a frequência cardíaca. Entre os antidepressivos, os tricíclicos e os inibidores da recaptação de serotonina e noradrenalina, em especial a venlafaxina, reduzem a HRV, provavelmente pelo aumento da noradrenalina (Davidson et al., 2005). Os ISRS não parecem afetar a HRV, sendo a escolha mais segura para pacientes com risco cardíaco.

Embora não haja um consenso, alguns autores recomendam, antes do início do tratamento com psicotrópicos, solicitar um ECG, que deve ser analisado para exclusão de hipertrofia ventricular esquerda e de anormalidades de repolarização. Além disso, ECG periódicos, principalmente quando altas doses se fazem necessárias, reduziriam o risco de arritmias fatais (Liu et al., 2004).

EFEITOS SOBRE O MÚSCULO CARDÍACO

Miocardite e cardiomiopatia, embora raras, são complicações devastadoras, porém potencialmente reversíveis de alguns psicotrópicos, em particular da clozapina. Outras medicações que apresentam associação com miocardites, porém de um modo menos robusto, são quetiapina, lítio, clorpromazina, haloperidol e risperidona (Coulter et al., 2001). Nas afecções de músculo cardíaco, o número de canais de potássio está reduzido, sendo o efeito eletrocardiográfico final o mesmo encontrado nas síndromes de QTc longo, ou seja, atraso na repolarização ventricular, gerando assim aumento do risco de arritmia e morte súbita.

A incidência de miocardite (inflamação da camada média do miocárdio) em uso de clozapina varia de 0,7% a 1,2%. Oitenta e cinco por cento dos casos ocorrem nos 2 primeiros meses de tratamento, em especial nas 2 primeiras semanas. Esse processo é provavelmente ocasionado por uma reação de hipersensibilidade tipo 1 mediada por IgE.

A cardiomiopatia causada pela clozapina é, em geral, do subtipo dilatada (com prejuízo do bombeamento sistólico), e acredita-se que seja decorrente da evolução da miocardite. O risco de desenvolver cardiomiopatia é cerca de cinco vezes maior entre os pacientes tratados com clozapina do que o observado na população geral. Seu início é mais tardio, ocorrendo após 1 ano de tratamento.

Os sintomas clínicos da miocardite são bastante inespecíficos, podendo ocorrer febre, taquicardia, dor no peito, dispneia, eosinofilia, aumento das enzimas cardíacas e alteração do ECG. Como a progressão para miocardite fulminante pode ser rápida, são necessários diagnóstico rápido, suspensão da medicação e encaminhamento para o cardiologista. O uso de betabloqueadores, inibidores da enzima de conversão da angiotensina (IECA) e diuréticos pode ser útil. O uso de corticoides permanece controverso.

A reintrodução da clozapina nesses pacientes é contraindicada, pois a maioria, embora não todos, experimenta recorrência da miocardite na reintrodução do fármaco.

ESPECIFICIDADES DE CADA PSICOTRÓPICO

A seguir serão apresentadas as principais medicações psiquiátricas em uso e os riscos cardiovasculares a elas relacionados.

Ácido valproico

- **Classe:** anticonvulsivante.
- **Risco cardiovascular:** bastante seguro, apresenta incidência <1% de tontura e hipotensão (Maxmen et al., 1998).

Existem raros relatos de taquicardia atrial após *overdose* maciça de ácido valproico, com boa resposta à hemodiálise e posterior hemoperfusão.

Agomelatina

- **Classe:** antidepressivo agonista dos receptores de melatonina MT_1 e MT_2, antagonista dos receptores de serotonina $5-HT_{2c}$.
- **Risco cardiovascular:** por ser um psicotrópico muito recente no mercado, seus efeitos colaterais ainda não estão bem estabelecidos. Até o presente momento, não houve relatos de efeitos cardiovasculares superiores aos relatados com o uso de placebo (Dubovsky et al., 2009).

Amisulprida

- **Classe:** antipsicótico atípico.
- **Risco cardiovascular:** está associado com prolongamento de QTc, que pode evoluir para TdP e morte súbita. Esse prolongamento é dose-dependente, sendo observado principalmente em doses acima de 800mg/dia. Uma pequena parcela dos pacientes apresenta risco de desenvolvimento de hipotensão ortostática ou hipertensão, palpitações e bradicardia assintomática (em altas doses) (Stahl et al., 2002).

Em superdosagem, há diversos relatos de fatalidades decorrentes de prolongamento de QTc e progressão para TdP e arritmia ventricular.

Seu uso em pacientes com doença cardiovascular deve ser cauteloso, pois o prolongamento do QTc pode ser agravado por situações comuns a esses pacientes, como bradicardia, hipocalemia e síndrome do QTc longo congênito. Usar com cautela em pacientes com infarto do miocárdio agudo ou com insuficiência cardíaca descompensada.

Amitriptilina

- **Classe:** antidepressivo tricíclico.
- **Risco cardiovascular:** hipotensão ortostática (32% é a porcentagem de pacientes que apresentam esse efeito colateral), taquicardia sinusal (20%), prolongamento de QTc e outras alterações de ECG (20%) e arritmias (6%) (Maxmen et al., 1998). Em pacientes com doença cardiovascular, pode provocar aumento sustentado da frequência cardíaca, reduzindo a HRV e aumentando o risco de morte cardiogênica. Nessa população, pode raramente, causar falência cardíaca.

Em estudo sobre risco de anormalidades cardíacas após superdosagem de tricíclicos (Brahmi et al., 2007), o fármaco mais utilizado foi a amitriptilina (66%), seguido pela clomipramina (29%). As principais anormalidades encontradas foram taquicardia (63%), prolongamento de PR (>200ms, 28%), síndrome de Brugada (15%) e hipotensão (11%). A taquicardia foi mais frequente na intoxicação por amitriptilina do que por clomipramina (p = 0,047).

Aripiprazol

- **Classe:** antipsicótico de terceira geração (agonista parcial da dopamina).
- **Risco cardiovascular:** um pequeno número de pacientes apresenta hipotensão ortostática, que surge geralmente no início do tratamento. Há poucos relatos em relação a anormalidades do ECG; em um estudo observou-se re-

dução do intervalo QTc com uso de aripiprazol (Goodnick et al., 2002).

Apresenta segurança cardiovascular nos relatos de superdosagem.

Bupropiona

- **Classe:** antidepressivo inibidor da recaptação da noradrenalina e da dopamina.
- **Risco cardiovascular:** hipotensão ortostática (4,3%), hipertensão (1,6%), taquicardia (10,8%), prolongamento de QTc e outras alterações de ECG (<2%) e arritmias (3,7%). Em estudo envolvendo pacientes com diagnóstico de hipertensão grau I (PA sistólica entre 140 e 159mmHg ou PA diastólica entre 90 e 99mmHg), foram observados apenas efeitos sutis na variação da pressão arterial, embora a relação entre bupropiona e hipertensão emergente com o tratamento não deva ser desconsiderada. Aumento da frequência cardíaca superior ao placebo foi encontrado somente em doses de 400mg/dia (2,28 *vs.* –0,64bpm; delta = 2,92, p = 0,004) (Thase et al., 2008). Nos casos de superdosagem observam-se taquicardia e prolongamento de QTc.

Carbamazepina

- **Classe:** anticonvulsivante.
- **Risco cardiovascular:** hipotensão ortostática (11,4%), desmaios (<1%), palpitações (<1%), bradicardia (<1%), dor torácica (<1%), redução da condução cardíaca e dos ritmos nodais (<1%), insuficiência cardíaca congestiva (<0,1%) e hipertensão (<0,1%). A redução do tempo de condução atrioventricular e dos ritmos nodais (efeito *quinidina-like*) ocorre, em especial, em mulheres idosas (Maxmen et al., 1998).

Nos casos de superdosagem são observadas duas respostas distintas: taquicardia sinusal (mais comum) ou bradiarritmias/retardo na condução atrioventricular (principalmente em mulheres idosas).

Citalopram

- **Classe:** antidepressivo inibidor seletivo da recaptação de serotonina.
- **Risco cardiovascular:** relativamente seguro na faixa terapêutica, embora apresente risco de prolongamento de QTc semelhante ao da fluoxetina, além do risco de redução da frequência cardíaca, comum a todos os ISRS. Ambos os fármacos (citalopram e fluoxetina) apresentam tanto efeitos antiarrítmicos como pró-arrítmicos (prejuízo na condução atrioventricular ou intraventricular e na repolarização). Esse efeito é especialmente importante nos casos de superdosagem (Pacher et al., 1999).

Isbister, em estudo publicado em 2004, analisou 469 pacientes com intoxicação por algum ISRS. Observou-se prolongamento de QTc superior a 440ms em 68% dos pacientes que ingeriram citalopram, com QTc médio de 450ms (436 a 484ms). Esse dado foi significativamente superior ao observado com a fluoxetina (p = 0,045), a fluvoxamina (p = 0,022), a paroxetina (p = 0,0002) e a sertralina (p = 0,001).

Portanto, quando em superdosagem, apresenta risco considerável de arritmias. Observa-se que a medida do intervalo QTc aumenta linearmente com o aumento da concentração sérica do citalopram. O uso de carvão ativado nos casos de superdosagem acima de 600mg reduziu em 60% o surgimento de TdP.

O citalopram foi utilizado no estudo MIND-IT (*Myocardial Infarction and Depression Intervention Trial*) em 47 pacientes com infarto do miocárdio. Os resultados não evidenciaram maior risco de ocorrência de um evento cardiovascular para o grupo que recebeu citalopram. Como evento cardiovascular, os autores consideraram óbito por motivo cardiovascular, novo infarto do miocárdio, cirurgia cardíaca, surgimento de insuficiência cardíaca, isquemia do miocárdio ou arritmia ventricular. Entretanto, cabe lembrar que, para a comparação com o grupo que não recebeu antidepressivo, aqueles que receberam Citalopram foram analisados em conjunto com aqueles que receberam mirtazapina (van Melle et al., 2007).

Clomipramina

- **Classe:** antidepressivo tricíclico.
- **Risco cardiovascular:** hipotensão ortostática (13%), taquicardia sinusal (14,7%), prolongamento de QTc e outras alterações de ECG (20%) e arritmias (6%). Em pacientes com doença cardiovascular, há risco de provocar aumento sustentado da frequência cardíaca, reduzindo a HRV e aumentando o risco de morte cardiogênica. Nessa população há raros relatos de falência cardíaca (Maxmen et al., 1998).

Em estudo sobre risco de anormalidades cardíacas após superdosagem de tricíclicos (Brahmi et al., 2007), a clomipramina foi o segundo fármaco mais utilizado nas tentativas de suicídio (29%), precedida apenas pela amitriptilina (66%). As principais anormalidades encontradas foram taquicardia (63%), prolongamento de PR (>200ms, 28%), síndrome de Brugada (15%) e hipotensão (11%). A taquicardia foi mais frequente na intoxicação por amitriptilina do que por clomipramina (p = 0,047).

Clorpromazina

- **Classe:** antipsicótico típico.
- **Risco cardiovascular:** hipotensão ortostática (6%), tontura (10%), desmaio (3%), taquicardia (11%), alterações do ECG, incluindo prolongamento de QTc (20%), arritmia (6%) e sudorese (9%) (Maxmen et al., 1998). As incidências de taquicardia e hipotensão apresentam relação com a dose do clorpromazina utilizada, enquanto as alterações do ECG não têm relação com a posologia do fármaco.

Nos casos de superdosagem foram observados prolongamento de QTc (não dose-dependente), aumento da frequência cardíaca e redução da pressão arterial (ambos dose-dependentes).

Clozapina

- **Classe:** antipsicótico atípico.
- **Risco cardiovascular:** hipotensão ortostática (9%), hipertensão (3,5%), tontura (19%), desmaio (6%), taquicardia (22%), alterações do ECG, incluindo prolongamento de QTc (1%), e sudorese (7,3%). Além disso, é a principal medicação relacionada com doenças do músculo cardíaco, com incidência de miocardite entre 0,7% e 1,2%. Deve ser usada com cautela em pacientes com doença cardiovascular, principalmente quando em uso de polifarmácia (Maxmen et al., 1998).

Em superdosagem, apresenta taquicardia sinusal e discreta hipotensão. Não são observadas alterações importantes no ECG.

Desvenlafaxina

- **Classe:** antidepressivo inibidor da recaptação de serotonina e noradrenalina.
- **Risco cardiovascular:** em estudo com 2.950 pacientes sobre tolerância e segurança da desvenlafaxina, observou-se aumento discreto, porém clinicamente significativo, da pressão arterial em todas as doses da medicação. Essa alteração ocorreu em 1% dos pacientes do grupo-placebo e 2% dos pacientes que estavam em uso de desvenlafaxina. Não há relatos sobre efeitos da desvenlafaxina na condução cardíaca ou de alterações cardíacas provocadas por superdosagem (Clayton et al., 2009).

Duloxetina

- **Classe:** antidepressivo inibidor da recaptação de serotonina e noradrenalina.
- **Risco cardiovascular:** pode ocorrer aumento da pressão arterial e da frequência cardíaca com uso de duloxetina, embora não costume ser clinicamente significativo. Em dose diárias entre 120 e 400mg, observou-se aumento da pressão arterial (aumentos máximos observados: 12mmHg na PA sistólica e 7mmHg na diastólica). Houve também aumento na frequência cardíaca basal (10 a 12bpm), que se mostrou dose-dependente. O retorno à linha de base ocorreu 1 a 2 dias após descontinuação do fármaco. Derby et al. (2007) destacam o risco de pacientes pré-hipertensos desenvolverem hipertensão durante o uso da medicação. Não foram observados efeitos cardiovasculares clinicamente importantes. Em dose de 60mg/dia, esses efeitos são raramente observados (Derby et al., 2007).

Existem raros relatos de taquicardia sustentada com o uso desse fármaco, especialmente em pacientes com insuficiência cardíaca, nos quais houve necessidade de associação com propanolol. Esse efeito não mostrou relação com a dose utilizada. Em pacientes com insuficiência cardíaca congestiva, a duloxetina pode, raramente, provocar desestabilização do quadro.

Há pouca literatura disponível sobre superdosagem de duloxetina.

Escitalopram

- **Classe:** antidepressivo inibidor seletivo da recaptação de serotonina.
- **Risco cardiovascular:** embora bastante seguro em doses terapêuticas, este S-enantiômero do citalopram também apresenta risco cardiovascular nas situações de superdosagem, porém com gravidade inferior em comparação com sua droga de origem. Em estudo com relato de 28 superdosadoras de escitalopram, com doses variando entre 5 e 300mg, foram observadas discretas alterações no ECG, como alargamento do QTc sem desencadeamento de arritmias, com recuperação completa e sem sequelas. Ainda que não existam relatos de casos, estima-se que doses acima de 600mg possam ser letais, com prolongamento de QTc e arritmia ventricular subsequente. Tem sido considerado um dos antidepressivos seguros para uso em pacientes com cardiopatias.

Fluoxetina

- **Classe:** antidepressivo inibidor seletivo da recaptação de serotonina.
- **Risco cardiovascular:** relativamente segura, embora exista risco de hipotensão ortostática (<1%), taquicardia (1,2%), anormalidades no ECG (<2%) e arritmia (1,5%). Não altera a HRV (Maxmen et al., 1998).

Quando em superdosagem, há maior risco de prolongamento de QTc e arritmias fatais, além do risco de surgimento da síndrome de Brugada. A fluoxetina apresenta tanto efeito antiarrítmico como pró-arrítmico (prejuízo na condução atrioventricular ou intraventricular e na repolarização). Esse efeito é especialmente importante nos casos de superdosagem (Pacher et al., 1999).

Por ser potente inibidor dos subsistemas enzimáticos 2C9/19, 2D6 e 3A4 do citocromo P450, pode aumentar efeitos de medicações usadas no tratamento de doenças cardiovasculares. Assim, deve-se observar sempre o risco de interações medicamentosas (Stahl et al., 2002).

Fluvoxamina

- **Classe:** antidepressivo inibidor seletivo da recaptação de serotonina.
- **Risco cardiovascular:** bastante segura, apresenta apenas risco de palpitações (3%), e os outros efeitos colaterais não apresentam incidência superior à do placebo (Maxmen et al., 1998).

Em estudo para comparar a segurança entre nortriptilina e fluvoxamina no tratamento de pacientes depressivos, observou-se que ambas apresentam eficácia semelhante, porém a fluvoxamina tem um perfil de efeitos colaterais mais benigno, com menor incidência de hipotensão ortostática e de aumento da frequência cardíaca.

Por ser potente inibidor dos subsistemas enzimáticos 1A2, 2C9/19 e 3A4 do citocromo P450, pode aumentar efeitos de medicações usadas no tratamento de doenças cardiovasculares. Assim, deve-se observar sempre o risco de interações medicamentosas (Stahl et al., 2002).

Haloperidol

- **Classe:** antipsicótico típico.
- **Risco cardiovascular:** hipotensão ortostática (1%), hipertensão (1%), tontura (14%), desmaio (2%), taquicardia (1%), alterações do ECG, incluindo prolongamento de QTc (<2%), arritmia (<2%) e sudorese (15%) (Maxmen et al., 1998). O uso do haloperidol endovenoso (EV) é o que apresenta maior risco de prolongamento de QTc. Em estudo com 223 pacientes que utilizaram esse fármaco EV, oito (3,6%) desenvolveram TdP. O risco foi maior em pacientes que utilizaram pelo menos 35mg em 24 horas (Sharma et al., 1998).

Em superdosagem, apresenta risco clinicamente significativo de prolongamento de QTc, que pode evoluir para TdP e arritmia ventricular.

Imipramina

- **Classe:** antidepressivo tricíclico.
- **Risco cardiovascular:** hipotensão ortostática (37%), taquicardia sinusal (20%), prolongamento de QTc e outras alterações de ECG (20%) arritmias (6%). Em pacientes com doença cardiovascular, pode provocar aumento sustentado da frequência cardíaca, reduzindo a HRV e aumentando o risco de morte cardiogênica. Nessa população, pode causar também falência cardíaca (Maxmen et al., 1998).

Em superdosagem maciça, pode provocar prolongamento importante de QTc, com progressão para fibrilação ventricular.

Lítio

- **Classe:** estabilizador do humor.
- **Risco cardiovascular:** tontura (20%), anormalidades do ECG (20%) alteração benigna da onda T (25%). Em níveis terapêuticos, pode-se observar achatamento ou inversão da onda T. Mais raramente, ocorre prolongamento de QTc. Essas alterações são geralmente benignas e prontamente revertidas com a suspensão do lítio (Maxmen et al., 1998).

Em doses tóxicas, há aumento do risco de alargamento de QTc e de desenvolvimento de síndrome de Brugada.

Mirtazapina

- **Classe:** antidepressivo noradrenérgico e serotonérgico específico.
- **Risco cardiovascular:** não existem evidências de ação significativa sobre a frequência cardíaca e a pressão arterial. Foi associada com prolongamento de QTc e, raramente, com evolução para TdP (Goodnick et al., 2002). A mirtazapina foi utilizada no estudo MIND-IT em 47 pacientes com infarto do miocárdio. Os resultados não evidenciaram maior risco de ocorrência de um evento cardiovascular para o grupo que recebeu mirtazapina. Como evento cardiovascular, os autores consideraram óbito por motivo cardiovascular, novo infarto do miocárdio, cirurgia cardíaca, surgimento de insuficiência cardíaca, isquemia do miocárdio ou arritmia ventricular (van Melle et al., 2007). Entretanto, cabe lembrar que, para a comparação com o grupo que não recebeu antidepressivo, aqueles que receberam mirtazapina foram analisados em conjunto com aqueles que receberam citalopram (van Melle et al., 2007). A mirtazapina foi associada à ocorrência de hipotensão ortostática e redução da HRV,

provavelmente por uma ação anticolinérgica. Em superdosagem, apresenta risco de síndrome de Brugada.

Moclobemida

- **Classe:** antidepressivo inibidor reversível da monoaminoxidase A (IMAO-A).
- **Risco cardiovascular:** em oposição aos IMAO irreversíveis, a moclobemida apresenta risco muito menor de crise hipertensiva após ingestão de alimentos ricos em tiramina. Por esse motivo, a dieta necessária é bem menos rígida. Entretanto, em doses acima de 900mg/dia esse risco de interação com a tiramina da dieta torna-se clinicamente significativo. Em doses terapêuticas, não são observados outros efeitos sobre o sistema cardiovascular (Bonnet, 2003).

Em superdosagem, é relativamente benigna, porém pode causar prolongamento de QTc e, em 10% dos casos, aumento da frequência cardíaca. Monitoração cardíaca contínua deve ser realizada em pacientes com QTc> 500ms ou com risco conhecido de prolongamento de QTc.

Nefazodona

- **Classe:** antidepressivo antagonista serotonérgico-inibidor da recaptação de serotonina.
- **Risco cardiovascular:** hipotensão ortostática (4%), hipertensão (<1%), taquicardia (<1%), palpitações (<1%), prolongamento de QTc e outras alterações de ECG (<1%) e arritmias (<1%). Em pacientes com doença cardiovascular, sugere-se uso com cautela em razão do risco de hipotensão ortostática (Maxmen et al., 1998). Em superdosagem, pode causar distúrbios na condução cardíaca e hipotensão (1,6%).

Por ser potente inibidor do subsistema enzimático 3A4 do citocromo P450, pode aumentar as doses das medicações usadas no tratamento de doenças cardiovasculares. Assim, deve-se observar sempre o risco de interações medicamentosas (Stahl et al., 2002).

Nortriptilina

- **Classe:** antidepressivo tricíclico.
- **Risco cardiovascular:** hipotensão ortostática (6%), taquicardia sinusal (6%), prolongamento de QTc e outras alterações de ECG (6%) e arritmias (6%). Em pacientes com doença cardiovascular, pode provocar aumento sustentado da frequência cardíaca, reduzindo a HRV e aumentando o risco de morte cardiogênica. Nessa população, pode também causar falência cardíaca (Maxmen et al., 1998). Em superdosagem, pode desencadear síndrome da Brugada.

Em estudo para comparar a segurança entre a nortriptilina e a fluvoxamina no tratamento de pacientes depressivos, observou-se que ambas apresentam eficácia semelhante, porém a fluvoxamina apresenta um perfil de efeitos colaterais mais benigno, com menor incidência de hipotensão ortostática e de aumento da frequência cardíaca.

Olanzapina

- **Classe:** atipsicótico atípico.
- **Risco cardiovascular:** apresenta risco de hipotensão ortostática, em especial no início do tratamento. Apresenta também risco de taquicardia e redução da HRV, sugerindo redução da função cardíaca vagal, o que pode aumentar o risco de mortalidade cardíaca. Não mostra impacto significativo na medida do intervalo QTc ou em outros parâmetros do ECG, parecendo ser bastante segura nesse sentido. Em superdosagem ou em pacientes com insuficiência renal ou hepática, o aumento de QTc é mais pronunciado e pode desencadear TdP (Bär et al., 2008).

No estudo CATIE (*Clinical Antipsychotic Trials of Intervention Effectiveness – Schizophrenia Trial*), observou-se aumento de risco para doença coronariana em um período de 10 anos após o uso de antipsicóticos em 1.125 pacientes acompanhados por 18 meses ou até interrupção do tratamento. Os dois antipsicóticos que aumentaram esse risco foram a olanzapina (aumento de 0,5%) e a quetiapina (0,3%). Houve redução do risco com o uso de perfenazina (–0,5%), risperidona (–0,6%) e ziprasidona (–0,6%). Esse aumento de risco é provavelmente resultante de disfunções metabólicas causadas pela olanzapina (Daumit et al., 2008).

Paroxetina

- **Classe:** antidepressivo inibidor seletivo da recaptação de serotonina.
- **Risco cardiovascular:** segura, embora exista risco de hipotensão ortostática (<1%), taquicardia (>1%), palpitações (2,9%), anormalidades no ECG (<1%) e arritmia (<1%). Não altera a HRV (Maxmen et al., 1998). É uma das medicações mais estudadas para uso em pacientes com insuficiência cardíaca e apresenta-se como uma opção para tratamento de depressão nessa população. Relativamente segura em superdosagem.

Por ser potente inibidor do subsistema enzimático 2D6 do citocromo P450, pode aumentar as doses das medicações usadas no tratamento de doenças cardiovasculares. Assim, deve-se observar sempre o risco de interações medicamentosas (Stahl et al., 2002).

Pimozida

- **Classe:** antipsicótico típico.
- **Risco cardiovascular:** hipotensão ortostática (7%), tontura (12%), taquicardia (6%), alterações do ECG, incluindo prolongamento de QTc (6%), e arritmia (<2%) (Maxmen et al., 1998). Uma das medicações com maior potencial para causar prolongamento de QTc, o qual é dose-dependente, com progressão para arritmias ventriculares e morte súbita; por isso, não deve ser utilizada em associação com outros fármacos que possam elevar seu nível sérico.

Seu uso em pacientes com doença cardiovascular deve ser cauteloso, pois o prolongamento do QTc pode ser agravado por situações comuns a esses pacientes, como bradicardia, hipocalemia e síndrome do QTc longo congênito. Evitar em pacientes com infarto do miocárdio agudo ou com insuficiência cardíaca descompensada (Stahl et al., 2002).

Quetiapina

- **Classe:** antipsicótico atípico.
- **Risco cardiovascular:** apresenta risco de hipotensão ortostática, em especial no início do tratamento (13%), e também discreto risco de taquicardia e prolongamento de QTc (em particular na superdosagem), que não costuma ser clinicamente significativo na faixa terapêutica (Harrigan et al., 2004).

Risperidona

- **Classe:** antipsicótico atípico.
- **Risco cardiovascular:** hipotensão ortostática (16%), tontura (42%), taquicardia (3%), alterações do ECG, incluindo prolongamento de QTc (2,1%), e arritmia (<1%) (Maxmen et al., 1998). Em estudo duplo-cego com 380 pacientes, apenas oito apresentaram prolongamento de QTc. Em superdosagem, são raras as complicações cardiovasculares.

Quando utilizada em pacientes idosos com fibrilação atrial, pode aumentar o risco de acidente vascular encefálico.

Sertralina

- **Classe:** antidepressivo inibidor seletivo da recaptação de serotonina.

- **Risco cardiovascular:** bastante segura, embora exista relato de rara ocorrência de hipotensão ortostática (1,2%), taquicardia (<1%) e palpitações (3,5%), enquanto os outros efeitos colaterais não apresentam incidência superior à do placebo. Não se observam anormalidades no ECG.

A sertralina é um dos antidepressivos mais utilizados em estudos com pacientes com comprometimento cardiovascular. No estudo SADHART (*Sertraline Antidepressant Heart Attack Randomized Trial*), a sertralina foi utilizada em 186 pacientes com infarto do miocárdio ou síndrome isquêmica. O grupo que recebeu sertralina não apresentou diferença em relação a fração de ejeção do ventrículo esquerdo, surgimento de batimentos ventriculares prematuros complexos, alongamento de QTc ou ocorrência de eventos cardíacos, quando comparado com o grupo que recebeu placebo (Glassman et al., 2002). Tem sido considerada um dos antidepressivos seguros para uso em pacientes com cardiopatias.

Tioridazina

- **Classe:** antipsicótico típico.
- **Risco cardiovascular:** hipotensão ortostática (>30%), tontura (23,3%), taquicardia (6%), alterações do ECG, incluindo prolongamento de QTc (15%), e arritmia (15%) (Maxmen et al., 1998). As mesmas precauções exigidas com a pimozida devem ser tomadas na prescrição da tioridazina.

Tranilcipromina

- **Classe:** antidepressivo inibidor da monoaminoxidase (IMAO) irreversível.
- **Risco cardiovascular:** hipotensão ortostática (15%), crises hipertensivas (5,8%), taquicardia (20%), palpitações (7,3%) e arritmias (<2%). Exerce pouca influência sobre a frequência e a condução cardíaca. Seu uso deve ser cauteloso em pacientes com doença cardiovascular (Maxmen et al., 1998).

Os IMAO foram originalmente desenvolvidos como anti-hipertensivos. A hipotensão ortostática e basal induzida por eles é semelhante àquela induzida pelos tricíclicos. Cerca de 20% a 50% dos pacientes em uso de IMAO queixam-se de tontura, e 10% destes desenvolvem lesões graves em decorrência disso, como quedas e fraturas. Observa-se também hipertensão transitória, geralmente com início após 1 a 3 horas da ingestão do fármaco, a qual desaparece 3 a 4 horas após a dose (Maxmen et al., 1998).

Em superdosagem, observaram-se hipertensão ou hipotensão e ondas T espiculadas difusamente pelo ECG.

Trazodona

- **Classe:** antidepressivo antagonista serotonérgico-inibidor da recaptação de serotonina.
- **Risco cardiovascular:** hipotensão ortostática (10,1%), hipertensão (1,7%), taquicardia (3,2%), palpitações (0,7%), prolongamento de QTc e outras alterações de ECG (<2%), arritmias (<2%). Em pacientes com doença cardiovascular, sugere-se uso com cautela em virtude do risco de hipotensão ortostática e arritmia. Não deve ser utilizada em pacientes em recuperação após infarto do miocárdio (Maxmen et al., 1998).

Venlafaxina

- **Classe:** antidepressivo inibidor da recaptação da serotonina e noradrenalina.
- **Risco cardiovascular:** hipotensão ortostática (1%), hipertensão (2%), taquicardia (2%), prolongamento de QTc e outras alterações de ECG (<0,1%) e arritmias (<0,1%) (Maxmen et al., 1998).

Em doses terapêuticas, uma pequena parcela de pacientes apresenta um aumento clinicamente significativo da pressão diastólica em posição supina (Thase, 1998). A hipertensão emergente com o tratamento é dose-dependente e pode variar de 1,1%, na dose de 75mg/dia, até 4,5 a 10%, com 375mg/dia (Thase, 1998). Além da dose, idosos, sexo masculino e pacientes internados são fatores que também foram associados a maior risco para a ocorrência de hipertensão arterial. Em doses terapêuticas, não mostra evidência de ação sobre a condução cardíaca; em doses acima de 900mg/dia, pode ocorrer prolongamento do QTc. Em uso clínico, a venlafaxina foi associada a pequeno aumento da frequência cardíaca, efeito causado por sua ação noradrenérgica. Também por essa ação noradrenérgica pode causar redução da HRV, que é um parâmetro associado a pior prognóstico cardiovascular e maior risco de morte cardiogênica. Seu uso em pacientes com doença cardiovascular deve ser ponderado, tendo em vista o risco de aumento da pressão arterial. Nesses casos, deve-se realizar a avaliação sistemática da pressão arterial ao longo do tratamento.

Ziprasidona

- **Classe:** antipsicótico atípico.
- **Risco cardiovascular:** está modestamente associada com prolongamento de QTc, que pode evoluir para TdP e morte súbita, embora esse desfecho seja extremamente raro. O prolongamento de QTc não é dose-dependente. Há também baixo risco de desenvolvimento de hipotensão ortostática. Poucos efeitos cardiovasculares significativos são observados na faixa terapêutica (Kudla et al., 2007).

Seu uso em pacientes com doença cardiovascular deve ser cauteloso, pois o prolongamento do QTc pode ser agravado por situações comuns a esses pacientes, como bradicardia, hipocalemia e síndrome do QTc longo congênito. Deve ser evitada em pacientes com infarto do miocárdio agudo ou com insuficiência cardíaca descompensada (Stahl et al., 2002).

Em estudo envolvendo relato de 56 casos de *overdose* de ziprasidona, o principal efeito cardiovascular observado foi taquicardia (33,9%). QTc entre 450 e 500ms foi observado em sete pacientes, e apenas um paciente apresentou QTc > 500ms.

No estudo CATIE (Daumit et al., 2008), observou-se aumento de risco para doença coronariana em um período de 10 anos após uso de antipsicóticos em 1.125 pacientes acompanhados por 18 meses ou até interrupção do tratamento. Os dois antipsicóticos que aumentaram este risco foram a olanzapina (aumento de 0,5%) e a quetiapina (0,3%). Houve redução do risco com o uso de perfenazina (–0,5%), risperidona (–0,6%) e ziprasidona (–0,6%).

REFERÊNCIAS

Bär KJ, Koschke M, Berger S et al. Influence of olanzapine on QT variability and complexity measures of heart rate in patients with schizophrenia. J Clin Psychopharmacol 2008; 28(6):694-8.

Bonnet U. Moclobemide: therapeutic use and clinical studies. CNS Drug Rev 2003; 9(1):97-140.

Brahmi N, Thabet H, Kouraichi N et al. Brugada syndrome and other cardiovascular abnormalities related to tricyclic antidepressants ans related drugs intoxication. Arch Mal Coeur Vaiss 2007; 100(1):28-33.

Clayton AH, Kornstein SG, Rosas G et al. An integrated analysis of the safety and tolerability of desvenlafaxine compared with placebo in the treatment of a major depressive disorder. CNS Spectr 2009; 14(3):144-54.

Coulter DM, Bate A, Meyboom RH et al. Antipsychotic drugs and heart muscle disorder in international pharmacovigilance: data mining study. BMJ (Clin Res Ed) 2002; 322:1207-9.

Davidson J, Watkins L, Owens M et al. Effects of paroxetine and venlafaxine XR on heart rate variability in depression. J Clin Psychopharmacol 2005; 25(5):480-4.

Daumit GL, Goff DC, Meyer JM et al. Antipsychotic effects on estimated 10-year coronary heart disease risk in the CATIE schizophrenia study. Schizophr Res 2008; 105(1-3):175-87.

Derby MA, Zhang L, Chappell JC. The effetcs of supratherapeutic doses of duloxetine on blood pressure and pulse rate. J Cardiovasc Pharmacol 2007; 49(6):384-93.

Dubovisky SL, Warren C. Agomelatine, amelatonin agonist with antidepressant properties. Expert Opin Investig Drugs 2009; 18(10):1533-40.

Glassman, AH, Bigger, JT. Antipsychotic drugs: prolonged QTc interval, torsades de pointes, and sudden death. Am J Psychiatry 2001; 158:1774-82.

Glassman AH, O'Connor CM et al. Sertraline treatment of major depression in patients with acute MI or unstable angina. JAMA 2002; 288(6):701-9.

Goodnick PJ, Jerry J, Parra F. Psychotropic drugs and the ECG: focus on the QTc interval. Expert Opin Pharmacother 2002; 3(5):479-98.

Hannerz et al. Mortality among persons with a history as psychiatric inpatients with functional psychosis. Soc Psychiatry Psychiatr Epidemiol 2000; 35 (8):380-7.

Harrigan EP, Micelli JJ, Anziano R et al. A randomized evaluation of six antipsychotic agents on QTc, in the absence and presence of metabolic inhibition. J Clin Psychopharmacol 2004; 24:62-9.

Isbister GK, Bowe SJ, Dawson A. Relative toxicity of selective serotonin reuptake inhibitors. J Toxicol Clin Toxicol 2004; 42(3):277-85.

Justo D, Prokhorov V, Heller K et al. Torsades de pointes induced by psychotropic drugs and the prevalence of its risk factors. Acta Psychiatr Scand 2005; 111:171-6.

Kudla D, Lambert M, Domin S et al. Effectiveness, tolerability, and safety of ziprasidone in patients with schizophrenia or schizoaffective disorder : results of a multi-centre observational trial. Eur Psychiatry 2007; 22(3):195-202.

Liu BA, Juurlink DN. Drugs and the QT interval – caveat doctor. N Engl J Med 2004; 351:1053-6.

Mackin P. Cardiac side effects of psychiatric drugs. Hum Psychopharmacol Clin Exp 2008; 23:3-14.

Maxmen, JS, Ward, NG. Psicotrópicos – consulta rápida. 2 ed. Porto Alegre: Artes Médicas, 1998.

Mbaya P, Alam F, Ashim S et al. Cardiovascular effects of high dose venlafaxine XL in patients with major depressive disorder. Hum Psychopharmacol 2007; 22(3):129-33.

McManus DO, Arvanitis LA, Kowalcyk BB. Quetiapine, a novel antipsychotic: experience in elderly patients with psychotic disorders. Seroquel Trial 48 Study Group. J Clin Psychiatry 1999; 60(5):292-8.

Pacher P, Ungvari Z, Nanasi PP et al. Speculations on difference between tricyclic and selective serotonin reuptake inhibitor antidepressants on their cardiac effects. Is there any? Curr Med Chem 1999; 6:469-80.

Sharma ND, Rosman HS, Padhi ID et al. Torsades de pointes associated with intravenous haloperidol in critically ill patients. Am J Cardiol 1998; 81:238-40.

Stahl SM. Psicofarmacologia – base neurocientífica e aplicações práticas. 2 ed. San Diego: Cambridge University Press, 2002.

Stanniland C, Taylor D. Tolerability of atypical antipsychotics. Drug Saf 2000; 22:195-214.

Strauss SM, Kors JA, De Bruin ML et al. Prolonged QTc interval and risk of sudden cardiac death in a population of older adults. J Am Coll Cardiol 2006; 47:362-7.

Thase ME, Haight BR, Johnson MC et al. A randomized, double-blind, placebo-controlled study of the effect of sustained-release bupropion on blood pressure in individuals with mild untreated hypertension. J Clin Psychopharmcol 2008; 28(3):302-7.

Thase ME. Effects of venlafaxine on blood pressure: a meta-analysis of original data from 3744 depressed patients. J Clin Psychiatry 1998; 59(10):502-8.

van Melle JP, de Jonge P et al. Effects of antidepressant treatment following myocardial infarction. Br J Psychiatry 2007; 190:460-6.

Eletroconvulsoterapia

José Alberto Del-Porto • Kátia Regina Oddone Del-Porto

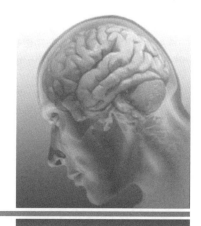

56

INTRODUÇÃO

Livrando-nos das vicissitudes de modas e entusiasmos passageiros, o conhecimento da História tem suas vantagens. Setenta e seis anos (estamos escrevendo em 2010) passaram-se desde que Ladislas Von Meduna, em Budapeste, empregou pela primeira vez a convulsoterapia para tratar um paciente catatônico, no ano de 1934. Não fosse a eletroconvulsoterapia (ECT) um método seguro e extremamente eficaz, não resistiria a tantos anos de prática clínica, apesar do advento de outros recursos terapêuticos.

Seguindo-se aos testes em animais de laboratório e estabelecida a dose para o desencadeamento de convulsões, Von Meduna decidiu-se por tratar um paciente chamado Zoltan, um homem de 33 anos que tinha o diagnóstico de estupor catatônico, estando há 4 anos sem se mover e sem falar, requerendo alimentação através de sonda nasogástrica. A primeira injeção de cânfora foi dada no dia 23 de janeiro de 1934, seguindo-se uma convulsão que durou 60 segundos. Meduna repetiu as injeções, com intervalos de 3 a 4 dias. Dois dias após a quinta aplicação, pela primeira vez depois de 4 anos, o paciente levantou-se de sua cama, começou a falar e pediu um desjejum. Logo se interessou pelo que se passava à sua volta e perguntou há quanto tempo estava no hospital. Quando lhe responderam que estava ali havia 4 anos, ele não conseguiu acreditar (relato baseado na autobiografia de Meduna, 1985). Esse paciente recebeu três outras aplicações, conseguindo ter alta e voltar para casa, o que raramente acontecia com os pacientes da época.

Meduna logo substituiu a cânfora pelo pentilenotetrazol (metrazol ou cardiazol), usado por via endovenosa, que produzia convulsões quase imediatamente, e de modo mais controlável. Nos 2 anos seguintes, Meduna coletou dados sobre 110 pacientes, observando remissão ou alívio dos sintomas em 53 deles (Fink, 1984).

As injeções de pentilenotetrazol faziam os pacientes passar por um período de intenso desconforto, precedendo a perda de consciência e a convulsão, com taquicardia, angústia e sentimentos de terror. Considerando esses inconvenientes, o pesquisador italiano Ugo Cerletti e seu assistente Lucio Bini começaram a investigar a possibilidade de utilizar a corrente elétrica para provocar as convulsões (Shorter, 1997).

No dia 11 de abril de 1938 foi realizada a primeira aplicação do eletrochoque. No entanto, a eficácia das convulsões induzidas já havia sido descoberta por Meduna; a grande contribuição de Cerletti e Bini foi a demonstração de que as convulsões poderiam ser induzidas através da corrente elétrica, de maneira mais segura e sem os inconvenientes do cardiazol. Cerletti e Bini publicaram seus resultados alguns meses mais tarde em uma revista italiana (Cerletti & Bini, 1938).

O risco de fraturas decorrentes das contrações musculares, nesses primeiros tempos da aplicação da ECT, não era desprezível. Pelo mesmo motivo, Abram Benett havia tentado bloquear as convulsões motoras causadas pelo cardiazol através da anestesia raquidiana. O próprio Benett passou a trabalhar com o curare para tratar quadros de paralisia espástica em crianças, considerando sua ação bloqueadora sobre a junção neuromuscular. Por sugestão de Walter Freeman (famoso neurocirurgião), Benett passou a utilizar o curare para prevenir os acidentes decorrentes dos espasmos musculares durante a ECT. Logo se verificou, no entanto, que o curare envolvia grandes riscos, e seu uso foi abandonado. A succinilcolina, até hoje utilizada, foi introduzida em medicina em 1949, por Bovet, ganhador do Prêmio Nobel. Essa substância, rapidamente decomposta no organismo em ácido succínico e colina, tem naturalmente curta ação e pequenos efeitos colaterais, caracterizando-se por sua segurança. A succinilcolina na ECT foi utilizada, simultaneamente, por Holmberg e Thesllef, na Suécia, e por Arnold e Boeck-Greissau, em Viena, em 1951 (Kalinowsky & Hippius, 1972; Shorter, 1997).

A injeção de succinilcolina, sem anestésico prévio, é desgradável para o paciente, em virtude da sensação de paralisação dos músculos. Assim, já em sua primeira comunicação, Holberg e Thesllef preconizaram o uso associado de um barbitúrico para induzir ao sono (Kalinowsky & Hippius, 1972).

Nos últimos anos, os aparelhos de ECT que utilizavam corrente senoidal foram substituídos por instrumentos que produzem corrente de pulso breve (a chamada "onda quadrada"); outras modificações consistem no uso de aparelhos que determinam previamente a intensidade da corrente a ser utilizada, em amperes, a partir da estimativa da impedância e da variação automática da voltagem a ser utilizada. Cumpre notar que os atuais aparelhos de ECT incluem o registro do eletroencefalograma, do eletrocardiograma e da eletromiografia, além da saturação de oxigênio da hemoglobina, permitindo a monitoração concomitante de todos esses parâmetros. Depreende-se, dessa forma, que a aplicação da ECT, nos dias atuais, requer formação específica por parte do psiquiatra, aparelhagem adequada e acompanhamento por anestesista familiarizado com o método.

Respeitando-se o devido preparo para ECT, que inclui avaliação prévia padronizada, e observando-se a técnica atual de sua aplicação, pode-se afirmar que esse é um tratamento extremamente seguro para os pacientes, comportando muitas vezes menos riscos do que a utilização de psicotrópicos; mais ainda, em determinadas condições (depressões graves, estados catatônicos, certos quadros confusionais, entre outros), a ECT tem eficácia claramente superior à dos medicamentos correntemente utilizados.

INDICAÇÕES E CONTRAINDICAÇÕES

De acordo com a "força-tarefa" da American Psychiatric Association (APA) sobre ECT (APA, 2001), existe considerável variabilidade entre os clínicos a respeito da extensão em que a ECT deve ser utilizada em primeira instância, ou se deve ser considerada apenas quando outros recursos já se mostraram ineficazes. Todos convergem para que a ECT, em determinadas indicações, não deve ser considerada uma espécie de "último recurso". A rapidez e a eficácia da ECT podem fazer dela a primeira indicação para pacientes com depressões graves e grande risco de suicídio, ou mesmo para certos casos de mania aguda que, pela gravidade e os riscos associados, requeiram pronta intervenção. Ainda de acordo com a APA, a ECT deve ser considerada quando se necessita rápida e pronta resposta, por exemplo, nos casos em que os pacientes têm graves doenças clínicas associadas ou risco de ferir a si próprios ou a outrem. Em algumas condições, a ECT pode ser mais segura do que tratamentos farmacológicos, como para os fisicamente debilitados, os idosos e as gestantes. Resposta positiva à ECT no passado, particularmente quando outros tratamentos falharam, pode levar à consideração mais precoce de seu uso. Depressão grave com sintomas psicóticos, mania psicótica e estados catatônicos (de diversas etiologias) encontram-se entre as condições para as quais a ECT tem sido mais comumente utilizada. A ECT pode ser também indicada para esquizofrenia refratária, com sintomas positivos, eventualmente em associação com neurolépticos, respeitando-se os devidos cuidados. Certos casos de confusão mental (*delirium*) podem responder bem à ECT, aplicada após cuidadosa avaliação clínica e com a devida monitoração.

De acordo com a "força-tarefa" da APA (2001), as principais indicações diagnósticas para a ECT são:

- **Depressão maior** – estados graves, com risco iminente de suicídio e/ou resistentes ao tratamento farmacológico.
- **Depressão bipolar e estados mistos** – que exijam pronta intervenção pelos riscos que acarretam e/ou sejam resistentes aos tratamentos farmacológicos.
- **Mania** – que exija pronta intervenção e/ou refratária aos tratamentos farmacológicos.
- **Esquizofrenia** – com sintomas psicóticos agudos, de início abrupto ou início recente; ou em casos de esquizofrenia catatônica.
- **Transtorno esquizoafetivo ou esquizofreniforme** – nas mesmas condições previamente assinaladas.

INDICAÇÕES

Depressão maior

Há pelo menos seis metanálises (Janicak et al., 1985; Kho et al., 2003; Pagnin et al., 2004; Parker et al., 1992; UK ECT Review Group, 2003; Van der Wurff et al., 2003) convergindo para referendar a eficácia da ECT nos estados depressivos, em particular para os quadros ditos "melancólicos"(com inibição psicomotora e marcadas alterações do sono e do apetite) e para as depressões psicóticas (com alucinações, delírios ou manifestações catatônicas). De fato, Petrides et al. (2001) encontraram taxas de 95,5% de remissão para as depressões psicóticas e de 83,3% para as depressões não psicóticas. Há indicações de que pacientes com episódios mais longos de depressão e transtornos da personalidade tendem a responder pior à ECT. A ECT, com os devidos cuidados e monitoração, pode ser utilizada durante a gestação, em particular para estados depressivos graves, assim como para os estados maníacos, que se constituem em condição de difícil manejo durante a gestação (Miller, 1994)

Mania

A utilização e a eficácia da ECT para o tratamentos da mania aguda, nos últimos 50 anos, foram revistas por Mukherjee et al. (1994). Considerando-se a eficácia dos antipsicóticos atípicos e de vários anticonvulsivantes (valproato, carbamazepina, oxcarbazepina) para os estados maníacos, além dos sais de lítio, depreende-se que a ECT seja reservada para os estados mais graves e de difícil manejo. Incluem-se aqui os estados mistos, sabidamente mais difíceis de serem tratados que os episódios de mania "pura", estados de mania psicótica e os casos, felizmente mais raros, de "furor maníaco".

Esquizofrenia

Fink e Sackeim (1996) afirmaram que a ECT é um tratamento altamente eficaz para as psicoses (incluídas aqui aquelas esquizofrênicas ou esquizofreniformes), particularmente nos casos com sintomas produtivos (alucinações e delírios), nos episódios iniciais, nas formas com notável agitação psicomotora e nas formas catatônicas em especial. Especulam esses autores a respeito de que o uso da ECT nos estágios iniciais da doença possa, de algum modo, atenuar o curso progressivo e deteriorante da enfermidade. Infelizmente, não há estudos de seguimento a esse respeito.

A combinação da ECT com antipsicóticos (em especial os atípicos) tem sido testada por alguns autores com eficácia e segurança; assim, há estudos com a risperidona (Hirose et al., 2001) e outros neurolépticos (Sajatovic & Meltzer, 1993). A clozapina vem sendo testada em combinação com ECT, levando-se em conta os cuidados pertinentes, uma vez que a clozapina é, por si, um agente pró-convulsivante (Kane, comunicação pessoal, 2005).

Catatonia

Os estados catatônicos, independentemente de sua etiologia, podem responder bem à ECT. Assim, a ECT tem sido utilizada em estados catatônicos que acompanham doenças como lúpus eritematoso, síndrome neuroléptica maligna, esquizofrenia, melancolia e doença bipolar (Fink, 1996).

OUTRAS INDICAÇÕES

Outras indicações incluem transtornos mentais secundários a outras condições clínicas, com características psicóticas (delírios, alucinações) ou estados catatônicos. Há algumas evidências que indicam ser a ECT eficaz no tratamento do *delirium* (estado confusional) de várias etiologias, entre as quais condições tóxicas e metabólicas. Eventualmente, a ECT pode ser usada em condições psicóticas associadas ao puerpério (as outrora chamadas "psicoses puerperais"), em casos que requeiram pronta intervenção, e em particular nos estados de *delirium*, com o devido acompanhamento do estado físico geral. Os efeitos neurobiológicos da ECT podem beneficiar ainda um pequeno número de outras condições, em situações específicas, entre as quais a doença de Parkinson refratária (incluindo casos de fenômeno *on-off*), síndrome neuroléptica maligna e epilepsia refratária (a ECT eleva o limiar convulsígeno); condições psicóticas associadas à epilepsia (por alguns chamadas, no passado, de "psicoses epilépticas") também têm sido estudadas como indicação para a ECT.

ECT E CONDIÇÕES MÉDICAS ASSOCIADAS A RISCOS QUE EXIJAM CUIDADOS ESPECIAIS

Constituem-se em condições que exigem especial avaliação e manejo, pelos riscos implicados: condições cardiovasculares instáveis ou graves (infarto recente do miocárdio, angina instável, doenças coronarianas, insuficiência cardíaca congestiva etc.); aneurismas ou malformações vasculares que possam se romper devido ao aumento da pressão arterial; condições que acarretam aumento da pressão intracraniana (tumores e lesões que ocupam espaço); acidente vascular encefálico recente; condições pulmonares, como doença pulmonar obstrutiva crônica (DPOC), pneumonia e asma não controlada; e pacientes avaliados, de acordo com a American Society of Anesthesiology (ASA), como pertencendo aos níveis 4 ou 5 (Abrams, 1997; Kellner et al., 1997).

TIPOS DE APARELHOS PARA A APLICAÇÃO DA ECT

Os antigos aparelhos de ECT permitiam selecionar a voltagem (V) a ser empregada, mas não a ajustavam de acordo com a impedância (resistência) encontrada. Como, de acordo com a lei de Ohm, a intensidade (I) da corrente, medida em amperes, é diretamente proporcional à voltagem (V) e inversamente proporcional à resistência (R, medida em Ohms), temos a equação: $I = V/R$. Ora, conhecendo-se a voltagem, mas não a resistência, segue-se que, com os aparelhos primitivos, não se tinha noção da intensidade da corrente aplicada. Cumpre lembrar que a resistência pode variar mais de 20 vezes de indivíduo para indivíduo. Os aparelhos atuais fazem variar automaticamente a voltagem na dependência da resistência encontrada, mantendo a fração constante; logo, é possível predeterminar a intensidade da corrente. A corrente, em amperes, multiplicada pelo tempo (em segundos), permite a quantificação da carga elétrica aplicada, que é medida em coulombs (ou, no caso da ECT, em milicoulombs [mC]).

Outra característica dos modernos aparelhos é que a corrente não é senoidal, mas aplicada na forma de pulsos breves; isso permite que a carga total do estímulo elétrico seja reduzida, com evidentes vantagens para os efeitos sobre a memória. Por essas razões, o uso de aparelhos que empregam ondas senoidais, com voltagem fixa, deve ser fortemente desencorajado. Resta ainda acrescentar que os modernos aparelhos (Mecta e Thymatron, entre outros) permitem o registro do EEG durante as crises, o que se reveste de óbvias vantagens, permitindo avaliar o padrão eletroencefalográfico das crises eliciadas e possibilitando o registro acurado de sua duração. Algumas vezes cessa a convulsão motora, mas a crise convulsiva continua, segundo se verifica pelo registro do EEG. Nesses casos, é fundamental fazer sua interrupção, aplicando-se um benzodiazepínico por via endovenosa, como, por exemplo, o midazolam (Beyer, Weiner & Glenn, 1998).

Atualmente é importante que, ao lado do registro eletroencefalográfico da crise convulsiva, sejam monitorados o eletrocardiograma, a pressão arterial e a saturação da hemoglobina por meio de aparelhos de oximetria digital. A todos esses parâmetros o anestesista ficará atento, para as intervenções que se fizerem necessárias.

ESCOLHA DA INTENSIDADE DO ESTÍMULO ELÉTRICO A SER APLICADO

Objetiva-se, com a ECT, conseguir que flua uma carga de elétrons através do cérebro, com determinada voltagem, de modo que as células cerebrais sejam despolarizadas sincronicamente e que se produza uma convulsão generalizada.

Para que a ECT seja clinicamente eficaz, os seguintes pontos devem ser considerados:

1. As convulsões, para serem eficazes, devem ter uma certa duração, abaixo da qual não produzem os efeitos desejados. A duração da convulsão, em si, não é o único parâmetro a ser considerado, uma vez que mesmo convulsões acima de 20 segundos, eliciadas por estímulos imediatamente superiores àquele do limiar convulsígeno, podem não ser terapêuticas. Admite-se, em geral, que convulsões com duração abaixo de 20 ou 15 segundos não sejam terapêuticas (APA, 2001). Beyer, Weiner e Glenn (1998) afirmam que a convulsão motora deve ter, no mínimo, 20 segundos, e a convulsão registrada pelo EEG deve ter, no mínimo, 25 segundos. Cumpre ressaltar que as convulsões não devem ultrapassar a duração máxima de 180 segundos; ao se aproximarem desse limite, devem ser interrompidas pela aplicação endovenosa de um benzodiazepínico (geralmente se usa o midazolam). Eventualmente, caso não se consiga abortar a convulsão prolongada com o benzodiazepínico; poderá ser necessário o uso de metoexital ou difenil-hidantoína.

2. Convulsões produzidas por uma carga logo acima do limiar convulsígeno são menos eficazes, independentemente da duração da convulsão.

3. A escolha da intensidade do estímulo elétrico a ser aplicado depende do método de colocação dos eletrodos (bi ou unilateral). Caso se utilize a colocação bilateral dos eletrodos, a intensidade do estímulo deve ser entre 50% e 150% acima do limiar convulsígeno (ou seja, 0,5 a duas vezes maior que a intensidade do estímulo necessário para produzir uma convulsão imediatamente acima do limiar convulsígeno). Caso se opte pela aplicação unilateral dos eletrodos, o estímulo, para ser eficaz, precisa ser muito superior àquele do limiar convulsígeno. Segundo Sackeim et al. (2000), o estímulo a ser utilizado na ECT unilateral precisa ter uma intensidade 500% acima do limiar convulsígeno (ou seja, deve ser, no mínimo, seis vezes superior ao do limiar convulsígeno). Essa intensidade eventualmente poderá ultrapassar a carga elétrica máxima dos aparelhos convencionais (que chega a 504 ou 576 milicoulombs, para os aparelhos Thymatron ou Mecta, respectivamente). Os aparelhos destinados à aplicação de estímulos unilaterais devem ser equipados com instrumentos que lhes posssibilitem aumentar a carga elétrica, quando necessário.

4. Convulsões produzidas por cargas muito acima daquelas que ultrapassam o limiar convulsígeno associam-se a maiores efeitos colaterais (como prejuízo da memória).

Assim, deve-se levar em consideração a duração das convulsões e a carga elétrica utilizada para desencadeá-las.

O ideal é buscar uma carga elétrica moderadamente acima do limiar convulsígeno para que se obtenha um bom efeito terapêutico, evitando-se os efeitos colaterais (principalmente cognitivos) associados a cargas muito acima do citado limiar.

O limiar convulsígeno, no entanto, varia enormemente de uma pessoa para outra (até 40 vezes) e para a mesma pessoa, em diferentes momentos, na dependência de variados fatores.

O limiar convulsígeno aumenta com a idade, fazendo com que os idosos necessitem receber maior carga elétrica; da mesma maneira, pessoas do sexo masculino têm limiar convulsígeno mais elevado.

Fármacos como benzodiazepínicos, barbitúricos e anticonvulsivantes em geral aumentam o limiar convulsígeno, enquanto tricíclicos, anfetaminas, fenotiazinas, lítio e reserpina tendem a diminuí-lo.

Existem atualmente duas formas de determinação da intensidade da estimulação elétrica: o método da titulação da dose e o método de pré-seleção do estímulo; adicionalmente, um terceiro método pode complementar os dois primeiros, baseando-se em características do EEG.

MÉTODO DA TITULAÇÃO DA DOSE

Nesse caso, o médico inicia a estimulação com uma carga que tenha uma chance moderada (cerca de 50%) de induzir a convulsão. Evitam-se cargas muito pequenas para impedir que o paciente tenha de ser reestimulado muitas vezes antes de se chegar ao seu limiar.

Existem tabelas, elaboradas pelo grupo da Duke University (Beyer et al., 1998), que permitem estabelecer a dose inicial a ser utilizada, levando-se em conta o sexo do paciente e o tipo de colocação de eletrodos a ser utilizado (uni ou bilateral). É preciso levar em conta que a colocação unilateral diminui o limiar convulsígeno, assim como também o limiar é menor no sexo feminino.

Se o paciente não tem uma convulsão adequada depois do primeiro estímulo, ele é reestimulado depois de um pequeno intervalo, com uma carga aproximadamanete 50% maior do que a primeira. O processo pode ser repetido por até três estimulações no primeiro tratamento. Em média, apenas uma reestimulação é necessária no primeiro tratamento (Coffey et al., 1995).

O limiar convulsígeno aumenta durante o curso do tratamento, após as sucessivas aplicações, em intensidade e velocidade muito variáveis. Assim, no curso de um tratamento, muitas vezes é necessário que o médico aumente a carga aplicada, em uma alta porcentagem dos pacientes. Nesses casos, aumenta-se a dose em 50% (ou 1,5 vez a carga anterior). Alguns autores recomendam aumentos maiores no caso da ECT unilateral (2,25 vezes).

Considerando-se que o aumento do limiar não é facilmente previsível, alguns autores recomendam que depois da sexta aplicação se faça nova titulação; outros aumentam rotineiramente a intensidade do estímulo a cada três aplicações.

MÉTODO DA PRÉ-SELEÇÃO DA DOSE

De acordo com as tabelas da Duke University (Beyer et al., 1998), são os seguintes os parâmetros que permitem uma convulsão moderadamente acima do limiar convulsígeno para a maioria dos pacientes (homens e mulheres), fazendo-se a aplicação bilateral:

Para as mulheres:

1. Duração do pulso: 1,0 milissegundo.
2. Frequência: 60 hertz (ciclos por segundo).
3. Duração total da cadeia de estímulos: 2 segundos.
4. Corrente: 800 miliamperes.
5. Carga: 192 milicoulombs.
6. Energia estimada (considerando-se uma resistência média de 220 Ohms): 33,8 joules.

Para os homens:

1. Duração do pulso: 1,0 milissegundo.
2. Frequência: 90 hertz.
3. Duração total da cadeia de estímulos: 2 segundos.
4. Corrente: 800 miliamperes.
5. Carga: 288 milicoulombs.
6. Energia estimada (considerando-se uma resistência média de 220 Ohms): 50,7 joules.

Pacientes mais jovens poderão receber carga elétrica menor, entre 80 e 130 milicoulombs, e energia estimada entre 15 e 25 joules. Estímulos inferiores a 80 milicoulombs são, em geral, subterapêuticos para a maioria das pessoas, a menos que a titulação os indique. Quando se faz a ECT bilateral, o estímulo deve ser cerca de 2,5 vezes maior do que o do limiar convulsígeno. Pacientes mais idosos poderão requerer carga entre 300 e 500 milicoulombs, com energia estimada em torno de 60 a 100 joules. Para se aumentar a carga elétrica, pode-se aumentar a frequência dos pulsos (ciclos por segundo) ou a duração total da cadeia dos estímulos até 4 segundos. O contrário é feito para se reduzir a carga elétrica desejada. Em geral, o estímulo é feito com pulsos de 1 a 2 milissegundos (*pulse width*), e corrente de 800 miliamperes. Mais recentemente, Sackeim tem utilizado pulsos ultrabreves, de duração de até 0,2 ou 0,3 milissegundos (cerca de dez vezes menor do que o habitual), aumentando a frequência dos estímulos.

Numa variação desse método, a dose inicial selecionada obedece a certos parâmetros, como idade, sexo, tipo de colocação dos eletrodos (Enns e Karvelas, 1995). Dessa forma, inicia-se com uma dose que se supõe ser moderadamente superior àquela do limiar convulsígeno.

Swartz e Abrams, para o aparelho Thymatron DGxECT, recomendam uma estratégia de dosagem que leva em conta apenas a idade do paciente. A dose é expressa em porcentagem da energia máxima que o aparelho pode dispender, estabelecida para a idade do paciente, em décadas. Outros autores recomendam iniciar com a porcentagem referente à metade da idade do paciente (Petrides & Fink, 1996).

DOSAGEM BASEADA NO ELETROENCEFALOGRAMA

Certas características do EEG podem refletir a adequação da convulsão aos propósitos terapêuticos. Assim, existem certos aspectos do EEG que permitem caracterizar uma convulsão que tipicamente ocorre com estimulação logo acima do limiar terapêutico e que a diferenciam daquelas com maior potencial terapêutico. O aparelho Mecta SpECTrum 5000 oferece uma opção que provê uma estimativa automatizada de a probabilidade de uma convulsão ser terapeuticamente eficaz. Esse método, embora promissor, ainda não foi suficientemente testado para – por si só – estabelecer a dose adequada do estímulo a ser aplicado. Ele pode ser usado, no entanto, como complemento para os métodos anteriormente descritos, constituindo-se em mais um parâmetro a ser utilizado.

MÉTODO BILATERAL *VERSUS* UNILATERAL

A polêmica a respeito da ECT uni ou bilateral parece ser infindável. Sackeim et al. (2000) demonstraram que a ECT unilateral, para ser eficaz, necessita de estímulos com carga elétrica seis ou mais vezes superior àquela do limiar convulsígeno. Caso contrário, embora o estímulo elicie uma convulsão (com duração de mais de 25 segundos, traçado com poliespículas sobre ondas lentas etc.), esta não será terapêutica. Depreende-se, desde logo, que a mera obtenção de uma convulsão prolongada não é, por si, garantia de que o estímulo foi adequado. Quando se faz o ECT unilateral, deve-se obrigatoriamente titular o estímulo elétrico, determinando-se o limiar convulsígeno. Isso se faz iniciando-se com estímulos de intensidade muito baixa (estímulos subconvulsígenos) até que o paciente venha a convulsionar. Não se devem fazer mais que três estímulos num mesmo dia, para que o paciente não venha a apresentar uma assistolia prolongada. Ao se determinar o limiar convulsígeno, a próxima aplicação será feita com estímulos seis ou mais vezes superiores àquele que foi imediatamente acima do limiar.

Ao se aplicar a ECT bilateral (geralmente com os eletrodos fixados de forma dita bitemporal), o estímulo é aplicado numa intensidade cerca de 0,5 a 2,5 vezes acima do limiar convulsígeno (preferentemente 2,5 vezes acima do limiar convulsígeno, para muitos autores). Segundo Max Fink, partidário do método bilateral, não há necessidade de titulação do estímulo para essa forma de aplicação. Em geral, o estímulo é aplicado numa intensidade (obtida por meio da experiência acumulada durante anos) que produza convulsões eficazes para a grande maioria dos pacientes. Max Fink reserva o método da titulação para a realização de pesquisas, em que se necessita saber exatamente qual o limiar convulsígeno e quantas vezes o estímulo foi superior a esse limiar. Na prática, isso é o que ocorre na maioria dos centros de ECT na América do Norte – os clínicos preferem o método bilateral, sem titulação do estímulo, empregando estímulos que, para a maioria dos pacientes, devem exceder em 2,5 vezes o limiar convulsígeno. Deve-se enfatizar que um erro comum consiste na aplicação de estímulos elétricos muito baixos, os quais, embora produzam convulsões de duração acima de 20 segundos, ainda assim não são de boa eficácia terapêutica. Recomendamos que sejam seguidas as tabelas da Duke University, as quais indicam os níveis adequados que produzam convulsões efetivamente terapêuticas.

O grupo de Sackeim, da Columbia University, preconiza sempre o emprego das aplicações unilaterais seis vezes acima do limiar terapêutico (Sackeim et al., 2000). O problema é que para pacientes idosos, que sabidamente têm limiar convulsígeno mais elevado, os níveis preconizados por esse método excedem a capacidade dos aparelhos comuns (que vão até o limite de 576 milicoulombs). Devem ser usados aparelhos capazes de liberar o estímulo de forma ultrabreve, ou então os aparelhos devem ser dotados de um *device* que os capacite para isso. Esses instrumentos já podem ser adquiridos por meio dos dois principais fabricantes desses aparelhos (Mecta ou Thymatron).

Um inconveniente do método unilateral é que as estimulações sucessivas, sem que a elas se siga uma convulsão, têm fase vagal acentuada, o que pode determinar períodos longos de assistolia e risco de parada cardíaca. Ao se fazer a titulação do estímulo, o uso prévio da atropina é mandatório para mitigar a estimulação vagal. Por outro lado, a ECT unilateral produz menos efeitos cognitivos, sendo o déficit de memória menos intenso. Há de se ter em mente, todavia, que ao cabo de algumas semanas os déficits desaparecem tanto para a ECT uni como bilateral, igualando os métodos.

Para Fink e muitos outros autores, a ECT bilateral é mais eficaz do que a unilateral, sendo recomendada em especial para os pacientes mais refratários (Fink, 1999).

Mais recentemente, Sackeim et al. (2008) publicaram excelente trabalho na revista *Brain Stimulation*, comparando a duração do pulso elétrico (estímulos breves *versus* ultrabreves) e a colocação dos eletrodos (uni ou bilaterais) no que se refere à eficácia e aos efeitos colaterais cognitivos da ECT.

De modo duplo-cego, os autores distribuíram randomicamente 90 pacientes deprimidos para receber ECT unilateral direita com intensidade seis vezes maior do que a do limiar convulsígeno, ou ECT bilateral a 2,5 vezes o limiar convulsígeno; os autores usaram o pulso ultrabreve (0,3 milissegundo) *versus* o pulso breve usual (1,5 milissegundo). Assim, quatro grupos foram comparados.

A taxa de remissão ao fim do estudo foi de 35% para a ECT bilateral com pulso ultrabreve (2,5 vezes o limiar convulsígeno), comparada com com 73% para a ECT unilateral com pulso ultrabreve (seis vezes o limiar convulsígeno), 65% para a ECT bilateral com pulso breve (2,5 vezes o limiar convulsígeno) e 59% para o ECT unilateral com pulso breve (seis vezes o limiar convulsígeno).

O grupo que recebeu ECT unilateral com pulso ultrabreve (0,3 milissegundo) e estimulação seis vezes maior do que o limiar convulsígeno apresentou menos efeitos colaterais cognitivos (em especial sobre a memória) do que os outros três grupos.

ALTERAÇÕES AUTONÔMICAS DURANTE A ECT

Em função da ansiedade que geralmente antecede a ECT, os níveis pressóricos e a frequência cardíaca podem estar um pouco elevados. Seguindo-se à aplicação do anestésico, a frequência cardíaca e a pressão arterial podem cair um pouco; o uso da succinilcolina reverte em parte esses efeitos.

Após a aplicação do estímulo elétrico, seguem-se quatro fases: (1) estimulação parassimpática, com queda da pressão arterial, e bradicardia (e mesmo breve assistolia; a assistolia pode durar alguns segundos, chegando mesmo a durar, às vezes, até 6 ou 10 segundos); (2) estimulação simpática, com aceleração cardíaca e aumento da pressão arterial; (3) o sistema parassimpático é novamente reativado ao fim da fase clônica, podendo ocorrer bradicardia outra vez (não tão acentuada, porém, como na primeira fase); (4) ocorre uma segunda fase de atividade simpática (também menos pronunciada do que a primeira) quando o paciente acorda.

É importante lembrar que, nos casos de crises frustras (quando não ocorre convulsão após o estímulo elétrico), a fase inicial de hiperatividade parassimpática fica sem a oposição simpática que ocorreria logo em seguida. Nesses casos, o risco de bradicardia acentuada e assistolia é maior. Por isso, quando se está "titulando" a dose do estímulo elétrico, ou quando se suspeita de que o limiar convulsígeno é elevado, não se pode prescindir da atropina (ou outro agente anticolinérgico).

Eventualmente serão necessários medicamentos para mitigar a fase vagal ou a fase simpática da ECT. Quando o paciente tiver propensão à vagotonia com risco de bradicardia e assistolia, o uso da atropina será aconselhável. Para pacientes com hipertensão arterial e tônus simpático exacerbado, eventualmente serão usados betabloqueadores (na ausência de contraindicações, como asma brônquica) (Weiner et al. 1991).

AVALIAÇÃO PRÉVIA DOS PACIENTES

Uma vez estabelecida a indicação clínica da ECT, passa-se à avaliação clínica do paciente.

A avaliação prévia dos pacientes tem tripla finalidade:

1. Avaliar a gravidade do quadro psiquiátrico apresentado pelo paciente, para se ter uma linha de base a partir da qual possam ser estudados os efeitos terapêuticos da ECT.

2. Avaliar as funções cognitivas do paciente (em especial a memória) por meio de testes neuropsicológicos; esses testes servirão como ponto de referência para a avaliação dos efeitos colaterais sobre a memória e sua duração até o retorno às condições iniciais.

3. Identificar e tratar quaisquer condições clínicas que possam se associar ao risco de maiores efeitos colaterais com a ECT e identificar quaisquer fatores que contraindiquem o tratamento.

Avaliação clínica dos pacientes

A avaliação clínica dos pacientes, por parte do médico que realizará a ECT, inclui necessariamente a anamnese e o exame clínico.

De acordo com a força-tarefa da American Psychiatric Association (APA, 1990), não existe hoje nenhuma condição que se constitua, por si, em contraindicação absoluta para a ECT. Há, no entanto, um número grande de situações clínicas que implicam cuidados específicos durante a aplicação da ECT, porque se associam a maior risco.

Já durante a anamnese, além das perguntas de rotina, o médico deverá investigar, com maior acurácia, a ocorrência de (Beyer et al., 1998):

- Traumatismos cranioencefálicos prévios.
- Possível conhecimento de malformações dos ossos cranianos.
- Conhecimento prévio ou história de aneurismas.
- Acidente vascular encefálico.
- Epilepsia.
- História prévia de glaucoma (em especial de ângulo fechado, mas também de ângulo aberto de difícil controle).
- História anterior de arritmias.
- História de hipertensão arterial e medicamentos utilizados para seu controle.
- Sinais e sintomas de insuficiência cardíaca.
- Presença de diabetes melito e medicamentos utilizados para seu controle.

O exame clínico não poderá prescindir, além dos aspectos gerais (registro da pressão arterial, pulso, avaliação das mucosas, hidratação etc.), da palpação do crânio (para detectar possíveis defeitos da calota craniana), da ausculta pulmonar e cardíaca, da propedêutica abdominal (incluindo a palpação do fígado) e do exame neurológico básico.

A avaliação, ainda que sumária, da dentição do paciente é fator importante, pois dentes frágeis poderão exigir o uso de proteção adicional da mordida, ou mesmo o uso de próteses protetoras especiais. Os casos assim selecionados serão encaminhados ao dentista.

Considerando-se que a ECT poderá induzir aumento transitório da pressão intraocular, a história prévia de glaucoma (ou qualquer suspeita durante o exame) tornará necessária a medida da pressão intraocular. É também conveniente a avaliação de descolamento da retina em pacientes predispostos (retinopatia diabética, miopia acentuada etc.)

A seguir são citadas condições que se associam a maior risco de complicações com a ECT, de acordo com a força-tarefa sobre ECT da American Psychiatric Association (APA, 1990):

- Lesões cerebrais que ocupem espaço (tumores, hematoma etc.) ou quaisquer outras condições que aumentem a pressão intracraniana.
- Infarto recente do miocárdio, com função cardíaca instável.
- Hemorragia cerebral recente.
- Aneurisma vascular instável ou malformação.
- Descolamento de retina.
- Feocromocitoma.
- Condições que impliquem aumento do risco anestésico.

Exames complementares

Considerando a importância da oxigenação cerebral durante a ECT, a contagem de glóbulos vermelhos e a dosagem da hemoglobina e hematócrito devem sempre preceder o tratamento; usualmente é solicitado um hemograma completo. A dosagem de glicemia (em jejum), creatinina, ureia, sódio e potássio é incluída na avaliação de rotina.

Considerando também a facilidade de execução, costuma-se solicitar a todos os pacientes um eletrocardiograma (embora alguns clínicos só o peçam de rotina após os 40 anos, ou quando a anamnese e/ou o exame físico o requeiram).

No caso de o paciente ser portador de doença cardiovascular ou de doença pulmonar, é solicitada sempre uma radiografia de tórax (PA e perfil). Se o paciente é portador de problemas de coluna, ou osteoporose, realiza-se uma adequada avaliação radiológica.

A avaliação da função hepática é sempre necessária, uma vez que os pacientes serão submetidos à anestesia e devem estar em condições de metabolizar adequadamente os fármacos empregados. Assim, rotineiramente solicitamos dosagem de enzimas hepáticas (transaminases e gamaglutamiltransferase), além do tempo de protrombina.

Embora não seja preconizada rotineiramente, sempre que possível é solicitada tomografia axial computadorizada de crânio (ou, se disponível, ressonância magnética). Esses exames são também solicitados sempre que houver qualquer suspeita de lesão que ocupe espaço ou aneurisma (Kellner et al., 1997).

Rotineiramente, são realizados eletroencefalograma e fundoscopia ocular (para a detecção de edema da papila) A avaliação oftalmológica poderá requerer a medida da pressão intraocular e a avaliação do risco de descolamento da retina (considerando-se o aumento transitório da pressão intraocular durante a ECT).

Avaliação pelo anestesista

Uma vez que a anestesia geral e o uso da succinilcolina para obter o relaxamento muscular são sempre requeridos, a avaliação pré-anestésica é mandatória.

O médico deve buscar informações sobre sintomas de refluxo gastroesofágico e colher dados sobre história prévia (pessoal e familiar) de alergia a medicamentos.

Pode haver necessidade de teste para atividade de pseudocolinesterase, em casos de história de apneia prolongada (familiar ou pessoal) após anestesia geral. Sabe-se que pacientes com deficiência de pseudocolinesterase têm prejuízo em sua capacidade de metabolizar a succinilcolina, e assim permanecem com os músculos paralisados por mais tempo. Caso seja cogitado o uso de barbitúricos, deve-se investigar história de porfiria.

Para pacientes que apresentem maior risco anestésico, recomenda-se consulta prévia com o anestesista, uma vez que o paciente poderá exigir preparo especial antes do procedimento.

Os anestésicos mais comumente utilizados para a ECT são: metoexital (não comercializado no Brasil), tiopental (hoje menos usado, em função da preferência por agentes não barbitúricos), propofol (que infelizmente reduz a duração das convulsões) e etomidato (por muitos considerado o agente de primeira escolha na ECT). Como agente despolarizante da placa mioneural, geralmente os anestesistas se valem da succinilcolina.

CONSIDERAÇÕES FINAIS

Mais de 70 anos se passaram desde a primeira utilização da convulsoterapia na prática psiquiátrica. Em que pesem as controvérsias geradas pela imprensa leiga e pela utilização política de argumentos não científicos, a ECT continua sendo ativamente utilizada nos principais centros de pesquisa e tratamento do mundo (p. Ex., Estados Unidos, Inglaterra, França, Canadá). Nos últimos anos, tem-se assistido a um notável aumento de interesse pelo método, com pesquisas que vão desde sua utilização clínica até avanços notáveis em estudos de histoquímica e neurobiologia. Pesquisas recentes descrevem aumento do hipocampo em pacientes deprimidos tratados com ECT, com proliferação de células-tronco e aumento das conexões dendríticas entre os neurônios, demonstrando atividade neutrófica positiva, em lugar dos supostos efeitos negativos (Altar et al., 2004; Madsen et al., 2000). Para além de todas as controvérsias, as evidências científicas dão suporte às suas eficácia e segurança, mostrando-se agente único no tratamento das depressões graves e de condições potencialmente letais, como as catatonias refratárias aos demais tratamentos. Para uma enorme gama de condições, a ECT, por seus benefícios, não pode mais permanecer como último recurso, mas deve ter suas indicações baseadas nas evidências disponíveis.

É importante lembrar a necessidade de os programas de residência médica passarem a incluir o treinamento adequado de psiquiatras e anestesistas no uso adequado da eletroconvulsoterapia. Nada disso será possível sem que as modernas unidades psiquiátricas sejam equipadas com aparelhos atuais de ECT e com a devida estrutura para procedimentos anestésicos e monitoração clínica dos pacientes. Vale ressaltar que o esclarecimento dos pacientes e de seus familiares a respeito da ECT é requisito essencial para que se desfaçam as crenças errôneas que tantas vezes impedem a aceitação do método. Há uma tradução para o português (com supervisão técnica de Del Porto e Nunes) do livro de Max Fink (destinado aos pacientes), que tem o título de "Eletrochoque: restaurando a mente" (Fink, 2003); este livro tem se mostrado muito útil para o adequado esclarecimento dos pacientes e de suas famílias, desfazendo equívocos e abrindo caminho para a adequada aceitação do procedimento.

REFERÊNCIAS

Abrams R. Electroconvulsive therapy. New York/Oxford: Oxford University Press, 1997.

Altar CA, Laeng P, Jurata LW et al. Eletroconvulsive seizures regulate gene expression of distinct neurotrophic signaling pathways. Journal of Neuroscience 2004; 24 (11): 2667-77.

American Psychiatric Association (APA). The practice of ECT – recommendations for treatment, training and privileging. 2 ed. 2001.

American Psychiatric Association (APA). The practice of electroconvulsive therapy. Recomendations for treatment, training and privileging: a task force report of the American Psychiatric Association. Washington, D.C.: American Psychiatric Press, 1990.

Beyer JL, Weiner RD & Glenn MD. Electroconvulsive therapy. A programmed text. 2 ed. Washington D.C.: American Psychiatric Press, 1998.

Cerletti U & Bini L. Un nuevo metodo di shockterapie: l'elettroshock. Bolletino Accademia Medica Roma 1938; 64: 136-8.

Coffey CE, Lucke J, Weiner RD et al. Seizure threshold in ECT. Biological Psychiatry 1995; 37: 713-20.

Enns M, Karvelas L. Electrical dose titration for ECT: a comparison with dose prediction methods. Convulsive Therapy 1995; 11: 86-93.

Fink M, Sackeim HA. Convulsive therapy in schizophrenia? Scizophrenia Bulletin 1996; 22: 27-39.

Fink M. Catatonia in contemporary behavioral neurology. Ed by Trimble CJ, Oxford, UK, Butterworth/Heineman), 1996, páginas 289 a 309.

Fink M. Electroshock. Restoring the Mind. New York/Oxford: Oxford University Press, 1999.

Fink M. Meduna and the origins of convulsive therapy. American Journal of Psychiatry 1984; 141: 1034-41.

Fink M. Eletrochoque: restaurando a mente. São Paulo: Roca Editora, 2003.

Hirose S, Ashby CR Jr, Mills MJ. Effectiveness of ECT combined with risperidone against aggression in schizophrenia. J ECT 2001; 17:22-6.

Janicak PG, Davis J, Gibbons RD et al. Efficacy of ECT: a meta-analysis. Am J Psychiatry 1985; 142: 297-302.

Kalinowsky LB & Hippius H. Tratamientos somaticos en psiquiatria. Barcelona: Editorial Cientifico-Medica, 1972.

Kellner CH, Pritchett JT, Beale MD & Coffey CE. Handbook of ECT. Washington, D.C.: American Psychiatric Press, 1997.

Kho KH, van Vreeswij MF, Simpson S e Zwinderman AH. A meta-analysis of ECT efficacy in depression. J ECT 2003; 19 (3): 139-47.

Madsen TM, Treschow A, Bengzon J et al. Increased neurogenesis in a model of ECT. Biological Psychiatry 2000; 47: 1043-9.

Meduna L von Autobiography. Convulsive therapy 1985; 1: 43-57.

Miller LJ. Use of electroconvulsive therapy during pregnancy. Hospital and Community Psychiatry 1994; 45: 444-50.

Mukherjee S, Sackeim HA, Schnur DB. Electroconvulsive therapy for acute manic episodes: a review of 50 years'experience. American Journal of Psychiatry 1994; 151: 169-76.

Pagnin D, de Queiroz V, Pini S, Cassano GB. Efficacy of ECT in depression : a meta-analytic review. J ECT 2004; 20 (1): 13-20.

Parker G. Roy K, Hadzi-Pavlovic D, Pedic F. Psychotic (delusional) depression: a meta-analysis of physical treatments. J Affective Disorders 1992; 24 (1): 17-24.

Petrides G, Fink M. The half age stimulation strategy for ECT dosing. Convulsive Therapy 1996; 12: 138-46.

Petrides G, Fink M, Husain MM et al. ECT remission rates in psychotic vs non psychotic depressed patients: a report from CORE. J ECT 2001; 17: 244-53.

Sackeim HA, Prudic J, Devanand D et al. A prospective, randomized, double-blind comparison of bilateral and right unilateral electroconvulsive therapy at different stimulus intensities. Archives of General Psychiatry 2000; 57: 425-34.

Sackeim HA, Prudic J, Nobler MS et al. Effects of pulse width and electrode placement on the efficacy and cognitive effects of electroconvulsive therapy. Brain Stimulation 2008; 1: 71-83.

Sajatovic M, Meltzer HH. The effect of short-term electroconvulsive treatment plus neuroleptics in treatment-resistant schizophrenia and schizoaffective disorder. Convulsive Therapy 1993; 9: 167-75.

Shorter E. A History of psychiatry. New York: John Wiley & Sons, Inc., 1997.

UK ECT Revie Group. Efficacy and safety of electroconvulsive therapy in depressive disorders: a systematic review and meta-analysis. Lancet 2003; 361 (9360): 799-808.

Van der Wurff FB, Stek ML, Hoogendijk WJ, Beeckman AT Electroconvulsive therapy for the depressed elderly. Cochrane Database System Review 2003 (2): CD003593.

Weiner RD, Coffey CE, Krystal AD. The monitoring and management of electrically induced seizures. Psychiatric Clinics of North America 1991; 14: 845-69.

Estimulação Magnética Transcraniana

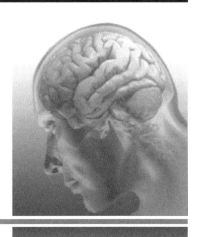

Sergio de Barros Cabral • Carlos Gustavo Mansur
Daniel Ciampi de Andrade • Maria do Carmo Breda Sartorelli
Bianca Boura Bellini • Marco Antonio Marcolin

INTRODUÇÃO

A estimulação magnética transcraniana (EMT) é uma técnica nova e promissora que desponta como instrumento inovador na terapêutica biológica dos transtornos mentais (Marcolin & Da Costa, 1999). Vem sendo amplamente empregada também na avaliação e no tratamento de várias anormalidades neurológicas, incluindo doenças cerebrovasculares, dor e anormalidades dos movimentos. Uma de suas principais vantagens é ser um método não invasivo, indolor e seguro para a investigação da fisiopatologia de doenças no sistema nervoso central (SNC) no ser humano desperto. Este fato fez com que a EMT fosse difundida rapidamente (Marcolin, 2004) em vários países, muitas vezes com objetivos clínicos (Chokroverty et al., 1995; George & Belmaker, 2000; Walsh & Pascual-Leone, 2003).

A EMT possibilita o estudo do potencial evocado motor (PEM), assim como a avaliação da condução nervosa no SNC. Auxilia o diagnóstico de alguns transtornos neurológicos desmielinizantes, degenerativos (esclerose múltipla, esclerose lateral amiotrófica) e outros. Adicionalmente apresenta resolução temporal que possibilita o estudo das funções cerebrais via indução de "lesões virtuais" (Pascual-Leone et al., 1999), fornecendo informações sobre anatomia e fisiologia do SNC.

Em psiquiatria, a EMT, especialmente quando utilizada de forma repetida (EMTr), tem sido investigada como método terapêutico para várias condições, como, por exemplo, transtorno obsessivo-compulsivo, transtorno de estresse pós-traumático, síndrome de Tourette e esquizofrenia (Abarbanel et al., 1996; Greenberg et al., 1997; Grisaru et al., 1998a; Marcolin et al., 2004; Ziemann et al., 1997). Entretanto, a maior parte das pesquisas concentra-se na terapêutica dos transtornos depressivos, isoladamente, em comparação com medicações antidepressivas; mais recentemente, a EMTr foi comparada à eletroconvulsoterapia (ECT) e investigada (George et al., 1997), como coadjuvante para acelerar e potencializar a resposta a antidepressivos (Rumi et al., 2005).

O mecanismo de ação da EMT é parcialmente conhecido. Os aparelhos modernos de EMT produzem campos magnéticos muito intensos (1,5 a 3 tesla), que variam muito rapidamente no tempo. Para que isso ocorra, os aparelhos trabalham com alguns milhares de amperes e volts em curto espaço de tempo. Como consequência da variação desse campo magnético, ocorre a indução de uma corrente elétrica cortical (ou em nervos periféricos), paralela e em sentido oposto à corrente primária. Essa corrente é altamente focalizada e permite a modulação (ativação ou inativação) de circuitos neuronais, preferencialmente horizontais e superficiais. Circuitos inibitórios ou excitatórios podem ser modulados de acordo com a frequência de estimulação (Marcolin, 2004). Frequências superiores a 1Hz induzem excitação e inferiores ou iguais a 1Hz induzem inibição. A EMT apresenta baixa resolução espacial, mas sua resolução temporal torna seu emprego, quando associado a outras técnicas de imagem, como ressonância magnética funcional ou tomografia por emissão de pósitrons, potencialmente de grande utilidade (George et al., 2000).

Estudos recentes sugerem que a EMTr pode modular a excitabilidade neuronal cortical e induzir modificações funcionais em algumas áreas corticais relacionadas às funções sensitivas, motoras e cognitivas (George et al., 2003; Gerschalager et al., 2001; Pleger et al., 2004; Schwenkreis et al., 2003). A EMTr pode inibir ou excitar diferentes elementos (corpo neuronal, axônio etc.) de diferentes grupos neuronais (neurônios de projeção, interneurônios e fibras U), induzindo diferentes efeitos no cérebro, dependendo da região envolvida e de sua atividade, sendo ainda importantes os parâmetros de estimulação (Curra et al., 2002; George et al., 2003; Gerschalager et al., 2001).

HISTÓRICO

O campo magnético variável, típico da EMT, foi descrito por Faraday em 1831; d'Arsonval, em 1886, descreveu o primeiro exemplo do efeito fisiológico devido a campo magnético variável no tempo, observando o aparecimento de "fosfenas". Alguns anos mais tarde, Beer (1902) também detectou o aparecimento de fosfenas produzidos por estímulos secundários a um campo magnético aplicado sobre a cabeça. Vários outros pesquisadores relataram, posteriormente, experiências semelhantes (Dunlap, 1911; Magnusson & Stevens, 1914; Thompson, 1910). Contudo, poucos estudos sobre os efeitos da variação de campos magnéticos foram conduzidos durante a primeira metade do século XX.

A aplicação da eletricidade no SNC data dos primórdios do século XX. Berger (1929) foi um dos pioneiros no registro da atividade elétrica cerebral; Cerletti e Bini (1938) publicaram os resultados do uso da ECT em 1938. O estudo dos potenciais evocados passa por progressos continuados, desde sua introdução por Dawson em meados do século passado (Cohen, 2001).

A era moderna da estimulação magnética foi inaugurada por Bickford e Fremming (1965), quando estimularam músculos esqueléticos de animais e de seres humanos (Eisen, 1992) usando pulsos de campo magnético (Hallet et al., 1989).

Barker et al. (1985), na Universidade de Sheffield, estudaram a velocidade e a seletividade da estimulação em nervos, o que os fez pesquisar também a possibilidade de usar tais princípios com propósitos clínicos. Essas pesquisas auxiliaram o desenvolvimento dos primeiros estimuladores magnéticos. Esse mesmo grupo desenvolveu um neuroestimulador com utilidade clínica, capaz de gerar pulsos suficientemente breves, permitindo o estudo de potenciais motores evocados através da estimulação motora cortical.

Desde o desenvolvimento dos estimuladores com bobinas compactas, a estimulação magnética de pulsos simples tornou-se instrumento singular na avaliação do sistema nervoso motor humano, tanto em indivíduos sãos como entre enfermos (Cohen, 2001).

A possibilidade de despolarizar neurônios (de maneira semelhante à estimulação elétrica) e os primeiros achados dos efeitos da EMT sobre o humor levaram diversos pesquisadores a estudar a possibilidade da utilização dessa técnica em psiquiatria. Desde a década 1990 tem ocorrido aumento do número de publicações sobre o uso da EMTr, particularmente com efeitos positivos no tratamento da depressão e de outros transtornos psiquiátricos (Marcolin et al., 2004).

A introdução da EMT como técnica em neurofisiologia, neurologia, psiquiatria e outras áreas das neurociências difundiu-se tanto na área clínica como na de pesquisa (George & Belmaker, 2000; Walsh & Pascual-Leone, 2003). A EMT estimula o córtex cerebral humano de modo seguro e não invasivo e, quando comparada à estimulação elétrica transcraniana, apresenta a vantagem de ser uma técnica praticamente indolor (Pascual-Leone et al., 1993).

TÉCNICA

Biofísica

Os equipamentos de EMT são relativamente simples. Consistem em unidade principal e bobina de estimulação. A unidade principal é composta por um ou mais capacitores de armazenamento, um alternador de carga e circuitos para modelar a forma do pulso e para recuperar a energia, além de um painel de controle. Os fatores essenciais para um estimulador magnético são a velocidade da mudança do campo magnético e o tempo necessário para atingir o pico de energia na bobina. Portanto, esse equipamento deve albergar grandes capacitores de armazenamento de energia

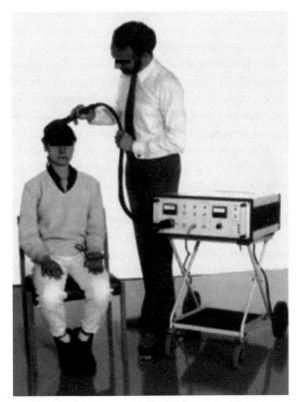

FIGURA 57.1 ■ Estimulação magnética transcraniana. A. Baker desenvolveu o primeiro aparelho de estimulação magnética transcraniana para uso em pesquisa científica (Reino Unido, 1985). (Serviço de Estimulação Magnética Transcraniana – HC/FMUSP.)

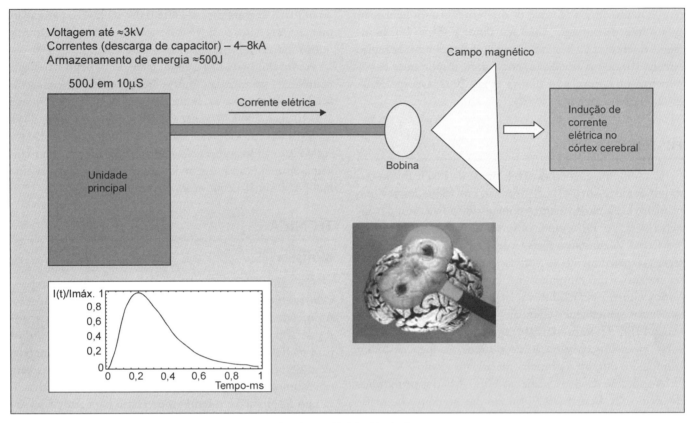

FIGURA 57.2 ■ Princípios básicos.

juntamente com um sistema eficiente de transmissão de energia para a bobina. Tipicamente, a capacidade desses capacitores acumula-se ao redor de 2.000 joules. Essa energia é transferida dos capacitores para a bobina de estimulação em menos de 100 microssegundos por meio de um sistema eletrônico capaz de transformar altas correntes em poucos microssegundos; esse componente é denominado *thyristor*. O pico de corrente descarregada na bobina necessita ter milhares de amperes para que seja possível uma indução de corrente elétrica no cérebro com magnitude suficiente para despolarizar os neurônios (aproximadamente 10mA/cm^2) (Pascual-Leone et al., 2002).

A intensidade do campo magnético é representada por linhas de fluxo ao redor da bobina e é medida em tesla (T). A maioria dos estimuladores magnéticos comercializados apresenta uma potência ao redor de 1,5 a 3,0T (40.000 vezes o campo magnético da Terra ou aproximadamente da mesma intensidade que o campo magnético estático utilizado na prática clínica para imagem por ressonância magnética) e duração de até 160 microssegundos. A magnitude da corrente elétrica induzida no cérebro é aproximadamente 1/100.000 da corrente na bobina. A energia usada pela EMT é cerca de um milhão de vezes menor do que a usada pelos estímulos da eletroconvulsoterapia (ECT).

Os mecanismos precisos dos efeitos da EMT no cérebro humano permanecem em grande parte desconhecidos.

A corrente elétrica induzida no cérebro é paralela à corrente primária e em sentido oposto. O campo magnético é perpendicular à bobina. Em contraste com a estimulação elétrica cortical, a EMT ativa preferencialmente elementos neuronais orientados horizontalmente em relação à superfície

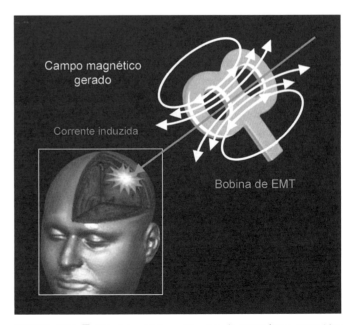

FIGURA 57.3 ■ Princípios básicos. (Serviço de Estimulação Magnética Transcraniana – HC/FMUSP.)

cerebral. Apesar de se propor que a EMT ative preferencialmente interneurônios da camada cortical mais superficial, ainda não há certeza de quais elementos neurais são especificamente ativados pela EMTr.

Somados a isso, os efeitos comportamentais da EMT apresentam variação entre os indivíduos e podem ser paradoxais. Isso significa que, algumas vezes, observa-se inibição e, outras, facilitação da atividade das áreas corticais estimuladas (Hilgetag et al., 2001; Kosslyn et al., 1999; Maeda et al., 2000a, 2000b). Portanto, interneurônios inibitórios e facilitatórios podem ser preferencialmente estimulados com essa técnica, gerando mais dúvidas quanto a seus mecanismos de ação.

Bobinas

As bobinas de estimulação são de cobre, isoladas e cobertas por uma camada de plástico, estando disponíveis em vários tamanhos e formatos. A focalização do campo magnético e, portanto, da corrente induzida pela EMT, varia de acordo com a geometria da bobina utilizada. Dois tipos de bobinas são usualmente utilizados: um com formato de oito e outro com formato circular.

As bobinas com formato circular induzem campos magnéticos mais difusos, sendo, portanto, necessária maior intensidade para estimular a área cortical desejada; apresentam importante limitação, que é a estimulação de áreas indesejadas. Quando se utiliza bobina circular, o campo magnético é mais intenso na região localizada no limite mais anterior do arco.

A bobina com formato de oito ou de borboleta consiste na junção de duas bobinas circulares. Essa característica gera pico de campo magnético no local de suas interseções, o que torna possível a estimulação de área cortical com metade da intensidade de energia necessária em relação à bobina circular. Essa bobina é mais utilizada em estudos de neurofisiologia clínica e em tratamentos psiquiátricos, quando o objetivo é estimular áreas corticais focalizadas (Martins, 2004).

Limiar motor

O limiar motor (LM) é definido como a intensidade mínima necessária para induzir contração muscular ou potencial evocado motor, sendo constatado em aparelho de eletroneuromiografia após a estimulação do córtex motor (Rossini et al., 1994). O LM é parâmetro de excitabilidade da membrana dos neurônios motores, sendo variável entre indivíduos; é importante para o cálculo da "dose" de EMT que o indivíduo recebe. Ainda é incerta a relevância da intensidade do limiar motor para a estimulação de outras regiões do córtex cerebral.

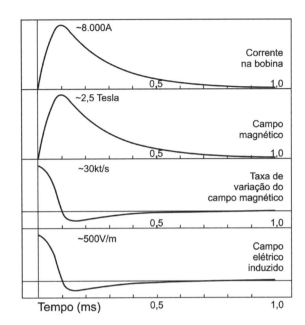

FIGURA 57.4 ■ Evolução temporal do pulso de corrente na bobina, do campo magnético produzido, da taxa de variação do campo magnético e do campo elétrico induzido.

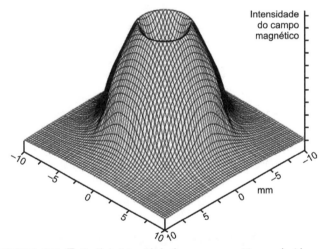

FIGURA 57.5 ■ Perfil da intensidade do campo magnético produzido por uma espira circular, no plano da espira.

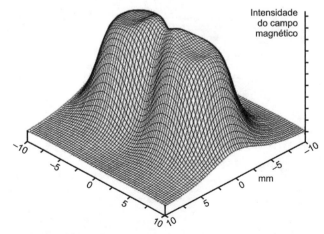

FIGURA 57.6 ■ Perfil da intensidade do campo magnético produzido por uma bobina formada por duas espiras circulares.

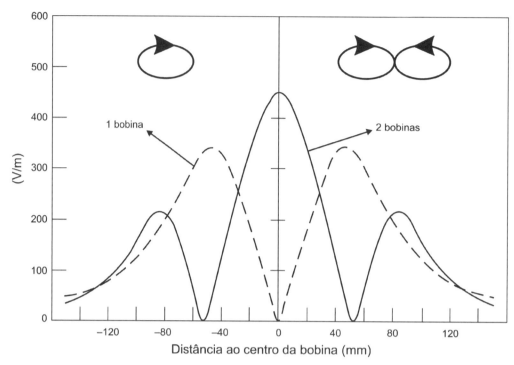

FIGURA 57.7 ■ Perfil em corte da intensidade de campo elétrico induzida no plano da bobina para duas diferentes configurações: enrolamento simples (curva tracejada) e enrolamento duplo (curva cheia).

Rossini et al. (1994) definiram o LM como sendo a menor intensidade de EMT necessária para induzir um potencial evocado motor (PEM) com pelo menos 0,05mV em um músculo em repouso em cinco de dez tentativas; é a técnica utilizada nos protocolos de pesquisa para tratamento da depressão no Instituto de Psiquiatria do Hospital das Clínicas da Faculdade de Medicina da Universidade de São Paulo (IPq-HC-FMUSP).

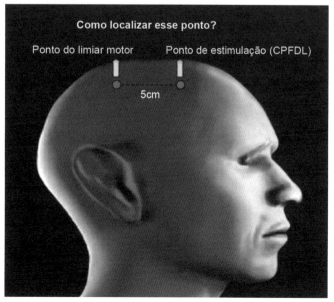

FIGURA 57.8 ■ EMTr – Córtex pré-frontal dorsolateral esquerdo.

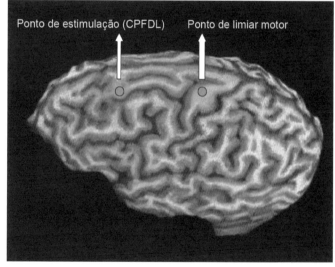

FIGURA 57.9 ■ EMTr – Córtex pré-frontal dorsolateral esquerdo. (Serviço de Estimulação Magnética Transcraniana – HC/FMUSP.)

Parâmetros de estimulação

Dependendo dos parâmetros utilizados (frequência, intensidade, duração, intervalos entre as séries e o número total de pulsos), a EMTr pode inibir ou excitar transitoriamente determinada região do córtex cerebral. Por exemplo, a EMTr rápida (frequência maior do que 1Hz) facilita a excitabilidade cortical, enquanto a EMTr lenta (frequência menor ou igual a 1Hz) inibe a excitabilidade cortical.

Período de silêncio

Após a estimulação do córtex motor pela EMT, ocorre um período de silêncio. O período inicial pode ser explicado pela redução da excitabilidade motora neuronal α, enquanto o período final relaciona-se a mecanismos suprassegmentários, muito provavelmente intracorticais (Brasil Neto et al., 1995).

SEGURANÇA

Quase três décadas se passaram desde que Barker desenvolveu seu primeiro estimulador magnético, e milhares de doentes foram submetidos ao procedimento sem que fosse notado qualquer efeito deletério permanente. A EMT é um dos métodos mais seguros e inócuos desenvolvidos para o estudo dos sistemas nervosos central e periférico. Contudo, os possíveis efeitos em longo prazo ainda não foram totalmente elucidados (Chokroverty et al., 1995).

O ponto mais crítico é, sem dúvida, a questão das convulsões. Vários estudos formais com doentes epilépticos falharam em induzir crises, clínicas ou eletroencefalográficas, mesmo quando eletrodos subdurais foram utilizados para monitorar a atividade epileptiforme de doentes com epilepsia intratável (Hufnagel & Elger, 1991).

O número de casos descritos de convulsões é insignificante (pelo menos oito casos, incluindo seis voluntários normais) quando se consideram as milhares de aplicações realizadas (Pascual-Leone et al., 1993; Rosa, 2004; Wassermann et al., 1996a; Wassermann, 1998;). A maioria ocorreu em voluntários normais durante a estimulação do córtex motor primário, e pelo menos duas ocorreram durante a estimulação da região pré-frontal (Wassermann, 1998). Uma crise ocorreu em doente com epilepsia cujo foco aparentemente estava localizado no hemisfério contralateral ao estimulado (Dhuna et al., 1991). Não ocorreu complicação nesses casos. A maior parte dos casos de crises convulsivas ocorreu quando se utilizaram parâmetros acima dos níveis de segurança, como, por exemplo, estímulos com altas frequências (>1Hz), mas não com baixas frequências (≤ 1Hz). Dhuna et al. (1991), entretanto, utilizaram séries de estímulos de 8 a 25Hz e não induziram convulsões ou descargas epileptiformes do foco em oito doentes sabidamente epilépticos. Em um caso, a utilização concomitante de medicamentos que reduzem o limiar convulsivo (antidepressivos tricíclicos, antipsicóticos) pode ter influenciado o desencadeamento da crise convulsiva (George & Belmaker, 2000).

O intervalo entre as séries parece também exercer papel importante no desencadeamento de convulsões. Intervalos menores do que 1 segundo entre os grupos de estimulação parecem aumentar o risco de desencadeamento de convulsões, enquanto intervalos maiores do que 20 segundos parecem mais seguros (Rosa, 2004; Wassermann et al., 1996a).

George e Belmaker (2000) sugeriram, portanto, a exclusão de alguns grupos específicos de pacientes dos estudos com EMT: doentes com encefalopatia focal ou generalizada (ou seja, tumor, acidente vascular encefálico, meningite, encefalite, traumatismo craniano grave); com epilepsia não tratada; que tenham parentes de primeiro grau com epilepsia idiopática; com início recente do uso de medicamentos que reduzem o limiar convulsivo, como antidepressivos tricíclicos, antipsicóticos ou de drogas epileptogênicas, como a cocaína; com história de consumo abusivo de álcool ou de interrupção abrupta do consumo do mesmo; com presença de doença cardíaca grave ou de aumento da pressão intracraniana. Excelente revisão sobre o assunto foi realizada em nosso grupo (Rosa et al., 2004).

Recomenda-se que a EMTr seja realizada em sala equipada com oxigênio e aparelhagem de emergência para o manejo de possíveis crises epilépticas (Wassermann et al., 1996a, 1996b). Deve-se destacar a possibilidade de interferência da EMT em dispositivos metálicos, incluindo os clipes neurocirúrgicos e marca-passos cardíacos ou do SNC. O som na descarga da bobina ("clique") na EMTr pode causar alteração definitiva da audição em animais (Counter et al., 1990, 1991), mas não em voluntários saudáveis (Pascual-Leone et al., 1992). Recomenda-se o uso de protetores auriculares para evitar prejuízos da acuidade auditiva.

Marcolin et al. (2006) observaram alterações visuais transitórias associadas à aplicação de EMTr de alta frequência em córtex dorsolateral pré-frontal esquerdo. Estas consistiram em distúrbios para perto e a distância com alteração de +0,5D em ambos os olhos, com recuperação aos níveis de base após algumas semanas; alterações no sentido oposto foram observadas em outra paciente utilizando EMTr de frequência baixa.

Gates et al. (1992) não encontraram evidências histopatológicas de lesão em dois pacientes que foram submetidos à EMTr (2.000 estímulos para determinação do hemisfério dominante da linguagem) 2 e 4 semanas antes de se submeterem à lobectomia para tratamento de epilepsia.

APLICAÇÃO E EFICÁCIA DA EMT NOS TRANSTORNOS PSIQUIÁTRICOS

Vários estudos demonstram que interconexões cerebrais estão implicadas na fisiopatologia de transtornos psíquicos como a depressão, transtorno obsessivo-compulsivo e esquizofrenia. Austin & Mitchell (1995) enfatizaram que disfunções localizadas na região pré-frontal, particularmente à esquerda, e dos gânglios basais correlacionam-se com a depressão.

Em vários centros de pesquisa ao redor do mundo demonstrou-se que a EMTr de alta frequência aplicada sobre o córtex pré-frontal dorsolateral esquerdo (CPFDLE) proporciona resultados marcantes no tratamento de doentes com depressão. Além disso, a EMTr tem a vantagem de apresentar início de ação mais rápido e ótima tolerabilidade, por ser praticamente isenta de efeitos colaterais. Pesquisas mais recentes demonstraram que a EMTr de baixa frequência, aplicada no córtex pré-frontal dorsolateral direito (CPFDLD), talvez proporcione resultados igualmente satisfatórios no tratamento da depressão, com a hipotética possibilidade de ser mais segura, porém com menos estudos.

A EMT foi aprovada pelo FDA em 2009 para depressão em pacientes que não responderam previamente a tratamentos psicofarmacológico (Food and Drug Administration, 2008; www.fda.gov). O FDA também aprovou o uso clínico (não experimental) da EMT no planejamento e condução de intervenções neurocirúrgicas (http://www.earthtimes.org/articles/show/fda-clears-nexstimrsquos-navigated-brain,1084523.shtml).

Depressão

Desde 1987 demonstra-se que a EMTr apresenta eficácia clínica em casos de depressão (Bickford et al., 1987). Höflich et al. (1993) demonstraram que indivíduos normais, durante estudos de mapeamento cerebral, apresentavam melhora nas avaliações feitas por meio da Escala de Depressão de Hamilton, após a EMT. Esses autores estimularam dois doentes com depressão, observando discreta melhora; o estudo foi conduzido com frequência de 0,3Hz e a bobina foi posicionada sobre o vértex de modo a atuar em ambos os hemisférios cerebrais simultaneamente. Kolbinger et al. (1995) avaliaram 15 doentes com depressão maior e os dividiram, aleatoriamente, em três grupos contendo cinco doentes cada; observaram melhora no grupo tratado com 250 pulsos de EMT, com intensidade inferior à do LM, durante 5 dias consecutivos. George et al. (1996) observaram resultados promissores da EMTr aplicada no córtex pré-frontal esquerdo em dois de um total de seis doentes com depressão refratária ao tratamento medicamentoso.

Pascual-Leone et al. (1996) avaliaram 17 doentes com depressão psicótica resistente ao tratamento, aleatoriamente encaminhados para tratamentos com EMTr ativa ou placebo, aplicados sobre o vértex ou sobre os córtices pré-frontais dorsolaterais (CPFDL) esquerdos e direitos; a 10Hz, 2.000 pulsos por sessão, com intensidade de 90% do LM, diariamente durante 5 dias consecutivos e com intervalos de 1 mês entre cada posicionamento de bobina. Ocorreu menor pontuação nas Escalas de Beck e Hamilton após a estimulação do CPFDL, em comparação com outras áreas de estimulação. No entanto, os efeitos duraram apenas 2 semanas; na terceira e quarta semanas não houve mais diferença entre os grupos. Segundo os autores, o efeito fugaz poderia dever-se ao período curto de estimulação, comparando-se com outros investigadores que aplicaram EMT, em média, durante 10 dias.

Klein et al. (1997 e 1999), em estudo controlado, duplo-cego, com encaminhamento aleatório, aplicaram EMTr com baixa frequência (≤1Hz) ou placebo sobre o córtex pré-frontal direito de 71 pacientes deprimidos, durante 2 semanas; 41% dos doentes do grupo ativo apresentaram redução de pelo menos 50% nos escores da Escala de Hamilton, contra 17% do grupo inativo.

Grunhaus et al. (2000), em estudo aberto, avaliaram os efeitos antidepressivos da EMTr rápida e da ECT em 40 doentes; nos pacientes não psicóticos, a EMT revelou eficácia equivalente à ECT após 4 semanas de tratamento diário. A tolerabilidade foi boa, havendo mínimos efeitos colaterais (p. ex., cefaleia transitória); não houve diferença entre indivíduos das diferentes faixas etárias. O estudo sugeriu que o prolongamento do tratamento para 4 semanas aumentou a eficácia.

Outros dois estudos fizeram uma comparação direta entre ECT e EMTr para depressão (Grunhaus et al., 2003; Pridmore et al., 2000). Burt et al. (2002) realizaram uma metanálise dos estudos citados (o trabalho de Grunhaus et al., de 2003, ainda não havia sido publicado, mas foi incluído na análise). A comparação dos estudos forneceu 112 casos sem diferença estatisticamente significativa. A porcentagem de melhora nos escores da Escala de Hamilton para os grupos que receberam EMTr foi de 47,13%. Essa melhora é aproximadamente o dobro da encontrada nas metanálises de estudos comparando EMTr com "*sham*" EMTr. Não se sabem as razões para este grande efeito terapêutico. A principal possibilidade é o maior tempo de tratamento (4 semanas) utilizado. Por outro lado, a porcentagem de melhora dos pacientes que receberam ECT foi de apenas 54,47%. Esta é uma taxa bastante baixa para esse tratamento. A explicação mais plausível para essa baixa taxa para ECT é que nos três estudos ela foi realizada em posição unilateral, mas com apenas 2,5 vezes o limiar convulsivógeno. Dados semelhantes foram obtidos por Rosa, em 2004, em nosso grupo no IPq-HC-FMUSP, com resposta semelhante de ECT e EMTr para pacientes com quadros depressivos refratários, não psicóticos.

Outro estudo duplo-cego, randomizado, controlado com bobina inativa, realizado por nosso grupo, analisou 46 pacientes durante 4 semanas com depressão unipolar severa (Rumi et al., 2005). O grupo que recebeu EMTr e amitriptilina apresentou resposta significativamente mais rápida que o grupo que recebeu estimulação com bobina inativa e amitriptilina, com uma diminuição significativa nos escores HAM-D 17 já na primeira semana de tratamento (p< 0,001 em comparação à semana basal e ao grupo com bobina inativa). A porcentagem de respondedores na quarta semana foi de 95,5% no grupo EMTr e de 45,8% no grupo com bobina inativa (p<0,001). A remissão também foi significativamente maior no grupo EMTr em comparação com o grupo com bobina inativa: 54,5% e 12,5% (p = 0,002) na quarta semana. O grupo EMTr demonstrou também resposta mais rápida e robusta de acordo com as Escalas de Montgomery-Åsberg para Avaliação da Depressão (MADRS), Escala Visual Analógica (EVA) e Impressão Clínica Global – gravidade (CGS) e melhora (CGI). A frequência utilizada, 5Hz a 120% do LM, com 25 séries diárias de 10 segundos, com 20 segundos de intervalo, em 20 sessões (dias), totalizando 25.000 pulsos sobre o córtex dorsolateral pré-frontal esquerdo, mostrou-se segura e eficaz (Rumi et al., 2005).

Nahas et al. (1998) e George et al. (1998) postularam que frequências de 5Hz aplicadas sobre o córtex pré-frontal esquerdo seriam tão efetivas quanto frequências mais rápidas (20Hz). Sete pacientes foram tratados por 2 semanas com frequências de 5Hz e três tratados com 10Hz, não sendo observadas diferenças entre os dois grupos de tratamento. Nenhum dos dez pacientes tratados com placebo respondeu às aplicações (decréscimo ≥ 50% na HDRS).

O estudo desenvolvido por Fregni et al. (2004) revelou a eficácia similar da EMTr, quando comparada à fluoxetina, no tratamento de quadros depressivos em pacientes com doença de Parkinson. Os efeitos adversos foram significativamente menores e houve tendência a desempenho cognitivo superior.

Diversos estudos têm sido realizados desde então; Gross et al. (2007) realizaram revisão sistemática e metanálise de estudos clínicos envolvendo ETMr e depressão, publicados no período de dezembro de 2005 a novembro de 2006. Observaram que os estudos apresentavam uma melhora na qualidade. Os dados obtidos sugeriam que os ensaios clínicos mais recentes mostravam efeitos antidepressivos maiores que os estudos prévios, provavelmente devido ao desenvolvimento de novos paradigmas de estimulação. Em outra metanálise, Schutter (2009) observa que a EMTr, no tratamento da depressão, mostra-se superior a placebo e tem tamanho de efeito robusto. A estimulação magnética é um método seguro e, devido a seus poucos efeitos colaterais, é bem tolerada pelos pacientes. Os achados sugerem que a EMTr pode ser uma alternativa para pacientes com depressão maior não psicótica, especialmente para pacientes que não toleram efeitos colaterais associados à farmacoterapia.

Uma questão importante e crítica na utilização de EMT é a determinação mais precisa possível do local a ser estimulado pela bobina. Com o método clássico há certa arbitrariedade na localização do ponto-alvo. Na depressão, por exemplo, não se tem segurança se o ponto escolhido está mesmo no córtex pré-frontal dorsolateral ou sobre um sulco onde o cone de estimulação perderia muito do estímulo. É interessante citar o estudo de Herwig et al. (2001), no qual 22 pacientes tiveram o ponto-alvo demarcado pelo método clássico sobre o CPFDL à esquerda. Depois de submetidos à neuronavegação, em apenas sete desses pacientes a localização do ponto estava na área-alvo. Alguns pacientes estavam sendo estimulados na área pré-motora (Herwig et al., 2001). A neuronavegação é uma tecnologia de ponta, que pode ser usada não só como método de tratamento, mas também de pesquisa (Sparing et al., 2009).

Fitzgerald et al. (2009) avaliaram 51 pacientes com depressão resistente submetidos à EMTr. Os pacientes foram aleatoriamente encaminhados para receberem o tratamento por meio do procedimento de localização padrão (n = 27) ou localização por neuronavegação (n = 24). Observaram que o emprego da neuronavegação para localização do sítio do estímulo pareceu aumentar a resposta à EMTr. Entre os pacientes em que foi empregada neuronavegação, 42% preencheram critérios para resposta e 30% para remissão. No outro grupo, as taxas de resposta e remissão foram de 18% e 11%, respectivamente.

Mania

Grisaru et al. (1998b) compararam o resultado da EMT nos hemisférios direito e esquerdo e em grupo-controle de pacientes em quadro de mania; ocorreu melhor resposta com a estimulação do córtex pré-frontal direito.

Kaptsan et al. (2003) não observaram efeitos terapêuticos em um estudo controlado com placebo que empregou EMTr rápida no córtex pré-frontal direito em 19 pacientes com mania. Saba et al. (2004) e Michael e Erfurth (2004) observaram melhora do quadro maníaco em dois estudos abertos com estimulação rápida à direita.

Praharaj et al. (2009), em estudo randomizado e controlado com placebo, avaliaram a eficácia de estimulação rápida com 110% do limiar motor na região pré-frontal direita em 41 pacientes com mania e medicados. A estimulação mostrou-se bem tolerada e eficaz como associação benéfica à farmacoterapia no tratamento da mania.

Transtorno obsessivo-compulsivo (TOC)

Comparando a aplicação da EMTr nas regiões pré-frontais direita ou esquerda, Greenberg et al. (1997) observaram que ocorreu melhora transitória nas compulsões e ausência de efeito nas obsessões, e que o tratamento à direita era mais eficaz. Os efeitos nas compulsões duraram apenas 8 horas. Um estudo randomizado e controlado com placebo avaliou os efeitos, a longo prazo, da estimulação com baixa frequência em doentes com TOC e não observou diferenças estatisticamente significativas entre o grupo de tratamento que recebeu EMT ativa e o grupo-placebo; a utilização de bobinas circulares e a inclusão de doentes refratários e não refratários na mesma amostra dificultaram a interpretação dos dados (Alonso, 2001).

Em estudo aberto, Sachdev et al. (2001) observaram tendência à melhora de pacientes obsessivo-compulsivos após aplicação da EMT à direita e à esquerda, em pequena amostra; o tratamento bilateral limitou a interpretação dos dados. No grupo da EMT do IPq-HC-FMUSP realizou-se estudo controlado com bobina inativa, duplo-cego e randomizado, envolvendo 30 doentes com TOC resistente (tratados com três inibidores da recaptação de serotonina e terapia cognitivo-comportamental), com dosagens estáveis de medicação durante as 8 semanas precedentes e submetidos a 30 aplicações de 40 séries a 10Hz com 5 segundos de duração e 25 segundos de intervalo, a 110% LM. Observaram-se redução significativa nos sintomas obsessivo-compulsivos e escores de impressão clínica global semelhantes nos grupos ativo e placebo, sugerindo fortemente a ocorrência de efeito placebo (Mansur et al., 2009)

Yucel et al. (2007), por meio de neuroimagem funcional, observaram que o TOC está associado a aumento, presumivelmente compensatório, da ativação na região do córtex frontal medial, que pode estar relacionada com integridade e viabilidade neuronais reduzidas. Mantovani et al. (2009a), em estudo duplo-cego, controlado com placebo, estimularam, com frequências inibitórias bilateralmente, 21 pacientes portadores de TOC refratário, nas áreas motoras suplementares, visando testar a hipótese de que a inibição da área motora suplementar possa estar associada à melhora clínica. Os autores observaram redução média de sintomas obsessivo-compulsivos de 25% nos pacientes que receberam estimulação ativa contra 12% no grupo com estimulação-placebo. A melhora persistiu, inclusive mostrando-se até mais robusta na fase aberta que se seguiu e no seguimento de 3 meses. Kang et al. (2009), com metodologia semelhante, não observaram melhora, porém não houve placebo adequado (o emprego de bobina ativa posicionada a 45 graus do escalpe como estimulação-placebo).

Mantovani et al. (2009b) descrevem dois casos de pacientes com TOC grave resistente, tratados com EMTr na área pré-motora suplementar, guiada por imagem de ressonância magnética funcional. Os parâmetros da estimulação foram: 1Hz, 100% do limiar motor, 1.800 pulsos/dia, por 2 semanas. Ao final da décima sessão, ambos os pacientes apresentaram melhora clínica significativa dos sintomas obsessivo-compulsivos (média de 41%), de 68% na Escala de Hamilton para Ansiedade e de 57% na Escala de Hamilton para Depressão. Os autores comentam que os resultados surpreendentes nesses pacientes provavelmente se devem ao método mais preciso de localização da área estimulada.

Esquizofrenia

Grisaru et al. (1994) utilizaram pela primeira vez a EMT em casos de esquizofrenia crônica e avaliaram o humor e as alterações do pensamento, mas os resultados foram inconclusivos. Feinsod et al. (1998) não observaram efeito em sintomas psicóticos nucleares, mas apenas redução da ansiedade e da inquietação. Hoffman et al. (1999) realizaram estudo estimulando o córtex temporoparietal esquerdo de doentes com alucinações auditivas persistentes; ocorreu alívio desse sintoma durante algumas semanas em alguns doentes. Rosa (2005) desenvolveu estudo controlado, envolvendo 20 pacientes esquizofrênicos com alucinações auditivas refratárias ao tratamento, com dose mínima de 400mg de clozapina por dia; os resultados parciais desse estudo estão em processo de análise.

Em nosso serviço, avaliamos 11 pacientes esquizofrênicos com alucinações auditivas não responsivas à clozapina, em estudo controlado duplo-cego. Não foram observados efeitos clínicos significativos nos pacientes (Rosa et al., 2007).

Vercammen et al. (2009) estimularam 38 pacientes esquizofrênicos, com alucinações auditivas resistentes à medicação nas regiões temporoparietal esquerda, temporoparietal esquerda e direita com frequência de 1Hz, em estudo placebo-controlado, randomizado e duplo-cego. Os autores visavam investigar se a estimulação bilateral poderia aumentar a eficácia da estimulação à esquerda, mas observaram que tal estimulação não forneceu benefício adicional.

Estudos de metanálise e revisão de casos clínicos sobre o emprego de EMTr em pacientes esquizofrênicos sugerem sua eficácia na redução de alucinações auditivas, mas não nos sintomas negativos (Freitas et al., 2009; Stanford et al., 2008) Em outra metanálise realizada por Aleman et al. (2007), observou-se que a EMTr pode se mostrar um método promissor para a redução da frequência e intensidade de alucinações auditivas em pacientes resistentes a tratamento.

Transtorno do estresse pós-traumático (TEPT)

O achado de aumento do fluxo sanguíneo ou do metabolismo nas estruturas corticais límbicas, paralímbicas e frontais, em doentes com transtorno do estresse pós-traumático (quando relembravam o evento traumático) (McCann et al., 1998; Rauch et al., 1996), induziu alguns pesquisadores a estudarem a aplicação da EMTr nesses casos. Grisaru et al. (1998a) trataram dez doentes com uma sessão de EMTr lenta, observando redução dos sintomas nucleares (evitação, ansiedade, somatização) e melhora clínica global segundo a Escala de Impressão Global; o efeito, contudo, foi transitório.

Cohen et al. (2004) investigaram a eficácia de EMTr no córtex pré-frontal, com frequências de 1 e 10Hz, em condições placebo e duplo-cego controladas, em 24 pacientes portadores de TEPT. Os sintomas apresentaram melhora significativa após o emprego de estimulação rápida, inclusive por 14 dias de seguimento.

Em estudo preliminar, Osuch et al. (2009) associaram o emprego de EMTr de baixa frequência à terapia de exposição em nove pacientes portadores de TEPT refratário. Os resultados mostraram-se basicamente negativos, embora houvesse uma redução maior dos escores medidos pela CAPS (*Clinician Administered PTSD Scale*), comparados com os escores com estimulação-placebo, assim como aumento de noradrenalina (urina de 24 horas) e T_4 e diminuição de prolactina. Os autores observaram que estimulação ativa com exposição pode ter efeitos sintomáticos e fisiológicos.

Aplicação em dor

O tratamento da dor crônica é uma das indicações da EMT que mais aumentaram nos últimos anos (Lefaucheur et al., 2008).

No início dos anos 1990, Tsubokawa et al. (1991) propuseram o uso da estimulação epidural do giro pré-central para o tratamento de dores neuropáticas refratárias. Nesse mesmo período, inovações tecnológicas permitiram a realização de pulsos repetitivos de EMT (EMTr) sem que houvesse os inconvenientes relacionados ao aquecimento do sistema. Assim, alguns autores propuseram o uso da estimulação não invasiva do giro pré-central por meio da EMTr como uma forma de predizer os efeitos pós-operatórios da estimulação epidural implantada (Lefaucheur et al., 2001; Migita et al., 1995).

Desde então, o uso da EMTr em dor tem aumentado muito. Atualmente, há mais de 20 ensaios clínicos aleatorizados, controlados com "*sham*" e duplo-cegos avaliando a eficácia de uma sessão única de EMTr em dor. Apesar da heterogeneidade dos parâmetros de estimulação utilizados nos diferentes estudos, há consenso de que a estimulação em alta frequência, direcionada sobre a área do giro pré-central correspondendo à área dolorosa, seria a mais eficaz no controle da dor (Lefaucheur et al., 2008). Recentemente, propôs-se também que a direção da corrente induzida no córtex também teria papel importante no seu efeito analgésico, sendo as correntes produzidas na orientação posteroanterior as mais eficazes, em relação às lateromediais (André-Obadia et al., 2008). Estudos utilizando paradigmas de dor experimental atestam que seu efeito provavelmente repousa sobre a ativação de áreas relacionadas à modulação da integração da dor. Essas áreas são funcionalmente ligadas ao córtex motor primário (Nahmias et al., 2009, Strafella et al. 2003). Um estudo recente mostrou que a estimulação do giro pré-central é capaz de desencadear a liberação de opioides endógenos e a ativação de centros participantes no sistema modulador endógeno de dor, como a substância cinzenta periaquedutal (Maarrawi et al., 2007).

Apesar da grande quantidade de estudos referentes aos efeitos de uma sessão única de EMTr sobre dores crônicas, há menor quantidade de pesquisas avaliando o efeito analgésico de sessões repetidas de EMTr (p. ex., uma sessão diária por 2 semanas). Um estudo pioneiro mostrou que sessões repetidas de EMTr em pacientes com dor neuropática foram capazes de reduzir a intensidade da dor além do último dia de estimulação, persistindo por até 15 dias (Khedr et al., 2005). Nessa mesma linha, um estudo francês avaliou o feito de EMTr realizada diariamente por 10 dias sobre o giro pré-central em pacientes acometidos por fibromialgia, encontrando redução significativa da intensidade da dor até 15 dias após o início do tratamento, além de redução dos limiares de dor sobre os pontos dolorosos no hemicorpo contralateral ao córtex estimulado. Esse estudo mostrou, pela primeira vez, a modulação preferencial de diferentes aspectos da dor por meio EMTr. O componente afetivo da dor respondeu de forma mais intensa e duradoura (até 30 dias) do que seu componente sensitivo discriminativo (Passard et al., 2007). A possibilidade de se modular de maneira específica cada um dos diferentes aspectos da dor abre perspectivas em relação ao uso dessa técnica na prática clínica.

Uma grande limitação dos estudos atuais é que, em sua maior parte, estão restritos a pacientes portadores de dores neuropáticas. Poucos estudos avaliaram pacientes com fibromialgia, e somente um estudo se dedicou a pacientes portadores de dores agudas, ou por excesso de nocicepção (Borckardt et al., 2008). Nesse estudo, pacientes submetidos a cirurgia gástrica receberam EMTr sobre o córtex pré-frontal esquerdo no período pós-operatório. O consumo de morfina pelo sistema de analgesia controlada por paciente foi 40% menor no grupo ativo, em relação ao grupo "*sham*". Esse estudo foi inovador por ter avaliado pacientes com dores agudas, e também por ter sido um dos poucos a avaliar o uso do córtex pré-frontal como alvo da estimulação. Recentemente, um estudo realizado em nosso serviço avaliou o efeito de sessões diárias de EMTr a 10Hz sobre o giro pré-central em pacientes com síndrome complexa de dor regional tipo I, tendo encontrado efeito analgésico significativo, além de específico, da EMTr sobre aspectos emocionais da dor. Esse estudo foi o primeiro a utilizar EMTr como adjunto a um tratamento medicamentoso e fisioterápico padronizado para todos os pacientes do estudo (*add-on*) (Picarelli et al., 2009).

Se o uso da EMTr em sessões repetidas ainda é alvo de estudo, sua utilização como preditor de resposta à estimulação epidural do giro pré-central tem sido avaliada com resultados interessantes. Diferentes grupos têm encontrado que a resposta positiva a uma sessão de EMTr antes da cirurgia tem altíssimo valor preditivo positivo referente ao efeito analgésico no período pós-operatório. A quase totalidade dos pacientes que têm uma redução de no mínimo 30% após uma sessão única de EMTr irá apresentar resposta analgésica significativa a longo prazo após a cirurgia (Nuti et al., 2005).

Desse modo, o uso da EMTr como uma ferramenta analgésica por si só, sendo utilizada em sessões repetitivas, é promissor, mas ainda requer uma quantidade maior de estudos confirmatórios e que explorem sua aplicação em diferentes tipos de síndromes dolorosas. No entanto, essa técnica já tem um lugar importante como preditor do efeito analgésico clínico pós-cirúrgico em pacientes candidatos a implante de estimulador epidural do giro pré-central.

ZUMBIDO

Rossi et al. (2007), em estudo controlado com placebo, randomizado, cruzado, aplicaram EMTr (1Hz) na região temporoparietal esquerda em 16 pacientes portadores de zumbido crônico. A estimulação ativa levou a uma redução geral significativa, embora transitória, na percepção subjetiva do zumbido. Observaram também que os efeitos benéficos da EMTr eram independentes de alterações do humor.

Khedr et al. (2009) dividiram 66 pacientes portadores de zumbido crônico em quatro grupos recebendo EMTr placebo e ativa com 1, 10 e 25Hz no córtex temporoparietal esquerdo, por 10 dias. Um ano após a aplicação, o zumbido estava ausente em um ou ambos ouvidos em dez dos pacientes que receberam estimulação ativa: um paciente com estimulação a 1Hz, quatro pacientes com 10Hz e cinco pacientes com 25Hz. Os autores observam que a estimulação com 10 ou 25Hz pareceu ser mais eficaz do que com 1Hz.

Um outro estudo duplo-cego, controlado com placebo (Marcondes et al., 2009), avaliou os efeitos imediatos e a longo prazo de estimulação magnética lenta em 20 pacientes com zumbido. A atividade neuronal foi avaliada por SPECT (*single photom emission computed tomography*) antes e 2 semanas após o término da estimulação magnética. O grupo de pacientes que recebeu estimulação ativa apresentou melhora significativa nos escores de zumbido, quando comparados ao grupo-placebo, o que se manteve por até 6 meses após a estimulação. As medidas obtidas pelas imagens da SPECT mostraram redução da atividade metabólica no lobo temporal inferior esquerdo após estimulação ativa.

EMT E PLASTICIDADE NEURAL

Vários estudos demonstram que há remodelação dinâmica da representatividade cortical em diversos mamíferos, inclusive em seres humanos. A EMT pode modular, via mapeamento cortical, o padrão de alterações plásticas em diversas situações. O cérebro pode ser estimulado com a intenção de se alterar a excitabilidade ou a função cortical e suas conexões. A EMT tem potencial para interferir no aprendizado de habilidades, uma vez que pode levar a alterações plásticas neuronais (Lang et al., 2004). Há efeitos da EMT em indivíduos saudáveis em virtude da excitabilidade cortical ou indução de efeitos terapêuticos em doentes neuropsiquiátricos (Wassermann et al., 1993).

Por outro lado, parte dos efeitos da EMT é breve ou variável, limitando suas ações terapêuticas. Foi evidenciada facilitação das sinapses no córtex motor após o tratamento com a EMT, o que demonstra que as alterações neuroplásticas decorrem de sua aplicação (Sanes et al., 1988).

A EMT também pode ser útil no mapeamento e na estimulação durante o período de recuperação de doentes após a ocorrência de acidentes vasculares encefálicos; estes dependem da plasticidade estrutural para reorganização do SNC (Rossi & Rossini, 2004; Zeuner et al., 2004). No grupo da EMT do IPq-HC-FMUSP, pacientes com acidente vascular isquêmico foram tratados com EMTr e apresentaram melhora da motricidade e da cognição (Mansur et al., 2005).

Estudos prospectivos com EMT revelam que há recuperação da função motora e o papel do treinamento na modulação da reorganização cortical (Rossi & Rossini, 2004). A distonia focal das mãos decorre da plasticidade aberrante por uso repetitivo excessivo e pode ser melhorada com treinamento motor apropriado; a EMT pode mapear e evidenciar alterações na representatividade cortical dos dedos e das mãos em doentes após a execução de exercícios simples (Cohen et al., 1997).

Estudos de imagens funcionais em pessoas cegas jovens revelaram que o córtex visual pode ser ativado por impulsos somatossensitivos, o que não ocorre em indivíduos com a visão normal. Quando o córtex occipital foi estimulado pela EMT, verificou-se que foram induzidos erros transitórios na leitura Braille e na percepção tátil, o que mostra que ocorrem alterações neuroplásticas, como o recrutamento de neurônios de áreas corticais visuais para funções somatossensitivas, em estágios prematuros da perda da visão (Yildiz et al., 2004).

A EMT pode também melhorar a atividade muscular facial em doentes com anestesia dolorosa da face, que leva tanto a alterações na modulação cortical como na plasticidade neural em ambos os hemisférios (Yildiz et al., 2004). Mesmo uma única aplicação de EMT em humanos demonstrou ser capaz de gerar facilitação corticoespinal de longa duração (Peinemann, et al., 2004). Também foi observada dinâmica da plasticidade cortical por meio do mapeamento do córtex motor em indivíduos que sofrem imobilização do membro superior. Houve redução na área de representação cortical durante o período de imobilização, fenômeno totalmente reversível após o retorno da função do membro, o que demonstra que a plasticidade neural cortical depende de estímulos somatossensitivos periféricos constantes e que as alterações no seu padrão induzem alterações no mapa de representação no córtex cerebral (Summers et al., 2004).

EMT E NEUROPSICOLOGIA

A neuropsicologia tem como fator importante (e histórico) de seu desenvolvimento a relação entre lesões e diversos aspectos da cognição e do comportamento. Os achados de Broca e Wernicke a respeito das afasias de expressão e compreensão, a grande evolução no período após a Segunda Guerra Mundial, com observações sobre o funcionamento comportamental de pessoas que sofreram lesões cerebrais (sendo Alexander Luria e Brenda Milner dois grandes colaboradores nessa área), e as cirurgias para remoção de focos epilépticos possibilitaram a formação de uma base científica sobre as relações do cérebro e seu funcionamento. Atualmente, com a EMT e a possibilidade de geração, em pessoas saudáveis, de lesões temporárias virtuais (Pascual-Leone et al., 1999), ou, também, de aumento da atividade das áreas estimuladas, a neuropsicologia entra em uma nova fase, possibilitando estudar o comportamento e a cognição de maneira mais estruturada e precisa.

A EMT vem sendo utilizada em diversos estudos experimentais nos quais se podem observar correlações entre funções cognitivas e áreas corticais específicas. Estudos sobre linguagem vêm sendo realizados e sinalizam o potencial dessa técnica como uma ferramenta de reabilitação de quadros como, por exemplo, a afasia. Martin et al. (2004) avaliaram a aplicação de EMTr em hemisfério direito homólogo à área de Broca em quatro pacientes que sofreram acidente vascular encefálico com consequente afasia crônica. O tratamento de EMTr a 1Hz foi aplicado na área posterior da região de Broca à direita (1.200 pulsos), por 10 dias, com uma intensidade de 90% do limiar motor. O teste de linguagem realizado 2 meses após o término do tratamento mostrou melhora significativa na nomeação dos 20 primeiros itens do Teste de Nomeação de Boston, no Teste dos 12 Instrumentos e no Teste dos 12 Animais.

A EMT também tem sido utilizada em estudos sobre os mecanismos da memória. Floel et al. (2004) estudaram aspectos verbais e não verbais da memória operacional. A EMTr foi aplicada nos CPFDL esquerdo e direito e tarefas verbais e visuais de memorização foram realizadas entre as aplicações. Os autores encontraram que a memorização do material verbal foi prejudicada pela EMTr no CPFDL esquerdo, ao passo que a memorização do material visual foi prejudicada pela EMTr no CPFDL direito, indicando o envolvimento do CPF na memória operacional, assim como uma lateralização funcional relacionada ao conteúdo do material a ser memorizado.

Além disso, baterias neuropsicológicas completas vêm sendo incluídas nos estudos de EMT como fonte de informações a respeito da segurança dessa técnica. Vários estudos mostram que essa técnica é segura e pode inclusive ocasionar aumento do desempenho cognitivo dos pacientes submetidos ao tratamento com EMT (Moser et al., 2002; Shajahan et al., 2002; Triggs et al., 1999).

Em dissertação recém-defendida por Myczkowski (2009), que mostrou ser o primeiro estudo controlado no tema, observou-se melhora neuropsicológica em mulheres com depressão pós-parto. Caso esse resultado seja replicado em outros laboratórios, acredita-se que a EMT possa se tornar o tratamento de escolha nas depressões puerperais, tendo como principal motivo a segurança do bebê, o qual não seria exposto a psicofármacos.

REFERÊNCIAS

Abarbanel JM, Lemberg T, Yaroslavski U et al. Electrophysiological responses to transcranial magnetic stimulation in depression and schizophrenia. Biol Psychiatry 1996; 40:148-50.

Aleman A, Sommer IE, Kahn RS. Efficacy of slow repetitive transcranial magnetic stimulation in the treatment of resistant auditory hallucinations in schizophrenia: a meta-analysis. J Clin Psychiatry 2007 Mar;68(3):416-21.

Alonso P, Pujol J, Cardoner N et al. Right prefrontal repetitive transcranial magnetic stimulation in obsessive-compulsive disorder: A double-blind, placebo-controlled study. Am J Psychiatry 2001; 158: 1143-5.

André-Obadia N, Mertens P, Gueguen A, Peyron R, Garcia-Larrea L. Pain relief by rTMS: differential effect of current flow but no specific action on pain subtypes. Neurology 2008; 9: 833-40.

Austin MP, Mitchell P. The anatomy of melancholia: does frontal-subcortical pathophysiology underpin its psychomotor and cognitive manifestations? Psychol Med 1995; 25: 665-72.

Barker AT, Jalinous R, Freeston IL. Noninvasive magnetic stimulation of the human motor cortex. Lancet 1985; 1:1106-7.

Berger H. Über das Elecktroenkephalogram dês Menschen. Arch F Psychiat 1929; 87:527-70.

Bickford RG, Fremming BD. Neural stimulation by pulsed magnetic fields in animals and humans. Paper presented at the Digest of the International Conference on Medical Eletronics and Biological Engineering, 1965.

Bickford RG, Guidi M, Fortesque P. Magnetic stimulation of human peripheral nerve and brain: response enhancement by combined magnetoelectrical technique. Neurosurgery 1987; 20:110-6.

Borckardt JJ, Reeves ST, Weinstein M et al. Significant analgesic effects of one session of postoperative left prefrontal cortex repetitive transcranial magnetic stimulation: A replication study. Brain Stimulat 2008 Apr 1;1(2):122-7.

Brasil-Neto JP, Cammarota A, Valls-Sole J et al. Role of intracortical mechanisms in the late part of the silent period to transcranial stimulation of the human motor cortex. Acta Neurol Scand 1995 92:383-6.

Burt T, Lisanby SH, Sackeim HA. Neuropsychiatric applications of transcranial magnetic stimulation: a meta analysis. Int J Neuropsychopharmacol 2002 5:73-103.

Cerletti U, Bini L. Un nuevo metodo di shockterapie "L'electroshock" Bollettino Accademia Medica Roma, 1938; 64:136-8.

Chokroverty S, Hening W, Wright D et al. Magnetic brain stimulation: safety studies. Electroencephal Clin Neurophysiol 1995 ; 97: 36-42.

Cohen LG, Celnik P, Pascual-Leone A et al. Functional relevance of cross-modal plasticity in blind humans. Nature 1997; 389:180-3.

Cohen RB. In: bioeletricidade em psiquiatria, e aplicações da rTMS Disponível em: www.transmagnet.med.br. Acessado em janeiro de 2001.

Cohen H, Kaplan Z, Kotler M et al. Repetitive transcranial magnetic stimulation of the right dorsolateral prefrontal cortex in posttraumatic stress disorder: a double-blind, placebo-controlled study. Am J Psychiatry 2004;161(3):515-24.

Counter SA, Borg E, Lofqvist L. Acoustic trauma in extracranial magnetic brain stimulation. Electroencephalogr Clin Neurophysiol 1991; 78:173-84.

Counter SA, Borg E, Lofqvist L et al. Hearing loss from the acoustic artifact of the coil used in extracranial magnetic stimulation. Neurology 1990; 40:1159-62.

Curra A, Modugno N, Inghilleri M et al. Transcranial magnetic stimulation techniques in clinical investigation. Neurology 2002; 59:1851-9.

d'Arsonval A. Dispositifs pour la mesure alternatifs de toutes frequences. CR Societe Biologique (Paris), 1896; May 2 :450-1.

Dhuna A, Gates J, Pascual-Leone A. Transcranial magnetic stimulation in patients with epilepsy. Neurology 1991; 41:1067-71.

Dunlap K. Visual sensations from the alternating magnetic field. Science 1911; 33:68-71.

Eisen A. Cortical and peripheral nerve magnetic stimulation. Methods in Clinical Neurophysiology 1992; 3:65-84.

Faraday M. Effects on the production of eletricity from magnetism, in Michael Faraday. Edited by Williams JP. Basic Books, New York pp 531-540, 1831

Feinsod M, Kreinin B, Chistyakov A et al. Preliminary evidence for a beneficial effect of low-frequency, repetitive transcranial magnetic stimulation in patients with major depression and schizophrenia. Depression Anxiety 1998; 7:65-8.

Fitzgerald PB, Hoy K, McQueen S et al. A randomized trial of rTMS targeted with MRI based neuro-navigation in treatment-resistant depression. Neuropsychopharmacology. 2009; 34(5):1255-62.

Floel A, Poeppel D, Buffalo EA et al. Prefrontal cortex asymmetry for memory encoding of words and abstract shapes. Cerebral Cortex 2004; 14:404-9.

Fregni F, Santos CM, Myczkowski ML et al. Repetitive transcranial magnetic stimulation is as effective as fluoxetine in the treatment of depression patients. J Neurol Neurosurg Psychiatry 2004; 375:1171-4.

Freitas C, Fregni F, Pascual-Leone A. Meta-analysis of the effects of repetitive transcranial magnetic stimulation (rTMS) on negative and positive symptoms in schizophrenia. Schizophr Res 2009 Mar;108(1-3):11-24.

Gates JR, Dhuna A, Pascual-Leone A. Lack of pathologic changes in human temporal lobes after transcranial magnetic stimulation. Epilepsia 1992; 33:504-8.

George MS, Wassermann EM, Post RM. Transcranial magnetic stimulation: a neuropsychiatric tool for the 21st century. J Neuropsychiatry Clin Neurosci 1997; 8:373-82, 1996.

George MS, Speer AM, Wassermann EM et al. Repetitive TMS as a probe of mood in health and disease. CNS Spectrums 1997; 2:39-44.

George MS, Speer AM, Molloy M et al. Low-frequency daily left prefrontal rTMS improves mood in bipolar depression: a placebo-controlled case report. Hum Psychopharmacol 1998; 13:271-5.

George MS, Belmaker RH. In: George MS, Belmaker RH (eds.) Transcranial magnetic stimulation in neuropsychiatry. Washington, DC: American Psychiatric Press, 2000.

George MS, Nahas Z, Kozel A et al. Mechanics and current state of transcranial magnetic stimulation. CNS Spectrums 2003; 8:496-512.

Gerschlager W, Siebner H R, Rothwell JC. Decreased corticospinal excitability after subthreshold 1 Hz r TMS over lateral premotor cortex. Neurology 2001 57:449-55.

Greenberg BD, George MS, Martin JD et al. Effect of prefrontal repetitive transcranial magnetic stimulation in obsessive-compulsive disorder: A preliminary study. Am J Psychiatry 1997; 154:867-9.

Grisaru N, Amir M, Cohen H et al. Effect of transcranial magnetic stimulation in posttraumatic stress disorder: a preliminary study. Biol Psychiatry 1998a; 4:52-5.

Grisaru N, Chudakov B, Yarovslavsky Y et al. Transcranial magnetic stimulation in mania: A controlled study. Am J Psychiatry 1998b; 155:1608-10.

Grisaru N, Yarovslavsky Y, Abarbanel J et al. Transcranial magnetic stimulation in depression and schizophrenia. Eur Neuropsychopharmacol 1994; 4:187-8.

Gross M, Nakamura L, Pascual-Leone, Fregni F. Has repetitive transcranial magnetic stimulation (rTMS) treatment for depression improved? A systematic review and meta-analysis comparing the recent vs. the earlier rTMS studies. Acta Psychiatrica Scandinavica 2007; 116 (3): 165-73.

Grunhaus L, Dannon PN, Schreiber S et al. Repetitive transcranial magnetic stimulation is as effective as electroconvulsive therapy in the treatment of nondelusional major depressive disorder: an open study. Biol Psychiatry 2000; 47:314-24.

Grunhaus L, Schreiber S, Dolberg OT et al. A randomized controlled comparison of electroconvulsive therapy and repetitive transcranial magnetic stimulation in severe and resistant nonpsychotic major depression. Biol Psychiatry 2003; 53: 324-31.

Hallett M, Cohen LG, Nilsson J et al. Differences between electrical and magnetic stimulation of human peripheral nerve and motor cortex. In Chokroverty S (ed.) Magnetic stimulation in clinical neurophysiology. Boston: Butterworths, 1989.

Herwig U, Padberg F, Unger J, et al. Transcranial Magnetic Stimulation in therapy studies: examination of the reability of "standard" coil positioning by neuronavigation. Biological Psychiatry 2001; 50: 58-61.

Hilgetag CC, Theoret H, Pascual-Leone A. Enhanced visual spatial attention ipsilateral to rTMS-induced 'virtual lesions' of human parietal cortex. Nat Neurosci 2001; 4:953-7.

Hoffman RE, Boutros NN, Berman RM et al. Transcranial magnetic stimulation of left temporoparietal cortex in three patients reporting hallucinated voices. Biological Psychiatry 1999; 46(1):130-2.

Höflich G, Kasper S, Hufnagel A et al. Application of transcranial magnetic stimulation in treatment of drug-resistant major depression – a report of two cases. Hum Psychopharm 1993; 8:361-5.

Hufnagel A, Elger CE. Responses of the epileptic focus to transcranial magnetic stimulation. Electroencephalogr Clin Neurol 1991; 43:86-99.

Kang JI, Kim CH, Namkoong K et al. A randomized controlled study of sequentially applied repetitive transcranial magnetic stimulation in obsessive-compulsive disorder. J Clin Psychiatry 2009

Kaptsan A, Yaroslavsky Y, Applebaum J et al. Right prefrontal TMS versus sham treatment of mania: a controlled study. Bipolar Disord 2003;5(1):36-9.

Khedr EM, Kotb H, Kamel NF et al. Longlasting antalgic effects of daily sessions of repetitive transcranial magnetic stimulation in central and peripheral neuropathic pain. J Neurol Neurosurg Psychiatry 2005; 76: 833-8.

Khedr EM, Rothwell JC, El-Atar A. One-year follow up of patients with chronic tinnitus treated with left temporoparietal rTMS. Eur J Neurol 2009 Mar;16(3):404-8.

Klein E, Kreinen I, Chistyakov A et al. Therapeutic efficacy of prefrontal repetitive transcranial magnetic. stimulation in major depression: a double-blind controlled study [abstract]. Presented at: American College of Neuropsychopharmacology 36th annual meeting; December 10th; Waikoloa, Hawaii, 1997.

Klein E, Kreinin I, Chistyakov A et al. Therapeutic efficacy of right prefrontal slow repetitive transcranial magnetic stimulation in major depression: a double-blind controlled study. Arch Gen Psychiatry 1999 56:315-20.

Kolbinger HM, Hoflich G, Hufnagel A et al. Transcranial magnetic stimulation (TMS) in the treatment of major depression – a pilot study. Hum Psychopharm 1995; 10:305-10.

Kosslyn SM, Pascual-Leone A, Felician O et al. The role of area 17 in visual imagery: convergent evidence from PET and rTMS. Science 1999; 284:167-70.

Lang N, Siebner HR, Ernst D et al. Preconditioning with transcranial direct current stimulation sensitizes the motor cortex to rapid-rate transcranial magnetic stimulation and controls the direction of after-effects. Biol Psychiatry 2004; 56:634-9.

Lefaucheur JP, Drouot X, Keravel Y et al. Pain relief induced by repetitive transcranial magnetic stimulation of precentral cortex. Neurorepor 2001; 12:2963-5.

Lefaucheur JP, Antal A, Ahdab R et al. The use of repetitive transcranial magnetic stimulation (rTMS) and transcranial direct current stimulation (tDCS) to relieve pain. Brain Stimulation 2008; 1: 337-44.

Maarrawi J, Peyron R, Mertens P et al. Motor cortex stimulation for pain control induces changes in the endogenous opioid system. Neurology 2007; 28: 827-34.

Maeda F, Keenan JP, Tormos JM et al. Interindividual variability of the modulatory effects of repetitive transcranial magnetic stimulation on cortical excitability. Exp Brain Res 2000[a]; 133:425-30.

Maeda F, Keenan JP, Tormos JM et al. Modulation of corticospinal excitability by repetitive transcranial magnetic stimulation. Clin Neurophysiol 2000b; 111:800-5.

Magnusson CE, Stevens HC. Visual sensations created by a magnetic field. Philosoph Mag 1914; 28:188-207.

Mansur CG, Fregni F, Boggio PS et al. A sham-stimulation controlled trial of rTMS of the unaffected hemisphere in stroke patients. Neurology 2005; 64(10):1802-4.

Mansur C, Cabral S, Myczkowsky M et al. Repetitive Transcranial Magnetic Stimulation (rTMS) in treatment of resistant obsessive-compulsive disorder. World Federation of Biological Psychiatry, 2009. World Congress of Biological Psychiatry, Paris- France, 2009, 187.

Mantovani A, Simpson HB, Fallon BA et al. Randomized sham-controlled trial of repetitive transcranial magnetic stimulation in treatment-resistant obsessive-compulsive disorder. International Journal of Neuropsychopharmacology 2009a: 1-11.

Mantovani A, Westin G, Hirsch J, Lisanby SH. Functional Magnetic Resonance Imaging Guided Transcranial Magnetic Stimulation in Obsessive-Compulsive Disorder Biol Psychiatry 2009b.

Marcolin MA, Da Costa DA. Estimulação magnética transcraniana – uma propedêutica neurológica e uma terapêutica psiquiátrica? Psiquiatria Biol 1999; 7:69-75.

Marcolin MA et al. Estimulação magnética transcraniana: o futuro dos tratamentos biológicos? In: Rigonatti SP, Rosa MA, Rosa MO (eds). Eletroconvulsoterapia. Vetor Editora, 2004.

Marcolin MA. EMT. In: Cataldo Neto A, Cauer GJC, Furtado NR (eds). Psiquiatria para Estudantes de Medicina, 2004.

Marcolin MA. Estimulação magnética transcraniana. Revista de Psiquiatria Clínica 2004; 31(5):209.

Marcolin MA, Souza Filho JL, Teixeira MJ, Fregni F. Transient visual changes associated with repetitive transcranial magnetic stimulation of the dorsolateral prefrontal cortex in cases of major depression. Rev Bras Psiquiatria 2006; 28 (3):251.

Marcondes RA, Sanchez TG, Kii MA et al. Repetitive transcranial magnetic stimulation improve tinnitus in normal hearing patients: a double-blind controlled, clinical and neuroimaging outcome study. Eur J Neurol 2009

Martin PI, Naeser MA, Theoret H et al. Transcranial magnetic stimulation as a complementary treatment for aphasia. Seminars in Speech and Language 2004; 25.

Martins MA. Princípios físicos da estimulação magnética transcraniana. Revista de Psiquiatria Clínica 2004; 31(5):213-5.

McCann UD, Kimbrell TA, Morgan CM et al. Repetitive transcranial magnetic stimulation for posttraumatic stress disorder. Arch Gen Psychiatry 1998; 55:276-9.

Michael N, Erfurth A. Treatment of bipolar mania with right prefrontal rapid transcranial magnetic stimulation. J Affect Disord 2004;78(3):253-7.

Migita K, Uozumi T, Arita K, Moden S. Transcranial magnetic coil stimulation of motor cortex in patients with central pain. Neurosurgery 1995; 36: 1037–40.

Moser D, Jorge R, Manes F et al. Improved executive functioning following repetitive transcranial magnetic stimulation. Neurology 2002; 58:1288-90.

Myczkowski ML. Efeitos neurocognitivos e comportamentais da estimulação magnética transcraniana em puérperas com depressão pós-parto. Dissertação de Mestrado. Faculdade de Medicina da Universidade de São Paulo, 2009.

Nahas Z, Speer AM, Molloy M et al. Preliminary results concerning the roles of frequency and intensity in the antidepressant effect of daily left prefrontal rTMS [abstract]. Biol Psychiatry 1998; 43:94.

Nahmias F, Debes C, de Andrade DC et al. Diffuse analgesic effects of unilateral repetitive transcranial magnetic stimulation (rTMS) in healthy volunteers. Pain 2009; 147(1-3):224-32.

Nuti C, Peyron R, Garcia-Larrea L et al. Motor cortex stimulation for refractory neuropathic pain: four year outcome and predictors of efficacy. Pain. 2005 Nov;118(1-2):43-52.

Osuch EA, Benson BE, Luckenbaugh DA et al. Repetitive TMS combined with exposure therapy for PTSD: a preliminary study. J Anxiety Disord 2009; 23(1):54-9.

Pascual-Leone A, Cohen LG, Shotland LI et al. No evidence of hearing loss in humans due to transcranial magnetic stimulation. Neurology 1992; 42:647-51.

Pascual-Leone A, Houser CM, Reese K et al. Safety of rapid-rate transcranial magnetic stimulation in normal volunteers. Electroencephalogr Clin Neurophysiol 1993; 89:120-30.

Pascual-Leone A, Bartres-Faz D, Keenan J. Transcranial magnetic stimulation: studying the brain-behaviour relationship by induction of virtual lesions. Ph0ilos Trans R Soc Lond B Biol Sci 1999; 354:1229-38.

Pascual-Leone A, Catala MD, Pascual-Leone Pascual A. Lateralized effect of rapid-rate transcranial magnetic stimulation of the prefrontal cortex on mood. Neurology 1996; 46:499-602.

Pascual-Leone AP, Davey NJ, Rothwell J et al. (eds.) Handbook of Transcranial Magnetic Stimulation. Nova York: Oxford University Press, 2002.

Passard A, Attal N, Benadhira R et al. Effects of unilateral repetitive transcranial magnetic stimulation of the motor cortex on chronic widespread pain in fibromyalgia. Brain 2007; 130: 2661-70.

Peinemann A, Reimer B, Loer C et al. Long-lasting increase in corticospinal excitability after 1800 pulses of subthreshold 5 Hz repetitive TMS to the primary motor cortex. Clin Neurophysiol 2004; 115:1519-26.

Picarelli H, Teixeira MJ, Andrade DC et al. Repetitive Transcranial Magnetic Stimulation is efficacious as an add-on to pharmacological therapy in Complex Regional Pain Syndrome (CRPS) type I patients. EFIC 2009, oral présentation, Lisbon, Portugal.

Pleger B, Janssen F, Schwenkreis P et al. Repetitive transcranial magnetic stimulation of the motor cortex attenuates pain perception in complex regional pain syndrome type I. Neurosci Lett 2004; 356:87-90.

Praharaj SK, Ram D, Arora M. Efficacy of high frequency (rapid) suprathreshold repetitive transcranial magnetic stimulation of right prefrontal cortex in bipolar mania: a randomized sham controlled study. J Affect Disord 2009 Oct;117(3):146-50.

Pridmore S, Bruno R, Turnier-Shea Y et al. Comparison of unlimited numbers of rapid transcranial magnetic stimulation (rTMS) and ECT treatment sessions in major depressive episode. Int J Neuropsychopharmacol 2000; 3:129-34.

Rauch SL, Van Der Kolk BA, Fisler RE et al. A symptom provocation study of posttraumatic stress disorder using positron emission tomography and script-driven imagery. Arch Gen Psychiatry 1996; 53:380-7.

Rosa MA, Odebrecht M, Rigonatti SP et al. Estimulação magnética transcraniana: revisão dos casos de convulsões acidentais. Rev Bras Psiquiatria 2004; 26(2):131-4.

Rosa MA. Estimulação magnética transcraniana de repetição: comparação da eficácia com a eletroconvulsoterapia. Tese de Doutorado, Faculdade de Medicina da Universidade de São Paulo, 2004.

Rosa MO. Efeitos da estimulação magnética transcraniana de repetição (EMTr) nas alucinações auditivas de doentes com esquizofrenia super-refratários ao tratamento. Dissertação de Mestrado. Faculdade de Medicina, Universidade de São Paulo, 2005.

Rosa MO, Gattaz WF, Rosa MA et al. Effects of repetitive transcranial magnetic stimulation on auditory hallucinations refractory to clozapine. J Clin Psychiatry 2007; Oct;68(10):1528-32.

Rossi S, Rossini PM. TMS in cognitive plasticity and the potencial for rehabilitation. Trends Cogn Sci 2004; 8(6):273-9.

Rossi S, De Capua A, Ulivelli M et al. Effects of repetitive transcranial magnetic stimulation on chronic tinnitus: a randomised, crossover, double blind, placebo controlled study. J Neurol Neurosurg Psychiatry 2007; 78(8):857-63.

Rossini PM, Barker AT, Berardelli A et al. Non-invasive electrical and magnetic stimulation of the brain, spinal cord and roots: basic principles and procedures for routine clinical application. Report of an IFCN committee. Electroencephalogr Clin Neurophysiol 1994; 91:79-92.

Rumi DO, Gattaz WF, Rigonatti SP et al. Transcranial magnetic stimulation accelerates the antidepressant effect of amitriptyline in severe depression: A Double-Blind Placebo-Controlled Study. Biological Psychiatry 2005; 57:162-6.

Saba G, Rocamora JF, Kalalou K et al Repetitive transcranial magnetic stimulation as an add-on therapy in the treatment of mania: a case series of eight patients. Psychiatry Res 2004 Sep 30;128(2):199-202.

Sachdev PS, McBride R, Loo CK et al. Right versus left prefrontal transcranial magnetic stimulation for obsessive-compulsive disorder: A preliminary investigation. J Clin Psychiatry 2001; 62:981-4.

Sanes JN, Suner S, Lando JF et al JP. Rapid reorganization of adult rat motor cortex somatic representation patterns after motor nerve injury. Proc Natl Acad Sci 1988; 85:2003-7.

Schutter DJLG. Antidepressant efficacy of high-frequency transcranial magnetic stimulation over the left dorsolateral prefrontal cortex in double-blind sham-controlled designs: a meta-analysis. Psychological Medicine 2009; 39: 65-75.

Schwenkreis P, Janssen F, Rommel O et al. Bilateral motor cortex disinhibition in complex regional pain syndrome (CRPS) type I of the hand. Neurology 2003; 1:515-9.

Shajahan PM, Glabus MF, Steele JD et al. Left dorso-lateral repetitive transcranial magnetic stimulation affects cortical excitability and functional connectivity, but does not impair cognition in major depression. Progress in Neuro-Psychopharmacology and Biological Psychiatry 2002; 26:945-54.

Sparing R, Hesse MD, Fink GR. Neuronavigation for transcranial magnetic stimulation (TMS). Where we are and where we are going. Cortex 2009; 46(1):118-20.

Stanford AD, Sharif Z, Corcoran C et al. rTMS strategies for the study and treatment of schizophrenia: a review. Int J Neuropsychopharmacol 2008 Jun;11(4):563-76.

Strafella AP, Paus T, Fraraccio M et al. Striatal dopamine release induced by repetitive transcranial magnetic stimulation of the human motor cortex. Brain 2003; 126:2609-15.

Summers J, Johnson S, Pridmore S et al. Changes to cold detection and pain thresholds following low and high frequency transcranial mgnetic stimulation of the motor cortex. Neurosci Lett 2004; 368:197-200.

Thompson SP. A physiological effect of an alternating magnetic field. Proceedings of the Royal Society of London, Series B, Biol Sci 1910; 82:396-9.

Triggs W, McCoy K, Greer R et al. Effects of left frontal transcranial magnetic stimulation on depressed mood, cognition, and corticomotor threshold. Biol Psychiatry 1999; 45:1440-6.

Tsubokawa T, Katayama Y, Yamamoto T et al. Chronic motor cortex stimulation for the treatment of central pain. Acta Neurochir Suppl (Wien) 1991; 52: 137-9.

Vercammen A, Knegtering H, Bruggeman R et al. Effects of bilateral repetitive transcranial magnetic stimulation on treatment resistant auditory-verbal hallucinations in schizophrenia: a randomized controlled trial. Schizophr Res 2009; 114(1-3-):172-9.

Walsh V, Pascual-Leone A. Neurochronometrics of Mind: TMS in Cognitive Science. Cambridge: MIT Press, 2003.

Wassermann EM, Pascual-Leone A, Valls-Sole J et al. Topography of the inhibitory and excitatory responses to transcranial magnetic stimulation in a hand muscle. Electroencephalogr Clin Neurophysiol 1993; 89:424-33.

Wassermann EM, Cohen LG, Flitman SS et al. Seizures in healthy people with repeated safe trains of transcranial magnetic stimuli. Lancet 1996a; 347:825-6.

Wassermann EM, Grafman J, Berry C et al. Use and safety of a new repetitive transcranial magnetic stimulator. Electroencephalogr Clin Neurol 1996b; 101:412-7.

Wassermann EM. Risk and safety of repetitive transcranial magnetic stimulation: report and suggested guidelines from the international workshop on the safety of rTMS. Electroencephalogr Clin Neurophysiol 1998; 108:1-16.

Yildiz N, Yildiz S, Ertekin C et al. Changes in the perioral muscle responses to cortical TMS induced by decrease of sensory input and electrical stimulation to lower facial region. Clin Neurophysiol 2004; 115:2343-9.

Yücel M, Harrison BJ, Wood SJ et al. Functional and biochemical alterations of the medial frontal cortex in obsessive-compulsive disorder. Arch Gen Psychiatry 2007 Aug;64(8):946-55.

Zeuner KE, Shill HA, Sohn YH et al. Motor training as treatment in focal hand dystonia. Mov Disord Mov Disord. 2005;20(3):335-41.

Ziemann U, Paulus W, Rothemberger. A Decreased motor inhibition in tourette's disorder: evidence from transcranial magnetic stimulation. Am J Psychiatry 1997; 154:1277-84.

Índice Remissivo

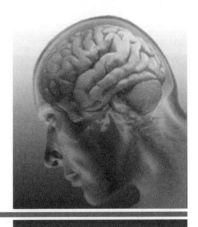

A

Absorção dos psicofármacos, 3
- antipsicóticos, 207

Abstinência, síndrome, unidade de emergência, 422

Abuso de drogas, farmacoterapia, 404-412
- álcool, 405
- anticonvulsivantes, 248
- cocaína, 410
- considerações, 411
- maconha, 410
- modelo neurobiológico para a dependência, 404
- tabaco, 408
- zolpidem, 481

Acatisia, 379, 423

Acetilcolina, 18
- lítio, 227

Acidente vascular encefálico, 593

Ácido(s)
- araquidônico, lítio, 228
- ascórbico, 55
- valpróico, 250
- - agitação motora, 417
- - intoxicação, unidade de emergência, 429, 430
- - pânico, 335
- - risco cardiovascular, 619
- - transtorno bipolar, 324

Adenilciclase, lítio, 227

Adrenérgico, estresse pós-traumático, 342

Agentes
- antiobesidade, 370
- estimulantes do sistema nervoso central, interações, 194

Agitação psicomotora
- idosos, 452
- unidade de emergência, 414

Agomelatina, 187
- depressão resistente, 292
- efeitos adversos, 188
- faixa terapêutica, 287
- indicações, 188
- insônia, 484
- mecanismo, 287
- meia-vida, 287
- risco cardiovascular, 619

Agonista(s)
- direto, 7
- dopaminérgicos, 462
- inverso, 7
- parcial, 6
- total, 6

Álcool/alcoolismo, 405
- interações, 119, 121, 122, 177, 180, 199

Alfa-tocoferol, 55

Alprazolam
- apresentação, 265
- dose, 265
- interações, 266

- pânico, 333
- populações especiais, 267

Amantadina, 463
- contraindicações, 464
- efeitos colaterais, 463
- posologia, 464
- precauções, 464
- toxicidade, 463
- uso clínico, 464

Aminas, 171, 172
- interações, 180

Aminoácidos neurotransmissores, 13
- catecolaminas, 15
- GABA (ácido-gama-aminobutírico), 14
- glicina, 14
- glutamato, 13

Aminofilina, interações, 125

Aminoglutetimida, 146

Amiodarona, 146

Amisulprida, risco cardiovascular, 619

Amitriptilina, 146, 171
- depressão resistente, 292
- efeitos colaterais, 176
- faixa terapêutica, 287
- farmacocinética, 173
- farmacodinâmica, 173
- insônia, 483
- interações, 199
- mecanismo, 287
- meia-vida, 287
- risco cardiovascular, 619

653

Amostras, 109
- independentes, 107
- relacionadas, 107
Amoxapina, 172
Amtriptilina, 145
Analgésicos
- anti-inflamatórios não esteroides (AINE)
- - administração, 509
- - classificação, 502
- - contraindicação, 513
- - cuidados, 513
- - dor, 502
- - efeitos adversos, 509
- - enxaqueca, 488
- - indicações, 502
- - intoxicação, 513
- - recomendações, 513
- interações, 119, 121, 122, 177
Anestésicos
- interações, 119, 121, 177
- locais, 557
Anfetaminas, 146
- crianças, 395
- intoxicação, sinais, 430
- modelo animal induzido (esquizofrenia), 24
Anorexia nervosa, farmacoterapia, 365
- antidepressivos, 365
- antipsicóticos, 366
- princípios gerais, 367
- zinco, 366
Ansiedade
- idosos, tratamento, 444
- modelos animais, 29
- - atividade exploratória em campo aberto, 31
- - interação social, 31
- - labirinto em cruz elevado, 31
- - paradigma de claro/escuro, 31
- tratamento, 331
- - anticonvulsivantes, 247
- - antidepressivos
- - - heterocíclicos, 174
- - - tricíclicos, 332
- - azapirona, 333
- - benzodiazepínicos, 332
- - buspirona, 333
- - inibidores seletivos da recaptura
- - - noradrenalina, 332
- - - serotonina, 332
- - trazodona, 333
- unidade de emergência, 421

Ansiolíticos, 554
- benzodiazepínicos, 261-271
- interações, 118, 120, 125
Antagonista
- competitivo, 6, 7
- receptores NMDA, 558
- - modelo animal induzido, 24
Anti-hipertensivos, interações, 120, 123, 125, 177, 180
Anti-histamínicos, 555
- insônia, 484
Anti-inflamatórios
- enxaqueca, 495
- interações, 125
Antiácidos, interações, 120, 122, 125
Antianginosos sublinguais, 123
Antiarrítmicos, interações, 119, 122, 123, 125, 177
Antibióticos, interações, 123
Anticoagulantes, interações, 120, 122, 123, 177
Anticolinérgicos, 460
- contraindicações, 460
- dor, tratamento, 567
- efeitos colaterais, 460
- interações, 124, 177, 180
- posologia, 461
- precauções, 460
- sintomas de intoxicação, 430
- toxicidade, 460
- uso clínico, 461
Anticonvulsivantes, 240-257
- bulimia nervosa, 369
- carbamazepina, 245, 252
- compulsão alimentar, 371
- considerações, 257
- crianças, 399
- depressão unipolar, 247
- dor, tratamento, 545
- dor neuropática, 243
- enxaqueca, 242
- epilepsia, 240
- esquizofrenia, 247
- estresse pós-traumático, 342
- fenobarbital, 248
- gabapentina, 246, 255
- indicações, 241, 245
- interações, 119, 121, 177, 229
- lamotrigina, 246, 254
- levetiracetam, 257
- mecanismo de ação, 248
- oxcarbazepina, 247, 253

- pregabalina, 255
- tiagabina, 257
- topiramato, 246, 256
- transtornos
- - ansiedade, 247
- - bipolar, 244
- - personalidade e *borderline*, 247
- uso abusivo de substâncias, 248
- valproato, 245, 249
Antidepressivos, 192
- ação dual, 192-202
- - bupropiona, 200
- - desvenlafaxina, 194
- - duloxetina, 196
- - milnaciprano, 197
- - mirtazapina, 198
- - venlafaxina, 192
- anorexia nervosa, 365
- ansiedade, 332
- bulimia nervosa, 368
- compulsão alimentar, 370
- crianças, 396
- depressão bipolar, 304
- depressão resistente, 292
- dor, tratamento, 535
- enxaqueca, 493
- estresse pós-traumático, 341
- farmacogenética, 130, 154
- fobia social, 336
- gravidez, 578
- heterocíclicos (ADT), 171
- - cefaleias, 175
- - classificação, 171
- - depressão, 173
- - distimia, 174
- - dor
- - - crônica, 175
- - - neurogênica, 175
- - efeitos colaterais, 175
- - farmacocinética, 172
- - indicações, 173
- - interações medicamentosas, 176
- - intoxicação, 176
- - mecanismo de ação, 172
- - modo de usar, 173
- - neuropatias, 175
- - posologia, 173
- - situações especiais, 176
- - transtornos
- - - alimentares, 174
- - - ansiedade generalizada, 174
- - - déficit de atenção e hiperatividade, 175

- - - obsessivo-compulsivo, 174
- - - pânico, 174
- insônia, 483
- interações, 118, 120-124, 180, 230
- intoxicação, 434
- pânico, 334
- receptor de glicocorticoide, 84
- transtorno bipolar, 327
Antídotos, 428
Antieméticos, enxaqueca, 125
Antifúngicos, interações, 120, 123
Antipsicóticos, 204-212
- agitação motora, 415
- anorexia nervosa, 366
- atípicos, 214-223
- - aripiprazol, 222
- - asenapina, 223
- - clozapina, 215
- - depressão bipolar, 304
- - lurasidona, 223
- - olanzapina, 219
- - paliperidona, 222
- - quetiapina, 220
- - risperidona, 216
- - ziprasidona, 220
- crianças, 399
- efeitos colaterais, unidade de emergência, 423
- episódios mistos, 319
- esquizofrenia, 205, 375
- estresse pós-traumático, 342
- farmacogenética, 129, 155
- gravidez e lactação, 579
- interações, 119, 121, 122, 124, 177, 229
- intoxicação, 433
- mania, tratamento, 314
- típicos, 206
- - absorção, 207
- - biotransformação, 207
- - butirofenonas, 206
- - concentrações sanguíneas *versus* efeito terapêutico, 208
- - considerações, 212
- - difenilbutilpiperidinas, 206
- - distribuição, 207
- - doses, 211
- - efeitos colaterais, 208
- - eliminação, 207
- - fenotiazinas, 206
- - interações, 208
- - mecanismo de ação, 208

- - tioxantenos, 206
- - toxicidade, 208
- - uso clínico, 211
Antirretrovirais, interações, 120
ANVISA, pesquisa clínica, 104
APOE, 149
Apoptose, genes associados, 150
Aripiprazol, 145, 146, 222
- agitação motora, 417
- dose, 315
- farmacocinética, 315
- interações, 123
- risco cardiovascular, 619
- transtorno bipolar, 326
Arritmias, 588, 617
Artemisinina, 146
Asenapina, 223
- mania, tratamento, 316
Aspirina, sinais de intoxicação, 430
Atividade cerebral, 164
Atomoxetina, 145, 602
Atropina, sinais de intoxicação, 430
Azapirona, ansiedade, 333

B

Bancos de DNA, 151
Barbituratos, 146
Barreira hematoencefálica dos psicofármacos, 4
Benzodiazepínicos, 261-271
- abuso, 483
- agitação motora, 416
- agonistas, 269
- ansiedade, 332
- antagonistas, 269
- contraindicações, 483
- crianças, 400
- dependência, 264, 483
- doses, 265
- efeitos colaterais, 270, 482
- estresse pós-traumático, 342
- estrutura, 261
- farmacocinética, 262, 263, 482
- farmacodinâmica, 482
- farmacogenética, 134
- fobia social, 335
- gravidez e lactação, 580
- idosos, 439
- insônia, 482
- interações, 119, 120, 229, 266

- intoxicação, 270, 430, 435
- ligandos endógenos, 270
- mecanismo de ação, 263
- modelos animais, 261
- pânico, 333
- populações especiais, 267
- propriedades farmacológicas, 262
- receptores, 264
- segurança, 482
- tolerância, 483
- transtorno bipolar, 327
Beta-amiloide, administração intracerebral, modelo animal, 27
Betabloqueadores
- crianças, 400
- enxaqueca, 493
Betaestimulantes, interações, 120
Biomarcadores, 66-71
- ciências metabolômicas, 67
- doença, 67
- exposição, 67
- ideal, 68
- periféricos do estresse oxidativo
- - doença de Alzheimer, 62
- - envelhecimento, 62
- tipos, 67
Biotransformação dos psicofármacos, 4
- antipsicóticos, 207
Biperideno, interações, 126
Bisoprolol, 145
Bloqueadores dos canais de cálcio, 499
- enxaqueca, 493
Bradicinesia, 455
Bromazepam
- apresentação, 265
- dose, 265
- interações, 266
- populações especiais, 267
Bromocriptina, 462
- contraindicações, 462
- interações, 124
- posologia, 462
- precauções, 462
- uso clínico, 462
Bulbectomia, modelo animal, 24
Bulimia nervosa, farmacoterapia, 368
- anticonvulsivantes, 369
- antidepressivos, 368
- princípios gerais, 369

Bupropiona, 146, 200
- depressão resistente, 292
- efeitos adversos, 201
- faixa terapêutica, 287
- farmacocinética, 200
- farmacodinâmica, 201
- indicações, 201
- interações, 200
- mecanismo, 287
- meia-vida de eliminação, 201, 287
- metabolismo, 201
- modo de uso, 201
- risco cardiovascular, 620
- taxa de ligação às proteínas plasmáticas, 201
Buspirona
- ansiedade, tratamento, 333
- idosos, 443
Butirofenonas, 206

C

Cafeína, 567
- enxaqueca, 488
- interações, 120
Canabinoides, 73-80
- aspectos farmacológicos, 73
- dependência, 76
- efeitos agudos, 75
- medicamento, 77
- neuroimagem, 77
- uso prolongado, 75
Carbamazepina, 146, 245, 252
- contraindicações, 250
- depressão bipolar, 303
- dose máxima, 250
- efeitos, 250
- episódios mistos, 318
- farmacocinética, 249
- gravidez e lactação, 582
- indicações, 241
- interações, 124, 125, 199
- intoxicação, 250, 430, 432
- mania, tratamento, 313
- nível sérico, 250
- precauções, 250
- risco cardiovascular, 620
- transtorno bipolar, 326
Carbonato de lítio, 553
Cardiomiopatia, 618
Carisoprolol, 146

Carotenoides, 55
Carvão ativado, 428
Carvedilol, 145
Cascata celular, 157
Catalase, 55
Catatonia, unidade de emergência, 425
Catecolaminas, 15
Cefaleias, antidepressivos heterocíclicos, 175
Ciclofosfamida, 146
Ciência(s) ômicas, 67
- genômica, 68
- metabolômica, 67, 68
- - aplicação dos metabolômicos em novos fármacos e prática clínica, 71
- - esquizofrenia, 70
- - metodologia usada na avaliação do metaboloma, 70
- - transtornos afetivos, 70
- proteômica, 68
- transcriptômica, 68
Cimetidina, 146
- interações, 120, 194, 199
Cirrose hepática, 587
Cirurgia, transtorno obsessivo-compulsivo, 359
Citalopram, 146
- depressão resistente, 292
- faixa terapêutica, 287
- farmacocinética, 185
- interações, 119
- mecanismo, 287
- meia-vida, 287
- risco cardiovascular, 620
- transtorno obsessivo-compulsivo resistente, 357
Citalopram, 146, 186
Citocinas, 51
Claritromicina, interações, 120
Clomipramina, 145, 171
- crianças, 396
- depressão resistente, 292
- efeitos colaterais, 176
- faixa terapêutica, 287
- farmacocinética, 173
- farmacodinâmica, 173
- mecanismo, 287
- meia-vida, 287
- risco cardiovascular, 620
- transtorno obsessivo-compulsivo, 347
- - resistente, 357

Clomipramina, 146
Clonazepam
- agitação motora, 416
- apresentação, 265
- dose, 265
- interações, 266
- populações especiais, 267
Clonidina
- anorexia nervosa, 367
- crianças, 400
Clopidogrel, 146
Cloranfenicol, 146
Clorazepato
- apresentação, 265
- dose, 265
Clordiazepóxido
- apresentação, 265
- dose, 265
- populações especiais, 267
Cloroguanida, 146
Clorpromazina, 214
- agitação motora, 416
- interações, 123
- risco cardiovascular, 621
Cloxazolam
- apresentação, 265
- dose, 265
Clozapina, 146, 215
- doses, 315
- esquizofrenia refratária, 386
- farmacocinética, 315
- interações, 123, 124
- risco cardiovascular, 621
- transtorno bipolar, 326
Cocaína, dependência, 410
- intoxicação, sinais, 430
Codeína, 145
Coeficiente de relação, 116
Colinérgicos, intoxicação, sinais, 430
Colinomiméticos, farmacogenética, 134
Comissão Nacional de Ética em Pesquisa (CONEP), 103
Comitê de ética em pesquisa (CEP), 103
Compulsão alimentar, farmacoterapia, 369
- agentes antiobesidade, 370
- anticonvulsivantes, 371
- antidepressivos, 370
- atomoxetina, 372
- princípios gerais, 372

Concentração dos fármacos no leite e transferência para o plasma do bebê, 577
Consentimento informado, estudo clínico, 101
Contraceptivos hormonais, interações, 125
Convulsão, esquizofrenia, 380
Corticosteroides, 534
- enxaqueca, 491
Crianças/adolescentes, psicofarmacologia, 392-402
- farmacocinética, 393
- farmacodinâmica, 395
- planejamento terapêutico, 392
- tratamento farmacológico, 394
- - antidepressivos, 396
- - antipsicóticos, 399
- - benzodiazepínicos, 400
- - betabloqueadores, 400
- - clonidina, 400
- - considerações, 401
- - estabilizadores do humor, 398
- - lítio, 232, 399
- - psicoestimulantes, 395
CYP2C19
- alelos, 145
- atividade alterada por medicamentos, 146
- medicamentos metabolizados, 146
CYP2D6
- alelos, 144
- atividade alterada por medicamentos, 146
- medicamentos metabolizados, 145
CYP450, 144, 149

D

Decanoato
- haloperidol, 207
- zuclopentixol, 207
Defesas antioxidantes, 55
Delavirdina, 146
Delirium, 593
- unidade de emergência, 419
Demência(s), tratamento, 467-475
- anóxica, 468
- corpúsculos de Lewy, 473
- degenerativa, 468
- doença de Alzheimer, 467
- frontotemporal, 474
- infecciosas, 468

- lesões cerebrais focais, 468
- perturbações comportamentais, 474
- tarumática, 468
- toximetabólicas, 468
- unidade de emergência, 419
- vascular, 472, 468
Dependência química, modelos animais, 38
- autoadministração, 39
- preferência condicionada por lugar, 40
- sensibilização comportamental, 40
Depressão
- antidepressivos heterocíclicos (ADT), 173
- bipolar, tratamento, 301-308
- - algoritmo CANMAT/ISBD, 307
- - antidepressivos, 304
- - antipsicóticos atípicos, 304
- - carbamazepina, 303
- - eletroconvulsoterapia, 306
- - estimulação mangética transcraniana, 307
- - lamotrigina, 303
- - lítio, 302
- - modafinil, 307
- - oxcarbazepina, 303
- - pramipexol, 307
- - valproato, 303
- idosos, tratamento, 449
- inibidores da monoaminoxidase (IMAO), 179
- lítio, 234
- maior, tratamento, 283-288
- mecanismos intracelulares, 158
- modelos animais, 23, 41
- resistentes a tratamentos, tratamento, 291-298
- - associação ou potencialização de antidepressivos, 296
- - combinação de dois antidepressivos, 297
- - dose e duração do antidepressivo, 292
- - estadiamento, 293
- - estimulação cerebral terapêutica, 298
- - estratégias, 295
- - fatores de resistência, 294
- - troca de antidepressivos, 295
- suicídio, unidade de emergência, 417
- unipolar, anticonvulsivantes, 247
Desalquilflurazepam, 263
Desamparo aprendido, modelos animais, 23
- choques inescapáveis, exposição, 41

Desipramina, 145, 146, 172
- crianças, 396
- farmacocinética, 173
- farmacodinâmica, 173
Desmetildiazepam, farmacocinética, 263
Desvenlafaxina, 194
- efeitos adversos, 195
- faixa terapêutica, 287
- farmacocinética, 195
- farmacodinâmica, 195
- indicações, 195
- interações, 195
- mecanismo, 287
- meia-vida de eliminação, 201, 287
- metabolismo, 201
- modo de uso, 195
- risco cardiovascular, 621
- taxa de ligação às proteínas plasmáticas, 201
Dextrometorfano, 145
Di-hidrocodeína, 145
Di-hidroergotamina, enxaqueca, 488
Diabetes, 592
- hiperglicemia, 610
Diazepam, 146
- agitação motora, 416
- apresentação, 265
- dose, 265
- interações, 119, 120, 194, 199, 266
- populações especiais, 267
Difenidramina, 146
Difenilbutilpiperidinas, 206
Diltiazem, interações, 119
Discinesias, esquizofrenia, 380
Disfunção sexual, esquizofrenia, 381
Dislipidemias, 611
Distimia, antidepressivos heterocíclicos, 174
Distonias, esquizofrenia, 378
Distribuição dos psicofármacos, 4
- antipsicóticos, 207
- crianças, 393
Divalproato
- enxaqueca, 494
- interações, 119
- mania, tratamento, 313
DNA, 140
- bancos, 151
Doenças
- Alzheimer, 467
- - estresse oxidativo, 60

- - farmacogenômica, 149
- - mecanismo molecular, 61
- - modelos animais, 26
- - tratamento, 468
- broncopulmonar obstrutiva crônica, 592
- clínicas, psicofarmacologia, 585-595
- - acidente vascular encefálico, 593
- - arritmias, 588
- - cirrose hepática, 587
- - *delirium*, 593
- - diabetes, 592
- - diagnósticos, 585
- - doença
- - - broncopulmonar obstrutiva crônica, 592
- - - coronariana, 591
- - dor, 592
- - farmacocinética, 585
- - hematológicas, 594
- - hemodiálise, 5862
- - hipertensão arterial, 591
- - hipotensão arterial, 591
- - hipotireoidismo, 592
- - infarto agudo do miocárdio, 591
- - insuficiência
- - - cardíaca congestiva, 587
- - - hepática, 587
- - insuficiência renal, 586
- - Parkinson, 593
- - polineuropatia periférica, 594
- - problemas agravados por efeitos anticolinérgicos, 594
- - síndrome de Wernicke, 594
- - transtornos convulsivos, 593
- coronariana, 591
- neuropsiquiátricas, genômica, 141
- Parkinson, modelos animais, 26
- psiquiátricas, mudanças metabólicas, 69
Donepezil, interações, 126
Dopamina, 567
- lítio, 227
Dor, tratamento farmacológico, 498-572
- agonistas/antagonistas adrenérgicos, 559
- analgésicos anti-inflamatórios não esteroides (AINE), 502
- anestésicos locais, 557
- ansiolíticos, 554
- antagonistas dos receptores NMDA, 558
- anti-histamínicos, 555
- anticolinesterásicos, 567
- anticonvulsivantes, 545
- antidepressivos heterocíclicos, 175

- antidepressivos, 535
- bloqueadores dos canais de cálcio, 562
- cafeína, 567
- capsaicina, 567
- corticosteroides, 534
- dopamina, 567
- farmacocinética, 501
- inibidores da reabsorção óssea, 566
- lítio, 553
- miorrelaxantes, 549
- neurolépticos, 540
- neuropática, anticonvulsivantes, 244
- opioides, 514
- psicoestimulantes, 555
- serotonina, 564
- vias de administração, 500
Doxepina, 146, 171
- efeitos colaterais, 176
- farmacocinética, 173
- farmacodinâmica, 173
- insônia, 483
Duloxetina, 146, 196
- ansiedade, 332
- depressão resistente, 292
- efeitos adversos, 197
- faixa terapêutica, 287
- farmacocinética, 196
- farmacodinâmica, 196
- indicações, 197
- interações, 119, 196
- mecanismo, 287
- meia-vida de eliminação, 201, 287
- metabolismo, 201
- modo de uso, 197
- risco cardiovascular, 621
- taxa de ligação às proteínas plasmáticas, 201

E

Efavirenz, 146
Effect size, 116
Eixo hipotálamo-pituitária-adrenal, 81-86
- hiperativação, 81
- hipoativação, 81
- receptor glicocorticoide, 82, 84
- regulação, 82
Eletroconvulsoterapia, 230, 627
- alterações autonômicas, 633
- avaliação prévia dos pacientes, 633

- catatonia, 629
- contraindicações, 628
- depressão
- - bipolar, 306
- - maior, 628
- dosagem, 631
- escolha da intensidade do estímulo elétrico a ser aplicado, 630
- esquizofrenia, 629
- indicações, 628
- mania, 316, 629
- método bilateral *versus* unilateral, 632
- tipos de aparelhos, 629
- transtorno bipolar, 327
- transtorno obsessivo-compulsivo resistente, 357
Eliminação, antipsicóticos, 207
Emergências psiquiátricas, 414-435
- agitação motora, 414
- ansiedade, 421
- antipsicóticos, efeitos colaterais, 423
- avaliação de transtornos de comportamento, 414
- catatonia, 425
- *delirium*, 419
- demência, 419
- depressão e suicídio, 417
- esquizofrenia, 418
- estresse agudo e pós-traumático, 420
- hipocondria, 422
- intoxicação/envenenamento, 428
- - ácido valproico, 429
- - antidepressivos tricíclicos, 435
- - antipsicóticos, 433
- - benzodiazepínicos, 435
- - carbamazepina, 432
- - inibidores da monoaminoxidase, 432
- - lítio, 428
- pânico, 419
- simulação, 421
- síndrome
- - abstinência, 422
- - neuroléptica maligna, 424
- - serotonérgica, 427
- transtorno
- - conversivo, 422
- - dissociativo, 422
- - factício, 421
- - psicótico breve, 418
- - somatoformes, 422
Enantato de flufenazina, 207
Ensaio clínico, 92

Índice Remissivo

Entacapona, 465
Envelhecimento/doença de Alzheimer e estresse oxidativo, 59
Enxaqueca, 486
- tratamento, 486-496
- - analgésicos, 488
- - anti-inflamatórios não esteroides (AINE), 495
- - anti-inflamatórios, 488
- - anticonvulsivantes, 242m
- - antidepressivos, 493
- - antieméticos, 488
- - betabloqueadores, 493
- - bloqueadores de canal de cálcio, 493
- - cafeína, 488
- - comorbidades, 486
- - corticosteroides, 491
- - di-hidroergotamina, 488
- - ergotamina, 488
- - fatores desencadeantes, 487
- - gabapentina, 494
- - melatonina, 495
- - metisergida, 494
- - neuromoduladores, 494
- - pizotifeno, 495
- - pregabalina, 494
- - preventivo, 491
- - relaxamento e *biofeedback*, 487
- - relaxantes musculares, 488
- - topiramato, 494
- - toxina botulínica, 495
- - triptanos, 490
- - valproato de sódio ou divalproato, 494
Enzimas
- Na+, K+-ATPase, disfunção, 22
- superóxido dismutase (SOD), 55
- triptofano hidroxilase, 132
Epilepsia
- anticonvulsivantes, 240
- farmacogenética, 148
- modelos animais experimentais, 36
- - crises
- - - generalizadas, 38
- - - parciais, 37
Episódios mistos, tratamento, 318
Ergotamina, enxaqueca, 488
Eritromicina, interações, 120
Erva-de-são-joão, 146
Escitalopram, 146, 187
- ansiedade, 332
- depressão resistente, 292
- faixa terapêutica, 287

- farmacocinética, 185
- mecanismo, 287
- meia-vida, 287
- risco cardiovascular, 621
Escopolamina, sinais de intoxicação, 430
Esomeprazol, 146
Espécies reativas de oxigênio (ERO), 59
Esquizofrenia, 205
- bases
- - genéticas, 205
- - neuroquímicas, 205
- ciência metabolômica, 70
- farmacogenômica, 143
- modelos animais, 24, 41
- - anfetamina, 24
- - antagonistas do receptor NMDA, 24
- - genéticos, 25
- - lesão no hipocampo ventral de neonatos, 25
- refratária, 384
- - características clínicas, 385
- - tratamento, 386
- super-refratária, 389
- tratamento, 375-381
- - adesão, 378
- - anticonvulsivantes, 247
- - antipsicóticos, 375
- - efeitos colaterais, 378
- - - acatisia, 379
- - - alterações eletrocardiográficas, 381
- - - considerações 382
- - - convulsões, 380
- - - discinesias, 380
- - - disfunção sexual, 381
- - - distonias, 379
- - - ganho de peso, 381
- - - hiperprolactinemia, 381
- - - hipotensão ortostática, 380
- - - parkinsonismo, 379
- - - síndrome neuroléptica maligna, 380
- - - taquicardia, 380
- - - transtornos do movimento, 378
- - episódio agudo, 377
- - equipe interdisciplinar, 378
- - lítio, 235
- - manutenção, 377
- - primeiro episódio psicótico, 377
- - resistência, 377
- unidade de emergência, 418
Estabilizadores do humor
- crianças, 398
- farmacogenética, 131

- gravidez e lactação, 581
- interações, 119, 121, 124, 125
Estatística, métodos, 106
- descritiva, 108
- inferencial, 108
Estazolam
- interações, 266
- populações especiais, 268
Estimulação magnética transcraniana, 636
- aplicação e eficácia, 641
- depressão bipolar, 307
- histórico, 637
- mania, 316
- neuropsicologia, 646
- plasticidade neural, 646
- segurança, 641
- técnica, 637
- transtorno obsessivo-compulsivo resistente, 357
- zumbido, 646
Estresse
- modelo de animais, 23, 50
- oxidativo, 54
- - defesas antioxidantes, 55
- - definição, 54
- - envelhecimento e doença de Alzheimer, 59-64
- - neuropatologia, 56
- pós-traumático, 338
- - neurobiologia, 338
- - sistema glutamatérgico e gabaérgico, 340
- - tratamento, 341
- - unidade de emergência, 420
Estudo(s)
- clínico, 93
- - boas práticas, 95
- - dose múltipla (MAD), 93
- - dose única (SAD), 94
- - interferência do alimento, 93
- - investigador, 99
- - patrocinador, 97
- - protocolo, 96
- - suspensão, 101
- - término, 101
- genéticos
- - epidemiológicos, 128
- - moleculares, 128
Esvaziamento gástrico, unidade de emergência, 428
Eszopiclona, insônia, 482

Etanol, 146
Ética em pesquisas, 87-91
Excitotoxicidade, 49
- transtornos psiquiátricos, 50
Excreção dos psicofármacos, 5
- crianças, 394

F

Farmacocinética, 3
- absorção, 3
- amitriptilina, 173
- antidepressivos heterocíclicos (ADT), 172
- antipsicóticos, 207
- ariprazol, 315
- barreira hematoencefálica, 4
- benzodiazepínicos, 262
- biotransformação, 4
- bupropiona, 200
- carbamazepina, 249
- citalopram, 185
- clomipramina, 173
- clozapina, 315
- desalquilflurazepam, 263
- desipramina, 173
- desmetildiazepam, 263
- desvenlafaxina, 195
- distribuição, 4
- doxepina, 173
- duloxetina, 196
- escitalopram, 185
- excreção, 5
- fluoxetina, 185
- fluvoxamina, 185
- gabapentina, 249
- imidazobenzodiazepínico, 263
- imipramina, 173
- infância, 393
- inibidores
- - monoaminoxidase, 178
- - seletivos da recaptação de serotonina, 184
- lamotrigina, 249
- lítio, 226
- maprotilina, 173
- mianserina, 173
- milnaciprano, 197
- mirtazapina, 198
- nortriptilina, 173
- olanzapina, 315

- oxazolobenzodiazepínico, 263
- oxcarbazepina, 249
- paroxetina, 185
- pregabalina, 249
- quetiapina, 315
- risperidona, 315
- sertralina, 185
- tienodiazepínico, 263
- topiramato, 249
- tranilcipromina, 173
- triazolobenzodiazepínico, 263
- valproato, 249
- venlafaxina, 193
- ziprasidona, 315
Farmacodinâmica, 3
- amitriptilina, 173
- antipsicóticos, 208
- bupropiona, 201
- clomipramina, 173
- desipramina, 173
- desvenlafaxina, 195
- doxepina, 173
- duloxetina, 196
- imipramina, 173
- infância, 394
- inibidores
- - monoaminoxidase, 178
- - seletivos da recaptação de serotonina, 184
- lítio, 227
- maprotilina, 173
- mianserina, 173
- milnaciprano, 197
- mirtazapina, 198
- nortriptilina, 173
- tranilcipromina, 173
- venlafaxina, 193
Farmacogenética, 127-136, 153-156
- antidepressivos, 130, 154
- antipsicóticos, 129, 155
- benzodiazepínicos, 134
- colinomiméticos, 134
- definição, 153
- epilepsia, 148
- estabilizadores do humor, 131
- estudos genéticos
- - epidemiológicos, 128
- - moleculares, 128
- novos medicamentos, desenvolvimento, 135
- psicoestimulantes, 134
- psiquiatria, desafios para a pesquisa, 135

Farmacogenômica, 142
- doença de Alzheimer, 149
- esquizofrenia, 143
Fármacos, efeitos que interferem no efeito, 5
Fatores de crescimento, 51
Felbamato, 146
Fenelzina, transtorno obsessivo-compulsivo, 349
Fenitoína, 146
- indicações, 241
Fenobarbital, 146, 248
Fenotiazinas, 206
Fentanila, 145
Fitoterápicos, 273-279
- conceitos relacionados, 273
- definições, 274
- Ginkgo biloba, 274
- *Hypericum perforatum*, 275
- legislação no Brasil, 274
- *matricaria recutita*, 275
- *melissa officinalis*, 275
- *panax ginseng*, 276
- *passiflora incarnata*, 276
- *paullinia cupana var sorbilis*, 277
- *piper methysticum*, 278
- *rhodiola rosea*, 277
- *tanacetum parthenium*, 278
- *valeriana officinalis*, 279
- *versus* suplementos alimentares, 273
Flavonoides, 55
Flecainida, 145
Fluconazol, 146
Flunitrazepam
- interações, 266
- populações especiais, 268
Fluoxetina, 145, 146, 185
- crianças, 396
- depressão resistente, 292
- faixa terapêutica, 287
- farmacocinética, 185
- interações, 199
- mecanismo, 287
- meia-vida, 287
- risco cardiovascular, 621
Flupentixol, transtorno bipolar, 327
Flurazepam
- interações, 266
- populações especiais, 268
Fluvoxamina, 145, 146, 186
- crianças, 396
- faixa terapêutica, 287

Índice Remissivo

- farmacocinética, 185
- mecanismo, 287
- meia-vida, 287
- risco cardiovascular, 622
Fobia social, 335
- tratamento, 335
- - antidepressivos, 336
- - benzodiazepínicos, 335
- - betabloqueadores, 336
- - inibidor
- - - monoaminoxidase, 179, 336
- - - seletivos da recaptura da serotonina, 335

G

GABA (ácido gama-aminobutírico), 14
- benzodiazepínicos, 263
- lítio, 228
Gabapentina, 246, 255
- depressão bipolar, 304
- enxaqueca, 494
- episódios mistos, 319
- farmacocinética, 249
- indicações, 241
- mania, tratamento, 314
Galantamina, interações, 126
Ganho de peso, esquizofrenia, 381
Genes do genoma humano, 140
Genética e psicofarmacologia, 127-136
- considerações, 136
- discussão, 134
- estudo(s) genético(s)
- - epidemiológico, 128
- - moleculares, 128
Genomas humanos, 140
Ginkgo biloba, 274
Glicina, 14
Glicose-6-fosfatodesidrogenase (G6PD), 55
Glutamato, 13, 340
- lítio, 228
Glutationa, 55
Glutationa S-transferase, 55
Glutationaperoxidase, 55
Glutationarredutase, 55
Gravidez/lactação, psicofarmacologia, 575-583
- antidepressivos, 578
- antipsicóticos, 579
- benzodiazepínicos, 580

- carbamazepina, 582
- categorias de risco, 578
- concentração dos fármacos no leite e transferência para o plasma do bebê, 577
- estabilizadores do humor, 581
- inibidores seletivos da recaptação de serotonina, 188
- lamotrigina, 582
- lítio, 232, 581
- oxcarbazepina, 582
- recomendações gerais, 583
- riscos, 576
- transtornos psiquiátricos, 575
- valproato, 582
Grupos, investigação científica, 109

H

Haloperidol, 145, 205
- agitação motora, 415
- risco cardiovascular, 622
Hemodiálise, 428, 586
Hemofiltração, 428
Hemoperfusão, 428
Heroína, intoxicação, 430
Hidrocodona, 145
6-hidroxidopamina, modelo animal de lesão neonatal, 25
Higiene do sono, 480
Hiperatividade induzida por psicoestimulantes, modelos animais, 21
Hiperglicemia, 610
Hiperprolactinemia, esquizofrenia, 381
Hipertensão arterial, 591
- ratos, 25
Hipnóticos
- idosos, 442
- interações, 118, 120, 125
Hipocampo ventral de neonatos, modelo animal de lesão, 25, 44
Hipocondria, unidade de emergência, 422
Hipoglicemiantes
- interações, 180
- sinais de intoxicação, 430
Hipotensão
- arterial, 591
- ortostática, esquizofrenia, 380
Hipotireoidismo, 592
Hipóxia, modelo de ratos neonatos expostos, 25

Histamina, 17
Hormônios, 81
- crescimento, anorexia nervosa, 367
- tireoidianos, 174
Hypericum perforatum, 146, 275

I

Idolaminas, 16
Idosos, uso de psicofármacos, 439-447
- ansiedade, tratamento, 444
- antidepressivos, 176, 449
- benzodiazepínicos, 439
- buspirona, 443
- considerações, 446
- depressão, tratamento, 449
- hipnóticos, 442
- insônia, tratamento, 444
- lítio, 232
- melatonérgicos, 443
Imidazobenzodiazepínico, farmacocinética, 263
Imipramina, 145, 146, 171
- crianças, 396
- depressão resistente, 292
- efeitos coleterais, 176
- faixa terapêutica, 287
- farmacocinética, 173
- farmacodinâmica, 173
- mecanismo, 287
- meia-vida, 287
- risco cardiovascular, 622
Indiplom, insônia, 482
Indometacina, 146
Infarto agudo do miocárdio, 591
Inflamação, genes associados, 150
Inibidores
- COMT (catecol-O-metil-transferase), 464
- monoaminoxidase (IMAO), 171, 177
- - contraindicações, 181
- - depressão, 179
- - dor, tratamento, 540
- - efeitos colaterais, 180
- - estresse pós-traumático, 341
- - farmacocinética, 178
- - farmacodinâmica, 178
- - fobia social, 179, 336
- - indicações, 179
- - interações medicamentosas, 180
- - intoxicação, 432
- - mecanismo de ação, 178

- - modo de usar, 179
- - orientações para pacientes, 181
- - pânico, 334
- - posologia, 179
- - transtornos
- - - estresse pós-traumático, 179
- - - pânico, 179
- reabsorção óssea, 566
- seletivos de recaptação de serotonina, 183-190
- - agomelatina, 187
- - ansiedade, 332
- - características, 183
- - citalopram, 186
- - dor, tratamento, 538
- - efeitos adversos, 188
- - escitalopram, 186
- - estresse pós-traumático, 341
- - farmacocinética, 184
- - farmacodinâmica, 184
- - fluoxetina, 185
- - fluvoxamina, 186
- - fobia social, 335
- - gravidez, 188
- - indicações, 187
- - interações, 119, 187
- - interrupção do tratamento, 189
- - pânico, 334
- - paroxetina, 186
- - puerpério, 188
- - serotonina, 183
- - sertralina, 186
- - toxicidade, 188
- - transtorno obsessivo-compulsivo, 347
Inositol, lítio, 227
Inseticidas, sinais de intoxicação, 430
Insônia, 477
- classificação, 478
- considerações, 484
- diagnóstico, 479
- idosos, 444
- prevalência, 479
- tratamento, 479
- - anti-histamínicos, 484
- - antidepressivos, 483
- - benzodiazepínicos, 482
- - cognitivo-comportamental (TCC), 480
- - controle de estímulos, 480
- - eszopiclona, 482
- - higiene do sono, 480
- - hipnóticos agonistas seletivos de receptores GABA, 481

- - indiplom, 482
- - intenção paradoxal, 480
- - melatonina, 484
- - ramelteon, 484
- - relaxamento, 480
- - restrição de tempo na cama, 480
- - valeriana, 484
- - zaleplon, 482
- - zolpidem, 481
- - zopiclona, 482
Instabilidade postural, 455
Insuficiência
- cardíaca congestiva, 587
- hepática, 587
- renal, 586
Insulina, sinais de intoxicação, 430
Interações medicamentosas dos psicofármacos, 118-126
- agentes estimulantes do sistema nervoso central, 194
- álcool, 119, 122, 199
- aminofilina, 125
- amitriptilina, 199
- analgésicos narcóticos, 119
- ansiolíticos, 120
- ansiolíticos/hipnóticos, 118, 125
- anti-hipertensivos, 122, 123, 125
- anti-inflamatórios, 125
- antiácidos, 120, 122, 124
- antianginosos sublinguais, 123
- antiarrítmicos, 119, 122, 125
- antibióticos, 120, 123
- anticoagulantes, 120, 123
- anticolinérgicos, 124
- anticonvulsivantes, 119, 121
- antidepressivos, 118, 120, 121, 123, 124
- antifúngicos, 120, 123
- antipsicóticos, 119, 121, 122, 125, 208
- antirretrovirais, 120
- betaestimulantes, 120
- biperideno, 125
- bromocriptina, 124
- bupropiona, 200
- cafeína, 120
- carbamazepina, 199
- cimetidina, 120, 194, 199
- contraceptivos hormonais, 125
- desvenlafaxina, 195
- diazepam, 119, 120, 194, 199
- donepezil, 126
- duloxetina, 196
- estabilizadores do humor, 119, 121, 124

- fluoxetina, 199
- galantamina, 126
- hipnóticos, 120
- inibidores
- - monoaminoxidase, 180
- - seletivos da recaptação de serotonina, 187
- levodopa, 120, 124
- lítio, 125, 194, 199
- memantina, 126
- metilfenidato, 126
- metoclopramida, 124, 194
- milnaciprano, 197
- mirtazapina, 199
- moclobemida, 126
- paroxetina, 199
- propafenona, 194
- risperidona, 199
- rivastigmina, 126
- simpatomiméticos, 125
- tiroxina, 125
- tranilcipromina, 126
- venlafaxina, 193
- xantinas, 120
Interleucinas, 51
Intervalo de confiança, 111
- interpretação de resultados de estudos, 112
Intoxicação, ver Toxicidade/intoxicação
- unidade de emergência, 428
Investigação científica, 106
- amostras independentes ou relacionadas, 107
- *effect size*, 116
- estatística descritiva e inferencial, 108
- grupos, 109
- incerteza, 110
- intervalo de confiança, 111, 112
- manipular ou medir, 107
- medida de associação de variáveis, 115
- população, amostra e intervalo de confiança, 109
- teste estatístico, escolha, 112
- teste T, 117
- testes de hipóteses, 108
- valor do P, 108
- variável, 107
Investigador do estudo clínico, 99
- consentimento informado, 101
- registros e relatórios, 100
- relatório de segurança, 100

Índice Remissivo

Irrigação entérica, 428
Isolamento social desde o desmame, 44
Isoniazida, 146
- interações, 120

K

Kindling, fenômeno, 340

L

Lactação, ver Gravidez e lactação
Lamotrigina, 246, 254
- contraindicações, 250
- depressão bipolar, 303
- dose máxima, 250
- efeitos, 250
- episódios mistos, 319
- farmacocinética, 249
- gravidez e lactação, 582
- intoxicação, 250
- mania, tratamento, 314
- nível sérico, 250
- precauções, 250
- transtorno bipolar, 325
Lansoprazol, 146
Lesão de neonatos, modelo animal
- 6-hidroxidopamina, 25
- hipocampo ventral, 25, 44
Levetiracetam, 257
- indicações, 241
Levodopa, 457
- contraindicações, 459
- efeitos colaterais, 459
- interações, 120, 124, 177
- posologia, 459
- precauções, 459
- toxicidade, 459
- uso clínico, 459
Levomepromazina, interações, 123
Lítio, 174, 226-236
- adolescentes, 232
- agressividade, 236
- cicladores rápidos, 233
- contraindicação, 233
- crianças, 232, 399
- depressão bipolar, 302
- descontinuação, 236
- dosagem, 229
- efeitos colaterais, 230
- episódios mistos, 318

- exames laboratoriais, 230
- farmacocinética, 226
- farmacodinâmica, 227
- farmacogenética, 131
- genes, 228
- gravidez, 232
- gravidez e lactação, 581
- idosos, 232
- indicações, 234
- interações, 125, 194, 199, 229
- intoxicação, 233, 313, 430
- - unidade de emergência, 429
- lactação, 233
- mania, tratamento, 234, 312
- mecanismo de ação, 227
- nível plasmático, 229
- preditores e resposta, 234
- reações adversas, 230
- risco cardiovascular, 622
- suicídio, 236
- transtorno bipolar, 234, 324
Lorazepam
- agitação motora, 416
- apresentação, 265
- dose, 265
- interações, 119, 266
- populações especiais, 268
LSD (ácido lisérgico), 16
Lurasidona, 223

M

Maconha, dependência, 410
Mania, tratamento, 311-319
- antipsicóticos, 314
- asenapina, 316
- carbamazepina, 313
- considerações, 316
- diretrizes, 316
- divalproato, 313
- eletroconvulsoterapia – ECT, 316
- estágios, 312
- estimulação magnética transcraniana – EMT, 316
- gabapentina, 314
- lamotrigina, 314
- lítio, 234, 312
- oxcarbazepina, 313
- paliperidona, 316
- tamoxifeno, 316
- topiramato, 314

Maprotilina, 145, 172
- efeitos colaterais, 176
- farmacocinética, 173
- farmacodinâmica, 173
Matricaria recutita, 275
Mefenitoína, 146
Melatonérgicos, idosos, 443
Melatonina
- enxaqueca, 495
- insônia, 484
Melissa officinalis, 275
Memantina, interações, 126
Memória, modelos animais para o estudo, 31
- condicionamento clássico, 33
- episódica, 34
- habituação e sensibilização, 33
- procedimento, 32
Meperidina, 145
Metabolismo dos fármacos nas crianças, 394
Metaboloma
- avaliação, 70
- novos fármacos, desenvolvimento, 71
- prática clínica, 71
Metadona, 146
Metilfenidato
- crianças, 395
- interações, 126
Metisergida, enxaqueca, 494
Metoclopramida, 145
- interações, 123, 194
Metoprolol, 145
- interações, 119
Mexiletina, 145
Mianserina, 172
- efeitos colaterais, 176
- farmacocinética, 173
- farmacodinâmica, 173
Midazolam
- agitação motora, 416
- interações, 120, 266
Milnaciprano, 197, 287
- ansiedade, 332
- depressão resistente, 292
- efeitos adversos, 198
- farmacocinética, 198
- farmacodinâmica, 197
- indicações, 198
- interações, 198
- modo de uso, 198
Miocardite, 618

Mirtazapina, 198
- depressão resistente, 292
- efeitos adversos, 200
- faixa terapêutica, 287
- farmacocinética, 198
- farmacodinâmica, 198
- indicações, 199
- insônia, 483
- interações, 118, 199
- mecanismo, 287
- meia-vida de eliminação, 201, 287
- metabolismo, 201
- modo de uso, 199
- risco cardiovascular, 622
- taxa de ligação às proteínas plasmáticas, 201
- transtorno obsessivo-compulsivo, 348
Moclobemida, 146
- depressão resistente, 292
- faixa terapêutica, 287
- interações, 126
- mecanismo, 287
- meia-vida, 287
- risco cardiovascular, 623
Modafinil, 146
- depressão bipolar, 307
Modelos animais em psicofarmacologia, 29-45
- alteração do ritmo circadiano, 22
- alterações de neurodesenvolvimento, 44
- ansiedade, 29
- benzodiazepínicos, 261
- bulbectomia, 24
- dependência química, 38
- depressão, 23, 41
- desamparo aprendido, 23
- doenças
- - Alzheimer, 26
- - Parkinson, 26
- epilepsia, 36
- esquizofrenia, 24, 41
- estresse, 23
- estudo da memória, 31
- hiperatividade, 21
- mania, 21
- privação do sono, 22
- separação, 23
- testes comportamentais, 27
- transtorno de déficit de atenção/hiperatividade, 25
Miorrelaxantes, 549

Morfina, 145
- sinais de intoxicação, 430
MPTP, modelo induzido por, 26

N

Naltrexona, anorexia nervosa, 367
Nefazodona, risco cardiovascular, 623
Nelfinavir, 146
Neuroadaptação dos psicofármacos, 9
Neurobiologia do estresse pós-traumático, 338
Neuroimagem e psicofarmacologia, 162-167
- aspectos anatômicos, 162
- aspectos bioquímicos, 165
- atividade cerebral, 164
- estrutural, 77
- estudos neuroquímicos, 78
- funcional, 79
- PET, 165
- RMF, 165
- SPECT, 165
- TC, 163
Neurolépticos, 540
- dor, tratamento, 540
- efeitos adversos, 209
- indicações, 211
Neuromoduladores, enxaqueca, 493
Neuropatias, antidepressivos heterocíclicos, 175
Neuropatologia e estresse oxidativo, 56
Neuropeptídeos, 19
Neuroproteção, 49
Neurotensina, 20
Neurotoxicidade, 49
Neurotransmissão central, 12-20
- aminoácidos neurotransmissores, 13
- idolaminas, 16
Neurotrofinas, 157, 158
- novos psicofármacos, 160
Nilutamida, 146
Nociceptinas, 20
Noradrenalina, interações, 119
- lítio, 227
Nortriptilina, 145, 172
- depressão resistente, 292
- efeitos colaterais, 176
- faixa terapêutica, 287
- farmacocinética, 173
- farmacodinâmica, 173

- mecanismo, 287
- meia-vida, 287
- risco cardiovascular, 623
NOTIVISA, 105

O

Obesidade, 607
Olanzapina, 145, 146, 219
- agitação motora, 417
- dose, 315
- farmacocinética, 315
- injetável, 219
- interações, 123
- risco cardiovascular, 623
- transtorno bipolar, 325
Omeprazol, 146
- interações, 120
Ondansetrona, 145
Opioides, 20, 514
- agonistas
- - parciais, 527
- - - antagonistas, 528
- - puros, 524
- antagonistas, 528
- classificação, 516
- dependência, 532, 533
- efeitos colaterais, 529
- eficácia, 531
- fracos, 523
- intoxicação, sinais, 430
- lítio, 227
- mecanismos de ação, 514
- potentes, 524
- pseudotolerância, 532
- pseudovício, 532
- recomendações, 529
- tolerância, 532, 533
- vícios, 532
Orfaninas, 20
Oxazepam
- apresentação, 265
- dose, 265
- interações, 119, 266
- populações especiais, 268
Oxazolobenzodiazepínico, farmacocinética, 263
Oxcarbazepina, 146, 247, 254
- contraindicações, 250
- depressão bipolar, 303
- dose máxima, 250

Índice Remissivo

- efeitos, 250
- episódios mistos, 318
- farmacocinética, 249
- indicações, 241
- intoxicação, 250
- mania, tratamento, 313
- nível sérico, 250
- precauções, 250
Oxicodona, 145

P

Paliperidona, 222
- mania, tratamento, 316
Palmitato de pipotiazina, 207
Panax ginseng, 276
Pânico, 333
- tratamento, 333
- - ácido valpróico, 335
- - antidepressivos
- - - heterocíclicos, 174
- - - noradrenérgicos, 334
- - - tricíclicos, 334
- - benzodiazepínicos, 333
- - inibidores
- - - monoaminoxidase, 179, 334
- - - seletivos da recaptura da serotonina, 334
- unidade de emergência, 419
Pantoprazol, 145, 146
Parkinsonismo, 455-466
- bradicinesia, 455
- esquizofrenia, 380
- instabilidade postural, 455
- rigidez muscular, 455
- tratamento com antiparkinsonianos, 457
- - agonistas dopaminérgicos, 462
- - amantadina, 463
- - anticolinérgicos, 460
- - bromocriptina, 462
- - inibidores da COMT, 464
- - levodopa, 457
- - pramipexol, 463
- - selegilina, 461
- tremor, 455
Paroxetina, 145, 146, 186
- ansiedade, 332
- crianças, 396
- depressão resistente, 292
- faixa terapêutica, 287
- farmacocinética, 185

- mecanismo, 287
- meia-vida, 287
- pânico, 334
- risco cardiovascular, 623
Paroxetina, 145, 146, 186, 199
Passiflora incarnata, 276
Paullinia cupana var sorbilis, 277
Pemolina de magnésio, crianças, 395
Penfluridol, 207
Pentamidina, 146
Peptídeo intestinal vasoativo, 20
Perfenazina, 145
Periciazina, interações, 123
Pesquisa clínica, 92-105
- conduzindo com boas práticas, 95
- desenvolvimento, 93
- estudos
- - dose múltipla ascendente (MAD), 93
- - dose única ascendente (SAD), 93
- - interferência do alimento, 93
- ética, 87-91
- investigador, 99
- patrocinador, 97
- protocolo, 96
PET, 164, 165
Pimozida, risco cardiovascular, 624
Piper methysticum, 278
Pizotifeno, enxaqueca, 495
Polineuropatia periférica, 594
População, investigação científica, 109
Pramipexol, 463
- contraindicações, 463
- depressão bipolar, 307
- efeitos colaterais, 463
- posologia, 464
- precauções, 463
- toxicidade, 463
- uso clínico, 464
Pregabalina, 255
- enxaqueca, 494
- farmacocinética, 249
- indicações, 241
Pressão arterial, 616
Primidona, 146
Progesterona, 146
Projeto genoma humano, 139-151
- diversidade genética humana, 140
- doenças neuropsiquiátricas, 141
- farmacogenômica, 142
- tamanho e número de genes, 140
Propafenona, 145
- interações, 194

Propoxifeno, 145
Propranolol, 145
- interações, 119
Proteína
- cinase A (PKA), 158
- - lítio, 228
- G, lítio, 227
Protocolo de pesquisa clínica, 96
Protriptilina, 172
Psicoestimulantes, 555
- crianças, 395
Psicofarmacologia
- experimental, 21-28
- - considerações, 28
- - doenças, modelos animais
- - - Alzheimer, 26
- - - Parkinson, 26
- - esquizofrenia, modelos animais, 24
- - testes comportamentais, 27
- - transtornos, modelos animais
- - - bipolar, 21
- - - déficit de atenção/hiperatividade, 25
- pediátrica, 392-402
Psicofármacos, 3
- efeito neuroprotetor, 51
- farmacocinética, 3
- farmacodinâmica, 3
- modos de ação, 6
- neuroadaptação, 9
- risco endócrino-metabólico, 607
Psicose em idosos, tratamento, 452
Psicotrópicos, efeitos cardiovasculares, 616
Psicoestimulantes, farmacogenética, 134
Psiquiatria, farmacogenética, 135
Puerpério, inibidor seletivo da recaptação da serotonina, 188

Q

Quazepam
- interações, 266
- populações especiais, 268
Quetiapina, 220
- agitação motora, 417
- dose, 315
- farmacocinética, 315
- interações, 123
- risco cardiovascular, 624
- transtorno bipolar, 325
Quinidina, 146

R

R-varfarina, 146
Ramelteon, insônia, 484
Receptores
- benzodiazepínicos, 264
- dopaminérgicos, 147
- glicocorticoide, 82
- - antidepressivos, 84
- serotonérgicos, 147
Regulação do eixo hipotálamo-pituitária-adrenal, 82
Relaxamento
- enxaqueca, 487
- insônia, 480
Relaxantes musculares, enxaqueca, 488
Reserpina, interações, 177
Ressonância magnética (RM), 163
Rhodiola rosea, 277
Rifampicina, 146
- interações, 123
Rifapentina, 146
Rigidez muscular, 455
Risperidona, 145, 216
- agitação motora, 416
- doses, 315
- farmacocinética, 315
- injetável de ação prolongada, 218
- interações, 123, 199
- risco cardiovascular, 624
- transtorno bipolar, 325
Ritmo circadiano, modelo animal de alteração, 22
Ritonavir, 146
Rivastigmina, interações, 126
RMf, 164, 165

S

Salicilatos, sinais de intoxicação, 430
Selegilina, 461
- contraindicações, 461
- efeitos colaterais, 461
- posologia, 461
- precauções, 461
- toxicidade, 461
- uso clínico, 461
Separação, modelo animal, 23
Serotonérgicos, interações, 177
Serotonina, 16, 183
- lítio, 227

Sertralina, 146, 186
- crianças, 396
- depressão resistente, 292
- faixa terapêutica, 287
- farmacocinética, 185
- mecanismo, 287
- meia-vida, 287
- pânico, 334
- risco cardiovascular, 624
Simpatomiméticos, interações, 125, 177
Simulação, unidade de emergência, 421
Sinapse, 12
- elétrica, 12
- química, 12
Síndrome
- metabólica e transtornos mentais, 608, 613
- neuroléptica maligna, 211
- - esquizofrenia, 380
- - unidade de emergência, 424
- serotonérgica, unidade de emergência, 426
- Wernicke, 594
Sistema purinérgico, 18
SNP (polimorfismo de nucleotídeo único), 140
Sono, modelos animais de privação, 22
Sono normal, 477
SPECT, 164, 165
Substância P, 20
- lítio, 227
Succinilcolina, interações, 180
Suicídio, lítio, 236
Sulfonilureiais, sinais de intoxicação, 430

T

Tabaco, dependência, 407
- interações, 177
Tamoxifen, 145
- mania, tratamento, 316
Tanacetum parthenium, 278
Taquicardia, esquizofrenia, 380
Tau, 150
Temazepam
- interações, 119, 266
- populações especiais, 269
Teniposídeo, 146
Testes

- comportamentais, 27
- - aprendizagem e memória no labirinto radial, 27
- - campo aberto, 27
- - esquiva inibitória, 27
- - inibição pré-pulso, 27
- - interação social, 27
- - nado forçado, 28, 41
- - suspensão da cauda, 41
- estatístico, 109, 112
- - t de Student, 114, 117
Tetra-hidrocanabinol, anorexia nervosa, 367
Tiagabina, 257
- indicações, 241
Tienodiazepínico, farmacocinética, 263
Timolol, 145
Tioridazina, 145, 146
- risco cardiovascular, 624
Tioridazina, interações, 123
Tioxantenos, 206
Tiramina, 180
Tiroxina, interações, 125
Tolcapona, 464
- contraindicações, 465
- efeitos colaterais, 464
- posologia, 465
- precauções, 465
- toxicidade, 464
- uso clínico, 465
Tomografia computadorizada (TC), 163
Topiramato, 246, 256
- enxaqueca, 494
- episódios mistos, 319
- farmacocinética, 249
- indicações, 241
- interações, 119
- mania, tratamento, 314
Toxicidade/intoxicação
- ácido valproico, 430
- amantadina, 463
- anfetaminas, 430
- anticolinérgicos, 430, 460
- antidepressivos, 434
- antidepressivos heterocíclicos, 176
- antipsicóticos, 208, 433
- aspirina, 430
- atropina, 430
- benzodiazepínicos, 270, 430, 435
- carbamazepina, 430, 432
- cocaína, 430
- entacapona, 465

Índice Remissivo

- escopolamina, 430
- heroína, 430
- inibidores da monoaminoxidase, 432
- inibidores seletivos da recaptação de serotonina, 188
- inseticidas, 430
- insulina, 430
- levodopa, 459
- lítio, 233, 313, 430
- morfina, 430
- opioides, 430
- pramipexol, 463
- selegilina, 461
- sulfonilureias, 430
- tolcapona, 464

Toxina botulínica, enxaqueca, 495
Tramadol, 145
Tranilcipromina
- depressão resistente, 292
- faixa terapêutica, 287
- farmacocinética, 173
- farmacodinâmica, 173
- interações, 126
- mecanismo, 287
- meia-vida, 287
- pânico, 334
- risco cardiovascular, 624

Transportadores de fármacos, 148
Transtornos
- afetivos, ciências metabolômicas, 70
- alimentares, tratamento, 364-373
- - anorexia nervosa, 365
- - antidepressivos heterocíclicos, 174
- - bulimia nervosa, 368
- - compulsão, 369
- - ansiedade, ver Ansiedade
- bipolar
- - modelos animais, 21
- - tratamento, 323-328
- - - ácido valproico, 324
- - - anticonvulsivantes, 244
- - - antidepressivos, 327
- - - aripiprazol, 326
- - - benzodiazepínicos, 327
- - - carbamazepina, 326
- - - ciclagem rápida, 327
- - - clozapina, 326
- - - combinado, 326
- - - eletroconvulsoterapia, 327
- - - estados mistos, 328
- - - flupentixol, 327
- - - intervenções psicossociais, 328
- - - lamotrigina, 325
- - - lítio, 234, 324
- - - olanzapina, 325
- - - quetiapina, 325
- - - risperidona, 325
- - - ziprasidona, 326
- conversivo, unidade de emergência, 422
- convulsivos, 593
- déficit de atenção e hiperatividade, antidepressivos heterocíclicos, 175
- déficit de atenção/hiperatividade, 596
- - histórico, 597
- - modelos animais, 25
- - tratamento farmacológico, 597
- - - anfetaminas, 602
- - - antidepressivos, 602
- - - atomoxetina, 602
- - - bupropiona, 603
- - - clonidina, 603
- - - guanfacina, 603
- - - metilfenidato, 597
- - - modafinila, 603
- dissociativo, unidade de emergência, 422
- estresse pós-traumático, ver Estresse
- factício, unidade de emergência, 421
- obsessivo-compulsivo, tratamento, 345-350
- - antidepressivos heterocíclicos, 174
- - citalopram, 348
- - clomipramina, 347, 348
- - escitalopram, 348
- - fenelzina, 349
- - fluoxetina, 348
- - fluvoxamina, 348
- - inibidores seletivos da recaptura da serotonina, 347
- - mirtazapina, 348
- - paroxetina, 348
- - psicoterápico, 349
- - resistente, tratamento, 354-360
- - - abordagem motivacional, 358
- - - análise do comportamento, 359
- - - cirurgia, 359
- - - citalopram, 357
- - - clomipramina, 357
- - - eletroconvulsoterapia, 357
- - - estimulação eletromagnética transcraniana, 357
- - - estratégias, 356
- - - estudo, importância, 354
- - - origem da resistência, 355
- - sertralina, 348
- - venlafaxina, 348
- pânico, ver Pânico
- personalidade e *borderline*, anticonvulsivantes, 247
- psicótico breve, unidade de emergência, 418
- somatização, unidade de emergência, 422

Trazodona, 145
- ansiedade, 333
- faixa terapêutica, 287
- insônia, 483
- mecanismo, 287
- meia-vida, 287
- risco cardiovascular, 625

Tremor, 455
Triazolam
- interações, 266
- populações especiais, 269

Triazolobenzodiazepínico, 263
Trimipramina, 145, 146, 171
Triptofano
- enxaqueca, 490
- interações, 180

Tropisetrona, 145

V

Valeriana officinalis, 279
- insônia, 484

Valor de P, 108
Valproato, 245, 249
- depressão bipolar, 303
- enxaqueca, 494
- episódios mistos, 318
- farmacocinética, 249
- gravidez e lactação, 582
- indicações, 241

Varfarina, interações, 123
Variável, 107
- categórica, 107, 113-115
- medida de associação, 115
- numérica, 107, 113-115

Venlafaxina, 145, 146, 192
- ansiedade, 332
- depressão resistente, 292
- efeitos adversos, 194

- faixa-terapêutica, 287
- farmacocinética, 193
- farmacodinâmica, 194
- indicações, 194
- interações, 193
- mecanismo, 287
- meia-vida de eliminação, 201, 287
- metabolismo, 201
- modo de uso, 193
- risco cardiovascular, 625
- taxa de ligação às proteínas plasmáticas, 201
- transtorno compulsivo-obsessivo, 348
Verapamil, interações, 119

Vias dopaminérgicas, 208
Vigabatrina, indicações, 241
Vulnerabilidade genética, modelo animal, 50

W

WGAS, 142

X

Xantinas, interações, 120

Z

Zaleplon, insônia, 482
Zinco, anorexia nervosa, 366
Ziprasidona, 220
- agitação motora, 417
- dose, 315
- farmacocinética, 315
- interações, 123
- transtorno bipolar, 326
Zolpidem, insônia, 481
Zonisamida, indicações, 241
Zopiclona, insônia, 482
Zuclopentixol, 145